心理心脏病学手册
Handbook of Psychocardiology

上 卷

主 编　Marlies E. Alvarenga　　Don Byrne

主 审　胡大一　赵旭东

主 译　马文林　吴士豪　陈 华

副主译　陈发展　彭 娟　陈 歆

秘 书　张悠扬　王 真

人民卫生出版社
·北 京·

版权所有，侵权必究！

图书在版编目（CIP）数据

心理心脏病学手册 /（澳）马利斯·E. 阿尔瓦伦加
（Marlies E. Alvarenga）主编；马文林，吴士豪，陈华
主译 . —北京：人民卫生出版社，2020.8
　ISBN 978-7-117-30220-3

　Ⅰ . ①心…　　Ⅱ . ①马…②马…③吴…④陈…　　Ⅲ .
①心脏病学 – 手册　Ⅳ . ①R541–62

　中国版本图书馆 CIP 数据核字（2020）第 129755 号

人卫智网　**www.ipmph.com**	医学教育、学术、考试、健康， 购书智慧智能综合服务平台	
人卫官网　**www.pmph.com**	人卫官方资讯发布平台	

图字号：01-2019-5977

心理心脏病学手册
Xinlixinzangbingxue Shouce

主　　译：马文林　吴士豪　陈　华
出版发行：人民卫生出版社（中继线 010-59780011）
地　　址：北京市朝阳区潘家园南里 19 号
邮　　编：100021
E - mail：pmph @ pmph.com
购书热线：010-59787592　010-59787584　010-65264830
印　　刷：保定市中画美凯印刷有限公司
经　　销：新华书店
开　　本：710×1000　1/16　　总印张：69
总 字 数：1275 千字
版　　次：2020 年 8 月第 1 版
印　　次：2020 年 9 月第 1 次印刷
标准书号：ISBN 978-7-117-30220-3
定价（上、下卷）：359.00 元

打击盗版举报电话：010-59787491　E-mail: WQ @ pmph.com
质量问题联系电话：010-59787234　E-mail: zhiliang @ pmph.com

译者名单（按姓氏汉语拼音排序）

陈　华　复旦大学附属中山医院

陈　歆　上海交通大学医学院附属瑞金医院

陈发展　同济大学附属精神卫生中心

陈美颐　同济大学医学院

丁　洁　同济大学医学院

厚皎皎　同济大学医学院

胡　哲　上海交通大学医学院附属瑞金医院

胡大一　北京大学人民医院

华山成　同济大学医学院

李宇航　同济大学附属同济医院

马文林　同济大学附属同济医院

马晓宇　同济大学医学院

潘江其　上海市浦东新区公利医院

彭　娟　复旦大学附属中山医院

屠荣祥　同济大学附属同济医院

王　真　南京市江宁医院

魏泽高　同济大学医学院

吴佳佳　同济大学人文学院

吴士豪　武汉大学人民医院精神卫生中心

谢晓丹　同济大学人文学院

鄢杨烨　同济大学医学院

于雯婷　同济大学职业技术教育学院

詹辰雨　同济大学医学院

张悠扬　同济大学附属同济医院

赵旭东　同济大学医学院

译著序

从 20 世纪 90 年代中期,我在长期的医疗实践中反思现代医学与生俱来的单纯生物医学模式的局限,提出"双心医学"(也称为"心理心脏病学")的思考,并在医疗实践中进行了艰难的探索。世界卫生组织早就提出了社会 - 生物 - 心理综合因素对健康与疾病的影响,但一直未得到医学界充分的重视。在我国近年来趋利的医疗运营模式影响下,反而出现了更为严重的科学主义、技术至上、对生物医学技术的崇拜,从医学教育和医疗实践中主导的仍是单纯生物医学模式。我深深感到,这种片面局限的单纯生物医学模式,分科越来越细的一组组"专家"和"专业医生"目中看到的是自己"铁路警察各管一段"的器官与病变,如同"井蛙观天"和"瞎子摸象",根本忽视了对被疾病折磨的患病的整体的"人"。这种单纯的生物医学模式,把医生培养成如同机器的修理工,医院成了机器的大修厂,使医疗丢失了人文关怀的温暖、温馨。被单纯生物医学模式主导思维支配的临床医生,难以尊重患者的感受,体贴患者的疾苦,难以理解,甚至根本不认识焦虑抑郁可引发的躯体化症状,只能头痛医头,脚痛医脚,腹痛做 CT,胃病做胃镜。大量浪费过度使用本已短缺的高成本生物医学影像、检验与医疗技术,拉下大网,捞不到鱼。大幅提高了医疗成本,增加了医院的毛收入,但不能解决患者的病痛。怎能让患者对此满意?

"双心医学"正是推动单纯生物医学模式向社会 - 生物 - 心理综合医学模式转化的"杠杆原理"的支点。国际上实践"双心医学",如同 *Handbook of Psychocardiology* 的主编 Marlies E. Alvarenga 和 Don Byrne,以及一百多位编者,大多是来自发达国家的心理学或精神病学的学者。我感到自豪的是,我是一位心血管领域的临床医生,1995 年在中国率先提出了"双心医学"。不仅自己身体力行开创"双心门诊""双心查房"的全新医疗模式,逐渐和精神心理专业学者、学会形成共识,出版了培训教材,并且我下力气培养了一批在心内科执业新型人才"双心医生"。马文林博士就是其中最优秀者之一。

马文林博士等主译的《心理心脏病学手册》,不仅内容十分丰富,而且荟萃了各个有关方面的最新进展和未来研究的方向。相比之下,我们国内的"双心医学"发展还明显滞后,我们所关注的领域相对局限于胸痛、冠心病、心律失常方面的一些精神心理问题,主要聚焦于求医患者。而《心理心脏病学手册》讨论内容几乎涉及心血管的所有领域,包括心瓣膜疾病、先天性心脏病、晕厥、超重/肥胖……以及儿童与老年人群、经济低收入人群的心理社会学问题。

我国的"双心医学"大多停留在临床实践,深入的研究如流行病学、临床医学和基础医学的系统研究体系尚未建立。有限的研究很碎片化,也缺乏高度与深度。我国的"双心医学"发展迫切需要以研究证据与数据(包括大数据支撑)。我们不仅要对医生加强"双心医学"的培训,也要向广大民众与患者传播"双心医学"的常识。

我逐字审读《心理心脏病学手册》译著的过程,也是我学习和认真思考的过程。我深深感到这一领域的研究空间极为广阔。我相信本书译本出版后,有机会读到者会有同感,不仅仅长见识,也为有志于"双心医学"的同道们梳理了未来研究方向、相关角度与领域。

我国精神心理的医疗服务绝不局限于建设更多的专科医院,培养更多在大城市专科医院里从医的专家与专业医生。我一再向政府相关部门与有关学术机构呼吁,应充分重视所有非精神心理专科的精神心理服务和相关医生的培养。在近八年多中国心肺预防康复事业二次起航的艰苦奋斗中,我把"双心医学"有机融入了慢性病预防康复"五大处方",使"双心医学"在临床服务中的落实有了巨大拓展,开创了全新局面。把"双心医学"到"五大处方"向城市社区和县乡镇医疗卫生机构广泛推广,意义重大,刻不容缓。

心主神明,心主血脉。人们遇到不快的事,遭受精神创伤,失去了亲人,我们将之描述为"伤心""烦心""心酸""心痛""心碎了"。中国的传统文化与祖国医学对"双心医学"是有深刻认识的。在我国"双心医学"的发展中,应充分重视挖掘和发扬光大中国文化与祖国医学的宝贵财富。

我很相信"缘分"。世界之大,中国之大,人口之众多,人的一生能遇到多少? 找到价值观相同的知己更是少之又少。我能在2003—2009年在上海同济大学医学院工作期间认识了赵旭东教授,确是荣幸。他在精神病学,尤其在行为医学中的深入研究与深刻洞见,对我开展"双心医学"起到巨大的启发推动作用。近年来,两人京沪两地忙碌,相见甚少,但我们的心灵相通。这次有机会在我们共同培养的马文林博士的要求下,共同作为本书的主审,感到亲切而高兴。旭东,您好!

《心理心脏病学手册》的翻译出版,无疑对我们广大本科医学生、研究生和各科医护人员,尤其从事心脏预防康复的全新团队以及医疗机构的管理者都是非常值得推荐的好书。

　　我感谢所有参加本书编写、翻译、校对、审稿和有远见支持出版本书的朋友们,为我国"双心医学"发展做出的一件极有意义的实事。

胡大一

2020 年 9 月

原著序言

　　"心灵和思想"这个词组很容易从人们的嘴边溜出来,并深信这两者是紧密相连的。引发心脏病、脑卒中和血管疾病的危险因素已经深深植根于社会和行为决定因素之中。患有抑郁或其他严重精神疾病的人更有可能伴有心血管疾病,或是一开始就伴有心血管疾病,或是作为他们接受治疗的后果。严重心脏病的人面临着死亡的可能性或未来的残疾,毫无疑问这会带来沉重的心理负担。这是一个复杂的双向的关系。

　　随着新工具的出现,以及包括影像学、生物组学和其他技术在内的生物学新技术,正帮助解开大脑功能、自主神经系统和心血管之间的联系,我们对心理心脏病学(也称为双心医学)的知识正在迅速增加。这本书非常及时地涉足到一个快速发展的领域,在那里也面临未来的重大挑战。心血管疾病的负担在全世界范围内都在增加,这与发展全球化带来的压力以及社会经济的梯度有关。肥胖呈上升趋势,包括糖尿病在内的代谢后果与行为以及未来的心脏和血管疾病密切相关。在发达经济体,寿命的延长引发了人们对未来负担痴呆症的担忧。大约一半的痴呆症是由血管引起的,另一半的危险因素与经典的心血管危险因素有密切的重叠。

　　这些以及许多其他的主题都在这本书中有所涉及。Byrne 教授和 Alvarenga 博士对该领域作出了重大贡献,他们收集了一份令人印象深刻的编者名单,为所有对该领域感兴趣的人提供了全面的资源。

　　这本书在开篇部分为心理心脏病学的发展提供了坚实的基础,从历史的视角,概述了成因、病理生理学以及吸烟、酒精和其他生活方式的作用。接下来是与心血管疾病相关的精神病理学的描述,包括抑郁、焦虑、压力、精神疾病,以及更具体、更现代的问题,如创伤后应激、职业压力、与心脏病本身相关的压力,以及各种治疗方法相关的压力,特别是外科手术。特殊人群特别容易患心血管疾病和抑郁症,有些章节涉及土著居民、难民、穷人和无家可归者。这些众所周知的心血管疾病的社会决定因素很可能与压力、抑郁和相关因素有关。关于个性和患心脏病倾向的争论是本书其他章节的主题。最后,还有一个雄心勃勃的尝试,试图通过心理学和心血管疾病的神经生物学来解释这些联系。

　　对这一个复杂但重要的问题的全面检查,编者们没有回避任何先天的、社会的、心理的或生物医学的因素。毫无疑问,它将为所有对这一领域感兴趣的跨越学科界限和促进学科发展的人找到一个宝贵的资源。

Garry Jennings
墨尔本,澳大利亚

（吴佳佳 译,陈发展、吴佳洁 校）

原著前言

　　2008 年 9 月,首届"心脏与心理:心因性心血管疾病会议"(Heart and Mind:Psychogenic Cardiovascular Disease Conference)在意大利中部的美丽小镇普拉托召开。会议由澳大利亚墨尔本的贝克心脏研究所(现为贝克 IDI 心脏与糖尿病协会)主办,同时也是杰出的心脏病学家(Murray Esler 教授)与临床心理学家(Marlies E. Alvarenga 教授)两人之间多效合作所产生的成果。本次会议事实上汇集了国际上来自多种学科背景的近 150 位积极的科学家和临床医生的参与,一起探讨与心血管疾病(cardiovascular diseases,CVD)有关的心理因素方面的证据。该会议的论文集作为一个特别主题收录在由精神科医生 Graham Burrows 教授主编的期刊《压力与健康》(Stress and Health)中(第 24 期,主题 3)。之后在 2010 年和 2012 年又举行了两次会议,在当时被简单和亲切地称之为"普拉托会议"(Prato Conference),进一步扩展学院间知识和智慧的分享,用清晰的术语界定心理心脏学这一全新的、激动人心的领域。这一期刊的两位主编,在首届及之后的普拉托会议中,以及我们在 2008 年到 2010 年间进行的许多其他的讨论中,都荣幸地(也带着欣喜)提出这些知识和智慧应该被记录在册,并装订出版。

　　因此在我们的知识领域中,我们认为《心理心脏病学手册》是目前唯一可获得的一本涵盖数据和应用的手册,它系统而全面地涉及心理和行为因素在广义的 CVD 的成因、临床过程和管理方面所起到的作用。为了实现这一点,该手册致力于提及 CVD 作为总体领域的四个方面:流行病学、压力与心理病理、心理生物机制、患者管理。从字面上看,这些方面似乎是各自独立的,但是(我们相信)它们是错综复杂地互相关联的。同时,为了把这些材料都汇编在一起,我们的主要目标是把心理心脏病学的建立作为 CVD 领域中一股不可抵挡的新兴力量。为了达到这个目标,我们从一开始就旨在于——并且我们相信我们已经成功地实现了——寻找在基础生物医学、心脏病学和心血管生物学、精神病学和心理学,以及流行病学等每一个领域中享誉国际的卓越的科学家和临床医生的文章作为每章内容。我们力图对这些学科领域间僵化的边界提出质疑,并且建议这些边界事实上是出乎意料地可渗透的。我们(作为该手册的主编）将心理心脏病学领域作为一个真正能建设性地把这些看起来互相独立领域的调查和论述交织起来的混合物。在这个新的领域中，格式塔原则得到了完美的呈现，即整体确实大于部分之和。当然，这一目标的成功与否将由读者们来定夺。

在我们各自的心理心脏学领域的学术生涯中，我们每个人在不同的时期都感到非常荣幸能与领域中的一些真正的大咖相伴。我们中的一位（MA）在与 Murray Esler 教授的密切工作中获益良多，他那把心脏学与心理学结合起来的开创性的研究是非常具有启发性的。对于我们中的另一位（DB）而言，能有机会与作为心理心脏病学之父（或许是祖父）的 Ray Rosenman 博士一起研究并发表著作，是一种不应得但却深受感激的荣幸，也是一段永生难忘的具有重大影响的经历。

若干同道为我们倾情撰写了对章节内容的评论，我们特别感谢 Murray Esler 教授（澳大利亚墨尔本贝克 IDI 心脏与糖尿病协会的高级主管）和 Miguel A. Fernandez Rubio 博士（澳大利亚墨尔本卫生局 RAPP 团队的顾问精神病学家，Youth ELMHS 的运营主管）撰写了清晰的章节点评，其条理清晰的内容超出了我们所拥有的专业知识的水平。在该领域中若干的朋友和同事也以其他更为非正式的形式，对一些章节的内容给予了点评，我们也非常感谢每一位同道给予富有价值的贡献。

我们也感到非常荣幸能被领域中像 Springer 这样卓越的出版社接受。本手册受到 Mokshika Gaur 博士的委托，我们十分感谢她第一眼就看到了我们工作中的价值，并相信我们能够收获成功的结果。Springer 的编辑团队（Ms. Keerthi Sudevan，Ms. Nivedita Baroi，and Ms. Indu MG）在整个出版过程中都给予了我们出色的支持，我们不可能拥有一个更完善的专业团队了。他们在组织方面的技能、在编辑方面的敏锐，对于细节的关注解救了我们，特别重要的是当合作似乎没有取得进展时，他们超乎寻常的耐心常常能够缓和我们对于工作无法完成的焦虑。为此，我们由衷地感谢你们中的每一位！

当然，如果没有我们的作者们在学术上的努力，像本手册这样的工作是无法完成的。正如人们想象到的，对于如此重量级的作品，有如此多的人需要感谢。我们自己作为工作的科学家和临床医生们，我们非常知道在全世界的大学和健康关爱部门的杰出且高产的人们所面临的压力。他们常常有如此多的学生要教授和教导，如此多的项目申请要写，如此多的数据要收集，如此多的文章要发表，如此多的患者需要高超的技能去照料，还有看起来无穷无尽的行政任务要完成。尽管面对如此繁重的工作任务，我们的作者们还是慷慨地与我们分享他们的学问和经验，以及他们自己对于心理心脏学的独特的构想。根据我们自己的经验，学术写作往往比放松更重要，我们自信地估计他们对手册的贡献经常是"在工作之余"完成的。为此,我们也对他们深表感谢。正因为有这些如此乐于分享的智慧,这本手册对心理心脏病学的价值才能最终得到体现。

Don Byrne
堪培拉
Marlies E. Alvarenga
墨尔本

（吴佳佳 译,陈发展、吴佳洁 校）

编者名单

Walter Abhayaratna ANU Medical School, College of Medicine, Biology and Environment, Australian National University, Garran, Canberra, ACT, Australia

Academic Unit of Internal Medicine, Canberra Hospital, Garran, Canberra, ACT, Australia

Marra G. Ackerman New York–Presbyterian Hospital, New York University Langone Medical Center, New York, NY, USA

Marcel Adriaanse Department of Health Sciences and the EMGO+ Institute for Health and Care Research, VU University Amsterdam, Amsterdam, The Netherlands

Marlies E. Alvarenga MonashHEART, Monash Cardiovascular Research Centre, Monash Health and Department of Medicine (SCS at Monash), Monash University, Melbourne, VIC, Australia

Shalini Arunogiri Turning Point, Fitzroy, VIC, Australia

Eastern Health Clinical School, Monash University, Box Hill, VIC, Australia

Shaira Baptista Melbourne School of Population and Global Health, The University of Melbourne, Melbourne, VIC, Australia

David Anthony Barton Human Neurotransmitters Laboratory, Baker IDI Heart and Diabetes Institute, Melbourne, VIC, Australia

Faculty of Medicine, Nursing Health Sciences, Monash University, Melbourne, VIC, Australia

Roger Bartrop Discipline of Psychiatry, Sydney Medical School–Northern, St Leonards, University of Sydney, Sydney, NSW, Australia

Department of Mental Health, Blacktown–Mt Druitt Clinical School, School of Medicine, Western Sydney University, Sydney, NSW, Australia

Bernhard T. Baune Discipline of Psychiatry, School of Medicine, University of Adelaide, Adelaide, SA, Australia

Richard Bayles Laboratory for Vascular Translational Science, Inserm UMR-S1148, Paris, France

Scott R. Beach Department of Psychiatry, Massachusetts General Hospital/Warren 605, Boston, MA, USA

Department of Psychiatry, Massachusetts General Hospital, Boston, MA, USA

George D. Bishop Division of Social Science, Yale–NUS College, Singapore, Singapore

Department of Psychology, National University of Singapore, Singapore, Singapore

James A. Blumenthal Department of Psychiatry and Behavioral Medicine, Duke University School of Medicine, Durham, NC, USA

Peter Bosanac St Vincent's Hospital, Melbourne, VIC, Australia

University of Melbourne, Melbourne, VIC, Australia

J. Douglas Bremner Emory University School of Medicine, Atlanta, GA, USA

Mental Health Research, Atlanta VAMC, Decatur, GA, USA

Department of Psychiatry and Behavioral Sciences, Emory University School of Medicine, Atlanta, GA, USA

Kathryn M. Bruce Department of Surgery, Monash University, Monash Medical Centre, Clayton, VIC, Australia

Thomas Buckley Sydney Nursing School, University of Sydney, Sydney, NSW, Australia

Department of Cardiology, Royal North Shore Hospital, Sydney Medical School, University of Sydney, Sydney, NSW, Australia

Don Byrne ANU Medical School, College of Medicine Biology and Environment, Australian National University, Acton, Canberra, ACT, Australia

ANU Medical School, Research School of Psychology, Australian National University, Acton, Canberra, ACT, Australia

John Cahill Department of Cardiovascular Sciences, East Carolina Heart Institute, East Carolina University, Greenville, NC, USA

Edward Callus Pediatric and Adult Congenital Heart Disease Centre, IRCCS Policlinico San Donato University Hospital, San Donato Milanese, Lombardy, Italy

James Cameron MonashHeart, Monash Medical Centre, Monash Health, Clayton, VIC, Australia

Monash Cardiovascular Research Centre, Southern Clinical School, Monash University, Melbourne, VIC, Australia

Luca Carnevali Department of Neuroscience, University of Parma, Parma, Italy

Melissa F. Casey Department of Psychological Medicine, Monash University, Monash Health, Clayton, VIC, Australia

David Castle St Vincent's Hospital, Melbourne, VIC, Australia

University of Melbourne, Melbourne, VIC, Australia

Christopher M. Celano Department of Psychiatry, Massachusetts General Hospital/Warren 605, Boston, MA, USA

Department of Psychiatry, Massachusetts General Hospital, Boston, MA, USA

Mihail G. Chelu Department of Medicine, University of Utah, Salt Lake City, UT, USA

Massimo Chessa Pediatric and Adult Congenital Heart Centre, IRCCS-Policlinico San Donato-University Hospital, San Donato Milanese (Milan), Lombardy, Italy

David M. Clarke Department of Psychological Medicine, Monash University, Monash Health, Clayton, VIC, Australia

Fiona Cocker Melbourne School of Population and Global Health, The University of Melbourne, Melbourne, VIC, Australia

Sarah Cohen-Woods Matthew Flinders Fellow, School of Psychology, Flinders University, Adelaide, SA, Australia

Arup Kumar Dhar Human Neurotransmitters Laboratory, Baker IDI Heart and Diabetes Institute, Melbourne, VIC, Australia

Faculty of Medicine, Nursing Health Sciences, Monash University, Melbourne, VIC, Australia

Assam El-Osta Epigenetics in Human Health and Disease Laboratory, Epigenomics Profiling Facility, The Alfred Medical Research and Education Precinct, Baker IDI Heart and Diabetes Institute, Melbourne, VIC, Australia

Department of Pathology, The University of Melbourne, Parkville, VIC, Australia

Central Clinical School, Department of Medicine, Monash University, Melbourne, VIC, Australia

Linda Ernstsen Faculty of Health and Social Sciences, Department of Nursing Sciences, Norwegian University of Science and Technology, Trondheim, Norway

Murray Esler Human Neurotransmitters Laboratory, Baker IDI Heart and Diabetes Institute, Melbourne, VIC, Australia

Geir Arild Espnes Center for Health Promotion Research, Department of Social Work and Health Science, Norwegian University of Science and Technology (NTNU), Trondheim, Norway

Australian National University, Canberra, ACT, Australia

Ephrem Fernandez Department of Psychology, University of Texas, San Antonio, TX, USA

Jessica H. Ford Department of Psychology, East Carolina University, Greenville, NC, USA

Yariv Gerber School of Public Health, Sackler Faculty of Medicine, Tel Aviv University, Ramat Aviv, Israel

Robert Gooley MonashHeart, Monash Medical Centre, Monash Health, Clayton, VIC, Australia

Monash Cardiovascular Research Centre, Southern Clinical School, Monash University, Melbourne, VIC, Australia

Robert A. M. Gregson Research School of Psychology, Australian National University, Canberra, ACT, Australia

Angela J. Grippo Department of Psychology, Northern Illinois University, De Kalb, IL, USA

Kaitlin Nicole Harkess School of Psychology, University of Adelaide, Adelaide, SA, Australia

Geoffrey A. Head Neuropharmacology Laboratory, Baker IDI Heart and Diabetes Institute, Melbourne, VIC, Australia

Rosemary O. Higgins Heart Research Centre, Melbourne, VIC, Australia

Department of Physiotherapy, University of Melbourne, Melbourne, VIC, Australia

Jostein Holmen Department of Public Health and General Practice, HUNT Research Centre, Norwegian University of Science and Technology, Levanger, Norway

Jeff C. Huffman Department of Psychiatry, Massachusetts General Hospital/ Warren 605, Boston, MA, USA

Department of Psychiatry, Massachusetts General Hospital, Boston, MA, USA

Alun C. Jackson Heart Research Centre, North Melbourne, VIC, Australia

Centre on Behavioral Health, University of Hong Kong, Pokfulam, Hong Kong

Richard Keegan Research Institute for Sport and Exercise, Faculty of Health, University of Canberra, Canberra, ACT, Australia

Steinar Krokstad Department of Public Health and General Practice, HUNT Research Centre, Norwegian University of Science and Technology, Levanger, Norway

Gavin William Lambert Human Neurotransmitters Laboratory, Baker IDI Heart and Diabetes Institute, Melbourne, VIC, Australia

Faculty of Medicine, Nursing Health Sciences, Monash University, Melbourne, VIC, Australia

Magdalena Anna Lazarewicz Department of Medical Psychology, Medical University of Warsaw, Warsaw, Poland

Dan Lubman Turning Point, Fitzroy, VIC, Australia

Eastern Health Clinical School, Monash University, Box Hill, VIC, Australia

Jason Mazanov School of Business, UNSW-Canberra, Canberra, ACT, Australia

Graham Meadows Department of Psychiatry, Monash University, Clayton, VIC, Australia

School of Global and Population Health, The University of Melbourne, Clayton, VIC, Australia

Ian Meredith MonashHeart, Monash Medical Centre, Clayton, VIC, Australia

Southern Clinical School, Monash Cardiovascular Research Centre, Monash University, Melbourne, VIC, Australia

Harry Minas Global and Cultural Mental Health Unit, Melbourne Refugee Studies Program, School of Population and Global Health, The University of Melbourne, Parkville, VIC, Australia

Unni Karin Moksnes Center for Health Promotion Research, Norwegian University of Science and Technology, Trondheim, Norway

Roger Mulder Department of Psychological Medicine, University of Otago, Christchurch, New Zealand

Barbara M. Murphy Heart Research Centre, Melbourne, VIC, Australia

Department of Psychology, University of Melbourne, Melbourne, VIC, Australia

Faculty of Health, University of Newcastle, NSW, Australia

Vicki Myers School of Public Health, Sackler Faculty of Medicine, Tel Aviv University, Ramat Aviv, Israel

Eugene Nalivaiko School of Biomedical Sciences Flinders Medical Centre, University of Newcastle, Callaghan, NSW, Australia

School of Biomedical Sciences and Pharmacy, University of Newcastle, Newcastle, NSW, Australia

Matthew T. Naughton Department of Allergy, Immunology and Respiratory Medicine, Alfred Hospital and Monash University, Melbourne, VIC, Australia

Nenad Naumovski School of Public Health and Nutrition, Faculty of Health, University of Canberra, Canberra, ACT, Australia

Raj Nekkanti Department of Cardiovascular Sciences, East Carolina Heart Institute, East Carolina University, Greenville, NC, USA

Camilla Nguyen Center for Health Promotion Research, Department of Social Work and Health Science, Norwegian University of Science and Technology (NTNU), Trondheim, Norway

Brian Oldenburg Melbourne School of Population and Global Health, The University of Melbourne, Melbourne, VIC, Australia

Lisa Olive Research School of Psychology, The Australian National University, Canberra, ACT, Australia

Adrienne O'Neil Melbourne School of Population and Global Health, The University of Melbourne, Parkville, VIC, USA

School of Public Health and Preventive Medicine, Monash University, Clayton, VIC, USA

IMPACT Strategic Research Centre, Deakin University, Geelong, VIC, USA

Kristina Orth-Gomér Department of Clinical Neuroscience, Karolinska Institutet, Stockholm, Sweden

Alice Owen School of Public Health and Preventive Medicine, CCRE Therapeutics, Monash University, Melbourne, VIC, Australia

Dinali N. Perera Department of Psychological Medicine, Monash University, Monash Health, Clayton, VIC, Australia

Anna C. Phillips Health Psychologist and Reader in Behavioural Medicine, School of Sport, Exercise and Rehabilitation Sciences, University of Birmingham, Birmingham, UK

Frans Pouwer Department of Medical and Clinical Psychology, Center of Research on Psychology in Somatic diseases (CoRPS), Tilburg University, Tilburg, The Netherlands

Emilia Quadri Pediatric and Adult Congenital Heart Disease Centre, IRCCS Policlinico San Donato University Hospital, San Donato Milanese, Lombardy, Italy

Christopher Reid School of Public Health and Preventive Medicine, CCRE Therapeutics, Monash University, Melbourne, VIC, Australia

Elizabeth Rieger Research School of Psychology, ANU College of Medicine, Biology and Environment, Australian National University, Acton, Canberra ACT, Australia

Stephen R. Robinson School of Health Sciences, RMIT University, Bundoora, VIC, Australia

Lindsey Rosman Department of Psychology, East Carolina University, Greenville, NC, USA

Rosemary Schwarz Baker IDI Heart and Diabetes Institute, Fitzroy, VIC, Australia

Samuel F. Sears Department of Psychology, East Carolina University, Greenville, NC, USA

Department of Cardiovascular Sciences, East Carolina Heart Institute, East Carolina University, Greenville, NC, USA

Andrea Sgoifo Department of Neuroscience, University of Parma, Parma, Italy

Peter A. Shapiro Department of Psychiatry, Columbia University Medical Center, Columbia University, New York, NY, USA

Frances Shawyer Department of Psychiatry, Monash University, Clayton, VIC, Australia

Chantal F. Ski Centre for the Heart and Mind, Australian Catholic University, Melbourne, VIC, Australia

Julian A. Smith Department of Surgery, Monash University, Monash Medical Centre, Clayton, VIC, Australia

Timothy W. Smith Department of Psychology, University of Utah, Salt Lake City, UT, USA

Aanchal Sood Voice Psychologists and Allied Professionals, Melbourne, VIC, Australia

Theodore A. Stern Department of Psychiatry, Massachusetts General Hospital/ Warren 605, Boston, MA, USA

Michael Stokes MonashHeart, Monash Medical Centre, Clayton, VIC, Australia

Erik R. Sund Department of Public Health and General Practice, HUNT Research Centre, Norwegian University of Science and Technology, Levanger, Norway

Yrsa Bergmann Sverrisdóttir Department of Physiology, Anatomy and Genetics, University of Oxford, Oxford, UK

Nuffield Department of Surgical Sciences, Department of Functional Neurosurgery, John Radcliffe Hospital, University of Oxford, Oxford, UK

Fatma Aboalsoud Taha Faculty of Medicine, Tanta University, Tanta, Egypt

Richard Telford Research Institute of Sport and Exercise, University of Canberra, Bruce, Canberra, ACT, Australia

Rohan Telford Centre for Research and Action in Public Health, University of Canberra, Bruce, ACT, Australia

David R. Thompson Centre for the Heart and Mind, Australian Catholic University, Melbourne, VIC, Australia

Geoffrey H. Tofler Department of Cardiology, Royal North Shore Hospital, Sydney Medical School, University of Sydney, Sydney, NSW, Australia

Alyna Turner IMPACT SRC, School of Medicine, Deakin University, Geelong, VIC, Australia

School of Medicine and Public Health, The University of Newcastle, Callaghan, NSW, Australia

Department of Psychiatry, University of Melbourne, Parkville, VIC, Australia

Viola Vaccarino Department of Epidemiology, Rollins School of Public Health, Department of Medicine, School of Medicine, Emory University, Atlanta, GA, USA

Gautam Vaddadi Department of Cardiology, The Alfred Hospital, Melbourne, VIC, Australia

Amanda Whited Department of Psychology, East Carolina University, Greenville, NC, USA

Department of Cardiovascular Sciences, East Carolina Heart Institute, East Carolina University, Greenville, NC, USA

Ilan S. Wittstein Division of Cardiology, Department of Medicine, Johns Hopkins University School of Medicine, Baltimore, MD, USA

Dorota Wlodarczyk Department of Medical Psychology, Medical University of Warsaw, Warsaw, Poland

Marian Una Worcester School of Public Health, Department of Epidemiology and Preventive Medicine, Monash University, Melbourne, VIC, Australia

Bo Xu MonashHeart, Monash Medical Centre, Clayton, VIC, Australia

Gregory W. Yelland School of Health Sciences, RMIT University, Bundoora, VIC, Australia

Julie Zarifeh Consultation-Liaison Service, Christchurch Public Hospital, Christchurch, New Zealand

目录

上　卷

下　卷

第一篇

心理心脏病学基础

第1章　心理起源与心脏疾病现状：
会思考的心脏在起作用

Don Byrne，Marlies E. Alvarenga

目录

摘要

　　最近，"心理心脏病学"（也称为"双心医学"）这个术语在描述研究领域和临床实践方法方面取得了突出的地位，尽管其所依据的证据一点都不新鲜。将心脏和思维联系在一起的系统性研究历史更加久远，它在医学科学中的起源可追溯至一个多世纪以前，例如在精神分析运动的工作中。从一个更偏向于心脏病学的领域而言，著名医生 William Osler 爵士的推测清楚预示着，以后心脏疾病将会与人的个性联系起来，他在讨论一个人患心绞痛风险时提到，"易患心绞痛的不是那些娇弱且神经质的人，而是那些强壮、身心都活力十足、野心勃勃的人，他们的马达总是全速运转。"本章追溯了连接心脏和思维的思想的起源，从心脏在文学和宗教中的地位开始，以一个假设为结束。这个假设认为，关于因交感神经兴奋引起的心血管激活的主观认知，可以解释人类之间的一个令人信服的观念，即心脏疾病与精神的痛苦有着千丝万缕的联系。

关键词

　　心脏疾病（Heart disease）·心因性心脏疾病（Psychogenic heart disease）·
心脏疾病的病因学（Etiology of heart disease）·心理心脏病学（Pshchocardiology）·
精神疾病（Mental illness）·心血管疾病（Cardiovascular disease）

引言

　　心脏可非常贴切地被称为人体的驱动器官。它有节律性的收缩和舒张，将维持生命的血液通过动脉循环泵送至身体的其他部分，然后利用肾脏的清洁功能，当血液返回心脏时通过静脉循环回收废物。我们通过心跳这样的身体感觉对这种基本和持续的生物过程有一些有意识的感知，这是在身体的左胸部区域有规律的脉动感觉，在休息时通过触诊或听诊感觉明显，而剧烈的运动锻炼时，无需指尖和听诊器提醒，我们也能更清晰地感觉到心脏持续的活动。当然，同样有意识的感知伴随无数种心理唤醒的方式——稍后再说这一方面。当我们感觉到这个活动，我们不会也不需要有意识地让它发生。至少在健康的个体，通过心血管系统与中枢和外周神经系统的紧密合作，这个活动被精心照料着。生命的力量是通过一套易于理解的生物活动为我们提供的，这些活动在各自的功能中非常复杂，但同时，机械概述又相对明确。

　　当然，对心血管系统功能的理解并非总是如此。Fleming（1966）在他的《心脏病学简史》（*A Short History of Cardiology*）中很好地阐述了从 1700 年左右到 20 世纪中叶，对于心脏功能和活动认知的发展。Granger（1998）所著的关于 19 世纪心血管生理学的进展的论文，追踪了这个医学史重要组成部分中的主要生物医学里程碑。这些卓越的研究和其他研究一样，它们的关注点已明确用于生物医学。如果我们再往回追溯，或如果我们只是与这些主要的生物医学标志一起，并行观察在历史长河中人类如何看待心脏，我们会看到更为精细、发散和典型的诗意观点——这个器官对我们的存在至关重要。

　　我们这么说是因为在诗歌、宗教和哲学作品中，或仅仅在民间智慧中，心脏都被明确地认定为人类意识的所在地，是我们活动和情感的起源，也是我们或好或坏的道德品性的起源。在无数的（非专业性的）文献中，描述心脏这方面功能的内容非常丰富。

诗人、哲学家和其他智者

　　1819 年，浪漫派诗人约翰·济慈在《夜莺颂》（*Ode to a Nightingale*）中写道：

我的心在痛,困顿和麻木

剌进了感官,犹如饮过毒鸩

　　济慈在这里谈到了他在听到夜莺歌曲的美感时所感受到的苦乐参半的情感,但却提醒人们关于人类生命的脆弱和微不足道,我们不知道他是指自己的生命还是普罗大众的生命。但是他在他的心脏里找到了感觉和可识别的情绪,而非他的理性思维自我——没有提及他的认知角色的作用。

　　将会有许多内容呈现在这本关于心脏和 3 个最突出的精神病理性的情绪——焦虑、抑郁和愤怒之间关系的手册中。这并不奇怪,因为现在有许多声音和指导性科学研究(流行病学、临床和心理生物学)的明确证据,将这些情绪中的一种或另一种的持续经历与心血管病理学的起源和心血管疾病(cardiovascular diseases,CVD)的最终因果联系起来。即便如此,这种现在被广泛接受的科学证据也晚于一种更为诗意的认识,即心脏是所感受到的情感的真正所在地。焦虑不仅被认为是存在于心脏中,而且还会产生有害后果("一颗焦虑的心使一个人消沉"——箴言篇 12:25),愤怒的心也无法不被注意("你不要轻易动怒,因为恼怒只留在愚昧之人的心怀中"——传道书 7:9)。但可能正是这悲伤和痛苦的心,吸引了诗人和有着同样心灵的人的最大关注。1820 年,济慈再一次强调心中的痛苦:

突如其来的念头,像玫瑰绽开,

他面额绯红,

在他痛苦的心中掀起紫色的骚动。[节选自《圣亚尼节前夜》(*The Eve of St Agnes*)]

　　另一方面,艾米莉勃朗特(也许是在 20 年后,但未注明日期)在一首简短的诗里提到"悲伤和疲惫的心脏"[选自《在此昏睡又有何用》(*What Use is it to Slumber Here*)]。当然,威廉·莎士比亚笔下典型的抑郁症患者——哈姆雷特,可能是对于悲伤(甚至可能有自杀倾向)的心脏传诵和引用最多的人物,他写道:

死了,睡着了——

一切都结束了——

要是在这一种睡眠之中,我们心头的创痛,

以及其他无数血肉之躯所不能避免的打击,

都可以从此消失。(哈姆雷特,第 1 幕,场景 3)

但是众多其他情感和活动也通过一些著名的或鲜为人知的评论家的笔与心脏联系在一起。据说心脏充满了勇气["勇敢，浮躁的心……" 马修·阿诺德，选自《埃特纳山上的恩皮多克里斯》(*Empedocles on Etna*) 1852]和道德的纯洁("清心的人有福了……"《马太福音》5:8)，但也成为邪恶的所在地("人心比万物都诡诈，坏到极处……"《耶利米书》17:9)。快乐("一个欢笑，一份快乐，必须源于一颗欢乐的心……"托马斯·卡莱尔 1795—1881)和痛苦("我内心痛苦地呻吟……"赞美诗 38:8)都是心脏所为，就像爱("把爱留在你心中……"奥斯卡王尔德 1854—1900)和希望["继续前行，带着心中的希望继续前行……"选自罗杰斯和汉默斯坦 1945 年的音乐剧《旋转木马》(*Carousel*)]也源于心脏。善良["更大的心，更亲切的手……"选自阿尔弗雷德·丁尼生的《敲响野钟》(*Ring Out Wild Bells*) 1850]和慷慨("如果你心中没有半点仁慈，你就有最严重的心脏病……"鲍勃·霍普 1903—2003)也被归于心中。

有个常用的互联网词库为"轻松愉快"提供了许多同义词(http://www.thesaurus.com/browse/lightheartedness)，所有词汇都等同于一种无忧无虑的快乐状态。轻松愉快似乎有好处——有句古老的爱尔兰谚语说"豁达者长寿"，这句话在莎士比亚的《爱的徒劳》(*Loves Labors Lost*) 中反复出现。我们当中有些人(我们希望如此)"心胸宽广"(慷慨、亲切或仁慈)，但其他人却遗憾地表现出与之对立的品质——"内心刻薄"。"内心冰冷"意味着缺乏同理心或情感，而"铁石心肠"则是不仁慈，无慈悲心或无怜悯心。在这里，值得一提的是，C Murray Parkes 及其同事于 1969 年发表的一篇真正开创性的科学论文，将情绪体验与心血管病死亡率联系起来，名为《心碎：鳏夫中死亡率增加的统计研究》(*Broken Heart：A Statistical Study of Increased Mortality Among Widowers*)，"心碎"一词通常被用来描述丧亲之痛的痛苦。

因此，本手册介绍的核心问题是，为什么在有关心血管系统生物学运作中有说服力的科学证据出现之前，心脏就已如此紧密地与情绪和活动联系起来了？心脏是否真的能"思考"，是否有"感觉"，它是否以一种塑造我们作为个体的独特特性的方式驱动着我们外在的行为？

压力、痛苦与心血管系统

根据过去半个世纪或更长时间积累的经验证据，答案现在变得更加明确——在心理学、神经科学和心血管生理学的领域出现的证据非常清晰表明，人类的情感生活和驱动我们并形成我们行为活动的心理驱力，都源于中枢神经系统并很大程度受其调节。

因此，把心脏与心灵联系起来的心理生物学机制的问题呈现在我们面前以供思考。记录这些机制的许多证据将在本手册的许多实质性章节中详尽介绍,我们并不打算提前透露或确定这些章节的实质内容——它们将为自己权威代言。然而,这些机制的性质的确定确实具有深厚的理论推测和科学研究的历史,并且当被添加到现代经验证据的重要资料库中时,便可讲述一个有趣且有用的故事,即为什么心脏已被认定为是一个焦点,在作为人类物种成员的我们所有人的情感和活动生活中具有相当的重要性。

"逃跑/战斗机制"是在所有哺乳动物(和许多非哺乳动物)生物的系统发育史中很早期发展的基本生物机制,这可追溯到 1892 年,首先(且很有说服力地)由开拓性的心理学家威廉詹姆斯在其具有里程碑意义的《心理学》(*Textbook of Psychology*)中提出。这个非常重要,并且赋予所有拥有它的生物以重要生存优势的机制,具有让生物个体生理上做好准备的简单功能,与人类和爬行动物有很大不同一样,他们在面临威胁或挑战时表现出的逃跑或战斗方面很复杂。这个机制的表现在身体的基础生物系统中广泛存在,但心血管系统在其表现中占有突出地位。在受到威胁或挑战时,通过心率升高增加心输出量,以向身体的那些部位提供更大量富含氧气和必需营养素的血液,使身体处于集中专注的状态。同时,呼吸率(尽管不是严格意义上的心血管活动)上升以维持肺循环中的足够水平的气体交换。对心理心脏病学而言,当威胁或挑战持续存在时,心输出量增加的一个总体结果是可测量到(如果不一定可察觉)的血压升高(尤其收缩压)。整个过程经由一系列复杂的神经化学反应的阶段性调控,而这个反应是生物体受到外部刺激物产生的,生物体认为这个外部刺激构成对其生存的威胁或挑战(广义上的)。但逃跑/战斗机制的基本特征现在已广为人知,解释其运作的最新证据及其行为的后果可在 Caltabiano 等的文章(2008)中找到。

从历史上(如 Schneiderman et al. 1989),以及到现在(如 Liao,Carey 2015),都有大量已发表的证据,记录了许多种类的实验条件下施加的应激源(尽管典型的应激不总是包含认知挑战)与以多种简单或复杂的方式测量的心血管兴奋之间的明显联系。这种大体上的关联没有产生严重的争议。还有一些发表的证据记录了更具慢性特征的心理社会压力与心血管兴奋之间的联系(Dienstbier 1989;Esch et al. 2002;Larsen,Christenfeld 2009),尽管这里的证据既不那么丰富,也不那么明确。同样,这两个研究领域的大部分最新证据都将在本手册的其他章节中阐述。

当然,这种可测量且证据充分的心血管变化(尽管通常很短暂)能被主观感知到的程度,然后由我们作为有感情的生命就此程度做出报告,是这个故事的核心。而我们每个人(作为个体)将对个体的解释和意义,寄托在这些伴随着外部心理社会事件的经验而产生的心血管活动改变的感觉中,这也是故事的核心。

　　一个有用的——尽管有点不那么统一和一致——基于实验室的证据的资料库也告诉我们，各种各样经历过，主观自我识别，然后报告出的情感都是以可测量的瞬时改变的心血管活动模式为特征，尽管要通过复杂，通常独特的方式。在负性的情绪体验方面，压力或挑衅下的愤怒被证明与心血管反应性增强有关(Siegman et al. 1992)，尤其是在敌意性格测试中得分高的人群中(Suarez，Williams 1989)。然而，这一结果可能进一步受到个体对情绪表达或抑制能力的倾向影响(Klinee al. 2008)，因此这个结果也并非绝对明确。

　　达到临床强度的焦虑和抑郁都与心率变异性(HRV)水平降低有关，这种现象在心肌梗死的急性临床发作可能最为明显(Gorman，Sloan 2000)，可能进一步导致急性——也许是危及生命的——心血管事件。Why和Johnston(2008)发现，(自我报告的)犬儒主义的经历与进行挑战性的计算机任务的参与者的血压反应性升高正相关，但这种关联是通过同时测量国民愤怒程度来调节的——当国民愤怒程度低时，犬儒主义和血压反应性之间的关系变成负相关。在对厌恶情绪这种不经常研究的负面情绪的实验中，Rohrmann和Hopp(2008)发现心率降低与观看具有挑战性的外科手术(截肢手术)的视频剪辑而产生的厌恶感相关。当考虑到有厌恶和创伤的文献(Engelhard et al. 2011)以及创伤和心脏病的文献(Coughlin 2011，Dennis 2014)时，这个结果既有趣又有启发性。

　　当我们转向积极的情绪体验方面时，中断慈悲取向的冥想课程被证明与心率的增快相关，特别是在对这类冥想技术很熟练的人当中(Lutz et al. 2009)，这表明同情心的体验可能会产生平静的心血管效应。然而，应该指出，由于本研究中的一些参与者是经验丰富的冥想者，因此认知状态的广泛性平静作用可能在很大程度上是这个结果的原因。然而，幸福的体验对心血管兴奋产生相反影响。在一个小样本研究中，日本棒球迷实时观看比赛时，心率的动态记录与自我报告的幸福感强度呈正相关(Yoshino et al. 2011)。以类似方式，在观看幽默电影时自我报告的娱乐体验与心血管系统中明显的交感神经兴奋增加有关(Lackner et al. 2014)，尽管作者提醒防止从中产生这种影响，即为了提高心血管健康，我们应该努力保持一种持续的娱乐状态。对于爱情，有些人可能会认为这种情绪最为积极吗？有很多猜测，并且有一些有说服力的研究将爱的经验融入到自主觉醒的明确神经生物学框架中(Porges 1998，2003)，但很少有系统和有说服力的心理生理学证据证实这个观点。也许，就目前而言，我们必须把爱留给诗人。

　　在最近一次全面相关文献综述中，Appelhans和Luecken(2006)认为HRV可能是情绪调节的基础，引申开来，这可能会提供一种有说服力的生物学机制，即心血管活动的主观感知可能与那些可识别的情绪体验有因果关联。然而,通过广泛阅读关于情绪调节的性质和功能的文献发现,该领域通常作为一个总体构造被定义和研究(Krohneet al. 2002;Mausset al. 2007)。迄今为止的心理生物学证据并没有为任何简单的因果关系提供可靠的证据基础——无论是任何特定情绪导致一种可识别的心血管激活模式,或是心脏的可识别和区分的活动被阐明与唯一的一种特定情绪状态的主观体验相关。

　　将情绪体验和心血管活动联系在一起的因果证据的缺乏,是人们全面理解有感情的心脏或是能思考的心脏的一个明显屏障——但这不是毁灭性的。推动该领域进一步研究的模式必须——而且几乎肯定会——纳入认知要素和对心理活动的个体解释,以及更为传统和客观的应激源(心理社会环境中出现的事件)和反应(心血管活动本身)。虽然这需要复杂而精细的研究设计,并且或许还需要新颖而富有创意的检测手段,但我们认为它也许能够极大推进我们的理解。

　　到目前为止,这个故事将我们引向哪儿呢?心脏的功能以及中枢和外周神经系统(用更纯粹的心理学术语叫"思维")的功能,有着错综复杂和不可分割的联系。在这一点上,证据非常充分。但是,心脏本身并没有思考或感觉,或使我们以某种方式行事。相反,它或多或少如实反映了这些认知、情绪和活动,并且以一种对个人的主观感知开放,以及对这些感知引起我们中任何人产生的独特意义开放的方式。因此,心脏可以被认为是一个相对准确的晴雨表,表明那些心理事件——诸如认知、情感和动机——的性质和强度,这些在过去被认为是直接来自心脏本身。尽管新证据的出现速度和数量都引人注目,但相关心理生物学机制仍有待在实验室得到充分阐明。大部分证据都将在本手册其余的章节中得到专业的介绍和评述。当然,我们不会忘记介绍将证据转化为临床实践的内容。

心理心脏病学现状

　　虽然心脏/心灵关系已被承认几十年(Koch 2013),从那些主要关注心血管事件的心理社会相关性的人到那些更关心这些事件本身(包括诊断出的病理事件以及心血管生理学更正常领域内的事件)的人,人们采用多种研究范式和方法对此关系进行研究——"心理心脏病学"这个术语的起源并不明确,也不容易找到其出处。而在近代,科学文献中越来越多地使用到该术语。不到十年前,就有文章非常系统地思考支持心脏/心灵关系的证据,并在标题中使用心理心脏病学这个术语(Jordan et al. 2007)。大约在同一时间,首届"心脏与心灵:心理性心血管疾病会议"于2008年由澳大利亚贝克IDI心脏和糖尿病研究所召开,心理心脏病学成为这一系列会议的标志性口号。在稍微更具临床意义的背景下,该术语由Koch(2013)和Halaris(2013)分别提出,以描绘一个新兴的临床领域，其中心脏病学、精神病学和心理学之间进行融合，对于在全球范围内如此众多的患有心血管疾病或在不久将来有患病风险的人群的有效管理问题，有着独特重要性。随时间推移，人们更清楚认识到抑郁症在心血管疾病的发病和病程中所扮演角色的重要性，当然抑郁症是这一运动的一个推动因素（Halaris 2013），但从现在一百多年来发表的证据中也可看出，"心理心脏病学"描绘出一个更广泛的理论和临床实践的领域。

结论

因此，这本《心理心脏病学手册》的使命，即证据的呈现，再加上评估其价值和意义的评论和专家注解，从而客观确定我们现在所知道的心脏／心灵关系的本质。本手册承担这项任务，即充分认识到某一证据的理论和经验的广度——从心理社会到分子生物学，从心血管实验室的发现到种群流行病学的发现，从心理生物学因果关系的研究到临床管理的研究，从心脏病学的个别学科视角到心理学和精神病学的多学科视角。此外——也许最重要的是——本手册认为，心理心脏病学首先反映出了模糊和多孔的学科界限以及学科整合的必要性，而不是在二十一世纪当我们应对心血管疾病的挑战时谨慎地保护各自的学科领土。

该手册旨在尽可能完整和权威地呈现心理心脏病学领域的当代图景。但正如它将为科研人员和临床实践者回答许多问题一样，它将为未来的研究和实践提出更多问题。在这个程度上，《心理心脏病学手册》为来自众多个别领域的众多科学家和临床医生提供了一段学习之旅，但所有这些都致力于一个共同目标，即更好理解和治疗心血管疾病。我们作为该手册的主编，感到非常高兴和兴奋能开启这样一段旅程。而我们也希望作为本手册读者的你们，一起来分享在这段旅程中前进的兴奋。

（鄢杨烨 译，陈发展、吴佳洁 校）

参考文献

Appelhans, B. M., & Luecken, L. J. (2006). Heart rate variability as an index of regulated emotional responding. *Review of General Psychology, 10*, 229–240.

Caltabiano, M. L., Byrne, D. G., & Sarafino, E. P. (2008). *Health psychology: Biopsychosocial interactions. Second Australasian edition.* Milton: Wiley.

Coughlin, S. S. (2011). Posttraumatic stress disorder and cardiovascular disease. *Open Cardio-vascular Medical Journal, 5*, 164–170.

Dennis, P. A., Watkins, L. L., Calhoun, P. S., Oddone, A., Sherwood, A., Dennis, M. F., Risslingg, M. B., & Beckham, J. C. (2014). Posttraumatic stress, heart rate variability and the medicating role of behavioural health risks. *Psychosomatic Medicine, 76*(8), 629–637.

Dienstbier, R. A. (1989). Arousal and physiological toughness: Implications for mental and physical health. *Psychological Review, 96*, 84–100.

Engelharda, I. M., Olatunji, B. M., & de Jong, P. J. (2011). Disgust and the development of posttraumatic stress among soldiers deployed to Afghanistan. *Journal of Anxiety Disorders, 25*, 58–63.

Esch, T., Stefano, G. B., Fricchione, G. L., & Benson, H. (2002). Stress in cardiovascular diseases. *Medical Science Monitor, 8*, 93–101.

Fleming, P. (1996). *A short history of cardiology*. Atlanta: Editions Rodopi B. V. Amsterdam.

Gorman, J. M., & Sloan, R. P. (2000). Heart rate variability in depressive and anxiety disorders. *American Heart Journal, 140*(4 Suppl), 77–83.

Granger, H. J. (1998). Cardiovascular physiology in the twentieth century: Great strides and missed opportunities. *American Journal of Physiology, 275*, 1925–1936.

Halaris, A. (2013). Psychocardiology: Moving towards a new subspecialty. *Future Cardiology, 9*, 635–640.

James, W. (1892). *Textbook of psychology*. London: McMillan and Co.

Jordan, J., Bardé, B., & Zeiher, A. M. (Eds.). (2007). *Contributions toward evidence-based psychocardiology: A systematic review of the literature*. Washington, DC: American Psychological Association.

Kline, K. A., Fekete, E. M., & Sears, C. M. (2008). Hostility, emotional expression, and hemodynamic responses to laboratory stressors: Reactivity attenuating effects of a tendency to express emotion interpersonally. *International Journal of Psychophysiology, 68*, 177–185.

Koch, H. J. (2013). Psychocardiology: The spectrum of stress in the genesis of heart disease: A point of view. *Research Reports in Clinical Cardiology, 4*, 153–159.

Krohne, H. W., Manuela Pieper, M., Knoll, N., & Breimer, N. (2002). The cognitive regulation of emotions: The role of success versus failure experience and coping dispositions. *Cognition and Emotion, 16*(2), 217–243.

Lackner, H. K., Weiss, E. M., Hinghofer-Szalkay, H., & Papousek, I. (2014). Cardiovascular effects of acute positive emotional arousal. *Applied Psychophysiology and Biofeedback, 39*(1), 9–18.

Larsen, B. A., & Christenfeld, N. J. S. (2009). Cardiovascular disease and psychiatric comorbidity: The potential role of perseverative cognition. *Cardiovascular Psychiatry and Neurology, 2009*. doi:10.1155/2009/791017. Article ID 791017, 8 p.

Liao, L.-M., & Carey, M. G. (2015). Laboratory-induced mental stress, cardiovascular response, and psychological characteristics. *Review of Cardiovascular Medicine, 16*(1), 28–35.

Lutz, A., Greischar, L. L., Perlman, D., & Davidson, R. J. (2009). BOLD signal in insula is differentially related to cardiac function during compassion meditation in experts vs. novices. *NeuroImage, 47*(3), 1038–1046.

Mauss, I. B., Bunge, S. A., & Gross, J. J. (2007). Automatic emotion regulation. *Social and Personality Psychology Compass, 1*, 146–167.

Parkes, C. M., Benjamin, B., & Fitzgerald, R. G. (1969). Broken heart: A statistical study of increased mortality among widowers. *British Medical Journal, 1*(5646), 740–743.

Porges, S. W. (1998). Love: An emergent property of the mammalian autonomic nervous system. *Psychoneuroendorinology, 23*(8), 837–861.

Porges, S. W. (2003). The polyvagal theory: Phylogenetic contributions to social behavior. *Physiology and Behavior, 79*, 503–513.

Rohrmann, S., & Hopp, H. (2008). Cardiovascular indicators of disgust. *International Journal of Psychophysiology, 68*, 201–208.

Schneiderman, N., Weiss, S. M., & Kaufmann, P. G. (Eds.). (1989). *Handbook of research methods in cardiovascular behavioral medicine*. New York: Plenum Press.

Siegman, A. W., Anderson, R., Herbst, J., Boyle, S., & Wilkinson, J. (1992). Dimensions of anger-hostility and cardiovascular reactivity in provoked and angered men. *Journal of Behavioral Medicine, 15*(3), 257–272.

Suarez, E. C., & Williams, R. B., Jr. (1989). Situational determinants of cardiovascular and emotional reactivity in high and low hostile men. *Psychosomatic Medicine, 51*(4), 404–418.

Why, Y. P., & Johnston, D. W. (2008). Cynicism, anger and cardiovascular reactivity during anger recall and human–computer interaction. *International Journal of Psychophysiology, 68*, 219–227.

Yoshino, K., Matsumoto, S., Someya, E., & Kitajima, M. (2011). Happiness and heart rate response: A case of fan services at Japanese professional baseball games. *Natural Science, 3*, 255–258.

第 2 章 心理心脏病学：古代和现代史

Murray Esler，Rosemary Schwarz

目录

摘要

　　从古至今的各种文本中，将心脏和大脑联系起来的想法一直存在。在古代，大脑甚至没有被给予应有的地位！一位伦敦医生及神经病学家托马斯·威利斯改变了这一点，正确地将情绪的来源归因于大脑。而现代研究又证实了心脏存在针对情绪的反应，并揭示了心脏的自主神经系统机制。此外，本章介绍了"触发的"心脏病现象，一种由急性情绪剧变所触发，当心脏的自主神经控制失调时产生的突然发病的心脏病。

关键词

　　心理压力（Mental stress）·自主神经系统（Autonomic nervous system）·心身性心脏病（Psychosomatic heart disease）·抑郁疾病（Depressiveillness）·惊恐障碍（Panicdisorder）·"触发的"心脏事件（"Triggered" heartattacks）

引言

从古至今的各种文本中，将心脏和大脑联系起来的想法一直存在。亚里士多德认为眼睛和耳朵不是连接到大脑，而是连接到血管，这些血管带有对心脏的感知（Hamilton，Richards 1982；Zimmer 2004）。柏拉图在他的对话著作《蒂迈欧篇》（*Timaeus*）（Hamilton，Richards 1982；Zimmer 2004）中将"生命之灵"定位在心脏部位。心脏是心灵的发散地与灵魂的起源地。希罗菲卢斯和埃拉西斯特拉图斯描述血液在心脏吸收了生命之灵变成红色（Hamilton，Richards 1982；Zimmer 2004）。生命之灵又经由动脉泵送运输到身体各部位，包括大脑。在大脑中又将其通过神经以液体的形式进行扩散。柏拉图写道，生命的灵魂"具有勇气和激情，并且热爱思想"。（Hamilton，Richards 1982；Zimmer 2004）。随着血液，生命之灵的激情从心脏流出，激发身体的行动。在他的精神解剖学中，高级的灵魂位于大脑，置于最高点；较低级的灵魂位于肝脏和心脏。柏拉图没有为不朽之灵赋予任何物理场所。但是早期的基督教会却做到了，虽然没有物理尺寸，但认为其功能位于大脑的脑室（Zimmer 2004）。

心脏既是主要的驱动力也是情绪的镜子

对亚里士多德来说（Hamilton，Richards 1982；Zimmer 2004），心脏具有中心地位，通过血管产生和传播的热量来控制所有感觉、运动和情绪；大脑是次要的，因为它"缓和心脏产生的热量和激活状态"。古代"心理心脏病学"文献来源于腓利斯·提翁（Philistion of Locri），在柏拉图的对话著作《蒂迈欧篇》（Hamilton，Richards 1982）中提到："当激情激动时……他们（上帝的孩子）将其设计并植入柔软而无血的肺——来缓和在火热的行动中跳跃的心……"（Hamilton，Richards 1982）。

抢走心脏风头的大脑：思想和灵魂构成大脑的血肉

伦敦的内科医生和神经解剖学家 Thomas Willis 开启了"以神经为中心时代"，它作为主导当代西方思想的核心信条直到今天（Zimmer 2004）。他对健康人的大脑、"野蛮的大脑"（精神错乱或精神缺陷患者）进行解剖学研究，以及对他的患者进行临床观察和死后的解剖。他排除了心脏作为灵魂和情感的来源，将其归于大脑。Willis 的传记及其关键贡献在 Carl Zimmer 的《血肉灵魂》（*Soul Made Flesh*）（Zimmer 2004）一书中有所描述。

心脏的自主神经分布

解剖学家 Vesalius 以及医生、研究者 Harvey（Hamilton，Richards 1982）的研究表明，总体而言，心脏是一个泵，它是一个能感应身体的需求和情绪的感应泵。心脏的外在调节主要通过自主神经系统，由其迷走神经和交感神经系统支配，以及肾上腺髓质分泌的肾上腺素调节。运动时，心率和心输出量反射性地增加，以分配所需的氧气来维持肌肉的生理工作。此外，在应急反应时通过情绪反应，心率和心输出量增加，以便在面对威胁时战斗或逃跑。由心脏迷走神经引起的反射性心率减慢可导致"迷走血管性"低血压和晕厥，常由长期站立、疼痛或焦虑引发（Vaddadi et al. 2010）。

我们可以通过研究自主神经阻断药物，如通过阿托品阻断迷走神经（Julius et al. 1971），以及心脏交感神经阻断药物，如通过 β- 肾上腺素能受体阻滞剂（（Julius，Esler 1975；Esler et al. 1977）的药理机制来研究人体心脏的自主控制，来探究自主神经系统对心率、心输出量和左心室收缩力的影响。同位素稀释法（Esler et al. 1984）能测量从心脏交感神经中释放的神经递质——去甲肾上腺素，以量化在休息及运动过程中（Hasking et al. 1988）实验室心理应激反应（Esler et al. 1989，1995）、焦虑和抑郁患者（Alvarenga et al. 2006；Barton et al. 2007）的心脏交感神经活动。

心理测量中的心率

心率增加在警觉反应和急性焦虑中起重要作用，因此心率测量常被用做压力和焦虑的替代指标。这是在测谎仪测试中正式化的流程，在结构化提问过程中测量心率、血压、呼吸和皮肤电反应（测量由于刺激出汗导致的电导率增加）的变化来检测犯罪欺骗。但测试中的非特异性效应限制了其有效性和司法认可。通常仅使用心率增加来量化心脏交感神经刺激是无效的，因为心脏迷走神经抑制也能造成心动过速从而引起混淆。

"袒露心扉"：语言中的心脏

当今的英语（Collins Dictionary 2001）既采用了心脏的古代概念，即作为生命力和激情的中心，又包含了当代许多心理心脏病学的思想。普遍观点认为生命、情感、爱、勇气、温柔和怜悯坐落于心脏。有许多古人传达意义的表达方式，你的心可以"袒露心扉""提到嗓子眼儿"，或"感到沮丧"。你可能"丢了你的心"(通过恋爱)或"伤心欲绝"(悲伤或绝望),做一些"全心全意"(即完全投入地)的事。

心身性心脏病

　　精神压力和心理疾病是心血管疾病的原因(表1),此观念通常在过去认为是医学民间传说,而最近越来越多观点支持这种观念卷土重来。然而,此观点仍面对高度质疑,在负责审查澳大利亚国家卫生机构主题的小组审议中非常明确地说明了这一点,主席的开场发言包括了这样的观点,"没有证据将来也不会有证据表明压力会导致心脏病。"笔者作为一名心脏病专家和精神科医生,想通过本书来纠正主席的错误。

表 1　心身性心脏病

急性精神压力作为心脏"触发因素"

　　心肌梗死,猝死

　Takotsubo 心肌病

抑郁障碍

创伤后应激障碍

惊恐障碍

慢性心理压力

　　与冠心病和原发性高血压有关的因果因素

精神分裂症

双相情感障碍

精神活性药物

　　战争已成为心身性心脏病发展的肥沃土壤,其识别和命名取决于那个时代和精神病学发展程度。"士兵心脏综合征、心脏易激症、炮弹休克、战斗衰竭症"都是战争疾病,后在 DSM Ⅲ 被命名为创伤后应激障碍。在日常生活中,如今支持心身性(心因性)心血管疾病(见表1)存在的最强证据是由急性精神压力引起的急性("触发")(Rozanski et al. 1999)的心肌梗死、猝死和 takotsubo 心肌病(应激性心肌病)(Tsuchihashi et al. 2001)。触发的心脏终点结局及其机制将在下一节中介绍。

　　有强有力的证据表明患有重性抑郁障碍的患者患冠心病的风险增加(Frasure-Smith et al. 1993,Musselman et al. 1998,Bunker et al. 2003)。这种高风险与经典的风险因素无关,如吸烟、肥胖、高胆固醇血症、糖尿病和高血压。

　　虽然由于抑郁障碍导致的心脏风险增加的机制尚不明确,但几个研究小组的研究表明,在抑郁障碍中存在长期高水平的交感神经系统激活可能对心脏病风险的产生具有重要意义(Esler et al. 1982,Gold et al. 2005,Barton et al. 2007)。临床上最明显的是心力衰竭(Kaye et al. 1995),已经证明对心脏交感神经的持续刺激会导致死亡。

惊恐障碍患者由于其症状的特征经常担心自己患有心脏病,但在过去这并不被引起重视。然而,流行病学研究表明惊恐障碍患者的确存在心肌梗死和猝死风险增加(Kawachi et al. 1994a,b)。一位心脏病专家通过他丰富的惊恐障碍患者临床管理经验撰写的案例材料表明,惊恐发作期间可能发生的心脏并发症,包括各种触发的心律失常、反复因心绞痛于急诊就诊时心电图提示局部缺血,冠状动脉造影期间惊恐发作记录下的冠状动脉痉挛以及与冠状动脉痉挛和血栓形成相关的心肌梗死(Mansour et al. 1998)。惊恐发作期间交感神经系统的激活作为一种中介机制(Alvarenga et al. 2006,Wilkinson et al. 1998)。通过皮下的多纤维交感神经放电记录我们发现,惊恐发作刺激了交感神经系统,并同时伴随肾上腺髓质分泌的肾上腺素增多(Wilkinson et al. 1998)。

本书的其他部分介绍了慢性精神压力在冠心病和原发性高血压以及精神分裂症心脏病风险起因中的重要性。

"触发的"心脏病

短期精神压力可以作为现有心脏病患者心律失常发作和猝死的直接诱因("触发")。多年来,认识精神压力与心脏病发作的密切关系主要基于一些个人轶事,例如 18 世纪著名的英国外科医生 John Hunter 的案例,他曾写到他会受到任何加重他的因素的影响,此后他在一次学术会议上因激烈讨论当场猝死,从而证明了这一点。有些人在精神压力时容易因遗传易感性而出现心脏病风险,例如遗传性的长 QT 间期综合征,因为心肌细胞异常的离子转运导致心肌电不稳定(Zipes 1991)。

近年来,在战争、针对贫民的导弹袭击和地震等灾难时期收集的系统证据也有力地支持了精神压力与心脏病发作存在联系的观点。将精神压力与猝死联系在一起的研究经常受到质疑,因为对于什么构成压力以及压力是否可以准确测量存在分歧。1994 年洛杉矶地震提供了一个非常有说服力的例子(Leor et al. 1996),证明地震期间突然的非创伤性死亡率明显增加。此研究未受到质疑,因为这无需用额外手段来测量心理压力。在地震中,毫无疑问每个人都感到害怕。社会灾难期间的心脏病发作只是一种特殊情况还是更具普遍意义?对于个人而言,确实会发生"情绪地震"。作为心脏病专家的作者在他的临床实践中看到他患者的心脏病发作可以由武装抢劫、袭击,甚至可由赢得赛马而引发。

此外,惊恐发作时的心脏事件是触发的一个明确实例(Mansour et al. 1998)

　　急性精神压力引发心脏病发作的生物学机制很明确(Rozanski et al. 1999)(图 1)。首先,这几乎仅发生在存在动脉粥样硬化性冠状动脉狭窄的患者中,尽管这些问题无临床症状且未被认识到。在冠状动脉狭窄和心肌缺血的情况下,伴有急性精神压力的心脏交感神经优先激活(Esler et al. 1989)可引起室性心律失常。肾上腺髓质分泌的肾上腺素增加会激活血小板,易发生血栓形成。伴随急性精神压力的血压波动可使冠状动脉斑块破裂,成为血栓形成的中心,导致心肌梗死。神经机制可能是高频率的交感神经放电时神经肽 Y 的释放(Esler et al. 2004)引起冠状动脉痉挛。

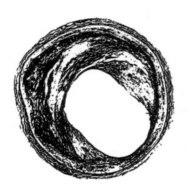

＊斑块破裂 / 血栓形成

＊心律失常和猝死

＊血小板激活 / 血栓形成

＊冠状动脉痉挛

图 1　"触发"的心肌梗死和猝死。急性精神压力引发的交感神经激活(伴随迷走神经抑制)可以作为无临床症状史的冠心病的"触发因素"。伴有精神压力的血压波动可导致动脉粥样硬化斑块的裂缝或破裂、冠状动脉血栓形成、心肌梗死和猝死。在存在冠状动脉狭窄的情况下,交感神经激活和迷走神经抑制可诱发致死性的室性心律失常。儿茶酚胺对血小板的激活导致血栓形成。心脏交感神经的高水平激活可能通过神经肽 Y 的释放引起冠状动脉痉挛

　　成为血栓形成的中心,导致心肌梗死。神经机制可能是高频率的交感神经放电时神经肽 Y 的释放(Esler et al. 2004)引起冠状动脉痉挛。

结论

　　心源性猝死是当代心脏病学中最重要和最具挑战性的问题。冠状动脉粥样硬化常常无临床症状且不容易被发现,当不稳定的动脉粥样硬化斑块缺损或破裂时才会导致症状突出和灾难性后果,导致冠状动脉血栓形成、心肌梗死和致命的室性心律失常。急性的躯体压力源,通常是剧烈运动或急性精神压力是常见的诱因。为了对抗心脏猝死的后果,新近的冠状动脉成像研究旨在

检测亚临界的但无临床症状的冠状动脉狭窄和不稳定的冠状动脉粥样硬化斑块。探索急性精神压力下心脏风险的生物介质提供潜在的预防目标,来抑制血小板活化及阻断交感神经系统和肾上腺素对心血管的过度刺激。

(詹辰雨 译,陈发展、吴佳洁 校)

参考文献

Alvarenga, M. E., Richards, J. C., Lambert, G., & Esler, M. D. (2006). Psychophysiological mechanisms in panic disorder: A correlative analysis of noradrenaline spillover, neuronal noradrenaline reuptake, power spectral analysis of heart rate variability and psychological variables. *Psychosomatic Medicine, 68*, 8–12.

Barton, D. A., Dawood, T., Lambert, E. A., Esler, M. D., Haikerwal, D., Hotchkin, E., et al. (2007). Sympathetic activity in major depressive disorder: Identifying those at increased cardiac risk? *Journal of Hypertension, 25*, 2117–2124.

Bunker, S. J., Colquhoun, D. M., Esler, M. D., Hickie, I. B., Hunt, D., Jelinek, V. M., et al. (2003). "Stress" and coronary heart disease: Psychosocial risk factors. National Heart Foundation of Australia position statement update. *Medical Journal of Australia, 178*, 272–276.

Esler, M., Julius, S., Zweifler, A., Randall, O., Harburg, E., Gardiner, H., et al. (1977). Mild high-renin essential hypertension: A neurogenic human hypertension? *New England Journal of Medicine, 296*, 405–411.

Esler, M., Turbott, J., Schwarz, R., Leonard, P., Bobik, A., Skews, H., et al. (1982). The peripheral kinetics of norepinephrine in depressive illness. *Archives of General Psychiatry, 9*, 295–300.

Esler, M., Jennings, G., Korner, P., Blombery, P., Sacharias, N., & Leonard, P. (1984). Measurement of total and organ-specific norepinephrine kinetics in humans. *American Journal of Physiology, 247*(Endocrinol Metab 10), E21–E28.

Esler, M., Jennings, G., & Lambert, G. (1989). Measurement of overall and cardiac norepinephrine release into plasma during cognitive challenge. *Psychoneuroendocrinology, 14*, 477–481.

Esler, M. D., Thompson, J. M., Kaye, D. M., Turner, A. G., Jennings, G. L., Cox, H. S., et al. (1995). Effects of aging on the responsiveness of the human cardiac sympathetic nerves to stressors. *Circulation, 91*, 351–358.

Esler, M., Alvarenga, M., Lambert, G., Kaye, D., Hastings, J., Jennings, G., et al. (2004). Cardiac sympathetic nerve biology and brain monoamine turnover in panic disorder. *Annals of the New York Academy of Science, 1018*, 505–514.

Frasure-Smith, N., Lesperance, F., & Talajiic, M. (1993). Depression following myocardial infarction: Impact on 6-month survival. *JAMA, 270*, 1819–1861.

Gold, P. W., Wong, M.-L., Goldstein, D. S., Gold, H. K., Ronsaville, D. S., Esler, M., et al. (2005). Cardiac implications of increased arterial entry and reversible 24-h central and peripheral norepinephrine levels in melancholia. *PNAS, 102*, 8303–8308.

Hamilton, W. F., & Richards, D. W. (1982). Output of the heart. In A. P. Fishman & D. W. Richards (Eds.), *Circulation of the blood, men and ideas*. Bethesda: American Physiological Society.

Hasking, G. J., Esler, M. D., Jennings, G. L., Dewar, E., & Lambert, G. (1988). Norepinephrine spillover to plasma during steady-state supine bicycle exercise: Comparison of patients with congestive heart failure and normal subjects. *Circulation, 78*, 516–521.

Julius, S., & Esler, M. D. (1975). Autonomic cardiovascular regulation in borderline hypertension. *American Journal of Cardiology, 36*, 685–696.

Julius, S., Pascual, A., & London, R. (1971). Role of parasympathetic inhibition in the hyperkinetic type of borderline hypertension. *Circulation, 44*, 413–418.

Kawachi, I., Colditz, G. A., Ascherio, A., Rimm, E. B., Giovannucci, E., Stampfer, M. J., et al. (1994a). Prospective study of phobic anxiety and risk of coronary heart disease in men. *Circulation, 89*, 1992–1997.

Kawachi, I., Sparrow, D., Vokanas, P. S., & Weiss, S. T. (1994b). Symptoms of anxiety and coronary heart disease. The normative aging study. *Circulation, 90*, 2225–2229.

Kaye, D. M., Lefkovits, J., Jennings, G. L., Bergin, P., Broughton, A., & Esler, M. D. (1995). Adverse consequences of high sympathetic nervous activity in the failing human heart. *Journal of the American College of Cardiology, 26*, 1257–1263.

Leor, J., Poole, W. K., & Kloner, R. A. (1996). Sudden cardiac death triggered by an earthquake. *New England Journal of Medicine, 334*, 413–419.

Mansour, V. M., Wilkinson, D. J. C., Jennings, G. L., Schwarz, R. G., Thompson, J. M., & Esler, M. D. (1998). Panic disorder: Coronary spasm as a basis for cardiac risk? *Medical Journal of Australia, 168*, 390–392.

Musselman, D. L., Evans, D. L., & Nemeroff, C. B. (1998). The relationship of depression to cardiovascular disease. *Archives of General Psychiatry, 55*, 580–592.

Rozanski, A., Blumenthal, J. A., & Kaplan, J. (1999). Impact of psychological factors on the pathogenesis of cardiovascular disease and implications for therapy. *Circulation, 99*, 2192–2217.

Tsuchihashi, K., Ueshima, K., Uchida, T., Oh-mura, N., Kimura, K., Owa, M., et al. (2001). Transient left ventricular apical ballooning without coronary artery stenosis: A novel heart syndrome mimicking acute myocardial infarction. Angina pectoris-myocardial infarction investigations in Japan. *Journal of the American College of Cardiology, 38*, 11–18.

Vaddadi, G., Esler, M. D., Dawood, T., & Lambert, E. (2010). Persistence of muscle sympathetic nerve activity during vasovagal syncope. *European Heart Journal, 31*, 2027–2033.

Wilkes, G. A. (Ed.). (2001). *Collins dictionary of the English language* (Australian edition, 2nd ed.). Sydney: William Collins Publishers.

Wilkinson, D. J. C., Thompson, J. M., Lambert, G. W., Jennings, G. L., Schwarz, R. G., Jefferys, D., et al. (1998). Sympathetic activity in patients with panic disorder at rest, under laboratory mental stress and during panic attacks. *Archives of General Psychiatry, 55*, 511–520.

Zimmer, K. (2004). *Soul made flesh*. London: The Random House (Arrow Books).

Zipes, D. P. (1991). The long QT interval syndrome. A Rosetta stone for sympathetic related ventricular tachyarrhythmias. *Circulation, 84*, 1414–1419.

第 3 章　其他专业所需的心脏病学基础

Bo Xu，Michael Stokes，Ian Meredith

目录

摘要

　　了解心脏解剖学、生理学和各种疾病状态的基础知识对于管理心脏病患者的临床医生至关重要。本章总结了心脏结构和功能的关键知识并概述了心脏病理学，还讨论了心脏疾病的各种表现和所需的临床评估。本章讨论的疾病涉及心律、血管、瓣膜、肌肉以及先天性心脏病。同时还综述了各种研究方式和管理的基本原则。

关键词

心房颤动（Atrial fibrillation）·缓慢性心律失常（Bradyarrhythmias）·希氏束（Bundle of His）·心脏病学（Cardiology）·基础解剖（Basic anatomy of）·基础胚胎学（Basic embryology of）·心动周期（Cardiac cycle）·心血管障碍, 见心血管疾病（Cardiovascular disorders. *see* Cardiovascular disorders）·心率调节（Heart rate regulation）·正常电流传导系统（Normal electrical conduction system）·心血管疾病（Cardiovascular disorders）·心律失常（Arrhythmias）·心肌病和心力衰竭（Cardiomyopathy and heart failure）·先天性心脏病（Congenital heart disease）·缺血性心脏病（Ischemic heart disease）·心脏瓣膜病（Valvular heart disease）·先天性心脏病（Congenital heart disease）·收缩力（Contractility）·冠心病（Coronary artery disease）·心脏舒张期（Diastole）·心内膜（Endocardium）·心外膜（Epicardium）·心脏传导阻滞（Heart block）·射血分数正常的心力衰竭（Heart failure with preserved ejection fraction）·射血分数降低的心力衰竭（Heart failure with reduced ejection fraction）·左心耳（Left atrial appendage）·心肌（Myocardium）·非 ST 段抬高心肌梗死（Non-ST-elevation myocardial infarction）·卵圆孔未闭（Patent foramen ovale）·经皮冠状动脉介入治疗（Percutaneous coronary intervention, PCI）·永久起搏器（Permanent pacemaker）·初级卵圆孔（Primary foramen）·继发性卵圆孔未闭（Secondary foramen）·继发性室间隔缺损（Secondary septum）·ST 段抬高心肌梗死（ST-elevation myocardial infarction）·心脏收缩期（Systole）·快速性心律失常（Tachyarrhythmias）·尖端扭转（Torsadesdepointes）·经导管主动脉瓣置换术（Transcatheter aortic valve replacement）·不稳定性心绞痛（Unstable angina）·心脏瓣膜病（Valvular heart disease）

心脏病学是医学的一个分支，涉及对有心脏疾病和障碍患者的综合评估、诊断和管理。在心脏病学专业中，成人心脏病专科医生处理成人年龄组的心血管疾病患者，包括老年患者，而儿科心脏病专科医生则治疗儿科，包括新生儿的心血管疾病患者。心脏病学中还有其他亚专科领域，大致分为介入心脏病学、无创心脏病学和电生理学。第一，介入心脏病专科医生使用经皮技术诊断和管理患有冠心病和其他结构性心脏病的患者。经皮冠状动脉介入治疗是指一系列技术用于治疗冠状动脉中显著的动脉粥样硬化病变。先天性心脏缺陷，如卵圆孔未闭和房间隔缺损也可经皮封闭。经皮经导管主动脉瓣置换术（transcatheter aortic valve replacement, TAVR）的最新进展已彻底改变以前被认为无法手术的具有严重症状的主动脉瓣狭窄患者的治疗方案。第二，无创心脏病专科医生专门研究和评估心脏病患者,通过采用多模态心脏成像技术,包括超声心动图、多探测器计算机断层扫描(multidetector computed tomography,MDCT)和心脏磁共振成像(cardiac magnetic resonance imaging,CMR)。这些心脏成像技术有助于指导诊断,为适当的患者选择和提供合适的介入治疗方案。第三,心脏电生理学家处理心脏的节律紊乱。他们专攻于植入心脏装置,如永久性心脏起搏器(permanent pacemakers,PPM)治疗缓慢性心律失常,植入型心律转复除颤器(Implantable cardioverter defibrillator,ICD)以预防室性心房颤动和持续性室性心动过速,以及心脏再同步化治疗(cardiac resynchronization therapy,CRT)适用于严重的有症状的充血性心力衰竭。电生理学专科医生还采用复杂技术诊断和治疗心脏节律紊乱。

　　本章的目的是为读者提供心脏病学的总体概述。首先概述人类心脏的解剖学、胚胎学和生理学,然后讨论常见心血管疾病的重点和临床相关话题。

人类心脏的基础解剖

　　心脏位于胸腔,作为高效的肌肉泵在四个心腔的相互协调下工作。心房(左心房和右心房)较小,位于上方,心室(左心室和右心室)较大,位于下方(图1)。心脏在胸腔中向左略微旋转,使得右心室是最前面的心腔。左心室壁厚度约为右心室壁厚度的两倍,这是因为左心室需要在体循环中泵送血液通过身体各个部位。相比之下,右心室将血液通过肺部泵入肺循环。正常情况下与全身循环相比,肺循环是低压系统。

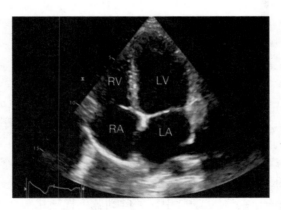

图1　心脏的正常结构显示四个心腔(经胸超声心动图的心尖四腔视图)。缩写:LA 左心房,LV 左心室,RA 右心房,RV 右心室

　　心肌疾病俗称为心肌病,这些疾病导致常见的临床综合征称为充血性心力衰竭。心脏包含四个瓣膜:两个房室瓣和两个流出道瓣膜。三尖瓣位于右心房和右心室之间(图 2a),肺动脉瓣位于右心室流出道(图 2a),二尖瓣位于左心房和左心室之间(图 2b,c),主动脉瓣位于左心室流出道(图 2a,b)。心脏瓣膜可能受到各种疾病过程的影响导致病理性变窄(狭窄)或关闭不全(反流)。心脏瓣膜的疾病总称为心脏瓣膜病。心肌由冠状动脉供血,冠状动脉起于主动脉根部主动脉窦。冠状动脉独特之处在于其主要在心脏舒张期(心动周期的舒张期)容纳血流。冠状动脉分为左前降支动脉、左回转支动脉和右冠状动脉(图 3)。冠状动脉循环的优势取决于哪一个动脉(左旋支动脉或右冠状动脉)发出位于后室间沟的后降动脉分支。冠状动脉疾病总称为冠心病,冠心病最常见的原因是动脉粥样硬化。

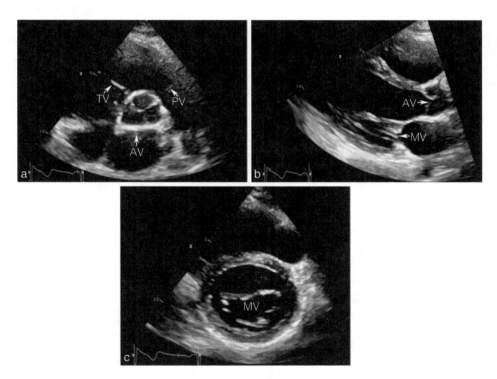

图 2　经胸超声心动图描绘 4 个心脏瓣膜:胸骨旁短轴(a)、胸骨旁长轴(b)和胸骨旁短轴(二尖瓣水平)(c)视图。在心脏舒张期间,二尖瓣开口产生特征性的"鱼嘴"外观(c)。缩写:TV 三尖瓣,AV 主动脉瓣,PV 肺动脉瓣,MV 二尖瓣

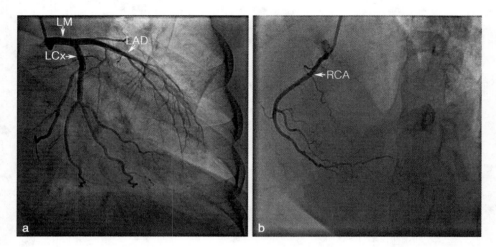

图 3　冠状动脉造影显示右前斜肌尾部投影的左侧冠状动脉系统(a)和左前斜肌颅侧投影中的右冠状动脉(b)。缩写:LM 左主干,LAD 左前降支动脉,LCx 左旋支动脉,RCA 右冠状动脉

心脏的基础胚胎学

到妊娠第 8 周,人类心脏的主要形态发育已完成(Watanabe,Wikenheiser 2015)。原始心脏源自侧板中胚层,由原条两侧的对称中胚层区域组成(Oostra,Moorman 2009)。然后形成心管,包括称为心内膜的内层、细胞外基质层和心肌的外层(Oostra,Moorman 2009)。最外层称为心外膜,起源于心房背侧的心脏组织(Oostra,Moorman 2009),心外膜遍布心肌的外表面。随后这种心管开始节律性收缩,导致最终形成心腔的扩张区域和收缩区域,这两个区域最终将形成房间隔和室间隔(Oostra,Moorman 2009)。之后,流出道和静脉窦附于心管远端(Oostra,Moorman 2009;Preeta et al. 2012)。

原始的共同心房由心管的尾部区域的扩张形成(Oostra,Moorman 2009)。它随后通过形成新月形脊(第一房间隔)分为两个心房(Oostra,Moorman 2009;Preeta et al. 2012)。发育中的主要第一房间隔的前缘和心内膜垫之间的区域被称为初级卵圆孔(Oostra,Moorman 2009)。随着第一房间隔朝心内膜垫增长,初级卵圆孔的尺寸逐渐变小。最终由于第一房间隔与心内膜垫融合,原发孔闭合(Oostra,Moorman 2009)。随后,在第一房间隔的上方形成若干小孔,形成第二房间孔(ostiumsecundum)作为发育中心房的第二个连通空间(Oostra,Moorman 2009;Preeta et al. 2012)。接下来,心房顶部的折叠沿着第一房间隔的右心房向下生长。这种心房屋顶的折叠被称为次级房间隔(Oostra,Moorman

2009；Preeta et al. 2012）。第二房间隔在次级卵圆孔上发育，除了下方的小区域。在右心房一侧第一房间隔，未被第二房间隔覆盖的区域是卵圆窝（Oostra，Moorman 2009；Preeta et al. 2012）。在两个心房之间形成一个称为卵圆孔的瓣状瓣膜（Oostra，Moorman 2009；Preeta et al. 2012）。卵圆孔起到单向瓣膜的作用，只允许子宫内两个心房之间的右向左血流。出生后不久，这个缺口在大多数人身上永久闭合。在心房之间持续这种不闭合被称为卵圆孔未闭（patent foramen ovale，PFO）。PFO 是一种常见先天性心脏病变，发生在 30% 的普通人群。这通常被认为是无临床影响的偶然发现。然而，对于某些患者，它可通过促进反向栓塞从右侧心腔进入体循环而与缺血性卒中相关。在这些情况下，PFO 可由介入心脏病专业医生经皮封堵。一些人也提倡 PFO 封堵作为偏头痛的有效治疗方法。然而，最近的随机试验数据的结果并不支持这一主张（Ailani 2014）。

原房间隔形成后，心室隔膜继续发育。它源于肌小梁复杂的生长和重塑过程、心室腔扩张及几种组织的融合来形成膜性和肌性室间隔（Watanabe，Wikenheiser 2015；Oostra，Moorman2009；Preeta et al. 2012）。

心脏的基础生理学

心动周期

在标准心动周期中，有两个阶段允许血液通过心脏的 4 个腔室。收缩期指收缩阶段，而舒张期指放松阶段（Guyton，Hall 2000）。两个心房和两个心室交替收缩和放松来提供迫使血液从较高压力区域到较低压力区域的环境。当血液从心房流向心室时，三尖瓣和二尖瓣打开以允许血液流动。与此类似，心室收缩期间，血液从右心室流到肺部并从左心室流到全身循环时，肺动脉和主动脉瓣分别打开。

心输出量是指每分钟从左心室泵入主动脉的血液量（Guyton，Hall 2000）。它等于每搏输出量（每次收缩时左心室射血量）乘以心率（每分钟心跳次数）（Guyton，Hall 2000）。健康心脏的每搏输出量受以下 3 个因素调节：

1. 前负荷——心脏收缩前的伸展程度。Frank-Starling 定律解释了体积对心肌伸展的影响。Frank-Starling 定律规定，心脏收缩期间心室喷出的血液量取决于心脏舒张末期心室中存在的血液量。随着心脏舒张末期心肌纤维长度的增加（心脏体积增大），心脏收缩的强度以及因此的每搏输出量和心输出量将更高。这个原则适用于健康的人类心脏，但不适用于有收缩障碍的心脏。

2. 心脏收缩性——指在任何给定的预负荷下心肌收缩的强度。随着自主神经系统的交感神经分布和肾上腺素和去甲肾上腺素的刺激,心肌纤维收缩更有力将增加每搏输出量。增加心室收缩力的药物被归类为心肌收缩力增强剂。

3. 后负荷——指心室射血所需克服的阻力。在需要克服阻力增加的疾病状态(例如,高血压或瓣膜狭窄)时,左心室壁压力增加,如明显增加时则可减少每搏输出量和心输出量。

正常电流传导系统

心脏有自己的内在导电系统。在正常的生理状态中,主要电脉冲从右心房内的窦房结(SA node)产生。穿过心房时的电信号对应于心电图(electrocardiogram,ECG)上的 P 波。在到达心室之前,电脉冲必须通过房室结(AV node)。在房室结处,电脉冲被延迟,这对应于心电图上的 PR 间期。从房室结电脉冲通过称为 His 束的传导组织传导,其由左束和右束分支组成。随后,电信号通过浦肯野纤维直接到达远端心室。这种心室肌去极化过程对应于 ECG 上的 QRS 复合波。然后发生心室肌的电复极化,对应于 ECG 上的 T 波。从 P 波的开始到 QRS 复合波的开始测量 PR 间期,从 QRS 复合波的开始到 T 波的下行程与心电图上的电基线相交的位置测量 QT 间期。心脏传导系统的紊乱通常表现为心电图复合图像的时间或形状紊乱。

心率调节

心率的变化会影响心输出量,这可能在各种生理状态中发生。最主要的心率调节通过自主神经系统及其最终对窦房结的调节(Guyton,Hall 2000)发生。肾上腺髓质释放的肾上腺素和去甲肾上腺素也会影响心率调节从而影响心输出量。心血管调节中心位于脑干的延髓(Guyton,Hall 2000)。感觉系统采集和监测运动、血液化学成分和血压的信息传入该中心,其他大脑中心包括边缘系统也向其传入信息。该心血管中枢通过自主神经系统的交感神经和副交感神经增加或减少神经冲动活动来调节输出的信息。

交感神经纤维从延髓延伸到脊髓并在胸部水平离开脊髓(Guyton,Hall 2000),再通过传出的心脏加速器神经支配窦房结、房室结和心肌。交感神经对心率的作用是在肌肉水平由神经激素、去甲肾上腺素介导。副交感神经冲动通过左右迷走神经到达心脏(Guyton,Hall 2000)并支配窦房结、房室结和心房心肌。副交感神经纤维在这些部位释放乙酰胆碱,导致心率降低。

心血管障碍

冠心病：缺血性心脏病

由阻塞性动脉粥样硬化病变引起的冠动脉病（coronary artery disease，CAD）是缺血性心脏病的主要原因。患有冠心病的患者通常伴有胸痛，鉴别由于心肌缺血引起的胸痛还是其他原因的胸痛非常重要（图 4）。缺血性心脏病的临床范畴很广泛，取决于临床表现的敏锐度、心电图和心脏生物标志物的变化。患有潜在 CAD 的患者，在运动时具有稳定的非进展性心绞痛症状，被归类为慢性稳定性缺血性心脏病。

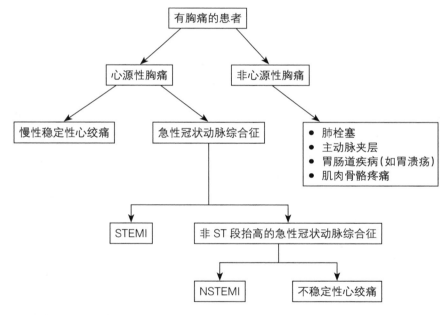

图 4 胸痛患者的临床分类。详见正文。缩写：STEMI ST 段抬高心肌梗死，NSTE-ACS 非 ST 段抬高的急性冠状动脉综合征，NSTEMI 非 ST 段抬高心肌梗死

冠心病的急性表现称为急性冠状动脉综合征。急性冠状动脉综合征包括不稳定性心绞痛（unstable angina，UA）、非 ST 段抬高心肌梗死（non-ST-elevation myocardial infarction，NSTEMI）和 ST 段抬高心肌梗死（ST-elevation myocardial infarction，STEMI）。它们之间的区别基于心电图和血清生物标志物测定（图 4）。患有急性冠状动脉综合征的患者通常具有延长的典型胸痛症状或在轻微劳

累或休息时发生加剧胸痛的症状史。UA 没有任何心脏生物标志物的上升。STEMI 时伴有两个或多个连续心电图导联的持续 ST 段抬高。NSTEMI 有心肌坏死的血清心脏生物标志物证据，但心电图上没有 ST 段抬高。

缺血性心脏病是全世界最常见的死亡原因。缺血性心脏病的风险因素包括高血压、吸烟、血脂异常、糖尿病和肥胖。慢性肾病和慢性炎症，如类风湿性关节炎越来越被认为是缺血性心脏病的危险因素。缺血性心脏病的一般病理生理学原理主要是动脉粥样硬化斑块的发展导致冠状动脉逐渐变窄，而不稳定性动脉粥样硬化斑块的破裂将导致急性冠状动脉综合征。

对疑似缺血性心脏病患者的综合评估从病史开始。由于心肌缺血引起的经典的胸痛症状常被描述为胸骨后区域的压迫或沉重感。通常由于劳累引起，并通过休息和硝酸甘油缓解。胸痛的其他特征可包括向左臂、肩膀、颈部和下颌放射。然而，非典型胸痛特征并不能排除心肌缺血，女性和糖尿病患者往往出现非典型症状。急性心肌梗死的其他相关特征包括头晕、先兆晕厥、晕厥、呼吸困难和出汗。

评估急性冠状动脉综合征的基础是 12 导联心电图。在 STEMI 中，在两个或更多个连续的心电图导联中存在持续的 ST 段抬高（Thygesen et al. 2012）。在 NSTEMI 和 UA 中，心电图异常包括 ST 段压低和 T 波倒置。这些心电图变化可能是动态的，并且在心肌缺血期间发生。系列心电图对于评估急性胸痛患者非常重要。心肌坏死的证据可通过心肌特异性肌钙蛋白酶水平升高（肌钙蛋白 I 和肌钙蛋白 T）证实。然而，肌钙蛋白升高不一定是急性冠状动脉综合征，有多种情况可能导致血清肌钙蛋白升高（Xu，MacIsaac 2013）。对于没有血清生物标志物升高的胸痛综合征患者，无创心脏影像学检查在对潜在冠心病的诊断和潜在的心肌缺血评估中起着至关重要的作用。多探测器心脏计算机断层扫描可有效诊断冠心病，它已被用于急诊科以快速评估胸痛的患者。运动负荷心电图是一种广泛适用的测试，用于评估潜在的心肌缺血，但与用于心肌缺血的更先进的成像模式（例如运动负荷超声心动图和核应激灌注研究）相比，它存在灵敏度和特异性降低的限制。在存在基线心电图变化和束支传导阻滞的情况下，运动负荷心电图测试不能可靠评估心肌缺血。

对于已在无创成像技术发现明显冠心病的患者以及确诊的急性冠状动脉综合征患者，应进行有创冠状动脉造影进一步评估。冠状动脉血管造影能够直接观察冠状动脉，冠状动脉病变可基于肉眼评估和／或生理评估（血流储备分数评价）检测。对于出现 STEMI 的患者（图 5）需紧急冠状动脉造影，为进行经皮冠状动脉介入治疗（percutaneous coronary intervention，PCI）提供影像，并在首次就医后 60 分钟内使闭塞动脉所供给的心肌区域的冠状动脉血流恢复（图 6）。在具有显著冠状动脉疾病负担的患者中，例如在糖尿病的三支血管冠

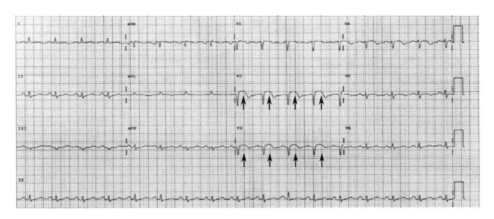

图 5 12 导联心电图显示急性前壁 ST 段抬高心肌梗死患者心电图导联 2mm ST 段抬高(黑色箭头)

状动脉狭窄,冠状动脉旁路移植术(coronary artery bypass grafting,CABG)通常优于 PCI。稳定的冠状动脉疾病患者可通过最佳药物得到有效治疗。

冠心病患者的经典药物治疗包括抗血小板药物(阿司匹林和其他抗血小板药物,如氯吡格雷或替格瑞洛),高剂量降脂药(如他汀类药物),血管紧张素转换酶抑制剂和 β 受体阻滞剂。在冠心病管理中至关重要的生活方式措施包括减轻体重、戒烟和健康的饮食习惯(Estruch et al. 2013)。冠心病不应被视为影响冠状动脉的局部疾病,而应将其作为系统性促炎性动脉粥样硬化环境的一部分,用于易患心血管危险因素的患者。因此,无论是否采用介入策略(PCI 或 CABG),持续的生活方式评估和优化药物治疗都至关重要。解决冠状动脉疾病的风险因素并提高最佳药物治疗的依从性可减少动脉粥样硬化斑块的进展,进一步降低急性冠状动脉综合征的风险。

电流传导系统疾病:心律失常

心脏传导阻滞和缓慢性心律失常

心动过缓定义为脉搏率低于每分钟 60 次。每分钟低于 60 次的心律被广义归为缓慢性心律失常。导致导电缓慢的导电系统疾病可导致心脏传导阻滞。当心脏的内在传导系统不能产生足够快的节律以维持循环和正常生理时,可以植入称为永久起搏器(permanent pacemaker,PPM)的装置以提供人工产生的电脉冲。

一般来说,与房室结水平或以上的传导阻滞相比,在房室结以下水平的信号传导阻滞提示进一步的传导障碍,并且往往是病理性的。一度房室传导阻滞定义为延长的 PR 间期,大于 200 毫秒。单独的一级房室传导阻滞通常无

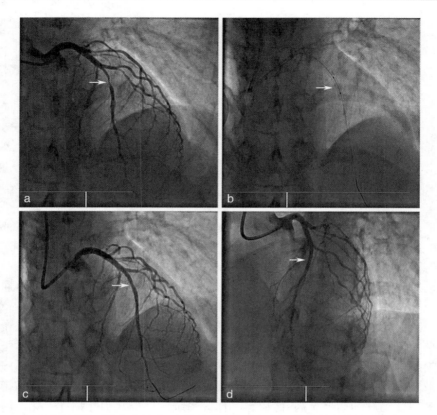

图6　急诊经皮冠状动脉介入治疗,血管成形术和支架置入关键的左中前降支(LAD)动脉病变,对于58岁的患者,出现ST段抬高前心肌梗死。冠状动脉造影显示支架植入术前的严重LAD中部病变(前-后颅投影)(a),透视显示置于严重LAD中部病变部位的支架(前-后颅投影)(b)冠状动脉造影证明通过血管成形术和支架成功治疗严重的LAD中部病变(前-后颅投影)(c),冠状动脉导丝撤除后的最终血管造影显示良好结果(左前斜颅投影)(d)

症状,可以保守治疗。而一度房室传导阻滞可能作为更进一步的传导系统疾病的一部分(例如,作为三束阻滞的一部分)。二度心脏传导阻滞进一步分为Mobitz 1型和Mobitz 2型。在Mobitz 1型心脏传导阻滞中,随着每次随后的心跳,PR间期逐渐延长,直到P波后QRS复合波脱落,再循环往复。Mobitz 1型心脏传导阻滞通常发生在房室结内,高于His束的水平。Mobitz 1型心脏传导阻滞可能是正常生理现象,尤其是睡眠期间迷走神经张力增加的结果。Mobitz 1型心脏传导阻滞通常与晕厥无关。Mobitz 2型房室传导阻滞表现为未能遵循QRS波接着P波的模式(例如,3∶1 Mobitz 2型心脏阻滞指的是每3个P波只有1个传导的QRS波)。Mobitz 2型心脏传导阻滞通常表示低于房室结水平的传导疾病。对于有晕厥先兆或晕厥症状患者,如果没有可逆原因(如β-

受体阻滞剂),通常需要永久性起搏治疗。在三度心脏传导阻滞中,没有从心房到心室的电信号传导,导致称为房室脱节的现象。在这些情况下,心室去极化依赖于位于传导系统的较深部分内其他起搏细胞的功能,低于房室结的水平。这些起搏细胞产生缓慢的交界或室性逸搏节律,通常以每分钟 30~40 次的速度发生。三度房室传导阻滞患者可出现晕厥,对于所有患有三度房室传导阻滞的患者,明确需要永久性起搏,除非有明显的可逆性原因或永久性起搏的禁忌证(例如,活动性全身性败血症)。

快速性心律失常

心动过速定义为脉搏率大于每分钟 100 次。快速性心律失常可大致分为心室水平以上(室上)和心室内(室性)引起的节律。室上性快速性心律失常通常伴有狭窄的 QRS 波群,大多良性。室性快速性心律失常通常伴有宽大的 QRS 复合波,并且通常与血流动力学不稳定性和 / 或心脏停搏相关。室上性快速性心律失常包括与附加传导途径相关的心律失常,例如 Wolff-Parkinson-White 综合征、交界性心动过速、房性心动过速、心房扑动和心房颤动。通常,这些节律紊乱可用药物治疗。某些情况下,可进行电生理学消融手术以消融易节律紊乱的通路。

室性快速性心律失常包括室性心动过速和心室颤动。室性心动过速可由心肌缺血 / 心肌病及获得性或先天性原因引起的心脏结构正常的 QT 间期延长。延长的 QT 间期可能导致特定形式的多形性室性心动过速(称为尖端扭转型室性心动过速)(图 7)。心室颤动最常见于心肌缺血,应通过电复律(除颤)急诊治疗无脉性室性心动过速和心室颤动。心肌缺血引起的室性快速性心律失常应通过血运重建治疗,恢复缺血心肌区域的血液供应。室性快速性心律失常有专门的药物治疗选择。某些情况下 ICD 用于治疗心脏骤停幸存者的复

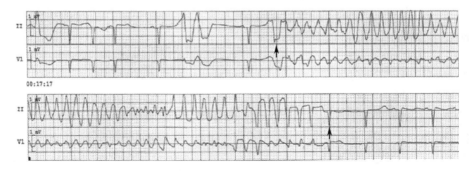

图 7 心电图表现出一连串的尖端扭转型室性心动过速,即一种多形性室性心动过速(箭头指向多形性室性心动过速的开始和终止)

发性室性快速性心律失常。ICD 还用于心肌病患者心脏猝死的一级预防和左心室收缩功能严重受损。对于一些患者来说,电生理学手段可消除易发生室性快速性心律失常的电通路。

心房颤动

心房颤动(atrial fibrillation,AF)是人口老龄化中日益普遍的问题。这是临床上遇到的最常见的心律失常类型。心房颤动与增加充血性心力衰竭的风险相关,也与增加 2 倍的全因死亡风险和增加 5 倍的卒中风险相关(Roger et al. 2012)。心房颤动是一种室上性快速性心律失常,其特征是无序的不规则心室节律和基线颤动波(图 8)。与心房颤动相关的常见心脏异常包括伴有左心室肥大的高血压性心脏病、缺血性心脏病和瓣膜性心脏病,诸如二尖瓣疾病。睡眠呼吸紊乱和肥胖正越来越多地被认为是心房颤动的危险因素。心房颤动的诱因包括败血症、过量饮酒和甲状腺功能亢进。心房颤动患者可出现心悸、呼吸困难、疲劳和运动耐量降低,许多心房颤动患者可没有任何主观症状。

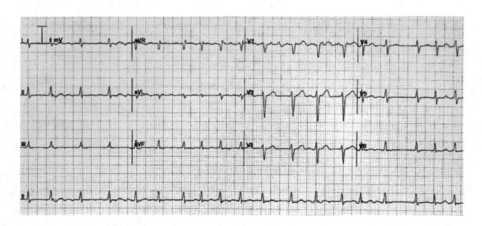

图 8　12 导联心电图显示心房颤动,其特征是无序的不规则心室节律和基线颤动波

心房颤动的临床分类基于时间过程包括以下几个类别:①阵发性,心房颤动发作在发病后 7 天内自发终止;②持续性,如果心房纤颤持续 7 天或更长时间;③永久性,长期存在的心房颤动持续超过 1 年,难以心脏复律。心房颤动患者的主要管理策略包括选择心律控制(试图达到和维持窦性心律)或心率控制(控制心室率和接受患者的心房颤动节律)的管理,并评估患者个体的血栓栓塞和卒中风险。在心房颤动患者中,血栓通常可形成于称为左心耳的心房结构,其与左心房相连(图 9)。左心耳的血栓脱落可引起全身性栓塞现象,包括卒中。决定采用心律或心率控制策略取决于患者个体的临床情况。通常

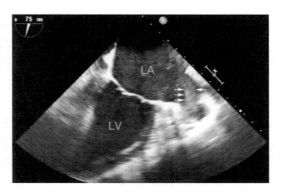

图 9　经食管超声心动图(食管中段视图)显示慢性心房颤动患者左心耳中显著的血栓(箭头)。注：严重扩张的左心房。缩写：LA 左心房，LV 左心室

对于新发心房颤动的年轻患者,尝试进行心律控制,因为这些患者通常不能很好耐受心房颤动。相比之下,对于患有多种合并症和左心房扩张的老年患者,心率控制策略可能更合理。证据表明,采取心律控制或心率控制之间没有死亡率差异(Wyse et al. 2002)。有效的指导临床评估患者个体与心房颤动相关的血栓栓塞风险的评估工具有 CHADS2 评分和最近更新的 CHA2DS2-VASc 评分。对于 CHA2DS2-VASc 评分为≥1 的患者,应考虑口服抗凝药(Camm et al. 2012)。至今华法林一直是非瓣膜性心房颤动患者的金标准和主要抗凝治疗方法。现在有新型口服抗凝剂可用于非瓣膜性心房颤动患者:利伐沙班、阿哌沙班和达比加群(Xu,Whitbourn. 2012)。这些新型抗凝血剂的一个主要优点是它们不需定期血液监测,而当出现危及生命的出血的情况下,这些药物没有可用的逆转剂。

心肌病和心力衰竭

充血性心力衰竭或简称心力衰竭被定义为复杂的临床综合征,其特征在于结构或功能性心脏障碍导致心室充盈(舒张性心力衰竭)或射血(收缩性心力衰竭)的能力受损(Camm et al. 2006;Libby et al. 2008)。心力衰竭是高发病率和死亡率的疾病(Libby et al. 2008;Lily,2007)。早期识别和制定适当的治疗对患者的预后非常重要。休息和运动时的呼吸困难是常见的主诉,其他临床表现包括疲劳、运动耐力降低或水肿。临床检查可显示充血迹象(即肺、肝、外周)或继发于心输出量减少的器官灌注不足的表现(即末梢冰冷、意识模糊、腹部器官缺血)。

心力衰竭的临床综合征可进一步细分为射血分数下降(heart failure with

reduced ejection fraction, HF-REF)和射血分数保留(heart failure with preserved ejection fraction, HF-PEF)的心力衰竭。这种区别对选择适当的检查、管理策略和预后有重要影响(Page et al. 2014)。射血分数下降和射血分数保留的患者最初临床表现没有显著差异,但这两种患者群体的流行病学特征存在重要差异。

重要的是需区分右侧心力衰竭还是左侧心力衰竭,以便对患者进行分层施加适当的管理策略(表1)。右心衰竭通常表现为左心衰竭的结果,但也可能是肺心病的结果,其反映了由于血管阻力增加或肺部高压(肺动脉高压)引起的右心室衰竭。肺心病可在多种病症情况下发生,包括特发性肺动脉高压、慢性阻塞性肺病(chronic obstructive pulmonary disease, COPD)、慢性复发性肺栓塞、间质性肺病和阻塞性睡眠呼吸暂停。下文在关于心脏射血分数下降的心力衰竭的讨论中总结左心衰竭的原因。

表1　右侧和左侧心力衰竭综合征的临床特征

右心衰竭的临床表现	左心衰竭的临床表现
疲劳	呼吸困难
呼吸困难	运动不耐受
外周水肿	端坐呼吸(平躺时呼吸困难)
腹胀	阵发性夜间呼吸困难
晕厥	头晕,意识模糊

射血分数下降的心力衰竭(HF-REF)

射血分数下降的心力衰竭是指被诊断为患有心力衰竭临床综合征并且左心室射血分数小于40%,下降的左室射血分数通过多模态心脏成像识别。经胸超声心动图仍是用于确定和评估左心室射血分数最常见的成像方式,其他成像方式如心脏磁共振成像和核成像也可用于获得左心室射血分数。射血分数下降的心力衰竭与许多条件相关(表2)。

HF-REF患者主要由心内科医生管理。需要给患者提供重要的非药物治疗的咨询、支持和教育,如限制液体、避免加剧因素(例如限制饮食中的钠和酒精,避免使用非甾体类抗炎药),以及监测体液超负荷的迹象。HF-REF患者中有相当一部分患有睡眠障碍,应适时进行筛查和治疗。

HF-REF的治疗措施包括控制充血(即利尿剂、液体限制)和药物疗法(血管紧张素转换酶抑制剂、β受体阻断剂和醛固酮受体拮抗剂)。极少数情况下,针对特定的病因可能需进行疾病修饰治疗(如心肌炎或结节病中的皮质类固醇疗法)。对于尽管进行药物治疗降低左心室射血分数仍有持续症状的患者,适当情况下可使用器械治疗,包括ICD和CRT。

表 2 射血分数下降的心力衰竭的临床背景

常见	心肌缺血 / 缺血性心脏病(约占新病例的 50%)
	高血压
较常见	特发性扩张型心肌病
	家族性扩张型心肌病
不常见	心脏瓣膜病
	酒精相关性心肌病
	炎症性心肌病(如病毒性心肌炎)
	围产期心肌病
	药物引起(即蒽环类、环磷酰胺、紫杉醇)
	甲状腺功能紊乱
	慢性心律失常
罕见	结节病
	遗传性肌肉疾病(如肌营养不良症、弗里德赖希氏共济失调症)

对于患有严重心力衰竭和难治性临床症状的患者,另一个重要的管理考虑因素是使用左心室辅助装置(图 10)和评估心脏移植的合适资格。这些方法可考虑对于标准药物治疗失败且持续症状、心力衰竭复发住院和 / 或持续低心输出量导致器官功能恶化的患者。

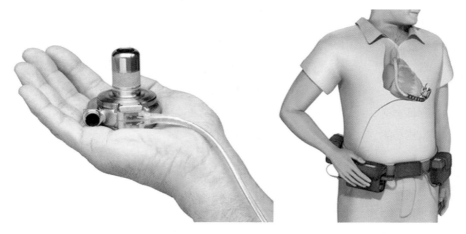

图 10 HeartWare 心室辅助装置。小的离心泵包含单个移动的叶轮部件。将泵植入心包空间。动力传动系统将泵连接到外部电源。(经 HeartWare 许可:http://www.heartware.com)

射血分数保留的心力衰竭（HF-PEF）

　　射血分数保留的心力衰竭是指被诊断患有心力衰竭临床综合征，但左心室收缩功能完好（即 LVEF>50%）。这组患者处理通常较困难，特征表现为年龄较大、症状多变并且通常具有许多合并症，其中一些合并症可能与呼吸困难有关（表3）。HF-PEF 难以确诊，因为许多患者仅在运动时才有症状。初级的心脏检查如基线经胸超声心动图可能无法提供明确的诊断，然而超声心动图有一些特定的特征可指导临床医生诊断 HF-PEF（表4）。此外检测心脏生物标志物的升高，如 B 型钠尿肽（B-type natriuretic peptide，BNP）和 N 端前钠尿肽具有诊断和预后意义。这些生物标志物由肌细胞感应于心室压力或体积超负荷而分泌，升高的血清 BNP（如 > 500ng/L）表明存在潜在的心力衰竭的可能性很大。

表3　射血分数保留的心力衰竭（HF-PEF）相关的危险因素和合并症

老年	糖尿病
女性	慢性肾衰竭
系统性高血压	阻塞性睡眠呼吸暂停肥胖

表4　超声心动图回声参数与存在潜在的心力衰竭患者的临床发现的关联

超声心动图参数	可疑心力衰竭
腔室尺寸和壁厚	左房或双房扩大
	左心室扩张
	左心室肥大
左心室射血分数	降低
右心室射血分数	降低
瓣膜功能	显著（如严重的反流或狭窄）
肺部压力	右心室收缩压（RVSP）> 35mmHg
	肺动脉收缩压（PASP）> 35mmHg
局部室壁运动	异常（如运动功能减退、运动障碍、运动不能）
舒张功能	E/E' >15
	建议结论
	"怀疑舒张功能障碍"
	"具左心房压力升高特征"

　　HF-PEF 改善预后和死亡率的药理学证据很少。由于 HF-PEF 患者容易患有合并症，因此应高度重视和积极地对睡眠障碍、肥胖、呼吸道疾病和总体功能失调进行评估和管理。HF-PEF 的临床试验很大程度上未能为 HF-

REF 中使用的常用药物如血管紧张素转换酶抑制剂、血管紧张素受体阻滞剂、β- 阻断剂和螺内酯提供疗效支持。这可能反映 HF-PEF 群体是具有不同病理、合并症和临床分期的异质患者群体的事实。国际指南推荐 HF-PEF 治疗包括利尿剂、高血压控制、共病冠心病管理和心房颤动管理，血压应控制在 <130/80mmHg。

心脏锻炼计划也为患者提供改善的肌肉功能和调理，这可帮助减轻体重和症状，此外抑郁障碍也应在识别后进行筛查和治疗。

心脏瓣膜病

心脏瓣膜病（valvular heart disease，VHD）可表现为呼吸困难、疲劳、晕厥以及胸痛和心悸。心脏瓣膜病涵盖了不同临床情况下的多种瓣膜病变。在出现呼吸困难和其他相关临床发现如心脏杂音或提示心力衰竭的临床表现时，应提高对心脏瓣膜病的警惕。患者的年龄和流行病学概况提供了有关潜在病因的有效信息。退行性或钙化性瓣膜病（例如严重的钙化性主动脉瓣狭窄）在老年人群中更为常见（Vahanian et al. 2012）。患有瓣膜病变的年轻患者更多为原发性瓣膜异常（如二尖瓣脱垂、先天性两叶型主动脉瓣）（Vahanian et al. 2012）。

经胸超声心动图是评估心脏杂音病因和相关瓣膜病变严重程度的金标准一线手段。有关常见瓣膜病变的临床特征，请参见表 5。

表 5　常见瓣膜病变的临床特征

诊断	以下需加以怀疑
主动脉瓣狭窄	年老患者
	收缩期喷射性杂音
	二叶式主动脉瓣相关（主动脉瓣狭窄可发生于先天性二尖瓣主动脉瓣的年轻患者）
主动脉瓣关闭不全	舒张期早期杂音伴呼吸困难
	伴有二叶式主动脉瓣、高血压、结缔组织病、主动脉病
二尖瓣狭窄	风湿热
	来自澳大利亚土著居民、太平洋岛民和发展中国家患者的杂音
	心房颤动
	妊娠期呼吸困难
二尖瓣关闭不全	心脏收缩期杂音和左侧心力衰竭
	二尖瓣脱垂（所有年龄组）
	缺血性心肌病的辅助能性二尖瓣反流

由心内科医生进行评估确诊瓣膜病变。心脏瓣膜病的治疗取决于许多因素,包括瓣膜病变的病因、其严重程度以及患者与病变相关的症状(Vahanian et al. 2012)。对于轻度至中度严重程度范围内的大多数瓣膜病变,适合采用经胸超声检查和临床复查进行连续的随访。一旦判断瓣膜病变为严重并且患者出现与瓣膜功能障碍一致的症状,则必须考虑瓣膜修复和 / 或置换。

药物治疗在心脏瓣膜病的管理中起一定作用,通过缓解肺充血(使用利尿剂),减少后负荷和心室重构(使用神经激素拮抗剂和 β 受体阻滞剂),以及如果存在心房颤动或扑动,减少血栓栓塞并发症(抗凝剂)。对于心脏瓣膜病的直接干预大多采取心脏直视手术(允许瓣膜修复或置换)。而介入心脏病学专科医生提供的经皮疗法现在发挥着越来越重要的作用。心脏瓣膜病的经皮治疗方案包括经导管主动脉瓣置换术治疗被认为不适合做心脏直视手术的老年严重症状性主动脉瓣狭窄患者,经皮球囊瓣膜成形术适用于严重的风湿性二尖瓣狭窄。

感染性心内膜炎是一种可能涉及任何心脏瓣膜的一个病症。感染性心内膜炎的临床表现可是急性或亚急性。患者通常伴有发烧和新发心脏杂音。其他相关特征包括全身症状,例如盗汗、体重减轻、关节疼痛和栓塞。感染性心内膜炎具有显著提高的发病率和死亡率。在传染病专家和胸外科医生的支持下,其治疗需由心内科医生在多学科环境中主导。

先天性心脏病

先天性心脏病由多种可能影响心脏结构和功能的疾病组成(Elliott et al. 2012)。这些病症从出生开始就存在,但严重程度可在其生命进程中进展,并且临床表现可能在直到成年后才出现。先天性心脏病的表现、后果和预后差异很大。先天性心脏病可通过超声波在产前诊断,这可在早期规划闭合这些缺陷的合适性,如室间隔缺损、房间隔缺损或动脉导管未闭。闭合缺陷的干预时机是先天性心脏病的一个重要考虑因素,需要权衡缺陷的风险、血流动力学和临床预后及手术或经皮治疗的干预风险。

某些情况下,需及时治疗以维持产后早期的生命体征。例如,在大血管错位中存在脑室 - 动脉不一致。在这种情况下,来自静脉系统的脱氧血液进入心脏的右侧。右心室不是经过肺部而是连接到主动脉,而脱氧的血液通过体循环流出,已经氧合的血液进入左心室,但由于这种脑室 - 动脉不一致,它会通过肺动脉泵回肺部。出生时患有这种疾病的婴儿通常会有其他心脏缺陷,例如房间隔缺损、室间隔缺损或动脉导管未闭,这些都会使血液混合,从而使体液循环中的某些氧合血液混合。如果没有房间隔或室间分流,则缺乏供氧系统循环供氧,这些婴儿需早期干预以维持生命。

　　许多先天性心脏病表现出不同心室或血管之间的异常连通,被包括在这组病症中,例如房间隔缺损、室间隔缺损和动脉导管未闭。一些先天性心脏病可能需长期随访并发症,例如二叶式主动脉瓣通常会导致进展性的主动脉瓣狭窄或反流。大血管的疾病(例如,主动脉和动脉干的缩窄)通常在年轻时通过外科手术修复,但可在晚年出现与原始状况相关的并发症(如再缩窄)。还有许多其他先天性心脏病由于心脏结构的部分异常所致,包括三尖瓣闭锁和左心发育不良综合征,这两者通常都需早期手术治疗才能维持生命。

　　现在有越来越多在年轻时接受了先天性心脏病的手术或经皮矫正手术幸存的成年人具有晚期并发症的风险,并且可能在多年后作为成年人出现呼吸困难、疲劳、心悸、晕厥或耐受性不良。遗憾的是,在从儿科到成人心内科的过渡期间,很大一部分患者失访。为了合理地管理患有先天性心脏病的患者,临床医生必须了解患者的初始主要诊断以及所实施的手术和 / 或经皮治疗的细节。

结论

　　本章总结了心脏解剖学、生理学和病理学的基础知识。为参与心脏病患者的管理者们提供了各种临床表现、检查和管理策略的概述。本章概述了心脏病学中的各种亚领域,包括介入心脏病学、电生理学、心力衰竭、先天性心脏病和心脏成像。

词汇表

　　急性冠状动脉综合征:一种临床疾病谱,描述由于潜在的不稳定冠状动脉疾病而出现急性或不稳定胸痛综合征,这包括 ST 段抬高心肌梗死、非 ST 段抬高心肌梗死和不稳定性心绞痛,其区别基于心电图变化和血清生物标记物的水平。

　　后负荷:心室射血需要克服的阻力。

　　解剖学:研究人体结构,本章重点介绍心脏的解剖学。

　　缓慢性心律失常:心脏节律紊乱,心率低于每分钟 60 次。

　　心动周期:心动周期包括收缩期,即紧张期和舒张期,即放松期。

　　心输出量:每分钟从左心室射出的血量,通过将每搏输出量与心率(每分钟心跳次数)相乘得出。

　　收缩力:心肌的内在收缩能力。

　　冠状动脉造影:一种有创介入心脏病学技术,通常通过股动脉或桡动脉进入,使用特殊对比和荧光透视 X 射线设备对冠状动脉管腔进行观察。冠状动脉造影为经皮冠状动脉介入治疗提供了基础,通过特殊导丝、血管成形术球囊和支架来治疗明显的冠状动脉病变。

冠状动脉:为心肌提供血液供应的动脉。

冠心病:冠状动脉疾病,冠心病的最常见原因是动脉粥样硬化,富含胆固醇的炎性物质积累而成,导致冠状动脉逐渐变窄。

超声心动图:通过超声对心脏进行研究,它是一种有用的无创成像技术,可对心脏的结构、功能和生理进行详细评估。

胚胎学:胎儿生命过程发育的研究,本章简要讨论了胎儿的心脏发育。

心力衰竭:一种复杂的临床综合征,其特征是心脏疾病导致心室充盈(舒张性心力衰竭)或射血(收缩性心力衰竭)能力受损。

生理学:研究人体器官的正常功能。本章概述了人类心脏在健康(生理学)和常见疾病状态(病理生理学)中的功能。

前负荷:收缩前心脏的伸展程度。

每搏输出量:每次收缩时左心室射出的血液量。

快速性心律失常:心脏节律紊乱,心率大于每分钟 100 次。

心脏瓣膜病:影响心脏瓣膜的疾病,包括了不同临床情况中的各种病变。心脏瓣膜病的常见症状包括呼吸困难、先兆晕厥和疲劳。

(詹辰雨 译,陈发展、吴婉淳 校)

参考文献

Ailani, J. (2014). Migraine and patent foramen ovale. *Current Neurology and Neuroscience Reports, 14*, 426–430.

Camm, A. J., Luscher, T. F., & Serruys, P. W. (2006). *The ESC textbook of cardiovascular medicine*. Antipolis: Blackwell.

Camm, A. J., Lip, G. Y. H., De Caterina, R., et al. (2012). 2012 focused update of the ESC guidelines for the management of atrial fibrillation. *European Heart Journal, 33*, 2719–2747.

Elliott, P., Lambiase, P. D., & Kumar, D. K. (2012). *Inherited cardiac disease*. New York: Oxford University Press.

Estruch, R., Ros, E., Salas-Salvado, J., et al. (2013). Primary prevention of cardiovascular disease with a Mediterranean diet. *The New England Journal of Medicine, 368*, 1279–1290.

Guyton, A. C., & Hall, J. E. (2000). *Textbook of medical physiology*. Pennsylvania: WB Saunders Company.

Libby, P., Bonow, R. O., Mann, D. L., & Zipes, D. P. (2008). *Braunwald's heart disease: A textbook of cardiovascular medicine*. Philadelphia: Saunders of Elsevier.

Lily, L. S. (2007). *Pathophysiology of heart disease*. Baltimore: Lippincott Williams & Wilkins.

Oostra, R.-J., & Moorman, A. F. M. (2009). Development of the heart. In C. H., Rodeck, J. Queenan (Eds.), *Fetal medicine* (2nd ed., Chap. 5, pp. 47–59). Churchill Livingstone, an imprint of Elsevier Inc., London.

Page, K., Marwick, T. H., Lee, R., et al. (2014). A systematic approach to chronic heart failure care: A consensus statement. *The Medical Journal of Australia, 201*(3), 146–150.

Preeta, D., Leatherbury, L., Lo, C. W., & Donofrio, M. T. (2012). Human cardiac development in the first trimester. In C. S. Kleinman, & I. Seri (Eds.), *Hemodynamics and cardiology: Neonatology questions and controversies* (2nd ed., Chap. 18, pp. 377–389). Saunders, an imprint of Elsevier Inc., Philadelphia.

Roger, V. L., Go, A. S., Lloyd-Jones, D. M., et al. (2012). Heart disease and stroke statistics—2012 update: A report from the American Heart Association. *Circulation, 125*, e2–e220.

Thygesen, K., Alpert, J. S., Jaffe, A. S., Simoons, M. L., Chaitamn, B. R., & White, H. D. (2012). Third universal definition of myocardial infarction. *Circulation, 126*, 2020–2035.

Vahanian, A., Alfieri, O., Andreotti, F., et al. (2012). Guidelines on the management of valvular heart disease. *European Heart Journal, 33*, 2451–2496.

Watanabe, M., & Wikenheiser, J. (2015). Cardiac embryology. In R. J., Martin, A. A., Fanaroff, M. C., Walsh (Eds.), *Fanaroff and Martin's neonatal-perinatal medicine* (Chap. 79, pp. 1188–1197). Saunders, an imprint of Elsevier Inc., Philadelphia.

Wyse, D. G., Waldo, A. L., Dimarco, J. P., et al. (2002). A comparison of rate control and rhythm control in patients with atrial fibrillation. *The New England Journal of Medicine, 347*, 1825–1833.

Xu, B., & MacIsaac, A. I. (2013). What does an elevated troponin mean? An update on the definition of myocardial infarction. *Australian Family Physician, 42*(8), 554–559.

Xu, B., & Whitbourn, R. (2012). Novel anticoagulants for non-valvular atrial fibrillation. *Heart, Lung & Circulation, 21*(8), 463–467.

第 4 章　心血管疾病的流行病学

Christopher Reid，Alice Owen

目录

摘要

　　心血管疾病、癌症等非传染性疾病已成为 21 世纪人类健康和福祉的主要威胁。2008 年心血管疾病所导致的死亡人数占全球死亡人数的 30%，各个国家可从收益 / 发展中感知到这一疾病负担。20 世纪中叶，流行病学研究取得了重大进展，人们对心血管疾病危险因素有了新的认识。如七国联合研究收集了包括临床和生活方式方面的相关因素，全球与心血管疾病发病率相关的数据，包括临床和生活方式方面的风险因素。其他一些具有里程碑意义的研究，如 Framingham 研究，更是为详细描述心血管疾病的临床危险因素所带来的风险程度奠定了基础。

　　日益久坐的生活方式和城市化伴随着高能量饮食导致了肥胖症、高血压和糖尿病的流行，这些都是心血管疾病的主要危险因素。这些风险，再加上人口老龄化(年龄是另一个关键的风险因素),推动了制定和实施预防战略的必要性,这些公约将对不管是高收入国家还是低收入国家,都会有效并且可以达到。例如,全球烟草控制构架和与食品工业合作开发更健康的方便获取的食品是与生活方式相关的预防战略的重要例子。低成本预防药物,如多种成分混合而成的"多效药片"也对低成本减轻心血管疾病战略的带来希望。然而,还需要进一步的证据来证明以上战略在不同人群和年龄组的有效性。

关键词

心血管风险(Cardiovascular risk)·预防(Prevention)·危险因素(Risk factors)·流行病学(Epidemiology)·血压(Blood pressure)·血脂(Lipids)

引言

自早期文明起,人类就面临着关于健康和福祉的重大威胁。在人类文明最初 2000 年的大部分时间里,人类冲突在内的环境威胁包括饥荒、传染病,都是对生存的重要挑战。工业革命和技术、城市化、财富和通讯的进步推动了流行病学的转型(图 1)也促使了新的流行病和生活威胁的浮现。非传染性疾病如心血管疾病和癌症已成为 21 世纪维持人类健康和福祉的主要威胁。

本章将研究如何收集信息以确定支撑 20 世纪心血管疾病流行的关键因素。它还将研究如何制定和实施预防和治疗战略,以及低收入和中等收入国

发展阶段	预期寿命	因 CVD 死亡的百分率:占总死亡人数中的百分比/%	主要的心血管病和危险因素
阶段 1 瘟疫和饥荒	35 岁	5~10	风湿性心脏病,传染病和营养型心肌病
阶段 2 流行病的消退	50 岁	10~35	上述疾病 + 高血压性心脏病和出血热中风
阶段 3 退行性疾病和人为疾病	>60 岁	35~65	所有形式的中风、年轻人中的缺血性心脏病、肥胖的增加和糖尿病
阶段 4 延迟的退行性疾病	>70 岁	<50	老年中风和缺血性心脏病

图 1　心血管疾病的流行病学转变。(摘自 Gersh et al. 2010)

家面临的挑战,以避免在 20 世纪 60 年代中期的鼎盛时期,仅在美国每年就有超过 20 000 人丧生的疫情重演。

收集循证医学证据

心血管疾病流行病学源自对第一次和第二次世界大战中阵亡的年轻士兵的尸解观察,发现许多人,甚至在 20 岁出头的时候,出现了动脉粥样硬化斑块(Meade 2001,Rosenthal 1934),在 20 世纪 30 和 40 年代,冠心病开始成为美国等西方工业化国家的重要死亡原因。

因为人口较密集的地区改善了卫生系统和清洁供水,新生儿死亡率有所下降。在工业化水平接近的国家中,心血管疾病发病率的差异引发了 Ancel Keys 的兴趣,他在 20 世纪 50 年代开展了七国研究(Keys 1970)。这项研究的目的是从全球收集临床和生活方式方面的危险因素数据,来检验与心血管疾病发病率之间的关系。

观察性流行病学

20 世纪 50 年代开展的七国研究纳入了来自美国、日本、意大利、南斯拉夫、芬兰、荷兰和希腊的人群样本,是最早探索重要的临床和生活方式等因素与心血管疾病风险之间关系的研究之一(Keys 1970)。更重要的是,它还明确了与心血管危险因素相关的临床因素和可改变的生活方式行为,这是几十年来研究调节这些危险因素是否影响心血管疾病结果的基础。

Framingham 研究(Dawber 1980)是另一项有关心血管疾病的危险因素的早期著名研究。基线数据收集始于 1950 年,最初的样本由 5 127 名包含男性和女性的当地居民组成。他们是来自美国马萨诸塞州和弗明翰市,年龄在 30~59 岁之间的未患过冠心病的人群。Framingham 的研究为心血管疾病的流行病学,尤其是血压、吸烟、胆固醇和心血管疾病之间的关系提供了关键信息。

在 21 世纪初,由 Salim Yusuf 领导的 INTERHEART 研究是近年来最具影响力的心血管流行病学全球研究(Yusuf et al. 2004)。这是一项对 52 个国家的居住人进行的一项急性心肌梗死病例对照研究,采用人群归因危险度方法,确定了引起心肌梗死风险的 9 个关键的可调控因素。吸烟会升高 ApoB/ApoA1(代表 LDL/HDL 比率的一个生物标志);高血压、糖尿病、腹型肥胖和社会心理压力(取决于工作和家庭压力、经济压力以及过去一年的重大生活事件)会升高发病的风险。然而,日常食用水果和蔬菜,定期体育活动和少量饮酒与降低发病风险有关(Yusuf et al. 2004)。

这些开创性的观察性研究使得人们对生活方式和行为对心血管发病率和

死亡率的作用的理解成型,同时,也为其他重要危险因素如血压和血胆固醇的作用提供了清晰的蓝图。

吸烟

七国研究(Keys et al. 1984)和世界范围内其他一些以人口为基础的研究中都观察到吸烟和心血管疾病之间的联系。英国医生 Richard Doll 的研究(Doll,Peto1976),英国政府研究(Reid et al. 1976),以及 Honolulu 心脏研究(Kagan et al. 1975)都支持吸烟与心血管疾病相关,尤其是与冠心病和卒中十分相关。布拉德福德 - 希尔(Bradford-Hill)的因果关系规则要求逆转风险因素以降低结果的发生率,而观察性研究数据支持这一点。尽管人们对戒烟所需时间的估计各不相同,但事实证明,戒烟者的冠心病发病率与不吸烟者接近(Cook et al. 1986,Gordon et al. 1974)。尽管没有关于吸烟的随机试验证据,但是大量的证据表明吸烟和冠状动脉疾病之间的联系以及戒烟的好处已导致主要的公共卫生运动和卫生政策的改变来减少吸烟的流行。世界卫生组织通过《烟草控制框架公约》在推动全球减少吸烟方面发挥了重要作用。在一些国家,控制措施包括禁止烟草广告、无烟工作场所政策以及最近在澳大利亚和新西兰实行的普通烟草包装法(Zacher et al. 2014)。过去的几十年里,这些研究结果的影响以及它们对政策举措的转变已使一些国家的吸烟率有所下降(图 2)。

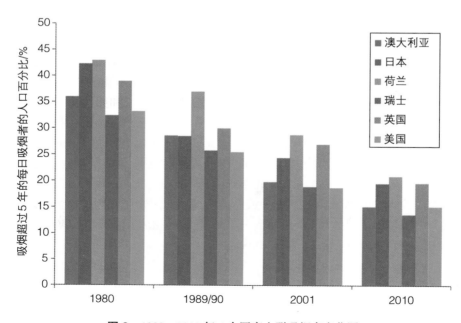

图 2　1980—2010 年 6 个国家人群吸烟率变化图

糖尿病

糖尿病是一种以血液中葡萄糖稳态失调为特征的慢性疾病。自 20 世纪中期,在人口增长和老龄化的驱动和城市化及日益普遍的肥胖和缺乏运动的背景下,糖尿病患病率一直在持续增长。相关研究提示糖尿病的疾病负担将继续上升:估计到 2000 年全世界各个年龄段的糖尿病患病率约为 2.8%,预计到 2030 年将上升至 4.4%(Wild et al. 2004)。

糖尿病是心血管疾病的危险因素,早期的观察性研究对此进行了研究。最近对 Framingham 数据的分析显示,在过去的半个世纪中,糖尿病导致的心血管疾病的比例从 5.4% 增加到 8.9%(Fox et al. 2007)。全球范围内的 INTERHEART 研究发现,糖尿病在患心肌梗死的人群中占 10%(Yusuf et al. 2004)。

饮食摄入量

饮食中摄入过多热量和增加的饱和脂肪与肥胖、血胆固醇升高和糖尿病的发生密切相关。无论是高收入国家还是中低收入国家,肥胖症和糖尿病在全球范围内都达到了流行程度。Ni-Hon-San 的研究是对改变饮食对心血管疾病作用的早期观察。

这项研究从日本(一个心血管疾病发病率最低的国家之一)到檀香山和旧金山(美国的心血管疾病发病率很高)的移民。随着对西方饮食接触的增加,日本移民的饮食中越来越多的脂肪和胆固醇的摄入,血压和胆固醇水平、肥胖和糖尿病水平以及冠心病发病率也会增加(图 3)(Marmot et al. 1975)。

膳食脂肪含量一直是许多研究活动的焦点,而 Ancel Keys 的研究是这方面的早期推动因素。Keys 的同名方程量化了饱和脂肪和多不饱和脂肪对血浆胆固醇的影响(Fetcher et al. 1967)。了解膳食脂肪对心血管疾病的影响及其危险因素的研究已发展和扩大,并继续成为活跃的研究领域。现在我们知道,一些不饱和脂肪,如鱼类和海鲜中的长链多不饱和 -3 脂肪,具有心血管保护作用。相反,植物油的部分氢化所产生的反式脂肪在每卡路里基础上与心血管疾病的关系最强(Mozaffarian et al. 2006)。

另一个与心血管疾病相关的饮食因素是氯化钠(盐)的摄入。盐的摄入量与血压直接相关,据估计,全民每天减少 6 克盐的摄入量可减少 24% 的卒中和 18% 的冠心病(He, MacGregor 2003)。

体育活动和久坐行为

能量(卡路里)的摄入是肥胖和糖尿病的关键因素,但是能量平衡等式的另一边当然是能量消耗。与久坐不动的人相比,从事体力活动较多的职业的

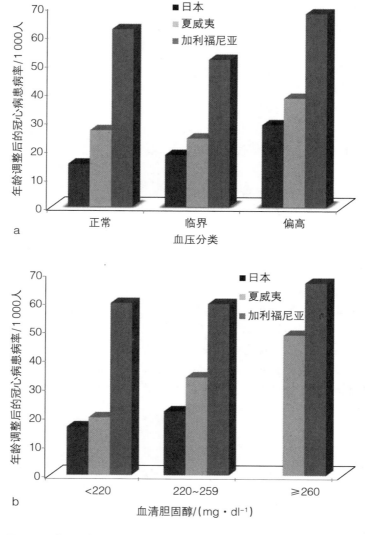

图 3 日本、夏威夷和加利福尼亚人群血压(a)和血清胆固醇水平(b)

人患肥胖症、糖尿病和冠心病的概率较低。伦敦公交司机研究(Morris et al. 1953)以及旧金山码头工人的研究(Brand et al. 1979)是两个早期流行病学研究的例子,这些研究证实体育活动增加和冠心病发病率降低之间的关系。虽然这些观察受到关于选择性偏差的质疑,但有很好的证据表明,以前久坐不动的人增加体育活动可以减少体重,降低低密度脂蛋白胆固醇,提高高密度脂蛋白胆固醇,并改善胰岛素敏感性,这在冠心病的病因和预防中起着重要作用。

　　INTERHEART 研究的最新分析发现,在全球所有地区,休闲时间的体育活动和轻度到中度职业体育活动(但不是重度职业体育活动)与降低心肌梗死风险有关。同时,久坐行为的主要驱动因素(拥有汽车和电视)与心肌梗死风险的增加有关。这里要重点提示的是,久坐和体育活动并不一定是一个活动量表的两个极端。研究表明,即使在那些休闲体育活动水平可能符合指导建议的人群中,在一天剩下的时间里,久坐依然是心血管疾病的一个重要风险因素(van der Ploeg et al. 2012;Chomistek et al. 2013)减少久坐行为的预防策略(例如,减少久坐时间)与鼓励坚持体育活动建议的预防策略不同。

肥胖

　　久坐不动的生活方式和饮食能量密度的增加,导致全球的肥胖率一直在上升。据世界卫生组织在 2008 年的估计,全球 35% 的成年人超重,10% 的男性和 14% 的女性达到肥胖(Organisation 2013)。虽然肥胖程度在地理上有很大差异,但它仍是主要的全球健康挑战。肥胖与心血管危险因素的发展有关,包括高血压、血脂异常和糖尿病。可能是肥胖、血压、血浆脂质和葡萄糖稳态之间的强烈的相互作用,以及久坐不动的生活方式和高能量饮食的进化,这些都导致关于体重指数(body mass index,BMI)和心血管疾病之间联系的早期研究产生了混杂因素。最近一项收集了 97 项队列研究(共 180 万参与者)数据的分析发现,体重指数每增加 $5kg/m^2$,冠心病风险增加 27%(Lu et al. 2014)。血压、胆固醇和葡萄糖的升高只占风险增加的一半,因此这表明解决超重本身仍是关键问题。

社会经济地位

　　苏格兰是心血管死亡率存在显著性差异的区域,同时也是在 1980 年冠心病死亡率全球最高的国家之一。这促使 Hugh Tunstall-Pedoe 和同事进行一系列的研究,明确指出社会经济因素,尤其是失业和住房占有情况,与心血管发病率和死亡率有关。社会经济弱势群体具有更大的风险因素水平,包括吸烟、不良饮食和大量饮酒,但即使将这些因素考虑在内,社会经济地位仍然是心血管疾病的一个重要风险因素(Smith et al. 1990)。

酒精摄入

　　在我们对心血管疾病的行为风险因素的理解演变过程中,酒精摄入是一个很有趣的例子。早期流行病学研究,如 20 世纪 70 年代在芝加哥进行的两项有关职业的队列研究(Dyer et al. 1981)指出,大量饮酒与心血管疾病发病率的增加有关,而这只是众多早期队列研究中的两项。然而,在接下来的几十年里,对饮酒和心血管疾病的研究表明两者之间存在 J 型关联,也就是说中低度饮酒的人比不喝酒的人患心血管疾病的概率更低(Ronksley et al. 2011)。后来 INTERHEART 的新证据表明,这种联系可能因地理区域的不同而有所不同,在南亚人群中,中低度饮酒可能不会带来同样的心血管益处(Leong et al. 2014)。

心理健康和心血管疾病

心血管健康与心理健康、幸福感之间的相互关系已在不同人群和背景所研究(Bunker et al. 2003)。澳大利亚国家心脏基金会最近更新了他们发表于 2003 年的关于支持慢性压力源和冠心病作用证据的文书。

有不同层面的证据提示慢性压力与冠状动脉疾病有关联,包括工作压力和职业紧张感、努力与回报的不平衡、组织中的不公平感,以及社交孤立和缺乏社交支持等。慢性压力与冠状动脉疾病有不同程度的联系,包括慢性工作压力和职业压力,努力 - 回报不平衡,组织不公正,社会孤立和缺乏支持。急性期的精神压力包括丧亲反应和应激性的情绪反应,还有失业、体育赛事和自然灾害等(Colquhoun et al. 2013b)。

抑郁是心脏病首发和复发的独立的危险因素。冠心病患者中抑郁患病率尤其高,并且对患者的生活质量和治疗依从性有显著影响,对预后也有独立的影响(Colquhoun et al. 2013a)。之前提到的 INTERHEART 研究包括来自 52 个国家的 11 119 名心肌梗死患者,他们报告说,冠心病患者感知到压力和抑郁人群归因危险度(population attributable risk,PAR)为 32.5%(Yusuf et al. 2004)。总之,这些因素和吸烟一样重要,甚至说比糖尿病(PAR,9.9%)以及高血压(PAR,17.9%)更重要。同时,在心肌梗死或冠状动脉旁路移植术后的患者中,重度抑郁症的发生率约为 15%。

临床随机对照试验

一种更严格的实验流行病学方法的引入,包括进行随机对照试验,大大改善了现有的有效预防和治疗冠心病的策略。在第二次世界大战后,针对人体的临床试验受到了更严格的监管,随着制药工业开发出降低心血管疾病负担的药物,用来支持使用药物进行一级和二级疾病预防的证据水平要求也越来越高。

血压和血脂

血压的变化以及心血管疾病事件之间的关系是近 50 年来临床医学研

究的热点之一。同样,从人群内部和人群之间的观察性流行病学研究来看,血压水平与卒中和冠心病风险之间存在近似线性关系(图 4)(Lewington et al. 2002)。与此同时,针对高血压发病机制的主要治疗进展也出现了。更具体说,这包括针对中枢神经系统、肾素 - 血管紧张素系统、动脉血管系统和人体稳态系统。临床试验,从早期退伍军人管理局试验开始(退伍军人管理合作研究,1970 年降压药)以及高血压的检测和随访计划(1979 年高血压检测随访项目合作小组),通过对 SYST-EUR(Staessen et al. 1997),HYVET(Bulpitt et al. 2012),ALLHAT 协作组的官员和协调员),ANBP2(Wing et al. 2003),和 ASCOT 实验(Dahlöf et al. 2005)已证明,在几乎任何人群中,降低高血压都能降低冠心病,尤其是卒中的风险。

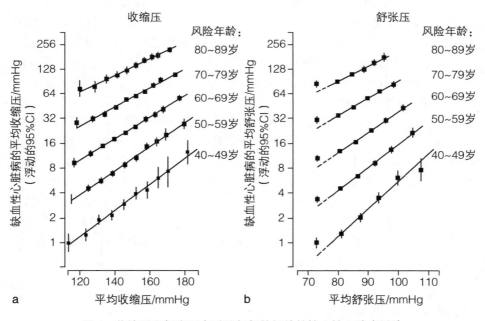

图 4 收缩压和舒张压水平及与年龄相关的缺血性心脏病风险

因此,在过去的几十年中制定和颁布了关于高血压的识别、治疗和预防的临床指南(表 1)(Members et al. 2013;Weber et al. 2014)。然而,临床学会仍存在对初始治疗选择的偏好、治疗目标,甚至关于如何更好地测量血压的争论。其中的达成的共识是:高血压是主要的危险因素,降低高血压可降低心血管疾病的风险。

七国研究中也发现,血胆固醇升高,特别是低密度脂蛋白(low-density lipoprotein,LDL)胆固醇水平高,与心血管疾病,特别是冠心病发病率的增加有关。动脉粥样硬化的积累和不稳定的斑块形成导致潜在的破裂和随后的血栓形成,导致全球发达国家发生的越来越多的冠心病事件。

表 1　美国高血压学会和国际高血压学会临床实践指南(Weber et al. 2014)

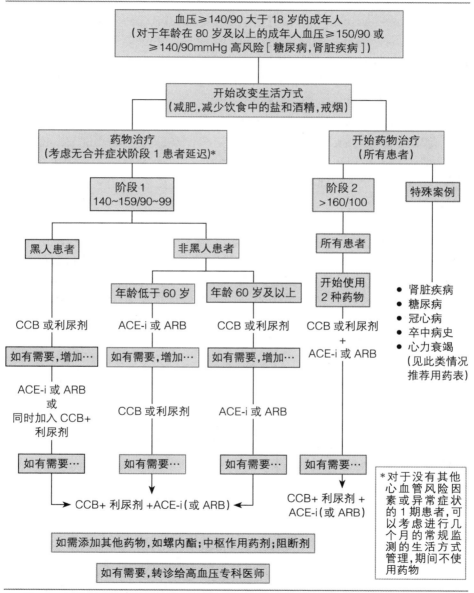

注:CCB 钙通道阻断剂;ACEI 血管紧张性转化酶抑制剂;ARB 血管紧张素受体阻断剂;噻嗪:噻嗪类或噻嗪类利尿剂。血压值是指收缩压 / 舒张压(mmHg)。

胆汁酸螯合剂、烟酸和他汀类等药物的发展有效降低了血脂水平,并降低了致命和非致命的冠状动脉事件发生率。从 20 世纪 60 年代的冠状动脉药物项目开始,通过对现有的冠心病患者的研究(Friedman et al. 1983),建立了二级预防的概念,如苏格兰西部一级预防研究(Shepherd et al. 1995)、4S 研究(Scandinavian Simvastatin 生存研究小组 1994)和 LIPID 研究[普伐他汀对缺血性疾病的长期干预(LIPID)研究小组 1998]证明了低密度脂蛋白胆固醇在高胆固醇和"正常胆固醇"患者中的价值。就像对于血压的研究一样,在不同人群中进行的大量降低胆固醇试验支持下,控制血脂升高和预防心血管疾病的指导路线蓬勃发展(Psaty,Weiss 2014)。

新的治疗靶点,如升高高密度脂蛋白的药物试验(Verma,Figueredo 2014),抑制炎症反应(Everett et al. 2010),以及交感神经的肾神经支配(Krum et al. 2014),是近年来控制和改善这两个与疾病流行和发病率密切相关的主要危险因素的新的治疗干预措施例子。

多因素风险

多重风险因素干预试验是检验冠心病危险因素(Neaton,Wentworth 1992)之间相互关系的关键试验之一。这项试验(仅在 20 世纪 80 年代进行的男性试验)表明,即使是轻度多因素的个体,其患冠心病的风险也比那些在单一因素更显著的人患冠心病的风险更大。这一发现导致了流行病学研究领域的建模和风险预测,试图更好识别那些可能从针对性干预中获益最大的个体。来自 Framingham 队列研究(Dawber 1980)的模型被广泛用于评估冠心病风险。

针对个人的干预措施的绝对风险评估的作用仍存在争议(达戈斯蒂诺等,2013 年)。其中,年龄是冠心病最主要的危险因素,何时定为年龄风险阈值问题(10% 的 5 年 Framingham 研究风险),然而无论个体的血压和血脂水平如何,对大多数人到 65 岁,几乎所有到 70 岁的人将有针对性的预防干预措施。遗憾的是,大部分的证据都是为了降低血压产生的。

遗传

Framingham 后代研究(顾名思义,招募来自最初 Framingham 研究的参与者的后代)表明,有患有早期心血管疾病的父母的患者发生心血管疾病的风险增加一倍以上(Lloyd-Jones et al. 2004)。一段时间以来,已证实存在与严重和过早的心血管疾病相关的遗传学因素,如家族性高胆固醇血症(由 LDL 受体基因或 Apo B 基因突变引起,导致循环 LDL 胆固醇水平显著升高),以及离子通道基因(特别是钠、钙、钾通道)的突变导致心律失常。而与家族史的广泛联系表明,其对心血管疾病的遗传影响超出这些相对罕见的基因变异。

在流行病学研究中应用的遗传分析越来越容易获得,这推动了一波新的研究浪潮,研究包括常见的基因变异和心血管疾病风险。如已被发现与心血管事件相关的基因变异(e.g.,APOE 多态性),以及与心血管危险因素发展相关的基因变异,如高血压、高胆固醇、甘油三酯水平或低高密度脂蛋白水平。此外,已发现影响对常用心血管药物反应的基因变异,推动了对心血管疾病预防和治疗的"个性化医学"的追求。

遗传研究的另一个进展领域是基因与环境/行为之间的相互作用。例如,在汉族人群中,最近发现在乙醛脱氢酶 2 基因的 rs671 等位基因中拥有单核苷酸多态性仅与饮酒者的高血压风险和不良脂质特征相关(Wang et al. 2013)。这突出了心血管疾病流行病学中遗传学和基因组学的复杂性。

炎症

急性感染与心脏病,例如心肌炎、心包炎和心内膜炎之间的联系早已确立。在过去的半个世纪中,流行病学研究揭示了低级别全身性炎症与心血管疾病之间的关联。1974 年,弗里德曼及其同事公布了 Kaiser-Permanente 病例对照研究的结果,该研究显示,之前(>1 年前)白细胞计数升高与患心肌梗死的风险密切相关(Friedman et al. 1974)。对动脉粥样硬化斑块发展的病理生理过程的理解的演变强调炎症在动脉粥样硬化性心血管疾病发展中的作用,并且流行病学研究揭示了炎症、肥胖、胰岛素抵抗和心血管疾病风险因素的生物标志物之间的关联。最近一个例子已发现严重的牙周病(牙龈出血)与收缩压升高(Tsakose et al. 2010)和动脉粥样硬化疾病的风险(Dietrich et al. 2013)相关。

阿司匹林和相关的水杨酸盐化合物在 19 世纪被用于解热和止痛。在 20 世纪下半叶,阿司匹林的抗炎活性与抑制前列腺素合成的发现使 Vane、Samuelsson 和 Bergstrom 获得诺贝尔医学奖(Bishopric 2013)。此外,随着对心血管疾病病理生理学的了解,阿司匹林抑制血小板聚集的能力促使一系列临床试验证实阿司匹林在心血管疾病一级预防中的作用(Antiplatelet Triallists Collaboration 1994)。最近的研究集中在阿司匹林在一级预防中的作用;阿司匹林具有益处,但也增加出血风险,在初级预防应用时应平衡阿司匹林的益处和风险(ASPREE Study Group 2013)。

预防心血管疾病的策略

　　在高收入国家,心血管疾病预防策略的主要对象包括吸烟、不良饮食习惯、缺乏锻炼、过量饮酒、高血压、高血糖和血脂异常。中低收入国家的战略与高收入国家有一些共性,但在中低收入国家,其他因素包括低出生体重、严重的营养缺乏(如叶酸不足)和传染病(如风湿热)更常见。随着城市化程度的提高,这些因素与生活方式的变化之间的交叉,为资源匮乏地区预防心血管疾病带来挑战。

　　由于资源有限,即使在高收入国家,也需要考虑如何更好地制订心血管预防策略。理想情况下,需要同时解决多种风险因素的策略,并且在需要解决全人群策略的同时,还需要针对受影响最大的人群亚组 - 即风险最高的群体。杰弗里·罗斯(Geoffrey Rose)在 20 世纪 70 年代和 80 年代提出的这些概念在高风险和基于人群的慢性疾病预防方法方面仍然有效(Rose 1985)。这些概念通过降低风险因素(血压、血脂等)的高风险方法以及通过危险因素水平(吸烟、血压等)的人口变化为社区带来的益处,突出了个体的益处)。对于冠心病,目前人群中的大多数死亡发生在具有危险因素水平的人群中;因此,社区的最大获益很可能通过减少人口范围的风险因素来实现(图 5)(Neaton,Wentworth

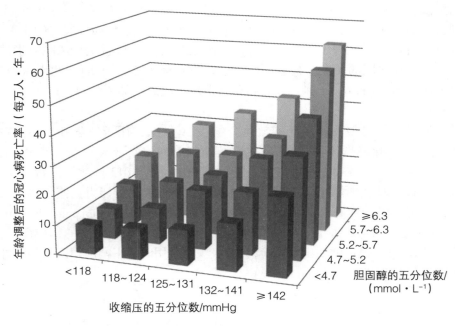

图 5 血压和胆固醇水平对年龄调整后的冠心病死亡率的影响

1992)。

对于高风险方法,确保初级和二级预防药物可用于高危人群,特别是抗高血压药物,阿司匹林和降脂"他汀类药物"一直是关注的焦点,"多效药片"(一种结合所有上述预防剂的单一药片)已经被提出作为可以提高依从性和可及性的简单策略,但在初级预防环境中长期成本效益和风险收益仍存在不确定性(Patel et al. 2014)

在人口水平,减少食物供应的反式脂肪和盐含量是主要的公共卫生挑战。要实现限盐需要的策略不仅要说服人们在家中加入少量的盐来烹饪和食用,还需要从事食品行业——加工食品控制产品中盐的含量。例如世界盐与健康行动等组织正在努力推动全球政府和食品行业的变革。植物油的部分氢化导致反式脂肪酸的产生,使这些油具有更长的保质期,室温下的坚固性和在油炸过程中更高的稳定性,这些特性增加了它们对食品制造商和消费者的吸引力。在一些低收入国家,这些油通常用于家庭烹饪,而在高收入国家,它们更广泛地用于烘焙产品和加工食品。努力减少工业生产的食品供应中的反式脂肪除了公共卫生信息之外还需要与工业界接触,这丹麦和纽约等地已通过政策和立法成功解决。

预防心血管疾病的未来挑战

2008 年,全球 80% 的心血管疾病死亡主要发生在低中等收入国家。此外,中低收入国家心血管病(发生在 60 岁以下)的过早死亡率是高收入国家的两倍多(Organization 2011)。在世界范围内,缺血性心脏病和卒中的一半负担可归因于高血压(Lawes et al. 2008),并且印度、中国和亚洲的高血压发病率继续稳步增长。在非洲、亚洲和中国等发展中国家,第二波 CVD 流行病正在蔓延,在 20 世纪 50 年代和 60 年代应对挑战的经验教训需要在许多资源匮乏的环境中进行调整、尝试和应用。

预防心血管疾病的另一个主要挑战是改善"上游因素",如社会地位、自我赋权、教育和健康财政收入等(图 6)。这些因素不仅与发展中国家有关,而且与过去几十年来大多数高收入国家的心血管疾病死亡人数持续减少有关。Hotchkiss 及其同事最近报道,2000 年至 2010 年苏格兰通过减少吸烟和对血压和血脂的治疗使心血管死亡率下降的部分,被与社会地位的上游因素密切相关的肥胖和糖尿病的增加所抵消(Hotchkiss et al. 2014)。

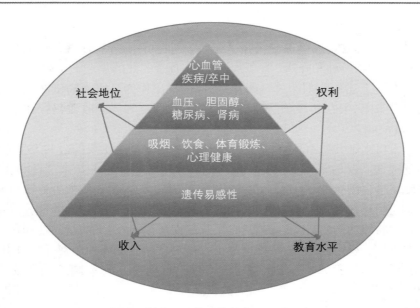

图6   影响心血管系统健康的上游因素

结论

  不管是现在还是未来几年,心血管疾病将仍是全球疾病负担的重要原因。从个体和社区层面来看,我们对疾病的病因、治疗和预防的理解已取得巨大进展。未来不管是发达国家还是发展中国家,为了对抗全球第二次心血管疾病的流行,实施全民预防、减少社会弱势群体将依然是热点。

(魏泽高 译,陈发展、吴婉淳 校)

参考文献

Allhat Officers and Coordinators for the Allhat Collaborative Research Group. (2002). Major outcomes in high-risk hypertensive patients randomized to angiotensin-converting enzyme inhibitor or calcium channel blocker vs diuretic: The Antihypertensive and Lipid-Lowering Treatment to Prevent Heart Attack Trial (ALLHAT). *JAMA, 288*, 2981–2997.

Antiplatelet Triallists Collaboration. (1994). Collaborative overview of randomised trials of antiplatelet treatment. *British Medical Journal, 308*, 235–246.

Aspree Study Group. (2013). Study design of ASPirin in Reducing Events in the Elderly (ASPREE): A randomized, controlled trial. *Contemporary Clinical Trials, 36*, 555–564.

Bishopric, N. H. (2013). Toward a genomic definition of aspirin resistance*. *Journal of the American College of Cardiology, 62*, 1277–1279.

Brand, R. J., Paffenbarger, R. S., Jr., Sholtz, R. I., & Kampert, J. B. (1979). Work activity and fatal heart attack studied by multiple logistic risk analysis. *American Journal of Epidemiology, 110*,

52–62.

Bulpitt, C. J., Beckett, N. S., Peters, R., Leonetti, G., Gergova, V., Fagard, R., Burch, L. A., Banya, W., & Fletcher, A. E. (2012). Blood pressure control in the Hypertension in the Very Elderly Trial (HYVET). *Journal of Human Hypertension, 26*, 157–163.

Bunker, S., Colquhoun, D. J., Esler, M., Hickie, I., Hunt, D., Jelinek, M., Oldenburg, B., Peach, H., Ruth, D., Tennant, C., & Tonkin, A. (2003). "Stress" and coronary heart disease: Psychosocial risk factors. *Medical Journal of Australia, 178*, 272–276.

Chomistek, A. K., Manson, J. E., Stefanick, M. L., Lu, B., Sands-Lincoln, M., Going, S. B., Garcia, L., Allison, M. A., Sims, S. T., Lamonte, M. J., Johnson, K. C., & Eaton, C. B. (2013). Relationship of sedentary behavior and physical activity to incident cardiovascular disease: Results from the Women's Health Initiative. *Journal of the American College of Cardiology, 61*, 2346–2354.

Colquhoun, D., Bunker, S., Clarke, D., Glozier, N., Hare, D. L., Hickie, I. B., Tatoulis, J., Thompson, D. R., Tofler, G. H., Wilson, A., & Branagan, M. G. (2013a). Screening, referral and treatment for depression in patients with coronary heart disease. *Medical Journal of Australia, 198*, 483–484.

Colquhoun, D. M., Bunker, S. J., Clarke, D. M., Hare, D. L., Hickie, I. B., Tatoulis, J., Thompson, D. R., Wilson, A., & Branagan, M. G. (2013b). Psychosocial risk factors for coronary heart disease. *The Medical Journal of Australia, 199*, 1–6.

Cook, D. G., Shaper, A. G., Pocock, S. J., & Kussick, S. J. (1986). Giving up smoking and the risk of heart attacks. *Lancet, ii*, 1376–1380.

D'Agostino, R. B., Sr., Pencina, M. J., Massaro, J. M., & Coady, S. (2013). Cardiovascular disease risk assessment: Insights from Framingham. *Global Heart, 8*, 11–23.

Dahlöf, B., Sever, P. S., Poulter, N. R., Wedel, H., Beevers, D. G., Caulfield, M., Collins, R., Kjeldsen, S. E., Kristinsson, A., Mcinnes, G. T., Mehlsen, J., Nieminen, M., O'Brien, E., & Östergren, J. (2005). Prevention of cardiovascular events with an antihypertensive regimen of amlodipine adding perindopril as required versus atenolol adding bendroflumethiazide as required, in the Anglo-Scandinavian Cardiac Outcomes Trial-Blood Pressure Lowering Arm (ASCOT-BPLA): A multicentre randomised controlled trial. *The Lancet, 366*, 895–906.

Dawber, T. R. (1980). *The Framingham study*. Cambridge, MA: Harvard University Press.

Dietrich, T., Sharma, P., Walter, C., Weston, P., & Beck, J. (2013). The epidemiological evidence behind the association between periodontitis and incident atherosclerotic cardiovascular disease. *Journal of Periodontology, 84*, S70–S84.

Doll, R., & Peto, R. (1976). Mortality in relation to smoking: 20 years' observations on male British doctors. *British Medical Journal, 2*, 1525–1536.

Dyer, A. R., Stamler, J., Paul, O., Berkson, D. M., Shekelle, R. B., Lepper, M. H., Mckean, H., Lindberg, H. A., Garside, D., & Tokich, T. (1981). Alcohol, cardiovascular risk factors and mortality: The Chicago experience. *Circulation, 64*, III 20–III 27.

Everett, B. M., Glynn, R. J., Macfadyen, J. G., & Ridker, P. M. (2010). Rosuvastatin in the prevention of stroke among men and women with elevated levels of C-reactive protein: Justification for the use of statins in prevention: An intervention trial evaluating rosuvastatin (JUPITER). *Circulation, 121*, 143–150.

Fetcher, E. S., Foster, N., Anderson, J. T., Grande, F., & Keys, A. (1967). Quantitative estimation of diets to control serum cholesterol. *American Journal of Clinical Nutrition, 20*, 475–492.

Fox, C. S., Coady, S., Sorlie, P. D., D'Agostino, R. B., Sr., Pencina, M. J., Vasan, R. S., Meigs, J. B., Levy, D., & Savage, P. J. (2007). Increasing cardiovascular disease burden due to diabetes mellitus: The Framingham Heart Study. *Circulation, 115*, 1544–1550.

Friedman, G. D., Klatsky, A. L., & Siegelaub, A. B. (1974). The leukocyte count as a predictor of myocardial infarction. *New England Journal of Medicine, 290*, 1275–1278.

Friedman, L., Wenger, N. K., & Knatterud, G. L. (1983). Impact of the coronary drug project findings on clinical practice. *Controlled Clinical Trials, 4*, 513–522.

Gersh, B. J., Sliwa, K., Mayosi, M. B., Yusuf, S. (2010). Novel therapeutic concepts. The epidemic of cardiovascular disease in the developing world: global implications. *Eur Heart J, 31*(6), 642–648.

Gordon, T., Kannel, W. B., Mcgee, D., & Dawber, T. (1974). Death and coronary attacks in men after giving up cigarette smoking. *Lancet, ii*, 1345–1348.

He, F. J., & Macgregor, G. A. (2003). How far should salt intake be reduced? *Hypertension, 42*, 1093–1099.

Held, C., Iqbal, R., Lear, S. A., Rosengren, A., Islam, S., Mathew, J., & Yusuf, S. (2012). Physical activity levels, ownership of goods promoting sedentary behaviour and risk of myocardial infarction: Results of the INTERHEART study. *European Heart Journal, 33*, 452–466.

Hotchkiss, J. W., Davies, C. A., Dundas, R., Hawkins, N., Jhund, P. S., Scholes, S., Bajekal, M., O'Flaherty, M., Critchley, J., Leyland, A. H., & Capewell, S. (2014). Explaining trends in Scottish coronary heart disease mortality between 2000 and 2010 using IMPACTSEC model: Retrospective analysis using routine data. *BMJ, 348*, g1088.

Hypertension Detection Follow-Up Program Cooperative Group. (1979). Five-year findings of the hypertension detection and follow-up program: I. Reduction in mortality of persons with high blood pressure, including mild hypertension. *JAMA, 242*, 2562–2571.

Kagan, A., Gordon, T., Rhoads, G. G., & Schiffman, J. C. (1975). Some factors related to coronary heart disease incidence in Honolulu Japanese men: The Honolulu Heart Study. *International Journal of Epidemiology, 4*, 271–279.

Keys, A. (1970). Coronary heart disease in seven countries. Summary. *Circulation, 41*, I186–I195.

Keys, A., Menotti, A., Aravanis, C., Blackburn, H., Djordevic, B. S., Buzina, R., Dontas, A. S., Fidanza, F., Karvonen, M. J., Kimura, N., et al. (1984). The seven countries study: 2,289 deaths in 15 years. *Preventive Medicine, 13*, 141–154.

Krum, H., Schlaich, M. P., Sobotka, P. A., Böhm, M., Mahfoud, F., Rocha-Singh, K., Katholi, R., & Esler, M. D. (2014). Percutaneous renal denervation in patients with treatment-resistant hypertension: Final 3-year report of the symplicity HTN-1 study. *The Lancet, 383*, 622–629.

Lawes, C. M., Vander Hoorn, S., & Rodgers, A. (2008). Global burden of blood-pressure-related disease, 2001. *Lancet, 371*, 1513–1518.

Leong, D. P., Smyth, A., Teo, K. K., McKee, M., Rangarajan, S., Pais, P., Liu, L., Anand, S. S., & Yusuf, S. (2014). Patterns of alcohol consumption and myocardial infarction risk: Observations from 52 countries in the INTERHEART Case-Control Study. *Circulation, 130*(5), 390–398.

Lewington, S., Clarke, R., Qizilbash, N., Peto, R., & Collins, R. (2002). Age-specific relevance of usual blood pressure to vascular mortality: A meta-analysis of individual data for one million adults in 61 prospective studies. *Lancet, 360*, 1903–1913.

Lloyd-Jones, D. M., Nam, B. H., D'Agostino, R. B., Sr., Levy, D., Murabito, J. M., Wang, T. J., Wilson, P. W., & O'Donnell, C. J. (2004). Parental cardiovascular disease as a risk factor for cardiovascular disease in middle-aged adults: A prospective study of parents and offspring. *JAMA, 291*, 2204–2211.

Lu, Y., Hajifathalian, K., Ezzati, M., Woodward, M., Rimm, E. B., & Danaei, G. (2014). Metabolic mediators of the effects of body-mass index, overweight, and obesity on coronary heart disease and stroke: A pooled analysis of 97 prospective cohorts with 1.8 million participants. *Lancet, 383*, 970–983.

Marmot, M. G., Syme, S. L., Kagan, A., Kato, H., Cohen, J. B., & Belsky, J. (1975). Epidemiologic studies of coronary heart disease and stroke in Japanese men living in Japan, Hawaii and California: Prevalence of coronary and hypertensive heart disease and associated risk factors. *American Journal of Epidemiology, 102*, 514–525.

Meade, T. (2001). Cardiovascular disease – Linking pathology and epidemiology. *International Journal of Epidemiology, 30*, 1179–1183.

Members, A. T. F., Mancia, G., Fagard, R., Narkiewicz, K., Redon, J., Zanchetti, A., Böhm, M., Christiaens, T., Cifkova, R., De Backer, G., Dominiczak, A., Galderisi, M., Grobbee, D. E., Jaarsma, T., Kirchhof, P., Kjeldsen, S. E., Laurent, S., Manolis, A. J., Nilsson, P. M., Ruilope, L. M., Schmieder, R. E., Sirnes, P. A., Sleight, P., Viigimaa, M., Waeber, B., Zannad, F.,

Council, E. S., Burnier, M., Ambrosioni, E., Caufield, M., Coca, A., Olsen, M. H., Tsioufis, C., Van de Borne, P., Guidelines, E. C. F. P., Zamorano, J. L., Achenbach, S., Baumgartner, H., Bax, J. J., Bueno, H., Dean, V., Deaton, C., Erol, C., Ferrari, R., Hasdai, D., Hoes, A. W., Knuuti, J., Kolh, P., Lancellotti, P., Linhart, A., Nihoyannopoulos, P., Piepoli, M. F., Ponikowski, P., Tamargo, J. L., Tendera, M., Torbicki, A., Wijns, W., Windecker, S., Reviewers, D., Clement, D. L., Gillebert, T. C., Rosei, E. A., Anker, S. D., Bauersachs, J., Hitij, J. B., Caulfield, M., De Buyzere, M., De Geest, S., Derumeaux, G. A., Erdine, S., Farsang, C., Funck-Brentano, C., Gerc, V., Germano, G., Gielen, S., Haller, H., Jordan, J., Kahan, T., Komajda, M., Lovic, D., Mahrholdt, H., Ostergren, J., Parati, G., Perk, J., Polonia, J., Popescu, B. A., Reiner, Ž., Rydén, L., Sirenko, Y., Stanton, A., Struijker-Boudier, H., Vlachopoulos, C., Volpe, M., & Wood, D. A. (2013). 2013 ESH/ESC guidelines for the management of arterial hypertension: The task force for the management of arterial hypertension of the European Society of Hypertension (ESH) and of the European Society of Cardiology (ESC). *European Heart Journal, 34*, 2159–2219.

Morris, J. N., Heady, J. A., Raffle, P. A., Roberts, C. G., & Parks, J. W. (1953). Coronary heart-disease and physical activity of work. *Lancet, 265*, 1111–1120. concl.

Mozaffarian, D., Katan, M. B., Ascherio, A., Stampfer, M. J., & Willett, W. C. (2006). Trans fatty acids and cardiovascular disease. *New England Journal of Medicine, 354*, 1601–1613.

Neaton, J. D., & Wentworth, D. (1992). Serum cholesterol, blood pressure, cigarette smoking, and death from coronary heart disease. Overall findings and differences by age for 316,099 white men. Multiple Risk Factor Intervention Trial Research Group. *Archives of Internal Medicine, 152*, 56–64.

World Health Organisation. (2013). *Global Health Observatory (GHO): Obesity 2008.* WHO, Geneva, Switzerland. http://www.who.int/gho/ncd/risk_factors/obesity_text/en/.

Mendis, S. P. P., & Norrving, B. (Eds.). (2011). *Global atlas on cardiovascular disease prevention and control.* Geneva: World Health Organization.

Patel, A., Cass, A., Peiris, D., Usherwood, T., Brown, A., Jan, S., Neal, B., Hillis, G.S., Rafter, N., Tonkin, A., Webster, R., Billot, l., Bompoint, S., Burch, C., Burke, H., Hayman, N., Molanus, B., Reid, C.M., Shiel, l., Togni, S., Rodgers, A., Kanyini Guidelines Adherence with the Polypill (Kanyini GAP) Collaboration. (2014). A pragmatic randomized trial of a polypill-based strategy to improve use of indicated preventive treatments in people at high cardiovascular disease risk. *European Journal of Preventive Cardiology.* doi:10.1177/2047487314530382. Paper version Eur J Prev Cardiol 2015, 22(7), 920–930

Psaty, B. M., & Weiss, N. S. (2014). 2013 acc/aha guideline on the treatment of blood cholesterol: A fresh interpretation of old evidence. *JAMA, 311*, 461–462.

Reid, D. D., Hamilton, P. J., McCartney, P., Rose, G., Jarrett, R. J., & Keen, H. (1976). Smoking and other risk factors for coronary heart-disease in British civil servants. *Lancet, 2*, 979–984.

Ronksley, P. E., Brien, S. E., Turner, B. J., Mukamal, K. J., & Ghali, W. A. (2011). Association of alcohol consumption with selected cardiovascular disease outcomes: A systematic review and meta-analysis. *BMJ, 342*, d671.

Rose, G. (1985). Sick individuals and sick populations. *International Journal of Epidemiology, 14*, 32–38.

Rosenthal, S. R. (1934). Studies in atherosclerosis: Chemical, experimental, and morphologic. *Archives of Pathology, 18*, 473–506.

Shepherd, J., Cobbe, S. M., Ford, I., Isles, C. G., Ross, L. A., Macfarlane, P. W., Mckillop, J. H., Packard, C. J., & West of Scotland Coronary Prevention Study Group. (1995). Prevention of coronary heart disease with pravastatin in men with hypercholesterolemia. *The New England Journal of Medicine, 333*, 1301–1307.

Smith, W. C., Shewry, M. C., Tunstall-Pedoe, H., Crombie, I. K., & Tavendale, R. (1990). Cardiovascular disease in Edinburgh and north Glasgow – A tale of two cities. *Journal of Clinical Epidemiology, 43*, 637–643.

Staessen, J. A., Fagard, R., Thijs, L., Celis, H., & For the Syst-Eur Trial Investigators. (1997). Randomised double-blind comparison of placebo and active treatment for older patients with isolated systolic hypertension. *Lancet, 350*, 757–764.

The Long-Term Intervention with Pravastatin in Ischaemic Disease (Lipid) Study Group. (1998). Prevention of cardiovascular events and death with pravastatin in patients with coronary heart disease and a broad range of initial cholesterol levels. *New England Journal of Medicine, 339*, 1349–1357.

The Scandinavian Simvastatin Survival Study Group. (1994). Randomised trial of cholesterol lowering in 4444 patients with coronary heart disease: The Scandinavian Simvastatin Survival Study (4S). *The Lancet, 344*, 1383–1389.

Tsakos, G., Sabbah, W., Hingorani, A. D., Netuveli, G., Donos, N., Watt, R. G., & D'Aiuto, F. (2010). Is periodontal inflammation associated with raised blood pressure? Evidence from a National US survey. *Journal of Hypertension, 28*, 2386–2393.

Van der Ploeg, H. P., Chey, T., Korda, R. J., Banks, E., & Bauman, A. (2012). Sitting time and all-cause mortality risk in 222 497 Australian adults. *Archives of Internal Medicine, 172*, 494–500.

Verma, N., & Figueredo, V. M. (2014). HDL cholesterol: All hope is not lost after the torcetrapib setback – Emerging therapeutic strategies on the horizon. *American Journal of Therapeutics, 21*, 222–232. doi:10.1097/MJT.0b013e318249a1b5.

Veterans Administration Cooperation Study on Antihypertensive Agents. (1970). Effects of treatment of morbidity in hypertension. Results in patients with diastolic blood pressure averaging 90 through 114 mmHg. *JAMA, 213*, 1143.

Wang, Y., Zhang, Y., Zhang, J., Tang, X., Qian, Y., Gao, P., & Zhu, D. (2013). Association of a functional single-nucleotide polymorphism in the ALDH2 gene with essential hypertension depends on drinking behavior in a Chinese Han population. *Journal of Human Hypertension, 27*, 181–186.

Weber, M. A., Schiffrin, E. L., White, W. B., Mann, S., Lindholm, L. H., Kenerson, J. G., Flack, J. M., Carter, B. L., Materson, B. J., Ram, C. V. S., Cohen, D. L., Cadet, J.-C., Jean-Charles, R. R., Taler, S., Kountz, D., Townsend, R. R., Chalmers, J., Ramirez, A. J., Bakris, G. L., Wang, J., Schutte, A. E., Bisognano, J. D., Touyz, R. M., Sica, D., & Harrap, S. B. (2014). Clinical practice guidelines for the management of hypertension in the community. *The Journal of Clinical Hypertension, 16*, 14–26.

Wild, S., Roglic, G., Green, A., Sicree, R., & King, H. (2004). Global prevalence of diabetes: Estimates for the year 2000 and projections for 2030. *Diabetes Care, 27*, 1047–1053.

Wing, L., Reid, C., Ryan, P., Beilin, L., Brown, M., Jennings, G., Johnston, C., Mcneil, J., Marley, J., Morgan, T., Shaw, J., Steven, I., & West, M. (2003). A comparison of outcomes with angiotensin-converting-enzyme inhibitors and diuretics for the treatment of hypertension in the elderly. *New England Journal of Med, 348*, 583–592.

Yusuf, S., Hawken, S., Ounpuu, S., Dans, T., Avezum, A., Lanas, F., Mcqueen, M., Budaj, A., Pais, P., Varigos, J., & Lisheng, L. (2004). Effect of potentially modifiable risk factors associated with myocardial infarction in 52 countries (the INTERHEART study): Case-control study. *Lancet, 364*, 937–952.

Zacher, M., Bayly, M., Brennan, E., Dono, J., Miller, C., Durkin, S., Scollo, M., & Wakefield, M. (2014). Personal tobacco pack display before and after the introduction of plain packaging with larger pictorial health warnings in Australia: An observational study of outdoor café strips. *Addiction, 109*, 653–662.

第 5 章　心血管系统的危险因素：生活方式的作用

Gautam Vaddadi

目录

摘要

　　心血管疾病(cardiovascular disease,CVD)是造成发达国家人口死亡和残疾的主要原因。生活方式因素被认为占全世界心肌梗死的归因危险度的90%。吸烟、血脂异常、高血压、糖尿病、腹部肥胖、食用水果和蔬菜、心理社会因素和体育活动是这一风险的关键因素。减少心血管疾病风险的干预措施,如运动、戒烟和改变饮食习惯,在任何年龄都有降低心血管疾病风险的价值;然而,从儿童时期甚至从受孕开始就选择正确的生活方式,对减轻疾病的长期负担可能有最大的影响。"静坐时间"现在被认为会增加心血管疾病的风险,即使是那些在其他时间进行体育锻炼的人。每天坐 10 小时以上会增加全因死亡率。看电视是 CVD 风险的强有力预测因素,并且比"屏幕时间"(包括视频游戏)更为深刻。这可能与看电视时吃零食和饮食选择不当有关。如果我们要减少心血管疾病,就必须在我们的"西方"社会运作方式上进行范式转换。基础设施、旅行、汽车使用、工作模式、食品工业以及从出生到坟墓的教育都需要根本性变革。

关键词

心血管(Cardiovascular)·心肌梗死(Myocardial infarction)·高血压(Hypertension)·肥胖(Obesity)·坐位(Sitting)

缺血性心血管疾病是发达国家死亡和残疾的主要原因(Murray,Lopez 2013)。在全球范围内,它被认为是占每年有 1 730 万人死亡(Laslett et al. 2012)并包括以下常见情况:

- 缺血性心脏病
- 脑血管病(卒中)
- 外周血管疾病
- 主动脉的动脉粥样硬化疾病,包括主动脉瘤

在 Framingham 心脏研究中,40 岁时男性患冠心病的终生风险为 42.4%,女性为 24.9%(Lloyd-Jones et al. 1999)。1/3 的男性,1/4 的女性在 70 岁时终身患病风险仍然很高。在发达国家,缺血性心脏病的负担在 1990 年至 2010 年期间上升 29%,其中 55% 的增长是由人口增长和衰老相结合(Moran et al. 2014)。世界卫生组织称"冠心病(coronary heart disease,CHD)现在是全球死亡的主要原因;它正在崛起,并已成为一个不受国界限制的真正大流行病。"

健康的生活方式对预防心血管疾病至关重要,是影响全球发病率和死亡率的主要原因。具有预防性生活方式的措施可改变 CVD 的许多风险因素。在 INTERHEART 人群研究中,在 52 个国家评估了可能改变的心肌梗死风险因素。全世界男女性别和所有年龄组心肌梗死的 90% 可归因风险可能是可改变的,包括吸烟、血脂异常、高血压、糖尿病、腹部肥胖、心理社会因素,每日食用水果和蔬菜,经常饮酒和体力消耗活动(Yusuf et al. 2004)。预防从年轻时开始,最好在怀孕期间开始,并且是终生的。遗憾的是,我们对预防心血管疾病的关注大部分始于中年及以后。有证据表明,CVD 的风险在很小的时候就开始了。还证明了孕期子宫内暴露于危险因素。

第二次世界大战的荷兰饥荒期间怀孕的妇女的后代中发挥了作用

（Eriksson et al. 1999；Forsen et al. 1999）风险因素干预确实导致 CVD 事件发生率降低。最近，发达国家冠心病死亡率稳步下降，部分原因是药物和冠状动脉介入治疗（支架和搭桥手术）等治疗进展。风险因素的变化约占这种影响的一半（Capewell 1999；Perk et al. 2012）。人们普遍认为，人口水平的生活方式干预需要数十年时间才能对心血管事件发生率产生影响，但事实上，大量数据支持了生活方式干预措施，如戒烟和饮食改变（更多的水果和蔬菜，较少的肉/动物脂肪）可导致人群中 CVD 事件发生率的快速变化（数月至数年）（Capewell，O'Flaherty 2011）。因此，生活方式干预可能在减轻全球心血管疾病负担方面发挥巨大作用，特别是如果采用这些干预措施整个生命。

饮食的作用

"你就是你吃的东西"的谚语很贴切。越来越多地证明膳食因素在 CVD 可改变的危险因素的发展中起主要作用。人口的膳食水平变化已被证明对心血管疾病事件和死亡率有快速影响（Capewell，O'Flaherty 2011）。均衡健康饮食应包含以下内容：

- 饱和脂肪 < 总能量摄入量的 10%。脂肪摄入量被多不饱和脂肪和单不饱和脂肪取代。
- 反式不饱和脂肪绝对最低，理想情况下，这些不应存在于加工食品中。
- 每天 <5g 盐（PURE 钠研究的最新数据（O'Donnellet al. 2014）表明目前的指导方针 1.5g/d 的一般人群的盐摄入量非常低是不利的，3~4g/d 的区域是合理的）。
- 每天 30~45g 纤维来自水果，全谷物和蔬菜。
- 每天 2~3 份水果。
- 每天 2~3 份蔬菜。
- 鱼 1~2 次/周（鲑鱼等油性鱼类首选）。
- 男性每天限制饮用两种标准饮品，女性饮用一次。

脂肪

50 多年来，人们已认识到用多不饱和脂肪代替饮食中的饱和脂肪会降低血清胆固醇。然而，饱和脂肪摄入对 CVD 发生的影响仍存在争议。

一系列研究支持这样一种观点，即用多不饱和脂肪替代饱和脂肪中 1% 的能量会使冠心病的风险降低 2%~3%（Astrup et al. 2011）没有显示用碳水化合物或单不饱和脂肪代替饱和脂肪的情况。不饱和脂肪基本上是"好脂肪"。多不饱和脂肪(polyunsaturated fats,PUFA)在用于替代饮食中的饱和脂肪时会降低 LDL 胆固醇水平。多不饱和脂肪酸可以分为两个主要亚组,n-6 脂肪酸主要来自植物,n-3 脂肪酸通常在油性鱼中发现。二十碳五烯酸(eicosapentaenoicacid,EPA)和二十二碳六烯酸(docosahexaenoicacid,DHA)是 n-3 家族 PUFA 的成员,已被证明可降低 CHD 死亡率(He et al. 2004)这被认为可能代表抗心律失常作用。有趣的是,已证明也是不饱和的"反式"脂肪可增加胆固醇并降低 HDL。这些是好脂肪的几何异构体,基本上是镜像。但是这种微小的差异会导致物理性质的微妙变化,从而对人类健康产生致命的后果。一项荟萃分析显示,每日能量消耗仅为 2% 的反式脂肪摄入量增加与 CHD 风险增加 23% 相关(Mensink,Katan 1990;Michels,Sacks 1995;Mozaffarian et al. 2006)反式脂肪通常存在于商业生产的油炸和烘焙食品中。摄入量应该被控制到几乎为零。

盐

高钠摄入量与血压升高密切相关,可以说是 CVD 最重要的可改变风险因素之一。目前在确定适合一般健康人群的钠摄入量方面存在很大争议。目前的指南主张最多摄入 2.3g 钠(澳大利亚国家心脏基金会),1.5g/d 的水平是美国心脏协会设定的钠摄入量(He,MacGregor 2001;2013)PURE 钠研究(O'Donnellet al. 2014),调查钠与健康结果之间联系的最大研究,对这些建议产生了怀疑。它表明,世界上任何地方的人口实际上都没有达到目前的钠摄入量目标。此外,在健康人群中,只有那些摄入量超过 5g/d 的钠(非常高)的人对血压和心血管结果有不良影响。这项新研究可能会导致盐摄入量指南发生重大转变,因为它适用于健康的一般人群。应该注意的是,高血压患者和老年人仍可从更低的钠摄入量中受益,更符合现行指南。加工食品被认为占我们钠摄入量的约 75%。所有预防 CVD 的指南都强烈主张少量摄入各种加工食品。

钾、维生素和纤维

钾主要来自水果和蔬菜,典型的例子是香蕉。高钾摄入量将导致尿液中钠排泄增加,以维持阳离子平衡。高钾摄入量已被证明可使卒中风险降低多达 40%(Mac Gregor 2001)。维生素 A,E,B6,叶酸和 B12 没有令人信服的数据支持它们用于预防 CVD(Perk et al 2012)。膳食纤维含量高的饮食通过不明确的机制赋予 CHD 风险降低的风险。纤维对脂质水平具有有益作用并且降低餐后状态中的葡萄糖水平,因此潜在地降低高胰岛素水平的有害作用。美国心脏协会建议每天至少使用 25g 纤维。

水果和蔬菜

富含新鲜水果和蔬菜的饮食可降低 CVD 的风险。我们的大部分数据来自前瞻性队列研究,这些研究可能会因为大量水果和蔬菜的人与吸烟,饱和脂肪摄入量和身体活动等其他方式不同的人有所不同。已尝试在统计学上纠正这些偏倚,并且荟萃分析显示每天每增加一份水果和蔬菜,CHD 风险降低 4%,卒中风险降低 5%(Dauchet et al. 2004,2005,2006)。由于各种原因,水果和蔬菜可能有益,包括作为纤维的主要来源。它们富含钾,因此可以帮助降低钠摄入量和血压。这在 DASH 试验中得到证实,该试验显示干预组血压明显降低可归因于新鲜水果和蔬菜的高消耗(Appel et al. 1997,Greenland 2001,Sacks et al. 2001)。

鱼

鱼富含 n-3 多不饱和脂肪酸,这被认为是鱼类赋予心血管保护的原因。每周至少吃一次鱼会使患冠心病的风险降低 15%(He et al. 2004)。据估计,一般人群中鱼类摄入量的适度增加可导致冠心病死亡率降低 36%,全因死亡率降低 17%(Mozaffarian,Rimm 2006)。欧洲指南推荐每周两份鱼,一份是油性鱼。

软饮料

在美国,含糖软饮料占每日卡路里摄入量的很大比例。在儿童和青少年中 10%~15% 的卡路里摄入量可能来自这些产品(Perk et al. 2012)经常食用含糖饮料(每天 1~2 次)与女性患冠心病的风险相比,即使根据其他不健康的生活方式因素进行调整,每月服用 1 次也会增加 35%。经常饮用软饮料与肥胖和 2 型糖尿病有关,人工增甜的软饮料与冠心病无关(Fung et al. 2009)。

地中海饮食

地中海饮食被认为是南欧与 CHD 死亡率相比较低的原因,而在北欧与胆固醇水平无关。这种饮食主要是迄今为止讨论的许多食物和饮食选择,包括水果和蔬菜、多不饱和脂肪、橄榄油、豆类、谷物、纤维及低脂肪和饱和动物脂肪。下图显示了胆固醇水平导致的 CHD 死亡率的显著区域差异(图 1)。

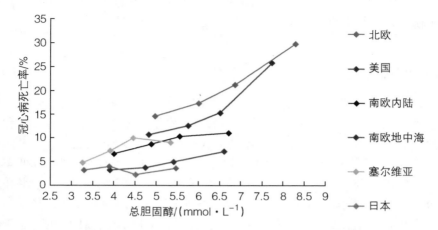

图1　七国研究中不同队列的 25 年冠心病累积死亡率(基于总胆固醇水平的基线四分位数,经过年龄、吸烟和血压调整后)

身体活动,静止和锻炼

　　有氧运动已被证明可减少健康受试者,有风险因素的人和有潜在冠心病的患者的心血管疾病(Perk et al. 2012)。有氧运动具有积极效果,包括降低血压,改善血糖控制,减缓 2 型糖尿病发作,增强冠状动脉血流和心脏内微循环,可保护心脏免受心肌梗死的损害。一项针对 55 137 名成年人的研究中,与非跑步者相比,休闲跑步使全因死亡率降低了 30%,心血管死亡率风险降低 15%(15 年)(Lee et al. 2014)。相反,久坐不动的活动,如驾车和看电视(Stamatakis et al. 2013)从儿童时期开始增加心血管疾病风险(Smith et al. 2014)。玩电脑游戏和其他“主动”屏幕活动可能不会对心血管疾病风险产生同样的负面影响,可能是由于不良的“零食习惯”和电视观看之间的联系(Ouwens et al. 2012)。最近发表的一项为期 32 年的英国队列研究表明,儿童时期的电视观看时间可追溯到成年期,这表明我们应该更加重视早期生活方式的干预,以减少危险的行为选择(Smith et al. 2014)。越来越多的职业和休闲时间的体力活动与大多数心血管疾病风险因素呈负相关,并且与心肌梗死风险降低独立相关(Held et al. 2012)。然而,与职业相关的剧烈运动与风险降低无显著相关性。这些关系在男女和年轻人和老年人中都是一致的(Held et al. 2012)。全球范围内,越来越多使用与久坐不动的生活方式相关的技术,例如电视和汽车。INTERHEART 研究显示,汽车和电视的所有权与所有经济和地理区域的 CVD 风险之间存在负面关系。此外,汽车或电视的所有权是心肌梗死的独立风险因素(Held et al. 2012)。每天躺着过多时间与心血管死亡率增加有关；在那些身体活跃的人中，这种效应持续改善（Holtermann et al. 2014）。

静坐是我们许多人开展的活动，驾驶汽车，乘坐火车，在办公桌上和餐馆里，仅举几例。越来越多的证据支持这样的观点，坐着的时间增加我们患 CVD 的风险，即使在其他闲暇时间身体活动的人也是如此（Owen et al. 2010；van Uffelen et al. 2010；Gardiner et al. 2011）。丹麦最近一项研究表明，与每天坐 6 小时以上的人相比，每天超过 10 小时的过度坐位时间与全因死亡率增加有关（Bjork Petersen et al. 2014）。在坐姿时间较长的身体不活动的成年人中，这种影响尤为明显。这一证据支持在工作、家庭和社会各个层面上改变生活方式的必要性。

运动的积极影响似乎延伸到男女和包括老年人在内的所有年龄组。在欧盟，估计人口 <50% 参与定期的有氧休闲活动或与工作有关的体育活动（Perk et al. 2012）。运动引起的不良心血管事件风险极低；然而，和那些经常体育锻炼的人相比大量体育锻炼的人偶尔会出现更高的急性心脏事件风险（Thompson et al. 2007）。因此，建议人们逐步开始锻炼计划，目标应该是每周进行 5 次有氧运动。在一般人群中开始运动之前对心脏病进行医学检查是有争议的。理论上来说建议筛查应根据患者的心血管风险特征和他们希望进行的运动类型进行调整，特别是中年及以后。

酒精

2010 年，由于一系列不良反应，包括创伤、癌症、心血管疾病和肝硬化，酒精消费量估计是全球大于 250 万人死亡的因素（Lim et al. 2012）。一系列研究表明，低至中等常规饮酒可降低心肌梗死（心脏病发作）的风险（Mukamal. 2003，2006，2010，Ronksley，2011）。这些研究都是在高收入国家进行的，因此我们无法将数据推广到所有国家和民族。INTERHEART 研究是一项病例对照研究，对来自亚洲、欧洲、中东、非洲、澳大利亚和美洲的 52 个国家的 12 461 名首次心肌梗死患者和 14 637 名年龄和性别匹配的对照者进行了病例对照研究（Leong et al. 2014）。作者发现，在所有患者中，前 12 个月的饮酒量与 MI 风险显著降低相关，为 6%~20%（$P<0.001$）。女性和 45 岁以上的人受益更大，但仅限于每周饮酒 4 次的人。值得注意的是，酒精在孟加拉国、印度、尼泊尔、巴基斯坦和斯里兰卡没有保护作用，这并不被认为是遗传因素保护效应适用于居住在外面的南亚族群的人该区域。在 24 小时内大量饮酒（> 6 次饮酒）与整个队列中 MI 风险增加 40% 相关（$P = 0.01$），进一步支持现有数据（Leon et al 2007a，b）。

体重

身体脂肪含量,特别是腹部脂肪和内脏脂肪组织(器官周围的脂肪),现在被公认为是 CVD 风险的重要原因。超重和肥胖都与心血管疾病死亡风险增加相关(Haslam,James 2005)。全因死亡率与肥胖程度[体重指数(body mass index,BMI)]之间存在渐进的线性关系。BMI 在 20~25kg/m² 之间与最低死亡率相关。在 30~35kg/m²,中位生存期减少 2~4 年;在 40~45kg/m²,减少 8~10 年(这与吸烟的影响相当)(前瞻性研究等 2009)。

肥胖悖论

值得注意的是,超重或肥胖的患者在确定冠状动脉疾病时的预后比冠心病患者和正常的 BMI 患者预后更好(Lavie 2009a,b;Hastie 2010)。原因尚不清楚,并且与增加 BMI 对一般人群健康结果的明显有害影响不一致。

结论

生活方式因素在心血管疾病的发展中起着关键作用。需鼓励整个社会对我们的日常生活习惯进行根本性改变。我们需多吃新鲜水果和蔬菜;减少我们对饱和脂肪、动物脂肪和加工食品的消费;并增加身体活动。体育活动和锻炼需要在闲暇时间进行,并与我们的工作和交通相结合。西部城市的结构变化鼓励步行、骑自行车和其他公共交通方式,这将有助于降低心血管疾病的风险。这将要求人们工作生活距离要接近,并获得快速有效的公共交通,以减少对汽车的依赖。最后,生活方式干预必须从出生开始,以便"推动"我们走向更健康的选择,这种干预必须在整个生命中持续下去。

(魏泽高 译,陈发展、吴婉淳 校)

参考文献

Appel, L. J., Moore, T. J., Obarzanek, E., Vollmer, W. M., Svetkey, L. P., Sacks, F. M., Bray, G. A., Vogt, T. M., Cutler, J. A., Windhauser, M. M., Lin, P. H., & Karanja, N. (1997). A clinical trial of the effects of dietary patterns on blood pressure. DASH Collaborative Research Group. *New England Journal of Medicine, 336*(16), 1117–1124.

Astrup, A., Dyerberg, J., Elwood, P., Hermansen, K., Hu, F. B., Jakobsen, M. U., Kok, F. J., Krauss, R. M., Lecerf, J. M., LeGrand, P., Nestel, P., Riserus, U., Sanders, T., Sinclair, A., Stender, S., Tholstrup, T., & Willett, W. C. (2011). The role of reducing intakes of saturated fat in the prevention of cardiovascular disease: Where does the evidence stand in 2010? *American Journal of Clinical Nutrition, 93*(4), 684–688.

Bjork Petersen, C., Bauman, A., Gronbaek, M., Wulff Helge, J., Thygesen, L. C., & Tolstrup, J. S. (2014). Total sitting time and risk of myocardial infarction, coronary heart disease and all-cause mortality in a prospective cohort of Danish adults. *International Journal of Behavioral Nutrition and Physical Activity, 11*, 13.

Capewell, S. (1999). Survival trends, coronary event rates, and the MONICA project. Monitoring trends and determinants in cardiovascular disease. *Lancet, 354*(9181), 862–863. author reply 863-864.

Capewell, S., & O'Flaherty, M. (2011). Rapid mortality falls after risk-factor changes in populations. *Lancet, 378*(9793), 752–753.

Dauchet, L., Ferrieres, J., Arveiler, D., Yarnell, J. W., Gey, F., Ducimetiere, P., Ruidavets, J. B., Haas, B., Evans, A., Bingham, A., Amouyel, P., & Dallongeville, J. (2004). Frequency of fruit and vegetable consumption and coronary heart disease in France and northern Ireland: The PRIME study. *British Journal of Nutrition, 92*(6), 963–972.

Dauchet, L., Amouyel, P., & Dallongeville, J. (2005). Fruit and vegetable consumption and risk of stroke: A meta-analysis of cohort studies. *Neurology, 65*(8), 1193–1197.

Dauchet, L., Amouyel, P., Hercberg, S., & Dallongeville, J. (2006). Fruit and vegetable consumption and risk of coronary heart disease: A meta-analysis of cohort studies. *Journal of Nutrition, 136*(10), 2588–2593.

Eriksson, J. G., Forsen, T., Tuomilehto, J., Winter, P. D., Osmond, C., & Barker, D. J. (1999). Catch-up growth in childhood and death from coronary heart disease: Longitudinal study. *BMJ, 318*(7181), 427–431.

Forsen, T., Eriksson, J. G., Tuomilehto, J., Osmond, C., & Barker, D. J. (1999). Growth in utero and during childhood among women who develop coronary heart disease: Longitudinal study. *BMJ, 319*(7222), 1403–1407.

Fung, T. T., Malik, V., Rexrode, K. M., Manson, J. E., Willett, W. C., & Hu, F. B. (2009). Sweetened beverage consumption and risk of coronary heart disease in women. *American Journal of Clinical Nutrition, 89*(4), 1037–1042.

Gardiner, P. A., Healy, G. N., Eakin, E. G., Clark, B. K., Dunstan, D. W., Shaw, J. E., Zimmet, P. Z., & Owen, N. (2011). Associations between television viewing time and overall sitting time with the metabolic syndrome in older men and women: The Australian Diabetes, Obesity and Lifestyle study. *Journal of American Geriatrics Society, 59*(5), 788–796.

Greenland, P. (2001). Beating high blood pressure with low-sodium DASH. *New England Journal of Medicine, 344*(1), 53–55.

Haslam, D. W., & James, W. P. (2005). Obesity. *Lancet, 366*(9492), 1197–1209.

Hastie, C. E., Padmanabhan, S., Slack, R., Pell, A. C., Oldroyd, K. G., Flapan, A. D., Jennings, K. P., Irving, J., Eteiba, H., Dominiczak, A. F., & Pell, J. P. (2010). Obesity paradox in a cohort of 4880 consecutive patients undergoing percutaneous coronary intervention. *European Heart Journal, 31*(2), 222–226.

He, F. J., & MacGregor, G. A. (2001). Fortnightly review: Beneficial effects of potassium. *BMJ, 323*(7311), 497–501.

He, K., Song, Y., Daviglus, M. L., Liu, K., Van Horn, L., Dyer, A. R., & Greenland, P. (2004). Accumulated evidence on fish consumption and coronary heart disease mortality: A meta-analysis of cohort studies. *Circulation, 109*(22), 2705–2711.

He, F. J., Li, J., & Macgregor, G. A. (2013). Effect of longer term modest salt reduction on blood pressure: Cochrane systematic review and meta-analysis of randomised trials. *BMJ, 346*, f1325.

Held, C., Iqbal, R., Lear, S. A., Rosengren, A., Islam, S., Mathew, J., & Yusuf, S. (2012). Physical activity levels, ownership of goods promoting sedentary behaviour and risk of myocardial infarction: Results of the INTERHEART study. *European Heart Journal, 33*(4), 452–466.

Holtermann, A., Mork, P. J., & Nilsen, T. I. (2014). Hours lying down per day and mortality from all-causes and cardiovascular disease: The HUNT study, Norway. *European Journal of*

Epidemiology, 29(8), 559–565.

Laslett, L. J., Alagona, P., Jr., Clark, B. A., 3rd, Drozda, J. P., Jr., Saldivar, F., Wilson, S. R., Poe, C., & Hart, M. (2012). The worldwide environment of cardiovascular disease: Prevalence, diagnosis, therapy, and policy issues: A report from the American College of Cardiology. *Journal of the American College of Cardiology, 60*(25 Suppl), S1–S49.

Lavie, C. J., Milani, R. V., Artham, S. M., Patel, D. A., & Ventura, H. O. (2009a). The obesity paradox, weight loss, and coronary disease. *American Journal of Medicine, 122*(12), 1106–1114.

Lavie, C. J., Milani, R. V., & Ventura, H. O. (2009b). Obesity and cardiovascular disease: Risk factor, paradox, and impact of weight loss. *Journal of the American College of Cardiology, 53* (21), 1925–1932.

Lee, D. C., Pate, R. R., Lavie, C. J., Sui, X., Church, T. S., & Blair, S. N. (2014). Leisure-time running reduces all-cause and cardiovascular mortality risk. *Journal of the American College of Cardiology, 64*(5), 472–481.

Leon, D. A., Saburova, L., Tomkins, S., Andreev, E., Kiryanov, N., McKee, M., & Shkolnikov, V. M. (2007a). Hazardous alcohol drinking and premature mortality in Russia: A population based case-control study. *Lancet, 369*(9578), 2001–2009.

Leon, D. A., Saburova, L., Tomkins, S., McKee, M., & Shkolnikov, V. M. (2007b). Alcohol consumption and public health in Russia. *Lancet, 370*(9587), 561.

Leong, D. P., Smyth, A., Teo, K. K., McKee, M., Rangarajan, S., Pais, P., Liu, L., Anand, S. S., Yusuf, S., & I. Investigators. (2014). Patterns of alcohol consumption and myocardial infarction risk: Observations from 52 countries in the INTERHEART case-control study. *Circulation, 130*(5), 390–398.

Lim, S. S., Vos, T., Flaxman, A. D., Danaei, G., Shibuya, K., Adair-Rohani, H., Amann, M., Anderson, H. R., Andrews, K. G., Aryee, M., Atkinson, C., Bacchus, L. J., Bahalim, A. N., Balakrishnan, K., Balmes, J., Barker-Collo, S., Baxter, A., Bell, M. L., Blore, J. D., Blyth, F., Bonner, C., Borges, G., Bourne, R., Boussinesq, M., Brauer, M., Brooks, P., Bruce, N. G., Brunekreef, B., Bryan-Hancock, C., Bucello, C., Buchbinder, R., Bull, F., Burnett, R. T., Byers, T. E., Calabria, B., Carapetis, J., Carnahan, E., Chafe, Z., Charlson, F., Chen, H., Chen, J. S., Cheng, A. T., Child, J. C., Cohen, A., Colson, K. E., Cowie, B. C., Darby, S., Darling, S., Davis, A., Degenhardt, L., Dentener, F., Des Jarlais, D. C., Devries, K., Dherani, M., Ding, E. L., Dorsey, E. R., Driscoll, T., Edmond, K., Ali, S. E., Engell, R. E., Erwin, P. J., Fahimi, S., Falder, G., Farzadfar, F., Ferrari, A., Finucane, M. M., Flaxman, S., Fowkes, F. G., Freedman, G., Freeman, M. K., Gakidou, E., Ghosh, S., Giovannucci, E., Gmel, G., Graham, K., Grainger, R., Grant, B., Gunnell, D., Gutierrez, H. R., Hall, W., Hoek, H. W., Hogan, A., Hosgood, H. D., 3rd, Hoy, D., Hu, H., Hubbell, B. J., Hutchings, S. J., Ibeanusi, S. E., Jacklyn, G. L., Jasrasaria, R., Jonas, J. B., Kan, H., Kanis, J. A., Kassebaum, N., Kawakami, N., Khang, Y. H., Khatibzadeh, S., Khoo, J. P., Kok, C., Laden, F., Lalloo, R., Lan, Q., Lathlean, T., Leasher, J. L., Leigh, J., Li, Y., Lin, J. K., Lipshultz, S. E., London, S., Lozano, R., Lu, Y., Mak, J., Malekzadeh, R., Mallinger, L., Marcenes, W., March, L., Marks, R., Martin, R., McGale, P., McGrath, J., Mehta, S., Mensah, G. A., Merriman, T. R., Micha, R., Michaud, C., Mishra, V., Mohd Hanafiah, K., Mokdad, A. A., Morawska, L., Mozaffarian, D., Murphy, T., Naghavi, M., Neal, B., Nelson, P. K., Nolla, J. M., Norman, R., Olives, C., Omer, S. B., Orchard, J., Osborne, R., Ostro, B., Page, A., Pandey, K. D., Parry, C. D., Passmore, E., Patra, J., Pearce, N., Pelizzari, P. M., Petzold, M., Phillips, M. R., Pope, D., Pope, C. A., 3rd, Powles, J., Rao, M., Razavi, H., Rehfuess, E. A., Rehm, J. T., Ritz, B., Rivara, F. P., Roberts, T., Robinson, C., Rodriguez-Portales, J. A., Romieu, I., Room, R., Rosenfeld, L. C., Roy, A., Rushton, L., Salomon, J. A., Sampson, U., Sanchez-Riera, L., Sanman, E., Sapkota, A., Seedat, S., Shi, P., Shield, K., Shivakoti, R., Singh, G. M., Sleet, D. A., Smith, E., Smith, K. R., Stapelberg, N. J., Steenland, K., Stockl, H., Stovner, L. J., Straif, K., Straney, L., Thurston, G. D., Tran, J. H., Van Dingenen, R., van Donkelaar, A., Veerman, J. L., Vijayakumar, L., Weintraub, R., Weissman, M. M., White, R. A., Whiteford, H., Wiersma, S. T., Wilkinson, J. D., Williams,

H. C., Williams, W., Wilson, N., Woolf, A. D., Yip, P., Zielinski, J. M., Lopez, A. D., Murray, C. J., Ezzati, M., AlMazroa, M. A., & Memish, Z. A. (2012). A comparative risk assessment of burden of disease and injury attributable to 67 risk factors and risk factor clusters in 21 regions, 1990–2010: A systematic analysis for the Global Burden of Disease Study 2010. *Lancet, 380* (9859), 2224–2260.

Lloyd-Jones, D. M., Larson, M. G., Beiser, A., & Levy, D. (1999). Lifetime risk of developing coronary heart disease. *Lancet, 353*(9147), 89–92.

Mensink, R. P., & Katan, M. B. (1990). Effect of dietary trans fatty acids on high-density and low-density lipoprotein cholesterol levels in healthy subjects. *New England Journal of Medicine, 323*(7), 439–445.

Michels, K., & Sacks, F. (1995). Trans fatty acids in European margarines. *New England Journal of Medicine, 332*(8), 541–542.

Moran, A. E., Forouzanfar, M. H., Roth, G. A., Mensah, G. A., Ezzati, M., Flaxman, A., Murray, C. J., & Naghavi, M. (2014). The global burden of ischemic heart disease in 1990 and 2010: The Global Burden of Disease 2010 study. *Circulation, 129*(14), 1493–1501.

Mozaffarian, D., & Rimm, E. B. (2006). Fish intake, contaminants, and human health: Evaluating the risks and the benefits. *JAMA, 296*(15), 1885–1899.

Mozaffarian, D., Katan, M. B., Ascherio, A., Stampfer, M. J., & Willett, W. C. (2006). Trans fatty acids and cardiovascular disease. *New England Journal of Medicine, 354*(15), 1601–1613.

Mukamal, K. J., Conigrave, K. M., Mittleman, M. A., Camargo, C. A., Jr., Stampfer, M. J., Willett, W. C., & Rimm, E. B. (2003). Roles of drinking pattern and type of alcohol consumed in coronary heart disease in men. *New England Journal of Medicine, 348*(2), 109–118.

Mukamal, K. J., Chiuve, S. E., & Rimm, E. B. (2006). Alcohol consumption and risk for coronary heart disease in men with healthy lifestyles. *Archives of Internal Medicine, 166*(19), 2145–2150.

Mukamal, K. J., Chen, C. M., Rao, S. R., & Breslow, R. A. (2010). Alcohol consumption and cardiovascular mortality among U.S. adults, 1987 to 2002. *Journal of the American College of Cardiology, 55*(13), 1328–1335.

Murray, C. J., & Lopez, A. D. (2013). Measuring the global burden of disease. *New England Journal of Medicine, 369*(5), 448–457.

O'Donnell, M., Mente, A., Rangarajan, S., McQueen, M. J., Wang, X., Liu, L., Yan, H., Lee, S. F., Mony, P., Devanath, A., Rosengren, A., Lopez-Jaramillo, P., Diaz, R., Avezum, A., Lanas, F., Yusoff, K., Iqbal, R., Ilow, R., Mohammadifard, N., Gulec, S., Yusufali, A. H., Kruger, L., Yusuf, R., Chifamba, J., Kabali, C., Dagenais, G., Lear, S. A., Teo, K., Yusuf, S., & P. Investigators. (2014). Urinary sodium and potassium excretion, mortality, and cardiovascular events. *New England Journal of Medicine, 371*(7), 612–623.

Ouwens, M. A., Cebolla, A., & van Strien, T. (2012). Eating style, television viewing and snacking in pre-adolescent children. *Nutrición Hospitalaria, 27*(4), 1072–1078.

Owen, N., Healy, G. N., Matthews, C. E., & Dunstan, D. W. (2010). Too much sitting: The population health science of sedentary behavior. *Exercise and Sport Sciences Reviews, 38*(3), 105–113.

Perk, J., De Backer, G., Gohlke, H., Graham, I., Reiner, Z., Verschuren, M., Albus, C., Benlian, P., Boysen, G., Cifkova, R., Deaton, C., Ebrahim, S., Fisher, M., Germano, G., Hobbs, R., Hoes, A., Karadeniz, S., Mezzani, A., Prescott, E., Ryden, L., Scherer, M., Syvanne, M., Scholte op Reimer, W. J., Vrints, C., Wood, D., Zamorano, J. L., Zannad, F., P. European Association for Cardiovascular, Rehabilitation, & E. S. C. C. f. P. Guidelines. (2012). European Guidelines on cardiovascular disease prevention in clinical practice (version 2012). The Fifth Joint Task Force of the European Society of Cardiology and Other Societies on Cardiovascular Disease Prevention in Clinical Practice (constituted by representatives of nine societies and by invited experts). *European Heart Journal, 33*(13), 1635–1701.

Prospective Studies C., Whitlock, G., Lewington, S., Sherliker, P., Clarke, R., Emberson, J., Halsey, J., Qizilbash, N., Collins, R., & Peto, R. (2009). Body-mass index and cause-specific mortality in 900 000 adults: Collaborative analyses of 57 prospective studies. *Lancet, 373* (9669), 1083–1096.

Ronksley, P. E., Brien, S. E., Turner, B. J., Mukamal, K. J., & Ghali, W. A. (2011). Association of alcohol consumption with selected cardiovascular disease outcomes: A systematic review and meta-analysis. *BMJ, 342*, d671.

Sacks, F. M., Svetkey, L. P., Vollmer, W. M., Appel, L. J., Bray, G. A., Harsha, D., Obarzanek, E., Conlin, P. R., Miller, E. R., 3rd, Simons-Morton, D. G., Karanja, N., Lin, P. H., & D. A.-S. C. R. Group. (2001). Effects on blood pressure of reduced dietary sodium and the Dietary Approaches to Stop Hypertension (DASH) diet. DASH-Sodium Collaborative Research Group. *New England Journal of Medicine, 344*(1), 3–10.

Smith, L., Gardner, B., & Hamer, M. (2014). Childhood correlates of adult TV viewing time: A 32-year follow-up of the 1970 British Cohort Study. *Journal of Epidemiology and Community Health.* doi:10.1136/jech-2014-204365.

Stamatakis, E., Coombs, N., Jago, R., Gama, A., Mourao, I., Nogueira, H., Rosado, V., & Padez, C. (2013). Type-specific screen time associations with cardiovascular risk markers in children. *American Journal of Preventive Medicine, 44*(5), 481–488.

Thompson, P. D., Franklin, B. A., Balady, G. J., Blair, S. N., Corrado, D., Estes, N. A., 3rd, Fulton, J. E., Gordon, N. F., Haskell, W. L., Link, M. S., Maron, B. J., Mittleman, M. A., Pelliccia, A., Wenger, N. K., Willich, S. N., Costa, F., American Heart Association Council on Nutrition, Metabolism, Physical Activity, American Heart Association Council on Clinical Cardiology, & American College of Sports Medicine. (2007). Exercise and acute cardiovascular events placing the risks into perspective: A scientific statement from the American Heart Association Council on Nutrition, Physical Activity, and Metabolism and the Council on Clinical Cardiology. *Circulation, 115*(17), 2358–2368.

van Uffelen, J. G., Wong, J., Chau, J. Y., van der Ploeg, H. P., Riphagen, I., Gilson, N. D., Burton, N. W., Healy, G. N., Thorp, A. A., Clark, B. K., Gardiner, P. A., Dunstan, D. W., Bauman, A., Owen, N., & Brown, W. J. (2010). Occupational sitting and health risks: A systematic review. *American Journal of Preventive Medicine, 39*(4), 379–388.

Yusuf, S., Hawken, S., Ounpuu, S., Dans, T., Avezum, A., Lanas, F., McQueen, M., Budaj, A., Pais, P., Varigos, J., Lisheng, L., & INTERHEART Study Investigators. (2004). Effect of potentially modifiable risk factors associated with myocardial infarction in 52 countries (the INTERHEART study): Case-control study. *Lancet, 364*(9438), 937–952.

第6章 吸烟与心血管疾病:压力在吸烟中的作用

Don Byrne,Jason Mazanov

目录

摘要

对于心血管疾病(cardiovascular disease,CVD)来说,吸烟是公认的重要危险因素。目前有很多关于吸烟行为原因的研究,但很少有研究对于吸烟是一种通过一套被人们熟知的心理机制的运作而导致这种自发的人类行为产生异议。本章认为精神压力在导致吸烟行为有多方面的作用,其中包括心理疾病。虽然证据多种多样,但是大家比较公认的意见是压力在男性吸烟者维持吸烟行为和烟草使用量的频繁程度这两方面起着重要作用。不仅如此,有越来越多的证据表明青春期感受到的精神压力与在此年龄段的吸烟行为有着因果关系。所以,为解决这一重大问题,一些致力于预防青少年吸烟(同时也能降低成年人 CVD 的发病率)的公共健康项目必须包括减压和压力管理部分。

关键词

吸烟(Cigarette smoking)·心血管疾病风险(Cardiovascular disease risk)·压力(Stress)·负性情绪(Emotional distress)·青少年(Adolescent)

引言

吸烟与心血管疾病

毫无疑问,吸烟已被证实对健康有不良影响。吸烟的确会导致一系列心血管、外周血管以及脑血管的疾病,而且已有确凿流行病学证据(Tanuseputro et al. 2003;LloydJones et al. 2006;Erhardt 2009)。研究范围涵盖跨文化、跨性别以及主动吸烟和被动吸烟。而且,随着人们成功戒烟,CVD 的风险也随之下降(Wannamethee et al. 2005)。研究清楚的病理生理学机制也能够解释吸烟与 CVD 患病风险之间的关系(Ambrose,Barua 2004)。

大样本研究中,虽然吸烟行为在青春期早中期才开始,但 CVD 在患者成年中期或晚期已出现症状。尽管研究结果已被认可,而且随之而来有很多针对早中期成年人预防吸烟项目也开始实施(Byrne,Mazanov 2005),在这个人生重要发展阶段吸烟率依然高居不下。在发达国家,很多人都说自己经常吸烟,且一般女性吸烟率高于男性,而且吸烟不分种族和文化(Ng et al. 2014)。所以,吸烟问题显而易见,一系列后续的实质性研究正在进行以用来探究导致吸烟行为的决定因素,以及一旦开始吸烟后维持吸烟行为的因素。最近一项研究主要侧重于研究青少年最有效的戒烟行为和成年人吸烟戒断策略的有效性。

吸烟行为产生的决定因素

一项研究在全面概述了导致吸烟行为的影响因素之后倾向于认为吸烟是一种社会文化现象。Tyas 和 Pederson(1998)提出 4 类影响因素,包括社会人口学、环境、行为以及自身因素。一些社会人口学因素比如年龄、性别和社会经济地位有不证自明性。种族被证实与吸烟有关,但并没有一致结果,此外,居住地在城市或农村与吸烟的关系并无确凿证据。环境因素包括父母亲的吸烟行为和对吸烟的态度，兄弟姐妹与同伴的影响相当明显。而且，属于国家和个人特质对此的一系列影响受到很多关注，这些我们会在下一章中讨论。许多队列研究证实吸烟的影响因素并不是一些特定因素，也不是这些因素重要程度等级排序，而是多因素的因果模型（如 Byrne，Reinhart 1998）。关于样本量和评估方式的一些方法学上的问题也明显削弱了解释清楚这些证据的能力。然而，一个不可忽视的因素将这些证据结合在一起。吸烟是人类一种自发行为，这种行为的产生和维持很大程度上是通过个体之间与他们的心理社会环境之间复杂动态的互动而形成的。从这种观点出发，预防吸烟或戒烟也遵循一系列心理学法则。当然，关于这些心理学法则是什么的问题，现在仍待解决。

　　据称经历过心理压力之后数十年内可能都和吸烟行为有关。一些领域关注吸烟行为的社会人口学因素和个人人格的作用，然而与这些相反的是，目前很多系统研究在探讨压力对于吸烟行为的影响因素。本章对这些证据进行综述。

压力与吸烟

　　在综述关于压力与吸烟行为的研究中，有很重要的三点需注意。第一，关于压力和吸烟行为的研究很多都是一手资料，缺乏明确的理论基础。第二，之前关于压力的定义和概念现在受到质疑。第三，正如 Nesbitt 的悖论里说到的（Nesbitt 1973），吸烟会导致各种生理和心理反应的变化同时发生。它指出了在关于吸烟和降压中非专业的传闻和临床报告各执一词，相关的理论研究和实证基础也有不同结论。

　　与之相反，一篇非专业文献中的观点逐渐被人们接受，那就是吸烟可以减压，而这种降压的好处助长了吸烟行为。在网上搜索关键词"压力和吸烟"会出现很多网页，大部分除了一些民间智慧（尤其是一些关于原来能够增加吸烟行为的评论），还有多种多样的干预方法来帮助在戒烟期的人们进行压力管理。这些干预方法通常是以其他方式或以证据为基础。也有较少一部分文献间接讨论压力与吸烟的关系。这个关系假说从四十多年前就有人开始研究（Schachter et al. 1977），但很少研究直接证明出它的理论基础：究竟是压力是人们吸烟的原因或部分原因，还是对于那些已吸烟的人们，吸烟仅仅只是增加了买烟的次数，现在还不得而知。

　　关于后一种观点的研究大部分都是间接证据，而且很多都在关注烟民的数量（Spigner et al. 2005），因为在经常吸烟的人群中大部分都是成年人。我们可以在四类人群中发现上述证据：(a) 精神压力的持续累积与吸烟的关系；(b) 患有与压力相关的精神疾病与吸烟的关系；(c) 在职业高压力风险人群中压力和吸烟的关系;(d)压力和其对人们尝试戒烟行为的影响。

暴露于社会心理压力与吸烟的关系

压力与吸烟的关系以及为什么有人觉得有压力时会去吸烟,这两个问题是 Nesbitt 悖论的核心。然而,有报道称压力体验能使烟草消费量增长(Michal et al. 2013),至少在经常吸烟的成年人中这点是明确的。而这个结果是跨年龄的,从青少年、年轻人、中年人到老年人均发现这一现象。压力体验与烟草上瘾也有关(Childs,de Wit 2010;Saladin et al. 2012)。虽然压力已被证实与吸烟有关,压力升高可能有更多原因比如失业(De VogliSantinello 2014),911 恐怖袭击事件的影响(Vlahov et al. 2002),种族歧视(Purnell et al. 2012)等。这些原因都体现在压力与吸烟的关系中。需注意的是,精神压力与吸烟行为的相关性也发生在孕妇(Varescon et al. 2013)和年轻妈妈身上(Hauge et al. 2012;Sperlich et al. 2013)。因此,所有的这些证据都表明压力与吸烟有关。

创伤性压力、压力相关性情感障碍与吸烟

许多精神疾病显示压力如果不是一种致病因素,就是在压力相关的症状中是临床表现的一部分(参见美国精神病学会,DSM V,2013)。那么我们可这样推断,如果压力与吸烟行为相关,在患有这些疾病的患者中吸烟率应升高。

Morissette 等人(2006)在调查患有焦虑症的人群的吸烟行为后指出在某些人群中吸烟比例更高,包括焦虑易感性、较高的焦虑水平、广场恐怖症中的回避行为、负性情感和因生活琐事干扰导致的焦虑。然而,在评估社会焦虑、忧虑或强迫症样症状时吸烟者与不吸烟者并没有什么不同。所以,这些证实了吸烟行为对于焦虑广泛的影响。

然而,研究发现那些以焦虑为基础的精神疾病以及创伤后应激障碍与吸烟行为最具有持续相关性。一项在人群中通过结构式访谈来筛查 PTSD 患者的研究指出,PTSD 与吸烟概率、尼古丁依赖及尼古丁依赖戒断的概率(低)都有相关性。Thorndike 等(2006)在吸烟者中调查那些患有 PTSD 的人(而不是在患有 PTSD 的人群中评估吸烟情况)后发现 PTSD 症状与尼古丁依赖有关,但与日常烟草消费数量并无关联。目前证实通过各种方式评估下来的吸烟行为与日常生活中以及战争相关的重大创伤性事件都有着持续性的因果关系。一项针对 PTSD 抽烟人群的研究,调查了该人群的吸烟触发事件后指出负性情绪,PTSD 症状以及惊慌是导致吸烟行为的触发因素。

2011 年发生在世贸中心的 9·11 事件的幸存者最近提供了一份关于 PTSD 与吸烟的大样本数据。在袭击发生 5~8 周后,随机选取一些纽约市民进行评估后发现事件发生后吸烟行为显著上升(Vlahov et al. 2002),而且 PTSD 的症

状与吸烟比例增高有关(Arijit et al. 2005)。在接下来的数周内,即使那些地理上离纽约很远的美国居民,也出现与恐怖袭击相关的吸烟比例上升(Formann-Hoffman et al. 2005)。有趣的是,在消除了抑郁在 PTSD 与吸烟行为中的作用之后重新对这些数据评估,情感相关障碍与吸烟行为的相关程度要大于那些以焦虑为主的精神疾病。从这点来看抑郁有着很重要的作用(Knox et al. 2006;Dierker et al. 2005;Campo-Arias et al. 2006),但它与吸烟行为的相关性并不高(Johnson,Breslau 2006)。

除与焦虑相关的症状之外,抑郁和广泛意义上的负性情绪也被发现与吸烟行为紧密相关。用情感相关障碍来作为压力指数的替代品这一点给那些认为吸烟与压力的联系有着偶然性的观点提供了具有说服力的证据,但这个证据在之后的研究中需进一步证明。

用情感相关障碍作为压力的代理指标并未明确支持压力和吸烟之间的联系并非偶然性,但还需后续研究进一步证明。虽然关于 PTSD 可预测吸烟情况已被证实,但令人困惑的是,至少有一项研究中共病抑郁。

潜在高压力风险职业人群中的吸烟情况

一些人由于工作的原因在生活中比其他人更容易感受到压力。如果吸烟与压力有关,那这些人群更可能成为吸烟者,而且行为也会随着承受压力的不同而改变。

一项研究表明护士在人群中的吸烟比例更高,其中也提到了护士工作环境的压力(McKenna et al. 2003);虽然没有证据表明有因果关系,但在护士群体中压力对于吸烟行为的持续影响显而易见。

士兵是另一大高压力风险职业人群,无论是现役还是退役的士兵吸烟率都很高(Feigelman 1994),研究推测这种情况可能与职业本身的高危险性所带来的压力有关(Prendergast et al. 1973)。一些特殊时刻如新兵入伍(Chisick et al. 1998)以及经历战争的时候(Wynd,Ryan-Wenger 1998;Ismali et al. 2000)吸烟率与压力的关系更为明显。这种情况在战时的医疗救护团队中也很明显(Creson et al. 1996;Britt,Adler 1999;Boos,Croft 2004)。士兵从军队退役时吸烟率也很高(Klevens et al. 1995;Whitlock et al. 1995;op den Velde et al. 2002)。然而,这种持续性的升高可能部分是因为 PTSD(op den Velde et al. 2002)或抑郁的原因(Whitlock et al. 1995)。越来越多的证据把吸烟的原因归于军队环境,推测可能是由于军队生活的压力。但这些研究很多都是间接证据,并没有明确谈到压力与吸烟的关系。在警务人员中吸烟与压力的关系也有类似情况(Smith et al. 2005)。很多国家包括美国(Franke et al. 1998)、澳大利亚(Richmond et al. 1998)和法国(Bonnet et al. 2005)已报道过这方面的实证研究。而更重要的是,这些实证研究特别指出吸烟情况与警务工作压力升高紧密相关(Bonnet et al. 2005;Smith et al. 2005)。

然而,最有针对性的是,除了在那些我们认为有着高压力职业风险的特定人群,在其他工作中职业压力与吸烟也有相关性。Kouvonen 等人(2005)发现工作中较高的劳动-报酬比例不平衡能够预测吸烟行为。较高的工作压力和工作要求也与吸烟行为有关,较低的工作投入与戒烟前的状态有关。失业的压力与吸烟消费量增高有关,与刚刚戒烟后复吸的情况也有关(Falba et al. 2005)。所以,显然工作压力与吸烟行为有关。有意思的是,研究发现,与工作相关的压力会阻碍尝试戒烟的行为(Yasin et al. 2012),相反,工作场所禁止吸烟,则会导致更长久的压力体验(Azagaba,Sharaf.2012)。但这个研究是否可证明对于刚开始吸烟的人来说工作压力与吸烟行为具有因果关系或对于已吸烟的人这两者只是具有相关性,这个问题还有待后续研究探讨。

压力与戒烟

不断有临床研究指出压力对于戒烟行为有不良影响(Baddini-Martinez,de Padua 2013)。最近的研究报道说对于那些参加戒烟活动的人们,感受到的压力与较低的退出率有关(Norman et al. 2006),与退出接下来的戒烟活动也有关(Manning et al. 2005;Nakajima,al'Absi 2012)。在初次戒烟成功的人群中,压力也与复吸有关(Slopen et al. 2013)。而且,经过明确的尝试戒烟之后却失败退出的情况也与增加的精神压力有关(van der Deen et al. 2011)。成功的戒烟与在戒烟过程中体会到的较低的焦虑有关,同样,当戒烟尝试不成功的时候焦虑也会增加(McDermott et al. 2013)。而仅凭抑郁一个因素并不能预测戒烟的失败情况(Hall 2004;Lerman et al. 2004)。最近一项研究对 26 篇关于戒烟的实证研究进行荟萃分析后发现成功的戒烟者一般来说都有着积极的心理健康能够抵抗抑郁、焦虑和压力。然而,在早期按照干预方法进行戒烟时生理自动唤起确实使戒断症状恶化导致很多戒烟者放弃戒烟(al'Absi 2006)。而且系统调查同时发现了此临床现象。由于压力体验在某些方面与戒烟行为具有相关性,这个领域的许多实践者现在开始提倡在戒烟行为干预中加入压力管理的部分。

对研究的总述

大量研究成年吸烟者中压力与吸烟行为的实验结果都具有较高的一致性,无论是临床案例还是观察所得都支持这一点。然而,这其中大量研究样本人群都来自于已确诊为心理障碍的患者或来自于高压力工作群体。很少研究报道关于在暴露于压力源后或感到压力后的自然评估结果以及其与吸烟行为的共同变量。尽管如此，也已经证实吸烟与压力广泛存在着相关性。这些研究的目标人群都是经常吸烟的成年人，但我们之前提到，吸烟大多始于青春期。不管是压力作为导致吸烟行为的原因还是作为开始吸烟之后的维持因素，都需研究一下压力与吸烟的关系。

青少年压力与吸烟行为的产生

本章的主题旨在对 Nesbitt（1973）所提出悖论中的一个观点提出主要反对意见，即反对青少年吸烟与压力行为之间的因果关系。然而，关于这点，在过去的时间内有大量证据证明了青少年中压力与吸烟行为的关联性。这些证据大多数是从三类来说：（a）压力和当下的吸烟行为或吸烟刚开始情况的关系；（b）对于那些有心理障碍的青少年吸烟与压力的关系；（c）在青少年中压力是预防吸烟行为中的阻碍因素。接下来我们将依次说明。

压力与青少年吸烟（行为的产生或目前的行为）

高水平压力的体验通常与有效应对方式动力不良有关，在青少年人群中持续发现与当下吸烟行为有关。Siqueira et al.（2000）调查了曾就诊于一家城市综合性诊所的年龄从 12 到 21 岁的 954 名患者；25% 的患者都吸烟，这清楚表明它与负性应对策略的使用和较高水平的压力体验都有关。经报道的压力源多种多样，但那些关于家庭的压力源最重要。一项大样本研究中也发现来自家庭方面的压力不仅与青少年吸烟行为有关，而且与每日吸烟数量也有相关性（Miller，Volk 2002）。

一项针对普通高中生的研究（Karatzias et al. 2001）调查尝试吸烟行为以及吸烟行为的维持因素。来自学校的压力是尝试吸烟行为的最大预测因素，但在吸烟行为的维持因素中，低质量的学校生活是最大的预测因子。虽然这是一项回顾性研究，说明学校压力可预测尝试性的吸烟行为，但在吸烟行为的维持因素中，却没有找到压力与吸烟行为之间的关联。一项大样本研究强调学校压力的作用（van den Breen et al. 2004），来自学校的压力与青少年初次吸烟以及吸烟次数逐渐增加都有关。在学龄期青少年中高水平的压力能预测逐渐增加的吸烟次数（Hunt 2005）。这些研究的样本都来自西方国家，在中国的青少年中也得到类似结果（Unger et al. 2001；Li et al. 2003；Liu 2003）。

这些研究大部分是关于青少年吸烟行为的横断面研究，大量研究尝试去找到一种更加有效的预测方法来研究这两者之间的关系。在一项关于六七年级学生的大样本研究中，Jones（2004）的研究指出压力不仅与当下吸烟行为有关，而且在六年级学生升到七年级后进行重新测评时发现感知压力的方式

能够预测吸烟。不仅如此,青少年之前所感受到的压力可清楚预测吸烟倾向
(Straub et al. 2003;Booker et al. 2004)。在一项真正的前瞻性研究(这个领域前
瞻性研究很少)中,Wills 等人(2002)针对大样本的青少年(平均年龄为 12.4 岁)
做了长达三年的随访,验证了关于压力与烟草的最初摄入量之间的直接假说。
在随访期,负性事件的经历可显著预测吸烟行为的产生。而且,因为这是一个
前瞻性设计,试验结果不仅支持压力不仅与当前吸烟行为有关而且与吸烟行
为的开始也有关这一观点。

Finkelstein 等(2006)对 1 000 余名学龄期青少年开始吸烟行为的研究成
果很大程度上证实了这一结论。然而,社会地位作为一种社会不平等的代表
性衡量工具,它可以影响压力与吸烟行为产生之间的相关性。

在这个观点下,一般来讲虽然在探讨压力与青少年吸烟关系的研究中
暴露于压力源这一点总是构成了研究的主要组成部分,但也有一些研究通过
假设一些因素与压力相关,来研究压力更具体的部分。比如,van Jaarsveld et
al.(2007)的研究发现早熟(通过评估青春期时间确定)与青少年吸烟行为有
关。青少年吸烟也与较低的身体形象满意度有关,尤其年轻成年女性更为如
此(Croghan et al. 2006)。虽然这些研究是取代压力的其他衡量方法,但总的来
说还是增强了青少年人群中压力体验与吸烟行为的相关性。

然而,关于压力与青少年吸烟行为产生的前瞻性证据不足(与此相反的
是大量的关于压力与当下吸烟行为的关联研究),限制了在这个领域可能得出
的结论。一项类似前瞻性研究调查了 6 500 余名澳大利亚青少年(Byrne et al.
1995),在对之前不吸烟的青少年跟踪一年后发现吸烟行为的开始与压力有着
密切关系。遗憾的是,虽然吸烟行为的产生在后续随访时均被评估,但压力只
是在随访期回顾性评估,所以感受到的压力水平对吸烟行为的预测作用不能
被证明。

这个论点在之后的研究中(Byrne,Mazanov 1999)也提到过,一项研究在
大样本的澳大利亚青少年中评估了青少年的压力和当前的吸烟状态。压力体
验与当前的吸烟状态显著相关,女孩中更为明显,大部分青少年压力源都与吸
烟行为有关。样本入组之后随访了 1 年;在男孩中,评估青少年压力的分数仅
能很弱预测吸烟行为的产生。然而,对于女孩来说预测作用远比男孩的更强
烈,涉及的青春期压力的种类也更多,提示至少对于青春期女孩来说压力可能
是导致吸烟的原因(Byrne,Mazanov 2003)。结果显示女性尤为如此,大量的应
激源(Byrne et al. 2007)可能是青春期吸烟行为的先决条件。与吸烟相关的诸
多应激源显示青春期压力的复杂原因。在与之相同的队列研究中对于吸烟意
愿的评估提示不同种类的压力能够预测在未来的某个时间段青少年会想去吸
烟的情况(Mazanov,Byrne 2002)。然而,吸烟倾向是一个有争议的变量,因为

它并没有完全与实际吸烟行为相关联，但是在没办法实现真正的前瞻性研究时研究者仍会选取它作为有效变量。虽然这些研究通常有多种多样的解释，Droomers 等（2005）把原因扩展到青少年生活中更广泛的社会心理学的层面，即把吸烟与较低的社会经济地位联系在一起。

　　然而，近期关于青少年压力的研究，有两点值得引起重视。第一，性别差异在压力与吸烟行为的关系中很明显（Koval et al. 2000）。至少在西方人群中，女性与吸烟率明显相关，女孩相较于男孩来说有更高的吸烟率（Byrne, Reinhart 1998）。青春期的女孩显示出比男孩感受到更高的压力水平（Byrne et al. 2007）。这些因素之间可能的联系不能被忽视。一种可解释这种联系的途径是青春期来临的时间。青春期女孩早熟与压力体验具有相关性（Simon et al. 2003），与尝试吸烟的行为（Simon et al. 2003）、较早的吸烟倾向以及更高的吸烟频率（Dick et al. 2000）均有关。未来的研究可通过研究与早熟相关的压力机制来解释青春期女性较高的吸烟率。

　　第二，世界越来越呈现出多民族特点，一小部分青少年因为种族歧视而倍感压力（Fisher et al. 2000）。先前有证据表明因为种族歧视感受到的压力与青春期压力有关。Guthrie 等（2002）在调查了非裔美籍青春期女孩后，发现种族歧视与吸烟有着明显的关系。在控制了因歧视导致的压力升高之后，吸烟与歧视之间的关系强度明显降低，进一步强调了压力在其中的作用。Udry 等人（2003）发现在混合种族的青少年中也存在着因为种族问题感受到的压力与吸烟行为风险升高有关。未来还需更有说服力的证据来证明压力与青少年吸烟行为之间的关系。

焦虑、抑郁与青少年吸烟

　　我们从成年人中存在吸烟行为与压力的关系推测青少年也可能存在这样的关系，以此类推，在那些患有包括情感困扰在内的心理障碍的青少年中，吸烟行为一定程度上可能跟心理障碍的出现或病程有或多或少的关系（Morissette et al. 2007）。

　　一项针对青少年的研究评估了吸烟与创伤性压力的关系（Acierno et al. 2000），发现与之前关于成年人的研究结果相反的是，仅在女孩中抑郁症状与吸烟行为相关；PTSD 症状并没有随着吸烟风险的增加而升高。一项针对青春期早期青少年的研究中通过对电子日志数据的收集，提示在抑郁与吸烟行为的相关性中性别差异同样存在（Whalen et al. 2001；Henker et al. 2002）。在此项研究中，虽然"抑郁特质"与对吸烟冲动和吸烟风险都有相关性，但在男孩中抑郁与吸烟风险下降有关，而且吸烟风险与外化行为（比如侵略性的或者违法的行为）有关。相反，一项针对女孩和年轻妇女的代表性大样本研究，通过电话调查后发现吸烟与其抑郁症状有关（Pirkle，Richter 2006）。

　　Botello Cabrera（2005）的研究指出在青少年中情绪障碍与吸烟有着广泛的联系，也就是说任何一种精神疾病都与吸烟行为有关。在当下关于青少年吸烟行为的一项研究（Koval et al. 2004）中指出社会心理因素与当下的吸烟行为有关，而且在男孩中体现更明显，从中可得出结论至少对于年长一些的男孩来说吸烟可作为减缓抑郁症状的一种方法。进一步扩展一下，一项研究针对多动、注意力不集中的 7~18 岁的青少年人群，发现这些症状并不能独立预测吸烟风险，品行障碍的症状无论男女都与吸烟行为有关。仅在男孩中高活动水平与吸烟行为有关，而较为害羞的女孩则有较低的吸烟风险。

　　一些研究质疑青少年中心理疾病与吸烟行为中是否有偶然因素。Goodwinet 等（2005）对一大批青少年从青少年到成年时期随访了 3 次，发现在第一次随访时每日吸烟数量与惊恐发作的经历有关，在最后一次收集数据时每日吸烟量与惊恐障碍的关系很明显。当父母的焦虑也被纳入在内时这种类似证据越来越多，他们指出可能是吸烟导致焦虑而不是焦虑导致吸烟。一项样本量更大的研究（Steuber，Banner 2006）指出青少年吸烟的数量与随访期报告的抑郁有关，这种情况在女孩中体现的更明显。McGee et al.（2005）报告说青少年早期开始吸烟可预测之后有时出现的自杀观念，虽然在控制共病抑郁变量之后这种预测关系就没有了。

　　所以，关于青少年吸烟与负性情绪之间关系的研究很多，但并没有决定性的证据。虽然决定性的结论很吸引人眼球，但青少年心理问题的复杂性则很可能会使这些数据变得混乱。

压力与青少年吸烟预防和戒烟

　　如何让青少年不再吸烟很重要，如今大量研究要么致力于针对更年少的青少年预防吸烟的措施，要么关注那些已开始吸烟的青少年的戒烟问题。根据关于成年人的相关文献，越来越多证据表明压力在青少年拒绝吸烟行为或戒烟行为中都有一定的作用。

　　青少年戒烟行为的日常练习包括把让青少年学习如何进行压力管理作为干预的一个重要部分（Singleton，Pope 2000；O'Connell et al. 2004）。的确，一项关于戒烟干预的研究最近发现压力可预测戒烟干预课程中的出席率；那些自述感到更有压力的人群比压力小的人有着更低的出席率。另一研究对青少年的戒烟可能进行访谈后得出压力可能是影响戒烟的一个重要因素（Amos et al. 2006）。Gilbert 对年轻女性吸烟者进行简短的质性研究后指出戒烟项目应针对年轻人的需求，吸烟会缓解压力这一共识应是项目关注的一个焦点（Gilbert 2005）。

然而，不同于针对成年人的研究，针对青少年的研究中很少探索在戒烟项目中压力（或者说心理状态）与实际的结果之间的关系。Horn 等人（2004）对一小部分的农村青少年提供专门设计的戒烟计划，或一种简洁、单一的干预措施。戒烟项目取得一定程度的成功，但共病抑郁或焦虑降低了戒烟项目的有效性。在这个基础上作者推荐对于青少年戒烟项目把如何解决和管理压力的技巧纳入项目中很有必要。

然而，关于青少年吸烟预防的文献并不多（Bruvold 1993），而且几乎没有系统阐释压力与预防吸烟取得的成效联系起来。Byrne 和 Mazanov（2005）评估了一项针对大量自觉有压力的澳大利亚青少年吸烟预防项目的数据。3 项吸烟预防措施都各自基于吸烟行为的健康转归，在 1 年的前瞻性研究中也尝试了吸烟行为的运动转归和抵制同伴压力的措施。虽然关注于吸烟的健康转归相比于开始吸烟之后马上进行干预来得更为有效，1 年的随访研究显示基于压力管理来抵制同伴压力似乎对于长期预防措施来说更为有效。

结论

关于青少年吸烟行为与压力关系的研究普遍很有说服力，但并无明确的答案。大多数研究是从针对已开始吸烟的成年人的研究结论推测得出结论，或关注于吸烟行为的减压方面。而且 Nesbitt（1973）提出的悖论也是一个很尖锐的理论话题。虽然当前的研究支持压力与青少年吸烟有关这一结论，一些研究（Byrne，Mazanov 1999，2003，2005）提出这种相关性可能具有偶然性。前瞻性研究很大一部分仅针对女孩，但男孩中这种相关性也很明显。很有意思的是，青少年吸烟行为一旦形成之后，压力随着时间还会持续影响吸烟行为（Mazanov，Byrne 2006），这方面的研究还较少。虽然吸烟导致吸烟行为是否具有偶然性有待于接下来的干预研究证明，现在已有足够证据表明在学龄期青少年中压力管理在吸烟行为干预项目中应是一很重要的组成部分。

致谢

本章的部分内容基于对作者早期出版物的修订 [个性、压力和青少年吸烟行为的决定性因素，经许可引自 G.J. Boyle，G. Matthews and D.H. Salkofske（Eds）（2008）. *The Sage Handbook of Personality Theory and Assessment*. Los Angeles：Sage Publications Inc.（Chapter 34，pp 698-719）]。

（厚皎皎 译，陈发展、吴婉淳 校）

参考文献

Acierno, R., Kilpatrick, D. G., Resnick, H., Saunders, B., De Arellano, M., & Best, C. (2000). Assault, PTSD, family substance use, and depression as risk factors for cigarette use in youth: Findings from the National Survey of Adolescents. *Journal of Traumatic Stress, 13*(3), 381–396.

al'Absi, M. (2006). Hypothalamic-pituitary-adrenocortical responses to psychological stress and risk for smoking relapse. *International Journal of Psychophysiology, 59*(3), 218–227.

Ambrose, J. A., & Barua, R. S. (2004). The pathophysiology of cigarette smoking and cardiovascular disease. *Journal of the American College of Cardiology, 43*(10), 1731–1737.

American Psychiatric Association. (2013). *Diagnostic and Statistical Manual of Mental Disorders, Fifth Edition*. Washington, DC: APA.

Amos, A., Wiltshire, S., Haw, S., & McNeill, A. (2006). Ambivalence and uncertainty: Experiences of and attitudes towards addiction and smoking cessation in the mid-to-late teens. *Health Education Research, 21*(2), 181–191.

Arijit, N., Galea, S., Ahern, J., & Vlahov, D. (2005). Probable cigarette dependence, PTSD, and depression after an urban disaster: Results from New York City residents 4 months after September 11, 2001. *Psychiatry: Interpersonal Biological Processes, 68*(4), 299–310.

Azgaba, S., & Sharaf, M. F. (2012). The association between workplace smoking bans and self-perceived, work-related stress among smoking workers. *BMC Public Health*. doi:10.1186/1471-2458-12-123.

Baddini-Martinez, J., & de Padua, A. I. (2013). Can an index of smokers' emotional status predict the chances of success in attempts to quit smoking? *Medical Hypotheses, 80*(6), 722–725.

Beckham, J. C., Feldman, M., Vrana, S. R., Mozley, S. L., Erkanli, A., & Clancy, C. P. (2005). Immediate Antecedents of cigarette smoking in smokers with and without posttraumatic stress disorder: A preliminary study. *Experimental and Clinical Psychopharmacology, 13*(3), 219–228.

Bonnet, A., Fernandez, L., Marpeaux, V., Graziani, P., Pedinielli, J.-L., & Rouan, G. (2005). Stress, tobacco smoking and other addictive behaviours in the police force. *Alcoologie et Addictologie, 27*(2 Suppl), 26S–36S.

Booker, C. L., Gallaher, P., Unger, J. B., Ritt-Olson, A., & Johnson, C. A. (2004). Stressful life events, smoking behavior, and intentions to smoke among a multiethnic sample of sixth graders. *Ethnicity & Health, 9*(4), 369–397.

Boos, D. J., & Croft, A. M. (2004). Smoking rates in the staff of a military field hospital before and after wartime deployment. *Journal of the Royal Society of Medicine, 97*(1), 20–22.

Botello Cabrera, M. T. (2005). DSM-IV psychiatric disorders and cigarette smoking among adolescents living in Puerto Rico. *Dissertation Abstracts International: Section B The Sciences and Engineering, 66*(5-B), 2538.

Britt, T. W., & Adler, A. B. (1999). Stress and health during medical humanitarian assistance missions. *Military Medicine, 164*(4), 275–279.

Bruvold, W. H. (1993). A meta-analysis of adolescent smoking prevention programs. *American Journal of Public Health, 83*(6), 872–880.

Byrne, D. G., & Mazanov, J. (1999). Sources of adolescent stress, smoking and the use of other drugs. *Stress Medicine, 15*(4), 215–227.

Byrne, D. G., & Mazanov, J. (2002). Sources of stress in Australian adolescents: Factor structure and stability over time. *Stress and Health, 18*(4), 185–192.

Byrne, D. G., & Mazanov, J. (2003). Adolescent stress and future smoking behaviour: A prospective investigation. *Journal of Psychosomatic Research, 54*(4), 313–321.

Byrne, D. G., & Mazanov, J. (2005). Prevention of adolescent smoking: A prospective test of three models of intervention. *Journal of Substance Use, 10*(6), 363–374.

Byrne, D. G., & Reinhart, M. I. (1998). Psychological determinants of adolescent smoking behaviour: A prospective study. *Australian Journal of Psychology, 50*(1), 29–34.

Byrne, D. G., Byrne, A. E., & Reinhart, M. I. (1995). Personality, stress and the decision to commence smoking in adolescence. *Journal of Psychosomatic Research, 39*(1), 53–62.

Byrne, D. G., Davenport, S. C., & Mazanov, J. (2007). Profiles of adolescent stress: The development of the adolescent stress questionnaire. *Journal of Adolescence, 30*(3), 393–416.

Campo-Arias, A., Diaz-MartineZ, L. A., Rueda-Jaimes, G. E., Rueda-Sanchez, M., Farelo-Palacin, D., Diaz, F. J., et al. (2006). Smoking is associated with schizophrenia, but not with mood disorders, within a population with low smoking rates: A matched case-control study in Bucaramanga. *Colombiana Schizophrenia Research, 83*(2–3), 269–276.

Childs, E., & de Wit, H. (2010). Effects of acute psychosocial stress on cigarette craving and smoking. *Nicotine Tobacco Research, 12*(4), 449–453.

Chisick, M. C., Poindexter, F. R., & York, A. K. (1998). Comparing tobacco use among incoming recruits and military personnel on active duty in the United States. *Tobacco Control, 7*(3), 236–240.

Choi, N. G., & Dinitto, D. M. (2011). Drinking, smoking, and psychological distress in middle and late life. *Aging Mental Health, 15*(6), 720–731.

Conrad, M., Wardle, M., King, A., & de Wit, H. (2013). Relationship of self-reported and acute stress to smoking in emerging adult smokers. *Journal of Clinical Psychology, 69*(7), 710–717.

Creson, D., Schmitz, J. M., & Arnoutovic, A. (1996). War-related changes in cigarette smoking: A survey study of health professionals in Sarajevo. *Substance Use & Misuse, 31*(5), 639–646.

Croghan, I. T., Bronars, C., Patten, C. A., Schroeder, D. R., Nirelli, L. M., Thomas, J. L., et al. (2006). Is smoking related to body image satisfaction, stress, and self-esteem in young adults? *American Journal of Health Behavior, 30*(3), 322–333.

De Vogli, R., & Santinello, M. (2014). Unemployment and smoking: Does psychosocial stress matter? *Tobacco Control, 2005*(14), 389–395.

Dick, D. M., Rose, R. J., Viken, R. J., & Kaprio, J. (2000). Pubertal timing and substance use: Associations between and within families across late adolescence. *Developmental Psychology, 36*(2), 180–189.

Dierker, L. C., Ramirez, R. R., Chavez, L. M., & Canino, G. (2005). Association between psychiatric disorders and smoking stages among Latino adolescents. *Drug and Alcohol Dependence, 80*(3), 361–368.

Droomers, M., Schrijvers, C. T. M., Casswell, S., & Mackenbach, J. P. (2005). Father's occupational group and daily smoking during adolescence: Patterns and predictors. *American Journal of Public Health, 95*(4), 681–689.

Erhardt, L. (2009). Cigarette smoking: An undertreated risk factor for cardiovascular disease. *Atherosclerosis, 205*, 23–32.

Falba, T., Teng, H.-M., Sindelar, J. L., & Gallo, W. T. (2005). The effect of involuntary job loss on smoking intensity and relapse. *Addiction, 100*(9), 1330–1339.

Feigelman, W. (1994). Cigarette smoking among former military service personnel: A neglected social issue. *Preventive Medicine, 23*(2), 235–241.

Fields, S., Leraas, K., Collins, C., & Reynolds, B. (2009). Delay discounting as a mediator of the relationship between perceived stress and cigarette smoking status in adolescents. *Behavioural Pharmacology, 20*(5–6), 455–460.

Finkelstein, D. M., Kubzansky, L. D., & Goodman, E. (2006). Social status, stress, and adolescent Smoking. *Journal of Adolescent Health, 39*, 678–685.

Fisher, C. B., Wallace, S. A., & Fenton, R. E. (2000). Discrimination distress during adolescence. *Journal of Youth and Adolescence, 29*(6), 679–695.

Formann-Hoffman, V., Riley, W., & Pici, M. (2005). Acute impact of the September 11 tragedy on smoking and early relapse rates among smokers attempting to quit. *Psychology of Addictive Behaviors, 19*(3), 277–283.

Franke, W. D., Collins, S. A., & Hinz, P. N. (1998). Cardiovascular disease morbidity in an Iowa law enforcement cohort, compared with the general Iowa population. *Journal of Occupational and Environmental Medicine, 40*(5), 441–444.

Galera, C., Fombonne, E., Chastang, J.-F., & Bouvard, M. (2005). Childhood hyperactivity-inattention symptoms and smoking in adolescence. *Drug and Alcohol Dependence, 78*(1), 101–108.

Gilbert, E. (2005). Contextualising the medical risks of cigarette smoking: Australian young women's perceptions of anti-smoking campaigns. *Health Risk and Society, 7*(3), 227–245.

Goodwin, R. D., Lewinsohn, P. M., & Seeley, J. R. (2005). Cigarette smoking and panic attacks among young adults in the community: The role of parental smoking and anxiety disorders. *Biological Psychiatry, 58*(9), 686–693.

Guthrie, B. J., Young, A. M., Williams, D. R., Boyd, C. J., & Kintner, E. K. (2002). African American girls' smoking habits and day-to-day experiences with racial discrimination. *Nursing Research, 51*(3), 183–190.

Hall, S. M. (2004). History of depression and smoking cessation outcome: A meta-analysis: The Covey-Hitsman exchange. *Nicotine & Tobacco Research, 6*(4), 751–752.

Hapke, U., Schumann, A., Rumpf, H. J., John, U., Konerding, U., & Meyer, C. (2005). Association of smoking and nicotine dependence with trauma and posttraumatic stress disorder in a general population sample. *Journal of Nervous and Mental Disease, 193*(12), 843–846.

Hauge, L. J., Torgersen, L., & Vollrath, M. (2012). Associations between maternal stress and smoking: Findings from a population-based prospective cohort study. *Addiction, 107*(6), 1168–1173.

Henker, B., Whalen, C. K., Jamner, L. D., & Delfino, R. J. (2002). Anxiety, affect, and activity in teenagers: Monitoring daily life with electronic diaries. *Journal of the American Academy of Child and Adolescent Psychiatry, 41*(6), 660–670.

Horn, K., Dino, G., Kalsekar, I., Massey, C. J., Manzo-Tennant, K., & McGloin, T. (2004). Exploring the relationship between mental health and smoking cessation: A study of rural teens. *Prevention Science, 5*(2), 113–126.

Hunt, Y. (2005). Generalized expectancies for negative mood regulation and patterns of substance use in adolescents. *Dissertation Abstracts International: Section B The Sciences and Engineering, 65*(7-B), 3745.

Ismali, K., Blatchley, N., Hotopf, M., Hull, L., Palmer, I., Unwin, C., et al. (2000). Occupational risk factors for ill health in Gulf veterans of the United Kingdom. *Journal of Epidemiology and Community Health, 54*(11), 834–838.

Johnson, E. O., & Breslau, N. (2006). Is the association of smoking and depression a recent phenomenon? *Nicotine & Tobacco Research, 8*(2), 257–262.

Jones, L. R. (2082). Gender and ethnic differences in perceived stress as a predictor of smoking behaviors in rural adolescents. *Dissertation Abstracts International: Section B The Sciences and Engineering, 65*(4-B), 2082.

Karatzias, A., Power, K. G., & Swanson, V. (2001). Predicting use and maintenance of use of substances in Scottish adolescents. *Journal of Youth and Adolescence, 30*(4), 465–484.

Klevens, R. M., Giovino, G. A., Peddicord, J. P., Nelson, D. E., Mowery, P., & Grummer-Strawn, L. (1995). The association between veteran status and cigarette-smoking behaviors. *American Journal of Preventive Medicine, 11*(4), 245–250.

Knox, S., Barnes, A., Kiefe, C., Lewis, C. E., Iribarren, C., Matthews, K. A., et al. (2006). History of depression, race, and cardiovascular risk in CARDIA. *International Journal of Behavioral Medicine, 13*(1), 44–50.

Koenen, K. C., Hitsman, B., Lyons, M. J., Stroud, L., Niaura, R., McCaffery, J., et al. (2006). Posttraumatic stress disorder and late-onset smoking in the Vietnam era twin registry. *Journal of Consulting and Clinical Psychology, 74*(1), 186–190.

Kouvonen, A., Kivimaki, M., Virtanen, M., Pentti, J., & Vahtera, J. (2005). Work stress, smoking status, and smoking intensity: An observational study of 46,190 employees. *Journal of Epidemiology and Community Health, 59*(1), 63–69.

Koval, J. J., Pederson, L. L., Mills, C. A., McGrady, G. A., & Carvajal, S. C. (2000). Models of the relationship of stress, depression, and other psychosocial factors to smoking behavior: A comparison of a cohort of students in Grades 6 and 8. *Preventive Medicine, 30*(6), 463–477.

Koval, J. J., Pederson, L. L., & Chan, S. S. H. (2004). Psychosocial variables in a cohort of students in grades 8 and 11: A comparison of current and never smokers. *Preventive Medicine, 39*(5), 1017–1025.

Kurian, A. K., & Cardarelli, K. (2007). Racial and ethnic differences in cardiovascular disease risk factors: A systematic review. *Ethnicity & Disease, 17*(1), 143–152.

Lerman, C., Niaura, R., Collins, B. N., Wileyto, P., Audrain-McGovern, J., Pinto, A., et al. (2004). Effect of Bupropion on depression symptoms in a smoking cessation clinical trial. *Psychology of Addictive Behaviors, 18*(4), 362–366.

Li, Y., Unger, J., Gong, J., Chen, X., Chou, C., & Johnson, C. A. (2003). Stressful life events and smoking in adolescents in Wuhan, China. *Chinese Mental Health Journal, 17*(2), 113–116.

Liu, X. (2003). Cigarette smoking, life stress and behavioural problems in Chinese adolescents. *Journal of Adolescent Health, 33*(3), 189–192.

Lloyd-Jones, D. M., Leip, E. P., Larson, M. G., D'Agostino, R. B., Beiser, A., Wilson, P. W. F., Wolf, P. A., & Levy, D. (2006). Prediction of lifetime risk for cardiovascular disease by risk factor burden at 50 years of age. *Circulation, 113*(6), 791–798.

Manning, B. K., Catley, D., Harris, K. J., Mayo, M. S., & Ahluwalia, J. S. (2005). Stress and quitting among African American smokers. *Journal of Behavioral Medicine, 28*(4), 325–333.

Matthews, R. R. S., Hall, W. D., & Gartner, C. E. (2011). Depression and psychological distress in tobacco smokers and people with cannabis dependency in the National Survey of Mental Health and Wellbeing. *Medical Journal of Australia, 195*(3 Suppl 1), S12–S15.

Mazanov, J. and Byrne, D.G. (2002). A comparison of predictors of adolescent intention to smoke with adolescent current smoking using discriminant function analysis. *British Journal of Health Psychology*, 7, 185–201

Mazanov, J., & Byrne, D. G. (2006). An evaluation of the stability of perceptions and frequency of adolescent risk taking over time and across samples. *Personality and Individual Differences, 40*(4), 725–735.

McDermott, M. S., Marteau, T. M., Hollands, G. J., Hankins, M., & Aveyard, P. (2013). Change in anxiety following successful and unsuccessful attempts at smoking cessation: Cohort study. *British Journal of Psychiatry, 202*(1), 62–67.

McGee, R., Williams, S., & Shymala, N.-R. (2005). Is cigarette smoking associated with suicidal ideation among young people? *American Journal of Psychiatry, 162*(3), 619–620.

McKenna, H., Slater, P., McCance, T., Bunting, B., Spiers, A., & McElwee, G. (2003). The role of stress, peer influence and education levels on the smoking behaviour of nurses. *International Journal of Nursing Studies, 40*(4), 359–366.

Michal, M., Wiltink, J., Kirschner, Y., Wild, P. S., Schulz, A., Zwiener, I., Blettner, M., & Beutel, M. E. (2013). Association of mental distress with smoking status in the community: Results from the Gutenberg Health Study. *Journal of Affective Disorders, 146*(3), 355–360.

Miller, T. Q., & Volk, R. J. (2002). Family relationships and adolescent cigarette smoking: Results from a national longitudinal survey. *Journal of Drug Issues, 32*(3), 945–972.

Morissette, S. B., Brown, T. A., Kamholz, B. W., & Gulliver, S. B. (2006). Differences between smokers and nonsmokers with anxiety disorders. *Journal of Anxiety Disorders, 20*(5), 597–613.

Morissette, S. B., Tull, M. T., Gulliver, S. B., Kamholz, B. W., & Zimering, R. T. (2007). Anxiety, anxiety disorders, tobacco use and nicotine: A critical review of interrelationships. *Psychological Bulletin, 133*(2), 245–272.

Nakajima, M., & al'Absi, M. (2012). Predictors of risk for smoking relapse in men and women: A prospective examination. *Psychology of Addictive Behaviors, 26*(3), 633–637.

Nesbitt, P. D. (1973). Smoking, physiological arousal and emotional response. *Journal of Personality and Social Psychology, 25*(1), 137–144.

Ng, D. M., & Jeffery, R. W. (2003). Relationships between perceived stress and health behaviours in a sample of working adults. *Health Psychology, 22*(6), 638–642.

Ng, M., Freeman, M. K., Fleming, T. D., Robinson, M., Dwyer-Lindgren, L., Thomson, B., Wollum, A., Sanman, E., Sulf, S., Lopez, A. D., Murray, C. J. L., & Gakidou, E. (2014). Smoking prevalence and cigarette consumption in 187 countries, 1980 to 2012. *Journal of the American Medical Association, 311*(2), 183–192.

Norman, S. B., Norman, G. J., Rossi, J. S., & Prochaska, J. O. (2006). Identifying high- and low-success smoking cessation subgroups using signal detection analysis. *Addictive Behaviors, 31*(1), 31–41.

O'Connell, M. L., Freeman, M., Jennings, G., Chan, W., Greci, L. S., Manta, I. D., et al. (2004). Smoking cessation for high school students: Impact evaluation of a novel program. *Behavior Modification, 28*(1), 133–146.

Olff, M., Meewisse, M. L., Kleber, R. J., van der Velden, P. G., Drogendijk, A. N., van Amsterdam, J. G., et al. (2006). Tobacco usage interacts with post-disaster psychopathology on circadian salivary cortisol. *International Journal of Psychophysiology, 59*(3), 251–258.

op den Velde, W., Aarts, P. G. H., Falger, P. R. J., Hovens, J. E., van Duijn, H., de Groen, J. H. M., et al. (2002). Alcohol use, cigarette consumption and chronic post-traumatic stress disorder. *Alcohol and Alcoholism, 37*(4), 355–361.

Parrott, A. C. (1998). Nesbitt's Paradox resolved? Stress and arousal modulation during cigarette smoking. *Addiction, 93*(1), 27–39.

Perkins, K. A., Giedgowd, G. E., Karelitz, J. L., Conklin, C. A., & Lerman, C. (2012). Smoking in response to negative mood in men versus women as a function of distress tolerance. *Nicotine & Tobacco Research, 14*(12), 1418–1425.

Pirkle, E. C., & Richter, L. (2006). Personality, attitudinal and behavioural risk profiles of young female binge-drinkers and smokers. *Journal of Adolescent Health, 38*(1), 44–54.

Prendergast, T. J., Preble, M. R., & Tennant, F. S. (1973). Drug use and its relation to alcohol and cigarette consumption in the military community of West Germany. *International Journal of the Addictions, 8*(5), 741–775.

Purnell, J. Q., Peppone, L. J., Alcaraz, K., McQueen, A., Guido, J. J., Carroll, J. K., Shacham, E., & Morrow, G. R. (2012). Perceived discrimination, psychological distress, and current smoking status: Results from the behavioral risk factor surveillance system reactions to race module, 2004–2008. *American Journal of Public Health, 102*(5), 844–851.

Richmond, R. L., Wodak, A., Kehoe, L., & Heather, N. (1998). How healthy are the police? A survey of life-style factors. *Addiction, 93*(11), 1729–1737.

Saladin, M. E., Gray, K. M., Carpenter, M. J., Larowe, S. D., DeSantis, S. M., & Upadhyaya, H. P. (2012). Gender differences in craving and cue reactivity to smoking and negative affect/stress cues. *American Journal of Addictions, 21*(3), 210–220.

Schachter, S., Silverstein, B., Kozlowski, L. T., Perlick, D., Herman, C. P., & Liebling, B. (1977). Studies of the interaction of psychological and pharmacological determinants of smoking. *Journal of Experimental Psychology. General, 106*(1), 3–4.

Simon, A. E., Wardle, J., Jarvis, M. J., Steggles, N., & Cartwright, M. (2003). Examining the relationship between pubertal stage, adolescent health behaviours and stress. *Psychological Medicine, 33*(8), 1369–1379.

Singleton, M. G., & Pope, M. (2000). A comparison of successful smoking cessation interventions for adults and adolescents. *Journal of Counseling and Development, 78*(4), 448–453.

Siqueira, L., Diab, M., Bodian, C., & Rolnitzky, L. (2000). Adolescents becoming smokers: The roles of stress and coping methods. *Journal of Adolescent Health, 27*(6), 399–408.

Slopen, N., Dutra, L. M., Williams, D. R., Muhahid, M. S., Lewis, T. T., Bennett, G. G., Ryff, D., & Albert, M. A. (2012). Psychosocial stressors and cigarette smoking among african american adults in midlife. *Nicotine & Tobacco Research, 14*(10), 1161–1169.

Slopen, N., Kontos, E. Z., Ryff, C. D., Ayanian, J. Z., Albert, M. A., & Williams, D. R. (2013). Psychosocial stress and cigarette smoking persistence, cessation, and relapse over 9-10 years: A prospective study of middle-aged adults in the United States. *Cancer Causes and Control.* doi:10.1007/s10552-013-0262-5.

Smith, D. R., Devine, S., Laggat, P. A., & Ishitake, T. (2005). Alcohol and tobacco consumption among police officers. *Kurume Medical Journal, 52*(1–2), 63–65.

Sperlich, S., Maina, M. N., & Noeres, D. (2013). The effect of psychosocial stress on single mothers' smoking. *BMC Public Health*. doi:10.1186/1471-2458-13-1125.

Spigner, C., Shigaki, A., & Tu, S.-P. (2005). Perceptions of Asian American men about tobacco cigarette consumption: A social learning theory framework. *Journal of Immigrant Health, 7*(4), 293–303.

Steuber, T., & Banner, F. (2006). Adolescent smoking and depression: Which comes first? *Addictive Behaviors, 31*(1), 133–136.

Straub, D. M., Hills, N. K., Thompson, P. J., & Moscicki, A. B. (2003). Effects of pro- and anti-tobacco advertising on nonsmoking adolescents' intentions to smoke. *Journal of Adolescent Health, 32*(1), 36–43.

Tanuseputro, P., Manuel, D. G., Leung, M., Nguyen, K., & Johansen, H. (2003). Risk factors for cardiovascular disease in Canada. *Canadian Journal of Cardiology, 19*(11), 1249–1259.

Tavolacci, M. P., Ladner, J., Grigioni, S., Richard, L., Villet, H., & Dechelotte, P. (2013). Prevalence and association of perceived stress, substance use and behavioral addictions: A cross-sectional study among university students in France, 2009–2011. *BMC Public Health, 13*, 724. doi:10.1186/1471-2458-13-724.

Taylor, G., McNeill, A., Girling, A., Farley, A., Lindson-Hawley, N., & Aveyard, P. (2014). Change in mental health after smoking cessation: Systematic review and meta-analysis. *British Medical Journal*. doi:10.1136/bmj.g1151.

Thorndike, F. P., Wernicke, R., Pearlman, M. Y., & Haaga, D. A. (2006). Nicotine dependence, PTSD symptoms, and depression proneness among male and female smokers. *Addictive Behaviors, 31*(2), 223–231.

Turner, L. R., Mermelstein, R., Berbaum, M. L., & Veldhuis, C. B. (2004). School-based smoking cessation programs for adolescents: What predicts attendance? *Nicotine & Tobacco Research, 6*(3), 559–568.

Tyas, S. L., & Pederson, L. L. (1998). Psychosocial factors related to adolescent smoking: A critical review of the literature. *Tobacco Control, 7*(4), 409–420.

Udry, J. R., Li, R. M., & Hendrickson-Smith, J. (2003). Health and behavior risks of adolescents with mixed-race identity. *American Journal of Public Health, 93*(11), 1865–1870.

Unger, J. B., Li, Y., Johnson, C. A., Gong, J., Chen, X., Li, C. Y., et al. (2001). Stressful life events among adolescents in Wuhan, China: Associations with smoking, alcohol use, and depressive symptoms. *International Journal of Behavioral Medicine, 8*(1), 1–18.

Van den Breen, M.B., Whitmer, M.D. and Pickworth, W.B. (2004). Preditors of smoking development in a population-based sample of adolescents: A prospective study. *Journal of Adolescent Health, 35*, 172–181.

Van der Deen, F. S., Carter, K. N., Wilson, N., & Collings, S. (2011). The association between failed quit attempts and increased levels of psychological distress in smokers in a large New Zealand cohort. *BMC Public Health*. doi:10.1186/1471-2458/11/598.

Van Jaarsveld, C. H. M., Fidler, J. A., Simon, A. E., & Wardle, J. (2007). Persistent impact of pubertal timing on trends in smoking, food choice activity and stress in adolescence. *Psychosomatic Medicine, 69*(8), 798–806.

Varescon, I., Leignel, S., Gérard, C., Auborg, F., & Detilleux, M. (2013). Self-esteem, psychological distress, and coping styles in pregnant smokers and non-smokers. *Psychological Reports, 113*(3), 935–947.

Vlahov, D., Galea, S., Resnick, H., Ahern, J., Boscarino, J. A., Bucuvalas, M., et al. (2002). Increased use of cigarettes, alcohol, and marijuana among Manhattan, New York, residents after the September 11th terrorist attacks. *American Journal of Epidemiology, 155*(11), 988–996.

Wannamethee, S. G., Lowe, G. D., Shaper, A. G., Rumley, A., Lennon, L., & Whincup, P. H. (2005). Associations between cigarette smoking, pipe/cigar smoking, and smoking cessation, and haemostatic and inflammatory markers for cardiovascular disease. *European Health*

Journal, 26, 1765–1773.

Whalen, C. K., Jamner, L. D., Henker, B., & Delfino, R. J. (2001). Smoking and moods in adolescents with depressive and aggressive dispositions: Evidence from surveys and electronic diaries. *Health Psychology, 20*(2), 99–111.

Whincup, P. J., Gilg, J. A., Emberson, J. R., Harvis, M. J., Feyerabend, C., Bryant, A., Walker, M., & Cook, D. G. (2004). Passive smoking and risk of coronary heart disease and stroke: Prospective study with cotinine measurement. *BMJ*. doi:10.1136/bmj.38146.427188.55.

Whitlock, E. P., Ferry, L. H., Burchette, R. J., & Abbey, D. (1995). Smoking characteristics of female veterans. *Addictive Behaviors, 20*(4), 409–426.

Wills, T. A., Sandy, J. M., & Yaeger, A. M. (2002). Stress and smoking in Adolescence: A test of directional hypotheses. *Health Psychology, 21*(2), 122–130.

Wynd, C. A., & Ryan-Wenger, N. A. (1998). The health and physical readiness of Army reservists: A current review of the literature and significant research questions. *Military Medicine, 163*(5), 283–287.

Yasin, S. M., Retneswari, M., Moy, F. M., Darus, A., & Koh, D. (2012). Job stressors and smoking cessation among Malaysian male employees. *Occupational Medicine, 62*(3), 174–181.

第 7 章　吸烟与心血管疾病：个性在青少年吸烟中的作用

Jason Mazanov, Don Byrne

目录

摘要

　　为了降低在青少年中由吸烟行为导致的心血管疾病风险,我们要有首要和次要干预措施。在青少年吸烟行为的产生以及吸烟行为维持的所有因素中个体个性有不可忽视的作用。许多研究探索个性在青少年吸烟中的作用以反对这种相关性具有偶然性的观点,接下来又有一系列研究探讨了吸烟行为的产生和维持与任何模型的相关性,包括风险因素、吸烟信念/知识、自尊/自我效能感、控制点以及笃信。用两种比较方法进行分析后发现下一步研究需要考虑使用动态的方法来更深层次解释青少年吸烟行为的动态改变。例如说,我们很难知道当青少年学习吸烟后的健康结果相关知识后会如何影响青少年吸烟行为产生和维持的,但关于青少年吸烟研究中复杂数学算法的进步让我们有可能去了解其影响机制。这类对青少年行为的动态原因的研究进一步发展之后,可提供更有价值的证据为那些通过尝试戒烟来减小心血管疾病风险的成年人借鉴。

关键词

　　青少年(Adolescent)·吸烟(Cigarette smoking)·个性(Personality)·偶然性(Causation)·行为改变(Behavior change)

引言

　　吸烟行为与增加的心血管疾病(cardiovascular disease,CVD)(还有其他多种疾病)风险之间的关系意味着对青少年吸烟的初级和次级干预可对 CVD 的初级和次级干预有直接影响。初级干预的目的是保护青少年的自然不吸烟的状态直到他们进入成年生活。而关于次级预防措施,由于认识到青少年时期是一段包括物质滥用在内的一系列行为的实验期,所以很多措施致力于在这种危害导致 CVD 风险上升之前消除这种行为。因此,为了达到首要和次要干预目的,这些干预项目着眼于青少年的吸烟行为的产生和维持方面。

　　研究发现青少年吸烟行为的产生和维持的决定因素非常复杂而多样。Tyas 和 Pederson(1998)提出的四种影响吸烟行为产生的因素(社会人口学因素、环境因素、行为因素和个人因素)可用来稍许解释一下青少年吸烟行为产生和维持原因的复杂性和多样性。社会人口学因素是重要的控制变量,可识别一个青少年吸烟后有多大可能会患 CVD,如吸烟与年龄、性别及社会经济地位(如可支配收入)的关系。这些公共政策感兴趣的代表性变量包括关于哪些人需预防措施以及什么时候开始实施预防措施,但对于这些措施需要达到什么目标则无明确答案。

从环境因素的角度看,可以通过创造一种环境能够促进青少年不吸烟或迅速戒烟。文献指出青少年吸烟与父母的吸烟行为具有正相关(如 Leonardi-Bee et al. 2011),与父母对于吸烟的态度呈负相关,但并不是所有的态度都是负相关(Huver et al. 2006)。同一组年龄更小的青少年吸烟行为与哥哥姐姐的吸烟行为(如 Avenevoli,Merikangas 2003;Whiteman et al. 2013)以及同辈压力(Unger et al. 2001)均呈正相关。禁烟的学校氛围也与青少年吸烟率低有关(Aveyard et al. 2004;Lovato et al. 2010)。

更直接对青少年进行研究后发现了环境因素的作用机制,它可能是通过作用于决定改变原本未吸烟状态的这个心理过程来重塑吸烟行为的。那些有着低自尊的青少年相比较高自尊青少年来说更容易吸烟(Byrne,Mazanov 2001),喜欢冒险的青少年吸烟风险较高(看下文)。最后,青少年吸烟行为的产生和维持与其态度有关,通常在有吸烟行为倾向的青少年中会形成固定的吸烟习惯(Kremers et al. 2001;Piko 2001;Markham et al. 2004;Mazanov,Byrne 2006a)。

变量的范围和性质,使用怎样的方法用来评估这些变量,以及如何让他们在数学上结合,这两者一直困扰着研究者们,让他们很难给青少年吸烟行为提供一个好的解释。已发表的研究频繁地混淆一些变量,包括当前吸烟行为的测量,表达出未来想要吸烟的倾向,目前为未吸烟人群中日后才开始吸烟的人群,还有其他一些预测因子来推测目前或者未来吸烟数量。研究者计算能力增长与计算技术不断发展,建立了一系列不同的数学模型用来解释吸烟行为的改变后,使得理解吸烟行为变得越来越困难。通过使用各种生长曲线来分析数据(如 Brook et al. 2008;de Leeuw et al. 2010)到一些毁灭理论(Byrne et al. 2001;Mazanov,Byrne 2006a;West,Sohal 2006),这些研究关于青少年吸烟提出了许多很有说服力的解释。这就出现了一个新问题:虽然这些预测青少年吸烟行为的变量似乎都说得通,但把他们联系起来的数学方法却值得商榷(Mazanov,Byrne 2008)。因此,这些变量在理解青少年吸烟行为的产生和维持方面很重要但缺乏对变量范围的清晰界定,这点并不令人惊讶,但这项研究对于初级和次级预防措施的重要性保证了它的持续进行。

虽然对吸烟行为的复杂解释让人生畏,买烟可能是这一复杂行为中首先采取的行动。文献中占主流的一个观点是青少年吸烟行为的产生和维持要被看作是一个心理现象,而预防或戒烟行为最好用心理学的方法进行。那些关于个性的研究将会持续受到关注也就不足为奇。无论是从理论的角度还是实践出发来探讨关于吸烟行为的产生、维持与个性的关系的研究都已持续很长时间。

个性与青少年吸烟行为

正如上面所说，个性在青少年吸烟行为中的作用广泛而且复杂。许多与青少年吸烟行为有关的社会心理变量很难都囊括在一个体系之中（Mazanov，Byrne 2002）。这让在研究中纳入变量变得很困难，因为总会忽略一些重要变量。这篇综述主要纳入一些个性结构，它们相比于其他变量来说与青少年吸烟有着更持久的相关性。

对于这篇综述，青少年年龄界定包括青春期和 20 岁早期阶段。从社会学的观点看，西方人口学社会倾向于把成年人的年龄界定为可选举的年龄或一个人可在议会上投选举票的年龄，一般是 18 岁。然而，青春期特有的健康风险行为的尝试也发生在 20 岁出头（5% 的终生吸烟者在这个年龄段开始吸烟；Choi et al. 2001）。神经科学领域逐渐出现的证据可能也与这个有关，即青少年大脑还在发育过程中以及这个未成熟的大脑如何解释和理解有风险的行为也处于快速进化过程（如 Pharo et al. 2011）。例如，证据表明在 20 岁中期和后期对于有健康风险的行为的解释有一个根本性的转变（Brook et al. 2008；Mahalik et al. 2013）。这个逐渐发育以致稳定的过程是通过迅速的进化塑造而成，其中包括理解什么叫做风险行为和青少年尝试这些风险行为的次数（Mazanov，Byrne 2006b；Morrell et al. 2010）。因此，那些针对传统年龄之外（18 岁）人群的研究受到关注。

每个人个性的塑造都有两种途径。第一个是影响发病的因素和影响维持的因素的对比，第二个对比相关性与因果关系，目的是探索横断面研究和纵向研究结果的不同和他们在初级和次级预防措施中的应用。

模型

对青少年吸烟的个性研究从一维角度（如 Coan 1973；Matarazzo，Saslow 1960）到基于模型的检验（如五因素模型，McCrae，Costa 1996；个性的生物学理论，Eysenck 1990）都有。研究使用测量工具来应用这些模型，从而来理解传统的个性结构与青少年吸烟之间的关系。本综述仅讨论提到的两个模型。

相关性与因果关系

唯一一个与青少年吸烟没有明显联系的"模型"因素是经验。Harakeh 等人(2005)指出友善、细心、外向和神经质这些个性特质与青少年吸烟有相关性,横断面研究证实细心与之呈负相关(Kashdan et al. 2005),外向性与之呈正相关(Kikuchi et al. 1999)。横断面研究(Munafo et al. 2007)和前瞻性队列研究(Presson et al. 2002)证实细心与外向性及与青少年吸烟的关系。生长曲线结果分析表明青少年吸烟与外向型有正性相关性以及与神经质有潜在的非线性负相关(de Leeuw et al. 2010),虽然这些个性特征的偶然因素在预测整个生命周期的吸烟行为中也有一小部分影响(Munafo,Black 2007)。精神病状态在吸烟行为的改变中确实有正相关(Canals et al. 1997)。虽然这个结果范围较小,也能说明关于个性的理论或实际的重要模型会影响青少年吸烟行为。

吸烟行为开始与维持

个性因素 “模型” 对青少年吸烟行为的产生和维持的作用从相关性到特定的因果关系不断改变。只有外向性和神经质能比较一致预测行为的产生(Harakeh et al. 2005)。然而,这种关系并没有确凿证据,White 等(1996)指出个性在吸烟不同阶段的转变中只有很小影响,至少对于有效性而言如此;外向型作用较小,神经质则没什么影响。这是从工作中反映出来的:外向型和神经质只有在社会人口学变量和环境因素存在时才会成为风险因素,而且仅仅在严重的尼古丁依赖的人群中可观察到(Kleinjan et al. 2012)。然而,目前也有一些证据显示神经质可能在经常吸烟的青少年吸烟行为的维持期而不是行为产生的时期有影响(Vink et al. 2003)。

个性模型在青少年吸烟中的作用

这个简短的综述证明在个性模型与青少年吸烟之间的关系可有很多种。任何关于模型的调查研究都像一个混合研究,每个都在尝试证明一个变量比另一个变量更有影响力。重要的是,这个讨论提示这样的变量理论上定义了初级预测因素、协变量、中介变量或调节因子,它们应该被包含在任何一个对青少年吸烟的研究中。

风险

青少年时期是人生的发展阶段,这段时间容易去尝试有 “风险” 的行为(Gonzalez et al. 1994)。许多关于健康行为的理论把风险作为青春期开始或继续进行健康风险行为的重点(Weinstein 1993)。我们可通过几种方式转化到个性的研究中(Gullone et al. 2000)。

第一种是把风险看作是由于个体进行冒险行为的倾向不同而产生的个体

差异。一些行为确有健康风险(如吸烟、不使用避孕套或不系安全带)在某些人中都存在(合并症；Epstein et al. 2003)。虽然病因学和流行病学确实挺有用，但它们不能够解释为什么这些行为同时存在(除了相关性之外)。另一种解释这个问题的途径是探讨青少年是如何将这些负性结果与一个行为联系起来的。这让人们开始探究，如果说只是由于事件本身的可能性或者满足一些心理驱动或心理倾向，那青少年是如何觉察到以及如何加工这种风险的。在这个背景下，风险被拆分成几种与青少年吸烟行为比较相关的因素，即叛逆的某种组合，寻求刺激或寻找一种感觉。

相关性与因果关系

青少年处理"风险"的很多方式都与吸烟行为有明显关系。从最基本的角度来看，无论是横断面的研究(e.g.Doran et al. 2011)还是队列研究(Adalbjarnardottir，Rafnsson 2002；Brook et al. 2004；Malmberg et al. 2013)都指出"风险"与吸烟行为有关。也就是说，"风险"与吸烟行为之间一定存在着某种系统性联系。一些探讨导致青少年开始吸烟的原因的研究证明了这种系统性关系。一些作者发现一些令人信服的统计学证据证明风险是独立影响因素(Botvin et al. 2001)，而其他人发现风险与其他心理社会因素一样影响吸烟行为(Wills et al. 2007)。

吸烟行为开始与维持

"风险"与青少年吸烟行为的产生之间的关系是多样的，一些研究发现"风险"在吸烟行为的预防中是最重要的变量(Burt et al. 2000)，但其他研究发现没什么关系(Mazanov，Byrne 2006a)。Audrain-McGovern 等(2004)提示早期吸烟行为的产生出现在那些喜欢寻找感觉的青少年身上。White 等(2002)的分析提示失控(寻找感觉的一种)是识别行为产生阶段不同轨迹的重要方面。在青少年吸烟行为的产生和从第一支烟到每月吸烟到每天都吸烟这个转变中叛逆因素似乎与之相关；相反，寻求快感降低了从每月吸烟到每日吸烟这一转变(Bricker et al. 2009)。另一研究提示叛逆对行为产生有很小的影响，但能够预测行为的维持阶段(Otten et al. 2011b)。重要的是，这些研究指出"风险"对于行为的维持和产生一样重要。

青少年"风险"的其他思考

关于青少年吸烟与风险之间的关系，一个很重要的研究方向是青少年如何看到吸烟对他们人生可能造成的潜在的负面影响。Arnett(2000)和 Borland(1997)报道"乐观偏倚"，意思是青少年一直会低估吸烟可能给他们带来的负面影响（如戒烟瘾）。当涉及健康决策理论所描述的理性成本 - 收益权衡时，低估吸烟危害这点在青少年的决策能力中影响很大。Halpern-Felsher 等（2004）指出青少年倾向于缩小未来的风险，拿直接利益来换取未来成本。如果要探讨这点在青少年吸烟行为的产生和维持过程中如何起作用，则必须考虑风险意识可能随着青少年逐渐成年会变化的很快（可能是年龄和经验的原因）（Mazanov，Byrne 2006b）。

青少年"风险"性人格与吸烟

随着时间推移，基于不同研究的可靠性，青少年处理风险的方式也影响着吸烟行为的产生和维持。这个结果是从一些更复杂的数学模型中（如分析生长轨迹）来理解青少年吸烟过程中"风险"的影响力。下一个阶段则把这种因果关系更细节化，也许可通过适当运用神经科学研究思路实现。

吸烟信念 / 知识

每个人在对于吸烟可能导致的健康危害的不同想法或了解的知识不同是合理健康决策理论的重要组成部分，这种成本效益分析被认为可能促使了青少年吸烟行为的产生（Weinstein 1993）。一些干预措施把青少年暴露于吸烟可能导致的一些有科学理论依据的后果中（Glied 2003），但结果并不理想。这个理论上重要的个体差异解释了为什么这些改变青少年吸烟想法或知识的干预措施以失败告终（Evans 2001）。这类干预措施的失败提出一个问题，是否就如理论中所说关于吸烟的信念或知识与吸烟行为有关呢？

相关性与因果关系

有研究证明青少年对于吸烟可能导致的健康危害了然于心（Tilleczek，Hine 2006），吸烟者比没有吸烟的青少年了解得更多（Mazanov，Byrne 2007）。但我们并不清楚的是这种对于吸烟知识的了解是否影响对于吸烟的想法或吸烟行为。一些跨区域（Mazanov，Byrne 2007）和跨文化的研究（Karimy et al. 2013；Steptoe et al. 2002；Yang et al. 2013）指出吸烟的想法和知识能够预测吸烟行为。然而，这种相关性在性别中有差异，有时在男孩中体现的更为明显（Nebot et al. 2005），反之亦然（Epstein et al. 2003）。了解吸烟的健康危害可能对于青少年吸烟人群的吸烟倾向相比于不吸烟的人来说更重要（Brown et al. 2010）。一些研究指出各项研究得出不一致的相关性可能与它们与其他变量之间的相互联系有关（如说情绪，感受到的社会利益，以及对于自尊的回避；Ford et al. 2013）或心理测试（Panter，Reeve 2002）。更重要的是，有研究表明对于吸烟的想法和知识有时不相关（Sperber et al. 2001），提示对于吸烟的想法和知识之间的相关性以及因果关系方面，还需进一步研究证明。

吸烟行为开始与维持

只有少量研究探讨吸烟行为的产生和维持之间的关系。Mazanov 和 Byrne（2007）的研究指出青少年对于吸烟健康后果知识的了解与吸烟行为的产生、维持以及戒烟没有任何关系。一些证据表明吸烟的想法或对于吸烟知识了解程度与戒烟有关，提示对于吸烟的想法和知识的了解也可影响维持期（Etter et al. 2000b；Rose et al. 1996）。这种吸烟想法和知识与吸烟维持期的关系也反映吸烟者倾向于对于吸烟有着更乐观的态度（Amos et al. 1997；Hines et al. 1999）。

吸烟信念和知识在青少年吸烟中的作用

尽管理论上来说这点很重要，但很少有研究支持或反对关于吸烟信念与知识对青少年吸烟的作用。这个领域里的变量需要更多关注。这个过程中很重要的第一步是去建立关于吸烟想法和知识的可靠的心理测量工具。最近用一种（如 Brown et al. 2010；Yang et al. 2013）或多条目的工具（如 Mazanov，Byrne 2007）的研究都有，这些工具只针对某一研究。吸烟预期量表包括吸烟的健康危害提供了一种方法来实现研究之间的一致性（如 Hine et al. 2007）。通过使用一种可靠且一致性较高的工具，研究者的注意力可重新关注于关系的一致性。如果能发现一种可靠关系，未来研究需探讨关于吸烟想法和知识对吸烟行为的产生或维持的作用，尤其是基于教育的干预方法和预防项目。

自尊 / 自我效能感

自尊和自我效能感对于青少年吸烟行为的影响已被广泛研究。自尊 / 自我效能感是青少年吸烟兴趣的重要变量，这一点得到相当可靠的理论支持（Fishbein et al. 2001）。实证研究支持这一理论内容，即自尊 / 自我效能感不仅是青少年吸烟的主要预测因素，也是多种预测因素。

越来越多的文献开始探讨整体尊重 / 效能感与具体尊重 / 效能感（见下文）。Glendinning，Inglis（1999）提示在相当直接的整体度量基础上可详细解释自尊与青少年吸烟之间的关系，虽然一些具体度量（如同伴之间或学术性的）也有道理。Glendinning（2004）重申研究人员应致力于理解有更具体的自尊，虽然广泛意义上的尊重也在其中发挥着重要作用。

相关性与因果关系

一篇文章花了很大篇幅来探讨尊重/效能感与青少年吸烟之间的关系（Byrne，Mazanov 2001，2003），它指出低尊重/效能感与吸烟易感性（Ford et al. 2013；Kaai et al. 2014）和吸烟行为（如 Engels et al. 1999；Mazanov，Byrne2002；Soldz，Cui 2001）有关。其他研究指出尊重/效能感对于青少年吸烟有间接作用，是通过社交规范（Lazuras et al. 2009）或作为总体健康结构的一部分发挥作用（Brook et al. 2011）。

就具体效能感而言，社交自我效能感（Holm et al. 2003），身体的自我概念（Thornton et al. 1999）以及学术效能感（Chung，Elias 1996）都与吸烟行为有明显相关性。就具体的尊重而言，Kawabata 等（1999）指出吸烟者有更高的身体自尊和更低的整体、认知、和家庭尊重。这个结论支持 Glendinning，Inglis（1999）的结论，即整体度量依然有很重要作用。尤其是，一些横断面的研究指出尊重/效能感与青少年吸烟之间没有关系（Moore et al. 1996；White et al. 1996）。

虽然对于相关性的评估提示它们之间有比较可靠的相关性，队列研究提示尊重/效能感的作用会随着时间而改变。有越来越多的研究提示尊重/效能感对于青少年吸烟的预测作用随时间推移而减弱（Hiemstra et al. 2011；Poikolainen et al. 2001；Wills et al. 2007）. Engels et al.（2005），说明虽然低尊重/效能感在横断面上可预测，在纵向研究中这种预测效应仅仅在低尊重/效能感中得到体现（见下文）。该研究也表明对于效能感来说在横断面研究中观察到的间接效应在队列研究中也观察得到（Hiemstra et al. 2011）。这些研究结果同意之前 Glendinning（2004）的观点，尊重/效能感与青少年吸烟之间的关系队列在队列研究中体现得并不突出。

吸烟行为开始与维持

Glendinning（2004）提到在与吸烟行为产生的关系中结论总是自相矛盾（如 Engels 等（2005）指出自尊仅仅在女孩吸烟行为的产生中有影响）。就吸烟的维持期来说，O'Callaghan 和 Doyle（2002）指出在自尊与日常吸烟状态呈现一种潜在的非线性相关，而偶尔吸烟的人群则比那些不吸烟的人或经常吸烟的人有着较高的自尊水平。有关效能感的文献更倾向于整体的自我效能感影响吸烟行为的产生这一观点（Otten et al. 2011a）。尤其是，在一些关于相关性（Islam，Johnson 2005；Nebot et al. 2005）和推迟吸烟行为产生（Bruvold 1993；Byrne，Mazanov 2005）的研究中，抵制自我效能感的干预措施中这种保护效应确实存在（Islam，Johnson 2005；Nebot et al. 2005）。自我效能感看起来可影响改变吸烟状态的这种准备过程（Stephens et al. 2004），也许是戒烟阶段的作用（提高自我效能感和戒烟；Etter et al. 2000a）。然而，Conner 和 Higgins（2010）指出通过 2 年时间窗的评估，自我效能感的干预对于青少年吸烟行为的产生并没有影响，提示效能感对于吸烟行为预防的作用还有待确凿的证据证实。

自尊 / 自我效能感的作用

自尊 / 自我效能感的作用与一个更广泛的哲学争论联系起来了，即对于一个社会心理学的概念多少概念性的细节是有用的。回答可能要追溯到研究结果的效用上。例如，在特定自尊或者自我效能感上难以忍受的细节可能在统计学层面或者学术上很有用，但在干预中并没有什么意义。这等同于，人们对于在健康行为的模型中纳入过去的行为这件事上有争议（Conner，Armitage 1998），但这个结果对于设计干预项目来说并没有丝毫帮助。

在这个争议之外，更多研究需关注尊重 / 效能感随时间变化如何改变。研究者需进行一项令人信服的队列研究来探讨尊重 / 效能感的作用，尤其是相对于吸烟行为的产生和维持期而言，其与可观察到的行为改变是否有关。研究者需针对尊重 / 效能感的作用进行一个很有说服力的队列研究，尤其是相对于吸烟行为的开始和维持，尊重 / 效能感与可观察到的行为改变之间的关系。例如，这可能包括是否尊重 / 效能感会以导致吸烟行为的稳定或不稳定方式影响吸烟行为的开始和维持情况（Mazanov，Byrne 2006b）。

控制点

一个人可控制自己行为的这种信念对于健康行为来说被看得很重要（Steptoe，Wardle 2001），尤其是在自我效能感这方面（refusal skills；Stuart et al. 1994）。一个一般意义上可重复性的结论指出青少年吸烟者有一个外在控制点（如 Abdollahia，Talib 2014；Ludtke，Schneider 1996）。一个 Steptoe 和 Wardle（2001）所做的重要研究纳入 7 115 名分别来自 18 个欧洲国家的大学生（年龄从 18~30 岁），指出外在控制点可能与吸烟行为无关。研究发现控制点在青少年非吸烟者，尝试吸烟者和经常吸烟者中没有意义（Tang，Loke 2013）。

在控制点研究中一个重要转折点是 Rotter（1966）用单一的内在 - 外在连续体来把控制点分成几个方面（内在、机会、权威人士）。一些研究指出这三个都会影响吸烟行为（Bennett et al. 1997），而其他点则只会影响特定方面（如极高的机会取向；Steptoe，Wardle 2001）。很少研究关注在吸烟行为改变中控制点的作用。Stephenset 等人（2004）指出准备好来改变吸烟行为这点是与控制点无关的。Presson 等人（2002）指出一个内在控制点可能对阻止吸烟有保护作用。

　　就相关性而言，控制点似乎与吸烟行为有相当强的关系。然而控制点对于吸烟行为的开始或维持是否是一个可行的预测变量还有待未来的研究证实。

笃信

　　宗教被用作对一系列物质滥用干预措施的沟通桥梁，尤其是在与酒精滥用相关的干预措施中（如匿名酗酒者和福音派新教；Sarafino 2006）。目前也有研究显示宗教可能在保护青少年吸烟中发挥作用。一篇关于宗教在物质滥用中的作用的研究指出大多数研究来自美国，对于宗教投入行为使用非标准的测量方式也是一大问题，所以未来更需队列研究（Chitwood et al. 2008）。有幸的是，这些问题在关于青少年吸烟问题的研究中被系统证明了。

相关性与因果关系

　　一些可重复的跨文化研究中已得出"笃信"中与吸烟有负性相关（教堂做礼拜的出勤率，声称的信仰程度，或自我报告所得），研究包括 Bangladesh（Kamal et al. 2010），Brazil（Gomes et al. 2013），Mexico（Marsiglia et al. 2012）以及 Slovakia（Pitel et al. 2012）等的文章。然而，这个结果并不通用，对于那些来自南美小镇上的青少年来说，笃信对于吸烟行为没有影响（Prinsloo et al. 2008）。有研究表明笃信对吸烟行为的影响更是被个人信念的力量所驱使而不仅仅只是与一个宗教社区有关（Gmel et al. 2013；Marsiglia et al. 2012）。这似乎与一些研究矛盾，即一个宗教性的团体可为阻止个体吸烟提供一些保护因素（如社会支持；Metzger et al. 2011）而不是个体的心理因素（Chen et al. 2004；Wallace et al. 2003）。也有研究证明在宗教所起的保护效应中在女孩身上体现的更为明显（Kovacs et al. 2011；Pitel et al. 2012）。重要的是，远离宗教的那些青少年似乎增加吸烟行为的可能性（Moscati，Mezuk 2014）。关于吸烟行为改变中可能是由于那些"找到"或"失去"宗教所导致的这一观点，本篇综述没有找到任何有关其因果关系的决定性证据。

吸烟行为开始与维持

　　也有一些研究证明宗教或个人品德在开始吸烟行为时是一个保护因素（Amey et al. 1996）。Timberlake 等（2006）指出笃信是唯一一个可克服基因影响的保护因素。在这个关系中一个很有意思的观点是一种强烈的"私人"宗教感可保护青少年尝试吸烟，宗教的公开集会保护他们避免成为经常吸烟的人（Nonnemaker et al. 2003）。也就是说，如果信宗教的青少年开始吸烟，他们的宗教可能会阻碍他们成为经常吸烟的人。另一研究也支持这个观点，其指出随着时间的推移笃信可减缓青少年成为常规吸烟者的进程（Mason，Spoth 2011；Spears et al. 2010；Wills et al. 2003），而且这种影响在男孩身上体现更明显（Van den Bree et al. 2004）。这表明过程中的差异正在发挥作用。

笃信的作用

笃信在青少年吸烟中可能发挥作用，但确切作用还需讨论。更多研究需关注更广泛的宗教内容范围；更多研究针对犹太 - 基督教，研究伊斯兰教的较少，其他宗教甚至没有（如锡克教）。未来需设计一些研究来证明这种关联是一种心理上的本性还是是一种伪联系。如果关于这点得出结论，则能够为一些预防或干预项目是否把宗教作为一种可行方案提供一些指导。

结论

考虑到吸烟在增加 CVD 患病风险中有相当重要作用，关注个性对青少年吸烟行为影响的研究当然也在不断增加。在青少年吸烟行为的研究中，运算复杂性的增加也证明更透彻研究因果关系的重要性。这些探究差异性的研究对吸烟行为种类之间的差异提供了描述性的证据，探索因果关系让我们能够了解导致这些差异的发展经过（如 Bricker et al. 2009）；也就是说，更能理解为什么这些吸烟行为种类不同，也能够预测青少年第一次尝试吸烟的经历或吸烟行为的发展过程。研究者可能会认为认识到因变量和自变量的动态本质这一点很有价值，也就是说，探索当青少年在青春期里个性的功能改变时青少年吸烟行为是怎样随着时间改变的。

关于青少年吸烟的研究的方法学实验可能会导致模型和技术的反正，从而通过提高青少年的戒烟率来降低 CVD 的患病风险。例如，描述青少年吸烟行为的开始和维持的数学模型可能会被直接应用与解释成年人中戒烟的社会心理基础。为了能够提高青少年和成年人中进行初级和次级干预的有效程度，那些评估青少年随时间改变行为也随之改变的研究需尽快得出对个性在青少年吸烟行为的产生和维持中的作用的新的理解。

致谢

本章的部分内容是基于对作者早年出版物的修订而成（个性、压力和青少年中吸烟行为的决定因素，经许可引自 G.J. Boyle，G. Matthews and D.H. Salkofske（Eds）（2008）. *The Sage Handbook of Personality Theory and Assessment.* Los Angeles：Sage Publications Inc.（Chapter 34，pp 698-719）]。

（厚皎皎 译，陈发展、吴婉淳 校）

参考文献

Abdollahia, A., & Talib, M. A. (2014). To examine the relationships between emotional intelligence, locus of control and smoking in adolescents. *The Social Sciences, 9*(3), 157–162.

Adalbjarnardottir, S., & Rafnsson, F. D. (2002). Adolescent anti-social behaviour and substance use: Longitudinal analyses. *Addictive Behaviours, 27*(2), 227–240.

Amey, C. H., Albrecht, S. L., & Miller, M. K. (1996). Racial differences in adolescent drug use: The impact of religion. *Substance Use and Misuse, 31*(10), 1311–1332.

Amos, A., Elton, R., Gray, D., & Currie, C. (1997). Healthy or druggy? Self-image, ideal image and smoking behaviour among young people. *Social Science and Medicine, 45*(6), 847–858.

Arnett, J. J. (2000). Optimistic bias in adolescent and adult smokers and nonsmokers. *Addictive behaviors, 25*(4), 625-632.

Audrain-McGovern, J., Cuevas, J., Rodgers, K., Rodriguez, D., Tercyak, K. P., & Patterson, F. (2004). Identifying and characterising adolescent smoking trajectories. *Cancer Epidemiology, Biomarkers and Prevention, 13*(12), 2023–2034.

Avenevoli, S., & Merikangas, K. R. (2003). Familial influences on adolescent smoking. *Addiction, 98*(Suppl 1), 1–20.

Aveyard, P., Markham, W. A., Lancashire, E., Bullock, A., Maca, C., Cheng, K. K., et al. (2004). The influence of school culture on smoking among pupils. *Social Science & Medicine, 58*(9), 1767–1780.

Bennett, P., Norman, P., Moore, L., Murphy, S., & Tudor-Smith, C. (1997). Health locus of control and value for health in smokers and non-smokers. *Health Psychology, 16*(2), 179–182.

Borland, R. (1997). What do people's estimates of smoking related risk mean? *Psychology and Health, 12*, 513-521.

Botvin, G. J., Griffin, J. W., Diaz, T., & Ifill-Williams, M. (2001). Drug abuse prevention among minority adolescents: Post-test and one-year follow-up of a school-based preventive intervention. *Prevention Science, 2*(1), 1–13.

Bricker, J. B., Rajan, K. B., Zalewski, M., Andersen, M. R., Ramey, M., & Peterson, A. V. (2009). Psychological and social risk factors in adolescent smoking transitions: A population-based longitudinal study. *Health Psychology, 28*(4), 439–447.

Brook, J. S., Pahl, T., Balka, E. B., & Fei, K. (2004). Smoking among New Yorican adolescents: Time 1 predictors of time 2 tobacco use. *Journal of Genetic Psychology, 165*(3), 324–340.

Brook, D. W., Brook, J. S., Zhang, C., Whiteman, M., Cohen, P., & Finch, S. J. (2008). Developmental trajectories of cigarette smoking from adolescence to the early thirties: Personality and behavioral risk factors. *Nicotine and Tobacco Research, 10*(8), 1283–1291.

Brook, D. W., Rubenstone, E., Zhang, C., Morojele, N. K., & Brook, J. S. (2011). Environmental stressors, low well-being, smoking, and alcohol use among South African adolescents. *Social Science and Medicine, 72*, 1447–1453.

Brown, A. K., Moodie, C., Hastings, G., Mackintosh, A.-M., Hassan, L., & Thrasher, J. (2010). The association of normative perceptions with adolescent smoking intentions. *Journal of Adolescence, 33*, 603–614.

Bruvold, W. H. (1993). A meta-analysis of adolescent smoking prevention programs. *American Journal of Public Health, 83*(6), 872–880.

Burt, R. D., Dinh, K. T., Peterson, A. V., & Sarason, I. G. (2000). Predicting adolescent smoking: A prospective study of personality smoking. *Preventive Medicine, 30*(2), 115–125.

Byrne, D. G., & Mazanov, J. (2001). Self-esteem, stress and cigarette smoking in adolescents. *Stress and Health, 17*(2), 105–110.

Byrne, D. G., & Mazanov, J. (2003). Adolescent stress and future smoking behaviour: A prospective investigation. *Journal of Psychosomatic Research, 54*(4), 313–321.

Byrne, D. G., & Mazanov, J. (2005). Prevention of adolescent smoking: A prospective test of three models of intervention. *Journal of Substance Use, 10*(6), 363–374.

Byrne, D. G., Mazanov, J., & Gregson, R. A. M. (2001). A cusp catastrophe model (CCM) analysis of changes to adolescent smoking behaviour in response to smoking prevention programs. *Nonlinear Dynamics, Psychology, and Life Sciences, 5*(2), 115–137.

Canals, J., Blade, J., & Domenech, E. (1997). Smoking and personality predictors among young Spanish people. *Personality and Individual Differences, 23*(5), 905–908.

Chen, C. Y., Dormitzer, C. M., Bejarano, J., & Anthony, J. C. (2004). Religiosity and the earliest stages of adolescent drug involvement in seven countries of Latin America. *American Journal of Epidemiology, 159*(12), 1180–1188.

Chitwood, D. D., Weiss, M. L., & Leukefeld, C. G. (2008). A systematic review of recent literature on religiosity and substance use. *Journal of Drug Issues, 38*(3), 653–688.

Choi, W. S., Gilpin, E. A., Farkas, A. J., & Pierce, J. P. (2001). Determining the probability of future smoking among adolescents. *Addiction, 96*(2), 313–323.

Chung, H., & Elias, M. (1996). Patterns of adolescent involvement in problem behaviours: Relationship to self-efficacy, social competence and life events. *American Journal of Community Psychology, 24*(6), 771–784.

Coan, R. W. (1973). Personality variables associated with cigarette smoking. *Journal of Personality and Social Psychology, 26*(1), 86–104.

Conner, M., & Armitage, C. J. (1998). Extending the theory of planned behaviour: A review and avenues for further research. *Journal of Applied Social Psychology, 28*(15), 1429–1464.

Conner, M., & Higgins, A. R. (2010). Long-term effects of implementation intentions on prevention of smoking uptake among adolescents: A cluster randomized controlled trial. *Health Psychology, 29*(5), 529–538.

de Leeuw, R. N., Scholte, R. H., Sargent, J. D., Vermulst, A. A., & Engels, R. C. (2010). Do interactions between personality and social-environmental factors explain smoking development in adolescence? *Journal of Family Psychology, 24*(1), 68–77.

Doran, N., Sanders, P. E., Bekman, N. M., Worley, M. J., Monreal, T. K., McGee, E., et al. (2011). Mediating influences of negative affect and risk perception on the relationship between sensation seeking and adolescent cigarette smoking. *Nicotine and Tobacco Research, 13*(6), 457–465.

Engels, R. C., Hale, W. W., Noom, M., & Vries, H. D. (2005). Self-efficacy and emotional adjustment as precursors of smoking in early adolescence. *Substance Use & Misuse, 40*(12), 1883-1893.

Engels, R. C. M. E., Knibbe, R. A., & Drop, M. J. (1999). Predictability of smoking in adolescence: Between optimism and pessimism. *Addiction, 94*(1), 115–124.

Epstein, J. A., Botvin, G. J., & Spoth, R. (2003). Predicting smoking among rural adolescents: Social and cognitive processes. *Nicotine and Tobacco Research, 5*(4), 485–491.

Etter, J. F., Perneger, T. V., Bergman, M. M., & Humair, J. P. (2000a). Development and validation of a scale measuring self-efficacy of current and former smokers. *Addiction, 95*(6), 901–913.

Etter, J. F., Perneger, T. V., Humair, J. P., & Bergman, M. M. (2000b). Development and validation of the Attitudes Towards Smoking Scale (ATS-18). *Addiction, 95*(4), 613–625.

Evans, R. I. (2001). Social influences in etiology and prevention of smoking and other health threatening behaviours in children and adolescents, Chapter 27. In A. Baum, T. A. Revenson, & J. E. Singer (Eds.), *Handbook of health psychology* (pp. 459–468). London: Lawrence Earlbaum Associates.

Eysenck, H. J. (1990). Biological dimensions of personality. In L. A. Pervin (Ed.), *Handbook of personality: Theory and research* (pp. 244–276). New York: Guilford.

Fishbein, M., Triandis, H. C., Kanfer, F. H., Becker, M., Middlestadt, S. E., & Eichler, A. (2001). Factors influencing behaviour and behaviour change, Chapter 1. In A. Baum, T. A. Revenson, & J. E. Singer (Eds.), *Handbook of health psychology* (pp. 3–17). London: Lawrence Earlbaum

Associates.

Ford, K. H., Oladapo, A. O., Sterling, K. L., Diamond, P. M., Kelder, S. H., & McAlister, A. (2013). Assessing the psychometric properties of smoking related attitudes, self-efficacy, and intention among a diverse population of middle school students. *Addictive Behaviors, 38*, 2378–2383.

Glendinning, A. (2004). Self-esteem and smoking in youth – Muddying the waters? *Journal of Adolescence, 25*(4), 415–425.

Glendinning, A., & Inglis, D. (1999). Smoking behaviour in youth: The problem of low self-esteem? *Journal of Adolescence, 22*(5), 673–682.

Glied, S. (2003). Is smoking delayed or averted? *American Journal of Public Health, 93*(3), 412–416.

Gmel, G., Mohler-Kuo, M., Dermota, P., Gaume, J., Bertholet, N., Daeppen, J. B., & Studer, J. (2013). Religion is good, belief is better: Religion, religiosity, and substance use among young Swiss men. *Substance Use & Misuse, 48*(12), 1085–1098.

Gomes, F. C., Andrade, A. G. D., Izbicki, R., Moreira-Almeida, A., & Oliveira, L. G. D. (2013). Religion as a protective factor against drug use among Brazilian university students: A national survey. *Revista Brasileira de Psiquiatria, 35*(1), 29–37.

Gonzalez, J., Field, T., Yando, R., Gonzalez, K., Lasko, D., & Bendell, D. (1994). Adolescent perceptions of their risk-taking behaviour. *Adolescence, 29*(115), 701–709.

Gullone, E., Moore, S., Moss, S., & Boyd, C. (2000). The adolescent risk-taking questionnaire: Development and psychometric evaluation. *Journal of Adolescent Research, 15*(2), 231–250.

Halpern-Felsher, B. L., Biehl, M., Kropp, R. Y., & Rubinstein, M. L. (2004). Perceived risks and benefits of smoking: differences among adolescents with different smoking experiences and intentions. Preventive medicine, 39(3), 559-567.

Harakeh, Z., Engles, R. C. M. E., de Vries, J., & Scholte, R. H. J. (2005). Association between personality and adolescent smoking. *Addictive Behaviours, 31*(2), 232–245.

Hiemstra, M., Otten, R., de Leeuw, R. N. H., van Schayck, O. C. P., & Engels, R. C. (2011). The changing role of self-efficacy in adolescent smoking initiation. *Journal of Adolescent Health, 48*, 597–603.

Hine, D. W., Honan, C. A., Marks, A. D., & Brettschneider, K. (2007). Development and validation of the smoking expectancy scale for adolescents. *Psychological Assessment, 19*(3), 347–355.

Hines, D., Fretz, A. C., & Nollen, N. L. (1999). Regular and occasional smoking by college students: Personality attributions of smokers and non-smokers. *Psychological Reports, 83*(3Pt2), 1299–1306.

Holm, K., Kremers, S. P. J., & de Vries, H. (2003). Why do Danish adolescents take up smoking? *European Journal of Public Health, 13*(1), 67–74.

Huver, R. M. E., Engels, R. C. M. E., & de Vries, H. (2006). Are anti-smoking parenting practices related to adolescent smoking cognition and behavior? *Health Education Research, 21*(1), 66–77.

Islam, S. M. S., & Johnson, C. A. (2005). Influence of known psychosocial smoking risk factors of Egyptian adolescents' cigarette smoking behaviour. *Health Promotion International, 20*(2), 135–145.

Kaai, S. C., Brown, K. S., Leatherdale, S. T., Manske, S. R., & Murnaghan, D. (2014). We do not smoke but some of us are more susceptible than others: A multilevel analysis of a sample of Canadian youth in grades 9 to 12. *Addictive Behaviors, 39*, 1329–1336.

Kamal, S. M. M., Rahman, M. A., Uddin, M. K., & Islam, M. A. (2010). Smoking behavior of secondary school students in Kushtia district, Bangladesh: Prevalence and determinants. *Journal of Applied Science and Technology, 7*, 107–115.

Karimy, M., Niknami, S., Heidarnia, A. R., Hajizadeh, I., & Montazeri, A. (2013). Prevalence and determinants of male adolescents' smoking in Iran: An explanation based on the theory of planned behavior. *Iranian Red Crescent Medical Journal, 15*(3), 187.

Kashdan, T. B., Vetter, C. J., & Collins, R. L. (2005). Substance use in young adults: Associations with personality and gender. *Addictive Behaviours, 30*(2), 259–269.

Kawabata, T., Shimai, S., Cross, D., & Nishioka, N. (1999). Relationship between self-esteem and smoking behaviour among Japanese early adolescents: Initial results from a three-year study. *Journal of School Health, 69*(7), 280–284.

Kikuchi, Y., Masuda, M., Yoshimura, K., Inoue, T., Ito, M., & Watanabe, S. (1999). Health consciousness of young people in relation to their personality. *Journal of Epidemiology, 9*(2), 121–131.

Kleinjan, M., Vitaro, F., Wanner, B., Brug, J., van den Eijnden, R. J. J. M., & Engels, R. C. (2012). Predicting nicotine dependence profiles among adolescent smokers: The roles of personal and social-environmental factors in a longitudinal framework. *BMC Public Health, 12*, 196.

Kovacs, E., Piko, B. F., & Fitzpatrick, K. M. (2011). Religiosity as a protective factor against substance use among Hungarian high school students. *Substance Use and Misuse, 46*(10), 1346–1357.

Kremers, S. P. J., Mudde, A. N., & de Vries, H. (2001). Subtypes within the precontemplation stage of adolescent smoking acquisition. *Addictive Behaviors, 26*(2), 237–251.

Lazuras, L., Eiser, J. R., & Rodafinos, A. (2009). Predicting Greek adolescents' intentions to smoke: A focus on normative processes. *Health Psychology, 28*(6), 770–778.

Leonardi-Bee, J., Jere, M. L., & Britton, J. (2011). Exposure to parental and sibling smoking and the risk of smoking uptake in childhood and adolescence: A systematic review and meta-analysis. *Thorax, 66*, 847–855.

Lovato, C. Y., Zeisser, C., Campbell, H. S., Watts, A. W., Halpin, P., Thompson, M., Eyles, J., et al. (2010). Adolescent smoking: Effect of school and community characteristics. *American Journal of Preventive Medicine, 39*(6), 507–514.

Ludtke, H. A., & Schneider, H. G. (1996). Habit-specific locus of control scales for drinking, smoking and eating. *Psychological Reports, 78*(2), 363–369.

Mahalik, J. R., Levine Coley, R., McPherran Lombardi, C., Doyle Lynch, A., Markowitz, A. J., & Jaffee, S. R. (2013). Changes in health risk behaviors for males and females from early adolescence through early adulthood. *Health Psychology, 32*(6), 685–694.

Malmberg, M., Kleinjan, M., Overbeek, G., Vermulst, A. A., Lammers, J., & Engels, R. C. (2013). Are there reciprocal relationships between substance use risk personality profiles and alcohol or tobacco use in early adolescence? *Addictive Behaviors, 38*, 2851–2859.

Markham, W. A., Aveyard, P., Thomas, H., Charlton, A., Lopez, M. L., & de Vries, H. (2004). What determines future smoking intentions of 12- to 13-year-old UK African-Caribbean, Indian, Pakistani and white young people? *Health Education Research, 19*(1), 15–28.

Marsiglia, F. F., Ayers, S. L., & Hoffman, S. (2012). Religiosity and adolescent substance use in Central Mexico: Exploring the influence of internal and external religiosity on cigarette and alcohol use. *American Journal of Community Psychology, 49*(1–2), 87–97.

Mason, W. A., & Spoth, R. L. (2011). Thrill seeking and religiosity in relation to adolescent substance use: Tests of joint, interactive and indirect influences. *Psychology of Addictive Behaviors, 25*(4), 683–696.

Matarazzo, J. D., & Saslow, G. (1960). Psychological and related characteristics of smokers and non-smokers. *Psychological Bulletin, 57*(6), 493–513.

Mazanov, J., & Byrne, D. G. (2002). A comparison of predictors of the adolescent intention to smoke with adolescent current smoking using discriminant function analysis. *British Journal of Health Psychology, 7*(2), 185–201.

Mazanov, J., & Byrne, D. G. (2006a). A cusp catastrophe model analysis of changes in adolescent substance use: Assessment of behavioural intention as a bifurcation variable. *Nonlinear Dynamics, Psychology, and Life Sciences, 10*(4), 445–470.

Mazanov, J., & Byrne, D. G. (2006b). An evaluation of the stability of perceptions and frequency of adolescent risk taking over time and across samples. *Personality and Individual Differences,*

40(4), 725–735.

Mazanov, J., & Byrne, D. G. (2007). Changes in adolescent smoking behaviour and knowledge of health consequence of smoking. *Australian Journal of Psychology, 59*(3), 176–180.

Mazanov, J., & Byrne, D. G. (2008). Modelling change in adolescent smoking behaviour: Stability of predictors across analytic models. *British Journal of Health Psychology, 13*(3), 361–379.

McCrae, R. R., & Costa, P. T. (1996). Toward a new generation of personality theories: Theoretical contexts for the five-factor model. In J. S. Wiggins (Ed.), *The five-factor model of personality: Theoretical perspectives* (pp. 51–87). New York: Guilford.

Metzger, A., Dawes, N., Mermelstein, R., & Wakschlag, L. (2011). Longitudinal modeling of adolescents' activity involvement, problem peer associations, and youth smoking. *Journal of Applied Developmental Psychology, 32*, 1–9.

Moore, S., Laflin, M. T., & Weiss, D. L. (1996). The role of cultural norms in the self-esteem and drug use relationship. *Adolescence, 31*(123), 523–542.

Morrell, H. E. R., Song, A. V., & Halpern-Felsher, B. L. (2010). Predicting adolescent perceptions of the risks and benefits of cigarette smoking: A longitudinal investigation. *Health Psychology, 29*(6), 610–617.

Moscati, A., & Mezuk, B. (2014). Losing faith and finding religion: Religiosity over the life course and substance use and abuse. *Drug and Alcohol Dependence, 136*, 127–134.

Munafo, M. R., & Black, S. (2007). Personality and smoking status: A longitudinal analysis. *Nicotine and Tobacco Research, 9*(3), 397–404.

Munafo, M. R., Zetteler, J. I., & Clark, T. G. (2007). Personality and smoking status: A meta-analysis. *Nicotine and Tobacco Research, 9*(3), 405–413.

Nebot, M., Valmayor, S., Lopez, M. J., Tomas, Z., Arizen, C., & Juarez, O. (2005). Factors associated with smoking onset: 3-year cohort study of schoolchildren. *Archivos de Bronconeumología, 40*(11), 495–501.

Nonnemaker, J. M., McNeely, C. A., & Blum, R. W. (2003). Public and private domains of religiosity and adolescent health risk behaviours: Evidence from the National Longitudinal Study of Adolescent Health. *Social Science and Medicine, 57*(11), 2049–2054.

O'Callaghan, F., & Doyle, J. (2002). What is the role of impression management in adolescent cigarette smoking? *Journal of Substance Abuse, 13*(4), 459–470.

Otten, R., van Lier, P. A. C., & Engels, R. C. (2011a). Disentangling two underlying processes in the initial phase of substance use: Onset and frequency of use in adolescent smoking. *Addictive Behaviors, 36*, 237–240.

Otten, R., Bricker, J. B., Liu, J., Comstock, B. A., & Peterson, A. V. (2011b). Adolescent psychological and social predictors of young adult smoking acquisition and cessation: A 10-year longitudinal study. *Health Psychology, 30*(2), 163–170.

Panter, A. T., & Reeve, B. B. (2002). Assessing tobacco beliefs among youth using item response theory models. *Drug and Alcohol Dependence, 68*(Suppl1), S21–S39.

Pharo, H., Sim, C., Graham, M., Gross, J., & Hayne, H. (2011). Risky business: Executive function, personality, and reckless behavior during adolescence and emerging adulthood. *Behavioral Neuroscience, 125*(6), 970–978.

Piko, B. (2001). Smoking in adolescence. Do attitudes matter? *Addictive Behaviors, 26*(2), 201–217.

Pitel, L., Geckova, A. M., Kolarcik, P., Halama, P., Reijneveld, S. A., & Van Dijk, J. P. (2012). Gender differences in the relationship between religiosity and health-related behaviour among adolescents. *Journal of Epidemiology and Community Health, 66*(12), 1122–1128.

Poikolainen, K., Tuulio-Henriksson, A., Lonnqvist, J., Aalot-Setala, T., & Martunnen, M. (2001). Predictors of somatic symptoms: A five year follow-up of adolescents. *Archives of Disease in Childhood, 83*(5), 388–392.

Presson, C. C., Chassin, L., & Sherman, S. J. (2002). Psychosocial antecedents of tobacco chipping. *Health Psychology, 21*(4), 384–392.

Prinsloo, M., Tudhope, L., Pitt, L., & Campbell, C. (2008). Using demographics to predict smoking behavior: Large sample evidence from an emerging market. *Health Marketing Quarterly, 25*(3), 289–301.

Rose, J. S., Chassin, L., Presson, C. C., & Sherman, S. J. (1996). Prospective predictors of quit attempts and smoking cessation in young adults. *Health Psychology, 15*(4), 261–268.

Rotter, J. B. (1966). Generalized expectancies for internal versus external control of reinforcement. *Psychological Monographs, 80*(1), 1–28.

Sarafino, E. P. (2006). *Health psychology: Biopsychosocial interactions* (4th ed.). New York: Wiley.

Soldz, S., & Cui, X. (2001). A risk factor index predicting adolescent cigarettes smoking: A 7-year longitudinal study. *Psychology of Addictive Behaviours, 15*(1), 33–41.

Spears, G. V., Stein, J. A., & Koniak-Griffin, D. (2010). Latent growth trajectories of substance use among pregnant and parenting adolescents. *Psychology of Addictive Behaviors, 24*(2), 322–332.

Sperber, A. D., Schvartzman, P., Peleg, A., & Friger, M. (2001). Factors associated with daily smoking among Israeli adolescents: A prospective cohort study with a 3-year follow-up. *Preventive Medicine, 33*(2Pt1), 73–81.

Stephens, S., Cellucci, T., & Gregory, J. (2004). Comparing stage of change measures in adolescent smokers. *Addictive Behaviours, 29*(4), 759–764.

Steptoe, A., & Wardle, J. (2001). Locus of control and health behaviour revisited: A multivariate analysis of young adults from 18 countries. *British Journal of Psychology, 92*(Pt4), 659–672.

Steptoe, A., Wardle, J., Cui, W., Baban, A., Glass, K., Tsuda, A., & Vinck, J. (2002). An international comparison of tobacco smoking, beliefs and risk awareness in university students from 23 countries. *Addiction, 97*(12), 1561–1571.

Stuart, K., Borland, R., & McMurray, N. (1994). Self-efficacy, health locus of control and smoking cessation. *Addictive Behaviours, 19*(11), 1–12.

Tang, S. M., & Loke, A. Y. (2013). Smoking initiation and personal characteristics of secondary students in Hong Kong. *Journal of Advanced Nursing, 69*(7), 1595–1606.

Thornton, W., Douglas, G. A., & Houghton, S. J. (1999). Transition through stages of smoking: The effect of gender and self-concept on adolescent smoking behaviour. *Journal of Adolescent Health, 25*(4), 284–289.

Tilleczek, K. C., & Hine, D. W. (2006). The meaning of smoking as health and social risk in adolescence. *Journal of Adolescence, 29*(2), 273–287.

Timberlake, D. S., Rhee, S. H., Haberstick, B. C., Hopfer, C., Ehringer, M., Lessem, J. M., Smolen, A., & Hewitt, J. K. (2006). The moderating effects of religiosity on the genetic and environmental determinants of smoking initiation. *Nicotine and Tobacco Research, 8*(1), 123–133.

Tyas, S. L., & Pederson, L. L. (1998). Psychosocial factors related to adolescent smoking: A critical review of the literature. *Tobacco Control, 7*(4), 409–420.

Unger, J. B., Li, Y., Johnson, C. A., Gong, J., Chen, X., Li, C. Y., et al. (2001). Stressful life events among adolescents in Wuhan, China: Associations with smoking, alcohol use, and depressive symptoms. *International Journal of Behavioral Medicine, 8*(1), 1–18.

Van den Bree, M. B. M., Whitmer, M. D., & Pickworth, W. B. (2004). Predictors of smoking development in a population-based sample of adolescents: A prospective study. *Journal of Adolescent Health, 35*(3), 172–181.

Vink, J. M., Boomsma, D. I., Willemsen, G., & Engels, R. C. M. E. (2003). Smoking status of parents, siblings and friends: Predictors of regular smoking? Findings from a longitudinal twin-family study. *Twin Research, 6*(3), 209–217.

Wallace, J. M., Brown, T. N., Bachman, J. G., & La Veist, T. A. (2003). The influence of race and religion on abstinence from alcohol, cigarettes and marijuana among adolescents. *Journal of Studies on Alcohol, 64*(6), 843–848.

Weinstein, N. D. (1993). Testing four competing theories of health-protective behaviour. *Health Psychology, 12*(4), 324–333.

West, R., & Sohal, T. (2006). "Catastrophic" pathways to smoking cessation: Findings from national survey. *BMJ, 332*, 458–460.

White, V., Hill, D., & Hopper, J. (1996). The outgoing, the rebellious and the anxious: Are adolescent personality dimensions related to the uptake of smoking? *Psychology and Health, 12*(1), 73–85.

White, H. R., Pandina, R. J., & Chen, P.-H. (2002). Developmental trajectories of cigarettes use from early adolescent into young adulthood. *Drug and Alcohol Dependence, 65*(2), 167–178.

Whiteman, S. D., Jensen, A. C., & Maggs, J. L. (2013). Similarities in adolescent siblings' substance use: Testing competing pathways of influence. *Journal of Studies on Alcohol and Drugs, 74*(1), 104–113.

Wills, T. A., Yaegar, A. M., & Sandy, J. M. (2003). Buffering effect of religiosity for adolescent substance use. *Psychology of Addictive Behaviours, 17*(10), 24–31.

Wills, T. A., Sargent, J. D., Stoolmiller, M., Gibbons, F. X., Worth, K. A., & Cin, S. D. (2007). Movie exposure to smoking cues and adolescent smoking onset: A test for mediation through peer affiliations. *Health Psychology, 26*(6), 769–776.

Yang, F., Cheng, W. J. Y., Ho, M.-H. R., & Pooh, K. (2013). Psychosocial correlates of cigarette smoking among Asian American and Pacific Islander adolescents. *Addictive Behaviors, 38*, 1890–1893.

第 8 章　饮酒与心血管疾病

Shalini Arunogiri, Dan Lubman

目录

摘要

酒精是一种精神活性物质,它对个体的身心健康有很大影响。虽然研究清晰地证明了酒精的有害性,但是也有研究发现了酒精的保护性作用,包括心血管效应。这些研究的结果显示低水平的定期饮酒与降低心血管风险之间存在 J 形关联,特别是冠心病的风险。这种关联似乎受到酒精消费水平和模式的影响。然而,这些研究的大部分是基于人群的观察性研究,对混杂因素的控制具有先天的方法学局限。因此,仍然没有足够的证据表明饮酒与降低心血管风险之间存在因果关系。从人群整体上来看,酒精摄入的假定益在某些群体中更为突出,例如具有其他心血管危险因素的老年人。另一方面,甚至低水平的酒精摄入也会产生负面的健康影响。因此,提供有关酒精消费的建议需个性化,最好在临床环境中进行。

关键词

酒精(Alcohol)·饮酒(Alcohol drinking)·心血管疾病(Cardiovascular)·心血管疾病风险(Cardiovascular risk)·冠状动脉疾病(Coronary disease)

引言

酒精是一种精神活性物质,对个人和群众的健康和福祉会产生重大影响。2012 年,全球酒精消费占全球疾病和伤害负担的 5.1%,全球死亡人数高达 330 万(WHO,2014 年)。酒精也是 200 多种不同类型的疾病和伤害的一个组成部分(WHO 2014)。它也被认为是对他人造成深远的无形和有形伤害的根源。例如,澳大利亚最近的一项研究估计,重度饮酒者的花费超过 140 亿美元的自付费用以及高达 60 亿美元的无形成本(Laslett et al. 2010),比之前的估计数增加一倍多(Collins,Lapsley 2008)。另一方面,个人经常引用酒精的积极的社会和心理健康益处,并且在许多文化和国家中,适度饮酒被认为是社会规范和生活方式的一部分。已广泛研究的酒精的一个潜在益处是降低心血管疾病风险。大量研究已开始了解心血管疾病与饮酒之间的关系,这些研究主要集中在一些关键领域。调查人员试图澄清酒精在人群水平上是否具有心脏保护作用。他们探讨了这种保护性关联是否存在于没有心血管疾病危险因素和既往存在疾病的人群中。研究还试图确定潜在的病理生理机制来解释假定的保护作用。研究还试图确定潜在的病理生理机制来解释假定的保护作用。然而,考虑到酒精作为一种"生活方式"因素,有许多混淆因素影响这种关联,需通过该领域的研究加以考虑。通过临床和研究实践的镜头,可最好理解酒精使用与心血管疾病之间关联的复杂性。

J 形曲线:酒精是否具有心脏保护作用?

　　过去三十年的流行病学和观察性研究表明,轻度至中度饮酒与降低心血管疾病风险有关(Corrao et al. 2000;Di Castelnuovo et al. 2010;Klatsky2010;Marmot,Brunner1991;Ronksley et al. 2011)(见表1)。这些研究中的大多数报告了 J 形曲线,轻度至中度饮酒与完全禁欲和大量饮酒相比风险较低,后者使个体处于最高风险(O'Keefe et al. 2007;Rimm et al. 1999;Ronksley et al. 2011)。轻度至中度饮酒所致心血管死亡风险降低的估计值范围为 20%~30%(Di Castelnuovo et al. 2006;Rimm et al. 1999;Ronksley et al. 2011)。对于冠状动脉疾病(coronary artery disease,CAD),低至中度饮酒的心脏保护关联似乎最强,并且似乎大多数心血管死亡风险降低可归因于酒精对 CAD 的影响(Mukamal et al. 2010;Ronksley et al. 2011)。Ronksley 及其同事最近进行的系统评价和荟萃分析包括 84 项关于酒精对心血管风险影响的研究(Ronksleyet al. 2011),是迄今为止对这一主题进行的最完整的荟萃分析。抽样超过 100 万人。他们发现,与非饮酒者相比,所有饮酒者的全因死亡相对风险的汇总估计值为 0.87(95%CI 0.83~0.92);对于心血管死亡率,酒精消耗与相对风险相关,约为 0.75(95%CI 0.70~0.80(Ronksley et al. 2011)。这种关联类似于冠状动脉疾病[RR 0.71(0.66~0.77)]和冠状动脉疾病死亡率[RR 0.75(0.68~0.81)](Ronksley et al. 2011)。当分析剂量关系时,他们证实了酒精摄入量与心血管摄入量之间存在 J 形关系(Ronksley et al. 2011),后来在 Thompson 对该主题的讨论(Thompson 2013)中以图形方式表示如下(见图1)。剂量反应分析表明,每天喝一到两杯,导致死亡率最低(Ronksleyet al. 2011)。44 项研究的另一项荟萃分析研究酒精摄入与缺血性心脏病(ischemic heart disease,IHD)之间的关系,并尝试量化按性别和 IHD 结果分层的剂量 - 反应关系(Roerecke.Rehm 2012)。

　　这项荟萃分析提供了有用信息,因为作者完全排除了包括前饮酒者在内的任何研究,并且仅包括终身戒酒者(Roerecke,Rehm 2012)。他们发现酒精对 IHD 风险具有总体心脏保护作用,并发现男性酒精摄入量与 IHD 发病率和死亡率之间存在 J 形曲线关系,女性发病率降低(Roerecke,Rehm 2012)。在他们的剂量反应分析中,J 曲线的最低点(IHD 风险最低的点)是男性的酒精摄入量为 31g/d,女性为 11g/d(Roerecke,Rehm 2012)。汤普森最近的综述重建了 Roerecke 和 Rehm 的这些发现,如下所示(Thompson 2013,见图 1),并总结在表 1

表 1　与心血管益处 / 风险相关的酒精消耗水平总结

研究者	研究人群	意向结果	饮酒水平
Ronksley et al. 2011	没有预先存在的心血管疾病	心血管疾病死亡率	所有人每天 2.5~14.9g 酒精结果（每天约 <1 标准饮酒量）
	饮酒者和不饮酒者	冠状动脉心脏疾病死亡	冠心病:> 2.5g/d 是保护性的
		卒中死亡率	事件卒中:每天 >6g 增加卒中的风险
		发生冠心病事件	
		卒中事件	
Roerecke, Rehm 2012	没有预先存在的心血管疾病	缺血性心脏病死亡率	男性:每天 31g 酒精,IHD 风险最低,保护效果高达 63g/d
	饮酒者与终生戒酒者		女性:每天 11g 酒精,IHD 风险最低
	基于性别的单独分析		
Costanzo et al.（2010a）	心血管事件的历史	心血管死亡率	每天 5~10g 酒精之间的最大心脏保护作用,高达 26g/d
Mukamal et al. 2005	没有先前存在的心血管疾病的男性	缺血性卒中	每天 > 2 标准饮酒增加卒中风险（> 30g 酒精）

美国准则定义标准饮酒是 14g 酒精;澳大利亚和英国的指南将标准饮酒定义为 10g 酒精

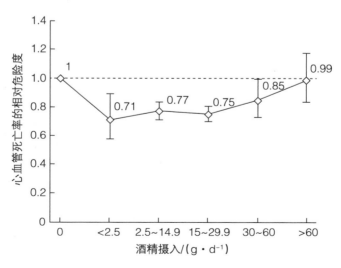

图 1　荟萃分析显示酒精摄入与心血管死亡率之间的 J 形关系。
（改编自 Redrawn from data in Ronksley et al. 2011,Thompson 2013.）

中。总之,强有力的证据表明酒精摄入与许多心血管结果之间存在 J 形关系。然而,这种关联是否是一种因果关系仍有待证明。

高血压风险

实验和观察研究表明,饮酒越多,患高血压的风险越高(Parry et al. 2011;Patra et al. 2010;Taylor et al. 2009)。一项对 12 项队列研究的荟萃分析发现,饮酒与高血压间存在线性剂量 - 反应关系,尤其是男性(Taylor et al. 2009)。采用心脏和卒中基金会定义的高血压为血压超过 140/90mmHg,每天饮用 50g 或更多酒精(> 5 标准饮酒)的男性患高血压的相对风险为 1.57,当每天 100g(10 标准饮酒),相对风险则升至相对风险 2.47,2.47(Taylor et al. 2009)。女性每天饮酒量低于 5g(<0.5 标准饮酒)的保护效果不大;然而,高于这一水平,酒精摄入与高血压风险呈线性关系,相对风险为每天 50g 为 1.81,每天 100g 为 2.81(Taylor et al. 2009)。表 1 总结了这些估计数。

卒中风险

卒中可分为缺血性卒中或出血性卒中。酒精已经被证明可以通过促进高血压来提高出血性卒中的风险(Ohsawa,Tanno 2013)。一些研究表明,增加饮酒量与增加出血性卒中险之间几乎呈线性关系,尤其是男性(Patra et al. 2010)。高血压也有助于增加动脉毛细血管硬化(Ohsawa,Tanno 2013),因此饮酒被认为有助于腔隙性或小血管性缺血性卒中的风险升高(Ohsawa,Tanno 2013)。

大血管缺血性卒中主要归因于动脉粥样硬化,其由血脂异常造成病变加速。酒精似乎以曲线或 J 形方式降低大血管卒中的风险(Ohsawa,Tanno 2013),类似于 CAD 观察到的:每天饮酒量高达 3 种标准饮酒与风险降低有关,缺血性卒中和高水平饮酒与风险增加有关(Patra 2010)。一些证据表明,这种保护作用可能会随着年龄的增长而减缓,老年人似乎可以通过降低酒精摄入水平减少缺血性卒中的风险(Djousséet al. 2002)。

有明确的证据表明,过量饮酒,超过或大于每天约 3 份标准饮酒,会增加所有类型中风死亡率和发病率的风险(Mukamal et al. 2005;Parry et al. 2011;Patra et al. 2010)。

心律失常风险

急性酒精摄入与通过许多病理生理途径增加阵发性房性心律失常(例如

心房颤动）的风险相关（Sheikh et al. 2014）。所谓的假日心脏综合征在 20 世纪 70 年代被描述为度假期间过量饮酒导致心房颤动的表现（Fauchier 2003；Sheikh et al. 2014）。目前尚不清楚什么水平的饮酒量会导致这些心律失常的发展。

重度饮酒也与较低的心室颤动阈值相关（Costanzo et al. 2010b；Rehm et al. 2003）并且与其他室性心律失常有关（Fauchier 2003）。

心肌病风险

酒精已被证明对心肌结构和功能有不利影响（Goncalves et al. 2014），长期饮酒可导致公认的特殊形式的心肌病，称为酒精性心肌病。这是一种非缺血性扩张型心肌病，其特征是心肌质量增加，心室扩张和壁变薄（Piano 2002）。虽然很难确定导致心肌病的确切酒精摄入量和持续时间，但数据似乎表明，超过 5~15 年每天饮酒超过 7~15 标准饮料的水平与心肌病有关（Piano，Phillips 2014）。酒精和心肌损伤之间的相互作用受到一系列病理生理机制的调节，包括遗传易感性，营养因子和氧化应激（Piano，Phillips 2014）。患有这种形式的心肌病的个体表现出禁酒改善的心室功能，与持续摄入和临床状态恶化之间存在直接关系（Piano 2002）。

患有心血管疾病的个体

虽然最初的研究酒精对心血管风险的影响主要集中在没有基线疾病的健康人身上，但从那时开始出现的证据表明，即使在心血管疾病患者中，酒精也可能具有心脏保护作用。Costanzo 及其同事在 2010 年进行的一项荟萃分析评估 8 项已发表的前瞻性观察性研究，共有 16 351 名有心血管疾病史的患者（特别是冠心病，急性心肌梗死或卒中史）（Costanzo et al. 2010a）。该队列中心血管死亡率与饮酒量之间的关系为 J 形曲线，最大影响范围为 5~10g/d 的酒精；即使前饮酒者被排除在参考类别之外，这种效应仍然存在（Costanzo et al. 2010a）。这项荟萃分析中包含的大多数研究仅在指数心血管事件后的晚期（超过 2 个月）进行了酒精摄入问卷调查，因为作者试图准确表示个体在事件发生前的实际摄入量（Costanzo et al. 2010a）。作者还对该队列进行了全因死亡率的第二次荟萃分析，并发现在既往患有心血管疾病的个体中，酒精消耗与全因死亡之间存在 J 形关系：最大的保护作用同样在 5~10g/d 的酒精（Costanzo et al. 2010a）。在这两项分析中，对酒精消耗水平的保护效果高达 25g/d。值得注意的是，所获得的最大益处因此是每天少于一种标准饮酒量，有一些益处时每天高达 2.5

标准饮酒(Costanzo et al. 2010a)。

患有先前存在的心血管疾病的个体的一个考虑因素是酒精和心脏药物之间相互作用的风险。酒精可能与抗血小板和口服抗凝药物相互作用。例如，饮酒与阿司匹林联合使用会增加消化道出血的风险(Costanzo et al. 2010b)。酒精对肝脏中细胞色素 P-450 酶系统的诱导作用可导致特定药物的加速分解，从而降低这些药物的浓度,这可能在抗凝药物的代谢中发挥一定作用,如华法林和氯吡格雷(Costanzo et al. 2010b)。

酒精饮料的选择

曾经有人认为红葡萄酒是酒精的许多心脏保护作用的原因(Grønbæk et al. 2000)。这一假设源于"法国悖论"的概念 - 法国男性观察到的低心血管疾病和缺血性心脏病死亡率,尽管饱和脂肪含量高,但归因于红酒的消费(Renaud,deLorgeril 1992)。红葡萄酒中的化合物,包括多酚(如白藜芦醇)和黄酮类化合物,对内皮功能、血小板聚集和低密度脂蛋白氧化具有保护作用(Di Castelnuovo et al. 2010;Karatzi et al. 2004)。

然而,大型前瞻性研究发现,低至中度饮酒的有益效果不依赖于饮用的酒精饮料的类型或饮料的性质,而是取决于酒精本身(Mukamal 2003;Rimmet al. 1996)。一些研究还表明,与不饮酒者和重度饮酒者相比,适度饮酒的葡萄酒饮用者可能会有更健康的饮食,这可能进一步降低心血管风险(Hansel et al. 2012)。

消费模式

虽然大部分证据都集中在轻度至中度饮酒的心脏保护作用,但这种证据通常用于常规饮酒而不是暴饮模式或不经常消费(Bagnardi et al. 2008;Ellison 2005;O'Keefe et al. 2007;Roerecke,Rehm 2010)。

一些研究试图调查不规律的重度饮酒对心血管风险的影响。Roerecke 和 Rehm 对 14 项研究的回顾和荟萃分析将不规律的重度饮酒定义为每天 60g 或更多,每年至少 12 次,但每周不超过 5 天(Roerecke,Rehm 2010)。他们发现,与常规中度饮酒相比,不规律的重度饮酒导致缺血性心脏病风险增加 45%(Roerecke,Rehm 2010)。这项荟萃分析的结果表明,当这种模式与不规则的重度饮酒混合时,低至中度酒精消耗的心脏保护作用消失(Roerecke,Rehm 2010)。

Ruidavets 及其同事利用心肌梗死前瞻性流行病学研究(PRIME)的数据,

对北爱尔兰与法国的中年男性饮酒习惯进行了跨文化比较,比较前者的狂欢模式酒精消费和后者的常规适度消费(Ruidavets et al. 2010)。共有 9 778 名年龄介于 50~59 岁之间、基线时无缺血性心脏病的男性因缺血性心脏病结果[包括事件性心肌梗死和冠状动脉死亡(硬性冠状动脉事件)和发生心绞痛]而随访超过 10 年(Ruidavetset al. 2010)。该研究中的常规饮酒者中,两个国家 1 周消费的酒精总量几乎相同(爱尔兰为 281.7g,法国为 254.6g),但当消费模式在各国之间进行比较时,其中 9.4% 为贝尔法斯特队列报告暴饮暴食与法国样本中的 0.5% 相比,贝尔法斯特的男性似乎在 1~2 天内消耗了总量,而法国的男性报告了 1 周内的消费(Ruidavets et al. 2010)。因此,爱尔兰暴饮的流行率几乎是法国的 20 倍,这与暴饮暴食患者的缺血性心脏病风险增加 1 倍(风险比 1.97,95%CI 1.21~3.22)与常规饮酒者相比(Ruidavets et al. 2010)。

其他早期研究发现,对于每日轻度至中度饮酒具有保护作用,对于偶尔报告大量饮酒的个体,即使他们通常的模式是适度饮酒,也没有发现这种保护作用,甚至是有害作用(Rehm et al. 2003)。此外,越来越多证据表明,不经常的消费与高容量饮酒有关(Naimi et al. 2013)。最近的一项研究表明,在一组报告总体平均消费较低的人群中,那些饮酒频率较低的人更有可能在较高水平饮酒而且风险增加(Naimi et al. 2013)。因此,低平均消耗的任何保护作用可能被这种暴饮模式逆转或无效(Naimi et al. 2013)。

该领域的文献存在一些问题。不规律的重度饮酒的定义以及用于识别或报告相对风险评估的方法的可变性导致现有研究的荟萃分析中存在显著水平的异质性(Roerecke,Rehm 2010)。然而,总的来说,文献的总体共识是,酒精消费的任何假定的心脏保护作用都受到消费模式和消费量的强烈影响。

与过度饮酒、酒精中毒和酒精依赖有关的风险

有大量证据表明过量饮酒会导致一系列心血管疾病的风险增加。酒精滥用与高脂血症,血管收缩,凝血活性增加和心肌病有关;它也被证明与体重增加和代谢综合征有关(Costanzo et al. 2010b)。暴饮暴食或严重消费与冠心病患者的过度风险有关(Bagnardi et al. 2008),俄罗斯人群对暴食模式消费的研究发现,重度饮酒者(每周消耗 > 10 标准饮酒,超过 3 次)死于心血管疾病的可能性是其两倍(Malyutina et al. 2002)。在患有基线心血管疾病的个体中,暴饮者被发现具有常规饮酒者的总心血管死亡风险的两倍(Mukamal et al. 2005)。如上所述,还有人担心过量饮酒的人的心室颤动等心律失常的风险增加,以及

心室颤动的阈值降低（Costanzo et al. 2010b）。

这种因饮酒过量而导致心血管风险增加的证据需在因暴饮和长期大量消耗引起的其他原因导致的发病率和死亡率显著负担的背景下进行。对这种危害的彻底讨论超出本章范围。简言之，从饮酒到中毒的短期危害包括有意和无意的伤害（如道路交通事故、跌倒或溺水）、暴力和自杀风险增加（WHO 2011）。长期危害包括许多癌症、胰腺炎、肝硬化、胎儿酒精综合征、酒精相关脑损伤和酒精依赖的风险（Corrao et al. 2000；Costanzo et al. 2010a；Parry et al. 2011；Rehm et al. 2009）。

混淆因素与观察研究证据的局限性

所有研究酒精和心血管风险之间关系的研究都是观察性的，因此受到许多限制。首先，他们无法证明感兴趣的变量之间的直接因果关系。其次，此类研究需充分考虑可能在被调查中发挥作用的一系列混杂因素。在酒精和心血管风险的情况下，有无数的混杂因素可能无法被充分评估和控制，包括社会、文化和经济变量。最后，该领域的文献经常受到批评，因为所使用的定义中普遍存在的异质性和不同研究中变量的测量。这导致巩固荟萃分析证据的固有困难。

在本节中，将对酒精消耗与心血管风险之间的经典"J形"关联进行检查，并对此证据的一些局限性提出挑战。

"患病后戒酒"的假设：将曾饮酒者误认为戒酒者

该领域的许多前瞻性研究将减少或终止饮酒的"曾饮酒者"分类为戒酒者。然而，许多人减少或终止饮酒是由于疾病或使用药物，被称为"患病后戒酒"（Shaper et al. 1988 年）。这些个体心血管疾病的风险增加可能与患病有关而不是酒精摄入的减少。Shaper 及其同事提出，将这些人纳入"戒酒者"比较组会导致研究中出现系统性错误分类，这会使研究结果偏向于高估保护效应和低估酒精消耗的不利影响（Roerecke，Rehm 2011；Shaper et al. 1988）。这种错误分类可能源于研究中的一系列错误，从实际包含戒酒者类别中的前饮酒者到评估和测量酒精摄入量的不一致性（Fillmore et al. 2007）。

这种错误分类的影响已在一些荟萃分析中进行测试，这些荟萃分析试图从参考组中删除曾饮酒者和"患病后戒酒"。Fillmore 及其同事的荟萃分析是严格的，并试图解决分类中的一些错误，这导致只有少量的分析研究（Fillmore et al. 2006）。在分析的最后七项研究中，证据未能证实饮酒与心血管事件之间存在 J 形关系（Fillmore et al. 2006）。

最近的一项荟萃分析比较曾饮酒者和长期戒酒者之间缺血性心脏病发病率和死亡率风险的差异，发现与长期戒酒者相比，曾饮酒者患缺血性心脏病的风险显著升高（Roerecke，Rehm 2011）。这些作者继续进行荟萃分析，将曾饮酒者排除在参考类别之外。虽然他们发现了两种性别的低到中度饮酒和一些缺血性心脏病结果之间存在心脏保护关联的趋势，但他们表示所有分析模型都显示出显著水平的无法解释的异质性（Roerecke，Rehm 2012）。因此，虽然他们的研究结果支持中度酒精消费的心脏保护作用，但作者强调这些研究结果可能与研究本身不一致，包括缺乏对各种混杂因素的控制（Roerecke，Rehm 2012）。

最后，Ronksley 及其同事试图分析酒精摄入量与一些心血管结局之间的关系（Ronksley et al. 2011）。他们的研究结果表明，与"当前饮酒者"相比，"曾饮酒者"的心血管死亡风险显著更高（Ronksley et al. 2011）。然而，他们发现从参考类别中删除"曾饮酒者"并未对死亡率或事故疾病的风险降低估计产生"实质性差异"。其他作者批评了这些发现，认为分析中包含了严谨性不足或统计质量不佳的研究（Stockwell et al. 2012）。

总之，一些荟萃分析试图研究"患病后戒酒"的影响，但他们的努力受到迄今为止所进行的研究的数量和质量的限制。

除了酒精消费之外，终生戒酒者与饮酒者的不同可能还在于：适度饮酒是一种最佳社会地位的标志

在研究风险因素与结果之间的关联时，理想情况下，被检查的两组之间的唯一差异应该是风险因素的存在与否。因此，比较组和参考组应仅在酒精消耗水平上有所不同，并对所有其他变量进行调整。特别是，调整可能对意向结果起作用的混杂因素至关重要。

然而，越来越多的证据表明，一系列生活方式与心血管疾病风险升高有关，这些风险可能在不饮酒者或终生戒酒者中更频繁发生；也就是说，轻度和中度饮酒者的生活方式更健康（Fekjaer 2013）。例如，Hansel 及其同事发现，温和的男性饮酒者比终身戒酒者更有可能具有低心血管风险的特征，包括较低的 BMI、心率、脉压、空腹血糖、空腹甘油三酯、压力和抑郁评分以及更好的主观健康状况、呼吸功能、社会地位和身体活动（Hansel et al. 2010）。其中许多因素与酒精消费无关。作者的分析显示，中度和低度饮酒者的健康状况比从不饮酒者更好（Hansel et al. 2010）。

其他研究支持这些结论（Hansel et al. 2012）。Naimi 和同事在美国进行了一项电话调查，以评估中度饮酒者和从不饮酒者的一系列心血管危险因素的

发生率(Naimi et al. 2005)。这些因素包括健康准入、行为因素、社会因素、共病健康状况和人口统计学因素(Naimi et al. 2005)。他们发现,90% 的风险因素在非饮酒者中更为普遍(Naimi et al. 2005)。值得注意的是,许多研究没有全面或充分考虑这些因素。事实上,在为数不多的评估酒精消费与体力活动影响的研究中,发现低体力活动在增加心血管风险方面比重度饮酒更有作用(Soedamah-Muthu et al. 2013)。

因此,适度饮酒可能不会引起心脏保护,而是与健康个体的其他健康行为同时发生。虽然适度饮酒者患心血管疾病的风险较低,但是这种风险降低是否由酒精引起仍有待观察。每天一到两个标准杯的饮酒表现出的心脏保护作用,实际上可能反映的是饮酒之外的其他保护因素(Fekjaer 2013)。正如一些研究者所言,"适度饮酒可能反映了较高的社会经济地位,较好的健康状况以及较低的心血管风险"(Hansel et al. 2010)。

方法论的局限性:观察研究中酒精消耗的测量和分类

该领域的大多数现有文献的常见局限是使用自我报告的饮酒度量。虽然自我报告的饮酒措施已被证明在大多数研究目的中具有合理的可靠性(Del Boca,Darkes 2003),但该领域的研究可能会影响其有效性,例如社会背景的作用(Del Boca,Darkes2003)。这包括诸如评估设置(治疗设施、家庭调查)和直接人际关系等因素 - 研究或治疗人员,其他工作人员,家庭成员和旁观者(Del Boca,Darkes 2003)以及感知人口中的社会或文化规范。这在研究领域尤为突出——例如,在个体患有心脏事件后不久,治疗环境中的消费量度可能会导致受社会期望和期望影响的反应,从而导致反应偏见程度(Del Boca,Darkes 2003)。

此外,该领域的大多数流行病学研究都只收集了基线时的酒精测量值。例如,一项关于大量饮酒的系统评价中纳入的队列研究,在基线时都仅仅对酒精使用评估一次(Roerecke,Rehm 2010)。在考虑酒精暴露以及酒精消费不随时间变化时,可能会导致个体状态(饮酒者与非饮酒者)的根本性误判(Hansel et al. 2012)。此外,很少有研究对严重酒精消费或消费模式进行评估,这可能会导致将严重酒精摄入者误判为低至中度者(2012 年;Roerecke,Rehm 2012)。最后,所使用的措施和相关风险评估报告的实质性差异也导致该领域研究之间的异质性,并限制了合并荟萃分析数据的能力(Roerecke,Rehm 2010)(图 1 和图 2)。

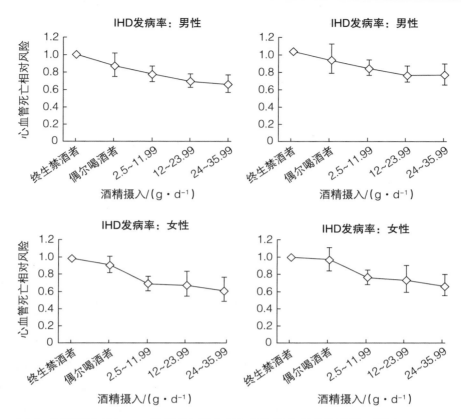

图 2　酒精摄入量与 IHD 发病率和死亡率之间的关系,按性别分层。(引自 Roerecke 和 Rehm 2012, Thompson 2013.)

病理生理机制

酒精和脂蛋白

酒精似乎对脂质谱具有有利影响,据信其主要是由于其对高密度脂蛋白胆固醇(high-density lipoprotein cholesterol, HDL-C)的影响(图 3)。HDL-C 已被证明可通过疾病的发生和发展中的许多机制来保护动脉粥样硬化,包括抑制低密度脂蛋白胆固醇(low-density lipoprotein cholesterol, LDL-C)氧化。一些研究表明,酒精消耗增加了 HDL-C(Brien et al. 2011;Kloner.Rezkalla 2007;Rimm et al. 1999)。许多这些研究证明了这些变量之间的剂量依赖关系(Freiberg. Samet 2005;Mukamalet al. 2003, 2007;O'Keefe et al. 2007;Rimmet al. 1999)。

- ↑HDL-C
- ↑胰岛素敏感度
- ↑纤维蛋白溶解
- ↑脂联素水平
- ↓血小板聚集功能
- ↓CRP
- ↓IL-6

图 3 酒精对心血管系统有益作用的建议机制（Albert et al. 2003；Brien et al. 2011；Costanzo et al. 2010b；Lucas et al. 2005）

对 42 项心血管风险生物学标志物研究的荟萃分析发现，酒精引起的 HDL-C 总体增加约 0.1mmol/L，这种增加呈剂量依赖性——每天 1~2 次饮用 0.072mmol/L，每天 2~4 杯，每天 4 饮酒 0.14mmol/L（Brien et al. 2011）。该研究得出结论，每天摄入 30g 酒精（3 种标准饮料）会使 HDL-C 增加约 8.3%（Brien et al. 2011）。这种效应似乎在男性、久坐不动的患者或基线 HDL-C 低的个体中特别显著（Brien et al. 2011；Rimm et al. 1999）。

虽然有强有力的证据表明酒精消费量变化与 HDL-C 浓度之间存在这种关系，但目前尚不清楚这是否会直接降低心血管风险。例如，与其他国家相比，俄罗斯人口的酒精消费量平均较高，平均 HDL-C 也较高，但年龄调整的心血管疾病发病率较高（O'Keefe et al. 2007）。其他研究还发现，调整 HDL-C 不会影响酒精对冠心病死亡风险的影响（Magnus et al. 2011）。相反，一些研究表明，药理学上增加的 HDL-C 不会影响冠状动脉事件高风险患者的血管风险（Costanzo et al. 2010b）。

因此，酒精对增加 HDL-C 的直接影响不应被视为完全考虑到酒精的任何心脏保护作用 ——这种效应被认为占 CHD 风险降低的约 50%（Criqui, Ringel 1994；Gaziano et al. 1993）。

其他机制

酒精的任何额外的心脏保护作用可归因于一系列其他机制（见图 3）。首先，定期轻度至中度饮酒对凝血特征有良好的影响（Brien et al. 2011；Rimm et al. 1999）。有荟萃分析证据表明，饮酒后纤维蛋白原水平显著下降高达 20%（Brien et al. 2011）。其次，酒精似乎也影响涉及心血管疾病的炎症途径中的许多步骤（Lucas et al. 2005；Ohsawa, Tanno 2013）。研究发现，适量饮酒可能对多种炎症标志物产生一定影响，包括白细胞介素（interleukin, IL）-6、C 反应蛋白（C-reactive protein, CRP）（Albert et al. 2003）和肿瘤坏死因子 -α（tumor necrosis factor-alpha, TNF-α）（Brien et al. 2011；Lucas et al. 2005），并且酒精也在调节涉及炎症、细胞黏附和血管通畅的内皮细胞基因中起作用（Lucas et al. 2005）。最后，有一些证据表明酒精可能会增加胰岛素敏感性，并降低胰岛素抵抗（Brien et al. 2011；Rimm et al. 1999）。

公共卫生启示：安全饮酒指南应被修改吗？

　　酒精是世界范围内疾病和残疾的第三大风险因素（WHO 2014）。2012年，大约330万人死亡（占全球死亡人数的5.9%）归因于酒精消费，酒精占全球疾病和伤害负担的5.1%（WHO 2014）。在全球范围内，酒精占所有心血管和糖尿病相关死亡人数的14%（WHO 2011）。2010年的分析显示，酒精使用导致33%与缺血性心脏病相关残疾调整生命年（disability-adjusted life years，DALYs）——比吸烟比例更大，并且比生理风险因素如高体重指数、高空腹血糖或高胆固醇所认定的独立风险更大（Lim et al. 2013）。在一些高收入国家，酒精以低到中等水平的常规模式消费，没有暴饮，这可能有助于减少心血管疾病负担的净保护作用。然而，即使在这些高收入国家，虽然对心血管疾病的净影响是保护性的，但酒精消费对疾病负担的总体影响是有害的（WHO 2009）。

　　因此，需权衡有利于适度饮酒的建议的风险，以及与过度消费和暴饮暴食相关的发病率和死亡率负担的明确证据。一些作者认为，对于个体饮酒者健康而言可能安全或推荐的摄入水平可能对健康有害（Hall 2012；Skog 1996）。其他人则强调，适度的每日饮酒"是一个滑坡，许多人无法安全地进行导航"（O'Keefe et al. 2007）。普遍限制也可能没有考虑到脆弱个体即使是适度消费可能产生的重大公共卫生后果，例如易感人群患乳腺癌的风险增加（Klatsky，2010）。此外，伤害风险等急性风险对年轻人的影响不成比例，而心血管疾病风险降低主要见于中年人和老年人（Hall 2012；Ronksley et al. 2011）。

　　目前的安全饮酒指南因人口而异，最新的美国心脏协会指南建议，那些尚未饮酒的人应该被警告不要这样做，因为无法预测谁可能会出现问题或过度消费（Pearson 1996）。澳大利亚国家健康与医学研究委员会2009年的指南概述了安全饮酒限制，但不建议低水平的消费（NHMRC 2009）。另一方面，加拿大的低风险饮酒指南则认为"虽然饮酒可能会为某些人群提供健康益处，但不要以健康获益开始饮酒或增加饮酒。"（Butt et al. 2011）这些建议反映了酒精在降低心血管风险中的不确定性，并且缺乏对亚风险的评估和预测。

临床意义和建议

　　虽然普遍的人口水平指南可能不会对与酒精相关的任何益处发表评论，

但卫生专业人员可能会考虑在临床环境中提供个性化和有针对性的建议。提供的任何建议都需考虑酒精消费可能带来的益处的条件(图 4),即这些益处发生在经常适度消费的人中,避免饮酒中毒(Rehm et al. 2003)并且仅发生在中年至年龄较大的饮酒者中,因为其他健康原因(如癌症风险或其他健康风险),酒精可能不会被禁忌(Hall 2012)。酒精与个人目前的身心健康合并症之间的复杂相互作用也需考虑,例如抑郁症恶化的可能性或跌倒的风险。

提供酒类消费建议的临床考虑
可能通过饮酒获得心血管益处的个体
- 中老年人
- 那些在低到中等水平饮酒的人,在安全饮酒范围内,有规律地不喝醉酒

关于老年人饮酒的注意事项
- 酒精可能会导致与药物的相互作用
- 老年人可能对酒精的生物不良反应更敏感(如跌倒、镇静的风险)
- 即使适度消费也可能与某些健康风险相关(如乳腺癌风险)
- 过度消费显然与急性和长期健康风险有关

图 4   提供饮酒建议的临床考虑因素

还需提供有关酒精与当前药物使用之间不良相互作用风险的信息。强调心血管健康益处可以通过其他方式获得,例如饮食调整和体育锻炼也是有用的。事实上,有明显的证据表明,除了其他重大健康风险之外,过量饮酒会带来心血管风险。因此,个人也必须接受关于暴饮暴食对中毒的不利影响的建议。鉴于此类风险 - 效益分析所固有的复杂性,临床医生最好采用平衡和客观的方式考虑个人的整体健康状况进行讨论。

结论

对酒精消耗与心血管疾病风险之间的联系进行了数十年的研究。文献有助于我们理解一些关键领域。首先,似乎存在低至中等水平的酒精消耗与较低水平的心血管疾病之间的关联。对于缺血性心脏的风险降低尤其如此。然而,现有文献中存在广泛的混杂因素和方法限制,这意味着这种关联不能被认为是因果关系。其次,过量饮酒已被证明与疾病负担增加有关,无论是心血管疾病的风险增加还是各种医学和精神疾病的成因。这种疾病负担使得酒精占全球所有死亡人数的 5.9%(WHO 2014),并对个人和其他人造成相当大的伤害。

　　一个问题的答案仍然难以捉摸；作为一名临床医生，是否应向尚未饮酒的人推荐饮酒，作为一级或二级预防手段？这个问题的结论性答案需来自一项前瞻性研究，该研究涉及与现有证据相关的广泛的方法学限制，例如随机化整个队列中的酒精消费水平。这些研究存在问题，在道德上存在问题。在没有此类研究的情况下，现有文献目前尚不支持酒精摄入与心血管疾病之间的因果关系（Hansel et al. 2012）。在存在这些证据之前，不建议不饮酒者饮酒以降低冠心病风险（Hall 2012）。

　　总之，酒精预防心血管疾病的证据明显弱于引起一系列危害的酒精。有关酒精消费的任何建议都需考虑到这一点。在人口水平上，目前的安全饮酒指南反映了这一信息。在个人层面上，向临床医生提供的患者需接受建议，这些建议涉及针对个体化个案化的酒精消费影响的风险 - 效益分析。任何假定的福利都不成比例地适用于整体心血管疾病风险升高的中年和老年饮酒者。从酒精消费中获益的大部分证据都在于每天摄入少于两种标准饮料的水平，并且有明显证据表明与高于此水平的消费相关的风险增加。这是与个人讨论酒精摄入量时需考虑的一个关键问题，强调警告说，任何与低到中度酒精摄入量相关的假定益处都会被更重的消费量大大超过。鉴于这种潜在的低治疗窗口，个人必须明确表示过量饮酒会对身心健康造成危害。

（华山成　译，陈发展、吴婉淳　校）

参考文献

Albert, M. A., Glynn, R. J., & Ridker, P. M. (2003). Alcohol consumption and plasma concentration of C-reactive protein. *Circulation, 107*(3), 443–447.

Bagnardi, V., Zatonski, W., Scotti, L., La Vecchia, C., & Corrao, G. (2008). Does drinking pattern modify the effect of alcohol on the risk of coronary heart disease? Evidence from a meta-analysis. *Journal of Epidemiology and Community Health, 62*(7), 615–619.

Brien, S. E., Ronksley, P. E., Turner, B. J., Mukamal, K. J., & Ghali, W. A. (2011). Effect of alcohol consumption on biological markers associated with risk of coronary heart disease: Systematic review and meta-analysis of interventional studies. *BMJ [British Medical Journal], 342*, d636.

Butt, P., Beirness, D., Cesa, F., Gliksman, L., Paradis, C., & Stockwell, T. (2011). Alcohol and health in Canada: A summary of evidence and guidelines for low-risk drinking. Ottawa, ON: Canadian Centre on Substance Abuse.

Collins, D. J., & Lapsley, H. M. (2008). *The costs of tobacco, alcohol and illicit drug abuse to Australian society in 2004/05*. Canberra: Department of Health and Ageing.

Corrao, G., Rubbiati, L., Bagnardi, V., Zambon, A., & Poikolainen, K. (2000). Alcohol and coronary heart disease: A meta-analysis. *Addiction, 95*(10), 1505–1523.

Costanzo, S., Di Castelnuovo, A., Donati, M. B., Iacoviello, L., & de Gaetano, G. (2010a). Alcohol consumption and mortality in patients with cardiovascular disease: A meta-analysis. *Journal of the American College of Cardiology, 55*(13), 1339–1347. doi:10.1016/j.jacc.2010.01.006.

Costanzo, S., Di Castelnuovo, A., Donati, M. B., Iacoviello, L., & de Gaetano, G. (2010b). Cardiovascular and overall mortality risk in relation to alcohol consumption in patients with cardiovas-cular disease. *Circulation, 121*(17), 1951–1959. doi:10.1161/CIRCULATIONAHA.109.865840.

Criqui, M. H., & Ringel, B. L. (1994). Does diet or alcohol explain the French paradox? *The Lancet, 344*(8939), 1719–1723.

Del Boca, F. K., & Darkes, J. (2003). The validity of self-reports of alcohol consumption: state of the science and challenges for research. *Addiction, 98*(s2), 1–12.

Di Castelnuovo, A., Costanzo, S., Bagnardi, V., Donati, M. B., Iacoviello, L., & de Gaetano, G. (2006). Alcohol dosing and total mortality in men and women: An updated meta-analysis of 34 prospective studies. *Archives of Internal Medicine, 166*(22), 2437–2445.

Di Castelnuovo, A., Costanzo, S., Donati, M. B., Iacoviello, L., & de Gaetano, G. (2010). Prevention of cardiovascular risk by moderate alcohol consumption: Epidemiologic evidence and plausible mechanisms. *Internal and Emergency Medicine, 5*(4), 291–297.

Djoussé, L., Ellison, R. C., Beiser, A., Scaramucci, A., D'Agostino, R. B., & Wolf, P. A. (2002). Alcohol consumption and risk of ischemic stroke the Framingham Study. *Stroke, 33*(4), 907–912.

Ellison, R. C. (2005). Importance of pattern of alcohol consumption. *Circulation, 112*(25), 3818–3819.

Fauchier, L. (2003). Alcoholic cardiomyopathy and ventricular arrhythmias. *CHEST Journal, 123*(4), 1320–1320.

Fekjaer, H. O. (2013). Alcohol-a universal preventive agent? A critical analysis. *Addiction, 108*(12), 2051–2057. doi:10.1111/add.12104.

Fillmore, K. M., Kerr, W. C., Stockwell, T., Chikritzhs, T., & Bostrom, A. (2006). Moderate alcohol use and reduced mortality risk: Systematic error in prospective studies. *Addiction Research & Theory, 14*(2), 101–132.

Fillmore, K. M., Stockwell, T., Chikritzhs, T., Bostrom, A., & Kerr, W. (2007). Moderate alcohol use and reduced mortality risk: Systematic error in prospective studies and new hypotheses. *Annals of Epidemiology, 17*(5 Suppl), S16–S23. doi:10.1016/j.annepidem.2007.01.005.

Freiberg, M. S., & Samet, J. H. (2005). Alcohol and coronary heart disease the answer awaits a randomized controlled trial. *Circulation, 112*(10), 1379–1381.

Gaziano, J. M., Buring, J. E., Breslow, J. L., Goldhaber, S. Z., Rosner, B., VanDenburgh, M.,... Hennekens, C. H. (1993). Moderate alcohol intake, increased levels of high-density lipoprotein and its subfractions, and decreased risk of myocardial infarction. *New England Journal of Medicine, 329*(25), 1829–1834.

Goncalves, A., Jhund, P., Claggett, B., Shah, A., Konety, S., Butler, K.,... Solomon, S. (2014). Increasing alcohol consumption is related to detrimental changes in cardiac structure and function. *Journal of the American College of Cardiology, 63*(12_S).

Grønbæk, M., Becker, U., Johansen, D., Gottschau, A., Schnohr, P., Hein, H. O.,... Sørensen, T. I. (2000). Type of alcohol consumed and mortality from all causes, coronary heart disease, and cancer. *Annals of Internal Medicine, 133*(6), 411–419.

Hall, W. (2012). What place, if any, does information on putative cardioprotective effects of moderate alcohol use have in safer drinking guidelines? *Drug and Alcohol Review, 31*(2), 194–197.

Hansel, B., Thomas, F., Pannier, B., Bean, K., Kontush, A., Chapman, M.,... Bruckert, E. (2010). Relationship between alcohol intake, health and social status and cardiovascular risk factors in the urban Paris-Ile-De-France Cohort: Is the cardioprotective action of alcohol a myth & quest. *European Journal of Clinical Nutrition, 64*(6), 561–568.

Hansel, B., Kontush, A., & Bruckert, E. (2012). Is a cardioprotective action of alcohol a myth? *Current Opinion in Cardiology, 27*(5), 550–555. doi:10.1097/HCO.0b013e328356dc30.

Karatzi, K., Papamichael, C., Aznaouridis, K., Karatzis, E., Lekakis, J., Matsouka, C.,... Feliou, G. (2004). Constituents of red wine other than alcohol improve endothelial function in patients with coronary artery disease. *Coronary Artery Disease, 15*(8), 485–490.

Klatsky, A. L. (2010). Alcohol and cardiovascular mortality: Common sense and scientific truth.

Journal of the American College of Cardiology, 55(13), 1336–1338. doi:10.1016/j.jacc.2009.10.057.

Kloner, R. A., & Rezkalla, S. H. (2007). To drink or not to drink? That is the question. *Circulation, 116*(11), 1306–1317.

Laslett, A.-M., Catalano, P., Chikritzhs, Y., Dale, C., Doran, C., Ferris, J., Jainullabudeen, T., Livingston, M., Matthews, S., Mugavin, J., Room, R., Schlotterlein, M., & Wilkinson, C. (2010). *The range and magnitude of alcohol's harm to others*. Fitzroy: AER Centre for Alcohol Policy Research, Turning Point Alcohol and Drug Centre, Eastern Health.

Lim, S. S., Vos, T., Flaxman, A. D., Danaei, G., Shibuya, K., Adair-Rohani, H., Andrews, K. G. (2013). A comparative risk assessment of burden of disease and injury attributable to 67 risk factors and risk factor clusters in 21 regions, 1990–2010: A systematic analysis for the Global Burden of Disease Study 2010. *The Lancet, 380*(9859), 2224–2260.

Lucas, D. L., Brown, R. A., Wassef, M., & Giles, T. D. (2005). Alcohol and the cardiovascular system: Research challenges and opportunities. *Journal of the American College of Cardiology, 45*(12), 1916–1924. doi:10.1016/j.jacc.2005.02.075.

Magnus, P., Bakke, E., Hoff, D. A., Høiseth, G., Graff-Iversen, S., Knudsen, G. P.,... Tambs, K. (2011). Controlling for high-density lipoprotein cholesterol does not affect the magnitude of the relationship between alcohol and coronary heart disease. *Circulation, 124*(21), 2296–2302.

Malyutina, S., Bobak, M., Kurilovitch, S., Gafarov, V., Simonova, G., Nikitin, Y., & Marmot, M. (2002). Relation between heavy and binge drinking and all-cause and cardiovascular mortality in Novosibirsk, Russia: A prospective cohort study. *The Lancet, 360*(9344), 1448–1454.

Marmot, M., & Brunner, E. (1991). Alcohol and cardiovascular disease: The status of the U shaped curve. *BMJ [British Medical Journal], 303*(6802), 565.

Mukamal, K. J., Conigrave, K. M., Mittleman, M. A., Camargo, C. A., Jr., Stampfer, M. J., Willett, W. C., & Rimm, E. B. (2003). Roles of drinking pattern and type of alcohol consumed in coronary heart disease in men. *New England Journal of Medicine, 348*(2), 109–118.

Mukamal, K. J., Ascherio, A., Mittleman, M. A., Conigrave, K. M., Camargo, C. A., Kawachi, I.,... Rimm, E. B. (2005). Alcohol and risk for ischemic stroke in men: The role of drinking patterns and usual beverage. *Annals of Internal Medicine, 142*(1), 11–19.

Mukamal, K. J., Mackey, R. H., Kuller, L. H., Tracy, R. P., Kronmal, R. A., Mittleman, M. A., & Siscovick, D. S. (2007). Alcohol consumption and lipoprotein subclasses in older adults. *Journal of Clinical Endocrinology & Metabolism, 92*(7), 2559–2566.

Mukamal, K. J., Chen, C. M., Rao, S. R., & Breslow, R. A. (2010). Alcohol consumption and cardiovascular mortality among U.S. adults, 1987 to 2002. *Journal of the American College of Cardiology, 55*(13), 1328–1335. doi:10.1016/j.jacc.2009.10.056.

Naimi, T. S., Brown, D. W., Brewer, R. D., Giles, W. H., Mensah, G., Serdula, M. K.,... Naimi, S. (2005). Cardiovascular risk factors and confounders among nondrinking and moderate-drinking US adults. *American Journal of Preventive Medicine, 28*(4), 369–373.

Naimi, T. S., Xuan, Z., Brown, D. W., & Saitz, R. (2013). Confounding and studies of 'moderate' alcohol consumption: The case of drinking frequency and implications for low-risk drinking guidelines. *Addiction, 108*(9), 1534–1543. doi:10.1111/j.1360-0443.2012.04074.x.

NHMRC. (2009). *Australian guidelines to reduce health risks from drinking alcohol*. Canberra: Commonwealth Government of Australia.

O'Keefe, J. H., Bybee, K. A., & Lavie, C. J. (2007). Alcohol and cardiovascular health: The razor-sharp double-edged sword. *Journal of the American College of Cardiology, 50*(11), 1009–1014. doi:10.1016/j.jacc.2007.04.089.

Ohsawa, M., & Tanno, K. (2013). Conflicting effect of alcohol on cardiovascular risk: A clue to understand the different etiologies of coronary artery disease, stroke and peripheral artery disease. *Hypertension Research, 36*(1), 16–18. doi:10.1038/hr.2012.152.

Parry, C. D., Patra, J., & Rehm, J. (2011). Alcohol consumption and non-communicable diseases: Epidemiology and policy implications. *Addiction, 106*(10), 1718–1724. doi:10.1111/j.1360-

0443.2011.03605.x.

Patra, J., Taylor, B., Irving, H., Roerecke, M., Baliunas, D., Mohapatra, S., & Rehm, J. (2010). Alcohol consumption and the risk of morbidity and mortality for different stroke types-a systematic review and meta-analysis. *BMC Public Health, 10*(1), 258.

Pearson, T. A. (1996). Alcohol and heart disease. *Circulation, 94*(11), 3023–3025.

Piano, M. R. (2002). Alcoholic cardiomyopathy Incidence, clinical characteristics, and pathophysiology. *CHEST Journal, 121*(5), 1638–1650.

Piano, M. R., & Phillips, S. A. (2014). Alcoholic cardiomyopathy: Pathophysiologic insights. *Cardiovascular Toxicology, 14*(4), 291–308.

Rehm, J., Room, R., Graham, K., Monteiro, M., Gmel, G., & Sempos, C. T. (2003). The relationship of average volume of alcohol consumption and patterns of drinking to burden of disease: An overview. *Addiction, 98*(9), 1209–1228. doi:10.1046/j.1360-0443.2003.00467.x.

Rehm, J., Mathers, C., Popova, S., Thavorncharoensap, M., Teerawattananon, Y., & Patra, J. (2009). Alcohol and global health 1. Global burden of disease and injury and economic cost attributable to alcohol use and alcohol-use disorders. *Lancet, 373*, 2223–2233. doi:10.1016/S0140-6736(12)61766-8.

Renaud, S. d., & de Lorgeril, M. (1992). Wine, alcohol, platelets, and the French paradox for coronary heart disease. *The Lancet, 339*(8808), 1523–1526.

Rimm, E. B., Klatsky, A., Grobbee, D., & Stampfer, M. J. (1996). Review of moderate alcohol consumption and reduced risk of coronary heart disease: Is the effect due to beer, wine, or spirits? *BMJ, 312*(7033), 731–736.

Rimm, E. B., Williams, P., Fosher, K., Criqui, M., & Stampfer, M. J. (1999). Moderate alcohol intake and lower risk of coronary heart disease: Meta-analysis of effects on lipids and haemostatic factors. *BMJ, 319*(7224), 1523–1528.

Roerecke, M., & Rehm, J. (2010). Irregular heavy drinking occasions and risk of ischemic heart disease: A systematic review and meta-analysis. *American Journal of Epidemiology, 171*(6), 633–644. doi:10.1093/aje/kwp451.

Roerecke, M., & Rehm, J. (2011). Ischemic heart disease mortality and morbidity rates in former drinkers: A meta-analysis. *American Journal of Epidemiology, 173*(3), 245–258.

Roerecke, M., & Rehm, J. (2012). The cardioprotective association of average alcohol consumption and ischaemic heart disease: A systematic review and meta-analysis. *Addiction, 107*(7), 1246–1260.

Ronksley, P. E., Brien, S. E., Turner, B. J., Mukamal, K. J., & Ghali, W. A. (2011). Association of alcohol consumption with selected cardiovascular disease outcomes: A systematic review and meta-analysis. *BMJ, 342*, d671. doi:10.1136/bmj.d671.

Ruidavets, J.-B., Ducimetière, P., Evans, A., Montaye, M., Haas, B., Bingham, A.,... Kee, F. (2010). Patterns of alcohol consumption and ischaemic heart disease in culturally divergent countries: The Prospective Epidemiological Study of Myocardial Infarction (PRIME). *BMJ: British Medical Journal, 341*.

Shaper, A. G., Wannamethee, G., & Walker, M. (1988). Alcohol and mortality in British men: Explaining the U-shaped curve. *The Lancet, 332*(8623), 1267–1273.

Sheikh, A. I., Khalif, M. O., & Houmsse, M. (2014). Alcohol consumption and atrial fibrillation: Leisure or suffering? *Ibnosina Journal of Medicine and Biomedical Sciences, 6*(2), 110–113.

Skog, O.-J. (1996). Public health consequences of the J-curve hypothesis of alcohol problems. *Addiction, 91*(3), 325–337.

Soedamah-Muthu, S. S., De Neve, M., Shelton, N. J., Tielemans, S. M., & Stamatakis, E. (2013). Joint associations of alcohol consumption and physical activity with all-cause and cardiovascular mortality. *American Journal of Cardiology, 112*(3), 380–386. doi:10.1016/j.amjcard.2013.03.040.

Stockwell, T., Greer, A., Fillmore, K., Chikritzhs, T., & Zeisser, C. (2012). How good is the science. *BMJ, 344*, e2276.

Taylor, B., Irving, H. M., Baliunas, D., Roerecke, M., Patra, J., Mohapatra, S., & Rehm, J. (2009).

Alcohol and hypertension: Gender differences in dose–response relationships determined through systematic review and meta-analysis. *Addiction, 104*(12), 1981–1990.
Thompson, P. L. (2013). J-curve revisited: Cardiovascular benefits of moderate alcohol use cannot be dismissed. *Medical Journal of Australia, 198*(8), 419–422.
WHO. (2009). *Global health risks: Mortality and burden of disease attributable to selected major risks*. Geneva: WHO.
WHO. (2011). *Global status report on alcohol and health*. Geneva: WHO.
WHO. (2014). *Global status report on alcohol and health 2014*. Geneva: WHO.

第二篇

压力、精神病理学与心血管疾病

第1章　压力：概念、模型和测量

Unni Karin Moksnes，Geir Arild Espnes

目录

摘要

　　大多数人对"压力"这个词都有一定理解，当你听到有人说他们"压力很大"时，你可能会猜到他们可能发生了某些事情。事实上，在我们的日常对话中，会经常使用"压力"这个词语，我们用"压力"来指代很多问题，比如疾病或是一些没有病因的病症。多年来，在生理（或临床）和心理现象的因果研究之间，高血压和压力之间的关系是最典型的研究。无论是来自精神还是环境上的压力源都很容易被识别和复制,现在心身研究中最活跃的领域之一就是研究精神压力对心血管的影响。本章讲述了从古希腊到今天,各种压力概念的发展历程,以及如何测量和应对压力。此外,本章还描述了压力发展的模型,以及如何理解压力与健康的关系。其中重点讨论应对方式和应对资源在压力 - 健康关系中所起的作用。在本章最后,我们可发现压力与冠心病的发展也有关。

关键词

资源保护模型(Conservation of Resources)·冠心病(Coronary heart disease)·素质 - 压力模型(Diathesis-stress model)·家庭心脏研究(Family Heart Study)·一般适应综合征(General adaptation syndrome)·心理韧性(Hardiness)·日常烦心事量表(Hassles Scale)·下丘脑 - 垂体 - 肾上腺皮质轴(Hypothalamic-pituitary-adrenal cortical axis)·感知压力量表(Perceived Stress Scale)·心理应激(Psychological stress)·心理弹性(Resilience)·最近经历表(Schedule of Recent Experiences)·自尊(Self-esteem)·一致感(Sense of coherence)·社会再适应评价量表(Social Readjustment Rating Scale)·社会支持(Social support)·斯德哥尔摩女性冠状动脉风险研究(Stockholm Female Coronary Risk Study)·应激(Stress)·Cannon-Selye 传统(Cannon-Selye tradition)·应对资源(Coping resources)·定义(Definition)·.感觉、认知和心理评估(Perception,cognition,and psychological appraisal)·生理测量法(Physiological measures)·精神生物学应激(sychobiology of stress)·高危因素(Risk factors)·自我报告生活事件量表(Self-report life event scales)·应力暴露模型(Stress-exposure model)·应力生成模型(Stress-generation model)·照料 - 结盟(Tend-and-befriend)·提升量表(Uplifts Scale)

压力的理论、定义和概念

应激状态是一种生理或情感反应,它引发的行为反应已困扰研究者一千多年。现存的关于应激状态对行为影响的报告可追溯到罗马医学博士克劳迪斯·盖伦斯(Claudius Galenus)(公元 129—200 年)[在现代文本中经常被称为 Galen(盖伦)]。一名年轻女子出现很多无法解释的身体疾病症状,便找到盖伦医生看病。盖伦对这名女子的身体进行了各项的检查,却没有发现导致症状产生的身体因素。在这次检查中,每当旁边有人开始谈论一个叫弗拉德斯(Phylades)的年轻迷人的舞蹈演员时,这名年轻女子的脉搏突然就变得急促而不均匀。当盖伦说出其他几个舞者的名字,这名女子的脉搏并没有任何明显的变化。据此,盖伦推测,这位年轻女子的不安,可能来源于她对舞蹈演员弗拉德斯的爱慕之情。虽然早期已有研究描述心理暗示对身体状况的影响以及身体状况对心理状态的影响,但盖伦的观察代表了第一个已知的关于压力情绪状态对身体健康的影响。

现代研究中,最具代表性的研究来自于威廉·奥斯勒爵士(Sir William Osler)关于心理压力对人类心脏影响的研究,以及后来沃尔特·坎农(Walter Cannon)的心理 - 生理失调的著名研究。

那么,究竟什么是压力? 我们又该怎么定义压力? 压力的现代概念是什么? 我们如何界定它? 如何描述它? 以及如何测量它?

对压力概念理解的发展历程

应激反应通常被定义为生理和心理对内在或外在压力应对的结果。研究表明,与生物心理学因素相比,压力与疾病的关系更加紧密。事实上,已有研究表明压力与冠心病(coronary heart disease,CHD)的发展有关。几十年来,研究人员一直在研究压力及其对心理和身体健康的影响。随着心理学、流行病学、社会学和人类学的发展,特别是基础神经科学和生物学的发展,人们对压力的理解也越来越全面(Monroe 2008)。有关压力的研究也逐渐变得多领域、多层次,同时也产生了各种各样的研究方法,研究者们希望能找到最好的方式来定义、概念化和测量生活压力。虽然不同的研究强调压力的不同方面。但这些研究有一个共同特征就是关注环境和因素的交互影响,这些因素包括威胁、挑战、超越或对个体的心理或生物造成伤害等(Grant et al. 2004)。从这个意义上说,所有有关的压力的定义都包含环境因素。在应对环境压力时,不同的定义方式对生理和心理的强调程度不同(Grant et al. 2003)。

已有研究表明,应激状态可以很好的预测其他危险疾病的发生,特别是高血压和脂质水平。近年来,研究人员也在探索应激状态是否由统一的压力引起;压力源是否相同;面对压力时,两性是否呈现出相同的应激状态(Weidner et al. 1997,2001;Taylor et al. 2000)。

Cannon-Selye 模型

"应激"一词从物理学中借用而来。人们认为,人类在某种程度上类似于金属等物体,它们能抵抗温和的外部力量,但在某种更大的压力下会失去弹性。Cannon(1932)很可能是第一位现代压力研究中将物理中的应激概念应用到人类身上的研究者,他主要关注的是低温、缺氧和其他环境压力对生物体的影响。Cannon 提出,当生物体感知到威胁的刺激时,机体的情绪和生理稳态会被交感神经系统和内分泌系统迅速唤醒和激发（Fleming et al. 1984）。这种生理上的激活会导致"战斗 - 逃跑"反应，这意味着生理状态要么被唤醒来应对威胁，要么选择逃跑。从这个角度看，应激是生物体应对威胁时的生存和适应反应。Cannon 认为虽然生物体能够承受初始和低水平的压力，但长期暴露在严重的压力下会导致生物系统的崩溃（Fleming et al. 1984；Taylor et al. 2000）。

Cannon 的后继者，Selye（1974），也是压力研究领域中的杰出人物。和 Cannon 一样，Selye 对应激的理解也是基于生物应对威胁的反应，但他比 Cannon 更关注个人应对压力源时的情绪和生理反应，压力源是指引起应激的环境因素。Selye 还用"张力"这个词来描述个体应对压力时的情绪和生理反应。值得注意的是，Selye 认为压力不一定是一个需要避免的负面因素；事实上，压力可分为积极压力和消极压力。无论是哪种压力，都是生物体应付资源的需求（Selye 1974，1979）。

Selye 对应激研究的贡献在于他提出了新的有关应激的概念并建立了身体在压力情况下进行自我保护的解释模型。Selye（1982）认为应激是身体需求的非特异性反应。"非特异性"反应的概念是指所有的应激源，在不考虑它们类型的情况下，引起的生理反应模式是相同的，即肾上腺皮质增生，导致胸腺和淋巴腺萎缩以及胃和十二指肠溃疡。随时间的推移，当生物体反复或长时间暴露在压力之下，整个系统会经历磨损并最终导致崩溃。基于这些研究，Selye（1956）提出他的一般适应综合征（general adaptation syndrome，GAS）概念。

GAS 分为 3 个阶段：一是警觉阶段；二是搏斗阶段；三是衰竭阶段（Selye 1956，1974，1979，1982）。警觉阶段指的是"战斗或逃跑"反应，此时生理状态被唤醒来应对威胁。交感神经系统被激活，使躯体能够有效行动并做好准备。在第二阶段，生理反应调动能量以便应付环境变化刺激的威胁。这一阶段的长度取决于应激源的严重程度和机体的适应能力。如果生物体适应能力强，搏斗阶段将会持续很长一段时间。但是持续的压力会导致神经系统和激素的变化，增加各种疾病患病风险，包括消化性溃疡、溃疡性结肠炎、高血压和心血管疾病。第三个阶段是长期抵御压力的结果，它耗尽了身体的能量储备，这时机体会被其自身的防御力量所损害，并最终导致死亡。据推测，只有当威胁持续存在或重复出现的次数超过有机体的适应能力时，才会发生这种情况。

该理论说明，首先是压力的累积效应。压力源带来的损害会随时间推移而累积。其次，当这些损害超过个体的应对能力时，就会出现严重的病理反应。最后，应激反应会被强化，因为身体对不同威胁的反应相似，个体以前接触的威胁会强化他面对新威胁时的反应。

对 Selye 的批评,主要来自两个方面,一方面是大量的数据表明人类应对压力时的反应并不是一致的。个体的个性、体质、感知和压力的来源会导致个体在应对压力时采取不同的应对方式。另一方面,Selye 的逻辑推理受到了批评;他以结果来描述压力,认为个体只有处在一般适应证候群的某个阶段时,才处于压力状态下(Brannon,Feist 2007)。

感觉、认知和心理评估模型

压力的第三种理论强调对应激情境的认知评价,该理论认为心理过程在环境事件和机体反应的中介作用比应激事件本身更重要(Fleming et al. 1984;Monroe 2008)。这也说明压力不是客观需求和反应之间的不平衡产物,而是个体对这些因素的感知。此外,当个体感知无法应对时,更容易产生压力。因此,这里所描述的压力是指个体的主观体验,它是个体对认知过程结果的评估。该理论关注的是压力源的程度和类型包括挑战、威胁、伤害或损失等,以及个体能否感知自己有能力应对这些压力源(Lazarus,Folkman1984)。Lazarus 和 Folkman(1984)提出的,最被广泛解释的对压力的定义是指压力是一种对主观体验的关注:"心理压力涉及人与环境之间的一种特殊关系,这种关系被称为耗费个体的资源,并损害个体的幸福(p. 19)"。因此,压力本质上是主观体验,因为它涉及对个体过往经历的评估。Lazarus 和 Folkman(1984)认为人们面对同样情境会使用不同的评价标准。个体对事件本身的评估是一级评估,他可能认为事件是:①没有压力;②积极;③有压力。在个体对压力环境进行主要评估的过程中,会进行二级评估,个体会评估自己的应对能力和应对资源,即他们是否能够应对某一事件带来的伤害、威胁和挑战。从根本上说,压力的主观体验是两极评估的平衡。第三种评估是重新评估,因为随着掌握的新信息的变化,评估也在不断地发生变化。重新评估并不总是带来更多的压力,事实上,它有时可以减轻压力(Caltabiano et al. 2008)。个体对一件事情的压力评估,受两种因素的影响,一种是与个体有关的因素,另一种是与情境有关的因素。Lazarus(1999)认为,我们越相信自己有能力克服障碍和危险,我们就越有可能觉得我们受到的是挑战而不是威胁,反之亦然。Lazarus 压力理论的一个重要组成部分是个体在压力情境下的应对能力。同时,个体应对压力的能力与他对压力事件的评估是交织在一起的。不管何时,二级评估都受到个体应对事件的能力感知的影响,随着时间的推移,个体在实际的应对过程中显示的能力及其有效性会提高他们对自身应对事件能力的评价。因此,区分应对和评估两个概念是非常重要的(Monroe,Kelly1995)。人们在应对相同的压力时所感知的压力程度不同,这种不同来自于压力的认知解释中的个体性差异

（Caltabiano et al. 2008）。当我们把压力看作是个体与他所处环境之间的动态交互作用时，当个人感知环境的需求和可用资源之间的差异时，就会使个体感到处于压力状态（Caltabiano et al. 2008）。感觉、认知和心理评估理论很重要，因为它很好整合了身体和大脑，将感官体验和随后的认知过程结合在一起。图 1（Caltabiano et al. 2008）是描述该理论过程的流程图。在遇到压力时，个体会结合之前的经验对当前情况的各个方面进行认知评估。可能的威胁或不愉快体验会被个体评估出来。当威胁的程度超出个体现有资源的应对能力时（不管真实情况是真的还是假的），都会导致个体产生应激反应。基于对可能的威胁和不愉快体验的认知评估，机体提高了它的警觉程度并随时准备应对压力（参见本章后面的压力心理生物学）。第一种反应是自主性的，但个体也会感到痛苦，痛苦的程度反映了可能的威胁以及引起的不愉快体验的程度。

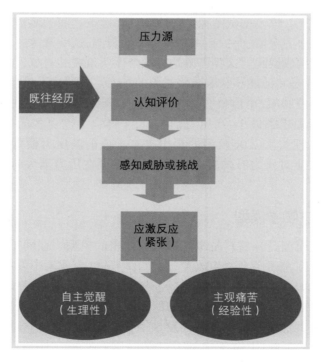

图 1　理解压力本质的简单模型。［改编自 Caltabiano et al.（2008），经作者 Don G. Byrne 允许］

照料 - 结盟模型

尽管人们经常用战斗或逃跑反应来描述人类的应激反应,但 Taylor 等(2000)提出了生物行为反应代替战斗或逃跑反应。他们认为,由于压力反应的性别差异,女性的压力反应适合用照料 - 结盟模型解释。在应激时刻,女性首先通过照料孩子的需求确保他们的安全;然后还会和她所在的社会团体中有着相同目标的成员结盟,从而减少对孩子的伤害。生物行为反应中的照料 - 结盟模型来源于依恋照料理论,该理论认为照料 - 结盟有助于社会群体的发展,特别是在女性群体中,可以促进资源和责任的交换。

资源守恒模型

人们认为许多著名的压力理论的不足之处在于它们没有考虑压力的积极方面。Hobfoll(1989)提出的资源守恒模型(Conservation of Resources,COR)却是一个例外,该模型包含了几种压力理论,同时也加入了资源视角,对该模型进行了理论扩充。该模型试图弥合环境和认知观点之间的鸿沟。该模型的基本观点是个人努力保留、保护和构建有价值的资源,这些资源的潜在或实际的损失将对个体构成威胁。这些资源是指被个体所重视的对象,包括个人特征、条件或力量,或是其他能够获取这些对象的东西。按照这个模型来解释,当资源丢失或受到威胁时,个体就会感知到压力。因此,当面临压力时,个体会努力将资源的损失减到最小,当压力消失时,个体会生产更多的资源来抵消将来可能发生的损失。COR 模型的提出丰富了以前的压力模型,该模型不仅描述了个人在应对压力时的反应,同时也描述了在压力消失时,个体的行为反应。

压力的心理生物学模型

应力应变模型是从材料技术领域借鉴而来的模型。在两千多年前,人们已注意到金属在重压下会发生改变,目前我们从这个现象中发展出了我们的理论概念。正如在本章前面所描述的一样,在 20 世纪早期,物理学家和心理学家都非常热衷于这种对紧张或压力所采取的概念,他们关注的是当身体受到疾病或处在其他紧张情境下时会发生哪些变化。因此,迄今为止我们所描述的压力表现是生理(生物)和心理症状的混合。现在,"应激"一词更多地用于描述个人层面的情况,甚至是社会层面的情况,而不仅仅是描述身体面临的挑战(Caltabiano et al. 2008)。

每个人在日常生活中都会遇到压力。例如考试,近期发生的意外事件,或是实际发生的事故等。从应激的体验中可以清楚地看到,它不仅是一种心理体验,在有压力的情况下,个体的整个系统(生理和心理系统的所有组成部分)都被激活,使个体做好准备,最大效率的利用自身资源去应对压力。压力会激活我们的整个生物系统,让身体做好准备去解决问题,这个过程通常被称为生理唤醒。表1描述了在应激情境下的典型生理症状唤醒,包括身体的准备和资源的分配。

表 1　典型的生理应激反应

现象	表现
心率	心率升高使更多血液流到激活的区域
肌肉	肌肉张力增加
血流	流向内部器官的血液减少,而流向肌肉和皮肤的血液增多,会导致皮肤温度升高,出汗(以及红肿)
排尿	在有压力的情况下,会促进膀胱收缩,排尿活动增多
皮质醇	水平上升,皮质醇被称为压力荷尔蒙,它的释放可帮助身体应对伤害
儿茶酚胺	使整个系统处于警戒状态

压力的测量

因为对压力概念的定义及其性质存在不同的看法,所以存在各种各样的测量压力的方法。长期以来,有关压力测量的方法一直存在争议,在青少年研究包括成人压力领域中也存在类似情况。有一些评估压力的基本方法,包括评估身体的觉醒状态,调查或采访个体的生活事件,或对个体每天所经历的烦恼进行评估(Monroe 2008)。

生理指标

自从人们对压力现象产生兴趣以来,生物因素和压力的关系就成为人们研究的焦点。压力会产生生理唤醒,会对身体上许多系统的功能产生影响。通常是在实验状态下,研究动物和人类应激反应中的生物指标,但很少在日常生活状态下对人们的生活应激反应进行研究。此外,在过去的十年里,有关压力的心理生物学和复原力的关系研究也越来越受到人们的重视(Caltabiano et al. 2008;Monroe 2008)。通常是通过测量血压、心率、皮肤电反应和呼吸频率来评估个体的生理唤醒状态。此外,生理唤醒状态也可通过对血液、尿液或唾液样本进行生物医学分析来评估,这种测量方法还可揭示,在压力状态下,肾上腺分泌的激素水平。主要是评估两类激素:皮质类固醇(其中最重要的是皮质醇)和儿茶酚胺(包括肾上腺素和去甲肾上腺素)。在探索个体在压力反应方面的差异时,人们关注的焦点是下丘脑-垂体-肾上腺(hypothalamic-pituitaryadrenal,HPA)皮质轴的发育神经生物学和皮质醇的调节(Brannon,Feist 2008;Monroe 2008)。在动物和人类实验以及和临床人类文献中发现,早期逆境有助于调节压力的神经生物学系统的改变,特别是 HPA 轴的功能的改变。这种改变被认为会导致个体对环境压力更敏感,会导致心理病理和其他疾病的发展(Caltabiano et al. 2008;Monroe 2008;Taylor 2009)。

自我报告生活事件量表

大多数的生活压力研究都会对个体生活中最近发生的重大事件进行评估。自 20 世纪 50 年代末至 60 年代初以来,研究人员已开发了一些用于测量压力的自我报告工具。在成人和青少年群体研究者中,访谈与自我报告两种方法都各有优势,但显然使用自我报告既节省时间又节省人力,而且有助于保护受访者的隐私(Byrne et al. 2007;Grant et al. 2004)。生活事件清单作为测量压力源来源的工具的另一个优势是该清单包含相当广泛的压力事件。在该量表中,每个事件都有相应的数值来代表该事件的压力强度(Monroe 2008)。在这些自我报告清单中,使用最为广泛的是由 Hawkins、Davies 和 Holmes(1957)制定的最近经历量表(Schedule of Recent Experiences,SRE)及 Thomas H. Holmes 和 RichardRahe(1967)制定的社会重新适应评估量表(Social Readjustment Rating Scale,SRRS)(Dohrenwend 2006)。这些和其他衍生的自我报告清单包括了一系列相对常见的生活经历,通过这些经历可评估个体对压力不同程度的适应性以及隐性的生活压力。例如,SRRS 由 43 个生活事件组成,从压力最大到最小进行排列。SRRS 并没有评估这些事件是积极的还是消极的,是受欢迎的还是不受欢迎的,是预期中的还是意外的。含糊不清的项目降低了量表的精确度,也难以测量和其他变量的相关性(Monroe 2008)。正如 Byrne 等(2007)提出的,通过自我报告的方法无法确定测量压力的方法,应把关注点放在评估压力的刺激来源上,还是应对压力的过程和方法上。此外,SRRS 和其他生活事件清单可能包含和疾病测量相混淆的生活事件而受到批评。

其他相关的生活事件评估量表也在不断修正中。Cohen(1983)的感知压力量表(Perceived Stress Scale,PSS)强调个体对事件的感知。PSS 由 14 项内容组成,通过三个部分来评估压力,分别是日常琐事、重大事件和应对资源的变化,并试图评估个人对"不可预测的、无法控制的、超负荷的"的情境的感知。

相当多的研究直接比较了生活事件清单和访谈两种不同的测量方式。虽然不同研究会使用生活事件清单和访谈方法,但研究结果一致表明,这两种方法获得的信息存在显著差异。访谈的目的是为了获得事件发生的细节,经过训练的访谈人员能够根据访谈内容识别出事件的严重程度并对其他重要特征进行评分。更普遍的是,对生活事件文献的评论几乎一致认为,基于访谈的测量方法是当前评估生活压力的黄金法方法(Dohrenwend 2006;Gorman 1993;Hammen 2005;Kessler 1997;Mazure 1998;Paykel 2001)。

相比之下,生活事件清单是传统收集数据中最常用的方法,也是评估儿童和青少年的压力源中最常用的方法。尽管各种自我报告清单的宽度和深度各不相同,但清单的内容总体都相似,该清单向受访者提供一些消极或是积极的事件,这些事件都是个体在童年和青少年时期经历的压力事件。虽然青少年压力清单的开发和细化方面取得一些进展(Bagley 1993;Cheng 1997;Compas et al. 1987;Masten et al. 1994;Newcomb et al. 1981;Swearingen,Cohen 1985;Yeaworth York,Hussey,Ingle,Goodwin 1980),但在儿童压力清单的编制方面却没有进展(Grantetal. 2004)。有关青少年压力清单的项目从 39 到 200 不等,后者仅在对青少年压力和健康的大样本研究中才使用。其他用于测量年轻年龄组的压力清单是从现有的成年压力源的研究中衍生出来的。然而,这种方法是不成功的,因为它间接地将成年人生活中常见的压力与青少年时期的压力等同起来,忽视了青春期中面临的特殊的压力。

研究人员通常会根据两个相关的需求来制定特定的压力清单:一是针对特定人群的测量需求,二是针对特定事件类型的测量需求。除去例外情况,迄今为止,累积生活压力的测量主要还是根据欧洲和美国中产阶级的样本而编制的清单。这些清单由于没有考虑其他种族和社会群体的个人,特别是那些生活在贫穷的城市社区的人,而受到批评(Grant et al. 2004)。

日常烦心事

我们很少用生理仪器来评估日常生活事件对我们的影响,但它却贯穿整个生命当中。大多数研究试图用传统的清单来评估生活中的压力事件,这些清单包含相对广泛的生活事件,比如 SRRS。近期的研究者开始尝试使用清单检查表评估"日常烦心事"或生活中的小事故对个体所造成的压力(Caltabiano et al. 2008;Monroe 2008)。这些持续不断的日常烦心事充斥我们整个生命过程,与那些发生频率较低的重大生活事件相比,这些日常烦心事对我们的健康产生的危害性可能更大。因此,Richard Lazarus 和他的同事编制了最初的"日常烦心事量表"(Hassles Scale,HS),该量表由 117 个项目组成,这些项目被定义为令人烦恼、沮丧或痛苦,他们觉得这些烦心事会引发更多重大问题(Kanner et al. 1981)。受试者指出在过去的 1 个月里发生了哪些烦心事,并对每件烦心事的影响程度进行评估(有一点影响、中度的影响、重度的影响)。为此他们也设计了"提升量表"(Uplift Scale, HS)作为配套清单,其依据是良好的生活体验可让烦心事变得更容易忍受,从而减少它们对健康的影响(Brannon, Feist 2007;Monroe 2008)。与 HS 量表一起使用,US 量表包含了一系列让人感觉良好的生活事件。除了检查过去一个月发生的烦心事或感觉良好的事情之外,受访者还要对每件事情进行三分量表的评分。与 Lazarus 的观点一致,让受访者对每件事情进行评分,是因为个人对压力的主观感知比客观事件本身更为重要。

有关生活压力测量方法的争论中,有 3 个共同点。第一是关于记忆和个人回忆生活事件的能力(Grant et al. 2004)。让人感到惊讶的是,通过正确提问方式,每个人都能很好地回忆起过去发生过的事情。第二争论的问题是,个体对生活事件的定义和他对压力的感知有关。Monroe (2008)认为个人经常以高度个人化的方式来解释生活事件,这也是自我报告清单中饱受争议的问题。第三是受访者在回忆和评估压力源时,经常会增加额外的背景信息。这些争论使人们认识到压力测量的准确性是如何受到额外信息或主观偏见的影响。

有关压力影响健康的理论模型

人们普遍认为,压力和消极的生活事件是促使许多心理和生理问题发生的关键因素。研究人员提出了各种各样的模型来解释,压力在所有人的生活中包括青少年,是如何对健康产生负面影响的。

压力暴露模型将压力定义为是导致不良适应行为和负面健康结果的因素,该模型认为,压力生活事件或重大压力生活事件(例如家庭成员的死亡)可能是个人后续出现抑郁或行为异常的因素(Hankin Mermelstein, Roesch 2007)。压力暴露模型关注个人的生活环境背景,更强调压力环境对年轻人和成年人所产生的影响。应对资源的能力可能会被多次变化的近期经验所淹没,从而导致症状内化或行为适应障碍(Graber, Sontag 2009;Rudolph 2002)。从本质上讲,该模型认为压力事件的经历及其发生的时间,以及某些事件发生的可能性的增加,是预测健康不良结果的关键因素。

压力产生模型的重点是更好认识了压力与不良行为及情绪的复杂交互关系(Cole et al. 2006)。受人际关系脆弱性和抑郁前期因子的显著性影响,该模型也被用于与抑郁相关的研究。传统的压力暴露模型仍是研究的重要模型,但也有越来越多的研究者开始考虑一个互补也同样重要的模型。他们认为易患抑郁症的人不仅是生活压力事件的被动接受者，与其他人相比，他们可能会创造出更多有压力的生活事件（Hammen 2006）。

素质压力模型假设，重大的转变或负面事件与心理病理学的早期易感性相互作用，可能会导致个体在面对压力时产生更多的问题或其他不良结果（Graber，Sontag 2009）。该模型假设具有某些消极易感性（例如情绪调节技能差，抑郁的认知方式，遗传标记）的个体中有相当比例的人，在经历有压力的生活事件时，更容易受到影响（Hankin，Abrahamson 2001）。

应对压力

个体应对和处理压力的方式，会对他们的身体、情绪和心理健康产生不同的影响。Lazarus 和 Folkman（1984）提供了一个常用的应对压力的定义："个体通过不断调整认知和行为，来满足特定的外部或内部需求，这些需求通常是超过个体资源储备的"。因此，应对应该是一个持续不断的动态过程，它根据不断变化的压力或事件来提供需求。这些过程既可以行动为导向，也可以内在调整为导向：寻求资源的管理，增加对压力的容忍性，减少或尽量减少压力情况下的需求（Lazarus，Launier 1978；Taylor，Stanton 2007）。作为与环境的动态交互过程，应对在很大程度上也受到个体对压力情况的主观评价的影响。

Lazarus 和 Folkman（1984）认为应对可发挥两大功能：一是可改变或隔离压力体验，二是可调节个体的情绪反应。以问题为中心的应对主要是通过采取行动来减少压力情况下的需求，例如辞职、学习新技能或寻求专业人士的帮助。当个体拥有充足的资源时，他们倾向于采用以问题为中心的方法。以情绪为中心的应对侧重于从情感上或认知上来改变自己对压力环境的情绪反应，当个体认为自己不具备足够的资源来满足应对压力源的需求时，常常采取这种应对方式。以情绪为中心的应对策略，包括寻求朋友和家人的情感支持，以及从事分散注意力或抑制注意力的活动，例如饮酒、运动、看电影等。

认知方法强调个体对压力情境的思考方式。例如："既然我得了这种慢性病，我必须试着积极地思考"或"既然我失业了，那我可找到一份我真正喜欢的工作"（Lazarus 1999；Lazarus，Folkman1984；Taylor，Stanton 2007）。

应对资源

如上所述，仅靠压力是不足以准确解释个体之间的健康差异的。即使面对相同的压力源，个体应对压力的过程以及压力对个体产生的影响也存在很大差异从而导致不同的健康结果。个体应对压力的独特方式取决于个体和环境的易感性，以及可利用的应对资源，这些因素本身影响着应对过程，从而影响压力和健康的关系（Compas，Reeslund 2009；Grant et al. 2006）。

社会支持可被定义为个体被他人爱和关心、尊重和重视的感知或体验，是一种相互援助和支持的社会网络。研究表明，当个体处于压力期时，社会支持可减少抑郁或焦虑等心理问题的发生，并提高个体应对一系列长期紧张的压力时的心理适应性（Taylor，Stanton 2007）。社会支持可以通过多种方式来影响个体的压力反应。在一个广泛的例子中，良好的社会支持网络可让个体更加相信自己有能力来应对压力情景。因此，在未来面对压力情景时，和那些拥有较少应对资源的个体，他们会认为这些压力更不具有威胁性。

在精神病理学的发展研究中，复原力被定义为可以起到良好的促进作用（Luthar etal. 2000）。因此，复原力并不代表没有风险，它只是在个体应对压力的过程中起到保护或缓冲的作用。这种保护可能是因为个人因素、环境因素或是两者之间相互作用的结果。对复原力研究的关注点是它可能和潜在的复原力因子有关。研究发现，复原力是预测精神健康的一个重要因素，也是与精神症状相关的有效压力缓冲机制（Friborg et al. 2006；Hjemdal et al. 2006）。

自尊是指个体对自身价值和重要性的想法和感受的整体评价（Rosenberg 1965），可分为整体自尊和领域自尊，前者只是个体对自己整体的认知评价，后者是指个体的特定的领域内对自己的认知评价。几十年的理论和研究都强调自尊的影响，因为它在心理健康和幸福的关系中扮演着积极作用。此外，许多研究者认为低自尊是预测抑郁的一个重要因素（Orth et al. 2009；Sowislo，Orth 2013）。特别是，当面对压力事件时，低自尊的个体被认为拥有较少的应对资源，因此更容易出现心理症状，而那些高自尊的个体则会缓冲压力带来的影响。Orth 等（2009）认为在压力事件发生后，高自尊等保护性因素可通过减少抑郁思维对情感、认知、行为和生理症状带来的负面影响，从而阻止抑郁症状发生。然而，这和以往检验自尊调节效应的研究结果并不一致，因此迫切需要对这一问题的进行进一步的研究（Abela et al. 2006；Orth et al. 2009）。

一致感（sense of coherence，SOC）是由 Aaron Antonovsky（1987）提出的一个概念，表示个体倾向于认为他们的世界是可理解、可管理和有意义的。拥有乐观和自我效能感等内部资源的个体通常有较高的一致感（Lindström，Eriksson 2010）。此外，较高的一致感与积极的健康评价呈正相关（Eriksson，Lindström 2006；Honkinen et al. 2005），与心理症状呈显著负相关（Buddeberg-

Fischer et al. 2001；Skirka 2000）。研究证明，在压力情境下，一致感对负面健康结果起中介调节作用。拥有较高的一致感的个体，更相信自己有足够可利用的资源来应对压力情境，他们也更倾向于把压力视为挑战而不是威胁。这种自信使个体更容易对应对方式采取积极的期待，从而防止把压力转化为潜在的威胁（Antonovsky 1987）。拥有较高一致感的成年人比拥有较低一致感的成年人更能应付压力（Eriksson，Lindström 2006；Gana 2001；Jorgensen et al. 1999；Richardson，Ratner 2005）。然而，在青少年人群的相关研究中，一致感在压力调节中的作用并不显著（Nielsen，Hansson 2007；Torsheim et al. 2001）。

　　Kobasa（1979）提出的心理韧性是人格特征的一部分，在压力与健康的关系中扮演重要作用。心理韧性有 3 个相互关联的特点：①控制感：是指个人相信他们可影响生活中的事件，即个人掌控感；②责任感：是指个人对生活中的事件、活动和社会关系有参与感；③挑战感：是指个人倾向于把变化看作是促进个体成长契机，而不是对个体安全的威胁。因此，心理韧性高的个体认为他们可以控制自己的经历，对生活有责任感，并将不断变化的环境视为具有挑战性的成长机会。研究表明，心理韧性使人们在面对压力时仍能保持健康（Delahaij et al. 2010）。

压力与冠心病的关系

　　虽然我们将会在后面的章节中详细讨论压力和冠心病的关系，但是我们还是希望通过介绍压力和冠心病之间的发展研究来结束本章的内容。在有关斯德哥尔摩的女性冠状动脉风险研究中发现，经历过冠心病发作的女性，在面对精神压力时，她们的心率反应要低于男性（Weidner et al. 2001）。在另一项瑞典的研究总结中发现，压力是预测女性冠心病发展的高危因素，与男性相比，女性更容易经历来自家庭内部的压力（Balog et al. 2003）。美国"家庭心脏研究"的研究结果支持上述结论，该研究表明与家庭主妇和男性相比，女性在工作时承受的压力要比在家庭中承受的压力小（Weidner et al. 1997；Ferris et al. 2005），在有关职业倦怠的研究中也得出同样结论（Kinnunen et al. 2006）。

　　各种各样的压力情境包括处于弱势社会阶层、社会经济地位或低职业阶层等，都是预测冠心病发展的危险因素。上述研究表明，这些应激源对男性和女性的冠心病发展有同样的影响（Brezinka，Kittel 1995；Wamelae t al. 2001），但最近也有研究发现在两性之间存在不同的影响（如 Mobley et al. 2004）。在女性生命历程中所处的社会经济地位与其冠心病发展之间的关系研究时，发现无论是吸烟还是其他成人危险因素都不能完全解释女性不良社会经济地位会使冠心病发展风险升高。但是我们也不能忽视不良社会经济地位带来的累积效应（Wamala et al. 2001）。目前已有研究者开始关注这方面问题的研究（Gliksman et al. 1995；Galobardes et al. 2006）。然而，也有研究结果表明，成人的社会经济状况可能比其生命早期的社会地位更能有效预测冠心病发病率（Marmot et al. 2001）。例如，在 NHANES Ⅲ 研究中发现，单身母亲患冠心病的比例高于非单亲母亲（Young et al. 2005）。

在两性中，不同应激反应会导致不同的心理压力，也会造成不同的冠心病病理的出现。

结论

本章介绍了大量关于压力定义与发展以及压力对健康影响的研究。为了更准确地测量压力水平及其对人类健康的影响，研究者们也在不断地调整有关压力的定义和可操作化的相关研究。虽然，已有大量研究表明压力被认为是最有效的致病性神经生理条件之一，但有关压力对健康的影响还存在大量未解之谜。其中一个是探讨压力在两性之间作用的不同方式及其对两性健康的影响。尽管相关的研究已解释了压力在产生路径、过程和影响方面的不同，但完整的作用机制还未被发现。男性和女性在发展和应对压力方式上的差异可能也会使我们对压力的理解、压力的病原特征以及压力的操作和测量产生很大的不同。因此，为了更全面理解压力对人类健康的影响，目前相关的压力研究也必须解决一些新的复杂的问题。

（于雯婷 译，陈发展、张悠扬 校）

参考文献

Abela, J. R. Z., Webb, C. A., Wagner, C., Ho, M. R., & Adams, P. (2006). The role of self-criticism, dependency, and hassles in the course of depressive illness: A multiwave longitudinal study. *Personality and Social Psychology Bulletin, 32*, 328–338.

Antonovsky, A. (1987). *Unraveling the mystery of health. How people manage stress and stay well.* San Francisco: Jossey-Bass.

Bagley, C. (1993). Development of an adolescent stress scale for use by school counsellors. *School Psychology International, 13*, 31–49.

Balog, P., Janszky, I., Leineweber, C., Blom, M., Wamala, S. P., & Orth-Gomer, K. (2003). Depressive symptoms in relation to marital and work stress in women with and without coronary heart disease. The Stockholm Female Coronary Risk Study. *Journal of Psychosomatic Research, 54*, 113–119.

Brannon, L., & Feist, J. (2008). *Health psychology. An introduction to behavior and health.* San Fransisco: Wadsworth.

Brannon, L., & Feist, J. (2007). *Health psychology. An introduction to behavior and health* (6th ed.). Belmont: Wadsworth.

Brezinka, V., & Kittel, F. (1995). Psychological factors of coronary heart disease in women: A review. *Social Science and Medicine, 42*, 1351–1365.

Buddeberg-Fischer, B., Klaghofer, R., & Schnyder, U. (2001). Sense of coherence in adolescents. *Sozial – und Präventivmedizin, 46*, 404–410.

Byrne, D. G., Davenport, S. C., & Mazanov, J. (2007). Profiles of adolescent stress: The development of the adolescent stress questionnaire. *Journal of Adolescence, 30*, 393–416.

Caltabiano, M. L., Sarafino, E. P., & Byrne, D. (2008). *Health psychology. Biopsychosocial interactions*. Singapore: Wiley.

Cannon, W. (1932). The Wisdom of the Body. New York: Norton.

Cheng, C. (1997). Assessment of major life events for Hong Kong adolescents: The Chinese Adolescent Life Event Scale. *American Journal of Community Psychology, 25*, 17–33.

Cohen, S., Kamarack, T., & Mermelstein, R. (1983). A global measure of perceived stress. *Journal of Health and Social Behavior, 24*, 385–396.

Cole, D. A., Nolen-Hoeksema, S., Girgus, J., & Paul, G. (2006). Stress exposure and stress generation in child and adolescent depression: A latent trait-state-error approach to longitudinal analyses. *Journal of Abnormal Psychology, 115*, 40–51.

Compas, B. E., Davis, G. E., Forsythe, C. J., & Wagner, B. M. (1987). Assessment of major and daily stressful events during adolescence: The Adolescent Perceived Event Scale. *Journal of Consulting and Clinical Psychology, 55*, 534–541.

Compas, B. E., & Reeslund, K. L. (2009). Processes of risk and resilience during adolescence. In R. M. Lerner & L. Steinberg (Eds.), *Handbook of adolescent psychology* (3rd ed., pp. 561–588). New Jersey: Wiley.

Delahaij, R., Gaillard, A. W. K., & Dam, K. (2010). Hardiness and the response to stressful situations: Investigating mediating processes. *Personality and Individual Differences, 49*, 386–390.

Dohrenwend, B. P. (2006). Inventory stressful life events as risk factors for psychopathology: Toward resolution of the problem of intracategory variability. *Psychological Bulletin, 132*, 477–495.

Eriksson, M., & Lindström, B. (2006). Antonovsky's sense of coherence scale and the relation with health: A systematic review. *Journal of Epidemiology and Community Health, 60*, 376–381.

Ferris, P. A., Sinclair, C., & Kline, T. J. (2005). It takes two to tango: Personal and organizational resilience as predictors of strain and cardiovascular disease risk in a work sample. *Journal of Occupational Health Psychology, 10*, 225–238.

Fleming, R., Baum, A., & Singer, J. E. (1984). Toward an integrative approach to the study of stress. *Journal of Personality & Social Psychology, 46*, 939–949.

Friborg, O., Hjemdal, O., Rosenvinge, J. H., Martinussen, M., Aslaksen, P. M., & Flaten, M. A. (2006). Resilience as a moderator of pain and stress. *Journal of Psychosomatic Research, 61*, 213–219.

Gana, K. (2001). Is sense of coherence a mediator between adversity and psychological well-being in adults? *Stress and Health, 17*, 77–83.

Galobardes, B., Smith, G. D., & Lynch, J. W. (2006). Systematic review of the influence of childhood socioeconomic circumstances on risk for cardiovascular disease in adulthood. *Annals of Epidemiology, 16*, 91–104.

Gliksman, M. D., Kawach, I., Hunter, D., Colditz, G. A., Manson, J. E., Stampfer, M. J., Speizer, F. E., Willett, W. C., & Hennekens, C. H. (1995). Childhood socioeconomic status and risk of cardiovascular disease in middle aged US women: A prospective study. *Journal of Epidemiological Community Health, 49*, 10–15.

Gorman, D. M. (1993). A review of studies comparing checklist and interview methods of data collection in life event research. *Behavioral Medicine, 19*, 66–73.

Graber, J. A., & Sontag, L. M. (2009). Internalizing problems during adolescence. In R. M. Lerner & L. Steinberg (Eds.), *Handbook of adolescent psychology*. New Jersey: Wiley.

Grant, K. E., Compas, B. E., Stuhlmacher, A. F., Thurm, A. E., McMahon, S. D., & Halpert, J. A. (2003). Stressors and child and adolescent psychopathology: Moving from markers to mechanisms of risk. *Psychological Bulletin, 129*, 447-466.

Grant, K. E., Compas, B. E., Thurm, A. E., McMahon, S. D., & Gipson, P. Y. (2004). Stressors and child and adolescent psychopathology: Measurement issues and prospective effects. *Journal of Clinical Child and Adolescent Psychology, 33*, 412–425.

Grant, K. E., Compas, B. E., Thurm, A. E., McMahon, S. D., Gipson, P. Y., Campbell, A. J., Krochock, K., & Westerholm, R. I. (2006). Stressors and child and adolescent psychopathology: Evidence of moderating and mediating effects. *Clinical Psychology Review, 26*, 257–283.

Hammen, C. (2005). Stress and depression. *Annual Review of Clinical Psychology, 1*, 293–319.

Hammen, C. (2006). Stress generation in depression: Reflections on origins, research, and future directions. *Journal of Clinical Psychology, 62*, 1065–1082.

Hankin, B. L., & Abrahamson, L. Y. (2001). Development of gender differences in depression: An elaborated cognitive vulnerability-transactional stress theory. *Psychological Bulletin, 127*, 773–796.

Hankin, B. L., Mermelstein, R., & Roesch, L. (2007). Sex differences in adolescent depression: Stress exposure and reactivity models. *Child Development, 78*, 279–295.

Hawkins, N. G., Davies, R., & Homes, T. H. (1957). Evidence of psychosocial factors in the development of pulmonary tuberculosis. *American Review of Tuberculosis, 75*, 768–780.

Hjemdal, O., Friborg, O., Stiles, T. C., Martinussen, M., & Rosenvinge, J. H. (2006). A new rating scale for adolescent resilience: Grasping the central protective resources behind healthy development. *Measurement and Evaluation in Counseling and Development, 39*, 84–96.

Hobföll, S. E. (1989). Conservation of resources. A new attempt at conceptualizing stress. *American Psychologist, 44*, 513–524.

Holmes, T. H., & Rahe, R. H. (1967). The social readjustment scale. *Journal of Psychosomatic Research, 11*, 213–218.

Honkinen, P. L. K., Suominen, S. B., Välimaa, R. S., Helenius, H. Y., & Rautava, P. T. (2005). Factors associated with perceived health among 12-year-old school children. Relevance of physical exercise and sense of coherence. *Scandinavian Journal of Public Health, 33*, 35–41.

Jorgensen, R. S., Frankowski, J. J., & Carey, M. P. (1999). Sense of coherence, negative life events and appraisal of physical health among university students. *Personality and Individual Differences, 27*, 1079–1089.

Kanner, A. D., Coyne, J. C., Schaefer, C., & Lazarus, R. S. (1981). Comparison of two modes of stress measurement: Daily hassles and uplifts versus major life events. *Journal of Behavioral Medicine, 4*, 1–39.

Kessler, R. C. (1997). The effects of stressful life events on depression. *Annual Review of Psychology, 48*, 191–214.

Kinnunen, U., Feldt, T., Geurts, S., & Pulkkinen, L. (2006). Types of work-family interface: Well-being correlates of negative and positive spill over between work and family. *Scandinavian Journal of Psychology, 47*, 149–162.

Kobasa, S. C. (1979). Stressful life events, personality, and health: An inquiry into hardiness. *Journal of Personality and Social Psychology, 37*, 1–11.

Lazarus, R. S., & Folkman, S. (1984). *Stress, appraisal, and coping*. New York: Springer.

Lazarus, R. S. (1999). *Stress and emotion: A new synthesis*. New York: Springer.

Lazarus, R. S., & Launier, R. (1978). Stress-related transactions between person and environment. In L. A. Pervin & M. Lewis (Eds.), *Perspectives in Interactional Psychology* (pp. 87–327). New York: Plenum.

Lindström, B., & Eriksson, M. (2010). *The Hithchiker's guide to salutogenesis*. Helsinki: Folkhalsen Research Centre.

Lawlor, D. A., Ebrahim, S., & Smith, G. D. (2005). Adverse socioeconomic position across the lifecourse increases coronary heart disease risk cumulatively: Findings from the British women's heat and health study. *Journal of Epidemiological Community Health, 59*, 785–793.

Luthar, S. S., Cicchetti, D., & Becker, B. (2000). The construct of resilience: A critical evaluation and guidelines for future work. *Child Development, 71*, 543–562.

Marmot, M., Shipley, M., Brunner, E., & Hemingway, H. (2001). Relative contribution of early life and adult socioeconomic factors to adult morbidity in the Whitehall II study. *Journal of Epidemiology and Community Health, 55*, 301–307.

Masten, A. S., Neeman, J., & Andenas, S. (1994). Life events and adjustment in adolescents: The significance of event independence, desirability, and chronicity. *Journal of Research on Adolescence, 4*, 71–97.

Mazure, C. M. (1998). Life stressors as risk factors in depression. *Clinical Psychology in Science & Practice, 5*, 291–313.

Mobley, L. R., Finkelstein, E. A., Khavjou, O. A., & Will, J. C. (2004). Spatial analysis of Body Mass Index and smoking behavior among WISEWOMAN participants. *Journal of Women's Health, 13*, 519–528.

Monroe, S. M., & Kelly, J. M. (1995). Measurement of stress appraisal. In S. Cohen, R. C. Kessler, & L. U. Gordon (Eds.), *Measuring stress: A guide for health and social sciences* (pp. 122–147). New York: Oxford University Press.

Monroe, S. M. (2008). Modern approaches to conceptualizing and measuring human life stress. *Annual Review of Clinical Psychology, 4*, 33–52.

Newcomb, M. D., Huba, G. J., & Bentler, P. M. (1981). A multidimensional assessment of stressful life events among adolescents: Derivation and correlates. *Journal of Health and Social Behaviour, 22*, 400–415.

Nielsen, A. M., & Hansson, K. (2007). Associations between adolescents' health, stress and sense of coherence. *Stress and Health, 23*, 331–341.

Orth, U., Robins, R. W., & Meier, L. L. (2009). Disentangling the effects of low self-esteem and stressful events on depression: Findings from three longitudinal studies. *Journal of Personality and Social Psychology, 97*, 307–321.

Paykel, E. S. (2001). The evolution of life events research in psychiatry. *Journal of Affective Disorders, 62*, 141–149.

Richardson, C. G., & Ratner, P. (2005). Sense of coherence as a moderator of the effects of stressful life events on health. *Journal of Epidemiology and Community Health, 59*, 979–984.

Rosenberg, M. (1965). *Society and the adolescent self-image*. Princeton: Princeton University Press.

Rudolph, K. D. (2002). Gender differences in emotional responses to interpersonal stress during adolescence. *Journal of Adolescent Health, 30*, 3–13.

Selye, H. (1956). *The stress of life*. New York: McGraw-Hill.

Selye, H. (1974). *Stress without distress*. New York: New American Library.

Selye, H. (1979). The stress concept and some of its implications. In V. Hamilton & D. M. Warburton (Eds.), *Human Stress and Cognition: An Information Processing Approach*. New York: Wiley.

Selye, H. (1982). History and present status of the stress concept. In A. Monat, R. Lazarus (1991) (Eds.). *Stress and coping, an anthology* (3rd ed.). New York: Columbia University Press.

Skirka, N. (2000). The relationship of hardiness, sense of coherence, sport participation, and gender to perceived stress and psychological symptoms among college students. *Journal of Sports Medicine and Physical Fitness, 40*, 63–70.

Sowislo, J., & Orth, U. (2013). Does low self-esteem predict depression and anxiety? A meta-analysis of longitudinal studies. *Psychological Bulletin, 139*, 213–240.

Swearingen, E. M., & Cohen, L. H. (1985). Measurement of adolescents' life events: The junior high life experiences survey. *American Journal of Community Psychology, 13*, 69–85.

Taylor, S. E. (2009). *Health psychology* (7th ed.). New York: McGraw-Hill.

Taylor, S. E., Klein, L., Lewis, B. P., Gruenwald, T. L., Gurung, R. A. R., & Updegraff, J. A. (2000). Biobehavioral responses to stress in females: Tend-and-befriend, not fight-or-flight. *Psychological Review, 107*, 411–429.

Taylor, S. E., & Stanton, A. L. (2007). Coping resources, coping processes, and mental health. *Annual Review of Clinical Psychology, 3*, 377–401.

Torsheim, T., Aaroe, L. E., & Wold, B. (2001). Sense of coherence and school-related stress as predictors of subjective health complaints in early adolescence: Interactive, indirect or direct relationships? *Social Science and Medicine, 53*, 603–614.

Wamela, S. P., Lynch, J., & Kaplan, G. A. (2001). Women's exposure to early and later life socioeconomic disadvantage and coronary heart disease risk: The Stockholm Female Coronary Risk Study. *International Journal of Epidemiology, 30*, 275–284.

Weidner, G., Boughal, T., Connor, S. L., Pieper, C., & Mendell, N. R. (1997). Relationship of job strain to standard coronary risk factors and psychological characteristics in women and men of the Family Heart Study. *Health Psychology, 16*, 239–247.

Weidner, G., Kohlmann, C. W., Horsten, M., Wamala, S. P., Schenck-Gustafsson, K., Hogbom, M., & Orth-Gomer, K. (2001). Cardiovascular reactivity to mental stress in the Stockholm Female Coronary Risk. *Psychosomatic Medicine, 63*(6), 917–924.

Yeaworth, R. C., York, J., Hussey, M. A., Ingle, M. E., & Goodwin, T. (1980). The development of an adolescent life change event scale. *Adolescence, 15*, 91–97.

Young, L. E., Cunningham, S. L., & Buist, D. S. M. (2005). Lone mothers are at higher risk for cardiovascular disease compared with partnered mothers. Data from the National Health and Nutrition Examination Survey III (NHANES III). *Health Care for Women International, 26*, 604–621.

第 2 章　应激与心血管反应性

Anna C. Phillips

目录

摘要

　　长期以来，人们一直认为心血管系统对应激情境的反应会对健康结果产生影响。对急性心理应激源的心血管反应性的增强或减弱都会对健康产生严重影响。本章将比较和讨论心理应激产生的高或低的心血管反应性的研究。高反应性与高血压的进展、全身性动脉粥样硬化的标志物和心血管疾病有关。钝化或低反应性与抑郁症、肥胖和一系列成瘾有关。有人提出，遗传与环境之间的相互作用影响着个体对应激的反应。本章的目的是探讨介绍通过改变应激反应性来研究疾病发展路径的前沿研究。本章还将重点介绍一些从高低心血管反应性到未来生活的健康和疾病的关键的环境、社会和机制途径，以及潜在的研究和临床意义。

关键词

急性应激（Acute stress）·血压（Blood pressure）·心血管疾病（Cardiovas-
cular disease）·心率（Heart rate）·生活事件（Life events）·应激（Stress）·反应
性（Reactivity）

引言

在一段时间内，人们对心理应激产生的情绪和身体反应的个体差异以及
这些反应对健康产生的后果感兴趣。"反应性假说"概述了我们身体如何对
应激产生反应，它在过去 30 年中衍生出大量的科学研究。它提出，对急性心
理应激暴露而产生的大量的心血管反应增加了血压升高或罹患高血压的风险
（Obrist 1981）。随后，它被扩展至将高心血管反应性与其他相关的心血管疾病
结果甚至心血管死亡率联系起来。这个假说暗示，对应激的小或低的生理反
应性具有保护性。然而，过去几年的研究表明，情况并非如此，但心血管对应
激的反应低或钝化也会产生一系列负面的健康后果。

将应激反应与心血管病理学联系起来的证据

对心理应激产生的心血管反应最常被用来研究在各种实验室的急性应
激任务下的反应，例如在限时压力下的心算、冷加压、记忆任务、镜像追踪等。
所有这些任务都被证实能通过激活 β- 和 / 或 α- 肾上腺素能引起相当大的心
率和 / 或血压反应。总体来说，这些研究表明，对应激产生的高幅度血流动力
学反应能导致高血压、颈动脉粥样硬化、左心室质量增加或心脏肥大的风险
（Lovallo，Wilson 1992；Treiber et al. 2003）。而最有说服力的证据来自前瞻性研
究。例如，苏格兰西部的"Twenty-07"研究，对应激产生过高的心血管反应能
够预测在 5 年（Carroll et al. 2003）和 12 年后（Carroll et al. 2011）的血压上升。
这已在一些大规模临床研究中得到证实，系统综述和荟萃分析证实应激反应
过高会成为未来心血管健康状况不佳的信号（Chida，Steptoe 2010；Treiberet al.
2003）。最近，对急性应激产生的过高的心血管反应也被证明与 16 年后心血
管疾病死亡率增加有关（Carroll et al. 2012）。

应激暴露和急性心血管事件：触发假设

上述关联的出现暗示高反应性是心血管疾病病因学中的一环。然而，急

性应激及我们对它的反应可能引发急性心血管事件。许多流行病学研究表明，地震、恐怖袭击等环境应激因素，甚至观看关键性足球比赛相关的应激都与急性心血管事件导致的住院率和死亡率增加有关（Carroll et al. 2002）。我们对可能解释这种关联的生理机制知之甚少。然而，血细胞比容（血红细胞占血液体积百分比）和血液黏度的升高可能会增加作用于脆弱的动脉粥样硬化斑块的剪切应力，从而增加斑块破裂的可能性。急性心血管事件，尤其是急性心肌梗死，往往是斑块破裂和血液凝固的结果。暴露在急性心理应激中经常可见血细胞比容增加或与其相反的血浆体积减小（de Boer et al. 2006）。这表明急性心理应激会引起"促血栓形成"状态，并增加导致急性心肌梗死或卒中的易患人群形成血栓的风险。但缺少一致性证据，证实那些在这些促血栓形成标志物中表现出较高反应的人易患心血管事件。因此，有迹象表明，更高的反应性可能成为炎症性疾病发展和恶化的风险。

心血管反应性和健康结果的中介

高心血管反应性也被认为是多种社会心理及行为危险因素与心血管疾病之间的中介因子（Chida，Hamer 2008）。此外，反应性假说的范围已扩展到包含过度反应可能与非心血管系统的健康结果有关的概念。正是通过研究检验这种反应性的各个方面的作用，出现了许多看似矛盾的发现。对这些领域的思考可能为研究应激反应性变化及其在预测健康结果中的作用指明了方向。

心血管反应性与心理应激

如上所述，鉴于急性应激导致的增大的血流动力学反应与心血管疾病的进展和表现有关，所以考虑应激暴露的频率和 / 或严重程度的变化很重要（Carroll，Sheffield 1998；Lynch et al. 1998）。这里的简单假设是，正是应激暴露史和对应激反应产生患病风险。然而，尽管这样的命题似乎合理，但它确实假设反应水平与个体暴露于压力生活事件的经历无关。然而，有人假设高水平的基础应激可能会增加敏感性，从而增加对急性应激的血流动力学反应（Roy et al. 1998）。如果情况如此，可能在一定程度上已在急性反应性的个体差异中考虑了应激暴露的变化。相比之下，更多针对那些暴露于不同的生活事件对急性应激反应的影响的研究发现了负相关的关系，即强生活事件的压力暴露与心血管反应性钝化有关。如果应激的经历有助于减弱反应性，那么简单的，应激暴露历史 - 反应性模型将再次变得不确定。生命事件应激（Boyce，Chesterman 1990；Carroll et al. 2005；Musante et al. 2000；Phillips et al. 2005）已被证明与做急性应激任务时产生的血流动力学反应呈负相关。此外,在学生样本中,那些主观感知应激得分与其实际生活事件压力得分之间的差异较大的个体在面对心算的应激任务时表现出较低的脉搏率(Ginty,Conklin,2011)。还有许多研究发现慢性应激和心血管反应性之间没有关系(Cacioppo et al. 2000)。然而,许多这样的研究纳入的样本量都很小,有 4 个样本量相当大的人群研究(Carroll et al. 2005;Matthews et al. 1997;Musante et al. 2000;Phillips et al. 2005),其中 3 个提示生活事件压力与急性应激的反应钝化相关。另一问题是,大多数研究在评估中都纳入了相当微小,有时是积极正面的事件。然而,这可能表明尽管暴露于主要的负面事件可诱导急性应激反应性的钝化,但该现象不一定限于某些特定的负面应激体验。

针对上述反应钝化的解释是生理性适应。这里的假设是暴露于高冲击力的生命事件会使血流动力学系统脱敏,因此当面临进一步急性应激任务的挑战时,经历过此类事件的个体将表现出反应性降低。有确凿证据表明,反复暴露于急性应激任务与血流动力学反应性的适应性有关(Hughes 2007)。由于对实验室应激任务的反应性的个体差异已被证明与自然的生活中反应性的变化有关(Johnston et al. 2008),因此针对"现实"生活中应激事件也可能产生相似的适应性。在早年经历过应激事件的个体中,因适应或习惯而产生应激反应钝化也很明显(Lovallo et al. 2012;Trickett et al. 2014)。这表明早期生活中的应激本身可塑造我们的应激反应系统,以便在以后的生活中以某种方式做出反应,这可能对健康产生长期影响。

抑郁

抑郁症与心血管疾病的死亡率有前瞻性的联系(Wulsin et al. 1999)。这种关联的机制尚未确立,但可能包括社会经济地位、健康不良和残疾以及不健康行为等因素(Wulsin et al. 1999)。对心理应激暴露产生的增大的心血管反应也被认为是机制之一(Kible,Ma 2004)。至于后一种可能性,抑郁症与各种自主神经功能改变的生理性适应相关,例如迷走神经紧张能够增强心脏交感神经活动(Carney et al. 1988)。因此,抑郁症中的这种自主神经失调也可能表现为增大的心血管反应性,这反过来增加心血管疾病的风险,这一假设具有直观的吸引力。对 11 项相关研究的荟萃分析发现,小到中等的效果量表明抑郁症状与急性心理应激的心血管反应之间存在正相关关系(Kibler,Ma 2004)。遗憾的是,在常规水平上,没有一种聚集效应具有统计学意义。研究通常只测试了相当小的样本,很少调整潜在的混杂变量,如人口统计学因素和用药状态。相比之下,在较大样本中,即使控制许多可能的混杂因素之后,较高的抑郁症状评分与较低的(而非较高的)对急性心理应激的心血管反应相关(York et al. 2007)。同样,苏格兰西部的"Twenty-07"研究(Carroll et al. 2007)观察到收缩压和心率的抑郁和反应性之间存在显著负相关。由于 5 年后也评估了抑郁症状,因此进行了前瞻性分析,其中评估了反应性与抑郁评分随着时间变化的关联。在这些分析中,心率反应性再次证明与抑郁症症状相关,因此反应性较低的人在 5 年后更有可能表现出抑郁评分的增加(Phillips et al. 2011)。在"荷兰大饥荒出生队列研究"中进行了类似的横断面分析,其中收缩压(systolic blood pressure,SBP)、舒张压(diastolic blood pressure,DBP)、心率(heart rate,HR)和皮质醇反应性在轻度至重度抑郁或焦虑症状以及曾被诊断患有抑郁症或焦虑症的患者中均较低(de Rooijet al. 2010)。

因此,似乎作为心血管病理学的假定风险因素,高水平的抑郁症状和对应激产生的过激的心血管反应可能彼此独立运作。最近,有研究表明,在进行具有惩罚和奖励后果的任务时,与抑郁评分较高的人相比,亚临床抑郁水平的个体表现出更加钝化的心血管反应(Brinkmann et al. 2009)。与此类似,抑郁症的特征还有对愉快刺激和奖励的情绪反应性减弱(Bylsma et al. 2008;McFarland, Klein 2009)。

肥胖

反应性假说也应用于诸如肥胖等身体健康问题上。在西方国家,肥胖症是一种快速增长的流行病(WHO 1997),会对健康产生不良后果。腹部肥胖也与心理痛苦有关,并且有人认为,腹部肥胖的应激易感性增加可能表现为生理性过度反应。应激对神经内分泌系统的影响被认为可以促进腹部脂肪沉积(Bjorntorp 1996),并且有人认为肥胖,特别是向心性肥胖,与对应激的夸大的心血管反应性有关(Waldstein et al. 1999)。问题在于肥胖和对急性应激的夸大的心血管反应性是否正相关或它们是否是心血管病理学的独立危险因素。一些小样本量的研究试图用混合的结果来解决这个问题(Davis et al. 1999; Waldstein et al. 1999)。在迄今为止样本量最大的一项研究中,体重指数与 225名中年公务员的心血管反应性无显著相关性,尽管腰臀比(衡量腹部肥胖)与心脏舒张反应性呈正相关(Steptoe,Wardle 2005)。相反,有研究发现肥胖与 48名健康年轻男性对精神应激的血管舒张反应有关(Hamer et al. 2007)。此外,最近,在 67 名女性的样本中,肥胖与心血管或神经内分泌应激反应无关,但那些腰围较大的女性血液瘦素水平更高(Brydon 2011)。

这些研究结果很难得出一致统一的结论,特别是考虑到大多数研究样本量很小,且纳入人群的代表性很差,而且很少有研究根据潜在的混杂变量(包括基线心血管水平)进行调整。最一致的结果似乎是由 DBP 和 / 或总外周阻力反映的全身抵抗反应性与腹部肥胖之间的正相关,尽管并非所有研究都报道了这一点。苏格兰西部的"Twenty-07"研究探索了心血管反应性和肥胖之间的关联,其中包括横断面研究和前瞻性研究(Carroll et al. 2008)。在这项研究中,体重指数和 HR 反应性之间存在显著的负相关。与非肥胖者相比,肥胖参与者对应激的反应性也要小得多。这些关联与年龄组、性别、职业组、吸烟、抗高血压药物状态、基线心血管水平和抑郁无关。5 年后再次测量 BMI,正如可预料的那样,BMI 显著增加。在第四次随访中作为因变量的肥胖症和作为协变量的第三次随访的肥胖症的充分调整分析中,较低的 HR 反应性与随访期间 5 年内变得肥胖的风险增加相关。最近,这些横断面研究结果已在"荷兰大饥荒出生队列研究"中得到重复,并且皮质醇反应性也出现同样结果(Phillips et al. 2012)。这两项研究结果似乎主要适用于 HR 应激反应,而不是血压应激反应。有关交感神经系统阻滞的研究表明,精神应激背景下的心脏反应性反映出 β- 肾上腺素能激活(Sherwood et al. 1986;Winzer et al. 1999)。实际上,心脏反应性指数似乎比 β- 肾上腺素能阻滞的血压反应性更敏感(Sherwood et al. 1986;Winzer et al. 1999),表明心脏反应性反映 β- 肾上腺素能激活的程度大于血压反应性。这可解释为什么目前主要获得 HR 反应性的关联而且几乎不能获得血压反应性的关联。

还有一些其他证据表明,虽然肥胖者在休息状态下的交感神经张力升高,但他们的交感神经系统对刺激的反应可能较小。例如,在摄入膳食后,有一个餐后交感神经系统反应,表现为较高的血液中去甲肾上腺素浓度和心率变异谱中低频和高频比的增加(Tentolouris et al. 2003;Welle et al. 1981)。然而,与非肥胖人群相比,肥胖患者的这种效应要小得多(Tentolouris et al. 2003)。此外,肥胖与人体瘦素抵抗状态有关,高瘦素血症与肥胖个体的交感神经系统活性降低有关(Quilliot et al. 2008),而血液循环中的瘦素已被证明与急性应激诱导的非肥胖人群的心率增加相关(Brydon et al. 2008)。因此,肥胖个体可能对瘦素的交感神经激活作用产生抗性,导致反应钝化。总之,这些研究表明,与肥胖相关的心脏和皮质醇反应性低。实际上,低反应性,通常通过减弱的交感神经系统对急性应激产生反应,甚至可能是发展为肥胖的风险标记物。

自我报告的健康状况

心血管反应性对非心血管系统的健康的影响几乎没有引起研究者的关注。但是,如果反应性对健康有更广泛影响,它可能也与自我报告的健康有关。许多大规模的前瞻性流行病学研究证明,自我报告的健康能够预测各种健康结果,包括剂量 - 反应关系的死亡率,独立于传统危险因素和医疗状况(Idler, Benyamini 1997)。如果自我报告的健康状况受心血管疾病发病率及其前兆过程的影响,则可能预期其与反应性呈负相关。很奇怪的是,很少有研究探讨过对急性应激的心血管反应性是否与自我报告的健康状况不佳有关。此规则的例外情况还包括苏格兰西部"Twenty-07"的研究(Phillips et al. 2009)和"荷兰大饥荒出生队列研究"(De Rooij,Roseboom 2010)。为了评估自我报告的健康状况,通常会问这样的问题,"对于你这个年龄的人来说,你自己的健康状况是 ......",并给出了 4 种回应选择:优异、良好、一般和较差。应激反应性测量时自我报告的健康状况与参与急性应激任务时的血压反应呈正相关,因此报告相对优异或健康状况良好的参与者比报告健康状况差或健康状况一般的参与者有较大的 SBP 和 DBP 反应(Phillips et al. 2009)。前瞻性分析显示,心血管反应性也预测了 5 年后 DBP 和 HR 反应性的健康状况的变化。这些正性的关联表明,表现出相对较高的心血管反应性的参与者在 5 年后具有更好的自我报告的健康状况,而这与他们早期自我报告的健康无关。因此,与肥胖一样,即使一系列混杂因素调整之后,低的反应性也与较差的健康结果相关。"荷兰大饥荒出生队列研究"也提供了来自横断面研究的相关支持数据。那些对急性心理应激产生大量心血管反应的人报告的健康状况比反应小的人更好,皮质醇反应性也如此(De Rooij,Roseboom 2010)。

　　自我报告的健康可能是众多因素的函数,并且可能受到多种生理系统的整体影响,而不仅仅是受到隐匿性或明显的心血管疾病的主观影响。这种情况下,似乎免疫系统才是至关重要的。实际上,有人提出,我们所经历的疾病、不适和疼痛至少部分取决于免疫系统对中枢神经系统的反馈(Maier,Watkins 1998)。此外,急性应激诱导的免疫增强假说提出,急性应激上调免疫的各个方面,对宿主防御反应具有功能性的意义(Dhabhar 2002)。然而,个体对急性应激反应的差异呢? 急性应激诱导的免疫增强假说意味着能够通过应激获得最大的免疫红利。我们现在有临时的证据证明情况可能就是如此,在急性应激任务结束时出现更大的血压反应的个体,对两种流感病毒株也能产生更好抗体反应(Phillips et al. 2009)。总之,虽然似乎高反应性加剧炎性心血管疾病,但低反应性可能损害免疫力和我们对抗传染病的能力,是不恰当的反应。

成瘾行为

　　最后,关于心血管反应性对健康影响的研究的另一个焦点是药物滥用和成瘾行为。尽管对心理应激的生理反应可能与心血管疾病的发病或进展有关,但似乎不太明显,应激反应可能同样是行为障碍风险的信号,包括成瘾行为(Lovallo 2006)。要开始探讨这种可能性的一个有用的出发点是,重申观察到的行为和心理倾向也是生理反应特征(Lovallo 2005)。因此,对环境产生的情绪反应、它们对生理反应的影响以及它们对健康的影响是本章所讨论的广义的反应性和健康的一部分。

有新的证据表明皮质醇和心血管反应性低或变钝是具有物质依赖的特征,并且可能确实可作为成瘾风险的一般标志物(Lovallo 2006)。例如,虽然吸烟本身与心血管活动的增加有关(Pomerleau et al. 1983),但已发现习惯性吸烟者对急性心理应激的心血管反应减弱(Girdler et al. 1997;Phillips et al. 2009;Roy et al. 1994;Sheffield et al. 1997;Straneva et al. 2000)。这些影响不太可能反映应激测试期间的临时戒断及其对应激任务参与的影响(Girdler et al. 1997)。此外,已发现心血管和皮质醇低反应性能够预测最近戒烟的吸烟者复发(al'Absi 2006;al'Absi et al. 2005)。因此,低反应性不仅是吸烟成瘾者的特征,它也可能是一些预后意义的风险指标(Glahn et al. 2007;Lovallo 2006)。

那些对酒精成瘾的人也被发现表现出钝化的心血管和皮质醇应激反应性(Lovallo et al. 2000;Panknin et al. 2002)。此外,相对较低的反应性似乎是具有酗酒家族史的非酒精性的特征(Sorocco et al. 2006),父母对酒精或药物成瘾,他们的子女则显示对应激产生的皮质醇反应钝化,而且更有可能使用烟草和大麻(Moss et al. 1999)。数据表明,钝化的反应性可能不仅是具有药物依赖的人的特征,实际上还可能早于成瘾行为并预示未来成瘾的风险。因此,在低反应性的情况中,我们可能有一种与多种成瘾遗传风险相关的动力失调标记物(Lovallo 2006)。因此,不仅高生理反应性可能是不良健康结果的风险标志物,低反应性也似乎有关联。

此外,不仅物质成瘾似乎与钝化的心血管反应性相关。通过关于运动行为的问卷确定的依赖运动的女性,表现出对心算应激任务的心脏和皮质醇反应钝化(Heaney et al. 2011)。在实验室的一项类似研究中,我们还发现,与对照组相比,紊乱进食组中有贪食症症状的年轻女性对急性应激产生的皮质醇、心输出量、心率和每搏输出量反应性均显示钝化(Ginty et al. 2011)。这些影响无法分别按照应激任务表现或心肺健康的组间差异,以及共病贪食症或运动依赖性来解释。这些结果进一步支持这一假设,即钝化的应激反应可能是大脑中枢动力失调的外周标志物。

临床意义

流行病学证据表明,对急性心理应激的增强的心血管反应使个体面临静息血压上升和高血压的风险。还有迹象表明,高反应性可能会产生心血管疾病的其他临床表现的风险,例如动脉粥样硬化和左心室质量增加。此外,尽管迄今尚未进行直接测试,但心理应激暴露导致的心血管和炎症流体动力学模式变化表明它们可能构成促血栓形成状态,并增加急性心肌梗死和卒中等急性心血管事件的可能性。然而,通过对反应性与其他健康结果之间关联的测试,却出现一种截然不同的情况。正是与抑郁有关的低反应性,而非高反应性,预示着肥胖的发展,并且与自我报告的健康状况差有关。此外,急性应激暴露虽然是炎症性疾病的问题,但似乎可从其他方面增强免疫力,从而有利于我们抵御感染的能力。初步证据表明,那些对疫苗接种反应最好的人也是那些对应激有较大心血管和皮质醇反应性的人。最后,越来越多的研究表明,低心血管和皮质醇反应性是具有酒精或烟草和非物质依赖性的个体的特征,并且可预测成瘾的风险,以及提示戒断后复发的可能性。看来,根据所讨论的结果,偏离任何一个方向的标准都可能带来问题,这表明在两种情况下系统都处于偏向状态。这些发现的临床意义是高反应性和低反应性都对健康有害,并且任何一类中的个体都可能存在一系列不同但严重的影响健康结果的风险。虽然高反应性应被视为心血管风险的强有力标志,但钝化或低反应性可能提示一系列其他的未来会出现的负面健康结果,其中一些也可能对心血管健康有影响,如吸烟、肥胖和抑郁。实际上,钝化的反应性也可以在临床中用作最可能复发的个体的标志物,因此他们需在成瘾戒断或康复计划中获得更大支持。

结论

我们已看到,根据所探讨的健康结果,高反应性和低反应性都对健康有害。这可概念化为心血管对压力反应的倒 U 形模型或反应性与某些健康结果之间持续正相关的模型以及反应性与其他健康结果之间的持续负相关。这两个模型如图 1 所示。显示的数据还表明,最初的心血管反应性假说可能需要修订,以纳入对从高到低的连续的心血管反应性的病理学的预测。这种关于

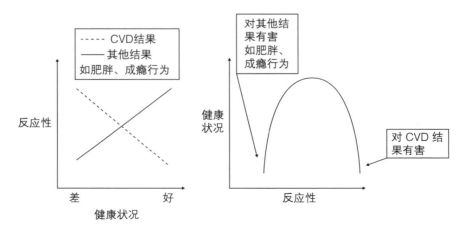

图 1　增强和钝化的反应性后果的概念化图示

反应性的新观点可以扩展我们的概念模型,即偏离正常的生理反应模式如何能够预测产生较差健康结果的风险。与高反应性一样,低反应性也可能对我们的健康有害。

(鄢杨烨　译,陈发展、张悠扬　校)

参考文献

al'Absi, M. (2006). Hypothalamic-pituitary-adrenocortical responses to psychological stress and risk for smoking relapse. *International Journal of Psychophysiology, 59*(3), 218–227.

al'Absi, M., Hatsukami, D., & Davis, G. L. (2005). Attenuated adrenocorticotropic responses to psychological stress are associated with early smoking relapse. *Psychopharmacology, 181*(1), 107–117.

Bjorntorp, P. (1996). Behavior and metabolic disease. *International Journal of Behavioral Medicine, 3*(4), 285–302.

Boyce, W. T., & Chesterman, E. (1990). Life events, social support, and cardiovascular reactivity in adolescence. *Developmental and Behavioral Pediatrics, 11*, 105–111.

Brinkmann, K., Schupbach, L., Joye, I. A., & Gendolla, G. H. (2009). Anhedonia and effort mobilization in dysphoria: Reduced cardiovascular response to reward and punishment. *International Journal of Psychophysiology, 74*(3), 250–258. doi:10.1016/j.ijpsycho.2009.09.009. [pii]: S0167-8760(09)00229-3.

Brydon, L. (2011). Adiposity, leptin and stress reactivity in humans. *Biological Psychology, 86*(2), 114–120. doi:10.1016/j.biopsycho.2010.02.010. [pii]: S0301-0511(10)00066-9.

Brydon, L., O'Donnell, K., Wright, C. E., Wawrzyniak, A. J., Wardle, J., & Steptoe, A. (2008). Circulating leptin and stress-induced cardiovascular activity in humans. *Obesity (Silver Spring), 16*(12), 2642–2647. doi:10.1038/oby.2008.415. [pii] oby2008415.

Bylsma, L. M., Morris, B. H., & Rottenberg, J. (2008). A meta-analysis of emotional reactivity in major depressive disorder. *Clinical Psychology Review, 28*(4), 676–691.

Cacioppo, J. T., Burleson, M. H., Poehlmann, K. M., Malarkey, W., Kiecolt-Glaser, J. K., Berntson, G. G., et al. (2000). Autonomic and neuroendocrine responses to mild psychological stressors: Effects of chronic stress on older women. *Annals of Behavioral Medicine, 22*, 140–148.

Carney, R. M., Rich, M. W., teVelde, A., Saini, J., Clark, K., & Freedland, K. E. (1988). The relationship between heart rate, heart rate variability and depression in patients with coronary artery disease. *Journal of Psychosomatic Research, 32*(2), 159–164.

Carroll, D., & Sheffield, D. (1998). Social psychophysiology, social circumstances, and health. *Annals of Behavioral Medicine, 20*, 333–337.

Carroll, D., Ebrahim, S., Tilling, K., Macleod, J., & Smith, G. D. (2002). Admissions for myocardial infarction and World Cup football: Database survey. *BMJ, 325*(7378), 1439–1442.

Carroll, D., Ring, C., Hunt, K., Ford, G., & Macintyre, S. (2003). Blood pressure reactions to stress and the prediction of future blood pressure: Effects of sex, age, and socioeconomic position. *Psychosomatic Medicine, 65*, 1058–1064. doi:10.1097/01.PSY.0000097330.58739.26.

Carroll, D., Phillips, A. C., Ring, C., Der, G., & Hunt, K. (2005). Life events and hemodynamic stress reactivity in the middle-aged and elderly. *Psychophysiology, 42*, 269–276.

Carroll, D., Phillips, A. C., Hunt, K., & Der, G. (2007). Symptoms of depression and cardiovascular reactions to acute psychological stress: Evidence from a population study. *Biological Psychology, 75*, 68–74.

Carroll, D., Phillips, A. C., & Der, G. (2008). Body mass index, abdominal adiposity, obesity, and cardiovascular reactions to psychological stress in a large community sample. *Psychosomatic Medicine, 70*(6), 653–660. doi:10.1097/PSY.0b013e31817b9382. [pii]: PSY.

0b013e31817b9382.

Carroll, D., Phillips, A. C., Der, G., Hunt, K., & Benzeval, M. (2011). Blood pressure reactions to acute mental stress and future blood pressure status: Data from the 12-year follow-up of the West of Scotland study. *Psychosomatic Medicine, 73*(9), 737–742. doi:10.1097/PSY.0b013e3182359808. [pii]: PSY.0b013e3182359808.

Carroll, D., Ginty, A. T., Der, G., Hunt, K., Benzeval, M., & Phillips, A. C. (2012). Increased blood pressure reactions to acute mental stress are associated with 16-year cardiovascular disease mortality. *Psychophysiology, 49*(10), 1444–1448. doi:10.1111/j.1469-8986.2012.01463.x.

Chida, Y., & Hamer, M. (2008). Chronic psychosocial factors and acute physiological responses to laboratory-induced stress in healthy populations: A quantitative review of 30 years of investigations. *Psychological Bulletin, 134*(6), 829–885.

Chida, Y., & Steptoe, A. (2010). Greater cardiovascular responses to laboratory mental stress are associated with poor subsequent cardiovascular risk status: A meta-analysis of prospective evidence. *Hypertension, 55*(4), 1026–1032. doi:10.1161/HYPERTENSIONAHA.109.146621. [pii] HYPERTENSIONAHA.109.146621.

Davis, M. C., Twamley, E. W., Hamilton, N. A., & Swan, P. D. (1999). Body fat distribution and hemodynamic stress responses in premenopausal obese women: A preliminary study. *Health Psychology, 18*(6), 625–633.

de Boer, D., Ring, C., & Carroll, D. (2006). Time course and mechanisms of hemoconcentration in response to mental stress. *Biological Psychology, 72*(3), 318–324.

De Rooij, S. R., & Roseboom, T. J. (2010). Further evidence for an association between self-reported health and cardiovascular as well as cortisol reactions to acute psychological stress. *Psychophysiology, 47*(6), 1172–1175. doi:10.1111/j.1469-8986.2010.01023.x. [pii]: PSYP1023.

de Rooij, S. R., Schene, A. H., Phillips, D. I., & Roseboom, T. J. (2010). Depression and anxiety: Associations with biological and perceived stress reactivity to a psychological stress protocol in a middle-aged population. *Psychoneuroendocrinology, 35*(6), 866–877. doi:10.1016/j.psyneuen.2009.11.011. [pii]: S0306-4530(09)00354-0.

Dhabhar, F. S. (2002). Stress-induced augmentation of immune function – The role of stress hormones, leukocyte trafficking, and cytokines. *Brain, Behavior, and Immunity, 16*(6), 785–798.

Ginty, A. T., & Conklin, S. M. (2011). High perceived stress in relation to life events is associated with blunted cardiac reactivity. *Biological Psychology, 86*(3), 383–385. doi:10.1016/j.biopsycho.2011.01.002. [pii]: S0301-0511(11)00005-6.

Ginty, A. T., Phillips, A. C., Higgs, S., Heaney, J. L., & Carroll, D. (2011). Disordered eating behaviour is associated with blunted cortisol and cardiovascular reactions to acute psychological stress. *Psychoneuroendocrinology.* doi:10.1016/j.psyneuen.2011.09.004. [pii]: S0306-4530(11)00274-5.

Girdler, S. S., Jamner, L. D., Jarvik, M., Soles, J. R., & Shapiro, D. (1997). Smoking status and nicotine administration differentially modify hemodynamic stress reactivity in men and women. *Psychosomatic Medicine, 59*(3), 294–306.

Glahn, D. C., Lovallo, W. R., & Fox, P. T. (2007). Reduced amygdala activation in young adults at high risk of alcoholism: Studies from the Oklahoma family health patterns project. *Biological Psychiatry, 61*(11), 1306–1309.

Hamer, M., Boutcher, Y. N., & Boutcher, S. H. (2007). Fatness is related to blunted vascular stress responsivity, independent of cardiorespiratory fitness in normal and overweight men. *International Journal of Psychophysiology, 63*(3), 251–257.

Heaney, J. L., Ginty, A. T., Carroll, D., & Phillips, A. C. (2011). Preliminary evidence that exercise dependence is associated with blunted cardiac and cortisol reactions to acute psychological stress. *International Journal of Psychophysiology, 79*(2), 323–329. doi:10.1016/j.ijpsycho.2010.11.010. [pii]: S0167-8760(10)00756-7.

Hughes, B. M. (2007). Social support in ordinary life and laboratory measures of cardiovascular reactivity: Gender differences in habituation-sensitization. *Annals of Behavioral Medicine, 34* (2), 166–176. doi:10.1080/08836610701566860.

Idler, E. L., & Benyamini, Y. (1997). Self-rated health and mortality: A review of twenty-seven community studies. *Journal of Health and Social Behavior, 38*(1), 21–37.

Johnston, D. W., Tuomisto, M. T., & Patching, G. R. (2008). The relationship between cardiac reactivity in the laboratory and in real life. *Health Psychology, 27*(1), 34–42. doi:10.1037/ 0278-6133.27.1.34. [pii]: 2008-00647-006.

Kibler, J. L., & Ma, M. (2004). Depressive symptoms and cardiovascular reactivity to laboratory behavioral stress. *International Journal of Behavioural Medicine, 11*, 81–87.

Lovallo, W. R. (2005). Cardiovascular reactivity: Mechanisms and pathways to cardiovascular disease. *International Journal of Psychophysiology, 58*, 119–132.

Lovallo, W. R. (2006). Cortisol secretion patterns in addiction and addiction risk. *International Journal of Psychophysiology, 59*(3), 195–202.

Lovallo, W. R., & Wilson, M. F. (1992). The role of cardiovascular reactivity in hypertension risk. In J. R. Turner, A. Sherwood, & K. C. Light (Eds.), *Individual differences in cardiovascular response to stress*. New York: Plenum.

Lovallo, W. R., Dickensheets, S. L., Myers, D. A., Thomas, T. L., & Nixon, S. J. (2000). Blunted stress cortisol response in abstinent alcoholic and polysubstance-abusing men. *Alcoholism: Clinical and Experimental Research, 24*(5), 651–658.

Lovallo, W. R., Farag, N. H., Sorocco, K. H., Cohoon, A. J., & Vincent, A. S. (2012). Lifetime adversity leads to blunted stress axis reactivity: Studies from the Oklahoma family health patterns project. *Biological Psychiatry, 71*(4), 344–349. doi:10.1016/j.biopsych.2011.10.018. [pii]: S0006-3223(11)00999-1.

Lynch, J. W., Everson, S. A., Kaplan, G. A., Salonen, R., & Salonen, J. T. (1998). Does low socioeconomic status potentiate the effects of heightened cardiovascular responses to stress on the progression of carotid atherosclerosis? *American Journal of Public Health, 88*(3), 389–394. doi:10.2105/AGPH.88.3.389.

Maier, S. F., & Watkins, L. R. (1998). Cytokines for psychologists: Implications of bidirectional immune-to-brain communication for understanding behaviour, mood and cognition. *Psychological Review, 105*, 83–107.

Matthews, K. A., Gump, B. B., Block, D. R., & Allen, M. T. (1997). Does background stress heighten or dampen children's cardiovascular responses to acute stress. *Psychosomatic Medicine, 59*, 488–496.

McFarland, B. R., & Klein, D. N. (2009). Emotional reactivity in depression: Diminished responsiveness to anticipated reward but not to anticipated punishment or to nonreward or avoidance. *Depression and Anxiety, 26*(2), 117–122.

Moss, H. B., Vanyukov, M., Yao, J. K., & Kirillova, G. P. (1999). Salivary cortisol responses in prepubertal boys: The effects of parental substance abuse and association with drug use behavior during adolescence. *Biological Psychiatry, 45*(10), 1293–1299.

Musante, L., Treiber, F. A., Kapuku, G., Moore, D., Davis, H., & Strong, W. B. (2000). The effects of life events on cardiovascular reactivity to behavioural stressors as a function of socioeconomic status, ethnicity, and sex. *Psychosomatic Medicine, 62*, 760–767.

Obrist, P. (1981). *Cardiovascular psychophysiology: A perspective*. New York: Plenum.

Panknin, T. L., Dickensheets, S. L., Nixon, S. J., & Lovallo, W. R. (2002). Attenuated heart rate responses to public speaking in individuals with alcohol dependence. *Alcoholism: Clinical and Experimental Research, 26*(6), 841–847.

Phillips, A. C., Carroll, D., Ring, C., Sweeting, H., & West, P. (2005). Life events and acute cardiovascular reactions to mental stress: A cohort study. *Psychosomatic Medicine, 67*, 384–392.

Phillips, A. C., Carroll, D., Burns, V. E., & Drayson, M. (2009a). Cardiovascular activity and the antibody response to vaccination. *Journal of Psychosomatic Research, 67*(1), 37–43.

doi:10.1016/j.jpsychores.2008.12.002. [pii]: S0022-3999(08)00580-1.

Phillips, A. C., Der, G., & Carroll, D. (2009b). Self-reported health and cardiovascular reactions to psychological stress in a large community sample: Cross-sectional and prospective associations. *Psychophysiology, 46*(5), 1020–1027. doi:10.1111/j.1469-8986.2009.00843.x. [pii]: PSYP843.

Phillips, A. C., Der, G., Hunt, K., & Carroll, D. (2009c). Haemodynamic reactions to acute psychological stress and smoking status in a large community sample. *International Journal of Psychophysiology, 73*, 273–278.

Phillips, A. C., Hunt, K., Der, G., & Carroll, D. (2011). Blunted cardiac reactions to acute psychological stress predict symptoms of depression five years later: Evidence from a large community study. *Psychophysiology, 48*(1), 142–148. doi:10.1111/j.1469-8986.2010.01045.x. [pii]: PSYP1045.

Phillips, A. C., Roseboom, T. J., Carroll, D., & de Rooij, S. R. (2012). Cardiovascular and cortisol reactions to acute psychological stress and adiposity: Cross-sectional and prospective associations in the Dutch Famine Birth Cohort Study. *Psychosomatic Medicine, 74*(7), 699–710. doi:10.1097/PSY.0b013e31825e3b91. [pii]: PSY.0b013e31825e3b91.

Pomerleau, O. F., Fertig, J. B., Seyler, L. E., & Jaffe, J. (1983). Neuroendocrine reactivity to nicotine in smokers. *Psychopharmacology, 81*(1), 61–67.

Quilliot, D., Bohme, P., Zannad, F., & Ziegler, O. (2008). Sympathetic-leptin relationship in obesity: Effect of weight loss. *Metabolism, 57*(4), 555–562. doi:10.1016/j.metabol.2007.11.020. [pii]: S0026-0495(07)00414-3.

Roy, M. P., Steptoe, A., & Kirschbaum, C. (1994). Association between smoking status and cardiovascular and cortisol stress responsivity in healthy young men. *International Journal of Behavioral Medicine, 1*(3), 264–283.

Roy, M. P., Steptoe, A., & Kirschbaum, C. (1998). Life events and social support as moderators of individual differences in cardiovascular and cortisol reactivity. *Journal of Personality and Social Psychology, 75*, 1273–1281.

Sheffield, D., Smith, G. D., Carroll, D., Shipley, M. J., & Marmot, M. G. (1997). The effects of recent food, alcohol, and tobacco intake and the temporal scheduling of testing on cardiovascular activity at rest and during psychological stress. *Psychophysiology, 34*(2), 204–212.

Sherwood, A., Allen, M. T., Obrist, P. A., & Langer, A. W. (1986). Evaluation of beta-adrenergic influences on cardiovascular and metabolic adjustments to physical and psychological stress. *Psychophysiology, 23*(1), 89–104.

Sorocco, K. H., Lovallo, W. R., Vincent, A. S., & Collins, F. L. (2006). Blunted hypothalamic-pituitary-adrenocortical axis responsivity to stress in persons with a family history of alcoholism. *International Journal of Psychophysiology, 59*(3), 210–217.

Steptoe, A., & Wardle, J. (2005). Cardiovascular stress responsivity, body mass and abdominal adiposity. *International Journal of Obesity, 29*(11), 1329–1337.

Straneva, P., Hinderliter, A., Wells, E., Lenahan, H., & Girdler, S. (2000). Smoking, oral contraceptives, and cardiovascular reactivity to stress. *Obstetrics and Gynecology, 95*(1), 78–83.

Tentolouris, N., Tsigos, C., Perea, D., Koukou, E., Kyriaki, D., Kitsou, E., et al. (2003). Differential effects of high-fat and high-carbohydrate isoenergetic meals on cardiac autonomic nervous system activity in lean and obese women. *Metabolism, 52*(11), 1426–1432.

Treiber, F. A., Kamarck, T., Schneiderman, N., Sheffield, D., Kapuku, G., & Taylor, T. (2003). Cardiovascular reactivity and development of preclinical and clinical disease states. *Psychosomatic Medicine, 65*, 46–62.

Trickett, P. K., Gordis, E., Peckins, M. K., & Susman, E. J. (2014). Stress reactivity in maltreated and comparison male and female young adolescents. *Child Maltreatment, 19*(1), 27–37. doi:10.1177/1077559513520466. [pii]: 1077559513520466.

Waldstein, S. R., Burns, H. O., Toth, M. J., & Poehlman, E. T. (1999). Cardiovascular reactivity and central adiposity in older African Americans. *Health Psychology, 18*(3), 221–228.

Welle, S., Lilavivat, U., & Campbell, R. G. (1981). Thermic effect of feeding in man: Increased plasma norepinephrine levels following glucose but not protein or fat consumption. *Metabolism, 30*(10), 953–958.

WHO. (1997). *Obesity: Preventing and managing the global epidemic*. Geneva: World Health Organisation.

Winzer, A., Ring, C., Carroll, D., Willemsen, G., Drayson, M., & Kendall, M. (1999). Secretory immunoglobulin A and cardiovascular reactions to mental arithmetic, cold pressor, and exercise: Effects of beta-adrenergic blockade. *Psychophysiology, 36*(5), 591–601. doi:10.1111/1469-8986.3650591.

Wulsin, L. R., Vaillant, G. E., & Wells, V. E. (1999). A systematic review of the mortality of depression. *Psychosomatic Medicine, 61*(1), 6–17.

York, K. M., Hassan, M., Li, Q., Li, H., Fillingim, R. B., & Sheps, D. S. (2007). Coronary artery disease and depression: Patients with more depressive symptoms have lower cardiovascular reactivity during laboratory-induced mental stress. *Psychosomatic Medicine, 69*(6), 521–528.

第 3 章 抑郁与心血管疾病：心身机制

Arup Kumar Dhar，Gavin William Lambert，
David Anthony Barton

目录

摘要

　　抑郁和心血管疾病是世界范围内造成沉重负担的主要疾病。抑郁在心血管疾病患者中很常见，而心血管疾病在抑郁患者中也很常见。本章旨在了解抑郁与心血管疾病之间的联系以及它们之间关系的潜在生物机制。目前众多证据显示，抑郁是心血管疾病发展的一个风险因素。涉及的机制数量众多且多方面。其中包括行为和生活方式因素、交感神经系统、血小板功能及自主免疫和炎症机制。至关重要的是，抑郁增加冠心病患者的死亡率。之前认为，这种死亡率增加是通过冠心病的其他经典风险因素如高血压、糖尿病、吸烟及血脂异常共同发生率的增加来解释。然而现在证实，抑郁本身就是独立风险因素。显然有必要了解这两种疾病过程的潜在神经生理机制。这将有助于更好的发展这些疾病的更好的治疗方案。

关键词

心血管疾病（Cardiovascular disease）·抑郁（Depression）·心肌梗死（Myocardial infarction）·血小板功能（Platelet function）·交感神经系统（Sympathetic nervous system）

抑郁是全世界第三大造成重负的疾病，而且预测到 2030 年，抑郁将上升至造成重负的第一大疾病（Chavez et al. 2012）。心血管疾病是人们最关注的，因此，确认其因果机制非常重要，这样可让我们更好发展出预防治疗策略（Newson et al. 2010）。抑郁的终身发病率大约 17%。抑郁在心血管疾病患者中非常高发，约 20%~40% 的患者达到抑郁的诊断标准（Celano, Huffman 2011）。当生理疾病和抑郁一起发生时，两种疾病的共病后果会更加糟糕。

抑郁和冠心病都会严重降低患者的生活质量，对社会造成巨大经济负担（Zellweger et al. 2004）。抑郁的冠心病患者的健康护理费用更高，且与健康相关的生活质量更差（Summers et al. 2010），因此，对这两种疾病提供充分的治疗不仅临床上很重要，从服务提供的视角也很重要。抑郁患者心脏病发展风险增加的可能机制非常广且复杂。

抑郁与心脏病发展风险增加相关的证据

目前已有确信的证据显示抑郁与心血管疾病相关。抑郁是患心脏病的独立风险因素，在其他健康个体中，抑郁会使患冠心病的风险加倍（Srinivasan 2011）。有证据显示，当控制导致缺血性心脏病的其他风险因素（如吸烟）时，抑郁能独立预测缺血性心脏病的死亡和非死亡率。一项对 11 个研究的元分析发现，患抑郁的被试相对于没有抑郁的被试，患缺血性心脏病的总体相对风险是 1.64（Katon et al. 2004）。而且在各种心脏疾病中抑郁的发病率要显著高于健康人群的抑郁发病率（Kapfhammer 2011）。冠心病的相对风险与抑郁的严重程度成正比。动脉粥样硬化，这个导致各种心血管疾病的潜在过程，与抑郁相关。一项研究中，美国健康协会抑郁筛查阳性的比筛查结果阴性的被试者患心脏疾病的风险要高 55%（Elderon et al. 2011）。一项对 1945 年至 1985 年间发表的关于冠心病的心理社会预测因素研究的元分析结果显示，抑郁是心血管疾病的主要社会心理风险因素（Serrano et al. 2011）。

心肌梗死后死亡风险增加的证据

抑郁增加冠心病患者死于心脏病的风险及心脏病的发病率。抑郁使得缺血性心脏病患者的心脏病死亡率和发病率相对风险为 1.5~2.5(Lett et al. 2004)。抑郁患者在心肌梗死后的头几个月死于心脏病的风险更大(Ziegelstein et al. 2000),实际上死亡风险最大的是心肌梗死后的头 6 个月(Jiang et al. 2002)。抑郁对缺血性心脏病死亡率的影响似乎至少和左心室功能障碍的影响一样(Frasure-Smith et al. 1993)。已有研究显示,在被评估为急性冠状动脉综合征 2 个月后的男性中,抑郁是接下来 2 年预测不良心血管事件的一个预测因素。缺血性心脏病患者的死亡风险与其抑郁程度成正比。急性冠状动脉综合征后持续的抑郁也和更糟糕的心脏情况有关(Zuidersma et al. 2011)。在急性心肌梗死的幸存者中,20% 达到抑郁的诊断标准,抑郁使其在 6 个月里面死于心脏病的风险增强了 5 倍(Lange-Asschenfeldt, Lederbogen 2011)。有证据显示,情感障碍与心脏术后康复结果更糟存在不同的相关,这种相关独立于心脏术后不良的其他风险因素。不稳定性心绞痛并发抑郁的患者的死亡率高发显示了类似的结果(Srinivasan 2011)。不稳定性心绞痛发作后伴随抑郁非常常见,高达 35%~45%,抑郁与接下来 1 年的心脏并发症风险增加存在联系,而且已发现至少会使死于心脏病的风险增加 4 倍(Lespérance et al. 2000)。

抑郁患者心脏病发展风险增加和心肌梗死后死亡风险增加的可能机制

很多机制可能解释抑郁如何增加冠心病风险以及随后的心脏死亡率和发病率的。其中一些机制包括行为和生活方式因素、交感神经系统、血小板功能及自主免疫和炎症机制。

行为和生活方式因素

调节抑郁对心脏病预后影响的一条通路是通过行为使抑郁的冠状动脉疾病患者更容易受到冠状动脉疾病的影响(Ormel, de Jonge 2011)。抑郁会让患者对处方治疗的不依从性增加两倍(Di Matteo et al. 2000)。患抑郁的个体更可能有非适应性的对应技能。有证据显示,抑郁的心脏病患者报告对低脂饮食、规律锻炼、减少压力和药物依从性更差。这些因素导致心血管疾病中抑郁的致命特征。这种较低的依从性可解释为什么一些抑郁患者在心肌梗死后的愈后较差。抑郁与不太频繁的生活方式的调整有关,而患者则表现出一种不健康的生活方式,特别是与营养、吸烟和身体活动有关。

抑郁患者不仅吸烟率较高,他们也不太可能放弃吸烟(John et al. 2004)。一项元分析显示,抑郁是导致肥胖的一个危险因素,而肥胖反过来又会成为代谢综合征和心血管疾病的危险因素(stapstapet al. 2011)。在抑郁患者中也可看到较严重的酒精使用。关于心脏康复,研究表明有抑郁的患者和无抑郁的患者相比,未完成比为 44.2% 和 28.9%,不依从性比为 53.0% 和 34.9%(Swardfager et al. 2011)。

交感神经系统

患抑郁的患者中,交感神经的过度活跃被证实与心血管疾病的发病率和死亡率有关(Carney et al. 1995)。研究表明,相较于非抑郁的患者,患有抑郁的缺血性心脏病患者的静息心率升高(Brown et al. 2009)。

研究表明,抑郁患者的心脏交感神经活动遵循双峰分布,一些患者的数值非常高,而另一些患者则非常低。与那些没有继发性惊恐障碍的人相比,患有继发性惊恐障碍的人的平均去甲肾上腺素的溢出效应更高。

研究还表明,交感神经活动是区域化的,抑郁患者中,心脏和总交感神经活动被增强,而肌肉交感神经活动则不是。交感神经突触在心脏释放后,去甲肾上腺素的去除减少,交感神经信号随即增强,这可能是引起心脏风险的重要因素(Barton et al. 2007)。

血小板功能

抑郁与促进动脉粥样硬化的机制有关(Frasure-Smith,Lespérance 2008)。抗血小板药物长期以来被用于冠心病二级预防(Nemeroff,Musselman 2000)。高血小板反应活性被认为是抑郁与缺血性心脏病风险增加之间联系的一种机制(Musselman et al. 1996)。血小板活化增强会导致血栓形成、动脉阻塞和血管收缩(Musselman et al. 1998)。血小板、血清素水平升高,促进凝血,可能与抑郁和不良冠状动脉事件的发生有关(Sanner,Frazier 2011)。与非抑郁的缺血性心脏病患者相比,在抑郁的缺血性心脏病患者中,血小板因子IV和 β- 血栓球蛋白的血浆水平也显示较高(Laghrissi-Thode et al. 1997)。高血细胞计数、纤维蛋白原和血小板活化增强,导致血凝状态、血栓形成和心肌缺血(Barth et al. 2004)。Burg 等指出,抑郁症状的严重程度可预测内皮素 -1 的升高,这与斑块破裂和急性冠状动脉综合征(acute coronary syndrome,ACS)后存活有关(Burg et al. 2011)。急性心理压力也被证明会导致内皮功能紊乱(Ghiadoni et al. 2000)。

自主免疫和炎症机制

有人提出,炎症是常见的,在一定程度上导致抑郁症状发展和不良的心脏

结果的因果途径（Poole et al. 2011）。抑郁患者的炎症细胞因子和 C 反应蛋白
（C-reactive protein，CRP）水平升高。对抑郁的缺血性心脏病患者的研究表明，
炎症指数的升高预示着对治疗的反应不佳。这可能有助于解释与抑郁相关的
心脏事件风险的增加（Bot et al. 2011）。在抑郁和缺血性心脏病中，有报道称
促炎症指数水平升高，特别是促炎细胞因子，如组织坏死因子、白介素-1、白介
素-2 和白介素-6（Kop，Gottdiener 2005）。据推测，炎症会导致动脉粥样硬化增
加，从而增加心脏风险（Frasure-Smith，Lespérance 2005）。

治疗效果

五分之一的冠心病门诊患者和三分之一的充血性心力衰竭门诊患者会
抑郁，但大多数病例并没有被认出或被恰当治疗（Whooley 2006）。对抑郁进
行优化治疗不仅能显著降低抑郁症状，而且能改善心脏病预后（Davidson et al.
2010）。

众所周知，药物和非药物治疗可改善冠状动脉疾病患者的抑郁症状。选
择性 5- 羟色胺再摄取抑制剂（selective serotonin reuptake inhibitors，SSRIs）是治
疗抑郁和冠状动脉疾病共病患者的经典首选药物。这主要是由于该类药物较
好的耐受性和缺乏显著的心血管副作用（Zellweger et al. 2004）。

抗抑郁药舍曲林急性心肌梗死随机试验（SADHART）发现，舍曲林改善抑
郁症状，并且没有对心脏功能产生不良影响。在急性冠状动脉综合征后抑郁
的患者中使用舍曲林治疗，发现与血小板 / 内皮激活的减少有关，且观察到舍
曲林治疗患者的发病率和死亡率有降低趋势。SADHART 证实急性心肌梗死
后舍曲林的安全性，它同时降低总死亡率及心肌梗死、卒中、不稳定性心绞痛
和充血性心力衰竭的发病率。

SSRI 治疗后，抑郁患者的交感神经活动明显减少（Carney et al. 1999）。最
近一项对抑郁和冠心病患者使用 SSRI 药物的元分析显示，抑郁症状明显减
轻，冠心病预后可能能有所改善（Pizzi et al. 2011）。ENRICHD 试验表明，抗抑郁
药物治疗可改善心肌梗死患者的预后（Berkman et al. 2003）。

在 SADHART 试验的血小板亚研究中，曾患有心肌梗死并伴有舍曲林治
疗抑郁的患者中，甚至当抗凝药物被考虑在内时，显示出血小板和内皮细胞的
活化减少（Serebruany et al. 2003）。同样重要的是，这项子研究表明，使用舍曲
林后没有出血不良反应。这再次表明舍曲林是一种安全有效的药物。

虽然舍曲林已被证明是安全有效的药物，但这并不能对所有的患者和
SSRIs 类药物都适用，因为被证实可能存在由 SSRI 引起的迷走神经介导的
炎症。也有研究表明，使用 SSRI 帕罗西汀治疗可能导致低密度脂蛋白（low-

density lipoprotein, LDL）水平轻度异常（Lara et al. 2003）。

非药物治疗，如有氧运动，已被证明不仅改善抑郁，而且也能改善心血管健康。抑郁的心理治疗，特别是对心肌梗死后患者的认知行为治疗，已被证明可减轻抑郁症状，但对生存率没有明显影响（Berkman et al. 2003）。

研究表明，心脏康复对心理困扰有益，表明它有可能改善死亡率（Alban De Schutter et al. 2011）。霍夫曼等发现，针对急性心脏疾病患者的抑郁协作护理项目显示，患者的抑郁症状有所改善，心脏病症状的数量和强度也有所改善（Huffman et al. 2011）。电话治疗也被证明对心脏病并发抑郁的患者有效（O'Neil et al. 2011）。这可能很重要，因为它可能提供一些社会接触，因为已证明，社会隔离会导致心脏病死亡率增加（House et al. 1982），也会引发抑郁症状。在冠心病患者，运动训练可有效降低抑郁症状，从而提高生存率（Milani et al. 2011）。

三环类抗抑郁药是冠心病患者治疗抑郁不经常推荐的一类抗抑郁药。使用三环类抗抑郁药已被证明会导致心肌梗死的相对风险高，即使调整其他心血管危险因素后，可能会有直接的对心脏的影响，如 QT 间期延长（Follath 2003）。由于抗胆碱能作用，三环类抗抑郁药也降低心率变异性（Bigger et al. 1993）。三环抗抑郁药物也可能导致体重增加，而肥胖是心血管疾病众所周知的危险因素（（Aronne, Segal 2002）。而且三环类抗抑郁药致糖尿病，这又增加了心脏病的风险。Hamer 等发现，使用三环类抗抑郁药与心血管疾病风险升高有关，多因素调整后的危险比为 1.24，但 SSRI 类药物没有显示这一点（Hamer et al. 2011）。

结论

由于其成本和复杂性，不太可能研究最终死亡率。因此，我们需根据现有证据，指导我们选择一种能将个体风险最低化的治疗方法。SADHART 的试验已表明，在治疗伴有缺血性心脏病的抑郁患者，舍曲林是安全有效药物。舍曲林也已被证实对急性心肌梗死后的患者可能具有保护作用。

目前研究结果强调有必要将抑郁作为冠心病事件的一个常见和可调节的危险因素（Brown et al. 2011）。对这些患者的跨学科管理将优化抑郁和缺血性心脏病的治疗。对心脏病患者的抑郁筛查应在常规基础上进行。2010 年全球疾病负担研究估计所有重大疾病和伤害的先期死亡率和致残率，该研究表明，现在有必要将抑郁视为冠心病的危险因素（Charlson et al. 2011）。抑郁和心血管疾病之间的联系现在已被充分证实。在交感神经和 SSRI 治疗是如何改善心脏风险方面，有必要进一步的工作。

（谢晓丹　译，陈发展、张悠扬　校）

参考文献

Alban De Schutter, M., Lavie, C. J., & Milani, R. V. (2011). Relative importance of comorbid psychological symptoms in patients with depressive symptoms following phase II cardiac rehabilitation. *Postgraduate Medicine, 123*(6), 72–78.

Aronne, L. J., & Segal, K. R. (2002). Weight gain in the treatment of mood disorders. *The Journal of Clinical Psychiatry, 64,* 22–29.

Barth, J., Schumacher, M., & Herrmann-Lingen, C. (2004). Depression as a risk factor for mortality in patients with coronary heart disease: A meta-analysis. *Psychosomatic Medicine, 66*(6), 802–813.

Barton, D. A., Dawood, T., Lambert, E. A., Esler, M. D., Haikerwal, D., Brenchley, C., ... Hickie, I. (2007). Sympathetic activity in major depressive disorder: identifying those at increased cardiac risk? *Journal of Hypertension, 25*(10), 2117–2124.

Berkman, L. F., Blumenthal, J., Burg, M., Carney, R. M., Catellier, D., Cowan, M. J.,... Schneiderman, N. (2003). Effects of treating depression and low perceived social support on clinical events after myocardial infarction: the Enhancing Recovery in Coronary Heart Disease Patients (ENRICHD) Randomized Trial. [Clinical Trial Multicenter Study Randomized Controlled TrialResearch Support, U.S. Gov't, P.H.S.]. *JAMA, 289*(23), 3106–3116. doi: 10.1001/jama.289.23.3106.

Bigger, J. T., Fleiss, J. L., Rolnitzky, L. M., & Steinman, R. C. (1993). Frequency domain measures of heart period variability to assess risk late after myocardial infarction. *Journal of the American College of Cardiology, 21*(3), 729–736.

Bot, M., Carney, R. M., Freedland, K. E., Rubin, E. H., Rich, M. W., Steinmeyer, B. C., & Mann, D. L. (2011). Inflammation and treatment response to sertraline in patients with coronary heart disease and comorbid major depression. *Journal of Psychosomatic Research, 71*(1), 13–17.

Brown, A. D., Barton, D. A., & Lambert, G. W. (2009). Cardiovascular abnormalities in patients with major depressive disorder. *CNS Drugs, 23*(7), 583–602.

Brown, J. M., Stewart, J. C., Stump, T. E., & Callahan, C. M. (2011). Risk of coronary heart disease events over 15 years among older adults with depressive symptoms. *The American Journal of Geriatric Psychiatry, 19*(8), 721–729.

Burg, M. M., Martens, E. J., Collins, D., & Soufer, R. (2011). Depression predicts elevated endothelin-1 in patients with coronary artery disease. *Psychosomatic Medicine, 73*(1), 2.

Carney, R. M., Saunders, R. D., Freedland, K. E., Stein, P., Rich, M. W., & Jaffe, A. S. (1995). Association of depression with reduced heart rate variability in coronary artery disease. *The American Journal of Cardiology, 76*(8), 562–564.

Carney, R. M., Freedland, K. E., Veith, R. C., Cryer, P. E., Skala, J. A., Lynch, T., & Jaffe, A. S. (1999). Major depression, heart rate, and plasma norepinephrine in patients with coronary heart disease. *Biological Psychiatry, 45*(4), 458–463.

Celano, C. M., & Huffman, J. C. (2011). Depression and cardiac disease: A review. *Cardiology in Review, 19*(3), 130–142.

Charlson, F. J., Stapelberg, N. J., Baxter, A. J., & Whiteford, H. A. (2011). Should global burden of disease estimates include depression as a risk factor for coronary heart disease? *BMC Medicine, 9*(1), 47.

Chavez, C. A., Ski, C. F., & Thompson, D. R. (2012). Depression and coronary heart disease: Apprehending the elusive black dog. *International Journal of Cardiology, 158*(3), 335–336.

Davidson, K. W., Rieckmann, N., Clemow, L., Schwartz, J. E., Shimbo, D., Medina, V., ... Burg, M. M. (2010). Enhanced depression care for patients with acute coronary syndrome and persistent depressive symptoms: Coronary psychosocial evaluation studies randomized controlled trial. *Archives of Internal Medicine, 170*(7), 600–608.

DiMatteo, M. R., Lepper, H. S., & Croghan, T. W. (2000). Depression is a risk factor for noncompliance with medical treatment: Meta-analysis of the effects of anxiety and depression on patient adherence. *Archives of Internal Medicine, 160*(14), 2101–2107.

Elderon, L., Smolderen, K. G., Na, B., & Whooley, M. A. (2011). Accuracy and prognostic value of American Heart Association – Recommended depression screening in patients with coronary heart disease data from the heart and soul study. *Circulation. Cardiovascular Quality and Outcomes, 4*(5), 533–540.

Follath, F. (2003). Depression, stress and coronary heart disease – Epidemiology, prognosis and therapeutic sequelae. *Therapeutische Umschau Revue Therapeutique, 60*(11), 697.

Frasure-Smith, N., & Lespérance, F. (2005). Reflections on depression as a cardiac risk factor. *Psychosomatic Medicine, 67*(Supplement 1), S19–S25.

Frasure-Smith, N., & Lespérance, F. (2008). Depression and anxiety as predictors of 2-year cardiac events in patients with stable coronary artery disease. *Archives of General Psychiatry, 65*(1), 62–71.

Frasure-Smith, N., Lespérance, F., & Talajic, M. (1993). Depression following myocardial infarction: Impact on 6-month survival. *JAMA, 270*(15), 1819–1825.

Ghiadoni, L., Donald, A. E., Cropley, M., Mullen, M. J., Oakley, G., Taylor, M., ... Steptoe, A. (2000). Mental stress induces transient endothelial dysfunction in humans. *Circulation, 102* (20), 2473–2478.

Hamer, M., Batty, G. D., Seldenrijk, A., & Kivimaki, M. (2011). Antidepressant medication use and future risk of cardiovascular disease: The Scottish health survey. *European Heart Journal, 32*(4), 437–442.

House, J. S., Robbins, C., & Metzner, H. L. (1982). The association of social relationships and activities with mortality: Prospective evidence from the Tecumseh Community Health Study. *American Journal of Epidemiology, 116*(1), 123–140.

Huffman, J. C., Mastromauro, C. A., Sowden, G., Fricchione, G. L., Healy, B. C., & Januzzi, J. L. (2011). Impact of a depression care management program for hospitalized cardiac patients [Randomized Controlled Trial Research Support, Non-U.S. Gov't]. *Circulation Cardiovascular Quality and Outcomes, 4*(2), 198–205. doi:10.1161/CIRCOUTCOMES.110.959379.

Jiang, W., Krishnan, R. R., & O'Connor, C. M. (2002). Depression and heart disease: Evidence of a link, and its therapeutic implications [Review]. *CNS Drugs, 16*(2), 111–127.

John, U., Meyer, C., Rumpf, H.-J., & Hapke, U. (2004). Self-efficacy to refrain from smoking predicted by major depression and nicotine dependence. *Addictive Behaviors, 29* (5), 857–866.

Kapfhammer, H. P. (2011). The relationship between depression, anxiety and heart disease – A psychosomatic challenge [Review]. *Psychiatria Danubina, 23*(4), 412–424.

Katon, W. J., Lin, E. H., Russo, J., Von Korff, M., Ciechanowski, P., Simon, G., ... Young, B. (2004). Cardiac risk factors in patients with diabetes mellitus and major depression. *Journal of General Internal Medicine, 19*(12), 1192–1199.

Kop, W. J., & Gottdiener, J. S. (2005). The role of immune system parameters in the relationship between depression and coronary artery disease. *Psychosomatic Medicine, 67*, S37–S41.

Laghrissi-Thode, F., Wagner, W. R., Pollock, B. G., Johnson, P. C., & Finkel, M. S. (1997). Elevated platelet factor 4 and β-thromboglobulin plasma levels in depressed patients with ischemic heart disease. *Biological Psychiatry, 42*(4), 290–295.

Lange-Asschenfeldt, C., & Lederbogen, F. (2011). Antidepressant therapy in coronary artery disease. *Der Nervenarzt, 82*(5), 657–664. quiz 665–656.

Lara, N., Baker, G. B., Archer, S. L., & Le Mellédo, J.-M. (2003). Increased cholesterol levels during paroxetine administration in healthy men. *The Journal of Clinical Psychiatry, 64*(12), 1455–1459.

Lespérance, F., Frasure-Smith, N., Juneau, M., & Théroux, P. (2000). Depression and 1-year prognosis in unstable angina. *Archives of Internal Medicine, 160*(9), 1354–1360.

Lett, H. S., Blumenthal, J. A., Babyak, M. A., Sherwood, A., Strauman, T., Robins, C., &

Newman, M. F. (2004). Depression as a risk factor for coronary artery disease: Evidence, mechanisms, and treatment. *Psychosomatic Medicine, 66*(3), 305–315.

Milani, R. V., Lavie, C. J., Mehra, M. R., & Ventura, H. O. (2011). Impact of exercise training and depression on survival in heart failure due to coronary heart disease. *The American Journal of Cardiology, 107*(1), 64–68.

Musselman, D. L., Tomer, A., Manatunga, A. K., Knight, B. T., Porter, M. R., Kasey, S., ... Nemeroff, C. B. (1996). Exaggerated platelet reactivity in major depression. [Research Support, Non-U.S. Gov't Research Support, U.S. Gov't, P.H.S.]. *American Journal of Psychiatry, 153*(10), 1313–1317.

Musselman, D. L., Evans, D. L., & Nemeroff, C. B. (1998). The relationship of depression to cardiovascular disease: Epidemiology, biology, and treatment. *Archives of General Psychiatry, 55*(7), 580–592.

Nemeroff, C. B., & Musselman, D. L. (2000). Are platelets the link between depression and ischemic heart disease? *American Heart Journal, 140*(4), S57–S62.

Newson, R. S., Hek, K., Luijendijk, H. J., Hofman, A., Witteman, J. C., & Tiemeier, H. (2010). Atherosclerosis and incident depression in late life. *Archives of General Psychiatry, 67*(11), 1144–1150.

O'Neil, A., Hawkes, A. L., Chan, B., Sanderson, K., Forbes, A., Hollingsworth, B., ... Eadie, K. (2011). A randomised, feasibility trial of a tele-health intervention for Acute Coronary Syndrome patients with depression ('MoodCare'): Study protocol. *BMC Cardiovascular Disorders, 11*(1), 8.

Ormel, J., & de Jonge, P. (2011). Unipolar depression and the progression of coronary artery disease: Toward an integrative model. *Psychotherapy and Psychosomatics, 80*(5), 264–274.

Pizzi, C., Rutjes, A. W. S., Costa, G. M., Fontana, F., Mezzetti, A., & Manzoli, L. (2011). Meta-analysis of selective serotonin reuptake inhibitors in patients with depression and coronary heart disease. *The American Journal of Cardiology, 107*(7), 972–979.

Poole, L., Dickens, C., & Steptoe, A. (2011). The puzzle of depression and acute coronary syndrome: Reviewing the role of acute inflammation. *Journal of Psychosomatic Research, 71*(2), 61–68.

Sanner, J. E., & Frazier, L. (2011). The role of serotonin in depression and clotting in the coronary artery disease population. *Journal of Cardiovascular Nursing, 26*(5), 423–429.

Serebruany, V. L., Glassman, A. H., Malinin, A. I., Nemeroff, C. B., Musselman, D. L., van Zyl, L. T., ... Harrison, W. (2003). Platelet/endothelial biomarkers in depressed patients treated with the selective serotonin reuptake inhibitor sertraline after acute coronary events the Sertraline AntiDepressant Heart Attack Randomized Trial (SADHART) Platelet Substudy. *Circulation, 108*(8), 939–944.

Serrano, C. V., Jr., Setani, K. T., Sakamoto, E., Andrei, A. M., & Fraguas, R. (2011). Association between depression and development of coronary artery disease: Pathophysiologic and diagnostic implications. *Vascular Health and Risk Management, 7*, 159.

Srinivasan, K. (2011). "Blues" ain't good for the heart. *Indian Journal of Psychiatry, 53*(3), 192.

Stapelberg, N. J., Neumann, D. L., Shum, D. H., McConnell, H., & Hamilton-Craig, I. (2011). A topographical map of the causal network of mechanisms underlying the relationship between major depressive disorder and coronary heart disease. *Australian and New Zealand Journal of Psychiatry, 45*(5), 351–369.

Summers, K. M., Martin, K. E., & Watson, K. (2010). Impact and clinical management of depression in patients with coronary artery disease. *Pharmacotherapy The Journal of Human Pharmacology and Drug Therapy, 30*(3), 304–322.

Swardfager, W., Herrmann, N., Marzolini, S., Saleem, M., Farber, S. B., Kiss, A., ... Lanctôt, K. L. (2011). Major depressive disorder predicts completion, adherence, and outcomes in cardiac rehabilitation: a prospective cohort study of 195 patients with coronary artery disease. *Journal of Clinical Psychiatry, 72*(9), 1181.

Whooley, M. A. (2006). Depression and cardiovascular disease: Healing the broken-hearted.

JAMA, 295(24), 2874–2881.

Zellweger, M. J., Osterwalder, R. H., Langewitz, W., & Pfisterer, M. E. (2004). Coronary artery disease and depression. *European Heart Journal, 25*(1), 3–9.

Ziegelstein, R. C., Fauerbach, J. A., Stevens, S. S., Romanelli, J., Richter, D. P., & Bush, D. E. (2000). Patients with depression are less likely to follow recommendations to reduce cardiac risk during recovery from a myocardial infarction. *Archives of Internal Medicine, 160*(12), 1818–1823.

Zuidersma, M., Thombs, B. D., & de Jonge, P. (2011). Onset and recurrence of depression as predictors of cardiovascular prognosis in depressed acute coronary syndrome patients: A systematic review [Research Support, Non-U.S. Gov't Review]. *Psychotherapy and Psychosomatics, 80*(4), 227–237. doi:10.1159/000322633.

第 4 章 儿童期压力、抑郁与心血管疾病

Don Byrne,Lisa Olive,Rohan Telford

目录

摘要

　　　　心血管疾病(cardiovascular disease,CVD)的有效预防在于识别调整与临床心血管疾病发作有因果关系的危险指标,而证据也支持"这一举措采取越早,CVD 预防越有效"的观点。因此,在公共健康宣导中时常可见针对饮食、肥胖、吸烟、儿童或成人久坐不动的行为方式等问题进行的干预以及相关的文献报道。众多的 CVD 危险因素已有大量研究佐证,而危险因素对临床 CVD 的预测能力也有众多流行病学研究结果可供参考。其中,心理危险因素,特别是心理社会压力与抑郁,在近期对成年人样本进行的 CVD 风险研究中尤为常见。然而,有社会心理压力与抑郁体验的儿童则是在近 20 年才开始被重视。本章节主要针对儿童期压力与抑郁进行探讨,样本来源于大规模流行病学研究(LOOK 研究);透过此研究,可将心理状态与行为学、健康、代谢风险等指标与未来心血管疾病风险进行评估,以及长达 4 年的纵向研究。LOOK 研究所提供的证据提示,儿童时期(7~8 岁入组)的压力、抑郁体验,均可与 4 年后的健康缺陷有关联。该研究的证据也提出同时期压力与不健康胰岛素抵抗水平的关联性。这两个发现均指出,生命早期出现的

压力与抑郁以及其他更常见的危险因子都需公共卫生系统有更好的防治体系,以降低此类慢性与可致命疾病的发生率。

关键词

心血管疾病风险(CVD Risk)·儿童(Children)·压力(Stress)·抑郁(Depression)·心肺适能(Cardiorespiratory fitness)·体力活动(Physical activity)·早期干预(Early intervention)·心血管病防治(CVD prevention)

引言:儿童心血管疾病风险指标的证据

心血管疾病(cardiovascular disease,CVD)的主要临床表现在成人期多见(Nichols et al. 2013)。流行病学证据提示临床心血管病发作概率随年龄增长增高(Daniels et al. 2011),而 CVD 发病在中年后更频繁。

心血管疾病风险的决定因素已被较全面理解,其中包含单一因素的效果,以及多种因素与生物标志物的交互作用(Balagopal et al. 2011)。传统(常被研究的)风险因素可在代谢(血脂、血糖代谢)、血流动力学(血压)、行为学(吸烟、久坐)与心理学(压力、精神病学)等类别中成簇出现。Balagopal 等(2011)与 Canas 等(2013)指出,需对生物标志物进行更直接的研究(如免疫特性),以阐明标志物在风险发展中的角色。

然而,累积大量实证后,Berenson 和 Srnivasan(2005)指出,"心血管风险可在儿童期得到识别,并可预测后期心血管疾病风险的证据已无可反驳"(p 303)。这些明确的危险因子包含肥胖(Cote et al. 2013;Friedemann et al. 2012;Haas et al. 2011;Park et al. 2013;Spiotta,Luma 2008;Twisk et al. 1997)、血脂升高(Ayer,Sholler 2012;Daniels 2001;May et al. 2012;Reed et al. 2007;Twisk et al. 1997)、超出正常水平的血压(Ayer,Sholler 2012;May et al. 2012;Reed et al. 2007)、1 型与 2 型糖尿病(Morrison et al. 2012;Schnell et al. 2013;Velasquez-Mieyer et al. 2005)以及低体力活动与身体健康水平(Froberg,Andersen 2005)等指标在儿童期即可见显著的升高。而有证据提示,多种心血管疾病的危险因子可导致动脉粥样硬化提前发生于儿童与青年时期(Berensen et al. 1998)。

另外,也有越来越多证据提示,CVD 危险因子的提前出现也可能使冠状动脉粥样硬化提前发生在儿童或青少年时期(Daniels 2001),进而发展成为成年早期心血管病危险因子。McMahan 等(2005)使用 2 500 名 15~34 岁间死于非心血管疾病死者的血液与组织样本进行检查,对 CVD 危险因子与粥样硬化病灶之间的关联性进行研究。死后测量血脂、身体质量指数、高血压病(小肾动脉内膜上皮厚度)、吸烟(血清硫氰酸盐浓度)等指标与动脉粥样硬化病灶的出现有高度的关联性,未来的 CVD 风险也更高。因此,成年后的心血管病风险在童年就埋下了种子,而 Daniels 等(2011)也预测到 CVD 防治问题,并指出:"……CVD 的发展源于家庭……而防治 CVD 的手段需针对儿童与青少年,以及家庭环境"(p 1683)。

儿童的抑郁、痛苦与心血管疾病风险

心血管病风险是医学界中常被研究的领域。过去十年中最新、最引人深思,也可能是最有效的证据,可谓抑郁与心血管病风险间因果关系的证据累积。既往证据已充分验证,抑郁,特别是达到临床水平的抑郁症状,常可导致心血管事件的发生(Williams 2011)。始终如一的医疗建议认为,临床诊断为心血管疾病的患者应定期进行抑郁症筛查(Colquhoun et al. 2013;Lichtman et al. 2008),以有效地防止心血管病恶化。另外,有大量、高可信度的研究结果提示,临床抑郁可造成心血管疾病的风险升高、预后恶化(Barth et al. 2004;Celano,Huffman 2011;Hare et al. 2013;Zellweger et al. 2004)。两者之间的关系在"……抑郁症并发后数十年"后仍可存在(Ford et al. 1998,p. 1422)。在高龄人口中,与无抑郁症患者相比,抑郁症可导致心血管疾病死亡率上升约 40%~60%(Ariyo et al. 2000)。耐人寻味的是,与之相反,正向情感似乎对未来的心血管事件有保护作用(Davidson et al. 2010)。在探寻抑郁症状如何赋予 CVD 风险的机制中,Carney 等(2002)指出,抗抑郁药物的心脏毒性,抑郁与其他高危险因子同时出现,对于心血管事件防治的依从性差,心率变异性降低,血小板聚集趋势升高以及对炎性反应的促成等,都是强有力的竞争者。

抑郁症的发病率的研究对象常为成年人,但儿童与青少年也常有达到临床严重程度的抑郁症状和体验。Ford 等(2003)进行的一项重大流行病学研究提示,在年轻人群的可确诊精神疾患流行率约为 9.5%。聚焦于抑郁,Zalsman 等(2006)报告约有 1%~2% 儿童,3%~8% 青少年患有抑郁,并且青少年后终生患病率估计为 20%。此预测与 Costelloet 等(2006)报告中,低于 13 岁的儿童患病率为 2.8%,以及 13~18 岁青少年人群患病率约为 5.6% 的数据大致相符。另外,成年人与未成年人的研究中,女性报告的抑郁水平明显高于男性(Saluja et al. 2004;Costello et al. 2006)。

在这个观点下,日趋增长的证据提示,儿童期的抑郁体验与其他的情感痛苦可能导致青少年期或成年期心血管疾病风险增高。与无抑郁症状的青少年比较,有抑郁症状的青少年整体上的健康水平较差(Wickrama et al. 2009)。同样的现象也在一项极大规模的队列研究中被观察到;随访青少年晚期或成年早期入组个案 37 年以上,而早年的抑郁症状可与随访结束时可测得的 CVD 有关联性(Janszky et al. 2010)。Bosch 等(2009)指出,青少年前期可测得的抑郁症状与自主神经指标与未来可预测 CVD 风险有显著的关联性。重度抑郁发作的青少年则可见脉搏速率(pulse wave velocity,PWV)改变,此项改变可作为动脉硬化指征,以及未来心血管疾病风险指标(Dietz,Matthews 2011)。有趣的是,抑郁症与冠状动脉内中膜增厚都是心血管疾病风险的指标(Raitakiri et al. 2003),但是抑郁症与此指标的关系尚无定论(Elovainio et al. 2005)。

另外一项大型队列研究中,与无相关体验的女孩进行比较,有焦虑与抑郁体验的 14 岁女孩也有较高的身体质量指数(body mass index,BMI),以及较高的胰岛素抵抗水平,但此风险未见于同龄男性(Louise et al. 2012)。相较于无抑郁表现的兄弟姐妹或同龄儿童,被诊断为抑郁症的儿童由于运动量较低,有较高的机会出现吸烟、肥胖(Rottenberg et al. 2014)。

将儿童时期痛苦体验具体检视,Kendall-Tackett(2002)指出儿童早期受虐待可能使儿童发展为临床抑郁风险增高,而不健康行为,如吸烟、物质滥用、肥胖、饮食失调、睡眠障碍等情况,可进一步导致健康风险。前瞻性证据已将儿童时期创伤体验与成年时期心血管疾病和抑郁症联结(Batten et al. 2004)。另一项前瞻性研究指出,社会经济条件落后及儿童期体验不良经历者(特别是心理层面),后期发生抑郁症风险增加,并且炎性反应指标及心血管风险的代谢指标升高。

虽然并非所有证据均来自于青少年前期儿童,相关证据已足够用以关注儿童期抑郁,并预防后期心血管风险。但是,获得证据也只拼凑出了部分的现象。后期,我们仍然需要探索更重要的问题:这些证据要如何纳入实践?Danies 等(2011)指出,儿童时期 CVD 风险已有成熟的证据,而接下来的实践,则是需要对高危儿童进行未来心血管事件预防。

儿童的疾病防治与健康推广

以积极关注儿童作为心血管疾病的一级预防观点并不新颖。既往针对降低儿童 CVD 风险的综述(Daniels et al. 2011),以及在校宣导心血管健康必要性(Hayman et al. 2004),指出此举有在全人口性地减低成年人时期心血管疾病发生的风险与负担。很大部分的工作在于预防、减轻儿童的肥胖问题(Dietz,Gortmaker 2001;Freedman et al. 1999;Sothern 2004;Steinberger,Daniels 2003;Story 1999),并希望借此减低冠状动脉粥样硬化的发展(Kavey et al. 2003),以及临床心血管疾病的发生。由于近期在多国已有儿童肥胖趋势,宣教与提倡减肥并无不妥(Ebbeling et al. 2002)。但是,同等重要的心血管疾病风险,如饮食、运动、吸烟等,也应被视为防治心血管疾病的重点(Daniels et al. 2011)。心血管疾病风险高的儿童在躯体上有很多不同的疾病,如 1 型糖尿病(或接近青少年的儿童可患有 2 型糖尿病),而这些问题也成为防治的关注焦点(Kavey et al. 2006)。有趣的是,部分校内宣教效果可有延续效应,并对这些学生的父母也产生影响(Fornari et al. 2012)。因此,即使没有决定性的文献记录,但应用学校进行心血管疾病风险防治宣教可谓前景良好的公共卫生实践(Addison et al. 2006;Bush et al. 1989)。

越来越多的工作将儿童时期预防心血管疾病风险视为常规、必需的儿童健康与健康宣导,但实行起来有两大难点。第一,工作推广需有大量、长期前瞻性研究为依据,具有说服力,才会有大量的儿童愿意参加,入组时需平等进行心血管风险筛查,随访至成人期或更久以后。此类研究由于方法学的困难、花费大,实施起来非常困难;除美国的 Framingham 研究、芬兰的芬兰年轻人(Young Finns)研究、挪威的 HUNT 研究以外,其他证据甚少。第二,不论是风险目标还是促进降低心血管疾病风险的干预常常是支离破碎,且凭直觉进行,缺乏经验和循证理论依据。因此,很难被纳入公共卫生临床范畴。

由于需要掺杂儿童、青少年的心理特质,现有的证据难以有效辩护早期干预的必要性。本章节稍早讨论的研究树立的概念中,许多成年期的心血管危险因子在儿童期已成立,引起不少“合理怀疑”以上的质疑。这个概念建立于“成年人心血管疾病发作诱因至少有部分可溯源到儿童期心血管疾病风险的发展”。并且,部分证据可证明抑郁风险也与心血管疾病有潜在的因果关系(Ford et al. 1998)。这些证据也指出抑郁(以及其他更广泛的心理痛苦问题)在儿童中的发病率上升,而这个现象也让人对儿童期抑郁是否可促成成年期 CVD 风险升高问题感到困扰。一个连贯的研究问题要素应在这样的背景下提出,即有些成人期 CVD 风险在儿童时期已有基础,因此需将这些作为考量。抑郁与压力在成年人中均可成为心血管疾病的风险,并可有合理的生物学机制将心理风险与心血管疾病风险指标联系起来。抑郁与压力在儿童期即可出现,因此,合理的问题应为“受焦虑、抑郁困扰的儿童是否可视为早期、可识别未来心血管疾病的高危个体”(Low et al 2009)。将问题延伸,儿童期有效预防抑郁、焦虑是否可以预防成年期心血管疾病的发病率?

针对性的对增进未来健康与减低疾病患病率所进行的干预已较以往常见,但过去 15 年内,健康推广的实践已越来越依赖于流行病学与临床研究结果进行导向(Nutbeam 1999;Green 2000;Juneau et al. 2011)。进行风险相关的推广困难,特别是儿童期的抑郁与压力可导致成年期心血管疾病的推广,难在目前为止尚无指向性证据或有效的干预方法可证明儿童时期体验的心理痛苦可造成成年期 CVD 风险的升高。本章将探讨近期重大的、可提供相关证据的研究。

LOOK 研究

"我们孩子的生活方式"（Lifestyle of Our Kids，LOOK）研究是一项持续、多学科合作、健康与健康行为的纵向研究，研究始于儿童期，持续至青少年期。LOOK 研究的独到之处在于同时期对多种健康领域进行广泛的生物、社会心理前瞻性研究（更详细的内容请见 Telford et al. 2009）。

研究样本来自于就读于澳大利亚某城市市郊学生；研究人员与 30 所学校交涉，29 所学校同意协助研究。所有二年级学生首要参与研究，很大比例的学生与家长同意参与；基础样本为 853 名 7~8 岁的学生，其中 86% 为高加索血统。学校的社会经济状况获澳大利亚统计署（Australian Bureau of Statistics，ABS）协助进行地域社会经济指数（Socio-Economic Indexes for Areas，SEIFA；ABS 2006）匹配。这项指标为数种人口普查变量（如收入、受教育程度、就业率等）进行综合评判，谱出由高（有利）至低（不利）的连续数值。本研究的区域社会经济指数相对而言较全国平均值高。

入组儿童在儿童期进行随访，主要测量期为二年级（基线）、四年级、六年级。其他心理测量则为确保测量工具的信度、效度，在三年级时进行。样本脱落绝大多数与采样时缺席、学校暂时关闭、学生搬家、转学至其他非 LOOK 研究学校有关。对脱落样本进行分析，提示脱落样本未对任何变量造成脱落偏倚，因此不考虑样本脱落对研究结果造成影响。

从 LOOK 研究开始，研究者采集了大量、详尽的生化与心理社会数据，就是为了建立每个参与人的独立档案，分析儿童期的心血管疾病风险标志物，并根据近期证据将风险标志物与成人时期心血管疾病风险进行联结。研究中的数据以此方式总结：

指标

压力：儿童压力问卷

心理社会压力已是一项完善的成人期心血管疾病风险因子，且本章节稍早回顾的证据提示，部分的风险因子可追溯到儿童时期。因此，儿童时期的压力在 LOOK 研究中被视为一项基础变量。儿童压力问卷（Children's Stress Questionnaire，CSQ）（Byrne et al. 2011）是一项针对本研究设计的 50 条项目的量表，主要评估儿童期相关应激源的出现与其影响力。受测儿童使用 5 分制的李克特量表对过去 12 个月之间体验的压力源进行报告，报告范围为 1 分（未发生在我身上）至 5 分（让我非常不愉快）。既往文献在对生活事件回想的时间时间段（12 个月）仍有顾虑，但 Turner 与 Wheaton（1995）认为 12 个月的时间窗才是此类研究的标准。各项目评分为 1~5 分,总量表分数为 50~250 分。基于 LOOK 研究人群,CSQ 评分作为测量儿童压力源体验的内部信度、结构效度与预测效度均高。

抑郁症状:儿童抑郁量表

本章稍早回顾的抑郁症状也已成为成年期 CVD 风险标志物之一,而成年期抑郁也可追溯到儿童期,因此,儿童期抑郁症状的评估也成为 LOOK 研究的重要指标。所有受测儿童接受的量表为修正后的儿童抑郁量表(Children's Depression Inventory,CDI)(Kovacs 1982,1992);修正后的量表有 19 条项目,每一条项目修正为强制选择(反馈有 / 无症状)。CDI 在既往研究中表现出对测量儿童期临床与亚临床抑郁表现的信效度(Kovacs,1992)。此研究中将明确提示临床抑郁表现的项目移除(持续哭泣、自杀意念、无价值感),因为:①刻意剔除心理、躯体障碍个体;②项目可能无意间导致正常 7~8 岁儿童产生负面情感。

体力活动

长期下来,久坐的生活习惯已被认为是引起成年人心血管疾病升高的风险(Manson et al. 2004),因此,起源于儿童期的生活习惯也需在 LOOK 研究中探索。由于既往研究(Beets et al. 2005)证实步行步数在此年龄层的儿童中为有效指标,本研究中使用 New Lifestyles 计步器(Lee's Summit,MO,USA)计算儿童每日行走步数。7 日之间,受测儿童在腰部持续佩戴计步器,而由于潜在的新奇效应(佩戴计步器)与采样时间不足 24 小时,第一天的样本作废。每日步行步数的简单概念可提示个体运动量,然而研究中也使用最优线性无偏预测(best linear unbiased predictor,BLUPS)计算体能活动指数,将数据的可利用性最大化。其他研究中对本指标有更详尽说明(Telford et al. 2009)。

心肺适能

儿童时期心肺适能(cardiorespiratory fitness,CRF)不佳可与成年期心血管疾病中的代谢风险升高相关(Dwyer et al. 2009),因此,LOOK 研究测量了所有受访者 CRF。研究使用 20 米的多阶段往返穿梭测试(multi-stage shuttle test,MSST)作为 CRF 测量指标;该指标在既往研究中对测量儿童的健康状况有良好效果(Tomkinson et al. 2003)。MSST 需全力配合,因此,表现可受到动机影响,但仍为大样本中测量 CRF 的实用、常用方法。

体脂百分比与身体质量指数

儿童期肥胖在近期成为预测成年期肥胖与 CVD 发展的关注焦点(Hubert

et al. 1983;Rexrode et al. 1996;Steinberger,Daniels 2003)。LOOK 研究中的身体组成是使用双能 X 线吸收测定法(dual-energy X-ray absorptiometry)(DXA, Hologic Discovery QDR Series,Hologic Inc.,Bedford,MA,USA)进行测量,使用 QDR Hologic Software 12.4:7 版生成脂肪量计算体脂百分比(percent body fat,%BF)。采集身高、体重计算 BMI 值,身高使用距测仪测量至最接近的 0.001m,体重则使用电子称测量至最接近的 0.05kg。

生化与代谢数据

低密度脂蛋白胆固醇(elevated levels of low-density lipoprotein cholesterol, LDL-C)水平升高,高密度脂脂蛋白胆固醇(high-density lipoprotein cholesterol, HDL-C)水平降低以及甘油三酯(triglycerides,TG)都是提示 CVD 风险升高的有效指标(Di Angelantonio et al. 2009;Lewington et al. 2007)。使用内稳态模式评估(homeostasis model assessment,HOMA)测量胰岛素抵抗指数,在数项研究中已能有效预测 CVD(Bonora et al. 2002;Reddy et al. 2010)。LOOK 研究中在禁食一晚后采取被试的血液样本,测量被试的血糖、总胆固醇、HDL-C、LDL-C、TG 与胰岛素水平。HOMA 测得的胰岛素抵抗指数(HOMA-IR)则是使用 Katz 等(2000)发表的公式,由空腹血糖与胰岛素水平计算得出。

此研究未关注吸烟问题;因为吸烟在儿童或青少年时期、入组或随访期间,发生率都过低,本人群中,样本量不足以提示具有统计学显著意义的习惯性吸烟。

压力、抑郁与儿童期出现的心血管疾病风险:LOOK 研究提出的证据

LOOK 研究样本中的心血管疾病风险概述

完整的 LOOK 研究数据会使用心理社会特性(压力与抑郁)与 CVD 风险标志物,两者在入组与 4 年后完成研究时都可用,因此进行了回顾性与前瞻性分析,讨论两个时间点数据的关联性。年龄在 7~8 岁的 397 名男孩(平均 8.13 岁)与 394 名女孩(平均 8.13 岁)入组时完成所有测量;4 年后,266 名男孩(入组时总样本量的 67%)与 255 名女孩(入组时总样本量的 64.7%)在 11~12 岁完成了随访。主要随访期间脱落原因为搬家所致样本脱落。

入组时与随访压力水平接近正态分布;抑郁水平在入组、随访时均偏向轻度抑郁,但在 Byrne 等(2011)的研究中,抑郁水平是趋近于临床诊断水平的。这个结果也说明,即使在 7~8 岁的年龄段,儿童体验到的压力与抑郁让人担忧。同样重要的是在 4 年间改变的心理状态,这项改变在表 1 中可见。

让人感到振奋的是,大部分儿童的焦虑与压力的评分都在 4 年的随访中见到明显减低,但仍有超过 25% 的儿童的抑郁、压力评分升高。抑郁与压力

表 1　受试者压力与抑郁症状概况改变（入组至随访）

量表	评分减低	评分升高	评分维持不变
压力量表评分改变	71.5%	26.0%	2.5%
抑郁量表评分改变	61.5%	28.5%	9.0%

评分改变原因不得而知，但抑郁评分似乎随压力改变。入组时的压力水平与随访时抑郁有显著相关性（男孩：r=0.25，P<0.01；女孩：r=0.27，P<0.01），提示儿童期压力可有效预测 4 年后的抑郁表现。随访时，压力与抑郁水平有显著的相关性（男孩：r=0.72，P<0.001；女孩：r=0.61，P<0.001）。

入组与随访时的全面风险评估完善了两个时间点的 CVD 风险概述。表 2 可见，依照已发表的血脂水平（Daniels，Greer 2008；Kavey et al. 2003）与 HOMA-IR 水平（Tresaco et al. 2005），在这个年龄层，部分儿童已可见明显的代谢风险标志物水平升高。

表 2　入组与随访时，代谢风险上升的儿童百分比

风险标志物	入组时指标水平偏高的人数百分比	随访时指标水平偏高的人数百分比
LDL-C	>3.36mmol/L	
男孩	14.7%	11.1%
女孩	17.0%	9.4%
HDL-C	<0.9mmol/L	
男孩	1.0%	1.7%
女孩	1.1%	2.3%
TG	>4.52mmol/L	
男孩	0%	0%
女孩	0%	0.4%
HOMA-IR	>3.00[a]	
男孩	1%	17%
女孩	3%	36%

[a] 套用公式：空腹胰岛素（mUL）× 空腹血糖（mmol/L）/22.5。

LDL-C 水平提示 CVD 风险在随访时较入组时降低；反之，HOMA-IR 水平较入组时升高，提示儿童在入组后 4 年随访时，胰岛素抵抗较高，或是适用于这个年龄层儿童的描述，提示胰岛素敏感性显著地较入组时升高。

借由体力活动、CRF、BMI(体脂百分比的替代值)评估个体风险概况的结果整理于表3。

表3　入组与随访时的健康指数提示儿童风险升高的比例

风险指标	入组时风险升高儿童比例	随访时风险升高儿童比例
体力活动量(步/日)	男性 <13 000 步/日;女性 <11 000 步/日	
男孩	58%	70%
女孩	63%	70%
CRF[a]	低/极低	低/极低
男孩	1%	14%
女孩	2%	5%
BMI[b]	过重/肥胖	过重/肥胖
男孩	20%	23%
女孩	24%	26%

[a] 现无全世界统一的健康相关适能水平数据。研究中的 20m 往返穿梭测试数据用于与澳大利亚常模进行对比(Catley,Tomkinson,2013),低于第 40 百分位的儿童将被归类为适能低下。这些数据不是判断标准,且不代表末 40% 儿童心血管适能不佳或 CVD 风险较高。然而,既往澳大利亚研究证据提示:儿童期 CRF 低下与成人期代谢风险增加可有关联性(Dwyer et al. 2009)。

[b] 尽管 BMI 的使用有局限性(Cole et al. 2000;Telford,Cunningham 2008;Telford et al. 2014),既往针对儿童 BF% 研究未达成一致性,故改用 BMI 进行肥胖诊断,并借此探讨儿童身体构成成分与其他研究的差异性。

体力活动在随访时明显减少;70% 男性与女性在随访时的运动量低于理想运动量。虽然 LOOK 研究的儿童在随访时测得的 CRF 较 Catley 与 Tomkins 报道(2013)的澳大利亚均值低,但随访期的 CRF 提升在儿童身体发展上是可预见的,且在男孩中的增长较女孩明显。借由 BMI 测得的肥胖程度提示,4 年间有 BMI 升高的趋势,但依照 BMI 标准,提示有将近 25% 儿童有肥胖症,但相关判断仍要参照 Telfordetal 等(2014)的研究。

毫不意外的是,即使在非常年轻的群体中,性别间的风险标志物有显著差异性。某些时间段中,男孩的 HDL-C 水平显著较女孩高,但 LDL-C 指标则无差异性。而 TG 指标,时间或性别均不造成显著差异性。随年龄增长,胰岛素抵抗稍微增加,但女孩升高较男孩明显,且 HOMA-IR 水平普遍较男孩高。入组和随访时,男孩的体力活动量较女孩大,且随年龄增长,活动量减低,但男孩的体力活动量减低也较女孩显著。然而,男孩的 CRF 在入组与随访的时间点都较女孩高。女孩的 BF% 在入组与随访时都较男孩高,但随时间推移,女孩的 BF% 维持稳定,男孩的 BF% 则有升高。

儿童期的压力抑郁体验也可导致 CVD 风险波动；详细情况整理于表 4。

表 4　随时间推移儿童风险呈显著的性别差异：LDL-C、HDL-C、TG、
　　　HOMA-IR、CRF、%BF 与 PA（入组至随访数据）

风险指标	4 年内风险水平下降	4 年内风险水平上升	4 年内风险水平稳定
LDL-C			
男孩	59.2%	39.0%	1.8%
女孩	66.0%	1.3%	32.7%
HDL-C			
男孩	59.6%	38.6%	1.8%
女孩	54.6%	43.7%	1.7%
TG			
男孩	30.7%	67.9%	1.4%
女孩	54.6%	43.7%	1.7%
HOMA-IR			
男孩	9.2%	85.3%	5.5%
女孩	4.2%	95.4%	0.4%
CRF[a]			
男孩	90.1%	9.1%	0.8%
女孩	92.8%	6.4%	0.8%
%BF			
男孩	35.3%	64.7%	0%
女孩	49.4%	50.6%	0%
体力活动 [a]			
男孩	8.5%	91.5%	0%
女孩	20.3%	79.7%	0%

[a] 体力活动和 CRF 升高代表风险水平下降。

CVD 风险波动与性别、时间均无关联性。HDL-D 水平、TG 与 HOMA-IR 在 4 年期间，在男孩、女孩中均有显著增长。CRF 与 BF% 也有同样增长，且多与身体发育相关。反之，男孩与女孩的体力活动均较入组时减低。

入组时与 4 年后随访时的精神状态（压力与抑郁）与风险指标的相关性

然而，入组时的精神状态与入组时或 4 年后随访时的 CVD 风险指标是否

相关的问题仍未得到回答。表 5 示精神状态与 CVD 风险因子在回顾性(入组)与前瞻性(随访)研究中分析各种关联形态。

表5 心理状态(压力与抑郁)与未经调整的 CVD 风险标志物
(含可造成干扰的其他因子)在回顾性、前瞻性分析中的关系

心理状态 心血管风险标志物	压力与 CVD 标志物(仅入组时)	压力(入组时)与 CVD 标志物(随访)	抑郁与 CVD 风险标志物(仅入组时)	抑郁(入组时)与 CVD 标志物(随访)
%BF	×	×	×	×
CRF	√	√	√	√
PA	?	√	√	√
HOMA-IR	×	√	×	?
LDL-C	×	×	×	×
HDL-C	×	×	×	×
TG	×	×	×	×

√:有统计学意义($P<0.05$)。
×:无统计学意义($P>0.05$)。
?:有趋势($0.1>P>0.05$)。

　　未经调整的分析中,入组时的精神状态与血脂指标(LDL-C,HDL-C,TG)在回顾性或前瞻性分析内均无明显相关性,且 BF% 分析有同样结果。入组时的压力与 4 年后复查时的胰岛素抵抗(HOMA-IR)相关,且与抑郁表现也有类似趋势。而与 CVD 关联性最强且最稳定的是 CRF 与运动量。未经调整的分析提示入组时的精神状态可能预测 4 年后的运动量与 CRF。

　　LOOK 研究中,在儿童测得的风险标志物并不能作为单一指标;指标之间相互有关联性,且与其他的因子也有关联。因此,需要能提供更多信息量的分析,因此采用过去文献的调整方式(Krekoukia et al. 2007;Rowlands et al. 1999)。其中,所有与 CVD 风险标志物相关的风险都经过统计学调整:

- 体脂肪百分比(%BF)对身高、体重、性别进行调整
- 心肺适能(CRF)对身高、性别进行调整
- 体力活动(PA)对 %BF 与性别进行调整
- HOMA-胰岛素耐受性(IR)对 %BF、PA 与性别进行调整
- 低密度脂蛋白胆固醇(LDL-C)对 %BF、PA 与性别进行调整
- 高密度脂蛋白胆固醇(HDL-C)对 %BF、PA 与性别进行调整
- 三酸甘油酯(TGs)对 %BF、PA 与性别进行调整(表 6)

毫不奇怪,这些统计调整对变量之间的关联有所减弱。无论是血脂还

表 6　心理状态(压力与抑郁)与调整后的 CVD 风险标志物(含可造成
干扰的其他因子)在回顾性、前瞻性分析中的关系

心理状态 / 心血管风险标志物	压力与心血管标志物(入组时)	压力(入组时)与心血管标志物(随访)	抑郁与 CVD 风险标志物(入组时)	抑郁(入组时)与 CVD 标志物(随访)
%BF	×	×	×	×
CRF	√	√	√	×
PA	×	√	×	√
HOMA-IR	×	√	×	×
LDL-C	×	×	×	×
HDL-C	×	×	×	×
TG	×	×	×	×

√:有统计学意义($P<0.05$)。

×:无统计学意义($P>0.05$)。

?:有趋势($0.1>P>0.05$)。

是 %BF,都不能以任何方式与心理状态相关联。然而,CRF 的水平继续显示出与心理状态的联系,除了预期的抑郁和体力活动与压力和抑郁有关。胰岛素抵抗(HOMA-IR)也与压力有关,但与抑郁无关。那么,儿童早期的心理状态是否与 4 年后儿童 CVD 风险状况有令人信服的联系,并且有足够证据标记孩子们的心理状态提供恰当的干预焦点? 有两个答案,第一个是,如果孩子们正在经历痛苦或抑郁,那就应该保障有专业干预提供。正如本章早些时候所回顾的,儿童的压力和抑郁的证据清楚表明儿童的健康问题逐渐加重的情况与年龄较长儿童的肥胖程度、吸烟比率增加问题并不同。更重要的是,健康应得到专业的精心培养,此外,孩子们不应该体验情感痛苦。

还有一个问题就是,对儿童的情感痛苦进行干预是否会对以后的身体健康有好处?

然而,"对儿童的痛苦感受进行心理介入是否可对后期身体健康有益"这个问题的解答,从本书的出发点而言,对心血管健康是否有益,仍然未定。本章节稍早回顾的证据也有相同提示;复述 Daniels 等(2011)的观点:"……CVD 的发展源于家族,且……预防手段需要针对发展中儿童、青少年与家庭环境……"(p1683)。LOOK 研究目前为止的证据也建立了相对严谨的结论。将7~8 岁儿童的压力和抑郁表现,与 4 年后的 CVD 风险概况进行纵向相关;由于不同变量相互之间可能有相关性,且这种关系可能也与促成风险标志物的因素有关联,提示压力与抑郁在统计学上可预测心血管健康指标。然而,7~8 岁

儿童的心理健康状态无法用于预测 4 年后的代谢风险预测（胰岛素抵抗除外）。压力与胰岛素抵抗之间的关联性可能对预测未来 CVD 发展有潜在、重要的预测能力。儿童期压力加重对血糖升高的现象，可能会维持到青少年或成人期，有望成为后续研究进一步观察的途径（相关内容也将在指南中"心血管生理与流行病学数据的非线性分析"章节中进行讨论）。

当在一项分析中调整潜在混杂变量时，变量的相关预测力会被削弱，但在 CRF 与运动量以及部分场合中，胰岛素抵抗并未减弱；后续对胰岛素抵抗预测能力的重要性，以及在儿童群体中，该代谢风险指标对 CVD 的预测性更需重视。

结论

本章节提到的研究结果，特别是将预防成年期的 CVD 作为目标，是否能将儿童期对压力与抑郁的防治性干预项目合理化？单就此观点作为起点进行大规模防治性干预，现有证据过于薄弱。然后，就现阶段大众对防治性医疗的态度，针对可造成成年期疾病的、广泛的 CVD 风险标志物，全面介绍儿童期开始的 CVD 防治的重要性（如健康、运动、体重、饮食、吸烟、饮酒等），同时进行心理卫生干预的重要性不言而喻。今后设计良好的研究与资源丰富的研究将可提供更有力的证据。

（吴士豪 译，马文林、张悠扬 校）

参考文献

Addison, C. C., Jenkins, B. W., White, M. S., & Young, L. (2006). Implementation of a cardio-vascular disease prevention program among school-aged children: A pilot study. *International Journal of Environmental Research and Public Health, 3*, 274–277.

Ariyo, A. A., Haan, M., Tange, C. M., Rutledge, J. C., Cushman, M., Dobs, A., & Furbert, C. D. (2000). Depressive symptoms and risks of coronary heart disease and mortality in elderly Americans. *Circulation, 102*, 1773–1779.

Australian Bureau of Statistics. (2006). *Information paper: An introduction to Socio-economic Indexes for Areas (SEIFA)*. Retrieved from. http://www.abs.gov.au/ausstats/abs@.nsf/mf/2039.0/.

Ayer, J. G., & Sholler, G. F. (2012). Cardiovascular risk factors in Australian children: Hypertension and lipid abnormalities. *Australian Prescriber, 35*, 51–55.

Balogopal, P., de Ferranti, S., Cook, S., Daniels, S. R., Gidding, S. S., Hayman, L. L., McCrindle, B. W., . . ., Steinberger, J. (2011). *Circulation, 123*, 2749–2769.

Barth, J., Schumacher, M., & Herrmann-Lingen, C. (2004). Depression as a risk factor for mortality in patients with coronary heart disease: A meta-analysis. *Psychosomatic Medicine, 66*, 802–813.

Batten, S. V., Aslan, M., Maciejewski, P. K., & Mazure, C. M. (2004). Childhood maltreatment as a risk factor for adult cardiovascular disease and depression. *Journal of Clinical Psychiatry, 65*, 249–254.

Beets, M. W., Patton, M. M., & Edwards, S. (2005). The accuracy of pedometer steps and time during walking in children. *Medicine and Science in Sports and Exercise, 37*, 513–520.

Berensen, G. S., & Srnivasan, S. R. (2005). Cardiovascular risk factors in youth with implications for aging: The Bogalusa Heart Study. *Neurobiology of Aging, 26*, 303–307.

Berensen, G. S., Srnvasan, S. R., Bao, W., Newman, W. P., III, Tracy, R. E., & Wattigney, W. A. (1998). Association between multiple cardiovascular risk factors and atherosclerosis in children and young adults. *New England Journal of Medicine, 338*, 1650–1656.

Bonora, E., Formentini, G., Calcaterra, F., Lombardi, S., Marini, F., Zenari, L., Saggiani, F., ..., Muggeo, M. (2002). HOMA-estimated insulin resistance is an independent predictor of cardiovascular disease in type 2 diabetic subjects prospective data from the Verona Diabetes Complications Study. *Diabetes Care, 25*, 1135–1141.

Bosch, N. M., Riese, H., Dietrich, A., Ormel, J., Verhulst, F. C., & Oldehinkel, A. J. (2009). Preadolescents' somatic and cognitive-affective depressive symptoms are differentially related to cardiac autonomic function and cortisol: The TRAILS study. *Psychosomatic Medicine, 71*, 944–950.

Bush, P. J., Zuckerman, A. E., Theiss, P. K., Taggart, V. S., Horowitz, C., Sheridan, M. J., & Walter, H. J. (1989). Cardiovascular risk factor prevention in black schoolchildren: Two-year results of the "Know Your Body" program. *American Journal of Epidemiology, 129*, 466–482.

Byrne, D. G., Thomas, K. A., Burchell, J. L., Olive, L. S., & Mirabito, N. S. (2011). Stressor experience in primary school-aged children: Development of a scale to assess profiles of exposure and effects on psychological well-being. *International Journal of Stress Management, 18*, 88–111.

Canas, J. A., Sweeten, S., & Balagopal, P. (2013). Biomarkers for cardiovascular risk in children. *Current Opinion Cardiology, 28*, 103–114. doi:10.1097/HCO.0b013e32835dd0ce.

Carney, R. M., Freedland, K. E., Miller, G. E., & Jaffe, A. S. (2002). Depression as a risk factor for cardiac mortality and morbidity: A review of potential mechanisms. *Journal of Psychosomatic Research, 53*, 897–902.

Cateley, M. J., & Tomkinson, G. R. (2013). Normative health-related fitness values for children: Analysis of 85347 test results on 9–17-year-old Australians since 1985. *British Journal of Sports Medicine, 47*, 98–108. doi:10.1136/bjsports-2011-090218.

Celano, C. M., & Huffman, J. C. (2011). Depression and cardiac disease: A review. *Cardiology in Review, 19*, 130–142.

Cole, T. J., Bellizzi, M. C., Flegal, K. M., & Dietz, W. H. (2000). Establishing a standard definition for child overweight and obesity worldwide: An international study. *BMJ, 320*, 1240–1243.

Colquhoun, D. M., Bunker, S. J., Clarke, D. M., Glozier, N., Hare, D. L., Hickie, I. B., ..., Branagan, M. G. (2013). Screening, referral and treatment for depression in patients with coronary heart disease. *Medical Journal of Australia, 198*, 483–484.

Costello, E. J., Erkanli, A., & Angold, A. (2006). Is there an epidemic of child or adolescent depression? *Journal of Child Psychology & Psychiatry, 47*, 1263–1271.

Cote, A. T., Harris, K. C., Panagiotopoulos, C., Sandor, G. G. S., & Develin, A. M. (2013). Childhood obesity and cardiovascular dysfunction. *Journal of the American College of Cardiology, 62*, 1309–1319.

Danese, A., Moffit, T. E., Harrington, H., Milne, BV., Polanczyk, G., Pariante, C. M., ..., Caspi, A. (2009). Adverse childhood experiences and adult risk factors for age-related disease: Depression, inflammation, and clustering of metabolic risk markers. *Archives of Pediatrics & Adolescent Medicine, 163*, 1135–1143. doi: 10.1001/archpediatrics.2009.214.

Daniels, S. R. (2001). Cardiovascular disease risk factors and atherosclerosis in children and adolescents. *Current Atherosclerosis Reports, 3*, 479–485.

Daniels, S. R., & Greer, F. R. (2008). Lipid screening and cardiovascular health. *Childhood Pediatrics, 122*, 198–208.

Daniels, S. R., Pratt, C. A., & Hayman, L. L. (2011). Reduction of risk for cardiovascular disease in children and adolescents. *Circulation, 124*, 1673–1686.

Davidson, K., Mostofsky, E., & Whang, W. (2010). Don't worry, be happy: Positive affect and reduced 10-year incident coronary heart disease: The Canadian Nova Scotia Health Survey. *European Heart Journal, 31*, 1065–1070. doi:10.1093/eurheartj/ehp603.

Di Angelantonio, E., Sarwar, N., Perry, P., Kaptoge, S., Ray, K. K., Thompson, A., . . ., Danesh, J. (2009). Major lipids, apolipoproteins, and risk of vascular disease. *JAMA, 302*, 1993–2000.

Dietz, L. J., & Gortmaker, S. L. (2001). Preventing obesity in children and adolescents. *Annual Review of Public Health, 22*, 337–353.

Dietz, L. J., & Matthews, K. A. (2011). Depressive symptoms and subclinical markers of cardio-vascular disease in adolescents. *Journal of Adolescent Health, 48*, 579–584.

Dwyer, T., Magnussen, C. G., & Schmidt, M. D. (2009). Decline in physical fitness from childhood to adulthood associated with increased obesity and insulin resistance in adults. *Diabetes Care, 32*, 683–687.

Ebbeling, C. B., Pawlac, D. B., & Ludwig, D. S. (2002). Childhood obesity: Public health crisis, common sense cure. *Lancet, 360*, 473–482.

Elovainio, M., Keltikangas-Järvinen, L., Kivimäki, M., Pulkki, L., Puttonen, S., Heponiemi, T., . . ., Raitakari, O. T. (2005). Depressive symptoms and carotid artery intima-media thickness in young adults: The Cardiovascular Risk in Young Finns Study. *Psychosomatic Medicine 67*, 561–567.

Ford, D. E., Mead, L. A., Chang, P. P., Cooper-Patrick, L., Wang, N., & Klag, M. J. (1998). Depression is a risk factor for coronary artery disease in men. *Archives of Internal Medicine, 158*, 1422–1426.

Ford, T., Goodman, R., & Meltzer, H. (2003). The British child and adolescent mental health survey 1999: The prevalence of DSM-IV disorders. *Journal of the American Academy of Child and Adolescent Psychiatry, 42*, 1203–1211. doi:10.1136/bmj.e4759.

Fornari, L. S., Giuliano, I., Azevedo, F., Pastana, A., Vieira, C., & Caramelli, B. (2012). Children First Study: How an educational program in cardiovascular prevention at school can improve parents' cardiovascular risk. *European Journal of Preventive Cardiology, 20*, 301–309.

Freedman, D. S., Dietz, W. H., Srnivasan, S. R., & Berenson, G. S. (1999). The relation of overweight to cardiovascular risk factors among children and adolescents: The Bogalusa Heart Study. *Pediatrics, 103*, 1175–1182.

Friedemann, C., Heneghan, C., Mahtani, K., Thompson, M., Perera, R., & Ward, A. M. (2012). Cardiovascular disease risk in healthy children and its association with body mass index: Systematic review and meta-analysis. *BMJ, 25*, 345–e4759. doi:10.1136/bmj.e4759.

Froberg, K., & Andersen, L. B. (2005). Mini review: Physical activity and fitness and its relations to cardiovascular disease risk factors in children. *International Journal of Obesity, 29*, S34–S39.

Green, J. (2000). The role of theory in evidence-based health promotion practice. *Health Education Research, 15*, 125–129.

Haas, G., Liepold, E., & Schwandt, P. P. (2011). Predicting cardiovascular risk factors by different body fat patterns in 3850 German children: The PEP Family Heart Study. *International Journal of Preventive Medicine, 2*, 15–19.

Hare, D. L., Toukhsati, S. R., Johansson, P., & Jaarsma, T. (2013). Depression and cardiovascular disease: A clinical review. *European Heart Journal, 35*, 1365–1372. doi:10.1093/eurheartj/eht462.

Hayman, L. L., Williams, C. L., Daniels, S. R., Steinberger, J., Paridon, S., Dennison, B. A., & McCrindle, B. W. (2004). Cardiovascular health promotion in schools. A statement for health and education professions and child health advocates from the Committee on Atherosclerosis, Hypertension, and Obesity in Youth (AHOY) of the Council on Cardiovascular Disease in the Young, American Heart Association. *Circulation, 110*, 2266–2275.

Hubert, H. B., Feinleib, M., McNamara, P. M., & Castelli, W. P. (1983). Obesity as an independent risk factor for cardiovascular disease: A 26-year follow-up of participants in the Framingham Heart Study. *Circulation, 67*, 968–977.

Janszky, I., Ahnve, S., Lundberg, I., & Hemmingsson, T. (2010). Early-onset depression, anxiety, and risk of subsequent coronary heart disease: 37-Year follow-up of 49,321 young Swedish men. *Journal of American College of Cardiology, 56*, 31–37.

Juneau, C.-E., Jones, C. M., McQueen, D. V., & Potvin, L. (2011). Evidence-based health promotion: An emerging field. *Global Health Promotion, 18*(1), 79–89.

Katz, A., Nambi, S. S., Mather, K., Baron, A. D., Follmann, D. A., Sullivan, G., & Quon, M. J. (2000). Quantitative insulin sensitivity check index: A simple, accurate method for assessing insulin sensitivity in humans. *Journal of Clinical Endocrinology and Metabolism, 85*, 2402–2410.

Kavey, R. W., Daniels, S. R., Lauer, R. M., Atkins, D. L., Hayman, L. L., & Taubert, K. (2003). American Heart Association Guidelines for primary prevention of atherosclerotic cardiovascular disease beginning in childhood. *Circulation, 107*, 1562–1566.

Kavey, R. W., Allada, V., Daniels, S. R., Hayman, L. L., McCrindle, B. W., Newburger, J. W., ..., Steinberger, J. (2006). Cardiovascular risk reduction in high-risk pediatric patients. A scientific statement from the American Heart Association Expert Panel on Population and Prevention Science; the Councils on Cardiovascular Disease in the Young, Epidemiology and Prevention, Nutrition, Physical Activity and Metabolism, High Blood Pressure Research, Cardiovascular Nursing, and the Kidney in Heart Disease; and the Interdisciplinary Working Group on Quality of Care and Outcomes Research. *Circulation, 114*, 000–000. doi:10.1161/CIRCULATIONAHA.106.179568.

Kendall-Tackett, K. (2002). The health effects of childhood abuse: Four pathways by which abuse can influence health. *Child Abuse and Neglect, 6*(7), 715–730.

Kovacs, M. (1982). *The children's depression inventory.* Toronto: Multi-Health Systems.

Kovacs, M. (1992). *Children's depression inventory manual.* North Tonawanda: Multi-Health Systems.

Krekoukia, M., Nassis, G. P., Psarra, G., Skenderi, K., Chrousos, G. P., & Sidossis, L. S. (2007). Elevated total and central adiposity and low physical activity are associated with insulin resistance in children. *Metabolism, 56*, 206–213.

Lewington, S., Whitlock, G., Clarke, R., Sherliker, P., Emberson, J., Halsey, J.,..., Collins, R. (2007). Blood cholesterol and vascular mortality by age, sex, and blood pressure: A meta-analysis of individual data from 61 prospective studies with 55,000 vascular deaths. *Lancet, 370*, 1829–1839.

Lichtman, J. H., Bigger, J. T., Blumenthal, J. A., Frasure-Smith, N., Kaufmann, P. T., Lespérance, F., & Froelicher, S. (2008). Depression and coronary heart disease: Recommendations for screening, referral and treatment: A science advisory from the American Heart Association Prevention Committee of the Council on Cardiovascular nursing, Council on Clinical Cardiology, Council on Epidemiology and Prevention, and Interdisciplinary Council on Quality of Care and Outcomes Research: Endorsed by the American Psychiatric Association. *Circulation, 118*, 1768–1775. doi: 10.1161/CIRCULATIONAHA.108.190769.

Louise, S., Warrington, N. M., McCaskie, P. A., Oddy, W. H., Zubrick, S. R., Hands, B., ..., Beilin, L. J. (2012). Associations between anxious-depressed symptoms and cardiovascular risk factors in a longitudinal childhood study. *Preventive Medicine, 54*. doi:10.1016/j.ypmed.2012.03.004.

Low, C. A., Salomon, K., & Matthews, K. A. (2009). Chronic life stress, cardiovascular reactivity, and subclinical cardiovascular disease in adolescents. *Psychosomatic Medicine, 71*, 927–931.

Manson, J. E., Skerrett, P. J., Greenland, P., & VanItallie, T. B. (2004). The escalating pandemics of obesity and sedentary lifestyle: A call to action for clinicians. *Archives of Internal Medicine, 164*, 249–258.

May, A. L., Kuklina, E. V., & Yoon, P. W. (2012). Prevalence of cardiovascular disease risk factors among US adolescents, 1999–2008. *Pediatrics, 120*. doi:10.1542/peds.2011-1082.

McMahan, C. A., Gidding, S. S., Fayad, Z. A., Zieske, A. W., Malcolm, G. T., Tracy, R E., ..., McGill Jr, H. C. (2005). Risk scores predict atherosclerotic lesion in young people. *Archives of Internal Medicine, 165*, 883–890.

Morrison, J. A., Glueck, C. J., Woo, J. G., & Wang, P. (2012). Risk factors for cardiovascular disease and type 2 diabetes retained from childhood to adulthood predict adult outcomes: The

Princeton LRC follow-up study. *International Journal of Pediatric Endocrinology, 2012*, 6.

Nichols, M., Townsend, N., Scarborough, P., & Rayner, M. (2013). Trends in age-specific coronary heart disease mortality in the European Union over three decades: 1980–2009. *European Heart Journal, 34*, 3014–3016. doi:10.1093/eurheartj/eht159.

Nutbeam. (1999). The challenge to provide evidence in health promotion. *Health Promotion International, 14*(2), 99–101.

Park, M. H., Sovio, U., Viner, R. M., Hardy, R. J., & Kinra, S. (2013). Overweight in childhood, adolescence and adulthood and cardiovascular risk in later life: Pooled analysis of three British birth cohorts. *Plos One*. doi:10.137/journalpone.0070684.

Raitakari, O. T., Juonala, M., Kähönen, M., Taittonnen, L., Mäki-Torkko, N., Järvisalo, M. J., . . ., Viikari, J. S. A. (2003). Cardiovascular risk factors in childhood and carotid artery intima-media thickness in adulthood. The Cardiovascular Risk in Young Finns Study. *Journal of the American Medical Association, 290*, 2277–2205.

Reddy, K. J., Singh, M., Bangit, J. R., & Batsell, R. R. (2010). The role of insulin resistance in the pathogenesis of atherosclerotic cardiovascular disease: An updated review. *Journal of Cardiovascular Medicine, 11*, 633–647.

Reed, K. E., Warburton, D. E. R., & McKay, H. A. (2007). Determining cardiovascular disease risk in elementary school children: Developing a healthy heart score. *Journal of Sports Science and Medicine, 6*, 142–148.

Rexrode, K. M., Manson, J. E., & Hennekens, C. H. (1996). Obesity and cardiovascular disease. *Current Opinion in Cardiology, 11*, 490–495.

Rottenberg J., Yaroslavsky, I., Carney, R. M., Freedland, K. E., George, Charles, J., . . ., Kovacs, M. (2014). The association between major depressive disorder in childhood and risk factors for cardiovascular disease in adolescence. *Psychosomatic Medicine, 76*, 122–127.

Rowlands, A. V., Eston, R. G., & Ingledew, D. K. (1999). Relationship between activity levels, aerobic fitness, and body fat in 8- to 10-yr-old children. *Journal of Applied Physiology, 86*, 1428–1435.

Saluja, G., Iachan, R., Schiedt, P. E., Overpeck, M. D., Sun, W., & Giedd, J. N. (2004). Prevalence of and risk factors for depressive symptoms among young adolescents. *Archives of Pediatric Adolescent Medicine, 158*, 760–765.

Schnell, O., Cappuccio, F., Genovese, S., Standl, E., Valensi, P., & Ceriello, A. (2013). Type 1 diabetes and cardiovascular disease. *Cardiovascular Diabetology, 12*, 156.

Sothern, M. S. (2004). Obesity prevention in children: Physical activity and nutrition. *Nutrition, 20*, 704–708. doi:10.1016/j.nut.2004.04.007.

Spiotta, R. T., & Luma, G. (2008). Evaluating obesity and cardiovascular risk factors in children and adolescents. *American Family Physician, 78*, 1052–1058.

Steinberger, J., & Daniels, S. R. (2003). Obesity, insulin resistance, diabetes and cardiovascular risk in children. An American Heart Association Scientific Statement from the Atherosclerosis, Hypertension, and Obesity in the Young Committee (Council on Cardiovascular Disease in the Young) and the Diabetes Committee (Council on Nutrition, Physical Activity, and Metabolism. *Circulation, 107*, 1448–1453.

Story, M. (1999). School-based approaches for preventing and treating obesity. *International Journal of Obesity, 23*, S43–S51.

Telford, R. D., & Cunningham, R. B. (2008). Reformulation of BMI and percent body fat to remove the height bias in 8-year-olds. *Obesity, 16*, 2175–2181.

Telford, R. D., Bass, S. L., Budge, M. M., Byrne, D. G., Carlson, J. S., Coles, D., . . ., Waring, P. J. (2009). The lifestyle of our kids (LOOK) project: Outline of methods. *Science and Medicine in Sport, 12*, 156–163.

Telford, R. D., Cunningham, R. B., & Telford, R. M. (2009b). Day-dependent step-count patterns and their persistence over 3 years in 8-10-year-old children: The LOOK project. *Annals of Human Biology, 36*, 669–679.

Telford, R. D., Cunningham, R. B., & Abhayaratna, W. P. (2014). Temporal divergence of percent body fat and body mass index in pre-teenage children: The LOOK longitudinal study. *Pediatric*

Obesity, 9(6), 448–454. doi:10.1111/j.2047-6310.2013.00194.x. Epub 2013.

Tomkinson, G. R., Leger, L. A., Olds, T. S., & Cazorla, G. (2003). Secular trends in the performance of children and adolescents (1980–2000): An analysis of 55 studies of the 20m shuttle run test in 11 countries. *Sports Medicine, 33*, 285–300.

Tresaco, B., Bueno, G., Pineda, Moreno, L. A., Garagorri, J. M., & Bueno, M. (2005). Homeostatic model assessment (HOMA) index cut-off values to identify the metabolic syndrome in children. *Journal of Physiology and Biochemistry, 61*, 381–388.

Turner, R. J., & Wheaton, B. (1995). Checklist measurement of stressful life events. In S. Cohen, R. C. Kessler, & L. U. Gordon (Eds.), *Measuring stress: A guide for health and social scientists* (pp. 29–53). New York: Oxford University Press.

Twisk, J. W. R., Kemper, H. C. G., van Mechelen, W., & Post, G. B. (1997). Tracking of risk factors for coronary heart disease over a 14 year period: A comparison between lifestyle and biologic risk factors with data from the Amsterdam growth and health study. *American Journal of Epidemiology, 145*, 888–898.

Velasque-Mieyer, P., Perez-Fuastinelli, S., & Cowan, P. A. (2005). Identifying children at risk for obesity, Type 2 diabetes, and cardiovascular disease. *Diabetes Spectrum, 18*, 213–220.

Wickrama, K. A. S., Wickrama, T., & Lott, R. (2009). Heterogeneity in youth depressive symptom trajectories: Social stratification and implications for young adult physical health. *Journal of Adolescent Health, 45*, 335–343.

Williams, R. B. (2011). Depression after heart attack: Why should I be concerned about depression after a heart attack? *Circulation, 123*, e639–e640. doi:10.1161/CIRCULATIONAHA.110.017285.

Zalsman, G., Brent, D. A., & Weersing, V. R. (2006). Depressive disorders in childhood and adolescence: An overview epidemiology, clinical manifestation and risk factors. *Child and Adolescent Psychiatric Clinics of North America, 15*, 827–841.

Zellweger, M. J., Osterwalder, R. H., Langewitz, W., & Pfisterer, M. E. (2004). Coronary artery disease and depression. *European Heart Journal, 25*, 3–9.

第 5 章　童年时期压力、情感痛苦与青少年时期心血管功能

Lisa Olive，Don Byrne，Richard Telford，
Walter Abhayaratna，Rohan Telford

目录

摘要

　　抑郁、慢性压力及心血管疾病（cardiovascular disease，CVD）之间的关联性频繁被报告，提示心理健康状况不良者有较高的 CVD 风险，以及其相关死亡率的升高。此领域研究大多以成人为样本，但近期有大量证据证明这些关联性在个体更年轻的时候就已出现。本章节中将回顾以儿童与青少年为对象的研究，着重于抑郁与心理社会压力对心血管疾病中介标记的影响，特别是内皮功能与动脉硬化程度。本章将介绍"我们孩子的生活方式"（Lifestyle of Our Kids，LOOK）研究，一项多中心纵向研究。本研究的结果提示，12 岁儿童已可产生压力与抑郁，肥胖与不健康的学生尤为严重。虽然该研究并未揭露心理健康对心血管功能的直接影响，但可预见儿童、青少年

时期肥胖、躯体健康问题、抑郁、心理压力等指标,可提前对个体产生未来发生 CVD 风险。

关键词

　　情感痛苦(Emotional Distress)·心血管功能(Cardiovascular function)·青少年(Adolescent)·LOOK 研究[Life Style of Our Kids (LOOK) Study]·心理社会压力(Psychosocial Stress)·抑郁(Depression)·脉搏波传导速度(Pulse Wave Velocity,PWV)·心肺适能(Cardiorespiratory fitness)

引言

　　儿童与青少年时期所经验的不良事件、慢性持续性压力与情感痛苦可与数项心血管疾病(cardiovascular disease,CVD)的危险因子(Low et al. 2009;Tomfohr et al. 2011)、及后续 CVD 发病风险升高有关(Dong et al. 2004;Korkeila et al. 2010)。既往研究提出慢性持续性心理压力和临床抑郁表现可与压力反应的调节异常有关(Lopez-Duran et al. 2009),且压力反馈异常与心理功能失调状态、CVD 之间有因果关系(Grippo,Johnson 2009)。该关系的机制尚未明确,但可能直接与多系统之间生物学机制交互作用(如神经内分泌改变、自主神经系统、心血管调节异常及免疫功能改变),以及间接借由行为、社会、生活方式等因素产生关联。青春期期间,个体在心理、生理发展皆会产生重大改变;发展期间若受到干扰,可能对这些生理系统造成影响。

　　探讨青春期发展,应关注生理层面的成长与成熟、认知与情感发展;心理发展层面需注重自主性与目标建立;社会层面需关注社交与人际关系的改变,因此,青春期的发展对"压力"敏感的现象并不使人讶异(Eiland,Romeo 2013;Grant et al. 2003,2004)。发展中的健康青少年产生应激反应,实为对环境挑战适应的过程之一,但是对于长期或过度暴露在精神逆境与压力中的个体,长期慢性处于激活状态的应激系统可能导致机体倾向于压力反馈失调状态。

　　既往研究提示,成年人群 CVD 风险升高可与临床抑郁以及某种程度的心理社会压力有联系,因此,对儿童与青少年的研究也有同样的关注。心理社会压力与抑郁已与可导致 CVD 的多种生理过程(Allen,Patterson 1995;Grippo,Johnson 2002;Pereira et al. 2013),以及多种不健康行为及其结果之间有关联,其中包含缺乏运动(Allison et al. 2005;Goldfield et al. 2011)、心肺适能低下(CRF:Olive et al. 2014)、暴饮暴食、肥胖(Cartwright et al. 2003;Michaud et al. 1990)以及吸烟(Byrne,Mazanov 2003);这些均为导致 CVD 风险增加的不健康行为（Baum，Posluszny 1999）。

　　动脉僵硬度与内皮功能为心血管功能的两项指标。虽然会受到心理压力影响的指标远多于这两项，但研究提示该异常在青少年人群中可见，因此可作为该年龄层的心血管健康指标。另外，研究也报告抑郁与压力对这两项预测性的指标有显著的影响，因此，本章将以内皮功能与动脉僵硬度为指标，调查抑郁与压力对年青少年心血管健康所造成的影响。

青少年时期情感痛苦与心血管功能：证据回顾

抑郁、心理社会压力与动脉僵硬度

　　动脉僵硬度，特别是主动脉僵硬度，是预测心血管疾病的重要指标（Mattace-Raso et al. 2006；Vlachopoulos et al. 2010）。经历慢性或短期的心理压力或抑郁均与成人的动脉僵硬度增加有关（Logan et al. 2012；Seldenrijk et al. 2011）。这些关联性已被延伸至更年轻、未表现 CVD 风险的青年人群中（Vlachopoulos et al. 2006）。在此将讨论本论著发表时针对青少年的研究回顾。

　　美国一项 157 名青少年男性、女性参与的研究中，调整若干干扰变量后，以脉搏波传导速度（pulse wave velocity，PWV）测量所得的相关僵硬度与抑郁症状有显著关联性（Dietz，Matthews 2011）。同研究中，将人群根据抑郁症状（中度或重度）进行分组后进行的亚组分析提示，与中度抑郁相比，严重抑郁症状与 PWV 的升高有关（PWV 越高代表动脉僵硬度越高）。该结果提示抑郁症状与动脉僵硬度间呈量效反应关系。Su 等（2014）也发现在健康青少年与青年人群中，相较于未经过不良事件者，18 岁以前间经历过中等 / 严重不良事件者的 PWV 较高。此类研究可促进我们对 CVD 起病初期的理解，以及增强在儿童与青少年时期的预防性医疗措施。

　　然而，心理健康对动脉僵硬度的影响仍需更多、更严谨的研究，特别是纵向研究，以增强本领域的循证依据。同理也适用于精神压力对内皮功能影响的研究。

抑郁、心理社会压力与内皮功能

　　数项研究指出，年轻人群中，临床抑郁与抑郁症状对内皮功能的不良影响的研究结果一致（Osika et al. 2011；Tomfohr et al. 2008，2011）。一项最早的研究中，Tomfohr 等（2008）发现，对年龄、种族、节育方式调整后，年龄层 15~19 岁的青少年女性中，抑郁症状与内皮细胞功能失调有关。即使受试者仅报告轻微抑郁症状,该研究仍提出相关性,提示即使在轻度抑郁时,相关症状已导致内皮功能出现不良改变。该研究也进行延伸,对原样本进行 2.5 年随访研究。承接早期结果,抑郁症状严重的个体可出现较重的内皮功能紊乱(Tomfohr et al. 2011)。瑞典的一项针对 12~16 岁儿童、青少年研究发现,在调整年龄与父母教育水平后,女性样本的抑郁症状升高与内皮细胞功能紊乱的相关性较显著(Osika et al. 2011)。此结果仅可见于女性样本。

　　与抑郁相似,短暂的心理社会应激在数项对成人的观察与研究中可见对内皮功能紊乱造成不良影响(Ghiadoni et al. 2000;Gottdiener et al. 2003;Spieker et al. 2002;Takase et al. 2004);研究结果提示急性心理应激体验可导致内皮功能受损,但此结果与其他综述中讨论的研究结果有出入(Poitras,Pyke 2013)。一项对青少年的研究中,Chen 等(2012)测试急性应激对内皮功能的影响,发现男性在应激状态下有较强的内皮收缩反应,随后的内皮舒张反应减弱,且回复到基线水平所需时间也较女性长。

　　心血管健康与心理压力和情感痛苦的研究非常稀缺,而儿童、青少年的研究开启了全新的研究领域。虽然青少年身心发育可能使研究更复杂,该人群的优势在于受试者未表现明显 CVD 症状,且无相关治疗,特别是可造成干扰、需要严密调控的药物治疗。更重要的是,起始于儿童期的随访研究可对预防后期 CVD 的心理干预提供循证依据。这也是 LOOK 研究背后的主要思维。

LOOK 研究

　　LOOK 研究是一项起始于儿童期,终于老年期的合作、多学科纵向研究(Telford et al. 2009)。更详细的介绍可参考"儿童期压力、抑郁与心血管疾病"章节,图 1 简略地展示了 LOOK 研究中探索的健康领域。简而言之,LOOK 研究的主要目的是探讨运动和早期体育教育对生活质量的终生影响。从这些目标再延伸,LOOK 研究也探讨心理健康与身体健康的交互作用。

　　LOOK 研究有以下主要阶段:①小学阶段(8~12 岁);②青少年阶段(15~16 岁);③青年人阶段(16~21 岁);④成人、中年、老年人阶段(21~80 岁,每 10 年一阶段)。本研究现有 850 名男童与女童,已在 8 至 16 岁之间进行随访,且后续会持续参与研究。图 2 为 LOOK 研究的时间轴。研究者希望 LOOK 研究的结果可提供数据,使医疗、教育、决策人员在 21 世纪可建立有效的合作计划。

　　本章节与前章节聚焦于 LOOK 研究中,心理健康对心血管健康所造成影响。该研究在儿童时期研究结果可见"儿童期压力、抑郁与心血管疾病"

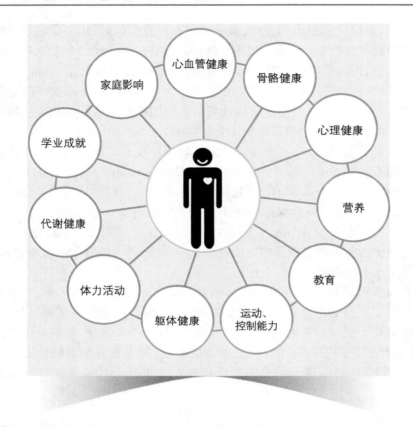

图 1　LOOK 研究所调查的健康领域

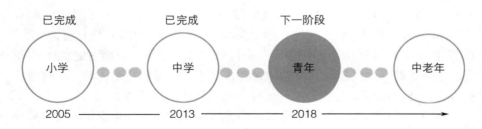

图 2　LOOK 研究的时间轴与进度

章节。

　　本章节中,研究者主要关注儿童至青少年过渡期。首先,探讨该时期的压力与抑郁表现的改变;其次,关注这些心理健康变量与预测性的心血管健康指标(内皮功能和动脉僵硬度)之间的关联性。

测量指标

情感痛苦
压力：儿童压力问卷

LOOK 研究使用儿童压力问卷（Children's Stress Questionnaire，CSQ）（Byrne et al. 2011）调查儿童的心理社会压力；该问卷为 50 题的自评问卷，专为 LOOK 研究所设计。CSQ 是信效度良好青少年压力问卷（Adolescent Stress Questionnaire，ASQ）（Byrne et al. 2007；McKay et al. 2014）的衍生问卷，可调查数种压力源出现频率及其对受访者造成的影响。CSQ 评分高代表压力源体验强。开发 CSQ 的详细过程可见于 Byrne 等（2011）。

抑郁：儿童抑郁量表

LOOK 研究以改良后儿童抑郁量表（Children's Depression Inventory，CDI）（Kovacs 1982，1992）评估抑郁症状。反馈仅限于症状是否存在的强制选择；为取得伦理委员审核批准，明确临床诊断项目（持续哭泣、消极意念、无价值感等）自 CDI 量表中移除。高 CDI 评分代表抑郁症状严重程度。CDI 既往已在 12 至 16 岁人群的临床与亚临床抑郁诊断中建立良好的信度、效度（Kovacs 1992）。

心血管功能
内皮功能

内皮功能失调常被描述为"动脉内皮对适度的刺激无法进行充分舒张"，此现象可作为 CVD 的早期预测因子（Heitzer et al. 2001；Lerman，Zeiher 2005）。LOOK 研究使用 Endo-PAT 装置进行无创内皮功能测量。该装置使用气动探针捕捉每次搏动中，手指动脉体积描记数据的脉搏波传导波幅（pulse wave amplitude，PWA）。该指标用于青少年人群的内皮细胞功能测定有相当高的信度与效度（SelametTierney et al. 2009）。Endo-PAT 也可用于准确早期识别动脉粥样硬化（Bonetti et al. 2004）。Endo-PAT 检查包含三阶段：①基线阶段，进行 5 分钟的记录；②闭合阶段，血压计套袖充气至收缩压以上压力，维持 5 分钟、记录；③反应性充血期（reactive hyperemia，RHI），移除套袖后记录信号 5 分钟。"反应性充血是缺血期后重要的血流动力学反应；反应性充血可提升血流量，达成氧气输送与移除代谢产物。套袖放气后（第三阶段），健康者的波幅可快速上升，内皮功能失调的个体的反应性则较低"。

动脉僵硬度

PWV 是动脉僵硬度的指标；此研究使用 SphygmoCor 系统（AtCor Medical，

Sydney, Australia)对动脉僵硬度进行无创测量,使用压平张力法记录心电图测得的颈动脉与股动脉波形。测量颈 - 股路径长度与连接体表距离之差:①胸骨上切迹至脐与股动脉搏动点距离;② 胸骨上切迹至颈动脉搏动点距离。颈 - 股经过时间约为 8~10 次连续波形中股动脉与颈动脉每次波形发生时间差的平均值。PWV 的计算方法为颈 - 股路径长度 / 经过时间。

血压

使用自动示波系统 Omron 7051T 测量上肢仰卧位血压,并记录间隔 1 分钟的二次血压测量的平均值。

代谢健康
身体活动、心肺适能与体脂肪比率

LOOK 研究也采集身体活动、心肺适能(cardiorespiratory fitness,CRF)与体脂肪比率等指标。这些代谢因子的测量在"儿童期压力、抑郁与心血管疾病风险"章节中详述。简短说明,身体活动测量方法为连续佩戴计步器 7 天;CRF 测试使用 20 米多阶段往返穿梭测试(multi-stage shuttle test,MSST);体脂率使用 X 线双能骨密度仪(DEXA,Hologic Discovery QDR Series,Hologic Inc.,Bedford,MA,USA)测定。这些测量模型对基线测量(六年级时)可能对变异量造成影响的效果进行调整。其他伴随变量,如性别、身体活动、CRF、青春期、收缩压及体脂肪比率,则视为心血管指标的潜在混淆变量。

青少年压力、抑郁与心血管疾病风险概要:LOOK 研究的证据

对儿童期与青春期的过渡时期关注,研究者首先研究了心理社会压力与抑郁对重要 CVD 预测指标——内皮功能与 PWV(动脉僵硬度)——的影响。由于研究团队在既往研究中已报告身体活动、CRF 与体脂肪比率等变量对血源性 CVD 风险因子的影响(Telford et al. 2014),可借此机会探讨心理社会压力与抑郁对身体活动、CRF 与体脂肪比率的影响。这部分研究中,对六年级(11~13 岁)与十年级(15~17 岁)儿童进行指标测量。六年级时,520 名学生(男性 265 人,女性 255 人)完成所有测试;4 年后随访,十年级时完成所有测量的学生为 263 人(男性 125 人,女性 138 人);样本的脱落对本研究的感兴趣变量影响不大,脱落的主因为搬家,或是随访测试时受访者缺席。

表 1 可见受访者在基线(六年级)与 4 年后随访(十年级)时的特征。首先,研究者观察到的是由六年级到十年级之间伴随成长出现的心理状态改变。抑郁表现(76% 受访者)与心理社会压力(57.9% 受访者)在多数受访者身上表现明显,而部分儿童都抑郁表现即使未达到临床诊断标准,仍可对个体造成困

扰。但是,如表 2 所总结,这个情况不是普遍出现在所有受访者身上,而是随时间发展的。这种心理健康状态改变与儿童时期的观察结果冲突;该时段的表现为 7~12 岁之间抑郁、压力的减缓。此表现与既往对青少年的研究相呼应,提示这个阶段为心理易损期,可能产生心理健康问题[ABS,2007;World Health Organization(WHO)2012]。与儿童期观察结果类似,抑郁症状与压力表现相似:压力水平与抑郁水平可随时间产生波动。

表 1　依年龄、性别分别统计的心理社会与躯体特征;
数据记录方式平均值(括弧内为标准差)

变量	六年级	十年级
抑郁		
男性	22.84(3.24)	26.10(4.18)
女性	23.04(3.14)	27.28(4.38)
心理社会压力		
男性	80.54(21.41)	81.26(17.46)
女性	83.80(19.78)	
内皮功能		
男性	无	2.20(0.60)
女性	无	2.21(0.63)
脉搏波传导速度		
男性	5.04(1.97)	5.17(0.69)
女性	4.99(1.84)	4.95(0.58)
收缩压(mmHg)		
男性	115.79(11.81)	127.07(9.08)
女性	116.02(11.45)	116.90(8.36)
身体活动量[a]		
男性	12 255(3 744)	9 071(3 264)
女性	10 064(3 438)	8 183(2 664)
心肺适能[b]		
男性	6.39(2.14)	9.01(2.71)
女性	5.48(1.77)	5.86(1.93)
体脂肪比率		
男性	24.44(7.20)	17.46(7.13)
女性	27.65(6.36)	31.29(6.08)

[a] 身体活动量原始数据:每天步行步数。
[b]CRF 原始数据:完成 MSST 测试回数。

表 2　受访者在儿童期过渡至青少年时期压力与抑郁的改变

量表	症状减轻	症状加重	症状稳定
压力	38.4%	57.9%	3.7%
抑郁	17.9%	76%	6.1%

一般而言，Endo-PAT 测量所得的受访者内皮功能属于"健康区间"。Endo-PAT 生产商建议的反应性充血测试参考值为 1.67，低于该数值为内皮功能失调（Itamar-Medical 2015）。此数值为成人的临床评估数据，同数据在青少年人群中的显著性尚未验证。因此，使用此参考值作为年轻人群的评估标准仍需谨慎，研究数据可能引起议论。LOOK 研究的青少年受访者中，20.7% 的 RHI 指数为 1.67 以下，提示可能存在内皮功能紊乱。19.2% 的受访者的 RHI 指数在 1.68+2.00 区间；此区间在成人群体内也属于功能失调（Bruyndonckx et al. 2013）；其余 60.1% 的受访者的内皮功能属于健康范围。

动脉僵硬度指标中，23.8% 的受访者 PWV 分数减低，0.4% 未见明显改变，73.2% 有所提升（提示动脉僵硬度升高），而全样本 PWV 升高 0.14m/s（标准差 =1.91）。现阶段尚未针对青少年设有具临床意义的 PWV 参考值。既往研究中的平均 PWV 值较 LOOK 研究稍高，本章节内探讨其他研究的 PWV 值区间为 5.17~7.8m/s（Chen et al. 2012；Dietz，Matthews 2011；Midei，Matthews 2009）。

就生活方式与代谢因子而言，CRF 在随着儿童进入青少年、高中阶段期间提升，男性提升高于女性；此阶段中，男性、女性的身体活动量有微量、不显著的减少。如表 1 所示，男性的活动量显著较大，而这个差异自儿童时期就存在（Telford et al. 2013）。最后，女性的体脂肪比率在这个阶段显著升高，男性则显著减低。这些成分存在性别差异，因此，也需将性别作为考量要素，分析压力与抑郁对受试者的影响。

心理状态改变（压力、抑郁）对心血管功能与风险标志物的影响

在儿童期至青少年的过渡期，LOOK 研究的数据未能发现样本中压力与抑郁对心血管功能指标造成影响。纵向探讨压力与抑郁对动脉僵硬度的影响，六年级到十年级之间抑郁、压力的改变对动脉僵硬度改变未造成影响。另外，10 岁样本的断面分析也未见社会心理压力与抑郁在青少年晚期对内皮功能或动脉僵硬度有显著影响。

这个阶段，抑郁状态改变对 CRF 与体脂肪比率有显著影响，而对身体活动无明显影响。抑郁症状加重与 CRF 减退、体脂肪比率上升有关；这些相关

性在对潜在干扰变量（CRF 根据年龄、身高进行校正；对身体活动根据体脂肪比率和性别进行校正）进行调整前后差异皆明显；然而，现有证据不足以提示心理社会压力对 CRF、身体活动或体脂肪比率可造成影响。

　　现阶段总结，青少年阶段 LOOK 研究的数据提示，儿童在 12 岁时已可有压力与抑郁体验，在身体不健康、体重较重的儿童中更明显。现有证据未能提示压力与抑郁对心血管功能可造成直接影响，然而，研究使用的量表可能有敏感性不足的问题。考量到抑郁与体脂肪比率的关联性，本研究既往的结果提示下列改变的重要性：①体脂肪比率对其他风险因子的影响，如胆固醇（Telford et al. 2014）；②身体活动、体脂肪比率与血液和其他 CVD 危险因子的关系（Sakuragi et al. 2009）。现阶段暂不能排除儿童、青春期抑郁和心理社会压力对后期发展 CVD 的风险的影响。

　　本文中提出的参考文献支持现有观点；然而本研究中有数种可能使 LOOK 研究数据未能产生既往"心理因素影响心血管功能"的结果，包含使用的测量工具可能无法有效捕捉心理痛苦。显然，LOOK 研究的数据采集主要依赖于儿童、青少年的自我陈述；后期研究可运用更细致的临床访谈，对情绪低落与临床抑郁的儿童进行鉴别。本研究采集数据的规模较大，有运筹困难，且无详细访谈系统。另外，本研究的受访者较其他研究年轻，受访者可能对研究理解困难，或是无法具体形容自己的心理状态改变；CVD 风险指标，如动脉僵硬度与内皮功能的改变，在此样本中也可能受到年龄影响。样本的年龄可能导致全样本的一致性提高，心血管功能失调的发生率减低，导致心理与心血管健康之间关联性的分析结果偏倚。

　　基于此观察结果，LOOK 研究的资料提供了证据证明童年时期过渡至青少年时期可导致压力与抑郁表现加重，但全体受访者体验到的压力与抑郁症状，仍可归类于"心理上健康"范畴。研究者认为，受访者感到的压力与抑郁症状总体上未达可直接影响心血管功能的严重程度。LOOK 研究的潜在优势在于随访研究设置可延伸至成年期，待心血管疾病"不幸地"发作后进行回顾性探讨。现阶段数据更适合进行儿童、青少年时期抑郁与压力症状对 CVD 风险进行解读。

结论

　　研究者的回顾提示儿童与青少年时期的精神健康对心血管健康的影响相关研究不足。LOOK 研究的结果暂无法揭示社会心理压力与抑郁表现对健康儿童与青少年的心血管功能是否造成直接影响，但抑郁与其他研究中提示可能成为 CVD 的危险因子，如肥胖、低健康状态等因素的相关性，提示心理健康在 CVD 早期的重要性。只有通过如 LOOK 研究的持续随访才能验证儿童期压力与抑郁的临床重要性。

（吴士豪 译，马文林、张悠扬 校）

参考文献

Allen, M. T., & Patterson, S. M. (1995). Hemoconcentration and stress: A review of physiological mechanisms and relevance for cardiovascular disease risk. *Biological Psychology, 41*, 1–27.

Allison, K. R., Adlaf, E. M., Irving, H. M., Hatch, J. L., Smith, T. F., Dwyer, J. J., & Goodman, J. (2005). Relationship of vigorous physical activity to psychologic distress among adolescents. *Journal of Adolescent Health, 37*, 164–166. doi:10.1016/j.jadohealth.2004.08.017.

Australian Bureau of Statistics. (2007). *Mental health of young people* (Report No. 4840.0.55.001). Retrieved from. http://www.abs.gov.au/ausstats/abs@.nsf/mf/4840.0.55.001/.

Baum, A., & Posluszny, D. M. (1999). Health psychology: Mapping biobehavioral contributions to health and illness. *Annual Review of Psychology, 50*, 137–164.

Bonetti, P. O., Pumper, G. M., Higano, S. T., Holmes, D. R., Kuvin, J. T., & Lerman, A. (2004). Noninvasive identification of patients with early coronary atherosclerosis by assessment of digital reactive hyperemia. *Journal of the American College of Cardiology, 44*, 2137–2141.

Bruyndonckx, L., Radtke, T., Eser, P., Vrints, C. J., Ramet, J., Wilhelm, M., & Conraads, V. M. (2013). Methodological considerations and practical recommendations for the application of peripheral arterial tonometry in children and adolescents. *International Journal of Cardiology, 168*, 3183–3190. doi:10.1016/j.ijcard.2013.07.236.

Byrne, D., & Mazanov, J. (2003). Adolescent stress and future smoking behaviour: A prospective investigation. *Journal of Psychosomatic Research, 54*, 313–321.

Byrne, D. G., Davenport, S. C., & Mazanov, J. (2007). Profiles of adolescent stress: The development of the adolescent stress questionnaire (ASQ). *Journal of Adolescence, 30*, 393–416. doi:10.1016/j.adolescence.2006.04.004.

Byrne, D. G., Thomas, K. A., Burchell, J. L., Olive, L. S., & Mirabito, N. S. (2011). Stressor experience in primary school-aged children: Development of a scale to assess profiles of exposure and effects on psychological well-being. *International Journal of Stress Management, 18*, 88–111. doi:10.1037/a0021577.

Cartwright, M., Wardle, J., Steggles, N., Simon, A. E., Croker, H., & Jarvis, M. J. (2003). Stress and dietary practices in adolescents. *Health Psychology, 22*, 362–369.

Chen, Y., Dangardt, F., Osika, W., Berggren, K., Gronowitz, E., & Friberg, P. (2012). Age- and sex-related differences in vascular function and vascular response to mental stress. Longitudinal and cross-sectional studies in a cohort of healthy children and adolescents. *Atherosclerosis, 220*, 269–274. doi:10.1016/j.atherosclerosis.2011.10.030.

Dietz, L. J., & Matthews, K. A. (2011). Depressive symptoms and subclinical markers of cardiovascular disease in adolescents. *Journal of Adolescent Health, 48*, 579–584.

Dong, M., Giles, W. H., Felitti, V. J., Dube, S. R., Williams, J. E., Chapman, D. P., & Anda, R. F. (2004). Insights into causal pathways for ischemic heart disease: Adverse childhood experiences study. *Circulation, 110*, 1761–1766. doi:10.1161/01.cir.0000143074.54995.7f.

Eiland, L., & Romeo, R. D. (2013). Stress and the developing adolescent brain. *Neuroscience, 249*, 162–171. doi:10.1016/j.neuroscience.2012.10.048.

Ghiadoni, L., Donald, A. E., Cropley, M., Mullen, M. J., Oakley, G., Taylor, M., . . . Deanfield, J. E. (2000). Mental stress induces transient endothelial dysfunction in humans. *Circulation, 102*, 2473–2478.

Goldfield, G. S., Henderson, K., Buchholz, A., Obeid, N., Nguyen, H., & Flament, M. F. (2011).

Physical activity and psychological adjustment in adolescents. *Journal of Physical Activity and Health, 8,* 157–163.

Gottdiener, J. S., Kop, W. J., Hausner, E., McCeney, M. K., Herrington, D., & Krantz, D. S. (2003). Effects of mental stress on flow-mediated brachial arterial dilation and influence of behavioral factors and hypercholesterolemia in subjects without cardiovascular disease. *American Journal of Cardiology, 92,* 687–691.

Grant, K. E., Compas, B. E., Stuchlmacher, A. F., Thurn, A. E., McMahon, S. D., & Halpert, J. A. (2003). Stressors and child and adolescent psychopathology: Moving from markers to mechanisms of risk. *Psychological Bulletin, 129,* 447–466.

Grant, K. E., Compas, B. E., Thurn, A. E., McMahon, S. D., & Gipson, P. Y. (2004). Stressors and child and adolescent psychopathology: Measurement issues and prospective effects. *Journal of Clinical Child & Adolescent Psychology, 33,* 412–425.

Grippo, A. J., & Johnson, A. K. (2002). Biological mechanisms in the relationship between depression and heart disease. *Neuroscience & Biobehavioral Reviews, 26,* 941–962. doi:10.1016/s0149-7634(03)00003-4.

Grippo, A. J., & Johnson, A. K. (2009). Stress, depression and cardiovascular dysregulation: A review of neurobiological mechanisms and the integration of research from preclinical disease models. *Stress, 12,* 1–21. doi:10.1080/10253890802046281.

Heitzer, T., Schlinzig, T., Krohn, K., Meinertz, T., & Münzel, T. (2001). Endothelial dysfunction, oxidative stress, and risk of cardiovascular events in patients with coronary artery disease. *Circulation, 104,* 2673–2678. doi:10.1161/hc4601.099485.

Itamar-Medical. (2015). Retrieved 20 Jan 2015, from http://www.itamar-medical.com/Support/FAQ_EndoPAT%E2%84%A2.

Korkeila, J., Vahtera, J., Korkeila, K., Kivimaki, M., Sumanen, M., Koskenvuo, K., & Koskenvuo, M. (2010). Childhood adversities as predictors of incident coronary heart disease and cerebrovascular disease. *Heart, 96,* 298–303. doi:10.1136/hrt.2009.188250.

Kovacs, M. (1982). *The children's depression inventory.* Toronto: Multi-Health Systems.

Kovacs, M. (1992). *Children's depression inventory manual.* North Tonawanda: Multi-Health Systems.

Lerman, A., & Zeiher, A. M. (2005). Endothelial function: Cardiac events. *Circulation, 111,* 363–368.

Logan, J. G., Barksdale, D. J., Carlson, J., Carlson, B. W., & Rowsey, P. J. (2012). Psychological stress and arterial stiffness in Korean Americans. *Journal of Psychosomatic Research, 73,* 53–58. doi:10.1016/j.jpsychores.2012.04.008.

Lopez-Duran, N. L., Kovacs, M., & George, C. J. (2009). Hypothalamic–pituitary–adrenal axis dysregulation in depressed children and adolescents: A meta-analysis. *Psychoneuroendocrinology, 3,* 1272–1283. doi:10.1016/j.psyneuen.2009.03.016.

Low, C. A., Salomon, K., & Matthews, K. A. (2009). Chronic life stress, cardiovascular reactivity, and subclinical cardiovascular disease in adolescents. *Psychosomatic Medicine, 71,* 927–931.

Mattace-Raso, F. U. S., van der Cammen, T. J. M., Hofman, A., van Popele, N. M., Bos, M. L., Schalekamp, M. A. D. H., . . . Witteman, J. C. M. (2006). Arterial stiffness and risk of coronary heart disease and stroke: The Rotterdam Study. *Circulation, 113,* 657–663. doi:10.1161/circulationaha.105.555235.

McKay, M. T., Percy, A., & Byrne, D. G. (2014). Support for the multidimensional adolescent stress questionnaire in a sample of adolescents in the United Kingdom. *Stress and Health.* doi:10.1002/smi.2570. early online.

Michaud, C., Kahn, J. P., Musse, N., Burlet, C., Nicolas, J. P., & Mejean, L. (1990). Relationships between a critical life event and eating behaviour in high-school students. *Stress Medicine, 6,* 57–64.

Midei, A. J., & Matthews, K. A. (2009). Social relationships and negative emotional traits are associated with central adiposity and arterial stiffness in healthy adolescents. *Health Psychology, 28,* 347–353.

Olive, L. S., Byrne, D. G., Cunningham, R. B., Telford, R. D., & Telford, R. M. (2014). *Depression and body image in children: Is physical activity beneficial and how is this translated into clinical practice? Lifestyle of our Kids study.* Paper presented at the Australian Conference Of Science And Medicine In Sport: Be Active, Canberra.

Osika, W., Montgomery, S. M., Dangardt, F., Wahrborg, P., Gan, L. M., Tideman, E., & Friberg, P. (2011). Anger, depression and anxiety associated with endothelial function in childhood and adolescence. *Archives of Disease in Childhood, 96*, 38–43. doi:10.1136/adc.2008.152777.

Pereira, V. H., Cerqueira, J. J., Palha, J. A., & Sousa, N. (2013). Stressed brain, diseased heart: A review on the pathophysiologic mechanisms of neurocardiology. *International Journal of Cardiology, 166*, 30–37. doi:10.1016/j.ijcard.2012.03.165.

Poitras, V. J., & Pyke, K. E. (2013). The impact of acute mental stress on vascular endothelial function: Evidence, mechanisms and importance. *International Journal of Psychophysiology, 88*, 124–135.

Sakuragi, S., Abhayaratna, K., Gravenmaker, K. J., O'Reilly, C., Srikusalankui, W., Budge, M. M., Telford, R. D., & Abhayaratna, W. P. (2009). Influence of adiposity and physical activity on arterial stiffness in healthy children: the lifestyle of our kids study. *Hypertension, 53*, 611–616.

Selamet Tierney, E. S., Newburger, J. W., Gauvreau, K., Geva, J., Coogan, E., Colan, S. D., & de Ferranti, S. D. (2009). Endothelial pulse amplitude testing: Feasibility and reproducibility in adolescents. *Journal of Pediatrics, 154*, 901–905. doi:10.1016/j.jpeds.2008.12.028.

Seldenrijk, A., van Hout, H. P., van Marwijk, H. W., de Groot, E., Gort, J., Rustemeijer, C., . . . Penninx, B. W. (2011). Depression, anxiety, and arterial stiffness. *Biological Psychiatry, 69*, 795–803.

Spieker, L. E., Hurlimann, D., Ruschitzka, F., Corti, R., Enseleit, F., Shaw, S., . . . Noll, G. (2002). Mental stress induces prolonged endothelial dysfunction via endothelin-A receptors. *Circulation, 105*, 2817–2820.

Su, S., Wang, X., Kapuku, G. K., Treiber, F. A., Pollock, D. M., Harshfield, G. A., . . . Pollock, J. S. (2014). Adverse childhood experiences are associated with detrimental hemodynamics and elevated circulating endothelin-1 in adolescents and young adults. *Hypertension, 64*, 201–207. doi:10.1161/hypertensionaha.113.02755.

Takase, B., Akima, T., Uehata, A., Ohsuzu, F., & Kurita, A. (2004). Effect of chronic stress and sleep deprivation on both flow-mediated dilation in the brachial artery and the intracellular magnesium level in humans. *Clinical Cardiology, 27*, 223–227.

Telford, R. D., Bass, S. L., Budge, M. M., Byrne, D. G., Carlson, J. S., Coles, D., . . . Waring, P. (2009). The lifestyle of our kids (LOOK) project: Outline of methods. *Journal of Science and Medicine in Sport, 12*, 156–163. doi:10.1016/j.jsams.2007.03.009.

Telford, R. M., Telford, R. D., Cunningham, R. B., Cochrane, T., Davey, R., & Waddington, G. (2013). Longitudinal patterns of physical activity in children aged 8 to 12 years: The LOOK study. *The International Journal of Behavioral Nutrition and Physical Activity*, 10. doi:10.1186/1479-5868-10-81.

Telford, R. D., Cunningham, R. B., Waring, P., Potter, J. E., Hickman, P. E., Telford, R. M., & Abhayaratna, W. P. (2014). Sensitivity of blood lipids to changes in adiposity, fitness and diet: The LOOK longitudinal study. *Medicine and Science in Sports and Exercise.* doi:10.1186/1479-5868-10-81. Epub ahead of print.

Tomfohr, L. M., Martin, T. M., & Miller, G. E. (2008). Symptoms of depression and impaired endothelial function in healthy adolescent women. *Journal of Behavioral Medicine, 31*, 137–143. doi:10.1007/s10865-007-9141-4.

Tomfohr, L. M., Murphy, M. L., Miller, G. E., & Puterman, E. (2011). Multiwave associations between depressive symptoms and endothelial function in adolescent and young adult females. *Psychosomatic Medicine, 73*, 456–461. doi:10.1097/PSY.0b013e3182228644.

Vlachopoulos, C., Kosmopoulou, F., Alexopoulos, N., Ioakeimidis, N., Siasos, G., & Stefanadis, C. (2006). Acute mental stress has a prolonged unfavorable effect on arterial stiffness and wave reflections. *Psychosomatic Medicine, 68*, 231–237.

Vlachopoulos, C., Aznaouridis, K., & Stefanadis, C. (2010). Prediction of cardiovascular events and all-cause mortality with arterial stiffness: A systematic review and meta-analysis. *Journal of the American College of Cardiology, 55*, 1318–1327. doi:10.1016/j.jacc.2009.10.061.

World Health Organisation. (2012). *Risks to mental health: An overview of vulnerabilities and risk factors*. Retrieved from http://www.who.int/mental_health/mhgap/risks_to_mental_health_EN_27_08_12.pdf.

第6章　居丧与心血管疾病

Roger Bartrop,Thomas Buckley,Geoffrey H. Tofler

目录

摘要

　　来自当地报纸一则告示:"医师在家中意外死亡。与他结婚45年的妻子在4天前死亡。该名医师的专业能力、手术能力以及对患者、家属的关心都广为人知。"

　　长久以来,至亲者死亡可对家庭造成不良的健康风险,包括心血管事件发生率上升,但其机制尚不明确。死亡率在居丧期开始的数周最高,但是死亡率升高的风险可一直持续至家属死亡 6 个月后。现阶段相关研究困难，但是已发现在居丧早期有神经内分泌激活、血流动力学和血栓形成前期改变、睡眠模式改变及免疫系统失调等都可使心血管疾病风险升高。在理解潜在机制与生理学改变后，需要进行后期实验，降低居丧期的不良健康风险。

关键词

居丧（Bereavement）·神经内分泌（Neuroendocrine）·睡眠（Sleep）·免疫（Immune），血栓形成前期（Prothrombotic）·心率（Heart Rate）·心血管疾病风险（Cardiovascular Risk）

引言

至亲者死亡是一项普遍存在，可造成重大压力的事件，居丧者常需进行重大的精神、社交调整（Stroebe et al. 2007）。主流媒体，乃至科学读物，均将居丧期家属的死亡描述为"伤心至死"。既往严谨的流行病学研究提示，丧偶者的死亡率升高，但这种风险也备受争议，被认为是与居丧相关，而不是直接由居丧导致（Buckley et al. 2010）。居丧反应，也被称为哀伤；当居丧者认为死者是从常人无法忍耐的痛苦中解脱时，哀伤可短至数周，也可长至数月，甚以年计的慢性精神痛苦。居丧反应对于存活的配偶可非常复杂；丧偶者可能需同时调整被扰乱的家庭生活、经济不稳定性及既往活动受限等改变（Stroebe et al. 2007）。除物质上的改变，社会孤立也可能在远期进一步影响心血管健康（Bunker et al. 2003）。子女死亡造成居丧反应的严重程度远比丧偶造成的反应强烈（Goodenough et al. 2004；Miyabayashi，Yasuda 2007）。

近期，情绪应激已被证实与促进动脉粥样硬化和心血管疾病（cardiovascular disease，CVD）事件有强烈关联性。病例对照研究 INTERHEART 纳入全球 52 国共 11 119 例急性心肌梗死（acute myocardial infraction，AMI）患者，其中感知生活压力源与抑郁源共占了冠心病（coronary heart disease，CHD）人群特异风险（population attributable risk，PAR）的 32.5%，此风险与吸烟人群相近，超过高血压病（17.9%）与糖尿病（9.9%）（Yusuf et al. 2004）。行为变量在 CVD 中扮演的角色已是长久以来的讨论话题。一项澳大利亚国家心脏基金会立场声明（Bunker et al. 2003）指出急性生活应激事件可能诱发 CVD 事件，但相关研究无法量化应激事件的严重程度。此后，更多研究成果支持急性应激源与 CVD 的关联性（Glozier et al. 2013）。急性心理应激可能借由心率、血压的急剧上升，导致心肌耗氧量与斑块破裂风险增加、血管收缩、血栓前效应，使 AMI 风险升高（Tofler et al. 2012）。

心肌梗死（myocardial infraction，MI）最高风险时期需要前沿防护措施（Tofler，Muller 2006）。然而，对这一已知的危险期失察失策，也使临床中未能出现可应用的防治措施。

本文将讨论居丧早期 CVD 风险升高的证据，并借此指出易感人群中的危险因子。另外，需针对这些危险因子的可能机制制定"悲痛的应激源可触发急性 CVD 事件"假设，并以此为起点，提示未来研究方向。

居丧与丧偶者的死亡风险

大部分研究报告早期居丧超额死亡率的问题都是借由研究丧偶者的生活记录而进行研究（Buckley et al. 2010）。Young 等（1963）提出一份早期研究报告，其中对 4 486 名 55 岁以上的丧偶者进行追踪研究，并将其死亡率与已婚男性对比。其中，丧偶 6 个月内，丧偶者群体中多出 66 名死亡者，相对风险比值约为 1.39，其后未出现显著差异。后期回顾性队列研究与病例对照研究证实此时间段居丧者的死亡率有所提高。Parkes 等（1969）在 4 500 名丧偶者的追踪研究中发现，22.5% 的丧偶者与死者的死亡原因为同类型疾病（CVD 较常见），此现象并非随机出现。这种现象可能为体型相似的个体相互吸引，而环境理论则认为丧偶者与配偶共享不健康环境、饮食与社会因素（Genevro et al. 2004）。但在探讨这些危险因素时，有些社会工作人员发现对配偶因素进行调整（Schaefer et al. 1995），以及环境影响造成的偏差、共享的生活模式、意外、年龄、种族与教育水平等因素均进行调整后，当事人的风险只得到最低限度的改善（Manor，Eisenbach 2003；Martikainen，Valkonen 1996）。

虽然居丧者死亡率在居丧后 6 个月内偏高，但死亡率最高的时间似乎是居丧后数周（Christakis，Iwashyna 2003；Hart et al. 2007）。伦弗鲁 / 佩斯利研究（The Renfrew/Paisley Study）中，丧偶者对已婚者的相对风险是 1.27，死于 CVD 或是 CHD 的风险在调整过已知心脏病风险后，前 6 个月风险仍然最高（相对风险分别是 1.21 和 1.31）（Hart et al. 2007）。但在一项研究居丧超过 4 年，年龄长于 70 岁女性研究得相对风险降为 0.64（Lichtenstein et al. 1998）。

心肌梗死发病研究（myocardial Infraction Onset Study，MIOS）纳入 1 985 名躯体症状提示患有 AMI 的患者研究；其中，270 人（13.6%）诉过去 6 个月内经历居丧（亲近的亲戚或友人），其中 19 人在 MI 发作前 1 天有居丧体验。使用交叉设计在自匹配样本中比较居丧后历时与 MI 发作频率，可见居丧 1 天之内的 MI 发作率较其后任何时间的发病率提高 21.1 倍（95% 可信区间：13.1~34.1），其后呈递减趋势（Mostofsky et al. 2012）（图 1）。相对风险在第 1 个月内为 4 倍，居丧后 3 个月仍偏高。血管成像数据在此样本中难

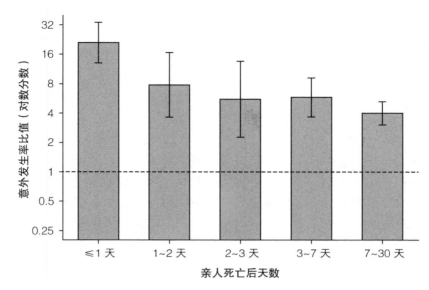

图 1 居丧后急性心肌梗死相对风险。(数据采自 Mostovsky et al. 2014)

以取得,而有些心脏事件,特别是居丧后第 1 天,可能是应激性心肌病(stress cardiomyopathy),而非冠状动脉血栓导致(Glozier et al. 2013;Lindsay et al. 2010;Mostofsky et al. 2012)。

风险预测因子

由于女性较男性长寿,丧偶在女性中较常见。但是,男性风险较女性高,特别是在丧偶后 6 个月内(Manor,Eisenbach 2003)。研究显示,风险增加可见于所有年龄层,而年轻(未满 54 岁)与高龄(超过 75 岁)男性的风险则最高。居丧女性中,死亡率增加现象可见于所有年龄层,而未满 75 岁的女性在丧偶后可能死于 CHD 相关疾病的风险最高(Lichtenstein et al. 1998)。虽然不可预测的丧偶事件可能导致后续不良事件的风险高于死亡风险,此现象的报告并不一致,且可作为未来研究方向的主要疑问(Christakis,Iwashyna 2003)。社会支持减弱可能与 CVD 风险提升有关(Bunker et al. 2003)。一项研究提示,有1~3 名子女的女性较无子女或子女多于 3 名的女性风险更低,提示无子女可能导致社会支持减弱,而超过 3 名子女可能导致居丧压力加重,以及后续死亡风险升高(Manor,Eisenbach 2003)。

居丧期的心理危险因素

居丧早期常与精神压力关联,并可以抑郁、焦虑、愤怒等表现为症状(Buckley et al. 2009;Maciejewski et al. 2007)。

抑郁

抑郁症状常在居丧后数月减退,但少数在 6 个月后症状仍无法得到缓解(Buckley et al. 2009;Maciejewski et al. 2007)。抑郁症与抑郁症状的单一性常与CVD 风险升高有关(Rozanski et al. 1999;Lichtman et al. 2008)。虽然两者的相关性仍需要进一步阐述,已有学者对抑郁期间 CVD 风险升高的现象提出潜在机制,其中包含了行为风险、用药非依从性、吸烟、活动减少,以及直接的生物学机制,包括丘脑 - 垂体 - 肾上腺(hypothalamic-pituitary-adrenal,HPA)轴功能失调、炎症反应,以及血栓前期改变、饮食、Omega-3- 脂肪酸水平降低以及心率变异性降低等改变导致心律失常风险增加(Rozanski et al. 1999;Steptoe et al. 2006)。

焦虑

与抑郁表现类似,焦虑表现也在居丧后数月内到达峰值,其后慢慢缓解(Gerra et al. 2003;Buckley et al. 2009;Maciejewski et al. 2007)。既往有学者提出,焦虑与心源性猝死风险升高有关(Rozanski et al. 1999)。与其他社会心理风险因子相比,焦虑并未被大量研究,但美国一项研究,采集 33 999 名 42~77岁入组时无明确躯体疾病诊断的男性健康专业人员,进行 2 年追踪研究,发现有严重恐惧性焦虑表现受访者致死性 CVD 的年龄相关相对风险是低恐惧性焦虑受访者的 3 倍(Kawachi et al. 1994)。MIOS 研究中,MI 后受访患者中有5% 报告在 MI 发作前 2 小时曾有在标准化后评分高于第 75 百分位的焦虑症状(Mittleman et al. 1995)。利用个案交叉设计方法,将患者发病前 2 小时的情况与前 24 小时对比,发现发病前 2 小时的相对风险为 1.6 倍(95% CI 1.1~2.2倍)。后续证据也显示,焦虑症状越严重,心脏病相关的预后越差(Benninghovenet al. 2006)。交感神经兴奋引起致命性心律失常发生可能为焦虑水平升高时心血管风险增加的潜在通路,加之不健康行为,可进一步提高心脏事件风险(Rogowski et al. 2007)。

愤怒

居丧后,挫折感激化愤怒表现并不少见;其中,有研究提示,居丧者的愤怒可在居丧后 5 个月达到高峰(Maciejewski et al. 2007)。MIOS 研究中,39 名心肌梗死患者（总样本的 2.4%）诉在 MI 发作前 2 小时，患者在 7 分的愤怒量表中有过 5 分的得分。MI 发作前 2 小时与前 24 小时相比，相对风险是 4.0（95% CI：1.9~9.4）（Mittleman et al. 1995）。急性愤怒与 MI 的相关性也在一项 700 例样本的瑞典研究中被报道（Moller et al. 1999），暴怒后 1 小时内，相对风险为 9.0（95% CI：4.4~18.2）。相关机制可包含交感神经兴奋导致心率、血压上升，血管收缩时间延长，加重内皮细胞功能障碍，以及血栓前状态（Tofler et al. 2012；Mostovsky et al. 2014）。

居丧期行为改变

既往报道提示，居丧时出现的厌食可能造成营养或保健行为改变，造成丧偶男性心血管疾病风险升高（Shahar et al. 2001；Parkes et al. 1969）。悉尼居丧人士心血管疾病研究（Sydney-based Cardiovascular Health in Bereavement Study，CARBER 1）提示，居丧早期，受访者可有食欲与胆固醇水平降低的表现（Buckley et al. 2009）。居丧人群酒精使用量上升，男性较女性明显（Stroebe et al. 2007）。Mor 等（1986）报告，以丧偶为主要人群的研究中，6% 报告酒精使用量增加，18% 报告使用抗焦虑药物。CARBER 1 研究中，19% 的居丧者报告居丧期首 2 周酒精使用量上升，男性使用量上升率较女性高（Buckley et al. 2009）。但酒精使用量与 CVD 风险的关系复杂，仍需后续研究（Baer et al. 2002）。CARBER 1 研究中的数个研究机构报告居丧期的睡眠习惯改变（Buckley et al. 2009）（图 2）。睡眠紊乱可能成为慢性问题，造成部分个体功能减退，但大

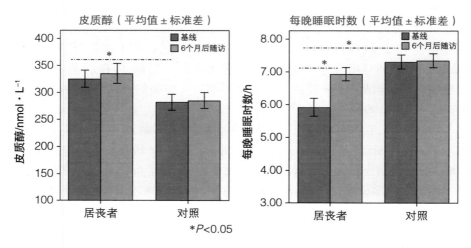

图2 皮质醇水平与自陈睡眠时数（数据采自 Buckley et al. 2009）。CARBER 1 研究中，居丧组与对照组在居丧 2 周（入组时）与 6 个月随访中清晨血清皮质醇水平与自陈睡眠时数比较

部分情况单纯的受访者可回归到居丧前的睡眠水平（Richardson et al. 2003）。睡眠障碍是抑郁症状的突出特征，可影响超过 80% 患者（Armitage，Hoffmann 2001）。居丧期睡眠保持正常者较少发生抑郁（Armitage，Hoffmann 2001）。既往研究（Riemann et al. 2001）提示睡眠与抑郁症状为双向作用关系；HPA 轴应激反应增强可导致睡眠时间减少，进而加重抑郁症状。回顾睡眠减少与炎症反应（Irwin et al. 2006）以及与 CVD 风险关联性（Taylor et al. 2003），需持续研究居丧早期生理节律改变与睡眠减少对 CVD 风险的影响。

居丧期的生物学改变

皮质醇

　　居丧期皮质醇水平升高（Irwin et al. 1988；Nicolson 2004）与生活质量呈负相关（Breier 1989）。CARBER 1 研究提示，丧偶 2 周后与 6 个月后的皮质醇水平均较对照组高。男性样本中，皮质醇水平升高与酒精使用相关（Buckley et al. 2009）（见图 2）。以皮质醇与 CVD 的潜在关联性为出发点，皮质醇对居丧早期的健康风险仍需进一步研究支持。

免疫学与炎性改变

　　免疫反应改变在居丧期间的改变已得到详述。第一项报告免疫反应改变的研究发现居丧 2 周与 8 周时，淋巴细胞对促有丝分裂刺激的反应力减退（Bartrop et al. 1977）。其后也发现 T 细胞亚群与 NK 细胞活性也在居丧期间减退（Goodkin et al. 1996；Irwin et al. 1988；Linn et al. 1984）；虽机制不详，这些改变可使 CVD 风险升高。Bartrop 等（1977）报告居丧期 T 细胞反应改变；而 Schleifer 等（1983）报告这种改变在居丧后 6 个月不明显，但在居丧 12 个月后改变明显；同样结果在居丧的男同性恋者 HIV-1 感染的纵向研究中得到重复（Goodkin et al. 1996）。

　　居丧期间，T 细胞增殖速度减退，但白细胞绝对数改变在不同研究中有出入（Gerra et al. 2003；Irwin et al. 1988；Spratt，Denney 1991）。Spratt 和 Denney（1991）的研究指出白细胞亚群的改变非常微小，而丧子可带来与其他的居丧种类不同的生理学反应；也有其他研究报告 NK 细胞活性减退与居丧有关（Gerra et al. 2003；Irwin et al. 1988）。抑郁症评分提高与一系列炎症反应参数相关，包含居丧女性的抑制性 / 细胞毒性 T 细胞绝对数下降、辅助性 T 细胞与抑制性 / 细胞毒性 T 细胞比率上升以及居丧 4~6 周免疫球蛋白水平与淋巴细胞反应减退（Irwin et al. 1988；Linn et al. 1984）。

　　近期研究结果提示嗜中性(非特异性炎症)细胞数量增加(Buckley et al. 2012a),但功能可下降(Khanfer et al. 2011)。一项研究发现,丧亲 2 个月后,24 名老年居丧者的嗜中性粒细胞过氧化物产物降低,提示在老年人群中,免疫系统在居丧早期中对抗原的反应能力产生变化(图 3)(Khanfer et al. 2011)。

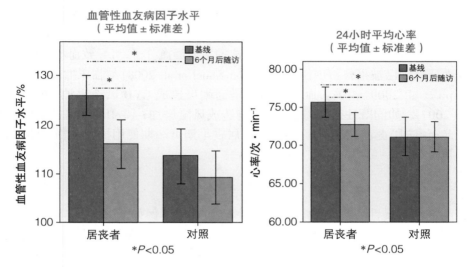

图 3　CARBER 1 研究中,居丧 2 周(入组)与 6 个月后随访,居丧人群与非居丧对照的血管性血友病因子水平(vWF-ag)与 24 小时平均心率。(数据采自 Buckley et al. 2011, 2012a)

　　CARBER 1 研究中,与非居丧对照相比,居丧早期受试者的嗜中性粒细胞计数在居丧 2 周后显著上升,而在 6 个月后恢复到与非居丧者相同水平(Buckley et al. 2012a)。吸烟与细胞数增高改变相关,突显健康行为改变与生物反馈的复杂关联性。居丧期间,白细胞数升高的重要性仍不明确,后续也可针对各个不同炎症反应进行研究;炎症反应在动脉粥样硬化中有重要作用,而炎症指标志物,包含白细胞,可与心血管病死亡相关,各个指标都可再继续研究(Ridker et al. 1997)。

　　未释然的伤痛也可与免疫反应改变有关。一项研究中,与伤痛等级较低的样本对比,同时有伤害 - 回避型人格特质与慢性烦躁心境的个案在居丧 6 个月后的免疫反应较弱(Gerra et al. 2003)。一项美国的研究提示,个体对居丧的应对方式也是免疫功能的决定性因素(Goodkin et al. 2001)。

　　既往居丧早期免疫功能相关的研究中,评估时间提示免疫失衡并不是居丧的立即反应。居丧数周以内的评估提示流通的炎性细胞(嗜中性粒细胞与巨噬细胞)数增加,但淋巴细胞与 NK 细胞数量未见明显改变。然而,在居丧

1~2 个月后,免疫反应(淋巴细胞与 NK 细胞功能)减退,而在居丧 6 个月后,除了伤痛未得到慰藉、持续表现高度伤痛反应的居丧者以外,其余个案的免疫与炎症反应均可回归到正常水平。

血栓形成前期

血管性血友病因子(von Willebrand factor,vWF)水平与血小板活性的升高可在居丧早期有所表现,而在 6 个月后,两项指标均可降低(Buckley et al. 2012)(见图 3)。vWF 是有内皮细胞合成的主要凝血分子,可导致血小板凝集,其他研究中已被报告与创伤后应激(von Kanel et al. 2008)与临床抑郁(Morel-Kopp et al. 2009)相关。血小板活性增高则可造成 CVD 风险增加(Wang et al. 2007)。如同既往研究,过渡期可能造成风险增加,(Tofler,Muller 2006),因此,预防居丧者 CVD 的途径之一为居丧早期可短期使用抗栓药物,如阿司匹林。

心率

急性与慢性心理应激皆可与心率增加有关。例如,暴露在实验室环境的焦虑症状可导致心率加快(Cumming et al. 2007),而在部队的学习期间也可造成类似的压力(Falaschi et al. 2003)。相同的,愤怒也可导致心率加快(Fredrickson et al. 2000)。

CARBER 1 研究中,24 小时心电监护提示急性居丧者与非居丧对照相比,心率明显增快,而在居丧 6 个月后,居丧者的心率可恢复到非居丧状态水平(Buckley et al. 2012a)(见图 3)。心率加快也与皮质醇和焦虑水平相关,提示心率增快可由 HPA 轴激活调控。另一项研究中,10 名居丧者在居丧 2 个月与24 个月后接受评估,居丧者在 5 分钟区间内的静息心率明显较抑郁、非抑郁样本高(O'Connor et al. 2002)。

心率加快与斑块破裂、CVD 发作等临床表现有关,因此居丧人群早期的心率加快是 CVD 的高风险因子(Heidland,Strauer 2001)。该研究指出,控制其他危险因素后,处于急性居丧期的 CVD 患者在 24 小时心电监护中发现心率每分钟增加 5 次以上的受访者,发生心血管事件的风险上升 14%。作者的研究组成员发现,控制心率药物可有效降低控制心率;虽然这个现象是显而易见的,但是对居丧早期的受访者,特别是有 CVD 风险者而言,控制心率药物可有保护作用(Buckley et al. 2012a)。心率加快在既往研究中已被证实与心血管疾病发病率、死亡率(Kizilbash et al. 2008)、冠状动脉斑块破裂等风险增加有关(Heidland,Strauer 2001)。

心率变异性

心率变异性降低与多种心理应激源可有关联性（Virtanen et al. 2003；Horsten et al. 1999），心率变异性降低可增加心血管疾病风险（Bigger et al. 1996）。O'Connor 等（2002）的小样本居丧研究中，在居丧 2 个月与 24 个月，居丧与非居丧及抑郁与非抑郁组之间均无心率变异性差异。但是在大样本 CARBER 研究中，居丧早期的受访者有心率变异性降低的表现，且心率变异降低严重程度与抑郁评分有相关性；心率变异性的改变在居丧 6 月后回归到控制组水平（Buckley et al. 2012b）。

血压

居丧期的血流动力学改变可含有血压升高。配偶有阿尔茨海默病的丧偶者与对照组相比，每 6 个月随访，丧偶后 18 个月的收缩压均较高（Grant et al. 2002）。即使情感症状好转，丧偶后 12 个月内收缩压仍明显较高（Grant et al. 2002）。一项样本量为 150 人的前瞻性研究提示，在受访者配偶重病住院以及随访时面谈，亲属的伤病导致的创伤性悲痛可导致受访者在 13~25 个月的随访期中自述血压升高。近期研究指出，与周遭其他对照家庭进行比较，军人过世后，眷属中高血压病发病率明显升高（Santic et al. 2006）。该样本在调整过其余心血管疾病风险因子后，只有居丧压力和伤痛与 CVD 风险有相关性。平均 4 年的时间中，受访者血压升高的比率降低，提示至少有部分的高血压病是心理压力导致，且需要相当长的时间回复到正常水平（Santic et al. 2006）。CARBER 1 研究中，日间收缩压与收缩压负荷（收缩压超过 140mmHg 的血压百分比）可在居丧早期升高（Buckley et al. 2011）。收缩压持续增高 6 个月可能与居丧者与死者的相处时间、高度焦虑与独居等变量有关（Buckley et al. 2011）。

讨论

居丧是特殊、普遍存在的心理应激源，可造成急性抑郁、焦虑与愤怒；这些症状可能迁延数周至数月；症状可与有关人员，尤其是配偶的死亡、伤残率升高相关。CVD 发作可造成居丧早期死亡率显著升高。居丧开始数周内的风险最高，可在所有性别与年龄层中持续 6 月。本研究组与其他研究组提示，无论死亡是否在预期内，配偶的风险都会升高，而当事人死亡时的社会支持可成为保护因子。

近期的医学进步已对急性冠状动脉事件的生理机制以及可造成冠状动脉急性改变的因子有了更进一步的理解。现有数据为将来对居丧者躯体情况评估提供了新方向。现阶段理解,大部分,而不是所有冠状动脉斑块破裂或其基础上形成血栓的预后都会导向冠状动脉闭塞。但无论血栓是否形成,冠状动脉痉挛都可能引起心肌坏死(Kloner 2006)。压力性应激性心肌病可与 AMI 表现相似,但无明显栓塞或狭窄形成(Wittstein et al. 2005)。

　　居丧可引起 MI 与心源性猝死的机制已如图 4 提出。既往证据提示心率与血压升高,心率变异性降低,以及炎性、血栓前期等改变可构成风险,但仍需纵向评估。免疫失衡在居丧期中为常见现象,但也需进一步验证是否与 CVD 发作有关。然而,这些数据在建立居丧与心血管风险的联系,以及其潜在风险上,已有相当的吸引力。辨识居丧期的生物学改变,特别是在居丧早期对于发现高危者是很有利的,因此,鼓励医护人员密切监测是很重要的一步。痛失重要的人是全世界人类都会面临的体验,应考虑恰当的干预以降低心血管疾病的风险,因此,需要国际大规模的研究对干预措施进行有效性研究。作者的研究团队认为,居丧早期人群,特别是那些在预后评估中发现血压、心率、促凝血因子等危险因子升高的个体可获益于心脏保护措施。

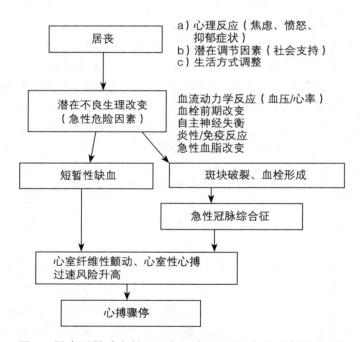

图 4　居丧可导致急性心肌梗死与心源性猝死示意图(引自 Tofler et al. 2012)

结论

　　虽然在居丧早期难以根据患者的躯体情况进行研究,近期的研究结果仍提示居丧与皮质醇分泌相关,并可能因此造成觉醒,导致睡眠障碍,此改变在悲痛时间延长的个体中影响更大。皮质醇分泌、睡眠昼夜节律紊乱可对居丧早期或感到强烈悲痛个体造成免疫、血流动力学、血栓前期反应等问题的发生或恶化(见图 4)。

　　由于干预对照研究较少,且对象多针对高龄人群,很难判定居丧人群干预后造成的躯体情况改变效果。在睡眠因复杂的悲伤表现成为慢性指征的情况下综合性哀伤治疗(complex grief therapy,CGT)(Prigerson et al. 1995)与抗抑郁治疗(Taylor et al. 1999)有潜在的可期待前景,尤其是针对老年人口。但在进行大量推广之前,需进行更多严格管控、长期随访的随机对照研究进行佐证。

　　继 Bartrop 等(1977)的工作后,多项研究指出 T 细胞功能与炎症细胞的流动性均可见调降。这些短期波动尚未被证实与 CVD 风险的提升有关。因此,在证实任何炎性病变可造成免疫抑制之前,不可过早进行免疫增强干预(Miller,Cohen 2001)。虽然免疫病理学的重要性尚不明确,仍有必要进行健康宣教,全力避免居丧者受到呼吸道感染等。在居丧早期的血流动力学与血栓前期改变提示,针对这些躯体情况干预,将可有效降低 CVD 发病风险;CARBER 2 研究现正在使用低剂量 β- 受体阻滞剂与阿司匹林,对此假设进行评估。

　　若情况允许,临床医师应更关注、预防居丧早、中期者的潜在不良行为变化,包含吸烟、饮酒量增加以及不健康摄食选择。虽然医疗保健人员、家庭与亲友关注对象可能会自动导向患者或临终者,但存活者的健康与福利也应得到关注。

　　对于预测居丧早期与健康风险相关因子已有大量证据。现在,居丧人群的 CVD 危险因子已获得证明,可开始考虑针对这个时期的压力进行预防性的干预,降低相关风险。然而,最重要的是如何能找到令人满意的途径,毕竟这是一个人类都必须驾驭的自然历程。

(吴士豪 译,马文林、张悠扬 校)

参考文献

Armitage, R., & Hoffmann, R. (2001). Sleep EEG, depression and gender. *Sleep Medicine Reviews, 5*, 237–246.

Baer, D. J., Judd, J. T., Clevidence, R. A., Muesing, R. A., Campbell, W. S., Brown, E. D., et al. (2002). Moderate alcohol consumption lowers risk factors for cardiovascular disease in postmenopausal women fed a controlled diet. *American Journal Clinical Nutrition, 75*, 593–599.

Bartrop, R. W., Luckhurst, E., Lazarus, L., Kiloh, L. G., & Penny, R. (1977). Depressed lymphocyte function after bereavement. *Lancet, 1*(8016), 834–836.

Benninghoven, D., Kaduk, A., Wiegand, U., Specht, T., Kunzendorf, S., & Jantschek, G. (2006). Influence of anxiety on the course of heart disease after acute myocardial infarction – risk factor or protective function. *Psychotherapy and Psychosomatics, 75*, 56–61.

Bigger, J. T., Jr., Steinman, R. C., Rolnitzky, L. M., Fleiss, J. L., Albrecht, P., & Cohen, R. J. (1996). Power law behaviour of RR-interval variability in healthy middle-aged persons, patients with recent acute myocardial infarction, and patients with heart transplant. *Circulation, 93*, 2142–2151.

Breier, A. (1989). A.E. Bennett award paper. Experimental approaches to human stress research: Assessment of neurobiological mechanisms of stress in volunteers and psychiatric patients. *Biological Psychiatry, 26*, 438–462.

Buckley, T., Bartrop, R., McKinley, S., Ward, C., Bramwell, M., Roche, D., Miahilidou, A. S., Morel-Kopp, M.-C., & Spinaze, M. (2009). A prospective study of early bereavement on psychological and behavioural cardiac risk factors. *International Medical Journal, 39*, 370–378.

Buckley, T., McKinley, S., Tofler, G. H., & Bartrop, R. (2010). Cardiovascular risk in early bereavement: A literature review and proposed mechanisms. *International Journal of Nursing Studies, 45*, 229–238.

Buckley, T., Mihailidou, A., Bartrop, R., et al. (2011). Haemodynamic changes during early bereavement: Potential contribution to increased cardiovascular risk. *Heart, Lung & Circulation, 20*, 91–98.

Buckley, T., Morel-Kopp, M. C., Ward, C., Bartrop, R., McKinley, S., Mihailidou, A. S., Spinaze, M., Chen, W., & Tofler, G. (2012a). Inflammatory and thrombotic changes in early bereavement: A prospective evaluation. *European Journal Prevention Cardiology, 19*, 1145–1152.

Buckley, T., Stannard, A., Bartrop, R., McKinley, S., Ward, C., Mihailidou, A. S., Morel-Kopp, M.-C., Spinaze, M., & Tofler, G. (2012b). Effect of early bereavement on heart rate and heart rate variability. *The American Journal of Cardiology, 110*, 1378–1383.

Bunker, S. J., Colquhoun, D. M., & Esler, M. D. (2003). "Stress" and coronary heart disease: Psychosocial risk factors. *The Medical Journal of Australia, 178*, 272–276.

Christakis, N. A., & Iwashyna, T. J. (2003). The health impact of health care on families: A matched cohort study of hospice use by decedents and mortality outcomes in surviving, widowed spouses. *Social Science and Medicine, 57*, 465–475.

Cumming, J., Olphin, T., & Law, M. (2007). Self-reported psychological states and physiological responses to different types of motivational general imagery. *Journal of Sport & Exercise Psychology, 29*, 629–644.

Falaschi, P., Proietti, A., De Angelis, C., et al. (2003). Effects of mental stress on cardiovascular and endocrine response in Air Force Academy cadets. *Neuro Endocrinology Letters, 24*, 197–202.

Fredrickson, B. L., Maynard, K. E., MHElms, M. J., Haney, T. L., Siegler, J. C., & Barefoot, J. C. (2000). Hostility predicts magnitude and duration of blood pressure response to anger. *Journal of Behavioral Medicine, 23*, 229–243.

Genevro, J. L., Marshall, T., & Miller, T. (2004). Report on bereavement and grief research. *Death Studies, 28*(6), 491–575.

Gerra, G., Monti, D., Panerai, A., Sacerdote, P., Anderlini, R., Avanzini, P., Zaimovic, A., Brambilla, F., & Franceschi, C. (2003). Long-term immune-endocrine effects of bereavement: Relationships with anxiety levels and mood. *Psychology Research, 121*, 145–158.

Glozier, N., Tofler, G. H., Colquhoun, D. M., Bunker, S. J., Clarke, D. M., Hare, D. L., Hickie,

I. B., Tatoulis, J., Thompson, D. R., Wilson, A., & Branagan, M. G. (2013). Psychosocial risk factors for coronary heart disease. *The Medical Journal of Australia, 199*, 179–180.

Goodenough, B., Drew, D., Higgins, S., & Trethewie, S. (2004). Bereavement outcomes for parents who lost a child to cancer: Are place of death and sex of parent associated with differences in psychological functioning. *Psychooncology, 13*, 779–791.

Goodkin, K., Feaster, D. J., Tuttle, R., Blaney, N. T., Kumar, M., Baum, M. K., Shapshak, P., & Fletcher, M. A. (1996). Bereavement is associated with time-dependent decrements in cellular immune function in asymptomatic human immunodeficiency virus type 1-seropositive homosexual men. *Clinical and Diagnostic Laboratory Immunology, 3*, 109–118.

Goodkin, K., Baldewicz, T. T., Asthana, D., Khamis, I., Blaney, N. T., Kumar, M., Burkhalter, J. E., Leeds, B., & Shapshak, P. (2001). A bereavement support group intervention affects plasma burden of human immunodeficiency virus type 1. Report of a randomized controlled trial. *Journal of Human Virology, 4*, 44–54.

Grant, I., Adler, K. A., Patterson, T. L., Dimsdale, J. E., Ziegler, M. G., & Irwin, M. R. (2002). Health consequences of Alzheimer's caregiving transitions: Effects of placement and bereavement. *Psychosomatic Medicine, 64*, 477–486.

Hart, C. L., Hole, D. J., Lawlor, D. A., Smith, G. D., & Lever, T. F. (2007). Effect of conjugal bereavement on mortality of the bereaved spouse in participants of the Renfrew/Paisley study. *Journal Epidemiology and Communication Health, 61*, 455–460.

Heidland, U. E., & Strauer, B. E. (2001). Left ventricular muscle mass and elevated heart rate are associated with coronary plaque disruption. *Circulation, 104*, 1477–1482.

Horsten, M., Ericson, M., Perski, A., Wamala, S. P., Schenck-Gustafsson, K., & Orth-Gomer, K. (1999). Psychosocial factors and heart rate variability in healthy women. *Psychosomatic Medicine, 61*(1), 49–57.

Irwin, M., Daniels, M., Risch, S. C., Bloom, E., & Weiner, H. (1988). Plasma cortisol and natural killer cell activity during bereavement. *Biological Psychiatry, 24*, 173–178.

Irwin, M., Wang, M., Ribeiro, D., Cho, H. J., Olmstead, R., Breen, E. C., et al. (2006). Sleep loss activates cellular inflammatory signaling. *Biological Psychiatry, 63*, 538–540.

Kawachi, I., Colditz, G. A., Ascherio, A., et al. (1994). Prospective study of phobic anxiety and risk of coronary heart disease in men. *Circulation, 89*(5), 1992–1997.

Khanfer, R., Lord, J. M., & Phillips, A. C. (2011). Neutrophil function and cortisol: DHEAS ratio in bereaved older adults. *Brain, Behavior, and Immunity, 25*, 1182–1186.

Kizilbash, M. A., Daviglus, M. L., Dyer, A. R., Garside, D. B., Hankinson, A. L., Yan, L. L., Tian, L., Van, L., Wang, R., & Greenland, P. (2008). Relation of heart rate with cardiovascular disease in normal-weight individuals: The Chicago Heart Association Detection Project in Industry. *Preventive Cardiology, 11*, 141–147.

Kloner, R. A. (2006). Natural and unnatural triggers of myocardial infarction. *Progress Cardiovascular Diseases, 48*, 285–300.

Lichtenstein, P., Gatz, M., & Berg, S. (1998). A twin study of mortality after spousal bereavement. *Psychological Medicine, 28*, 635–643.

Lichtman, J. H., Bigger, J. T., Jr., Blumenthal, J. A., et al. (2008). Depression and coronary heart disease: Recommendations for screening, referral, and treatment: A science advisory from the American Heart Association Prevention Committee of the Council on Cardiovascular Nursing, Council on Clinical Cardiology, Council on Epidemiology and Prevention, and Interdisciplinary Council on Quality of Care and Outcomes Research: Endorsed by the American Psychiatric Association. *Circulation, 118*, 1768–1775.

Lindsay, J., Paixao, A., Chao, T., & Pichard, A. D. (2010). Pathogenesis of the takotsubo syndrome: A unifying hypothesis. *The American Journal of Cardiology, 106*, 1360–1363.

Linn, M. W., Linn, B. S., & Jensen, J. (1984). Stressful events, dysphoric mood, and immune responsiveness. *Psychological Reports, 54*, 219–222.

Maciejewski, P. K., Zhang, B., Block, S. D., & Prigerson, H. G. (2007). An empirical examination of the stage theory of grief. *JAMA, 297*, 716–723.

Manor, O., & Eisenbach, Z. (2003). Mortality after spousal loss: Are there socio-demographic differences? *Social Science & Medicine, 56*, 405–413.

Martikainen, P., & Valkonen, T. (1996). Mortality after the death of a spouse: Rates and causes of death in a large Finnish cohort. *American Journal of Public Health, 86*, 1087–1093.

Miller, G. E., & Cohen, S. (2001). Psychological interventions and immune system: A meta-analytic review and critique. *Health Psychology, 20*, 47–63.

Mittleman, M. A., Maclure, M., Sherwood, J. B., Mulry, R. P., Tofler, G. H., Jacobs, S. C., Friedman, R., Benson, H., & Muller, J. E. (1995). Triggering of acute myocardial infarction onset by episodes of anger. Determinants of Myocardial Infarction Onset Study Investigators. *Circulation, 92*, 1720–1725.

Miyabayashi, S., & Yasuda, J. (2007). Effects of loss from suicide, accidents, acute illness and chronic illness on bereaved spouses and parents in Japan: Their general health, chronic depressive mood, and grief reaction. *Psychiatry and Clinical Neurosciences, 61*, 502–508.

Moller, J., Hallqvist, J., Diderichsen, F., Theorell, T., Reuterwall, C., & Ahglbom, A. (1999). Do episodes of anger trigger myocardial infarction? A case-crossover analysis in the Stockholm Heart Epidemiology Program (SHEEP). *Psychosomatic Medicine, 61*, 842–849.

Mor, V., McHorney, C., & Sherwood, S. (1986). Secondary morbidity among the recently bereaved. *American Journal Psychology, 143*, 158–163.

Morel-Kopp, M. C., McLean, L., Chen, Q., Tofler, G. H., Tennant, C., Maddison, V., & Ward, C. M. (2009). The association of depression with platelet activation: Evidence for a treatment effect. *Journal of Thrombosis and Haemostasis, 7*, 573–581.

Mostofsky, E., Maclure, M., Sherwood, J. B., Tofler, G. H., Muller, J. E., & Mittleman, M. A. (2012). Death of a significant person increases the risk of acute myocardial infarction onset: The Determinants of MI Onset Study. *Circulation, 125*, 491–496.

Mostovsky, E., Penner, E. A., & Mittleman, M. A. (2014). Outbursts of anger as a trigger of acute cardiovascular events: A systematic review and meta-analysis. *European Heart Journal, 35* (21), 1404–1410.

Nicolson, N. A. (2004). Childhood parental loss and cortisol levels in adult men. *Psychoneuroendocrinology, 29*, 1012–1018.

O'Connor, M. F., Allen, J. J., & Kaszniak, A. W. (2002). Autonomic and emotion regulation in bereavement and depression. *Journal of Psychosomatic Research, 52*, 183–185.

Parkes, C. M., Benjamin, B., & Fitzgerald, R. C. (1969). Broken heart: A statistical study of increased mortality among widowers. *BMJ, 1*(646), 740–743.

Prigerson, H. G., Maciejewski, P. K., Reynolds, C. F., 3rd, Bierhals, A. J., Newsom, J. T., Fasiczka, A., Frank, E., Doman, J., & Miller, M. (1995). Inventory of complicated grief: A scale to measure maladaptive symptoms of loss. *Psychiatry Research, 59*, 65–79.

Richardson, S., Lund, D., Caserta, M., Dudley, W., & Obray, S. (2003). Sleep patterns in older bereaved spouses. *Omega – Journal Death & Dying, 47*, 361–383.

Ridker, P. M., Cushman, M., Stampfer, M. J., Tracy, R. P., & Hennekens, C. H. (1997). Inflammation, aspirin, and the risk of cardiovascular disease in apparently healthy men. *The New England Journal of Medicine, 336*, 973–979.

Riemann, D., Berger, M., & Voderholzer, U. (2001). Sleep and depression – results from psychobiological studies: An overview. *Biological Psychology, 57*, 67–103.

Rogowski, O., Shapira, I., SHirom, A., Melamed, S., Toker, S., & Berliner, S. (2007). Heart rate and microinflammation in men: A relevant atherothrombotic link. *Heart, 93*, 940–944.

Rozanski, A., Blumenthal, J. A., & Kaplan, J. (1999). Impact of psychological factors on the pathogenesis of cardiovascular disease and implications for therapy. *Circulation, 99*, 2192–2217.

Santic, Z., Lukic, A., Sesar, D., Milicevic, S., & Ilakovac, V. (2006). Long-term follow-up of blood pressure in family members of soldiers killed during the war in Bosnia and Herzegovina. *Croatian Medical Journal, 47*, 416–423.

Schaefer, C., Quesenberry, C. P., & Wi, S. (1995). Mortality following conjugal bereavement and the effects of a shared environment. *American Journal of Epidemiology, 141*, 1142–1152.

Schleifer, S. J., Keller, S. E., Camerino, M., Thornton, J. C., & Stein, M. (1983). Suppression of lymphocyte stimulation following bereavement. *JAMA, 250*, 374–377.

Shahar, D. R., Schultz, R., Shahar, A., & Wing, R. R. (2001). The effect of widowhood on weight change, dietary intake and eating behaviour. *Journal of Aging and Health, 13*, 189–199.

Spratt, M. L., & Denney, D. R. (1991). Immune variables, depression, and plasma cortisol over time in suddenly bereaved parents. *The Journal of Neuropsychiatry and Clinical Neurosciences, 3*, 299–306.

Steptoe, A., Strike, P. C., Perkins-Porras, L., McEwan, J. R., & Whitehead, D. L. (2006). Acute depressed mood as a trigger of acute coronary syndromes. *Biology Psychology, 60*, 837–842.

Stroebe, M., Schut, H., & Stroebe, W. (2007). Health outcomes of bereavement. *Lancet, 370*, 1960–1973.

Taylor, M. P., Reynolds, C. F., 3rd, Frank, E., Dew, M. A., Mazumdar, S., Houck, P. R., & Kupfer, D. J. (1999). EEG sleep measures in later-life bereavement depression. A randomized, double-blind, placebo-controlled evaluation of nortriptyline. *American Journal Geriatric Psychiatry, 7*, 41–47.

Taylor, D. J., Lichstein, K. L., & Durrence, H. H. (2003). Insomnia as a health risk factor. *Behavioral Sleep Medicine, 1*, 227–247.

Tofler, G. H., & Muller, J. E. (2006). Triggering of acute cardiovascular disease and potential preventive strategies. *Circulation, 114*, 1863–1872.

Tofler, G. H., O'Farrell, A., & Buckley, T. (2012). Psychological triggers for plaque rupture. In P. Hjemdahl, A. Rosengren, & A. Steptoe (Eds.), *Stress and cardiovascular disease*. London: Springer.

Virtanen, R., Jula, A., Salminen, J. K., Voipio-Pulkki, L. M., Helenius, H., Kuusela, T., et al. (2003). Anxiety and hostility are associated with reduced baroreflex sensitivity and increased beat-to-beat blood pressure variability. *Psychosomatic Medicine, 65*, 751–756.

von Kanel, R., Hepp, U., Traber, R., Kraemer, B., Mica, L., Keel, M., Mausbach, B. T., & Schnyder, U. (2008). Measures of endothelial dysfunction in plasma of patients with posttraumatic stress disorder. *Psychiatry Research, 158*, 363–373.

Wang, J., Zhang, S., Jin, Y., Qin, G., Yu, L., & Zhang, J. (2007). Elevated levels of platelet-monocyte aggregates and related circulating biomarkers in patients with acute coronary syndrome. *International Journal of Cardiology, 115*, 361–365.

Wittstein, I. S., Thiemann, D. R., Lima, J. A., et al. (2005). Neurohumoral features of myocardial stunning due to sudden emotional stress. *The New England Journal of Medicine, 352*, 539–548.

Young, M., Benjamin, B., & Wallis, C. (1963). The mortality of widowers. *Lancet, 13*, 454–456.

Yusuf, S., Hawken, S., Ounpuu, S., et al. (2004). Effect of potentially modifiable risk factors associated with myocardial infarction in 52 countries (the INTERHEART study): Case-control study. *Lancet, 364*, 937–952.

第7章　焦虑与心血管疾病：流行病学和提出的机制

Marlies E. Alvarenga，Don Byrne

目录

摘要

　　焦虑障碍（anxiety disorder）在心脏病患者中普遍存在，特别是急性心脏事件恢复期的病人。然而，与抑郁相比，焦虑在心脏病中所占的地位未受到相应的关注。流行病学研究提示，经历恐慌性焦虑的患者突发猝死与心肌梗死（myocardial infraction，MI）风险较高。焦虑的病理生理关联发现焦虑可能造成心脏病风险升高，因此，焦虑障碍造成死亡风险的可能性，如心血管疾病（cardiovascular disease，CVD）风险，也已得到认可。阐述性的心脏病风险机制指出，焦虑与心脏病之间的关联性可能为压力所调控，该风险机制可造成心脏敏感性与反应性的上升。

　　本章将回顾焦虑与心脏病之间的精神生物联结。该联结支持以整合性取向分析心因性心脏病途径，认为心脏病患者可经由心血管内科医师针对社会心理学因素对心血管健康的影响进行教育获益；并且，针对心理 - 心血管联结特定病理生理学机制发展特殊的心理治疗前，仍需要进行研究。

关键词

　　焦虑（Anxiety）·心脏病（Heart Disease）·心因性心脏病（Psychogenic Heart Disease）·解释性模型（Explanatory Models）·精神生物学（Psychobiology）

　　心理 - 心血管的联结并不是一个全新的命题；长久以来，哲学性争论一直持续到健康简化医疗模型将对身心疾病的研究与治疗分割为心理学与医学为止。笛卡尔最初提出二元论，指出精神与躯体的运作是相互独立的（Descartes 1649）。然而，哲学的出发点并不能否定轶事或经验的总结：身体与精神是协同合作、非独立自主，并且可相互影响的。

焦虑与心脏病

　　接受"情绪可受心血管与精神两者影响"观点有助于将两项看似无关的医疗系统进行整合。双心医学整合的先驱 William James 认为，我们的情绪（特别是焦虑感受）要超出战斗或逃跑反应下我们所能意识到的躯体改变（James 1892）。由于心血管系统是生命现象的基础，将心血管系统与焦虑体验进行联结似乎并无不妥。

　　心血管系统与精神之间关联的认知不仅是精神与心血管系统如何相互影响的哲学思辨，也是探索精神 - 躯体联结的辩论与挑战。病理生理学观点中，焦虑可加重心脏病风险（Roest et al. 2010；Janszky et al. 2010），最后形成了"焦虑障碍可能通过 CVD 造成生命危险"的论点。

　　精神 - 心血管联结研究主要关注抑郁对心血管系统的影响；累积的研究结果使抑郁被认可为独立的促 CVD 发展风险因子（Bunker et al. 2003；Wulsin，Singal 2003）。部分研究认为焦虑对 CVD 有催化作用，且对已受损的心血管系统有促发急性心血管事件的可能性。19 世纪 70 年代，美国南北战争时期，Jacob Mendes Da Costa（1833—1900）曾对有心血管疾病表现、伴恐惧感体验，但查体未见明显异常的士兵进行调查，并口头形容此现象为"战士之心"或"易激惹的心脏"（Da Costa 1871）。现今，ICD-10 仍将此现象归类为 Da Costa 综合征，该类型的焦虑障碍主要关注点在心血管反应；然而，在 DSM-V 中，该现象被其他更具体的诊断取代，如"惊恐障碍""躯体化障碍"或"疾病焦虑障碍"。焦虑与心血管症状相连的现象早已得到认可，但仍需后续探索、验证。焦虑作为心脏病的直接风险的潜力，不管在患病率或是死亡率上，都需进一步的关注，特别是焦虑与冠状动脉疾病（coronary artery disease，CAD）（Fleet et al. 2000）和心源性猝死（Kawachi et al. 1994）之间已发现关联。

焦虑

焦虑是普遍存在的体验，是当事人对未来的忧虑造成的威胁反应后产生的危机感（Barlow 2002）。当焦虑体验的频率、强度异常或是与环境不相称时，该体验可被归类为精神障碍（Thurston et al. 2013）。EUROASPIRE Ⅲ研究（Kotseva et al. 2009）评估了22个国家中心脏病患者人群焦虑与抑郁的发病率，发现焦虑障碍在男性占12%至41.8%，女性占21.5%至63.7%，而高龄、女性、教育水平低、无有创介入史等情况与焦虑、抑郁患病率提高有关（Pajak et al. 2013）。焦虑可导致心率、血压上升、心律失常风险升高，对心脏病患者是严重问题（Brunner et al. 2004；Heikkila et al. 1998；Uzun et al. 2008）。焦虑可导致心理与躯体活动增加，如心率、血压、心输出等，而这些改变可为心脏病患者带来危险（Brunner et al. 2004）。对于一般人群或患者，心率升高都是CVD风险标志物（Kannel et al. 1987；Kolloch et al. 2008；Fox et al. 2008）。

《精神障碍诊断与统计手册》（第5版）（DSM-Ⅴ）

焦虑是无所不在的，其严重程度与普遍性可随时间波动，某种程度上，患者的焦虑程度可能不满足"焦虑障碍"的临床诊断标准，但焦虑感与长久的忧虑实际存在。这种情况可为焦虑对心血管影响的研究带来挑战，特别是既往研究结果指出亚临床焦虑也可增加冠心病（coronary heart disease，CHD）患病风险（Rozanski et al. 1999）。因此，为了解焦虑对心脏病的影响，需在研究中纳入亚临床焦虑的患者，加强焦虑对心血管影响的研究。另外，焦虑障碍是比抑郁难治、顽固的精神障碍；因此，焦虑是否可导致心脏病发作的研究可能需要全新的研究方法，方能加强理解焦虑-心脏病之间的关系。

焦虑障碍患病率

焦虑障碍在西方社会是最普遍的精神障碍，终生患病率最高可达到14%至29%（Kessler et al. 2005）。焦虑障碍可以是一个总称，也可再被细分为惊恐障碍（panic disorder，PD）、广泛性焦虑障碍（generalized anxiety disorder，GAD）、强迫障碍（obsessive-compulsive disorder）、创伤后应激障碍（post traumatic stress disorder，PTSD）与其他各种恐惧症（APA 2000）；即使表现不同，这些精神障碍都可以在临床、亚临床水平的认知、神经生物学与行为学等指标进行对比（Moser，De Jong 2006）。焦虑障碍常为单独起病、少与其他精神或躯体疾病共病（Cameron 2007）。焦虑障碍在心脏病患者中常见，特别是急性心血管事件康复期患者（Kubzansky，Arthur 2004）与高龄心脏病患者中常见（El-Gabalawy et al. 2013）。一项 2006 年发表于《英国心脏病学杂志》的调查提示心肌梗死后焦虑（30%）的发病率较抑郁（20%）高（Thornton et al. 2006）。患者若患有不稳定性心绞痛与心肌梗死，焦虑可持续至急性心血管事件发生后 1 年（Grace et al. 2004）。

　　焦虑也可能诱发心脏病；既往一篇涵盖 20 项研究的 Meta 分析发现，对非精神病患者进行平均 11.2 年的随访，基线时有焦虑症状与 26% 首发心脏病风险（95% CI，1.15~1.38）和 48% 心源性猝死（95% CI，1.14~1.92）提升有关（Roest et al. 2010）。Janszky 等（2010）的一项为期 37 年的研究发现患有焦虑障碍、不共病抑郁的男性，后续发展出 CHD 的概率为一般情况匹配非焦虑人群的二倍。此项研究成果受 Rothenbacher 等（2007）的研究结果支持；该结果发现，在心脏康复阶段的 CHD 患者中，焦虑比抑郁更能预测患者的长程预后与病情反复。焦虑也与室性心律失常（Wilkinson et al. 1998）、颈动脉粥样硬化（Paterniti et al. 2001）、非致死性心梗与心源性猝死（Kawachi et al. 1994，1996）风险的升高有关。

焦虑与应激

　　应激与焦虑的进展、维持及相关并发症有密切的关联性（Black，Garbutt，2002），且与心脏病的风险和发病率也有关联（Mosovich et al. 2008）。Rosengren 等（2004）报告，在不同国家中，与对照组相比，首发心肌梗死的男性与女性人群在急性心血管事件发生前 12 个月内发生的应激事件较多。既往无心脏病病史，首发心房纤颤的患者也报告急性心血管事件发生前 6 至 24 个月之间也有过中至重度应激事件（Lane et al. 2005）。在自然或人为灾害期间，系统性证据也提示应激与心脏病之间有很强的相关性（Leor et al. 1996；Meisel et al. 1991）。美国华盛顿尼斯阔利（Nisqually）地震后 48 小时内，心脏病死亡人数较前 1 年同期死亡人数明显上升（P=0.02）（Gold et al. 2007）。更早之前，Leor 等（1996）也报告 1994 年洛杉矶地震后，心血管导致死亡率较前提升。与动脉粥样硬化型心脏病相关心源性猝死人数从地震前 1 周 4.6±2.1 人 / 日增加至地震当日 24 人 / 日（z = 4.41，P< 0.001）。地震后 6 日，心源性猝死死亡人数减少至基线以下（Leor et al. 1996）（图 1）。

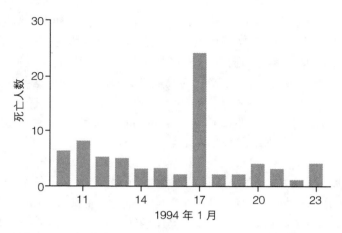

图 1　1994 年 1 月 10 日至 1 月 24 日期间，与动脉粥样硬化型
心脏病相关心源性猝死每日计数

　　情感应激对心脏病影响源自于"兴奋"一说也在 2006 年世界杯足球赛赛季期间有相关研究；在德国队出赛时，心脏病急诊就诊率急剧升高，提示国家队出赛与心脏突发事件有显著的正相关性（Mendenhall et al. 2008）。该研究团队计算了德国出赛 7 日（实验）与未出赛 24 日发病率（对照）比例，并依最终诊断分类为不同亚组。结果提示德国队出赛时，急性冠脉综合征与有症状心律失常的发病率较未出赛时明显升高。德国队与强队竞争时，苦恼是否能赢的球迷的急性心血管事件发生率也较与球迷认为较弱的队伍比赛时明显升高。这些研究未检验既有焦虑表现或其他潜在心脏病风险，如观众是否因观球导致睡眠剥夺、球赛期间饮食情况或球赛期间是否规律用药等风险（图 2）。

　　应激的定义可以很复杂，但我们无法否认突然的应激也是急性焦虑的重要成分。

　　焦虑可以促成心脏病发作，也可对康复造成阻碍；焦虑可造成急性心血管事件患者对躯体劳累的恐惧、减低运动依从性，进而潜在阻碍心血管疾病患者康复（Graham 2003）。同样问题也可导致患者产生退缩，（严重的情况下可对旷场产生恐惧感），导致社会分离，并可能共病抑郁（Kalisch et al. 2005）。近期对心血管健康的重视，可能使患者对心脏病症状过度敏感，进而产生使患者失能的惊恐发作（Asmundson et al. 1993）。焦虑可对集中能力与拖延表现产生影响，减低患者对复健与药物治疗的依从性（Daly et al. 2002；McGrady et al.

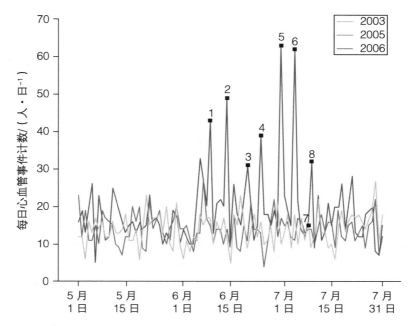

图 2　2003、2005 和 2006 年 5 月 1 日至 7 月 31 日之间的每日心血管事件发生计数

2009)。患者家属也可受到情感痛苦的感染，为了预防诱发心血管事件而使亲密关系受损，造成生活品质全面降低 (Friedman 2000；Thrall et al. 2007)。未能理解焦虑与其对病情维持、发展的影响力可使心血管疾病在全球水平上发病率与死亡率居高不下 (Mathers，Loncar 2006)。

焦虑综合征与心脏病风险的升高

许多研究焦虑对心脏病的影响时，会对症状水平进行评估，然而并未对研究中出现的焦虑障碍种类分型。

Batelaan 等 (2014) 着手进行了一项研究，检验惊恐、恐惧、担忧等症状对非致命性心血管疾病发作后 3 年内影响，发现 GAD 与非致命性 CVD 为强相关性。Hammel 等 (2011) 发现 GAD 患者搏动间心率与心率变异性较低，提示忧虑型的焦虑障碍患者可因副交感神经系统激活减退、交感神经系统反应过度，显著提升 CVD 的风险。Martens 等 (2010) 发现，即使在调整共病抑郁、心功能、用药与活动减退等指标后，患有 GAD 仍可使后续重大心血管事件发生的频率升高 61% 至 74%。这些发现与既往担忧对 CHD (Kubzansky et al. 1997) 与心血管死亡率的影响 (Phillips et al. 2009) 相互呼应。

与既往研究（Albert et al. 2005；Haines et al. 1987；Kawachi et al. 1994）相呼应，男性患有恐怖症似乎与 CVD 风险无明显关联性（Batelaan et al. 2014）。而 Brennan 等（2009）发现糖尿病女性患者中，恐怖性焦虑与血清瘦素和炎性标志物浓度升高有显著关联性，提示焦虑对 CVD 影响可能受到性别影响。

惊恐型焦虑障碍（包括 PD 和 PTSD）与 CVD 风险上升有显著的关联性（Alvarenga et al. 2006；Coughlin 2011；Esler et al. 2004b；Gomez-Caminero et al. 2005；Walters et al. 2008）。Coryell 等（1986）进行了一项长达 12 年的纵向研究，发现患有 PD 的男性可能死于 CVD 与自杀的风险增加了 2 倍。其他小规模研究也发现了 PD 与 CAD，以及忧虑与 CAD 的关联性（Frasure-Smith et al. 1995；Herrmann et al. 2000；Moser，Dracup 1996）。CAD 患者中，PD 的患病率约为 10% 至 50% 之间（Fleet et al. 2000）。有些场合下，这个概率代表的是在已患有心脏病后，继发 PD 的概率。然而，纵向研究提示，PD 也可能是 CVD 的风险与前驱物（Coryell et al. 1986；Kawachi et al. 1996）。PD 患者暴露在各种心脏并发症的风险下，包含被诱发的心律失常、反复因心绞痛进行急诊处置、缺血性心电图改变、冠状动脉痉挛，以及可导致情况更加复杂的冠状动脉血栓形成（Mansour et al. 1998；Esler 1998；Goldstein et al. 2002）。这些证据的支持下，惊恐型焦虑在 CAD 预测上也变得更有价值（Zafar et al. 2010）。

标准衰老研究（Kawachi et al. 1996）针对焦虑与心源性死亡之间的关系进行探索，发现心因性死亡与心肌梗死无关联性，但与心源性猝死相关。但是，急性心肌梗死后发现的高焦虑水平（Moser，De Jong 2006）则与心血管内科住院时间延长、使用医疗服务以及生活质量减退有关（Chiou et al. 1997；Mayou et al. 2000；Lane et al. 2001）。研究对象以男性居多，但焦虑障碍在女性中患病率较高（APA 2000）。美国心脏基金会（American Heart Foundation）的资料提示，1980 年代中期后，因 CVD 死亡女性人数已超过男性（AHF 2014）。

焦虑与 QT 间期延长

QT 间期延长综合征多为先天性疾患，主要表现为 QT 间期延长，并容易发生心动过速；这些状况可以进一步导致晕厥、心脏骤停或猝死（Sovari et al. 2008）。这些情况通常在患者提出不适、并进行心电图检查后发现（Heidenreich 2003）。QT 间期延长常为慢性病程，且在 PD 患者（Yeragani et al. 2000）与应激性心肌病相关的尖端扭转型室性心动过速患者中患病率较高（Ahn et al. 2011）。焦虑抑郁障碍与慢性应激也被纳入了应激性心肌病的病理生理机制中（Delmas et al. 2013）。Kawachi 等（1994）发现了焦虑与致死性冠心病（特别是心源性猝死）之间的关联性。QT 间期变异性升高的体验与可危及生命的心律失常有关（Crotti et al. 2008），而心律失常可导致心源性猝死（Berger et al. 1997；Atiga et al. 2000）。

QT 间期延长的第一线治疗为 β- 受体阻滞剂，如普萘洛尔。β- 受体阻滞剂可借由减低或阻止情感兴奋或体力活动时的兴奋性神经递质分泌，进而拮抗交感神经兴奋作用。使用硫酸镁也可得到令人满意的效果（Purvis et al. 2009）。

心率变异性

除 QT 间期变异性增加以外，心率变异性（heart rate variability，HRV）降低也可与心源性死亡相关（Malik，Camm 1990；Malliani et al. 1991；Atiga et al. 1998）。对 CVD 人群或是健康人群，HRV 降低都是心源性猝死的重要标志物（Bigger et al. 1992；Molgaard et al. 1991）。忧虑发作以及持续时间的迁延都可与 HRV 降低有关（Brosschot et al. 2007；Pieper et al. 2007）。GAD 患者可表现出 HRV 异常（Hammel et al. 2011），而 PD 可与低 HRV（心脏迷走神经功能）及交感神经系统活性增加有关（Alvarenga et al. 2006；Yeragani et al. 1993，2000；Radhakrishna，Yeragani 2001）。既往曾有假说提出室性心律失常（源于心室的异常快速心脏搏动）可能为焦虑 - 心源性死亡联结间机制的一环（Esler et al. 2004b），这项假设与 PD 患者报告 HRV 减低的现象相符。为此，证据提示 HRV 减低与 CHD 发展有关联性，可考虑低 HRV 可为独立死亡风险指标。

室性心律失常

其他临床环境中，特别是心力衰竭的患者身上，交感神经系统激活与对心脏激活输出可导致室性心律失常或心源性猝死。致死性 CAD 发作风险可在急性应激事件发生后升高，如自然灾害中受惊吓可使心血管交感神经系统优先激活输出，而同样的激活模式也可见于急性精神应激场合（Esler et al. 2004b）。

在经典的"战斗或逃跑"应激反应中，交感神经系统激活可导致儿茶酚胺释放、心率增快与收缩力增强，造成心脏 β- 肾上腺素受体激活（Esler 2000）后启动钙离子通道；钙离子流入神经元（Bers 2002）后增加对心脏输出。心肌细胞内钙离子可促神经放电、心肌收缩、儿茶酚胺释放后，血小板聚集（Nesbitt et al. 2003）与炎症反应（Thomsen et al. 2010）增强。炎症反应可能是斑块形成的最初阶段，后期可导致钙化与缺血性心脏病（Ridker 2007）。Steptoe 等（2013）发现 216 名心脏病患者在不良心脏事件的中白细胞计数有纵向相关，但 C 反应蛋白则未见类似相关性。焦虑对炎性过程与心脏病理学的效果可能需要进一步的探索，其中，肾素 - 血管紧张素通路需要更严谨的观察（Saavedra et al. 2011；Khoury et al. 2012）。

焦虑时交感神经系统激活状况

既往文献中，交感神经刺激增加可能导致心脏病风险的机制获得了大量关注。特别是 PD 已在众多研究中作为研究焦虑（应激导致）与心脏病风险升高相关研究的理想模型（Esler 1998；Esler et al. 2004a，2006，2008）。PD 患者常将心血管症状归类为焦虑症状的一部分，患者也常因为自身症状的关系，担心自己是否患有心脏病。

可导致压力的情绪（如焦虑）可因交感神经系统介入，尤其是在心脏的交感神经敏感性达到峰值后，产生一系列的躯体反应（Esler 2000）。持续性、慢性的应激情感体验可使心律失常与冠状动脉痉挛的风险增高，最后可因交感神经系统刺激或反应过度，造成 CVD 发作或死亡（Esler 2000）。

Rozanski 等（1999）将交感神经系统过度反应（心血管反应性）描述为：

在面临需要积极参与、有挑战性或令人反感的刺激时，表现出过度的心率与血压反应的倾向性（Rozanski et al. 1999，p. 2207）。

个体交感神经系统的应激反应越强烈，迁延后可发展为冠状动脉粥样硬化或动脉疾病的可能性越高（Matthews et al. 1998）。

几项研究已指出，PD 患者的交感神经系统可在急性应激状态下有显著升高的激活反应（Esler 1998；Esler et al. 2004a，2008；Alvarenga et al. 2006）。

惊恐障碍与心血管疾病

有一项研究为了探索心因性心脏病的神经生物机制，对 PD 患者进行了大脑肾上腺素 -5- 羟色胺转换进行了研究（Esler et al. 2004）。各项指标是在测量溢出至内颈静脉的肾上腺素与其代谢产物：甲氧基羟苯基乙二醇（3-methoxy-4-hydroxyphenylglycol，MHPG）和 3,4 二羟基苯二醇（3,4-dihydroxyphenylglycol，DHPG），以及主要的脑 5- 羟色胺代谢物 5-HIAA，借这些数值计算脑儿茶酚胺转换率与心血管交感神经系统功能，综合分析交感神经系统活性。在未治疗的 PD 患者中，心脏交感神经在释放正肾上腺素后的再摄取能力受损（Alvarenga et al. 2006）。心脏正肾上腺素运输（cardiac noradrenaline transport，NET）系统的清除率与提取率异常，提示交感神经信号可扩大神经中介反应。特别是心脏，正肾上腺素失活依赖于神经细胞再摄取，因此，机制失活可造成心脏"感知"，造成心血管症状的表现，以及 PD 发作的倾向性。

　　NET 系统功能失调与焦虑易感性（Reiss et al. 1986）之间也已建立关联性，提示正肾上腺素再摄取功能异常的交感神经在心脏部位放电增加，可导致 PD 患者感受到有潜在危险性的躯体感受，导致患者对自主神经唤起感到恐惧（如焦虑感知）。这个现象也让学者困惑，焦虑易感的患者是否有生物学基础，导致 PD 的形成，以及焦虑易感性的指标是否能有效指出 PD 患者的心脏反应水平（Alvarenga 2006）。

　　高度敏感的心脏可能对实际或感知刺激产生更高的反应，因此能更有效的作为焦虑 - 心脏病联结的例子，此类范例也可将焦虑解释为心血管敏感信号导致的认知与情感过度反应。这个解说与既往报告相呼应；惊恐发作中，心率、血压上升，且肾上腺素分泌可达平时的 2 至 6 倍（Esler 1998）。

　　惊恐发作的体验常伴随着肾上腺素的飙升；肾上腺素是随时与正肾上腺素在 2 次发作之间不断同时分泌的（Esler etal. 2008），而这种肾上腺素与正肾上腺素的共同释放可导致心律失常。其他 PD 患者的交感神经系统唤起，在纤维神经照相技术的记录下，则有传导纤维数量增多、多纤维联合传导脉冲信号增强等表现（Lambert et al. 2006）。

　　在此要注意的是，并不是所有 PD 患者都有 CVD 风险，反之，也并不是所有经历过心血管事件的 PD 患者都有心血管并发症。既往，"PD 是否为独立诊断"议题曾引起分歧：PD 是否能代表高同质性的群体，亦或是其本身是只是一个囊括性的概念，或只是比较偏向惊恐的子范畴。既往确实曾将 PD 依据躯体症状再分化为子诊断，但相关尝试仍需要更进一步的研究证据支持（Kircanski et al. 2009）。

结论

　　对威胁的感知与慢性焦虑的发展可能表现为 GAD、PD 或 PTSD，这些表现很大一部分取决于眼前的刺激是否有真实、严重的威胁性，以及这些刺激对患者的心血管系统所造成的影响。临床上的任意一种焦虑都曾与 CAD 和心源性猝死有关，但未曾与 MI 之间发现过相关性。此现象提示，焦虑对心血管的影响即是构成性的（与 CHD 关联），也较其他社会心理因素（如抑郁）有更强的致死性与突发性。记录这些相关性的文献已足够完善，且焦虑对 CVD 存在影响的观点也被广泛接受。这个联结的心理生物学观点已趋完善，由于提供的是因果关系，而不是相关性，也能更好地被认同、理解到焦虑不只是简单的对严重躯体疾病（如 CVD）产生的不良情绪反应。对于已患有 CVD 的人群，也需倡导更好的心理管理方法。然而，此章节中回顾的证据低估了"临床焦虑可能导致 CVD 发作"的可能性，以及对这个人群指向性地进行循证心理干预的取证。

（吴士豪 译，马文林、张悠扬 校）

参考文献

AHF. (2014). *Heart disease and stroke statistics – 2014 update: A report from the American Heart Association.* American Heart Association Statistics Committee and Stroke Statistics Subcommittee. Dallas, Texas, United States.

Ahn, J. H., Park, S. H., Shin, W. Y., & Lee, H. M. J. Y. (2011). Long QT syndrome and Torsade de Pointes associated with Takotsubo cardiomyopathy. *Journal of Korean Medical Sciences., 26*, 959–961.

Albert, C. M., Chae, C. U., Rexrode, K. M., Manson, J. E., & Kawachi, I. (2005). Phobic anxiety and risk of coronary heart disease and sudden cardiac death among women. *Circulation, 111*, 480–487.

Alvarenga, M. E., Richards, J. C., Lambert, G., & Esler, M. D. (2006). Psychophysiological mechanisms in panic disorder: A correlative analysis of noradrenaline spillover, neuronal noradrenaline reuptake, power spectral analysis of heart rate variability and psychological variables. *Psychosomatic Medicine, 68*, 8–16.

American Psychiatric Association. (2000). *Diagnostic and statistical manual of mental disorders* (4th ed.). Washington, DC: American Psychiatric Association (text rev.).

Asmundson, G. J., Sandler, L. S., Wilson, K. G., & Norton, G. R. (1993). Panic attacks and interoceptive acuity for cardiac sensations. *Behaviour Research and Therapy, 31*(2), 193–197.

Atiga, W. L., Calkins, H., Lawrence, J. H., Tomaselli, G. F., Smith, J. M., & Berger, R. D. (1998). Beat-to-beat repolarization lability identifies patients at risk for sudden cardiac death. *Journal of Cardiovascular Electrophysiology, 9*, 899–908.

Atiga, W. L., Fananapazir, L., McAreavey, D., Calkins, H., & Berger, R. D. (2000). Temporal repolarization lability in hypertrophic cardiomyopathy caused by β-myosin heavy-chain gene mutations. *Circulation, 101*, 1237–1242.

Barlow, D. H. (2002). *Anxiety and its disorders. The nature and treatment of anxiety and panic* (2nd ed.). New York: Guilford Press.

Batelaan, N. M., ten Have, M., van Balkom, A. J. L. M., Tuithof, M., & de Graff, R. (2014). Anxiety disorders and onset of cardiovascular disease: The differential impact of panic, phobias and worry. *Journal of Anxiety Disorders, 28*, 252–258.

Berger, R. D., Kasper, E. K., Baughman, K. L., Marban, E., Calkins, H., & Tomaselli, G. F. (1997). Beat to beat QT internal variability: Novel evidence for repolarization lability in ischemic and nonischemic dilated cardiomyopathy. *Circulation, 96*, 1557–1565.

Bers, D. M. (2002). Cardiac excitation contraction coupling. *Nature, 415*, 198–205.

Bigger, J. T., Fleiss, J. L., Steinman, R. C., Rolnitzky, L. M., Kleiger, R. E., & Rottman, J. N. (1992). Frequency domain measures of heart period variability and mortality after myocardial infarction. *Circulation, 85*(1), 164–171.

Black, P. H., & Garbutt, L. D. (2002). Stress, inflammation and cardiovascular disease. *Journal of Psychosomatic Research, 52*(1), 1–23.

Brennan, A. M., Fargnolli, J. L., Li, T., Williams, C. J., Willett, W., Kawachi, I., Qi, L., Hu, F. B.,

& Mantzoros, C. S. (2009). Phobic anxiety is associated with higher serum concentrations of adipokines and cytokines in women with diabetes. *Diabetes Care, 32*(5), 926–931.

Brosschot, J. F., Van Dijk, E. & Thayer, J. F. (2007). Daily worry is related to low heart rate variability during waking and the subsequent nocturnal sleep period. *International Journal of Psychophysiology 63*, 39–47.

Brunner, L. S., Suddarth, D. S., & O'Connell Smeltzer, S. C. (2004). *Brunner & Suddarth's textbook of medical-surgical nursing.* Philadelphia: Lippincott Williams & Wilkins.

Bunker, S. J., Colquhoun, D. M., Esler, M. D., Hickie, I. B., Hunt, D., Jelinek, V. W., Oldenburg, B. F., Peach, H. G., Ruth, D., Tennant, C. C., & Tonkin, A. M. (2003). "Stress" and coronary heart disease: Psychosocial risk factors. *Medical Journal of Australia, 178*(6), 272–276.

Cameron, O. G. (2007). Understanding comorbid depression and anxiety. *Psychiatric Times, 24* (14), 51–56.

Chiou, A., Potempa, K., & Buschmann, M. B. (1997). Anxiety, depression and coping methods of hospitalized patients with myocardial infarction in Taiwan. *International Journal of Nursing Studies, 34*(4), 305–311.

Coryell, W., Noyes, R., & House, D. (1986). Mortality among outpatients with anxiety disorders. *American Journal of Psychiatry, 143*(4), 508–510.

Coughlin, S. S. (2011). Posttraumatic stress disorder and cardiovascular disease. *The Open Cardiovascular Medicine Journal, 5*, 164–179.

Crotti, L., Celano, G., Dagradi, F., & Schwartz, P. J. (2008). Congenital long QT syndrome. *Orphanet Journal of Rare Diseases, 3*, 18.

Da Costa, J. M. (1871). Art. 1. On irritable heart; a clinical study of a form of functional cardiac disorder and its consequences. *American Journal of Medical Sciences, 121*(1), 2–52.

Daly, J., Sindone, A. P., Thompson, D. R., Hancock, K., Chang, E., & Davidson, P. (2002). Barriers to participation in and adherence to cardiac rehabilitation programs: A critical literature review. *Progress in Cardiovascular Nursing, 17*(1), 8–17.

Delmas, C., Lairez, O., Mulin, E., Delmas, T., Boudou, N., Dumonteil, N., Biendel-Picquet, C., Roncalli, J., Elbaz, M., Galinier, M., & Carrie, D. (2013). Anxiodepressive disorders and chronic psychological stress are associated with Tako-Tsubo cardiomyopathy- new physio-pathological hypothesis. *Circulation Journal, 77*(1), 175–180.

Descartes, R. (1649). *Le Passiones de L'Alme* (passions of the soul) (trans: Voss, S. H.). Indianapolis: Hackett, 1989.

El-Gabalawy, R., Mackenzie, C. S., Thibodeau, M. A., Asmund, G. L., & Sareen, J. (2013). Health anxiety disorders in older adults: Conceptualizing complex conditions in late life. *Clinical Psychology Review, 33*(8), 1096–1105.

Esler, M. D. (1998). Mental stress, panic disorder and the heart. *Stress Medicine, 14*, 237–243.

Esler, M. (2000). The sympathetic system and hypertension. *American Journal of Hypertension, 13*(2), 99S–105S.

Esler, M., Alvarenga, M., Kaye, D., Lambert, G., Thompson, J., Hastings, J., Schwarz, R., Morris, M., & Richards, J. (2004a). Panic disorder. In D. Robertson, P. A. Low, G. Burnstock, & I. Biaggioni (Eds.), *Primer of the autonomic nervous system.* Amsterdam: Elsevier.

Esler, M., Alvarenga, M., Lambert, G., Kaye, D., Hastings, J., Jennings, G., Morris, M., Schwarz, R., & Richards, J. (2004b). Cardiac sympathetic nerve biology and brain monoamine turnover in panic disorder. *Annals of the New York Academy of Science, 1018*, 505–514.

Esler, M., Alvarenga, M., Pier, C., Richards, J., El-Osta, A., Barton, D., Haikerwal, D., Kaye, D., Schlaich, M., Guo, L., Jennings, G., Socratous, F., & Lambert, G. (2006). The neuronal noradrenaline transporter, anxiety and cardiovascular disease. *Journal of Psychopharmacology, 20*(4), 60–66.

Esler, M., Schwarz, R., & Alvarenga, M. (2008). Mental stress is a cause of cardiovascular diseases: From scepticism to certainty. *Stress and Health, 24*, 175–180.

Fleet, R., Lavoie, K., & Beitman, B. D. (2000). Is panic disorder associated with coronary artery disease? A critical review of the literature. *Journal of Psychosomatic Research, 48*, 347–356.

Fox, K., Ford, I., Steg, P. G., Tendera, M., Robertson, M., & Ferrari, R. (2008). Heart rate as a prognostic risk factor in patients with coronary artery disease and left-ventricular systolic dysfunction (BEAUTIFUL): A subgroup analysis of a randomised controlled trial. *Lancet, 6372*(9641), 817–821.

Frasure-Smith, N., Lesperance, F., & Talajic, M. (1995). The impact of negative emotions on prognosis following myocardial infarction: Is it more than depression? *Health Psychology, 14* (5), 388–398.

Friedman, S. (2000). Cardiac disease, anxiety and sexual functioning. *American Journal of Cardiology, 86*(2 Suppl 1), 46–50.

Gold, L. S., Kane, L. B., Sotoodehnia, N., & Rea, T. (2007). Disaster events and the risk of sudden cardiac death: A Washington State investigation. *Prehospital Disaster Medicine, 22*(4), 313–317.

Goldstein, D. S., Robertson, D., Esler, M. D., Straus, S., & Eisenhofer, G. (2002). Dysautonomias: Clinical disorders of the autonomic nervous system. *Annals of Internal Medicine, 137*(9), 753–763.

Gomez-Caminero, A., Blumentals, W. A., Russo, L. J., Brown, R. R., & Castilla-Puentes, R. (2005). Does panic disorder increase the risk of coronary heart disease? A cohort study of a national managed care database. *Psychosomatic Medicine, 67*(5), 688–691.

Grace, S. L., Abbey, S. E., Irvine, J., Shnek, Z. M., & Stewart, D. E. (2004). Prospective examination of anxiety persistence and its relationship to cardiac symptoms and recurrent cardiac events. *Psychotherapy and Psychosomatics, 73*(6), 344–352.

Graham, H. (2003). A conceptual map for studying long-term exercise in a cardiac population. *Rehabilitation Nursing, 28*(3), 80–86.

Haines, A. P., Imeson, J. D., & Mease, T. W. (1987). Phobic anxiety and ischaemic heart disease. *British Medical Journal, 295*, 297–299.

Hammel, J. C., Smitherman, T. A., McGlynn, D., Mulfinger, A. M. M., Lazarte, A., & Gothard, K. D. (2011). Vagal influence during worry and cognitive challenge. *Anxiety, Stress and Coping: An International Journal, 24*(2), 121–136.

Heidenreich, W. F. (2003). Assessment for congenital long QT syndrome. *Journal of Insur Med, 35*(3–4), 196–200.

Heikkila, J., Paunonen, M., Laippala, P., & Virtanen, V. (1998). Nurses' ability to perceive patients' fears related to coronary arteriography. *Journal of Advanced Nursing, 28*(6), 1225–1235.

Herrmann, C., Brand-Driehorst, S., Buss, U., & Rüger, U. (2000). Effects of anxiety and depression on 5-year mortality in 5057 patients referred for exercise testing. *Journal of Psychosomatic Research, 48*(4–5), 455–462.

James, W. (1892). *The stream of consciousness* (Psychology). Cleveland/New York: H.Holt, Chapter XI.

Janszky, I. S., Ahnve, S., Lundber, I., & Hemmingsson, T. (2010). Early onset depression, anxiety, and risk of subsequent coronary heart disease: 37 year follow up of 49,321 young Swedish Men. *Journal of American Cardiology, 56*(1), 31–37.

Kalisch, R., Wiech, K., Critchley, H. D., Seymour, B., O'Doherty, J. P., Oakley, D. A., Allen, P., & Dolan, R. J. (2005). Anxiety reduction through detachment: Subjective, physiological, and neural effects. *Journal of Cognitive Neuroscience, 17*(6), 874–883.

Kannel, W. B., Cupples, L. A., & D'Agostino, R. B. (1987). Sudden death risk in overt coronary heart disease: The Framingham study. *American Heart Journal, 113*(3), 799–804.

Kawachi, I., Sparrow, D., Vokonas, P. S., & Weiss, S. T. (1994). Symptoms of anxiety and risk of coronary heart disease: The normative aging study. *Circulation, 90*, 2225–2229.

Kawachi, I., Colditz, G. A., Ascherio, A., Rimm, E. B., Giovannucci, E., Stampfer, M. J., & Willett, W. C. (1996). A prospective study of social networks in relation to total mortality and cardiovascular disease in men in the USA. *Journal of Epidemiology & Community Health, 50* (3), 245–5.

Kessler, R. C., Berglund, P., Demler, O., Jin, R., Merikangas, R., & Walters, E. E. (2005). Lifetime prevalence of age-of-onset distributions of DSM-IV disorders in the National Comorbidity

Survey Replication. *Archives of General Psychiatry, 62*(6), 593–602.

Khoury, N., Marvar, P. J., Gillespie, C. F., Wingo, A., Schwartz, A., Bradley, B., Kramer, M., & Ressler, K. J. (2012). The renin-angiotensin pathway in PTSD: ACE inhibitor and ARB medications are associated with fewer traumatic stress symptoms. *Journal of Clinical Psychiatry, 73*(6), 849–855.

Kircanski, K., Craske, M. G., Epstein, A. M., & Wittchen, H. U. (2009). Subtypes of panic attacks: A critical review of the empirical literature. *Depression and Anxiety, 26*, 878–887.

Kolloch, R., Legler, U. F., Champion, A., Cooper-Dehoff, R. M., Handberg, E., et al. (2008). Impact of resting heart rate on outcomes in hypertensive patients with coronary artery disease: Findings from the INternational VErapamil-SR/trandolapril STudy (INVEST). *European Heart Journal, 29*, 1327–1334.

Kotseva, K., Wood, D., De Backer, G., De Bacquer, D., Pyörälä, K., & Keil, U. (2009). Cardiovascular prevention guidelines in daily practice: A comparison of EUROASPIRE I, II and III surveys in eight European countries. *The Lancet, 373*(9667), 929–940.

Kubzansky, L. D., & Arthur, C. M. (2004). Anxiety, heart disease and mortality. In N. Anderson (Ed.), *Emotional longevity*. New York: Viking.

Kubzansky, L. D., Kawachi, I., Spiro, A., III, Weiss, S. T., Vokonas, P. T., & Sparrow, D. (1997). Is worrying bad for your heart? A prospective study of worry and coronary heart disease in the normative aging study. *Circulation, 95*(4), 818–824.

Lambert, E., Hotchkin, E., Alvarenga, M., Pier, C., Richards, J., Barton, D., Dawood, T., Esler, M., & Lambert, G. (2006). Single-unit analysis of sympathetic nervous discharges in patients with panic disorder. *Journal of Physiology, 570*(3), 637–643.

Lane, D., Carroll, D., Ring, C., Beevers, D. G., & Lip, G. Y. (2001). Predictors of attendance at cardiac rehabilitation after myocardial infarction. *Journal of Psychosomatic Research, 51*, 497–501.

Lane, R. D., Laukes, C., Marcus, F. I., et al. (2005). Psychological stress preceding idiopathic ventricular fibrillation. *Psychosomatic Medicine, 67*, 359–365.

Leor, J., Poole, W. K., & Kloner, R. A. (1996). Sudden cardiac death triggered by an earthquake. *The New England Journal of Medicine, 334*, 413–419.

Malik, M., & Camm, A. J. (1990). Heart rate variability. *Clinical Cardiology, 13*, 570–576.

Malliani, A., Pagani, M., Lombardi, E., & Cerruti, S. (1991). Cardiovascular neural regulation explored in the frequency domain. *Circulation, 84*, 482–492.

Mansour, V. M., Wilkinson, D. J. C., Jennings, G. L., Schwarz, R. G., Thompson, J. M., & Esler, M. D. (1998). Panic disorder: Coronary spasm as a basis for cardiac risk? *MJA, 168*, 390–392.

Martens, E., De Jonge, P., Na, B., Cohen, B., Lett, H., & Whooley, M. (2010). Scared to death? Generalised anxiety disorder and cardiovascular events in patients with stable coronary heart disease. *Archives of General Psychiatry, 67*(7), 750–758.

Mathers, C. D., & Loncar, D. (2006). Updated projections of global mortality and burden of disease, 2002–2030: Data sources, methods and results. *PLoS Med, 3*(11):e442. Text available at http://www.who.int/healthinfo/statistics/bod_projections2030_paper.pdf

Matthews, K. A., Owens, J. F., Kuller, L. H., Sutton-Tyrrell, Lasilla, H. C., & Wolfson, S. K. (1998). Stress-induced pulse pressure changes predicts women's carotid atherosclerosis. *Stroke, 29*, 1525–1530.

Mayou, R. A., Gill, D., Thompson, D. R., et al. (2000). Depression and anxiety as predictors of outcome after myocardial infarction. *Psychosomatic Medicine, 62*(2), 212–219.

McGrady, A., McGinnis, R., Badenhop, D., Bentle, M., & Rajput, M. (2009). Effects of depression and anxiety on adherence to cardiac rehabilitation. *Journal of Cardiopulmonary Rehabilitation & Prevention., 29*(6), 358–364.

Meisel, S. R., Kutz, I., Dayan, K. I., Pauzner, H., Chetboun, I., Arbel, Y., & David, D. (1991). Effect of Iraqi missile war on incidence of acute myocardial infarction and sudden death in Israeli civilians. *Lancet, 338*(8768), 660–661.

Mendenhall, M. E., Osland, J. S., Bird, A., Oddou, G. R., & Maznevski, M. L. (2008). *Global *leadership: Research, practice, and development.* London: Routledge.

Molgaard, H., Sorensen, K. E., & Bjerregaard, P. (1991). Attenuated 24-h heart rate variability in apparently healthy subjects, subsequently suffering sudden cardiac death. *Clinical Autonomic Research, 1*, 233–237.

Moser, D. K., & De Jong, M. J. (2006). Anxiety and heart disease. In E. Mollinari, A. Compare, & G. Paratti (Eds.), *Clinical psychology and heart disease.* Italia: Springer.

Moser, D. K., & Dracup, K. (1996). Is anxiety early after myocardial infarction associated with subsequent ischemic and arrhythmic events? *Psychosomatic Medicine, 58*, 395–401.

Mosovich, S. A., Boone, R. T., Reichenberg, A., Bansilal, S., Shaffer, J., Dahlman, K., Harvey, P. D., & Farkouh, M. E. (2008). New insights into the link between cardiovascular disease and depression. *International Journal of Clinical Practice, 62*, 423–432.

Nesbitt, W. S., Giuliano, S., Kulkarni, S., Dopheide, S. M., Harper, I. S., & Jackson, S. P. (2003). Intercellular calcium communication. *The Journal of Cell Biology, 160*(7), 1151–1161.

Pajak, A., Jankowski, P., Kotseva, K., Heidrich, J., De Smedt, D., & De Bacquer, D. (2013). Depression, anxiety and risk factor control in patients after hospitalisation for coronary heart disease: The EUROASPIRE III study. *European Journal of Cardiology, 20*(2), 331–340.

Paterniti, S., Zureik, M., Ducimetière, P., Touboul, P. J., Fève, J. M., & Alpérovitch, A. (2001). Sustained anxiety and 4-year progression of carotid atherosclerosis. *Arteriosclerosis, Thrombosis, and Vascular Biology, 21*, 136–141.

Phillips, A. C., Batty, G. D., Gale, C. R., Deary, I. J., Osborn, D., MacIntyre, K., & Carroll, D. (2009). Generalized anxiety disorder, major depressive disorder, and their comorbidity as predictors of all-cause and cardiovascular mortality: The Vietnam experience study. *Psychosomatic Medicine, 71*(4), 395–403.

Pieper, S., Brosschot, J. F., van der Leeden, R., & Thayer, J. F. (2007). Cardiac effects of momentary assessed worry episodes and stressful events. *Psychosomatic Medicine, 69*, 901–909.

Purvis, J. A., Cunningham, E. L., McGlinchey, P. G., & Barr, S. H. (2009). Drugs, electrolytes and takotsubo cardiomyopathy: Triple aetiology of acquired long QT syndrome and torsades de pointes. *Ulster Medical Journal, 78*(3), 188–189.

Radhakrishna, R. K. A., & Yeragani, V. K. (2001). Decreased chaos and increased non-linearity of heart rate time series in patients with panic disorder. *Autonomic Neurosciences, 88*, 99–108.

Reiss, S., Peterson, R. A., Gursky, D. M., & McNally, R. J. (1986). Anxiety sensitivity, anxiety frequency and the predictions of fearfulness. *Behaviour Research & Therapy, 24*(1), 1–8.

Ridker, P. M. (2007). C-reactive protein and the prediction of cardiovascular events amongst those at intermediate risk: Moving an inflammatory hypothesis toward consensus. *Journal of the American College of Cardiology, 49*(21), 2129–2138.

Roest, A. M., Martens, E. J., De Jonge, P., & Denollet, J. (2010). Anxiety and risk of incident of coronary heart disease: A meta-analysis. *Journal of the American College of Cardiology, 56*(1), 38–46.

Rosengren, S., Hawkin, S., Ounpuu, S., et al. (2004). Association of psychosocial risk factors with risk of acute myocardial infarction in 11,119 cases and 13,648 controls from 52 countries (the INTERHEART study): Case–control study. *Lancet, 364*, 953–962.

Rothenbacher, D., Hahmann, H., Wusten, B., Koenig, W., & Brenner, H. (2007). Symptoms of anxiety and depression in patients with stable coronary heart disease: Prognostic value and consideration of pathogenic links. *European Journal Cardiovascular Preven Rehabiliation, 14*(4), 547–554.

Rozanski, A., Blumenthal, J. A., & Kaplan, J. (1999). Impact of psychological factors on the pathogenesis of cardiovascular disease and implications for therapy. *Circulation, 99*, 2199–2217.

Saavedra, J., Sanchez-Lemus, E., & Benicky, J. (2011). Blockade of brain angiotensin II AT1 receptors ameliorates stress, anxiety, brain inflammation and ischemia: Therapeutic implications. *Psychoneuroendocrinology, 36*(1), 1–18.

Sovari, A. A., Cesario, D., Kocheril, A. G., & Brugada, R. (2008). Multiple episodes of ventricular tachycardia induced by silent coronary vasospasm. *Journal of Interventional Cardiology and Electrophysiology, 21*(3), 223–226.

Steptoe, A., Wikman, A., Molloy, G. J., Messerli-Burgy, N., & Kaski, J. C. (2013). Inflammation and symptoms of depression and anxiety in patients with acute coronary heart disease. *Brain, Behaviour & Immunity, 31*, 183–188.

Thomsen, S. B., Rathke, C. N., Zerahn, B., & Vestergaard, H. (2010). Increased levels of calcification marker matrix GIa protein and the inflammatory markers YKL-40 and CRP in patients with type 2 diabetes and ischemic heart disease. *Cardiovascular Diabetology, 9*, 86.

Thornton, E. W., Bundred, P., Tytherleigh, M., & Davies, A. D. M. (2006). Anxiety, depression and myocardial infarction: A survey of their impact on consultation rates before and after an acute primary episode. *British Journal of Cardiology, 13*(3), 220–224.

Thrall, G., Lip, G. Y. H. P., Carroll, D., & Lane, D. (2007). Depression, anxiety, and quality of life in patients with atrial fibrillation. *Chest, 132*(4), 1259–1264.

Thurston, R. C., Rewak, M., & Kubzansky, L. D. (2013). An anxious heart: Anxiety and the onset of cardiovascular diseases. *Progress in Cardiovascular Diseases, 55*(6), 524–537.

Uzun, S., Vural, H., Uzun, M., & Yokusoglu, M. (2008). State and trait anxiety levels before coronary angiography. *Journal of Clinical Nursing, 17*(5), 602–607.

Walters, K., Rait, G., Petersen, I., & Williams, R. (2008). Panic disorder and risk of new onset coronary heart disease, acute myocardial infarction, and cardiac mortality: Cohort study using the general practice research database. *European Heart Journal, 29*(24), 2981–2988.

Wilbert-Lampen, U., Leistner, D., Greven, S., Pohl, T., Sper, S., Völker, C., Güthlin, D., Plasse, A., Knez, A., Küchenhoff, H., & Steinbeck, G. (2008). Cardiovascular events during World Cup soccer. *New England Journal of Medicine, 358*, 475–483.

Wilkinson, D. J., Thompson, J. M., Lambert, G. W., Jennings, G. L., Schwarz, R. G., Jefferys, D., Turner, A. G., & Esler, M. D. (1998). Sympathetic activity in patients with panic disorder at rest, under laboratory mental stress, and during panic attacks. *Archives of General Psychiatry, 55*(6), 511–520.

Wulsin, L. R., & Singal, B. M. (2003). Do depressive symptoms increase the risk for the onset of coronary disease? A systematic quantitative review. *Psychosomatic Medicine, 65*, 201–210.

Yeragani, V. K., Pohl, R., Berger, R., Balon, R., Ramesh, C., Glitz, D., Srinivasan, K., & Weinberg, P. (1993). Decreased heart rate variability in panic disorder patients: A study of power spectral analysis of heart rate. *Psychiatry Research, 46*(1), 89–103.

Yeragani, V. K., Pohl, R., Jampala, V. C., Balon, R. R., & Srinivasan, K. (2000). Increased QT variability in patients with panic disorder and depression. *Psychiatry Research, 1093*(3), 225–235.

Zafar, M. U., Paz-Yepes, M., Shimbo, D., Vilahur, G., Burg, M. M., Chaplin, W., Fuster, V., Davidson, K. W., & Badimon, J. J. (2010). Anxiety is a better predictor of platelet reactivity in coronary artery disease patients than depression. *European Heart Journal, 31*(13), 1573–1582.

第 8 章　创伤后应激障碍与心血管疾病

Viola Vaccarino, J. Douglas Bremner

目录

摘要

创伤后应激障碍（post traumatic stress disorder，PTSD）是一种可造成患者失能的精神障碍，其不良健康结果可能远超出神经精神病学领域。近期有越来越多的证据提示 PTSD 与心血管疾病发作含缺血性心脏病（ischemic heart disease，IHD）、血栓栓塞性卒中风险升高相关联。数据显示，对于可造成生命危险的急性心血管事件，PTSD 是诱因，也是结果。PTSD 患者更可能参与不良生活习惯，使个体倾向于接触心血管危险因子，如肥胖、糖尿病、高血压等。PTSD 也常与其他精神疾病共病，对心血管疾病风险造成影响，如抑郁、物质滥用等。而现阶段已有较这些危险因素或相关疾病更有说服力的机制。PTSD 患者的心血管风险模型提示，神经生物学占有一席之地。特别是伴随 PTSD 闯入性记忆的反复与持续增强的生理激活，可能对心血管系统造成慢性积累性的损害。此机制可借由血管、免疫或其他机制调节。本章将回顾现有 PTSD 与严重心血管疾病进行联结的证据，并探讨潜在病理生理学机制与未来可能研究方向。

关键词

　　创伤后应激障碍（Posttraumatic stress disorder）·心血管疾病（Cardiovascular disease）·应激（Stress）·心肌缺血（Myocardial ischemia）·卒中（Stroke）·急性冠脉综合征（Acute coronary syndromes）

引言

　　创伤后应激障碍是一种对创伤事件以持续、非适应性的反应为主要表现的精神障碍（Dohrenwend et al. 2006）。此精神疾病发病率较普遍，在一般人群中约有 10% 至 12% 女性以及 5% 至 6% 男性符合诊断标准（Kessler et al. 1994），特别常见于经历过战斗的军人。越南战争期间，在东南亚服役的退伍军人有 15% 至 19% 后续发展成 PTSD；近期伊拉克、阿富汗战争服役军人患病率可能较越南战争更高（Hoge et al. 2007）。但在一般人群中，与战争无关的创伤体验远较战争创伤频繁，战斗相关的创伤体验并非最常导致 PTSD 起病的诱因。许多 PTSD 患者暴露在创伤体验后多年仍持续被症状折磨（Dohrenwend et al. 2006）。

　　PTSD 对个体的心理健康与功能的破坏性广为人知，其不良健康影响远超过神经精神病学范畴（Glaesmer et al. 2011；Hoge et al. 2007；Qureshi et al. 2009）。其中，PTSD 与严重心血管疾病（cardiovascular disease，CVD）的关联性，包含缺血性心脏病与血栓栓塞性卒中，受到密切关注（Boscarino 2012；Coughlin 2011；Wentworth et al. 2013）。PTSD 与许多不健康行为有关，包含吸烟、酒精滥用、静态生活方式，而这些行为可导致个体更倾向于发展为慢性疾病，如肥胖、糖尿病、高血压病、高脂血症等（Coughlin 2011）。PTSD 也与其他可能与 CVD 相关的精神疾病共病，如抑郁。这些相关疾病与风险可在 PTSD 与 CVD 的联结之间有一席之地，但是其他与 PTSD 相关的神经生物学机制也可能存在。近期越来越多证据提示，由于急性冠脉综合征（acute coronary syndrome，ACS）或卒中事件本身带来的压力与其对生命的威胁性，PTSD 可能是这些心血管事件的诱因，也可能是继发于心血管事件的精神疾患（Edmondson et al. 2012，2013）。

创伤后应激障碍的定义与诊断

　　基于基础的诊断标准，创伤后应激障碍的诊断需要有既往在严重精神压力或创伤事件的暴露史。创伤事件在传统上被定义为"对个人生命或自我完整性可产生威胁,且伴有强烈恐惧、恐怖感或无助感的体验"。这些事件可包含性侵害、伤害事件、车祸、儿时受虐、以及战斗创伤(Reed et al. 2012)。过半的美国人在生命中会有创伤体验;女性遭遇性侵害或攻击,男性遭受身体伤害较频繁(Reese et al. 2012)。约半数的个案中,PTSD 发展为慢性疾患,可有长达数年的病程。PTSD 患者可有严重的功能损害,例如难以维持就业或亲密关系,另抑郁与物质滥用的危险性升高。

根据《精神疾病诊断和统计手册》(第 4 版)(DSM-Ⅳ)诊断标准,该标准已在临床与科研领域应用近 20 年,PTSD 可有 3 种主要症状群,包含:①闯入性症状;②回避性症状;③过度警觉性症状;症状需持续 1 个月以上,且造成个体工作或社会功能严重受损。闯入性症状包含患者不可控的反复忆起创伤事件、或有相关梦魇。回避性症状可包含刻意回避可唤起创伤体验的场景,或是无法回想起创伤事件本身,例如,无法想起创伤事件的重要内容,与他人有疏离感,或是情感麻木。部分的回避性症状可能会以人群中感到不自在、或是无法离开住处作为主要表现。过度警觉症状可有入睡困难或无法持续睡眠、易激惹、暴怒与注意力难以维持等表现。惊跳反应程度强化、对噪音反应剧烈等也是过度警觉的表现。近期出版的 DSM-Ⅴ中,PTSD 症状无大规模更改,但对创伤的定义不再需要伴有恐惧、无助或恐怖感(American Psychiatric Association 2013)。另外,该诊断添加了新症状,包含负性认知与情感偏误,这些症状可由多种症状组成,如持续、失真的责怪自己或他人,或是持续抱有负面情感。过度唤起症状群中也加入了鲁莽、破坏行为。DSM-Ⅴ全面放宽了 PTSD 的诊断标准,新定义下,可能会有更多个体符合 PTSD 诊断标准。

创伤后应激障碍与缺血性心脏病发病率

过去数十年间,PTSD 患者的躯体健康情况受到广泛的关注,特别是心血管症状(Wentworth et al. 2012)。然而,大部分的研究直到近期才开始使用横断面设计,造成 PTSD 与心脏病(如 IHD)在时间关联性上的研究受到限制(Qureshi et al. 2009;Vaccarino,Bremner 2013)。这些问题在仅适用自我陈述评估心血管症状的研究中特别突出。研究中可出现回忆偏倚,且比起非患者,PTSD 患者不仅是在 IHD 症状陈述上,而是在总体的症状与健康问题上反馈更多不适(Qureshi et al. 2009)。PTSD 和心脏病发作可互为因果(Edmondson et al. 2012)。选择偏倚也是一个潜在的问题;多数研究均依赖自荐个案,而这些个案,与一般人群中的 PTSD 患者相比,可能本来就有较多的躯体情况。

过去 10 年中,数项纵向研究建立了 PTSD 与 IHD 之间的联结(Boscarino

2006,2008；Dirkzwager et al. 2007；Kang et al. 2006；Kubzansky et al. 2007,2009；Scherrer et al. 2010)。虽然有些研究缺乏有效的 IHD 预后测量指标,且在少数情况下,仅依赖死亡证明的编码或行政档案作为研究资料,这些研究仍提示了 IHD 与 PTSD 的联系。更近期的研究使用了客观的指标测量冠状动脉粥样硬化或心肌缺血(myocardial ischemia,MI)症状,也能取得相应的结果(Ahmadi et al. 2011；Turner et al. 2013；Vaccarino et al. 2013)。这些研究发现,PTSD 的患者患有冠心病(coronary heart disease,CHD)或心肌灌注异常的风险较非 PTSD 患者高。Ahmadi 等(2011)研究了 CT 图像显示冠状动脉钙化(冠状动脉粥样硬化指标)的退伍军人,发现 PTSD 患者冠状动脉钙化的出现率是非 PTSD 患者的 2 倍。另一项以退伍军人为样本、取样自退伍军人健康管理机构门诊的研究中,Turner 等发现,运动心电图(electrocardiogram,ECG)测量下,PTSD 患者 MI 发生率约为非 PTSD 患者的 2 倍(Turner et al. 2013)。这些研究提供了联系 PTSD 与 IHD 的重要证据,但是由于样本是选自于临床环境,研究是否选择偏倚仍然是潜在疑虑。与非患者相比,PTSD 患者较频繁诉躯体症状与总体情况异常,在就医或转介、进行 CVD 评估或治疗的概率均较高(Qureshi et al. 2009)。因此,选自于诊所、医院的 PTSD 患者可能被诊断为 IHD 的概率较社区中 PTSD 或非患者诊断为 IHD 的可能性高。

　　近期一项 PTSD 与 IHD 的双生子研究,由于采样自双生子登记处,在采样问题上可有所回应(Vaccarino et al. 2013)。该研究随访了 562 名越战退伍军人；这些军人在基线时无 IHD 病史,使用诊断用检查提纲(Robins et al. 1981)评估 PTSD 的平均年龄为 43 岁,并在平均随访 13 年后进行 IHD 评估。评估包含了临床心血管事件(自我陈述心肌梗死(myocardial infraction,MI)、其他 IHD 造成的住院、冠状动脉血管重建等),合并使用 N-13 氨正电子放射心肌灌注断层显像进行客观的 IHD 评估。患有 PTSD 的双生子在随访期间中因 IHD 住院或是行冠状动脉血管重建术的频率是非 PTSD 双生子的 2 倍以上(23% vs 9%)。即使在对生活习惯、IHD 风险与抑郁进行调整后,相关性仍显著(校正比值比 2.2,95% CI：1.2~4.1)。PET 测量冠状动脉灌注与心肌血流证据符合自我陈述结果。对灌注缺损进行量化测量,应激总严重程度评分(stress total severity score,STSS)在 PTSD 患者身上显著较高(+95%,$P = 0.001$),提示心肌灌注异常的发生率几乎是非 PTSD 双生子的 2 倍。另外,PTSD 症状加重的程度与 STSS、IHD 事件有级别相关性。即使在调整传统 IHD 危险因子、健康行为、抑郁与其他精神科诊断后,117 对不一致的 PTSD 双生子之间的关联性也只有轻微减弱。图 1 为一对 PTSD 不一致的双生子心肌灌注 PET 扫描。双生子设计可对 PTSD 与 CVD 之间共有的基因差异性与家庭中的混淆变量进行控制,对 PTSD 与 IHD 的因果分析更有帮助(McGue et al. 2010)。

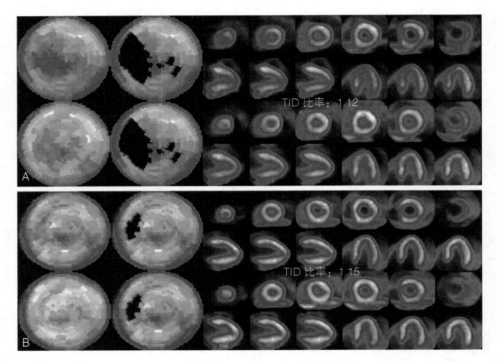

图 1　双生子中具有代表性的心肌灌注 PET 扫描。A. 患有 PTSD 者;B. 无 PTSD 者。左侧极点图中,低灌注区域显示为黑色。低灌注的严重程度以 STSS 量表进行量化,与平均值对比,报告以标准差为单位的灌注异常情况

创伤后应激障碍与卒中发病率

　　除了 IHD,严重应激情况下,暴露在原始创伤数年后,卒中风险也会显著升高(Thurston et al. 2014;Wilson et al. 2012),但仅针对 PTSD 的研究数据仍不足。一项对第二次世界大战获释战俘的研究提示,即使没有显著差异,但患有 PTSD 战俘的卒中风险(13%,158 人中 20 人)几乎为无 PTSD 者的 2 倍(8%,317 人中 24 人),相对风险为 1.7,95% 信赖区间为 0.95~2.9(Brass,Page 1996)。该研究中,卒中人数过少,以及组间创伤暴露相似性为主要的不足之处。该研究另发现,同为退役军人,战俘的卒中患病率是非战俘的 7 倍。对接受 VA 普及健康医疗系统治疗的女性退役军人进行断面调查,发现 PTSD 与自我报告卒中史有相关性,然而,卒中人数少仍是调查的不足点。患有 PTSD 的退役女兵中,5%(256 人中 13 人)报告有卒中史,而非 PTSD 人群中,3%(905 人中 28 人)有卒中史(调整年龄后的比值比 = 2.9;95% 信赖区间:1.4~6.0)(Dobie et al.

2004)。一项德国创伤与 PTSD 的研究发现,1 371 名受访者中,在进行人口学变量、CVD 风险与生活方式参数调整后,PTSD 或创伤体验的个体汇报卒中史与其他 CVD 阳性的频率较非体验者高(Spitzer et al. 2009)。虽然仍需更多数据,但是证据有"PTSD 可能导致卒中风险升高"倾向。

急性心血管事件后的创伤后应激障碍

部分患者可能在体验急性、危及生命的心血管事件,如心脏病发作、卒中之后,发展出 PTSD。近期的一项 meta 分析提示,达到临床诊断标准的 PTSD 症状可发生在 12%,或八分之一的 ACS 住院患者身上,但研究之间的异质性高,发生率在 0% 至 32% 之间(Edmondson et al. 2012)。虽然只有少数研究使用临床访谈进行 PTSD 的诊断,但平均 4% 的受访者达到诊断标准。患者年龄越小,急性心血管事件后继发 PTSD 的概率越高;部分研究中,女性、少数民族、社会经济状况不佳及既往精神病史可与发生 PTSD 有关(Roberge et al. 2010; Wikman et al. 2008)。另外,急性心血管事件中,强烈的恐惧、失控或无助感、对危险性的觉察等体验也可作为 PTSD 的预测指标。但心血管事件的严重程度与 PTSD 无关。

继发于 ACS 的 PTSD 可使心血管事件复发与死亡率提升 2 倍(Edmondson et al. 2012)。至今,研究样本量不足以评估继发于 ACS 的 PTSD 与不良临床结果之间的潜在机制,但是,ACS 与 PTSD 均与去甲肾上腺素激活、促炎细胞因子等有关(以下讨论),对炎性反应与促凝血过程的协同不良效果可导致心血管事件反复或死亡风险升高。

PTSD 也可是急性脑血管意外,如卒中、短暂性脑缺血发作(transient ischemic attacks,TIA)事件的后果。近期发表的 meta 分析提示,卒中后幸存者在一年内的 PTSD 发生率约为 23%(95% 信赖区间:16%~33%),1 年后为 11%(95% 信赖区间:8%~14%)(Edmondson et al. 2013)。因此,卒中引起的 PTSD 发生频繁,卒中发生后 1 年内约有四分之一、发生 1 年后仍有九分之一的患者可能发生 PTSD。现在仍无法得知卒中后 PTSD 是否与生存率降低有关。

PTSD 在院外的心脏骤停(cardiac arrest,CA)患者中更为常见,发生率为 27%~38%(Gamper et al. 2004;Ladwig et al. 2008)。一项针对植入型心律转复除颤器(implantable cardioverter defibrillator,ICD)植入者的研究发现,大部分的 CA 或 MI 的幸存者中,PTSD 可导致后期死亡风险提高 3 倍(Ladwig et al. 2008)。

潜在机制

PTSD 与 CVD 发生或复发之间的关联性仍然有待厘清,且可能是多因素的。急性 CVD 事件可能是由多种要素共同影响下发生,如生物、环境、情绪等变量,CVD 事件的发生犹如"完美风暴"的酝酿(Arbab-Zadeh et al. 2012)。适应不良行为可有重要地位;吸烟、物质滥用、静态生活方式、药物治疗不依从、睡眠紊乱等皆在 PTSD 患者中常见(Breslau et al. 2003)。但是,大多数研究即使针对这些情况进行调整,仍无法说明 CVD 与 PTSD 之间的关系,因此,适应不良习惯本身可能不足以认识为独立机制。同样的,共病其他精神疾病,如抑郁障碍,也无法说明 PTSD 与 CVD 之间的关联性(Ahmadi et al. 2011;Kubzansky et al. 2009;Turner et al. 2013;Vaccarino et al. 2013)。

PTSD 与传统 CVD 危险因子(如高血压、肥胖、糖尿病等)之间的关联性也不清晰。数项研究虽然提出了关联性,其他研究则无相关报告(Ahmadi et al. 2011;Kubzansky et al. 2007,2009;Vaccarino et al. 2013,2014)。部分报告甚至提出争议性结果,如 PTSD 患者总胆固醇与低密度脂蛋白胆固醇水平较非 PTSD 者低(Ahmadi et al. 2011;Vaccarino et al. 2013)。另外,调整相关风险参数后,PTSD 与 CVD 仍有相关性,因此,除传统的 CVD 危险因子外,应有其他联系 CVD 与 PTSD 的机制。

现有概念模型指出,PTSD 神经生物特质可与人群中 CVD 风险升高有关。其中,PTSD 患者反复、强化的生理激活与闯入性记忆可借血管与免疫机制,长时间下积累心血管损害(图 2)(Vaccarino,Bremner 2013)。

创伤后应激障碍的神经生物学

PTSD 是长期的神经激素系统调节异常,其中管理身体应激反应的主要二分支为交感神经系统(sympathetic nervous system,SNS)与丘脑 - 垂体 - 肾上腺(hypothalamic-pituitary-adrenal,HPA)轴(Bremner,Charney 2010;Yehuda 2002)。SNS 与其他植物神经系统的功能紊乱的证据可见于心率变异性(heart rate variability,HRV)与压力感受性反射功能,两项均是自主神经失衡与失活的表现,PTSD 患者较对照更倾向于出现异常(Hughes et al. 2007;Shah et al. 2013)。使用 HRV、压力感受性反射,以及其他相关变量测量自主神经功能失活程度,是用以预测 CVD 风险与预后的有效指标。一项对 459 名曾服役于越战中年双生子男性检测 24 小时 HRV 的研究提示,PTSD,特别是 PTSD 活性期与低频和极低频 HRV 在独立双胞胎之间,以及在 20 对 PTSD 不一致双生子间呈反比。

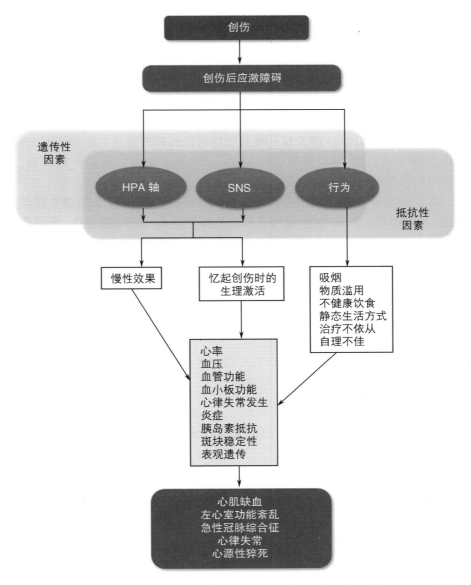

图 2　PTSD 与 CHD 潜在联结机制示意图。HPA，丘脑 - 垂体 - 肾上腺轴；SNS，交感神经系统。(图片摘录自 Vaccarino V,&Bremner JD. Biol Psychiatry 2013;74:790-792. 经同意修正、使用图像)

现患 PTSD 个体的低频 HRV 较无 PTSD 的孪生兄弟低 49%(*P*< 0.001)。PTSD 缓解与 HRV 无关。研究结果在调整抑郁与其他危险因子后仍然可靠。这些数据提示,PTSD,特别是当前患有 PTSD,与可预测预后的自主神经失活指标

相关,该相关性在 PTSD 缓解后可逆转(Shah et al. 2013)。

PTSD 生物学特征之一为 SNS 系统过度激活后,特别是创伤回忆导引起的激活,导致去甲肾上腺素能系统敏感性升高(Bremner,Charney 2010;Yehuda 2002;Zoladz,Diamond 2013)。例如,与对照相比,参与战斗且患有 PTSD 的退伍军人,在儿茶酚胺水平、心率、对刺激(如枪声、战争相关投影、或与自身创伤经验的记录)反馈而升高的生理指标均较高(Blanchard et al. 1982;Pitman et al. 1987)。比起对照,PTSD 患者对可唤起创伤回忆的刺激造成的脑功能改变(特别是前额叶功能减退)更为显著(Bremner,Charney 2010)。使用中性刺激(如心算)时,未观察到刺激物造成的改变(Blanchard et al. 1982)。

除了自主神经系统功能失调外,PTSD 患者也表现出 HPA 轴调节异常的现象。整体而言,PTSD 患者可出现糖皮质醇受体负反馈增强表现,可导致促肾上腺皮质激素释放因子水平升高、静息时外周皮质醇浓度降低等状况,提示 HPA 轴在过程中可能受到下调(Bremner,Charney 2010;Yehuda 2002;Zoladz,Diamond 2013)。然而,与对照相比,回想起创伤事件时,PTSD 患者的皮质醇释放较高。例如,与受虐导致的女性 PTSD 患者中,聆听受虐记录时,唾液皮质醇反应为无 PTSD 受虐女性的四倍(Elzinga et al. 2003)。PTSD 患者对 CVD 患者使用的认知心理压力挑战造成的压力反馈中可见皮质醇反应增强(Bremner et al. 2003)。然而,PTSD 患者全日的皮质醇水平较低,表述性记忆功能也可因地塞米松治疗而减退。

创伤后应激障碍与缺血性心脏病的应激反应

PTSD 患者 CVD 风险升高的通路常被认为是应激时的神经内分泌、血液动力、免疫反应过激导致,而这些反应都与 CVD 危险因子,如高血压、CVD 事件等有关(Chida,Steptoe 2010;Treiber et al. 2003)。与对照相比,PTSD 患者在实验室场景接受含个人化刺激的应激测试时,表现出血压、心率及其他可显示 SNS 激活的指标明显提高(Bremner et al. 1999)。幼年时期受虐的个体,且患有抑郁障碍与 CVD 的患者(许多共病有 PTSD)在应对心理应激时,与无抑郁或受虐史的患者相比,MI 现象明显较重(Bremner et al. 2009)。此现象提早期受虐可能使个体在成人期对应激性心肌缺血促敏。这些应激反应可能造成长程累积的心血管风险增加,但仍需后续调查。

血管与免疫效应

PTSD 在体验下,上述身体应激反应指标的升高可对内皮、心肌、免疫、血小板活性和血管修复等功能有累积、持久的不良效果。这些效果也可影响血管功能与斑块稳定性,透过非典型,甚至是与粥样硬化斑块无关危险因子,触发急性心脏事件(Bhattacharyya,Steptoe 2007;Strike et al. 2006)。例如,儿茶酚胺对心肌、心脏传导系统、内皮与血小板功能有直接影响,既往研究也指出与心力衰竭和心脏缺血有关(Brotman et al. 2007)。

血管功能。应激过程中,肾上腺素引起的 SNS 激活可造成周围血管收缩。此现象可在实验室场景中的急性应激(心理应激测试)研究中,无创测量血管收缩(Hassan et al. 2009b;Ramadan et al. 2013a)。另外,SNS 激活增强可导致微血管与内皮功能紊乱,这些现象是 IHD 的早期表现。即使是在实验室中受到短暂的心理应激,血管、内皮功能紊乱持续时间也可显著延长(Ghiadoni et al. 2000)。

心理应激期间的周围血管收缩可因心脏后负荷突然增加或冠状动脉血管功能紊乱导致 MI。无创测量周围血管收缩可预测心理应激性心肌缺血现象(Burg et al. 2009;Hassan et al. 2009a,b)。一项 384 名心脏病患者的研究中,无创记录应激时与静息时指尖微血管血流的脉搏波振幅后,将振幅数值用于计算应激 / 比值(Ramadan et al. 2013b)。与无缺血情况的受试者相比,该数值在口述任务时,应激性心肌缺血个体的比值较低,提示微血管收缩更强烈。值得注意的是,这个指标与血管造影中冠状动脉疾病严重程度无相关性,且对应激性缺血的预测性较血管造影的预测更灵敏。这些血管症状可能在 PTSD 患者产生闯入性记忆时因 SNS 过度激活而出现,使个体对急性心肌缺血易感性升高。

炎症与免疫反应。既往有许多报告指出,PTSD 患者的炎性反应生物指标较高,且有证据提示免疫失调(Gill et al. 2009)。近期,PTSD 也与细胞黏附分子,以及其他内皮生成的循环蛋白,如 ICAM-1、VCAM-1、选择蛋白(von Kanel et al. 2010)以及其他凝血因子(von Kanel et al. 2006,2008)有关。一项双生子研究中,PTSD 与 ICAM-1,以及其他一系列的炎性标志物有关,如 CRP、IL-6、纤维蛋白原、与白细胞等有关(Plantinga et al. 2013)。非双方患 PTSD 的双生子中进行两两比较,ICAM-1 是唯一与 PTSD 相关的生物标志物。

特别讨论循环黏附分子;它们不光是炎性标志物,也是内皮受损与 IHD 的预测指标(Blann et al. 2003;Hope,Meredith 2003a,b)。特别是 ICAM-1,在急性应激中,PTSD 患者的上升比率较非 PTSD 者在应激情况下高 12%(von Kanel et al. 2010)。在前瞻性研究中发现,ICAM-1 与高 IHD 风险相关,而 VCAM-1 的预测力较 ICAM-1 弱(Hwang et al. 1997;Luc et al. 2003)。内皮黏附分子 E- 选择蛋白、血小板黏附分子 P- 选择蛋白也与 IHD 有关(Blann et al. 2003;Hwang et al. 1997)。

虽然免疫系统对 PTSD 的机制尚不明确,但是可推理这些机制与 PTSD 神经生物学特性,特别是去甲肾上腺素能系统过度激活、基底节皮质醇水平降低、或是重新体验应激事件时,应激反应的迁延有关(Bremner 2010;Bremner, Charney 2010;Garakani et al. 2011)。糖皮质激素与儿茶酚胺可借多种路径影响免疫系统(Elenkov,Chrousos 2002)。心理社会应激可借由肾上腺依赖激活循环单核细胞的 NF-κB 转录因子,直接诱发炎症反应(Bierhaus et al. 2003)。心理应激时,数种循环炎性分子水平可在应激后 90~120 分钟之内上升,其中白介素 -6(inter leukin-6,IL -6)与 IL-1β 增长水平最稳定,C- 反应蛋白(C-reactive protein,CRP)的效果则相对有限(Steptoe et al. 2007)。需谨记,炎症反应可促成高凝状态与内皮细胞功能紊乱,而这两种状态是促成 IHD 的机制,可导致斑块不稳定、斑块破裂或是叠加血栓形成,造成心肌缺血。

临床意义

PTSD 在一般人群与 CVD 患者中均为常见疾病,可致残、大幅降低生活质量,并且在近期已被认可为重要的 CVD 风险与预后预测因子。但 PTSD 症状常在临床工作中被忽略。在初级医疗设施、或是心内科诊所照护患者的医疗人员需意识到 PTSD 对心血管系统的不良影响,包含不良心血管事件与死亡风险升高。

在美国,每年约有 100 万人在出院时被诊断为 ACS(Go et al. 2014);其中约有 10 万人在后期可衍生出临床上显著的 PTSD 症状。另外,约有 80 万人有首次或反复的卒中发作,换算后,约有 18 万名患者可因 PTSD 继发卒中。在这个数据下,我们应考虑 PTSD 起病可能较 CVD 早。同样的,PTSD 也造成患者反复住院、死亡率升高,并在治疗 CVD 过程中产生高额医药费。

药物与心理治疗可有效减轻症状带来的痛苦(Bandelow et al. 2012;Sullivan,Neria 2009),但相关干预是否能减低 CVD 风险仍有待商榷。同样的,PTSD 症状减轻是否能使依从性与其他健康行为强化,也仍需要验证。对 CVD 患者常规筛查 PTSD 症状的优缺点尚不明确。美国的数家退伍军人健康管理机构常规地使用四项初级医疗设施 PTSD 筛查量表(Four-item Primary Care PTSD Screen,PC-PTSD)等工具筛查 PTSD。此筛查可在高危人群中发现未确诊 PTSD 患者,该量表对 CVD 的预防或治疗评估效果仍然不明确,且尚无对非退伍军人群体的使用指导。

为了优化共病 PTSD 与 CVD 患者的临床结果,心内科医师与初级医疗设施医师需在必要时利用精神科协诊,此举在有其他精神科相关问题,如抑郁症状或物质滥用情况时,可对患者有所帮助。另外,部分治疗 PTSD 用药,如三环类药物,可对心血管功能有不良反应,因此需要在全面评估患者情况后慎用药物治疗。

结论

过去 10 年间的研究已积累了令人信服的证据支持 PTSD 与 CVD 发作之间的关系,并显示 PTSD 与 CVD 复发事件的类似关系。然而,我们需要更多的纵向研究,使用有效、客观测量 CVD 指标来证明这一联系。另外,相关的潜在机制仍然不明确,而且可能是复杂和多因素的。更好地了解病理生理学机制将有助于确定更有效的管理和防治模式。PTSD 似乎是借由去甲肾上腺素能系统过度激活以及 HPA 轴功能下调而促炎、促凝的疾病。自主神经失调表现于对压力过度反应的儿茶酚胺释放,可能通过炎症反应、凝血、血管、修复功能异常等多种途径导致 CVD。不健康行为常见于 PTSD 患者人群,如吸烟、自我给药相关的物质滥用等。现阶段尚未发现明确的因果关系,并且无法排除是否有多重机制存在。因此,未来需要更广泛的研究方法、更精确的研究设计以及更大样本的研究。

研究 CVD 与 PTSD 易感性共同的危险因子也很有意义,例如,两者是否存在相同的暴露和遗传背景导致个体对这两种疾病易感性升高。另外,明确可能使患者在急性心血管事件后更易患 PTSD 的易患因素也很重要。最后,研究应致力于有效的治疗方法,以帮助减少心血管风险和改善 PTSD 患者预后。随着科学界将继续发现 PTSD 与 CVD 之间最重要的机制,并借此找到线索、发现可有效减低 PTSD 患者人群中 CVD 风险的治疗靶点。对 PTSD 的新药研发与行为学治疗也需要审视 PTSD 症状好转对这些潜在机制和 CVD 预后的影响。

(吴士豪 译,马文林、张悠扬 校)

参考文献

Ahmadi, N., Hajsadeghi, F., Mirshkarlo, H. B., Budoff, M., Yehuda, R., & Ebrahimi, R. (2011). Post-traumatic stress disorder, coronary atherosclerosis, and mortality. *American Journal of Cardiology, 108*(1), 29–33. doi:10.1016/j.amjcard.2011.02.340.

American Psychiatric Association. (2013). *Diagnostic and statistical manual of mental disorders* (5th ed.). Arlington: American Psychiatric Association.

Arbab-Zadeh, A., Nakano, M., Virmani, R., & Fuster, V. (2012). Acute coronary events. *Circulation, 125*(9), 1147–1156. doi:10.1161/CIRCULATIONAHA.111.047431.

Bandelow, B., Sher, L., Bunevicius, R., Hollander, E., Kasper, S., Zohar, J., & Moller, H. J. (2012). Guidelines for the pharmacological treatment of anxiety disorders, obsessive-compulsive disorder and posttraumatic stress disorder in primary care. *International Journal of Psychiatry in Clinical Practice, 16*(2), 77–84. doi:10.3109/13651501.2012.667114.

Bhattacharyya, M. R., & Steptoe, A. (2007). Emotional triggers of acute coronary syndromes:

Strength of evidence, biological processes, and clinical implications. *Progress in Cardiovascular Diseases, 49*(5), 353–365.

Bierhaus, A., Wolf, J., Andrassy, M., Rohleder, N., Humpert, P. M., Petrov, D., . . . Nawroth, P.P. (2003). A mechanism converting psychosocial stress into mononuclear cell activation. *Proceedings of the National Academy of Sciences of the United States of America, 100*(4), 1920–1925.

Blanchard, E. B., Kolb, L. C., Pallmeyer, T. P., & Gerardi, R. J. (1982). A psychophysiological study of post-traumatic stress disorder in Vietnam veterans. *Psychiatric Quarterly, 54*, 220–229.

Blann, A. D., Nadar, S. K., & Lip, G. Y. (2003). The adhesion molecule P-selectin and cardiovascular disease. *European Heart Journal, 24*(24), 2166–2179.

Boscarino, J. A. (2006). Posttraumatic stress disorder and mortality among U.S. Army veterans 30 years after military service. *Annals of Epidemiology, 16*(4), 248–256.

Boscarino, J. A. (2008). A prospective study of PTSD and early-age heart disease mortality among Vietnam veterans: Implications for surveillance and prevention. *Psychosomatic Medicine, 70*(6), 668–676. doi:PSY.0b013e31817bccaf[pii] 10.1097/PSY.0b013e31817bccaf.

Boscarino, J. A. (2012). PTSD is a risk factor for cardiovascular disease: Time for increased screening and clinical intervention. *Preventive Medicine*. doi:10.1016/j.ypmed.2012.01.001.

Brass, L. M., & Page, W. F. (1996). Stroke in former prisoners of war. *Journal of Stroke and Cerebrovascular Diseases, 6*(2), 72–78.

Bremner, J. D. (2010). Imaging in CNS disease states: PTSD. In D. Borsook, L. Beccera, E. Bullmore, & R. Hargreaves (Eds.), *Imaging in CNS drug discovery and development: Implications for disease and therapy* (pp. 339–360). Basel: Springer.

Bremner, J. D., & Charney, D. S. (2010). Neural circuits in fear and anxiety. In D. J. Stein, E. Hollander, & B. O. Rothbaum (Eds.), *Textbook of anxiety disorders* (2nd ed., pp. 55–71). Arlington: American Psychiatric Publishing.

Bremner, J. D., Narayan, M., Staib, L. H., Southwick, S. M., McGlashan, T., & Charney, D. S. (1999). Neural correlates of memories of childhood sexual abuse in women with and without posttraumatic stress disorder. *American Journal of Psychiatry, 156*(11), 1787–1795.

Bremner, J. D., Vythilingam, M., Vermetten, E., Adil, J., Khan, S., Nazeer, A., . . . Charney, D. S. (2003). Cortisol response to a cognitive stress challenge in posttraumatic stress disorder (PTSD) related to childhood abuse. *Psychoneuroendocrinology, 28*, 733–750.

Bremner, J. D., Cheema, F. A., Ashraf, A., Afzal, N., Fani, N., Reed, J., . . . Vaccarino, V. (2009). Effects of a cognitive stress challenge on myocardial perfusion and plasma cortisol in coronary heart disease patients with depression. *Stress and Health, 25*, 267–278.

Breslau, N., Davis, G. C., & Schultz, L. R. (2003). Posttraumatic stress disorder and the incidence of nicotine, alcohol, and other drug disorders in persons who have experienced trauma. *Archives of General Psychiatry, 60*(3), 289–294.

Brotman, D. J., Golden, S. H., & Wittstein, I. S. (2007). The cardiovascular toll of stress. *Lancet, 370*(9592), 1089–1100. doi:10.1016/S0140-6736(07)61305-1.

Burg, M. M., Graeber, B., Vashist, A., Collins, D., Earley, C., Liu, J., . . . Soufer, R. (2009). Noninvasive detection of risk for emotion-provoked myocardial ischemia. *Psychosomatic Medicine, 71*(1), 14–20. doi:10.1097/PSY.0b013e318187c035.

Chida, Y., & Steptoe, A. (2010). Greater cardiovascular responses to laboratory mental stress are associated with poor subsequent cardiovascular risk status: A meta-analysis of prospective evidence. *Hypertension, 55*(4), 1026–1032. doi:10.1161/HYPERTENSIONAHA.109.146621.

Coughlin, S. S. (2011). Post-traumatic stress disorder and cardiovascular disease. *Open Cardiovascular Medicine Journal, 5*, 164–170. doi:10.2174/1874192401105010164.

Dirkzwager, A. J., van der Velden, P. G., Grievink, L., & Yzermans, C. J. (2007). Disaster-related posttraumatic stress disorder and physical health. *Psychosomatic Medicine, 69*(5), 435–440. doi:10.1097/PSY.0b013e318052e20a.

Dobie, D. J., Kivlahan, D. R., Maynard, C., Bush, K. R., Davis, T. M., & Bradley, K. A. (2004).

Posttraumatic stress disorder in female veterans: Association with self-reported health problems and functional impairment. *Archives of Internal Medicine, 164*(4), 394–400. doi:10.1001/archinte.164.4.394.

Dohrenwend, B. P., Turner, J. B., Turse, N. A., Adams, B. G., Koenen, K. C., & Marshall, R. (2006). The psychological risks of Vietnam for U.S. Veterans: A revisit with new data and methods. *Science, 313*(5789), 979–982.

Edmondson, D., Richardson, S., Falzon, L., Davidson, K. W., Mills, M. A., & Neria, Y. (2012). Posttraumatic stress disorder prevalence and risk of recurrence in acute coronary syndrome patients: A meta-analytic review. *PLoS ONE, 7*(6), e38915. doi:10.1371/journal.pone.0038915.

Edmondson, D., Richardson, S., Fausett, J. K., Falzon, L., Howard, V. J., & Kronish, I. M. (2013). Prevalence of PTSD in survivors of stroke and transient ischemic attack: A meta-analytic review. *PLoS ONE, 8*(6), e66435. doi:10.1371/journal.pone.0066435.

Elenkov, I. J., & Chrousos, G. P. (2002). Stress hormones, proinflammatory and antiinflammatory cytokines, and autoimmunity. *Annals of the New York Academy of Sciences, 966*, 290–303.

Elzinga, B. M., Schmahl, C. S., Vermetten, E., van Dyck, R., & Bremner, J. D. (2003). Higher cortisol levels following exposure to traumatic reminders in abuse-related PTSD. *Neuropsychopharmacology, 28*(9), 1656–1665.

Gamper, G., Willeit, M., Sterz, F., Herkner, H., Zoufaly, A., Hornik, K., . . . Laggner, A.N. (2004). Life after death: Posttraumatic stress disorder in survivors of cardiac arrest – prevalence, associated factors, and the influence of sedation and analgesia. *Critical Care Medicine, 32*(2), 378–383. doi:10.1097/01.CCM.0000108880.97967.C0.

Garakani, A., Murrough, J., Mathew, S.J., Charney, D. S., & Bremner, J. D. (2011). The neurobiology of anxiety disorders. In D. S. Charney & E. J. Nestler (Eds.), *Neurobiology of mental illness*, Oxford University Press, New York, NY.

Ghiadoni, L., Donald, A. E., Cropley, M., Mullen, M. J., Oakley, G., Taylor, M., . . . Deanfield, J. E. (2000). Mental Stress Induces Transient Endothelial Dysfunction in Humans. *Circulation, 102*(20), 2473–2478.

Gill, J. M., Saligan, L., Woods, S., & Page, G. (2009). PTSD is associated with an excess of inflammatory immune activities. *Perspectives in Psychiatric Care, 45*(4), 262–277. doi:10.1111/j.1744-6163.2009.00229.x.

Glaesmer, H., Brahler, E., Gundel, H., & Riedel-Heller, S. G. (2011). The association of traumatic experiences and posttraumatic stress disorder with physical morbidity in old age: A German population-based study. *Psychosomatic Medicine, 73*(5), 401–406. doi:10.1097/PSY.0b013e31821b47e8.

Go, A. S., Mozaffarian, D., Roger, V. L., Benjamin, E. J., Berry, J. D., Blaha, M. J., . . . Stroke Statistics, S. (2014). Heart disease and stroke statistics – 2014 update: A report from the American Heart Association. *Circulation, 129*(3), e28–e292. doi:10.1161/01.cir.0000441139.02102.80.

Hassan, M., Quyyumi, A. A., & Sheps, D. S. (2009a). A noninvasive clinically useful predictor for mental stress-induced ischemia. *Psychosomatic Medicine, 71*(1), 21–22. doi: PSY.0b013e3181967c3d [pii] 10.1097/PSY.0b013e3181967c3d.

Hassan, M., York, K. M., Li, H., Li, Q., Lucey, D. G., Fillingim, R. B., & Sheps, D. S. (2009b). Usefulness of peripheral arterial tonometry in the detection of mental stress-induced myocardial ischemia. *Clinical Cardiology, 32*(9), E1–E6. doi:10.1002/clc.20515.

Hoge, C. W., Terhakopian, A., Castro, C. A., Messer, S. C., & Engel, C. C. (2007). Association of posttraumatic stress disorder with somatic symptoms, health care visits, and absenteeism among Iraq war veterans. *The American Journal of Psychiatry, 164*(1), 150–153. doi:164/1/150 [pii] 10.1176/appi.ajp.164.1.150.

Hope, S. A., & Meredith, I. T. (2003a). Cellular adhesion molecules and cardiovascular disease. Part I. Their expression and role in atherogenesis. *Internal Medicine Journal, 33*(8), 380–386.

Hope, S. A., & Meredith, I. T. (2003b). Cellular adhesion molecules and cardiovascular disease. Part II. Their association with conventional and emerging risk factors, acute coronary events and cardiovascular risk prediction. *Internal Medicine Journal, 33*(9–10), 450–462.

Hughes, J. W., Dennis, M. F., & Beckham, J. C. (2007). Baroreceptor sensitivity at rest and during stress in women with posttraumatic stress disorder or major depressive disorder. *Journal of Traumatic Stress, 20*(5), 667–676. doi:10.1002/jts.20285.

Hwang, S. J., Ballantyne, C. M., Sharrett, A. R., Smith, L. C., Davis, C. E., Gotto, A. M., Jr., & Boerwinkle, E. (1997). Circulating adhesion molecules VCAM-1, ICAM-1, and E-selectin in carotid atherosclerosis and incident coronary heart disease cases: The Atherosclerosis Risk in Communities (ARIC) study. *Circulation, 96*(12), 4219–4225.

Kang, H. K., Bullman, T. A., & Taylor, J. W. (2006). Risk of selected cardiovascular diseases and posttraumatic stress disorder among former world war II prisoners of war. *Annals of Epidemiology, 16*(5), 381–386. doi:S1047-2797(05)00098-0 [pii] 10.1016/j.annepidem.2005.03.004.

Kessler, R. C., McGonagle, K. A., Zhao, S., Nelson, C. B., Hughes, M., Eshleman, S., . . . Kendler, K. S. (1994). Lifetime and 12-month prevalence of DSM-III-R psychiatric disorders in the United States. *Archives of General Psychiatry, 51*, 8–19.

Kubzansky, L. D., Koenen, K. C., Spiro, A., 3rd, Vokonas, P. S., & Sparrow, D. (2007). Prospective study of posttraumatic stress disorder symptoms and coronary heart disease in the normative aging study. *Archives of General Psychiatry, 64*(1), 109–116.

Kubzansky, L. D., Koenen, K. C., Jones, C., & Eaton, W. W. (2009). A prospective study of posttraumatic stress disorder symptoms and coronary heart disease in women. *Health Psychology, 28*(1), 125–130. doi:2009-00026-006 [pii] 10.1037/0278-6133.28.1.125.

Ladwig, K. H., Baumert, J., Marten-Mittag, B., Kolb, C., Zrenner, B., & Schmitt, C. (2008). Posttraumatic stress symptoms and predicted mortality in patients with implantable cardioverter-defibrillators: Results from the prospective living with an implanted cardioverter-defibrillator study. *Archives of General Psychiatry, 65*(11), 1324–1330. doi:10.1001/archpsyc.65.11.1324.

Luc, G., Arveiler, D., Evans, A., Amouyel, P., Ferrieres, J., Bard, J.M., . . . Group, P.S. (2003). Circulating soluble adhesion molecules ICAM-1 and VCAM-1 and incident coronary heart disease: The PRIME Study. *Atherosclerosis, 170*(1), 169–176.

McGue, M., Osler, M., & Christensen, K. (2010). Causal inference and observational research: The utility of twins. *Perspectives on Psychological Science, 5*(5), 546–556. doi:10.1177/1745691610383511.

Pitman, R. K., Orr, S. P., Forgue, D. F., de Jong, J. B., & Claiborn, J. M. (1987). Psychophysiologic assessment of posttraumatic stress disorder imagery in Vietnam combat veterans. *Archives of General Psychiatry, 44*(11), 970–975.

Plantinga, L., Bremner, J. D., Miller, A. H., Jones, D. P., Veledar, E., Goldberg, J., & Vaccarino, V. (2013). Association between posttraumatic stress disorder and inflammation: A twin study. *Brain, Behavior, and Immunity, 30*, 125–132. doi:10.1016/j.bbi.2013.01.081.

Qureshi, S., Pyne, J., Magruder, K., Schulz, P., & Kunik, M. (2009). The link between posttraumatic stress disorder and physical comorbidities: A systematic review. *Psychiatric Quarterly, 80*(2), 87–97.

Ramadan, R., Sheps, D., Esteves, F., Zafari, A. M., Bremner, J. D., Vaccarino, V., & Quyyumi, A. A. (2013a). Myocardial ischemia during mental stress: Role of coronary artery disease burden and vasomotion. *Journal of the American Heart Association, 2*(5), e000321. doi:10.1161/JAHA.113.000321.

Ramadan, R., Sheps, D., Esteves, F., Zafari, A. M., Bremner, J. D., Vaccarino, V., & Quyyumi, A. A. (2013b). Myocardial ischemia during mental stress: Role of coronary artery disease burden and vasomotion. *Journal American Heart Association, 2*(5), e000321. doi:10.1161/JAHA.113.000321.

Reed, R. V., Fazel, M., & Goldring, L. (2012). Post-traumatic stress disorder. *BMJ, 344*, e3790.

Reese, C., Pederson, T., Avila, S., Joseph, K., Nagy, K., Dennis, A., . . . Bokhari, F. (2012). Screening for traumatic stress among survivors of urban trauma. *Journal of Trauma and Acute Care Surgery, 73*(2), 462–467. Discussion 467–468. doi:10.1097/TA.0b013e31825ff713.

Roberge, M. A., Dupuis, G., & Marchand, A. (2010). Post-traumatic stress disorder following myocardial infarction: Prevalence and risk factors. *Canadian Journal of Cardiology, 26*(5), e170–e175.

Robins, L. N., Helzer, J. E., Croughan, J., & Ratcliff, K. S. (1981). National Institute of Mental Health Diagnostic Interview Schedule. Its history, characteristics, and validity. *Archives of General Psychiatry, 38*(4), 381–389.

Scherrer, J.F., Chrusciel, T., Zeringue, A., Garfield, L.D., Hauptman, P.J., Lustman, P.J., . . . True, W.R. (2010). Anxiety disorders increase risk for incident myocardial infarction in depressed and nondepressed Veterans administration patients. *American Heart Journal, 159*(5), 772–779. doi:10.1016/j.ahj.2010.02.033.

Shah, A. J., Lampert, R., Goldberg, J., Veledar, E., Bremner, J. D., & Vaccarino, V. (2013). Posttraumatic stress disorder and impaired autonomic modulation in male twins. *Biological Psychiatry, 73*(11), 1103–1110. doi:10.1016/j.biopsych.2013.01.019.

Spitzer, C., Barnow, S., Volzke, H., John, U., Freyberger, H. J., & Grabe, H. J. (2009). Trauma, posttraumatic stress disorder, and physical illness: Findings from the general population. *Psychosomatic Medicine, 71*(9), 1012–1017. doi:10.1097/PSY.0b013e3181bc76b5.

Steptoe, A., Hamer, M., & Chida, Y. (2007). The effects of acute psychological stress on circulating inflammatory factors in humans: A review and meta-analysis. *Brain, Behavior, and Immunity, 21*(7), 901–912.

Strike, P. C., Magid, K., Whitehead, D. L., Brydon, L., Bhattacharyya, M. R., & Steptoe, A. (2006). Pathophysiological processes underlying emotional triggering of acute cardiac events. *Proceedings of the National Academy of Sciences of the United States of America, 103*(11), 4322–4327.

Sullivan, G. M., & Neria, Y. (2009). Pharmacotherapy in post-traumatic stress disorder: Evidence from randomized controlled trials. *Current Opinion in Investigational Drugs, 10*(1), 35–45.

Thurston, R. C., Chang, Y., Derby, C. A., Bromberger, J. T., Harlow, S. D., Janssen, I., & Matthews, K. A. (2014). Abuse and subclinical cardiovascular disease among midlife women: The study of women's health across the nation. *Stroke, 45*(8), 2246–2251. doi:10.1161/STROKEAHA.114.005928.

Treiber, F. A., Kamarck, T., Schneiderman, N., Sheffield, D., Kapuku, G., & Taylor, T. (2003). Cardiovascular reactivity and development of preclinical and clinical disease states. *Psychosomatic Medicine, 65*(1), 46–62.

Turner, J. H., Neylan, T. C., Schiller, N. B., Li, Y., & Cohen, B. E. (2013). Objective evidence of myocardial ischemia in patients with posttraumatic stress disorder. *Biological Psychiatry*. doi:10.1016/j.biopsych.2013.07.012.

Vaccarino, V., & Bremner, J. D. (2013). Traumatic stress is heartbreaking. *Biological Psychiatry, 74*(11), 790–792. doi:10.1016/j.biopsych.2013.10.002.

Vaccarino, V., Goldberg, J., Rooks, C., Shah, A.J., Veledar, E., Faber, T. L., . . . Bremner, J. D. (2013). Post-traumatic stress disorder and incidence of coronary heart disease: A twin study. *J Am Coll Cardiol, 62*(11), 970–978. doi:10.1016/j.jacc.2013.04.085.

Vaccarino, V., Goldberg, J., Magruder, K. M., Forsberg, C. W., Friedman, M. J., Litz, B. T., . . . Smith, N. L. (2014). Posttraumatic stress disorder and incidence of type-2 diabetes: A prospective twin study. *Journal of Psychiatric Research, 56*, 158–164. doi:10.1016/j.jpsychires.2014.05.019.

von Kanel, R., Hepp, U., Buddeberg, C., Keel, M., Mica, L., Aschbacher, K., & Schnyder, U. (2006). Altered blood coagulation in patients with posttraumatic stress disorder. *Psychosomatic Medicine, 68*(4), 598–604. doi:10.1097/01.psy.0000221229.43272.9d.

von Kanel, R., Hepp, U., Traber, R., Kraemer, B., Mica, L., Keel, M., . . . Schnyder, U. (2008). Measures of endothelial dysfunction in plasma of patients with posttraumatic stress disorder. *Psychiatry Research, 158*(3), 363–373. doi:10.1016/j.psychres.2006.12.003.

von Kanel, R., Abbas, C. C., Begre, S., Saner, H., Gander, M. L., & Schmid, J. P. (2010). Posttraumatic stress disorder and soluble cellular adhesion molecules at rest and in response to a trauma-specific interview in patients after myocardial infarction. *Psychiatry Research, 179* (3), 312–317. doi:10.1016/j.psychres.2009.06.005.

Wentworth, B. A., Stein, M. B., Redwine, L. S., Xue, Y., Taub, P. R., Clopton, P., . . . Maisel, A. S. (2012). Post-traumatic stress disorder: A fast track to premature cardiovascular disease? *Cardiology in Review.* doi:10.1097/CRD.0b013e318265343b.

Wentworth, B. A., Stein, M. B., Redwine, L. S., Xue, Y., Taub, P. R., Clopton, P., . . . Maisel, A. S. (2013). Post-traumatic stress disorder: A fast track to premature cardiovascular disease? *Cardiology in Review, 21*(1), 16–22. doi:10.1097/CRD.0b013e318265343b.

Wikman, A., Bhattacharyya, M., Perkins-Porras, L., & Steptoe, A. (2008). Persistence of posttraumatic stress symptoms 12 and 36 months after acute coronary syndrome. *Psychosomatic Medicine, 70*(7), 764–772. doi:10.1097/PSY.0b013e3181835c07.

Wilson, R. S., Boyle, P. A., Levine, S. R., Yu, L., Anagnos, S. E., Buchman, A. S., . . . Bennett, D. A. (2012). Emotional neglect in childhood and cerebral infarction in older age. *Neurology, 79*(15), 1534–1539. doi:10.1212/WNL.0b013e31826e25bd.

Yehuda, R. (2002). Post-traumatic stress disorder. *New England Journal of Medicine, 346,* 108–114.

Zoladz, P. R., & Diamond, D. M. (2013). Current status on behavioral and biological markers of PTSD: A search for clarity in a conflicting literature. *Neuroscience and Biobehavioral Reviews, 37*(5), 860–895. doi:10.1016/j.neubiorev.2013.03.024.

第 9 章　自然灾害与心血管疾病

Julie Zarifeh，Roger Mulder

目录

摘要

　　心血管事件在全世界都有很高的发病率和死亡率。现已知道,某些因素引起的短期精神应激或长期精神压力都可能触发心血管事件,其中就包括自然灾害。自然灾害触发的短期精神应激会导致交感神经输出增加、内

257

皮细胞功能受损、高凝状态发生。这些都可能造成不稳定斑块的破裂,血栓形成,随之发生心肌梗死甚至死亡。慢性精神压力,则通过增加不稳定负荷和相关慢性危险因子贡献于动脉粥样硬化的进程。

　　本章总结了已知的自然灾害与心血管疾病间的联系。对有关心血管风险和自然灾害联系的文献进行了综述,提出了两者之间关联的可能基本机制。探讨了与自然灾害相关的心血管风险的管理,重点聚焦于对个人和群体健康的心理干预策略。

关键词

　　急性心肌梗死(Acute myocardial infarction)·冠状动脉疾病(Coronary artery disease)·心肺骤停(Cardio-pulmonary arrest)·冠心病(Coronary heart disease)·心血管疾病(Cardiovascular disease)·肺栓塞(Pulmonary embolism)·创伤后应激障碍(Posttraumatic stress disorder)·交感神经系统(Sympathetic nervous system)

检索类别和选择

检索范围是:1990 年至 2014 年在 PubMed、Cinahl 和 Embase 上发表的相关文章,仅检索已在期刊发表的英文文章。检索词是:自然灾害/地震、心血管疾病、压力和创伤后应激障碍。同时,对作者在该领域发表的文章和所有论文参考文献中的相关文章进行了进一步的检索。

引言

　　尽管对心血管疾病(cardiovascular disease,CVD)预防和治疗不断发展,但 CVD 仍是全球范围内的领先死因(Turner et al. 2013)。CVD 可以被认为是一个连续演变的过程,从心血管危险因素出现开始,逐步发展成血管疾病,再进展到器官损伤、器官衰竭,最终导致死亡(Dahlof,2010)。传统的心脏危险因素只能解释 CVD 成因的一半,剩余的风险几乎都可以由心理社会因素来解释(Turner et al. 2013)。以前大多数研究都在聚焦于远期结局,报道心理社会危险因素通过促进动脉粥样硬化而增加冠心病的高风险。然而,越来越多的人认识到,情绪因素也可能通过激发急性心脏事件而增加心血管疾病风险,如心肌梗死(myocardial infraction,MI)、不稳定性心绞痛或心源性猝死(Steptoe,Brydon 2009)。

　　由自然灾害等灾难性事件引发的急性身心应激,会贡献 CVD 的发病率和死亡率(Watanabe et al. 2008 年)。当前越来越多的自然灾害、及它们广泛的波及面,还有日益加快的城市化进程,都意味着卫生工作人员必须提前做好充分的准备,以便在灾害情境下能足以管理大量(急性和)慢性心血管疾病症状的患者(Miller,Arquilla,2008)。

自然灾害对心血管影响的流行病学

地震

　　已有观察性研究证实自然灾害会影响人群,并建立了灾害流行病学(Norwood et al. 2000;Peleg et al. 2002)。也有一致的证据表明,地震与心血管不良事件有关(Bartels,VanRooyen 2012)。地震不仅具备自然灾害的普遍特点,还有其特殊性,如它发生之前没有任何警告,之后还会有一系列余震,这些余震将导致更多的不确定性,模棱两可的状况和焦虑。“这种灾难必然会增加精神疾病的发病率,但会对心脏造成怎样的影响呢? ”(Dimsdale 2008)。

　　Trevisan 等(1986)曾报道了一个 CVD 危险因素的纵向研究(Olivetti 研究)。他们发现:与匹配的地震前对照组相比,经历重大地震的参与者在震后几周内,心率更快、血清胆固醇和血清甘油三酯更高。他们据此得出结论:与重大灾难相关的急性应激可以影响 CVD 的危险因素。此外,正如文献所述,由于社会环境被破坏,受影响者的危险因素可能会持续升高,从而导致对 CVD 的长期负面影响。1978 年希腊塞萨洛尼基地震后,心脏病死亡人数增加了 3 倍(Trichopoulos et al. 1983)。1981 年雅典 6.7 级地震后,心脏病死亡人数增加 2.5 倍(与其他疾病相比)。据 Leor 等(1996 年)报道,1994 年洛杉矶北岭地区发生地震后 2 周,急性心肌梗死(acute myocardial infarction,AMI)住院人数增加(从 149 例增加到 201 例,增加了 35%)。距离震中最近的医院增加尤为明显,与此同时,心脏猝死的发生率也明显增高,心脏猝死人数在从震前 1 周的日均 4.6 人(SD=2.1)上升到了地震当天的 24 人。铃木等(1997)曾发表文章指出日本(1995)阪神淡路地震当天 AMI 入院人数增加了 3.5 倍,并认为急性创伤事件会导致易患急性冠状动脉综合征(acute coronary syndrome,ACS)的易患人群患上心脏病。这种增高的心血管死亡率可持续长达 8 周。

　　Watanabe 等曾发表文章指出,在 2004 年 10 月 23 号日本新泻市中心地震后(包括几次大余震),肺栓塞(pulmonary embolism,PE)发生率显著增高,死亡率也相对较高。推测身体和心理压力如同长途旅行在车上久坐不动一样可能会增加 PE 和猝死风险。

Chan 等曾调研了新西兰克赖斯特彻奇的两次地震后,克赖斯特彻奇医院急性心脏事件收治情况(2010 年 9 月 4 日上午 4 点 36 分发生的 7.1 级地震和 2011 年 2 月 22 日下午 12 时 15 分发生的 6.3 级地震)。他们发现,在 9 月清晨地震后的 2 周,总体上入院人数,ST 段抬高型心肌梗死人数和非心源性胸痛人数都显著增加。但在 2 月初下午的地震后,没有出现这种状况,反而有大量的应激性心肌病(stress cardiomyopathy,SCM)患者在 4 天内入院(有 21 例,9 月地震后为 6 例)。

Chan 等的数据表明,相较于清晨以前发生的地震,上午和下午的地震似乎不易导致心梗。对于这种存在异同的 AMI 增高,还有一些研究也报道了类似的发生率,如北岭市早上 4 点 31 分发生的 6.7 级地震(Leor,Kloner 1996)和早上 5 点 46 分发生的 6.8 级阪神 - 淡路大地震(Suzuki et al. 1997)。Chan 等提出,可能是因为人体昼夜节律的变化,所以在某些时间段易发生 SCM。克赖斯特彻奇 2011 年 2 月 12 点 15 分的地震比 2010 年 9 月 4 点 36 分的地震还要小,但 SCM 的发生率是前者的 3 倍。Watanabe 等曾报道,在 2004 年 13:01 新泻地震发生后的 4 周内有 25 例 SCM,但之前 4 周报告的病例仅为 1 例,而且前 2 年内一个都没有。就像所有的地震研究一样,尽管 Chan 等的是单中心实验但它也是回顾性的。所以,研究人员所调研的其实是在 6 个月内经历两次不同地震的相同人群。

Aoki 等曾调查了东日本大地震后"中期"心血管疾病的发生状况(地震发生于 2011 年 3 月 11 日宫城县,县城有 230 万人口)。这次灾难是日本记录中第二大的地震,引发了大海啸,大量余震和核事故。与 3 年前相比,地震后的 12 周里心血管疾病(心衰、急性冠脉综合征、卒中和心肺骤停等)的发生率每周都显著增加。

Wilbert-Lampen 和 Steinbeck(2012 年)声称,他们首次论证了地震后心衰人数会显著且持久的增长,但其他研究者们对他们的方法提出了质疑。其他研究者指出,这个研究中的诊断不明确,也没有患者的个人病史或药物等有效信息。即便如此,这样高的心衰率也让作者们做出一种推测:CVD 的高发生率要么是因为应激源在几周内持续存在,要么是因为人道主义灾难的综合作用导致。应激源持续存在是由于余震不断,人道主义灾难包括创伤、生命线崩溃(水、食物、电力、交通和应急系统)、撤离、温度改变和吸入性肺炎等(Wilbert-Lampen,Steinbeck 2012)。

不论机制如何,现已明确一点:诸如地震等大灾难会增多 CVD 的患者,这对所有相关的卫生保障系统来说都是一个挑战。而且所需应对的也不仅仅是在最初几天,还有随后的几个月,甚至几年。

另一方面,调查地震对 CVD 影响时得到的数据并不是总一致。Brown 就曾报道,1989 年发生于加利佛尼亚州旧金山市的 7.0 级 Loma Prieta 地震与 AMI 的增多无关。相似的是,在 1989 年澳大利亚纽斯卡斯市发生 5.6 级地震后也没有发现因身心应激所导致的 AMI 增多(Dobson et al. 1991)。这些发现的前后矛盾,可能是因为地震的地区和大小、地震发生的时间、研究观察时期的长度、受伤 / 死亡人数和案例的识别率等(Tsai et al. 2004)。

有一些情况可能会造成原有 CVD 患者的失代偿或新的 CVD 发生。高龄、营养不良、感染、受伤和身体及心理压力等状况都是加重 CVD 的危险因素(Sofia et al. 2012)。Kako 等曾回顾了所有与 2011 日本远东大地震灾难健康有关的研究。他们还强调了高龄人群的易损性并讨论了这种混乱与恢复中的环境压力和身心压力。这种基于人群的观测性研究还有一个弊端,那就是每一次心脏事件发生时的周围环境并不明确,并且分析往往在创伤发生的几周,几个月,甚至几年以后。有关个人如何被影响尤其是创伤经历等信息,极难被搜集到。这就使得难以证明灾害与心血管风险增加之间的明确因果关系,也不好排除一些现有的解释。

其他自然灾害

海啸

在 2011 年之前,没有研究调查过海啸对 CVD 发病率的影响。2012 年,Nakamura 等报告称,在 2011 年 3 月海啸影响日本东北沿海地区后,海啸地区急性失代偿性心力衰竭患者人数约为灾前的两倍。他们得出结论:日常生活的突然巨变以及与灾难性海啸相关的创伤对急性失代偿性心力衰竭的发生率有显著影响。

飓风

Hendrickson 等曾比较了飓风伊尼基后 2 周内的伤害,CVD 和哮喘的发病率(1992 年 9 月直接通过考艾岛的 Ⅲ/Ⅳ 级风暴)。他们报告称,飓风伊尼基过后的一段时期内,因心血管疾病就诊者几乎增加了 3 倍。Peters 等的一项研究(2014)试图确定卡特里娜飓风对新奥尔良市 AMI 发病率和时间的长期影响。作者报告称卡特里娜飓风过后的 6 年内 AMI 的入院人数增加了 3 倍以上,并且精神病合并症的发生率也显著提高。他们由此提出假设:急性社会心理危险因素(失业、药物滥用和精神问题等)会和吸烟、高脂血症等传统危险因素一样,导致卡特里娜飓风后 AMI 入院率持续增加。

恐怖袭击

虽然定义不是严格符合自然灾害,但恐怖袭击和自然灾害间具有许多相似的特征。它们发生时没有或很少有预警,并且与许多身体和心理上的痛苦有关。Chi 等曾调查了 2001 年 9 月 11 日美国恐怖袭击事件与心脏病发病率、死亡率之间的关系。他们发现,9·11 袭击事件后,纽约市医院心脏事件的住院治疗量并没有急剧增加。作者推测,世界贸易中心内发生的心脏事件可能已经被死亡、挤压或烧伤所掩盖,否则应该能看到接触到情绪或心理应激源直接引发的不良反应。与之相反,Goldberg 等和 Steinberg 等则分别报道了生活在纽约市的患者在事件后的 AMI 和室性心律失常发生率增加。然而他们的报告因为样本量较小,没有矫正室性心律失常的季节性变化。Jorda 等曾报道灾难发生后的几年,关联 9·11 事件的 PTSD 与心脏病风险升高有关。

机制

因此,我们可以得出结论:有相当一致的数据报告自然灾害后心血管风险会增加,然而这种关联的机制尚不清楚。"急性情感应激可触发心脏病发作,或可死于"心碎综合征",这种观点在小说或历史轶事中都有源远流长的记载"(Bhattacharyya,Steptoe 2007)。

心理因素与 CAD 之间关系的病理生理机制可分为:

1. 直接病理生理机制。

2. 行为机制 - 心理社会状况导致不良健康行为的频率增加。

鉴于大地震的紧急情况,很难进行精细的实验或流行病学研究。数据采集通常是用两种宽泛的策略进行回顾:基于人群的调研或对个体情绪经历的调研。尽管如此,证据普遍支持群体基础的创伤事件与心血管疾病的发病率有所关联。

近年来,情绪触发研究的方法有所改进。触发可以定义为产生急性生理或病理生理变化的刺激或活动,可直接导致急性心血管疾病的发作。情绪触发潜在的病理生理过程尚未完全阐明,但目前倾向于认为是通过交感神经症状激活和急性危险因素的增强所致(血压升高、内皮细胞功能障碍、血液黏度增加、血小板和止血活化等)。当这些与斑块的破坏相关联时就会如前文所述的那样,促进心肌缺血、心律失常和血栓形成(图 1)。

目前认为应激事件会通过负面情绪来影响发病机制。焦虑和抑郁的感觉可直接产生生物学效应于病程中。随后对应激源的适应或反应又发生一些行为变化,如吸烟增加、睡眠不佳及依从性差等,进而又另辟蹊径影响中远期疾病风险。

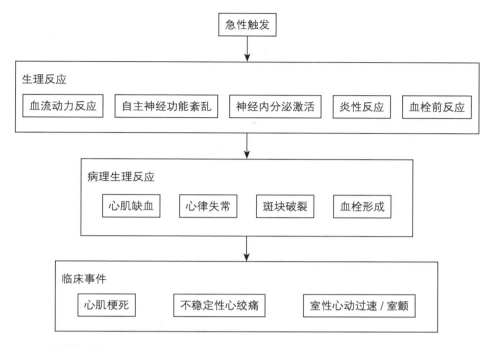

图 1　急性情绪触发与临床心脏事件间联系的假设,通过生理反应及其病理生理学进程介导(改编自 Bhattacharyya,Steptoe 2007)

个体易损性

　　人类对应激的感知和随之而来的生理性反应千差万别个体差异性很大。尽管应激源常与疾病有关,但大多数经历了创伤事件的人并没有因此患病。这种个体间的差异体现在对应激致病的敏感性尤其是对基因和心理因素的影响。由此也引发了对识别这种个体差异相当浓厚的兴趣(Cohen et al. 2007)。一个具有报道一致性的差异是,女性的情绪困扰与 AMI 间的关联更强。若将这种差异延引伸到地震等创伤事件(Culic 2007)或提示通过情绪应激触发 AMI 的病理生理机制男女之间可能不同(Tofler,Muller.2006)。

　　Kario 等曾讨论过"适应负荷模型"(allostatic load model),它可用于评估个体对应激的反应差异。"适应"是指个体通过改变达到稳态的能力(图 2)。

　　如果某个事件对个体环境构成威胁,则被预判为有压力。这可以诱发各种负面情绪,其中恐惧可能是自然灾害后的主要情绪。随之,丧失、贫困、过度体力消耗、饮食变化和吸烟等改变的行为方式反应,进一步对应激源的生理反应产生额外影响。

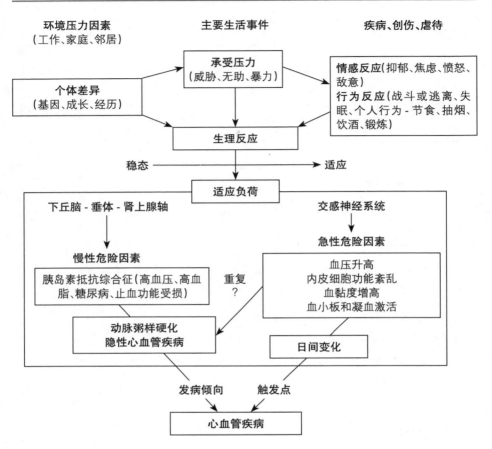

图 2 与压力相关的 CVD 机制。(Kario et al. 2003)

Takotsubo 心肌病

Takotsubo 心肌病似乎是一种由情绪应激触发, 迅速而致命的疾病(Zarifeh et al. 2012)。Takotsubo 心肌病的症状类似 AMI 但也有其独特的临床特点, 如女性较多和少有心脏病史等。Takotsubo 心肌病较罕见, 并大多可通过支持性医护自行好转, 多达 80% 的 Takotsubo 心肌病的患者有明确的紧急应激事件。Watanabe 等(2005)、Sharkey(2013)、Gianni 等(2006)、Summers 等(2010)、Leor 等(1996)、Wittstein(2008), Chan 等(2013 年)和 Zarifeh 等(2012 年)都曾发文称, 大地震后他们所调研人群中的 Takotsubo 心肌病的发病率急剧增加。Zarifeh 等最近进行了一项研究, 但是没能证明 Takotsubo 患者接触更多的心理应激或有心理倾向。尽管目前 Takotsubo 的病理生理过程依然未明, 但其仍被认为与儿茶酚胺升高(Sharkey et al. 2010)及急性(触发点)和慢性心理应激(Summers et al. 2010)的联合作用有关。

对应激性心肌病的进一步研究,可能会使人们更清楚急性应激与心血管疾病之间的关系。

总之,需要进一步的研究来阐明与灾害相关的 CVD 的机制(Aoki et al. 2012)。对情绪触发的研究,为急性心脏事件发生时机提供了重要思路,并为新的临床管理方法开辟了可能。"对情绪触发敏感的人的生物性应激特征如果能够被识别,未来便有可能实现新的危险分层方法"(Tofler,Muller 2006)。

情感,能把人引入歧途;而科学,能排除情感的干扰。

(奥斯卡·王尔德,《道林·格雷的画像》,1981)

创伤后应激障碍与心血管疾病的关系

大量的证据表明,应激对心脏的不利影响事实上通过易损性和顺应性调节放大或抑制应激的效应(Dimsdale 2008)。创伤后应激障碍(post traumatic stress disorder,PTSD)是研究最多的疾病,或许也是创伤事件或灾难发生后最频繁和最令人衰弱的疾病(Galea et al. 2005)。PTSD 被定义为由于接触创伤事件所引发的焦虑障碍,其特征为对有关事件的入侵性回忆;尝试回避引发创伤联想的刺激(认知和行为);警觉性增高。研究报告指出不论研究人群、应激源暴露的类型、实施的心血管措施是否相同,PTSD 与 CVD 的发病之间都存在关联。

创伤后应激障碍和心血管疾病的流行病学

已在期刊发表和正在进行的有关自然灾害后疾病的研究已有近 100 项,许多都指出 CVD 和 PTSD 之间存在关联(Kubzansky,Koenen 2009;Coughlin 2011;Boscarino et al. 2004)。报道中 PTSD 的实际发生率不同(从大约 5% 到 60% 不等)是因为受到创伤的持续时间不同,以及人们受到的影响是直接或间接的异同。

Edmondson 和 Cohen 曾总结了 5 项前瞻性队列研究的结果(共有 401 712 名参与者)来估计 PTSD 与 CVD 事件(或 CVD 死亡率)之间的关联。这些研究校正了多种人口统计学、临床和心理社会因素包括抑郁间的差异。他们对参加者随访了 1~30 年。报告效应规模通过 CVD 事件和(或)1.46~3.28 的心脏死亡率来确定。Jordan 等的另一项前瞻性研究(2011 年)招募了 39 324 名世界贸易中心健康登记处的志愿者,在入选研究的人群中,患有 PTSD 的人得心脏病的风险显著升高,并且这种风险与 PTSD 症状的严重程度有关。

除了经历某一事件,还有许多其他危险因素会提高 PTSD 的发生率。这种患病风险较高的人群有:女性、既往(或当前)存在精神疾病或曾接触创伤性事件的人,SES 较低者,少数民族和年龄较大者(Galea et al. 2005;Bartels, VanRooyen 2012)。由于这些有关 PTSD 和 CVD 研究的一致发现,人们已开始注意关联这两种疾病的病理机制。

机制

PTSD 和 CVD 间的关联不能用单一途径解释,而是更倾向于包括行为危险因素在内的多途径(Boscarino 2011)。

Edmondson 和 Cohen 曾将 CVD 和 PTSD 的可能关联分为三种。第一种是生物学危险因素,顾名思义是指下丘脑 - 垂体 - 肾上腺(hypothalamus-pituitary-adrenal axis,HPA)轴的失调、自主神经系统功能障碍和炎症加重。作者评论了面对外部巨大压力,PTSD 如何产生,进而转变为持续的内部压力。第二种机制是行为风险因素,包括药物依从性差、药物滥用、活动量少、肥胖和睡眠障碍。久坐是极其重要的一点,因为它与其他心脏危险因素密切相关。如血压升高、胰岛素抵抗、胆固醇水平、非药物依从性和睡眠障碍等 CVD 的强危险因素。第三种,合并心理障碍和社会功能障碍也可能增加 PTSD 患者的 CVD 风险,包括情绪障碍、愤怒、敌意、社会孤立和社会经济地位降低等因素。

Wentworth 等提出的模型总结了这些概念(图 3)。

"他们推测多种机制以复杂的、相互作用的方式将 PTSD 与身体健康联系起来。"(Turner et al. 2013)。鉴于研究的主体,现在的问题已不再是 PTSD 与 CVD 之间是否存在关联,而是存在何种关联以及如何进行预防(Boscarino 2011)。

管理启示

实际应用

当前对自然灾害的应对通常都注重早期对原发性疾病的护理和预防,如创伤。然而,继发性疾病也是相当大的负担(Miller, Arquilla 2008)。如果不进行治疗可能会对心血管系统造成持久且不可逆转的负面影响,导致 CVD 风险永久性升高。

为了减少重大灾害对健康的不利影响,确定患病风险较高的个体(Kurita et al. 2001)是预防计划中必不可少的第一步。依据自然灾害后一些已知的

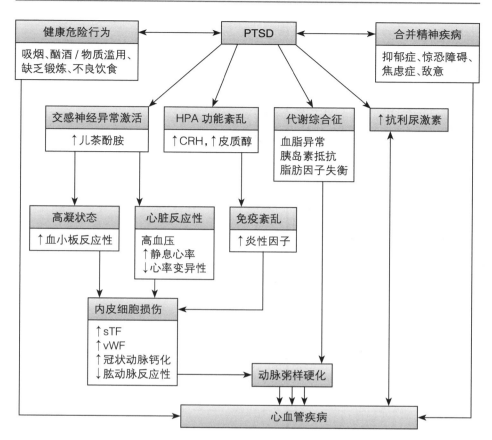

图 3 PTSD 中 CVD 的潜在途径。PTSD,创伤后应激障碍;HPA,下丘脑 - 垂体 - 肾上腺;CRH,促肾上腺皮质激素释放激素;sTF,vWF,血管性血友病因子。(改编自 Wentworth et al. 2013)

CVD 风险因素,有一些普适的预防原则(Kurita et al. 2001)。包括尽可能减少冠状动脉危险因素、对患有结构性心脏病(心肌病、先天性心脏病)的患者进行定期体检、避免温度波动和重体力活动以及监测和遵守药物处方。

Ford 等曾推行了一种行为风险因素监测系统(Behavioral Risk Factor Surveillance system,BRFSS),可提供一些有用的基线信息,包括心血管和其他慢性疾病患者人数及其接受治疗情况等。这或许能帮助评估灾后易损人群的需求,并协助规划救灾工作。

为了更好地分类与灾难相关的心血管事件,Kario 等曾基于互联网开发了灾害心血管预防(Disaster Cardiovascular Prevention,DCAP)网络,并已与 2011 年日本灾难的幸存者开始一起实施。DCAP 系统使用风险评分来识别心血管事件风险较高的幸存者（基于许多行为测量）并帮助其预防。

　　在灾难发生后，及时通过改善灾后环境条件和对以及管理应激增强的危险因素来减轻压力，可以在长时间内降低幸存人群 CVD 事件的增长（表 1）。

表 1　灾害相关的心血管风险管理（Kario et al. 2005）

睡眠质量	避难所晚上关灯
	避难所要保护隐私
血压	在家或避难所测量晨起血压
	经常监测血压（每两周）并应用降压药
	饮食上减少盐摄入，提升钾摄入（绿色蔬菜、水果、藻类）
血栓倾向	多喝水（确保临时宿舍里的设备可用）
	鼓励体力活动（定时走步）
	应用华法林的患者要经常监测抗凝活性
感染	发口罩
	确保环境卫生
血脂情况	减少高脂饮食
血糖	减少糖和碳水化合物的摄入
	糖尿病和糖耐量减低的人群要经常检查血糖

药理

　　药物保护的目标是减少急性危险因素与其病理后果之间的联系。一项对 1 384 例 AMI 患者的前瞻性分析研究报道（Culic 2007），服用 β- 受体阻滞剂、钙离子拮抗剂和硝酸类的患者，触发 MI 与晨间相关 MI（均由交感神经活动增加引起）的概率显著降低。另一项针对 AMI 患者的研究报告称，服用 β- 受体阻滞剂的患者少有报告情绪或躯体因素触发（Tofler et al. 1990）。Schwartz 等曾评论说：通过使用常规处方类药物来改变心血管危险因素可以预防斑块破裂，但也可能是因为其有助于降低心血管事件的触发。因此 β- 受体阻滞剂或其他相关药物降低心肌敏感性的可能或许有助于指导未来的研究，并提高对心理过程、自主平衡和触发之间关系的理解。在掌握如何抑制内部触发机制之前，冠心病患者的药物防护应倾向于涵盖晨间风险。然而"适应性调整或许取决于个体疾病的特征，以及所暴露的外部触发因素，可目前无法给出精确的建议"（Culic 2007，p268）。

　　除了药物使用的建议外，还可以依据预测制定慢性病所需的基本药物清单,并用于规划灾后慢性健康问题维持药物的提供。此外,建立电子健康记录或许能为这些药物和医疗物资的协调分配,以及在灾难来临时切实帮助到提供适宜药物和获取健康信息等方面提供依据(Kario et al. 2011)。

心理

CVD 具有复杂的病因,尽管心理社会因素所占比重还不清楚,但其确实会导致 CVD 的产生(Dimsdale 2008)。目前尚没有自然灾害后心理社会干预的随机对照试验报道,所以关于地震、海啸及其他自然灾害后 CVD 风险的心理社会管理的指导,并没有高等级的证据。不过我们可以从已知的心理社会因素与 CVD 之间的联系进行推断和概括。

由于急性心理社会应激的存在形式千变万化不易规避,因此避免其恶劣影响的最好方式就是,在自然灾害发生前针对性地预防和提前处理 CVD 风险。此外由于慢性社会心理应激会受到临床调整的影响,所以针对这些因素设计干预措施,也许能在潜移默化中削弱它们对冠心病的影响。

在临床实践中培养识别和管理心理社会危险因素的兴趣及技能,Rozanski 等曾讨论了心脏病学家应该这样做的原因。其实也应该将这一观察结果进行适当扩展,延伸至自然灾害后个人和社区的心理社会管理。急性心理困扰会产生心脏病(通常表现为心脏病的症状)并且倾向于聚集一些 CVD 行为危险因素。鉴于本章前文已讨论过的高发病率,尤其是灾后出现心脏症状的中老年妇女,第一个需要筛查的就是 Takotsubo 心肌病。例如 2011 年 2 月在 Christchurch 的地震中,出现与 AMI 症状的绝经后妇女约 50% 实际上是 Takotsubo 心肌病(Chan et al. 2013)。

在发生自然灾害后,心脏病学家也可以通过系统筛查增强对心理社会危险因素的检测。筛查可以选择结构化访谈合并问卷的方式进行,其中包含有关心理社会危险因素(抑郁,焦虑,慢性应激和躯体疾病)、辅助自我管理和客观评分问卷。由 Boscarino 等进行的研究(Boscarino 2011,2012)表明 PTSD 筛查在高危人群中进行较为有效。研究人员报告称,纽约恐怖袭击后在短期内接受咨询服务的人不仅 PTSD 的预后更好,许多别的临床指标也有改善。灾后的特殊环境可能会影响 PTSD 的负担,若以提升灾后人群和个人的精神及心理健康为目标,在制定干预措施时将这些环境特点考虑在内也具有一定的指导意义(Galea et al. 2005)。

要表明的是在对自然灾害后心脏患者群的心理困扰进行识别和筛查后,应恰当转诊到可及的联络会诊专家。应激的影响是可以潜移默化地改变的,令之改变的如果不是心脏病专家就是他们那些同事,那些帮助患者改变行为和认知的人。照以往看来,心脏病专家习惯于管理生活方式行为,如暴饮暴食和体力活动等。他们并不怎么去评估和治疗心理社会风险因素,可能是因为他们被所熟悉的有效策略和建议所限制。虽然心脏病专家的职能不在精神卫生,但心理社会危险因素与 CVD 之间稳健牢固的关系表明,心脏病学家通常会治疗那些经历过诸如自然灾害等威胁生命的事件的患者。而在这个接受医疗建议的时间,是启动干预措施的最佳时刻。此外 Shah 等(2014 年)曾报道了最近一项研究表明,抑郁尤其会损害年轻女性的心脏。与此同时他们在结论中指出,精神科医生应提醒患者照顾心脏如同照顾心理健康般重要。

目前对心理困扰的管理特别是 PTSD 大多是通过认知行为疗法结合抗焦虑药、抗抑郁药和抗精神病药物等,但所有的这些只能部分减轻症状。也有人在做降低 PTSD 敏感性的努力,主要是以降低发病率和严重性为目的(也可能减低心血管风险),凭借创伤后的心理干预进行更强的压力释放训练。

有一个 meta 分析对超过 20 项对照试验进行了分析,这些试验针对心脏病患者应用心理治疗来减少相关悲痛因素的效果进行评估。结果显示:与对照组相比,接受社会心理治疗的患者表现出减少更明显,不仅是社会心理障碍,还有血压、心率、血清胆固醇水平、发病率和死亡率数据(Linden et al. 1996)。Blumenthal 等曾报道了一个压力管理计划,在 3 年的随访中将心血管事件的风险降低了近四分之三。他们的研究包括患有 CVD 和有缺血性改变记录的患者。与常规护理相比,接受压力管理的患者表现出更佳的跑步时间,更好的脂质特征和更多的体重减轻。与常规护理和运动训练相比,压力管理组还表现出程度较轻的心壁运动异常、心电图监测期间较少的缺血发作、随访期间较少的心血管事件(Blumenthal et al. 1997)。

禅坐在科学文献中也得到了广泛的研究,结果表明其适用于治疗各种 CVD 和危险因素(Schneider et al. 2006)。在两项随机试验的汇总数据中,总体平均随访时间为 7~6 ± 3.5 年,与对照组相比禅坐可降低心血管死亡率和全因死亡率(Walton et al. 2004)。

多种有效的干预计划已经通过心脏病患者的测试,包括提供正规的心理治疗、精神药物治疗、时间管理训练、渐进式放松训练、冥想和定期锻炼。大多数干预计划改善了患者的功能及精气神,并减少了痛苦。因此,对于个体乃至群体,在自然灾害后表现出有社会心理压力的迹象和症状,研究这样的治疗方案似乎是值得的。是时候制定并实施一份指南了,将自然灾害之前、当中及灾后都包含其中,也包括对患者的长期和短期照护(Mokdad et al. 2005)。

结论

人们已普遍认同自然灾害与 CVD 之间有关联,特别是 PTSD 与 CVD 的预后。自然灾害与急性心脏事件之间的复杂关系,需要进一步研究来探索。这种并联的研究需要多学科,并涉及一些心脏病学和医学以外学科的不熟悉概念。因此,心脏病学家或许可以受益于对一些关键概念和问题的澄清。

应激源引发 AMI 和心源性猝死的机制需要更深入的了解。确认在应激事件后CAD患者是否更易发生心源性猝死,以及涉及哪些触发点之类的研究,仍十分有必要进行。确定这些高风险患者并找出潜在的触发因素,或许有助于制定预防心源性猝死的策略。为减少 PTSD 患者的心血管事件和死亡率,我们还必须更深入地了解 PTSD 和 CVD 间关联的机制,来尝试和开发更有针对性的干预措施。

虽然我们已更清楚地知道了社会心理危险因素与 CAD 间关联的病理生理过程,但是改善和减少心理社会危险因素对 CAD 的影响,以及开发有效的治疗干预措施仍然是一个挑战。一些研究建议在自然灾害发生后,监测受影响人口的长、短期身体健康状况。全面了解在紧急情况发生后的急(慢)性心理需求和医疗需求,可以帮助卫生专业人员为应对灾后急(慢)性疾病的医疗保健做好准备。

行为心脏病学领域将受益于实际干预的不断发展,因为心理社会危险因素、行为危险因素和 CVD 之间的病因联系现在已得到一致的报道。心脏科医生在临床工作中经常会遇到心理困扰和不健康行为的患者。因此,开发能够减少自然灾害行为后遗症和生物后遗症的干预措施,并在随机临床试验中测试其有效性,将为帮助遭受这些创伤事件的人们提供重要依据。

(李宇航 译,马文林、张悠扬 校)

参考文献

Aoki, T., Fukumoto, Y., Yasuda, S., Sakata, Y., Ito, K., Takahashi, J., et al. (2012). The Great East Japan Earthquake Disaster and cardiovascular diseases. *European Heart Journal, 33*(22), 2796–2803. doi:10.1093/eurheartj/ehs288.

Bartels, S. A., & VanRooyen, M. J. (2012). Medical complications associated with earthquakes [Review]. *Lancet, 379*(9817), 748–757. doi:10.1016/S0140-6736(11)60887-8.

Bhattacharyya, M. R., & Steptoe, A. (2007). Emotional triggers of acute coronary syndromes: Strength of evidence, biological processes, and clinical implications [Research Support, Non-U.S. Gov't Review]. *Progress in Cardiovascular Diseases, 49*(5), 353–365.

Blumenthal, J. A., Jiang, W., Babyak, M. A., Krantz, D. S., Frid, D. J., Coleman, R. E., et al. (1997). Stress management and exercise training in cardiac patients with myocardial ischemia. Effects on prognosis and evaluation of mechanisms [Clinical Trial Randomized Controlled Trial. Research Support, U.S. Gov't, P.H.S.]. *Archives of Internal Medicine, 157*(19), 2213–2223.

Boscarino, J. A. (2011). Post-traumatic stress disorder and cardiovascular disease link: Time to identify specific pathways and interventions [Comment letter]. *The American Journal of Cardiology, 108*(7), 1052–1053. doi:10.1016/j.amjcard.2011.07.003.

Boscarino, J. A. (2012). PTSD is a risk factor for cardiovascular disease: Time for increased screening and clinical intervention [Letter]. *Preventive Medicine, 54*(5), 363–364. doi:10.1016/j.ypmed.2012.01.001. author reply 365.

Boscarino, J. A., Figley, C. R., Adams, R. E., Galea, S., Resnick, H., Fleischman, A. R., et al. (2004). Adverse reactions associated with studying persons recently exposed to mass urban disaster [Research Support, U.S. Gov't, P.H.S.]. *The Journal of Nervous and Mental Disease, 192*(8), 515–524.

Brown, D. L. (1999). Disparate effects of the 1989 Loma Prieta and 1994 Northridge earthquakes on hospital admissions for acute myocardial infarction: Importance of superimposition of triggers [Comparative Study Multicenter Study]. *American Heart Journal, 137*(5), 830–836.

Chan, C., Elliott, J., Troughton, R., Frampton, C., Smyth, D., Crozier, I., et al. (2013). Acute myocardial infarction and stress cardiomyopathy following the Christchurch earthquakes. *PLoS One, 8*(7), e68504. doi:10.1371/journal.pone.0068504.

Chi, J. S., Speakman, M. T., Poole, W. K., Kandefer, S. C., & Kloner, R. A. (2003). Hospital admissions for cardiac events in New York City after September 11, 2001. *American Journal of Cardiology, 92*(1), 61–63.

Cohen, S., Janicki-Deverts, D., & Miller, G. E. (2007). Psychological stress and disease. *JAMA, 298*(14), 1685–1687.

Coughlin, S. S. (2011). Post-traumatic stress disorder and cardiovascular disease. *The Open Cardiovascular Medicine Journal, 5*, 164–170. doi:10.2174/1874192401105010164.

Culic, V. (2007). Acute risk factors for myocardial infarction [Review]. *International Journal of Cardiology, 117*(2), 260–269.

Dahlof, B. (2010). Cardiovascular disease risk factors: Epidemiology and risk assessment [Research Support, Non-U.S. Gov't Review]. *The American Journal of Cardiology, 105* (1 Suppl), 3A–9A. doi:10.1016/j.amjcard.2009.10.007.

Dimsdale, J. E. (2008). Psychological stress and cardiovascular disease [Research Support, N.I.H., Extramural Review]. *Journal of the American College of Cardiology, 51*(13), 1237–1246. doi:10.1016/j.jacc.2007.12.024.

Dobson, A. J., Alexander, H. M., Malcolm, J. A., Steele, P. L., & Miles, T. A. (1991). Heart attacks and the Newcastle earthquake [Comparative Study Research Support, Non-U.S. Gov't]. *Medical Journal of Australia, 155*(11-12), 757–761.

Edmondson, D., & Cohen, B. E. (2013). Posttraumatic stress disorder and cardiovascular disease [Research Support, N.I.H., Extramural Review]. *Progress in Cardiovascular Diseases, 55*(6), 548–556. doi:10.1016/j.pcad.2013.03.004.

Ford, E. S., Mokdad, A. H., Link, M. W., Garvin, W. S., McGuire, L. C., Jiles, R. B., et al. (2006). Chronic disease in health emergencies: In the eye of the hurricane. *Preventing Chronic Disease, 3*(2), A46.

Galea, S., Nandi, A., & Vlahov, D. (2005). The epidemiology of post-traumatic stress disorder after disasters [Research Support, N.I.H., Extramural Research Support, U.S. Gov't, P.H.S. Review]. *Epidemiologic Reviews, 27*, 78–91.

Gianni, M., Dentali, F., Grandi, A. M., Sumner, G., Hiralal, R., & Lonn, E. (2006). Apical ballooning syndrome or takotsubo cardiomyopathy: A systematic review [Review]. *European Heart Journal, 27*(13), 1523–1529.

Goldberg, R. J., Spencer, F., Lessard, D., Yarzebski, J., Lareau, C., & Gore, J. M. (2005). Occurrence of acute myocardial infarction in Worcester, Massachusetts, before, during, and after the terrorists attacks in New York City and Washington, DC, on 11 September 2001 [Research Support, U.S. Gov't, P.H.S.]. *American Journal of Cardiology, 95*(2), 258–260. doi:10.1016/j.amjcard.2004.08.094.

Hendrickson, L. A., Vogt, R. L., Goebert, D., & Pon, E. (1997). Morbidity on Kauai before and after Hurricane Iniki [Research Support, U.S. Gov't, P.H.S.]. *Preventive Medicine, 26*(5 Pt 1), 711–716. doi:10.1006/pmed.1997.0196.

Jordan, H. T., Miller-Archie, S. A., Cone, J. E., Morabia, A., & Stellman, S. D. (2011). Heart disease among adults exposed to the September 11, 2001 World Trade Center disaster: Results from the World Trade Center Health Registry. *Preventive Medicine, 53*(6), 370–376. doi:10.1016/j.ypmed.2011.10.014.

Kako, M., Arbon, P., & Mitani, S. (2014). Disaster health after the 2011 great East Japan earthquake [Review]. *Prehospital and Disaster Medicine, 29*(1), 54–59. doi:10.1017/S1049023X14000028.

Kario, K., McEwen, B. S., & Pickering, T. G. (2003). Disasters and the heart: A review of the effects of earthquake-induced stress on cardiovascular disease [Research support, Non-U.S. Gov't research support, U.S. Gov't, P.H.S. Review]. *Hypertension Research: Official Journal of the Japanese Society of Hypertension, 26*(5), 355–367.

Kario, K., Shimada, K., & Takaku, F. (2005). Management of cardiovascular risk in disaster: Jichi Medical School (JMS) proposal 2004. *Japan Medical Association Journal, 48*(7), 363–376.

Kario, K., Nishizawa, M., Hoshide, S., Shimpo, M., Ishibashi, Y., Kunii, O., et al. (2011). Development of a disaster cardiovascular prevention network. *Lancet, 378*(9797), 1125–1127. doi:10.1016/S0140-6736(11)61187-2.

Kubzansky, L. D., & Koenen, K. C. (2009). Is posttraumatic stress disorder related to development of heart disease? An update [Review]. *Cleveland Clinic Journal of Medicine, 76*(Suppl 2), S60–S65. doi:10.3949/ccjm.76.s2.12.

Kurita, A., Takase, B., & Ishizuka, T. (2001). Disaster and cardiac disease [Review]. *Anadolu kardiyoloji dergisi: AKD = The Anatolian Journal of Cardiology, 1*(2), 101–106.

Leor, J., & Kloner, R. A. (1996). The Northridge earthquake as a trigger for acute myocardial infarction. *American Journal of Cardiology, 77*(14), 1230–1232.

Leor, J., Poole, W. K., & Kloner, R. A. (1996). Sudden cardiac death triggered by an earthquake. *The New England Journal of Medicine, 334*(7), 413–419. doi:10.1056/NEJM199602153340701.

Linden, W., Stossel, C., & Maurice, J. (1996). Psychosocial interventions for patients with coronary artery disease: A meta-analysis [Meta-analysis research support, Non-U.S. Gov't]. *Archives of Internal Medicine, 156*(7), 745–752.

Mokdad, A. H., Mensah, G. A., Posner, S. F., Reed E., Simoes, E. J., Engelgau, M. M. (2005). When chronic conditions become acute: Prevention and control of chronic diseases and adverse health outcomes during natural disasters. *Preventing Chronic Disease*, 2 Spec No, A04.

Miller, A. C., & Arquilla, B. (2008). Chronic diseases and natural hazards: Impact of disasters on diabetic, renal, and cardiac patients [Review]. *Prehospital and Disaster Medicine, 23*(2), 185–194.

Nakamura, M., Tanaka, F., Nakajima, S., Honma, M., Sakai, T., Kawakami, M., et al. (2012). Comparison of the incidence of acute decompensated heart failure before and after the major tsunami in Northeast Japan [Comparative Study Research Support, Non-U.S. Gov't]. *The American Journal of Cardiology, 110*(12), 1856–1860. doi:10.1016/j.amjcard.2012.08.020.

Norwood, A. E., Ursano, R. J., & Fullerton, C. S. (2000). Disaster psychiatry: Principles and practice [Review]. *Psychiatric Quarterly, 71*(3), 207–226.

Peleg, K., Reuveni, H., & Stein, M. (2002). Earthquake disasters-lessons to be learned [Review]. *Israel Medical Association Journal: IMAJ, 4*(5), 361–365.

Peters, M. N., Moscona, J. C., Katz, M. J., Deandrade, K. B., Quevedo, H. C., Tiwari, S., et al. (2014). Natural disasters and myocardial infarction: The six years after hurricane Katrina [Comparative study]. *Mayo Clinic Proceedings, 89*(4), 472–477. doi:10.1016/j.mayocp.2013.12.013.

Rozanski, A., Blumenthal, J. A., Davidson, K. W., Saab, P. G., & Kubzansky, L. (2005). The epidemiology, pathophysiology, and management of psychosocial risk factors in cardiac practice: The emerging field of behavioral cardiology [Review]. *Journal of the American College of Cardiology, 45*(5), 637–651.

Schneider, R. H., Walton, K. G., Salerno, J. W., & Nidich, S. I. (2006). Cardiovascular disease prevention and health promotion with the transcendental meditation program and Maharishi consciousness-based health care. *Ethnicity & Disease, 16*(3 Suppl 4), S4–S15. 26.

Schwartz, B. G., French, W. J., Mayeda, G. S., Burstein, S., Economides, C., Bhandari, A. K., et al. (2012). Emotional stressors trigger cardiovascular events [Review]. *International Journal of Clinical Practice, 66*(7), 631–639. doi:10.1111/j.1742-1241.2012.02920.x.

Shah, A. J., Ghasemzadeh, N., Zaragoza-Macias, E., Patel, R., Eapen, D. J., Neeland, I. J., et al. (2014). Sex and age differences in the association of depression with obstructive coronary artery disease and adverse cardiovascular events [Research Support, N.I.H., Extramural]. *Journal of the American Heart Association, 3*(3), e000741. doi:10.1161/JAHA.113.000741.

Sharkey, S. W. (2013). Takotsubo cardiomyopathy: Natural history [Review]. *Heart Failure Clinics, 9*(2), 123–136. doi:10.1016/j.hfc.2012.12.006. vii.

Sharkey, S. W., Windenburg, D. C., Lesser, J. R., Maron, M. S., Hauser, R. G., Lesser, J. N., et al. (2010). Natural history and expansive clinical profile of stress (tako-tsubo) cardiomyopathy [Research Support, Non-U.S. Gov't]. *Journal of the American College of Cardiology, 55*(4), 333–341. doi:10.1016/j.jacc.2009.08.057.

Sofia, S., Melone, A., Manzoli, L., De Ciantis, P., Varrato, E., Di Filippo, R., et al. (2012). Cardiovascular and cerebrovascular events pre- and post-earthquake of 6 April 2009: The Abruzzo's experience [Comparative study]. *American Journal of Hypertension, 25*(5), 556–560. doi:10.1038/ajh.2012.4.

Steinberg, J. S., Arshad, A., Kowalski, M., Kukar, A., Suma, V., Vloka, M., et al. (2004). Increased incidence of life-threatening ventricular arrhythmias in implantable defibrillator patients after the World Trade Center attack [Comparative study evaluation studies]. *Journal of the American College of Cardiology, 44*(6), 1261–1264.

Steptoe, A., & Brydon, L. (2009). Emotional triggering of cardiac events [Research Support, Non-U.S. Gov't Review]. *Neuroscience & Biobehavioral Reviews, 33*(2), 63–70. doi:10.1016/j.neubiorev.2008.04.010.

Summers, M. R., Lennon, R. J., & Prasad, A. (2010). Pre-morbid psychiatric and cardiovascular diseases in apical ballooning syndrome (tako-tsubo/stress-induced cardiomyopathy): Potential pre-disposing factors? [Letter]. *Journal of the American College of Cardiology, 55*(7), 700–701. doi:10.1016/j.jacc.2009.10.031.

Suzuki, S., Sakamoto, S., Koide, M., Fujita, H., Sakuramoto, H., Kuroda, T., et al. (1997). Hanshin-Awaji earthquake as a trigger for acute myocardial infarction. *American Heart Journal, 134*(5 Pt 1), 974–977.

Tofler, g. H., Stone, P. H., Maclure, M., Edelman, E., Davis, V. G., Robertson, T., et al. (1990). Analysis of possible triggers of acute myocardial infarction (The MILIS Study). *American Journal of Cardiology, 66*, 22–27.

Tofler, G. H., & Muller, J. E. (2006). Triggering of acute cardiovascular disease and potential preventive strategies [Review]. *Circulation, 114*(17), 1863–1872.

Trevisan, M., Celentano, E., Meucci, C., Farinaro, E., Jossa, F., Krogh, V., et al. (1986). Short-term effect of natural disasters on coronary heart disease risk factors. *Arteriosclerosis, 6*(5), 491–494.

Trichopoulos, D., Katsouyanni, K., Zavitsanos, X., Tzonou, A., & Dalla-Vorgia, P. (1983). Psychological stress and fatal heart attack: The Athens (1981) earthquake natural experiment [Research support, Non-U.S. Gov't]. *Lancet, 1*(8322), 441–444.

Tsai, C.-H., Lung, F.-W., & Wang, S.-Y. (2004). The 1999 Ji-Ji (Taiwan) earthquake as a trigger for acute myocardial infarction. *Psychosomatics, 45*(6), 477–482.

Turner, J. H., Neylan, T. C., Schiller, N. B., Li, Y., & Cohen, B. E. (2013). Objective evidence of myocardial ischemia in patients with posttraumatic stress disorder [Research Support, N.I.H., Extramural Research Support, Non-U.S. Gov't]. *Biological Psychiatry, 74*(11), 861–866. doi:10.1016/j.biopsych.2013.07.012.

Walton, K. G., Schneider, R. H., & Nidich, S. (2004). Review of controlled research on the transcendental meditation program and cardiovascular disease. Risk factors, morbidity, and mortality. *Cardiology in Review, 12*(5), 262–266.

Watanabe, H., Kodama, M., Okura, Y., Aizawa, Y., Tanabe, N., Chinushi, M., et al. (2005). Impact of earthquakes on Takotsubo cardiomyopathy [Letter Research Support, Non-U.S. Gov't]. *JAMA, 294*(3), 305–307.

Watanabe, H., Kodama, M., Tanabe, N., Nakamura, Y., Nagai, T., Sato, M., et al. (2008). Impact of earthquakes on risk for pulmonary embolism [Letter]. *International Journal of Cardiology, 129*(1), 152–154. doi:10.1016/j.ijcard.2007.06.039.

Wentworth, B. A., Stein, M. B., Redwine, L. S., Xue, Y., Taub, P. R., Clopton, P., et al. (2013). Post-traumatic stress disorder: A fast track to premature cardiovascular disease? [Research support, Non-U.S. Gov't review]. *Cardiology in Review, 21*(1), 16–22. doi:10.1097/CRD.0b013e318265343b.

Wilbert-Lampen, U., & Steinbeck, G. (2012). Earthquakes: Another cause of heart failure? [Comment editorial]. *European Heart Journal, 33*(22), 2759–2760. doi:10.1093/eurheartj/ehs297.

Wittstein, I. S. (2008). Acute stress cardiomyopathy [Review]. *Current Heart Failure Reports, 5*(2), 61–68.

Zarifeh, J. A., Mulder, R. T., Kerr, A. J., Chan, C. W., & Bridgman, P. G. (2012). Psychology of earthquake-induced stress cardiomyopathy, myocardial infarction and non-cardiac chest pain. *Internal Medicine Journal, 42*(4), 369–373. doi:10.1111/j.1445-5994.2012.02743.x.

第 10 章　精神疾病与心血管疾病： 心脏与心理的关系

Peter Bosanac, David Castle

目录

摘要

　　在患有精神疾病人群中,诸如精神分裂症,合并心血管疾病及心血管危险因素的患者占有较大比例。该关联可导致各种不良结局,包括高死亡率、生活质量下降及精神疾病转归不良。值得关注的是,精神病人群中存在对心血管病的漏报、忽视和筛查不足的情况。心血管疾病与精神病之间是一种复杂的关系,精神病的核心症状、不合理饮食、吸烟、久坐不动的生活方式及社会经济等因素使患心血管疾病的风险增加。这些因素与抗精神病药物所产生的医源性所诱发的因素(尤其是体重增加)共同作用。此外,还有一些综合征本身则易患精神病和心血管疾病,包括腭心面综合征、高胱氨酸尿症和库欣综合征,以及可能的炎性反应。精神病性症状也与冠状动脉旁路移植术和瓣膜手术独立相关。压力通过下丘脑 - 垂体 - 肾上腺轴对精神疾病和心血管疾病起着重要的负性作用。

　　对精神病患者的心血管危险因素进行定期代谢监测和干预是至关重要的。干预涉及饮食、运动、心血管危险因素的教育、减少与抗精神病药物有关的体重增加及镇静作用，可换为对体重影响较小和耐受较好的药物。二甲双胍可以用于改善抗精神病药物所致的体重增加。虽然对患有精神疾病的人进行一级或二级心脏病预防的心理和心理治疗干预的证据有限，但针对行为和生活方式的干预已被证明是有益的。伐尼克兰，一种存在精神病风险的戒烟药物，也可以通过督促戒烟补充生活方式的干预。

关键词

精神分裂症（Schizophrenia）·精神病（Psychotic disorder）·心血管（Cardiovascular）·监测代谢（Metabolic monitoring）·干预（Intervention）·死亡率（Mortality）·生活方式（Lifestyle）

引言

精神病患者中，有心血管疾病及心血管危险因素的患者多见，包括首发精神病患者（De Hert et al. 2008；Galletly et al. 2010）。在精神分裂症患者中，合并心血管疾病对患者的生活质量以及精神疾病的转归存在不利影响（Fagiolini，Goracci 2009）。精神病合并心血管疾病的死亡率是一般人群的 2~4 倍（Castillo et al. 2013），尽管来说精神分裂症患者较一般人群相比，其固有寿命本就减少 20%（Hennekens et al. 2005）。令人震惊的是，一项对澳大利亚精神病患者的大规模人口调查中显示：超重或肥胖占 3/4，高血压病占 1/2，当前吸烟的占 2/3，血脂异常的占 1/2，空腹血糖升高的占 1/3，超过半数的人达到代谢综合征的诊断标准，并且整体运动水平非常低（Galletly et al. 2010）。此外，在一项对初级保健患者的回顾性队列分析中发现，精神分裂症患者心脏疾病及危险因素的发生要早于情感性精神病患者和一般人群。（McDermott et al. 2005）。同时，精神病患者的心血管疾病可能被少报（De Hert et al. 2011；Smith et al. 2013），甚至被忽视（McNamee et al. 2013），另外，代谢综合征的筛查率也较低（De Hert et al. 2011）。在欧洲一项大型调查中，大约 1/6 的精神分裂症患者在接受一般医疗护理时遭到歧视（Harangozo et al. 2013）。更令人担忧的是，患有精神病的人可能不认为自己处于患心血管疾病的风险中，故而不进行身体健康的监测（Campion et al. 2005）。

"精神病"是广泛涵盖了临床上对真实曲解或异常推断的一系列诊断综合征。关于利用现代分类标准，如《精神疾病诊断和统计手册》（第 5 版）（APA 2013）和《国际疾病分类》（第 10 版）（WHO 1994），这些综合征包括精神分裂症及相关疾病、伴有精神病特征的抑郁症和双相情感障碍、物质滥用、中毒或戒断状态、谵妄，以及神经精神疾病，如痴呆等。短暂的精神病性体验也可能发生在普通人群中（van Os 2009）和那些有人格缺陷的人在经受重大压力源的情况下。本章将重点关注精神分裂症和相关疾病背景下的"精神病"（表 1）。

表 1　精神病患者的代谢监测（Grundy et al. 2005）

至少每 6 个月：

　　空腹血糖（<5.6mmol/L or <100mg/dl）

　　体重指数（<25~30kg/m²，即肥胖）

　　腹围（男性≤102cm，女性≤88cm）

　　血压（<130/85mmHg）

　　血脂（心血管高危人群 LDL <100mg/dl 或 2.6mmol/L，心血管低危人群 LDL <160mg/dl
　　　　或 4.9mmol/L；男性 HDL<40mg/dl 或 1.04mmol/L，女性 HDL <50mg/dl 或 1.3mmol/L；
　　　　甘油三酯 <150mg/dl 或 1.7mmol/L）

　　尿素和电解质

病因及流行病学

　　心血管疾病与精神病之间的关系的确复杂。精神病的核心症状（beratiset al. 2001）与不良的饮食习惯、吸烟、久坐的生活方式（Fusar Poliet al. 2009；Hennekenset al. 2005；McCreadie 2003）、护理保健减少（Werneret al. 2007），以及社会经济因素等相结合更易患心血管疾病危险因素。社会经济因素指与出生时的社会经济地位、持续贫穷相关，即低收入、就业、汽车和房产所有权。

　　更具体地说，精神病人群中心血管疾病危险因素包括肥胖、血脂异常、糖耐量异常和糖尿病。另一方面，这些危险因素也有医源性的因素，如体重增加、QTc 间期延长（QTc 间期是按心率校正的 QT 间期，QTc 间期大于等于 500毫秒或使用精神药物后延长大于等于 60 毫秒认为 QTc 间期延长），及继发于抗精神病药和其他精神类药物（如抗抑郁药）的心律失常（Haddad，Anderson 2002）。QT 间期延长导致潜在的致命性的心律失常风险增加，如尖端扭转性心动过速（多形性室性心律失常）。另外，抗精神病药，如齐拉西酮、奥氮平、氟哌啶醇、硫利达嗪和匹莫齐特，均可导致 QT 间期延长（BMJ 2010），存在一定的猝死风险（Ray et al. 2009）。急性精神疾病时也可发生 QT 间期延长，这与患者是否服用抗精神病药物无关。急性发病时 QT 间期延长的原因还包括低钾血症（Hattaet al. 2000）、精神分裂症患者潜在的心血管疾病和相关危险因素（Haddad，Andersonet al. 2002；Lahti et al. 2012）。尽管 QT 间期延长相关的死亡率的证据尚存在争议，但 QT 间期延长，潜在的心血管疾病或肝脏疾病可增加心律失常的发病风险（Mackin 2008）。

患有包括精神分裂症在内的严重精神疾病者，有超过半数有代谢综合征（John et al. 2009）。这些人群中 40% 有空腹血糖受损，精神病患者患糖尿病的风险是普通人群的 6 倍，且对年轻的患者这一患病风险最大（Lambert 2011）。某些种族也更易患糖尿病，包括亚洲、中东、印度次大陆以及非洲和拉丁美洲人（Lambert 2011）。服用过某种抗精神病药物的患者的高脂血症风险是正常人群的 5 倍，其中一半以上的精神病患者体内高密度脂蛋白（high-density lipoprotein，HDL）水平较低，甘油三酯水平较高（John et al. 2009）。

代谢综合征不仅增加患心血管疾病的风险，而且可以增加卒中及糖尿病的风险。对患有精神病者亦如此。代谢综合征是指至少存在以下 3 种心血管危险因素：腰围过大（男性≥102cm，女性≥89cm）、甘油三酯升高（≥150mg/dl 或 1.7mmol/L）、低密度脂蛋白高（low-density lipoprotein，LDL）（心血管疾病高危人群，包括确诊心血管疾病或糖尿病者，LDL≥100mg/dl 或 2.6mmol/L；心血管疾病低危人群，LDL<160mg/dl 或 4.9mmol/L）、HDL（男性 <40mg/dl 或 1.04mmol/L，女性 <50mg/dl 或 1.3mmol/L）、高血压病（BP≥130/85mmHg）、空腹血糖升高（≥5.6mmol/L 或 >100mg/dl）（Grundy et al. 2005）。

然而，抗精神病药物常继发体重增加、代谢功能障碍 / 代谢综合征，以及胰岛素抵抗和高血糖。其中，奥氮平、氯氮平和奎硫平（Ojalaa et al. 2008）更易出现以上情况。

吸烟，本身就是心血管疾病的主要危险因素，也是精神病患者常见的物质滥用，尤其精神分裂症患者。精神分裂症患者对尼古丁的依赖程度是普通人群的 3 倍，可达 75% 至 90%（Cooper et al. 2012）。精神分裂症患者吸烟的频率与阳性症状（妄想、幻觉、思维障碍）相关，而吸烟频率低者与阴性症状（缺乏动机、缺乏快感、言语贫乏、情感迟钝、社会退缩性）增加相关（Beratis et al. 2001）。

一般来说，精神病患者物质滥用现象很常见，约占 1/2（Volkow 2009），该比例远高于一般人群（McBride et al. 2009）。精神分裂症患者中最常滥用的药物是酒精和大麻（Green et al. 2007），甲基苯丙胺等物质不仅易使精神障碍的严重程度加重，而且可诱发或加重抑郁和焦虑的症状、自杀和暴力行为（Darke et al. 2008）。在精神分裂症患者中，药物滥用所致的心理损害反过来又会导致心理因素的诱发和物质滥用，从而形成恶性循环，增加经血液传播病毒（HIV、病毒性肝炎）的风险。精神病患者的 HIV（Rosenberg et al. 2001）、病毒性肝炎（Rosenberg et al. 2001）的感染率明显高于一般人群。这些经血源感染的风险与自身的健康风险有关，包括心血管疾病如充血性心力衰竭、心肌病（Younossi et al. 2013）、神经精神疾病如 HIV 相关的神经认知功能障碍（HIV-associated neurocognitive disorders，HAND）。HAND 包含无症状神经认知障碍（asymptomatic neurocognitive disorders，ANI），认知功能受损，日常生活能力不受影响，轻度神经认知障碍（mild neurocognitive disorders，MND），认知功能受损，日常生活能力轻度受损，和 HIV 相关痴呆（HIV-associated dementia，HAD），严重认知损害，尤其是学习新知识、注意力、集中力以及处理信息的能力，日常生活能力显著受损。HAND 影响的方面包括解决问题、决策、语言、注意力和记忆。虽然 HIV 的抗逆转录病毒治疗可能也会导致心血管疾病（RUEST 2011），但 HIV 本身就可能导致心血管疾病。

　　某些情况下，精神病和心血管疾病有着共同的易患病因。如染色体 22q11 缺失（Murffy 2002）的腭心面综合征；高胱氨酸尿症，一种常染色体隐性遗传病，甲硫氨酸合成障碍，同型半胱氨酸升高（YAP et al. 2001）；库欣综合征，皮质醇水平升高（Tang et al. 2013）。

　　前炎症因子诱导色氨酸 - 犬尿氨酸途径激活，通过炎症和神经毒性的作用促使精神分裂症的发生。而这一机制反过来也使精神分裂症患者葡萄糖和脂质代谢发生改变，与心血管相关（Leonard et al. 2012）。

　　对精神分裂症使用全基因组关联研究分析利用基因可能影响多个而非单一性状（遗传多变）的概念，发现单核苷酸多型现象在精神分裂症和收缩压中具有共同易感性，甘油三酯、脂蛋白、BMI、腰臀比同样如此（Andreassen et al. 2013）。

　　在精神分裂症的整个发病过程均可伴随抑郁症状，包括前驱期、急性期及缓解期（Bosanac，Castle 2012）。大约 1/4 的精神分裂症患者在某段时间内达到抑郁症诊断标准（Siris 2000）。澳大利亚的 SHIP 调查同样显示，精神分裂症患者合并高的抑郁情绪，其终身发生率约 80%，发病前 1 年为 55%（Morgan et al. 2012）。有大量证据表明抑郁与心血管疾病的发病率有关，包括冠状动脉疾病的发展、心脏疾病的复发、身体功能和生活质量的下降以及过高的死亡率（增加 2~2.5 倍）（Celano，Huffman 2011）。心脏病合并抑郁愈后不良，与患者的依从性差、炎症反应、内皮功能改变、血小板增多和自主神经系统功能紊乱等因素有关（Celano，Huffman 2011）。此外，绝望还与纤维蛋白原介导颈动脉粥样硬化进展相关联（Pollitt et al. 2005）。但是，这种抑郁所产生的特殊不良影响或负性作用，是否可以引申到精神疾病患者心血管疾病中还有待进一步研究。

　　精神病症状也与冠状动脉旁路移植术及瓣膜手术独立相关。反过来，这些精神病症状又可导致结局恶化，包括重症监护病房的住院时间和术后死亡率。心脏围术期的危险因素包括体温过低、高钠血症、肾衰竭、低血细胞比容、缺氧、败血症及卒中。尽管对这些危险因素进行迅速识别并干预，可能会减少精神病症状、降低上述不良结局，但尚无证据证实（Giltay et al. 2006）。

　　值得关注的是，从人口健康的角度来看，精神疾病和心血管疾病的医疗费用尚无相关研究,包括急性期和缓解期的医疗费用、劳动脱离人口、伤残调整寿命年和生活质量。

广义的"压力",可能起源于心理或生理,是指内稳态受到或被认为受到威胁的一种状态(Koolhaas et al. 2011)。人体对压力的反应通过下丘脑 - 垂体 - 肾上腺轴所介导,而存在精神分裂症的患者该轴会过高或过低激活,从而导致不良心血管结局。这些不良结局包括:血压升高、动脉粥样硬化进程加速或心肌缺血;糖皮质激素和儿茶酚胺活性的接触增加,导致中枢性肥胖、糖尿病、高血压病和心血管疾病;吸烟、酗酒和其他物质滥用;体力活动减少(Bradley, Dinan 2010)。此外,高血压病已被证明对精神分裂症患者有不良的神经心理后果。这些后果包括即刻记忆、延时记忆和再认记忆的下降(Friedman et al. 2010)。

临床意义

评估

遗憾的是,对精神病患者心血管危险因素的筛查(Roberts et al. 2007),以及精神分裂症和相关疾病中已确定的心血管危险因素的治疗远远不足(Johnsen et al. 2011)。鉴于精神病患者死亡率过高,定期监测代谢和对已确定的心血管危险因素进行干预至关重要(Grundy et al. 2005;Organ et al. 2010)。

综合、协调(如以康复为核心的相关临床人员合作)、以患者为中心的整体化照护(Viron et al. 2012)的方式应作为原则而非例外。此类照护应包括初级保健、心理健康和专职保健临床医生协作性的沟通与工作。反过来,这很有可能成为该弱势群体中医疗保健的最佳框架,而不是彼此孤立工作的临床医生。但对于患有心血管疾病或有心血管疾病风险的精神病人群,尚缺乏对以患者为中心的医疗服务的全面有效的评估。

在精神病人群中监测心血管疾病及其危险因素最好与饮食、运动和教育相结合。这些基本的监测应至少每 6 个月 1 次。监测内容包括空腹血糖、体重指数、血脂(胆固醇、LDL、HDL、甘油三酯)、尿素、电解质和肝功能(Grundy et al. 2005)。

令人不安的是,至少一半精神病患者(包括首次发作者)的体重增加与抗精神病药物显著相关(Baptista 1999)。尤其是奥氮平和氯氮平(Ohlsen 2011)。抗精神病药物增加体重的风险是由于胰岛素水平和胰岛素抵抗增加,葡萄糖、胆固醇、甘油三酯和 C 肽水平逐步升高所致(Lancet 2011)。这些药物增加了对组胺、多巴胺和 5HT2C 的阻滞(Ohlsen 2011)。虽然这些作用在奥氮平、利培酮、磺胺嘧啶和氯氮平的联合用药上并无显著差异（Lancet 2011），但奥氮平、氯氮平和喹硫平与高脂血症和代谢紊乱的高风险有关。利培酮，阿立哌唑和齐拉西酮后者较低（Muench，Hamer 2010）。因此，监测和减少与抗精神病药物相关的体重增加及镇静作用在特别是使用奥氮平、氯氮平和喹硫平的人群中至关重要。

氯氮平是一种二苯并二氮杂䓬类抗精神病药物，对于那些使用其他抗精神病药物足量、足疗程仍然难治的精神分裂症的患者也有效。在治疗难治性精神分裂症方面，潜在获益包括减少阳性和阴性症状，改善一般精神病理症状，改善认知，减少锥体外系不良反应（Meltzer 2012）。但是，氯氮平本身与潜在致命性心肌炎（Meltzer 2012），以及心肌病和心包炎的进展有关（Layland et al. 2009）。虽然心肌炎最可能在治疗的最初几周内发生，而心肌病则可以在氯氮平治疗的任何时期发生，且没有特异性的症状（Layland et al. 2009）。氯氮平诱发心脏毒性的机制多样，包括 IgE 介导的超敏反应、儿茶酚胺作用、细胞色素 P450 1A2 / 1A3 酶缺乏、炎症细胞因子、钙通道阻滞和低硒，但没有哪个机制是十分明确的（Layland et al. 2009）。此外，精神病性疾病中与氯氮平相关的心脏毒性似乎与其剂量无关（Layland et al. 2009；Meltzer 2012）。服用氯氮平治疗精神分裂症及相关疾病患者，其糖尿病、高脂血症、肥胖和高血压病的风险增加，反过来又促使心血管疾病的发生，从而导致死亡（Henderson et al. 2005）。

对于积极接受抗逆转录病毒治疗的 HIV 阳性患者，也需保持适当警惕，对他们来说同时接受非典型抗精神病药物治疗十分必要。抗精神病药物和抗逆转录病毒药物的联合使用，可能与脂质体恶化，总胆固醇、低密度脂蛋白、非高密度脂蛋白增加有关，但迄今尚未得到最终证实（Edwards et al. 2011）。

治疗和护理

虽然该领域的心理学方面相对缺乏，包括用于精神病患者心脏病的一级或二级预防的认知行为疗法（cognitive behavioral therapy，CBT）或其他心理治疗干预措施，但有荟萃分析表明支持行为上的干预。这些干预措施包括设定目标、安排活动和自我监测，对与抗精神病药物相关的体重增加（平均 3Kg）有效，尽管这种影响效果较小（Gierisch et al. 2013）。目前尚未形成针对精神病患者的心血管风险有关家庭及同伴支持干预的研究，最终的结果尚未发布。

最近一篇系统综述报告，目前尚未见针对精神病患者进行生活方式干预，如饮食行为、身体活动对体重和体重指数影响的成本效益的相关研究（Verhaeghe et al. 2011）。尽管如此，身体活动有利于身体健康，并在一定程度上可减轻精神分裂症患者的阳性症状、阴性症状、心理压力以及与服用抗精神病药物相关的体重增加（McNamee et al. 2013）。同时，生活方式干预包括锻炼，可改善与肥胖相关的心脏代谢疾病的风险。然而，精神分裂症患者身体活动受阻是由阳性症状、阴性症状、体重增加和其他药物副作用共同介导的，故促进精神病患者积极参加身体活动的某些特定临床因素仍需进一步加强相关研究（McNamee et al. 2013）。

　　就新出现的基础证据，一项以减轻严重精神疾病（包括精神病）患者吸烟及其他心血管危险因素为主要目的，使用新型健康的生活方式作为干预措施的试点研究初步发现，设定目标和支持患者改变不良生活方式可改善心血管疾病风险、吸烟（通过尼古丁替代疗法）、体重和身体活动的情况，后者是在绝大多数患者完成所有疗程的前提下进行的（Baker et al. 2009）。这项试点研究之后，作者发表了一项大规模随机对照研究的方案，该研究的参与者接受初次面对面戒烟干预后，被随机分配为多模式干预或电话干预（Baker et al. 2011）。伐尼克兰是部分尼古丁受体激动剂，用于缓解尼古丁的欣快感和戒断症状，该研究小组还在一项小型开放式试点研究中使用伐尼克兰，作为对患有精神病的吸烟者进行的健康生活方式干预的辅助手段（Castle et al. 2012）。伐尼克兰联合生活方式干预发现在 3 个月和 6 个月的戒烟比例分别为 36% 和 42%。然而，伐尼克兰确实有精神方面的不良反应，无论服用者既往有无精神病史（Bancila et al. 2009；Gupta et al. 2012），均需谨慎使用并仔细监测使用者的精神状态。此外，所有这些干预措施要长期可持续的实行的确是件困难的事。

　　一项初级卫生保健和心理健康的联合倡议中，表明精神病患者心血管疾病的危险因素（高血压病、血糖、血脂、腰围、吸烟）在这些医疗保健组中得到显著改善（Vinas et al. 2013）。

　　有证据表明，似乎二甲双胍在减轻与抗精神病药有关的代谢疾病（Curtis et al. 2012）和控制合并糖尿病的精神病患者或服用抗精神病药物的患者的糖化血红蛋白（glycosolated hemoglobin，HbA1c）中起到一定作用（Gierisch et al. 2013）。二甲双胍可抑制肝糖元的异生、改善胰岛素的敏感性和促进葡萄糖的外周摄取（Taylor 2012）。然而，加用阿立哌唑增加氯氮平潜在的益处，或从另一种抗精神病药（奥氮平、喹硫平或利培酮）换为阿立哌唑，同时辅以手工制作的饮食、运动干预或加用托吡酯结合，都有可能平衡掉有限的潜在危害（Gierisch et al. 2013）。

结论

　　心血管疾病与精神病之间关系复杂，精神病的核心症状与不良的饮食习惯、吸烟、久坐的生活方式、护理保健减少、社会经济因素、联合抗精神病药物所致的医源性危险因素，尤其体重增加，共同作用诱发心血管危险因素。另外，

压力通过下丘脑 - 垂体 - 肾上腺轴对两者均产生不良影响。艾滋病等血液传播疾病、静脉内物质滥用在精神病患者中比例较高，具有本身存在的和医源性（如抗逆转录病毒治疗）的心血管风险。也可能由于一些精神病和心血管疾病共同易感的病因，如腭 - 心 - 面综合征、高胱氨酸尿症、库欣综合征及促炎机制。虽然抑郁和心血管疾病发病密切相关，但在精神病患者中尚未被评估。精神病症状与冠状动脉旁路移植术和瓣膜手术也有关，从而恶化医疗结局。

　　尽管如此，心血管疾病及其危险因素，包括代谢综合征在内的危险因素在精神病患者中的作用被放大。而这些心血管风险及终点反过来又会对生活质量、精神疾病和死亡率产生负面影响。令人担忧的是，精神病患者的心血管疾病往往被低估，代谢筛查率也很低。初级卫生健康、心理健康临床会议联合倡议，需要改善对精神病患者心血管疾病危险因素的识别。

　　定期进行代谢监测和干预以确定心血管危险因素至关重要，综合、协调，以及以患者为中心的护理是一个较为合适的医疗模式。监测联合饮食、运动及心脏危险因素等方面的教育应当定期进行。监测并尽量减少抗精神病药物相关的体重增加与镇静作用也必不可少，可转为使用更加"中性"的药物。此外，二甲双胍似乎有助于控制抗精神病药相关的体重增加。

　　虽然关于心理干预和心理治疗对精神病患者心脏病的一级或二级预防其证据基础有限，但对行为和生活方式的干预日益显现出有效的作用。伐尼克兰尽管有潜在患精神病的风险，仍可以通过戒烟填补生活方式的干预。目前尚未见针对精神病患者进行生活方式干预，如饮食行为、身体活动对体重和体重指数影响的成本效益的相关研究。

（王真 译，马文林、张悠扬 校）

参考文献

American Psychiatric Association. (2013). *Diagnostic and statistical manual of mental disorders* (5th ed.). Washington, DC: American Psychiatric Association.

Andreassen, O. A., Djurovic, S., Thompson, W. K., Schork, A. J., Kendler, K. S., O'Donovan, M. C., Rujescu, D.,... McCarthy, M. I. International Consortium for Blood Pressure GWAS; Diabetes Genetics Replication and Meta-analysis Consortium; Psychiatric Genomics Consortium Schizophrenia Working Group. Roddey, J. C., McEvoy, L. K., Desikan, R. S., Dale, A. M. (2013). Improved detection of common variants associated with schizophrenia by leveraging pleiotropy with cardiovascular-disease risk factors. *American Journal of Human Genetics*, *92* (2), 197–209.

Baker, A., Richmond, R., Castle, D., Kulkarni, J., Kay-Lambkin, F., Sakrouge, R., Filia, S., & Lewin, T. J. (2009). Coronary heart disease reduction intervention among overweight smokers with a psychotic disorder: Pilot trial. *Australian and New Zealand Journal of Psychiatry, 43*, 129–135.

Baker, A., Frances, J., Kay-Lambkin, F. J., Richmond, R., Filia, S., Castle, D., Williams, J., & Lewin, T. J. (2011). Study protocol: A randomised controlled trial investigating the effect of a healthy lifestyle intervention for people with severe mental disorders. *BMC Public Health, 11*,

10. doi:10.1186/1471-2458-11-10.

Bancila, V., Dallon, C., & Zullino, D. F. (2009). Varenicline may induce psychotic symptoms in subjects without previous history of psychiatric disorders. *Acta Neuropsychiatrica, 21*(5), 268–269.

Baptista, T. (1999). Body weight gain induced by antipsychotic drugs: Mechanisms and management. *Acta Psychiatrica Scandanavica, 100*, 3–16.

Beratis, S., Katrivanou, A., & Gourzis, P. (2001). Factors affecting smoking in schizophrenia. *Comprehensive Psychiatry, 42*(5), 393–402.

Bosanac, P., & Castle, D. (2012). Schizophrenia and depression. *Medical Journal of Australia, 1* (supplement 4), 36–39.

Bradley, A. J., & Dinan, T. G. (2010). A systematic review of hypothalamic–pituitary–adrenal axis function in schizophrenia: Implications for mortality. *Journal of Psychopharmacology, 24* (4 Supplement), 91–118.

British Medical Journal (BMJ). (2010). Long QT syndrome. *British Medical Journal, 340:c366.* doi: 10.1136/bmj.b4815.

Campion, G., Francis, V., Preston, A., & Wallis, A. (2005). Health behaviour and motivation to change. *Mental Health Nursing, 25*, 12–15.

Castillo, S. M., Fàbregas, E. M., Bergè, B. D., Goday, A. A., & Vallès, C. J. A. (2013). Psychosis, cardiovascular risk and associated mortality: Are we on the right track? *Clinica Investigacion en Arteriosclerosis*. doi:10.1016/j.arteri.2013.05.006.

Castle, D., Baker, A. L., Richmond, R., Filia, S. L., Harris, D., & Pirola-Merlo, A. J. (2012). Varenicline plus healthy lifestyle intervention for smoking cessation in psychotic disorders. *Annals of Clinical Psychiatry, 24*(4), 285–291.

Celano, C. M., & Huffman, J. C. (2011). Depression and cardiac disease: A review. *Cardiology Review, 19*(3), 130–142.

Cooper, J., Mancuso, S. G., Borland, R., Slade, T., Galletly, C., & Castle, D. (2012). Tobacco smoking among people living with a psychotic illness: The second Australian survey of psychosis. *Australian and New Zealand Journal of Psychiatry, 46*, 851–863.

Curtis, J., Newall, H., Shiers, D., & Samaras, K. (2012). Considering metformin in cardiometabolic protection in psychosis. *Acta Psychiatrica Scandanavica, 126*, 302–303.

Darke, S., Kaye, S., McKetin, R., & Duflou, J. (2008). Major physical and psychological harms of methamphetamine use. *Drug and Alcohol Review, 27*, 253–262.

De Hert, M., Schreurs, V., Sweers, K., Van Eyck, D., Hanssens, L., Sinko, S., Wampers M.,... van Winkel, R. (2008). Typical and atypical antipsychotics differentially affect long-term incidence rates of the metabolic syndrome in first-episode patients with schizophrenia: A retrospective chart review. *Schizophrenia Research, 101*, 295–303.

De Hert, M., Cohen, D, Bobes J, Cetkovich-Bakmas M, Leucht S, Ndetei DM, Newcomer, J. W.,... Correll, C. U. (2011). Physical illness in patients with severe mental disorders. II. Barriers to care, monitoring and treatment guidelines, plus recommendations at the system and individual level. *World Psychiatry, 10*(2), 138–151.

Edwards, K. L., Chastain, L. M., Snodgrass, L., Martin, A., Busti, A. J. (2011) Effects of combined use of antiretroviral Agents and atypical antipsychotics on lipid parameters. *Journal of Antivirals & Antiretrovirals, 3*, 034–039.

Fagiolini, A., & Goracci, A. (2009). The effects of undertreated chronic medical illnesses in patients with severe mental disorders. *Journal of Clinical Psychiatry, 70*(Supplement 3), 22–29.

Friedman, J. I., Wallenstein, S., Moshier, E., Parrella, M., White, L., Bowler, S., Gottlieb, S.,... Davis, K. L. (2010). The effects of hypertension and body mass index on cognition in schizophrenia. *American Journal of Psychiatry, 167*(10), 1232–1239.

Fusar-Poli, P., De Marco, L., Cavallin, F., Bertorello, A., Nicolasi, M., & Politi, P. (2009). Lifestyles and cardiovascular risk in individuals with functional psychoses. *Perspectives in Psychiatric Care, 45*(2), 87–99.

Galletly, C. A., Foley, D. L., Waterreus, A., Watts, G. F., Castle, D. J., McGrath, J. J., Mackinnon,

A., & Morgan, V. A. (2010). Cardiometabolic risk factors in people with psychotic disorders: The second Australian national survey of psychosis. *Australian and New Zealand Journal of Psychiatry, 46*(8), 753–761.

Gierisch, J. M., Nieuwsma, J. A., Bradford, D. W., Wilder, C. M., Mann-Wrobel, M. C., McBroom, A. J., Wing, L.,... Williams, J. W. Jr. (2013). Interventions to improve cardiovascular risk factors in people with serious mental illness. Comparative effectiveness review No. 105. (Prepared by the Duke Evidence-based Practice Center under Contract No. 290-2007-10066-I.) AHRQ Publication No. 13-EHC063-EF. Rockville: Agency for Healthcare Research and Quality. April 2013. Retrieved from http://www.effectivehealthcare.ahrq.gov/reports/final.cfm.

Giltay, E. J., Huijskes, R. V. H. P., Kho, K. H., Blansjaar, B. A., & Rosseel, P. M. J. (2006). Psychotic symptoms in patients undergoing coronary artery bypass grafting and heart valve operation. *European Journal of Cardio-Thoracic Surgery, 30*, 140–147.

Green, A. I., Drake, R. E., Brunette, M. F., & Noordsy, D. L. (2007). Schizophrenia and co-occurring substance use disorder. *American Journal of Psychiatry, 164*, 402–408.

Grundy, S. C., Cleeman, J. I., Daniels, S. R., Donato, K. A., Eckel, R. H., Franklin B. A., Gordon, D. J., ... Costa, F. (2005). AHA/NHLBI scientific statement diagnosis and management of the metabolic syndrome. An American Heart Association/National Heart, Lung, and Blood Institute Scientific Statement. *Circulation, 112*, 2735–2752.

Gupta, A., Bastiampillai, T., Adams, M., Nelson, A., & Nance, M. (2012). Varenicline induced psychosis in schizophrenia. *Australian and New Zealand Journal of Psychiatry, 46*(10), 1009.

Haddad, P. M., & Anderson, I. M. (2002). Antipsychotic-related QTc prolongation, torsade de pointes and sudden death. *Drugs, 62*(11), 1649–1671.

Harangozo, J., Reneses, B., Brohan, E., Sebes, J., Csukly, G., Lopez-Ibor, J., Sartorius, N.,... Thornicroft G. (2013). Stigma and discrimination against people with schizophrenia related to medical services. *International Journal of Social Psychiatry.* doi: 10.1177/0020764013490263.

Hatta, K., Takahashi, T., Nakamura, H., & Yonezawa, Y. (2000). Prolonged QT interval in acute psychotic patients. *Psychiatry Research, 94*(3), 279–285.

Henderson, D. C., Nguyen, D. D., Copeland, P. M., Hayden, D. L., Borba, C. P., Louie, P. M., Freundereich, O.,... Goff, D. C. (2005). Clozapine, diabetes, hyperlipidemia, cardiovascular risks and mortality. Results of a 10-year naturalistic study. *Journal of Clinical Psychiatry, 66*(9), 1116–1121.

Hennekens, C. H., Hennekens, A. R., Hollar, D., & Casey, D. E. (2005). Schizophrenia and increased risks of cardiovascular disease. *American Heart Journal, 150*, 1115–1121.

John, A. P., Koloth, R., Dragovic, M., & Lim, S. C. (2009). Prevalence of metabolic syndrome among Australians with severe mental illness. *Medical Journal of Australia, 190*, 176–179.

Johnsen, E., Gjestad, R., Kroken, R. A., Mellesdal, L., Loberg, E.-M., & Jorgensen, H. A. (2011). Cardiovascular risk in patients admitted for psychosis compared with findings from a population-based study. *Nord Journal of Psychiatry, 65*, 192–202.

Koolhaas, J. M., Bartolomucci, A., Buwalda, B., de Boer, S. F., Flügge, G., Korte, S. M., Meerlo, P.,... Fuchs, E. (2011). Stress revisited: A critical evaluation of the stress concept. *Neuroscience & Biobehavioral Reviews, 35*(5), 1291–1301.

Lahti, M., Tihonen, J., Wildgust, H., Beary, M., Hodgson, R., Kajantie, E., ... Eriksson, J. (2012). Cardiovascular morbidity, mortality and pharmacotherapy in patients with schizophrenia. *Psychological Medicine, 42*(11), 2275–2285.

Lambert, T. (2011). Managing the metabolic adverse effects of antipsychotic drugs in patients with psychosis. *Australian Prescriber, 34*, 97–99.

Lancet. (2011). No mental health without physical health. *Lancet, 377*(9766), 611.

Layland, J. L., Liew, D., & Prior, D. L. (2009). Clozapine-induced cardiotoxicity: A clinical update. *Medical Journal of Australia, 190*, 190–192.

Leonard, B., Schwarz, M., & Myint, I. M. (2012). The metabolic syndrome in schizophrenia: Is inflammation a contributing cause? *Journal of Psychopharmacology, 26*(5 Supplement), 33–41.

Mackin, P. (2008). Cardiac side effects of psychiatric drugs. *Human Psychopharmacology: Clinical and Experimental, 23*, 3–14.

McBride, O., Teesson, M., Slade, T., Hasin, D., Degenhardt, L., & Baillie, A. (2009). Further evidence of differences in substance use and dependence between Australia and the United States. *Drug and Alcohol Dependence, 100*, 258–264.

McCreadie, R. (2003). Diet, smoking and cardiovascular risk in people with schizophrenia. *British Journal of Psychiatry, 183*, 534–549.

McDermott, S., Moran, R., Platt, T., Isaac, T., Wood, H., & Dasari, S. (2005). Heart disease, schizophrenia, and affective psychoses: Epidemiology of risk in primary care. *Community Mental Health Journal, 41*(6), 747–755.

McNamee, L., Mead, G., MacGillivray, S., & Lawrie, S. M. (2013). Schizophrenia, poor physical health and physical activity: Evidence-based interventions are required to reduce major health inequalities. *British Journal of Psychiatry, 203*, 239–241.

Meltzer, H. (2012). Clozapine: Balancing safety with superior antipsychotic efficacy. *Clinical Schizophrenia & Related Psychoses, 6*(3), 134–144.

Morgan, V. A., Waterreus, A., Jablensky, A., Mackinnon, A., McGrath, J. J., Carr, V., Bush, R.,... Saw, S. (2012). People living with psychotic illness in 2010: The second Australian national survey of psychosis. *Australian and New Zealand Journal of Psychiatry, 46*(8), 735–752.

Muench, J., & Hamer, A. M. (2010). Adverse effects of antipsychotic medications. *American Family Physician, 81*(5), 617–622.

Murphy, K. C. (2002). Schizophrenia and velo-cardio-facial syndrome. *Lancet, 359*(9304), 426–430.

Ohlsen, R. (2011). Schizophrenia: A major risk factor for cardiovascular disease. *British Journal of Cardiac Nursing, 6*(5), 2–6.

Ojalaa, K., Niskanenb, L., Tiihonena, J., Paavolaa, P., Putkonena, A., & Repo-Tiihonen, E. (2008). Characterization of metabolic syndrome among forensic psychiatric inpatients. *Journal of Forensic Psychiatry & Psychology, 19*(1), 33–51.

Organ, B., Nicholson, E., & Castle, D. (2010). Implementing a physical health strategy in a mental health service. *Australasian Psychiatry, 18*(5), 456–459.

Pollitt, R. A., Daniel, M., Kaufman, J. S., Lynch, J. W., Salonen, J. T., & Kaplan, G. A. (2005). Mediation and modification of the association between hopelessness, hostility, and progression of carotid atherosclerosis. *Journal of Behavioral Medicine, 28*, 53–64.

Ray, W. A., Chung, C. P., Murray, K. T., Hall, K., & Stein, C. M. (2009). Atypical antipsychotic drugs and the risk of sudden cardiac death. *New England Journal of Medicine, 360*, 225–235.

Roberts, L., Roalfe, A., Wilson, S., & Lester, H. (2007). Physical health care of patients with schizophrenia in primary care: A comparative study. *Family Practice, 24*, 34–40.

Rosenberg, S. D., Goodman, L. A., & Osher, F. C. (2001). Prevalence of HIV, hepatitis B & C in people with severe mental illness. *American Journal of Public Health, 91*, 31–37.

Ruest, C. (2011). Common adverse effects of antiretroviral therapy for HIV disease. *American Family Physician, 83*(12), 1443–1451.

Siris, S. G. (2000). Depression in schizophrenia: Perspective in the era of "atypical" antipsychotic agents. *American Journal of Psychiatry, 157*, 1379–1389.

Smith, D. J., Langan, J., McLean, G., Guthrie, B., Mercer, S. W. (2013). Schizophrenia is associated with excess multiple physical-health comorbidities but low levels of recorded cardiovascular disease in primary care: Cross-sectional study. *British Medical Journal open, 3*(4). pii: e002808. doi:10.1136/bmjopen-2013-002808,

Tang, A., O'Sullivan, A. J., Diamond, T., Gerard, A., & Campbell, P. (2013). Psychiatric symptoms as a clinical presentation of Cushing's syndrome. *Annals of General Psychiatry, 12*, 23.

Taylor, D. An editorial comment to Curtis J, Newall H, Shiers D, Samaras K. (2012). Considering metformin in cardiometabolic protection in psychosis. *Acta Psychiatrica Scandinavica, 126*(4), 233–234.

van Os, J. (2009). A salience dysregulation syndrome. *British Journal Psychiatry, 194*(2), 101–103.

Verhaeghe, N., De Maeseneer, J., Maes, L., Van Heeringen, C., & Annemans, L. (2011). Effectiveness and cost-effectiveness of lifestyle interventions on physical activity and eating habits in persons with severe mental disorders: A systematic review. *International Journal of Behavioral Nutrition and Physical Activity, 8*, 28.

Vinas, C. L., Fernandez, S.-M. M. I., Martin, L. L. M., & Grupo, P. L. (2013). Effectiveness of a joint project between primary care and mental health to improve the recording of cardiovascular risk factors in patients with psychosis. *Atencion Primaria, 45*(6), 307–314.

Viron, M., Baggett, T., Hill, M., & Freudenreich, O. (2012). Schizophrenia for primary care providers: How to contribute to the care of a vulnerable patient population. *American Journal of Medicine, 125*(3), 223–230.

Volkow, D. (2009). Substance use disorders in schizophrenia—clinical implications of comorbidity. *Schizophrenia Bulletin, 35*(3), 469–472.

Werner, S., Malaspina, D., & Rabinowitz, J. (2007). Socioeconomic status at birth is associated with risk of schizophrenia: Population-based multilevel study. *Schizophrenia Bulletin, 33*(6), 1373–1378.

World Health Organisation. (1994). *International statistical classification of diseases and health related problems*. Geneva: World Health Organization.

Yap, S., Boers, G. H. J., Wilcken, B., Wilcken, D. E. L., Brenton, D. P., Lee, P. J., Walter, J. H.,... Naughten, E. R. (2001). Vascular outcome in patients with homocystinuria due to cystathionine β-synthase deficiency treated chronically: A multicenter observational study. *Arteriosclerosis, Thrombosis, and Vascular Biology, 21*, 2080–2085.

Younossi, Z. M., Stepanova, M., Nader, F., Younossi, Z., & Elsheikh, E. (2013). Associations of chronic hepatitis C with metabolic and cardiac outcomes. *Alimentary Pharmacology and Therapeutics, 37*(6), 647–652.

第 11 章　职业压力与心血管疾病

Don Byrne，Geir Arild Espnes

目录

摘要

　　本章通过梳理职业压力（occupational stress，OS）与心血管疾病（cardiovascular disease，CVD）风险谱的 3 个相关终点——高血压、临床 CVD 诊断和疾病发作，综述了 OS 与 CVD 风险和发生率的相关证据，从简单的职业水平和职业类型作为风险标志的基本概念，到复杂的 OS 模型作为 CVD 及其风险的决定因素。广义讲，证据一致支持假设的联系，虽然根据已建立的 OS 理论模型进行的研究似乎更有说服力,也更易解释,但采用 OS 间接测量(例如工作时间、轮班工作或工作场所的歧视感)的理论研究所得出的证据,同样也强有力支持 OS 与 CVD 间的关系。总体而言,现有证据指向了下一步的研究重点应以严谨的临床研究方法进行工作场所的 OS 干预。

关键词

职业压力(Occupational stress)·工作压力(Job strain)·心血管风险(Cardiovascular disease risk)·工作环境(Work environment)·就业(Employment)

引言

在过去 30 年甚至更长时间,OS 对职业健康的重要性日益凸显,成为探究重要健康问题的职业相关性决定因素的重点研究领域。毫无疑问,寻求 CVD 起源方面,职业环境作用及其对工作人员潜在的负面心理社会影响具有突出地位。因此,OS 与 CVD 风险之间的关系尽管仍有持续不断的争论,但早有断言(Yarnell 2008)。

最基本层面,OS 是指个体完全或大部分暴露于由职业环境引起的个人巨大压力现象。更细微层面上,这种应激源负荷被认为具有无论何种原因,个人或组织均无能力有效应对的性质或强度,或两者兼有。但过分简化了人们复杂的生物心理社会状态。OS 亦称应激,本章将循导职业惯例压力相关的大量心理学和医学文献,范围广泛覆盖到职业环境的物理特征(如热、冷、噪声和拥挤)、组织结构的约束(如等级僵化、角色模糊),以及在这些结构和环境中工作者的内在特征(个性、应对方式、信仰、态度以及认知能力),并且认识到处于工作压力下人们的 OS 与其他暴露应激源相互依赖。

尽管有证据表明近年 CVD 死亡率较前下降(Preis et al. 2009),但在许多西方国家 CVD 仍是致死和致残的主要原因。因此,过去 40 多年,人们对探索 CVD 性质和风险因素有浓厚兴趣,且研究人员试图将个人心理特征和社会环境与 CVD 风险相联系,现已有较好的研究结果(Kuper et al. 2002)。诸如 A 型行为模式(如 Rosenman 1990)和心理社会压力(如 Levi 1972)等客观定义和测量方式,使相关探索研究更具深度和科学严谨性。部分研究已转向 OS 作为解释 CVD 及 CVD 风险因素的一种心理社会决定因素。

历史证据

自 20 世纪中叶以来,OS 与 CVD 的关系已有相关报道。Russek(1965)、

French 和 Caplan(1970)注意到 CVD 发病率在职业水平和职业需求上存在显著差异。后涉及的职业扩展到公共部门和私营部门,发现不同部门工人之间的 CVD 风险存在差异(Kornitzer et al. 1981)。Bolm-Audorff 和 Siegrist(1983)发现蓝领比白领的 CVD 风险更高,提示单调乏味的工作导致的压力可能是其原因。Liljefors 和 Rahe(1970)首先报道职业环境特征与 CVD 风险间的关系,以更直接的测量方法,发现工作需求(每周工作小时数)与 CVD 临床事件的发生率相关。Framingham 研究调查数据报告了工作量与 CVD 之间的关系,年龄越大对工作负荷耐受影响越大,但仅限老年人(Haynes et al. 1978)。其中大部分证据已得到查证(Byrne 2000)。然而,很多早期关于 OS 和 CVD 的实证工作很大程度上由直觉驱使,并未接受一般应激理论或更具体的 OS 理论模型指导。本章余下部分主要集中于最新的理论驱动证据,这些证据大多通过系统性检索标准数据库获得,以及过去 15 年受到公认的研究,这些研究通常有大样本、稳健的设计和理论驱动的手段,排除有开创性研究部分(由于早期证据高质量综述已存在)。

职业压力模型

　　工作场所本身的结构性质以及它对个人带来纪律上的挑战和制约(Carlsson et al. 2014)被认为是 OS 重要起源。然而,大多数理解职业压力的理论方法不仅局限于结构上的考量,而且清晰地将工人/组织的交互作用整合到解析方程中。已有文献综述揭示大多数 OS 模型反映出一些或多或少的变化。检验整合后发现,OS 理论可减少到 3 个主要模型。

　　个人 - 环境匹配模型——提出职业环境特征和个人资源间的动态交互作用相匹配(French et al. 1982)。当然,这反映 Lazarus 最初提出的现代经典应激理论的观点(Lazarus 1966)。

　　要求 - 控制模型——职业环境对个人要求与人们对其控制程度的感受之间的矛盾导致 OS 发生,OS 最大限度地来源于高要求和低控制(Karasek, Theorell 1990)。要求 - 控制模型通常将工作压力描述为 OS,而所有意图和目的相似。对该模型重要的改进过程中,Johnson 和 Hall(1988)提出应将工作场所的社会支持带来的缓冲效应,作为 OS 的重要中介应加以考虑。

　　付出 - 回报失衡模型——工作付出的程度和由此所得的回报之间的平衡关系(Siegrist and Marmot 2004),持续的 OS 与高付出和低回报相关。

　　这些模型,尤其后两者,显然与两个理论相重叠(Theorell 2003;Siegrist, Marmot 2004),它们从各自的角度预测职业人群 CVD 的发生风险(Bosma et al. 1998),在概念上是解释 CVD 风险和发病率的有力说明,尤其近期要求 - 控制

模型和付出 - 回报失衡模型都得到大量经验性证据支持。然而,全面、系统和关键的评论(如 Hausser et al. 2010)表明,在解释职业环境对 CVD 风险或发病率的作用时,要求 - 控制模型的证据更有利。

尽管如此,职业环境对 CVD 风险或发病率的影响已从同等广泛的研究方法中推断出来。大多数并非所有研究,是基于理论驱使的研究。此外,CVD 终点(风险标志物水平、临床前期 CVD 的指标、CVD 事件的发生率等)的性质和可靠性也有很大差异。这种变异性一定程度上掩盖了人们对 OS 作为 CVD 前导重要性上做出明确判断的能力。因此,必须从不同理论和方法学的视角中考量证据的试用范围。

职业压力和心血管疾病风险因素概述

OS 和 CVD 联系的核心问题与其直接性有关,即 OS 是否会直接影响心血管功能并诱使临床事件发生,或这种联系是通过干预因素间接显示的? CVD 风险可通过一系列公认的危险因素预测,尤其是血脂(主要是胆固醇)、吸烟和高血压。即使像职称等级这样模糊的 OS 指数(Wamalav et al. 2000)以及诸如难以解释的要求 / 控制框架等理论模型之间也相关。对 OS-CVD 危险因素的争论可能微不足道(Siegrist,Rodel 2006),但不能除外这种争论。因此,OS 与公认的 CVD 危险因素之间的关系仍必须考虑。

吸烟

吸烟是 CVD 明确潜在的风险因素(Leone 2007)。无论周围环境如何,压力均使吸烟者香烟消费量增加(Byrne,Mazanov 2008)。因此,OS 和 CVD 风险之间的关联可能通过吸烟来调节。有证据表明 OS 与男性和女性不同程度吸烟有关(Ng,Jeffery 2003),OS(包括高度集中的要求和对工作不满)可预测中年女性的吸烟情况(Jonsson et al. 2003)。OS 与香烟消费水平的联系,以压力和吸烟的普遍证据相一致的形式出现(Metcalfe et al. 2003)(Byrne,Mazanov 2008)。蓝领较白领相比吸烟更普遍(Rose et al. 2006),该发现认为与 OS 的负效应有关。工作场所正义感低(决策参与程度低)的成年就业者比那些没有这种观念的就业者是重度吸烟的可能性更大(Kouvonen et al. 2007),且既不受 OS 的调节影响,也不受付出 - 回报失衡影响。

要求 - 控制和付出 - 回报失衡模型被更加系统地应用到 OS 和吸烟的分析上。对乡村中年工人来说,高职业要求与大量吸烟相关,奇怪的是,低工作管理似乎与低烟草消费也相关(Tsutsumi et al. 2003)。无论工作压力如何,工作要求均与吸烟相关(Albertsen et al. 2006)。工作压力(高要求,低管理)也与吸烟有关（John et al. 2006）。事实上，高工作压力和高付出 - 回报失衡均与吸烟强度独立相关（Kouvonen et al. 2005），工作场所付出程度较低也可预测戒烟状况。因此，足够证据表明 OS 与吸烟有关，必须将其视为 OS 影响 CVD 风险的可靠途径。

血压

血压升高，特别是慢性升高（如高血压），是 CVD 公认的风险因素（Weycker et al. 2007）。OS 与血压之间可能存在的关系有助于阐明 OS 与 CVD 之间的联系。考虑该证据时，重要的是区分 OS 和血压本身（即使反复测量和 / 或在工作状态下测量）与 OS 和诊断高血压作为临床终点之间的证据；前者表明将来可能有高血压，只有后者才能可靠地预测 CVD。

虽然 OS 可能影响血压的观点已长达几十年（如 French，Caplan 1970），Siegrist 和 Klein 在 1990 年才首次证明慢性 OS 和血压反应性之间的协变性。Theorell 等（1991，1993）认为仅限舒张压及大部分工作环境下 OS 与血压尤其相关。基于要求、控制工作压力也与舒张压有关，但仅限男性（Tsutsumi et al. 1998）或在下班后夜间所测舒张压（Rau et al. 2001）。即使调整年龄、吸烟和饮酒等混杂因素后，OS 与舒张压的关系似乎仍存在（Su et al. 2001）。

相比之下，特定于医疗人员的 OS 测量与舒张压和收缩压升高有关，但也仅限于工作日期间（O'Connor et al. 2001）。对于那些血压本身异常高的男性和女性，尽管高工作压力下其血压昼夜变化也不大（Fan et al. 2013），从而可能导致 24 小时血压整体水平升高。一项研究发现，工作场所使用动态血压测量也显示 OS 与舒张压和收缩压相关（Landsbergis et al. 2003），而另一项研究却未报告（Riese et al. 2004），前一项研究也仅在经济社会地位低的人群中有意义。压力 / 效率产出也和高工作压力有关（Bishop et al. 2003）。轮班工作，尤其是交替轮班，与日本男性血压升高有关（Suwazono et al. 2008）。由低工作压力向高工作压力过渡时其收缩压显著升高（Cesana et al. 2003），另外，观察到高工作压力时期相同的效应会持续一段时间（Guimont et al. 2006）。

在工作场所的血压与职业过度负债有关，与工作管理无关（Steptoe et al. 2004），且与职场中愤怒的表达有关（Bongard，al'Absi 2005）。有报道称工作压力可能与遗传因素（肾上腺素能受体基因 I/D 多态性）相互作用，从而对收缩压和舒张压均有所升高（Ohlin et al. 2007）。

在更广泛人群中，一项关于 OS 和静息状态血压关系的大型研究（N=122 816）（Wiernik et al. 2013）发现，自我感知 OS 与舒张压和收缩压密切相关，但调整职业状态后，这种关联消失。作者认为 OS 和血压的研究应始终考虑与职业状态之间潜在的相互作用。

　　因此,大量证据主要通过 OS 相关经历将 OS 与血压联系起来。证据表明 OS 对心输出量(收缩压)和外周阻力(舒张压)均有影响,可能是遗传因素的相互作用。同时,须考虑在 OS/ 血压关系中性别的差异(Cesana et al. 2003)。血压升高不代表临床意义上的高血压,只有高血压是构成 CVD 的风险因素。

高血压

　　工作中的高付出、低回报之间的失衡与中层管理人员(Peter, Siegrist 1997)和轮班工人(Peter et al. 1999)的高血压相关。工作压力也与高血压的患病率有关,但奇怪的是一项研究仅限男性(Tsutsumi et al. 2001),另一项仅限女性有此关联(Alfredsson et al. 2002)。

　　然而,除 OS 理论模型的严格限制外,高血压的流行程度也与一般 OS 经历有关,且在某些情况下更显著(Djindjic et al. 2012)。更细来说,高血压与一系列 OS 替代测量值有统计学意义,包括:劳动纪律(Radi et al. 2005),工作时间过长(Yang et al. 2006),工作安全性低、职业声望低、工作状态低(可预测女性高血压)(Levenstein et al. 2001),隐蔽的(不公开)应对工作中的不公平待遇(仅限男性)(Theorell et al. 2000),感知工作难度和强度(Greiner et al. 2004),血压对工作场所急性应激源的反应性(Ming et al. 2004),以及与种族相关的工作场所的压力(Din-Dzietham et al. 2004)。

　　最后特别涉及社会心理问题,因为社会不平等显然在许多工作场所普遍存在,除明显导致个人痛苦之外,已明确是构成高血压的危险因素(Dolezsar et al. 2014)。

　　以上证据表明了 OS 在高血压发病中有一定影响力,但大部分已超出理论框架模型。因此,OS 通过对高血压介导效应影响 CVD 风险须着重考虑。

血脂

　　长期以来血脂,特别是低密度脂蛋白水平,与 CVD 风险升高密切相关(Campbell et al. 2007)。最近,有研究已建立 OS 与 CVD 风险可靠的联系。对该联系早期警示(Siegrist et al. 1988)的研究,以客观(工作不稳定和轮班工作)和主观(工作不安全感和工作负荷增加)因素来衡量中年男性慢性 OS,在调控年龄、体重和吸烟等混淆因素后,OS 与低密度脂蛋白升高显著相关。

　　然而,近来发现要求 / 控制模型中被特别概念化的 OS 与血脂升高有关。奇怪的是,胆固醇升高仅与决策自由度(管理)低有关,而与工作压力无关。另外,工作压力的综合指数与血脂升高相关(Tsutsumi et al. 1998),但仅限职业女性。

再转向付出 / 回报失衡模型,OS 和血脂间的关系最令人深刻的则属WOLF(工作、血脂、纤维蛋白原)研究(Peter et al. 1998)。该研究对 30~55 岁的男性和女性基线数据统计显示,男性付出 / 回报失衡与高总胆固醇和高总胆固醇与高密度脂蛋白比值增加有关;女性高付出与低密度脂蛋白水平和高胆固醇与低密度脂蛋白比值有关,可预测 CVD 风险。Westerlund 等(2004)对WOLF 研究数据进行扩展分析,包括就业稳定指数,发现那些变化和成长、存在经济威胁或小规模公司的员工,其胆固醇水平高。

因此,OS 与高血脂相关联的证据已明确。血脂是冠状动脉粥样硬化的危险因素,但值得我们注意的是,目前至少一项研究提及(Hintsanen et al. 2005)年轻男性和女性工作压力与早期无症状性动脉粥样硬化程度的关系更为明显。

代谢综合征

近来,一项有趣的研究注意到 OS 和代谢综合征之间的关系(Melamed et al. 2006)。代谢综合征是指肥胖(腹型肥胖)同时符合以下任何两项指标,高甘油三酯、低高密度脂蛋白、高血压、高血糖(Hildrum et al. 2007),与 CVD 的风险密切相关(Salsberry et al. 2007)。工作压力与代谢综合征的发生率也密切相关,且似乎符合剂量 - 反应关系(Chandola et al. 2006)。一项关于日本男性工作时间的研究发现,工作强度与代谢综合征之间存在明确的关系(Kobayashi et al. 2012)。但并非所有证据均支持。据报道,长期工作压力低的女性较多发生代谢综合征,而工作压力高的男性较少发生(Kinnunen et al. 2006)。Hwang 和Lee(2014)也发现 OS 与代谢综合征之间存在性别差异。高 OS 和风险感可预测男性代谢综合征,而低 OS 和低社会支持似乎预测女性代谢综合征更重要。同时至少一项研究也发现,OS 与代谢综合征之间没有明确关系(Demiral et al. 2006)。因此,该领域仍需进一步探究,考虑代谢综合征作为 CVD 的预测因子,故也是一项有价值的研究。

纤维蛋白原

纤维蛋白原作为 CVD 的可能预测因素(Woodward et al. 2007),但该证据仍存在一定争议。有人认为这可能是 OS 和 CVD 风险关系的媒介(Theorell 2002)。大量高质量的研究的确报道纤维蛋白原与低工作管理(Clays et al. 2005)、工作管理低的女性(Tsutsumi et al. 1999)、工作压力大的男性(Kittel et al. 2002)、女性的职业倦怠,以及与职业相关的男性工作者的抑郁有关(Toker et al. 2005)。而不支持的证据(Alfredsson et al. 2002)则表示,在没有获得确凿证据之前,需对 OS 和纤维蛋白原的关系更严谨对待。

职业压力和心血管疾病的发生率

OS 和 CVD 的研究中,要求 / 控制模型(Theorell,Karasek 1996)和付出 / 回报失衡模型(Siegrist 2005;van Vegchel et al. 2005)占据重要地位,关于 CVD 的证据令人印象深刻。大部分理论框架推动该领域的发展,虽然证据具有说服力,却更难以给予明确解释。病例对照和前瞻性研究更有力支持 OS 与 CVD 发病率和死亡率直接相关的观点。

病例对照研究(理论基础)

利用工作压力作为工作场所 OS 指标的一项早期研究发现,中年男性中工作压力与 CVD 发病率的升高有关,且独立于其他 CVD 危险因素(Alfredsson,Theorell 1983);高度紧张的职业也会增加 CVD 的风险。要求与决策之间协同作用的证据进一步加强工作压力与 CVD 风险之间的联系(Hallqvist et al. 1998)。最近一项关于工作压力与心脏病的大样本研究发现,男性工作者的工作压力与心脏病密切相关,并独立于其他 CVD 危险因素;然而,心脏病作为临床终点事件很大程度上是自我报告的(Sacker et al. 2001),这种关系被临床诊断为 CVD 事件后幸存的男性样本中同样明显(Malinauskiene et al. 2005)。过度投入工作,也是付出 / 回报失衡的本质,它与从事男性为主导的女性工作者中发生 CVD 的可能性密切相关(Peter et al. 2006)。有趣的是,有研究表明要求 / 控制模型与付出 / 回报失衡模型两者结合进一步增强 OS 预测 CVD 临床事件的能力(Peter et al. 2002)。

病例对照研究(理论)

长期以来,因职业结构特征引起的慢性高负荷量的工作与 CVD 流行相关(Siegrist et al. 1982)。轮班工作及单调乏味的工作也如此(Alfredsson et al. 1982),工作繁忙除外,除非工作繁忙与工作场所的决策相关。然而,轮班工作对 CVD 风险因果的意义遭到质疑(Frost et al. 2009)。在经历过初次发生临床事件的大样本研究中,自我报告 OS 再次聚焦工作场所结构上,显示工作结构可预测 CVD 风险(Panagiotakos et al. 2003)。据报道,平常但本质上与工作相关的生活事件是中年男性和女性 CVD 临床事件的“触发器”(Moller et al. 2005)。此外,工作场所经历的不公与 CVD 事件风险升高也相关(De Vogli et al. 2007)。

前瞻性研究(理论基础)

前瞻性研究显然比回顾性或病例对照研究更难进行,因此文献中出现频率也较低。而前瞻性研究比其他研究更能洞察出可能的因果关系,故它们对于探索 OS 与 CVD 之间的假设关系至关重要(Kivimaki et al. 2006a)。Lee 等一项有关女性 OS 的大样本研究,随访 4 年以上(2002),没有发现工作压力与 CVD 发病率有关。相比之下,对大量初始健康男性和女性进行超过 25 年的随访,发现 OS(付出 / 回报失衡模型更为显著)可预测 CVD 的死亡风险(Kivimaki et al. 2002)。同样初始无 CVD 男性和女性的另一项大样本研究中,随访 11 年,发现高要求和低决策自由度是 CVD 发病率的预测因子(Kuper,Marmot 2003)。瑞典一项研究,纳入普通男性 6 070 例并随访数十年,发现 OS(再次被概念化及量化)可清楚地预测 CVD 风险,但不包括卒中风险(Toren et al. 2014)。女性工作压力与 3 年内冠状动脉粥样硬化进展相关(Wang et al. 2007),动脉粥样硬化并不构成 CVD 的临床事件,而是该结局明确的前兆。

前瞻性研究(理论)

一项前瞻性研究将工作不满意作为评估 OS 的指标,结果发现工作不满意仅与调整年龄后的男性 CVD 风险略有关,而与女性无关,且没有证据表明它与男性或女性 CVD 死亡率随时间推移增加有关(Heslop et al. 2002)。另一项研究有关男性在工作场所高公平感的大样本研究中,平均随访 8 年以上,结果发现高公平感的男性患 CVD 事件的风险反而更低(Kivimaki et al. 2005)。

结论

该章主要聚焦于对过去 15 年所发表研究资料的综述,以描述性形式,未使用如荟萃分析等更正式方法。尽管如此,大量稳健的研究所提供的证据较好解释了 OS 和 CVD 之间的疑问。关于 OS 和 CVD 危险因素关系的研究,更有说服力的是 OS 与 CVD 临床结局间的联系,以及与血压和高血压的间接联系。病例对照研究和前瞻性研究证据,也强有力支持 OS 与 CVD 临床事件联系,尽管前瞻性研究数量并不多,主要由于在后续实施方面更难以进行。要求 / 控制(工作压力)和付出 / 回报失衡模型似乎为 OS 与 CVD 的联系提供强有力的概念框架,并将两者结合到研究设计中,对 CVD 预测起协同作用。虽然基于现有理论模型中一个(或两个)前瞻性研究证据更有说服力,但现有证据整体必须一致、稳健,支持结论须非常明确,即 OS 与 CVD 有间接或直接因果关系。

既然如此,未来研究可能需更多关注减少工作场所 OS 的干预措施(Nieuwenhuijsen et al. 2010),要么通过针对个人工作场所行为策略,要么改变工作场所本身,以减少那些易影响 OS 结构和管理的因素。已有新证据表明,针对性减少工作场所 OS 的干预措施有助于减轻压力（Werneburg et al. 2011），但尚未扩展到降低 CVD 风险上，推测整体结果可能影响不大（Kivimaki et al. 2012）。但为有效证明减少 OS 对降低 CVD 风险方面的作用，未来基于干预的相关研究须涉及不同职业状态、年龄和性别等大样本纵向研究。另外，还必须应用理论驱动的心理干预策略，基于最佳总体证据说明其治疗效果。不可避免的是这项工作需解决劳资关系中法律和政治问题。然而，提供一个完全安全的工作场所（目前越来越多的国家要求这样做）来避免 OS，若能够有效降低工作人员的 CVD 风险，那么是非常值得追求的。

（王真 译，马文林、张悠扬 校）

参考文献

Albertsen, K., Borg, V., & Oldenburg, B. (2006). A systematic review of the impact of work environment on smoking cessation, relapse and amount smoked. *Preventive Medicine, 43*(4), 291–305.

Alfredsson, L., & Theorell, T. (1983). Job characteristics of occupations and myocardial infarction risk: Effect of possible confounding factors. *Social Science and Medicine, 17*(20), 1497–1503.

Alfredsson, L., Karasek, R., & Theorell, T. (1982). Myocardial infarction risk and psychosocial work environment: An analysis of the male Swedish working force. *Social Science and Medicine, 16*, 463–467.

Alfredsson, L., Hammar, N., Fransson, E., de Faire, U., Hallqvist, J., Knutsson, A., et al. (2002). Job strain and major risk factors for coronary heart disease among employed males and females in a Swedish study on work, lipids and fibrinogen. *Scandinavian Journal of Work, Environment and Health, 28*(4), 238–248.

Bishop, G. D., Enkelmann, H. C., Tong, E. M. W., Why, Y. P., Diong, S. M., Ang, J., et al. (2003). Job demands, decisional control, and cardiovascular responses. *Journal of Occupational Health Psychology, 8*(2), 146–156.

Bolm-Audorff, U., & Siegrist, J. (1983). Occupational morbidity data in myocardial infarction. *Journal of Occupational Medicine, 25*(5), 367–371.

Bongard, S., & al'Absi, M. (2005). Domain-specific anger expression and blood pressure in an occupational setting. *Journal of Psychosomatic Research, 58*(1), 43–49.

Bosma, H., Peter, R., Siegrist, J., & Marmot, M. (1998). Two alternative job stress models and the risk of coronary heart disease. *American Journal of Public Health, 88*(1), 68–74.

Byrne, D. G. (2000). The frustration of success: Type A behavior, occupational stress and cardiovascular disease. In D. T. Kenny, J. G. Carlson, F. J. McGuigan, & J. L. Sheppard (Eds.), *Stress and health. Research and clinical applications*. Amsterdam: Harwood Academic Publishers.

Byrne, D. G., & Mazanov, J. (2008). Personality, stress and the determination of smoking behaviour in adolescents. In G. Boyle, G. Matthews, & D. Saklofske (Eds.), *Handbook of personality theory and testing*. London: Sage.

Campbell, C. Y., Nasir, K., Sarwar, A., Meneghelo, R. S., Carvalho, J. A., Blumenthal, R. S., et al. (2007). Combined effect of high low-density lipoprotein cholesterol and metabolic syndrome on subclinical coronary atherosclerosis in white men without clinical evidence of myocardial ischemia. *American Journal of Cardiology, 100*(5), 840–843.

Carlsson, R. H., Hansen, A. M., Kristiansen, J., Nielsen, M. L., Blond, M., & Netterstron, B. (2014). Workplace reorganization and changes in physiological stress markers. *Occupa-*

tional Medicine and Health Affairs, 2(1), 148. doi:10.4172/2329-6879.1000148.

Cesana, G., Sega, R., Ferrario, M., Chiodini, P., Corrao, G., & Mancia, G. (2003). Job strain and blood pressure in employed men and women: A pooled analysis of four northern Italian population samples. *Psychosomatic Medicine, 65*, 558–563.

Chandola, T., Brunner, E., & Marmot, M. (2006). Chronic stress at work and the metabolic syndrome: Prospective study. *British Medical Journal, 332*(7540), 521–525.

Clays, E., De Bacquer, D., Delanghe, J., Kittel, F., Van Renterghem, L., & De Backer, G. (2005). Associations between dimensions of job stress and biomarkers of inflammation and infection. *Journal of Occupational & Environmental Medicine, 47*(9), 878–883.

De Vogli, R., Ferrie, J. E., Chandola, T., Kivimaki, M., & Marmot, M. G. (2007). Unfairness and health: Evidence from the Whitehall II study. *Journal of Epidemiology and Community Health, 61*(6), 513–518.

Demiral, Y., Soysal, A., Can Bilgin, A., Kilic, B., Unal, B., Ucku, R., et al. (2006). The association of job strain with coronary heart disease and metabolic syndrome in municipal workers in Turkey. *Journal of Occupational Health, 48*(5), 332–338.

Din-Dzietham, R., Nembhard, W. N., Collins, R., & Davis, S. K. (2004). Perceived stress following race-based discrimination at work is associated with hypertension in African-Americans. The Metro Atlanta Heart Disease Study, 1999–2001. *Social Science and Medicine, 58*(3), 449–461.

Djindjic, N., Jovanovic, J., Djindjic, B., Jovanovic, M., & Jovanovic, J. J. (2012). Associations between the Occupational Stress Index and hypertension, type 2 diabetes mellitus, and lipid disorders in middle-aged men and women. *Annals of Occupational Hygiene, 56*(9), 1051–1062.

Dolezsar, C. M., McGrath, J. J., Herzig, J. J. M., & Miller, S. B. (2014). Perceived racial discrimination and hypertension: A comprehensive systematic review. *Health Psychology, 33*(1), 20–34.

Fan, L.-B., Blumenthal, J. A., Hinderliter, A. L., & Sherwood, A. (2013). The effect of job strain on nighttime blood pressure dipping among men and women with high blood pressure. *Scandinavian Journal of Work and Environmental Health, 39*(1), 112–119.

French, J. R. P., & Caplan, R. D. (1970). Psychosocial factors in coronary heart disease. *Industrial Medicine and Surgery, 39*(9), 31–45.

French, J. R. P., Caplan, R. D., & Harrison, R. V. (1982). *The mechanisms of job stress and strain.* London: Wiley.

Frost, P., Kolstad, H. A., & Bonde, J. P. (2009). Shift work and the risk of ischemic heart disease – A systematic review of the epidemiological evidence. *Scandinavian Journal of Work and Environmental Health, 35*(3), 163–179.

Greiner, B. A., Krause, N., Ragland, D., & Fisher, J. M. (2004). Occupational stressors and hypertension: A multi-method study using observer-based job analysis and self-reports in urban transit operators. *Social Science and Medicine, 59*(5), 1081–1094.

Guimont, C., Brisson, C., Dagenais, G. R., Milot, A., Vezina, M., Masse, B., et al. (2006). Effects of job strain on blood pressure: A prospective study of male and female white collar workers. *American Journal of Public Health, 96*(8), 1436–1443.

Hallqvist, J., Diderichsen, F., Theorell, T., Reuterwall, C., Ahlbom, A., & Sheep Study Group. (1998). Is the effect of job strain on myocardial infarction risk due to interaction between high psychological demands and low decision latitude? Results from Stockholm Heart Epidemiology Program (SHEEP). *Social Science and Medicine, 46*(11), 1405–1415.

Hausser, J. A., Mojzisch, A., Niesel, M., & Schulz-Hardt, S. (2010). Ten years on: A review of recent research on the Job Demand-Control (Support) model and psychological well-being. *Work and Stress, 24*(1), 1–35.

Haynes, S. G., Feinleib, M., Levine, S., Scotch, N., & Kannel, W. B. (1978). The relationship of psychosocial factors to coronary heart disease in the Framingham study. I. Methods and risk factors. *American Journal of Epidemiology, 107*(5), 362–381.

Heslop, P., Smith, G. D., Metcalfe, C., Macleod, J., & Hart, C. (2002). Change in job satisfaction, and its association with self-reported stress, cardiovascular risk factors and mortality. *Social Science and Medicine, 54*, 1589–1599.

Hildrum, B., Mykletun, A., Hole, T., Midthjell, K., & Dahl, A. A. (2007). Age-specific prevalence of the metabolic syndrome defined by the International Diabetes Federation and the National Cholesterol Education Program: The Norwegian HUNT 2 study. *BMC Public Health, 7*(1), 220.

Hintsanen, M., Kivimaki, M., Elovainio, M., Pulkki-Raback, L., Keskivaara, P., Juonala, M., et al. (2005). Job strain and early atherosclerosis: The cardiovascular risk in young Finns study. *Psychosomatic Medicine, 67*, 740–747.

Hwang, W. J., & Lee, C. L. (2014). Effect of psychosocial factors on metabolic syndrome in male and female blue collar workers. *Japan Journal of Nursing Science, 11*, 23–34.

John, U., Riedel, J., Rumpf, H. J., Hapke, U., & Meyer, C. (2006). Associations of perceived work strain with nicotine dependence in a community sample. *Occupational & Environmental Medicine, 63*(3), 207–211.

Johnson, J. V., & Hall, E. M. (1988). Job strain, workplace social support and cardiovascular disease: A cross-sectional study of a random sample of the Swedish working population. *American Journal of Public Health, 78*(10), 1336–1342.

Jonsson, D., Johansson, S., Rosengren, A., Lappas, G., & Wilhelmsen, L. (2003). Self-perceived psychological stress in relation to psychosocial factors and work in a random population sample of women. *Stress and Health, 19*(3), 149–162.

Karasek, R., & Theorell, T. (1990). *Healthy work*. New York: Basic Books.

Kinnunen, M. L., Feldt, T., Kinnunen, U., Kaprio, J., & Pulkkinen, L. (2006). Association between long-term job strain and metabolic syndrome factor across sex and occupation. *Journal of Individual Differences, 27*(3), 151–161.

Kittel, F., Leynen, F., Stam, M., Dramaix, M., de Smet, P., Mak, R., et al. (2002). Job conditions and fibrinogen in 14 226 Belgian workers. The Belstress study. *European Heart Journal, 23*, 1841–1848.

Kivimaki, M., Leino-Arjas, P., Luukkonen, R., Riihimaki, H., Vahtera, J., & Kirjonen, J. (2002). Work stress and risk of cardiovascular mortality: Prospective cohort study of industrial employees. *British Medical Journal, 325*(7369), 857–861.

Kivimaki, M., Ferrie, J. E., Brunner, E., Head, J., Shipley, M. J., Vahtera, J., et al. (2005). Justice at work and reduced risk of coronary heart disease among employees: The Whitehall II Study. *Archives of Internal Medicine, 165*(19), 2245–2251.

Kivimaki, M., Head, J., Ferric, J. E., Brunner, E., Marmot, M. G., Vahtera, J., et al. (2006a). Why is evidence on job strain and coronary heart disease mixed? An illustration of measurement challenges in the Whitehall II study. *Psychosomatic Medicine, 68*, 398401.

Kivimaki, M., Nyberg, S. T., Batty, G. D., Fransson, E. I., Heikkila, K., Alfredsson, L., IDP-Work Consortium, et al. (2012). *The Lancet, 380*, 1491–1497.

Kobayashi, T., Suzuki, E., Takao, S., & Doi, H. (2012). Long working hours and metabolic syndrome among Japanese men: A cross-sectional study. *BMC Public Health, 12*, 395. doi:10.1186/1471-2458-12-395.

Kornitzer, M., Kittel, F., Debacker, G., & Dramaix, M. (1981). The Belgian heart disease prevention project: Type A behavior pattern and the prevalence of coronary heart disease. *Psychosomatic Medicine, 43*(2), 133–145.

Kouvonen, A., Kivimaki, M., Virtanen, M., Pentti, J., & Vahtera, J. (2005). Work stress, smoking status, and smoking intensity: An observational study of 46, 190 employees. *Journal of Epidemiology and Community Health, 59*(1), 63–69.

Kouvonen, A., Vahtera, J., Elovainio, M., Cox, S. J., Cox, T., Linna, A., et al. (2007). Organisational justice and smoking: The Finnish public sector study. *Journal of Epidemiology and Community Health, 61*(5), 427–433.

Kuper, H., & Marmot, M. (2003). Job strain, job demands, decision latitude, and risk of coronary heart disease within the Whitehall II study. *Journal of Epidemiology and Community Health,*

57, 147–153.

Kuper, H., Marmot, M., & Hemingway, H. (2002). Systemic review of prospective cohort studies of psychosocial factors in the etiology and prognosis of coronary heart disease. *Seminars in Vascular Medicine, 2*(3), 267–314.

Landsbergis, P. A., Schnall, P. L., Pickering, T. G., Warren, K., & Schwartz, J. E. (2003). Lower socioeconomic status among men in relation to the association between job strain and blood pressure. *Scandinavian Journal of Work, Environment and Health, 29*(3), 206–215.

Lazarus, R. S. (1966). *Psychological stress and the coping process.* New York: McGraw Hill.

Lee, S., Colditz, G., Berkman, L., & Kawachi, L. (2002). A prospective study of job strain and coronary heart disease in US women. *International Journal of Epidemiology, 31*(6), 1147–1153.

Leone, A. (2007). Smoking, haemostatic factors, and cardiovascular risk. *Current Pharmaceutical Design, 13*(16), 1661–1667.

Levenstein, S., Smith, M. W., & Kaplan, G. A. (2001). Psychosocial predictors of hypertension in men and women. *Archives of Internal Medicine, 161*(10), 1341–1346.

Levi, L. (1972). *Stress and distress in response to psychosocial stimuli: Laboratory and real-life studies on sympatho-adrenomedullary and related reactions.* Oxford: Pergamon Press.

Liljefors, I., & Rahe, R. H. (1970). An identical twin study of psychosocial factors in coronary heart disease in Sweden. *Psychosomatic Medicine, 32*(5), 523–542.

Malinauskiene, V., Theorell, T., Grazuleviciene, R., Azaraviciene, A., Obelenis, V., & Azelis, V. (2005). Psychosocial factors at work and myocardial infarction among men in Kaunas, Lithuania. *Scandinavian Journal of Work, Environment and Health, 31*(3), 218–223.

Melamed, S., Shirom, A., Toker, S., Berliner, S., & Shapira, I. (2006). Burnout and risk of cardiovascular disease: Evidence, possible causal paths, and promising research directions. *Psychological Bulletin, 132*(3), 327–353.

Metcalfe, C., Smith, G. D., Wadsworth, E., Sterne, J. A. C., Heslop, P., Macleod, J., et al. (2003). A contemporary validation of the Reeder Stress Inventory. *British Journal of Health Psychology, 8*(1), 83–94.

Ming, E. E., Adler, G. K., Kessler, R. C., Fogg, L. F., Matthews, K. A., Herd, J. A., et al. (2004). Cardiovascular reactivity to work stress predicts subsequent onset of hypertension: The Air Traffic Controller Health Change Study. *Psychosomatic Medicine, 66*(4), 459–465.

Moller, J., Theorell, T., de Faire, U., Ahlbom, A., & Hallqvist, J. (2005). Work related stressful life events and the risk of myocardial infarction. Case-control and case-crossover analyses within the Stockholm heart epidemiology programme (SHEEP). *Journal of Epidemiology and Community Health, 59*, 23–30.

Ng, D. M., & Jeffery, R. W. (2003). Relationships between perceived stress and health behaviors in a sample of working adults. *Health Psychology, 22*(6), 638–642.

Nieuwenhuijsen, K., Bruinvels, D., & Frings-Dresen, M. (2010). Psychosocial work environment and stress-related disorders, a systematic review. *Occupational Medicine, 60*, 277–286.

O'Connor, D. B., O'Connor, R. C., White, B. L., & Bundred, P. E. (2001). Are occupational stress levels predictive of ambulatory blood pressure in British GP's? An exploratory study. *Family Practice, 18*(1), 92–94.

Ohlin, B., Berglund, G., Nilsson, P. M., & Melander, O. (2007). Job strain, decision latitude and alpha2B-adrenergic receptor polymorphism significantly interact, and associate with higher blood pressure in men. *Journal of Hypertension, 25*(8), 1613–1619.

Panagiotakos, D. B., Chrysohoou, C., Pitsavos, C., Antoniou, S., Vavouranakis, E., Stravopodis, P., et al. (2003). The association between occupational stress and the risk of developing acute coronary syndromes: The CARDIO2000 Study. *Central European Journal of Public Health, 11*(1), 25–30.

Peter, R., & Siegrist, J. (1997). Chronic work stress, sickness absence, and hypertension in middle managers: General or specific sociological explanations? *Social Science and Medicine, 45*(7), 1111–1120.

Peter, R., Alfredsson, L., Hammar, N., Siegrist, J., Theorell, T., & Westerholm, P. (1998). High effort, low reward, and cardiovascular risk factors in employed Swedish men and women: Baseline results from WOLF study. *Journal of Epidemiology and Community Health, 52*, 540–547.

Peter, R., Alfredsson, L., Knutsson, A., Siegrist, J., & Westerholm, P. (1999). Does a stressful psychosocial work environment mediate the effects of shift work on cardiovascular risk factors? *Scandinavian Journal of Work, Environment and Health, 25*(4), 376–381.

Peter, R., Siegrist, J., Hallqvist, J., Reuterwall, C., & Theorell, T. (2002). Psychosocial work environment and myocardial infarction: Improving risk estimation by combining two complementary job stress models in the SHEEP study. *Journal of Epidemiology and Community Health, 56*, 294–300.

Peter, R., Hammarstrom, A., Hallqvist, J., Siegrist, J., & Theorell, T. (2006). Does occupational gender segregation influence the association of effort-reward imbalance with myocardial infarction in the SHEEP study? *International Journal of Behavioral Medicine, 13*(1), 34–43.

Preis, S. R., Hwang, S.-J., Coady, S., Pencina, M. J., D'Agostino, R. B., Savage, P. J., Levy, D., & Fox, C. S. (2009). Trends in all-cause and cardiovascular disease mortality among women and men with and without diabetes mellitus in the Framingham Heart Study, 1950 to 2005. *Circulation, 119*, 1728–1735.

Radi, S., Lang, T., Lauwers-Cances, V., Diene, E., Chatellier, G., Larabi, L., et al. (2005). Job constraints and arterial hypertension: Different effects in men and women: The IHPAF II case control study. *Occupational & Environmental Medicine, 62*(10), 711–717.

Rau, R., Georgiades, A., Fredrikson, M., Lemne, C., & de Faire, U. (2001). Psychosocial work characteristics and perceived control in relation to cardiovascular rewind at night. *Journal of Occupational Health Psychology, 6*(3), 171–181.

Riese, H., Van Doormen, I. L., Houtman, L. J., & De Geus, E. J. C. (2000). Job strain and risk indicators for cardiovascular disease in young female nurses. *Health Psychology, 19*(5), 429–440.

Rose, G., Kumlin, L., Dimberg, L., Bengtsson, C., Orth-Gomer, K., & Cai, X. (2006). Work-related life events, psychological well-being and cardiovascular risk factors in male Swedish automotive workers. *Occupational Medicine, 56*(6), 386–392.

Rosenman, R. H. (1990). Type A behavior pattern: A personal overview. *Journal of Social Behavior and Personality, 5*(1), 1–24.

Russek, H. L. (1965). Stress, tobacco, and coronary disease in North American professional groups; survey of 12,000 men in 14 occupational groups. *Journal of the American Medical Association, 192*, 89–94.

Sacker, A., Bartley, M. J., Frith, D., Fitzpatrick, R. M., & Marmot, M. G. (2001). The relationship between job strain and coronary heart disease: Evidence from an English sample of the working male population. *Psychological Medicine, 31*, 279–290.

Salsberry, P. J., Corwin, E., & Reagan, P. B. (2007). A complex web of risks for metabolic syndrome race/ethnicity, economics, and gender. *American Journal of Preventive Medicine, 33*(2), 114–120.

Siegrist, J. (2005). Social reciprocity and health: New scientific evidence and policy implications. *Psychoneuroendocrinology, 30*, 1033–1038.

Siegrist, J., & Klein, D. (1990). Occupational stress and cardiovascular reactivity in blue-collar workers. *Work and Stress, 4*(4), 295–304.

Siegrist, J., & Marmot, M. (2004). Health inequalities and the psychosocial environment – Two scientific challenges. *Social Science and Medicine, 58*, 1463–1473.

Siegrist, J., & Rodel, A. (2006). Work stress and health risk behavior. *Scandinavian Journal of Work, Environment and Health, 32*(6), 473–481.

Siegrist, J., Dittmann, K., Rittner, K., & Weber, L. (1982). The social context of active distress in patients with early myocardial infarction. *Social Science and Medicine, 16*, 443–453.

Siegrist, J., Matschinger, H., Cremer, P., & Seidel, D. (1988). Atherogenic risk in men suffering from occupational stress. *Atherosclerosis, 69*(2–3), 211–218.

Steptoe, A., Siegrist, J., Kirschbaum, C., & Marmot, M. (2004). Effort-reward imbalance, over-commitment, and measures of cortisol and blood pressure over the working day. *Psychosomatic Medicine, 66*, 323–329.

Su, C. T., Yang, H. J., Lin, C. F., Tsai, M. C., Shieh, Y. H., & Chiu, W. T. (2001). Arterial blood pressure and blood lipids as cardiovascular risk factors and occupational stress in Taiwan. *International Journal of Cardiology, 81*, 181–187.

Suwazono, Y., Dochi, M., Sakata, K., Okubo, Y., Oishi, M., Tanaka, K., Kobayashi, E., & Nogawa, K. (2008). Shift work is a risk factor for increased blood pressure in Japanese men: A 14-year historical cohort study. *Hypertension, 52*, 581–586.

Theorell, T. (2002). Job stress and fibrinogen. *European Heart Journal, 23*, 1799–1801.

Theorell, T. (2003). To be able to exert control over one's own situation: A necessary condition for coping with stressors. In J. C. Quick & L. E. Tetrick (Eds.), *Handbook of occupational health psychology* (pp. 201–219). Washington, DC: American Psychological Association.

Theorell, T., & Karasek, R. A. (1996). Current issues relating to psychosocial job strain and cardiovascular disease research. *Journal of Occupational Health Psychology, 1*(1), 9–26.

Theorell, T., de Faire, U., Johnson, J., & Hall, E. (1991). Job strain and ambulatory blood pressure profiles. *Scandinavian Journal of Work, Environment and Health, 17*(6), 380–385.

Theorell, T., Ahlberg-Hulten, G., Jodko, M., & Sigala, F. (1993). Influence of job strain and emotion on blood pressure in female hospital personnel during workhours. *Scandinavian Journal of Work, Environment and Health, 19*(5), 313–318.

Theorell, T., Alfredsson, L., Westerholm, P., & Falck, B. (2000). Coping with unfair treatment at work – What is the relationship between coping and hypertension in middle-aged men and women? *Psychotherapy and Psychosomatics, 69*(2), 86–94.

Toker, S., Shirom, A., Shapira, I., Berliner, S., & Melamed, S. (2005). The association between burnout, depression, anxiety, and inflammation biomarkers: C-reactive protein and fibrinogen in men and women. *Journal of Occupational Health Psychology, 10*(4), 344362.

Toren, K., Schioler, L., Giang, W. K., Novak, M., & Soderberg, M. (2014). A longitudinal general population-based study of job strain and risk for coronary heart disease and stroke in Swedish men. *BMJ Open, 4*, e004355. doi:10.1136/bmjopen-2013-oo4355.

Tsutsumi, A., Tsutsumi, K., Kayaba, K., Theorell, T., Nago, N., Kario, K., et al. (1998). Job strain and biological coronary risk factors: A cross-sectional study of male and female workers in a Japanese rural district. *International Journal of Behavioral Medicine, 5*(4), 295–311.

Tsutsumi, A., Theorell, T., Hallqvist, J., Reuterwall, C., & de Faire, U. (1999). Association between job characteristics and plasma fibrinogen in a normal working population: A cross sectional analysis in referents of the SHEEP study. *Journal of Epidemiology and Community Health, 53*, 348–354.

Tsutsumi, A., Kayaba, K., Tsutsumi, K., Igarashi, M., & Jichi Medical School Cohort Study Group. (2001). Association between job strain and prevalence of hypertension: A cross-sectional analysis in a Japanese working population with a wide range of occupations: The Jichi Medical School cohort study. *Occupational & Environmental Medicine, 58*(6), 367–373.

Tsutsumi, A., Kayaba, K., Yoshimura, M., Sawada, M., Ishikawa, S., Sakai, K., et al. (2003). Association between job characteristics and health behaviors in Japanese rural workers. *International Journal of Behavioral Medicine, 10*(2), 125–142.

van Vegchel, N., de Jonge, J., Bosma, H., & Schaufeli, W. (2005). Reviewing the effort-reward imbalance model: Drawing up the balance of 45 empirical studies. *Social Science and Medicine, 60*, 1117–1131.

Wamala, S. P., Mittleman, M. A., Horsten, M., Schenck-Gustafsson, K., & Orth-Gomer, K. (2000). Job stress and the occupational gradient in coronary heart disease risk in women. The Stockholm Female Coronary Risk Study. *Social Science and Medicine, 51*, 481–489.

Wang, H. X., Leineweber, C., Kirkeeide, R., Svane, B., Schenck-Gustafsson, K., Theorell, T., et al. (2007). Psychosocial stress and atherosclerosis: Family and work stress accelerate progression of coronary disease in women. The Stockholm Female Coronary Angiography

Study. *Journal of Internal Medicine, 261*(3), 245–254.

Werneburg, B. L., Herman, L. L., Preston, H. R., Rausch, S. M., Warren, B. A., Olsen, K. D., & Clark, M. M. (2011). Effectiveness of a multidisciplinary worksite stress reduction programme for women. *Stress and Health, 27*, 356–364.

Westerlund, H., Theorell, T., & Alfredsson, L. (2004). Organizational instability and cardiovascular risk factors in white-collar employees. *European Journal of Public Health, 14*, 37–42.

Weycker, D., Nichols, G. A., O'Keefe-Rosetti, M., Edelsberg, J., Khan, Z. M., Kaura, S., et al. (2007). Risk-factor clustering and cardiovascular disease risk in hypertensive patients. *American Journal of Hypertension, 20*(6), 599–607.

Wiernik, E., Pannier, B., Czernochow, S., Nabi, H., Hanon, O., Tabassome, S., Simon, T., Simon, J.-M., Thomas, F., Bean, K., Consoli, S. M., Danchin, N., & Lemogne, C. (2013). Occupational status moderates the association between current perceived stress and high blood pressure: Evidence from the IPC Cohort Study. *Hypertension, 61*, 571–577.

Woodward, M., Rumley, A., Welsh, P., MacMahon, S., & Lowe, G. (2007). A comparison of the associations between seven hemostatic or inflammatory variables and coronary heart disease. *Journal of Thrombosis and Haemostasis, 5*(9), 1795–1800.

Yang, H., Schnall, P. L., Jaurequi, M., Su, T. C., & Baker, D. (2006). Work hours and self-reported hypertension among working people in California. *Hypertension, 48*(4), 744–750.

Yarnell, J. (2008). Stress at work – An independent risk factor for coronary disease? *European Heart Journal, 29*, 579–580.

第 12 章　睡眠障碍与心血管疾病

Matthew T. Naughton

目录

摘要

　　尽管经过数十年的不懈研究,生物学中最大的谜团之一仍然是睡眠。睡眠不仅仅只是休息,睡眠剥夺会对人的精神、新陈代谢、心血管健康产生强大的负面影响。睡眠时间在心血管事件的发生中也起着重要作用。最后,在循证医学领域,睡眠对通气的影响以及睡眠呼吸暂停在所有心血管疾病发病机制中的下游作用也已较明确。

关键词

　　睡眠(Sleep)·呼吸暂停(Apnea)·情绪(Mood)·心血管疾病(Cardiovascular disease)

引言

　　睡眠障碍、情绪障碍和相关的心血管疾病较常见,其相互作用复杂。据估计,睡眠障碍与大多数心血管疾病以及心理和精神疾病相关。本章将对正常睡眠、失眠、嗜睡、阻塞性睡眠呼吸暂停(obstructive Sleep Apnea, OSA)做一概述。随后,本章将重点讨论与 OSA 相互作用的常见心血管疾病,即系统性高血压、心房颤动、缺血性心脏病和心力衰竭。最后,我们还将讨论心力衰竭与中枢性睡眠呼吸暂停(也称为 Cheyne-Stokes 呼吸)之间的相互作用。

正常睡眠

　　睡眠是所有动物物种中普遍存在的现象,表现为反复发生、部分脱离周围环境、感官输入减少以及总体能量消耗减少。哺乳动物存在有 3 种状态:清醒、非快速眼动(non-rapid eye movement, NREM)睡眠和快速眼动(rapid eye movement, REM)睡眠。每一种状态都有其独特的神经解剖学、神经生理学和神经药理学机制和行为特征。

睡眠期间,由于交感神经抑制和副交感神经兴奋,心肺功能均受到一定程度抑制(如,睡眠期间心输出量、心率、每分钟通气量均下降 20%),如心室率变异性(表 1)(Trinder et al. 2001)所描述的那样,且睡眠期间体温下降约 1℃。与此相反的是,免疫功能(Majde,Krueger 2005)、激素的释放(生长激素和皮质醇)和蛋白质合成被激活。记忆也高度依赖于睡眠(Stickgold 2005)。

表 1 健康受试者清醒时以及第 2 阶段、慢波和快速眼动睡眠阶段的血压、心率和心率变异性[均值(标准误)][来自 Trinder et al.(2001)]

	清醒	第 2 阶段	慢波睡眠	REM
收缩压	108(13)	104(12)	109(13)	94(13)
舒张压	56(8)	55(13)	57(7)	48(7)
心率	64(13)	57(10)	58(10)	60(10)
高频	72(56)	186(161)	184(177)	126(112)
低频	141(105)	122(86)	80(61)	209(177)

所需的"正常"睡眠量存在相当大的差异。据估计,在 19 世纪 90 年代广泛使用电力之前(当时体力劳动非常常见),每晚 9~10 小时的睡眠是常态。然而目前,由于电气和互联网的普及,7~8 小时似乎被认为是"常态"。再加上久坐不动的生活方式,睡眠的质和量均受到了一定影响。

类淋巴系统

在清醒期间(特别是长时间的清醒,即睡眠剥夺),神经代谢导致多种神经毒素在大脑组织间液中积聚,包括 β- 淀粉样蛋白、α- 突触核蛋白和 tau 蛋白。神经元对这些毒素及其降解产物非常敏感,可导致神经损伤和痴呆等。因此,快速有效地去除大脑组织间液中的这些神经代谢毒废物至关重要。然而,与其他身体器官不同的是,大脑缺乏清除毒素的淋巴系统。相反,它有一个类淋巴系统,通过脑脊液和组织间液之间的交换去除神经毒素。这种交换由星形细胞水通道蛋白 -4 的水通道控制,水通道的缺失可导致毒素清除率下降 65%。与正常睡眠相比,长时清醒状态与更高水平的神经毒素相关。最近,有研究表明睡眠可激活这些水通道,从而使神经毒素的类淋巴清除率提高 60%(Xie et al. 2013)。

褪黑素

人睡眠 / 觉醒周期主要受光照控制。光信号由视网膜感知后,通过视网膜丘脑通路传递到下丘脑前部的视交叉上核(suprachiasmatic nucleus,SCN),也被称为"生物钟"。从 SCN 到外侧下丘脑（lateral hypothalamus，VLPO）和颈上神经节（调节交感神经活动），然后到达松果体，松果体释放褪黑激素（Armstrong et al. 1986）。黑暗环境可导致褪黑激素的释放，而光照抑制褪黑激素释放。与褪黑素的这种连锁反应还控制三组神经元（丘脑 - 外侧下丘脑、下丘脑和脑桥）及其神经递质释放（Saper et al. 2005）。

触发器开关

现在认为，睡眠由脑桥和下丘脑释放的神经递质所控制，这些神经递质同时影响丘脑和大脑皮层。这些神经元释放 γ- 氨基丁酸（GABA）、食欲素、单胺（去甲肾上腺素、组胺、5- 羟色胺、多巴胺）和乙酰胆碱。

从睡眠状态唤醒时，由下丘脑外侧释放食欲素，进而刺激蓝斑（去甲肾上腺素）、中缝核（5- 羟色胺）、结节乳头核（组胺）以及网状激活系统（乙酰胆碱）。而非 REM 睡眠的特点是 VLPO（释放 GABA）活性增强，抑制下丘脑外侧（食欲素）、蓝斑（去甲肾上腺素）、中缝核（5- 羟色胺）和结节乳头核（组胺）。

REM 睡眠的特征在于大脑皮层被激活，同时肌肉张力和觉醒受到抑制，在这种状态下，包括脑干网状结构的中央激活系统均处于活跃状态。在 REM 睡眠期间，胆碱能神经元以最大速率放电。现认为，REM 期间释放的 GABA 可抑制蓝斑，从而抑制 REM 睡眠期间的肌肉运动。

唤醒和睡眠之间的平衡以及来自 VLPO、脑桥和下丘脑的神经递质的相互作用称为"触发器"开关（Saper et al. 2005）。这为我们了解神经递质和睡眠的复杂性以及警觉和镇静药物作用机理提供了一个框架。

双过程模型

理论上，睡眠也受到两个过程模型的调节：即睡眠压力（过程 S）和昼夜节律过程（过程 C）（Borbely 1982）。睡眠剥夺与谋求更多睡眠的压力增加有关，但仅在生理节律允许时（图 1）。这有助于我们理解睡眠债务的不利影响。

多导睡眠图

睡眠可以通过 EEG、EMG 和 EOG 分析客观地测量，进而区分 REM 和非 REM。REM 睡眠由 Aserinsky 和 Kleitman 于 1953 识别和定义（Aserinsky，Kleitman 1953）。非 REM 睡眠可以进一步分解到第 1 阶段、第 2 阶段和第 3 阶段（慢波）睡眠。REM 睡眠可分为阶段性和紧张性 REM。正常情况下，每晚有 4~5 个 REM- 非 REM 睡眠周期，通常每周期持续 1.5 小时。这种 REM- 非 REM 循环模式通常被描述为睡眠结构（图 2）。每次记录总时间中的睡眠量即为睡眠效率。

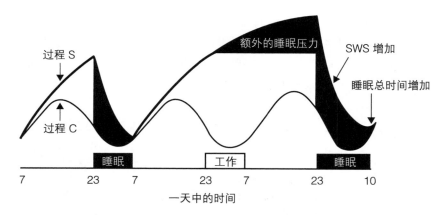

图 1　双过程模型（Borbely 1982）用于说明 3 个 24 小时睡眠周期中的自然周期下的睡眠（过程 C）以及在额外累积睡眠债务影响下的睡眠（过程 S）。注意睡眠债务的积累以及其对增加总睡眠时间（TST）和慢波睡眠（SWS）的影响

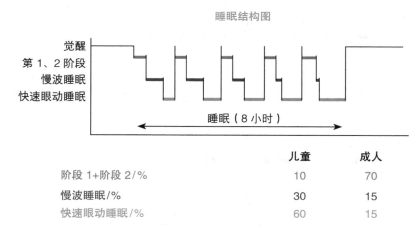

	儿童	成人
阶段 1+阶段 2/%	10	70
慢波睡眠/%	30	15
快速眼动睡眠/%	60	15

图 2　典型的睡眠结构图。注意阶段 1+ 阶段 2、慢波睡眠和 REM 睡眠的周期性，每个周期持续大约 1.5 小时，每晚持续 4 到 5 个周期。另外，儿童的 REM 与成人相比有所增加

睡眠活动记录仪

24 小时周期内的睡眠时间称为昼夜节律。在一些发达国家，是夜间一次性睡眠，而在其他国家或地区，它分为两个部分：夜间睡眠和午后睡眠（即午睡）。事实上，后一种午睡模式，与夜间慢性低级睡眠剥夺相关，这在发达国家较常见。

昼夜节律可以通过 7~14 天的睡眠日记评估。另外,佩戴轻巧的腕式活动仪 7~14 天可以客观地进行测量。动态图表提供了可靠的运动和光的估计,由此可以估计昼夜节律(图 3). 对于实验情况,也可以使用核心温度和血浆或唾液褪黑激素水平来估计昼夜节律。

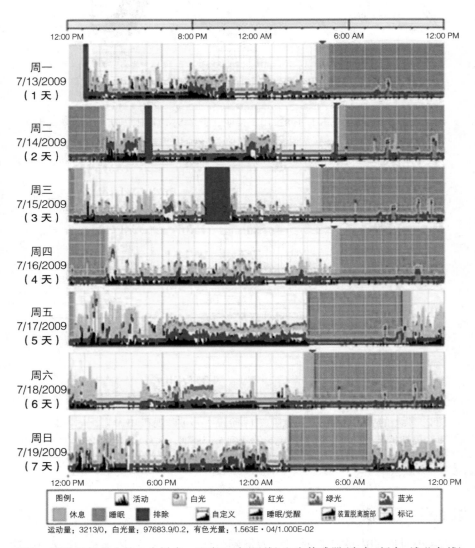

图 3   活动图报告中的 3 个样本。注意运动(黑线)和光传感器(白色,绿色,浅蓝色线)在 7 个连续的 24 小时期间,天蓝色的盒子代表估计的睡眠时间

睡眠障碍

引言

　　睡眠不足非常常见，睡眠时间缩短可由选择（即自愿）、社会压力（如工作或家庭承诺）或患病时间（嘈杂的住院环境）引起。疾病原因（如关节炎、哮喘、呼吸暂停）、心理状态（如焦虑）或精神失常均可引起睡眠碎片化或降低睡眠质量。药物因素（如抗抑郁剂、β 受体阻滞剂、麻醉剂、糖皮质激素）、医疗装置（如起搏器、透析器）和医学治疗措施（如重症监护病房的呼吸支持）均可导致睡眠明显紊乱。睡眠障碍的总体分类可归纳如下：

1. 失眠症
2. 睡眠呼吸障碍
3. 嗜睡症
4. 昼夜节律紊乱
5. 深眠状态
6. 睡眠相关运动障碍
7. 孤立睡眠症状
8. 其他

睡眠剥夺

　　在啮齿动物中，Rechtschaffen 及其同事进行的睡眠剥夺实验显示，REM 和全睡眠剥夺可分别导致 37 天和 21 天的过早死亡（Rechtschaffen，Bergmann 2002；Rechtschaffen et al. 2002；Everson et al. 1989；Kushida et al. 1989）。REM 之前机体肾上腺素、去甲肾上腺素、皮质醇和甲状腺素均有所升高，而在临床上，这些大鼠出现败血症、心脏肥大、液体潴留和分解代谢状态（食欲增加而体重降低）。这些关键研究奠定了人类睡眠剥夺研究的基础。

　　人类睡眠质或量的下降可导致行为改变 [食欲改变（Spiegel et al. 2004）]、神经认知障碍 [如记忆丧失（Stickgold 2005）、性格改变、判断下降、身体敏捷性减低（Dinges et al. 1997；van Dongen et al. 2003（图 4）]、激素变化（胰岛素抵抗和高血糖）（Spiegel et al. 1999）、反应时间延长（Van Dongen et al. 2003）及由此导致的事故（工作和 / 或机动车辆）（Taffinder et al. 1998；Landrigan et al. 2004；Lockley et al. 2004）、感染（Majde，Krueger 2005）、对免疫接种的反应受损（Spiegel et al. 2002）、肥胖（Gangwisch et al. 2005）和糖尿病（Spiegel et al. 1999）。睡眠剥夺也可诱发癫痫发作。来自日本（Tamakoshi，Ohno 2004）和美国（Ayas et al.

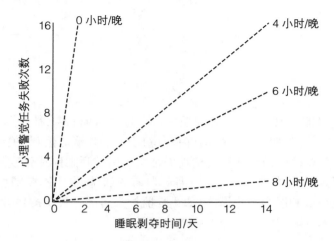

图 4   不同程度的睡眠剥夺对人的影响。注意 4 组健康的年轻受试者,他们在 14 天内分别每天睡眠 0、4、6 和 8 小时,通过受试者在心理测试 - 警惕性测试中的失误来量化睡眠剥夺对人的影响。注意 0 小时睡眠组的受试者在研究进行48 小时后即不能完成更多的测试。[图表根据 Van.en 等人的数据中重新绘制(2003)]

2003)随访时间长达 20 年的大型队列研究显示睡眠剥夺可导致心血管疾病和过早死亡。睡眠剥夺是比 OSA 更为常见的机动车事故原因(Pack et al. 2006)。

失眠

失眠的定义是:入睡时间超过 30 分钟,且清醒时认知能力受损(如白天困倦)。短期失眠较常见,大多数人在他们的生命某些阶段都有所经历。慢性失眠(持续时间 >6 个月)较少见,需严肃认真处理。失眠可进一步细分为入睡困难或睡眠维持困难。

失眠可能源于不良睡眠卫生,睡眠卫生指的是影响睡眠的生活方式选择。良好的睡眠卫生包括选择在安静、凉爽、黑暗的房间内睡觉;睡前 2 小时内避免剧烈运动;就寝时间;享受睡前习惯(如阅读小说);避免过量的咖啡因、酒精或尼古丁;并在睡前 2 小时减少食物摄入量,尤其是高脂肪或高蛋白质食物。

失眠也可由急性生活方式变化(即急性应激)、认知高度警惕、心理障碍、药物副作用或药物成瘾或其他医疗状况造成。

如果通过改善睡眠卫生措施、消除潜在的医学、心理或精神疾病失眠症仍无显著改善,那么应考虑放松技术、睡眠限制和认知行为治疗。如以上措施综合治疗仍无显著效果,应考虑中长期药物治疗。

昼夜节律紊乱

　　睡眠时间紊乱(即昼夜节律紊乱)对健康具有重要的意义。轮班工作,指在正常上午 8 点至下午 6 点时间段之外的工作。它可进一步细分为规律和不规律的轮班工作。大约 30% 的工作人群是轮班工人,其睡眠时间比非工作人员少 2 小时。通常雇用轮班工人的职业领域包括医疗保健领域、运输行业和计算机行业。由于飞行旅行日益便捷、机票价格低廉以及许多企业的全球化布局,一个庞大的飞行族"白领"人群正逐渐成为另一类重要的轮班工人。延迟睡眠综合征常见于成人,表现为晚睡晚起,而晚期睡眠综合征常见于老年人,主要表现为早睡早起。光治疗和褪黑激素可改善晚期和延迟睡眠模式。

　　多种心血管疾病(卒中、致命性心律失常、心肌梗死)具有强烈的昼夜节律模式(Muller et al. 1989)。有研究也观察到轮班工作的心血管危险(Boggild, Knutsson 1999),虽然确切的机制尚不清楚,但人们普遍认为,轮班工人人群吸烟、超重,可能更多的处于社会经济地位较低的状态,且较少获得医疗保健。

嗜睡症

　　白天过度嗜睡可能是由于发作性睡眠、睡眠剥夺、情绪障碍、睡眠相关呼吸障碍和药物作用引起。这种罕见疾病的发病年龄为 15~25 岁,其特征是猝倒、睡眠麻痹、睡眠开始和结束时出现幻觉(半睡和半醒)、白天过度嗜睡。猝倒被定义为由强烈情绪引起的双侧肌张力的突然丧失,持续数秒至数分钟,不伴意识丧失。现认为这可能是由于 REM 不受控制所致,因此在整个白天和夜晚间歇性发生 REM。有理论认为,下丘脑区域的食欲素降低与发作性睡病的发病有关。还有人认为发作性睡病是病毒感染后遗症或自身免疫性疾病,与特定人类白细胞抗原亚型(HLA DQB1 * 0602)相关。发作性睡病证实有明确的猝倒病史和阳性多次小睡潜伏期试验(multiple sleep latency test, MSLT)(<10分钟),有时伴有睡眠开始时的快速眼动。特发性睡眠过度,即非典型发作性睡病,无猝倒症状。

　　睡眠质、量的缺乏或睡眠节律紊乱常导致困倦,相关的克服策略包括摄入神经兴奋类物质(咖啡因、酒精、尼古丁)和处方药,如兴奋剂(右苯丙胺和莫达非尼)、周期调节类药物(褪黑激素)或镇静剂。常用镇静剂包括:苯并二氮杂䓬(如替马西泮)、环吡咯酮(如唑吡坦)和咪唑并吡啶(如佐匹克隆)。诸如蓝光治疗昼夜节律中的特定阶段等新治疗方法可能同体育活动一样对睡眠均有所帮助。

情绪与睡眠

抑郁症和/或焦虑患者通常伴睡眠异常。白天过度嗜睡通常与抑郁相关。Bixler 等(2005)报道嗜睡最常见的原因,按严重性由高至低依次为抑郁、肥胖、年龄、典型的睡眠时长、糖尿病、吸烟和睡眠呼吸暂停。尽管睡眠时间足够,但抑郁一般与无效睡眠相关,伴持续的疲劳和困倦。在多导睡眠图上可见到REM 的延迟发生。然而,焦虑通常与失眠有关。情绪障碍治疗方面令人头疼的问题是,抗抑郁药:(a)常导致体重增加(糖尿病、睡眠呼吸暂停),因此可能影响睡眠质量;(b)改变神经化学环境并引起嗜睡;(c)直接引起周期性的肢体运动,从而导致睡眠片段化。

深眠状态

深眠状态是指主要或完全在睡眠期间发生的令人不快或不良的行为现象。患心脑血管疾病的老年男性常见,主要发生于 REM 睡眠期间,症状是完全表现出梦中的动作。非 REM 异态睡眠常见于小儿,表现为睡眠行走、梦话和夜惊等,通常发生在幼儿身上。后者是良性情况并且通常是自限性的。

不宁腿综合征

不宁腿综合征(restless Legs Syndrome,RLS)特点为肢体(通常是下肢)的不愉快感,特别是在静止时(如坐着或躺在床上),具有不可抗拒的活动肢体冲动,活动肢体后可部分缓解不适(Earley 2003)。其发作具有周期性,可用于评估疾病程度:严重,晚餐前发病;中度,晚餐后;轻度,就寝后发病。此外,每周RLS 的影响天数也可评估严重程度。目前 RLS 的病因尚不清楚,尽管一些证据表明神经递质多巴胺和/或铁蛋白含量低可能与之相关。有些患者有抗抑郁药服用史(特别是 SSRIs)或明显的家族史,在非 REM 睡眠期间,这些患者通常会发生周期性肢体运动。RLS 的治疗通常涉及铁剂补充和多巴胺受体激动剂。

睡眠相关的呼吸障碍

与睡眠相关的呼吸障碍可归类为:(a)上呼吸道病理生理状态(如良性打鼾和阻塞性呼吸暂停);(b)由于胸壁(如脊柱后凸)、神经肌肉疾病(如运动神经元疾病)、肺病(如 COPD)、药物(如镇静剂)或病态肥胖(肥胖通气不足综合征)引起的通气不足;(c)过度通气障碍(如心力衰竭和潮式呼吸)。

睡眠对呼吸有很大影响,首先肌张力在睡眠开始后下降:主要是保持姿势的骨骼肌,以及上呼吸道肌肉。从鼻尖到喉部有 13 对肌肉(Earley 2003;

Dempsey et al. 2010),放松时吸气阻力增加,口咽部直径减小。与鼻腔和气管相比,口咽部没有骨质或软骨的刚性支撑,其在睡眠期间口径明显变窄。

第二,肺容积在睡眠期间下降约 20%,由于大约 50% 的氧气储存在肺内,肺容积(氧气储存)的减少将进一步加重呼吸暂停期间的低氧血症。

第三,控制通气的因素从由清醒变为睡眠(尤其是非 REM 睡眠)。清醒时,大脑皮质和脑干的"清醒神经性驱动"和化学驱动(主要是颈动脉体感觉到的 CO_2 分压)同时发挥作用。随着清醒状态至睡眠状态的转移,通气状态逐渐由大脑皮层的"清醒驱动"转换为单纯动脉血 CO_2 驱动。随着睡眠深度的逐渐加深(阶段 1~2 至 3~4),呼吸中枢对 CO_2 的敏感性逐渐下降,3 种生理机制中的任何一种发生紊乱均可导致睡眠呼吸暂停。

在最基本的水平,口咽部过度狭窄(保持通气在 80% 左右)可产生混响噪音,尤其是在慢波睡眠期间(此时睡眠唤醒受到抑制),在重力作用下(即仰卧位时),噪音更加明显,表现为持续数分钟的不间断打鼾。打鼾严重时,患者在任何其他睡眠姿势时均可发生,且持续时间更长。

当呼吸气流减少持续大于 10 秒钟,动脉血氧饱和度下降约 2% 或者睡眠觉醒,称为阻塞性通气不足。此时睡眠觉醒通常表现为潜意识状态,不被患者所知晓。觉醒后肺通气量增加(觉醒状态下身体对血 $PaCO_2$ 水平更敏感),血氧饱和度恢复,从而使得患者继续睡眠。阻塞性呼吸暂停对气流的影响更大,持续时间超过 10 秒,且与临床上可观察到的呼吸暂停相关。图 5 所示为打鼾、阻塞性睡眠呼吸暂停和伴潮式呼吸的中枢性睡眠呼吸暂停的多导睡眠图。

阻塞性睡眠呼吸暂停(obstructive sleep apnea,OSA)和低通气的严重程度通过联合事件的频率除以睡眠时间[呼吸暂停低通气指数(AHI)]来衡量,此外还有一些其他的指数,包括低氧血症指标(即平均 SpO_2、最低 SpO_2 以及 $SpO_2<90\%$ 的持续时间)、睡眠质量(睡眠效率、%SWS 以及 REM)以及心脏功能(睡眠下的平均心率、清晨血压)。值得注意的是,AIH 可解释 25% 的夜间打鼾噪音(Marshall et al. 2008)和 44% 的打鼾噪音强度(Maimon et al. 2010)。重要的是,AIH 和最低 SpO_2 均与胸内负压峰值相关,胸内负压峰值可降至大约 120mmHg(Suzuki et al. 2005)。正常睡眠状态下 AHI<5,且最低 $SpO_2 \geqslant 92\%$,轻度 OSA:AIH:5~15,最低 SpO_2 为 88%~92%;中度 OSA:AIH:15~30,最低 SpO_2 为 80%~88%;重度 OSA:AIH>30,最低 $SpO_2<80\%$。AHI 最高可达 160 次 /h,SpO_2 最低可达 30%。

OSAH 的易患因素包括:解剖异常、不良生活方式及医学因素。解剖异常包括软组织因素(如扁桃体和腺样体增大)、巨舌症、鼻炎(过敏性鼻炎和非过敏性鼻炎)、骨性异常(上颌骨限制,下颌骨后缩或小颌畸形),不良生活方式包括肥胖、刺激性饮品(酒精、咖啡),医学因素包括内分泌原因(如甲状腺功能减

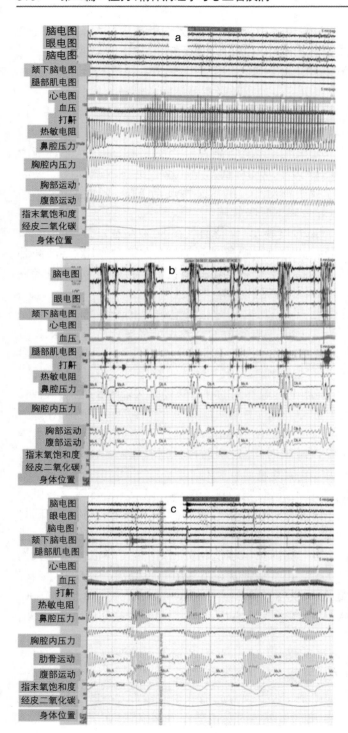

图5   3个持续5分钟的多导睡眠图。(a)表示打鼾,请注意胸腔内压力波动的变化。(b)表示阻塞性睡眠呼吸暂停,胸腔内负压较大。(c)表示潮式呼吸模式下的中枢性睡眠呼吸暂停

退、淀粉样变性)、液体潴留(如肾衰竭和心力衰竭)、药物作用(抑制唤醒,如镇静剂、抗癫痫药物;液体潴留,如类固醇、NSAIDs;抑制呼吸,如麻醉药品)(图 6)。

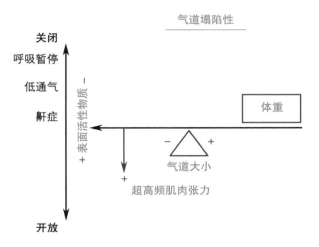

图 6　用于解释由阻力作用而导致上气道塌陷的因素,即(身体)重量、上气道管腔大小、上气道肌肉组织张力以及上气道的表面特性

　　因此,对打鼾患者的检查应包括颈围(Flemons 2002)、Mallampati 分级(Friedman et al. 2002)和侧咽壁(Tsai et al. 2003)。
　　阻塞性通气不足和呼吸暂停的不良后果是多方面的,包括间歇性低氧血症和复氧损伤,这与过量的氧自由基形成、炎症反应、交感神经兴奋和血管收缩有关(图 7)。强力膈肌活动引起胸内负压增高,同时上气道部分或完全闭塞。胸内负压增加使得跨血管壁压力增大,心脏和主动脉弓压力感受器的跨壁压力增加,进而导致心输出量减少和压力感受器重调于其他水平。
　　此外,有观点认为打鼾的混响效应可导致冠状动脉粥样硬化斑块破裂。过高的胸内压也可改变肺血管压力,通过开放的卵圆孔引起短暂的右向左分流(即 SpO_2 的短暂性严重降低)(Shanoudy et al. 1998)。最后,胸内负压过高可引起迷走神经反应亢进(非气流缺氧)。另外,呼吸暂停 / 通气不足结束时出现的唤醒可导致睡眠碎片化,并减少"高质量 REM 和慢波睡眠",进而引起交感神经活性和血管收缩的进一步增加。
　　阻塞性睡眠呼吸暂停低通气的临床后果可分为:(a)神经认知损害(日间过度嗜睡,注意力减退,记忆力减退,反应时间延迟);(b)心血管系统损伤(连续心率监测中的快速 - 缓慢心动过速、房性和室性心律失常、高血压、肺动脉高压、凝

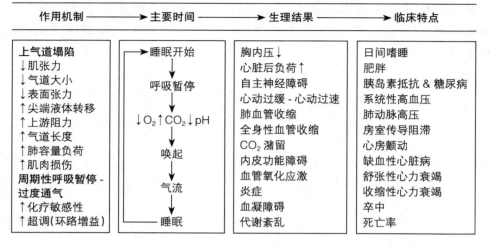

图 7　阻塞性睡眠呼吸暂停的病理生理学和下游结果

血能力增强、缺血性心脏病的动脉粥样硬化加速发展和卒中）。打鼾和阻塞性睡眠呼吸暂停的人群在失业和医疗费用方面花费更高（Jennum, Kjellberg 2011）。

在社区男性人群中，由 AHI>15/h 定义的 OSA 患病率在 30~49 岁内是 10%，在 50~70 岁人群中患病率是 17%。在女性人群，上述两年龄组的患病率分别为 3% 和 9%，在近 20~30 年间 OSA 的患病率增加 14%~55%（Peppard et al. 2013）。在心血管疾病患者中，例如服用 2 种降压药的高血压、卒中、心力衰竭患者，OSA 的患病率超过 50%。

打鼾与阻塞性睡眠呼吸暂停综合征的治疗

识别出 OSA 的触发因素对其治疗十分重要，因为很多患者可能没有症状。他们有可能因为同睡者饱受打鼾的困扰而引起医疗工作者的注意。其他人可能表现为白天嗜睡、心血管功能不稳定。

目前针对打鼾的治疗有 5 类措施，针对包括良性打鼾到阻塞性睡眠呼吸暂停。

第一，是识别和指导改善不良生活方式，如饮酒、肥胖、过敏性鼻炎（经鼻吸入类固醇）和 / 或吸烟。建议患者睡觉时避免颈部弯曲、侧睡或者抬高床头 5~10cm。

第二，手术矫正解剖学异常（如，扁桃体切除术、矫正慢性鼻中隔偏斜、下颌前移整形），尤其对生活方式风险因素较少的年轻患者可能更有帮助。舌根切除和悬雍垂整复可能对某些患者有效。

第三，使用经鼻或口鼻面罩提供的持续气道正压（continuous positive

airway pressure,CPAP)打开上呼吸道。使用流量发生器(即 CPAP 装置)内置仪表可十分方便的监测患者的治疗依从性,患者的依从性通常维持在 30% 至80% 左右(和一般药物治疗相当)。增加加湿器、合理设置压力、合适的面罩和健康教育对提高依从性至关重要。

　　第四,用于推进下颌或加宽上颌骨的口腔科装置,主要适用于轻度 OSAH且牙列和鼻腔通气良好的患者,长期使用可能会有流涎过多和牙齿移松动的副作用。

　　第五,上呼吸道肌肉起搏器、呼气鼻阀和负压口腔装置的出现,显示出一定前景但仍未成为主流治疗选择的装置。

打鼾与阻塞性睡眠呼吸暂停的心血管并发症

背景

　　许多强有力的动物和人体短期生理实验均肯定 OSAH 与 CV 之间的联系,大型横断面流行病学研究也为两者之间的关系提供了强有力的间接数据,且越来越多的前瞻性研究数据也支持这一结论[表 2(Hamilton,Naughton 2013)]。许多结果导向的干预性试验也是积极的,而更大规模和更长期的研究正在进行中。

表 2　有关患病率的横断面研究和发病率的前瞻性研究总结,对所有已知的
混杂因素和 OSA 治疗随机对照试验(干预性)进行校正,结果显示严重
OSA 是心血管疾病的独立危险因素(Hamilton n.d.)

	横断面患病率	预期发病率	干预性
高血压病	是	是(非老年人)	是
缺血性心脏病	是	是	无法提供
心房颤动	是	无法提供	无法提供
心力衰竭	是	是	是
卒中	是	是	无法提供
死亡率	是	是(老年人不确定)	无法提供

系统性高血压

　　系统性高血压和 OSAH 普遍共患:系统性高血压人群中 OSAH 的患病率在 30%~83% 不等(Logan et al. 2001)。对社区居民的几项大型横截面研究

表明,在校正已知的混杂因素后,未经治疗 OSA 的与高血压患病率增加相关 (Shahar et al. 2001),尽管在前瞻性研究中,该关联稍弱(O'Connor et al. 2009)。 虽然中年成人的前瞻性发病率研究结果为阳性,在 4~8 年的时间内,未经治疗的 OSA 与 2~3 倍的高血压风险相关(Peppard et al. 2000),但并非所有研究均为阳性(O'Connor et al. 2009)。此外,OSA 和高血压之间的关联尚未在年龄 >65 岁的人群中得到证实(Bixler et al. 2000),可能是因为其他危险因素的作用。

使用 CPAP 治疗 OSA 可降低 24 小时测量的平均血压,尽管这些血压改善量很小(2~3mmHg),其中 OSA 严重的患者获益最大(Bazzano et al. 2007),在难治性高血压患者中可观察到更大的血压下降值(Martinez-Garcia et al. 2013)。还有证据表明,采用下颌前移夹板手术治疗 OSA 也可改善高血压(Gotsopoulos et al. 2004),这表明 OSA 治疗对血压的益处与治疗方式无关。

尽管 OSA 治疗可改善血压,但药物治疗(如缬沙坦)比 CPAP 治疗更有效(平均 24 小时血压下降:9mmHg vs 2mmHg)。该证据主要来源于一项持续 8 周针对 23 例高血压伴阻塞性睡眠呼吸暂停患者的随机对照研究(Pepin et al. 2010)。

连续血压测量的一个重要影响因素是呼吸的变异性(Davies et al. 1994)。 血压波动幅度大(即标准差大)的卒中风险比平均血压升高更大(Rothwell et al. 2010)。而阻塞性睡眠呼吸暂停患者的血压特点是:平均血压升高且血压波动幅度大。使用 CPAP 治疗睡眠呼吸暂停可显著降低血压波动幅度,但血压均值可能仅下降 2~3mmHg(通过动态血压监测测量)。降压药可降低平均血压, 但对 OSA 的影响很小,因此由 OSA 导致的血压大幅波动可能持续存在。因此, 有时需联合使用 CPAP 和降压药物(图 8)。

关于 OSA 和高血压的治疗需考虑 4 个因素。首先,临床医生应评估患者的 OSA 症状并对合并顽固性高血压的患者进行睡眠检测(Levy,McNicholas. 2013)。其次,OSA 治疗可以改善血压、打鼾和生活质量,但并不会大幅降低血压。再次,CPAP 不能代替药物治疗。最后,肥胖是一个重要的因素,相应的减肥辅助治疗应纳入临床医生的治疗方案中。

心律失常

OSA 患者中普遍存在良性心律失常,包括周期性心动过速 - 心动过缓、心房和心室期前收缩、期前收缩二联律、心脏传导阻滞和心房颤动(Stevenson et al. 2008)。在一项大型研究中,患有严重 OSA(AHI>30)的受试者与无 OSA 的受试者相比,更可能患有心房颤动(4 倍风险),非持续性室性心动过速(4.4 倍风险)和期前收缩四联律(2 倍风险)(Mehra et al. 2006),其临床意义尚不清楚。 具有中度 OSA(AHI>15)的澳大利亚人中提供了类似数据,其罹患心房颤动的

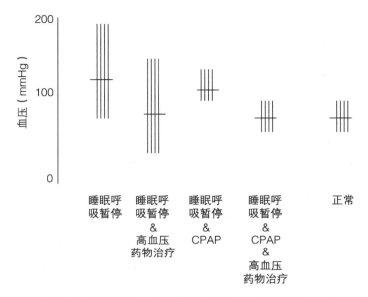

图 8　未经治疗、CPAP 治疗、药物治疗以及药物和 CPAP 联合治疗的高血压伴 OSA 患者血压波动情况。注意，OSA 导致更大的血压波动，CPAP 可减弱该波动，虽然血压平均值仅下降 2~3mmHg。另外，降压药物可降低平均血压，但除非 OSA 得到治疗，否则血压仍会有大幅波动

比值比为 3（Stevenson et al. 2008）。

　　一些数据表明，所有心律失常都可以通过 CPAP 治疗得到改善（Ryan et al. 2005），而其他数据并不支持这一结论（Craig et al. 2009）。一项研究表明，与未治疗的 OSA 相比，CPAP 治疗可使得复律后心房颤动 12 个月内的复发率显著降低（Kanagala et al. 2003）。

　　尽管 OSA 引起致命性心律失常的风险尚不清楚，有证据显示，猝死的 OSA 患者中致命性心律失常的发生率高于无 OSA 的猝死患者（Gami et al. 2005），因此，OSA 可能会增加致命性心律失常的风险。

　　虽然缺乏 OSA 治疗对心律失常频率和严重程度影响的随机对照试验，但对于心律失常难以控制的患者（如快速 - 缓慢综合征或心房颤动），尤其是当他们在睡眠期间发生时，控制 OSA 症状显然更明智。

缺血性心脏病

　　缺血性心脏病（ischemic heart disease，IHD）患者的 OSA 患病率高（30%~58%）（Peker et al. 2002）。在一般社区人群中，横断面流行病学证据显示 OSA 和 IHD 之间存在一定联系。与吸烟或高血压相比，OSA 的急性心肌梗死风险

更高(Hung et al. 1990)。此外,在 IHD 患者中 OSA 与 7 年死亡率增加有关(Peker et al. 2002)。潜在的 OSA 是否与心肌梗死的昼夜发病规律(发病率高峰约在早上 8 点)(Muller et al. 1989)有关仍有待确定。目前缺乏 OSA 治疗与 IHD 发展或结局的随机对照试验。

充血性心力衰竭

舒张性和收缩性心力衰竭(heart failure,HF)在 OSA 人群中很常见(Kee, Naughton 2009)。除上述 OSA 对 CVD 的影响之外,OSA 引起的胸内负压和血管内正压的大幅波动均被认为可导致心肌病的进一步发展(Dempsey et al. 2010)。流行病学数据显示,伴严重 OSA(AHI> 30)的社区居民舒张性和收缩性 HF 患病率增加 3 倍(Chami et al. 2008)。此外,基于 4 422 名社区居民,平均随访 8.7 年的前瞻性研究表明,在校正年龄、性别、种族、糖尿病和高血压的影响后,由未经治疗的 OSA 导致发生 HF 的风险估计为 1.6 倍(Gottlieb et al. 2010)。

OSA 和中枢性睡眠呼吸暂停在 HF 人群中也很常见,一项研究显示,当患者在 12 个月期间接受多次测试时,55%~85% 的 HF 患者有睡眠呼吸暂停(梗阻性或中枢性)(Pinna et al. 2010)。一般来说,中枢性睡眠呼吸暂停更多见于严重心力衰竭人群,可通过单纯 OSA 中所见的病理生理学机制解释,且无论何种呼吸暂停类型,其高患病率似乎与 β 受体阻滞剂或螺内酯无明显关联(Yumino et al. 2009)。

有证据表明,OSA 可加重心力衰竭,通过 CPAP 治疗可得到改善。两项随机对照研究显示,用固定压力 CPAP 治疗 OSA(AHI>15/h)和收缩性 HF 患者 1~3 个月,可改善患者的心脏收缩功能、生活质量、运动耐量和自主神经功能(Mansfield et al. 2004)。然而,并非所有临床证据均显示积极的结果。这两项研究都不足以评估 OSA 治疗对死亡率的影响;然而,一项观察性研究表明,与未治疗的 OSA 相比,长期 CPAP 治疗可以提高 HF 患者的生存率(Wang et al. 2007)。

卒中

未经治疗的 OSA 患者卒中风险显著增加,与心血管疾病的相关证据相比,卒中的相关研究数据更加一致(Loke et al. 2012),在老年人群中也是如此(Munoz et al. 2006)。其作用机制包括血压大幅波动、颈动脉分叉的局部振动损伤(Lee et al. 2008)、凝血增加以及睡眠期间一过性低氧血症和肺动脉压高压导致无症状性卵圆孔开放,进而出现反常栓塞。

前瞻性观察性研究显示,随着 OSA 严重程度的增加,缺血性卒中风险增加（Reldin et al. 2010）。美国一项大型流行病学研究表明，一旦 AHI>19/h，男性卒中的风险几乎增加 3 倍，但女性的风险要小得多，直到 AHI>25/h 才变得有显著性意义（Redline et al. 2010）。

CPAP 治疗可降低卒中风险，而目前仍缺乏大规模随机对照试验。观察性研究表明，OSA 的治疗降低卒中风险。目前唯一一个评估 CPAP 对死亡率和随后卒中风险影响的随机对照试验并未显示出益处，但该研究招募患者数量较少，并没有强有力的证据来解决这个问题（Parra et al. 2011）。

死亡率

多项大型纵向流行病学研究一致表明，与治疗 OSA、轻中度 OSA 或无 OSA 组相比，中年人群中严重的未经治疗的 OSA（AHI>30/h）与更高的死亡率相关（Punjabi et al. 2009）。这一数据表明严重的 OSA 会增加死亡风险，CPAP 治疗可预防这一风险。然而，这些研究并非随机对照试验，考虑到某些目前尚未被认识的偏倚可能使得结果混淆，因此，OSA 是否是导致死亡率增加的可逆风险因素仍无定论。

未经治疗的 OSA 对老年人死亡率的影响目前仍不太确定，在一项包含 14 589 名以色列受试者中的大型队列研究中，重度 OSA 仅导致 50 岁以下患者死亡率增加（Lavie et al. 2005）。类似的，一项大型美国研究也未能显示出年龄 >70 岁以上患者的死亡率增加（Punjabi et al. 2009）。而最近的一项西班牙观察性研究报告，患有严重 OSA（AHI>30）且未经治疗的老年患者（>65 岁）死亡率增加 2.25 倍，主要原因是：卒中和心力衰竭，而非缺血性心脏病（Lavie et al. 2005），而在 CPAP 治疗的重度 OSA 或不太严重的 OSA 患者中未观察到更高的死亡率。

中枢性睡眠呼吸暂停与心力衰竭

所有原因的心力衰竭患者通常都表现为过度通气，这将导致 $PaCO_2$ 水平降低。在非快速眼动睡眠期间，当呼吸驱动被 CO_2 水平精确控制时，便出现振荡呼吸模式。其典型表现为，持续时间约 1 分钟的周期性的呼吸渐强，然后呼吸渐弱，随后出现中枢性呼吸暂停（central sleep apnea，CSA）。最初，因为振荡呼吸相关的低氧血症以及可能导致睡眠碎片化而认为其对健康有害，现已明确，这只是严重心力衰竭的一种标志。

鉴于许多此类患者伴 CSA 且可生存多年，且某些生理益处与 CSA 相关，一些人认为 CSA 在心力衰竭的情况下可能是代偿性的（Naughton 2012）。CSA 的生理益处包括：(a) 使得呼吸环境在高负荷状态下得到短暂休息；(b) 维持内环境的 pH 以避免患者在 HF 不稳定时出现的酸中毒；(c) 呼气末肺容积的短暂增加从而增加氧储存;(d)周期胸内压力波动降低使得心输出量增加。

　　CSA 在心力衰竭中的这些理论益处不应妨碍心脏功能的优化治疗。已证明,通过药物治疗、瓣膜替换、起搏器植入、LVAD 和心脏移植等治疗后,CSA 可随着心功能的改善而得到缓解。

　　如果经过心力衰竭的优化治疗后 CSA 仍持续存在,CPAP 治疗可能有益,因其主要针对 OSAH 和急性心源性肺水肿。CPAP 的作用机制除了在睡眠期间气动地维持口咽呼吸道外,还包括增加肺容积和氧合以及减少心室壁张力和心腔大小,从而减少呼吸和心脏负担。

结论

　　睡眠是一种有趣的生理状态,其对人的感觉、表现以及人对外部因素的反应有巨大影响。重要的是,如同运动测试一样,睡眠也会使心血管系统承受一定压力,其中最强大的组成部分,即睡眠剥夺和阻塞性睡眠呼吸暂停,可对心血管系统造成巨大压力。

(潘江其 译,马文林、张悠扬 校)

参考文献

Armstrong, S. M., Cassone, V. M., Chesworth, M. J., Redman, J. R., & Short, R. V. (1986). Synchronization of mammalian circadian rhythms by melatonin. *Journal of Neural Transmission, 21*, 375–394.

Aserinsky, E., & Kleitman, N. (1953). Regularly occurring periods of eye motility, and concomitant phenomena, during sleep. *Science (New York, NY), 118*(3062), 273–274.

Ayas, N. T., White, D. P., Manson, J. E., Stampfer, M. J., Speizer, F. E., Malhotra, A., et al. (2003). A prospective study of sleep duration and coronary heart disease in women. *Archives of Internal Medicine, 163*(2), 205–209.

Bazzano, L. A., Khan, Z., Reynolds, K., & He, J. (2007). Effect of nocturnal nasal continuous positive airway pressure on blood pressure in obstructive sleep apnea. *Hypertension, 50*(2), 417–423.

Bixler, E. O., Vgontzas, A. N., Lin, H. M., Ten Have, T., Leiby, B. E., Vela-Bueno, A., et al. (2000). Association of hypertension and sleep-disordered breathing. *Archives of Internal Medicine, 160*(15), 2289–2295. Aug 14–28.

Bixler, E. O., Vgontzas, A. N., Lin, H. M., Calhoun, S. L., Vela-Bueno, A., & Kales, A. (2005). Excessive daytime sleepiness in a general population sample: The role of sleep apnea, age, obesity, diabetes, and depression. *The Journal of Clinical Endocrinology and Metabolism, 90*(8), 4510–4515.

Boggild, H., & Knutsson, A. (1999). Shift work, risk factors and cardiovascular disease. *Scandinavian Journal of Work, Environment & Health, 25*(2), 85–99.

Borbely, A. A. (1982). A two process model of sleep regulation. *Human Neurobiology, 1*(3), 195–204.

Chami, H. A., Devereux, R. B., Gottdiener, J. S., Mehra, R., Roman, M. J., Benjamin, E. J., et al. (2008). Left ventricular morphology and systolic function in sleep-disordered breathing:

The Sleep Heart Health Study. *Circulation, 117*(20), 2599–2607.

Craig, S., Pepperell, J. C., Kohler, M., Crosthwaite, N., Davies, R. J., & Stradling, J. R. (2009). Continuous positive airway pressure treatment for obstructive sleep apnoea reduces resting heart rate but does not affect dysrhythmias: A randomised controlled trial. *Journal of Sleep Research, 18*(3), 329–336.

Davies, R. J., Crosby, J., Vardi-Visy, K., Clarke, M., & Stradling, J. R. (1994). Non-invasive beat to beat arterial blood pressure during non-REM sleep in obstructive sleep apnoea and snoring. *Thorax, 49*(4), 335–339.

Dempsey, J. A., Veasey, S. C., Morgan, B. J., & O'Donnell, C. P. (2010). *Pathophysiology of sleep apnea. Physiological Reviews, 90*(1):47–112. Jan.

Dinges, D. F., Pack, F., Williams, K., Gillen, K. A., Powell, J. W., Ott, G. E., et al. (1997). Cumulative sleepiness, mood disturbance, and psychomotor vigilance performance decrements during a week of sleep restricted to 4–5 hours per night. *Sleep, 20*(4), 267–277.

Earley, C. J. (2003). Clinical practice. Restless legs syndrome. *The New England Journal of Medicine, 348*(21), 2103–2109.

Everson, C. A., Bergmann, B. M., & Rechtschaffen, A. (1989). Sleep deprivation in the rat: III. Total sleep deprivation. *Sleep, 12*(1), 13–21.

Flemons, W. W. (2002). Clinical practice. Obstructive sleep apnea. *The New England Journal of Medicine, 347*(7), 498–504.

Friedman, M., Ibrahim, H., & Bass, L. (2002). Clinical staging for sleep-disordered breathing. *Otolaryngology and Head and Neck Surgery, 127*(1), 13–21.

Gami, A. S., Howard, D. E., Olson, E. J., & Somers, V. K. (2005). Day-night pattern of sudden death in obstructive sleep apnea. *The New England Journal of Medicine, 352*(12), 1206–1214.

Gangwisch, J. E., Malaspina, D., Boden-Albala, B., & Heymsfield, S. B. (2005). Inadequate sleep as a risk factor for obesity: Analyses of the NHANES I. *Sleep, 28*(10), 1289–1296.

Gotsopoulos, H., Kelly, J. J., & Cistulli, P. A. (2004). Oral appliance therapy reduces blood pressure in obstructive sleep apnea: A randomized, controlled trial. *Sleep, 27*(5), 934–941.

Gottlieb, D. J., Yenokyan, G., Newman, A. B., O'Connor, G. T., Punjabi, N. M., Quan, S. F., et al. (2010). Prospective study of obstructive sleep apnea and incident coronary heart disease and heart failure: The sleep heart health study. *Circulation, 122*(4):352–360.

Hamilton, G. S., & Naughton, M. T. (2013). Impact of obstructive sleep apnoea on diabetes and cardiovascular disease. *The Medical Journal of Australia, 199*(8):S27–S30.

Hung, J., Whitford, E. G., Parsons, R. W., & Hillman, D. R. (1990). Association of sleep apnoea with myocardial infarction in men. *Lancet, 336*(8710), 261–264.

Jennum, P., & Kjellberg, J. (2011). Health, social and economical consequences of sleep-disordered breathing: A controlled national study. *Thorax, 66*(7):560–566.

Kanagala, R., Murali, N. S., Friedman, P. A., Ammash, N. M., Gersh, B. J., Ballman, K. V., et al. (2003). Obstructive sleep apnea and the recurrence of atrial fibrillation. *Circulation, 107* (20), 2589–2594.

Kee, K., & Naughton, M. T. (2009). Heart failure and sleep-disordered breathing: Mechanisms, consequences and treatment. *Current Opinion in Pulmonary Medicine, 15*(6), 565–570.

Kushida, C. A., Bergmann, B. M., & Rechtschaffen, A. (1989). Sleep deprivation in the rat: IV. Paradoxical sleep deprivation. *Sleep, 12*(1), 22–30.

Landrigan, C. P., Rothschild, J. M., Cronin, J. W., Kaushal, R., Burdick, E., Katz, J. T., et al. (2004). Effect of reducing interns' work hours on serious medical errors in intensive care units. *The New England Journal of Medicine, 351*(18), 1838–1848.

Lavie, P., Lavie, L., & Herer, P. (2005). All-cause mortality in males with sleep apnoea syndrome: Declining mortality rates with age. *The European Respiratory Journal, 25*(3), 514–520.

Lee, S. A., Amis, T. C., Byth, K., Larcos, G., Kairaitis, K., Robinson, T. D., et al. (2008). Heavy snoring as a cause of carotid artery atherosclerosis. *Sleep, 31*(9), 1207–1213.

Levy, P., & McNicholas, W. T. (2013). Sleep apnoea and hypertension: Time for recommendations. *The European Respiratory Journal, 41*(3):505–506.

Lockley, S. W., Cronin, J. W., Evans, E. E., Cade, B. E., Lee, C. J., Landrigan, C. P., et al. (2004). Effect of reducing interns' weekly work hours on sleep and attentional failures. *The New England Journal of Medicine, 351*(18), 1829–1837.

Logan, A. G., Perlikowski, S. M., Mente, A., Tisler, A., Tkacova, R., Niroumand, M., et al. (2001). High prevalence of unrecognized sleep apnoea in drug-resistant hypertension. *Journal of Hypertension, 19*(12), 2271–2277.

Loke, Y. K., Brown, J. W., Kwok, C. S., Niruban, A., & Myint, P. K. (2012). Association of obstructive sleep apnea with risk of serious cardiovascular events: A systematic review and meta-analysis. *Circular Cardiovascular Quality Outcomes, 5*(5):720–728. 1 Sep.

Mahowald, M. W., & Schenck, C. H. (2005). Insights from studying human sleep disorders. *Nature, 437*(7063), 1279–1285.

Maimon, N., & Hanly, P. J. (2010). Does snoring intensity correlate with the severity of obstructive sleep apnea? *J Clin Sleep Med, 6*(5):475–478.

Majde, J. A., & Krueger, J. M. (2005). Links between the innate immune system and sleep. *The Journal of Allergy and Clinical Immunology, 116*(6), 1188–1198.

Mansfield, D. R., Gollogly, N. C., Kaye, D. M., Richardson, M., Bergin, P., & Naughton, M. T. (2004). Controlled trial of continuous positive airway pressure in obstructive sleep apnea and heart failure. *American Journal of Respiratory and Critical Care Medicine, 169*(3), 361–366.

Marshall, N. S., Wong, K. K., Cullen, S. R., Knuiman, M. W., & Grunstein, R. R. (2008). Snoring is not associated with all-cause mortality, incident cardiovascular disease, or stroke in the Busselton Health Study. *Sleep, 35*(9):1235–1240.

Martinez-Garcia, M. A., Capote, F., Campos-Rodriguez, F., Lloberes, P., Diaz de Atauri, M. J., Somoza, M., et al. (2013). Effect of CPAP on blood pressure in patients with obstructive sleep apnea and resistant hypertension: The HIPARCO randomized clinical trial. *JAMA, 310*(22):2407–2415. 11 Dec.

Mehra, R., Benjamin, E. J., Shahar, E., Gottlieb, D. J., Nawabit, R., Kirchner, H. L., et al. (2006). Association of nocturnal arrhythmias with sleep-disordered breathing: The Sleep Heart Health Study. *American Journal of Respiratory and Critical Care Medicine, 173*(8), 910–916.

Muller, J. E., Tofler, G. H., & Stone, P. H. (1989). Circadian variation and triggers of onset of acute cardiovascular disease. *Circulation, 79*(4), 733–743.

Munoz, R., Duran-Cantolla, J., Martinez-Vila, E., Gallego, J., Rubio, R., Aizpuru, F., et al. (2006). Severe sleep apnea and risk of ischemic stroke in the elderly. *Stroke; a Journal of Cerebral Circulation, 37*(9), 2317–2321.

Naughton, M. T. (2012). Cheyne-stokes respiration: Friend or foe? *Thorax, 67*(4):357–360. Apr.

O'Connor, G. T., Caffo, B., Newman, A. B., Quan, S. F., Rapoport, D. M., Redline, S., et al. (2009). Prospective study of sleep-disordered breathing and hypertension: The Sleep Heart Health Study. *American Journal of Respiratory and Critical Care Medicine, 179*(12), 1159–1164.

Pack, A. I., Maislin, G., Staley, B., Pack, F. M., Rogers, W. C., George, C. F., et al. (2006). Impaired performance in commercial drivers: Role of sleep apnea and short sleep duration. *American Journal of Respiratory and Critical Care Medicine, 174*(4), 446–454.

Parra, O., Sanchez-Armengol, A., Bonnin, M., Arboix, A., Campos-Rodriguez, F., Perez-Ronchel, J., et al. (2011). Early treatment of obstructive apnoea and stroke outcome: A randomised controlled trial. *The European Respiratory Journal, 37*(5):1128–1136. May.

Peker, Y., Hedner, J., Norum, J., Kraiczi, H., & Carlson, J. (2002). Increased incidence of cardiovascular disease in middle-aged men with obstructive sleep apnea: A 7-year follow-up. *American Journal of Respiratory and Critical Care Medicine, 166*(2), 159–165.

Pepin, J. L., Tamisier, R., Barone-Rochette, G., Launois, S. H., Levy, P., & Baguet, J. P. (2010). Comparison of continuous positive airway pressure and valsartan in hypertensive patients with sleep apnea. *American Journal of Respiratory and Critical Care Medicine, 182*(7):954–960.

Peppard, P. E., Young, T., Barnet, J. H., Palta, M., Hagen, E. W., & Hla, K. M. (2013). Increased prevalence of sleep-disordered breathing in adults. *American Journal of Epidemiology, 177* (9):1006–1014.

Peppard, P. E., Young, T., Palta, M., & Skatrud, J. (2000). Prospective study of the association between sleep-disordered breathing and hypertension. *New England Journal of Medicine, 342* (19), 1378–1384.

Pinna, G. D., Maestri, R., Mortara, A., Johnson, P., Andrews, D., Ponikowski, P., et al. (2010). Long-term time-course of nocturnal breathing disorders in heart failure patients. *The European Respiratory Journal, 35*(2):361–367.

Punjabi, N. M., Caffo, B. S., Goodwin, J. L., Gottlieb, D. J., Newman, A. B., O'Connor, G. T., et al. (2009). Sleep-disordered breathing and mortality: A prospective cohort study. *PLoS Medicine, 6*(8), e1000132.

Rechtschaffen, A., & Bergmann, B. M. (2002). Sleep deprivation in the rat: An update of the 1989 paper. *Sleep, 25*(1), 18–24.

Rechtschaffen, A., Bergmann, B. M., Everson, C. A., Kushida, C. A., & Gilliland, M. A. (2002). Sleep deprivation in the rat: X. Integration and discussion of the findings. 1989. *Sleep, 25*(1), 68–87.

Redline, S., Yenokyan, G., Gottlieb, D. J., Shahar, E., O'Connor, G. T., Resnick, H. E., et al. (2010). Obstructive sleep apnea-hypopnea and incident stroke: The sleep heart health study. *American Journal of Respiratory and Critical Care Medicine, 182*(2):269–277.

Rothwell, P. M., Howard, S. C., Dolan, E., O'Brien, E., Dobson, J. E., Dahlof, B., et al. (2010). Effects of beta blockers and calcium-channel blockers on within-individual variability in blood pressure and risk of stroke. *Lancet Neurology, 9*(5):469–480.

Ryan, C. M., Usui, K., Floras, J. S., & Bradley, T. D. (2005). Effect of continuous positive airway pressure on ventricular ectopy in heart failure patients with obstructive sleep apnoea. *Thorax, 60*(9), 781–785.

Saper, C. B., Scammell, T. E., & Lu, J. (2005). Hypothalamic regulation of sleep and circadian rhythms. *Nature, 437*(7063), 1257–1263.

Shahar, E., Whitney, C. W., Redline, S., Lee, E. T., Newman, A. B., Nieto, F. J., et al. (2001). Sleep-disordered breathing and cardiovascular disease: Cross-sectional results of the Sleep Heart Health Study. *American Journal of Respiratory and Critical Care Medicine, 163*(1), 19–25.

Shanoudy, H., Soliman, A., Raggi, P., Liu, J. W., Russell, D. C., & Jarmukli, N. F. (1998). Prevalence of patent foramen ovale and its contribution to hypoxemia in patients with obstructive sleep apnea. *Chest, 113*(1), 91–96.

Spiegel, K., Leproult, R., & Van Cauter, E. (1999). Impact of sleep debt on metabolic and endocrine function. *Lancet, 354*(9188), 1435–1439.

Spiegel, K., Sheridan, J. F., & Van Cauter, E. (2002). Effect of sleep deprivation on response to immunization. *JAMA, 288*(12), 1471–1472.

Spiegel, K., Tasali, E., Penev, P., & Van Cauter, E. (2004). Brief communication: Sleep curtailment in healthy young men is associated with decreased leptin levels, elevated ghrelin levels, and increased hunger and appetite. *Annals of Internal Medicine, 141*(11), 846–850.

Stevenson, I. H., Teichtahl, H., Cunnington, D., Ciavarella, S., Gordon, I., & Kalman, J. M. (2008). Prevalence of sleep disordered breathing in paroxysmal and persistent atrial fibrillation patients with normal left ventricular function. *European Heart Journal, 29*(13), 1662–1669.

Stickgold, R. (2005). Sleep-dependent memory consolidation. *Nature, 437*(7063), 1272–1278.

Suzuki, M., Ogawa, H., Okabe, S., Horiuchi, A., Okubo, M., Ikeda, K., et al. (2005). Digital recording and analysis of esophageal pressure for patients with obstructive sleep apnea-hypopnea syndrome. *Sleep & Breathing = Schlaf & Atmung, 9*(2), 64–72.

Taffinder, N. J., McManus, I. C., Gul, Y., Russell, R. C., & Darzi, A. (1998). Effect of sleep deprivation on surgeons' dexterity on laparoscopy simulator. *Lancet, 352*(9135), 1191.

Tamakoshi, A., & Ohno, Y. (2004). Self-reported sleep duration as a predictor of all-cause mortality: Results from the JACC study, Japan. *Sleep, 27*(1), 51–54.

Trinder, J., Kleiman, J., Carrington, M., Smith, S., Breen, S., Tan, N., et al. (2001). Autonomic activity during human sleep as a function of time and sleep stage. *Journal of Sleep Research, 10*(4), 253–264.

Tsai, W. H., Remmers, J. E., Brant, R., Flemons, W. W., Davies, J., & Macarthur, C. (2003). A decision rule for diagnostic testing in obstructive sleep apnea. *American Journal of Respiratory and Critical Care Medicine, 167*(10), 1427–1432.

Van Dongen, H. P., Maislin, G., Mullington, J. M., & Dinges, D. F. (2003). The cumulative cost of additional wakefulness: Dose-response effects on neurobehavioral functions and sleep physiology from chronic sleep restriction and total sleep deprivation. *Sleep, 26*(2), 117–126.

Wang, H., Parker, J. D., Newton, G. E., Floras, J. S., Mak, S., Chiu, K. L., et al. (2007). Influence of obstructive sleep apnea on mortality in patients with heart failure. *Journal of the American College of Cardiology, 49*(15), 1625–1631.

Xie, L., Kang, H., Xu, Q., Chen, M. J., Liao, Y., Thiyagarajan, M., et al. (2013). Sleep drives metabolite clearance from the adult brain. *Science (New York, NY), 342*(6156):373–377.

Yumino, D., Wang, H., Floras, J. S., Newton, G. E., Mak, S., Ruttanaumpawan, P., et al. (2009). Prevalence and physiological predictors of sleep apnea in patients with heart failure and systolic dysfunction. *Journal of Cardiac Failure, 15*(4), 279–285.

第 13 章　心因性高血压

Murray Esler

目录

摘要

　　有假设认为原发性高血压由慢性精神应激所引起,这是一个有争议的假设,与惊恐障碍有相似之处,它提供了复发性应激反应的明确临床模型:①临床共病,高血压患者的惊恐障碍患病率增加 3 倍;②血浆皮质醇均升高;③在惊恐障碍和原发性高血压患者中(健康者除外),单个交感神经纤维通常在一个心动周期内反复发放冲动(这些连续的神经冲动构成了一个应激"特征");④上述两种疾病患者中均存在交感神经内肾上腺素共转运现象,该现象在应激实验模型可观察到;⑤苯乙醇胺-N-甲基转移酶(phenylethanolamine-N-methyltransferase,PNMT)是交感神经元中诱导合成肾上腺素合成酶,是精神压力的明确标志。原发性高血压患者表现出更多的精神压力的表现:脑干去甲肾上腺素能神经元激活(最有可能是 Al 和 AS 神经核),并向下丘脑和杏仁核投射。肾交感神经过度激活在高血压发展的至关重要。在当前生活中流行的高钠膳食情况下,肾交感神经激活提供了高血压发展的"神经""肾脏"和"高钠"机制。放松和减压可以一定程度上降低血压,但其效果低于预期,且不足以控制严重高血压患者的血压。对于严重和难治性高血压,现代普遍成功的治疗方法是直接针对高血压发病的最终共同通路,即一次性经导管传递射频能量消融肾交感神经的血管内肾脏去神经术。

关键词

高血压病(Hypertension)·脑-去甲肾上腺素能的转换(Brain norepinephrine turnover)·肾上腺素(Epinephrine)·血浆皮质醇(Plasma cortisol)·应激生物标志物(Stress biomarkers)·交感神经协同递质(Sympathetic nerve cotransmitter)·交感神经系统(Sympathetic nervous system)·神经源性高血压(Neurogenic hypertension)·苯乙醇胺-N-甲基转移酶(Phenylethanolamine-N-methyltransferase)·应激性高血压(Stress-induced hypertension)

引言

原发性高血压可能由心理机制引起,这是临床上使用间接血压测量的标准方法之前提出来的陈旧观点。Geisbock 曾在书中有关他的男性高血压患者(当时使用手指体积描记仪测量收缩压)部分写道:"人们发现那些身为大公司董事,责任重大、作要求很高的人,以及那些长期从事精神过度劳累的人,更容易变得紧张起来。"(Geisbock et al. 1976)虽然当时寻找原发性高血压是一种心身疾病的证据一直很困难,但随后的逐渐积累起来的支持性证据现在已非常有说服力(Folkow 2004)。有 3 个证据流支持这一观点,包括应激性高血压的实验模型,对精神应激与高血压之间联系的流行病学和临床研究,以及高血压患者应激相关的病理生理学研究。

应激性高血压的实验模型

由于研究人类慢性精神应激与高血压发展的关系存在一定的逻辑和伦理学障碍,目前人们已经建立了相应的实验动物模型。应激性高血压的实验动物模型需符合以下标准:

(1) 血压升高应该是永久性的,即使停止应激刺激后血压仍保持持续升高状态。

(2) 实验动物模型也应出现高血压的心血管并发症,如卒中、动脉粥样硬化、左心室肥厚和心肌梗死。

(3) 动物模型合理且与人类环境和行为有共同点。

在小鼠中开发的一种心理社会性高血压模型(Henry et al. 1975)满足了以上这些先决条件。在 Henry 的小鼠实验中,雄鼠单独"养大",为非社会性的雄鼠,成熟后组成新的社会性雄性小鼠集落,饲养环境避免拥挤。实验过程中雄性小鼠会反复为领土进行激烈斗争,因此无法建立稳定的社会等级制度。雄性小鼠血压进行性升高,这与交感神经系统过度激活和肾素分泌增加有关。实验刚开始不久,将小鼠从雄性集落返回到单独饲养状态时,血压的升高是可逆的。但当小鼠在集落中相互作用 6 个月或更长时间后,血压的升高则变得不可逆并伴有心血管并发症。

流行病学和临床证据

相关动物实验证明了心理应激可导致永久性的高血压并确定了神经机制在高血压发展中的关键作用,但原发性高血压是否由慢性精神应激所致,仍有待进一步研究。

临床研究

应激/高血压之间关系的关键研究证据来自对原发性高血压在其发展阶段的血流动力学的观察(Brod 1960)。这里至关重要的是阐述早期、轻度高血压和长期、更严重高血压的血流动力学差异。其中 Brod 进行的伴轻微高血压的青年男性研究非常关键,他发现轻度高血压患者血流动力学增加(通过检测心输出量和血压),这表明,健康受试者面对实验性精神应激时的"防御反应"持续存在于中度高血压患者中。

其他研究者证实,心脏输出量增加是早期临界性高血压的共同特征(Julius,Conway 1968)。现有的历史纵向研究记录了几十年来高血压患者血流动力学模式的逆转,心输出量正常化、外周血管阻力增加是典型的更严重和长期存在的原发性高血压患者的特点(Lund-Johansen 1994)。血压依赖性小动脉增厚是慢性进行性血管重塑的核心(Folkow 1982;Korner 2007)。在长期高血压患者中血流动力学早期改变消失,心输出量正常或减少。

流行病学研究

流行病学和临床研究证据越来越强烈的支持行为心理学因素在高血压发病中的重要作用,尤其是被抑制的敌对情绪(Harburg et al. 1973;Esler et al. 1977;Perini et al. 1986;Henry,Grim 1990)。重要的是,非裔美国人高血压患病率的增加与高水平的心理社会压力和潜在的肾脏钠潴留的遗传倾向有关,而肾脏钠潴留可能归因于膳食钠摄入缺乏的奴隶船远洋航行。

对特定人群的长期随访研究一直非常有影响力,如对翁布里亚地区隐居修女们的研究(Timio et al. 1988):修女们生活在一个僻静而不变的环境中,血压并没有如预期的一样随年龄的增加而增加。同样重要的是阐述工作场所慢性精神应激与高血压发展联系的相关研究(Steptoe,Willemsen 2004;Chandola et al. 2006)。其他重要研究包括:对移民之后不久即出现血压升高的人群的相关研究,该人群的血压升高主要缘于精神压力的增加,虽然其他如身体活动量以及饮食因素也有一定的影响。与此相关的是,惊恐障碍和高血压常常共病(Davies et al. 1999)。惊恐障碍患者反复发作严重的应激反应,并伴交感神经兴奋和急性血压升高(Alvarenga et al. 2006)。这里我们推测,惊恐障碍患者反复发作的应激反应可引发血压的持续升高和发展。

简而言之,尽管一些患者的原发性高血压可能源于心理因素尚未得到完全证实,但仍有大量支持性实验和临床证据。如本书后续部分所阐述的,精神应激对肾脏的长期作用很可能是血压升高的主要机制(Light,Obrist 1980;Koepke et al. 1988;DiBona 2005)。

应激性高血压的心理动力学和生物学简述

慢性精神应激导致高血压的机制可能是什么? 图 1 给出了应激性高血压的相关通路。持续性的反向刺激(如下所述)(在特定情况下可调整、消除或持续存在),可能导致高血压。如图所示,如果存在强大的社会支持系统或者拥有良好的应对能力,即可以抑制应激源的作用,最大限度地减少其进一步导致的病理生理学或心理病理学影响。同时,遗传和生活方式也存在一定的影响。在应对能力差、缺乏社会支持系统以及存在一定遗传或生活方式倾向的不利环境下,反向性刺激会持续影响进而导致高血压。对于原发性高血压,目前对

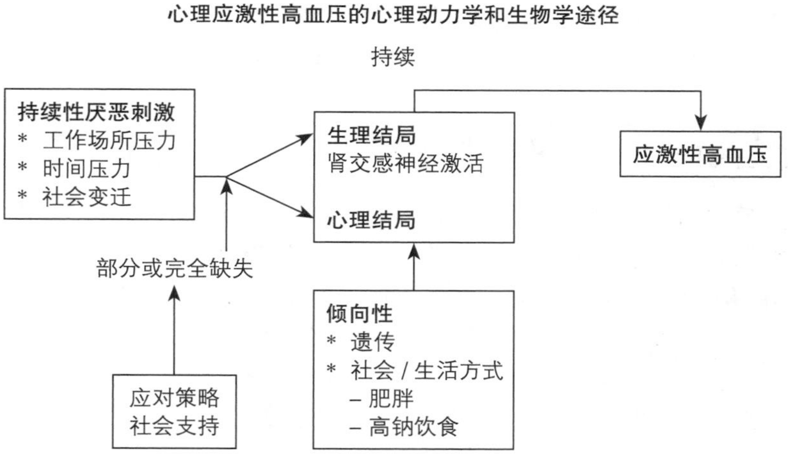

心理应激性高血压的心理动力学和生物学途径

图 1　慢性精神应激引起原发性高血压的可能机制是什么？ 该图显示了应激引起的疾病（包括高血压）的一般途径。持续的反向刺激（可调整、消除或持续存在）在某些特定情况下会导致疾病。如图中所示，如果存在强大的社会支持系统或者拥有良好的应对策略，即可以抑制应激源的作用，并最大限度地减少其进一步导致的病理生理学或心理病理学影响。现已有两种被充分证明的工作环境反向模式可导致高血压（Karasek et al. 1981；Siegrist 1996；Steptoe，Willemsen 2004；Chandola et al. 2006）。首先是"高工作压力"的工作场所，其特点是缺乏对工作节奏、目标和期限的控制。第二个是"付出 - 奖励不平衡"的工作场所，以仅提出严苛的工作要求、个体报酬却难以满足为代表。此外，不可避免的时间压力构成了当今独特的压力源（Klein 2007），电子时代的即时需求加剧了这种压力。应激与高血压关联中涉及的病理生理学包括交感神经系统的持续激活（特别是肾动脉交感神经）与钠的过量摄入相互作用（Koepke et al. 1988；DiBona 2005；DiBona，Esler 2010）

于反向刺激和其介导的病理生理学改变已有一定的认识，但遗传易感因素对其作用目前仍了解不多。

高血压的反向性应激源

　　有两种不良工作环境模式已被充分证明是高血压（以及冠心病）的病因（Karasek et al. 1981；Siegrist 1996）：首先，"高工作压力"工作场所，其特点是缺乏控制工作节奏及其目标和截止日期，其次是"付出 - 奖励失衡"工作场所，其特点是要求努力工作，但因不合理的批评和赞赏缺失而导致个人满足感匮乏。这里因果关系的科学案例具有强有力说服力。怀疑论者通常采取以下形式反驳："对于旧石器时代的狩猎 - 采集社会而言，生活肯定比现在更加紧张"。事实可能不一定如此，不可避免的时间压力构成了当今的独特压力（Klein 2007），电子时代的即时沟通需求加剧了这种情况。时间压力以及当代生活中快速的社会变革所产生的不适感,是高血压发生的关键。下文将讨论应激与高血压可能的中介机制,交感神经系统的持续激活参与其中。

原发性高血压的应激性生物标志物(应激"指纹"图谱)

本节要阐述的主题是,在原发性高血压的发病中,慢性精神应激是主要的驱动因素,而这会留下可识别的应激"指纹"。慢性精神应激与高血压的因果关系仍然是一个有争议的命题,在最近的研究中,我们抛弃了传统的流行病学研究方法(以"测量空中交通管制员的血压"为代表),转而寻找了高血压患者的应激生物标志物(表1)。如下所述,原发性高血压患者去甲肾上腺素能脑干神经元球上神经投射的激活,交感神经持续激活,以及交感神经中肾上腺素作为共递质的释放等发现,都是现假定的应激生物标志物。

表 1 原发性高血压患者的心理应激生物标志物

---

1. 去甲肾上腺素在皮质下脑区的代谢增加
2. 交感神经系统活性增强
3. 交感神经纤维在一个心动周期中的连续多次发放冲动
4. 血浆皮质醇浓度升高
5. 肾上腺素在交感神经中的协同传递
6. 交感神经中出现苯乙醇胺-N-甲基转移酶(PNMT)

这些应激生物标志物在原发性高血压患者中的发现(Esler et al. 2008a,b)进一步丰富了慢性精神应激在高血压发病机制中重要作用的证据。

原发性高血压患者脑内去甲肾上腺素的代谢增加

下丘脑和杏仁核接受脑干去甲肾上腺素能神经元的投射,动物实验显示这些神经投射对刺激交感神经系统外流十分重要。我们开发了一项颈内静脉采样的方法,通过测量去甲肾上腺素及其亲脂性代谢产物进入颈内静脉中的浓度,可检验大脑皮质下和皮质脑区去甲肾上腺素周转(合成率)的变化,进而检验这种机制是否同样适用于人类高血压患者(Ferrier et al. 1992)。通过脑静脉窦扫描(Ferrier et al. 1992)可鉴别出主要来源于皮质下脑区(通常是左侧静脉)的颈内静脉。因脑干相关血液主要汇入脊髓静脉系统,因此这种取样方式可以排除脑干的影响。

通过以上研究,我们发现原发性高血压患者脑内去甲肾上腺素的代谢增加,但上述变化仅限于大脑皮质下区域。该研究结果表明,脑干去甲肾上腺素能A1和A5神经元活性增加(主要投射于下丘脑和杏仁核)以及潜在的精神应激在由交感神经激活介导的高血压发病机制中起重要作用。我们的研究结果发现，内侧杏仁核在 BPH / 2J 遗传性高血压小鼠模型的血压升高中具有重要意义（Jackson et al. 2014），通过 MRI 我们还发现，杏仁核的激活与人体应激诱导的血压升高幅度存在关联（Gianaros et al. 2008）。

交感神经系统激活

交感神经系统的激活是原发性高血压的病理生理学标志（Esler et al. 1988，2010；Grassi et al. 1998，2005；Greenwood et al. 1999；Rumantir et al. 1999；Lambert et al. 2007；DiBona，Esler 2010）。如下所述，现认为肾动脉交感神经的刺激是高血压的关键发病机制。骨骼肌脉管系统的节后交感神经纤维可记录单个交感神经纤维冲动。在原发性高血压发病中通常可检测到单神经纤维连续发放冲动（一个心动周期中多次发放冲动）。

神经系统连续发放冲动对心血管系统具有非常大的影响。单神经纤维连续发放冲动是精神应激的"标志"，与交感神经在非精神应激情境（如肥胖）下的激活相反，在非应激情境下由于静息神经纤维的聚集而表现为多种神经冲动发放频率（Lambert et al. 2007），而不是交感神经的单神经纤维连续冲动发放。

血浆皮质醇浓度

通过检测未治疗的原发性高血压患者和与之相匹配的健康受试者中午血浆皮质醇浓度（Esler et al. 2008a），发现原发性高血压患者的血浆皮质醇浓度为 74（7）ng/ml（均值，标准误），健康对照组的血浆皮质醇浓度为 47（7）ng/ml（$P = 0.03$）。这些发现为高血压患者的高应激水平提供了证据。

交感神经协同递质：肾上腺素

精神应激在原发性高血压交感神经激活中占据重要作用的另一个支持证据来自于相关实验基础，实验中观察到应激激素（肾上腺素）是高血压患者交感神经纤维的协同递质（见表 1）（Rumantir et al. 2000）。Rumantir 和他的同事用同位素稀释法通过静脉输注氚化肾上腺素和心脏冠状窦血液取样证明了这一点。结果表明，高血压患者中肾上腺素占心脏交感神经释放的儿茶酚胺的约 10%。健康人中未观察到肾上腺素在交感神经中的共同释放，而精神应激的实验动物模型存在上述现象。

协同释放的肾上腺素似乎来源于原位合成，主要涉及原发性高血压患者交感神经中的 PNMT（Esler et al. 2008a）。通过前臂或手静脉活检可采集到交感神经组织（这些静脉具有密集的交感神经支配）。主要关注的是 PNMT，这种酶在健康人群的交感神经中并不存在，仅分布于肾上腺髓质以及脑干的肾上腺素合成神经元内。经慢性应激刺激后,可在实验动物交感神经中观察到 PNMT 的诱导合成(Micutkova et al. 2004)。使用免疫印迹染色法对高血压患者静脉活检组织进行交感神经蛋白中的 PNMT 进行检测,免疫印迹采用抗PNMT 的多克隆抗体,使用均质化的人肾上腺组织裂解液作为阳性对照。

通过免疫印迹分析,Esler 等发现 5 位原发性高血压患者中有 4 位存在PNMT,而 6 位健康受试者中均不存在(Esler et al. 2008a,b)。

惊恐障碍是一种典型的反复发作应激反应的临床模型,可以在高血压和惊恐障碍两者之间得出诸多的相似之处(Davies et al. 1999;Esler et al. 2008a,b),这些发现强化了慢性精神应激引起原发性高血压的生物学例证,两者之间同时存在多种神经生物学障碍:

(1)临床共患,原发性高血压患者的惊恐障碍患病率增加 3 倍。

(2)在惊恐障碍和原发性高血压患者中(健康者除外),单个交感神经纤维通常在单个心动周期内重复多次发放冲动。

(3)惊恐障碍和原发性高血压患者交感神经纤维均存在肾上腺素共传递。

(4)原发性高血压和惊恐障碍患者交感神经中存在肾上腺素合成酶——PNMT 合成增加。

高血压病的病理生理机制

诸多的证据支持涉及交感神经系统的神经机制以及慢性精神应激在原发性高血压发病中重要作用(Esler et al. 1988,2010;Grassi et al. 1998,2005;Greenwood et al. 1999;Rumantir et al. 1999;Lambert et al. 2007;DiBona,Esler 2010;Esler et al. 2008a)。令人惊讶的是,与其他疾病不同,皮质醇并未在此过程中发挥主要作用。

交感神经系统

通过记录交感神经兴奋和检测去甲肾上腺素分泌的方法(测量去甲肾上腺素由交感神经释放至血浆的量)已经证明,原发性高血压患者肾脏、心脏和骨骼肌血管系统的交感神经流出的激活总量是通常的 2~3 倍(Esler et al. 1988,2010;Grassi et al. 1998,2005;Greenwood et al. 1999;Rumantir et al. 1999;Lambert et al. 2007;DiBona,Esler 2010)。所有神经源性原发性高血压综合征患者占所有高血压患者的比例不低于 50%,这项估计基于以下数据来源:具有明显交感神经兴奋的原发性高血压患者的比例以及使用抗肾上腺素能药物或装置实现显著血压下降的人数(Krum et al. 2009;Symplicity Investigators 2010)。单纤维交感神经记录表明原发性高血压患者交感神经兴奋频率增加(Greenwood et al. 1999;Lambert et al. 2007)和且单心脏周期内多次兴奋(连续多次兴奋),健康患者中未见上述现象(Lambert et al. 2007;Esler et al. 2008)。

交感神经系统激活会导致血压升高吗?

　　无论是历史还是现代的证据均强烈表明,答案是肯定的。早期阶段,在抗高血压药尚未出现之前,广泛使用的外科交感神经切除术可有效地治疗严重高血压(Smithwick et al. 1956)。在 20 世纪中叶以后开发的抗高血压药物中,大多数也是抗肾上腺素能药物。

　　肾脏动脉交感神经激活(图 2)是高血压的关键发病机制(Dibona,Esler 2010)。曾经我们认为交感神经系统仅会对循环系统产生短暂的影响,在高血压发病中并不重要。然而,现在已知的是肾交感神经对肾小管重吸收钠、肾素释放、肾血流和肾小球滤过率的调节作用均参与了高血压的发病。无论是在轻度、严重高血压前期以及还是在耐药性高血压中,肾交感神经均明显激活(见图 2)。

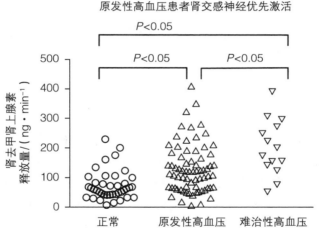

图2　在健康受试者和高血压患者中,使用同位素稀释法测量肾脏去甲肾上腺素释放至血浆的量检测肾交感神经活动,其中许多人肾交感神经明显激活。在未经治疗的轻度 - 中度严重原发性高血压患者中(中间一栏),肾脏去甲肾上腺素释放量总体上明显增加且幅度约为 50% 左右。在平均服用 5 种降压药物的耐药性高血压患者中,肾脏去甲肾上腺素释放量更高,原因在于其高血压,但也可能是其治疗所诱发:血管扩张剂,二氢吡啶类钙通道阻滞剂和利尿剂可刺激肾交感神经系统。该数据来源于 Markus Schlaich,Gavin Lambert 和 Dagmara Hering 尚未发表的结果

神经源性高血压:"不良生活方式高血压"的最终共同通路?

　　大多数的高血压是由肥胖、亚健康的生活方式等引起的,而更应被重视

的则是长期的精神应激引起的高血压,包括来源于工作(Steptoe,Willemsen 2004;Chandola et al. 2006)和生活(Poulter et al. 1990)。有充分的证据表明血压的升高是通过神经机制调节的,在其中尤为重要的是通过兴奋肾动脉交感神经进行调节(Esler et al. 1988,2010;Rumantir et al. 1999;DiBona,Esler 2010)。

毫无疑问,通过非药物方式从根源上抑制肾交感神经兴奋这一慢性病理生理过程是最好的治疗方式。放松和减压疗法取得了有效的降压效果,但鉴于精神应激在病理过程中的重要性,该疗法效果低于预期,但明显优于通过限制能量摄入以及有氧运动减轻体重的降压效果(表2)。对于程度较轻的高血压,非药物的预防及治疗方案效果已经足够。但对于更严重的高血压,尽管长期精神压力是重要的致病因素,但并非决定性因素,因此 Esler 等人采用了肾动脉射频消融来抑制肾交感神经兴奋,从而阻滞了高血压发病的最终共同通路。对于顽固性高血压的患者,尽管这一方式的疗效尚没有完全得到肯定(Esler 2014a,b),但已经取得了一定的效果(Krum et al. 2009;Symplicity Investigators 2010)。

表 2   非药物降压措施:阶梯图

1. 减肥或限制能量摄入	5. 减压或放松练习
2. 反复有氧运动	6. 素食
3. 限制食物中钠的摄入	7. 生物反馈
4. 限制酒精摄入量	

该表格是按照各种非药物方式降压效果的排序,其中不包括抗高血压的设备。运动锻炼以及减肥在列表中居于首位。减压及放松疗法有一定的抗高血压效果,但效果低于根据大量支持"精神性高血压"的证据推测出的预期值,原因可能是维持这些降压方式存在困难。减肥和有氧运动都能抑制交感兴奋,尤其是肾动脉的交感神经。

结论

肾交感神经激活是高血压发病机制中的普遍通路

为什么肾交感神经消融通常可有效降低血压?我们认为在高血压发病机制中应激、交感神经激活、肾脏、食盐摄入等因素具有相互影响,而肾动脉去交感神经消融切断了"戈尔迪之结"(〈喻〉棘手问题)。以前我们一直认为以上几点是引起高血压的独立因素,但实际上这些因素互相间具有协同作用。

人类高血压的肾交感神经激活具有多种诱发因素:肥胖(Rumantir et al.

1999)、久坐不动的生活方式（Meredith et al. 1991）以及慢性精神应激（Tidgren，Hjemdahl 1989），上述因素的普遍存在可解释其高患病率。发达国家社会普遍存在高钠饮食的情况下，肾动脉交感神经激活引起肾小管对钠的过度重吸收，为高血压发展提供了"神经"、"肾脏"和"钠潴留"机制。而肾动脉去交感神经治疗可打破高血压发病机制中应激、钠盐以及神经系统相互之间联结。

（潘江其 译，马文林、张悠扬 校）

参考文献

Alvarenga, M. E., Richards, J. C., Lambert, G., & Esler, M. D. (2006). Psychophysiological mechanisms in panic disorder: A correlative analysis of noradrenaline spillover, neuronal noradrenaline reuptake, power spectral analysis of heart rate variability and psychological variables. *Psychosomatic Medicine, 68*, 8–16.

Brod, J. (1960). Essential hypertension: Haemodynamic observations with a bearing on its pathogenesis. *Lancet, ii*, 773–778.

Chandola, T., Brunner, E., & Marmot, M. (2006). Chronic stress at work and the metabolic syndrome. *British Medical Journal, 332*, 521–524.

Davies, S. J., Ghahramani, P., Jackson, P. R., Noble, T. W., Hardy, P. G., Hippislet-Cox, J., et al. (1999). Association of panic disorder and panic attacks with hypertension. *American Journal of Medicine, 107*, 310–316.

DiBona, G. F. (2005). Physiology in perspective: The wisdom of the body. Neural control of the kidney. *American Journal of Physiology Regulatory Integrative and Comparative Physiology, 289*, R633–R641.

DiBona, G. F., & Esler, M. (2010). Translational medicine: The antihypertensive effect of renal denervation. *American Journal of Physiology Regulatory Integrative and Comparative Physiology, 298*, R245–R253.

Esler, M. (2014a). Illusions of truths in the symplicity HTN-3 trial: Generic design strengths but neuroscience failings. *Journal of the American Society of Hypertension* doi: 10.1016/jash.2014.06.001.

Esler, M. (2014b). The John T Shepherd Lecture. Renal denervation for hypertension: Observations and predictions of a founder. *European Heart Journal*. doi:10.1093/eurheartj/ehu091.

Esler, M., Jennings, G., Korner, P., Willett, I., Dudley, F., Hasking, G., Anderson, W., & Lambert, G. (1988). The assessment of human sympathetic nervous system activity from measurements of norepinephrine turnover. *Hypertension, 11*, 3–20.

Esler, M., Julius, S., Zweifler, A., Randall, O., Harburg, E., Gardiner, H., et al. (1977). Mild high-renin essential hypertension: A neurogenic human hypertension? *New England Journal of Medicine, 296*, 405–411.

Esler, M., Eikelis, N., Schlaich, M., Lambert, G., Alvarenga, M., Dawood, T., et al. (2008a). Chronic mental stress is a cause of essential hypertension: Presence of biological markers of stress. *Clinical and Experimental Pharmacology and Physiology, 35*, 498–502.

Esler, M., Eikelis, N., Schlaich, M., Lambert, G., Alvarenga, M., Kaye, D., et al. (2008b). Human sympathetic nerve biology; Parallel influences of stress and epigenetics in essential hypertension and panic disorder. *Annals of New York Academy of Science, 1148*, 338–348.

Esler, M., Lambert, E., & Schlaich, M. (2010). Point counterpoint: Chronic activation of the sympathetic nervous system is the dominant contributor to systemic hypertension. *Journal of Applied Physiology, 109*, 1996–1998.

Ferrier, C., Esler, M., Eisenhofer, G., Wallin, G., Horne, M., Cox, H., et al. (1992). Increased norepinephrine spillover into the cerebrovascular circulation in essential hypertension: Evidence of high central nervous system norepinephrine turnover? *Hypertension, 19*, 62–69.

Folkow, B. (1982). Physiological aspects of primary hypertension. *Physiological Reviews, 62*, 348–504.

Folkow, B. (2004). Considering the "mind" as a primary cause. In J. I. S. Robertson & A. Zanchetti (Eds.), *Handbook of hypertension* (Hypertension in the Twentieth Century: Concepts and Achievements, Vol. 22, pp. 59–79). Amsterdam: Elsevier.

Geisbock, F., Cited in Julius, S., & Esler, M., (Eds.) (1976). *The nervous system in arterial hypertension*. Springfield: Charles C Thomas; page xii.

Gianaros, P., Sheu, L., Matthews, K., Jennings, J., Manuck, S., & Hariri, A. (2008). Individual differences in stressor-evoked blood pressure reactivity vary with activation, volume, and functional connectivity of the amygdala. *Journal of Neuroscience, 28*, 990–999.

Grassi, G., Colombo, M., Seravalle, G., Spaziani, D., & Mancia, G. (1998). Dissociation between muscle and skin sympathetic nerve activity in essential hypertension, obesity, and congestive heart failure. *Hypertension, 31*, 64–67.

Grassi, G., Dell'Oro, R., Quarti-Trevano, F., Scopelliti, F., Seravalle, G., Paleari, F., et al. (2005). Neuroadrenergic and reflex abnormalities in patients with the metabolic syndrome. *Diabetologia, 48*, 1359–1365.

Greenwood, J. P., Stoker, J. B., & Mary, D. A. S. G. (1999). Single-unit sympathetic discharge. Quantitative assessment in human hypertensive disease. *Circulation, 100*, 1305–1310.

Harburg, E., Erfurt, J. C., & Hauenstein, L. S. (1973). Socio-ecological stress, suppressed hostility, skin colour, and black-white male blood pressure: Detroit. *Psychosomatic Medicine, 1973*(35), 276–296.

Henry, J. P., & Grim, C. E. (1990). Psychosocial mechanisms of primary hypertension. *Journal of Hypertension, 8*, 783–793.

Henry, J. P., Stephens, P. M., & Santisteban, G. A. (1975). A model of psychosocial hypertension showing reversibility and progression of cardiovascular complications. *Circulation Research, 36*, 156–164.

Jackson, K., Palma-Rigo, K., Nguyen-Huu, T., Davern, P., & Head, G. (2014). Major contribution of the medial amygdala to hypertension in BPH/2J genetically hypertensive mice. *Hypertension, 63*, 811–818.

Julius, S., & Conway, J. (1968). Hemodynamic studies in patients with borderline blood pressure elevation. *Circulation, 38*, 282–288.

Karasek, R., Baker, D., & Marxer, F. (1981). Job decision latitude, job demands, and cardiovascular disease: A prospective study of Swedish men. *American Journal of Public Health, 71*, 694–705.

Klein, S. (2007). The secret pulse of time. S. *Fischer Verlag, Berlin,* 2006 (Translation, Avalon Publishing Group, USA).

Koepke, J. P., Jones, S., & DiBona, G. F. (1988). Stress increases renal nerve activity and decreases sodium excretion in Dahl rats. *Hypertension, 11*, 334–338.

Korner, P. I. (2007). *Essential hypertension and its causes. Neural and non-neural mechanisms.* Oxford: Oxford University Press.

Krum, H., Schlaich, M. P., Whitbourn, R., Sobotka, P., Sadowski, J., Bartus, K., Kapelak, B., et al. (2009). Catheter-based renal sympathetic denervation for resistant hypertension: A multicentre safety and proof-of-principle cohort study. *The Lancet, 373*, 1275–1281.

Lambert, E., Straznicky, N., Schlaich, M. P., Dawood, T., Hotchkin, E., Esler, M. D., et al. (2007). Differing patterns of sympathoexcitation in normal weight and obesity-related hypertension. *Hypertension, 50*, 862–868.

Light, K. C., & Obrist, P. A. (1980). Cardiovascular reactivity to behavioral stress in young males with and without marginally elevated casual systolic pressures: Comparison of clinic, home, and laboratory measures. *Hypertension, 2*, 802–808.

Lund-Johansen, P. (1994). Haemodynamics of essential hypertension. In J. D. Swales (Ed.),

Textbook of hypertension (pp. 61–76). Oxford: Blackwell Sci Publ.

Meredith, I. T., Friberg, P., Jennings, G. L., Dewar, E. M., Fazio, V. A., Lambert, G. W., et al. (1991). Regular exercise lowers renal but not cardiac sympathetic activity in man. *Hypertension, 18*, 575–582.

Micutkova, L., Krepsova, K., Sabban, E., Krizanova, O., & Kvetnansky, R. (2004). Modulation of catecholamine-synthesizing enzymes in the rat heart by repeated immobilization stress. *Annals of the New York Academy of Sciences, 1018*, 424–429.

Perini, C., Muller, F. B., Rauchfleisch, U., Battegay, R., Hobbi, V., & Buhler, F. R. (1986). Hyperadrenergic borderline hypertension is characterized by suppressed aggression. *Journal of Cardiovascular Pharmacology, 8*(Suppl 5), 53–56.

Poulter, N. R., Khaw, K. T., Hopwood, B. E. C., Mugambi, W., Peart, W. S., Rose, G., et al. (1990). The Kenyan Luo migration study: Observations on the initiation of the rise in blood pressure. *BMJ, 300*, 967–972.

Rumantir, M. S., Vaz, M., Jennings, G. L., Collier, G., Kaye, D. M., Seals, D. R., et al. (1999). Neural mechanisms in human obesity-related hypertension. *Journal of Hypertension, 17*, 1125–1133.

Rumantir, M. S., Jennings, G. L., Lambert, G. W., Kaye, D. M., Seals, D. R., & Esler, M. D. (2000). The "adrenaline hypothesis" of hypertension revisited: Evidence for adrenaline release from the heart of patients with essential hypertension. *Journal of Hypertension, 18*, 717–723.

Siegrist, J. (1996). Adverse health effects of high-effort/low-reward conditions. *Journal of Occupational Health Psychology, 71*, 694–705.

Smithwick, R. H., Bush, R. D., Kinsey, D., & Whitelaw, G. P. (1956). Hypertension and associated cardiovascular disease; Comparison of male and female mortality rates and their influence on selection of therapy. *Journal of the American Medical Association, 160*, 1023–1026.

Steptoe, A., & Willemsen, G. (2004). The influence of job control on ambulatory blood pressure and perceived stress over the working day in men and women from the Whitehall II cohort. *Journal of Hypertension, 22*, 915–920.

Symplicity HTN-2 Investigators. (2010). Renal sympathetic denervation in patients with treatment-resistant hypertension (the symplicity HTN-2 trial): A randomized controlled trial. *Lancet, 376*, 1903–1909.

Tidgren, B., & Hjemdahl, P. (1989). Renal responses to mental stress and epinephrine in man. *American Journal of Physiology, 257*, F682–F689.

Timio, M., Verdechioa, P., Rononi, M., Gentili, S., Francucci, B., Bichisao, E., et al. (1988). Age and blood pressure changes: A 20 year follow-up study of nuns of a secluded order. *Hypertension, 12*, 457–461.

第 14 章　应激性心肌病

Ilan S. Wittstein

目录

> **关键词**
>
> 应激性心肌病（Stress cardiomyopathy）·Tako-Tsubo 心肌病（Takotsubo cardiomyopathy）·心尖球形综合征（Apical ballooning）·儿茶酚胺（Catecholamines）·交感神经系统（Sympathetic nervous system）

引言

近几十年来,大量证据揭示急性心理应激与心血管疾病发病率及死亡率的强烈相关。精心设计的病例交叉研究显示:急性情绪应激源、愤怒和悲伤可将心肌梗死的风险提升两倍以上（Mittleman et al. 1995；Steptoe et al. 2006）。基于大型人群的研究显示：情感创伤事件如地震（Leor et al. 1996）与战争（Meisel et al. 1991）可致心肌梗死和猝死发病率的增长。急性应激性心脏病的发病率与死亡率的病理生理学机制包括冠状动脉血管收缩（Kop et al. 2001）、急性斑块破裂（Burke et al. 1999）和致命的室性心律失常（Steinberg et al. 2004），但到目前为止，关于急性心理应激对心脏收缩功能的影响仍知之甚少。

过去十年内，一种由情绪或心理应激导致急性心力衰竭的新征候群见诸记述。患有应激性心肌病（stress cardiomyopathy，SCM）的患者的典型表现有胸痛、心电图异常、心肌损伤标志物升高和局灶性左心室壁运动异常，因此多年以来这一病症常常与急性冠状动脉综合征混淆。然而随着对 SCM 的逐步了解，SCM 独有的临床特征、病理生理学与急性心肌梗死显然不同。SCM 的具体机制尚不明确，但似乎是与独立于斑块破裂与冠状动脉血栓形成之外的交感介导的心肌顿抑有关。

本章节将综述 SCM 的患病率、临床特征、预后与治疗。将详细讨论病理生理学机制和可能提升个体易感性的因素。特别的是，越来越多的证据表明，具有情绪障碍与焦虑的个体患 SCM 的风险可能更高，文中将呈现支持这一新兴关系的有效数据。

命名

在过去的二十年内，医学文献中对 SCM 有过很多不同命名。20 世纪 90 年代初，日本学界将其称为 Takotsubo 心肌病，并将其视作一种由多血管冠状动脉痉挛造成的急性心肌功能障碍（Dote et al. 1991）。"Takotsubo（蛸壶）"指的是一种宽底窄颈、用于捕捉章鱼的罐子，形状与患者的异常左心室很像。在整个 90 年代，对 Takotsubo 心肌病的报道几乎由日本医学文献独占。2001 年，当日本学者们终于开始在美国的医学杂志大量发表此类患者时，他们将这一情况称为暂时的左心室心尖球形综合征（Tsuchihashi et al. 2001），因为这种描述西方读者更易理解接受。对这种综合征在医学文献的描述仍相对模糊不清，直到 2005 年，来自美国的两个独立系列研究在同一周内相继发表（Sharkey et al. 2005；Wittstein et al. 2005）。文章正式介绍了应激性心肌病和心碎综合征的名称（Wittstein et al. 2005），并通过媒体报道迅速普及，引起全世界对这一先前未受充分重视的疾病的广泛关注。2006 年 SCM 被美国心脏协会在一篇科学声明中正式归类为一种获得性原发性心肌病（Maron et al. 2006）。过去十年内，关于 SCM 的医学文献数目出现了惊人增长，而以上提及的四个名字继续交替使用。在本章中采用应激性心肌病这一名称，但读者应注意，目前学界尚未就综合征的最佳名称达成明确共识。

发病率

　　SCM 一度被认为是一种罕见疾病,但从迅速增多的医学文献中可清楚看出,这种综合征比人们最初认为的要普遍得多。大量回顾性系列研究已证明:因疑似急性冠状动脉综合征(acute coronary syndrome, ACS)住院的患者中,约有 1%~2% 最终被确诊为 SCM(Akashi et al. 2005;Bellandi et al. 2012;Bybee et al. 2004;Eshtehardi et al. 2009;Haghi et al. 2006;Parodi et al. 2007;Previtali et al. 2009;Showkathali et al. 2014;Wedekind et al. 2006)。疑似患有 ACS 的女性患者中,SCM 的发病率甚至可能为 5%~7%。Deshmukh 团队使用全国住院患者样本数据库(美国社区医院 20% 的样本)估计 2008 年 SCM 在美国的患病率。以 ICD-9 出院诊断码 429.83 为准,该团队发现 6 837 个 SCM 病例,约占这一年度美国住院总人数的 0.02%(Deshmukh et al. 2012)。这些研究均可能低估 SCM 的真实发生率,因为它们只包括那些疑似 ACS 并接受冠状动脉造影的患者,并没有包含住院病房以及内科/外科/神经重症监护室中发生的病例:在这些部门,这种综合征很普遍,但往往不被认定。Park 团队的研究证实了这一点,该研究显示,因非心脏疾病而住进内科重症监护病房的患者的 28% 有左心室心尖球形综合征的超声心动图证据(Park et al. 2005)。若要充分了解 SCM 的真实发生率,还需不同分专业的医生具有更广泛的认识,并进行更大规模的前瞻性研究。

患者人口统计学资料

　　虽然 SCM 最初是由日本学界记述的,但现在很明显的是,具有不同族裔和种族背景的人群都会发生 SCM,全世界都有大型系列研究的报道(Citro et al. 2012;Eitel et al. 2011;Elian et al. 2006;Eshtehardi et al. 2009;Isogai et al. 2014;Kwon et al. 2013;Looi et al. 2012;Murakami et al. 2014;Nunez Gil et al. 2015;Parodi et al. 2011;Redfors et al. 2015;Schultz et al. 2012;Sharkey et al. 2010;Song et al. 2012;Weihs et al. 2013)。在所有这些系列研究中,普遍观察到:SCM 主要影响女性(表 1),一些系统性评价表明女性约占文献中报道案例的 90%(Gianni et al. 2006;Pelliccia et al. 2015;Pilgrim;Wyss 2008)。尽管 SCM 在各个年龄段乃至儿童个体中均可发生,大部分报道的案例平均年龄为 55~77 岁的年长绝经女性(Gianni et al. 2006;Pelliccia et al. 2015;Pilgrim and Wyss 2008)。实际上,年龄大于 55 岁的女性患 SCM 的风险为 55 岁以下女性的 4.8 倍(Deshmukh et al. 2012)。在美国,SCM 主要影响高加索(白人)女性,而在非裔美国人、西班牙

裔和亚裔人口中发生的频率要低得多（Deshmukh et al. 2012）。与其他疾病的住院患者相比，SCM 患者的收入似乎更高，并且从邮编看似乎生活在更富裕的地区（El-Sayed et al. 2012）。

传统冠状动脉危险因素在 SCM 患者中也很常见（表 1）。在一项对 1 109 例 SCM 患者进行的大型系统性评价中，54% 的病例有高血压，32% 有高血脂，17% 有糖尿病，22% 的患者吸烟（Pelliccia et al. 2015）。而这些危险因素在 SCM 患者群体中的流行率仍低于急性心肌梗死患者（El-Sayed et al. 2012；Falola et al. 2013）。其他常观察到的并发症包括慢性阻塞性肺部疾病、脑血管疾病、甲状腺疾病、脓毒症和恶性肿瘤（Burgdorf et al. 2008a；El-Sayed et al. 2012；Falola et al. 2013；Pelliccia et al. 2015；Regnante et al. 2009）。另外，一些系统研究与系统性评价显示 SCM 患者心理障碍发病率高：他们抑郁或焦虑的可能性为其他急性冠状动脉综合征患者的 2~3 倍（El-Sayed et al. 2012）。这些观察表明，慢性情绪障碍和焦虑可能是 SCM 的有效危险因素。本章稍后将更详细地讨论对这种关联的可能解释。

临床症状与表现

SCM 的患者可能出现与急性心肌梗死无法区分的症状。最常见的症状是胸痛和呼吸急促（见表 1），但其他症状可能包括出汗、恶心、虚弱，甚至晕厥。大多数患者在发病时血流动力学稳定，但多达三分之一的人可能有严重并发症，包括失代偿性心力衰竭、心源性休克和恶性室性心律失常。一些中心报道 SCM 的心力衰竭发病率高达 45%（见表 1），其危险因素包括年龄 > 70 岁、生理压力源和射血分数（ejection fraction，EF）<40%（Madhavan et al. 2011）。需进行血管加压药支持或主动脉内球囊反搏术（intra-aortic balloon counterpulsation，IABP）在大部分系列研究中，心源性休克在多达 20% 的病例中出现，而致命的心律失常仅在少于 10% 的患者中出现（见表 1）。SCM 的其他并发症包括左心室流出道梗阻（De Backer et al. 2014）、急性二尖瓣反流（Izumo et al. 2011）、心尖血栓形成和心源性卒中（de Gregorio et al. 2008）、心包炎和罕见的心脏破裂（Kumar et al. 2011）。

一些报告表明，SCM 的发生可能存在一定时间模式。与冬季达到发病率顶峰的急性心肌梗死不同，一些研究表明 SCM 的发病率在夏季最高（Aryal et al. 2014；Citro et al. 2009；Deshmukh et al. 2012；Song et al. 2013）。一些报告还表明 SCM 最常发生在早上（Citro et al. 2009；Song et al. 2013），而 Sharkey 团队发现发病率最高是正午到下午 4 点之间（Sharkey et al. 2012）。仍需更多研究，以更好了解这些观察结果是 SCM 患者交感神经系统活动的昼夜节律模式造成

表 1　对 SCM 的临床特征的大型案例系列研究

出处	患者数	已确定触发因素/%	平均年龄/岁	女性比例/%	HTN/%	HLD/%	DM/%	TOB/%	CP/%	SOB/%	CHF/%	休克/%	VT/VF/%	住院死亡率/%
Tsuchihashi 等 (2001)	88	73	67	86	48	24	12	NR	67	7	37	20	9	1
Elesber 等 (2007)	100	56	66	95	52	33	5	38	77	8	44	7	2	2
Regnante 等 (2009)	70	67	67	95	66	49	14	47	77	40	NR	9	4	1.4
Singh 等 (2010)	114	83	64(NA) 71(A)	93	66	33	8	47	69	18	10	7	1	1
Sharkey 等 (2010)	136	89	68	96	43	NR	NR	NR	63	18	NR	NR	NR	2
Previtali 等 (2011)	128	59	67	98	59	45	7	23	69	23	10b	10b	2	0.8
Eitel 等 (2011)	256	71	69	89	73	26	19	20	88a	88a	NR	NR	0	1.6
Parodi 等 (2011)	116	69	73	91	54	30	9	24	72	NR	17	5	1	2
Madhavan 等 (2011)	118	76	70	97	62	NR	13	NR	63	52	45	21	NR	3
Looi 等 (2012)	100	69	65	95	35	29	11	16	78	41	14	4	5	1

续表

出处	患者数	已确定触发因素/%	平均年龄/岁	女性比例/%	HTN/%	HLD/%	DM/%	TOB/%	CP/%	SOB/%	CHF/%	休克/%	VT/VF/%	住院死亡率/%
Citro 等(2012)	190	72	66	92	48	34	6	18	80	11	16	6	4.5	2.8
Schultz (2012)	115	100	64	86	31	NR	7	14	NR	NR	38	14	6	6
Song 等(2012)	137	80	59	74	34	NR	18	6	52	56	42	35	13	9
Kwon 等(2013)	208	89	66	73	51	16	26	19	37	42	26	11	4	8.7
Weihs 等(2013)	179	57	69	94	77	24	20	18	82	32	4.5	3.4	1.7	0.6
Nunez Gil 等(2015)	202	73	70	90	67	41	15	15	80	45	34	8	5	2.4
Redfors 等(2015)	302	NR	66	84	41	21	10	18	NR	NR	NR	5	3	NR

A (apical ballooning variant) 心尖球形综合征变种,CHF (congestive heart failure during admission) 入院期间充血性心力衰竭,CP (chest pain on admission) 入院期间胸痛,DM (history of diabetes mellitus) 糖尿病史,HLD (history of hyperlipidemia) 高血脂病史,HTN (history of hypertension) 高血压病史,NA (non-apical ballooning variant) 非心尖球形综合征变种,NR (not reported) 未报告,SOB (shortness of breath on admission) 入院时呼吸短促,TOB (current or prior tobacco use),VF (ventricular fibrillation) 心室颤动,VT (ventricular tachycardia) 室性心动过速,Yrs (years) 岁。

[a]88% 患 CP 和 / 或呼吸困难。

[b]10% 有心力衰竭或休克。

的,还是仅仅反映这些人最经常遭受手术、治疗操作和其他日常应激源。

诊断与临床特征

　　尽管 SCM 在近 25 年前就已被首次记述,目前却仍缺乏被统一接受的诊断标准。梅奥诊所调查人员于 2004 年提出了第一个也是最广泛引用的标准,并在 2008 年修改(Prasad et al. 2008)。自那时起提出诊断标准的其他组织还包括日本 Takotsubo 心肌病研究组(Kawai et al. 2007)、Takotsubo 意大利联合会、哥德堡小组(Redfors et al. 2014),还有约翰·霍普金斯小组(Wittstein 2012)。最近的回顾表明所有提出的标准之间都有细微差别和限制(Redfors et al. 2014b)。约翰·霍普金斯诊断标准由强制性和非强制性标准两部分组成,见表 2。以下 6 项标准可用于可靠诊断 SCM,并将其与急性心肌梗死区分开来:

表 2　建议采用的约翰·霍普金斯 SCM 诊断标准

有效但非强制性标准:
　　可识别的急性触发(情绪性或生理性)
　　典型的心电图变化,可能包括以下部分或全部:
　　　– 入院时 ST 段抬高(通常幅度 <2mm,通常不伴有 ST 段水平压低)
　　　– 广泛性深 T 波倒置(入院时可能存在,也可能在住院前几天出现)
　　　– QT 间隔延长(通常在 24~48 小时内出现)
　　心肌肌钙蛋白轻度升高(考虑到室壁运动异常的程度,往往会出现不成比例的低水平)
强制性标准(3 种标准必须同时满足):
　　无冠状动脉血栓形成且血管造影证实无斑块破裂
　　局部心室壁运动异常,且范围超过单一心外膜血管分布区
　　局部心室壁运动异常完全恢复(通常在几天到几周内)

　　急性应激的存在:即使在不需做出 SCM 诊断时,出现这一综合征的大部分患者都可能有急性情绪应激或生理应激源。正是这一观察使得 SCM 获名应激性心肌病(Wittstein et al. 2005),这也是认为增强交感神经刺激是该综合征发病机制的核心原因之一。早期报告主要强调 SCM 的情绪触发因素,但对这种综合征的深入认识表明,SCM 也可由各种各样的生理应激源引起(Sharkey et al. 2010)。在约翰·霍普金斯小组的观察中,最常见的情绪触发为失去所爱之人的悲伤,而常见的生理应激源包括神经紊乱(例如卒中、癫痫发作或蛛网膜下腔出血)、呼吸问题(例如肺炎、哮喘加重)和外科手术(表 3)。尽管对应激源的识别是普遍的,并且应引起对患 SCM 可能性的怀疑,但不是所有的患者

都表现有明显诱因。约翰·霍普金斯医院收治的 SCM 患者中,约有 5% 没有可鉴别到的触发因素,而其他系列报告中的这一比例要更高(见表 1)。在对 1 109 名 SCM 患者进行的系统性回顾中,74% 的患者出现急性情绪或生理触发,而 26% 的患者没有可鉴别的诱因(Pelliccia et al. 2015)。

表 3　约翰·霍普金斯标准的可诱发 SCM 的急性应激

情绪应激源

悲伤	至爱之人的离世,宠物死亡,住宅烧毁
恐惧	机动车事故,严重幽闭恐怖,遭受抢劫
愤怒	家庭纠纷,法庭上的愤怒
焦虑	恐慌发作,对公开演讲的焦虑,对手术的焦虑,对家庭成员患病的焦虑,婚姻压力
惊讶	惊喜的生日聚会,意外与家人团聚

生理应激源

神经损伤	蛛网膜下出血,癫痫发作,卒中,硬膜下血肿,颅内出血,头部枪伤,脑质量,偏头痛
手术 / 治疗	矫形外科手术,剖腹探查术,腹主动脉瘤修复,肾上腺切除术,颈椎手术,脓胸手术,甲状腺切除术
呼吸	肺炎,哮喘加重,肺栓塞,气胸
药物相关	肾上腺素给药,多巴酚丁胺给药,可卡因使用,氯羟去甲安定停药,可乐定停药,5- 氟尿嘧啶输注,抗抑郁药停药
晕厥	包括晕厥、近晕厥和严重眩晕
重体力作业	搬运重型家具,铁人三项,繁重的家务,性生活
胃肠	恶心和呕吐,胃肠道出血,小肠梗阻,急性胰腺炎
代谢	糖尿病酮症酸中毒,急性低血糖,急性低钠血症
重度痛	肾结石,严重的肌肉痉挛,骨折
心动停止	室性心动过速,心室颤动
过敏反应	输血反应,药物过敏,蜂蜇
脓毒症	

典型的心电图特征:SCM 患者可有多种心电图(electrocardiogram,ECG)结果。在急性发病期,ECG 可能正常,也可能出现特异性 ST 段和 T 波异常,甚至出现明显的 ST 段抬高(图 1)。需强调,目前为止仍没有发现能绝对诊断为 SCM,并将其与急性心肌梗死完全可靠区分的 ECG 结果,因此 ST 段抬高的患

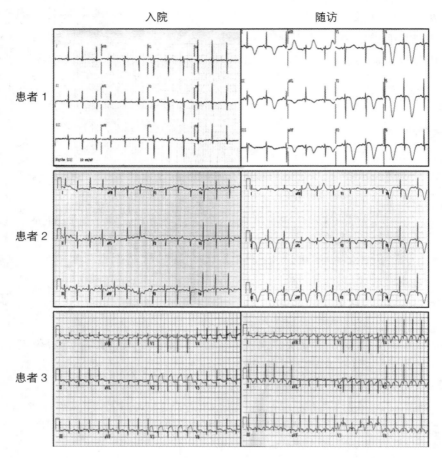

图 1   3 例 SCM 患者入院及随访（入院后 48 小时内）时的心电图表现。患者 1 的 ECG 显示入院时有轻度非特异性 T 波变化，而患者 2 入院时有更冗长的 ST-T 波异常。患者 3 在最初发病时有广泛 ST 段抬升和前室间隔 Q 波。尽管最初出现的心电图很不一样，在入院 48 小时内 3 名患者都出现包括深广泛 T 波倒置和显著延长的 QT 间期在内的特征性心电图。注意，患者 3 入院时观测到的先前 Q 波在随访心电中已经开始消退

者通常被建议进行紧急冠状动脉造影。一些研究人员发现，与急性心肌梗死相比，SCM 患者的心前导联中 ST 段提升的幅度通常较小（Sharkey et al. 2008）并且相比之下少有 ST 段压低（Ogura et al. 2003）。SCM 患者也可在心前导联中出现 Q 波。与急性心肌梗死相比，这些 Q 波通常很短暂，并被认为是继发于心肌水肿而不是组织坏死。在初次发病的 24~48 小时内，许多 SCM 患者出现独特的心电图表现，包括常常同时出现与心前导联与肢体导联的深对称 T 波倒置和 QT 间隔延长（图 1）（Wittstein et al. 2005）。虽然 QT 间隔延长通常在

几天内好转,但 T 波倒置可需几天、几周,甚至几个月的时间恢复正常(Mitsuma et al. 2007)。

典型的心脏生化标志物特征:大多数 SCM 患者在发病时会出现心肌损伤标志物升高。这些标志物的水平通常很低,与这些患者通常出现的广泛左心室功能障碍不成比例,表明 SCM 中心肌坏死极少。相比之下,SCM 患者的 B 型利钠肽(brain natriuretic peptide,BNP)水平入院时通常明显升高(Wittstein et al. 2005)而往往比急性心肌梗死患者的水平高得多(Doyen et al. 2014)。尽管 SCM 的诊断不能单独由心脏生化标志物确定,几位作者指出发病时提升的 BNP 和肌钙蛋白水平可将 SCM 与急性心肌梗死区分开,且具有合理的灵敏度和特异性(Doyen et al. 2014;Frohlich et al. 2012)。

无急性斑块破裂或冠状动脉血栓:大多数 SCM 患者接受血管造影时冠状动脉正常(Gianni et al. 2006;Pilgrim;Wyss 2008),但常有非阻塞性冠状动脉粥样硬化(Hoyt et al. 2010;Winchester et al. 2008)。因 SCM 患者可表现胸痛、动态心电改变、心肌酶升高和局灶性左心室壁运动异常,多数情况下建议用冠状动脉造影排除急性斑块破裂和冠状动脉血栓,即两种可确诊急性冠状动脉综合征并排除 SCM 的结果。有趣的是,尽管没有闭塞性心外膜血管疾病,SCM 患者依然常出现冠状动脉血流异常,这提示急性微循环损伤可能是该综合征发病机制的关键。

心室"膨胀":SCM 最明显的临床特征也许就是左心室不寻常的外观,可通过发病时的心室造影或超声心动图看到。与急性梗死患者不同,SCM 患者的左心室收缩异常范围超出单一的血管分布区。大多数患者心室的尖端和中段有运动障碍或严重运动机能减退,但心室的底部却没有,这种收缩模式被称为左心室心尖球形综合征(图 2)。该综合征已有多种变种记述,而其中心脏的中下部分均出现机能障碍,但底部均无(Hurst et al. 2006;Reuss et al. 2007)。出现这种中段与底部的膨胀模式约占 SCM 病例的 20%,并且在男性和年轻患者中更常见(Nishida et al. 2014;Song et al. 2011)。尽管 SCM 的原发特征是左心室收缩功能障碍,也有约三分之一的患者将同时出现右心室功能障碍(A. A. Elesber et al. 2006)。双室同时发生障碍的患者在急性发病过程中更容易出现心力衰竭和血流动力学不稳定。

左心室功能恢复:SCM 的特点是能够完全且快速恢复心室收缩功能。尽管恢复率因人而异,但大多数患者可在首发症状后 1 周内表现出收缩功能明显好转,在第 3 周结束前完全恢复。也有某些案例报告左心室恢复持续整整 1 年时间(Sharkey et al. 2010),但这些病例均非典型。一般说,如果左心室收缩功能在首发症状后的 12 周内没有完全恢复正常,应考虑其他诊断。

舒张期 收缩期

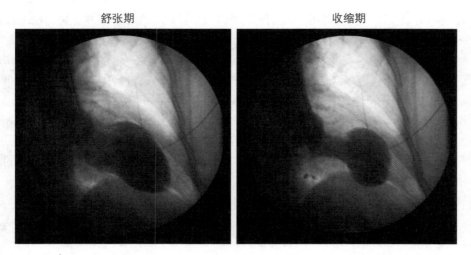

图2　SCM患者舒张期(左)与收缩期(右)的左心室造影。注意心尖球形综合征的典型模式,具有尖端和中段心室壁运动障碍但底部收缩性正常的特点

其他有效诊断工具

几种影像学方法可帮助诊断SCM,并将其与急性梗死区分。心脏磁共振成像(magnetic resonance imaging,MRI)提供了两个心室局部壁运动异常的分析,并能有效识别心尖的各种膨胀模式。有些研究表明SCM患者的心脏MRI具有心肌水肿,且无延迟增强(late gadolinium enhancement,LGE)特征。这些发现指示心肌具有活力且无坏死,并有助于区分SCM和其他急性病变,如心肌梗死与急性心肌炎(Eitel et al. 2011;Haghi et al. 2007;Sharkeyet al. 2005;Wittstein et al. 2005)。

正电子发射断层扫描(positron emission tomography,PET)也用于研究SCM患者的心肌代谢活动。使用含F-18的氟脱氧葡萄糖(fluorodeoxyglucose,FDG)的PET的研究表明,即使心肌灌注正常或仅轻微减弱,在运动障碍的心室局部也有显著代谢减退(Feola et al. 2006;Yoshida et al. 2007)。这一独特代谢紊乱的机制尚不明确,但可能由交感介导的微循环功能障碍或儿茶酚胺直接介导的肌细胞葡萄糖利用减退导致。

应激性心肌病的治疗

在急性发病期对SCM的治疗主要为支持性治疗。血液动力学稳定的患者常以利尿剂、血管紧张素转换酶(angiotensin-converting enzyme,ACE)抑制

剂和 β- 受体阻滞剂治疗,但证明以上药物对此人群有利的数据很少。一项研究表明,ACE 抑制剂的预防性治疗对将发生 SCM 的患者休克、室性心律失常和死亡具有保护作用(Regnante et al. 2009),但预使用 β- 受体阻滞并没有类似保护作用(Palla et al. 2012;Regnante et al. 2009)。伴有心尖球形综合征的SCM 患者,发生血栓与随后的心脏血栓并发症的风险尤其高(de Gregorio et al. 2008),因此推荐采用短期抗凝血,除非有明确禁忌症存在。对发病时血流动力学不稳定的患者,有报告的治疗包括强心剂和血管加压药支持、IABP、体外膜式人工氧合法(Bonacchi et al. 2015),甚至临时左心室机械支撑(Zeballos et al. 2012)。儿茶酚胺给药伴随着 SCM 患者的左心室流出道梗阻(Sharkey et al. 2005)和死亡率上升(Lee et al. 2010),使用 IABP 来支持血流动力学不稳定的患者,并尽可能避免外源性儿茶酚胺,这已成为约翰·霍普金斯标准做法。幸运的是,强力的血流动力学支持很少需超过几天,因为即使是最脆弱的 SCM 患者通常也会表现出快速的临床改善。

对 SCM 长期治疗尚无共识。虽然在急性期使用 ACE 抑制剂和 β- 受体阻滞剂看似合理,但一旦左心室收缩功能已恢复正常,这些药物的作用完全未知。在对 1 664 例患者进行的系统性回顾中(Singh et al. 2014),使用 ACE 抑制剂或血管紧张素受体阻滞剂(angiotensin receptor blockers,ARBs)进行慢性治疗似乎降低 SCM 复发风险,而在对 511 例患者的复发率的单独 META 分析中,ACE 抑制剂、β- 受体阻滞剂、阿司匹林和他汀类对 SCM 复发的风险没有影响(Santoro et al. 2014)。目前尚无前瞻性的临床试验来检查标准药物治疗对 SCM 患者的治疗结果,而在约翰·霍普金斯标准中,一旦左心室收缩功能完全恢复,就中断 ACE 抑制剂和 β- 受体阻滞剂已是常规做法。一部分 SCM 患者可能会在首发症状后数周至数月内继续出现发作性胸部不适,而硝酸盐往往能有效缓解这些患者的症状。

SCM 患者中,抑郁和焦虑的流行率高,但这一人群中抗抑郁药物的使用对发病率和死亡率的影响仍无前瞻性研究。Dias 团队报告,SCM 患者中抗抑郁药的使用伴随着住院死亡率与长期死亡率增加(Dias et al. 2014)。虽然抗抑郁药物使用可能只是鉴别出一组具更严重精神疾病的患者,选择性去甲肾上腺素重摄取抑制剂(selective norepinephrine reuptake inhibitors,SNRIs)等药物也很可能会通过增加局部心肌儿茶酚胺浓度加速 SCM 患者心脏中毒。在获得更多有效数据前,避免让 SCM 患者常规使用抗抑郁药物比较合理。

预后与复发

大多数文献表明,具有良好的短期和长期预后和相对较低的复发风险。

不同系列研究报告的住院死亡率从低于 1% 到 9% 不等（见表 1），其中绝大多数都是非心脏原因造成。在一项对 11 个国家的 2 120 名 SCM 患者进行的大型 META 分析中，住院死亡率为 4.5%，且男性的住院死亡率是女性的 3 倍（Singh et al. 2014）。Brinjikji 团队发现，2008—2009 年度全国住院样本中的24 701 名确诊为 SCM 的患者的住院死亡率为 4.2%，与前述研究相近（Brinjikji et al. 2012）。与先前的研究一致的是，绝大多数死亡的患者都有潜在的危重病，即从急性生理与慢性健康评估（Acute Physiology and Chronic Health，APACHE）Ⅱ 的更高得分来看，SCM 患者的急性死亡与更严重的全身性疾病有关（Joe et al. 2012）。关于长期预后，Redfors 报告 30 天死亡率为 4.1%，而 Cacciotti 发现2 年的死亡率为 2.6%（Cacciotti et al. 2012；Redfors et al. 2015）。在一项梅奥诊所的大型单中心回顾性经验中，4 年死亡率为 17%，同年龄同性别的人口相似（Elesber et al. 2007）。Sharkey 团队的大型系列研究报告 SCM 患者的五年死亡率为 15%。与年龄和性别匹配的人群相比，这些患者的存活率有所下降，但大多数死亡发生在第 1 年内，且由非心脏原因造成（Sharkey et al. 2010）。Song 的研究报告 42 个月中位随访中，死亡率甚至更高，达到 23%，但同样的是其中仅两人因心脏原因死亡（Song et al. 2010）。与急性心肌梗死患者相比，一项系统研究中的 SCM 患者在 2.8 年的中位随访中，出现恶性肿瘤的可能性要大得多。虽然两组的总体死亡率没有明显差异，SCM 患者相对较少因心脏原因死亡（Burgdorf et al. 2008a）。从这些报告中可合理地得出结论：SCM 患者的心血管病死亡率相当低，但整体预后取决于潜在全身性疾病的存在和严重程度。

　　尽管已有确定复发的报道，大多数 SCM 患者不会经历第二次发作。在Song 等的系列研究中，42 个月时的中位随访中没有复发案例（Song et al. 2010）。这不同于梅奥诊所系列研究的 11.4% 的 4 年复发率（Elesber et al. 2007）以及 Sharkey 团队的系列研究中 5% 的 5 年复发率（Sharkey et al. 2010）。在 1 664 例 SCM 患者的 META 分析中，年复发率为 1.5%，6 年时的累计复发率约为 5%（Singh et al. 2014）。有趣的是，注意到 SCM 的反复发作可时隔多年，并且每次发作可能有不同的心室膨胀模式（Gach et al. 2012）。

应激性心肌病的病理生理学

　　相当多证据支持交感神经刺激增强在 SCM 发病机制中起核心作用的说法。在大部分案例中，情绪或生理应激源诱发 SCM，并且常与儿茶酚胺的过量有关，如嗜铬细胞瘤（Takizawa et al. 2007）和中枢神经系统损伤（Finsterer，Wahbi 2014）。另外，SCM 的临床特点和各种心室膨胀模式都可通过静脉注射儿茶酚胺和 β- 激动剂诱发（Abraham et al. 2009）。与 Killip Ⅲ 型心肌梗死患

者相比,一些因情绪应激源而出现 SCM 的患者血浆儿茶酚胺水平明显升高
(Wittstein et al. 2005),而这一观察并不普遍(Madhavan et al. 2009)。SCM 患者
的冠状窦去甲肾上腺素水平也有所升高,提示局部心肌儿茶酚胺释放量增加
(Kume et al. 2008)。心率变异性分析显示 SCM 患者交感神经优势及心脏副交
感神经活动明显阻抑(Ortak et al. 2009),通过微小神经照相术也发现肌肉交感
神经活动(muscle sympathetic nerve activity,MSNA)增加(Vaccaro et al. 2014)。
借助去甲肾上腺素类似物 ^{123}I- 间碘苯甲胍(^{123}I-metaiodobenzylguanidine,MIBG)
进行心肌闪烁成像中也可发现 SCM 患者增强的交感紧张。这些研究显示心
脏 / 纵隔(heart/mediastinum,H/M)比降低和洗脱率增加,提示突触前去甲肾上
腺素吸收异常和突触前儿茶酚胺释放的增加(Burgdorf et al. 2008b)。有趣的
是,即使心室收缩功能恢复,心肌交感神经功能仍可保持异常几个月(Verberne
et al. 2009)。SCM 患者的心内膜心肌活检和尸检结果常有间质单核细胞炎
症反应和收缩带坏死,而这些组织学结果常被认为与心肌儿茶酚胺暴露有关
(Wittstein et al. 2005)。最终,若干动物模型支持肾上腺素能刺激在 SCM 发病
机制中起核心的作用的观点。在大鼠模型中固定性应激加速了左心室尖端
膨胀,而这种影响可因 α- 阻断和 β- 阻断而减弱(Ueyama et al. 2002)。最近,
Redfors 团队证明,不同的儿茶酚胺可诱导不同的大鼠的心室膨胀模式,并且
似乎有一个由后负荷决定的机制(Redfors et al. 2014a)。

　　有几种病理生理机制解释过强的交感神经刺激是如何诱发 SCM 的一过
性左心室功能障碍的(图 3):

　　斑块破裂:儿茶酚胺介导的斑块破裂被提为 SCM 的可能机制。一些作者
认为,斑块破裂和形成中血栓的快速裂解可能解释这些患者在血管造影术时
常不显示为阻塞性冠心病的原因。也有人提出,斑块破裂和短暂性冠状动脉
血栓形成必须在长且迂曲的左前降支(left anterior descending,LAD)才能解释
心尖的膨胀模式。少数 SCM 患者报告显示有 LAD 中段的偏心动脉粥样硬化
斑块,但在大多数研究,血管内超声未能识别斑块(Delgado et al. 2011;Haghi et
al. 2010)。几位研究人员也清楚地表明,即使没有累及 LAD,也会发生心尖球
形综合征,这种冠状动脉解剖特征在 SCM 中并不比对照组更普遍(Hoyt et al.
2010)。此外,累及 LAD 的缺血并不能解释同样表征该综合征的非心尖变异。
这些数据都支持以下结论:儿茶酚胺介导的斑块破裂与假性心肌梗死并不是
导致 SCM 的主要病理生理机制。

　　心外膜血管痉挛:有人认为 SCM 是因由交感介导的冠状动脉痉挛引起
的一过性心肌缺血引起。虽少数 SCM 患者报道心外膜血管痉挛(Fiol et al.
2012),绝大多数患者在进行血管造影时没有痉挛。在 Tsuchihashi(Tsuchihashi
et al. 2001)和 Sato(Sato et al. 2008)系列研究中,分别只有 21% 和 23% 的患者

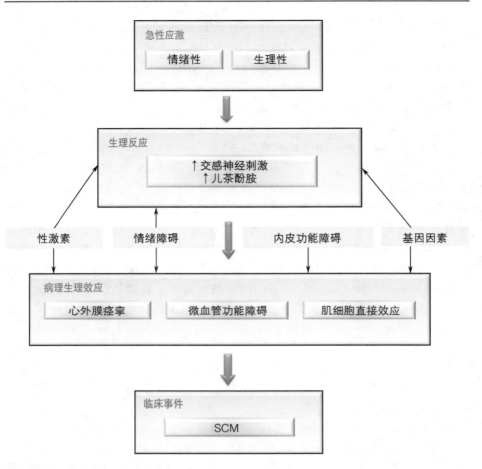

图 3 一个说明急性应激与应激性心肌病综合征之间的联系的范式。增加交感神经刺激可能间接导致心肌顿抑,其机制包括冠状动脉痉挛、微血管功能障碍和肌细胞钙过载。图中还显示可能增加个体对交感神经刺激易感性的危险因素。[修改自 Prog Cardiovasc Dis 49(5),Bhattacharyya MR,Steptoe A. Emotional triggers of acute coronary syndromes:strength of evidence,biological processes,and clinical implications. Page 354,Fig. 1,copyright # 2007,with permission from Elsevier(Bhattacharyya and Steptoe 2007)]

可被乙酰胆碱引发冠状动脉痉挛,而另一些已完全无法用麦角新碱等药剂引起痉挛(Martinez-Selles et al. 2010)。此外,仅用冠状动脉痉挛很难解释 SCM 中观察到的不寻常收缩模式,因为没有任何一种球状膨胀的分布能与心外膜血管分布对应。这些数据表明,虽在一些 SCM 患者中可能发生异常的冠状动脉血管舒缩,但由交感神经介导的心外膜痉挛不太可能是该综合征的主要病理生理机制。

微血管功能障碍：大量证据表明，儿茶酚胺介导的微血管功能障碍可能是导致 SCM 发病的重要原因。一些非侵入性检查证实冠状动脉血流储备（coronary flow reserve，CFR）减少，如正电子发射断层扫描 / 计算机断层扫描（positron emission tomography/computed tomography，PET / CT）（Ghadri et al. 2014）和注射腺苷（Meimoun et al. 2008）或双嘧达莫（Rigo et al. 2009）的超声心电图。可表明 SCM 患者的微循环功能障碍的有创性检查包括：显示 CFR 降低的多普勒导丝（Kume et al. 2005），证实微循环电阻率指数增加（index of microcirculatory resistance，IMR）的冠状动脉内温压导线（Daniels；Fearon 2011）。接受血管造影的 SCM 患者也有心肌梗死溶栓（thrombolysis in myocardial infarction，TIMI）帧计数的提升（Bybee et al. 2004）和异常的 TIMI 心肌灌注分级（A. Elesber et al. 2006），而这两项都是冠状动脉血流的有效指标。大多数患者中，多处血管中会出现 TIMI 帧计数的增加，并且灌注异常涉及多个冠状动脉区域，提示弥漫性微循环异常存在。Uchida 团队进行的心内膜心肌活检研究进一步支持儿茶酚胺介导内皮功能障碍，正是他们发现了 SCM 患者有较高的儿茶酚胺水平，且发现了微血管内皮细胞凋亡的组织学证据（Uchida et al. 2010）。进一步证据表明，交感神经介导的 SCM 的内皮功能障碍是一系统性过程，涉及的不仅是冠状动脉微循环。与心肌梗死患者和健康对照组相比，发病时的 SCM 患者在肱动脉的流量介导扩张中也有显著缺陷，并且这种异常在数周内会逐渐改善（Vasilieva et al. 2011）。

直接影响心肌细胞：SCM 的特征短暂左心室功能障碍可能是由儿茶酚胺对心肌细胞的直接影响造成。儿茶酚胺可通过使环状腺苷单磷酸介导的钙过载来降低心肌细胞活力（Mann et al. 1992），并且证据表明，SCM 患者在发病时心肌细胞的钙调节可能出现异常。通过对左心室心内膜活检样本中的肌细胞观察，Nef 团队发现：肌浆 Ca^{2+} ATP 酶（sarcoplasmic Ca^{2+} ATPase，SERCA2a）基因表达明显下调，心室肌脂蛋白的表达增强，以及磷酸受纳蛋白（phospholamban，PLN）的脱磷酸作用增强（Nef et al. 2009）。他们推测 PLN/SERCA2a 比率的升高可能通过降低钙亲和力导致心肌收缩功能障碍，而左心室功能恢复后进行的重复活检显示这些细胞内蛋白质水平恢复正常。钙处理异常也在大鼠 SCM 模型得到证实，其主要机制是 β- 肾上腺素能急性刺激钙通过过磷酸化的受体 RyR2（ryanodine receptor 2）泄漏导致左心室功能障碍和肌细胞损伤（Ellison et al. 2007）。最近，Paur 团队使用大鼠模型证明了高循环水平的肾上腺素能通过 $β_2$- 肾上腺素受体导致蛋白信号从 Gs 到 Gi 的转换，以此对心肌细胞产生减弱收缩能作用（Paur et al. 2012）。这种影响在 $β_2$- 肾上腺素受体密度最高的心室尖端中最显著，并且阻断 Gi 蛋白信号导致死亡率增加。因此作者提出：由 Gs 转变为 Gi 而导致的左心室尖端的收缩力减少，在高肾上腺素刺激期间可保护心脏。虽然这个假设让人着迷，但它并不容易解释 SCM 非尖端变异的机制，也很不容易解释为什么一些反复发作的患者会出现多种膨出模式。

可能提升应激性心肌病易感性的因素

尽管心理和身体压力无处不在，也是人类日常生活中正常的一部分，只有相对较少的人会发展为 SCM。这表明有一些风险因素使特定个体格外容易受这种情况影响，可能通过增加交感神经应激反应方式，或增加心肌细胞和微循环对儿茶酚胺易感性方式（图 3）。很可能存在许多这样的危险因素，但此处只讨论那些最能支持临床观察和研究因素。

心理障碍：许多研究者报告 SCM 患者情绪障碍和焦虑的发生率很高（表 4）。一项回顾性病例对照研究中，Summers 发现 68% 的 SCM 患者伴有焦虑或抑郁，高于心肌梗死患者和健康对照组（Summers et al. 2010）。El-Sayed 在 24 000 多例 SCM 患者的回顾性研究中，同样发现 SCM 患者心理障碍发生率高于心肌梗死患者或非心脏病患者（El-Sayed et al. 2012）。为数不多的关于 SCM 患者前瞻性研究中，Delmas 发现抑郁和焦虑的发生率高达 78%，显著高于急性冠状动脉综合征患者（Delmas et al. 2013）。SCM 患者似乎 D 型人格的比例也较高，D 型人格的特征是负性情感和社会抑制，且已被证明它与心血管风险增加有关（Compare et al. 2013）。心理障碍对 SCM 有重要的致病性。抑郁患者对情绪应激有强烈的去甲肾上腺素反应（Mausbach et al. 2005），以及部分抑郁症患者的溢出效应增加，去甲肾上腺素再摄取减少（Barton et al. 2007）。惊恐障碍和焦虑的患者也可能出现去甲肾上腺素转运蛋白的损伤，导致儿茶酚胺再摄取减少（Marlies E. Alvarenga et al. 2006）。此外，该群体抗抑郁药使用增加，如选择性去甲肾上腺素再摄取抑制剂，通过增加局部儿茶酚胺水

表 4　应激性心肌病的心理障碍患病率

研究	类型	SCM 患者数量	心理障碍的患病率	观察结论
Regnante et al. (2009)	回顾性	70	37% 抑郁或焦虑	SCM 患者常有心理障碍
Summers et al. (2010)	回顾性病例对照	25	48% 抑郁；56% 焦虑；68% 焦虑或抑郁	SCM 患者焦虑和抑郁的发生频率明显高于 STEMI 和健康对照组；社会孤立和离婚在 SCM 患者中更为普遍

续表

研究	类型	SCM 患者数量	心理障碍的患病率	观察结论
DelPace et al.(2011)	前瞻性病例对照	50	60% 高焦虑特征	SCM 患者高焦虑特征常见但并不高于 STEMI 患者；焦虑不是 SCM 的预测因素，也没有与更糟糕的临床结果有关联
Citro et al. (2012)	部分前瞻性	190	19.4% 精神障碍	65 岁以上患者的患病率最高
El-Sayed et al.(2012)	回顾性	24 701	15% 情绪障碍；8.9% 焦虑	SCM 患心理障碍患病率高于 MI 患者和骨科患者
Deshmukhet al.(2012)	回顾性	6 837	NR	焦虑与患 SCM 风险的增加相关
Weihs et al.(2013)	回顾性	179	15% 抑郁；21% 使用抗抑郁药	SCM 患者常用的抗抑郁药物
Delmas et al.(2013)	前瞻性	45	78% 焦虑或抑郁；44% 有慢性心理压力	抑郁和焦虑在 SCM 患者中普遍，且比 ACS 患者更普遍
Isogai et al.(2014)	回顾性	3 719	5.9% 有"精神病"	与其他系列研究相比，"精神病"的发病率相对较低；且未具体说明的精神疾病类型
Lacey et al.(2014)	部分前瞻性病例对照	58	57% 抑郁；40% 焦虑	情绪障碍和焦虑的患病率与健康对照组类似；SCM 中神经过敏症增多
Kastaun et al.(2014)	回顾性	19	11% 抑郁；5% 恐惧性焦虑	SCM 患者抑郁和焦虑的患病率不高于对照组；SCM 患者的生活中压力事件发生率高
Dias et al.(2014)	回顾性	78	21% 抑郁；30% 焦虑；19% 服用 SSRI	SSRI 的使用增加了住院死亡率，降低了长期存活率
Pelliccia et al.(2015)	系统性 review	1 109	9% 情绪障碍；13% 焦虑	SCM 患者常有心理障碍

ACS（acute coronary syndrome）急性冠状动脉综合征,MI（myocardialinfarction）心肌梗死,*NR*（notreported）未报告,SCM（stresscardiomyopathy）应激性心肌病,SSRI（selectiveserotoninreuptakeinhibitor）选择性 5- 羟色胺再吸收抑制剂,STEMI（ST-segmentelevationmyocardial infarction)ST 段抬高心肌梗死。

平可能使心肌顿抑。有慢性压力、情绪障碍和焦虑的患者在急性应激下,交感神经反应性增加,加之心脏交感神经敏感性更高,发生 SCM 风险的可能性更高。

激素因素: 目前为止,绝经女性在所有 SCM 系列中均占大多数。这表明致病性激素,以及雌激素水平的下降可能使女性随着年龄增长而更容易患 SCM。年轻女性患 SCM 的情况相对不常见,如前所述,55 岁以上的女性患 SCM 的风险几乎是 55 岁以下女性的五倍(Deshmukh et al. 2012)。女性激素对交感神经内分泌轴有很大影响,随着女性年龄的增长心脏迷走神经张力和压力反射敏感性均显著下降(Lavi et al. 2007)。雌激素通过上调内皮型一氧化氮合酶活性对血管舒缩张力有重要影响(Sader, Celermajer 2002),临床证据表明雌激素可减弱儿茶酚胺介导的血管收缩反应(Sung et al. 1999)并减少围绝经期女性对精神压力的交感神经反应(Komesarof et al. 1999)。Sugimoto 通过绝经女性低雌二醇水平增加了蛛网膜下腔出血后局灶性左心室壁运动异常的风险,说明女性激素对心脏收缩功能具有保护作用(Sugimoto et al. 2012)。在 SCM 的动物模型中,卵巢切除的大鼠补充雌激素可减轻固定应激对左心室收缩功能的影响(Ueyama et al. 2007)。所有这些数据均支持这一观点,即绝经期雌激素的下降可能是 SCM 的一个获得性危险因素,可导致心肌细胞和血管内皮对交感神经的易感性增强。

内皮功能障碍: 有数据支持 SCM 患者可能是具有内源性内皮功能障碍的个体,其血管舒缩张力慢性失调。实际上,SCM 与导致血管舒缩功能异常的其他病症有关,例如偏头痛和雷诺现象(Scantlebury et al. 2013)。一些研究者曾检测康复的 SCM 患者的内皮功能和血管反应性。Barletta 对从 SCM 急性发作后 1~3 年的女性进行冷加压试验(cold pressor testing, CPT)。与年龄,性别和风险因素匹配的对照组相比,CPT 显示冠状动脉血流增加,有 SCM 史的受试者的 CPT 会导致儿茶酚胺升高、短暂的顶端和中间左心室壁运动异常,以及无法测量的冠状动脉血流增加(Barletta et al. 2009)。Martin 及其同事使用外周动脉张力测定法(peripheral arterial tonometry, PAT)评估有 SCM 病史,并进行精神压力测试的受试者的内皮功能(Martin et al. 2010)。先前 SCM 的受试者表现出儿茶酚胺产生增加、血管舒张受损和血管收缩增加,这些发现在绝经后女性的对照组中未观察到。Patel 在 SCM 急性表现后的 5 个月中进行 10 名受试者的冠状动脉血管舒缩功能测试(Patel et al. 2013)。他使用冠状动脉内多普勒血流线证明,大多数有冠状动脉内乙酰胆碱输注的 SCM 女性患者有严重微血管功能障碍。此外,在经历 SCM 反复发作的受试者中观察到最大量的微循环障碍。所有这些研究都表明,发生 SCM 的个体可能具有内在的内皮和微血管功能障碍,他们的心肌细胞在心肌顿抑时对交感神经刺激尤为敏感。

遗传因素:已在兄弟姐妹(Pison et al. 2004)和母女(Sharkey et al. 2013)中发现 SCM,这表明该综合征可能具有遗传决定因素。研究人员在 SCM 患者中找到异常肾上腺素能信号传导的证据,遗传分析产生了相互矛盾的结果。Zaroff 报告说,在蛛网膜下腔出血后神经源性震源性心肌患者中,特异性受体和受体多态性增加,这种情况被认为是儿茶酚胺介导的,可能与 SCM 有重叠的病理生理学(Zaroff et al. 2006)。同样 Vriz 基因型频率的增加一个 β1 肾上腺素能受体(β1AR)多态性(氨基酸位置 389)患者的 SCM 控制相比(Vriz et al. 2011),但夏基无法确定基因型频率的增加的 β1AR 多态性(氨基酸位置 389-49)或 alpha-2c 受体(α2cR)多态性(删除 322-325)患者的 SCM(Sharkey et al. 2009)。几组研究了 g - 蛋白偶联受体激酶 5(GRK5)L41Q 多态性的频率。GRK5 提高 β-adrenergic 受体脱敏的 L41 变体和减弱受体对儿茶酚胺的反应刺激。在两项小型研究中,与对照组相比,SCM 患者出现这种多态性的频率有所增加(Novo et al. 2014;Spinelli et al. 2010),但没有增加 GRK5 频率、β1AR 或 β2AR 多态性在更大规模的 SCM(Figtree et al. 2013 年)。虽然需更大规模基因研究,但这些初步报告表明,SCM 的易感性可能至少部分受到肾上腺素能细胞信号传导的基因的影响。

SCM 的早期报告提示,需严重的情绪或生理应激才会出现临床综合征。随着对 SCM 认识的不断加深,我们可清楚看到,一些患者存在相当轻微的诱因,在几项大型研究中,高达 30%~40% 的患者没有可识别的触发(见表 1)。图 4 所展示的可看作其中一种解释,触发 SCM 的强度可能与危险因素个体的数量,增加儿茶酚胺释放和 / 或增强肌细胞和微血管对交感神经刺激等负相关。在这种模式下,一个没有临床危险因素的年轻人可能要有大量的儿茶酚胺释放,如神经损伤或静脉注射肾上腺素,才会发展成 SCM 的临床综合征。中度的交感神经刺激(如强烈情绪压力)可能是中年女性的 SCM 的诱发条件,其唯一危险因素是围绝经期。然而,随着个体中危险因素数量的增加,发展 SCM 的阈值降低到即使相对温和的交感神经刺激也足以诱发临床综合征的程度。这个模型解释了为什么在激发 SCM 所需的触发器的强度中存在这样的个体差异,并且可以肯定,随着对该综合征的经验不断增长,将来还会发现其他固有的和获得性危险因素。

结论

短短几年内,SCM 已从一个模糊的和相对少见的疾病发展成为一个广为接受的临床综合征。对 SCM 独特的临床特征的更充分认识,可很容易地

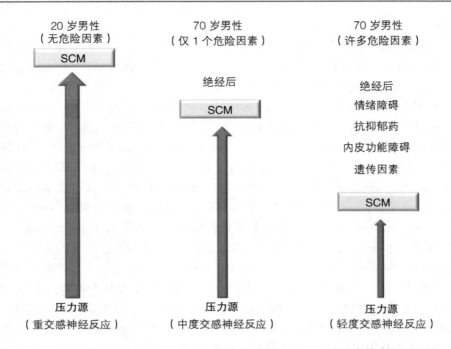

图4   这一模型解释 SCM 如何通过可变强度的触发器形成。形成临床综合征所需的压力程度取决于可能影响儿茶酚胺产生和 / 或肌细胞和微血管对交感神经刺激的敏感性的个体风险因素（见文本）。SCM 应激性心肌病。[[转载 Springer 的许可：Cell MolNeurobiol，Stress Cardiomyopathy：A Syndrome of Catecholamine Mediated Myocardial Stunning，2012，page 855，Wittstein，IS，Fig.3（Wittstein 2012）]

区分这一综合征和急性心肌梗死，并且很明显有一系列情绪和生理应激源确实可以诱发急性心脏收缩功能障碍和心力衰竭。大量证据表明，SCM 是由交感介导的微循环功能障碍引起，但对儿茶酚胺介导的心肌顿抑的确切机制仍不完全清楚。目前已确定一些可能会增加个体对 SCM 易感性的危险因素，原理可能为可提高儿茶酚胺的产生，或增加肌细胞和微循环对儿茶酚胺敏感性。特别的是，越来越多证据表明情绪障碍焦虑和慢性心理压力可能会增加急性应激相关心肌功能障碍的风险，但目前尚不清楚这些心理状况的治疗是否会改善心血管疾病预后。在 SCM 患者中从未进行过行为和心理干预的研究，并且常用的抗抑郁药物可能会增加局部心肌儿茶酚胺水平，从而产生有害影响。因此未来对 SCM 的心理构念研究，不仅有助于更好了解急性应激诱发心肌顿抑的确切机制，而且对建立有效的 SCM 治疗策略也至关重要。

（陈美颐 译，马文林、刘瑞平 校）

参考文献

Abraham, J., Mudd, J. O., Kapur, N. K., Klein, K., Champion, H. C., & Wittstein, I. S. (2009). Stress cardiomyopathy after intravenous administration of catecholamines and beta-receptor agonists. *Journal of the American College of Cardiology, 53*(15), 1320–1325. doi:10.1016/j.jacc.2009.02.020.

Akashi, Y., Musha, H., Kida, K., Itoh, K., Inoue, K., Kawasaki, K., . . . Miyake, F. (2005). Reversible ventricular dysfunction takotsubo cardiomyopathy. *Europe Journal Heart Fail, 7* (7), 1171–1176. doi:10.1016/j.ejheart.2005.03.011.

Alvarenga, M. E., Richards, J. C., Lambert, G., & Esler, M. D. (2006). Psychophysiological mechanisms in panic disorder: A correlative analysis of noradrenaline spillover, neuronal noradrenaline reuptake, power spectral analysis of heart rate variability, and psychological variables. *Psychosomatic Medicine, 68*(1), 8–16. doi:10.1097/01.psy.0000195872.00987.db.

Aryal, M. R., Pathak, R., Karmacharya, P., & Donato, A. A. (2014). Seasonal and regional variation in takotsubo cardiomyopathy. *American Journal of Cardiology, 113*(9), 1592. doi:10.1016/j.amjcard.2014.03.002.

Barletta, G., Del Pace, S., Boddi, M., Del Bene, R., Salvadori, C., Bellandi, B., . . . Gensini, G. F. (2009). Abnormal coronary reserve and left ventricular wall motion during cold pressor test in patients with previous left ventricular ballooning syndrome. *Europe Heart Journal, 30*(24), 3007–3014. doi:10.1093/eurheartj/ehp325.

Barton, D. A., Dawood, T., Lambert, E. A., Esler, M. D., Haikerwal, D., Brenchley, C., . . . Lambert, G. W. (2007). Sympathetic activity in major depressive disorder: Identifying those at increased cardiac risk? *Journal Hypertension, 25*(10), 2117–2124. doi:10.1097/HJH.0b013e32829baae7.

Bellandi, B., Salvadori, C., Parodi, G., Ebert, A. G., Petix, N., Del Pace, S., . . . Bovenzi, F. (2012). Epidemiology of Tako-tsubo cardiomyopathy: The tuscany registry for Tako-tsubo cardiomyopathy. *Giornale Italiano di Cardiologia (Rome), 13*(1), 59–66. doi:10.1714/1015.11057.

Bhattacharyya, M. R., & Steptoe, A. (2007). Emotional triggers of acute coronary syndromes: strength of evidence, biological processes, and clinical implications. *Progress in Cardiovascular Diseases, 49*(5), 353–365. doi:10.1016/j.pcad.2006.11.002.

Bonacchi, M., Vannini, A., Harmelin, G., Batacchi, S., Bugetti, M., Sani, G., & Peris, A. (2015). Inverted-Takotsubo cardiomyopathy: Severe refractory heart failure in poly-trauma patients saved by emergency extracorporeal life support. *Interactive Cardiovascular and Thoracic Surgery, 20*(3), 365–371. doi:10.1093/icvts/ivu421.

Brinjikji, W., El-Sayed, A. M., & Salka, S. (2012). In-hospital mortality among patients with takotsubo cardiomyopathy: A study of the National Inpatient Sample 2008 to 2009. *American Heart Journal, 164*(2), 215–221. doi:10.1016/j.ahj.2012.04.010.

Burgdorf, C., Kurowski, V., Bonnemeier, H., Schunkert, H., & Radke, P. W. (2008a). Long-term prognosis of the transient left ventricular dysfunction syndrome (Tako-Tsubo cardiomyopathy): Focus on malignancies. *European Journal of Heart Failure, 10*(10), 1015–1019. doi:10.1016/j.ejheart.2008.07.008.

Burgdorf, C., von Hof, K., Schunkert, H., & Kurowski, V. (2008b). Regional alterations in myocardial sympathetic innervation in patients with transient left-ventricular apical ballooning (Tako-Tsubo cardiomyopathy). *Journal of Nuclear Cardiology, 15*(1), 65–72. doi:10.1016/j.nuclcard.2007.08.005.

Burke, A. P., Farb, A., Malcom, G. T., Liang, Y., Smialek, J. E., & Virmani, R. (1999). Plaque rupture and sudden death related to exertion in men with coronary artery disease. *JAMA, 281* (10), 921–926.

Bybee, K. A., Prasad, A., Barsness, G. W., Lerman, A., Jaffe, A. S., Murphy, J. G., . . . Rihal, C. S.

(2004). Clinical characteristics and thrombolysis in myocardial infarction frame counts in women with transient left ventricular apical ballooning syndrome. *American Journal Cardiology, 94*(3), 343–346. doi:10.1016/j.amjcard.2004.04.030.

Cacciotti, L., Passaseo, I., Marazzi, G., Camastra, G., Campolongo, G., Beni, S., . . . Ansalone, G. (2012). Observational study on Takotsubo-like cardiomyopathy: Clinical features, diagnosis, prognosis and follow-up. *BMJ Open, 2*(5). doi:10.1136/bmjopen-2012-001165.

Citro, R., Previtali, M., Bovelli, D., Vriz, O., Astarita, C., Patella, M. M., . . . Manfredini, R. (2009). Chronobiological patterns of onset of Tako-Tsubo cardiomyopathy: A multicenter Italian study. *Journal American College Cardiology, 54*(2), 180–181. doi:10.1016/j. jacc.2009.03.048.

Citro, R., Rigo, F., Previtali, M., Ciampi, Q., Canterin, F. A., Provenza, G., . . . Bossone, E. (2012). Differences in clinical features and in-hospital outcomes of older adults with tako-tsubo cardiomyopathy. *Journal American Geriatrics Society, 60*(1), 93–98. doi:10.1111/j.1532-5415.2011.03730.x.

Compare, A., Bigi, R., Orrego, P. S., Proietti, R., Grossi, E., & Steptoe, A. (2013). Type D personality is associated with the development of stress cardiomyopathy following emotional triggers. *Annals of Behavioral Medicine, 45*(3), 299–307. doi:10.1007/s12160-013-9474-x.

Daniels, D. V., & Fearon, W. F. (2011). The index of microcirculatory resistance (IMR) in takotsubo cardiomyopathy. *Catheterization and Cardiovascular Interventions, 77*(1), 128–131. doi:10.1002/ccd.22599.

De Backer, O., Debonnaire, P., Gevaert, S., Missault, L., Gheeraert, P., & Muyldermans, L. (2014). Prevalence, associated factors and management implications of left ventricular outflow tract obstruction in takotsubo cardiomyopathy: A two-year, two-center experience. *BMC Cardiovascular Disorders, 14*, 147. doi:10.1186/1471-2261-14-147.

de Gregorio, C., Grimaldi, P., & Lentini, C. (2008). Left ventricular thrombus formation and cardioembolic complications in patients with Takotsubo-like syndrome: A systematic review. *International Journal of Cardiology, 131*(1), 18–24. doi:10.1016/j.ijcard.2008.05.060.

Del Pace, S., Parodi, G., Bellandi, B., Zampini, L., Venditti, F., Ardito, M., . . . Tuscany Registry of Tako-tsubo, C. (2011). Anxiety trait in patients with stress-induced cardiomyopathy: A case-control study. *Clinical Research Cardiology, 100*(6), 523–529. doi:10.1007/s00392-010-0276-x.

Delgado, G. A., Truesdell, A. G., Kirchner, R. M., Zuzek, R. W., Pomerantsev, E. V., Gordon, P. C., & Regnante, R. A. (2011). An angiographic and intravascular ultrasound study of the left anterior descending coronary artery in takotsubo cardiomyopathy. *American Journal of Cardiology, 108*(6), 888–891. doi:10.1016/j.amjcard.2011.05.012.

Delmas, C., Lairez, O., Mulin, E., Delmas, T., Boudou, N., Dumonteil, N., . . . Carrie, D. (2013). Anxiodepressive disorders and chronic psychological stress are associated with Tako-Tsubo cardiomyopathy- new physiopathological hypothesis. *Circular Journal, 77*(1), 175–180.

Deshmukh, A., Kumar, G., Pant, S., Rihal, C., Murugiah, K., & Mehta, J. L. (2012). Prevalence of Takotsubo cardiomyopathy in the United States. *American Heart Journal, 164*(1), 66–71 e61. doi:10.1016/j.ahj.2012.03.020.

Dias, A., Franco, E., Figueredo, V. M., Hebert, K., & Quevedo, H. C. (2014). Occurrence of Takotsubo cardiomyopathy and use of antidepressants. *International Journal of Cardiology, 174*(2), 433–436. doi:10.1016/j.ijcard.2014.04.028.

Dote, K., Sato, H., Tateishi, H., Uchida, T., & Ishihara, M. (1991). Myocardial stunning due to simultaneous multivessel coronary spasms: A review of 5 cases. *Journal of Cardiology, 21*(2), 203–214.

Doyen, D., Moceri, P., Chiche, O., Schouver, E., Cerboni, P., Chaussade, C., . . . Ferrari, E. (2014). Cardiac biomarkers in Takotsubo cardiomyopathy. *International Journal Cardiology, 174*(3), 798–801. doi:10.1016/j.ijcard.2014.04.120.

Eitel, I., von Knobelsdorff-Brenkenhoff, F., Bernhardt, P., Carbone, I., Muellerleile, K., Aldrovandi, A., . . . Friedrich, M. G. (2011). Clinical characteristics and cardiovascular magnetic resonance findings in stress (takotsubo) cardiomyopathy. *JAMA, 306*(3), 277–286. doi:10.1001/jama.2011.992.

Elesber, A., Lerman, A., Bybee, K. A., Murphy, J. G., Barsness, G., Singh, M., . . . Prasad, A. (2006). Myocardial perfusion in apical ballooning syndrome correlate of myocardial injury. *American Heart Journal, 152*(3), 469. e469–413. doi:10.1016/j.ahj.2006.06.007.

Elesber, A. A., Prasad, A., Bybee, K. A., Valeti, U., Motiei, A., Lerman, A., . . . Rihal, C. S. (2006). Transient cardiac apical ballooning syndrome: Prevalence and clinical implications of right ventricular involvement. *Journal American College Cardiology, 47*(5), 1082–1083. doi:10.1016/j.jacc.2005.12.004.

Elesber, A. A., Prasad, A., Lennon, R. J., Wright, R. S., Lerman, A., & Rihal, C. S. (2007). Four-year recurrence rate and prognosis of the apical ballooning syndrome. *Journal of the American College of Cardiology, 50*(5), 448–452. doi:10.1016/j.jacc.2007.03.050.

Elian, D., Osherov, A., Matetzky, S., Hod, H., Guetta, V., Feinberg, M. S., & Di Segni, E. (2006). Left ventricular apical ballooning: Not an uncommon variant of acute myocardial infarction in women. *Clinical Cardiology, 29*(1), 9–12.

Ellison, G. M., Torella, D., Karakikes, I., Purushothaman, S., Curcio, A., Gasparri, C., . . . Nadal-Ginard, B. (2007). Acute beta-adrenergic overload produces myocyte damage through calcium leakage from the ryanodine receptor 2 but spares cardiac stem cells. *Journal Biology Chemistry, 282*(15), 11397–11409. doi:10.1074/jbc.M607391200.

El-Sayed, A. M., Brinjikji, W., & Salka, S. (2012). Demographic and co-morbid predictors of stress (takotsubo) cardiomyopathy. *American Journal of Cardiology, 110*(9), 1368–1372. doi:10.1016/j.amjcard.2012.06.041.

Eshtehardi, P., Koestner, S. C., Adorjan, P., Windecker, S., Meier, B., Hess, O. M., . . . Cook, S. (2009). Transient apical ballooning syndrome – clinical characteristics, ballooning pattern, and long-term follow-up in a Swiss population. *International Journal Cardiology, 135*(3), 370–375. doi:10.1016/j.ijcard.2008.03.088.

Falola, M., Fonbah, W., & McGwin, G., Jr. (2013). Takotsubo cardiomyopathy versus ST-elevation myocardial infarction in a large case-control study: Proposing a new mechanism. *International Journal of Cardiology, 167*(3), 1079–1081. doi:10.1016/j.ijcard.2012.10.059.

Feola, M., Rosso, G. L., Casasso, F., Morena, L., Biggi, A., Chauvie, S., . . . Uslenghi, E. (2006). Reversible inverse mismatch in transient left ventricular apical ballooning: Perfusion/metabolism positron emission tomography imaging. *Journal Nuclear Cardiology, 13*(4), 587–590. doi:10.1016/j.nuclcard.2006.05.004.

Figtree, G. A., Bagnall, R. D., Abdulla, I., Buchholz, S., Galougahi, K. K., Yan, W., . . . Ward, M. R. (2013). No association of G-protein-coupled receptor kinase 5 or beta-adrenergic receptor polymorphisms with Takotsubo cardiomyopathy in a large Australian cohort. *Europe Journal Heart Fail, 15*(7), 730–733. doi:10.1093/eurjhf/hft040.

Finsterer, J., & Wahbi, K. (2014). CNS disease triggering Takotsubo stress cardiomyopathy. *International Journal of Cardiology, 177*(2), 322–329. doi:10.1016/j.ijcard.2014.08.101.

Fiol, M., Carrillo, A., Rodriguez, A., Herrero, J., & Garcia-Niebla, J. (2012). Left ventricular ballooning syndrome due to vasospasm of the middle portion of the left anterior descending coronary artery. *Cardiology Journal, 19*(3), 314–316.

Frohlich, G. M., Schoch, B., Schmid, F., Keller, P., Sudano, I., Luscher, T. F., . . . Enseleit, F. (2012). Takotsubo cardiomyopathy has a unique cardiac biomarker profile: NT-proBNP/myoglobin and NT-proBNP/troponin T ratios for the differential diagnosis of acute coronary syndromes and stress induced cardiomyopathy. *International Journal Cardiology, 154*(3), 328–332. doi:10.1016/j.ijcard.2011.09.077.

Gach, O., Lempereur, M., Pierard, L. A., & Lancellotti, P. (2012). Recurrent stress cardiomyopathy with variable pattern of left ventricle contraction abnormality. *Journal of the American College of Cardiology, 60*(3), e5. doi:10.1016/j.jacc.2011.10.911.

Ghadri, J. R., Dougoud, S., Maier, W., Kaufmann, P. A., Gaemperli, O., Prasad, A., . . . Templin, C. (2014). A PET/CT-follow-up imaging study to differentiate takotsubo cardiomyopathy from acute myocardial infarction. *International Journal Cardiovascular Imaging, 30*(1), 207–209. doi:10.1007/s10554-013-0311-x.

Gianni, M., Dentali, F., Grandi, A. M., Sumner, G., Hiralal, R., & Lonn, E. (2006). Apical ballooning syndrome or takotsubo cardiomyopathy: A systematic review. *European Heart Journal, 27*(13), 1523–1529. doi:10.1093/eurheartj/ehl032.

Haghi, D., Athanasiadis, A., Papavassiliu, T., Suselbeck, T., Fluechter, S., Mahrholdt, H., . . . Sechtem, U. (2006). Right ventricular involvement in Takotsubo cardiomyopathy. *Europe Heart Journal, 27*(20), 2433–2439. doi:10.1093/eurheartj/ehl274.

Haghi, D., Fluechter, S., Suselbeck, T., Kaden, J. J., Borggrefe, M., & Papavassiliu, T. (2007). Cardiovascular magnetic resonance findings in typical versus atypical forms of the acute apical ballooning syndrome (Takotsubo cardiomyopathy). *International Journal of Cardiology, 120* (2), 205–211. doi:10.1016/j.ijcard.2006.09.019.

Haghi, D., Roehm, S., Hamm, K., Harder, N., Suselbeck, T., Borggrefe, M., & Papavassiliu, T. (2010). Takotsubo cardiomyopathy is not due to plaque rupture: An intravascular ultrasound study. *Clinical Cardiology, 33*(5), 307–310. doi:10.1002/clc.20747.

Hoyt, J., Lerman, A., Lennon, R. J., Rihal, C. S., & Prasad, A. (2010). Left anterior descending artery length and coronary atherosclerosis in apical ballooning syndrome (Takotsubo/stress induced cardiomyopathy). *International Journal of Cardiology, 145*(1), 112–115. doi:10.1016/j.ijcard.2009.06.018.

Hurst, R. T., Askew, J. W., Reuss, C. S., Lee, R. W., Sweeney, J. P., Fortuin, F. D., . . . Tajik, A. J. (2006). Transient midventricular ballooning syndrome: A new variant. *Journal American College Cardiology, 48*(3), 579–583. doi:10.1016/j.jacc.2006.06.015.

Isogai, T., Yasunaga, H., Matsui, H., Tanaka, H., Ueda, T., Horiguchi, H., & Fushimi, K. (2014). Out-of-hospital versus in-hospital Takotsubo cardiomyopathy: Analysis of 3719 patients in the diagnosis procedure combination database in Japan. *International Journal of Cardiology, 176* (2), 413–417. doi:10.1016/j.ijcard.2014.07.110.

Izumo, M., Nalawadi, S., Shiota, M., Das, J., Dohad, S., Kuwahara, E., . . . Shiota, T. (2011). Mechanisms of acute mitral regurgitation in patients with takotsubo cardiomyopathy: An echocardiographic study. *Circular Cardiovascular Imaging, 4*(4), 392–398. doi:10.1161/CIRCIMAGING.110.962845.

Joe, B. H., Jo, U., Kim, H. S., Park, C. B., Hwang, H. J., Sohn, I. S., . . . Kim, C. J. (2012). APACHE II score, rather than cardiac function, may predict poor prognosis in patients with stress-induced cardiomyopathy. *Journal Korean Medicine Science, 27*(1), 52–57. doi:10.3346/jkms.2012.27.1.52.

Kastaun, S., Schwarz, N. P., Juenemann, M., Yeniguen, M., Nef, H. M., Moellmann, H., . . . Gerriets, T. (2014). Cortisol awakening and stress response, personality and psychiatric profiles in patients with takotsubo cardiomyopathy. *Heart, 100*(22), 1786–1792. doi:10.1136/heartjnl-2014-305745.

Kawai, S., Kitabatake, A., Tomoike, H., & Takotsubo Cardiomyopathy G. (2007). Guidelines for diagnosis of takotsubo (ampulla) cardiomyopathy. *Circulation Journal, 71*(6), 990–992.

Komesaroff, P. A., Esler, M. D., & Sudhir, K. (1999). Estrogen supplementation attenuates gluco-corticoid and catecholamine responses to mental stress in perimenopausal women. *Journal of Clinical Endocrinology and Metabolism, 84*(2), 606–610. doi:10.1210/jcem.84.2.5447.

Kop, W. J., Krantz, D. S., Howell, R. H., Ferguson, M. A., Papademetriou, V., Lu, D., . . . Gottdiener, J. S. (2001). Effects of mental stress on coronary epicardial vasomotion and flow velocity in coronary artery disease: Relationship with hemodynamic stress responses. *Journal American College Cardiology, 37*(5), 1359–1366.

Kumar, S., Kaushik, S., Nautiyal, A., Choudhary, S. K., Kayastha, B. L., Mostow, N., & Lazar, J. M. (2011). Cardiac rupture in takotsubo cardiomyopathy: A systematic review. *Clinical Cardiology, 34*(11), 672–676. doi:10.1002/clc.20957.

Kume, T., Akasaka, T., Kawamoto, T., Yoshitani, H., Watanabe, N., Neishi, Y., . . . Yoshida, K. (2005). Assessment of coronary microcirculation in patients with takotsubo-like left ventricular dysfunction. *Circular Journal, 69*(8), 934–939.

Kume, T., Kawamoto, T., Okura, H., Toyota, E., Neishi, Y., Watanabe, N., . . . Yoshida, K. (2008). Local release of catecholamines from the hearts of patients with tako-tsubo-like left ventricular dysfunction. *Circular Journal, 72*(1), 106–108.

Kwon, S. W., Kim, B. O., Kim, M. H., Lee, S. J., Yoon, J. H., Chung, H., . . . Hong, B. K. (2013). Diverse left ventricular morphology and predictors of short-term outcome in patients with stress-induced cardiomyopathy. *International Journal Cardiology, 168*(1), 331–337. doi:10.1016/j.ijcard.2012.09.050.

Lacey, C., Mulder, R., Bridgman, P., Kimber, B., Zarifeh, J., Kennedy, M., & Cameron, V. (2014). Broken heart syndrome – is it a psychosomatic disorder? *Journal of Psychosomatic Research, 77*(2), 158–160. doi:10.1016/j.jpsychores.2014.05.003.

Lavi, S., Nevo, O., Thaler, I., Rosenfeld, R., Dayan, L., Hirshoren, N., . . . Jacob, G. (2007). Effect of aging on the cardiovascular regulatory systems in healthy women. *American Journal Physiology Regulatory Integration Comparative Physiology, 292*(2), R788–793. doi:10.1152/ajpregu.00352.2006.

Lee, P. H., Song, J. K., Sun, B. J., Choi, H. O., Seo, J. S., Na, J. O., . . . Park, S. W. (2010). Outcomes of patients with stress-induced cardiomyopathy diagnosed by echocardiography in a tertiary referral hospital. *Journal American Society Echocardiography, 23*(7), 766–771. doi:10.1016/j.echo.2010.05.002.

Leor, J., Poole, W. K., & Kloner, R. A. (1996). Sudden cardiac death triggered by an earthquake. *New England Journal of Medicine, 334*(7), 413–419. doi:10.1056/nejm199602153340701.

Looi, J. L., Wong, C. W., Khan, A., Webster, M., & Kerr, A. J. (2012). Clinical characteristics and outcome of apical ballooning syndrome in Auckland, New Zealand. *Heart, Lung & Circulation, 21*(3), 143–149. doi:10.1016/j.hlc.2011.11.010.

Madhavan, M., Borlaug, B. A., Lerman, A., Rihal, C. S., & Prasad, A. (2009). Stress hormone and circulating biomarker profile of apical ballooning syndrome (Takotsubo cardiomyopathy): Insights into the clinical significance of B-type natriuretic peptide and troponin levels. *Heart, 95*(17), 1436–1441. doi:10.1136/hrt.2009.170399.

Madhavan, M., Rihal, C. S., Lerman, A., & Prasad, A. (2011). Acute heart failure in apical ballooning syndrome (TakoTsubo/stress cardiomyopathy): Clinical correlates and Mayo Clinic risk score. *Journal of the American College of Cardiology, 57*(12), 1400–1401. doi:10.1016/j.jacc.2010.10.038.

Mann, D. L., Kent, R. L., Parsons, B., & Cooper, G. t. (1992). Adrenergic effects on the biology of the adult mammalian cardiocyte. *Circulation, 85*(2), 790–804.

Maron, B. J., Towbin, J. A., Thiene, G., Antzelevitch, C., Corrado, D., Arnett, D., . . . Prevention. (2006). Contemporary definitions and classification of the cardiomyopathies: An American Heart Association Scientific Statement from the Council on Clinical Cardiology, Heart Failure and Transplantation Committee; Quality of Care and Outcomes Research and Functional Genomics and Translational Biology Interdisciplinary Working Groups; and Council on Epidemiology and Prevention. *Circulation, 113*(14), 1807–1816. doi:10.1161/CIRCULATIONAHA.106.174287.

Martin, E. A., Prasad, A., Rihal, C. S., Lerman, L. O., & Lerman, A. (2010). Endothelial function and vascular response to mental stress are impaired in patients with apical ballooning syndrome. *Journal of the American College of Cardiology, 56*(22), 1840–1846. doi:10.1016/j.jacc.2010.03.107.

Martinez-Selles, M., Datino, T., Pello, A. M., & Fernandez-Aviles, F. (2010). Ergonovine provocative test in Caucasian patients with left ventricular apical ballooning syndrome. *International Journal of Cardiology, 145*(1), 89–91. doi:10.1016/j.ijcard.2009.05.040.

Mausbach, B. T., Dimsdale, J. E., Ziegler, M. G., Mills, P. J., Ancoli-Israel, S., Patterson, T. L., & Grant, I. (2005). Depressive symptoms predict norepinephrine response to a psychological stressor task in Alzheimer's caregivers. *Psychosomatic Medicine, 67*(4), 638–642. doi:10.1097/01.psy.0000173312.90148.97.

Meimoun, P., Malaquin, D., Sayah, S., Benali, T., Luycx-Bore, A., Levy, F., . . . Tribouilloy, C. (2008). The coronary flow reserve is transiently impaired in tako-tsubo cardiomyopathy:

A prospective study using serial Doppler transthoracic echocardiography. *Journal American Society Echocardiography, 21*(1), 72–77. doi:10.1016/j.echo.2007.05.024.

Meisel, S. R., Kutz, I., Dayan, K. I., Pauzner, H., Chetboun, I., Arbel, Y., & David, D. (1991). Effect of Iraqi missile war on incidence of acute myocardial infarction and sudden death in Israeli civilians. *Lancet, 338*(8768), 660–661.

Mitsuma, W., Kodama, M., Ito, M., Tanaka, K., Yanagawa, T., Ikarashi, N., . . . Aizawa, Y. (2007). Serial electrocardiographic findings in women with Takotsubo cardiomyopathy. *American Journal Cardiology, 100*(1), 106–109. doi:10.1016/j.amjcard.2007.02.062.

Mittleman, M. A., Maclure, M., Sherwood, J. B., Mulry, R. P., Tofler, G. H., Jacobs, S. C., . . . Muller, J. E. (1995). Triggering of acute myocardial infarction onset by episodes of anger. Determinants of myocardial infarction onset study investigators. *Circulation, 92*(7), 1720–1725.

Murakami, T., Yoshikawa, T., Maekawa, Y., Ueda, T., Isogai, T., Konishi, Y., . . . Takayama, M. (2014). Characterization of predictors of in-hospital cardiac complications of takotsubo cardiomyopathy: Multi-center registry from Tokyo CCU Network. *Journal Cardiology, 63*(4), 269–273. doi:10.1016/j.jjcc.2013.09.003.

Nef, H. M., Mollmann, H., Troidl, C., Kostin, S., Voss, S., Hilpert, P., . . . Elsasser, A. (2009). Abnormalities in intracellular Ca2+ regulation contribute to the pathomechanism of Tako-Tsubo cardiomyopathy. *Europe Heart Journal, 30*(17), 2155–2164. doi:10.1093/eurheartj/ehp240.

Nishida, J., Kouzu, H., Hashimoto, A., Fujito, T., Kawamukai, M., Mochizuki, A., . . . Miura, T. (2014). "Ballooning" patterns in takotsubo cardiomyopathy reflect different clinical backgrounds and outcomes: A BOREAS-TCM study. *Heart Vessels.* doi:10.1007/s00380-014-0548-x.

Novo, G., Giambanco, S., Guglielmo, M., Arvigo, L., Sutera, M. R., Giambanco, F., . . . Novo, S. (2014). G-protein-coupled receptor kinase 5 polymorphism and Takotsubo cardiomyopathy. *Journal Cardiovascular Medicine (Hagerstown).* doi:10.2459/jcm.0000000000000120.

Nunez Gil, I. J., Andres, M., Almendro Delia, M., Sionis, A., Martin, A., Bastante, T., . . . Sanchez-Grande Flecha, A. (2015). Characterization of Tako-tsubo cardiomyopathy in Spain: Results from the RETAKO National Registry. *Review Espanola Cardiology (England Ed), 68*(6), 505–512. doi:10.1016/j.rec.2014.07.026.

Ogura, R., Hiasa, Y., Takahashi, T., Yamaguchi, K., Fujiwara, K., Ohara, Y., . . . Ohtani, R. (2003). Specific findings of the standard 12-lead ECG in patients with 'Takotsubo' cardiomyopathy: Comparison with the findings of acute anterior myocardial infarction. *Circular Journal, 67*(8), 687–690.

Ortak, J., Khattab, K., Barantke, M., Wiegand, U. K., Bansch, D., Ince, H., . . . Bonnemeier, H. (2009). Evolution of cardiac autonomic nervous activity indices in patients presenting with transient left ventricular apical ballooning. *Pacing Clinical Electrophysiology, 32*(Suppl 1), S21–25. doi:10.1111/j.1540-8159.2008.02221.x.

Palla, A. R., Dande, A. S., Petrini, J., Wasserman, H. S., & Warshofsky, M. K. (2012). Pretreatment with low-dose beta-adrenergic antagonist therapy does not affect severity of Takotsubo cardiomyopathy. *Clinical Cardiology, 35*(8), 478–481. doi:10.1002/clc.21983.

Park, J. H., Kang, S. J., Song, J. K., Kim, H. K., Lim, C. M., Kang, D. H., & Koh, Y. (2005). Left ventricular apical ballooning due to severe physical stress in patients admitted to the medical ICU. *Chest, 128*(1), 296–302. doi:10.1378/chest.128.1.296.

Parodi, G., Del Pace, S., Carrabba, N., Salvadori, C., Memisha, G., Simonetti, I., . . . Gensini, G. F. (2007). Incidence, clinical findings, and outcome of women with left ventricular apical ballooning syndrome. *American Journal Cardiology, 99*(2), 182–185. doi:10.1016/j.amjcard.2006.07.080.

Parodi, G., Bellandi, B., Del Pace, S., Barchielli, A., Zampini, L., Velluzzi, S., . . . Tuscany Registry of Tako-Tsubo, C. (2011). Natural history of tako-tsubo cardiomyopathy. *Chest, 139*(4), 887–892. doi:10.1378/chest.10-1041.

Parodi, G., Citro, R., Bellandi, B., Provenza, G., Marrani, M., & Bossone, E. (2014). Revised clinical diagnostic criteria for Tako-tsubo syndrome: The Tako-tsubo Italian network proposal. *International Journal of Cardiology, 172*(1), 282–283. doi:10.1016/j.ijcard.2013.12.239.

Patel, S. M., Lerman, A., Lennon, R. J., & Prasad, A. (2013). Impaired coronary microvascular reactivity in women with apical ballooning syndrome (Takotsubo/stress cardiomyopathy). *Europe Heart Journal Acute Cardiovascular Care, 2*(2), 147–152. doi:10.1177/2048872613475891.

Paur, H., Wright, P. T., Sikkel, M. B., Tranter, M. H., Mansfield, C., O'Gara, P., . . . Harding, S. E. (2012). High levels of circulating epinephrine trigger apical cardiodepression in a beta2-adrenergic receptor/Gi-dependent manner: A new model of Takotsubo cardiomyopathy. *Circulation, 126*(6), 697–706. doi:10.1161/CIRCULATIONAHA.112.111591.

Pelliccia, F., Parodi, G., Greco, C., Antoniucci, D., Brenner, R., Bossone, E., . . . Kaski, J. C. (2015). Comorbidities frequency in takotsubo syndrome: An international collaborative systematic review including 1109 patients. *American Journal Medicine, 128*(6), 654 e611–659. doi:10.1016/j.amjmed.2015.01.016.

Pilgrim, T. M., & Wyss, T. R. (2008). Takotsubo cardiomyopathy or transient left ventricular apical ballooning syndrome: A systematic review. *International Journal of Cardiology, 124*(3), 283–292. doi:10.1016/j.ijcard.2007.07.002.

Pison, L., De Vusser, P., & Mullens, W. (2004). Apical ballooning in relatives. *Heart, 90*(12), e67. doi:10.1136/hrt.2004.046813.

Prasad, A., Lerman, A., & Rihal, C. S. (2008). Apical ballooning syndrome (Tako-Tsubo or stress cardiomyopathy): A mimic of acute myocardial infarction. *American Heart Journal, 155*(3), 408–417. doi:10.1016/j.ahj.2007.11.008.

Previtali, M., Repetto, A., Panigada, S., Camporotondo, R., & Tavazzi, L. (2009). Left ventricular apical ballooning syndrome: Prevalence, clinical characteristics and pathogenetic mechanisms in a European population. *International Journal of Cardiology, 134*(1), 91–96. doi:10.1016/j.ijcard.2008.01.037.

Previtali, M., Repetto, A., Camporotondo, R., Citro, R., Faggiano, P., Bovelli, D., . . . Klersy, C. (2011). Clinical characteristics and outcome of left ventricular ballooning syndrome in a European population. *American Journal Cardiology, 107*(1), 120–125. doi:10.1016/j.amjcard.2010.08.055.

Redfors, B., Ali, A., Shao, Y., Lundgren, J., Gan, L. M., & Omerovic, E. (2014a). Different catecholamines induce different patterns of takotsubo-like cardiac dysfunction in an apparently afterload dependent manner. *International Journal of Cardiology, 174*(2), 330–336. doi:10.1016/j.ijcard.2014.04.103.

Redfors, B., Shao, Y., Lyon, A. R., & Omerovic, E. (2014b). Diagnostic criteria for takotsubo syndrome: A call for consensus. *International Journal of Cardiology, 176*(1), 274–276. doi:10.1016/j.ijcard.2014.06.094.

Redfors, B., Vedad, R., Angeras, O., Ramunddal, T., Petursson, P., Haraldsson, I., . . . Omerovic, E. (2015). Mortality in takotsubo syndrome is similar to mortality in myocardial infarction – a report from the SWEDEHEART registry. *International Journal Cardiology, 185*, 282–289. doi:10.1016/j.ijcard.2015.03.162.

Regnante, R. A., Zuzek, R. W., Weinsier, S. B., Latif, S. R., Linsky, R. A., Ahmed, H. N., & Sadiq, I. (2009). Clinical characteristics and four-year outcomes of patients in the Rhode Island Takotsubo cardiomyopathy registry. *American Journal of Cardiology, 103*(7), 1015–1019. doi:10.1016/j.amjcard.2008.12.020.

Reuss, C. S., Lester, S. J., Hurst, R. T., Askew, J. W., Nager, P., Lusk, J., . . . Tajik, A. J. (2007). Isolated left ventricular basal ballooning phenotype of transient cardiomyopathy in young women. *American Journal Cardiology, 99*(10), 1451–1453. doi:10.1016/j.amjcard.2006.12.078.

Rigo, F., Sicari, R., Citro, R., Ossena, G., Buja, P., & Picano, E. (2009). Diffuse, marked, reversible impairment in coronary microcirculation in stress cardiomyopathy: A Doppler transthoracic echo study. *Annals of Medicine, 41*(6), 462–470. doi:10.1080/07853890903022793.

Sader, M. A., & Celermajer, D. S. (2002). Endothelial function, vascular reactivity and gender differences in the cardiovascular system. *Cardiovascular Research, 53*(3), 597–604.

Santoro, F., Ieva, R., Musaico, F., Ferraretti, A., Triggiani, G., Tarantino, N., . . . Brunetti, N. D. (2014). Lack of efficacy of drug therapy in preventing takotsubo cardiomyopathy recurrence: A meta-analysis. *Clinical Cardiology, 37*(7), 434–439. doi:10.1002/clc.22280.

Sato, A., Aonuma, K., Nozato, T., Sekiguchi, Y., Okazaki, O., Kubota, K., & Hiroe, M. (2008). Stunned myocardium in transient left ventricular apical ballooning: A serial study of dual I-123 BMIPP and Tl-201 SPECT. *Journal of Nuclear Cardiology, 15*(5), 671–679. doi:10.1016/j.nuclcard.2008.03.010.

Scantlebury, D. C., Prasad, A., Rabinstein, A. A., & Best, P. J. (2013). Prevalence of migraine and Raynaud phenomenon in women with apical ballooning syndrome (Takotsubo or stress cardiomyopathy). *American Journal of Cardiology, 111*(9), 1284–1288. doi:10.1016/j.amjcard.2013.01.269.

Schultz, T., Shao, Y., Redfors, B., Sverrisdottir, Y. B., Ramunddal, T., Albertsson, P., . . . Omerovic, E. (2012). Stress-induced cardiomyopathy in Sweden: Evidence for different ethnic predisposition and altered cardio-circulatory status. *Cardiology, 122*(3), 180–186. doi:10.1159/000338814.

Sharkey, S. W., Lesser, J. R., Zenovich, A. G., Maron, M. S., Lindberg, J., Longe, T. F., & Maron, B. J. (2005). Acute and reversible cardiomyopathy provoked by stress in women from the United States. *Circulation, 111*(4), 472–479. doi:10.1161/01.CIR.0000153801.51470.EB.

Sharkey, S. W., Lesser, J. R., Menon, M., Parpart, M., Maron, M. S., & Maron, B. J. (2008). Spectrum and significance of electrocardiographic patterns, troponin levels, and thrombolysis in myocardial infarction frame count in patients with stress (tako-tsubo) cardiomyopathy and comparison to those in patients with ST-elevation anterior wall myocardial infarction. *American Journal of Cardiology, 101*(12), 1723–1728. doi:10.1016/j.amjcard.2008.02.062.

Sharkey, S. W., Maron, B. J., Nelson, P., Parpart, M., Maron, M. S., & Bristow, M. R. (2009). Adrenergic receptor polymorphisms in patients with stress (tako-tsubo) cardiomyopathy. *Journal of Cardiology, 53*(1), 53–57. doi:10.1016/j.jjcc.2008.08.006.

Sharkey, S. W., Windenburg, D. C., Lesser, J. R., Maron, M. S., Hauser, R. G., Lesser, J. N., . . . Maron, B. J. (2010). Natural history and expansive clinical profile of stress (tako-tsubo) cardiomyopathy. *Journal American College Cardiology, 55*(4), 333–341. doi:10.1016/j.jacc.2009.08.057.

Sharkey, S. W., Lesser, J. R., Garberich, R. F., Pink, V. R., Maron, M. S., & Maron, B. J. (2012). Comparison of circadian rhythm patterns in Tako-tsubo cardiomyopathy versus ST-segment elevation myocardial infarction. *American Journal of Cardiology, 110*(6), 795–799. doi:10.1016/j.amjcard.2012.04.060.

Sharkey, S. W., Lips, D. L., Pink, V. R., & Maron, B. J. (2013). Daughter-mother tako-tsubo cardiomyopathy. *American Journal of Cardiology, 112*(1), 137–138. doi:10.1016/j.amjcard.2013.02.063.

Showkathali, R., Patel, H., Ramoutar, A., Kabir, A. M., Sayer, J. W., Clesham, G. J., . . . Kelly, P. A. (2014). Typical takotsubo cardiomyopathy in suspected ST elevation myocardial infarction patients admitted for primary percutaneous coronary intervention. *Europe Journal International Medicine, 25*(2), 132–136. doi:10.1016/j.ejim.2013.09.004.

Singh, N. K., Rumman, S., Mikell, F. L., Nallamothu, N., & Rangaswamy, C. (2010). Stress cardiomyopathy: Clinical and ventriculographic characteristics in 107 North American subjects. *International Journal of Cardiology, 141*(3), 297–303. doi:10.1016/j.ijcard.2008.12.043.

Singh, K., Carson, K., Shah, R., Sawhney, G., Singh, B., Parsaik, A., . . . Horowitz, J. (2014). Meta-analysis of clinical correlates of acute mortality in takotsubo cardiomyopathy. *American Journal Cardioogyl, 113*(8), 1420–1428. doi:10.1016/j.amjcard.2014.01.419.

Singh, K., Carson, K., Usmani, Z., Sawhney, G., Shah, R., & Horowitz, J. (2014b). Systematic review and meta-analysis of incidence and correlates of recurrence of takotsubo cardiomyopathy. *International Journal of Cardiology, 174*(3), 696–701. doi:10.1016/j.ijcard.2014.04.221.

Song, B. G., Hahn, J. Y., Cho, S. J., Park, Y. H., Choi, S. M., Park, J. H., . . . Gwon, H. C. (2010). Clinical characteristics, ballooning pattern, and long-term prognosis of transient left ventricular ballooning syndrome. *Heart Lung, 39*(3), 188–195. doi:10.1016/j.hrtlng.2009.07.006.

Song, B. G., Chun, W. J., Park, Y. H., Kang, G. H., Oh, J., Lee, S. C., . . . Oh, J. K. (2011). The clinical characteristics, laboratory parameters, electrocardiographic, and echocardiographic findings of reverse or inverted takotsubo cardiomyopathy: Comparison with mid or apical variant. *Clinical Cardiology, 34*(11), 693–699. doi:10.1002/clc.20953.

Song, B. G., Yang, H. S., Hwang, H. K., Kang, G. H., Park, Y. H., Chun, W. J., & Oh, J. H. (2012). The impact of stressor patterns on clinical features in patients with tako-tsubo cardiomyopathy: Experiences of two tertiary cardiovascular centers. *Clinical Cardiology, 35*(11), E6–E13. doi:10.1002/clc.22053.

Song, B. G., Oh, J. H., Kim, H. J., Kim, S. H., Chung, S. M., Lee, M., . . . Chun, W. J. (2013). Chronobiological variation in the occurrence of Tako-tsubo cardiomyopathy: Experiences of two tertiary cardiovascular centers. *Heart Lung, 42*(1), 40–47. doi:10.1016/j.hrtlng.2012.09.004.

Spinelli, L., Trimarco, V., Di Marino, S., Marino, M., Iaccarino, G., & Trimarco, B. (2010). L41Q polymorphism of the G protein coupled receptor kinase 5 is associated with left ventricular apical ballooning syndrome. *European Journal of Heart Failure, 12*(1), 13–16. doi:10.1093/eurjhf/hfp173.

Steinberg, J. S., Arshad, A., Kowalski, M., Kukar, A., Suma, V., Vloka, M., . . . Rozanski, A. (2004). Increased incidence of life-threatening ventricular arrhythmias in implantable defibrillator patients after the World Trade Center attack. *Journal American College Cardiology, 44*(6), 1261–1264. doi:10.1016/j.jacc.2004.06.032.

Steptoe, A., Strike, P. C., Perkins-Porras, L., McEwan, J. R., & Whitehead, D. L. (2006). Acute depressed mood as a trigger of acute coronary syndromes. *Biological Psychiatry, 60*(8), 837–842. doi:10.1016/j.biopsych.2006.03.041.

Sugimoto, K., Inamasu, J., Hirose, Y., Kato, Y., Ito, K., Iwase, M., . . . Ozaki, Y. (2012). The role of norepinephrine and estradiol in the pathogenesis of cardiac wall motion abnormality associated with subarachnoid hemorrhage. *Stroke, 43*(7), 1897–1903. doi:10.1161/strokeaha.111.646893.

Summers, M. R., Lennon, R. J., & Prasad, A. (2010). Pre-morbid psychiatric and cardiovascular diseases in apical ballooning syndrome (tako-tsubo/stress-induced cardiomyopathy): Potential pre-disposing factors? *Journal of the American College of Cardiology, 55*(7), 700–701. doi:10.1016/j.jacc.2009.10.031.

Sung, B. H., Ching, M., Izzo, J. L., Jr., Dandona, P., & Wilson, M. F. (1999). Estrogen improves abnormal norepinephrine-induced vasoconstriction in postmenopausal women. *Journal of Hypertension, 17*(4), 523–528.

Sy, F., Basraon, J., Zheng, H., Singh, M., Richina, J., & Ambrose, J. A. (2013). Frequency of Takotsubo cardiomyopathy in postmenopausal women presenting with an acute coronary syndrome. *American Journal of Cardiology, 112*(4), 479–482. doi:10.1016/j.amjcard.2013.04.010.

Takizawa, M., Kobayakawa, N., Uozumi, H., Yonemura, S., Kodama, T., Fukusima, K., . . . Aoyagi, T. (2007). A case of transient left ventricular ballooning with pheochromocytoma, supporting pathogenetic role of catecholamines in stress-induced cardiomyopathy or takotsubo cardiomyopathy. *International Journal Cardiology, 114*(1), e15–e17. doi:10.1016/j.ijcard.2006.07.125.

Tsuchihashi, K., Ueshima, K., Uchida, T., Oh-mura, N., Kimura, K., Owa, M., . . . Angina Pectoris-Myocardial Infarction Investigations in, J. (2001). Transient left ventricular apical ballooning without coronary artery stenosis: A novel heart syndrome mimicking acute myocardial infarction. Angina Pectoris-Myocardial Infarction Investigations in Japan. *Journal American College Cardiology, 38*(1), 11–18.

Uchida, Y., Egami, H., Uchida, Y., Sakurai, T., Kanai, M., Shirai, S., . . . Oshima, T. (2010). Possible participation of endothelial cell apoptosis of coronary microvessels in the genesis of Takotsubo cardiomyopathy. *Clinical Cardiology, 33*(6), 371–377. doi:10.1002/clc.20777.

Ueyama, T., Kasamatsu, K., Hano, T., Yamamoto, K., Tsuruo, Y., & Nishio, I. (2002). Emotional stress induces transient left ventricular hypocontraction in the rat via activation of cardiac adrenoceptors: A possible animal model of 'tako-tsubo' cardiomyopathy. *Circulation Journal, 66*(7), 712–713.

Ueyama, T., Ishikura, F., Matsuda, A., Asanuma, T., Ueda, K., Ichinose, M., . . . Beppu, S. (2007). Chronic estrogen supplementation following ovariectomy improves the emotional stress-induced cardiovascular responses by indirect action on the nervous system and by direct action on the heart. *Circular Journal, 71*(4), 565–573.

Vaccaro, A., Despas, F., Delmas, C., Lairez, O., Lambert, E., Lambert, G., . . . Pathak, A. (2014). Direct evidences for sympathetic hyperactivity and baroreflex impairment in Tako Tsubo cardiopathy. *PLoS One, 9*(3), e93278. doi:10.1371/journal.pone.0093278.

Vasilieva, E., Vorobyeva, I., Lebedeva, A., Urazovskaya, I., Kalinskaya, A., Skrypnik, D., & Shpektor, A. (2011). Brachial artery flow-mediated dilation in patients with Tako-tsubo cardiomyopathy. *American Journal of Medicine, 124*(12), 1176–1179. doi:10.1016/j. amjmed.2011.05.033.

Verberne, H. J., van der Heijden, D. J., van Eck-Smit, B. L., & Somsen, G. A. (2009). Persisting myocardial sympathetic dysfunction in takotsubo cardiomyopathy. *Journal of Nuclear Cardiology, 16*(2), 321–324. doi:10.1007/s12350-008-9017-1.

Vriz, O., Minisini, R., Citro, R., Guerra, V., Zito, C., De Luca, G., . . . Bossone, E. (2011). Analysis of beta 1 and beta 2-adrenergic receptors polymorphism in patients with apical ballooning cardiomyopathy. *Acta Cardiology, 66*(6), 787–790. doi:10.2143/Ac.66.6.2136964.

Wedekind, H., Moller, K., & Scholz, K. H. (2006). Tako-tsubo cardiomyopathy. Incidence in patients with acute coronary syndrome. *Herz, 31*(4), 339–346. doi:10.1007/s00059-006-2822-x.

Weihs, V., Szucs, D., Fellner, B., Eber, B., Weihs, W., Lambert, T., . . . Huber, K. (2013). Stress-induced cardiomyopathy (Tako-Tsubo syndrome) in Austria. *Europe Heart Journal Acute Cardiovascular Care, 2*(2), 137–146. doi:10.1177/2048872613483592.

Winchester, D. E., Ragosta, M., & Taylor, A. M. (2008). Concurrence of angiographic coronary artery disease in patients with apical ballooning syndrome (tako-tsubo cardiomyopathy). *Catheterization and Cardiovascular Interventions, 72*(5), 612–616. doi:10.1002/ccd.21738.

Wittstein, I. S. (2012). Stress cardiomyopathy: A syndrome of catecholamine-mediated myocardial stunning? *Cellular and Molecular Neurobiology, 32*(5), 847–857. doi:10.1007/s10571-012-9804-8.

Wittstein, I. S., Thiemann, D. R., Lima, J. A., Baughman, K. L., Schulman, S. P., Gerstenblith, G., . . . Champion, H. C. (2005). Neurohumoral features of myocardial stunning due to sudden emotional stress. *New England Journal Medicine, 352*(6), 539–548. doi:10.1056/NEJMoa043046.

Yoshida, T., Hibino, T., Kako, N., Murai, S., Oguri, M., Kato, K., . . . Kimura, G. (2007). A pathophysiologic study of tako-tsubo cardiomyopathy with F-18 fluorodeoxyglucose positron emission tomography. *Europe Heart Journal, 28*(21), 2598–2604. doi:10.1093/eurheartj/ehm401.

Zaroff, J. G., Pawlikowska, L., Miss, J. C., Yarlagadda, S., Ha, C., Achrol, A., . . . Young, W. L. (2006). Adrenoceptor polymorphisms and the risk of cardiac injury and dysfunction after subarachnoid hemorrhage. *Stroke, 37*(7), 1680–1685. doi:10.1161/01. STR.0000226461.52423.dd.

Zeballos, C., Moraca, R. J., Bailey, S. H., & Magovern, G. J., Jr. (2012). Temporary mechanical circulatory support for Takotsubo cardiomyopathy secondary to primary mediastinal B-cell lymphoma. *Journal of Cardiac Surgery, 27*(1), 119–121. doi:10.1111/j.1540-8191.2011.01391.x.

第 15 章　先天性心脏病

Massimo Chessa，Fatma Aboalsoud Taha

目录

摘要

　　– 引言：先天性心脏缺陷可定义为一种在宫内发育期间发生的心脏或大血管的解剖畸形，是一种严重的慢性疾病，可根据是否存在发绀分为发绀型和非发绀型。随着生存状况的改善,足够证据表明:罹患先心病患者不论是儿童还是成人,包括躯体、行为和精神等许多方面均受到累及。

– 目的:强调患先心病的患者需终生治疗,因此需专家在儿童期和成年期均进行评估。因为患有复杂心脏问题的人随时间推移会出现心脏节律、心脏瓣膜等问题,他们也可能会报告躯体、心理和行为异常。

– 结论:先心病心内直视手术幸存者中有相当一部分存在身心失衡的风险。这就需整体考量,包括家庭支持、孩子的个体化需求和对家长的需求。

关键词

先天性心脏病(Congenital heart diseases)·心房和室间隔缺损(Atrial and ventricular septal defects)·动脉导管未闭(Patent ductus arteriosus)·狭窄性心脏病变(Stenotic cardiac lesions)·主动脉缩窄和中断(Coarctation and interruption of the aorta)·法洛四联症(Tetralogy of Fallot)·肺闭锁(pulmonary atresia)·大动脉转位(Transposition of the great arteries)·永存动脉干(Truncus arterious)·肺静脉回流异常(Anomalous pulmonary venous return)·畸形(Ebstein)

引言

先天性心脏病(congenital heart diseases,CHDs)可定义为宫内发育期间发生的心脏或大血管的解剖畸形,无关发病年龄(Syamasundar 2012)。

CHDs 是儿童中最普遍最严重的慢性疾病之一(Behrman et al. 1992)。

CHDs 可根据患者是否有发绀的临床表现分为发绀型和非发绀型(Taber, Venes 2009)。

随生存状况的改善,越来越多证据表明累及患者生活的许多方面。儿童和成人都有报告身体发育或体型方面的问题。两组人群都有极大运动异常,成人先心病患者报告运动耐力下降显著,包括那些仅有轻微缺陷者。青春期和青年组均报告有出现行为和精神异常,包括抑郁症和焦虑症的发病显著。此外,很大一部分先心病患儿在接受心肺旁路手术后会出现心理适应不良。心脏缺陷更严重,需未来手术干预并伴有神经发育迟缓的儿童出现适应不良的风险尤为显著(Green 2004)。

CHDs 患者通常需接受终身治疗,因此需在儿童和成年期进行专业评估。这是因为随时间推移,复杂心脏问题患者会随病程发展出现更多诸如心脏节律或瓣膜的问题。这就需整体考量、家庭的支持、孩子的个体化需求及对父母的需要等。

正常的心脏

正常心脏解剖

定义

人的心脏是一个重要的器官,起着泵的作用,通过心动周期使血液在体内连续循环(Taber,Venes 2009)。

发育

心脏是胚胎发育的第一个功能性器官。受孕后约 21 天或 5 周,人类胚胎心脏开始跳动(DuBose et al. 2010)(图 1 和图 2)。

位置

- 心脏位于胸腔中的中间纵隔,心脏位于第五胸椎至第八胸椎的水平,膈肌之上,在胸骨、肋骨后,两侧紧邻左右肺,如图 3 所示。
- 心脏被一个保护囊,即含有心包液的心包包围着,由于它润滑作用使得心脏自身的收缩以及随相邻器官(如膈膜和肺)的活动而自如。而且可防止心脏受到感染和撞击(Levine,Miller 2002)。

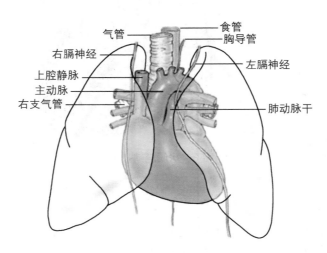

图 1　正常心脏的位置

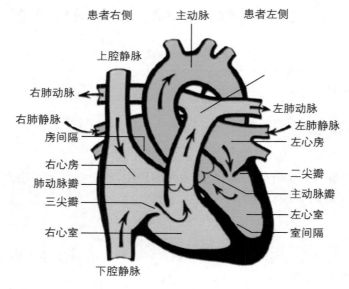

图 2　正常心脏的解剖

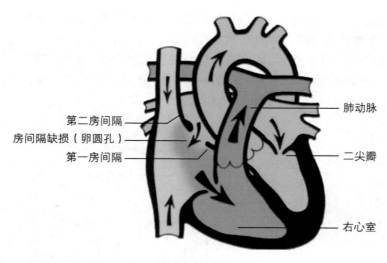

图 3　房间隔缺损

结构（壁和腔）

* 心脏壁由三层组成，心外膜，心肌层（肌层）和心内膜。心内膜与血管内层（内皮）融合并覆盖心脏瓣膜（Heart 2010）。
* 心脏被分成四个主腔：两个上腔称为左心房和右心房（接收室），两个下

腔称为右心室和左心室(排出室)(Starr et al. 2009)。

- 将心脏右侧与左侧分开的肌肉壁称为间隔。室间隔将两个功能和解剖均不同的单元分开。如图 2 所示,室间隔比房间隔厚(Starr et al. 2009)。

血液供应

血液从心脏泵出,同时心脏本身也有自己的血液供应,即冠状动脉循环(Taber,Venes 2009)。

传导系统

在窦房结发出的信号刺激心房收缩并传至房室结。随后通过 His 束传导到 Purkinje 纤维和心尖部的心内膜,然后到达心室心外膜(Anatomy and Function of the Heart's Electrical System 2013)。

正常心脏的生理学:(心动周期)

- 血液流过人体心脏的路径是肺循环和体循环的一部分。这些通路包括三尖瓣和二尖瓣(房室瓣膜)和主动脉瓣和肺动脉瓣(半月瓣)(Marieb 2003)。

- 医生通常将右心房和右心室称为右心,将左心房和左心室称为左心(Phibbs 2007)。

- 心室比心房更厚更坚固。由于将血液泵入体循环所需的力较大,因此左心室壁比右心室的厚(Anderson 2012)。

- 正常情况下,每次心跳时,血液从心房流向心室是单向的;基本上从右心室泵入肺部的血量与左心室泵入体循环的血量相等。三尖瓣、二尖瓣、主动脉瓣和肺动脉瓣阻止血液反流(Anderson 2012)。

- 心脏相当于两个泵。右心通过收集回流至上腔静脉和下腔静脉的脱氧血液至右心房,并通过右心室将其泵入肺部(进入肺循环),并在那里排出二氧化碳交换氧气。气体交换通过被动扩散过程实现。氧气交换后的血液从肺部通过肺静脉回流到左心房(Anderson 2012)。

- 左心从肺部收集含氧血液入左心房,血液再从左心房流入左心室,由左心室将血液泵入主动脉将其输送到全身各个部位。相对应,脱氧的血液最终通过上腔静脉和下腔静脉返回心脏(Anderson 2012)。

先天性心脏病

先天性心脏病的定义

无关发病年龄，CHDs 可定义为宫内发育期间发生的心脏或大血管的解剖畸形（Syamasundar 2012）。

先天性心脏病的发生率

CHDs 是儿童最普遍和最严重的慢性疾病之一。据估计每 1 000 名婴儿中有 8 名出生时患有 CHDs（Behrman et al. 1992）。

先天性心脏病的分类

根据患者是否有发绀的临床表现 CHDs 可分为发绀型和非发绀型。非发绀型可进一步细分为阻塞性病变和左向右分流病变。而发绀型定义为具有从右向左分流的病变（Syamasundar 2012）。

非发绀型

卵圆孔未闭（patent foramen ovale, PFO）
- 定义：卵圆孔位于房间隔，是宫内胎儿血流必经之路，相当于肺循环旁路。正常情况下，这个孔在出生时，肺部起作用时关闭（Yun 2011）。
- 发生率：几乎所有新生儿都可见 PFO。发生率随年龄而降低（Hagen et al. 1984；Kasasbeh et al. 2013）。
- 处理：如果有卒中或 TIA 的患者需行经皮封堵治疗（Romfh et al. 2012）。
- 自然病程和预后：70%~75% 的成人卵圆孔从解剖结构而言可完全闭合。它在某些可疑栓塞和卒中的老年先心病患者中具有重要临床意义（Schneider et al. 1996）。

房间隔缺损（atrial septal defect, ASD）
- 定义：由于房间隔缺损导致的心房间连通（Brickner et al. 2000；Feldt et al. 1971）。
- 发生率：约占 CHDs 的三分之一，最有可能在成人中检测到。女性是男性的 2~3 倍（Brickner et al. 2000；Feldt et al. 1971）。
- 分类：解剖学上，以窦口形式继发在卵圆窝区域（75%），房间隔的下部（15%），或在房间隔顶部的静脉窦（10%）（Brickner et al. 2000）。

- 相关的心脏异常：包括二尖瓣脱垂(伴有窦口继发缺损)，二尖瓣反流(因原中隔孔缺损的二尖瓣前叶中的裂隙)以及部分异常肺静脉引流至右心房或腔静脉(具有静脉窦)(Brickner et al. 2000；Leachman et al. 1976；Van Praagh et al. 1994)。

- 病理生理学：无论其解剖位置如何，血液都从左心房向右心房分流(如图 3)；分流的方向和大小取决于缺损的大小和心室的相对顺应性，导致肺动脉血流量增加和心房、右心室与肺动脉的扩张。最终，如果右心功能衰竭或其顺应性下降，左向右分流的会减少，并且可能产生从右向左分流(Brickner et al. 2000)。

- 处理：经导管检查确诊的肺与全身血流比值≥1.5 的房间隔缺损应经皮(Butera et al. 2008)或手术(Konstantinides et al. 1995)封闭。对于有不可逆的肺血管疾病和肺动脉高压的患者，不推荐手术修补(Steele et al. 1987)。亦不推荐作为感染性心内膜炎的预防(Brickner et al. 2000)。

- 自然病程和预后：

  - 最初 ASD 不产生症状，并可多年一直不被发现(Brickner et al. 2000；Craig，Selzer 1968)。随长年通过右心的血量增加，通常会导致右心室的扩大和衰竭(Brickner et al. 2000；Craig，Selzer 1968)。

  - 有房间隔缺损的成人极少数会出现栓塞性肺血管疾病(艾森曼格氏综合征)(Craig，Selzer 1968)。

  - 患有房间隔缺损的患者通常在生命的前 30 年具有正常的窦性心律，之后可能出现房性心律失常，包括心房颤动和室上性心动过速(Perloff 1998)。

  - 同时似是而非的栓塞或反复的肺部感染可能会促使患者寻求医疗照顾(Brickner et al. 2000)。

房室间隔缺损(心内膜垫和房室管缺损)

- 定义：一系列由心内膜垫形成缺陷导致的心脏畸形。发育过程中，心内膜垫贡献于房间隔(原始室间隔)的下半部、室间隔的上部及二尖瓣和三尖瓣。(Brickner et al. 2000)。

- 分类：

  - 原发孔缺损或不完整的房室管(图 4)由位于房间隔底部的房间隔缺损造成，通常与二尖瓣前叶中的裂隙相关，导致二尖瓣关闭不全(Brickner et al. 2000)。

  - 完全的房室隔缺损(图 5)邻近室间隔的较大缺损，包含原发孔和室间隔缺损。这种缺损贯通二尖瓣和三尖瓣膜瓣环，导致它们的隔瓣叶缺如(Gatzoulis et al. 1999)。

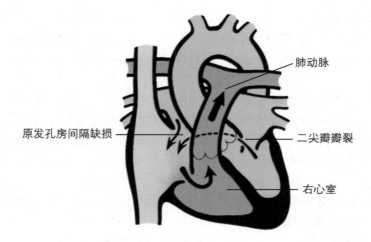

肺动脉

原发孔房间隔缺损

二尖瓣瓣裂

右心室

图 4　部分型房室隔缺损

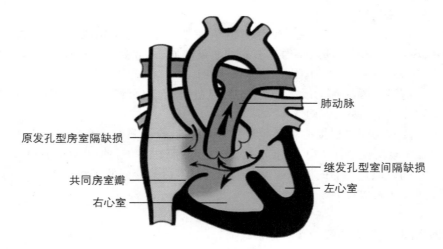

肺动脉

原发孔型房室隔缺损

继发孔型室间隔缺损

共同房室瓣

左心室

右心室

图 5　完全型房室隔缺损

- 病理生理学:有两种主要的血流动力学异常。首先是右心房和右心室的容量超负荷,以及肺循环超负荷。另外是二尖瓣关闭不全,这会增加左心室容积(Brickner et al. 2000)。
- 处理:
- 对无临床症状的原发孔缺如和二尖瓣裂患者,手术时间可延迟,但应手术修补(Brickner et al. 2000)。
- 对于完全性房室隔缺损的患者,即使是非常幼小的有症状的婴儿也有矫正手术的指征。通常应该在患儿在 2~3 个月大时进行手术(Gatzoulis et al.

1999）。

- 自然病程与预后：

- 在出生后的前 6~9 个月内发生肺血管疾病的风险，尤其是唐氏综合征的患儿风险更高。（Craig 2006）。

- 某些术后患者二尖瓣需置换人工瓣膜（Burke et al. 1996；Somerville 1965）。

- 与室间隔膜部缺损修补术相比，手术引起的房室传导阻滞并不常见（Burke et al. 1996；Somerville 1965）。

- 由于伴随左房室瓣反流，相较其他心房水平分流的患者，原发孔缺损或房室管缺损修补患者出现心律失常的年龄更小。（Burke et al. 1996；Somerville 1965）。

室间隔缺损（ventricular septal defect，VSD）

- 定义：VSD 是两个心室间的室间隔缺损（Mas，Bricker 1990）。

- 发生率：VSD 是婴儿和儿童中最常见的 CHDs。男孩和女孩的发生率相似。轻微的 VSD 可能自发闭合（Brickner et al. 2000；Perloff 1998）。

- 病因学：可确定，VSD 与基因异常相关，尤其是 13、18 和 21 的三体综合征以及其他不常见的综合征（Mas，Bricker 1990）。

- 类型：解剖学上，70% 在室间隔的膜部；20% 在肌间隔的肌层，5% 在二尖瓣和三尖瓣交界处的入路（房室管缺损）；另有 5% 低于主动脉瓣，通常导致一个或多个主动脉瓣叶在心脏收缩期间脱出，导致主动脉瓣反流（AR）（Brickner et al. 2000；Graham，Gutgesell 1995）。

- 相关异常：它可能独立发生；也可作为复杂心脏畸形的一部分，但不常见（Brickner et al. 2000）。

- 病理生理学：VSD 的生理学后果，由缺陷的大小以及全身和肺血管床的相对阻力决定。从左向右的分流占优势（图 6）。随时间推移，肺血管阻力通常增加，从左到右的分流量会下降。肺血管阻力等于或超过全身阻力时，就开始右向左分流（Brickner et al. 2000）。

- 处理：通过导管术和血管造影，确定缺陷的存在和位置，以及分流和肺血管阻力的大小。如果肺血管阻塞性病变程度不高，建议手术修补缺损（Brickner et al. 2000；Boehrer et al. 1992）。

- 自然病程与预后：

- 取决于缺口的大小和肺血管阻力。仅有小缺口且肺动脉压力正常的成年人一般无临床症状，也不太可能发展肺血管疾病（Kidd et al. 1993）。这些患者不需手术，但他们有感染性心内膜炎的风险，应接受抗生素预防（Brickner et

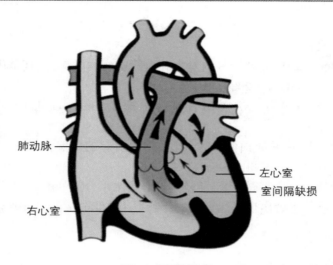

图6　室间隔缺损

al. 2000；Kidd et al. 1993）。

　　– 具有较大缺陷的患者成年后，通常有左心室衰竭或肺动脉高压伴右心室衰竭（Perloff 1998）。

　　– 在修复 VSD 术后发生的传导系统损伤继发的完全性房室传导阻滞可能需起搏器治疗。但现在，随对电传导系统与缺损位置关系的认识，使得这一并发症极少发生（Perloff 1998；Kidd et al. 1993）。

动脉导管未闭（patent ductus arterious，PDA）

　　● 定义：动脉导管连接降主动脉（仅左锁骨下动脉的远端）到左肺动脉。胎儿时期，它作为旁路使在胎盘中进行氧合的血流绕过尚未开放的肺，经肺动脉进入降主动脉。它通常在出生后不久关闭（Brickner et al. 2000）。

　　● 发生率：PDA 占 CHDs 病例的 10% 左右（Brickner et al. 2000）。

　　● 病因：在持续性围产期缺氧、孕产妇风疹感染和早产儿中发病率较高（Brickner et al. 2000）。

　　● 病理生理学：分流较大，流量明显增加，可能导致左心室衰竭，肺血管阻塞，甚至分流的逆转（Brickner et al. 2000；Campbell 1955）。

　　● 处理：

　　– 经导管血管造影术可量化分流和肺血管阻力的大小，并将未闭的动脉导管可视化（Boehrer et al. 1992）。

　　– 需经皮穿刺器械封堵和手术结扎，或切除未闭动脉导管（Brickner et al. 2000；Fisher et al. 1986）。

－一旦发生严重肺血管阻塞性疾病,不可进行手术结扎或经皮封堵(Fisher et al. 1986)。

● 自然病史与预后:

－未闭的动脉导管很少在婴儿期后自发关闭(Brickner et al. 2000;Fisher et al. 1986)。

－小 PDA 无症状;但会带来患感染性心内膜炎和脓毒性肺栓塞的风险(Brickner et al. 2000)。

－中等 PDA 可能在婴儿期、儿童期或成年期间无临床症状(Campbell 1955;Idem 1968)。

－大且未经修复的 PDA 可能导致心力衰竭或肺动脉高压(Perloff 1998;Idem 1968)。

－PDA 可能成为动脉瘤或发生钙化,可能导致其破裂(Fisher et al. 1986)。

主动脉瓣狭窄(aortic stenosis,AS)

● 定义:AS 是一种左心室流出的障碍(Brickner et al. 2000)。

● 分类:

－瓣膜性 AS 对穿过主动脉瓣的血流的限制(图 7)。

正常成人的主动脉口面积为 3.0~4.0cm²。瓣膜瓣面积约为 1.0cm² 时认为动脉狭窄。

－主动脉瓣下狭窄。

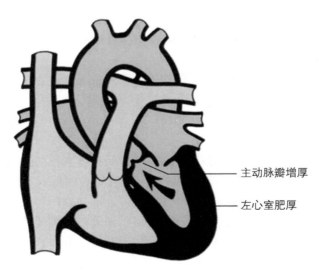

主动脉瓣增厚

左心室肥厚

图 7 主动脉瓣狭窄

  – 主动脉瓣上狭窄（Brickner et al. 2000）。

  ● 病因：

  – 二叶式主动脉瓣是 65 岁以下 AS 患者中最常见的病理改变。

  – 瓣下 AS 中可为孤立的纤维环（瓣下隔膜性狭窄）或间隔肥厚（特发性肥厚型心肌病）。

  – 瓣上 AS 中，伴有威廉姆斯综合征（弹性蛋白基因存在缺陷），或家族性瓣上狭窄（可能携带突变型弹性蛋白基因）（Brickner et al. 2000；Friedman 1995）。

  ● 发生率：AS 占 CHDs 的 6%。人群中 2%~3% 有二叶主动脉瓣。男性为女性的 4 倍。20% 的二叶式主动脉瓣患者有相关的心血管异常，如动脉导管未闭或主动脉缩窄（Brickner et al. 2000；Friedman 1995）。

  ● 病理生理学：

  – 二叶式主动脉瓣患者的瓣膜连接处有一个融合。尽管畸形的瓣膜在出生时并不狭窄，但随瓣叶的增厚和钙化，最终导致瓣膜活动受限。

  许多患者中，在瓣膜上方的主动脉内侧层有一个共同存在的异常，它会诱发主动脉根部的扩张。（Brickner et al. 2000）。

  – 在左心室侧的纤维肌肉隔膜中央有一原发孔的患者，血流束穿过小孔，冲击主动脉瓣，从而导致主动脉瓣变化乃至关闭不全（Friedman 1995）。

  – 当不能通过无创性手段评估主动脉瓣狭窄的严重程度时，可使用心导管检查，同时能确定是否存在并发的冠心病（Brickner et al. 2000）。

  ● 处理：

  – 瓣膜型：有症状的患者可经手术或导管进行瓣膜切开术，未成年患者可采用同种植片或 Ross 术式（肺动脉瓣的自体移植），成人采用瓣膜置换（Brickner et al. 2000；Teupe et al. 1997）。

  – 瓣下型：所有患者均具有膜部切除指征（Lopes et al. 2011）。

  – 瓣上型：对升主动脉梗阻可通过手术缓解，以补片术式扩张狭窄处（surgical widening）（Johnson，Moller 2014）。

  ● 自然病程与预后：

  – 无症状的成人患者预期寿命正常；应接受抗生素预防感染性心内膜炎。一旦出现症状，生存率有限：发生心绞痛后生存中位时间仅 5 年，晕厥发生后仅 3 年，而出现心力衰竭后仅有 2 年（Brickner et al. 2000）。

  – 术后风险包括：成年时期，若瓣膜钙化、僵硬或有关闭不全时，需人工或同种瓣置换。目前并没有完美的替代瓣膜：机械瓣虽寿命长但易促成血栓，所以需抗凝；而同种瓣虽不会导致血栓，但因瓣膜钙化而使用寿命短。Ross 自体移植可影响冠状动脉，因为在肺动脉瓣自体移植冠状动脉需重植（Lopes et al.

2011；et al. 2007）。

　　－主动脉下膜切除术主要风险是损伤二尖瓣间隔小叶，因为该叶常附着于此隔膜，且复发率高（Lopes et al. 2011；Geva et al. 2007）。

　　－瓣上狭窄贴片矫正后可再梗阻，因为长期受累的血管会进行性增厚（Johnson，Moller 2014）。

肺动脉狭窄（pulmonary stenosis，PS）

　　● 发生率：PS 占成人 CHDs 的 10%~12%。90% 右室流出障碍为瓣膜型，其余为瓣上型或瓣下型（Brickner et al. 2000）。

　　● 病因学：典型的瓣膜性的 PS 是一种单独存在的异常（图 8），但也可伴随 VSD 出现。因为瓣的发育异常，约 2/3 的有 Noonan 综合征的患者患有 PS。瓣上型 PS 常和其他先天性心脏异常共存（膜性 PS，ASD，VSD，PDA，或 ToF）。这是 Williams 综合征的一个常见特征（Zalzstein et al. 1991）。瓣下型 PS 常与 VSD 伴随发生（Brickner et al. 2000）。儿童的周围肺动脉狭窄伴随瓣上主动脉狭窄，尤其是在 Williams 综合征、Alagille 综合征或原因不明的病例中。肺动脉发育不良常伴有肺动脉瓣膜闭锁的法洛四联症；这些患者也常有 DiGeorge 综合征（Johnson，Moller 2014）。

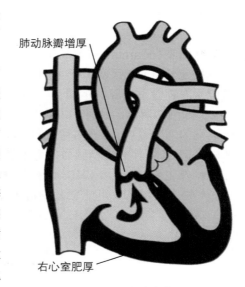

肺动脉瓣增厚

右心室肥厚

图 8　肺动脉狭窄

　　● 病理生理学：由于瓣膜连接处是融合的，所以在心室收缩期该瓣呈漏斗形顶部有小中心孔。在发育异常的瓣膜中（如 Noonan 综合征）接合处是充分开放的，但每一小叶都增厚明显。正常成人的肺动脉瓣口面积约为 $2.0cm^2/m^2$ 体表面积，而且没有跨瓣压差。当瓣膜狭窄时，右心室收缩压增加，右心室与肺动脉间产生收缩压梯度（Brickner et al. 2000；Johnson，Moller 2014）。

　　● 处理：

　　－瓣膜型 PS：预防感染性心内膜炎。如果弹性和活动度好，可行经皮球囊瓣膜成形术通常是成功的；其长期效果良好（Brickner et al. 2000；Teupe et al. 1997；Fawzy et al. 1990）。如果瓣膜发育不良或钙化，或出现显著反流，则需更换瓣膜（Johnson，Moller 2014）。

－瓣上型 PS：广泛采用的疗法是导管球囊扩张术，或有时植入血管内金属支架，但因狭窄的病因和严重性的差异可能造成治疗结果不同（Johnson，Moller 2014）。

－有严重狭窄和严重发育不良的肺动脉瓣环的新生儿，需使用补片来扩大流出道（Johnson，Moller 2014）。

● 自然病程与预后：

－瓣膜型 PS 的成人通常无症状（Brickner et al. 2000）。

－狭窄严重时，可能产生劳力性呼吸困难和乏力。最终，可能发展为右心衰竭，导致周围水肿和腹部肿胀。最终，若卵圆孔未闭合，可能发生从右心房到左心房的血液分流，导致发绀和杵状指（Brickner et al. 2000）。

主动脉缩窄（coarctation of the aorta，COA）

● 定义：COA 常常由于主动脉壁离散的折叠致主动脉腔偏心性缩窄，通常位于左锁骨下动脉的远端，在主动脉附件的位置（动脉韧带）（Brickner et al. 2000），如图 9 所示。这种情况会导致上臂的高血压。较少见的是左锁骨下动脉近端的缩窄，这可出现两臂之间的动脉压力差，会出现身体远端动脉的广泛的侧支循环，常伴有主动脉弓发育不良或弥漫性狭窄（Yun 2011）。

● 发生率：COA 占 CHDs 的 8%~10%。男性为女性的 2~5 倍（Yun 2011）。

● 病因学：COA 可能伴随性腺发育不全（如 Turner 综合征）、二叶式主动

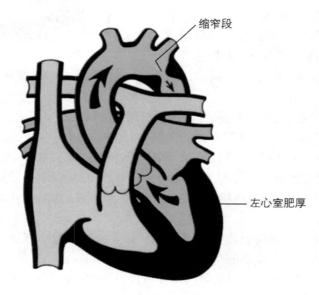

图 9　主动脉缩窄

脉瓣、VSD、PDA、二尖瓣狭窄或反流、大脑动脉环的动脉瘤发生（Perloff 1998；Mazzanti et al. 1988）。

- 病理生理学：这种情况下身体的下半部分通常具有导管依赖性（Penny，Shekerdemian 2001）。
- 处理：
- 通过计算机断层扫描、磁共振成像和对比主动脉造影，可获得关于缩窄和侧支循环的位置及长度的精确解剖信息（Brickner et al. 2000）。
- 如果能尽早发现导管依赖性的临床表现，患病婴儿可使用前列腺素 E1（PGE1）治疗而存活（Brickner et al. 2000）。
- 跨缩窄段的压力梯度超过 30mmHg 的患者应考虑手术修复（Brickner et al. 2000）。
- 对婴儿患者，曾一度流行的手术方法是：可牺牲左锁骨下动脉，将横断血管作为移植体，向下缝至主动脉壁（Robert，Bekman 2013）。
- 修复主动脉缩窄有若干种外科技术。如果狭窄段短且离散，直接切除并端 - 端吻合。如果缩窄为长管状梗阻，则需手术切除并植入人工血管（Robert，Bekman 2013）。
- 对某些成年患者离散病变中的复发或原发狭窄可采用经皮气囊扩张术与支架植入。随带膜支架和支架补片的应用，支架置入治疗成为大多数的局部或复发性缩窄成人患者的选择（Romfh et al. 2012；Tanous et al. 2009）。
- 自然病程与预后：
- 大多数成人患者无症状。在例行检查中发现手臂中有系统性动脉性高血压，伴有股动脉脉搏的减少或缺如时，才会做出诊断（Brickner et al. 2000）。
- 主动脉缩窄的并发症包括高血压、左心室衰竭、主动脉夹层、早产儿冠状动脉疾病、感染性心内膜炎和脑血管意外（由脑动脉瘤造成）（Romfh et al. 2012；Perloff 1998；Tanous et al. 2009）。
- 患有主动脉缩窄的妇女在妊娠期间主动脉夹层风险很高（Brickner et al. 2000）。
- 术后并发症包括：高达 1/3 的患者在成功解决缩窄后，仍有残余或继发高血压、缩窄复发、二尖瓣主动脉瓣等可能后遗症和并发症（Romfh et al. 2012；Brickner et al. 2000）。
- 持续或复发性高血压的发生率与存活率，受患者手术时年龄的影响（Perloff 1998；Musto et al. 2008）。

发绀型心脏病

法洛四联症 (tetralogy of Fallot, ToF)

- 定义:法洛四联症涉及 4 种心脏解剖异常(Syamasundar 2012),包括 VSD(Behrman et al. 1992)、主动脉骑跨(Taber, Venes 2009)、右心室流出道受阻右心室肥大(Green 2004)(图 10)。约 25% 的患者有右位的主动脉弓,约 4% 有冠状动脉异常(Lillehei et al. 1986)。

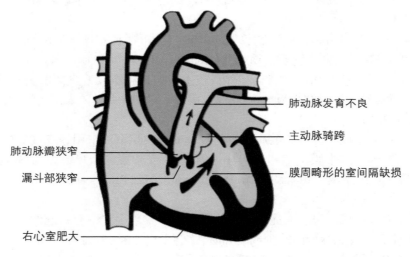

肺动脉发育不良

主动脉骑跨

膜周畸形的室间隔缺损

肺动脉瓣狭窄

漏斗部狭窄

右心室肥大

图 10　法洛四联症

- 发生率:占 CHDs 的 4%~9%,是最常见的发绀型 CHDs(Lillehei et al. 1986)。
- 病理生理学:右心室流出的主要阻塞是漏斗部狭窄。发绀的程度取决于阻塞程度。情况相当多变:从轻微阻塞到肺动脉瓣闭锁都有可能。伴有轻度肺动脉瓣狭窄时(也称粉色 ToF),ToF 表现为一种伴有肺充血的 VSD。随漏斗部狭窄的程度加重,由于肺部血流减少,会出现逐渐加重的发绀。伴有肺动脉瓣闭锁的 ToF(即伴有 VSD 的肺动脉瓣闭锁)是一种严重的类型,其中右心室流出道完全梗阻(闭锁)(Marelli, Gurvitz 2011)。
- 处理:现在可在 3 岁至 6 个月或更小的幼儿中进行完全的手术矫正(Koenig et al. 2004)。手术治疗包括补片修补 VSD;或通过肺动脉成形术和肺动脉瓣置换术,以缓解肺流出梗阻和肺血管反流(Romfh et al. 2012)。

- 自然病程与预后：

－ 完全修复后，大部分患者可有正常的氧饱和度，且没有残余分流（Romfh et al. 2012；Warnes et al. 2008）。

－ 最常见的晚期并发症是慢性肺动脉反流。残余右室流出梗阻和分支肺动脉阻塞是较少见但重要的晚期并发症。常见晚期右室扩张和功能障碍。15%~18% 的病例有进行性主动脉反流伴主动脉根扩张。另一个重要的晚期并发症是心律失常，主要是心房扑动和颤动。室性心律失常致猝死是修复手术术后最常见的死因。在 25~30 年随访期内，猝死的风险为 3%~6%（Romfh et al. 2012；Warnes et al. 2008）。

－ 肺血管置换是治疗慢性重度肺动脉反流的方法。手术瓣膜置换是目前唯一可用于原发右室流出道的选择。在肺血管置换时，可通过迷宫手术治疗房性心律失常。有持久室性心动过速记录的患者或几乎心源性死亡的患者应接受 ICD 植入作为二级预防（Romfh et al. 2012；Warnes et al. 2008）。

－ 与一般人群相比，ToF 修复术后生存期一直低于预期，术后 25 年手术贡献率显著。（Romfh et al. 2012；Warnes et al. 2008）。

肺动脉闭锁（pulmonary atresia，PA）

- 定义：肺动脉闭锁是右心室和肺部之间直接连接缺失。其两种主要类型为：伴有室间隔缺损型 PA（pulmonary atresia with ventricular septal defect，PA/VSD）和室间隔完整型 PA（pulmonary atresia with intact ventricular septum，PA/IVS）（Yun 2011；Krishnan 2002）。

- 病理生理学：

－ 在 PA/VSD 中（即法洛四联症型 PA），通常有大小合适的两心室和大的主动脉下 VSD，以及起源变异的肺动脉供应。有些患者只有导管结构，但更常见的是有从降主动脉发出的主要肺动脉侧支动脉（MAPCAs）（图 11）。PA 也是更复杂的心脏畸形之一，如完全性大动脉转位，或内脏异位综合征，或单心室（Yun 2011；Krishnan 2002）。

－ 在 PA/IVS 中，三尖瓣和右心室通常严重发育不全，但肺动脉由于 PDA 的供应发育相对良好（图 12）。导管依赖性肺循环为 PA/IVS 典型形式，有此畸形的婴儿若导管闭合时没有前列腺素输液治疗，其与发绀程度会加重，最终会导致休克，甚至可能在出生几天内死亡（Yun 2011；Krishnan 2002；Nadas，Fyler 2006）。

- 处理：

－ PA/IVS 的早期缓解治疗包括术前进行 PGE1 输注以保持未闭的动脉导管开放直至行锁骨下动脉肺动脉吻合术（图 13），这有助于增强 PA 的肺流量，最终的手术目标可能是 Fontan 型手术（图 14），更常见的是通过腔静脉 - 肺动

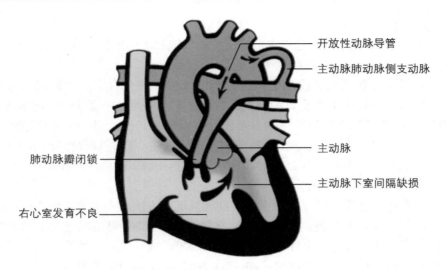

图 11   伴有室间隔缺损型肺动脉闭锁 +MAPCAs

开放性动脉导管
主动脉肺动脉侧支动脉
主动脉
主动脉下室间隔缺损
肺动脉瓣闭锁
右心室发育不良

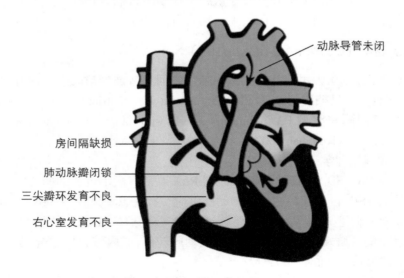

图 12   室间隔完整型肺动脉闭锁 PA/IVS

动脉导管未闭
房间隔缺损
肺动脉瓣闭锁
三尖瓣环发育不良
右心室发育不良

脉分流实现右心旁路。在某些具有特殊解剖特征的病例,阻塞的旁路可使用右室 - 肺动脉的动脉导管建立(Yun 2011;Nadas,Fyler 2006)。

　　– 对 PA/VSD 的处理方式取决于肺动脉供血。约半数的情况适宜做矫正手术,将 VSD 闭合,通过放置导管连接右心室与肺动脉(Yun 2011;Nadas,Fyler 2006;Gewitz,Woolf 2006)。

　　● 自然病程和预后:

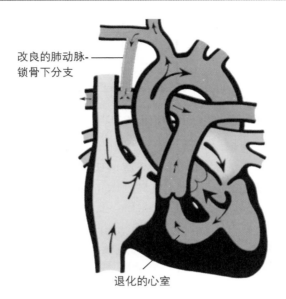

改良的肺动脉-
锁骨下分支

退化的心室

图 13　单心室心脏

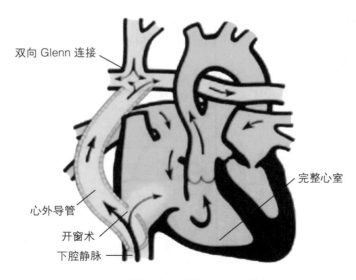

双向 Glenn 连接

完整心室

心外导管

开窗术

下腔静脉

图 14　对单心室心脏的 Fontan 式矫正

　　– 相较于 PA/IVS,PA/VSD 的导管依赖性较低,其自然进程取决于肺动脉供血等因素。患 PA/VSD 的婴儿早年可能表现出发绀,但若肺动脉供血适当,即使没有任何治疗干预,有些人仍可能存活至成年。而以后的生活中出现的其他问题将降低生活质量,甚至缩短生存期(Yun 2011;Krishnan 2002)。

－ 对 RV 到肺动脉的动脉导管闭锁的治疗手段，包括导管置换，支架植入术治疗狭窄，经皮瓣膜植入术治疗反流（Momenah et al. 2009）。

－ 若肺动脉中血流减少，尤其伴随 PR 时，应考虑以气囊扩张术或支架治疗分支 PA 狭窄（Romfh et al. 2012；Gatzoulis et al. 2003）。

大动脉移位 (transposition of the great arteries，TGA)

● 定义：大动脉跨越室间隔，有房室连接一致性和心室 - 动脉连接不一致性（主动脉连接右心室，肺动脉连接左心室）（Hoffman，Christianson 1978）。

● 发生率：TGA 占 CHDs 的 4%~5%（Hoffman，Christianson 1978），是最常见的早期发病的发绀型心脏病（Martins，Castela 2008）。

● 病理生理学：因为体循环与肺循环互相平行独立，如若两者间在存在贯通，TGA 则可能致命。新生儿刚出生时，PDA 和卵圆孔保持这种联系。当动脉导管开始闭合且而卵圆孔闭合不充分时，患者会出现严重发绀。它的严重程度和发病时间取决于两个循环体系之间的混合程度。最终可能会进展为阻塞性肺血管疾病（Reddy 2002）。

● 相关异常：50% 的情况下 TGA 独立发生，称为单纯或完全性 TGA 或 TGA/IVS（图 15）。与之相对，复杂移位指有其他畸形并存的情况，如 VSD（图 16）、PS（图 17）、左心室流出道梗阻、主动脉弓畸形和静脉系统回流异常（Yun 2011）。

● 处理：

－ 患 TGA 的婴儿应开始 PGE1 输液保持导管通畅，这将增加肺流量。

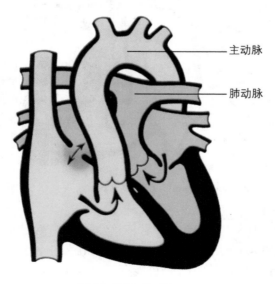

主动脉

肺动脉

图 15　无 VSD 的 TGA

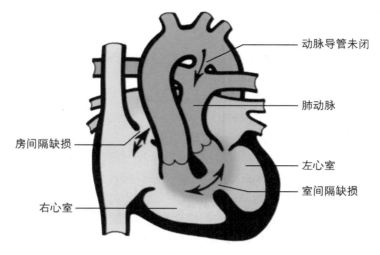

动脉导管未闭

肺动脉

左心室

室间隔缺损

房间隔缺损

右心室

图 16　伴有 VSD 的 TGA

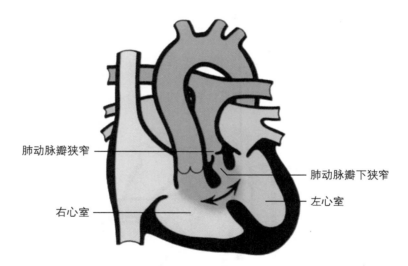

肺动脉瓣狭窄

肺动脉瓣下狭窄

右心室

左心室

图 17　伴有 VSD 和 PA 的 TGA

若卵圆孔受限,仅靠 PGE1 无法改善临床症状,紧急心房间隔球囊造孔术(Rashkind 球囊间隔造孔)是唯一的抢救方法(Yun 2011;Martins,Castela 2008)。

　　– 修复手术中,循环的实现可通过以下方式:心房调转手术(atrial switch operation,ASO)和 RV-PA 管道的重置(Rastelli 手术)(Rastelli et al. 1969)。ASO 后,LV 成为体循环心室。20 世纪 80 年代上半叶出生的患者最有可能接受 Mustard(1964)或 Senning(1959)或 Rastelli 等(1969)心房开关手术,而下半叶出生的患者最可能是用 ASO 修复的。

- 自然病程与预后：
- 未经手术几乎不可能存活。动脉调转术式预后最好，死亡率约 5%（Yun 2011）。
- 最常见的 ASO 并发症为窦房结功能障碍。窦房结功能减退是渐进的，20 年内仅有 40% 的患者能保持窦性节律。窦房结功能障碍伴有心率过快或过慢是起搏器治疗的适应证（Yun 2011）。
- 与 Rastelli 手术有关的并发症主要是导管阻塞和主动脉瓣下隔膜狭窄，以及未充分扩大的 VSD。（Yun 2011；Brown et al. 2011）。
- ASO 最常见并发症为肺动脉狭窄。发病机制包括缝线的不充分生长、用于填充冠状动脉纽扣缝合部位的瘢痕形成和回缩、吻合部位的张力（因没有充分移动远端肺动脉而产生）。支架置入术通常是治疗肺动脉分支狭窄的有效方法。新生主动脉瓣有轻微的反流危险，与新生主动脉根部扩张有关（尤其在伴有 VSD 的情况下）（Prifti et al. 2002）。ASO 后，5%~7% 的患者出现冠状动脉狭窄或闭塞，并与心力衰竭和猝死有关（Anderson 2012；Mayer et al. 1990）。

永存动脉干

- 定义：升主动脉与肺动脉主干（或分支肺动脉）都从主干发出，位于供给

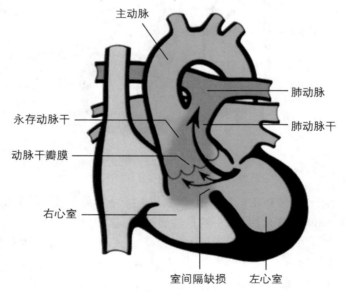

图 18　动脉干

体循环、冠状循环和肺循环的室间隔缺损上(图 18)(Rodefeld,Hanley 2002)。

- 发生率:约占 CHDs 的 1%~4%(Rodefeld,Hanley 2002)。
- 常有相关畸形,如 DiGeorge 综合征(Rodefeld,Hanley 2002)。
- 处理:术前需治疗充血性心力衰竭。动脉干的修复包括补片封闭 VSD,使动脉干瓣膜完全与左心室对齐;从动脉干根部分离肺主动脉干或分支;肺动脉和右心室之间建立通路(通常通过导管或同种移植)。未经治疗的情况下预后很差(Rodefeld,Hanley 2002)。
- 自然病程与预后:术后需长期随访,因为导管移植物最终需更换(Rodefeld,Hanley 2002)。

完全性肺静脉回流异常(total anomalous pulmonary venous return,TAPVR)

- 定义:4 条肺静脉全部直接连接在右心房而不是左心房上。按连接类型可分为 4 种类型(Yun 2011):①心上型(50%)连接至无名静脉;②膈下型 infradiaphragmatic type(20%)连接至肝静脉或门静脉;③心脏型(20%)连接到冠状窦;④混合型(10%)任意类型的组合(图 19)(Yun 2011;Seale et al. 2010)。
- 发病率:TAPVR 约占 CHD 的 1%(Seale et al. 2010)。

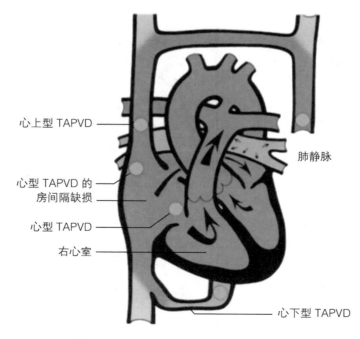

心上型 TAPVD

心型 TAPVD 的
房间隔缺损

心型 TAPVD

右心室

肺静脉

心下型 TAPVD

图 19　全异常静脉引流术

- 病理生理学:症状出现的时机与模式取决于 TAPVR 的类型和阻塞程度。其中,心下型最常阻塞并可能有严重的症状出现。通常的肺静脉连接至右心房,此处可能发生体循环与肺循环的混合。若两者混合,会发生体循环氧饱和降低。伴有阻塞的 TAPVR 患者主要表现为进行性发绀和呼吸窘迫(Seale et al. 2010)。
- 处理:
- 前列腺素输注在这种情况下是无效的,甚至有害。这将增强肺血流量,降低肺循环血管阻力,当并发梗阻时可加重肺静脉充血(Yun 2011)。
- 长期的手术后生存率与总生存率很好,尽管在某些情况下会出现复发甚至致命的肺静脉狭窄。围术期死亡率与临床条件有关,虽近年来有所改善,但仍有显著相关。(Yun 2011)。
- 自然病程与预后:未经治疗时,1 个月生存率为 50%,12 个月后为 0% (Seale et al. 2010)。

埃布斯坦畸形

- 定义:埃布斯坦综合征的特征是三尖瓣前叶和膈叶向下移位并连接至室间隔右心室面。后叶冗长并向下偏移,伴有右心室心房化(即右心室小)。心房化的心室薄且扩张,而瓣膜远端功能性的 RV 多种发育不良的可能。最常见的结果是三尖瓣反流(tricuspid regurgitation,TR),但某些情况下主要为三尖瓣狭窄(Romfh et al. 2012;Warnes et al. 2008;Dearani,Danielson 2000)。
- 相关的病变包括:心房间贯通和较少见的肌性 VSD 或 PDA,肺动脉狭窄或闭锁,或左侧异常如二尖瓣狭窄或反流。传导系统通常不正常(Warnes et al. 2008)。
- 病理生理学:右心室的功能障碍与三尖瓣反流延缓穿过右心的血流。整体效果是右心房扩张和右心房压力增加,从而有利于从右向左的分流横跨心房间流通和 / 或体循环的心输出量减少。发绀取决于右向左的分流。肺动脉瓣和肺动脉通常比正常人偏小(Romfh et al. 2012;Warnes et al. 2008)。
- 处理:
- 主要行姑息性治疗,没有好的手术选择。
- 对埃布斯坦畸形的治疗仅限于处理并发症。
- 老年患者中,可行三尖瓣瓣膜成形术,很少行三尖瓣置换术(Romfh et al. 2012;Brown et al. 2008)。
- 自然病程与预后:
- 胎儿或新生儿埃布斯坦畸形的预后较差,而成人预后较好。预后取决于病变的严重性:病变轻微时预后较好,当病变严重并与其他异常或畸形并发时预后较差。猝死是一种罕见的晚期并发症,在患者中的发生率约为 2% (Romfh et al. 2012;Attie et al. 2000)。

- 成年患者手术死亡率低,目前在 3% 以下(Romfh et al. 2012;Brown et al. 2008)。

- 房性心律失常是最常见的术后早期并发症,手术后患者 1/3 发病(Romfh et al. 2012;Brown et al. 2008)。因为心律失常为最常见症状,患者经常反复住院治疗。导管消融是旁路和心律失常基质的标准治疗,但成功率往往较低,复发率也高于正常心脏(Chetaille et al. 2004)。

左心发育不良综合征(hypoplastic left heart syndrome,HLHS)

- 定义:左心无法支持体循环。包括主动脉瓣闭锁和某些形式的二尖瓣闭锁(Yun 2011)。特征是穿过左心室出口的前向血流缺失。左心室明显发育不全,通常为退化器官。主动脉弓也会发育不良,升主动脉很小,只是一个进入冠状动脉的通道(Yun 2011)。

- 发生率:罕见,仅占 CHDs 的 2%~3%(Barron et al. 2009)。

- 病理生理学:肺静脉回流只能通过卵圆孔进入右心房,才能进入体循环。这意味着肺静脉和体静脉的混合,导致轻微发绀状态(Yun 2011;Barron et al. 2009)。体循环的完成完全依赖于开放性动脉导管。出生后,在导管闭合后,全身血管阻力高于肺;无功能的左心室不能承担起应有的心输出量。这将导致循环系统恶化与休克(Nadas,Fyler 2006)。

- 处理:PGE1 输液是必要的。曾经 HLHS 死亡率较高,因为干预较差。而近年来根治性姑息手术(Norwood 与其变种)应用更广泛,改善干预结果(Yun 2011)。

- 自然病程与预后:常常发生早期死亡,几乎没有长期自然生存的前景(Yun 2011)。

主动脉弓中断(interruption of the aortic arch,IAA)

- 定义:升主动脉和降主动脉之间没有直接连接,因为主动脉弓部分发育不全。中断可能在左锁骨下动脉的远端(A 型),或在左颈总动脉和左锁骨下动脉之间(B 型),或在无名动脉和左颈动脉之间(C 型)(Yun 2011)。

- 其他相关异常:IAA 常常伴有其他异常,如 VSD、动脉干、主 - 肺动脉窗或其他复杂异常。B 型常与 22q11 缺失相关(DiGeorge 综合征)(Yun 2011)。

- 病理生理学:下半身循环具有完全的导管依赖性。当导管开始关闭时,IAA 的婴儿会很快出现症状,发生充血性心力衰竭、心源性休克,并在几日内死亡(Yun 2011)。

● 处理：尽早识别并介入干预必定会导致更好结果。手术对主动脉弓进行初步修复，其余工作取决于相关的其他异常（Yun 2011）。

结论

CHDs 患者常需终身治疗，因此在早期与成年后都需专业评估。这是因为随时间的推移，复杂心脏问题患者可能会表现出更多心脏节律或瓣膜的问题。而对这些患者的例行随访必须包括心理评估。

（陈美颐　译，马文林、刘瑞平　校）

参考文献

Anatomy and function of the heart's electrical system. Retrieved 7 Aug 2013.

Anderson, R. M. (2012). *The gross physiology of the cardiovascular system*. 2nd ed. See "Chapter 1: Normal physiology." Tucson, AZ: Racquet Press, 1993.

Attie, F., Rosas, M., Rijlaarsdam, M., Buendia, A., Zabal, C., et al. (2000). The adult patient with Ebstein anomaly. Outcome in 72 unoperated patients. *Medicine (Baltimore), 79*, 27–36.

Barron, D. J., Kilby, M. D., Davies, B., Wright, J. G., Jones, T. J., & Brawn, W. J. (2009). Hypoplastic left heart syndrome. *Lancet, 374*, 551–554 [PubMed].

Behrman, R. E., Kliegman, R. M., Nelson, W. E., & Vaughan, V. C. (1992). *Nelson textbook of pediatrics* (14th ed.). Philadelphia: W. B. Saunders Co.

Boehrer, J. D., Lange, R. A., Willard, J. E., Grayburn, P. A., & Hillis, L. D. (1992). Advantages and limitations of methods to detect, localize, and quantitate intracardiac left-to-right shunting. *American Heart Journal, 124*, 448–455.

Brickner, E. M., Hillis, D. L., & Lange, R. A. (2000). Congenital heart disease in adults. *The New England Journal of Medicine, 342*(4), 256–263.

Brown, M. L., Dearani, J. A., Danielson, G. K., Cetta, F., Connolly, H. M., et al. (2008). Functional status after operation for ebstein anomaly: The Mayo Clinic experience. *Journal of the American College of Cardiology, 52*, 460–466.

Brown, J. W., Ruzmetov, M., Huynh, D., Rodefeld, M. D., Turrentine, M. W., et al. (2011). Rastelli operation for transposition of the great arteries with ventricular septal defect and pulmonary stenosis. *The Annals of Thoracic Surgery, 91*, 188–193.

Burke, R. P., Horvath, K., Landzberg, M., Hyde, P., Collins, J. J., et al. (1996). Long-term follow-up after surgical repair of ostium primum atrial septal defects in adults. *Journal of the American College of Cardiology, 27*, 696–699.

Butera, G., Romagnoli, E., Carminati, M., Chessa, M., Piazza, L., et al. (2008). Treatment of isolated secundum atrial septal defects: Impact of age and defect morphology in 1,013 consecutive patients. *American Heart Journal, 156*, 706–712.

Campbell, M. (1955). Patent ductus arteriosus: Some notes on prognosis and on pulmonary hypertension. *British Heart Journal, 17*, 511–533.

Chetaille, P., Walsh, E. P., & Triedman, J. K. (2004). Outcomes of radiofrequency catheter ablation of atrioventricular reciprocating tachycardia in patients with congenital heart disease. *Heart Rhythm, 1*, 168–173.

Craig, B. (2006). Atrioventricular septal defect: From fetus to adult. *Heart, 342*(4), 256–263.

Craig, R. J., & Selzer, A. (1968). Natural history and prognosis of atrial septal defect. *Circulation, 37*, 805–815.

Dearani, J. A., & Danielson, G. K. (2000). Congenital Heart Surgery Nomenclature and Database Project: Ebstein's anomaly and tricuspid valve disease. *The Annals of Thoracic Surgery, 69,* S106–S117.

Drake, R. L., Vogl, W., & Tibbitts, A. W. M. (2005). Mitchell; Illustrations by Richard; Richardson, Paul. In *Gray's anatomy for students* (pp. 157–159). Philadelphia: Elsevier/Churchill Livingstone. Gray's Anatomy, 40th Edition. is an imprint of Elsevier. 2008, Elsevier Limited ISBN 978-0-8089-2306-0.

DuBose, Miller, & Moutos. (2010). Embryonic heart rates compared in assisted and non-assisted pregnancies. Obgyn.net. Retrieved 18 Oct 2010 *22,*10–18.

Fawzy, M. E., Galal, O., Dunn, B., Shaikh, A., Sriram, R., & Duran, C. M. (1990). Regression of infundibular pulmonary stenosis after successful balloon pulmonary valvuloplasty in adults. *Catheterization and Cardiovascular Diagnosis, 21,* 77–81.

Feldt, R. H., Avasthey, P., Yoshimasu, F., Kurland, L. T., & Titus, J. L. (1971). Incidence of congenital heart disease in children born to residents of Olmsted County, Minnesota, 1950–1969. *Mayo Clinic Proceedings, 46,* 794–799.

Fisher, R. G., Moodie, D. S., Sterba, R., & Gill, C. C. (1986). Patent ductus arteriosus in adults—long-term follow-up: Nonsurgical versus surgical treatment. *Journal of the American College of Cardiology, 8,* 280–284.

Friedman, W. F. (1995). Aortic stenosis. In G. C. Emmanouilides, T. A. Riemenschneider, H. D. Allen, & H. P. Gutgesell (Eds.), *Moss and Adams heart disease in infants, children, and adolescents* (pp. 1087–1111). Baltimore: Williams & Wilkins.

Gatzoulis, M. A., Hechter, S., Webb, G. D., & Williams, W. G. (1999). Surgery for partial atrioventricular septal defect in the adult. *The Annals of Thoracic Surgery, 67,* 504–510.

Gatzoulis, M. A., Webb, G. D., & Daubeney, P. E. F. (2003). *Diagnosis and management of adult congenital heart disease.* Toronto: Churchill Livingstone.

Geva, A., McMahon, C. J., Gauvreau, K., Mohammed, L., del Nido, P. J., & Geva, T. (2007). Risk factors for reoperation after repair of discrete subaortic stenosis in children. *Journal of the American College of Cardiology, 50*(15), 1498–1504.

Gewitz, M. H., & Woolf, P. K. (2006). Cardiac emergencies. In G. R. Fleisher & S. Ludwig (Eds.), *Textbook of pediatric emergency medicine* (5th ed., pp. 717–718). Philadelphia: Lippincott Williams and Wilkins.

Graham, T. P., Jr., & Gutgesell, H. P. (1995). Ventricular septal defects. In G. C. Emmanouilides, T. A. Riemenschneider, H. D. Allen, & H. P. Gutgesell (Eds.), *Moss and Adams heart disease in infants, children, and adolescents* (pp. 724–746). Baltimore: Williams & Wilkins.

Green, A. (2004). Outcomes of congenital heart disease: A review. *Journal of Pediatric Nursing, 30* (4), 280–284. Jannetti Publications, Inc.

Hagen, P. T., Scholz, D. G., & Edwards, W. D. (1984). Incidence and size of patent foramen ovale during the first 10 decades of life: An autopsy study of 965 normal hearts. *Mayo Clinic Proceedings, 59,* 17–20.

Hoffman, J. I. E., & Christianson, R. (1978). Congenital heart disease in a cohort of 19,502 births with long-term follow-up. *American Journal of Cardiology, 42,* 461.

Idem. (1968). Natural history of persistent ductus arteriosus. *British Heart Journal, 30,* 4–13.

Johnson, W. H., Moller, J. H. (2014). Conditions obstructing blood flow in children. In *Pediatric cardiology: The essential pocket guide*. Pediatric Cardiology: The Essential Pocket Guide. Copyright © 2014 John Wiley & Sons, Ltd 3rd edn (pp. 148–185). Wiley.

Kasasbeh, E., Peter, K., McPherson, J. A. (2013) Percutaneous closure of patent foramen ovale and atrial septal defect. Medscape http://www.emedicine.medscape.com/article/1839563-overview ¼. Updated 15 Nov 2013.

Kidd, L., Driscoll, D. J., Gersony, W. M., et al. (1993). Second natural history study of congenital heart defects: Results of treatment of patients with ventricular septal defects. *Circulation, 87* (Suppl I), I-38–I-51.

Koenig, P., Hijazi, Z., Zimmerman, F. (2004). *Essential pediatric cardiology.* McGraw-Hill Medical

838 Publishing Division.

Konstantinides, S., Geibel, A., Olschewski, M., et al. (1995). A comparison of surgical and medical therapy for atrial septal defect in adults. *The New England Journal of Medicine, 333*, 469–473.

Krishnan, U. S. (2002). Approach to congenital heart disease in the Neonate. *Indian Journal of Pediatrics, 69*, 501–505 [PubMed].

Leachman, R. D., Cokkinos, D. V., & Cooley, D. A. (1976). Association of ostium secundum atrial septal defects with mitral valve prolapse. *The American Journal of Cardiology, 38*, 167–169.

Levine, J. M., & Miller, K. S. (2002). *Biology*. Upper Saddle River: Pearson Prentice Hall. ISBN 0-13-050730-X.

Lillehei, C. W., Varco, R. L., & Cohen, M. (1986). The first open heart corrections of tetralogy of Fallot. A 26–31 year follow-up of 106 patients. *Annals of Surgery, 204*, 490–502.

Lopes, R., Lourenco, P., Goncalves, A., Cruz, C., & Maciel, M. J. (2011). The natural history of congenital subaortic stenosis. *Congenit Heart Dis, 5*, 417–423.

Marelli, A. J., & Gurvitz, M. (2011). From numbers to guidelines. *Progress in Cardiovascular Diseases, 53*, 239–246.

Marieb, E. N. (2003). *Human anatomy & physiology* (6th ed.). Upper Saddle River: Pearson Education. ISBN 080535462X.

Martins, P., & Castela, E. (2008). Transposition of the great arteries. *Orphanet Journal of Rare Diseases, 3*, 27 [PMC free article] [PubMed].

Mas, M. S., & Bricker, J. T. (1990). Clinical physiology of left-to-right shunts. In A. Garson Jr., J. T. Bricker, & D. G. McNamara (Eds.), *The science and practice of pediatric cardiology* (pp. 999–1001). Philadelphia: Lea and Febiger.

Mayer, J. E., Jr., Sanders, S. P., Jonas, R. A., Castaneda, A. R., & Wernovsky, G. (1990). Coronary artery pattern and outcome of arterial switch operation for transposition of the great arteries. *Circulation, 82*, IV139–IV145.

Mazzanti, L., Prandstraller, D., Tassinari, D., et al. (1988). Heart disease in Turner's syndrome. *Helvetica Paediatrica Acta, 43*, 25–31.

MedicaLook. *Heart*. Medicalook.com. Retrieved 3 May 2010.

Momenah, T. S., El Oakley, R., Al Najashi, K., Khoshhal, S., Al Qethamy, H., et al. (2009). Extended application of percutaneous pulmonary valve implantation. *Journal of the American College of Cardiology, 53*, 1859–1863.

Mustard, W. T. (1964). Successful two-stage correction of transposition of the great vessels. *Surgery, 55*, 469–472.

Musto, C., Cifarelli, A., Pucci, E., Paladini, S., De Felice, F., et al. (2008). Endovascular treatment of aortic coarctation: Long-term effects on hypertension. *International Journal of Cardiology, 130*, 420–425.

Nadas, A. S., & Fyler, D. C. (2006). Hypoxemia. In J. F. Keane, J. E. Lock, & D. C. Fyler (Eds.), *Nada's pediatric cardiology* (2nd ed., pp. 97–101). Philadelphia: Saunders Elsevier.

Penny, D. J., & Shekerdemian, L. S. (2001). Management of the neonate with symptomatic congenital heart disease. *Archives of Disease in Childhood. Fetal and Neonatal Edition, 84*, F141–F145 [PMC free article] [PubMed].

Perloff, J. K. (1998). Survival patterns without cardiac surgery or interventional catheterization: A narrowing base. In J. K. Perloff & J. S. Childs (Eds.), *Congenital heart disease in adults* (2nd ed., pp. 15–53). Philadelphia: W.B. Saunders.

Phibbs, B. (2007). *The human heart: A basic guide to heart disease* (2nd ed., p. 1). Philadelphia: Lippincott Williams & Wilkins. ISBN 9780781767774.

Prifti, E., Crucean, A., Bonacchi, M., Bernabei, M., Murz, B., et al. (2002). Early and long term outcome of the arterial switch operation for transposition of the great arteries: Predictors and functional evaluation. *European Journal of Cardio-Thoracic Surgery, 22*, 864–873.

Rastelli, G. C., McGoon, D. C., & Wallace, R. B. (1969). Anatomic correction of transposition of the great arteries with ventricular septal defect and subpulmonary stenosis. *The Journal of Thoracic and Cardiovascular Surgery, 58*, 545–552.

Reddy, D. V. (2002). Cyanotic congenital heart disease. In *Case based pediatrics for medical students and residents*. Copyright 2004, Department of Pediatrics, University of Hawaii John A. Burns School of Medicine

Robert, H., & Bekman. (2013). Coarctation of the aorta. In Moss and Adams (Eds.), *Heart disease 893 in infants, children, and adolescents including the fetus and young adults* (8th edn). Lippincott 894 Williams & Wilkins.

Rodefeld, M., & Hanley, F. (2002). Neonatal truncus arteriosus repair: Surgical techniques and clinical management. *Seminars in Thoracic and Cardiovascular Surgery Pediatric Cardiac Surgery Annual, 5*(1), 212–217. doi:10.1053/pcsu.2002.31497.

Romfh, A., Pluchinotta, F. R., Porayette, P., Valente, A. M., & Sanders, S. P. (2012). Congenital heart defects in adults: A field guide for cardiologists. *Clinical and Experimental Cardiology, S8*, 007. doi:10.4172/2155-9880.S8-007.

Schneider, B., Zienkiewicz, T., Jansen, V., et al. (1996). Diagnosis of patent foramen ovale by transesophageal echocardiography and correlation with autopsy findings. *The American Journal of Cardiology, 77*, 1202–1209.

Seale, A. N., Uemura, H., Webber, S. A., Partridge, J., Roughton, M., Ho, S. Y., et al. (2010). Total anomalous pulmonary venous connection: Morphology and outcome from an international population-based study. *Circulation, 122*, 2718–2726 [PubMed].

Senning, A. (1959). Surgical correction of transposition of the great vessels. *Surgery, 45*, 966–980.

Somerville, J. (1965). Ostium primum defect: Factors causing deterioration in the natural history. *British Heart Journal, 27*, 413–419.

Starr, C., Evers, C., Starr, L. (2009). Biology: Today and tomorrow with physiology (pp. 422–). Cengage Learning. ISBN 978-0-495-56157-6. Retrieved 7 June 2012.

Steele, P. M., Fuster, V., Cohen, M., Ritter, D. G., & McGoon, D. C. (1987). Isolated atrial septal defect with pulmonary vascular obstructive disease—long term follow-up and prediction of outcome after surgical correction. *Circulation, 76*, 1037–1042.

Syamasundar, P. R. (2012). *Congenital heart defects – a review, congenital heart disease – selected aspects*. Houston: InTech. doi:10.5772/27002. pp. 4. ISBN 978-953-307-472-6.

Taber, C. W., & Venes, D. (2009). *Taber's cyclopedic medical dictionary* (pp. 1018–1023). F a Davis Co. ISBN 0-8036-1559-0.

Tanous, D., Benson, L. N., & Horlick, E. M. (2009). Coarctation of the aorta: Evaluation and management. *Current Opinion in Cardiology, 24*, 509–515.

Teupe, C. H., Burger, W., Schrader, R., & Zeiher, A. M. (1997). Late (five to nine years) follow-up after balloon dilation of valvular pulmonary stenosis in adults. *The American Journal of Cardiology, 80*, 240–242.

Van Praagh, S., Carrera, M. E., Sanders, S. P., Mayer, J. E., & Van Praagh, R. (1994). Sinus venosus defects: Unroofing of the right pulmonary veins—anatomic and echocardiographic findings and surgical treatment. *American Heart Journal, 128*, 365–379.

Warnes, C. A., Williams, R. G., Bashore, T. M., Child, J. S., Connolly, H. M., et al. (2008). ACC/AHA 2008 Guidelines for the Management of Adults with Congenital Heart Disease: A report of the American College of Cardiology/American Heart Association Task Force on Practice Guidelines (writing committee to develop guidelines on the management of adults with congenital heart disease). *Circulation, 118*, e714–e833.

Yun, S. W. (2011). Congenital heart disease in the newborn requiring early intervention. *Korean Journal of Pediatrics, 54*(5), 183–191.

Zalzstein, E., Moes, C. A., Musewe, N. N., & Freedom, R. M. (1991). Spectrum of cardiovascular anomalies in Williams-Beuren syndrome. *Pediatric Cardiology, 12*, 219–223.

第 16 章　先天性心脏病成人患者的社会心理学

Edward Callus，Emilia Quadri

目录

摘要

　　过去的几十年中，患先天性心脏病（congenital heart disease，ConHD）的成人的存活率大大增加。患有 ConHD 的成年人的心理特征与患有获得性心脏病的成人有很大不同。最近的心脏病学学会指南表明 ConHD 成人有必要获得专业的社会心理支持。文献中的大多数研究表明，这些患者的诊断、生理功能、残留症状的存在与较差的心理功能之间并无关系。而与这些患者的心理健康可能有关的变量如下：消极想法，孤独感，社会支持，对负面评价的害怕，身体限制，健康状态感知，躯体症状，对经济困难的认知，以及女性对手术瘢痕的相关顾虑。有趣的是，运用精神病学访谈或类似方法的研究表明，对于被诊断患有心境障碍或焦虑症的患者，未接受过任何恰当的治疗是非常普遍的现象，而且他们的心理通常被认为是健康的。在生活经历方面，这些 ConHD 成年人患者与健康同龄人之间也有许多不同之处。临床常见，患者试图认为自己是正常的，也试图让别人认同。这可能导致对疾病的否认,并且还会试图超越因患病所致的身体局限。临床健康心理学家在面对患有 ConHD 的成年患者时,可在 3 个主要领域做出相应贡献:提供临床服务,多学科研究和专业教育。

关键词

先天性心脏病(Congenital heart disease)·心理学(Psychology)·临床心理学(Clinical psychology)·社会心理的(Psychosocial)·生活经历(Life experiences)·焦虑(Anxiety)·抑郁(Depression)

引言

据估计,ConHD 的全球发病率为 9.3‰,是新生儿中最常见的先天性缺陷疾病(van der Linde et al. 2011),但有趣的是,这个事实并不广为人知。在过去的几十年里,患有 ConHD 的成年人的存活率有了相当大提高,目前有近 90% 的患有 ConHD 的儿童能够活到成年(Marelli et al. 2007;Moons et al. 2010),而且在整个 ConHD 人群中,成年人的比例已上升到 60%(Marelli et al. 2014)。

ConHD 包括许多不同严重程度的病症,在这些 ConHD 患者中,需要终身医疗帮助的复杂病症患者不在少数(Gatzoulis et al. 2005)。事实上,约有三分之一的心脏病患者在出生时即患有严重的心脏病,这种疾病会严重危及生命,并且在出生后早期就需进行矫正或姑息手术(Marino et al. 2001;Samanek 2000)。有关先天性心脏病的更详细描述,请参阅本书中 Chessa 博士所著的章节"先天性心脏病"。

ConHD 成人患者的心理特征与获得性心脏病患者的心理特征有很大的不同。在一个人的童年时期即意识到自己有心脏病,与在人生的后期患上一种普通大众都很熟悉的疾病,这两种情况有非常不同的影响。

众所周知,心脏康复对于获得性心脏病患者非常有益,而且它涉及整体社会心理健康(Mampuya 2012)。但有趣的是,在 ConHD 患者的心脏康复方面,仍没有确切的适应证。在进行相关文献检索后,只能找到一封致编辑的信(Holloway et al. 2011),信中鼓励这些患者参与心脏康复计划。这封信还指出,以前 ConHD 患者从未参加过传统的心脏康复计划。

已证明在 ConHD 患者中随年龄增长,体育锻炼能力将会降低(Diller et al. 2005),因此这些患者参加心脏康复计划是可行的,而且它们也有效地提高了慢性心力衰竭患者体育锻炼的能力。慢性心力衰竭患者有许多导致体育锻炼能力下降的因素,这与 ConHD 患者的情况相同(Giannakoulas,Dimopoulos 2010)。

但我们要考虑这样一个事实，即关于体育锻炼的教育在专业诊所中并不是最佳的（Swan，Hillis 2000）。此外，大多数患有 ConHD 的成年患者称对体育锻炼有很大关注度（Harrison et al. 2011）。大多数 ConHD 患者在体育锻炼方面很难达到公认标准（Swan，Hillis 2000），但他们经常表现出对体育锻炼的兴趣，并希望可以有专业人士指导他们参与体育锻炼（Harrison et al. 2011）。

最后，尽管指南中指出了 ConHD 成年患者可以参与的运动（Baumgartner et al. 2010；Warnes et al. 2008a），但这些适应证的提出更多基于理论而非科学知识。一项小规模试验研究的结果表明，7 名 ConHD 的成年患者成功完成了传统的心脏康复计划，并在计划结束时提高了体育锻炼能力（Holloway et al. 2011）。

最近的心脏病学学会指南（Warnes et al. 2008a；英国心脏学会工作小组 2002 年报告）指出，为 ConHD 成年患者提供社会心理支持非常必要。在 2002 年英国心脏病学学会工作组的 2002 年报告建议中，概述了需要专业心理咨询的领域：人际关系，避孕，怀孕，职业选择，保险，社会心理问题，以及健康时和业余活动方面的危险行为。

2008 年，在美国心脏病学学会 / 美国心脏协会特别工作组（Warnes et al. 2008b）的指南中，指出专业护士、社会工作者、心理学家和医师助理应在护理这些患者中发挥重要作用，尤其是在评估病情和提供社会心理援助方面。而其他的建议也指出有必要为这些患者提供专业的社会心理支持，而这些措施应被整合到医疗团队中（Callus，Quadri 2010；Callus et al. 2010；Kovacs et al. 2006）。本节将进一步阐述有关社会心理护理的具体适应证。在下文中，我们将详述 ConHD 成人患者的心理特征。

先天性心脏病成人患者的心理特征

评估这些患者的心理方面的研究分为两类：一类是与其他健康人群进行比较；另一类是尝试研究心理功能与其他变量的相关性，这些变量包括与身体状况有关的变量。

文献中的大多数研究表明，诊断、生理功能、残留症状和心理功能恶化之间没有关系（Cox et al. 2002；Kovacs et al. 2008；Rietveld et al. 2002；Utens et al. 1994，1998；van Rijen et al. 2003，2005；Callus et al. 2014）。只有少数研究表明生理功能与心理功能之间存在微弱联系（Popelova et al. 2001；van Rijen et al. 2004）。

有两篇综述向我们介绍了这些患者的心理（Callus et al. 2013a；Kovacs et al. 2005），其中 Kovacs 及其同事（2005）的综述指出这些患者会经常遇到心理问题,这些问题会影响他们的情感功能,对自己及其人际关系的认识。需要经常对这些患者的生活方式给予特别关注,因为他们的身体能力可能会受到限制,而 ConHD 女性患者的怀孕也会受到限制。

　　而在另一篇年代较近的综述(Callus et al. 2013a)中,将患者人群与健康人群进行比较以及探讨哪些变量(均与心脏疾病相关)与这些患者的心理功能有联系。

　　一些研究中,对 ConHD 成人患者、健康人群和其他人群进行比较(Cox et al. 2002;Utens et al. 1994,1998;van Rijen et al. 2003,2005),并未发现显著差异,而且在某些情况下,这些患者的心理功能更好。最近一项研究发现,在与焦虑和抑郁症状有关的躯体症状的分量表中,这些患者与一般人群之间存在差异(Eslami et al. 2013)。

　　一些作者指出,这些结果可能与这些患者具有更高的“心理一致感”这一事实有关(Moons,Norekval 2006)。心理一致感代表个体的世界观与个人的感知能力:①刺激的结构与可预测性(如可理解性);②克服刺激所带来的挑战的资源可利用性(如可控制性);③伴随刺激出现的挑战是否值得资源投入(如意义)。该理论的目的是试图描述人们在面对无处不在的压力时保持健康的过程。据推测,心理一致感通过适应性健康行为和应对行为对健康产生积极影响(Antonovsky 1987)。

　　其他可能影响这些结果的因素是否认和“高成就动机”,而高成就动机可能导致这些患者在自我评估中表现得比真实情况更好(Utens et al. 1994;van Rijen et al. 2003)。

　　有趣的是,在一项使用精神病学访谈的研究中(Kovacs et al. 2008),研究人员概述了在被诊断为心境障碍或焦虑症的患者中有较大比例(39%)的患者未接受过任何类型的心理治疗。另外两项使用类似评估方法的研究也证实了这一点(Bromberg et al. 2003;Horner et al. 2000),而且大部分被认为心理健康的患者最终被诊断为心境障碍或焦虑症(分别为 9/29 和 8/22)。

　　相关文献表明诊断、生理功能、残留症状的存在和精神病理(Utens et al. 1998;van Rijen et al. 2005),敌意、神经症和自卑(Utens et al. 1994;van Rijen et al. 2003),焦虑和抑郁(Cox et al. 2002;Kovacs et al. 2008;Eslami et al. 2013;Bromberg et al. 2003;Horner et al. 2000),心理健康(Callus et al. 2014)等均与 ConHD 成人患者的心理功能没有联系。只有少数研究表明生理功能与心理功能之间存在微弱联系(Popelova et al. 2001;van Rijen et al. 2004)。

　　然而 Brandhagen(Brandhagen et al. 1991)的一项研究并未证实这一趋势,其中明确指出 ConHD 成人患者与健康人群相比得分较低。另一项研究显示,植入型心律转复除颤器(implantable cardioverter defibrillators,ICD)植入与

ConHD 成人患者的焦虑程度较高有关,且这也与男性和女性性功能低下有关(Cook et al. 2013)。还有报道称,特质焦虑程度高的患者更容易忽视与心脏有关的症状(Karsdorp et al. 2009)。

其他研究也探讨了与心理健康相关的变量(各研究使用不同工具进行探索,旨在减少焦虑和抑郁,减轻精神病理学症状,恢复心理健康)(Kovacs et al. 2008;Rietveld et al. 2002;Callus et al. 2013a,2014;van Rijen et al. 2004;Eslami et al. 2013),结果如下:

- 消极思想(Rietveld et al. 2002)
- 孤独感(Kovacs et al. 2008)
- 社会支持(Eslami et al. 2013)
- 对负面评价的害怕(Kovacs et al. 2008)
- 身体限制(van Rijen et al. 2004)
- 健康状态感知(Kovacs et al. 2008;Callus,Quadri 2008)
- 躯体症状(Eslami et al. 2013)
- 对经济困难的认知(Eslami et al. 2013)
- 女性对手术疤痕的相关顾虑(van Rijen et al. 2004)

如前所述,与在其生命的较晚阶段患病的患者相比,出生时即患有先天性心脏病具有非常不同的含义。由于疾病的长期性,病程和预后的不确定性,体征和症状,以及对患者日常生活的限制,复杂的先天性心脏病可以转变为慢性疾病(Moons et al. 2002)。

应考虑对这些患者的生活经历进行调查,从而做一个定性研究,以改善提供给他们的医疗服务,并提高患者医疗依从性。

相关文献指出,患有 ConHD 的青少年在体能上会受到限制并面临社会排斥(McMurray et al. 2001;Tong et al. 1998)。病情的严重程度影响了所受限制的类型。多达四分之一的患有 ConHD 的成年人称父母在其童年和青少年期间会过度保护他们(Brandhagen et al. 1991;McMurray et al. 2001;Arnett 2000)。这些患者之所以长寿可能与其父母的过度保护有关,而这可能会使患者难以变得独立(Gersony et al. 1993;Kokkonen,Paavilainen 1992)。

当研究 ConHD 成年人的生活经历时,必须考虑到这个群体是一个高度复杂的群体,有着许多非常不同的生活经历;然而,在这种广泛的多样性中似乎发现了一些共通之处(Verstappen et al. 2006)。事实上,在对这一人群进行的定性研究中,已描述了这些患者与健康同龄人的不同之处(Verstappen et al. 2006;Berghammer et al. 2006;Claessens et al. 2005;Gantt 1992,2002;Callus et al. 2013b)。临床常见,患者试图认为自己是正常的,也试图让别人认同。这可能导致对疾病的否认,并且还会试图超越因患病所致的身体局限(Berghammer et al. 2006)。

在女性人群中可能存在的特殊问题是生育、避孕、怀孕和手术瘢痕,而瘢痕和发绀似乎对女性的负面影响更大。对男性来说,与身体形象相关的困扰更多出现在青春期,可能是因为需要参与体育活动(Claessens et al. 2005；Gantt 1992；Callus et al. 2013b)。

由于许多患者需要在医院花费大量时间,因此这些经历经常在定性研究中被提及。在一项特别的研究中,观察到患者及其家属和护士对患者病情管理的不同期望与人际冲突、不信任感、焦虑和对医疗的不满有关(Kools et al. 2002),阐明了在这些环境中透明通信的重要性。

在一篇非常有趣的文章中(Verstappen et al. 2006),报道了来自成人先天性心脏病协会的患者的引文,试图阐述患者的观点,为改善护理提出建议。

他们对病情和预后的认知常常模棱两可,因为在理解这种疾病是否完全可被治愈时存在语言解释理解上的偏差。许多患者表示在前往普通医疗系统时遇到了困难,其中的医护人员并非研究 ConHD 的专业人士,与他们亲近的人有时也难以理解他们存在的局限。其他患者也称有关他们病情的信息被其他人所隐瞒,只有在新问题出现时才了解了自身的真实情况,这造成了心理困扰和信任问题。

有趣的是,患有这种疾病不仅会产生负面影响,而且还会产生一些益处。一些患者表示自己受到了他人更多关注,这使得他们增加了恢复力和成熟度,并且对生命意义有更清晰认识。当人们在由于特定健康状况所导致的死亡边缘徘徊时,会更加清楚认识生活,确立明确的目标和做出最佳决策(Mathieu 2005)。

心理学家在先天性心脏病成人患者护理中的作用

临床健康心理学家可以在 3 个主要领域为 ConHD 成人患者提供帮助。Kovacs 及其同事(Kovacs et al. 2006)确定这 3 个领域为:提供临床服务、多学科研究和专业教育。

提供临床服务

可能是因为 ConHD 患者的病情,故他们对心脏焦虑和身体感觉更敏感(Utens et al. 1998；Eifert et al. 2000；Rietveld et al. 2004)。心理学家可利用心理教育和行为策略帮助患者减轻过度的自我关注和减少心脏焦虑。通过社交技能培训和沟通策略指导,还可帮助患者解决与家庭和同伴之间的问题(Kovacs et al. 2006)。

　　为了最大限度落实 ConHD 患者的社会心理护理，文献已制定相应临床策略（Kovacs et al. 2005）。特别强调，在与这些人群的合作中要呈现更多社会心理意识的必要性。也有人建议主动展开谈话，因为从长远来看试图转移重要的话题会对患者造成伤害，而主动展开讨论则能让患者感到他们可提出问题，他们正在经历的事情很常见。最后，当涉及筛查时，我们建议以下四个"A"来监测和管理社会心理问题：

　　（a）询问（ask）患者具体的挑战。

　　（b）向患者提供有关常见挑战以及如何管理这些挑战的建议（advise）。

　　（c）通过诸如提供支持和解决问题等心理干预措施协助（assist）患者。

　　（d）在患者需心理健康专家时安排（arrange）转诊。

　　经历过疾病不同阶段的患者可从社会心理支持中受益，特别是：

　　● **当应对获知自己患有心脏疾病或病情发生变化时**：ConHD 成年人患者通常需终身随访（Warnes 2005），并且他们可能会遇到在病情多年相对稳定后突然恶化的情况（Horner et al. 2000）。一些患者在成年后也会了解自己的情况，但可能很难适应（Kovacs et al. 2006）。

　　● **从儿科到成人护理的转变对许多患者难以接受**：报道称，有相当多的青少年无法成功由儿童护理过渡到成人护理（Reid et al. 2004）。心理学家可通过赋权等策略为那些正在经历艰难过渡的患者提供支持和个人咨询（Kovacs et al. 2006）。

　　● **适应心脏仪器和手术准备**：如前所述，有些患者并不愿意接受植入心脏仪器（比如 ICD）的手术（Cook et al. 2013），尤其是年轻患者（Sears et al. 1999）。已证明，认知行为策略对增强 ICD 植入者的信心和生命质量有帮助（Sears et al. 2004）。所以，心理学家可预先提供一些应对策略来减轻那些必须接受外科手术的心脏病患者的焦虑（Seskevich et al. 2004）。

　　● **最大限度遵守和改变行为**：心脏病患者应注意饮食，适当运动，不要沉溺于危及健康的行为，这是非常重要的。如前所述，体育锻炼对于这类人群尤为重要。心理教育似乎对冠心病患者的生活方式行为有帮助（Dusseldorp et al. 1999），但在 ConHD 患者中没有这方面的具体研究。

　　● **应对预期的悲伤和死亡**：这一人群的患者可能对死亡有更高的认知，心理学家可通过提供支持，应对预期的悲伤，并制定策略，与亲属和卫生人员进行有效的沟通。

　　社会心理护理的转介可以根据情况通过各种方式开始和由不同的专业人士提供。然而，重要的是，心理和精神服务推荐是基于患者的知识接受度；否则可能适得其反。照护这些患者的团队应有明确转介指征，并且此指征应由团队与合作的心理学家共同确立（Kovacs et al. 2006）。特殊情况下，患者可能需要被转介给其他专家,如精神科医生(Bassett et al. 2005)和药物滥用方面的专家,尤其是因为药物滥用而导致不能顺利从儿童护理转向成人护理(Reid et al. 2004)。

多学科研究

心理学家可以为 ACHD 患者的多学科研究做出贡献,特别是在以下领域(Kovacs et al. 2006):

● **具体措施的制定**:因为有许多研究针对这一人群使用了各种不同的工具,所以有必要为这一人群制定特定的社会心理措施(Deanfield et al. 2003)。已在这方面进行一些尝试(Kamphuis et al. 2004),但是为了解决这一人群的独特问题需要制定更多的措施,因为为获得性心脏病人群制定的社会心理措施并未完全捕获 ConHD 人群的经验(Kovacs et al. 2006)。

● **纵向社会心理评价**:目前文献中关于这方面的研究较少,需更多研究了解人们如何随时间推移处理各种问题。

● **社会心理干预的评价**:目前还没有针对 ConHD 成人患者的心理干预试验(Lip et al. 2003),并且由于专业中心较少,因此也应考虑如何提供远程支持以及如何进行评估。

● **评价医疗干预措施以及心理和身体健康之间的关系**:心理学家可以通过研究患者在接受治疗前后的感受,特别是在生活质量和心理功能方面,为医疗干预措施的有效性提供见解。同样,也可以评估心理因素如何影响这一人群的身体机能。

专业教育:提高社会心理意识

前面提到的指南明确指出,一名成人先天性心脏病专家必须了解青春期和向成人过渡时的社会心理以及拥有生活方式咨询和倡导的经验(Deanfield et al. 2003)。在涉及这些领域时,心理学家可成为提供见解和资源的非常有用的人物。

结论

如本节所述,先天性心脏病的心理暗示对这一人群来说是非常特殊的。需对这些患者的心理特征进行更多研究,特别是心理干预方面。比较获得性和先天性心脏病人群的心理变量也很有趣。最后,心理专家必须接受有关该人群特异性的培训。

(马晓宇 译,马文林、刘瑞平 校)

参考文献

Antonovsky, A. (1987). *Unraveling the mystery of health: How people manage stress and stay well*. San Fransisco: Jossey-Bass.

Arnett, J. J. (2000). Emerging adulthood: A theory of development form the late teens through the twenties. *American Psychologist, 55*(5), 469–480.

Bassett, A. S., et al. (2005). Clinical features of 78 adults with 22q11 Deletion syndrome. *American Journal of Medical Genetics Part A, 138*(4), 307–313.

Baumgartner, H., et al. (2010). ESC Guidelines for the management of grown-up congenital heart disease (new version 2010). *European Heart Journal, 31*(23), 2915–2957.

Berghammer, M., Dellborg, M., & Ekman, I. (2006). Young adults experiences of living with congenital heart disease. *International Journal of Cardiology, 110*(3), 340–347.

Brandhagen, D. J., Feldt, R. H., & Williams, D. E. (1991). Long-term psychologic implications of congenital heart disease: A 25-year follow-up. *Mayo Clinic Proceedings, 66*(5), 474–479.

Bromberg, J. I., et al. (2003). Depression and anxiety in adults with congenital heart disease: A pilot study. *Heart and Lung, 32*(2), 105–110.

Callus, E., & Quadri, E. (2008). Psychological features of patients with congenital heart diseases. *Pediatria Medica e Chirurgica, 30*(5), 265–266.

Callus, E., & Quadri, E. (2010). The necessity for psychological support during critical moments in pediatric cardiology and cardiac surgery. *Pediatria Medica e Chirurgica, 32*(5), 229.

Callus, E., Quadri, E., & Chessa, M. (2010). Elements of psychocardiology in the psychosocial handling of adults with congenital heart disease. *Frontiers in Psychology, 1*, 34.

Callus, E., Utens, E. M., Quadri, E., Ricci, C., Carminati, M., Giamberti, A., & Chessa, M. (2014). The impact of actual and perceived disease severity on pre-operative psychological well-being and illness behaviour in adult congenital heart disease patients. *Cardiol Young, 24*(2), 275–282. doi: 10.1017/S1047951113000218.

Callus, E., et al. (2013a). Update on psychological functioning in adults with congenital heart disease: A systematic review. *Expert Review of Cardiovascular Therapy, 11*(6), 785–791.

Callus, E., et al. (2013b). Life experiences and coping strategies in adults with congenital heart disease. *Pediatria Medica e Chirurgica, 35*(5), 231–240.

Claessens, P., et al. (2005). What does it mean to live with a congenital heart disease? A qualitative study on the lived experiences of adult patients. *European Journal of Cardiovascular Nursing, 4*(1), 3–10.

Cook, S. C., et al. (2013). Shock-related anxiety and sexual function in adults with congenital heart disease and implantable cardioverter-defibrillators. *Heart Rhythm, 10*(6), 805–810.

Cox, D., et al. (2002). A cross-sectional study of the prevalence of psychopathology in adults with congenital heart disease. *Journal of Psychosomatic Research, 52*(2), 65–68.

Deanfield, J., et al. (2003). Management of grown up congenital heart disease. *European Heart Journal, 24*(11), 1035–1084.

Diller, G. P., et al. (2005). Exercise intolerance in adult congenital heart disease: Comparative severity, correlates, and prognostic implication. *Circulation, 112*(6), 828–835.

Dusseldorp, E., et al. (1999). A meta-analysis of psychoeduational programs for coronary heart disease patients. *Health Psychology, 18*(5), 506–519.

Eifert, G. H., Zvolensky, M. J., & Lejuez, C. W. (2000). Heart-focused anxiety and chest pain: A conceptual and clinical review. *Clinical Psychology: Science and Practice, 7*, 403–417.

Eslami, B., et al. (2013). Anxiety, depressive and somatic symptoms in adults with congenital heart disease. *Journal of Psychosomatic Research, 74*(1), 49–56.

Gantt, L. T. (1992). Growing up heartsick: The experiences of young women with congenital heart disease. *Health Care for Women International, 13*(3), 241–248.

Gantt, L. (2002). As normal a life as possible: Mothers and their daughters with congenital heart disease. *Health Care for Women International, 23*(5), 481–491.

Gatzoulis, M. A., et al. (2005). *Adult congenital heart disease: A practical guide*. Blackwell. http://www.amazon.com/Adult-Congenital-Heart-Disease-Practical/dp/0727916688#reader_0727916688

Gersony, W. M., et al. (1993). Second natural history study of congenital heart defects. Quality of life of patients with aortic stenosis, pulmonary stenosis, or ventricular septal defect. *Circulation, 87*(2 Suppl), I52–I65.

Giannakoulas, G., & Dimopoulos, K. (2010). Exercise training in congenital heart disease: Should we follow the heart failure paradigm? *International Journal of Cardiology, 138*(2), 109–111.

Harrison, J. L., et al. (2011). Healthcare needs of adults with congenital heart disease: Study of the patient perspective. *Journal of Cardiovascular Nursing, 26*(6), 497–503.

Holloway, T. M., et al. (2011). A call for adult congenital heart disease patient participation in cardiac rehabilitation. *International Journal of Cardiology, 150*(3), 345–346.

Horner, T., Liberthson, R., & Jellinek, M. S. (2000). Psychosocial profile of adults with complex congenital heart disease. *Mayo Clinic Proceedings, 75*(1), 31–36.

Kamphuis, M., et al. (2004). A cardiac-specific health-related quality of life module for young adults with congenital heart disease: Development and validation. *Quality of Life Research, 13* (4), 735–745.

Karsdorp, P. A., et al. (2009). False heart rate feedback and the perception of heart symptoms in patients with congenital heart disease and anxiety. *International Journal of Behavioral Medicine, 16*(1), 81–88.

Kokkonen, J., & Paavilainen, T. (1992). Social adaptation of young adults with congenital heart disease. *International Journal of Cardiology, 36*(1), 23–29.

Kools, S., et al. (2002). Hospital experiences of young adults with congenital heart disease: Divergence in expectations and dissonance in care. *American Journal of Critical Care, 11* (2), 115–125. quiz 126-7.

Kovacs, A. H., Sears, S. F., & Saidi, A. S. (2005). Biopsychosocial experiences of adults with congenital heart disease: Review of the literature. *American Heart Journal, 150*(2), 193–201.

Kovacs, A. H., et al. (2006). The role of the psychologist in adult congenital heart disease. *Cardiology Clinics, 24*(4), 607–618, vi.

Kovacs, A.H., et al. (2008). Depression and anxiety in adult congenital heart disease: Predictors and prevalence. *International Journal of Cardiology, 150*, 193–201

Lip, G. Y., et al. (2003). Psychological interventions for depression in adolescent and adult congenital heart disease. *Cochrane Database of Systematic Reviews, 3*, CD004394.

Mampuya, W. M. (2012). Cardiac rehabilitation past, present and future: An overview. *Cardiovascular Diagnosis and Therapy, 2*(1), 38–49.

Marelli, A. J., et al. (2007). Congenital heart disease in the general population: Changing prevalence and age distribution. *Circulation, 115*(2), 163–172.

Marelli, A. J., et al. (2014). Lifetime prevalence of congenital heart disease in the general population from 2000 to 2010. *Circulation, 130*(9), 749–756.

Marino, B. S., Bird, G. L., & Wernovsky, G. (2001). Diagnosis and management of the newborn with suspected congenital heart disease. *Clinics in Perinatology, 28*(1), 91–136.

Mathieu, P. (2005). *What's your expiry date?* Ontario: Patrick Mathieu Unlimited.

McMurray, R., et al. (2001). A life less ordinary: Growing up and coping with congenital heart disease. *Coronary Health Care, 5*, 51–57.

Moons, P., & Norekval, T. M. (2006). Is sense of coherence a pathway for improving the quality of life of patients who grow up with chronic diseases? A hypothesis. *European Journal of Cardiovascular Nursing, 5*(1), 16–20.

Moons, P., De Geest, S., & Budts, W. (2002). Comprehensive care for adults with congenital heart disease: Expanding roles for nurses. *European Journal of Cardiovascular Nursing, 1*(1), 23–28.

Moons, P., et al. (2010). Temporal trends in survival to adulthood among patients born with congenital heart disease from 1970 to 1992 in Belgium. *Circulation, 122*(22), 2264–2272.

Popelova, J., Slavik, Z., & Skovranek, J. (2001). Are cyanosed adults with congenital cardiac malformations depressed? *Cardiology in the Young, 11*(4), 379–384.

Reid, G. J., et al. (2004). Prevalence and correlates of successful transfer from pediatric to adult health care among a cohort of young adults with complex congenital heart defects. *Pediatrics, 113*(3 Pt 1), e197–e205.

Report of the British Cardiac Society Working Party. (2002). Grown-up congenital heart (GUCH) disease: Current needs and provision of service for adolescents and adults with congenital heart disease in the UK. *Heart, 88*(Suppl 1), i1–14.

Rietveld, S., et al. (2002). Negative thoughts in adults with congenital heart disease. *International Journal of Cardiology, 86*(1), 19–26.

Rietveld, S., Karsdorp, P. A., & Mulder, B. J. (2004). Heartbeat sensitivity in adults with congenital heart disease. *International Journal of Behavioral Medicine, 11*(4), 203–211.

Samanek, M. (2000). Congenital heart malformations: Prevalence, severity, survival, and quality of life. *Cardiology in the Young, 10*(3), 179–185.

Sears, S. F., Jr., et al. (1999). Examining the psychosocial impact of implantable cardioverter defibrillators: A literature review. *Clinical Cardiology, 22*(7), 481–489.

Sears, S. F., et al. (2004). Innovations in health psychology: The psychosocial care of adults with implantable cardioverter defibrillators. *Professional Psychology Research and Practice, 35*(5), 520–526.

Seskevich, J. E., et al. (2004). Beneficial effects of noetic therapies on mood before percutaneous intervention for unstable coronary syndromes. *Nursing Research, 53*(2), 116–121.

Swan, L., & Hillis, W. S. (2000). Exercise prescription in adults with congenital heart disease: A long way to go. *Heart, 83*(6), 685–687.

Tong, E. M., et al. (1998). Growing up with congenital heart disease: The dilemmas of adolescents and young adults [see comment]. *Cardiology in the Young, 8*(3), 303–309.

Utens, E. M., et al. (1994). Psychosocial functioning of young adults after surgical correction for congenital heart disease in childhood: A follow-up study. *Journal of Psychosomatic Research, 38*(7), 745–758.

Utens, E. M., et al. (1998). Psychopathology in young adults with congenital heart disease. Follow-up results. *European Heart Journal, 19*(4), 647–651.

van der Linde, D., et al. (2011). Birth prevalence of congenital heart disease worldwide: A systematic review and meta-analysis. *Journal of the American College of Cardiology, 58* (21), 2241–2247.

van Rijen, E. H., et al. (2003). Psychosocial functioning of the adult with congenital heart disease: A 20–33 years follow-up. *European Heart Journal, 24*(7), 673–683.

van Rijen, E. H., et al. (2004). Medical predictors for psychopathology in adults with operated congenital heart disease. *European Heart Journal, 25*(18), 1605–1613.

van Rijen, E. H., et al. (2005). Longitudinal development of psychopathology in an adult congenital heart disease cohort. *International Journal of Cardiology, 99*(2), 315–323.

Verstappen, A., Pearson, D., & Kovacs, A. H. (2006). Adult congenital heart disease: The patient's perspective. *Cardiology Clinics, 24*(4), 515–529. v.

Warnes, C. A. (2005). The adult with congenital heart disease: Born to be bad? *Journal of the American College of Cardiology, 46*(1), 1–8.

Warnes, C. A., et al. (2008a). ACC/AHA 2008 guidelines for the management of adults with congenital heart disease: A report of the American College of Cardiology/American Heart Association Task Force on Practice Guidelines (writing committee to develop guidelines on the management of adults with congenital heart disease). *Circulation, 118*(23), e714–e833.

Warnes, C. A., et al. (2008b). ACC/AHA 2008 guidelines for the management of adults with congenital heart disease: Executive Summary: A report of the American College of Cardiology/American Heart Association Task Force on Practice Guidelines (writing committee to develop guidelines for the management of adults with congenital heart disease). *Circulation, 118*(23), 2395–2451.

第 17 章　心理健康与心脏瓣膜病的相互作用：发病机制、临床过程和治疗

Robert Gooley，Ian Meredith，James Cameron

目录

摘要

在大部分发达国家,由于人口老龄化,心脏瓣膜病的患病率增加,并且日益成为人们关注的健康问题。然而人们更注重的是及时的医疗护理和开创治疗功能性瓣膜病变的微创手术,通常很少关注心脏瓣膜病的心理影响。

事实上,缺血性心脏病对心理健康的影响,甚至是心理疾病与缺血性心脏病之间潜在的因果关系都已被广泛熟知,但人们对心脏瓣膜病的心理影响却知之甚少。然而,心理健康评估对这类年老体弱的特殊人群可能更为重要。

关键词

心脏瓣膜病(Valvular heart disease)·主动脉瓣狭窄(Aortic stenosis)·二尖瓣关闭不全(Mitral regurgitation)·经导管主动脉瓣植入术(Transcatheter aortic valve implantation)·经皮二尖瓣修复术(Percutaneous mitral valve repair)·外科瓣膜置换术(Surgical valve replacement)

引言

心脏瓣膜病包括由 4 个心脏瓣膜中的一个或多个功能障碍组成的多种病症:三尖瓣、肺动脉瓣、二尖瓣或主动脉瓣。在大多数情况下,表现为通过瓣膜的正常血流被阻塞或血液逆行回流。某一个特定瓣膜病变的临床后遗症是高度可变的,从完全无症状到心力衰竭和可能死亡。瓣膜功能障碍的病因因瓣膜病变的类型而异,其患病率随个体的地理位置和年龄而变化。

在大部分发达国家,由于人口老龄化,心脏瓣膜病的患病率增加,并且成为了一种新的健康流行病。此外,随着微创手术和经皮瓣膜修复和置换技术的发展,治疗方法也在不断增多,以前认为由于年龄、虚弱或其他合并症而不能手术的患者也得到了治疗。

与大多数慢性疾病一样,患有心脏瓣膜病的患者心理疾病的患病率也较高,包括抑郁、焦虑和人格障碍。这些病症对患者对疾病、治疗和预后的看法所产生的重大影响往往得不到充分的认识。

本章将从病因、治疗、预后等方面探讨心理因素与心脏瓣膜病的相互作用。我们还将探讨:与传统的护理方法相比,新的心脏瓣膜病治疗方式对心理的影响。心脏瓣膜病的心理方面与其他慢性心脏病如缺血性心脏病、心力衰竭和心脏移植的心理方面有重叠。接下来,将着重介绍心脏瓣膜病与这些疾病(抑郁、焦虑和人格障碍)的相互作用和比较。

心脏瓣膜病

定义

人的心脏包含 4 个心脏瓣膜,由 2 个或 3 个结缔组织小叶组成。瓣膜将 4 个心腔分开:三尖瓣位于右心房和右心室之间,肺动脉瓣位于右心室和肺动脉之间,二尖瓣位于左心房和左心室之间,以及主动脉瓣位于左心室和主动脉之间(图 1)。在健康人体内,这些瓣膜是单向开放的,当正向压差形成时,瓣膜开放促进血液通过心脏的单向顺行流动,当负向压差形成时,瓣膜关闭防止血液逆流。

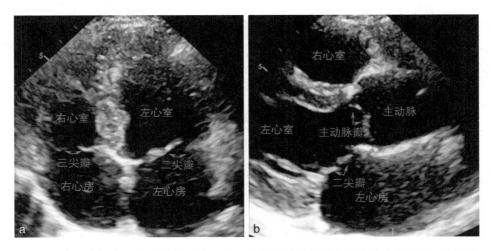

图 1　正常经胸超声心动图图像。(a)心尖四室图像显示分离左心房和左心室的二尖瓣和分隔右心房和右心室的三尖瓣。(b)胸骨旁长轴图像显示分离左心房和左心室的二尖瓣和分离左心室和主动脉的主动脉瓣

心脏瓣膜病是指在通过一个或多个心脏瓣膜时顺行血流被阻塞或血液反流的病症。因此,心脏瓣膜病涵盖超过 25 种《国际疾病分类(第 10 版)(ICD-10)》类别的疾病(World Health Organization 2010)。

流行病学

心脏瓣膜病的患病率随着年龄的增长而增加,约占总人口的 2.5%,从年龄小于 45 岁的人群中的 <1% 到 75 岁以上人群的 12% 以上(Nkomo et al. 2006)。澳大利亚正处于老龄化阶段,65 岁以上人口的比例预计将从 2012 年

的 14% 上升到 2031 年的 20% 和 2061 年的 25%（Australian Bureau of Statistics 2013）。因此,心脏瓣膜病在澳大利亚将成为一种主要的健康流行病,在大多数发展中国家也有类似的模式,这造成了医疗服务的高成本和对患者生活质量产生重大影响。

病因学

不同瓣膜病的病因亦不同。然而,常见的反流原因包括风湿性瓣膜病、缺血性心脏病、结缔组织疾病、先天性瓣膜异常和心内膜炎,而瓣膜狭窄的原因包括年龄相关性钙化变性、风湿性瓣膜病和先天性瓣膜结构异常。常见瓣膜病变的潜在病因详细列表见表 1。

即使在一个国家内,心脏瓣膜病的患病率和主要病因也存在差异。在大多数西方国家,风湿性心脏病是导致瓣膜功能障碍的罕见原因,但在澳大利亚的土著居民中,风湿性心脏病仍然是导致瓣膜功能障碍的常见原因。在澳大利亚北部地区,93% 的风湿性心脏病患者是土著居民,其中土著妇女的患病率为 3.2%,土著男子为 1.7%,而非土著同龄居民的患病率分别为 0.2% 和 0.1%（Australian Institute of Health and Welfare 2011）。

表 1   瓣膜缺陷的常见病因

主动脉瓣狭窄	主动脉瓣关闭不全
钙化性变性	急性
二叶式主动脉瓣	感染性心内膜炎
风湿性心脏病	创伤
	主动脉夹层
	慢性
	主动脉根部扩张
	原发性
	高血压
	成骨不全
	梅毒性主动脉炎
	风湿性心脏病
	二叶式主动脉瓣
	结缔组织疾病
二尖瓣狭窄	**二尖瓣关闭不全**
风湿性心脏病	急性

续表

钙化性变性	感染性心内膜炎
	乳头肌破裂
	慢性
	二尖瓣脱垂
	黏液退行性变
	左心室重构
	缺血性
	扩张型心肌病
	风湿性心脏病
	马凡综合征
肺动脉瓣狭窄	**肺动脉瓣关闭不全**
先天性心脏病	肺动脉高压
风湿性心脏病	先天性心脏病
类癌肿瘤	
三尖瓣狭窄	**三尖瓣关闭不全**
风湿性心脏病	急性
右房黏液瘤	感染性心内膜炎
类癌综合征	慢性
结缔组织病	右心室扩大
先天性心脏病	左心衰竭
	右心室缺血
	肺心病
	Ebstein 畸形
	类癌
	黏液退行性变

治疗和预后

大多数轻度或中度瓣膜功能障碍的患者处于潜伏期,没有任何主观或客观症状。这种无症状期的持续时间因人而异,但通常持续数十年,直到病情进入重度阶段和相关症状被发现。在这一阶段的心脏瓣膜病通常不需要特别的治疗。

指南建议,对已确诊为心脏瓣膜病的患者进行症状进展监测,并做经胸超声心动图检查,以便及早发现心脏的负性代偿性改变,如心腔扩张(Nishimura et al. 2014)。这种静观其变的方法可能导致无症状潜伏期的延长,但对潜在疾病的充分认识和定期监测调查会驱动明显的预期。由于疾病没有进展或者先出现了其他疾病,有些人可能永远处于潜伏期。然而,这种预期可能影响心理,例如易感者的焦虑或抑郁发生。

虽然无症状潜伏期可持续数年,甚至数十年,但当严重的功能障碍出现时,通常预示着心衰症状和发病率与死亡率的出现(图2)。当症状较轻时,如呼吸困难或疲劳,可以通过服药,特别是利尿剂来治疗。然而,当症状较严重以及超声心动图确认严重瓣膜功能障碍已出现时需要考虑更明确的治疗。传统上,这时应进行开胸手术修复或更换受影响的瓣膜。考虑部分人群年龄较大,所以有高达 30% 的有症状的严重心脏瓣膜病患者曾被拒绝或拒绝手术(Iung et al. 2005)。因此开创了更新的、侵入性更小的导管治疗方法,而且已经用于治疗符合要求的患者,被证明其与开胸手术一样有效。这些以导管为基础的治疗方法的出现,为一群先前由于患者或医生的实际风险或感知风险而拒绝手术治疗的患者打开了治疗的大门。

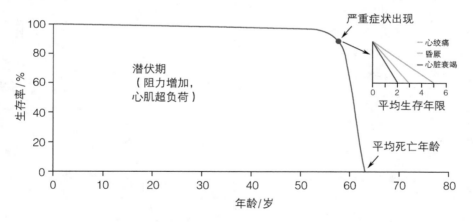

图 2 主动脉瓣狭窄的自然史包括症状出现前的长潜伏期。症状出现后,生存率迅速下降

心脏瓣膜病患者抑郁和焦虑的流行率

众所周知,与其他慢性疾病患者一样,患有心脏瓣膜病的患者更易出现抑郁和焦虑等心理疾病。然而,抑郁和焦虑的实际患病率尚未得到广泛研究。心血管疾病(与心脏瓣膜病有一些共同的症状和治疗方式)患者的抑郁发病率

接近 15%（Colquhoun et al. 2013），而且据报道，慢性心力衰竭作为一种常见的心脏瓣膜病并发症，其患者的抑郁发病率为 20%~30%（Rumsfeld et al. 2003；Rutledge et al. 2006；Sullivan et al. 2004）。在有限的发表的数据中，心脏瓣膜病患者的抑郁发病率已达到 80%（Carney et al. 1990）。

　　在所报告的心脏瓣膜病患者中，心理障碍患病率的显著不同可能是多因素造成的。现有的研究一般都是小规模的，并且可能不足以反映一般的心脏瓣膜病患者群体真实的患病率。研究对象也有很大差异，从社区中相对无症状的患者到终末期心衰的住院患者。确定心脏瓣膜病患者心理障碍的真实患病率的最大阻碍之一可能是缺乏对抑郁、焦虑和人格障碍的统一定义以及各种用于疾病检测的工具。虽然在临床实践中，《精神疾病诊断与统计手册》已被用于诊断这些疾病，但大多数研究更依赖于一些简单且可能不准确的检测方法。比如一些研究依赖自我诊断和症状报告，而其他研究使用各种标准化的问卷或症状评分，只有少数研究使用经过培训的专业人员的心理评估来检测疾病。

　　一项研究二尖瓣狭窄的老年妇女的队列研究有力地证明了检测方法的显著变异性。当使用医院焦虑抑郁量表（Hospital Anxiety and Depression Scale，HADS）评估队列时，实验组的焦虑和抑郁评分都显著高于年龄匹配的对照组。然而，在同一人群中使用健康状况调查问卷，在心理健康得分上两组之间没有任何差异（Shuldham et al. 2001）。这表明虽然在个别研究中，队列与队列之间可能显示心理障碍比例的增加，但研究与研究之间的结果往往不具有可比性。

　　尽管心脏瓣膜病患者普遍存在心理障碍，但该问题在已发表的指南中几乎没有受到重视（Nishimura et al. 2014；Vahanian et al. 2012）。虽然国家指南在提出正式建议之前要有足够的证据基础，但遗漏重要的心理 / 心脏相互作用使得整体护理这一重要部分并不完善。欧洲心脏病学会指南中仅有一个关于并发症评估的段落，其中列出了经常遇到的身体问题，但没有列出心理问题。它简要地指出"经过验证的分数能够评估对老年人具有重要预后意义的认知能力和功能能力"（Vahanian et al. 2012）。但指南并未说明应该使用哪些经过验证的分数，实际上，相比于整个队列中的心理疾病的检测，这些分数是否是更多地关注老年人认知障碍的检测目前尚不清楚。不幸的是，有关心理症状筛查的必要性、最佳筛查工具以及心理障碍的最佳治疗方法的指南的缺乏，可能会进一步导致在研究和临床中出现缺乏理解、缺乏检测和次优护理的问题。

心脏瓣膜病患者心理疾病的病因

　　虽然心理疾病与心脏瓣膜病之间的关联已被普遍接受，但是却很难建立和证实两者之间的因果关系。心脏瓣膜病是一种有着显著的发病率和死亡率的慢性疾病，并且有大量的证据表明抑郁症和焦虑症在慢性疾病患者中更常见（Katon et al. 2007）。慢性病对健康的影响常常会造成反应性抑郁症，并且随着基础疾病病情的恶化，其患病率越来越高（Cassem 1995）。如果患者不能采取适当的适应性措施，这些反应性障碍可发展成严重的抑郁症或焦虑症。

　　已假定了病理生理学机制来解释在患有心脏瓣膜病的情况下心理疾病的发展。研究发现心脏左侧瓣环与瓣膜钙化与磁共振成像中发现的亚临床脑梗死增加有关（Rodriguez et al. 2011）。多达一半的早老性抑郁可能与类似的无症状脑梗死有关（Fujikawa et al. 1993）。虽然这也提供了一个心脏瓣膜病与较高的心理疾病发病率之间的潜在联系机制，但在大多数情况下，反应性心理障碍仍然是更可行的解释。

心理障碍在心脏瓣膜病病因学中的作用

　　虽然人们普遍认为慢性疾病的存在会导致反应性心理疾病的发生，但是关于心理疾病恶化或促成心脏病发展的病理生理学作用仍然存在许多假说。大部分理论虽然是在患有慢性缺血性心脏病的人群中建立起来的，但也可能与心脏瓣膜病相关。

　　现已证明，重度抑郁症会引起神经内分泌环境的改变，如上调促炎细胞因子，包括 TNF-α、IL-10、IFN-γ、BNP 和 ADMA（Anisman，Merali 2002；Zorrilla et al. 2001）。这造成了抑郁可能被认为是一种低度的慢性炎症。这些炎症因子通过对内皮的直接促炎作用和下调抗炎 / 血管舒张性一氧化氮，引起血管炎症和炎性细胞的聚集，从而加速动脉粥样硬化（Empana et al. 2005）。尽管在心脏瓣膜病中尚未证实类似的关系，但主动脉瓣狭窄的组织病理学研究发现炎性细胞浸润增加，表明该疾病的发生可能至少有炎性成分的参与（Wallby et al. 2013）。因此，我们可以假设这些在重度抑郁症时上调的相同促炎细胞因子可导致瓣膜小叶炎症和钙化变性。

　　已经证实，中年女性的复发性抑郁与冠状动脉和主动脉钙化的发生之间存在关联。一项关于 200 名健康中年女性钙化的研究发现，与没有抑郁史或抑郁只是一个孤立事件的患者相比，有复发性抑郁症史的患者的主动脉钙化更明显（OR：3.39；95%CI：1.34~8.63）（Agatisa et al. 2005）。虽然年龄相关性瓣膜变性通常包括瓣膜钙化，但该研究并未延伸至瓣膜钙化。然而，有研究表明，冠状动脉和 / 或主动脉钙化的发生与主动脉瓣和二尖瓣钙化的发生相关（Jeon et al. 2001）。因此，还需要进一步的工作来直接评估抑郁和其他心理疾病在瓣膜钙化和功能障碍的发病机制中的作用，以及先前介绍的炎性介导假说是否是发病机制。

即使抑郁和焦虑已被证明不会诱发心脏瓣膜病，但它们的存在很可能会改变患者对瓣膜病和症状负荷的认知，并可能改变结局。与年龄匹配的对照组相比，在校正疾病严重程度客观评估方法时，心理疾病可能会提高患者对症状的认识（Katon et al. 2001）。抑郁和焦虑也可能与自主神经系统的兴奋有关，患者出现有躯体症状的反应，如肌肉紧张、心悸、出汗和呼吸困难。

心理疾病对心脏瓣膜病及其治疗的影响

心理压力的存在会对大多数慢性疾病患者的临床结果产生负面影响，心脏瓣膜病也不例外。抑郁症、焦虑症和人格障碍等疾病可影响患者的依从性、医生的判断以及治疗效果。

检查和成本

心理疾病的存在可导致患者对症状的认识增加并可能夸大疾病的严重程度，并且患者可能会因此增加检查的种类或频率，使得治疗费用在某些情况下比没有相同心理疾病的对照组患者高 50%（Katon 2003）。许多国家的心脏病学会已经为患有心脏瓣膜病的患者制定了筛查指南。这些指南旨在尽早识别疾病严重程度的变化或不利的代偿性变化，从而减少不必要的检查，减轻患者或卫生系统的负担。

在一些疾病中，我们已经证明了共患抑郁和慢性疾病会增加医疗成本。通过对美国的一组糖尿病患者调查发现，重度抑郁（PHQ-9 评估）的存在与医疗成本增加 70% 相关（Simon et al. 2005）。虽然抑郁的存在会增加慢性疾病护理的成本，但也有证据表明，正确识别和治疗抑郁也可以降低成本。一项随机研究（同样在患有抑郁的糖尿病患者队列中进行）发现，尽管心理治疗增加了初始成本，但实施病例管理抑郁干预可以节省 2 年的净成本（Katon et al. 2006）。鉴于心脏瓣膜患者群在筛查、监测和治疗等过程中显著的健康花费，节约潜在的医疗成本对他们来说是非常重要的。

心力衰竭

心脏瓣膜病病情的恶化可能导致心力衰竭，心律失常和中风等并发症的出现，每种并发症都会对患者产生心理影响。心力衰竭作为心脏瓣膜病最常见的临床并发症，常常发生于尽管有正常的充盈压力，但心排血量不足以满足器官代谢需求时。心力衰竭的症状包括呼吸困难、乏力、嗜睡和外周性水肿。心力衰竭的出现与抑郁和焦虑的患病率增加有关，据报道，抑郁的患病率为

11%~58%（Koenig 1998；Havranek et al. 1999；Turvey et al. 2002），焦虑的患病率为 29%~45%（Friedmann et al. 2006；Jiang et al. 2004）。尽管心力衰竭人群的共病心理障碍患病率较高，但有证据表明早期干预可以改善这种状况。强大的社会支持和和谐的家庭关系也可能会抑制抑郁的发作（Friedmann et al. 2006；Scherer et al. 2007）。

有证据表明，随着心力衰竭病情的恶化（以 NYHA 分级评定心衰的严重程度），抑郁的发病率会增加（Scherer et al. 2007）。纽约心脏协会根据心力衰竭症状引起的功能限制程度对心衰的严重程度进行了分类（表 2）。然而，这些结果可能因抑郁患者夸大自身症状而变得不准确。虽然还未得到证实，但大多数证据表明，抑郁症的存在会对心衰的预后产生不利影响，而且独立于其他与疾病严重程度相关的指标（Faris et al. 2002；Jiang et al. 2001；Murberg et al. 1999）。其中一项研究是对 396 例非缺血性心衰住院患者进行回顾性分析，确定了有抑郁病史的患者。当对冲突变量进行调整后，有抑郁史和无抑郁史的预测死亡率之比为 3.0（CI 1.4~6.6，P=0.004）（Faris et al. 2002）。已经在具有稳定的心衰症状而无需入院的患者中证实了类似的关联。一研究招募了 119 名就诊于心脏病诊所的具有稳定病情的挪威门诊患者，使用 Zung 抑郁量表（Zung 1965）评估这些患者的抑郁症状，发现抑郁情绪与 2 年预测生存率成反比（HR = 1.9，P = 0.002）（Murberg et al. 1999）。

表 2   纽约心脏协会（New York Heart Association，NYHA）对心力衰竭症状的分级

NYHA 分级	定义
I	患者有心脏病，但无症状或日常活动量不受限制。一般体力活动不引起疲劳、心悸、呼吸困难或心绞痛
II	患者有心脏病，体力活动轻度受限制。休息时无自觉症状，一般体力活动会引起疲劳、心悸、呼吸困难或心绞痛
III	患者有心脏病，体力活动明显受限制。休息时无症状，小于一般体力活动即可引起疲劳、心悸、呼吸困难或心绞痛
IV	患者有心脏病，不能从事任何体力活动。休息状态下也出现心衰症状，体力活动后加重

药物治疗

与手术或经皮介入治疗相比，在大多数护理阶段，药物治疗仍然是心脏瓣膜病患者的主要治疗手段，而手术或经皮介入治疗通常只在症状较严重时才使用。在瓣膜功能障碍中，药物可用于阻止心脏瓣膜病的发展或减轻临床影响。在接受过经皮介入治疗或手术的患者中，药物在预防假体血栓或全身性

血栓栓塞等并发症方面显得更为重要。

已被证明，在一些慢性疾病中，伴发抑郁与药物依从性降低有关。针对这一问题，学者们分析了 31 个有关慢性疾病的研究，这些慢性疾病包括心力衰竭、冠状动脉疾病、高血压、血脂异常和糖尿病，并写出一篇荟萃分析。在这些人群中，抑郁患者的药物不依从率是未抑郁患者的 1.76 倍。在纳入的研究中，衡量不依从性的方法有所不同，从自我报告到药房记录和电子药物容器测量（Grenard et al. 2011）。另一项荟萃分析研究了抑郁、焦虑和药物不依从性之间的关联。抑郁再次与不依从性增加有关（OR 3.03，CI 1.95~4.89）。然而，评估焦虑的 13 项研究的综合结果并未显示不依从性的显著增加（DiMatteo et al. 2000）。药物不依从可能导致病情恶化，且已被证实症状负担与抑郁相关，这可能进一步加剧潜在的心理疾病，造成身体和心理健康恶化的恶性循环。

一旦诊断抑郁，患者便可开始服用抗抑郁药物。虽然没有大规模的临床试验评估抗抑郁药在心脏瓣膜病患者群体中的安全性和有效性，但它们已被广泛使用且并没有重大问题出现。尽管有人担心选择性 5- 羟色胺再摄取抑制剂（serotonin selective reuptake inhibitors，SSRIs）的使用与心脏瓣膜病之间可能存在联系，但这尚未在临床或研究中得到证实。这种担忧源自先前使用的减肥药物（特别是芬氟拉明），其显著提高了血浆 5- 羟色胺的水平以及会与 5- 羟色胺竞争 $5-HT_{2B}$ 受体，这导致了纤维性瓣膜病的发生。SSRI 药物不会造成高 5- 羟色胺水平，并且缺乏直接受体活性。虽然对于哪种抗抑郁药最适合用于心脏瓣膜病患者还没有明确的建议，但一些小型研究表明，在其他心脏疾病如缺血性心脏病和心力衰竭中，SSRIs 的副作用比三环类抗抑郁药要低。

瓣膜修复或置换手术

由于医生或患者的意愿，高达 30% 的患有严重主动脉瓣狭窄的老年患者被拒绝手术治疗（Iung et al. 2005）。研究显示，医生拒绝手术的理由，绝大多数情况是由于多因素共存，如抑郁导致个体感知整体风险增加。拒绝手术或经皮介入治疗会使患者受制于潜在的瓣膜疾病基础的自然病程中（图 2），包括身体健康状况的恶化以及由此导致的心理健康状况的恶化。在主动脉瓣狭窄的病例中，其自然病程包括 2 年以上严重狭窄和症状的患者死亡率 50%。因此，如果不能识别潜在的心理疾病并给予适当的治疗，可能会导致拒绝接受挽救生命的治疗。

虽然一些抑郁患者可能被不公平地拒绝给予治疗，但抑郁的存在也会对接受手术的患者产生不利影响。一项研究将基线抑郁患者与未接受冠状动脉旁路移植术的患者进行比较，发现其与死亡率增加独立相关，调整后的危险比为 2.4（Blumenthal et al. 2003）。

心脏瓣膜病的治疗方式对心理疾病和生活质量的影响

虽然心理疾病的存在可能会影响心脏瓣膜病的治疗方式或治疗效果,但也必须考虑心脏瓣膜病的治疗对患者心理健康的影响。晚期心脏瓣膜病的治疗通常包括侵入性外科手术或复杂的经皮介入治疗。即使是没有心理疾病的患者,这些治疗也可能导致其抑郁或焦虑的发生。对于抑郁或焦虑的患者来说,有创治疗对其潜在的心理疾病的影响是不定的。经皮介入治疗的出现,使得老年人、病情较严重者和机体状况较差者有了更多的治疗选择,且这些人群对瓣膜治疗的心理反应可能与接受传统瓣膜置换手术的患者和患有心脏瓣膜病的社区人群有所不同。

药物治疗

β-受体阻滞剂通常用于治疗心脏瓣膜病,其可抑制 β-肾上腺素受体的激活。传统上认为 β-受体阻滞剂会增加抑郁的发生率,而且还有其他的副作用,如疲劳和性功能障碍。然而,最近发表的一项对 15 项随机试验进行分析的荟萃分析发现,与安慰剂组相比,β-受体阻滞剂组的患者的抑郁发生率没有显著变化,疲劳和性功能障碍的发生率仅略有增加(Ko et al. 2002)。

血管紧张素转换酶抑制剂(angiotensin-converting enzyme inhibitors,ACEI)也被用于治疗心脏瓣膜病,其可减轻心脏后负荷和延缓心室重构。一项处方序列对称分析研究表明,ACEI 可能增加抑郁的发生率(HR 1.29,CI 1.08~1.56)(Hallas 1996)。这项研究将在抗抑郁药之前开始使用 ACEI 的人群与在 ACEI 之前开始使用抗抑郁药的人群进行比较。当然,这样的分析也存在许多内在缺陷,因此只能将其视为需要正式研究的假设。

瓣膜修复或置换手术

一旦病情恶化并出现症状,通常需要通过外科手术对心脏瓣膜病进行治疗。手术类型有很多种,从胸腔镜微创手术到开胸手术,从修复自体瓣膜到用生物瓣膜或机械瓣膜替换等。

心脏手术后焦虑和抑郁(由 HADS 评分评估)的发生率较高,分别为 16% 和 20%(Okamoto et al. 2013)。这些心理疾病的高发生率很重要,因为心理健康状况不佳(Zipfel et al. 2002)或受到社会孤立(Oxman et al. 1995)可能导致患者的手术结果和恢复较差。在心脏手术后 2 个月内出现严重抑郁症状的患者在术后 6 个月内的生活质量都偏低(Goyal et al. 2005)。

尽管心脏手术后抑郁和焦虑发生率较高,但在心脏移植患者群体中,已经证明,心理准备会使患者采取更有成效的积极的以问题为中心的应对方法,而不是以情绪为中心的应对方式(Pfeifer et al. 2013)。使用这种先发制人的策略可以降低抑郁的发生率,从而改善术后恢复和生存状况。在心胸外科手术和更新的经导管介入手术之前,做好类似的心理准备是有益的。

在心脏手术和心脏移植后识别和治疗新发的抑郁和焦虑很重要,大多数患者注意到术后生活质量明显改善(Rimington et al. 2010)。在一项同类研究中,心理健康结局的总体改善实际上优于自我报告的躯体生活质量。该项研究将基线抑郁和精神健康疾病确定为 1 年心理健康质量较差的预测因素,同时发现高龄似乎为保护因素(Rimington et al. 2010)。

经导管主动脉瓣介入治疗

经导管主动脉瓣植入术(transcatheter aortic valve implantation,TAVI)或经导管主动脉瓣置换术(transcatheter aortic valve replacement,TAVR)作为一种微创手术可应用于高手术风险患者。2002 年,法国的 Cribier 等首次成功进行了 TAVI(Cribier et al. 2002),随后该技术迅速普及全球。据估计,目前在全球范围内已使用这一颇具竞争力的可使用手段完成了超过 10 万次的 TAVI 或TAVR。置换的瓣膜以压缩形式通过导管穿过股动脉或外周血管,或者在一些情况下,以小切口经心室心尖部或升主动脉植入。人工瓣膜到达指定位置后被打开,取代了瓣膜环和主动脉窦之间的原生瓣叶,同时缝合到瓣膜环上并开始发挥作用(图 3)。这种经皮介入方法无需切开胸骨,降低了风险,从而加快康复。

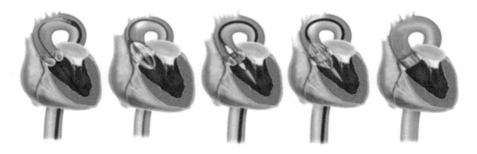

图 3　经导管人工主动脉瓣以压缩形式到达机体主动脉瓣处。然后,通过球囊、自膨胀或机械膨胀来扩大瓣膜环,使新的组织小叶暴露在环内,并取代原小叶进入到主动脉窦中

TAVI 虽然没有开放性手术那么具有侵入性,但其并发症发生率并不低,可能直接或间接影响患者的心理健康。TAVI 过程通常包括球囊瓣膜成形,然后人工瓣膜通过一根导管穿过主动脉弓到达主动脉瓣所处位置。替换原主动

脉瓣膜，导管通过已经患病的主动脉可导致动脉粥样硬化斑块和 / 或钙化碎片的脱落而致栓塞。这已经在临床试验中得到证实，临床检测到的卒中发生率在 2%~5% 之间。然而，磁共振（magnetic resonance，MR）检测到的脑损伤的比例更高，为 60%~100%（Ghanem et al. 2010, 2013；Kahlert et al. 2010）。大多数 MR 检测到的病变随机分布在整个皮质下。虽然这导致出现了一种看法，即大多数新发脑损伤不会引起临床后遗症，但在已发表的试验和临床实践中使用的症状检测手段很可能存在缺陷和不足。常用的评估方法各不相同，但可能会有患者的症状报告、非神经病学家所做的身体评估或全球性评估工具（如改良 Rankin 量表或 NIH 卒中量表）。微小的神经认知和行为的变化很可能在这种全球认知评估中被忽略（Barber et al. 2008）。在这种情况下的非专科医生可能会更关注新的严重的感觉或运动缺陷的存在，而不是轻度的心理障碍，但这种心理障碍也可能是中风的临床后果之一。

　　虽然手术并发症引起的新发心理障碍的发生率可能还未被充分认识，但大多数研究表明，接受 TAVI 的患者的生活质量有所改善，包括心理健康评分也有所好转（Ussia et al. 2009；Kala et al. 2013）。在一些研究中，自我报告的在心理上生活质量的改善大于身体上的生活质量的改善。由 NYHA 评分进行评估，发现这些心理健康的改善与心血管功能改善和症状的减少相关。但是不幸的是，这些研究中的大多数都依赖于参与者自己完成自我评估表格，如SF-12（Ware et al. 1996），SF-36（Ware et al. 1993）或 EuroQol EQ -5D（Rabin, de Charro 2001）。报告的反馈率为 73%~77%，这种检测方式存在回答者偏差，因此可能检测不到心理和心理健康疾病。

经皮二尖瓣修复术

　　与 TAVI 类似，对经皮二尖瓣修复的需求使其已被确定为一组因严重二尖瓣返流而症状严重且目前处于高度或极高手术风险的患者中较好的治疗方式。MitraClip（Abbott Vascular, IL, USA）装置通过将二尖瓣前后小叶的前缘剪切到一起来构成双孔二尖瓣（图 4）。以这种方式将两个瓣叶拉近，以类似于外科 Alfieri（或边缘到边缘）修复的机制减少二尖瓣返流。

　　MitraClip 装置通过股静脉插入，通过间隔穿刺进入左心房。MitraClip 在 TAVI 之后进入临床实践，因此关于其对心理健康影响的证据有限。然而，在一个大规模的 127 例患者队列研究中，表明 SF36 的生活质量评分在术后显著提高。SF36 综合评分（Lim et al. 2013）在生理和心理两方面都有改善。迄今为止，有还尚未发表的研究通过常规脑成像来观察亚临床卒中的发生率。

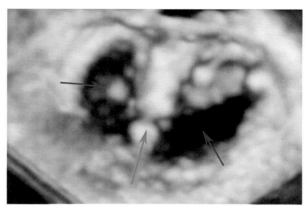

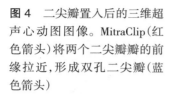

图 4　二尖瓣置入后的三维超声心动图图像。MitraClip(红色箭头)将两个二尖瓣瓣的前缘拉近,形成双孔二尖瓣(蓝色箭头)

心理状况与心脏瓣膜病的实践意义

　　随着心脏瓣膜病对医疗服务和患者生活质量的负担日益加重,大多数临床医生,不仅是心脏病专家,而且包括心理学家、精神病学家和相关医疗服务人员在内的其他医疗职业也将遇到受影响的患者。患者在心脏瓣膜病的所有阶段所受到的心理疾病的影响可能被严重低估了。及时诊断和治疗抑郁症、焦虑症和/或人格障碍可减少躯体症状负担,提高治疗效果,并改善干预后的快速恢复。随着一个新的、可能更高危的人群开放治疗的新技术的出现,人们目前已充分认识到多学科综合治疗的重要性。在大多数司法管辖区,采用“心脏团队”来照顾那些考虑 TAVI 的患者,然而,它的组成通常仅包括心脏病专家、心胸外科医生、麻醉师和初级保健医生。在卫生保健提供者多样性有限的情况下,这些心脏团队符合当前社会准则以及 2014 年美国心脏协会/美国心脏病学会指南阐述的心脏团队的重要性,尤其是关于 TAVI 决策,但是只提到需要包括具有心脏瓣膜病、心脏成像,介入性心脏,心脏麻醉,和心脏手术专业知识的专家(Nishimura et al. 2014)。考虑到心理健康的重要性和为早期发现抑郁或焦虑,我们认为应增加心理学家和/或精神病学家来扩大这个团队,以确保“心脏团队”涉及的是具有心脏瓣膜疾病的大多数患者,而不仅仅是那些接受导管手术的患者(图 5)。目前的欧洲心脏病学会指南未提及多元化心脏团队的重要性,只说明心脏团队应包括心脏病专家、心脏外科医生和其他必要的专家(Vahanian et al. 2012)。可以认为,如果合适的专家没有常规参与发现患者需求,就不太可能认识到什么时候其他专家是“必要的”。

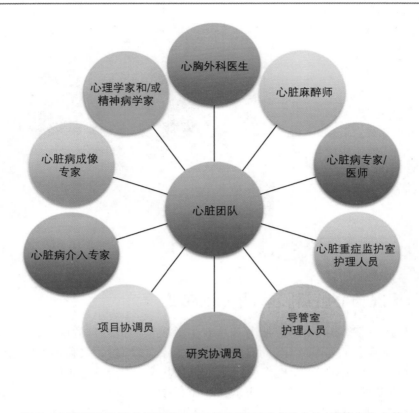

图 5　心脏团队的概念是随着 TAVI 的出现而正式引入的,尽管在此之前已经有许多机构使用过。然而,在欧洲或美国的指南中,目前并没有要求将专业的心理学家或精神科医生列入其中

结论

　　毫无疑问,心脏瓣膜病是一种主要由于大多数人口老龄化而引起的健康流行病。与此同时,治疗方案的增加,导致接受治疗的患者人数也在增加。与年龄匹配的对照组相比,患有心脏瓣膜疾病的人群发生心理障碍的发生率更高,并且可发生在疾病发展过程的各个阶段。抑郁和焦虑仍然没有得到充分的报道,且没有得到充分的诊断和治疗。如果不能诊断和治疗抑郁、焦虑和人格障碍等病症,可能会导致发病率上升、不适当地拒绝接受治疗及治疗后患者的预后较差。在心脏瓣膜病治疗的各个方面,包括心理学家和精神病学家在内的多学科团队的参与对于心理障碍的早期识别、提供必要的心理治疗以及支持和正确指导以患者为中心的心脏瓣膜病治疗是至关重要的。

(马晓宇　译,马文林、刘瑞平　校)

参考文献

Agatisa, P. K., Matthews, K. A., Bromberger, J. T., Edmundowicz, D., Chang, Y. F., & Sutton-Tyrrell, K. (2005). Coronary and aortic calcification in women with a history of major depression. *Archives of Internal Medicine, 165*, 1229–1236.

Anisman, H., & Merali, Z. (2002). Cytokines, stress, and depressive illness. *Brain, Behavior, and Immunity, 16*, 513–524.

Australian Bureau of Statistics. (2013). *Population projections, Australia, 2012 (base) to 2101.* Belconnen: Australian Bureau of Statistics.

Australian Institute of Health and Welfare. (2011). *Aboriginal and Torres Strait Islander health performance framework 2010: Detailed analyses.* Canberra: Australian Institute of Health and Welfare.

Barber, P. A., Hach, S., Tippett, L. J., Ross, L., Merry, A. F., & Milsom, P. (2008). Cerebral ischemic lesions on diffusion-weighted imaging are associated with neurocognitive decline after cardiac surgery. *Stroke; A Journal of Cerebral Circulation, 39*, 1427–1433.

Blumenthal, J. A., Lett, H. S., Babyak, M. A., et al. (2003). Depression as a risk factor for mortality after coronary artery bypass surgery. *Lancet, 362*, 604–609.

Carney, R. M., Freedland, K. E., Ludbrook, P. A., Saunders, R. D., & Jaffe, A. S. (1990). Major depression, panic disorder, and mitral valve prolapse in patients who complain of chest pain. *American Journal of Medicine, 89*, 757–760.

Cassem, E. H. (1995). Depressive disorders in the medically ill. An overview. *Psychosomatics, 36*, S2–S10.

Colquhoun, D. M., Bunker, S. J., Clarke, D. M., et al. (2013). Screening, referral and treatment for depression in patients with coronary heart disease. *Medical Journal of Australia, 198*, 483–484.

Cribier, A., Eltchaninoff, H., Bash, A., et al. (2002). Percutaneous transcatheter implantation of an aortic valve prosthesis for calcific aortic stenosis: First human case description. *Circulation, 106*, 3006–3008.

DiMatteo, M. R., Lepper, H. S., & Croghan, T. W. (2000). Depression is a risk factor for noncompliance with medical treatment: Meta-analysis of the effects of anxiety and depression on patient adherence. *Archives of Internal Medicine, 160*, 2101–2107.

Empana, J. P., Sykes, D. H., Luc, G., et al. (2005). Contributions of depressive mood and circulating inflammatory markers to coronary heart disease in healthy European men: The prospective epidemiological study of myocardial infarction (PRIME). *Circulation, 111*, 2299–2305.

Faris, R., Purcell, H., Henein, M. Y., & Coats, A. J. (2002). Clinical depression is common and significantly associated with reduced survival in patients with non-ischaemic heart failure. *European Journal of Heart Failure, 4*, 541–551.

Friedmann, E., Thomas, S. A., Liu, F., Morton, P. G., Chapa, D., & Gottlieb, S. S. (2006). Relationship of depression, anxiety, and social isolation to chronic heart failure outpatient mortality. *American Heart Journal, 152*, 940 e1–940 e8.

Fujikawa, T., Yamawaki, S., & Touhouda, Y. (1993). Incidence of silent cerebral infarction in patients with major depression. *Stroke; A Journal of Cerebral Circulation, 24*, 1631–1634.

Ghanem, A., Muller, A., Nahle, C. P., et al. (2010). Risk and fate of cerebral embolism after transfemoral aortic valve implantation: A prospective pilot study with diffusion-weighted magnetic resonance imaging. *Journal of the American College of Cardiology, 55*, 1427–1432.

Ghanem, A., Kocurek, J., Sinning, J. M., et al. (2013). Cognitive trajectory after transcatheter aortic valve implantation. *Circulation Cardiovascular Interventions, 6*, 615–624.

Goyal, T. M., Idler, E. L., Krause, T. J., & Contrada, R. J. (2005). Quality of life following cardiac surgery: Impact of the severity and course of depressive symptoms. *Psychosomatic Medicine,* *67,* 759–765.

Grenard, J. L., Munjas, B. A., Adams, J. L., et al. (2011). Depression and medication adherence in the treatment of chronic diseases in the United States: A meta-analysis. *Journal of General Internal Medicine, 26,* 1175–1182.

Hallas, J. (1996). Evidence of depression provoked by cardiovascular medication: A prescription sequence symmetry analysis. *Epidemiology, 7,* 478–484.

Havranek, E. P., Ware, M. G., & Lowes, B. D. (1999). Prevalence of depression in congestive heart failure. *American Journal of Cardiology, 84,* 348–350. A9.

Iung, B., Cachier, A., Baron, G., et al. (2005). Decision-making in elderly patients with severe aortic stenosis: Why are so many denied surgery? *European Heart Journal, 26,* 2714–2720.

Jeon, D. S., Atar, S., Brasch, A. V., et al. (2001). Association of mitral annulus calcification, aortic valve sclerosis and aortic root calcification with abnormal myocardial perfusion single photon emission tomography in subjects age $<$ or $=$65 years old. *Journal of the American College of Cardiology, 38,* 1988–1993.

Jiang, W., Alexander, J., Christopher, E., et al. (2001). Relationship of depression to increased risk of mortality and rehospitalization in patients with congestive heart failure. *Archives of Internal Medicine, 161,* 1849–1856.

Jiang, W., Kuchibhatla, M., Cuffe, M. S., et al. (2004). Prognostic value of anxiety and depression in patients with chronic heart failure. *Circulation, 110,* 3452–3456.

Kahlert, P., Knipp, S. C., Schlamann, M., et al. (2010). Silent and apparent cerebral ischemia after percutaneous transfemoral aortic valve implantation: A diffusion-weighted magnetic resonance imaging study. *Circulation, 121,* 870–878.

Kala, P., Tretina, M., Poloczek, M., et al. (2013). Quality of life after transcatheter aortic valve implantation and surgical replacement in high-risk elderly patients. *Biomedical Papers of the Medical Faculty of the University Palacky, Olomouc, Czechoslovakia, 157,* 75–80.

Katon, W. J. (2003). Clinical and health services relationships between major depression, depressive symptoms, and general medical illness. *Biological Psychiatry, 54,* 216–226.

Katon, W., Sullivan, M., & Walker, E. (2001). Medical symptoms without identified pathology: Relationship to psychiatric disorders, childhood and adult trauma, and personality traits. *Annals of Internal Medicine, 134,* 917–925.

Katon, W., Unutzer, J., Fan, M. Y., et al. (2006). Cost-effectiveness and net benefit of enhanced treatment of depression for older adults with diabetes and depression. *Diabetes Care, 29,* 265–270.

Katon, W., Lin, E. H., & Kroenke, K. (2007). The association of depression and anxiety with medical symptom burden in patients with chronic medical illness. *General Hospital Psychiatry, 29,* 147–155.

Ko, D. T., Hebert, P. R., Coffey, C. S., Sedrakyan, A., Curtis, J. P., & Krumholz, H. M. (2002). Beta-blocker therapy and symptoms of depression, fatigue, and sexual dysfunction. *JAMA, 288,* 351–357.

Koenig, H. G. (1998). Depression in hospitalized older patients with congestive heart failure. *General Hospital Psychiatry, 20,* 29–43.

Lim, D. S., Reynolds, M. R., Feldman, T., et al. (2013). Improved functional status and quality of life in prohibitive surgical risk patients with degenerative mitral regurgitation following transcatheter mitral valve repair with the MitraClip(R) system. *Journal of the American College of Cardiology.* J Am Coll Cardiol. 2014 Jul 15;64(2):182–92.

Murberg, T. A., Bru, E., Svebak, S., Tveteras, R., & Aarsland, T. (1999). Depressed mood and subjective health symptoms as predictors of mortality in patients with congestive heart failure: A two-years follow-up study. *International Journal of Psychiatry in Medicine, 29,* 311–326.

Nishimura, R. A., Otto, C. M., Bonow, R. O., et al. (2014). AHA/ACC guideline for the management of patients with valvular heart disease: Executive summary: A report of the American College of Cardiology/American Heart Association task force on practice guidelines. J Am Coll Cardiol *63*(22):2438–2488.

Nkomo, V. T., Gardin, J. M., Skelton, T. N., Gottdiener, J. S., Scott, C. G., & Enriquez-Sarano, M. (2006). Burden of valvular heart diseases: A population-based study. *Lancet, 368*, 1005–1011.

Okamoto, Y., Motomura, N., Murashima, S., & Takamoto, S. (2013). Anxiety and depression after thoracic aortic surgery or coronary artery bypass. *Asian Cardiovascular & Thoracic Annals, 21*, 22–30.

Oxman, T. E., Freeman, D. H., Jr., & Manheimer, E. D. (1995). Lack of social participation or religious strength and comfort as risk factors for death after cardiac surgery in the elderly. *Psychosomatic Medicine, 57*, 5–15.

Pfeifer, P. M., Ruschel, P. P., & Bordignon, S. (2013). Coping strategies after heart transplantation: Psychological implications. *Revista Brasileira de Cirurgia Cardiovascular: Orgao Oficial da Sociedade Brasileira de Cirurgia Cardiovascular, 28*, 61–68.

Rabin, R., & de Charro, F. (2001). EQ-5D: A measure of health status from the EuroQol group. *Annals of Medicine, 33*, 337–343.

Rimington, H., Weinman, J., & Chambers, J. B. (2010). Predicting outcome after valve replacement. *Heart, 96*, 118–123.

Rodriguez, C. J., Bartz, T. M., Longstreth, W. T., Jr., et al. (2011). Association of annular calcification and aortic valve sclerosis with brain findings on magnetic resonance imaging in community dwelling older adults: The cardiovascular health study. *Journal of the American College of Cardiology, 57*, 2172–2180.

Rumsfeld, J. S., Havranek, E., Masoudi, F. A., et al. (2003). Depressive symptoms are the strongest predictors of short-term declines in health status in patients with heart failure. *Journal of the American College of Cardiology, 42*, 1811–1817.

Rutledge, T., Reis, V. A., Linke, S. E., Greenberg, B. H., & Mills, P. J. (2006). Depression in heart failure a meta-analytic review of prevalence, intervention effects, and associations with clinical outcomes. *Journal of the American College of Cardiology, 48*, 1527–1537.

Scherer, M., Himmel, W., Stanske, B., et al. (2007). Psychological distress in primary care patients with heart failure: A longitudinal study. *The British Journal of General Practice: The Journal of the Royal College of General Practitioners, 57*, 801–807.

Shuldham, C., Goodman, H., Fleming, S., Tattersall, K., & Pryse-Hawkins, H. (2001). Anxiety, depression and functional capacity in older women with mitral valve stenosis. *International Journal of Nursing Practice, 7*, 322–328.

Simon, G. E., Katon, W. J., Lin, E. H., et al. (2005). Diabetes complications and depression as predictors of health service costs. *General Hospital Psychiatry, 27*, 344–351.

Sullivan, M., Levy, W. C., Russo, J. E., & Spertus, J. A. (2004). Depression and health status in patients with advanced heart failure: A prospective study in tertiary care. *Journal of Cardiac Failure, 10*, 390–396.

Turvey, C. L., Schultz, K., Arndt, S., Wallace, R. B., & Herzog, R. (2002). Prevalence and correlates of depressive symptoms in a community sample of people suffering from heart failure. *Journal of American Geriatrics Society, 50*, 2003–2008.

Ussia, G. P., Mule, M., Barbanti, M., et al. (2009). Quality of life assessment after percutaneous aortic valve implantation. *European Heart Journal, 30*, 1790–1796.

Vahanian, A., Alfieri, O., Andreotti, F., et al. (2012). Guidelines on the management of valvular heart disease (version 2012). *European Heart Journal, 33*, 2451–2496.

Wallby, L., Steffensen, T., Jonasson, L., Broqvist, M. (2013). Inflammatory characteristics of stenotic aortic valves: A comparison between rheumatic and nonrheumatic aortic stenosis. *Cardiology Research and Practice*, 895215.

Ware, J., Snow, K. K., & Kosinski, M. (1993). *SF-36 health survey*. Boston: New England Medical Center, The Health Institute.

Ware, J., Jr., Kosinski, M., & Keller, S. D. (1996). A 12-item short-form health survey: Construction of scales and preliminary tests of reliability and validity. *Medical Care, 34*, 220–233.

World Health Organization. (2010). *International statistical classification of diseases and related health problems: 10th revision.* Geneva: World Health Organization.

Zipfel, S., Schneider, A., Wild, B., et al. (2002). Effect of depressive symptoms on survival after heart transplantation. *Psychosomatic Medicine, 64,* 740–747.

Zorrilla, E. P., Luborsky, L., McKay, J. R., et al. (2001). The relationship of depression and stressors to immunological assays: A meta-analytic review. *Brain, Behavior, and Immunity, 15,* 199–226.

Zung, W. W. (1965). A self-rating depression scale. *Archives of General Psychiatry, 12,* 63–70.

第18章　晕厥的心理社会影响

Gautam Vaddadi, Marlies E. Alvarenga

目录

摘要

晕厥是由于脑血流量短暂减少导致的一过性突发意识丧失和肢体肌张力下降,通常是由于血压下降造成。晕厥的原因很多,并且有些人可能会有不明原因和反复的发作。晕厥反复发作对于潜在的严重心理社会疾病的诊断和治疗具有挑战性。

关键词

神经心源性晕厥,见血管迷走神经晕厥(Neurocardiogenic syncope. See vasovagal syncope)·去甲肾上腺素转运体功能障碍(Noradrenalinetransporter dysfunction)·体位性心动过速综合征(Postural orthostatic tachycardia syndrome)·心因性假性晕厥(Psychogenic pseudosyncope)·晕厥(Syncope)·原因 (Causes)·流行率(Prevalence)·短暂意识丧失(Transient loss of consciousness)· 血管迷走神经晕厥(Vasovagal syncope)

引言

晕厥表现为短暂的突发意识丧失和肢体肌张力下降,随后迅速恢复如常,无需特殊干预(Vaddadi et al. 2007)。脑血流量的短暂减少可能是一般人群中晕厥发作的最常见原因。晕厥的终身累积发病率为 35%(Ganzeboom et al. 2006),占所有急诊科就诊的 1%~2%(Mathias et al. 2001)。晕厥的影响通常很严重,而医疗保健部门往往低估了这一点,70% 的晕厥反复发作患者日常生活受限,6% 合并有骨折,64% 被限制驾驶,39% 可能会改变就业(Vaddadi et al. 2007)。一些研究还表明,晕厥反复发作对心理社会生活质量产生的影响和其他主要的慢性疾病一样。

晕厥的常见,但不止这些的原因包括:

1. 血管迷走神经晕厥(昏厥)
2. 体位性心动过速综合征
3. 心脏病,如节律紊乱(心律失常)、严重瓣膜病等
4. 低仰卧位收缩压
5. 药物(如降压药)
6. 脱水

因此,可理解为晕厥原因多种多样,并且发病率和死亡率风险范围也很大。精神疾病也被认为是晕厥的可能原因。该领域有限的研究表明,精神疾病占所有晕厥原因的 1%~7%,而精神病患者医学上未确定的晕厥可高达 26%(Gomes Andrghetto et al. 1999)。本章我们将重点关注 VVS 和 POTS,这些疾病通常会导致晕厥反复发作,从而造成心理社会疾病发病率显著升高。

血管迷走神经晕厥

血管迷走神经晕厥(vasovagal syncope,VVS)或神经心源性晕厥是用于描述"普通晕厥"的医学术语。相同含义的术语包括神经介导的晕厥和神经介导的低血压。这种类型的晕厥在生理上表现为血压(blood Pressure,BP)和/或心率的突然下降(Vaddadi et al. 2010)。BP 下降导致流入大脑的血液减少(脑灌注不足),这也是随后发生短暂意识丧失的原因。其潜在机制尚有争议。所有人都可出现晕倒,就这点而言人类在动物领域似乎是独一无二的。这被认为是一种"本能"的神经反射,可自发或更常见的是通过一些外部因素触发。晕血是由"看见血液"这一外部因素触发的 VVS,这是献血时的常见问题。其他外部因素包括脱水、酒精、热、疼痛、情绪应激和恐惧。

　　血管迷走神经事件的常见症状包括恶心、高热、心悸、皮肤湿冷、出汗、视觉模糊或丧失以及头晕。由于脑部低灌注引起的短暂性惊厥很常见,事实上,视频脑电图研究已证实这些惊厥发作类似癫痫。长期在医院癫痫门诊随访的患者中大约 20% 被误诊,许多患者短暂的意识丧失是由于晕厥而不是癫痫引起(Vaddadi et al. 2010)。

　　VVS 在个体中可能会作为孤立事件发生,许多人至少晕倒过一次。难点在于反复发作性 VVS 病人的照护,他们常常由于某种因素触发,或更糟糕的是随时被某些不可避免的因素触发。这些反复发作性 VVS 患者往往由于社区医生,尤其是初级保健医务人员对其认识和了解甚少,以至于苦苦求医寻求诊断。他们多年辗转于很多医生的情况并不少见,并且可能经历了各种各样的,甚至有些可能是不恰当的检查。这种情况本身就不利于心理健康。

　　VVS 的治疗颇具挑战。有效治疗非常有限,并没有简单适用于每个患者的“灵丹妙药”。因为每种临床情况都有可能是独一无二的,需要针对诊断评估量身定制治疗方案。反复发作性 VVS 患者可规律性发作,但也常常难以预测其发作,发作间隔数月,甚至数年。也可簇集性发作,例如在同一天内多次发作,这对患者、家人和朋友都非常可怕。

血管迷走神经晕厥对心理社会和生活质量的影响

　　VVS 逐渐被认为是一种慢性疾病。1991 年,Linzer 等发表了关于晕厥反复发作对患者身体和心理社会功能损害方面非常有价值的见解(Linzer et al. 1991)。他们使用症状影响程度量表(Symptom Impact Profile,SIP)和症状自评量表 -90-R(Symptom Checklist-90-R,SCL-90-R)研究发现,晕厥时 SIP 评分明显升高,提示症状影响类似于类风湿性关节炎或慢性腰痛。与慢性精神疾病相似,晕厥时 SCL-90-R 的评分很高,与年龄和合并慢病数量无关,均与心理社会功能指标相关,提示晕厥可导致心理社会功能障碍。

　　这些结果被 Rose 等证实,2000 年他们对 136 例、晕厥发作中位数为 7.5 次的患者进行研究发现,发作 6 次及以上的患者,发作频率与生活质量(quality of life,QoL)相关。

　　2006 年,van Dijk 发表了一项关于短暂意识丧失患者 QoL 更大规模的研究,这些患者更能反映常规临床实践中的情况(van Dijk et al. 2006)。这是迄今为止对 QoL 最全面的评估,并且在 VVS 和其他原因导致的短暂意识丧失(transient loss of consciousness,TLOC)对患者造成的沉重负担方面提出了有价值且详细的见解。前面提到的两项研究的对象均为比较严重的晕厥患者。评估 QoL 的疾病特异性量表包括 11 个是 / 否问题,用于评估晕厥对患者日常生活的干扰程度,3 个李克特八点量表用于评估患者对晕厥的恐惧和担忧。晕厥功能障碍评分（syncope dysfunction score,SDS）是损伤分数和恐惧 - 焦虑分数的综合平均值。

这项研究中,TLOC（晕厥是十分常见的原因）对患者的 QoL 有严重影响。与对照组相比,患者在所有量表上的得分明显偏低,具有中重度效应。疾病特异性 QoL 受到严重影响,平均 33% 的评估域值均受损。TLOC 患者的 QoL 与慢性关节炎或复发性中度抑郁症患者的 QoL 相当。

性别、较多合并症以及晕厥前兆的出现（感觉似乎要晕倒,但实际并没有失去意识）与较差的躯体功能相关。晕厥前兆可预测严重的心理功能和疾病特异性 QoL。与本研究中最近出现症状的患者相比,病程较长的患者表现出更好的心理功能和疾病特异性 QoL。这表明新发晕厥的患者应得到更积极的支持和咨询,以对 QoL 带来积极影响。在一年内出现一次以上晕厥发作与较差的疾病特异性 QoL 相关。正如预期的那样,QoL 得分与晕厥前兆、晕厥频率相关。

晕厥反复发作的患者即使在发作间期是相当"正常"的,也会遇到与慢性疾病一样明显的躯体受限。这可能由一系列因素造成,例如对复发的恐惧,预知到受伤风险以及法律限制,例如限制驾驶,晕厥患者可能会在日常生活中受到限制,以避免在公共场合陷入困境。晕厥患者及其家属经常担心当患者独自一人时可能会出现晕厥并且可能无法获得帮助。由于 VVS 不致命,医生常常不重视。疾病的心理社会负担可能会被忽视,而这通常会损害患者的长期健康。

焦虑和情绪应激等心理触发因素是 VVS 公认的诱因。焦虑和抑郁可由晕厥引起,同时也可能会成为晕厥的触发因素。因此,必须将标准的治疗技术有效运用于这一领域,这一点是至关重要。

体位性心动过速综合征

体位性心动过速综合征（postural orthostatic tachycardia syndrome,POTS）是一种复杂多样颇具挑战的疾病,在近 20 年逐渐被认识（Vaddadi et al. 2007;Raj 2006）。其特征是当体位从平卧位转换成站立位时心率显著且持续增快（比卧位心率增加 > 30 次 /min）。除了明显心动过速、晕厥前兆和晕厥外,POTS 患者常有头晕、疲劳和注意力不集中等表现。且对女性的影响比男性更明显,通常出现在 15~50 岁的女性。POTS 患者发生晕厥前兆和晕厥的机制尚不清楚,因为在发作期间血压通常正常或偏高,理论上脑灌注是"正常"的。一些研究表明是由于交感神经系统（Lambert 2014;Lambert et al. 2008）和脑血流异常（Ocon et al. 2009;Del Pozzi et al. 2014a,b;Stewart et al. 2015）,但这些都只是推测,尚无研究能很好阐明。一些研究者试图将 POTS 分成亚型,但一直存在争议和挑战。从临床角度看,最合理的两种亚型,一是"神经性"POTS,特征是肾上腺素能血管收缩减弱,常合并各种结缔组织疾病,从而降低外周血管收缩能力,在站立时促使静脉潴留;二是"高肾上腺素能"POTS,特征是动脉血管收缩增强(Ross et al. 2014)。

POTS 患者常常困扰于慢性疲劳和注意力不集中,并且在站立位、脑雾(brain fog)和焦虑时加重(Ross et al. 2013),这显著影响日常生活和活动、教育前途和就业。同样,这一机制也尚不清楚。认知受损是年轻 POTS 患者的主要症状之一,通常被称为"脑雾"(Ross et al. 2013)。脑雾是一个不精确的术语,与精神疲劳的含义相似,特点是健忘、不能专注、思考和集中注意力。虽然站立时脑雾通常更严重,但躺下不一定能改善 POTS 患者症状和正常完成预期的任务。超过 80% 的患者报告他们的脑雾是由于长时间高度集中注意力导致,近 70% 的患者认为即使躺下也会引发脑雾(Ross et al. 2013)。脑雾的最主要触发因素是疲劳和睡眠剥夺。睡眠障碍在 POTS 患者中很常见,至少 30% 的患者受影响。常见的诊断包括失眠、睡眠呼吸暂停综合征和不宁腿综合征。睡眠障碍会损害各种认知功能已非常明确,这可能会加剧 POTS 中的神经认知功能减退。脱水会加重脑雾,而静脉注射生理盐水可缓解。据报道,咖啡因可能改善 POTS 患者脑雾,也可能加重;根据我们的经验,咖啡因可能成为治疗脑雾的选择,但理论上咖啡因可通过诱导利尿(引起脱水)和提高心率使 POTS 恶化。

一项针对 POTS 患者的小样本全面的研究表明,POTS 患者通常表现为抑郁、焦虑和焦虑敏感性增加(Anderson et al. 2014)。他们的生活质量也较差,包括躯体和心理健康。这项研究中,POTS 患者在当前智商(言语和非语言 IQ)、注意力集中(顺背数字)和短期记忆(逆背数字)的评估中表现更差,测试结果主要受教育水平、抑郁和焦虑潜在程度的影响,而非 POTS 的分类。在 POTS 患者,对直立倾斜试验时表现的急性认知改变明显(Anderson et al. 2014)。

POTS 健康相关 QoL 明显下降,包括躯体和心理健康。人们认识到,在慢性躯体疾病(如心脏病、卒中、癌症和糖尿病)人群中抑郁的流行率升高(Clarke,Currie 2009)。POTS 患者也常常罹患抑郁症,而 McGrady 等发现检测自主神经功能的直立倾斜试验阳性(自主神经功能障碍可引起晕厥)的个体抑郁评分较高(McGrady et al. 2001)。抑郁症状与注意力分散、认知损害过程有关,特别是在需要较高认知能力的情况下,如执行加工、组织和信息回忆等。Raj 等的研究表明,POTS 患者在 Conners 成人注意缺陷多动障碍(attention deficit hyperactivity disorder,ADHD)自评量表的注意力不集中/记忆问题量表中得分更差(Ra et al. 2009)。抑郁和认知能力之间的关联可能反映抑郁的潜在神经生物学机制,脑部单胺类的改变可能会影响抑郁和认知(Lambert et al. 2000;Austin et al. 2001;Schmitt et al. 2006;Chalermpalanupap et al. 2013;Barton et al. 2008;Brown et al. 2009)。POTS 患者(Lambert et al. 2008;Robertson et al. 2000;Shannon et al. 2000)和未治疗的抑郁症患者(Barton et al. 2007)有明显的去甲肾上腺素转运体(noradrenaline transporter,NET)功能障碍。有趣的是,NET 基因的遗传变异与 ADHD 患者的记忆和注意力缺陷有关(Sengupta et al. 2012;Thakur et al. 2012)。尽管 POTS 中 NET 基因的编码突变很少,但 NET 基因的表观遗传修饰可能会影响 POTS 中的 NET 表达(Bayles et al. 2012)。

鉴于 POTS 的特异性,即站立和焦虑敏感性增加时心率明显升高,特别是相关心脏体征,这可能并不令人惊讶,并且与某些(Benrud-Larson et al. 2002,2003;Thieben et al. 2007)但并非所有(Raj et al. 2009)的以往报道一致。POTS 患者可能更加关注晕厥产生的负面后果,这种关注可能降低健康相关生活质量(McGrady et al. 2001)。对躯体感觉的过度警惕和日常活动受限、感知障碍增加有关(Benrud-Larson et al. 2003)。

认知表现的降低与直立倾斜试验期间心率变化的幅度显著相关,并且 POTS 患者心脏症状相关的焦虑敏感性明显增加;有可能在躯体感觉警惕性增加的情况下,注意力被转移随后出现认知能力受损(Anderson et al. 2014);事实上,对觉醒的恐惧可能放大与晕厥相关的生理体征,并导致与晕厥相关的恐惧感增加(Rapee et al. 1992)。

POTS 的治疗需实施疾病管理计划,包括教育、药物疗法和锻炼。保持水电解质平衡、避免过热、穿紧身裤以减少静脉瘀滞、给予液体保持剂、低剂量普萘洛尔、米多君和乙酰胆碱酯酶抑制剂以及运动都是 POTS 治疗的重要组成部分(Vaddadi et al. 2007;Ross et al. 2014;Anderson et al. 2014;Fu,Levine 2015;Mallien et al. 2014;Figueroa et al. 2014)。心理干预旨在减轻压力,例如放松技巧和认知行为治疗,其重点是识别和重构无用观念,主要是针对站立产生的躯体症状带来的不良后果,心理干预可能有助于恢复并促进其他治疗方式的作用和依从性(Anderson et al. 2014)。事实上,帮助晕厥患者识别和重构无用观念、解决躯体注意力适应不良以及减少对某些情况的逃避已被证明有效(Gracie et al. 2004)。

心因性假性晕厥

在诸如躯体化障碍和惊恐障碍等精神疾病中,临床表现通常包括头晕、眩晕或晕厥。晕厥的感觉或经历而产生的焦虑导致患者找许多专家就诊,包括初级保健医生、心脏病专科医生和神经病专科医生。心因性假性晕厥

（psychogenic pseudosyncope，PPS）与晕厥的不同之处在于似乎存在意识丧失
（loss of consciousness，LOC）的感觉，但实际上并没有真正的 LOC。因此，患者
可能在直立倾斜试验期间表现出直立不耐受，但没有伴随明显的血流动力学
异常。PPS 疾病谱还包括非癫痫发作或假性癫痫发作，表明 PPS 并不能被描
述为一种综合征。PPS 的相关报道很少（van Dij，Wieling 2013），其发病率很低
（0~8%）。PPS 与假性癫痫不同，后者是公认的且高达癫痫评估的 30%（Raj et
al. 2014）。据我们的临床经验，PPS 最常见于青春期女性，尽管它可影响所有
年龄组，并且不是性别排他性的。可能大多数 PPS 患者存在有转换障碍（Raj
et al. 2014）。

事实上，识别功能性神经症状障碍，如转化障碍一直是临床难点。在评
估晕厥时，心理结构的测评是片面的，并且侧重于简单地识别晕厥时是否痛苦
（Gracie et al. 2004）。Beck 抑郁量表（Beck Depression Inventory，BDI）和状态 -
特质焦虑量表（State-Trait Anxiety Inventory，STAI）可评估正经历晕厥时表现的
抑郁和焦虑的程度，但是这并不能解释为什么有的人会抑郁或焦虑，以及这会
如何影响晕厥时的表现。因此，建议对患者进行精神访谈，以确定晕厥的表现
是否为心身疾病表现的一部分，例如转换障碍。虽然转换障碍的具体原因尚
不清楚，但可能涉及控制肌肉和感观的大脑区域，并且可能是大脑对某种看似
威胁的东西立即做出的反应方式，这种威胁可能是"战斗 / 逃跑反应"的极端
表现（Coversion Disorder）。实际上，转换障碍通常发生在创伤事件之后或发生
在心理冲突的情况下（Raj et al. 2014）。

Raj 等 2014 年发表了关于 PPS 诊断和治疗的研究，并报告了晕厥和精神
合并症的高发病率。非器质性晕厥患者痛苦指数的相关研究表明，这些人中
焦虑和与焦虑相关的特征（回避、对人和状态的关注、高个人标准以及对自我
和环境的整体敏感性）似乎比抑郁更突出（Shafffer et al. 2001）。区别焦虑症，
如躯体形式障碍是通过患者高水平的内感受敏锐度实现。事实上，有人认
为，模糊的内感觉刺激的解释认知偏差可能是这些焦虑表现形成的风险因素
（Richards et al. 2001）。因此，研究文献进一步更仔细地评估了焦虑敏感性的构
建和晕厥的经历。这种分析对于更好理解 PPS 的性质和指导更有效的治疗干
预尤为重要。

Raj 等 2014 年提出的 PPS 治疗指南概述了心理教育的重要性，并且将心
理治疗纳入患者的治疗选择。认知行为疗法（cognitive behavioral therapy，CBT）
可改变患者的思想、感受和相关行为，被认为是有效干预方式（LaFrance et al.
2013）。通过 CBT，患者还可学习压力管理和放松技术，以及改善回避行为和
失眠，减少对昏厥预期的恐惧。虽然 Linzer 等（1992）指出氯硝西泮和氟西汀
可减轻大多数患者晕厥的症状，但 PPS 的药物治疗效果并不理想（Linzer et al.

1992)。与躯体形式障碍相同，药物治疗可能更适合作为心理治疗的辅助手段，为 PPS 患者带来更好疗效。仍需更多研究探索 PPS 现象。

结论

　　晕厥很常见，在临床诊断和治疗方面仍具有挑战性，这是由于严重的不良心理社会影响和合并的精神疾病使诊断和治疗的难度加大。为有效治疗晕厥患者，需在应用全面诊断和治疗策略方面做出重大临床努力，这些策略充分包括精神卫生保健的各个方面。基于此，心脏科医生可以从与精神卫生专业人员合作中获益。对于许多患者而言，如果不这样做会导致治疗不彻底，从而对长期生活质量产生重大影响。

（张悠扬 译，马文林、刘瑞平 校）

参考文献

Anderson, J. W., et al. (2014). Cognitive function, health-related quality of life, and symptoms of depression and anxiety sensitivity are impaired in patients with the postural orthostatic tachycardia syndrome (POTS). *Frontiers in Physiology, 5*, 230.

Austin, M. P., Mitchell, P., & Goodwin, G. M. (2001). Cognitive deficits in depression: Possible implications for functional neuropathology. *British Journal of Psychiatry, 178*, 200–206.

Barton, D. A., et al. (2007). Sympathetic activity in major depressive disorder: Identifying those at increased cardiac risk? *Journal of Hypertension, 25*(10), 2117–2124.

Barton, D. A., et al. (2008). Elevated brain serotonin turnover in patients with depression: Effect of genotype and therapy. *Archives of General Psychiatry, 65*(1), 38–46.

Bayles, R., et al. (2012). Epigenetic modification of the norepinephrine transporter gene in postural tachycardia syndrome. *Arteriosclerosis, Thrombosis, and Vascular Biology, 32*(8), 1910–1916.

Benrud-Larson, L. M., et al. (2002). Quality of life in patients with postural tachycardia syndrome. *Mayo Clinic Proceedings, 77*(6), 531–537.

Benrud-Larson, L. M., et al. (2003). Correlates of functional disability in patients with postural tachycardia syndrome: Preliminary cross-sectional findings. *Health Psychology, 22*(6), 643–648.

Brown, A. D., Barton, D. A., & Lambert, G. W. (2009). Cardiovascular abnormalities in patients with major depressive disorder: Autonomic mechanisms and implications for treatment. *CNS Drugs, 23*(7), 583–602.

Chalermpalanupap, T., et al. (2013). Targeting norepinephrine in mild cognitive impairment and Alzheimer's disease. *Alzheimer's Research & Therapy, 5*(2), 21.

Clarke, D. M., & Currie, K. C. (2009). Depression, anxiety and their relationship with chronic diseases: A review of the epidemiology, risk and treatment evidence. *Medical Journal of Australia, 190*(7 Suppl), S54–S60.

Coversion Disorder. http://www.mayoclinic.org/diseases-conditions/conversion-disorder/basics/causes/con-20029533. Accessed Apr 2015.

Del Pozzi, A. T., et al. (2014a). Blunted cerebral blood flow velocity in response to a nitric oxide donor in postural tachycardia syndrome. *American Journal of Physiology Heart and Circulatory Physiology, 307*(3), H397–H404.

Del Pozzi, A. T., et al. (2014b). Reduced cerebral blood flow with orthostasis precedes hypocapnic hyperpnea, sympathetic activation, and postural tachycardia syndrome. *Hypertension, 63*(6), 1302–1308.

Figueroa, R. A., et al. (2014). Acute volume loading and exercise capacity in postural tachycardia syndrome. *Journal of Applied Physiology (1985), 117*(6), 663–668.

Fu, Q., & Levine, B. D. (2015). Exercise in the postural orthostatic tachycardia syndrome. *Autonomic Neuroscience, 188*, 86–89.

Ganzeboom, K. S., et al. (2006). Lifetime cumulative incidence of syncope in the general population: A study of 549 Dutch subjects aged 35–60 years. *Journal of Cardiovascular Electrophysiology, 17*(11), 1172–1176.

Gomes-Andrghetto, A., John, A. B., Neuhaus-Barbisan, J., Vernet, & Taborda, J. G. (1999). Medically unexplained syncope and its relationship to psychiatric disorders. *Arquivos Brasileiros de Cardiologia, 72*(6), 756–760.

Gracie, J., Baker, C., Freeston, M. H., & Newton, J. L. (2004). The role of psychological factors in the aetiology and treatment of vasovagal syncope. *Indian Pacific and Electrophysiology, 4*(2), 79–84.

LaFrance, W. C., Jr., Reuber, M., & Goldstein, L. H. (2013). Management of psychogenic nonepileptic seizures. *Epilepsia, 54*(1), 53–67.

Lambert, E., & Lambert, G. W. (2014). Sympathetic dysfunction in vasovagal syncope and the postural orthostatic tachycardia syndrome. *Frontiers in Physiology, 5*, 280.

Lambert, G., et al. (2000). Reduced brain norepinephrine and dopamine release in treatment-refractory depressive illness: Evidence in support of the catecholamine hypothesis of mood disorders. *Archives of General Psychiatry, 57*(8), 787–793.

Lambert, E., et al. (2008). Altered sympathetic nervous reactivity and norepinephrine transporter expression in patients with postural tachycardia syndrome. *Circulation. Arrhythmia and Electrophysiology, 1*(2), 103–109.

Linzer, M., et al. (1991). Impairment of physical and psychosocial function in recurrent syncope. *Journal of Clinical Epidemiology, 44*(10), 1037–1043.

Linzer, Pontinen, M., Divine, G. W., & Estes, N. A. M. (1992). Medically unexplained syncope: Relationship to psychiatric illness. *American Journal of Medicine, 92*(1A), 1A–18S.

Mallien, J., et al. (2014). Sleep disturbances and autonomic dysfunction in patients with postural orthostatic tachycardia syndrome. *Frontiers in Neurology, 5*, 118.

Mathias, C. J., Deguchi, K., & Schatz, I. (2001). Observations on recurrent syncope and presyncope in 641 patients. *Lancet, 357*(9253), 348–353.

McGrady, A., et al. (2001). Psychological and physiological factors associated with tilt table testing for neurally mediated syncopal syndromes. *Pacing and Clinical Electrophysiology, 24*(3), 296–301.

Ocon, A. J., et al. (2009). Decreased upright cerebral blood flow and cerebral autoregulation in normocapnic postural tachycardia syndrome. *American Journal of Physiology Heart and Circulatory Physiology, 297*(2), H664–H673.

Raj, S. R. (2006). The postural tachycardia syndrome (POTS): Pathophysiology, diagnosis & management. *Indian Pacing Electrophysiology Journal, 6*(2), 84–99.

Raj, V., et al. (2009). Psychiatric profile and attention deficits in postural tachycardia syndrome. *Journal of Neurology, Neurosurgery, and Psychiatry, 80*(3), 339–344.

Raj, V., et al. (2014). Psychogenic pseudosyncope: Diagnosis and management. *Autonomic Neuroscience, 184*, 66–72.

Rapee, R. M., Sandeson, W. C., McCauley, P. A., et al. (1992). Differences in reported symptom profile between panic disorder and other DSM-III anxiety disorders. *Behaviour Research and Therapy, 30*, 45–52.

Richards, J. C., Austin, D., & Alvarenga, M. E. (2001). Interpretation of ambiguous interoceptive stimuli in panic disorder and non-clinical panic. *Cognitive Therapy and Research, 25*(3), 235–246.

Robertson, D., et al. (2000). Orthostatic intolerance and the postural tachycardia syndrome: Genetic and environment pathophysiologies. Neurolab autonomic team. *Pflügers Archiv, 441* (2–3 Suppl), R48–R51.

Ross, A. J., et al. (2013). What is brain fog? An evaluation of the symptom in postural tachycardia syndrome. *Clinical Autonomic Research, 23*(6), 305–311.

Ross, A. J., et al. (2014). A double-blind placebo-controlled cross-over study of the vascular effects of midodrine in neuropathic compared with hyperadrenergic postural tachycardia syndrome. *Clinical Science (London), 126*(4), 289–296.

Schmitt, J. A., et al. (2006). Serotonin and human cognitive performance. *Current Pharmaceutical Design, 12*(20), 2473–2486.

Sengupta, S. M., et al. (2012). Differential association between the norepinephrine transporter gene and ADHD: Role of sex and subtype. *Journal of Psychiatry and Neuroscience, 37*(2), 129–137.

Shafffer, C., Jackson, L., Larecki, S., et al. (2001). Characteristics, perceived stressors and coping strategies of patients who experience neurally medicated syncope. *The American Journal Acute and Critical Care, 30*, 244–249.

Shannon, J. R., et al. (2000). Orthostatic intolerance and tachycardia associated with norepinephrine-transporter deficiency. *New England Journal of Medicine, 342*(8), 541–549.

Stewart, J. M., et al. (2015). Oscillatory cerebral blood flow is associated with impaired neurocognition and functional hyperemia in postural tachycardia syndrome during graded tilt. *Hypertension, 65*(3), 636–643.

Thakur, G. A., et al. (2012). Comprehensive phenotype/genotype analyses of the norepinephrine transporter gene (SLC6A2) in ADHD: Relation to maternal smoking during pregnancy. *PloS One, 7*(11), e49146.

Thieben, M. J., et al. (2007). Postural orthostatic tachycardia syndrome: The Mayo clinic experience. *Mayo Clinic Proceedings, 82*(3), 308–313.

Vaddadi, G., et al. (2007). Postural syncope: Mechanisms and management. *Medical Journal of Australia, 187*(5), 299–304.

Vaddadi, G., Corcoran, S. J., & Esler, M. (2010). Management strategies for recurrent vasovagal syncope. *Internal Medicine Journal, 40*(8), 554–560.

van Dijk, J. G., & Wieling, W. (2013). Pathophysiological basis of syncope and neurological conditions that mimic syncope. *Progress in Cardiovascular Diseases, 55*(4), 345–356.

van Dijk, N., et al. (2006). Clinical factors associated with quality of life in patients with transient loss of consciousness. *Journal of Cardiovascular Electrophysiology, 17*(9), 998–1003.

第 19 章　急性冠状动脉综合征的心理反应

Alyna Turner, Adrienne O'Neil

目录

摘要

　　患者对心脏事件的心理反应各不相同,而这会影响个体的症状和恢复。对症状的认知反应及由此产生的应对机制将影响患者寻求帮助的速度,理解并适应自身状况及处理人际关系的能力。消极的认知反应常见于急性冠状动脉综合征(acute coronary syndrome,ACS)后,可导致或产生一系列心理健康问题,包括适应障碍、抑郁、焦虑、压力、创伤、愤怒或敌意。愈来愈多研究发现:这些负面情绪与心脏疾病之间存在联系,因此,治疗能否减轻负面结果备受关注。研究结果强调阐明关于疾病的信念和理解,以及适当地针对干预措施以改变任何不适应的信念的重要性。这包括实施常规筛查,即识别存在持续性精神健康问题的患者。

关键词

急性冠状动脉综合征(Acute coronary syndrome)·急性心肌梗死(Acute myocardial infarction)·疾病认知(Illness perceptions)·应对(Coping)·适应(Adjustment)·抑郁(Depression)·焦虑(Anxiety)·愤怒(Anger)·创伤后应激(Post-traumatic stress)·人际关系(Interpersonal relationships)

引言

ACS包括急性心肌梗死(acute myocardial infarction,AMI)和不稳定型心绞痛,可能是冠心病(coronary heart disease,CHD)生存患者的首发征象。换言之,这将是已知慢性疾病的一种新表现。ACS的躯体恢复取决于许多因素:心肌损伤和并发症的程度,治疗过程,包括(非)创伤性干预,如冠状动脉旁路移植手术或经皮冠状动脉介入治疗(percutaneous coronary intervention,PCI),以及年龄、健康程度和生活条件等因素。同样,不同个体对ACS的认知、情绪和行为反应各不相同。1966年,Rosen和Bibring写道:"50名男性患者…由于AMI住院,他们对疾病的心理反应方面表现出显著差异。反应从沮丧到愉快,从极端焦虑到随意,从与医疗制度的严格配合到极力反抗。"(Rosen,Bibring 1966)

在过去五年里,定性和定量研究在这些早期发现中广为运用(Barnason et al. 2012)。心理反应影响AMI时的症状及其日后转归。而对症状的认知反应及由此产生的应对机制将影响患者的求助行为。任何寻求治疗的延误将潜在影响损害程度及恢复效果。在恢复乃至康复过程中,ACS被众多人认为是生命改变的转折点(Groleau et al. 2010)。事件发生初期可由情绪冲击来标记,尤其在事件以很快速度发展时(Astin et al. 2009),患者往往感到不知所措与无能为力,发现局势混乱并丧失独立处理问题的能力(Kerr,Fothergill-Bourbonnais 2002)。起初,不少人很难理解他们的病情,因为缺乏相关知识和理解,甚至认为他们的病情是急性的和可治愈的(Astin et al. 2009)。对许多人来说,了解病情可能会形成积极的转变,包括采用推荐的治疗方法、改变生活方式及转变价值观、责任和身份（Groleau et al. 2010；Gulanick et al. 1998）。

　　同时，患者经常会出现持续性身体不适，特别是在随后的 3~4 个月中，包括持续性胸痛、呼吸困难或气短、心悸、头晕和下肢肿胀（Barnason et al. 2012）。还有其他一些少见的症状包括：疲劳或乏力、睡眠障碍、胃肠不适和纳差，而这往往会影响日常生活。譬如，伴有疲劳的 ACS 患者往往会体力活动受限和体能受损，对日常活动亦会产生很大干扰（Barnason et al. 2012）。因此，疲劳也与生活质量下降有关（Brink et al. 2012）。

　　伴有持续性抑郁症状的 ACS 患者往往因身体受限而导致情绪低落（Grace et al. 2005）。此外，加重抑郁症状的其他因素包括：对未来的不确定性，对心脏状况的了解程度，再住院以及接受 CHD 的处方治疗（药物治疗的不良影响、戒烟和饮食习惯改变）（Grace et al. 2005）。英国 UPBEAT-UK 研究还发现了人际关系、健康及控制损失与 CHD 和抑郁相关（图 1）（Simmonds et al. 2013）。虽然一些患者在经历 ACS 后会出现持续抑郁，但很多患者，症状可能轻微不足

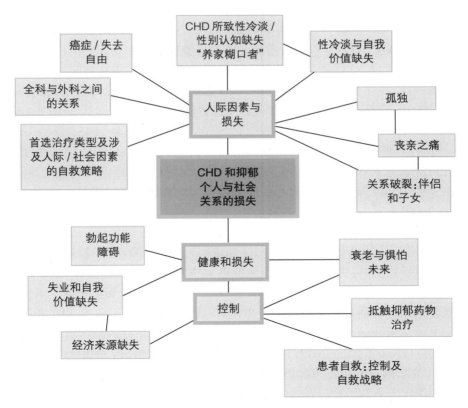

图 1　参与者对冠心病（CHD）与抑郁关系的认知模型。［引自 BioMed Central in Simmonds et al.（2013）］

以对个体的日常生活受到影响或轻微,或许短暂,在之后的 4 个月内自行消失 (Barnason et al. 2012)。除了抑郁,ACS 患者还会存在焦虑、不确定性、担心、迷茫和不自信的感觉;亦会担心和恐惧,特别是对病情复发或恶化;或无聊和惰性。此外,依赖性、气馁、无助、愤怒和沮丧也很常见(Barnason et al. 2012)。正常的日常活动可能与新的恐惧和不确定感有关,例如,避免性活动,因为害怕再次发生 AMI 或不确定身体活动的安全水平。与抑郁一样,对小部分人来说,焦虑或适应相关的情绪痛苦的症状可能更严重或更普遍,或者事件的创伤可能触发更严重的创伤后应激反应。急性心脏事件也可能影响个人的社交网络,从而影响恢复效果和生活质量。本章将逐一回顾这些重要问题。

寻医治病

"决策延误"是指从心脏症状出现到做出寻求专业医护的决定时间之间的延误。一系列因素与决策延迟时间相关。高龄女性与延迟时间的增加有关(Khraim,Carey 2009)。性别差异可能归因于心脏病即为"男性"问题的观念(Higginson 2008)。相较于男性,高龄女性的心脏病发病率更高,并且在症状表现方面存在差异,这可能影响对症状的识别及理解。在 CHD 期间,女性很少会出现胸痛,而存在较剧烈、持续的症状及起病较快者延误时间缩短(Khraim,Carey 2009)。既往存在心理健康状况和特征者延误时间延长,包括抑郁(Bunde,Martin 2006),创伤后应激障碍(post traumatic stress disorder,PTSD)(Newman et al. 2011)、神经质(Rosenfeld 2004)和述情障碍(Preti et al. 2013)。身体健康状况可能会影响决策,一些研究发现既往有 AMI 病史者延误时间缩短(可能是由于知识和经验),而既往有心绞痛和糖尿病史者则延误时间延长(Khraim,Carey 2009)。

其他与延迟相关的因素包括发病过程(在家或独处时发作)、认知因素(症状期望、对症状的感知控制、知识和感知威胁)、情感因素(害怕后果或叨扰他人、否认、尴尬)和行为因素(联系紧急服务 vs 初级卫生保健提供者 vs 其他人;选择等待或试图放松)(Khraim,Carey 2009)。据报道,焦虑和脆弱是寻求治疗的触发因素和障碍(Johansson et al. 2007)。认为自己永远不会患 AMI 者往往可能会延迟寻求治疗(Harralson 2007),或者症状被最小化、否认,或者归因于其他病症(Hwang,Jeong 2012),和 / 或他们更喜欢自我治疗者亦如此(Higginson 2008)。寻求治疗的决定可能进一步受到医疗保健因素的影响,包括访问或了解有关医疗服务和治疗以及过去的服务经验(Kaur et al. 2006)。其他社会文化因素(如家庭情况,社会支持,文化信仰和实践)也可能影响决策。

来自环境的心理社会支持和指导常常是患者管理情况的基础(Johansson

et al. 2007）。通常来说，亲属成为寻求治疗，甚至是提供交通到医院以加快住院的决策者（Henriksson et al. 2007）。一项研究发现，如果患者的伴侣了解到情况的严重性，且有相关知识和理性，往往会根据需要与他人协商，这样院前时间就会减少。相反，当伴侣由于既定的角色和经验而抑制自己的情绪，并寻求合伙人的同意时，就会发生延误（Johansson et al. 2008）。

如何理解急性冠状动脉综合征

　　ACS 恢复期间，患者将发出疑问：发生了什么？为什么？在了解到事件发生及其处境、发病原因以及疾病对个人的影响，再度发出疑问"为什么是我？"（Baldacchino 2010）。由患者构建的疾病的认知表征，包括关于一系列症状的认知（明确）、病情（原因）、病情持续时间（时间线）、病情的终生后果（后果）以及可以治愈或控制程度的信念（控制 / 治疗，统称为疾病感知（Cameron，Leventhal 2003）。此外，意识到患者的疾病程度（疾病的一致性）是很重要的，尤其是针对那些自我管理想法不同于医疗保健提供者（Gardner et al. 2003）。根据疾病的阶段、诊断和给出的信息，疾病感知可以是短暂的，因此可调整为干预（Broadbent et al. 2009）。

　　Foxwell 及其同事（2013）进行的一项荟萃分析发现，CHD 患者的疾病认知与生活质量（quality of life，QOL）相关的躯体、社会和情感方面以及抑郁和焦虑有关。躯体和情感 QOL 与结局均一致性地与个人感知、治疗控制、慢性化程度以及压力导致疾病的信念呈正相关。社会 QOL 与感知结果、连贯性和周期性时间轴相关。抑郁和焦虑程度越高，疾病的连续性及个人控制感越低，慢性病程的感知越高；前者亦可导致可感知的负性疾病后果以及压力或个性导致心脏事件的想法。焦虑患者大多将症状归因于病情。另一项对 AMI 生存者的研究发现，对未来 AMI 发病的高感知风险与疾病感知相关，包括对 AMI 的不良预后恶化、治疗效果的消极信念以及高水平的焦虑程度（Broadbent et al. 2006）。感知风险与社会人口学（年龄或性别）、既往 AMI 病史或危险因素（CHD 家族史、糖尿病、吸烟）无关。

如何应对急性冠状动脉综合征

　　应对机制是指在面对重大的内外需求和压力源（如由身体疾病引起的）时，运用一系列性格和认知、情绪和行为策略来维持幸福和规避风险的举措。在整个恢复期，ACS 患者将产生一系列应对机制。应对机制和行为是足够灵活和富有情境性，受到危机、创伤或损失的持续时间、严重程度及性质影响

(Lazarus,Folkman 1984)。早期应对机制分为 2 个方面：以问题为中心的应对（积极努力解决压力源）和以情绪为中心的应对（由于假设所面对的问题不能被修改，因此侧重于管理所产生的情绪）(Lazarus,Folkman 1984)。虽然其他的应对方式也已经被提出，但许多仍然广泛地适合于以问题为中心或以情绪为中心的应对。否认，一种回避性应对（适合情绪集中型应对方式），经常在被提出新诊断的慢性疾患者群中出现。有趣的是，在心脏事件发生后的短期内，否认与积极的情绪结果相关，可能是因为产生保护机制而避免同时接受过多新信息(Bennett,Boothby 2007)。从长远来看，以回避和情绪为中心的应对方式与较差的躯体和情绪结果相关(Chiavarino et al. 2012;De Fazio et al. 2012)。那些由于疾病而感到无能为力以及期望医生对其负责的患者，往往表现出较差的应对机制。在 ACS 发生后，他们往往不太可能作出重大的生活方式调整(Bonsaksen et al. 2012)。

　　ACS 患者大多采取适应性或解决问题式的应对策略，如乐观应对、积极应对、积极解决问题、积极重新检查和寻求社会支持(Bennett,Boothby 2007)，并且这些应对策略与良好预后相关。譬如，社会支持与较低的焦虑程度相关，而具有更多应对策略的患者更可能积极参加心脏康复(French et al. 2006)。研究显示，女性患者总体上更广泛使用支持性应对策略，而男性则更过分依赖配偶，使用更多的信息和工具性支持(Bennett,Boothby 2007)。

　　精神（存在主义和宗教应对）可能在应对中发挥重要作用(Baldacchino et al. 2012)。Walton 报道说，在美国一个以基督教占主导地位的地区，AMI 患者描述了康复过程中经历的 5 个精神阶段：面对死亡，放弃恐惧和不安，识别并实施生活方式的改变，寻求上帝的旨意，以及在日常生活中寻找意义(Walton 2002)。在慢性疾病患者中，宗教应对、精神及预后之间已显示正性相关，譬如有效的应对机制与健康相关生活质量提高呈正相关(Mueller et al. 2001)。心脏病患者坚定认为宗教是事件发生后力量和快感的源泉(Kamm-Steigelman et al. 2006)。然而，另一项美国研究发现，宗教信仰和宗教应对方式与生活质量或自尊没有关联，而消极应对方式（愤怒或与上帝抗衡）往往产生心脏康复后较低的身体自我效能感(Miller et al. 2007)。Park 等发现积极和消极的宗教应对方式与院内和随访 1 个月时抑郁程度增加相关，并认为积极应对策略可促进患者恢复(Park,Dornelas 2012)。疾病感知（特别是无助感和疾病接受度）可以介导慢性心脏病患者内在宗教信念和主观健康之间的关系(Karademas 2010)。近期一项关于心脏康复过程中精神干预的荟萃分析证实了上述发现；然而，这仍需更多研究验证(Nadarajah et al. 2013)。

　　一项定性研究发现，控制意识是 ACS 患者的应对核心(Salminen-Tuomaala et al. 2012)。其他促进应对机制形成的因素包括：个人应对资源、协调感、病情接受度、精神信念和祈祷、安全的治疗环境和迅速缓解的症状、通过信息咨询及检查结果获取最新数据、患者间的相互支持、积极的病区氛围、鼓励患者的房间气氛以及家庭成员的情感支持。影响应对的因素包括：起病急、症状重、不同程度的恐惧、对病情的否认心理、失去病情控制感、沮丧和无助、奇怪的医院环境和文化、长时间的等待和准备状态、来自医护人员的情感支持缺乏、患者与家庭之间缺乏坦诚的沟通、对家庭隐瞒病情的严重性以及与家庭谈论疾病的困难。

适应急性冠状动脉综合征

悲痛与困惑

　　疾病认知和应对策略影响 ACS 后的适应过程，反之亦然。适应过程包括考虑疾病本身、治疗、生活方式的改变以及对生活方式、家庭、工作、收入和日常生活等其他方面的影响。大多数 ACS 患者积极适应，表现出应对疾病的能力，并采用接受、欣赏或改变生活方式以适应其局限性的策略，从而增强生活方式适应性。这些反应更消极的人往往表现身份认同感的丧失、身体受限和其他疾病症状（Silverman et al. 2009）。

　　ACS 患者及其家庭成员将面临多重损失，包括独立、控制、经济安全、关系模式、角色和价值感（Simmonds et al. 2013）。此外，他们亦可能会失去乐观和自由。当前和预期的未来损失可能会使悲痛成为适应过程中的一部分。Worden 在 2008 年提出了悲痛的 4 个任务：接受损失的现实（即诊断的现实及其后果和影响），处理悲伤的痛苦（通常表现为 ACS 幸存者情绪的困扰，如恐惧、焦虑、悲伤、抑郁、愤怒），适应没有死者的世界，找到与死者的持久联系（或者在生病的情况下，将疾病融入更大的自我，而不是仅仅关注疾病）（Worden 2008）。在慢性疾病过程中，这些任务可能会在一生中随着疾病的变化、治疗、预后、影响和后果、共病和衰老的影响而被重新审视。

适应治疗和生活方式建议

　　适应新型医疗治疗往往不被卫生专业人员承认。一组新发 AMI 的患者将身体的不适感归因于新药物，而不是 AMI 本身（Attebring et al. 2005）。这些患者说，虽然药物使用会产生侵入感，但具有安全性。与卫生专业人员沟通后的困惑往往很常见，尤其是围绕他们的治疗和病情的严重性，突出了明确沟通的需要（Attebring et al. 2005）。2006 年，Condon 和 McCarthy 采访 10 名 AMI 患者（出院后 6 周），并调查其生活方式改变，从中发现了不少问题。首先，人们坚信在诸如 AMI 之类的事件发生之前,警告信号(例如:胸痛)会使患者意识到生活方式习惯方面存在潜在负面影响。AMI 后,生存成为一个中心问题,也是恢复期推动和促进生活方式改变的主要因素之一。接受诊断后,患者往往会更有动力改变生活方式,尽管亦会存在因低估难度而实施改变的复杂经历。与会者还报告说,信息、护理以及获得急性卫生保健的方便度和有效性是满意度、重要性和安全性的源泉,他们渴望尽快"恢复正常",并将先前的事件抛诸脑后。

自我效能感

自我效能感指个体对自己能否利用所拥有的技能以期望的方式去完成某项任务的自信程度(Bandura 1977)。在一系列疾病中,自我效能感已被证实与健康相关性行为及预后有一定关联(Sarkar et al. 2009),还与实施生活方式转变的决心和能力,并因此坚持管理计划相关(Sharp,Salyer 2012)。事实上,表现出自我管理自信的心脏病患者更可能展示有益的改变(Tsay,Chao 2002);相反,低自我效能患者的健康结果则往往较差(Maeda et al. 2012)。2013 年,O'Neil 及其同事提出:在基线(出院后 3 个月)较高的心脏自我效能评分显著预测出出院后 6 个月和 9 个月心功能及自我评定的心理和身体健康。然而,当考虑到潜在的社会心理混杂因素时,抑郁被证明是造成这种联系的主要原因。针对心力衰竭(heart failure,HF)的其他相关研究表明,那些自我效能感低的患者常常出现生理功能受限、症状负担和生活质量障碍(Sarkar et al. 2007,2009)以及情绪障碍风险(Blanchard et al. 2002;Tsay,Chao 2002)。

适应障碍

虽然 AMI 后的调整对一些人来说很简单,但对另一些人来说,这个过程会激发严重的情绪困扰症状,影响日常生活。诊断术语"调整障碍"最早出现在《精神障碍诊断与统计手册(第 3 版)》(DSM-Ⅲ)中,当"情绪或行为症状"对一个可识别的应激源(如 ACS)作出反应时,"引起与压力源的严重程度或强度不相称的痛苦和 / 或社会、职业或其他重要功能领域的严重损害"。症状在压力源后 3 个月内开始,在结束后 6 个月内消失。适应障碍诊断仅适用于在没有达到另一种疾病的标准(如抑郁或焦虑)的情况下,而症状并不是由于正常的丧亲之痛(American Psychiatric Association 2013)。

急性冠状动脉综合征与抑郁

心血管疾病患者通常会经历抑郁和相关症状。症状包括:情绪低落;快感丧失;睡眠和 / 或食欲障碍;缺乏精力;难以集中精力和 / 或作出决定;精神运动减慢或激动;内疚感、无价值感、绝望感、无助感和 / 或悲观感;易怒性;认为自己死后会更好的想法;和 / 或自杀念想。大约 30%~50% 的人在 ACS 后早期在自我报告抑郁的阈值以上进行评估(如 Beck 抑郁问卷),以显示临床上明显的抑郁症状,而大约 15%~20% 的人符合医院临床抑郁症的诊断标准(Lichtman et al. 2014)。更多的是亚临床症状。抑郁症状的出现,在各级严重程度,消极地影响患者的死亡率和发病率的剂量依赖性(Lichtman et al. 2014)。

关于抑郁症状随时间的变化,Barnanson 等(2012)的综合研究报告指出,抑郁通常出现在出院后的几天,在接下来的 4 个月里逐渐消失。其他队列研究显示,抑郁症状在超过 6 个月后会自行缓解(Grace et al. 2005),与疾病严重程度或参与心脏康复无关。该研究还表明,抑郁症状程度越高的人参与心脏康复的可能性越小,而年龄越小的人、心绞痛不稳定的人、家庭收入越低的人更容易抑郁。Murphy 和他的同事研究了女性 AMI 和冠状动脉旁路移植术(coronary artery bypass grafting, CABG)患者的抑郁轨迹,发现大多数变化发生在头两个月(Murphy et al. 2008)。虽然大多数人的抑郁程度相对较低,在第 1 年有所改善,但其余 11% 的人的症状相对较高,随着时间推移会恶化。与此类似,Doyle 等发现,在 375 名 ACS 患者中,15% 表现出持续的抑郁症状,37% 表现出阈下症状,而 48% 从未出现抑郁(Doyle et al. 2011)。Kaptein 等(2006)报道 475 名患有 AMI 的患者在 12 个月内出现更复杂的抑郁症状变化。描述了 5 种变化轨迹:56% 的患者在任何时间点都没有或有轻微的抑郁症状,26% 的患者有持续的轻度抑郁症状,9% 的患者有中度和加重的抑郁症状,5% 的患者有显著减轻的抑郁症状,4% 的患者有显著加重的抑郁症状。然而,一项研究表明,从长期来看,最初的症状可能更加强烈和稳定。287 例 AMI 患者出现稳定的抑郁症状,其中 40% 为非抑郁型,42% 为轻度抑郁型,14% 为中度抑郁型,4% 为重度抑郁型(Martens et al. 2008)。总的来说,轨迹研究表明,大多数 ACS 患者要么表现出轻微的抑郁症状,要么表现出轻微的症状,随时间推移症状会有所改善,而一小部分患者表现出更严重的症状并持续存在。从这些研究中确定的持续抑郁的危险因素包括:除英语外的第一语言、合并糖尿病、心脏病史、既往抑郁和 D 型人格(Martens et al. 2008;Murphy et al. 2008)。D 型人格构建由 Denollet(Denollet, Brutsaert 1998)通过对心脏病患者的观察而引发的,指的是一种"忧虑"型人格,具有高水平的负面情感和高水平的社会抑制。Doyle 发现选定的理论抑郁易感点(压力生活事件,减少加强事件,认知扭曲,D 型人格)预测抑郁轨迹(Doyle et al. 2011)。

更多抑郁亚型对 ACS 患者关键临床结果的差异效应也已被证实。值得注意的是认知亚型如快感缺乏(Leroy et al. 2010)、无助和绝望(Pedersen et al. 2007)和悲观(Tindle et al. 2009)的预测作用。抑郁症的躯体亚型已被证明可预测 CV 的预后和死亡率(Rumsfeld,Ho 2005)。在 ACS 后进行常规细致的抑郁筛查可能有助于长期功能和康复(Clarke 2003),这是合理的。目前,关于 ACS 患者潜在抑郁和焦虑症状的预后作用的研究正在进行中(Oldroyd et al. 2013)。

急性冠状动脉综合征后的自杀风险

尽管自杀通常是抑郁的症状,但在没有临床抑郁的情况下也会出现自杀意念。在高收入和低收入国家,躯体疾病是自杀意念和企图自杀的危险因素;自杀风险与躯体疾病的数量之间存在正相关关系(Scott et al. 2010)。一些研究已证实 CHD 和 AMI 与自杀意念之间的联系(Kim et al. 2006;Kishi et al. 2001; Larsen et al. 2010)。在丹麦进行的一项以人群为基础的病例对照研究发现, AMI 与 AMI 后 5 年的自杀风险增加有关(Larsen et al. 2010)。CHD 出院后的第一个月风险更明显。也许最值得注意的是,有精神病史的人的自杀风险是正常人的 64 倍。这一风险随年龄增长而降低,没有发现性别差异,尽管在一般人群中男性自杀的风险更高。临床医生应意识到在 CHD 后的任何时候,特别是在出院后的早期和有精神病史的人群中,自杀和自杀意念的风险增加。

急性冠状动脉综合征与焦虑

焦虑是一种对真实或感知到威胁时做出反应的正常和常见的情绪。根据严重程度的不同,焦虑症状包括不安、恐惧和恐慌;认知症状如担忧和沉思;身体症状如心跳加速、忽冷忽热、胸闷、烦躁、口干、恶心、麻木和手脚针刺痛。焦虑是一种旨在帮助应对危险的反应,当一种情况需要"逃跑或战斗"反应时,或当激活积极的应对策略(如收集更多信息以解决问题或遵循健康建议)时,焦虑可以是适应性的。但当它持续存在或恶化到妨碍到个体的日常功能时,它也可能是不适应的。

重大健康事件(如 ACS)后的焦虑非常普遍,由疼痛等一系列因素诱发;对复发、残疾或死亡的恐惧,以及预后的不确定性;处理新的和复杂的治疗方案,包括改变生活方式;以及更广泛的生活压力,如经济问题和日常工作和社会活动的限制。大约一半的 ACS 患者在事件发生后的早期经历明显焦虑症状(De Jong et al. 2004),并且(与抑郁一样)症状可持续到更长时间。当焦虑水平为病态时,就会诊断出一系列的临床焦虑障碍,与 ACS 特别相关的两种疾病是惊恐障碍和广泛性焦虑。

惊恐障碍是一种焦虑状态,包括反复发作的恐慌症。惊恐发作在普通人群中很常见,大约 35% 的人在他们的生活中曾经历过一次,尽管复发性恐慌发作并不常见。对于患有惊恐障碍的人、他们的家人和临床医生来说,一个挑战是 ACS 症状和惊恐发作之间的重叠,如胸闷或不适、气短、出汗、心悸、头晕、恶心和呕吐。惊恐发作还包括恐惧、危险或预感、害怕发疯、失控和死亡。超过三分之一的非心源性胸痛患者有惊恐障碍(Soh,Lee 2010)。然而,与一般人群相比,惊恐障碍在 CHD 患者中也很常见,发病率在 11%~27%(Soh,Lee 2010)和 2%~3% 之间(Kessler et al. 2005)。

广泛性焦虑障碍(generalized anxiety disorder,GAD)的特征是至少 6 个月的极度焦虑,以至于难以停止,影响日常活动。此外,GAD 可能会感到不安或紧张,容易疲劳,难以集中注意力,易怒,肌肉疼痛和睡眠障碍。一项对心脏人群中 GAD 研究的荟萃分析显示,CHD 患者中 GAD 的发生率为 11%~14%,而终生患病率为 26%(Tully,Cosh 2013)。相比之下,普通人群的年患病率为 3%,终生患病率为 5%(Weisberg 2009)。虽然有些人发现 GAD 与死亡率增加有关(Roest et al. 2012),但 Parker 和他的同事(2011)发现 GAD 的当前和终身诊断都与 5 年的预后良好相关,特别是对于那些没有其他焦虑症的患者。这表明可能存在一种"建设性的担忧",促使寻求和坚持治疗建议(Parker et al. 2011)。一般社区中,GAD 和抑郁症(major depression disorder,MDD)的共病率很高,这两种情况有许多共同症状和特征(例如,注意力和睡眠障碍、疲劳、不安和精神运动性躁动、沉思和担忧)。心脏病患者的 MDD 和 GAD 也有明显的重叠,两者都与复发事件有关(Frasure-Smith,Lesperance 2008)。有趣的是,这种共病症在 CHD 患者中发生率较低,表明这些情况不可避免的联系在一起,但它们对结果的影响可能是独特 / 独立的(Tully,Cosh 2013)。

事实上,不同焦虑亚型的存在已被证明会导致不同预后。例如,焦虑障碍的躯体亚型可预测 CHD(独立于抑郁)(Nabi et al. 2010),而认知亚型可以预测 ACS 后住院心律失常和缺血性并发症(Huffman et al. 2008)。

应激与急性冠状动脉综合征

应激指外部事件或"应激源",以及对应激源的生理和心理反应。长期以来,应激已被公认为与心脏问题相关,一些 ACS 幸存者认为:相较于吸烟、饮食(Clark 2003)等已知危险因素,压力更可能引发心脏问题。ACS 后压力可是多因素的,由不同的和相互关联的元素组成。除健康事件本身和直接相关的应激源(寻求理解和正确对待临床治疗与生活方式的改变)外,工作压力、不良生活事件和经济问题等外部应激源亦可能加剧或由于资源不足而更难以处理。

应激反应因人而异,但包括:认知症状(如记忆力和注意力问题、判断力差、忧虑、焦虑或思绪狂乱),情绪症状(如情绪低落、沮丧或不开心、不知所措、烦躁、易怒或喜怒无常、感到孤独和孤独),身体症状(如心跳加速或胸痛、恶心、头晕、腹泻或便秘、疼痛、性欲减退、频繁感冒),以及行为症状(食欲和睡眠模式改变、自我孤立、拖延、药物使用、神经习惯)。除了引发情绪困扰的症状外,压力也是许多心理健康状况起病或恶化的危险因素。

定性研究往往可揭示 ACS 后产生压力的个人经历。一项针对女性 ACS 患者的研究报告称,虽然她们在 AMI 前的生活因多重角色而充满压力,但出院后她们需要甚至想要得到支持,并且害怕回家。患者及其亲属对自己的能力不确定(Sjostrom-Strand,Fridlund 2007)。在调查生活方式因素时,Condon 和 McCarthy(2006)认为压力是那些报告过度工作、贫穷、上瘾的参与者最关心的问题,并将多个角色(家庭主妇、养家糊口者、父母、伴侣等)作为主要来源。然而,尽管认为压力会导致 CHD,患者还是不确定日常压力管理(Condon,McCarthy 2006)。

创伤后反应

在某些情况下,对 ACS 应激和创伤的反应会引发心理障碍。急性应激障碍和 PTSD 是由创伤事件(如自然灾害、战斗或性侵犯)引发的重要创伤后综合征。症状包括重新体验事件,回避提醒事件,情绪和认知的负面变化,以及生理超唤醒。《精神障碍诊断与统计手册(第 4 版)》(DSM-Ⅳ)明确指出,触发事件还可能包括诸如 ACS、卒中和癌症等危及生命的疾病;然而,DSM-Ⅴ就不那么明确了,说医疗触发因素必须涉及突然的灾难性事件,如过敏性休克和手术时醒来。急性应激障碍和 PTSD 的主要区别在于症状出现和持续的时间,急性应激障碍更直接,PTSD 更长期。为了达到急性应激障碍的标准,需要在事件发生后 2 天 ~4 周内出现症状,而 PTSD 至少在事件发生后 1 个月被诊断。急性应激障碍通常是 PTSD 的前兆。

许多研究表明,心血管事件,如 AMI,会在一些幸存者中引发创伤后精神障碍。急性应激障碍在 ACS 幸存者中的患病率为 4%~18%(Roberge et al. 2008),ACS 诱发的 PTSD 患病率为 12%(95% CI 9%~15%)(Edmondson et al. 2012)。一些研究已确定在 ACS 患者中潜在的 PTSD 风险因素包括:急性应激障碍,以及其他精神疾病和症状或特征的历史(包括 ACS 之前的历史精神障碍、住院期间抑郁症状,述情障碍和神经质),在活动期间的反应(包括强烈的恐惧、认为生命威胁、无助、分离和缺乏控制),胸痛事件期间,以及人口统计学变量(年轻、女性、少数民族和较低的社会经济地位)(Edmondson et al. 2012)。Wilkman 和他的同事发现(2008),在一组 ACS 患者中,PTSD 症状在事件发生后至少持续 3 年。这表明一个长期和持续的过程,并强调早期发现和干预的重要性。

一些人经历了有害的创伤反应,而另一些人不仅恢复了,而且经历了积极的变化,被称为"创伤后成长"。对那些患有危及生命疾病的人群进行相关的创伤后成长定性文献回顾后发现,改变主要表现在 4 个领域——对生活和优先事项的重新评估、创伤等同于自我发展、存在性重新评估和对身体的重新认识(Hefferon et al. 2009)。在 ACS 患者中,对生活和优先事项的重新评估表现为对生活、时间和生命的重新认识、对朋友的先验认识、对家庭关系的重视和改善以及对健康的优先考虑。ACS 患者亦表明:随着对死亡和生命的短暂性的认识,增加的同理心作为一种自我发展的形式,以及存在性的重新评估。最后,一些经历 ACS 后的患者对身体有了新认识,对自己的健康有了更多了解和责任感,并积极参与预防性的健康行为,如饮食、锻炼、减轻压力和减少药物使用。

急性冠状动脉综合征与愤怒

在诸如 ACS 这样改变生活的事件之后,愤怒、易怒和沮丧的感觉很常见。这些情绪可能作为正常调整悲伤和失落反应、应激反应或抑郁、焦虑或创伤障碍症状的一部分表现。愤怒可能是一种情绪表达,也可能是一种持久的敌意人格或性格,这种情况下,敌意被定义为对他人怀有怨恨、怀疑和愤世嫉俗的态度。一种早期的假设认为 A 型人格(一种具有人格特征的行为模式,包括急躁、敌意、不宽容,以及匆忙、野心勃勃和有竞争力)是 CHD 的危险因素,但结果被压倒性证据所否定(Bunker et al. 2003)。然而,有证据表明:在健康和CHD 人群中,愤怒和敌意会增加 CHD 的发病风险(Chida,Steptoe 2009),并且急性愤怒(以及其他强烈的负面情绪)可能触发 ACS 的发生(Steptoe,Brydon 2009)。

与抑郁症或焦虑症相比,关于 ACS 后愤怒的流行程度的研究较少。一项针对住院 3 个月后的老年心脏病患者的研究发现,敌意(以及焦虑和抑郁)高于健康老年人的对照组(Moser et al. 2010)。一项评估愤怒和睡眠之间关系的研究发现,在调整诸如年龄和社会经济因素、医疗合并症、生活方式因素和抑郁症状等已确定的不良睡眠风险因素后,抑制愤怒与 CHD 患者的睡眠质量有关(Caska et al. 2009)。相反,睡眠质量差和睡眠时间短与心血管疾病风险增加有关(Cappuccio et al. 2011;Chandola et al. 2010)。

急性冠状动脉综合征与人际关系

　　ACS 可对患者的朋友和家人以及他们的关系和互动产生重大影响。AMI 幸存者的伴侣患抑郁症和自杀的风险增加,而男性伴侣患抑郁症的风险高于女性伴侣(Fosbol et al. 2013)。女性伴侣自诉遭受了重大损失,在性和情感上失去了他们的 “前任” 伴侣,同时也感到他们的伴侣在控制他们或限制他们的生活(Arenhall et al. 2011)。一项关于心脏病对伴侣关系影响的系统性综述揭示了 5 个主题:过度保护、沟通障碍、性担忧、家庭角色的变化及对疾病的适应(Dalteg et al. 2011)。

　　关于患者过度保护行为的报道经常出现在 “允许” 的活动和生活方式的改变上。当患者独自一人时,同伴经常担心复发性 AMI 或心绞痛发作。虽然患者需要和重视家庭支持,并经常认识到他们的伴侣和孩子的良好意愿,但家庭中的阻力和残余紧张可能会发生(Condon,McCarthy 2006)。过度保护导致患者产生怨恨和挫折感,因为他们感觉受到控制或 “缓刑”,被迫向伴侣汇报,导致冲突和争吵(Dalteg et al. 2011)。过度保护也会鼓励依赖性,这与患者希望尽快 “恢复正常”、恢复和保持独立性的愿望形成鲜明对比(Condon,McCarthy 2006)。

　　上文阐述了交流方面仍存的挑战,接下来谈谈抑制情绪方面(Dalteg et al. 2011)。患者不想让自己的伴侣感到焦虑,也不想让人觉得他们在抱怨。反过来,伴侣们也不想让患者心烦。通常情况下,夫妻双方不会一起讨论这种疾病或处理它的影响,有时也不确定如何与对方谈论死亡的经历和潜在危险。伴侣们发现处理患者的情绪困扰很有压力。然而,如果伴侣不参与,这可能会导致患者进一步焦虑。因此,La Guardia 和她的同事发现,AMI 患者抑郁程度越高,他们的心理和人际关系功能越差,而与伴侣的亲密程度越高,他们的倾述也就越多(So,La Guardia 2011)。

　　患者和伴侣的另一个共同担忧集中在性关系上。众所周知,CHD 后性生活频率下降,性功能障碍被认为是心脏病和药物治疗的直接后果(Mosack,Steinke 2009)。一项研究发现,接受采访的患者中,只有不到一半在出院 12 周后恢复了性活动。在那些完成心脏康复的患者中,恢复的可能性要大得多(Eyada,Atwa 2007)。另一项长期研究发现,AMI 后 6 个月出现性功能障碍(Mosack,Steinke 2009)。对许多人来说,他们担心恢复性活动会引发另一例 ACS 事件,而其他推迟性活动的因素包括持续的健康问题、药物治疗、性功能障碍、缺乏信息或伴侣关注、健康问题或性兴趣下降(Mosack,Steinke 2009)。对一些人来说,他们相信没有人会因为他们的健康问题而对他们感兴趣(Mosack,Steinke 2009)。此外,大多数患者对他们的性行为不满意或大部分不满意(Eyada,Atwa 2007)。那些参加者可能会对他们的性生活感到总体不满,因为他们的性生活频率降低了,或者性欲和满足伴侣的能力降低了(Mosack,Steinke 2009)。另一项研究发现,较高的焦虑与较低的性满意度有关(Steinke,Wright 2006)。

对于与伴侣同居的 AMI 患者来说,在恢复期(可能是更长期),家庭角色和责任会发生变化(Dalteg et al. 2011)。由于患者不能胜任工作而增加的伴侣工作量可能会导致沮丧和焦虑,或如果患者做的是体力上有压力的家务,就会产生负罪感。额外的工作量会影响到其他愉快的活动,这可能会被认为限制了伴侣的生活。

最后,除个体对心脏状况的调整外,Dyad 团队还经历了一个调整过程(Dalteg et al. 2011)。

适应和调整问题包括:将新的饮食、日常习惯和健康的生活方式融入患者和伴侣的生活中,导致伴侣感到压力,但也与患者团结一致;集体活动的减少,特别是对体力要求更高的活动;并尝试过正常的生活,恢复平衡,同时对未来充满希望。虽然 ACS 会给夫妻双方带来很大的痛苦,但它可通过重新连接和新的意义使一些夫妻产生协同效应。然而,伴侣焦虑或抑郁已被发现对患者的适应有负面影响;有些夫妻会回避彼此,或避免讨论或制定未来的计划、目标或希望。

临床意义

这一章强调了疾病认知的重要性,特别是那些经历了 AMI 的人们对于疾病控制、病程延续方面的经验。那些对自己控制疾病症状的能力缺乏信心、对疾病缺乏了解、视 CHD 为慢性过程的人可能会经历更大的情绪困扰和更差的生活质量。这可能随后影响他们的行为危险因素,对康复和二级预防(如改变饮食和体育活动和参加心脏康复)很重要。然而,尽管人们认为 ACS 患者的负面情绪会导致负面结果,但也有证据表明某些症状会产生积极的结果,这可能是由自我管理和生活方式改变引起的高度警觉所致。对 ACS 患者进行筛查,以确定可能使患者控制其负面情绪的症状群,可能会有更好的预后。阐明关于疾病的信念和理解,并以适当的干预措施为目标来修正任何不适应信念可能有用。

结论

不同个体对心脏事件的心理反应各不相同,并影响个体的表现和康复。

寻求帮助、理解和适应事件的过程会受到对症状的认知反应、应对机制和人际关系的影响。情绪困扰很常见，可能表现为适应障碍、抑郁、焦虑、压力、创伤、愤怒或敌意。相反，许多人报告创伤后成长反应是积极的。越来越多的人认识到这些情绪反应和健康结果之间的联系，这使得人们更加关注治疗是否能减轻负面结果。

（丁洁 译，马文林、刘瑞平 校）

参考文献

American Psychiatric Association. (2013). *Diagnostic and statistical manual of mental disorders* (5th ed.). Arlington: American Psychiatric Publishing.

Arenhall, E., Kristofferzon, M. L., Fridlund, B., & Nilsson, U. (2011). The female partners' experiences of intimate relationship after a first myocardial infarction. *Journal of Clinical Nursing, 20*(11–12), 1677–1684. doi:10.1111/j.1365-2702.2010.03312.x.

Astin, F., Closs, S. J., McLenachan, J., Hunter, S., & Priestley, C. (2009). Primary angioplasty for heart attack: Mismatch between expectations and reality? *Journal of Advanced Nursing, 65*(1), 72–83. doi:10.1111/j.1365-2648.2008.04836.x.

Attebring, M. F., Herlitz, J., & Ekman, I. (2005). Intrusion and confusion – The impact of medication and health professionals after acute myocardial infarction. *European Journal of Cardiovascular Nursing, 4*(2), 153–159. doi:10.1016/j.ejcnurse.2005.02.001.

Baldacchino, D. (2010). Long-term causal meaning of myocardial infarction. *British Journal of Nursing, 19*(12), 774–781. doi:10.12968/bjon.2010.19.12.48656.

Baldacchino, D. R., Borg, J., Muscat, C., & Sturgeon, C. (2012). Psychology and theology meet: Illness appraisal and spiritual coping. *Western Journal of Nursing Research, 34*(6), 818–847. doi:10.1177/0193945912441265.

Bandura, A. (1977). Self-efficacy: Toward a unifying theory of behavioral change. *Psychological Review, 84*(2), 191–215. doi:10.1016/0146-6402(78)90002-4.

Barnason, S., Zimmerman, L., Nieveen, J., Schulz, P., & Young, L. (2012). Patient recovery and transitions after hospitalization for acute cardiac events: An integrative review. *Journal of Cardiovascular Nursing, 27*(2), 175–191. doi:10.1097/JCN.0b013e318239f5f5.

Bennett, K. K., & Boothby, J. L. (2007). Coping and heart disease: Implications for prevention and treatment. In E. Martz & H. Livneh (Eds.), *Coping with chronic illness and disability: Theoretical, empirical and clinical aspects.* New York: Springer.

Blanchard, C. M., Rodgers, W. M., Courneya, K. S., Daub, B., & Black, B. (2002). Self-efficacy and mood in cardiac rehabilitation: Should gender be considered? *Behavioral Medicine, 27*(4), 149–160. doi:10.1080/08964280209596040.

Bonsaksen, T., Lerdal, A., & Fagermoen, M. S. (2012). Factors associated with self-efficacy in persons with chronic illness. *Scandinavian Journal of Psychology, 53*(4), 333–339. doi:10.1111/j.1467-9450.2012.00959.x.

Brink, E., Alsen, P., Herlitz, J., Kjellgren, K., & Cliffordson, C. (2012). General self-efficacy and health-related quality of life after myocardial infarction. *Psychology, Health & Medicine, 17*(3), 346–355. doi:10.1080/13548506.2011.608807.

Broadbent, E., Petrie, K. J., Ellis, C. J., Anderson, J., Gamble, G., Anderson, D., & Benjamin, W. (2006). Patients with acute myocardial infarction have an inaccurate understanding of their risk of a future cardiac event. *Internal Medicine Journal, 36*(10), 643–647. doi:10.1111/j.1445-5994.2006.01150.x.

Broadbent, E., Ellis, C. J., Thomas, J., Gamble, G., & Petrie, K. J. (2009). Further development of an illness perception intervention for myocardial infarction patients: A randomized controlled trial. *Journal of Psychosomatic Research, 67*(1), 17–23. doi:10.1016/j. jpsychores.2008.12.001.

Bunde, J., & Martin, R. (2006). Depression and prehospital delay in the context of myocardial infarction. *Psychosomatic Medicine, 68*(1), 51–57. doi:10.1097/01.psy.0000195724.58085.f0.

Bunker, S. J., Colquhoun, D. M., Esler, M. D., Hickie, I. B., Hunt, D., Jelinek, V. M., . . . Tonkin, A. M. (2003). "Stress" and coronary heart disease: Psychosocial risk factors. *Medical Journal of Australia, 178*(6), 272–276.

Cameron, L. D., & Leventhal, H. (2003). *The self-regulation of health and illness behaviour.* London: Routledge.

Cappuccio, F. P., Cooper, D., D'Elia, L., Strazzullo, P., & Miller, M. A. (2011). Sleep duration predicts cardiovascular outcomes: A systematic review and meta-analysis of prospective studies. *European Heart Journal, 32*(12), 1484–1492. doi:10.1093/eurheartj/ehr007.

Caska, C. M., Hendrickson, B. E., Wong, M. H., Ali, S., Neylan, T., & Whooley, M. A. (2009). Anger expression and sleep quality in patients with coronary heart disease: Findings from the Heart and Soul Study. *Psychosomatic Medicine, 71*(3), 280–285. doi:10.1097/PSY.0b013e31819b6a08.

Chandola, T., Ferrie, J. E., Perski, A., Akbaraly, T., & Marmot, M. G. (2010). The effect of short sleep duration on coronary heart disease risk is greatest among those with sleep disturbance: A prospective study from the Whitehall II cohort. *Sleep, 33*(6), 739.

Chiavarino, C., Rabellino, D., Ardito, R. B., Cavallero, E., Palumbo, L., Bergerone, S., . . . Bara, B. G. (2012). Emotional coping is a better predictor of cardiac prognosis than depression and anxiety. *Journal of Psychosomatic Research, 73*(6), 473–475. doi:10.1016/j. jpsychores.2012.10.002.

Chida, Y., & Steptoe, A. (2009). The association of anger and hostility with future coronary heart disease: A meta-analytic review of prospective evidence. *Journal of the American College of Cardiology, 53*(11), 936–946. doi:10.1016/j.jacc.2008.11.044.

Clark, A. M. (2003). "It's like an explosion in your life. . .": Lay perspectives on stress and myocardial infarction. *Journal of Clinical Nursing, 12*(4), 544–553. doi:10.1046/j.1365-2702.2003.00740.

Clarke, D. M. (2003). An empirically derived taxonomy of common distress syndromes in the medically ill. *Journal of Psychosomatic Research, 54*, 323–330. doi:10.1016/S0022-3999(02)00410-5.

Condon, C., & McCarthy, G. (2006). Lifestyle changes following acute myocardial infarction: Patients perspectives. *European Journal of Cardiovascular Nursing, 5*(1), 37–44. doi:10.1016/j.ejcnurse.2005.06.005.

Dalteg, T., Benzein, E., Fridlund, B., & Malm, D. (2011). Cardiac disease and its consequences on the partner relationship: A systematic review. *European Journal of Cardiovascular Nursing, 10*(3), 140–149. doi:10.1016/j.ejcnurse.2011.01.006.

De Fazio, P., Caroleo, M., Rizza, P., Cerminara, G., De Serio, D., Indolfi, C., & Segura-Garcia, C. (2012). Specific personality traits and coping styles predict affective symptoms in early post acute coronary syndrome inpatients. *International Journal of Psychiatry in Medicine, 44*(2), 119–132. doi:10.2190/PM.44.2.c.

De Jong, M. J., Chung, M. L., Roser, L. P., Jensen, L. A., Kelso, L. A., Dracup, K., . . . Moser, D. K. (2004). A five-country comparison of anxiety early after acute myocardial infarction. *European Journal of Cardiovascular Nursing, 3*(2), 129–134. doi:10.1016/j.ejcnurse.2004.01.004.

Denollet, J., & Brutsaert, D. L. (1998). Personality, disease severity, and the risk of long-term cardiac events in patients with a decreased ejection fraction after myocardial infarction. *Circulation, 97*(2), 167–173. doi:10.1161/01.CIR.97.2.167.

Doyle, F., McGee, H., Delaney, M., Motterlini, N., & Conroy, R. (2011). Depressive vulnerabilities predict depression status and trajectories of depression over 1 year in persons with acute coronary syndrome. *General Hospital Psychiatry, 33*(3), 224–231. doi:10.1016/j.

genhosppsych.2011.03.008.

Edmondson, D., Richardson, S., Falzon, L., Davidson, K. W., Mills, M. A., & Neria, Y. (2012). Posttraumatic stress disorder prevalence and risk of recurrence in acute coronary syndrome patients: A meta-analytic review. *PLoS One, 7*(6), e38915. doi:10.1371/journal.pone.0038915.

Eyada, M., & Atwa, M. (2007). Sexual function in female patients with unstable angina or non-ST-elevation myocardial infarction. *Journal of Sexual Medicine, 4*(5), 1373–1380. doi:10.1111/j.1743-6109.2007.00473.x.

Fosbol, E. L., Peterson, E. D., Weeke, P., Wang, T. Y., Mathews, R., Kober, L., . . . Torp-Pedersen, C. (2013). Spousal depression, anxiety, and suicide after myocardial infarction. *European Heart Journal, 34*(9), 649–656. doi:10.1093/eurheartj/ehs242.

Foxwell, R., Morley, C., & Frizelle, D. (2013). Illness perceptions, mood and quality of life: A systematic review of coronary heart disease patients. *Journal of Psychosomatic Research, 75*(3), 211–222. doi:10.1016/j.jpsychores.2013.05.003.

Frasure-Smith, N., & Lesperance, F. (2008). Depression and anxiety as predictors of 2-year cardiac events in patients with stable coronary artery disease. *Archives of General Psychiatry, 65*(1), 62–71. doi:10.1001/archgenpsychiatry.2007.4.

French, D. P., Cooper, A., & Weinman, J. (2006). Illness perceptions predict attendance at cardiac rehabilitation following acute myocardial infarction: A systematic review with meta-analysis. *Journal of Psychosomatic Research, 61*(6), 757–767. doi:10.1016/j.jpsychores.2006.07.029.

Gardner, J. K., McConnell, T. R., Klinger, T. A., Herman, C. P., Hauck, C. A., & Laubach, C. A., Jr. (2003). Quality of life and self-efficacy: Gender and diagnoses considerations for management during cardiac rehabilitation. *Journal of Cardiopulmonary Rehabilitation, 23*(4), 299–306. doi:10.1097/00008483-200307000-00007.

Grace, S. L., Abbey, S. E., Pinto, R., Shnek, Z. M., Irvine, J., & Stewart, D. E. (2005). Longitudinal course of depressive symptomatology after a cardiac event: Effects of gender and cardiac rehabilitation. *Psychosomatic Medicine, 67*(1), 52–58. doi:10.1097/01.psy.0000151486.28349.70.

Groleau, D., Whitley, R., Lesperance, F., & Kirmayer, L. J. (2010). Spiritual reconfigurations of self after a myocardial infarction: Influence of culture and place. *Health & Place, 16*(5), 853–860. doi:10.1016/j.healthplace.2010.04.010.

Gulanick, M., Bliley, A., Perino, B., & Keough, V. (1998). Recovery patterns and lifestyle changes after coronary angioplasty: The patient's perspective. *Heart & Lung, 27*(4), 253–262. doi:10.1016/S0147-9563(98)90037-1.

Harralson, T. L. (2007). Factors influencing delay in seeking treatment for acute ischemic symptoms among lower income, urban women. *Heart & Lung, 36*(2), 96–104. doi:10.1016/j.hrtlng.2006.08.002.

Hefferon, K., Grealy, M., & Mutrie, N. (2009). Post-traumatic growth and life threatening physical illness: A systematic review of the qualitative literature. *British Journal of Health Psychology, 14*(Pt 2), 343–378. doi:10.1348/135910708X332936.

Henriksson, C., Lindahl, B., & Larsson, M. (2007). Patients' and relatives' thoughts and actions during and after symptom presentation for an acute myocardial infarction. *European Journal of Cardiovascular Nursing, 6*(4), 280–286. doi:10.1016/j.ejcnurse.2007.02.001.

Higginson, R. (2008). Women's help-seeking behaviour at the onset of myocardial infarction. *British Journal of Nursing, 17*(1), 10–14. doi:10.12968/bjon.2008.17.1.28054.

Huffman, J. C., Smith, F. A., Blais, M. A., Januzzi, J. L., & Fricchione, G. L. (2008). Anxiety, independent of depressive symptoms, is associated with in-hospital cardiac complications after acute myocardial infarction. *Journal of Psychosomatic Research, 65*(6), 557–563. doi:10.1016/j.jpsychores.2008.08.001.

Hwang, S. Y., & Jeong, M. H. (2012). Cognitive factors that influence delayed decision to seek treatment among older patients with acute myocardial infarction in Korea. *European Journal of Cardiovascular Nursing, 11*(2), 154-159. doi: 10.1016/j.ejcnurse.2010.11.002.

Johansson, I., Swahn, E., & Stromberg, A. (2007). Manageability, vulnerability and interaction: A qualitative analysis of acute myocardial infarction patients' conceptions of the event. *European Journal of Cardiovascular Nursing, 6*(3), 184–191. doi:10.1016/j.ejcnurse.2006.08.003.

Johansson, I., Swahn, E., & Stromberg, A. (2008). Spouses' conceptions of the pre-hospital phase when their partners suffered an acute myocardial infarction – A qualitative analysis. *European Journal of Cardiovascular Nursing, 7*(3), 182–188. doi:10.1016/j.ejcnurse.2007.11.002.

Kamm-Steigelman, L., Kimble, L. P., Dunbar, S., Sowell, R. L., & Bairan, A. (2006). Religion, relationships and mental health in midlife women following acute myocardial infarction. *Issues in Mental Health Nursing, 27*(2), 141–159. doi:10.1080/01612840500436925.

Kaptein, K. I., de Jonge, P., van den Brink, R. H., & Korf, J. (2006). Course of depressive symptoms after myocardial infarction and cardiac prognosis: A latent class analysis. *Psychosomatic Medicine, 68*(5), 662–668. doi:10.1097/01.psy.0000233237.79085.57.

Karademas, E. C. (2010). Illness cognitions as a pathway between religiousness and subjective health in chronic cardiac patients. *Journal of Health Psychology, 15*(2), 239–247. doi:10.1177/1359105309347585.

Kaur, R., Lopez, V., & Thompson, D. R. (2006). Factors influencing Hong Kong Chinese patients' decision-making in seeking early treatment for acute myocardial infarction. *Research in Nursing & Health, 29*(6), 636–646. doi:10.1002/nur.20171.

Kerr, E. E., & Fothergill-Bourbonnais, F. (2002). The recovery mosaic: Older women's lived experiences after a myocardial infarction. *Heart & Lung, 31*(5), 355–367. doi:10.1067/mhl.2002.127939.

Kessler, R. C., Chiu, W. T., Demler, O., Merikangas, K. R., & Walters, E. E. (2005). Prevalence, severity, and comorbidity of 12-month DSM-IV disorders in the National Comorbidity Survey Replication. *Archives of General Psychiatry, 62*(6), 617–627. doi:10.1001/archpsyc.62.6.617.

Khraim, F. M., & Carey, M. G. (2009). Predictors of pre-hospital delay among patients with acute myocardial infarction. *Patient Education and Counseling, 75*(2), 155–161. doi:10.1016/j.pec.2008.09.019.

Kim, Y. A., Bogner, H. R., Brown, G. K., & Gallo, J. J. (2006). Chronic medical conditions and wishes to die among older primary care patients. *International Journal of Psychiatry in Medicine, 36*(2), 183–198. doi:10.2190/3QXD-UR0H-K8FH-2CU8.

Kishi, Y., Robinson, R. G., & Kosier, J. T. (2001). Suicidal ideation among patients with acute life-threatening physical illness: Patients with stroke, traumatic brain injury, myocardial infarction, and spinal cord injury. *Psychosomatics, 42*(5), 382–390. doi:10.1176/appi.psy.42.5.382.

Larsen, K. K., Agerbo, E., Christensen, B., Sondergaard, J., & Vestergaard, M. (2010). Myocardial infarction and risk of suicide: A population-based case-control study. *Circulation, 122*(23), 2388–2393. doi:10.1161/CIRCULATIONAHA.110.956136.

Lazarus, R. S., & Folkman, S. (1984). *Stress, appraisal, and coping.* New York: Springer.

Leroy, M., Loas, G., & Perez-Diaz, F. (2010). Anhedonia as predictor of clinical events after acute coronary syndromes: A 3-year prospective study. *Comprehensive Psychiatry, 51*(1), 8–14. doi:10.1016/j.comppsych.2009.01.011.

Lichtman, J. H., Froelicher, E. S., Blumenthal, J. A., Carney, R. M., Doering, L. V., Frasure-Smith, N., ... Stroke Nursing. (2014). Depression as a risk factor for poor prognosis among patients with acute coronary syndrome: Systematic review and recommendations: A scientific statement from the American Heart Association. *Circulation, 129*(12), 1350–1369. doi:10.1161/CIR.0000000000000019.

Maeda, U., Shen, B. J., Schwarz, E. R., Farrell, K. A., & Mallon, S. (2012). Self-efficacy mediates the associations of social support and depression with treatment adherence in heart failure patients. *International Journal of Behavioral Medicine.* doi:10.1007/s12529-011-9215-0.

Martens, E. J., Smith, O. R., Winter, J., Denollet, J., & Pedersen, S. S. (2008). Cardiac history, prior depression and personality predict course of depressive symptoms after myocardial infarction. *Psychological Medicine, 38*(2), 257–264. doi:10.1017/S0033291707001377.

Miller, J. F., McConnell, T. R., & Klinger, T. A. (2007). Religiosity and spirituality: Influence on quality of life and perceived patient self-efficacy among cardiac patients and their spouses. *Journal of Religion and Health, 46*(2), 299–313. doi:10.1007/s10943-006-9070-5.

Mosack, V., & Steinke, E. E. (2009). Trends in sexual concerns after myocardial infarction. *Journal of Cardiovascular Nursing, 24*(2), 162–170. doi:10.1097/JCN.0b013e318197aaa1.

Moser, D. K., Dracup, K., Evangelista, L. S., Zambroski, C. H., Lennie, T. A., Chung, M. L., . . . Heo, S. (2010). Comparison of prevalence of symptoms of depression, anxiety, and hostility in elderly patients with heart failure, myocardial infarction, and a coronary artery bypass graft. *Heart & Lung, 39*(5), 378–385. doi:10.1016/j.hrtlng.2009.10.017.

Mueller, P. S., Plevak, D. J., & Rummans, T. A. (2001). Religious involvement, spirituality, and medicine: Implications for clinical practice. *Mayo Clinical Proceedings, 76*(12), 1225–1235. doi:10.4065/76.12.1225.

Murphy, B. M., Elliott, P. C., Worcester, M. U., Higgins, R. O., Le Grande, M. R., Roberts, S. B., & Goble, A. J. (2008). Trajectories and predictors of anxiety and depression in women during the 12 months following an acute cardiac event. *British Journal of Health Psychology, 13* (Pt 1), 135–153. doi:10.1348/135910707X173312.

Nabi, H., Hall, M., Koskenvuo, M., Singh-Manoux, A., Oksanen, T., Suomimen, S., . . . Vahtera, J. (2010). Psychological and somatic symptoms of anxiety and risk of coronary heart disease: The health and social support prospective cohort study. *Biological Psychiatry, 67*, 378–385. doi:10.1016/j.biopsych.2009.07.040.

Nadarajah, S., Berger, A. M., & Thomas, S. A. (2013). Current status of spirituality in cardiac rehabilitation programs: A review of literature. *Journal of Cardiopulmonary Rehabilitation & Prevention, 33*(3), 135–143. doi:10.1097/HCR.0b013e318291381e.

Newman, J. D., Muntner, P., Shimbo, D., Davidson, K. W., Shaffer, J. A., & Edmondson, D. (2011). Post-traumatic stress disorder (PTSD) symptoms predict delay to hospital in patients with acute coronary syndrome. *PLoS ONE [Electronic Resource], 6*(11), e27640. doi:10.1371/journal.pone.0027640.

O'Neil, A., Berk, M., Davis, J., & Stafford, L. (2013). Cardiac-self efficacy as a predictor of adverse outcomes in recently hospitalized Coronary Artery Disease (CAD) patients. *Health Psychology, 5*, 6–14. doi:10.4236/health.2013.57A3002.

Oldroyd, J. C., Cyril, S., Wijayatilaka, B. S., O'Neil, A., McKenzie, D. P., Zavarsek, S., . . . Oldenburg, B. (2013). Evaluating the impact of depression, anxiety & autonomic function on health related quality of life, vocational functioning and health care utilisation in acute coronary syndrome patients: The ADVENT study protocol. *BMC Cardiovascular Disorders, 13*, 103. doi:10.1186/1471-2261-13-103.

Park, C. L., & Dornelas, E. (2012). Is religious coping related to better quality of life following acute myocardial infarction? *Journal of Religion & Health, 51*(4), 1337–1346. doi:10.1007/s10943-010-9446-4.

Parker, G., Hyett, M., Hadzi-Pavlovic, D., Brotchie, H., & Walsh, W. (2011). GAD is good? Generalized anxiety disorder predicts a superior five-year outcome following an acute coronary syndrome. *Psychiatry Research, 188*(3), 383–389. doi:10.1016/j.psychres.2011.05.018.

Pedersen, S. S., Denollet, J., Daemen, J., van de Sande, M., de Jaegere, P. T., Serruys, P. W., . . . van Domburg, R. T. (2007). Fatigue, depressive symptoms, and hopelessness as predictors of adverse clinical events following percutaneous coronary intervention with paclitaxel-eluting stents. *Journal of Psychosomatic Research, 62*(4), 455–461. doi:10.1016/j.jpsychores.2006.12.018.

Preti, A., Sancassiani, F., Cadoni, F., & Carta, M. G. (2013). Alexithymia affects pre-hospital delay of patients with acute myocardial infarction: Meta-analysis of existing studies. *Clinical Practice and Epidemiology in Mental Health, 9*, 69–73. doi:10.2174/1745017901309010069.

Roberge, M. A., Dupuis, G., & Marchand, A. (2008). Acute stress disorder after myocardial infarction: Prevalence and associated factors. *Psychosomatic Medicine, 70*(9), 1028–1034. doi:10.1097/PSY.0b013e318189a920.

Roest, A. M., Zuidersma, M., & de Jonge, P. (2012). Myocardial infarction and generalised anxiety disorder: 10-year follow-up. *British Journal of Psychiatry, 200*(4), 324–329. doi:10.1192/bjp. bp.111.103549.

Rosen, J. L., & Bibring, G. L. (1966). Psychological reactions of hospitalized male patients to a heart attack. Age and social-class differences. *Psychosomatic Medicine, 28*(6), 808–821. doi:10.1097/00006842-196611000-00004.

Rosenfeld, A. G. (2004). Treatment-seeking delay among women with acute myocardial infarction: Decision trajectories and their predictors. *Nursing Research, 53*(4), 225–236. doi:10.1097/00006199-200407000-00005.

Rumsfeld, J. S., & Ho, P. M. (2005). Depression and cardiovascular disease: A call for recognition. *Circulation, 111*(3), 250–253. doi:10.1161/01.CIR.0000154573.62822.89.

Salminen-Tuomaala, M., Astedt-Kurki, P., Rekiaro, M., & Paavilainen, E. (2012). Coping – Seeking lost control. *European Journal of Cardiovascular Nursing, 11*(3), 289–296. doi:10.1016/j.ejcnurse.2011.01.005.

Sarkar, U., Ali, S., & Whooley, M. A. (2007). Self-efficacy and health status in patients with coronary heart disease: Findings from the heart and soul study. *Psychosomatic Medicine, 69* (4), 306–312. doi:10.1097/PSY.0b013e3180514d57.

Sarkar, U., Ali, S., & Whooley, M. A. (2009). Self-efficacy as a marker of cardiac function and predictor of heart failure hospitalization and mortality in patients with stable coronary heart disease: Findings from the Heart and Soul Study. *Health Psychology, 28*(2), 166–173. doi:10.1037/a0013146.

Scott, K. M., Hwang, I., Chiu, W. T., Kessler, R. C., Sampson, N. A., Angermeyer, M., . . . Nock, M. K. (2010). Chronic physical conditions and their association with first onset of suicidal behavior in the world mental health surveys. *Psychosomatic Medicine, 72*(7), 712–719. doi:10.1097/PSY.0b013e3181e3333d.

Sharp, P. B., & Salyer, J. (2012). Self-efficacy and barriers to healthy diet in cardiac rehabilitation participants and nonparticipants. *Journal of Cardiovascular Nursing, 27*(3), 253–262. doi:10.1097/JCN.0b013e31821efdc2.

Silverman, M., Nutini, J., Musa, D., Schoenberg, N. E., & Albert, S. M. (2009). "Is it half full or half empty?" Affective responses to chronic illness. *Journal of Cross-Cultural Gerontology, 24* (3), 291–306. doi:10.1007/s10823-009-9097-7.

Simmonds, R. L., Tylee, A., Walters, P., & Rose, D. (2013). Patients' perceptions of depression and coronary heart disease: A qualitative UPBEAT-UK study. *BMC Family Practice, 14*, 38. doi:10.1186/1471-2296-14-38.

Sjostrom-Strand, A., & Fridlund, B. (2007). Stress in women's daily life before and after a myocardial infarction: A qualitative analysis. *Scandinavian Journal of Caring Sciences, 21* (1), 10–17. doi:10.1111/j.1471-6712.2007.00433.x.

So, S. S., & La Guardia, J. G. (2011). Matters of the heart: Patients' adjustment to life following a cardiac crisis. *Psychology & Health, 26*(Suppl 1), 83–100. doi:10.1080/08870441003690456.

Soh, K. C., & Lee, C. (2010). Panic attack and its correlation with acute coronary syndrome – More than just a diagnosis of exclusion. *Annals of the Academy of Medicine, Singapore, 39*(3), 197–202.

Steinke, E. E., & Wright, D. W. (2006). The role of sexual satisfaction, age, and cardiac risk factors in the reduction of post-MI anxiety. *European Journal of Cardiovascular Nursing, 5*(3), 190–196. doi:10.1016/j.ejcnurse.2005.12.002.

Steptoe, A., & Brydon, L. (2009). Emotional triggering of cardiac events. *Neuroscience & Biobehavioral Reviews, 33*(2), 63–70. doi:10.1016/j.neubiorev.2008.04.010.

Tindle, H. A., Chang, Y. F., Kuller, L. H., Manson, J. E., Robinson, J. G., Rosal, M. C., . . . Matthews, K. A. (2009). Optimism, cynical hostility, and incident coronary heart disease and mortality in the Women's Health Initiative. *Circulation, 120*(8), 656–662. doi:10.1161/ CIRCULATIONAHA.108.827642.

Tsay, S. L., & Chao, Y. F. (2002). Effects of perceived self-efficacy and functional status on depression in patients with chronic heart failure. *Journal of Nursing Research, 10*(4), 271–278.

doi:10.1097/01.JNR.0000347608.76047.7a.

Tully, P. J., & Cosh, S. M. (2013). Generalized anxiety disorder prevalence and comorbidity with depression in coronary heart disease: A meta-analysis. *Journal of Health Psychology, 18*(12), 1601–1616. doi:10.1177/1359105312467390.

Walton, J. (2002). Discovering meaning and purpose during recovery from an acute myocardial infarction. *DCCN Dimensions of Critical Care Nursing, 21*(1), 36–43. doi:10.1097/00003465-200201000-00012.

Weisberg, R. B. (2009). Overview of generalized anxiety disorder: Epidemiology, presentation, and course. *Journal of Clinical Psychiatry, 70*(Suppl 2), 4–9. doi:10.4088/JCP.s.7002.01.

Wikman, A., Bhattacharyya, M., Perkins-Porras, L., & Steptoe, A. (2008). Persistence of posttraumatic stress symptoms 12 and 36 months after acute coronary syndrome. *Psychosomatic Medicine, 70*(7), 764–772. doi:10.1097/PSY.0b013e3181835c07.

Worden, J. W. (2008). *Grief counseling and grief therapy, fourth edition: A handbook for the mental health practitioner*. New York: Springer Publishing Company.

第 20 章　急性心脏事件后的焦虑、抑郁和心理调节

Barbara M. Murphy，Rosemary O. Higgins，
Alun C. Jackson

目录

摘要

　　过去 30 年中，急性心肌梗死（acute myocardial infarction，AMI）和冠状动脉旁路移植术（coronary artery bypass grafting，CABG）等急性心脏事件后的心理调节备受关注。虽然躯体康复仍是目前首要关注的问题，但从事心脏康复和二级预防工作的卫生专业人员仍需关注心理康复。心脏病患者的焦虑和抑郁患病率是普通人群的 4 倍。事件后焦虑、抑郁都增加死亡风险，强调早期发现、早期适当治疗该类患者的重要性。近年来，建议所有心脏病患者在发生心脏事件后进行抑郁筛查。然而，常规的抑郁筛查存在一些固有的问题，特别是在事件发生后不久进行。以下两种情况存在风险：对出现短暂症状的患者进行不必要治疗；对症状出现滞后的患者不能及时识别。本章概述了关于焦虑和抑郁在心脏病患者中的流行和影响的证据，以及关于抑郁筛查的问题。本文还讨论一些确定抑郁风险的替代方法。

关键词

　　焦虑（Anxiety）·抑郁（Depression）·情绪调整（Emotional adjustment）·苦恼（Distress）·筛查（Screening）

焦虑和抑郁相关流行病学

　　许多研究表明，在急性心脏事件发生时或不久之后，患者的焦虑和抑郁水平都很高（Andrew et al. 2000；Barefoot et al. 2000；Berkman et al. 2003；Frasure-Smith，Lesperance 2003；Thombs et al. 2006）。2006 年的一篇综述纳入 24 项研究，涉及 14 000 多名患者，报告 AMI 住院患者的抑郁流行率因评估方法而异。在使用标准化诊断访谈的 8 项研究中，抑郁症患病率为 16%~27%，加权患病率为 19.8%（Thombs et al. 2006）。在纳入的研究中，最大的一项纳入 9 000 多名患者的研究—冠状动脉粥样硬化性心脏病强化康复研究（the Enhancing Recovery in Coronary Heart Disease，ENRICHD），报告抑郁患病率为 20%（Berkman et al. 2003）。17 项使用有效问卷调查的研究中，"临床显著性抑郁"的患病率为 10%~47%，根据使用的工具不同而异（Thombs et al. 2006）。当抑郁由 Beck 抑郁量表（Beck Depression Inventory，BDI）评估时，患病率相对较高，为 20%~37%，加权患病率为 31%。而当抑郁由医院焦虑和抑郁量表 - 抑郁（Hospital Anxiety and Depression Scale-Depression，HADS-D）评估（评分≥8 分）时，其患病率较低，为 11%~17%，加权患病率为 15.5%（Thombs et al. 2006）。考虑到这些差异，很难明确说明心脏病后住院期间抑郁的患病率。然而，一般认为 15%~20% 患者在 AMI 或 CABG 后住院时符合抑郁症的诊断标准（Colquhoun et al. 2013；Lichtman et al. 2008），还有更多的人表现出抑郁症状加重（Barefoot et al. 2000；Carney，Freedland 2003；Frasure-Smith，Lesperance 2003）。目前住院患者的焦虑患病率相关研究较少。在 CABG 患者的研究中，术前、术后患者的焦虑患病率均有报道。某些情况下，焦虑会在手术后缓解。例如，德国一项纳入 142 例 CABG 患者的研究中，利用医院焦虑和抑郁量表 - 焦虑（Hospital Anxiety and Depression Scale-Anxiety，HADA-A）评估焦虑程度（分数≥8 分），术前患病率为 34%（Krannich et al. 2007）。术后 10 天，患者的焦虑患病率降低了 25%（Krannich et al. 2007），但这一结果并不显著。年轻患者比老年患者更易症状缓解（Krannich et al. 2007）。然而，在其他研究中，患者的焦虑患病率在手术后有所增加。例如，澳大利亚一项纳入 147 例 CABG 患者的研究中，利用抑郁、焦虑和压力量表（the Depression，Anxiety and Stress Scale，DASS）对焦虑进行分类，轻度到重度焦虑患者的术前患病率为 27%，而术后患病率高达 45%（Andrew et al. 2000）。"轻度"症状患者（DASS 焦虑评分为 8~9）的纳入可能拉高了这些比率；排除这些患者后，中重度焦虑（DASS 评分≥10）的术前和术后患病率分别为 20% 和 33%（Andrew et al. 2000）。此外，利用结构化诊断访谈进行评估后发现，一些等待手术的患者可能患有广泛性焦虑障碍（generalized anxiety disorder，GAD）或惊恐障碍。最近一项研究表明广泛性焦虑症的患病率为 2%~10.2%，惊恐障碍的患病率为 10.8%（Tully，Baker 2012）。该综述提示，更多的患者在术前和术后都有亚临床焦虑症状（Tully，Baker 2012）。

这些事件后住院患者的焦虑、抑郁比率比普通社区要高得多。例如，澳大利亚成年人中约 5% 存在抑郁相关问题，约 4% 有焦虑相关问题（AIHW 2012）。同样，美国成年人的重度抑郁患病率约为 5%（American Psychiatric Association 2013；Egede 2007）。在一项比较 AMI 和 CABG 患者与健康成年人的研究中，前两组患者的焦虑和抑郁患病率明显较高（Moser et al. 2010）。心脏病患者的焦虑、抑郁患病率是普通人群的四倍。

焦虑和抑郁对健康行为、发病率和死亡率的影响

可改变危险因素占据 AMI 总风险的 90%（Yusuf et al. 2004）。在已确诊的冠心病患者中，可改变危险因素会影响病情的进展和未来事件发生的可能性，而生活方式的改变会改善危险因素及预后（Euroaspire Ⅱ Study Group 2001）。特别是戒烟，可使心脏病患者的死亡率在 5 年后降低 36%（Critchley，Capewell 2003），在 10 年后降低 50%（Cavender et al. 1992）。增加体育锻炼也可进一步降低事件发生及死亡风险（Iestra et al. 2005；Moholdt et al. 2008），减少脂肪摄入亦如此（Iestra et al. 2005；Mead et al. 2006）。尽管这样，心脏病患者群中不健康的生活方式和可改变危险因素的流行率仍很高（Euroaspire Ⅱ Study Group 2001；Murphy et al. 2011）。

事件后焦虑、抑郁使心脏病患者在参与提升健康幸福指数的活动方面明显处于劣势。与非抑郁患者相比，抑郁患者更易吸烟（Gravely-Witte et al. 2009；Kronish et al. 2006；Murphy et al. 2012）和戒烟后复吸（Perez et al. 2008）。与不合并抑郁患者相较，抑郁患者消耗更多脂肪（Murphy et al. 2012；Ziegelstein et al. 2000）并更少参加体育锻炼（Allan et al. 2007；Kronish et al. 2006；Murphy et al. 2012；Ziegelstein et al. 2000）。同样，抑郁患者的吸烟率（Kuhl et al. 2009；Murphy et al. 2012；Perez et al. 2008）及脂肪摄入量更高（Murphy et al. 2012）；但如果将社会人口学因素考虑在内，他们的身体活动水平往往与非焦虑患者相似（Kuhl et al. 2009；Murphy et al. 2012）。

　　除不良健康行为,抑郁患者对于推荐治疗的依从性较差(DiMatteo et al. 2000)。首先,他们比非抑郁症患者表现出更差的药物依从性,更容易忘记服药或不服药,更不太可能按医嘱服药(Gehi et al. 2005;Kronish et al. 2006)。其次,他们不愿意参加心脏康复计划(Frasure-Smith et al. 1993;Kronish et al. 2006;Whitmarsh et al. 2003;Blumenthal et al. 1999;Lane et al. 2001);而且,即使他们愿意参加,计划亦更有可能中止(Blumenthal et al. 1999;Kronish et al. 2006)。坚持服药(Ho et al. 2006)和参加心脏康复(Beauchamp et al. 2013;Denollet,Brutsaert 2001)已被证明对生存有积极影响。

　　因此,在急性心脏事件后焦虑或抑郁的心脏病患者的发病率和死亡率高于不合并焦虑、抑郁的患者也就不足为奇了(van Melle et al. 2004;Barth et al. 2004)。例如,焦虑患者在 CABG 后(Murphy et al. 2008b)出院 30 天内再次入院的风险增加,以及在第一次 AMI 后再梗死的风险增加(Strik et al. 2003)。就死亡率而言,术前焦虑已被证明不受年龄和合并症的影响即可预测全因死亡率(Tully et al. 2008a)。事件后焦虑也被证明不受其他危险因素的影响即可预测第一次事件后 3 年的心脏病死亡率(Strik et al. 2003)。最近的一项综述涵纳四项研究,揭示 GAD 与冠心病患者心脏病发病率和死亡率之间的关系(Tully et al. 2013)。最早的一项研究纳入 804 例 ACS 患者,研究结果显示:事件后 2 个月出现广泛性焦虑症后的患者中,2 年的事件再发或死亡风险增加 2.29 倍(Frasure-Smith,Lesperance 2008)。最大一项研究纳入 1 000 多例冠心病患者,调整混杂因素后,合并广泛性焦虑症的患者出现心脏事件复发或死亡的风险增加 74%(Martens et al. 2010)。

　　澳大利亚一项纳入 158 例 CABG 患者的研究表明,调整混杂因素后,GAD使再住院事件和死亡风险增加 3 倍(Tully et al. 2011)。与其他研究结果相反,2011 年一项涵纳 436 例 ACS 患者的研究发现:GAD 患者在 5 年后死亡风险降低,表明 GAD 可能具有保护作用(Parker et al. 2011)。同样,一项针对 2 000 多名心脏病患者进行运动测试的研究发现,根据 HADA-A 的评估,焦虑水平升高与 5 年死亡率降低有关(Herrmann et al. 2000)。虽然焦虑通过生理机制增加了风险(Olafiranye et al. 2011),但可能同时鼓励寻求帮助的行为,从而降低风险(Herrmann et al. 2000)。与这一观点相一致的是,某些形式的焦虑,特别是关于健康的广泛性焦虑障碍,实际上可能会提高心脏药物服用的依从性(DiMatteo et al. 2000)。

　　此外,抑郁患者也存在 AMI 后再梗死和 CABG 后 12 个月内(Connerney et al. 2001;Tully et al. 2008b)心脏事件再发及再住院的风险(Frasure-Smith et al. 1993;Strik et al. 2003)。同样,在 20 世纪 90 年代末和 21 世纪初进行的大量研究表明,事件后抑郁可预测 10 年后的死亡率(Barefoot et al. 2000;Frasure-Smith et al. 1999；Welin et al. 2000)。2004 年发表的两项荟萃分析证实了先前的发现,表明抑郁使心脏事件的死亡率增加 1 倍以上(Barth et al. 2004；van Melle et al. 2004)。一项荟萃分析包括 20 项关于冠心病诊断的研究,随访时间从 3 个月到 10 年不等(Barth et al. 2004)。研究者发现抑郁和全因死亡率之间的未调整优势比为 2.24(Barth et al. 2004)。另一项荟萃分析局限于对 AMI 后患者的研究,纳入来自 16 个同期组群的 6 367 名患者,以两年为期限(van Melle et al. 2004)。研究者发现全因死亡率和心脏死亡率的优势比分别为 2.38 和 2.59(van Melle et al. 2004)。值得注意的是,1992 年之前的研究中,抑郁和死亡率之间的联系更加明显,这可能是由于对冠心病的治疗有所改善,从而可能同时减少了抑郁的负面生理影响(Carney et al. 2004；van Melle et al. 2004)。

事实上,抑郁可能对患者的预后产生负面影响的机制已得到充分研究和讨论。特别是抑郁和冠心病之间的关联可由多种生物学机制解释。抑郁患者体内促进动脉粥样硬化的生物标志物水平一般更高,心率变异性降低(提示交感神经兴奋),C 反应蛋白增加,炎症反应增加,5- 羟色胺通路改变,血小板聚集性改变(Carney et al. 1988；Lichtman et al. 2008；Sheps,Rozanski 2005；Soufer et al. 2002；Taylor 2010)。也有人认为冠心病和抑郁与 5- 羟色胺和炎症反应有共同的遗传模式(McCaffery et al. 2006)。除行为劣势,抑郁患者由于较低收入和教育水平、劳力性工作和社会孤立等原因,在社会经济上处于不利地位(Cheok et al. 2003)。所有这些都与死亡风险增加有关(Brummet et al. 2003；Case et al. 1992)。而重要的是,已有人提出需更多研究揭示抑郁和死亡率之间关系的发生机制(Carney et al. 2004)。

那么心脏病的严重程度在解释事件后抑郁和死亡率之间的关系中起到怎样的作用呢? 是否有可能是因为抑郁患者的动脉粥样硬化晚期而增加了复发和过早死亡的风险? 遗憾的是,一些研究在调查抑郁和死亡率之间因果关系时没有充分控制疾病的严重程度。在 Barth 和其同事的荟萃分析中,只有 6 项研究采用射血分数(Carney et al. 2003；Connerney et al. 2001；Welin et al. 2000)、Killip 分级(Frasure-Smith et al. 1993,1995),或包括射血分数和其他心肌损伤指标的综合危险分数(Barefoot et al. 2000)。其中 2 项研究中药物因先前 AMI 病史而使用受限(Herrmann et al. 2000；Irvine et al. 1999)。这 6 项研究均控制了其他可能的混杂因素,包括年龄(Barefoot et al. 2000；Carney et al. 2003；Herrmann et al. 2000；Ladwig et al. 1994)、吸烟状况(Carney et al. 2003；Frasure-Smith et al. 1993,1995；Welin et al. 2000)、糖尿病史(Carney et al. 2003)、高血压病(Herrmann et al. 2000；Welin et al. 2000)及高胆固醇血症(Welin et al. 2000)等。在荟萃分析中,调整后的优势比仍然显著,但降至 1.76,表明抑郁使死亡风险增加 75%,而不是调整前的 2 倍(Barth et al. 2004)。尽管如此,抑郁仍是疾病严重程度的独立危险因素。van Melle 及其同事的荟萃分析只涉及双变量分析，因此没有考虑到其他混杂因素的影响，如疾病严重程度、糖尿病、吸烟和其他高风险因素。一些研究者已注意到调整混杂因素的重要性，特别是疾病的严重程度（Lane et al. 2005；Murphy et al. 2013）。事件后抑郁与死亡率之间联系的生理生化机制表明，此类研究中对疾病的严重程度进行解释非常必要。

心脏病患者中抑郁的识别

鉴于预后较差，明确和支持那些在心脏事件发生后出现焦虑或抑郁的患者很重要。本节主要讨论如何识别心脏抑郁患者，并讨论明确诊断的内在矛盾。其他章节将具体讨论焦虑和抑郁患者的治疗。

最新抑郁筛查指南

鉴于事件后抑郁的高流行率和对预后的重要性，有人建议所有心脏病患者在发生心脏事件时都应接受抑郁筛查。具体说，2008 年美国心脏协会（American Heart Association, ACC）建议所有心脏病患者在"不同环境下，包括医院、医师办公室、诊所和心脏康复中心"（Lichtman et al. 2008）进行抑郁筛查。2013 年发布的《澳大利亚指南》（Australian guidelines）也提出类似建议，即"在初次见面时和下一次随访时"进行常规抑郁评估，并建议每年进行重复评估（Colquhoun et al. 2013）。澳大利亚的指南特别推荐在心脏事件发生 2~3 个月后筛查（Colquhoun et al. 2013）。

这两项指南都建议使用患者健康问卷（Patient Health Questionnaire, PHQ）筛查，PHQ-2 条目中的任何一项或两项都认同时，要保证使用完整的 PHQ-9。PHQ-9 已被证明在心脏病患者中具有良好的敏感性和特异性（Gilbody et al. 2008）。它可在不到 5 分钟时间内完成，并形成一个临时的抑郁诊断严重程度评分（Lichtman et al. 2008）。这些项目与《精神障碍诊断与统计手册》（DSM）（American Psychiatric Association 2013）中列出的用于确定重度抑郁障碍（MDD）诊断的 9 个抑郁特征相一致。

积极筛选需要特定行动，取决于抑郁的严重程度。对于轻度症状（PHQ<10）的患者，应用"等待和观察"方案，并在随访中重新筛查（Colquhoun et al. 2013；Lichtman et al. 2008）。高分患者（PHQ>10）推荐具有抑郁诊断和管理资格的专业人员进行更全面的临床评估（Colquhoun et al. 2013；Lichtman et al. 2008）。

心脏病患者抑郁筛查相关问题

自从抑郁筛查指南发布以来，关于抑郁筛查建议的适宜性存在一些争论。一些专家指出,没有足够证据表明常规抑郁筛查有益,也没有明确证据表明患者的预后良好(Ski,Thompson 2011;Thombs et al. 2009;Tully,Baker 2012)。实际上,在美国指南发布后不久,一项系统性的审查报告称,没有检验测试过抑郁筛查对抑郁或冠心病预后的影响(Thombs et al. 2008)。一项在初级保健环境中进行 5 项"筛查和参考"方案的系统回顾性综述表明:尽管筛查提高了检测和治疗,但它不能改善抑郁症状或患者预后(Gilbody et al. 2008)。正如 Thombs 及其同事指出的,筛查方案"在彻底评估风险和收益完成之前不能提倡"(Thombs et al. 2009)。显然,需对抑郁筛查的影响进行更多研究。

此外,有人指出如果严格遵守筛查和转诊准则,将会造成很大费用,无论是对服务系统还是对患者都有很大负面影响。此外,Thombs 和 Ziegelstein 也强调错误的正面评估的危险性,包括"不必要的诊断检测、不当治疗的不良影响和成本,以及筛查错误的后遗症"(Thombs,Ziegelstein 2010)。Thombs 和他的同事们同时指出,这种做法"将会过度耗费资源",要想有效,就需对现有的护理模式进行重大改变(Thombs et al. 2008)。

虽然从实际角度来看,住院可能是抑郁筛查的一个适当时机,但错误分类的风险在这个时候特别高(Hasnain et al. 2011;Murphy et al. 2013;Ski,Thompson 2011;Tully,Higgins 2014)。如上所述,对短暂住院且伴随痛苦症状的患者有可能存在"假阳性"分类的情况。Hasnain 和他的同事们指出,"在离心脏事件发生不久时进行筛查,可能会将更多患者归类为抑郁患者,而如果做得晚一些,这一比例可能会更高"(Hasnain et al. 2011)。此外,对于在恢复期、出院后出现的迟发性抑郁症状的患者,可能存在"假阴性"分类。最近的一篇综述中,Hare 和他的同事们认为"报告的抑郁在医院经常被忽视或患者主动忽视,因为最初对其影响有所否认"(Hare et al. 2013)。

关于早期误分类有两个问题:第一,这些症状的表现到底是抑郁,还是对威胁生命的事件的正常丧亲反应,更准确的描述是"哀悼"(Freud 1917),"正常的悲伤"(Horwitz,Wakefield 2005,2007),或"适应障碍"(Goble et al. 1989;Hare et al. 2013);第二,出院后抑郁症状是暂时的、慢性的还是持续的(Murphy et al. 2008a,2013;Tully,Higgins 2014)。这两个问题将在下一节中讨论。

短暂的"正常"痛苦的高发生率

许多患者在急性心脏事件发生时或发生后不久就会有强烈的情绪反应。常见的情绪反应包括震惊、情绪低落或波动、悲伤、担心、内疚和愤怒(Goble et al. 1989;Hare et al. 2013;Higgins et al. 2007)。情绪变化表现为疲倦、易怒、流泪、在日常活动中失去快乐、孤僻、早起和其他睡眠障碍,以及食欲和性欲的变化

（Goble et al. 1989；Hare et al. 2013；Higgins et al. 2007）。通常同时发生的认知变化包括困惑和健忘、无法集中注意力、做噩梦、自尊心下降、对角色变化的关注，特别是对工作、健康、独立及未来的悲观（Goble et al. 1989；Hare et al. 2013；Higgins et al. 2007）。

这些情绪变化和相关症状可被认为是应对心脏事件的正常情绪反应中的一部分。有人指出，"急性心脏病发作后，抑郁是应对损失、威胁及死亡意识的正常反应"（Goble et al. 1989）。事实上，Goble 和他的同事认为"急性心肌梗死后，抑郁是可预料的……"（Goble et al. 1989）。近期一些研究者也同样认为与抑郁相关的症状——疲劳，食欲缺乏，活动减少，失眠，难以集中注意力——可能是对疾病、住院或重大损失的正常反应（Hare et al. 2013；Horwitz，Wakefield 2005，2007；Thombs et al. 2006；Tully，Baker 2012；Tully，Higgins 2014）。

事实上，许多通常伴随急性事件的常见痛苦或丧亲症状与抑郁的诊断标准非常接近。这种重叠突出了心脏事件精确诊断的困难。根据《精神障碍诊断与统计手册》（DSM）（American Psychiatric Association 2013），对于重度抑郁障碍（major depressive disorder，MDD）的诊断，框 1 列出的 9 条症状中至少需要 5 条在过去两周内几乎每天出现。这些症状与前面提到的"正常的情绪反应"非常相似。一些研究者注意到"正常的悲伤或悲痛"和抑郁之间的概念重叠（Goble et al. 1989；Hare et al. 2013；Horwitz，Wakefield 2007；Murphy et al. 2014；Thombs et al. 2006；Tully，Baker 2012）。在他们的著作《失去的悲伤》中，Horwitz 和 Wakefield 认为"最近假定的抑郁暴发……它很大程度上是将许多正常悲伤的实例归类为精神障碍的产物"（Horwitz，Wakefield 2007）。与诊断标准与心

框 1 重度抑郁的 DSM 标准

- 情绪低落或易怒（感到悲伤或空虚或流泪）
- 兴趣减退
- 体重或食欲改变
- 睡眠改变
- 活动改变
- 体力下降
- 自责／无价值感
- 注意力无法集中
- 有死亡或自杀想法

脏事件通常伴随的情绪反应之间的相似性,卫生专业人员面临的挑战是将"正常的普通反应"与"抑郁"区分开,特别是当患者在住院期间或出院后不久接受评估时。人们注意到,"将正常的悲伤和抑郁障碍区分开是合理及有必要的,准确说是至关重要的"(Horwitz,Wakefield 2007)。了解症状的过程可帮助卫生专业人员区分这两种情况。

抑郁的过程:坚持、决心和延迟

许多研究已发现心脏事件后抑郁的过程,即在出院后的前 12 个月跟踪患者的不同时间点。这些研究指出了许多患者抑郁症状的短暂性,强化了随时间流逝的正常情绪反应的概念。当患者在发生心脏事件后的前两个月内再次接受评估时,持续抑郁相当普遍:通常 60%(Davis,Jensen 1988)~70%(Lauzon et al. 2003)的住院抑郁患者在 2 个月后仍然如此。然而,当患者在之后的时间点被重新评估时,持续抑郁的可能性就会降低。例如,Schleifer 及其同事纳入 190 名 AMI 患者中的 30 例住院重度抑郁者进行研究,发现仅 11 例(36%)重度抑郁患者在发病后 3~4 个月仍持续(Schleifer et al. 1989)。这一比例不到全部基线样本的 6%,这一比例与普通人群相似。在一项纳入 288 名 AMI 患者的挪威研究中,3 个月、6 个月、12 个月和 18 个月后焦虑和抑郁的发生率并不比一般人群高(Hanssen et al. 2009)。事实上,在抑郁症状方面,AMI 患者在 3 个月和 12 个月的评估中,HADS-D 分数明显低于对照组(Hanssen et al. 2009)。

一些研究使用统计建模技术来跟踪 AMI 和 CABG 患者可能的抑郁轨迹。这些研究也同样显示住院抑郁患者症状显著缓解。例如,澳大利亚一项纳入 184 名 CABG 患者的队列研究中,26 例(14%)超过抑郁阈值的住院患者都遵循症状缓解的轨迹,主要是在前 2~3 个月,并且在 6 个月时低于阈值(Murphy et al. 2008a)。同样,在 160 名 AMI 和 CABG 患者的队列研究中,27 例(17%)住院患者在 6 个月的时间内都达到了临界值(Murphy et al. 2014)。荷兰一项针对 475 名 AMI 患者的研究中,发现 5 个抑郁轨迹,即在住院期间抑郁的患者中,有 26% 在事件发生后的 12 个月内症状有所缓解(Kaptein et al. 2006),虽然这一比例较低,但仍相当可观。这些发现表明,对许多患者来说,住院期间的抑郁症状在恢复期得以缓解。几位研究者一致认为,许多心脏病患者的早期抑郁症状会自行缓解(Hare et al. 2013;Tully,Baker 2012)。

同时,其他在医院没有抑郁的患者在接下来的几个月里也会变得抑郁。例如,在一组 555 名 CABG 患者中,36 例(6.5%)在出院后 6 个月内出现抑郁,占最初非抑郁患者的 9%(Blumenthal et al. 2003)。同样,一项纳入 123 名 CABG 患者的队列研究中,基线时没有抑郁的患者中有 22 人(10%)在前 6 个月出现抑郁（Peterson et al. 2002）。无独有偶，一项招募 184 名 CABG 患者的队列研究中，26 名（14%）在住院期间没有抑郁的患者在 6 个月随访时开始抑郁，占最初非抑郁患者的 16%（Murphy et al. 2008a）。这些发现表明，在最初没有抑郁症状的 CABG 患者中，有 10%~16% 的患者在术后 6 个月会出现抑郁症状。

当考虑急性心脏事件后抑郁症状的发展轨迹时，有必要考虑创伤因素。虽然早期创伤研究大多集中于对外部事件的反应，如战争、恐怖主义、事故、袭击和自然灾害，但近期的研究将急性健康危机视为"创伤"事件（Tedstone，Tarrier 2003）。创伤性事件被定义为不寻常事件，使人们感到缺乏控制或无力感，并产生导致绝望感的长期问题（Cavalcanti-Ribeiro et al. 2012）。与创伤事件相关的一些常见心理问题是侵入性思维和记忆、闪回、高度警觉、心理和行为逃避、悲伤和睡眠问题（Joseph 2011）。根据压力源的性质、强度、严重程度和持续的痛苦或威胁，焦虑、恐惧、内疚、愤怒和易怒等心理反应在威胁消退后可能会持续很长一段时间（Tedeschi，Calhoun 2004）。思想和情感会受到影响，尤其是当事情突然发生时（如 AMI），最初的反应是震惊、心理麻木、怀疑、愤怒、恐惧和担心。焦虑是最常见的反应之一，往往与对生命或健康造成重大威胁（Tedeschi，Calhoun 1995）。抑郁症状——包括情绪低落、精力不足和对生活的兴趣减退——也很常见，而且往往与重大损失的感知有关（Hodgkinson，Stewart 1991）。不仅是事件类型，还有个人对事件的感知及事后的反应，可能成为压力或创伤。

根据创伤理论，个体对创伤事件例如急性心脏事件等危及生命的疾病或意外的疾病诊断有四种典型的反应。首先，有些人—比如前面描述的患者——"康复了"。其次，有些人有"慢性"症状，他们的早期抑郁症状会持续到身体恢复之后。再次，如上文所述，有些患者出现"延迟"症状，直到进一步进入恢复期才出现。最后，还有一些"适应力强"的患者，他们在急性事件后没有出现抑郁症状。这四种典型的创伤反应如图 1 所示。

心脏相关文献中有一些证据表明，只有在急性事件后的最初恢复期之后出现症状的患者——那些有慢性或迟发性症状的患者——才有更高的死亡风险（Blumenthal et al. 2003；Murphy et al. 2008a，b；Tully，Baker 2012）。美国对 CABG 患者的研究中，那些住院抑郁症在前 6 个月得到缓解的患者的 5 年死亡率为 10%，与非抑郁症患者相同，而那些住院抑郁症持续存在的患者的死亡率几乎是前者的两倍（Blumenthal et al. 2003）。"新"型抑郁症患者的中间死亡率风险为 14%（Blumenthal et al. 2003）。124 例进行 3 年随访的 CABG 患者事件再发生率和死亡率显著高于前 6 个月中"新"抑郁患者：3 年复发 / 死亡率在那些发展为"新"型抑郁症的人群中为 14%，而在 6 个月的复发 / 死亡率在

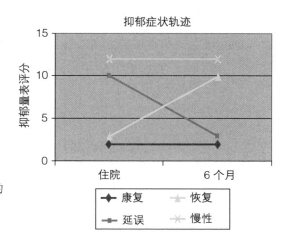

图 1　急性心脏事件后抑郁症状的 4 种典型轨迹

那些没有抑郁的人群中为 3%（Peterson et al. 2002）。澳大利亚一项研究对 180 例 AMI 和 CABG 患者进行 12 年随访后，发现抑郁持续或恶化的住院患者死亡率高达 64%，症状缓解的住院患者死亡率为 14%（Murphy et al. 2013）。的确，抑郁症状减轻患者的死亡率低于住院期间非抑郁症患者的死亡率，并且在恢复期仍然如此（Murphy et al. 2013）。这些发现表明住院抑郁症状并不一定导致预后不良，并且进一步指出，如果仅根据住院评估进行识别，就有可能对"高危"患者进行错误分类。

危险分层策略

考虑到错误分类的风险和问题，重要的是要采取策略来确保准确识别抑郁患者。首先，也是最重要的一点是，建立系统以便在进一步康复后对心脏病患者进行重复筛查，识别不完全基于单一的住院筛查（Colquhoun et al. 2013；Hare et al. 2013；Murphy et al. 2013；Ski，Thompson 2011）。重复筛查的理想时机包括在患者参加心脏康复计划期间以及全科医生、家庭医生和心脏病专家定期随访（Hare et al. 2013；Murphy et al. 2013）。也有人建议心理学家对心脏病患者进行适当的抑郁筛查（Tully，Higgins 2014）。

其次，卫生专业人员对有较高抑郁风险的患者始终保持警惕，使用社会人口学和医学特征作为标识符或"危险信号"。已注意到，"在急性心脏事件发生后不久筛查出抑郁阳性的患者的风险分层对于防止不必要的干预至关重要"（Hasnain et al. 2011）。在心脏事件发生后，抑郁风险较高的患者可能在入院或出院时，以及康复期间的一段时间内出现抑郁症状。

一些社会人口学和医学特征已被确定为急性心脏事件后焦虑和抑郁的危险因素。女性心脏病患者（Burker et al. 1995；Cheok et al. 2003；Duits et al.

1998；Keresztes et al. 2003；Mallik et al. 2005；Strik et al. 2004）和年轻患者（Cheok et al. 2003；Gallagher et al. 2003；Mallik et al. 2005；Strik et al. 2004）的抑郁发病率分别高于男性和老年患者。社会孤立、缺乏社会支持、独自生活也会增加事后抑郁的风险（Burker et al. 1995；Cheok et al. 2003；Frasure-Smith et al. 2000）。失业（Cheok et al. 2003；Gallagher et al. 2003）、健康状况欠佳和身体功能下降（Cheok et al. 2003；Mallik et al. 2005）、合并症（Mallik et al. 2005；Watkins et al. 2003）以及其他相关疾病（如糖尿病）（Frasure-Smith et al. 1999，2000）也会增加患病风险。虽然相对较少的研究已确定事件后焦虑的预测因子，但女性（Duits et al. 1998；Moser et al. 2010）及教育水平低下（Moser et al. 2010）已被确定为重要的危险因素。有一些证据表明 AMI 患者在早期恢复期（Westin et al. 1997）比 CABG 患者经历更多的焦虑和抑郁，尽管没有证据表明这种差异是持续的（Moser et al. 2010；Westin et al. 1997）。

　　一些研究特别关注于识别事件发生后持续的、恶化的或新的抑郁症状的危险信号，作为识别慢性或迟发性抑郁高风险患者的手段（Murphy et al. 2008a，2014）。关键的危险信号包括有抑郁或焦虑史、年龄更小（55 岁以下）、独居或社会孤立的其他指标、较差的自我评价健康状况、财务困难、糖尿病和其他共病、吸烟和复合损失（Murphy et al. 2008a，c，2014）。框 2 显示增加抑郁风险的主要危险信号。几位研究者也同样强调患者的心理健康史作为抑郁后风险重要指标的重要性（Martens et al. 2008；Spijkerman et al. 2005）。与其依赖抑郁筛查结果来识别患者，健康从业者可通过这些危险信号的存在或不存在来指导他们，这些危险信号是关于特定患者是否处于抑郁不良轨迹的高风险状态。筛查呈阳性且有特定危险信号的患者可分层进行更严格的随访、重新

框 2　抑郁风险增加的危险信号

- 焦虑或抑郁史
- 55 岁
- 独自生活缺乏社会支持
- 自我评价不佳
- 财务困难
- 糖尿病
- 其他合并症
- 吸烟
- 最近有丧亲或离异事件

筛查、转诊和治疗。同时，那些最初筛查结果为阴性，但出现抑郁风险增加的危险信号的患者，可作为重复筛查的目标。

对临床实践的启示

这些发现对临床实践有何影响？考虑到许多患者的早期痛苦会消失，那些出现早期症状的患者可以放心，他们的痛苦、担忧以及情绪和行为的其他变化可能是短暂的，可以被认为是"正常调整反应"的一部分。将对心脏事件的常见情绪反应正常化很可能会促进心理康复，并值得进行实证研究。已有一些证据表明患者需要这种药物。澳大利亚一项针对 160 例心脏病患者的研究表明，超过 80% 的患者希望在出院后能被告知在情绪上的预期（Murphy et al. 2015）。患者在事件发生后通常会出现的症状——情绪低落或情绪波动、流泪、在日常活动中失去愉悦感、睡眠障碍、自尊心降低、食欲和性欲减退、对角色变化的担忧以及对未来的担忧（Goble et al. 1989；Higgins et al. 2007）。"预防和管理取决于患者了解到抑郁情绪是对疾病的正常暂时反应……这种恢复是有规则的"（Goble et al. 1989）。

尽管如此，识别抑郁患者至关重要。考虑到五分之一的患者会经历严重的抑郁，从而增加发病率和死亡率风险，患者也需警惕抑郁发生的可能。如果患者在出院前就意识到这一风险，那么在出现抑郁症状时，他们可能更容易识别。同样，这个假设值得实证研究。

根据重复筛查，健康专业人员可根据症状的轨迹和其他风险指标或危险信号的存在来指导，这些危险信号是关于某个患者是否可能出现正常的情绪反应，还是确实可能出现抑郁。将高危患者分层进行更严格的随访、转诊和治疗，可能会改善患者的预后，而不会给卫生系统带来不必要的负担，并需要进一步调查。

重复筛查的重要性再怎么强调都不为过。需要配备各种医疗机构的卫生专业人员进行抑郁评估。这些人包括从心脏事件开始就多次诊治患者的心脏病专科医生，从事全科工作的医生和执业护士，以及在医院病房和心脏康复中心工作的护士和其他卫生专业人员。方法可包括对所有患者常规筛查，或在某些情况下，对高危患者进行针对性筛查。

（丁洁 译，马文林、刘瑞平 译）

参考文献

AIHW. (2012). *Australia's health 2012. Australia's health no. 13. Cat. no. AUS 156.* Canberra: AIHW.

Allan, J. L., Johnston, D. W., Johnston, M., & Mant, D. (2007). Depression and perceived behavioural control are independent predictors of future activity and fitness after coronary syndrome events. *Journal of Psychosomatic Research, 63*, 501–508.

American Psychiatric Association. (2013). *Diagnostic and Statistical Manual for Mental Disorders fifth edition (DSM-5)*. Arlington: American Psychiatric Association.

Andrew, M. J., Baker, R. A., Kneebone, A. C., & Knight, J. L. (2000). Mood state as a predictor of neuropsychological deficits following cardiac surgery. *Journal of Psychosomatic Research, 48* (6), 537–546.

Barefoot, J. C., Brummet, B. H., Helms, M. J., Mark, M. D., Siegler, I. C., & Williams, R. B. (2000). Depressive symptoms and survival of patients with coronary artery disease. *Psychosomatic Medicine, 62*, 790–795.

Barth, J., Schumacher, M., & Herrmann-Lingen, C. (2004). Depression as a risk factor for mortality in patients with coronary heart disease: A meta-analysis. *Psychosomatic Medicine, 66*, 802–013.

Beauchamp, A., Worcester, M., Ng, A., Murphy, B., Tatoulis, J., Grigg, L., . . . Goble, A. (2013). Attendance at cardiac rehabilitation is associated with lower all-cause mortality after 14 years of follow-up. *Heart*. 9, 620–25. Published online 4 Dec 2012. doi:10.1136/heartjnl-2012-303022.

Berkman, L. F., Blumenthal, J., Burg, M., Carney, R. M., Catellier, D., Cowan, M. J., . . . Schneiderman, N. (2003). Effects of treating depression and low perceived social support on clinical events after myocardial infarction: The Enhancing Recovery in Coronary Heart Disease Patients (ENRICHD) randomized trial. *JAMA, 289*(23), 3106–3116.

Blumenthal, J. A., Babyak, M. A., Moore, K. A., Craighead, W. E., Herman, S., Khatri, P., . . . Krishnan, K. R. (1999). Effects of exercise training on older patients with major depression. Archives of Internal Medicine, *159*(19), 2349–2356.

Blumenthal, J. A., Lett, H. S., Babyak, M. A., White, W., Smith, P. K., Mark, D. B., . . . Newman, M. F. (2003). Depression as a risk factor for mortality after coronary artery bypass surgery. *Lancet, 362*(9384), 604–609.

Brummet, B. H., Barefoot, J. C., & Vitaliano, P. P. (2003). Associations among social support, income and depression: The UNC Alumni Heart Study. *International Journal of Behavioral Medicine, 10*, 239–250.

Burker, E. J., Blumenthal, J. A., Feldman, M., Burnett, R., White, W., Smith, L. R., . . . Reves, J. G. (1995). Depression in male and female patients undergoing cardiac surgery. *British Journal of Clinical Psychology, 34*, 119–128.

Carney, R. M., & Freedland, K. E. (2003). Depression, mortality, and medical morbidity in patients with coronary heart disease. *Biological Psychiatry, 54*, 241–247.

Carney, R. M., Rich, M. W., teVelde, A., Saini, J., Clark, K., & Freedland, K. E. (1988). The relationship between heart rate, heart rate variability and depression in patients with coronary artery disease. *Journal of Psychosomatic Research, 32*(2), 159–164.

Carney, R. M., Blumenthal, J. A., Catellier, D., Freedland, K. E., Berkman, L. F., Watkins, L. L., . . . Jaffe, A. S. (2003). Depression as a risk factor for mortality after acute myocardial infarction. *American Journal of Cardiology, 92*, 1277–1281.

Carney, R. M., Freedland, K. E., & Sheps, D. S. (2004). Depression is a risk factor for mortality in coronary heart disease: Editorial. *Psychosomatic Medicine, 66*(6), 799–801.

Case, R. B., Moss, A. J., Case, N., McDermott, M., & Eberly, S. (1992). Living alone after myocardial infarction, impact on prognosis. *JAMA, 267*, 515–519.

Cavalcanti-Ribeiro, P., Andrade-Nascimento, M., Morais-de-Jesus, M., Melquiades de Medeiros, G., Daltro-Oliveira, R., Oliveira Conceicao, J., & Castro Quarantini, L. (2012). Post-traumatic stress disorder as a comorbidity: Impact on disease outcome. *Expert Review Neurotherapy, 12* (8), 1023–1037.

Cavender, J. B., Rogers, W. J., Fisher, L. D., Gersh, B. J., Coggin, C. J., & Myers, W. O. (1992). Effect of smoking on survival and morbidity in patients randomized to medical or surgical therapy in the coronary artery surgery study (CASS): 10-Year follow-up. *Journal of the American College of Cardiology, 20*, 287–294.

Cheok, F., Schrader, G., Banham, D., Marker, J., & Hordacre, A. L. (2003). Identification, course, and treatment of depression after admission for a cardiac condition: Rationale and patient characteristics for the Identifying Depression As a Comorbid Condition (IDACC) project. *American Heart Journal, 146*(6), 978–984.

Colquhoun, D. M., Bunker, S. J., Clark, D. M., Glozier, N., Hare, D. L., Hickie, I. B., . . . Branagan, M. G. (2013). Screening, referral and treatment for depression in patients with coronary heart disease: A consensus statement from the National Heart Foundation of Australia. *Medical Journal of Australia, 198*(9). doi:10.5694/mja13.10153.

Connerney, I., Shapiro, P. A., McLaughlin, J. S., Bagiella, E., & Sloan, R. P. (2001). Relation between depression after coronary artery bypass surgery and 12-month outcome: A prospective study. *Lancet, 358*, 1766–1771.

Critchley, J. A., & Capewell, S. (2003). Mortality risk reduction associated with smoking cessation in patients with coronary heart disease: A systematic review. *JAMA, 290*(1), 86–97. doi:10.1001/jama.290.1.86290/1/86 [pii].

Davis, T., & Jensen, L. (1988). Identifying depression in medical patients. *Image – The Journal of Nursing Scholarship, 20*, 191–195.

Denollet, J., & Brutsaert, D. L. (2001). Reducing emotional distress improves prognosis in coronary heart disease. *Circulation, 104*, 2018–2023.

DiMatteo, M. R., Lepper, H. S., & Croghan, T. W. (2000). Depression is a risk factor for noncompliance with medical treatment: Meta-analysis of the effects of anxiety and depression on patient adherence. *Archives of Internal Medicine, 160*(14), 2101–2107. doi: ioi90679 [pii].

Duits, A. A., Duivenvoorden, H. J., Boeke, S., Taams, M. A., Mochtar, B., Krauss, X. H., . . . Erdman, R. A. (1998). The course of anxiety and depression in patients undergoing coronary artery bypass graft surgery. *Journal of Psychosomatic Research, 45*(2), 127–138.

Egede, L. E. (2007). Major depression in individuals with chronic medical disorders: Prevalence, correlates and association with health resource utilization, lost productivity and functional disability. *General Hospital Psychiatry, 29*, 409–416.

Euroaspire II Study Group. (2001). Lifestyle and risk factor management and use of drug therapies in coronary patients from 15 countries; principal results from EUROASPIRE II Euro Heart Survey Programme. *European Heart Journal, 22*(7), 554–572. doi:10.1053/euhj.2001.2610. S0195668X01926107 [pii].

Frasure-Smith, N., & Lesperance, F. (2003). Depression and other psychological risks following myocardial infarction. *Archives of General Psychiatry, 60*, 627–636.

Frasure-Smith, N., & Lesperance, F. (2008). Depression and anxiety as predictors of 2-year cardiac events in patients with stable coronary artery disease. *Archives of General Psychiatry, 65*(1), 62–71.

Frasure-Smith, N., Lesperance, F., & Talajic, M. (1993). Depression following myocardial infarction. Impact on 6-month survival. *JAMA, 270*, 1819–1825.

Frasure-Smith, N., Lesperance, F., & Talajic, M. (1995). Depression and 18-month prognosis after myocardial infarction. *Circulation, 91*, 999–1005.

Frasure-Smith, N., Lesperance, F., Juneau, M., Talajic, M., & Bourassa, M. G. (1999). Gender, depression, and one-year prognosis after myocardial infarction. *Psychosomatic Medicine, 61*, 26–37.

Frasure-Smith, N., Lesperance, F., Gravel, G., Masson, A., Juneau, M., Talajic, M., & Bourassa, M. G. (2000). Social support, depression, and mortality during the first year after myocardial infarction. *Circulation, 101*, 1919–1924.

Freud, S. (1917). Mourning and melancholia. In J. Strackey (Ed.), *The standard edition of the complete psychological works of Sigmund Freud* (pp. 243–258). London: Hogarth Press.

Gallagher, R., McKinley, S., & Dracup, K. (2003). Effects of a telephone counseling intervention on psychosocial adjustment in women following a cardiac event. *Heart and Lung, 32*, 79–87.

Gehi, A., Haas, D., Pipkin, S., & Whooley, M. A. (2005). Depression and medication adherence in outpatients with coronary heart disease: Findings from the Heart and Soul Study. *Archives of Internal Medicine, 165*, 2508–2513.

Gilbody, S. D., Sheldon, T. D., & House, A. D. (2008). Screening and case-finding instruments for depression: A meta-analysis. *CMAJ, 178*, 997–1003.

Goble, A. J., Biddle, N., & Worcester, M. U. C. (1989). Depression after acute cardiac illness. *Quality of Life and Cardiovascular Care, 5*, 60–65.

Gravely-Witte, S., Stewart, D., Suskin, N., & Grace, S. (2009). The association among depressive symptoms, smoking status and antidepressant use in cardiac outpatients. *Journal of Behavioral Medicine, 32*, 478–490.

Hanssen, T. A., Nordrehaug, J. E., Eide, G. E., Bjelland, I., & Rokne, B. (2009). Anxiety and depression after acute myocardial infarction: An 18-month follow-up study with repeated measures and comparison with a reference population. *European Journal of Cardiovascular Prevention and Rehabilitation, 16*, 651–659.

Hare, D. L., Toukhsati, S. R., Johansson, P., & Jaarsma, T. (2013). Depression and cardiovascular disease: A clinical review. *European Heart Journal*. doi:10.1093/eurheartj/eht462. published online 4 December.

Hasnain, M., Vieweg, W. V. R., Lesnefsky, E. J., & Pandurangi, A. K. (2011). Depression screening in patients with coronary heart disease: A critical evaluation of the AHA guidelines. *Journal of Psychosomatic Research, 71*, 6–12.

Herrmann, C., Brand-Driehorst, S., Buss, U., & Ruger, U. (2000). Effects of anxiety and depression on 5-year mortality in 5,057 patients referred for exercise testing. *Journal of Psychosomatic Research, 48*(4–5), 455–462. doi: S0022-3999(99)00086-0 [pii].

Higgins, R. O., Murphy, B. M., Nicholas, A., Worcester, M. U., & Lindner, H. (2007). Emotional and adjustment issues faced by cardiac patients seen in clinical practice: A qualitative survey of experienced clinicians. *Journal of Cardiopulmonary Rehabilitation and Prevention, 27*(5), 291–297. doi:10.1097/01.HCR.0000291296.62894.e5.

Ho, M., Spertus, J. A., Masoudi, F. A., Reid, K. J., Peterson, E. D., Magid, D. J., . . . Rumsfeld, J. S. (2006). Impact of medication therapy discontinuation on mortality after myocardial infarction. *Archives of Internal Medicine, 166*, 1842–1847.

Hodgkinson, P. E., & Stewart, M. (1991). *Coping with catastrophe*. London: Routledge.

Horwitz, A. V., & Wakefield, J. C. (2005). The age of depression. *National Affairs, 158*, online.

Horwitz, A. V., & Wakefield, J. C. (2007). *The loss of sadness: How psychiatry transformed normal sorrow into depressive disorder*. New York: Oxford University Press.

Iestra, J. A., Kromhout, Y. T., van der Schouw, D. E., Grobbee, H. C., Boshuizen, H. C., & van Staveren, W. A. (2005). Effect size estimates of lifestyle and dietary changes on all-cause mortality in coronary artery disease patients: A systematic review. *JAMA, 112*, 924–934.

Irvine, J., Basinski, A., Baker, B., Jandciu, S., Paquette, M., & Cairns, J. (1999). Depression and risk of sudden cardiac death after myocardial infarction: Testing for the confounding effects of fatigue. *Psychosomatic Medicine, 61*, 729–737.

Joseph, S. (2011). *What doesn't kill us: The new psychology of posttraumatic growth*. London: Piatkus.

Kaptein, K. I., de Jong, P., van den Brink, R., & Korf, J. (2006). Course of depressive symptoms after myocardial infarction and cardiac prognosis: A latent class analysis. *Psychosomatic Medicine, 68*(5), 662–668.

Keresztes, P. A., Merritt, S. L., Holm, K., Penckofer, S., & Patel, M. (2003). The coronary artery bypass experience: Gender differences. *Heart and Lung, 32*(5), 308–319.

Krannich, J. H., Weyers, P., Lueger, S., Herzog, M., Bohrer, T., & Elert, O. (2007). Presence of depression and anxiety before and after coronary artery bypass graft surgery and their relationship to age. *BMC Psychiatry, 7*, 47.

Kronish, I. M., Rieckmann, N., Halm, E. A., Shimbo, D., Vorchheimer, D., Haas, D. C., & Davidson, K. W. (2006). Persistent depression affects adherence to secondary prevention behaviors after acute coronary syndromes. *Journal of General Internal Medicine, 21*(11), 1178–1183.

Kuhl, E. A., Fauerbach, J. A., Bush, D. E., & Ziegelstein, R. C. (2009). Relation of anxiety and adherence to risk-reducing recommendations following myocardial infarction. *The American Journal of Cardiology, 103*, 1629–1634.

Ladwig, K. H., Roll, G., Breithardt, G., Budde, T., & Borggrefe, M. (1994). Post-infarction depression and incomplete recovery 6 months after acute myocardial infarction. *Lancet, 343* (8888), 20–23.

Lane, D., Carroll, D., Ring, C., Beevers, D. G., & Lip, G. Y. (2001). Mortality and quality of life 12 months after myocardial infarction: Effects of depression and anxiety. *Psychosomatic Medicine, 63*(2), 221–230.

Lane, D., Ring, C., Lip, G. Y. H., & Carroll, D. (2005). Depression, indirect clinical markers of cardiac disease severity, and mortality following myocardial infarction. *Heart, 91*, 531–532.

Lauzon, C., Beck, C. A., Huynh, T., Dion, D., Racine, N., Carignan, S., . . . Pilote, L. (2003). Depression and prognosis following hospital admission because of acute myocardial infarction. *CMAJ, 168*(5), 547–552.

Lichtman, J. H., Bigger, J. T., Blumenthal, J., Frasure-Smith, N., Kaufman, P. G., Lesperance, F., . . . Froelicher, E. S. (2008). Depression and coronary heart disease. Recommendations for screening, referral, and treatment. A science advisory from the American Heart Association Prevention Committee of the Council on Cardiovascular Nursing, Council on Clinical Cardiology, Council on Epidemiology and Prevention, and Interdisciplinary Council on Quality of Care and Outcomes Research. *Circulation, 118*, 1768–1775.

Mallik, S., Krumholz, H. M., Lin, Z. Q., Kasl, S. V., Mattera, J. A., Roumains, S. A., & Vaccarino, V. (2005). Patients with depressive symptoms have lower health status benefits after coronary artery bypass surgery. *Circulation, 111*(3), 271–277.

Martens, E. J., Smith, O. R., Winter, J., Denollet, J., & Pederson, S. S. (2008). Cardiac history, prior depression personality predict course of depressive symptoms after myocardial infarction. *Psychological Medicine, 38*(2), 257–264.

Martens, E. J., De Jonge, P., Na, B., Cohen, B. E., Lett, H. S., & Whooley, M. A. (2010). Scared to death? Generalised anxiety disorder and cardiovascular events in patients with stable coronary heart disease: The heart and soul study. *Archives of General Psychiatry, 67*(7), 750–758.

McCaffery, J. M., Frasure-Smith, N., & Dube, M. P. (2006). Common genetic vulnerability to depressive symptoms and coronary artery disease: A review and development of candidate genes related to inflammation and serotonin. *Psychosomatic Medicine, 68*, 187–200.

Mead, A., Atkinson, G., Albin, D., Alphey, D., Baic, S., Boyd, O., . . . Hooper, L. (2006). Dietetic guidelines on food and nutrition in the secondary prevention of cardiovascular disease – Evidence from systematic reviews of randomized controlled trials (second update, January 2006). *Journal of Human Nutrition and Dietetics, 19*(6), 401–419. doi:JHN726 [pii] 10.1111/j.1365-277X.2006.00726.x.

Moholdt, T., Wisloff, U., Nilsen, T. I. L., & Slordahl, S. A. (2008). Physical activity and mortality in men and women with coronary heart disease: A prospective population-based cohort study in Norway (the HUNT study). *European Journal of Cardiovascular Prevention and Rehabilitation, 15*, 639–645.

Moser, D. K., Dracup, K., Evangelista, L. S., Zambroski, C. H., Lennie, T. A., Chung, M. L., . . . Heo, S. (2010). Comparison of prevalence of symptoms of depression, anxiety and hostility in elderly heart failure, myocardial infarction and coronary artery bypass graft surgery patients. *Heart Lung, 39*(5), 378–385.

Murphy, B. M., Elliott, P. C., Higgins, R. O., Le Grande, M. R., Worcester, M. U., Goble, A. J., & Tatoulis, J. (2008a). Anxiety and depression after coronary artery bypass graft surgery: Most get better, some get worse. *European Journal of Cardiovascular Prevention and Rehabilitation, 15*(4), 434–440. doi:10.1097/HJR.0b013e3282fbc945.

Murphy, B. M., Elliott, P. C., Le Grande, M. R., Higgins, R. O., Ernest, C. S., Goble, A. J., . . . Worcester, M. U. (2008b). Living alone predicts 30-day hospital readmission after coronary artery bypass graft surgery. *European Journal of Cardiovascular Prevention and Rehabilitation, 15*(2), 210–215. doi:10.1097/HJR.0b013e3282f2dc4e.

Murphy, B. M., Elliott, P. C., Worcester, M. U., Higgins, R. O., Le Grande, M. R., Roberts, S. B., & Goble, A. J. (2008c). Trajectories and predictors of anxiety and depression in women during the 12 months following an acute cardiac event. *British Journal of Health Psychology, 13* (Pt 1), 135–153. doi:10.1348/135910707X173312.

Murphy, B.M., Higgins, R.O., Jackson, A.C., Edington, J., Jackson, A., Worcester, M.U. (2015). Patients want to know about the 'cardiac blues'. *Australian Family Physician, 44*(11), 826–832.

Murphy, B. M., Worcester, M. U., Goble, A. J., Mitchell, F., Navaratnam, H., Higgins, R. O., ... Le Grande, M. R. (2011). Lifestyle and physiological risk factor profiles six weeks after an acute cardiac event: Are patients achieving recommended targets for secondary prevention? *Heart, lung & Circulation, 20*(7), 446–451. doi:10.1016/j.hlc.2011.02.004.

Murphy, B. M., Le Grande, M., Navaratnam, H., Higgins, R., Elliott, P., Turner, A., ... Goble, A. (2012). Are poor health behaviours in anxious and depressed cardiac patients explained by sociodemographic factors? *European Journal of Preventive Cardiology, 20*(6), 995–1003. doi:10.1177/2047487312449593.

Murphy, B. M., Rogerson, M., Worcester, M. U. C., Elliott, P. C., Higgins, R. O., Le Grande, M. R., ... Goble, A. (2013). Predicting mortality 12 years after an acute cardiac event: Comparison between in-hospital and 2-month assessment of depressive symptoms in women. *Journal of Cardiopulmonary Rehabilitation and Prevention, 33*, 160–167. doi:10.1097/HCR.013e318283927f.

Murphy, B. M., Ludeman, D., Elliott, P., Judd, F., Humphreys, J., Edington, J., ... Worcester, M. (2014). 'Red flags' for persistent or worsening anxiety and depression after an acute cardiac event: A 6 month longitudinal study in regional and rural Australia. *European Journal of Preventive Cardiology, 21*(9), 1079–1089. doi:10.1177/2047487313493058.

Olafiranye, O., Jean-Louis, G., Zizi, F., Nunes, J., & Vincent, M. T. (2011). Anxiety and cardiovascular risk: Review of epidemiological and clinical evidence. *Mind Brain, 2*(1), 32–37.

Parker, G., Hyett, M., Hadzi-Pavlovic, D., Brotchie, H., & Walsh, W. (2011). GAD is good? Generalised anxiety disorder predicts superior five-year outcome following an acute coronary syndrome. *Psychiatry Research, 188*(3), 383–389.

Perez, G. H., Nicolau, J. C., Romano, B. W., & Laranjeira, R. (2008). Depression: A predictor of smoking relapse in a 6-month follow-up after hospitalization for acute coronary syndrome. *European Journal of Cardiovascular Prevention and Rehabilitation, 15*, 89–94.

Peterson, J. C., Charlson, M., Williams-Russo, P., Krieger, K., Pirraglia, P., Meyers, B., ... Alexopoulos, G. S. (2002). New post-operative depressive symptoms and long-term cardiac outcomes after coronary artery bypass surgery. *American Journal of Geriatric Psychiatry, 10*, 192–198.

Schleifer, S. J., Macari-Hinson, M. M., Coyle, D. A., Slater, W. R., Kahn, M., Gorlin, R., & Zucker, H. D. (1989). The nature and course of depression following myocardial infarction. *Archives of Internal Medicine, 149*(8), 1785–1789.

Sheps, D. S., & Rozanski, A. (2005). From feeling blue to clinical depression: Exploring the pathogenicity of depressive symptoms and their management in cardiac practice. *Psychosomatic Medicine, 67*(Suppl 1), S2–S5.

Ski, C. F., & Thompson, D. R. (2011). Beyond the blues: The need for integrated care pathways. *European Journal of Cardiovascular Prevention and Rehabilitation, 18*, 218–221.

Soufer, R., Arrighi, J. A., & Burg, M. M. (2002). Brain, behaviour, mental stress, and the neurocardiac interaction. *Journal of Nuclear Cardiology, 9*, 650–662.

Spijkerman, T. A., van der Brink, R. H. S., Jansen, J. H. C., Crijns, H. J. G. M., & Ormel, J. (2005). Who is at risk of post-MI depressive symptoms? *Journal of Psychosomatic Research, 58*(5), 425–432.

Strik, J. J., Denollet, J., Lousberg, R., & Honig, A. (2003). Comparing symptoms of depression and anxiety as predictors of cardiac events and increased health care consumption after myocardial infarction. *Journal of the American College of Cardiology, 42*(10), 1801–1807.

Strik, J. J., Lousberg, R., Cheriex, E. C., & Honig, A. (2004). One year cumulative incidence of depression following myocardial infarction and impact on cardiac outcome. *Journal of Psychosomatic Research, 56*, 59–66.

Taylor, C. B. (2010). Depression, heart rate related variables and cardiovascular disease. *International Journal of Psychophysiology, 78*(1), 80–88.

Tedeschi, R. G., & Calhoun, L. G. (1995). *Trauma and transformation: Growing in the aftermath of suffering.* Thousand Oaks: Sage.

Tedeschi, R. G., & Calhoun, L. G. (2004). Posttraumatic growth: A new perspective on psychotraumatology. *Psychiatric Times, 21*(4), 945–960.

Tedstone, J. E., & Tarrier, N. (2003). Posttraumatic stress disorder following medical illness and treatment. *Clinical Psychological Review, 23*, 409–448.

Thombs, B. D., & Ziegelstein, R. C. (2010). Screening in cardiovascular care. In A. J. Mitchell & J. C. Coyne (Eds.), *Screening for depression in clinical practice: An evidence-based guide.* New York: Oxford University Press.

Thombs, B. D., Bass, E. B., Ford, D. E., Stewart, K. J., Tsilidis, K. K., Patel, U., . . . Ziegelstein, R. C. (2006). Prevalence of depression in survivors of acute myocardial infarction: Review of the evidence. *Journal of General Internal Medicine, 21*, 30–38.

Thombs, B. D., de Jonge, P., Coyne, J. C., Whooley, M. A., Frasure-Smith, N., Mitchell, A. J., . . . Ziegelstein, R. C. (2008). Depression screening and patient outcomes in cardiovascular care. *JAMA, 300*(18), 2161–2171.

Thombs, B. D., Jewett, L. R., Knafo, R., Coyne, J. C., & Ziegelstein, R. C. (2009). Learning from history: A commentary on the American Heart Association Science Advisory on depression screening. *American Heart Journal, 158*(4), 503–505.

Tully, P. J., & Baker, R. A. (2012). Depression, anxiety, and cardiac morbidity outcomes after coronary artery bypass surgery: A contemporary and practical review. *Journal of Geriatric Cardiology, 9*, 197–208.

Tully, P. J., & Higgins, R. (2014). Depression screening, assessment and treatment for patients with coronary heart disease: A review for psychologists. *Australian Psychologist, X*, xx-xx.

Tully, P. J., Baker, R. A., & Knight, J. L. (2008a). Anxiety and depression as risk factors for mortality after coronary artery bypass surgery. *Journal of Psychosomatic Research, 64*, 285–290.

Tully, P. J., Baker, R. A., & Turnbull, D. (2008b). The role of depression and anxiety symptoms and hospital readmissions after cardiac surgery. *Journal of Behavioral Medicine, 31*, 281–290.

Tully, P. J., Pederson, S. S., Winefield, H. R., Baker, R. A., Turnbull, D. A., & Denollet, J. (2011). Cardiac morbidity risk and depression and anxiety: A disorder, symptom and trait analysis among cardiac surgery patients. *Psychology, Health & Medicine, 16*(3), 333–345.

Tully, P. J., Cosh, S. M., & Baune, B. T. (2013). A review of the effects of worry and generalised anxiety disorder upon cardiovascular health and coronary heart disease. *Psychology, Health & Medicine, 18*(6), 627–644.

van Melle, J. P., de Jonge, P., Spijkerman, T. A., Tijssen, J. G. P., Ormel, J., van Veldhuisen, D. J., . . . van den Berg, M. P. (2004). Prognostic association of depression following myocardial infarction with mortality and cardiovascular events: A meta-analysis. *Psychosom Med, 66*, 814–822.

Watkins, L. L., Schneiderman, N., Blumenthal, J. A., Sheps, D. S., Catellier, D., Taylor, C. B., & Freedland, K. E. (2003). Cognitive and somatic symptoms of depression are associated with medical comorbidity in patients after acute myocardial infarction. *American Heart Journal, 146*(1), 48–54.

Welin, C., Lappas, G., & Wilhelmsen, L. (2000). Independent importance of psychosocial factors for prognosis after myocardial infarction. *Journal of Internal Medicine, 247*(6), 629–639.

Westin, L., Carlsson, R., Israelsson, B., Willenheimer, R., Cline, C., & McNeil, T. F. (1997). Quality of life in patients with ischaemic heart disease: A prospective controlled study. *Journal of Internal Medicine, 242*(3), 239–247.

Whitmarsh, A., Koutantji, M., & Sidell, K. (2003). Illness perceptions, mood and coping in predicting attendance at cardiac rehabilitation. *British Journal of Health Psychology, 8*(Pt 2), 209–221.

Yusuf, S., Hawken, S., Ounpuu, S., Dans, T., Avezum, A., & Lanas, F. (2004). Effect of potentially modifiable risk factors associated with myocardial infarction in 52 countries (the INTERHEART study): Case-control study. *Lancet, 364*(9438), 937–952.

Ziegelstein, R. C., Fauerbach, J. A., Stevens, S. S., Romanelli, J., Richter, D. P., & Bush, D. E. (2000). Patients with depression are less likely to follow recommendations to reduce cardiac risk during recovery from a myocardial infarction. *Archives of Internal Medicine, 160*(12), 1818–1823.

第 21 章　心肌梗死存活者的生活质量

Magdalena Anna Lazarewicz，Dorota Wlodarczyk，
Geir Arild Espnes

目录

摘要

    生活质量(quality of life，QoL)和健康相关生活质量(health-related quality of life，HRQoL)的概念在文献中被广泛使用,但缺乏统一的定义。然而,人们普遍认为它们是复杂、多维而动态的概念,应当根据积极和消极的指标来评估。HRQoL 这一术语是用来阐明 QoL 与健康疾病之间的关联,一般采用通用及疾病专用工具对其进行评估。

    当前有关心肌梗死后 HRQoL 水平及变化的研究结果尚不一致。一些

研究表明 HRQoL 受心肌梗死的影响极小,而另一些研究则表明 HRQoL 至少在某些方面受到严重影响。此外,还有研究表明 HRQoL 不同维度上的显著变化存在微小波动。这些变化取决于发生心肌梗死后的时间期限及 HRQoL 的不同维度。

众多临床、社会人口学及心理社会学相关特征被认为是心肌梗死存活者的 HRQoL 预测因子。在社会人口特征(如:年龄、性别和教育)中,教育程度越高,预测 HRQoL 的水平越高,但年龄和性别的作用尚不清楚。在心理社会资源方面,自尊和各种社会资源被认为是 HRQoL 的强预测因子,较高水平的心理社会资源可更好预测 HRQoL。

要全面了解心肌梗死及心血管疾病背景下 QoL 的动态变化和复杂程度,还需做更多的工作。但研究结果应满足以患者为中心的全面医疗实践需要。

关键词

生活质量(Quality of life)·健康相关生活质量(Health-related quality of life)·心理社会资源(Psychosocial resources)·自尊(Self-esteem)·社会凝聚力(Social cohesion)·社会支持(Social support)·一般生活满意度(General life satisfaction)·心肌梗死(Myocardial infarction)

引言

医学、药理和临床技术的进步使许多传染病得以消除,并使越来越复杂的医疗程序和拯救生命的外科手术得以顺利进行。在过去 20~30 年里,心肌梗死及其后遗症(从精确药物治疗到成功心脏移植)的医学治疗取得了无可争议的进展。然而,这一进展进而引发了新的临床挑战:需要考虑日益增长的心肌梗死存活者的 QoL,而不仅控制这一群体的发病率或死亡率。欧洲心脏病学学会逐渐意识到有必要普及心脏实践目标,并表明应将维持和改善 QoL 作为不同心脏病患者指南的治疗目标(Fox et al. 2006;Swedberg et al. 2005)。关注患者在治疗和康复期所面临的一系列挑战以及应对挑战的方式和取得的成果(从生理、心理、社会和精神功能方面),已经成为众多医生和研究人员优先考虑的问题(Fox et al. 2006;Swedberg et al. 2005)。如今,在临床医学和健康科学中,人们看到了一种转变,即从单纯关注延长患者的寿命,转向关注提高各个生命阶段的 QoL。关于这种观念转变有一个很好的例子:美国联邦政府健康人群报告的变化过程(as cited in Drewnowski,Evans 2001)。在《健康人 2000》的报道中,提升初级和二级健康的主要目标是延长健康寿命,着眼于死亡率和发病率,并把症状检查表作为不良健康的主要衡量标准。在《2010 年和 2020 年健康人报告》(U.S. DHHS,1998,2008)中,身心健康被重点强调,以帮助人们提高预期寿命和改善 QoL。此外,欧洲也出现类似趋势,例如,《视野 2020》——2014—2020 年的新研究和创新计划(European Commission 2012)。这种观念转变也反映出越来越多的患者期望得到关于疾病和治疗预后的全面信息,以及这两方面对他们 QoL 的影响(Fayers,Machin 2007)。

　　本章将讨论 QoL 的概念,指出一般 QoL 和与 HRQoL 之间的区别,并为临床研究目标提出衡量 QoL 的方法。在这篇介绍之后,将介绍关于心血管患者,尤其是心肌梗死存活者的 HRQoL 的最新知识。

生活质量的概念

　　QoL 的概念直到 20 世纪才在文献中被提及(Fayers,Machin 2007)。尽管这个主题的早期评论家 Shaw 在 1900 年提出 QoL,"幸福"可以"牺牲":"人生最高尚的时候,幸福远远被抛之脑后;幸福不是生活的目标;生活没有目标,它本身就是目的;勇气就是愿意牺牲幸福来换取更高质量的生活"(Fayers,Machin 2007,p. 6)。Fayers 和 Machin(2007)认为,Shaw 在 1900 年提出这个概念后,"QoL"已经成为一个众所周知的词,不需进一步解释。事实上,一些现代研究者认为,至少在西方世界,大多数人普遍熟悉"QoL"这个词,并且直观地理解它的构成,因此不需正式定义(Fayers,Machin 2007)。虽然这种提议令众人满意,但似乎不足以达到科学研究和临床实践的目标。因此,在许多学科(不仅是临床医学、健康和社会科学及哲学,还有经济、地理、文学、建筑、金融或广告学)进行了无数次尝试来阐明 QoL 的概念(Bowling 2001)。

　　在医学、健康和健康相关的社会科学中,QoL 被定义为人类需求满足的程度(Hörnquist 1982),生活的各个方面和人类的社会功能被认为是生活所必需(Mor 1987)……一个人在他或她生活的某个方面中享受重要可能性的程度……("他 / 她是谁"是身体、心理和精神方面的组成部分),归属(人与他 / 她的身体、社会和社区环境的契合)……成为(一个人是否实现了个人目标、希望和愿望")(Raphael et al. 2001,p. 181)。最后,根据世界卫生组织(WHO)的说法,QoL 是"不同文化和价值体系中的个体对他们在生活中所处位置的感受以及对与他们的目的、期望、标准及所关注的事情有关的生活状况的体验"(1995,p. 1405)。QoL 与"个人幸福""健康状况"(Bergner 1987)、"生活满意度"(Campbell 1981)等词已被互换使用。在实施 QoL 评估时,一般利用生理和心理症状检查表对个体的能力、身体、社会活动或日常生活活动(一般由卫生保健人员评估)、疼痛、性表现和疾病对情感、角色、社会功能的影响,认知功能和自我评估的总体生活满意度进行测评（Fayers，Machin 2007）。

以上介绍了各种定义、术语和评估方法，目的在于强调文献中所谓"QoL"究竟是什么尚缺乏一致意见：它的指标是什么？它的真正性质是什么？它通常被认为是一个模糊或无形的概念（Fayers，Machin 2007）。然而，即使没有正式商定的定义，在 QoL 的概念化和运作化中也观察到一些共同趋势。自从 WHO 生活质量评估小组（WHO 1995，the definition was already cited above）对 QoL 概念进行审查以来，关于 QoL 的正式定义和评估方法的建议已发表，医学、健康和社会科学的研究人员对这种结构的一些特征达成了共识。现在人们普遍认为 QoL：

－ 是一个复杂、多维的概念，包括生理、社会、心理、精神方面以及仍较少加以考虑的方面（WHO 1995）

－ 应该从患者的角度进行评估，因此，主观而非"客观"的指标，基于个人对行为、状态和能力的整体评估，以及对行为、状态和能力的满意 / 不满，而不是简单地基于个人的功能报告（Fayers，Machin 2007；WHO 1995）

－ 包括积极（如行动力、角色运作、积极向上、普遍满足感）和消极方面（如依赖药物、疲劳、痛苦、消极萎靡）（Bowling 2001；WHO 1995）

－ 是动态的而非静态的（Moons et al. 2006）

此外，在医疗保健领域，为强调健康方面的关键性，经常使用"HRQoL"一词来消除歧义。在特定语境中，HRQoL 可被用作"疾病特异性 QoL"（例如，MI- 特异性 QoL）或"疾病后 HRQoL"（如 MI 后 HRQoL），以此来表示同时考虑了特定疾病的独特性。这些术语的使用清楚区分了患者所述的健康 / 疾病结果和更一般意义上的 QoL，当然这也包括诸如收入是否富足、住房是否充足或对周围环境的看法等方面内容（Bowling 2001；Fayers，Machin 2007）。

健康相关生活质量

HRQoL 着眼于感知健康状况对拥有幸福而充实生活能力的影响（Bullinger et al. 1993）。该理论融入 WHO 对健康的定义中，即"完全的生理、心理和社会健康状态，而不仅是没有疾病或虚弱"（1946，p. 100）。综上所述，HRQoL 是一个包含幸福和生活的积极（最佳）和消极（病态）方面的概念。它是多维度的，包括生理、心理和社会功能，整体生活满意度 / 幸福感，以及对健康状况的感知，还有其他维度，包括对治疗、亲密关系、性功能、睡眠障碍、疼痛和症状的满意度（Bowling 2001）。焦虑和抑郁常被纳入 HRQoL 中，尤其在慢性或晚期疾病患者群体中（Fayers，Machin 2007）。HRQoL 是一个动态概念，因为随着健康状况的变化，个人需求、人际关系、生活经历以及对生活的总体看法也会发生变化（Sherwood et al. 1977 as cited in Bowling 2001）。

临床环境中,HRQoL——作为一种患者主观自评的结果度量——是对发病率、治疗反应和生存的重要信息补充("经典"而"毋庸置疑"的临床结果度量)(Fayers,Machin 2007)。考虑到患者自评结果,我们不仅要看如何预防死亡,还要了解如何改善生活。将只有患者才知道的价值观融入研究临床实践中,反映了一种以患者为中心的医疗发展趋势(Sullivan 2003)。同时,HRQoL 的评估在预测发病率和生存率方面也具有重要意义(Dixon et al. 2001;Ernstsen et al. 2011;Norekvål et al. 2010;Svärdsudd,Tibblin 1990)。

与 QoL 一样,HRQoL 也缺乏一个公认的定义。因此,在回顾现有的研究时,记住不同作者以不同方式理解和引用这个概念是相当重要的。然而,大多数操作化似乎都符合 WHO 质量管理体系评估小组 1995 年对质量管理体系的定义,并符合上述公认的这一体系的特征。

心肌梗死存活者的健康相关生活质量的评估:方法问题

临床实践和研究中评估 HRQoL,首先要明确 HRQoL 的定义及其操作程序。然后,选择(或准备)一份满足特定心理评估标准的调查表,并在提供适当和所需的信息后进行。文献中已广泛描述了为大量心理特征评估而开发和测试新 QoL 仪器的标准方法,本章将不再赘述(可见 Fayers,Machin 2007)。根据特定目的选择评估方法时,可以选择通用和疾病专用的工具。

用于评估健康相关生活质量的通用及疾病专用工具

一般 HRQoL 工具适用于健康人、患者及处于各种环境的人群。因此,这往往是一个很好的选择,例如,心肌梗死存活者的 QoL 和健康人相比较。通用工具通常是多维度的(如测量生理、社交和情感功能以及对整体 QoL 的调查)。可靠而有效的通用 HRQoL 工具包括:Hunt 等(1981)开发的 Nottingham 健康概况(NHP),Ware 等(1993)开发的临床结果研究 36 项短表(SF-36),Brooks 和 EuroQoL 课题组(1996)提出的的 EuroQoL(EQ-5D),或 WHOQOL 课题组开发的 WHOQOL-100 和 WHOQOL-Bref(1998)。上述评估工具均存在允许跨文化差异的文化及语言适应性。

特定疾病 HRQoL 评估工具可测评特定疾病或条件对 QoL 的影响。与一般评估工具相比,它们在临床及测评变化方面更敏感,并且能更好区别疾病分类中亚组之间的差异(Wiebe et al. 2003)。但它们不能用于与对照组中的健康人或其他健康状态的患者进行比较。专门检查心绞痛或心肌梗死对 QoL 影响的评估工具包括:西雅图心绞痛问卷(Spertus et al. 1995),MacNew 问卷(Dixon et al. 2002),或心肌梗死的量纲评估量表(Thompson et al. 2002)。Thompson 和

Yu（2003）对上述问卷进行了激烈讨论。

健康相关生活质量量表与单条目量表比较

经典测评理论通常是一致的，认为单条目相对于多条目的测量相对不利，因为多条目会消除测评的随机误差，因此结果会更加可靠而精确（Gardner et al. 1998）。单一的 QoL 指标通常被认为随时间推移而变得不可靠（Fayers，Machin 2007），并对特定的治疗效果反应更迟钝（Bernhard et al. 2001），此外，一般而言，与多条目问卷相比，单条目量表所提供的参与者 QoL 的信息更少。使用单条量表也使一些分析受到限制或复杂化，因为不是所有的参数分析都具有非参数对等项。然而，单条量表也有很多优点，譬如它们是测评 QoL 最简单的方法（Boer et al. 2004），且更容易使用（Fayers，Machin 2007），此外，与多条目问卷相较，对参与者的负担（Cunny，Perri 1991）更轻。这种简单易用性可以防止数据丢失，从而提高操作效率，如数据输入和数据分析（Boer et al. 2004）。一般来说，有效、可靠和反应灵敏的单条目问卷在临床应用中非常有效（特别是当参与者病情严重、注意力不集中、视力不佳时，他们会感到疼痛），或者，当对一组广泛的变量同时进行测量时，例如，在基于人群的健康调查中，一些研究使用了单条自我评定的健康问卷，并发现单条目量表是未来健康、发病率、死亡率和健康服务出勤率的良好预测因子（Idler，Benjamini 1997）。

一些关于一般生活满意度或总体 QoL 的单项问卷以前就被用于临床和以人群为基础的研究，并与多条目问卷进行比较。基于这些比较，它们被发现是具有良好有效性和可靠性的工具，此外，能够对基于分布的响应性进行适度估计，具有良好的响应能力（例如，Boer et al. 2004，使用总体 QoL 的视觉模拟量表，并与 SF-20 和 Rotterdam 症状检查表进行比较，或者 Kuppens et al. 2008，对 37 个国家的总体生活满意度和生活满意度单项测量结果进行比较）。

健康相关生活质量的数据收集过程

根据心理测评的方法学建议，HRQoL 评估应在可比较控制的环境中进行（最好是一个安静的房间，有研究员/调查员在场，没有第三方），以及特定问卷应始终按照条目的顺序或以图形的方式呈现。缺乏研究人员对调查情况填写的质控可能造成一个严重的方法问题。然而，这些规则近年来似乎有所放松。例如，越来越多的人接受只使用完整量表中选定的子量表（Schulz，Schwarzer 2003）或使用网上公布的问卷或调查的电子版本（Eysenbach，Wyatt 2002），它们经过图形化修饰，显然是在研究人员在无法控制的环境中填写的。

关于心肌梗死后的生活质量我们了解多少?

先前的一些研究表明 HRQoL 对一般人群和心脏病患者的发病率和死亡率(Svärdsudd,Tibblin 1990)具有重要的预测作用(Dixon et al. 2001;Ernstsen et al. 2011;Norekvål et al. 2010)。

心肌梗死后健康相关生活质量水平

同时,大量的研究表明心脏病患者(如缺血性心脏病、稳定性心绞痛、冠状动脉疾病或慢性心力衰竭)的 QoL 明显下降。然而,对于心肌梗死存活者来说,上述情况仍不清楚。Simpson 和 Pilote(2003)对心肌梗死后的 QoL 进行了系统回顾,发现心肌梗死对 HRQoL 的影响最小。另一方面,以人群为基础的研究中有一些例子表明在心肌梗死前和心肌梗死后 HRQoL 之间存在显著差异(van Jaarsveld et al. 2001),并且与特定年龄的健康对照组相比,心肌梗死存活者的 HRQoL 至少在某些方面显著降低,无论是在短期(最长 12 个月)还是在长期来看(心肌梗死后至少 1 年)(Brink et al. 2005;Pettersen et al. 2008a;Schweikert et al. 2009)。Simpson 和 Pilote (2003)注意到:在他们回顾的一些研究中,测评工具可能不够敏感,无法识别 HRQoL 中的差异/变化。

HUNT 研究[the Nord-Trøndelag Health Study (Hunt)]是世界上以人口为基础的最大的健康调查和生物数据库之一,是一个独特的个人和家庭病史数据库,收集的数据来源于 Nord-Trøndelag 县(挪威)的 20 岁以上公民,其中包括三次调查:1985—1986 年间的 HUNT1,1995~1997 年间的 HUNT2,2006—2008 年间的 HUNT3。共 77 212 人参加 HUNT1(97% 的应答和参与率),65 237 人参加 HUNT2(81%),50 807 人参与 HUNT3(71%)。目前,它是一个纳入约 106 446 名成年人信息的数据库(Krokstad et al. 2012),但同时也没有确定性结论。本章的作者分析 HUNT 人群中心肌梗死存活者和无心肌梗死患者在 HRQL 方面的差异。一项研究中,利用 20 年中的 3 次评估调查长期心肌梗死男性存活者(n=64)和无心肌梗死患者(n=768)的 HRQL 差异。这些分析包括躯体 HRQoL 指标(日常生活损伤和自我评价健康)和一般生活满意度。3 项 HUNT 测评中,心肌梗死存活者的躯体 HRQoL 显著低于无心肌梗死男性患者,但总体生活满意度没有显著差异。另一项研究也对心肌梗死存活者(n=780)和无心肌梗死患者(n=44 820)的 HRQL 进行分析,当调整社会人口学、健康、生活方式和心理社会资源等因素时,心肌梗死经历从短期而非长期(10 年)的角度可预测较差的躯体 HRQoL,它不是认知 HRQoL(一般生活满意度)的重要预测因子或情绪 HRQoL(焦虑、抑郁和积极情绪)(Lazarewicz et al. 2014, unpublished thesis）。总之，根据调查的 HRQoL 指标和分析中所包含的时间角度，得出的结果大相径庭。

心肌梗死后健康相关生活质量随时间的变化

研究结果还表明，心肌梗死后 HRQoL 是否以及如何随时间变化而不一致，此外，还指出其不同维度的微小波动（Eriksson et al. 2012）和显著变化（Kristofferzon et al. 2005），以及 HRQoL 恶化和改善的结果也可在文献中找到。Simpson 和 Pilote（2003）得出的结论是，心肌梗死后生理 HRQoL（身体能力、症状、功能状态和一般健康观念）下降。然而，大多数患者的 HRQoL "随时间推移而提高到正常水平"（P507）（the studies reviewed by Simpson, Pilote followed the patients since an MI up to max. 5 years after it）。此外，随时间推移，在角色实现、对正常和社会活动的追求（Lacey, Walters 2003）、身体功能、活力或社会功能等方面都有所增加（Kristofferzon et al. 2005）。

这些结果在基于 HUNT 数据的研究中也得到了证实（Lazarewicz et al. 2014, unpublished thesis）。在已经被引用的研究中，分析了男性心肌梗死存活者和未发生心肌梗死的男性 HRQoL 在 20 年内的变化，两组患者的躯体HRQoL 均随时间下降，但总体生活满意度随时间增加。在心肌梗死存活者的病例中，这种增加在研究的前 10 年期间尤其显著，而在研究的后期则不显著。这表明心肌梗死的经历可能会对一般生活满意度产生延迟的负面影响，在心肌梗死后（超过 20 年）的一段时间内抑制 HRQoL 的增加（而在无心肌梗死患者中，一般生活满意度增加）。

综上所述，国内外研究结果表明，心肌梗死后 HRQoL 的变化是动态的，其变化方向（增加或减少）取决于心肌梗死后的时间（Pettersen et al. 2008a；Simpson, Pilote 2003）以及 HRQoL 的调查维度。

心肌梗死后健康相关生活质量的临床和社会人口学预测因素

除心肌梗死后时间，先前的研究提出了影响心肌梗死存活者 HRQoL 的一些临床及社会人口学特征。在临床因素方面中，通常可预测心肌梗死存活者未来的 HRQoL 较低的因素如下：既往（额外的）心肌梗死病史（Pettersen et al. 2008a），左室射血分数高（Pettersen et al. 2008b），动脉粥样硬化高风险因素（高血压、血脂异常、肥胖、吸烟）（Arendarczyk, Loboz-Grudzien 2000），心肌梗死治疗的介入方式（Beck et al. 2001），再入院，心肌梗死以外的冠心病表现，心绞痛，合并症和较低的 HRQoL 基线（Beck et al. 2001；Brink et al. 2005；Emery et al. 2004）。社会人口学因素也经常被发现影响心肌梗死后的 QoL 水平；然而，其作用并不明确。高等教育、较高的社会经济地位和较高的年龄通常预示着较高的 HRQoL(Beck et al. 2001;Pettersen et al. 2008a;Simpson,Pilote 2003)。然而,最近的一项研究中,QoL 水平随着年龄增长而下降,有趣的是,心肌梗死存活者的下降幅度小于普通人群(Schweikert et al. 2009)。此外,性别在心肌梗死后 HRQoL 预测中的作用尚不清楚。一些研究结果表明 HRQoL 几乎没有性别差异(Kristofferzon et al. 2005;Lazarewicz et al. 2014,unpublished thesis),而一些研究结果则报道:女性心肌梗死存活者的 HRQoL 明显低于男性(Brink et al. 2005;Emery et al. 2004;Pettersen et al. 2008a;Wrzesiewski,Wlodarczyk 2012)。另一项研究表明,女性心肌梗死患者的 HRQoL 改善速度(发生在病情最初的恶化后)比男性慢(Norris et al. 2004)。此外,男、女性患者的心肌梗死后 HRQoL 存在不同的决定因素(Pettersen et al. 2008a)。

Pettersen 等(2008b)认为,由于患者的选择、心肌梗死发生到 HRQoL 评估之间的时间间隔、潜在预测因子以及 HRQoL 测评方法等方面的差异,研究中所发现的 HRQoL 决定因素在不同研究中存在差异。值得注意的是,大多数前瞻性研究在评估多维 QoL 水平、样本量(尤其是女性和老年心肌梗死存活者的代表性较差)以及随访时间等方面都存在局限性。

健康相关生活质量的积极心理社会预测因子

上述的研究大多着眼于寻找导致 HRQoL 恶化的因素。对于那些避免 HRQoL 恶化并促进其提升的因素的相关研究是新近开始的,并逐渐为众人关注。人们对这一健康研究领域的兴趣迅速增长,这反映出有益健康方法的日益流行(Antonovsky 1987)以及一般的积极心理学(例如,Seligman,Csikszentmihalyi 2000;Snyder,Lopez 2005)。对 HRQoL 本身的兴趣是朝着健康科学中更积极的方向迈出的第一步。而对 HRQoL 的积极决定因素的兴趣似乎是重要的下一步。

在 HRQoL 的积极决定因素和适应慢性病方面的研究主要集中在心理和社会特征上,通常被称为"心理社会资源"。心理社会资源被定义为"个体差异和社会关系对生理和心理健康结局(Taylor,Broffman 2011,p.1)、健康及 QoL 有利影响的资源"。心理和社会因素能够影响人们对待生活环境的方式(如压力或躯体疾病),进而影响其健康和 HRQoL。文献中普遍提及的一点是:该想法与 Lazarus 和 Folkman(1984)的可重复性压力认知模型一致,其中个人和社会应对资源被概念化为压力理论模型的要素。一些积极的心理资源在文献中被广泛提及,譬如自尊(Rosenberg 1965)、自我效能感(Bandura 1997)、乐观(Scheier,Carver 1985)、注意力集中(Antonovsky 1987)以及来源于家庭、朋友或更广泛的社区团体的社会资源的方方面面,或简单概括为社会凝聚力、社会支持或社区意识(Schwarzer,Leppin 1991)。将这些因素纳入心肌梗死存活者的研究中至关重要（Wrzesniewski, Wlodarczyk 2012），然而越来越多的研究着眼于选定的资源和 HRQoL，心脏病患者相关研究亦是如此。

例如，自尊心越强，CABG 后生理和心理恢复越好（Artinian et al. 1993）。这也是手术后 1~2 年预测 QoL 的一个重要因素（Dantas et al. 2002）。在一项研究中，其研究对象是老年（60 岁以上）心血管疾病患者，目的在于探究 12 个月内患者的自尊心强烈程度与随后的生理和心理功能的维持或改善是否相关，特别是在女性中（比人口统计学和临床因素更能预测生理和心理社会功能）（Forthofer et al. 2001）。在一项纳入 96 名女性心肌梗死存活者的横断面研究中，强烈的自尊心显著预示更高的多维 QoL 水平（4 个维度即健康和功能、社会经济因素、心理和 / 或精神及家庭生活）（Wingate 1995）。

良好的社会资源对心脏病患者 HRQoL 的各个方面也有积极影响（Bennett et al. 2001；Emery et al. 2004）。研究发现，冠状动脉事件后缺乏社会支持与男性（Conn et al. 1991）、女性（Lett et al. 2005）生理和心理状况的恶化有关。然而，当考虑到性别和年龄差异时，结果并不完全一致（e.g., Emery et al. 2004）。配偶、伴侣或知己的缺失往往会导致更严重的抑郁，这种现象在男性患者身上表现得尤为明显（e.g., Frasure-Smith et al. 1999）。在另一项研究中（利用了其他测评工具），在急性心肌梗死恢复期的第 1 年，社会支持缺乏也与抑郁程度严重及健康状况不佳显著相关，但在女性患者中尤为明显（Leifheit-Limson et al. 2010）。

基于 HUNT 人群（n = 55 253）的一项横断面研究（Lazarewicz et al. 2014, unpublished thesis）证实了自尊（作为心理资源的一个例子）和社会凝聚力（作为社会资源的一个例子）对心肌梗死存活者 HRQoL 的生理、认知和情感维度在 10 年期间有显著预测作用。

综上所述，关于心脏病患者 HRQoL 与心理社会资源关系的相关研究通常将较低（有限）的心理社会资源与较差的 HRQoL 联系在一起，而较高（更广泛）的心理社会资源与较好的 HRQoL 联系在一起，不仅与其情感或认知维度有关，也与其躯体维度有关。然而值得注意的是，这些 HRQoL 的心理社会预测因子似乎与其心理和社会方面交相重叠，并被研究者们概念化。例如，社会凝聚力不是 HRQoL 的预测指标，而是它的社会方面被理解为"个人对其生活中的人际关系和社会角色的感知"（WHO 1995, p. 1405）。自尊有时也被纳入到 QoL 结构中作为它的"特定方面"（Fayers, Machin 2007）。这一问题似乎主要反映了 QoL 构建的巨大复杂性。

临床意义

为了有效提高心肌梗死存活者的长期 HRQoL，心脏康复实践应支持开发心理社会资源,例如,成长或至少防止自尊受伤或发展或重新定义生活的社会环境。开发这些资源是一项具有挑战性的行动,但其挑战可由卫生保健专业人员解决。例如,在日常交流中,自尊可以通过正确(而非幼稚化)使用积极的援助方(在康复和治疗过程中表扬)来支持,例如,"我对你的应对能力印象深刻"。遵循所有这些建议可能具有挑战性。"你做得很好"。此外,可用补偿过程进行选择性优化(Freund,Baltes 1998),还应支持和加强选择重要的职能领域,学习新技能以优化绩效并弥补这些缺陷。这可能会阻止患者只关注经历过的损失(例如,身体素质下降,需要放弃旧习惯),并帮助重新定义生活的新领域,这些可能是建立特定自尊的基础。卫生保健专业人员对心肌梗死存活者社会资源水平(例如,社会凝聚力)的认识也很重要。在医疗或社会福利环境中创造一个最佳的社会环境可能有助于改善 HRQoL,包括降低日常生活损害。

　　一般来说,对心肌梗死存活者和其他心血管疾病患者 HRQoL 的研究结果支持需要一个全面的、整体的、跨学科的、以患者为中心的医疗实践,超越检查室,包括社区层面的改变和干预。

结论

　　QoL 的概念在文献中被广泛使用,但缺乏统一正式定义。然而,近期大多数操作似乎都符合 WHO 生活质量评估小组提出的相关定义,即"不同文化和价值体系中的个体对他们在生活中所处位置的感受以及对与他们的目的、期望、标准及所关注的事情有关的生活状况的体验"(1995,p. 1405)。它是一个复杂、多维的动态概念,应以积极和消极的主观指标为基础进行评价。HRQoL 这一术语经常被用来阐述 QoL 与健康疾病之间的关联。

　　先前研究已证明,HRQoL 低下对一般人群和心脏病患者的发病率和死亡率有深远的负面影响:大量研究表明在心脏病患者群体中,HRQoL 显著降低。然而,心肌梗死存活者的 HRQoL 尚不得而知。一些研究表明,HRQoL 受心肌梗死的影响最小,而另一些研究表明,无论是从短期还是长期来看,HRQoL 至少在某些方面受到严重影响。这些研究的结果也显示 HRQoL 在心肌梗死后是否以及如何随时间变化的不一致:在不同维度上从微小波动到显著变化的研究。这些动态变化可能随心肌梗死(初始恶化后,有改善)和 HRQoL 的不同维度而变化。

　　许多临床和社会人口学因素被认为是心肌梗死存活者 HRQoL 的预测因子。在社会人口特征中,高等教育、较高的社会经济地位和较高的年龄通常预示着较高的 HRQoL,但年龄和性别的作用尚不清楚。然而,在大多数研究中,女性心肌梗死存活者的 HRQoL 明显低于男性,并且女性心肌梗死患者的

HRQoL 改善速度（发生在病情最初的恶化后）比男性慢。

　　社会心理资源在普通人群和心肌梗死存活者中的重要性也备受关注。其中，自尊和各种社会资源被认为是 HRQoL 的强预测因子（通常比临床和人口因素更强），较高的心理社会资源水平预示着更好的健康和 QoL。

　　然而，在心肌梗死和心血管疾病的背景下，要充分了解 QoL 的动态性和复杂性还需要做更多工作。由于先前的注意力主要集中在病理和预防损失上，特别是对与 HRQoL 的积极相关因素和决定因素所知甚少。此外，许多研究的结果应谨慎解释或概括，因为它们往往有一些方法上的局限性。前瞻性研究通常只进行很短时间（通常是心肌梗死后的几个月到 1 年），且主要集中在中年男性人群，女性和老年心肌梗死患者通常没包括或代表性不足。这些研究认识到有必要对女性和老年心肌梗死存活者的 HRQoL 进行调查，通常只研究女性（或老年患者），因此无法进行性别和年龄比较。只有一些研究有一个对照组，允许检查确认的关系或差异是否确实针对心肌梗死存活者。此外，在许多前瞻性研究中，QoL 或 HRQoL 没有明确定义，或者一个与 HRQoL 相似但不完全相同的结构（例如，自我评价的心理社会适应或功能）被作为结果来衡量。

　　因此，为充分了解心肌梗死后 HRQoL 的动态变化，以及不同性别和年龄的心理社会资源与 HRQoL 之间的关系，还需要更多研究，特别是在女性和老年人样本中平衡致病和有益健康的取向。

（丁洁　译，马文林、刘瑞平　校）

参考文献

Antonovsky, A. (1987). *Unravelling the mystery of health: How people manage stress and stay well*. San Francisco: Jossey-Bass.

Arendarczyk, M., & Loboz-Grudzien, K. (2000). Jakość życia chorych w dwa lata po zawale serca 2. Ocena wpływu czynników [Quality of life two years after MI. Assessment of predictors impact]. *Polski Merkuriusz Lekarski, 44*, 94–97.

Artinian, N. T., Duggan, C., & Miller, P. (1993). Age differences in patient recovery patterns following coronary artery bypass surgery. *American Journal of Critical Care, 2*, 453–461.

Bandura, A. (1997). *Self-efficacy: The exercise of control*. New York: Freeman.

Beck, C. A., Joseph, L., Belisle, P., & Pilote, L. (2001). Predictors of quality of life 6 months and 1 year after acute myocardial infarction. *American Heart Journal, 142*(2), 271–279.

Bennett, S. J., Perkins, S. M., Lane, K. A., Deer, M., Brater, D. C., & Murray, M. D. (2001). Social support and health-related quality of life in chronic heart failure patients. *Quality of Life Research, 10*, 671–682.

Bergner, M. (1987). Development, testing and use of the sickness impact profile. In S. R. Walker & R. M. Rosser (Eds.), *Quality of life: Assessment and application* (pp. 79–94). Lancaster: MTP Press.

Bernhard, J., Sullivan, M., Hürny, C., Coates, A. S., & Rudenstam, C.-M. (2001). Clinical relevance of single item quality of life indicators in cancer clinical trials. *British Journal of Cancer, 84*, 1156–1165.

Bosworth, H. B., Siegler, I. C., Olsen, M. K., Brummett, B. H., Barefoot, J. C., Williams, R. B., et al. (2000). Social support and quality of life in patients with coronary artery disease. *Quality of Life Research, 9*, 829–839.

Bowling, A. (2001). *Measuring disease* (2nd ed.). Philadelphia: Open University Press.

Brink, E., Grankvist, G., Karlson, B. W., & Hallberg, L. R. (2005). Health-related quality of life in women and men one year after acute myocardial infarction. *Quality of Life Research, 14*(3), 749–757.

Brooks, R., & EuroQoL Group. (1996). EuroQoL: The current state of play. *Health Policy, 37*, 53–72.

Bullinger, M., Anderson, R., Cella, D., & Aaronson, N. (1993). Developing and evaluating cross-cultural instruments from minimum requirements to optimal models. *Quality of Life Research, 2*, 451–459.

Campbell, A. (1981). *The sense of well-being in America: Recent patterns and trends.* New York: McGraw-Hill.

Conn, V. S., Taylor, S. G., & Abele, P. B. (1991). Myocardial infarction survivors: Age and gender differences in physical health, psychosocial state and regimen adherence. *Journal of Advanced Nursing, 16*, 1026–1034.

Cunny, K. A., & Perri, M. (1991). Single-item vs. multi-item measures of quality of life. *Psychological Reports, 69*, 127–130.

Dantas, R. A., Motzer, S. A., & Ciol, M. A. (2002). The relationship between quality of life, sense of coherence and self-esteem in persons after coronary artery bypass graft surgery. *International Journal of Nursing Studies, 39*(7), 745–755.

de Boer de, A. G. E. M., van Lanschot, J. J. B., Stalmeier, P. F. M., van Sandick, J. W., Hulscher, J. B. F., de Haes, J. C. J. M., & Sprangers, M. A. G. (2004). Is a single-item visual analogue scale as valid, reliable and responsive as multi-item scales in measuring quality of life? *Quality of Life Research, 13*, 311–320.

Dixon, T., Lim, L. L., & Heller, R. F. (2001). Quality of life: An index for identifying high-risk cardiac patients. *Journal of Clinical Epidemiology, 54*, 952–960.

Dixon, T., Lim, L. L., & Oldridge, N. B. (2002). The MacNew heart disease health-related quality of life instrument: Reference data for users. *Quality of Life Research, 11*, 173–183.

Drewnowski, A., & Evans, W. J. (2001). Nutrition, physical activity, and quality of life in older adults: Summary. *Journal of Gerontology, 56*(Spec. 2), 89–94.

Emery, C. F., Frid, D. J., Engebretson, T. O., Alonzo, A. A., Fish, A., Ferketich, A. K., et al. (2004). Gender differences in quality of life among cardiac patients. *Psychosomatic Medicine, 66*(2), 190–197.

Eriksson, M., Asplund, K., Hochwälder, J., & Svedlund, M. (2012). Changes in hope and health-related quality of life in couples following acute myocardial infarction: A quantitative longitudinal study. *Scandinavian Journal of Caring Sciences, 27*, 295–302. doi:10.1111/j.1471-6712.2012.01032.x.

Ernstsen, L., Nilsen, S. M., Espnes, G. A., & Krokstad, S. (2011). The predictive ability of self-rated health on ischaemic heart disease and all-cause mortality in elderly women and men: The Nord-Trøndelag Health Study (HUNT). *Age and Ageing, 40*, 105–111. doi:10.1093/ageing/afq141.

European Commission. (2012). *FP7 cooperation work programme: Health 2013.* ftp://ftp.cordis.europa.eu/pub/fp7/health/docs/fp7-health-wp-2013_en.pdf. Assessed 12 Sept 2013.

Eysenbach, G., & Wyatt, J. (2002). Using the internet for surveys and health research. *Journal of Medical Internet Research, 4*(2), e13. doi:10.2196/jmir.4.2.e13.

Fayers, P. M., & Machin, D. (2007). *Quality of life. The assessment, analysis and interpretation of patient-reported outcomes.* Chichester: Wiley.

Forthofer, M. S., Janz, N. K., Dodge, J. A., & Clark, N. M. (2001). Gender differences in the associations of self esteem, stress and social support with functional health status among older adults with heart disease. *Journal of Women & Aging, 13*(1), 19–37. doi:10.1300/

J074v13n01_03.

Fox, K., Garcia, M. A., Ardissino, D., Buszman, P., Camici, P. G., Crea, F., et al. (2006). Guidelines on the management of stable angina pectoris: executive summary: The Task Force on the Management of Stable Angina Pectoris of the European Society of Cardiology. *European Heart Journal, 27*(11), 1341–1381.

Frasure-Smith, N., Lesperance, F., Juneau, M., Talajic, M., & Bourassa, M. G. (1999). Gender, depression, and one-year prognosis after myocardial infarction. *Psychosomatic Medicine, 61* (1), 26–37.

Freund, A. M., & Baltes, P. B. (1998). Selection, optimization, and compensation as strategies of life-management: Correlations with subjective indicators of successful aging. *Psychology and Aging, 13*, 531–543.

Gardner, D. G., Cumming, L. L., Dunham, R. B., & Pierce, J. L. (1998). Single-item versus multiple-item measurement scales: An empirical comparison. *Education and Psychological Measurement, 58*, 898–915.

Hörnquist, J. O. (1982). Quality of life: Concept and assessment. *Scandinavian Journal of Social Medicine, 18*, 69–79.

Hunt, S. M., McKenna, S. P., McEwen, J., Williams, J., & Papp, E. (1981). The Nottingham health profile: Subjective health status and medical consultations. *Social Science & Medicine. Part A: Medical Psychology & Medical Sociology, 15*(3), 221–229. doi:10.1016/0271-7123(81)90005-5.

Idler, E. L., & Benjamini, Y. (1997). Community studies reporting associations between self-rated health and mortality: Additional studies, 1995–1998. *Research on Aging and Health, 21*, 392–401.

Kristofferzon, M. L., Lofmark, R., & Carlsson, M. (2005). Coping, social support and quality of life over time after myocardial infarction. *Journal of Advanced Nursing, 52*(2), 113–124.

Krokstad, S., Langhammer, A., Hveem, K., Holmen, T. L., Midthjell, K., Stene, T. R., et al. (2012). Cohort profile: The HUNT study, Norway. *International Journal of Epidemiology, 41*(4). doi:10.1093/ije/dys095.

Kuppens, P., Realo, A., & Diener, E. (2008). The role of positive and negative emotions in life satisfaction judgment across nations. *Journal of Personality and Social Psychology, 95*(1), 66–75.

Lacey, E. A., & Walters, S. J. (2003). Continuing inequality: Gender and social class influences on self-perceived health after a heart attack. *Journal of Epidemiology & Community Health, 57*, 622–627.

Lazarewicz, M. A., Wlodarczyk, D., Espnes, G. A. (2014). Changes in QoL in female and male MI-survivors: The role of age, self-esteem and social embeddedness. A prospective study based on HUNT 1, 2 and 3. Warsaw: Medical University of Warsaw (*unpublished doctoral thesis available in the university library*).

Lazarus, R. S., & Folkman, S. (1984). *Stress, appraisal, and coping*. New York: Springer.

Leifheit-Limson, E. C., Reid, K. J., Kasl, S. V., Lin, H., Jones, P. G., Buchanan, D. M., et al. (2010). The role of social support in health status and depressive symptoms after acute myocardial infarction: Evidence for a stronger relationship among women. *Circulation Cardiovascular Quality and Outcomes, 3*(2), 143–150. doi:10.1161/CIRCOUTCOMES.109.899815.

Lett, H. S., Blumenthal, J. A., Babyak, M. A., Strauman, T. J., Robins, C., & Sherwood, A. (2005). Social support and coronary heart disease: Epidemiologic evidence and implications for treatment. *Psychosomatic Medicine, 67*, 869–878.

Moons, P., Budts, W., & DeGeest, D. (2006). Critique on the conceptualization of quality of life: A review and evaluation of different conceptual approaches. *International Journal of Nursing Studies, 43*, 891–901.

Mor, V. (1987). Cancer patients' quality of life over the disease course: Lessons from the real world. *Journal of Chronic Disease, 40*(6), 535–544.

Norekvål, T. M., Fridlund, B., Rokne, B., Segadal, L., Wentzel-Larsen, T., & Nordrehaug, J. E. (2010). Patient-reported outcomes as predictors of 10-year survival in women after acute myocardial infarction. *Health and Quality of Life Outcomes, 8*, 140–150.

Norris, C. M., Ghali, W. A., Galbraith, P. D., Graham, M. M., Jensen, L. A., Knudtson, M. L., & the APPROACH Investigators. (2004). Women with coronary artery disease report worse health-related quality of life outcomes compared to men. *Health and Quality of Life Outcomes, 2*, 21. doi:10.1186/1477-7525-2-21 (2004).

Pettersen, K. I., Reikvam, A., Rollag, A., & Stavem, K. (2008a). Understanding sex differences in health-related quality of life following myocardial infarction. *International Journal of Cardiology, 130*, 449–456.

Pettersen, K. I., Kvan, E., Rollag, A., Stavem, K., & Reikvam, A. (2008b). Health-related quality of life after myocardial infarction is associated with level of left ventricular ejection fraction. *BMC Cardiovascular Disorder, 8*, 28. doi:10.1186/1471-2261-8-28 (2008).

Raphael, D., Renwick, R., Brown, I., Steinmetz, B., Sehdev, H., & Phillips, S. (2001). Making the links between community, structure and individual well-being: Community quality of life in Riverdale, Toronto, Canada. *Health and Place, 7*, 179–196.

Rosenberg, M. (1965). *Society and the adolescent self-image.* Princeton: Princeton University Press.

Scheier, M. F., & Carver, C. S. (1985). Optimism, coping and health: Assessment and implications of generalized outcome expectancies. *Health Psychology, 4*, 219–247.

Schulz, U., & Schwarzer, R. (2003). Soziale Unterstützung bei der Krankheitsbewältigung. Die Berliner Social Support Skalen (BSSS) [Social support in coping with illness: The Berlin Social Support Scales (BSSS)]. *Diagnostica, 49*, 73–82.

Schwarzer, R., & Leppin, A. (1991). Social support and health: A theoretical and empirical overview. *Journal of Personal and Social Relationships, 8*, 99–127.

Schweikert, B., Hunger, M., Meisinger, C., Konig, H. H., Gapp, O., & Holle, R. (2009). Quality of life several years after myocardial infarction: Comparing MONICA/KORA registry to the general population. *European Heart Journal, 30*(4), 436–443.

Seligman, M. E., & Csikszentmihalyi, M. (2000). Positive psychology. An introduction. *The American Psychologist, 55*(1), 5–14.

Sherwood, S. J., Morrison, J., Mor, V., & Gutkin, C. (1977). *Compendium of Measures for Describing and Assessing Long Term Care Populations.* Boston, MA: Hebrew Rehabilitation Center for the Aged.

Simpson, E., & Pilote, L. (2003). Quality of life after acute MI: A systematic review. *Canadian Journal of Cardiology, 19*(5), 507–511.

Snyder, S. R., & Lopez, J. (2005). *Handbook of positive psychology.* New York: Oxford University Press.

Spertus, J. A., Winder, J. A., Dewhurst, T. A., Deyo, R. A., Prodzinski, J., McDonell, M., & Fihn, S. D. (1995). Development and evaluation of the Seattle Angina questionnaire: A new functional status measure for coronary artery disease. *Journal of the American College of Cardiology, 25*, 333–341.

Sullivan, M. (2003). The new subjective medicine: Taking the patient's point of view on health care and health. *Social Science & Medicine, 56*(7), 1595–1604.

Svärdsudd, K., & Tibblin, G. (1990). Is quality of life affecting survival? The study of men born in 1913. *Scandinavian Journal of Primary Health Care, 1*, 55–60.

Swedberg, K., Cleland, J., Dargie, H., Drexler, H., Follath, F., Komajda, M., et al. (2005). Guidelines for the diagnosis and treatment of chronic heart failure: executive summary (update 2005): The Task Force for the Diagnosis and Treatment of Chronic Heart Failure of the European Society of Cardiology. *European Heart Journal, 26*(11), 1115–1140. doi:10.1093/eurheartj/ehi204.

Taylor, S. E., & Broffman, J. I. (2011). Chapter one – psychosocial resources: Functions, origins, and links to mental and physical health. *Advances in Experimental Social Psychology, 44*, 1–57.

Thompson, D. R., & Yu, C.-M. (2003). Quality of life in patients with coronary heart disease-I: Assessment tools. *Health and Quality of Life Outcomes, 1*, 42. doi:10.1186/1477-7525-1-42.

Thompson, D. R., Jenkinson, C., Roebuck, A., Lewin, R. J. P., Boyle, R. M., & Chandola, T. (2002). Development and validation of a short measure of health status for individuals with acute myocardial infarction: The myocardial infarction dimensional assessment scale (MIDAS). *Quality of Life Research, 11*, 535–543.

U.S. Department of Health and Human Services. (1998). *Healthy People 2010 Objectives: Draft for Public Comment*. Washington, DC: U.S. Government Printing Office.

U.S. Department of Health and Human Services. (2008). *Phase I Report Recommendations For The Framework And Format Of Healthy People 2020*. Washington, DC: U.S. Government Printing Office.

van Jaarsveld, C. H., Sanderman, R., Miedema, I., Ranchor, A. V., & Kempen, G. I. (2001). Changes in health-related quality of life in older patients with acute myocardial infarction or congestive heart failure: A prospective study. *Journal of the American Geriatrics Society, 49*, 1052–1058.

Ware, J. E., Snow, K. K., Kosinski, M., & Gandek, B. (1993). *SF-36® health survey manual and interpretation guide*. Boston: New England Medical Center, The Health Institute.

Wiebe, S., Guyatt, G., Weaver, B., Matijevic, S., & Sidwell, C. (2003). Comparative responsiveness of generic and specific quality-of-life instruments. *Journal of Clinical Epidemiology, 56*, 52–60.

Wingate, S. (1995). Quality of life for women after a myocardial infarction. *Heart & Lung, 24*(6), 467–473.

World Health Organization. (1946). *WHO definition of Health*. Preamble to the Constitution of the World Health Organization as adopted by the International Health Conference, New York, 19–22 June 1946; signed on 22 July 1946 by the representatives of 61 States (Official Records of the World Health Organization, no. 2, p. 100) and entered into force on 7 Apr 1948.

World Health Organization. (1995). World Health Organization Quality of Life assessment (WHOQOL): Position paper from the World Health Organization. *Social Science & Medicine, 41*(10), 1403–1409.

World Health Organization Quality of Life Group. (1998). Development of the World Health Organization WHOQOL-BREF quality of life assessment. The WHOQOL Group. *Psychological Medicine, 28*(3), 551–558.

Wrzesniewski, K., & Włodarczyk, D. (2012). Sense of coherence as a personality predictor of quality of life in men and women after MI. [Poczucie koherencji jako osobowościowy predyktor jakości życia kobiet i mężczyzn po zawale serca]. *Polish Heart Journal [Kardiologia Polska], 70*(2), 157–163.

第 22 章　植入型心律转复除颤器患者的心理咨询:心脏病、技术和患者体验的综合挑战

Amanda Whited,Samuel F. Sears,John Cahill,
Mihail G. Chelu

目录

摘要

　　突发心脏骤停是一种常见且致命的事件,仅在美国每年就夺取 40 万人的生命。植入型心律转复除颤器(implantable cardioverter defibrillators,ICD)是医疗领域的重大技术进步,是预防心脏骤停和心源性猝死最佳干预手段。近 20 年以来,越来越多的研究聚焦于去了解受益于 ICD 这一救命技术的患者,他们带着 ICD 生活是如何产生这种独特而严重的心理问题。采用生物心理社会模式来照护这些患者的心理健康有助于改善导致其心理困扰的相关因素,包括心脏疾病负担、ICD 放电治疗(即电击)、精神疾病或精神症状、健康行为和日常生活或社会功能紊乱。本章重点阐述 ICD 植入患者已知的常见心理危险因素,包括抑郁、焦虑和生活质量下降。并且进一步探讨与心

理困扰危险因素相关的群体和关键考量因素,例如 ICD 幼儿患者、设备召回和临终问题。所提供的几种相关评估措施,可帮助援助者识别每个特殊患者实际存在的心理风险。总的来说,本文旨在为心理健康咨询者提供相关知识、增强信心,使他们能够为这些病情复杂、常有心理困扰的 ICD 患者群体提供最先进的评估。

关键词

焦虑(Anxiety)·抑郁(Depression)·设备接受度(Device acceptance)·设备技术(Device technology)·植入型心律转复除颤器(Implantablecardioverter defibrillator)·创伤后应激障碍(Post-traumatic stress disorder)·生活质量(Quality of life)·放电焦虑(Shock anxiety)

引言

在发达国家,突发心脏骤停仍是成年人最主要的生命威胁,每年有多达40 万美国人发生心脏骤停(Go et al. 2014)。ICD 自 1988 年获得美国食品药品管理局(FDA)批准(1985 年首次批准植入型除颤器雏形)以来,已成为预防心源性猝死最有效的干预措施。大型试验表明与药物治疗相比,ICD 能明显降低死亡率(Bardy et al. 2005;Moss et al. 2002)。随着 ICD 精确性和有效性的提高,更多患者幸免于潜在的致命性心律失常,也延长了寿命。但是随着患者生存率的提高,伴随 ICD 生活的心理危害随之出现。换句话说,尽管 ICD 能延长生命期限(即生存年数),但如果不采取以患者为中心的管理方法,这将会增加患者心理困扰和生活质量受损的风险。此外,合并的潜在心脏病混淆了心理问题的确切原因和治疗目标。对于患者,疾病本身和治疗都具有挑战性。现代健康心理学可以为 ICD 患者提供兼顾致命性心律失常、心脏病管理和心理问题的治疗策略。本章的目的是综述 ICD 患者进行心理咨询时需考虑的重要医学和社会心理因素。

医学背景和植入型心律转复除颤器患者的生物心理社会模型

近来 ICD 植入量大约是每月 12 537 例,由此推断每年大约有 15 万例植入(Kremers et al. 2013)。ICD 系统由血管内电极导线和皮下植入的脉冲发生器(通常在锁骨下区)组成。ICD 可以使用 1~3 个电极导线插入患者右心房、右心室和 / 或左心室(冠状静脉窦的分支)。不同类型的 ICD 如单腔、双腔和双心室起搏器/心脏再同步化治疗（cardiac resynchronization therapy，CRT），通常是由其控制腔室的数量决定，这取决于每个患者的特定需求和状况。

ICD 可像"黑匣子"一样记录心脏功能的信息，如同飞机上的飞行记录器。卫生人员可通过远程系统的固定电话和无线数据传输系统检查心房和心室率、节律信息、差异起搏和放电程控等信息。ICD 无疑是过去几十年医学史上的一大成功，不断快速的技术创新使得设备越来越小巧，诊断和治疗精确度越来越高。

ICD 应用的医疗诊断范围也越来越广，但都是在有潜在的致命性心律失常倾向时应用。例如，一些患者在心脏骤停发生后植入 ICD（即二级预防），还有一些患者在心脏骤停或其他触发事件发生之前就植入 ICD 作为预防措施（即一级预防）。此外，有些患者在 ICD 植入之前患有严重的慢性疾病，也有些患者在发生急性事件之前主观感觉很健康。由此可见，特异性诊断的考量范围很广，需考量 ICD 植入预期以及植入后的疾病负担和进程。这些医学复杂性导致了一系列复杂的心理因素，所以援助者在为 ICD 患者提供帮助前应知晓并考虑到植入之前、中、后相关的心理因素，且注意照顾到患者。值得庆幸的是，慢慢地研究人员更多地致力于对这些不利心理因素的研究。

ICD 患者评估和护理的经验越来越丰富，对这些患者的心理咨询需要进行生物心理社会概念化（Kirian et al. 2012；Stutts et al. 2007；Sears et al. 2009a）。如上所述，有一系列医学因素需要考虑，包括 ICD 适应证、ICD 治疗史（即电击）、心脏病严重程度/预后、手术史、与缺氧相关的神经功能缺损以及合并症（如肺动脉高压、慢性肾病）。从医学领域进入到心理社会层面考量，以下几方面主诉通常需要辨识：焦虑、抑郁、生活质量、精神病史、自我伤害风险、应对技巧、社会支持、财务困境及一般健康状况。在 ICD 患者咨询中最后一个需了解的关键生物心理社会要素是影响身心健康的常见行为。这些行为包括使用烟草、酒精和药物、体力活动水平、药物依从性、饮食控制依从性以及医务人员指导的医学参数监测（如血压、体重）。以生物心理社会视角对待每个患者，可以最大程度识别关键问题，以便病例概念化和针对性制定随后的治疗计划。

心理功能和植入型心律转复除颤器

抑郁和焦虑。 与相对健康的人相比，心脏病和其他慢性疾病的患者有更明显的抑郁或焦虑的困扰。心脏病患者中这些问题的流行率已高达15%~20%（see Rozanski et al. 2005）。相比之下，ICD 患者心理困扰流行率还要高得多。研究普遍认为 25%~33% 的 ICD 患者存在心理困扰。最近一项专门针对 ICD 患者焦虑和抑郁的系统综述表明，在点流行率研究中，约 20% 的

ICD 患者遭受临床上的显著困扰（Magyar-Russell et al. 2011）。更具体地采用结构化访谈时，焦虑症或抑郁症的流行率为 11%~28%。使用问卷评估时，焦虑（8%~63%）和抑郁（5%~41%）的估测范围更广。无论所引用的研究特异性如何，心理咨询师对 ICD 患者焦虑和抑郁的诊断可能存在相对较高的怀疑指数。

虽然对心理功能进行了纵向评估研究，但很难得出确切结论。例如，当试图描述 ICD 患者植入 1.5 年后的心理困扰情况时，D 型人格（倾向于高度负性情感和社交障碍感）和焦虑敏感性患者预示着存在心理困扰的倾向更大（van den Broek et al. 2014）。研究已经证实 ICD 患者的焦虑持续存在（Pedersen et al. 2011a），但也有一些证据表明 ICD 患者的焦虑随时间推移而减轻（Lang et al. 2014；Pedersen et al. 2009a）。ICD 患者的抑郁症状也可能会随时间推移减轻（Pedersen et al. 2009a），但存在明显的个体差异，部分患者在植入后的最初几个月甚至几年都存在心理困扰（例如，Pedersen et al. 2011a，b；Suzuki et al. 2010）。影响焦虑或 / 和抑郁的因素包括 D 型人格、疾病严重程度、合并症负担和 ICD 放电（Hoogwegt et al. 2013；Jacq et al. 2009；Pedersen et al. 2009a；Schulz et al. 2013）。

创伤后应激障碍（post traumatic Stress Disorder，PTSD）。焦虑症中 PTSD 得到越来越多的关注（Sears et al. 2011）。初步研究表明 PTSD 普遍存在，并且影响生存（Ladwig et al. 2008）。在 ICD 植入时 PTSD 显著症状的发生率略高于 20%，并且在植入后 6~12 个月（12%）和 12 个月（13%）有所降低（Kapa et al. 2010）。PTSD 可能与两个因素有关，首先，对于植入 ICD 作为二级预防的患者来说，ICD 植入的触发事件（如心脏骤停）通常是一种创伤。其次，ICD 放电本身可能是创伤性的，从而引发焦虑相关症状、过度警觉、回避恐惧活动以及其他 PTSD 标志性的症状。PTSD 症状更常见的促成因素是疾病进程和诊断的综合影响而不是放电本身，因为有些患者放电与 PTSD 症状之间并未见关联（Habibovic et al. 2012；Ladwig et al. 2008）。近期研究表明，放电焦虑（特别是对 ICD 放电的恐惧）与 PTSD 症状相关，这证实了放电时的急性应激反应可能是 PTSD 发展的关键因素，而不仅是放电经历（Morken et al. 2014）。

一项针对荷兰 ICD 人群的纵向研究探究 ICD 植入后 18 个月 PTSD 的预测因素，结果发现发现 D 型人格和基线时的广泛性焦虑是显著的预测因子，而不是放电（Habibovic et al. 2012）。另一项前瞻性研究试图寻找 ICD 植入前和植入后的 PTSD 预测因素（von Känel et al. 2011）。女性、抑郁和创伤期分离可预测植入时 PTSD 症状，同时发现更显著的植入时 PTSD 症状、述情障碍及 5 次以上放电经历可预测随访的 PTSD。该研究还表明 ICD 植入后的随访过程中 PTSD 症状的流行率增加，表明慢性化可能是 ICD 患者出现 PTSD 密切相关的问题。

D 型人格。近年来，随着研究团队对 ICD 患者体验的了解，D 型人格的研究越来越受欢迎。据估计，ICD 患者中 D 型人格的流行率为 21%~23%（例如，Pedersen et al. 2008，2010）。作为一个人格因素，重点不是 ICD 如何改变一个人的人格，而是人格如何影响 ICD 患者的体验。D 型人格的患者预后更差，包括更明显的焦虑和抑郁（Habivovic et al. 2012；Pedersen et al. 2011a，2013a）。它可能代表了整体上更宏观的压力水平，或存在来自带着 ICD 生活的潜在应激源的压力易感性，可能会导致心理发病率的增加。然而，最近一些报道表明 D 型人格的初始测评存在困难（see Suls 2014）。尽管如此，已有的研究设计对 ICD 患者使用 D 型人格评估是有意义的，它突出了在患者护理中考虑的心理因素。

生活质量。重大的大规模随机研究表明，ICD 患者的生活质量不低于接受抗心律失常药物治疗患者的生活质量（例如，Irvine et al. 2002；Schron et al. 2002；Sears et al. 2009a）。这一结论的重要性不容小觑，因为患者常常必须在短期内做出接受 ICD 治疗的决定。由于 ICD 具有已知的生存优势，因此要求患者将生活质量视为第二重要的考量因素。数据表明，只要可以改善 ICD 治疗的缺点，ICD 就可成为越来越理想的选择。最初的研究一直聚焦于 ICD 放电这一方面。一些研究表明 ICD 放电频率与心理困扰之间呈线性关系（例如，Passman et al. 2007；van den Broek et al. 2008），而还有些研究未能显示放电与心理困扰之间的关联（例如，Piotrowicz et al. 2007；Crössmann et al. 2007）。总的来说，证据表明超过 5 次放电是倾向于生活质量下降最可靠的切点（例如，de OrnelasMaia et al. 2013；Irvine et al. 2002；Passman et al. 2007）。

已证明许多直觉因素与 ICD 患者的生活质量呈负相关，例如焦虑和抑郁（例如，Dickerson et al. 2010；Wong et al. 2014；Hallas et al. 2010），而乐观和积极的健康期望可能对生活质量起到保护作用（Sears et al. 2004）。ICD 植入的原因在临床上也一直被认为是影响生活质量的潜在重要因素。关于 ICD 治疗对一级和二级预防患者生活质量的影响是否不同的争论持续了一段时间。然而，对证据的回顾得出结论，接受 ICD 治疗的患者无论哪种适应证，在生活质量结果方面都没有显著差异（Pedersen et al. 2009b）。

设备类型也与生活质量结果有关。荟萃分析描述了 ICD 患者与 CRT-D 患者的生活质量结果。CRT-D 装置通过双心室起搏为心力衰竭患者提供持续治疗，这是 CRT-D 装置的独特特征，是 ICD 不具备的，并且 CRT-D 还可根据需要进行急性放电。荟萃分析表明 CRT-D 患者，尤其是中重度心力衰竭患者的生活质量明显优于 ICD 患者（Chen et al. 2012）。但是，该综述发表期间的另一项研究表明，设备类型对生活质量影响可能会有细微的差别。Ford 及其同事表示，与 ICD 患者相比，CRT-D 患者身体和疾病特异性的生活质量较差；但随时间推移,CRT-D 疗法可改善精神生活质量,该研究中 ICD 患者没有这一发现(Ford et al. 2014)。因此,许多因素会影响 ICD 患者的生活质量,在了解 ICD 患者功能障碍的程度时,同时考虑躯体和心理因素很重要。在生物心理社会模式中,了解患者生活质量如何受装置影响是一项至关重要的任务,因为患者的生活质量受到损害,通常会寻求保证专业的心理援助。

人口学和患者因素

大量研究证实基于性别和年龄的危险分层。尽管这些证据在某种程度上不同(Bostwick,Sola 2007),但许多研究表明,与男性和年长患者相比,女性和年轻患者在 ICD 植入时更容易出现心理困扰和生活质量下降。女性有更高的风险可能是由于以下几点负面影响:身体形象(例如,伤疤)、社会角色转变、对身体感觉更敏感或在护理职责范围内有更明显的痛苦和功能受限(例如,Brouwers et al. 2011)。但是,性别调查通常很困难,因为大部分研究的男性患者占了绝大多数,并且经过分析可能无法发现有效的性别差异。年龄小于 50 岁也是增加 ICD 患者潜在风险的一个因素(Sears et al. 2001;Dubin et al. 1996)。年龄差异的原因包括关注身体形象、生活质量下降(如多次医疗访问)、体力活动少及更高的情绪困扰率。相对于性别和年龄差异的分析,很少有研究分析 ICD 患者的种族差异。有研究发现与白人相比,非裔美国人对 ICD 的心理反应更差(Wilson et al. 2013)。具体来说,非洲裔美国人对 ICD 设备的接受度较低,而放电相关的焦虑更重。与白人相比,他们对设备的了解也更少。虽然 ICD 患者的种族、民族或文化之间的差异没有性别和年龄的影响重要,但这是该领域的下一个重要方向,它试图从更细节的层面上了解 ICD 患者的体验,以优化患者的调整和理解能力。

特殊人群和考虑因素

儿科患者。在儿科,应对心脏病和 ICD 的挑战尤为突出(Sears et al. 2001, 2009)。研究表明 ICD 患儿表现出越来越多的特异性心理问题。尽管局限于单中心小样本研究,但研究者已表明对 ICD 患儿情感和行为问题的担忧。一项针对 ICD 或心脏起搏器患儿的研究表明,患者的焦虑风险增加,抑郁症状没有显著变化(27% vs 11%)(Webster et al. 2014)。在控制可能混杂因素之后,设备类型不是产生心理困扰的重要预测因素,并且两组间父母的困扰率没有差异。另一项研究显示,22% 的 ICD 患儿出现焦虑问题(Stefanelli et al. 2002),与之前的研究相结合,估计 ICD 患儿的心理困扰率为 22%~27%。

研究者试图探究单纯 ICD 患儿和合并其他慢性疾病的 ICD 患儿的困扰

发生情况是否存在显著差异。结果表明 ICD 患儿在某种程度受到使用设备的独特影响。虽然 ICD 患儿抑郁和焦虑的发生率与慢性疾病患儿没有显著差异（DeMaso et al. 2004），但与健康或慢性疾病儿童相比，ICD 患儿的身体功能、社会心理功能和生活质量均较差（DeMaso et al. 2004；Sears et al. 2011b）。并且 ICD 患儿的父母也觉得他们的孩子在这些方面受到了负面影响。事实上，某些情况下，父母负面影响的报道比孩子还要多（Sears et al. 2011b）。在关于 ICD 患儿生活质量的一项最大样本的研究中，Sears 等（2011b）进一步证明 ICD 放电和医学上的严重程度不能作为患儿心理困扰的预测因素。此外，该研究还表现出性别差异，女孩的生理、社会心理和心脏相关生活质量均低于男孩。另一项单中心小样本研究未发现 ICD 患儿存在性别差异，但 ICD 放电与抑郁症状有关（Koopman et al. 2012）。该研究还表明与对照组相比，ICD 患儿的焦虑、抑郁和睡眠问题增加。虽然目前一些研究结果可能有所不同，但随时间推移和相关研究的积累，将完全阐明并且更加特异。尽管如此，ICD 患儿的负面心理社会影响风险增加是肯定的。

尽管关于 ICD 患儿的研究性质有限，对儿科 ICD 特殊性关注已开始浮现。这些研究中最重要的发现是，约 84.7% 的 ICD 患儿存在强烈的回避行为以试图缓解焦虑（Sears et al. 2011b）。此外，Koopman 等（2012）对儿科 ICD 患者提出一些额外见解，并且强调对此类情况的担忧。例如，大多数 ICD 患儿对以下看法表示认同："如果 ICD 放电我害怕独自一人，并且我需要帮助""我很紧张，运动时我的心脏可能会跳得更快从而引发 ICD 放电"。这强调了恐惧泛化的作用引申到了行为，甚至关联到了规范运动和心率正常增快，而不仅仅是 ICD 放电。此类型的调查可为设计儿科治疗研究提供特异性目标信息和策略。

设备召回和测试电极导线。尽管此类事件很少发生，但 ICD 有时会因为故障或不良事件风险增加而遭受"实地行动"或"召回"，其中一些可能导致死亡。当然，一些研究人员已着手研究这对患者心理的影响。虽然研究结果有所差异，但高质量的研究表明，这些有和没有出现设备故障的患者在心理功能和生活质量方面没有显著差异（例如，Undavia et al. 2008）。但有证据表明，那些出现过Ⅰ级设备故障（不良事件最严重的风险）的患者的生活质量可能会受到非常不利的影响。设备制造商对全球范围内的 ICD 设备和导线可靠性进行持续监控，并且常规报告不良事件。

长期以来 ICD 系统中的薄弱环节一直是心脏内导线的使用。有些导线可能由于存在断裂风险，随后出现故障而不能感知心律失常的类型，导致采取不适当放电方式。和设备故障的研究结果相似，有和没有出现过 ICD 导线感知障碍的患者心理功能没有显著差异（Birnie et al. 2009；Keren et al. 2011）。但是，实际上导线确有断裂的患者与那些没有发生断裂的患者相比，表现出更差的心理功能,这提示着这些患者因导线断裂接受了不适当放电(Keren et al. 2011)。

放电幻觉。放电幻觉是指没有客观的放电证据,但患者能感觉到放电的发生。鉴于这种体验令人混淆的性质,这是一个需要细致关注的临床问题,特别是当患者觉得他们可能被忽略或他们的症状被认为是不"真实"的时候。最近荷兰的一项研究对 600 多名 ICD 患者进行了近 3 年随访,结果显示幻觉放电的发生率为 5%(Kraaier et al. 2012)。经历过 ICD 放电风暴(多次连续放电)的患者更有可能出现幻觉放电(Jacob et al. 2012)。关于心理困扰,包括抑郁和焦虑都与幻觉放电有关,幻觉放电的体验可能是一种再体验,PTSD 的标志性症状(Jacob et al. 2012;Prudente et al. 2006)。然而,在最近的一项调查中,没有发现心理困扰和幻觉放电之间存在这种联系(Starrenburg et al. 2014)。但总体上这些证据表明,出现幻觉放电发作的患者存在心理困扰的风险。遗憾的是,现有有限的证据提示,通过康复干预似乎不能减少幻觉放电的概率(Berg et al. 2013)。

临终问题。随着 ICD 技术的改进,ICD 植入患者数量增加,ICD 的植入年限也延长了。加之以患者为中心的护理理念,促使人们努力探索 ICD 在临终时的作用。有证据表明,在考虑临终关怀时,医生常常无法解决 ICD 患者的设备停用问题(Goldstein et al. 2004;Nambisan,Chao 2004)。令人震惊的是,最近一项研究表明,31% 的 ICD 患者在生命的最后 24 小时内接受了 ICD 放电(Westerdahl et al. 2014)。此外,对于有"不复苏命令"的患者,ICD 装置是活跃的,并且在超过一半的患者中产生放电;近 25% 的患者在生命的最后 24 小时内接受了 ICD 放电。最近为了系统地解决这一临床缺陷做出了一些努力,包括关于在临终时设备管理的共识声明(Lampert et al. 2010)。鉴于许多患者并未意识到停用设备是临终时的一个选择(Pedersen et al. 2013b),因此积极主动、带着同情心解决这个问题的协同作用显得尤为重要。有证据表明患者认为对于停用设备进行教育是可取的(Pedersen et al. 2013b),并且患者在了解 ICD 的整体功能后可能会更倾向于在临终时停用设备(Dodson et al. 2013)。归根结底,如果患者在临终时没有充分了解 ICD 设备和设备管理,那么生活质量降低的风险就会很高。

评估工具

多种工具可用于 ICD 患者心理困扰和调整的测量。有些工具是通用的,适用于医学和非医学的所有人。一些已开发用于 ICD 患者,这可能特别有益,因为一些通用测量工具不能发现相似 ICD 患者体验的复杂性。然而,通用测量工具与某些患者的表现肯定相关。ICD 患者的表现自然会有所不同,有些患者目前或曾经有过心理困扰,这是由于 ICD 的体验不同。因此,为了全面了解每位患者的表现,在选择评估工具时必须灵活以帮助病例概念化。鉴于 ICD 患者焦虑和抑郁的流行性以及生活质量的重要性,如上所述这些措施可能对了解患者的心理问题最有益。表 1 总结了在客观探索 ICD 患者心理表现时需要考虑的设施措施。

表 1　评估生活质量和心理困扰的评估工具

	测量工具	来源或参考文献	测量内容	测量分量表	项目编号
设备特异性测量工具	阿奎尔问卷	Stofmeel et al. 2001	设备可接受度(仅对于起搏器)	认知,胸部不适,呼吸困难,心律失常	20
	佛罗里达患者接受量表	Burns et al. 2005	设备可接受度	功能恢复,与设备相关的心理困扰,身体形象问题	18
	佛罗里达冲击焦虑量表	Kuhl et al. 2006	设备特异性焦虑	放电的后果和诱因	10
	ICD 植入患者关注量表	Frizelle et al. 2006	装置 - 相关关注	装置 - 特异性关注,感知的局限性	20
	未命名	Luderitz et al. 1993	设备可接受度	N/A	8
通用测量工具	心脏焦虑问卷	Eifert et al. 2000	疾病特异性焦虑	恐惧,回避,对心脏的关注	18
	医院焦虑抑郁量表	Bjelland et al. 2002	非精神科医疗环境中的抑郁和焦虑	焦虑,抑郁	14
	贝克抑郁清单 Ⅱ	Beck et al. 1996	抑郁	N/A	21
	贝克焦虑量表	Beck et al. 1988	焦虑	N/A	21
	状态 - 特质焦虑问卷	Spielberger et al. 1983	焦虑	状态焦虑,特质焦虑	40
	患者健康问卷(PHQ-9)	Spitzer et al. 1999	抑郁	N/A	9
	事件影响量表 - 修订版	Weiss, Marmer 1997	创伤后应激	回避,过度觉醒,入侵(intrusion)	22
	创伤后应激障碍自评量表	Weathers et al. 1994	创伤后应激	N/A	17

结论

ICD 挽救生命，是近代史上创新最快的技术之一。患者对 ICD 的体验很容易把心脏病程与植入技术联系在一起。心理方面是理解和尽可能保持最佳健康状态的内在核心。大约五分之一的 ICD 患者经历了严重的心理困扰（Magyar-Russell et al. 2011），但很少有人接受治疗（see Hoogwegt et al. 2012；Magyar-Russell et al. 2011）。因此，医疗和心理健康工作者有义务了解 ICD 患者可能面临的心理危害，从而识别治疗需求，促进有效转诊服务。

（张悠扬 译，马文林、刘瑞平 校）

参考文献

Bardy, G. H., Lee, K. L., Mark, D. B., Poole, J. E., Packer, D. L., Boineau, R., . . ., Ip, J. H. (2005). Amiodarone or an implantable cardioverter–defibrillator for congestive heart failure. *New England Journal of Medicine, 352,* 225–237.

Beck, A. T., Epstein, N., Brown, G., & Steer, R. A. (1988). An inventory for measuring clinical anxiety: Psychometric properties. *Journal of Consulting and Clinical Psychology, 56,* 893–897.

Beck, A. T., Steer, R. A., Ball, R., & Ranieri, W. (1996). Comparison of beck depression inventories –IA and –II in psychiatric outpatients. *Journal of Personality Assessment, 67,* 588–597.

Berg, S. K., Moons, P., Zwisler, A. D., Winkel, P., Pedersen, B. D., Pedersen, P. U., & Svendsen, J. H. (2013). Phantom shocks in patients with implantable cardioverter defibrillator: Results from a randomized rehabilitation trial (COPE-ICD). *Europace, 15,* 1463–1467.

Birnie, D. H., Sears, S. F., Green, M. S., Lemery, R., Gollob, M. H., & Amyotte, B. (2009). No long-term psychological morbidity living with an implantable cardioverter defibrillator under advisory: The Medtronic marquis experience. *Europace, 11,* 26–30.

Bjelland, I., Dahl, A. A., Haug, T. T., & Neckelmann, D. (2002). The validity of the Hospital Anxiety and Depression Scale: an updated literature review. *Journal of psychosomatic research, 52*(2), 69–77.

Bostwick, J. M., & Sola, C. L. (2007). An updated review of implantable cardioverter/defibrillators, induced anxiety, and quality of life. *Psychiatric Clinics of North America, 30,* 677–688.

Brouwers, C., Van den Broek, K. C., Denollet, J., & Pedersen, S. S. (2011). Gender disparities in psychological distress and quality of life among patients with an implantable cardioverter defibrillator. *Pacing and Clinical Electrophysiology, 34,* 798–803.

Burns, J. L., Serber, E. R., Keim, S., & Sears, S. F. (2005). Measuring patient acceptance of implantable cardiac device therapy. *Journal of cardiovascular electrophysiology, 16*(4), 384–390.

Chen, S., Yin, Y., & Krucoff, M. W. (2012). Effect of cardiac resynchronization therapy and implantable cardioverter defibrillator on quality of life in patients with heart failure: A meta-analysis. *Europace, 14,* 1602–1607.

Crössmann, A., Pauli, P., Dengler, W., Kühlkamp, V., & Wiedemann, G. (2007). Stability and cause of anxiety in patients with an implantable cardioverter-defibrillator: A longitudinal two-year follow-up. *Heart & Lung, 36,* 87–95.

de Ornelas Maia, A. C. C., Soares-Filho, G., Pereira, V., Nardi, A. E., & Silva, A. C. (2013).

Psychiatric disorders and quality of life in patients with implantable cardioverter defibrillators: A systematic review. *The Primary Care Companion for CNS Disorders, 15,* PCC.12r01456.

DeMaso, D. R., Lauretti, A., Spieth, L., Van Der Feen, J. R., Jay, K. S., Gauvreau, K., ... Berul C. I. (2004). Psychosocial factors and quality of life in children and adolescents with implantable cardioverter-defibrillators. *The American Journal of Cardiology, 93,* 582–587.

Dickerson, S. S., Kennedy, M., Wu, Y. W. B., Underhill, M., & Othman, A. (2010). Factors related to quality-of-life pattern changes in recipients of implantable defibrillators. *Heart & Lung, 39,* 466–476.

Dodson, J. A., Fried, T. R., Van Ness, P. H., Goldstein, N. E., & Lampert, R. (2013). Patient preferences for deactivation of implantable cardioverter-defibrillators. *JAMA Internal Medicine, 173,* 377–379.

Dubin, A. M., Batsford, W. P., Lewis, R. J., & Rosenfeld, L. E. (1996). Quality of life in patients receiving implantable cardioverter defibrillators at or before age 40. *Pacing and Clinical Electrophysiology, 19,* 1555–1559.

Eifert, G. H., Thompson, R. N., Zvolensky, M. J., Edwards, K., Frazer, N. L., Haddad, J. W., & Davig, J. (2000). The Cardiac Anxiety Questionnaire: development and preliminary validity. *Behaviour Research and Therapy, 38*(10), 1039–1053.

Ford, J., Sears, S., Ramza, B., Reynolds, D. W., Nguyen, P., Fedewa, M., . . ., Murray, C. (2014). The Registry Evaluating Functional Outcomes of Resynchronization Management (REFORM): Quality of life and psychological functioning in patients receiving cardiac resynchronization therapy. *Journal of Cardiovascular Electrophysiology, 25,* 43–51.

Frizelle, D. J., Lewin, B., Kaye, G., & Moniz-Cook, E. D. (2006). Development of a measure of the concerns held by people with implanted cardioverter defibrillators: The ICDC. *British Journal of Health Psychology, 11,* 293–301.

Go, A. S., Mozaffarian, D., Roger, V. L., Benjamin, E. J., Berry, J. D., Blaha, M. J., on behalf of the American Heart Association Statistics Committee and Stroke Statistics Subcommittee, et al. (2014). Heart disease and stroke statistics – 2014 update: A report from the American Heart Association. *Circulation, 129,* e28–e292.

Goldstein, N. E., Lampert, R., Bradley, E., Lynn, J., & Krumholz, H. M. (2004). Management of implantable cardioverter defibrillators in end-of-life care. *Annals of Internal Medicine, 141,* 835–838.

Habibović, M., van den Broek, K. C., Alings, M., Van der Voort, P. H., & Denollet, J. (2012). Posttraumatic stress 18 months following cardioverter defibrillator implantation: Shocks, anxiety, and personality. *Health Psychology, 31,* 186–193.

Hallas, C. N., Burke, J. L., White, D. G., & Connelly, D. T. (2010). A prospective one year study of changes in neuropsychological functioning following implantable cardioverter defibrillator surgery. *Circulation. Arrhythmia and Electrophysiology, 3,* 170–177.

Hoogwegt, M. T., Kupper, N., Theuns, D. A., Zijlstra, W. P., Jordaens, L., & Pedersen, S. S. (2012). Undertreatment of anxiety and depression in patients with an implantable cardioverter-defibrillator: Impact on health status. *Health Psychology, 31,* 745–753.

Hoogwegt, M. T., Kupper, N., Jordaens, L., Pedersen, S. S., & Theuns, D. A. (2013). Comorbidity burden is associated with poor psychological well-being and physical health status in patients with an implantable cardioverter-defibrillator. *Europace, 15,* 1468–1474.

Irvine, J., Dorian, P., Baker, B., O'Brien, B. J., Roberts, R., Gent, M., . . ., Connolly, S. J. (2002). Quality of life in the Canadian implantable defibrillator study (CIDS). *American Heart Journal, 144,* 282–289.

Jacob, S., Panaich, S. S., Zalawadiya, S. K., McKelvey, G., Abraham, G., Aravindhakshan, R., . . ., Marsh, H. M. (2012). Phantom shocks unmasked: clinical data and proposed mechanism of memory reactivation of past traumatic shocks in patients with implantable cardioverter defibrillators. *Journal of Interventional Cardiac Electrophysiology, 34,* 205–213.

Jacq, F., Foulldrin, G., Savouré, A., Anselme, F., Baguelin-Pinaud, A., Cribier, A., & Thibaut, F. (2009). A comparison of anxiety, depression and quality of life between device shock and nonshock groups in implantable cardioverter defibrillator recipients. *General Hospital Psychiatry, 31*, 266–273.

Kapa, S., Rotondi-Trevisan, D., Mariano, Z., Aves, T., Irvine, J., Dorian, P., & Hayes, D. L. (2010). Psychopathology in patients with ICDs over time: Results of a prospective study. *Pacing and Clinical Electrophysiology, 33*, 198–208.

Keren, A., Sears, S. F., Nery, P., Shaw, J., Green, M. S., Lemery, R., . . ., Birnie, D. H. (2011). Psychological adjustment in ICD patients living with advisory fidelis leads. *Journal of Cardiovascular Electrophysiology, 22*, 57–63.

Kirian, K., Sears, S. F., & DeAntonio, H. (2012). Sudden cardiac arrest: A biopsychosocial approach to patient management of ventricular fibrillation and implantable cardioverter defibrillators. In: Ellen A. Dornelas (Ed) *Stress Proof the Heart* (pp. 25–43). Springer: New York.

Koopman, H. M., Vrijmoet-Wiersma, C. M. J., Langius, J. N. D., van den Heuvel, F., Clur, S. A., Blank, C. A., . . ., ten Harkel, A. D. J. (2012). Psychological functioning and disease-related quality of life in pediatric patients with an implantable cardioverter defibrillator. *Pediatric Cardiology, 33*, 569–575.

Kraaier, K., Starrenburg, A. H., Verheggen, R. M., Van Der Palen, J., & Scholten, M. F. (2012). Incidence and predictors of phantom shocks in implantable cardioverter defibrillator recipients. *European Heart Journal, 33*, 542–542.

Kremers, M. S., Hammill, S. C., Berul, C. I., Koutras, C., Curtis, J. S., Wang, Y., . . ., Rumself, J. (2013). The national ICD registry report: Version 2.1 including leads and pediatrics for years 2010 and 2011. *Heart Rhythm, 10*, e59–e65.

Kuhl, E. A., Dixit, N. K., Walker, R. L., Conti, J. B., & Sears, S. F. (2006). Measurement of patient fears about implantable cardioverter defibrillator shock: an initial evaluation of the Florida Shock Anxiety Scale. *Pacing and clinical electrophysiology, 29*(6), 614–618.

Ladwig, K. H., Baumert, J., Marten-Mittag, B., Kolb, C., Zrenner, B., & Schmitt, C. (2008). Posttraumatic stress symptoms and predicted mortality in patients with implantable cardioverter-defibrillators: Results from the prospective living with an implanted cardioverter-defibrillator study. *Archives of General Psychiatry, 65*, 1324–1330.

Lampert, R., Hayes, D. L., Annas, G. J., Farley, M. A., Goldstein, N. E., Hamilton, R. M., . . ., Zellner, R. (2010). HRS expert consensus statement on the management of cardiovascular implantable electronic devices (CIEDs) in patients nearing end of life or requesting withdrawal of therapy. *Heart Rhythm, 7,* 1008–1026.

Lang, S., Becker, R., Wilke, S., Hartmann, M., Herzog, W., & Loewe, B. (2014). Anxiety disorders in patients with implantable cardioverter defibrillators: Frequency, course, predictors, and patients' requests for treatment. *Pacing and Clinical Electrophysiology, 37*, 35–47.

Luderitz, B., Werner, J., Deister, A., Marneros, A., & Manz, M. (1993). Patient acceptance of the implantable cardioverter defibrillator in ventricular tachyarrhythmias. *Pacing and Clinical Electrophysiology, 6*, 1815–1821.

Magyar-Russell, G., Thombs, B. D., Cai, J. X., Baveja, T., Kuhl, E. A., Singh, P. P., . . ., Ziegelstein, R. C. (2011). The prevalence of anxiety and depression in adults with implantable cardioverter defibrillators: a systematic review. *Journal of Psychosomatic Research, 71*, 223–231.

Morken, I. M., Bru, E., Norekvål, T. M., Larsen, A. I., Idsoe, T., & Karlsen, B. (2014). Perceived support from healthcare professionals, shock anxiety and post-traumatic stress in implantable cardioverter defibrillator recipients. *Journal of Clinical Nursing, 23*, 450–460.

Moss, A. J., Zareba, W., Hall, J., Klein, H., Wilber, D. J., Cannom, D. S., . . ., Andrews M. L., for the MADIT II Investigators. (2002). Prophylactic implantation of a defibrillator in patients with myocardial infarction and reduced ejection fraction. *New England Journal of Medicine, 346,* 877–883

Nambisan, V., & Chao, D. (2004). Dying and defibrillation: A shocking experience. *Palliative Medicine, 18*, 482–483.

Passman, R., Subacius, H., Ruo, B., Schaechter, A., Howard, A., Sears, S. F., & Kadish, A. (2007).

Implantable cardioverter defibrillators and quality of life: Results from the defibrillators in nonischemic cardiomyopathy treatment evaluation study. *Archives of Internal Medicine, 167*, 2226–2232.

Pedersen, S. S., Theuns, D. A., Erdman, R. A., & Jordaens, L. (2008). Clustering of device-related concerns and Type D personality predicts increased distress in ICD patients independent of shocks. *Pacing and Clinical Electrophysiology, 31*, 20–27.

Pedersen, S. S., van den Berg, M., Erdman, R. A., Van Son, J., Jordaens, L. U. C., & Theuns, D. A. (2009a). Increased anxiety in partners of patients with a cardioverter-defibrillator: The role of indication for ICD therapy, shocks, and personality. *Pacing and Clinical Electrophysiology, 32*, 184–192.

Pedersen, S. S., Sears, S. F., Burg, M. M., & Van Den Broek, K. C. (2009b). Does ICD indication affect quality of life and levels of distress? *Pacing and Clinical Electrophysiology, 32*, 153–156.

Pedersen, S. S., Theuns, D. A., Jordaens, L., & Kupper, N. (2010). Course of anxiety and device-related concerns in implantable cardioverter defibrillator patients the first year post implantation. *Europace, 12*, 1119–1126.

Pedersen, S. S., van den Broek, K. C., Theuns, D. A., Erdman, R. A., Alings, M., Meijer, A., . . . Denollet, J. (2011a). Risk of chronic anxiety in implantable defibrillator patients: A multicenter study. *International Journal of Cardiology, 147*, 420–423.

Pedersen, S. S., Hoogwegt, M. T., Jordaens, L., & Theuns, D. A. (2011b). Relation of symptomatic heart failure and psychological status to persistent depression in patients with implantable cardioverter-defibrillator. *The American Journal of Cardiology, 108*, 69–74.

Pedersen, S. S., Hoogwegt, M. T., Jordaens, L., & Theuns, D. A. (2013a). Pre-implantation psychological functioning preserved in majority of implantable cardioverter defibrillator patients 12 months post implantation. *International Journal of Cardiology, 166*, 215–220.

Pedersen, S. S., Chaitsing, R., Szili-Torok, T., Jordaens, L., & Theuns, D. A. (2013b). Patients' perspective on deactivation of the implantable cardioverter-defibrillator near the end of life. *The American Journal of Cardiology, 111*, 1443–1447.

Piotrowicz, K., Noyes, K., Lyness, J. M., McNitt, S., Andrews, M. L., Dick, A., . . ., Zareba, W. (2007). Physical functioning and mental well-being in association with health outcome in patients enrolled in the multicenter automatic defibrillator implantation trial II. *European Heart Journal, 28*, 601–607.

Prudente, L. A., Reigle, J., Bourguignon, C., Haines, D. E., & DiMarco, J. P. (2006). Psychological indices and phantom shocks in patients with ICD. *Journal of Interventional Cardiac Electrophysiology, 15*, 185–190.

Rozanski, A., Blumenthal, J. A., Davidson, K. W., Saab, P. G., & Kubzansky, L. (2005). The epidemiology, pathophysiology, and management of psychosocial risk factors in cardiac practice: The emerging field of behavioral cardiology. *Journal of the American College of Cardiology, 45*, 637–651.

Schron, E. B., Exner, D. V., Yao, Q., Jenkins, L. S., Steinberg, J. S., Cook, J. R., . . . Powell, J. (2002). Quality of life in the antiarrhythmics versus implantable defibrillators trial impact of therapy and influence of adverse symptoms and defibrillator shocks. *Circulation, 105*, 589–594.

Schulz, S. M., Massa, C., Grzbiela, A., Dengler, W., Wiedemann, G., & Pauli, P. (2013). Implantable cardioverter defibrillator shocks are prospective predictors of anxiety. *Heart & Lung, 42*, 105–111.

Sears, S. F., Burns, J. L., Handberg, E., Sotile, W. M., & Conti, J. B. (2001). Young at heart: Understanding the unique psychosocial adjustment of young implantable cardioverter defibrillator recipients. *Pacing and Clinical Electrophysiology, 24*, 1113–1117.

Sears, S. F., Serber, E. R., Lewis, T. S., Walker, R. L., Conners, N., Lee, J. T., . . ., Conti, J. B. (2004). Do positive health expectations and optimism relate to quality-of-life outcomes for the patient with an implantable cardioverter defibrillator? *Journal of Cardiopulmonary Rehabilitation and Prevention, 24*, 324–331.

Sears, S. F., Matchett, M., & Conti, J. B. (2009a). Effective management of ICD patient psycho-social issues and patient critical events. *Journal of Cardiovascular Electrophysiology, 20*, 1297–1304.

Sears, S. F., Amant, J. B., & Zeigler, V. (2009b). Psychosocial considerations for children and young adolescents with implantable cardioverter defibrillators: An update. *Pacing and Clinical Electrophysiology, 32*, S80–S82.

Sears, S. F., Hauf, J. D., Kirian, K., Hazelton, G., & Conti, J. B. (2011a). Posttraumatic stress and the implantable cardioverter-defibrillator patient: What the electrophysiologist needs to know. *Circulation. Arrhythmia and Electrophysiology, 4*, 242–250.

Sears, S. F., Hazelton, A. G., St Amant, J., Matchett, M., Kovacs, A., Vazquez, L. D., . . ., Bryant, R. M. (2011b). Quality of life in pediatric patients with implantable cardioverter defibrillators. *The American journal of cardiology, 107*, 1023–1027.

Spielberger, C. D., Gorssuch, R. L., Lushene, P. R., Vagg, P. R., & Jacobs, G. A. (1983). *Manual for the state-trait anxiety inventory*. Palo Alto: Consulting Psychologists Press Inc.

Spitzer, R. L., Kroenke, K., Williams, J. W., & Patient Health Questionnaire Primary Care Study Group. (1999). Validation and utility of a self-report version of PRIME-MD: The PHQ primary care study. *JAMA, 282*, 1737–1744.

Starrenburg, A., Kraaier, K., Pedersen, S., Scholten, M., & Palen, J. (2014). Psychological indices as predictors for phantom shocks in implantable cardioverter defibrillator recipients. *Pacing and Clinical Electrophysiology, 37*, 768–773.

Stefanelli, C. B., Bradley, D. J., Leroy, S., Dick, M., Serwer, G. A., & Fischbach, P. S. (2002). Implantable cardioverter defibrillator therapy for life-threatening arrhythmias in young patients. *Journal of Interventional Cardiac Electrophysiology, 6*, 235–244.

Stofmeel, M. A., Post, M. W., Kelder, J. C., Grobbee, D. E., & van Hemel, N. M. (2001). Psychometric properties of the Aquarel: A disease-specific quality of life questionnaire for pacemaker patients. *Journal of Clinical Epidemiology, 54*, 157–165.

Stutts, L. A., Cross, N. J., Conti, J. B., & Sears, S. F. (2007). Examination of research trends on patient factors in patients with implantable cardioverter defibrillators. *Clinical Cardiology, 30*, 64–68.

Suls, J. (2014). An informative failure to replicate – the Type D is distressed: A comment on Meyer et al. *Annals of Behavioral Medicine, 48*, 140–141.

Suzuki, T., Shiga, T., Kuwahara, K., Kobayashi, S., Suzuki, S., Nishimura, K., . . ., Hagiwara, N. (2010). Prevalence and persistence of depression in patients with implantable cardioverter defibrillators: A 2-year Longitudinal Study. *Pacing and Clinical Electrophysiology, 33*, 1455–1461.

Undavia, M., Goldstein, N. E., Cohen, P., Sinthawanarong, K., Singson, M., Bhutani, D., . . ., Mehta, D. (2008). Impact of implantable cardioverter-defibrillator recalls on patients' anxiety, depression, and quality of life. *Pacing and Clinical Electrophysiology, 31*, 1411–1418.

van den Broek, K. C., Nyklíček, I., Van Der Voort, P. H., Alings, M., & Denollet, J. (2008). Shocks, personality, and anxiety in patients with an implantable defibrillator. *Pacing and Clinical Electrophysiology, 31*, 850–857.

van den Broek, K. C., Kupper, N., van der Voort, P. H., Alings, M., Denollet, J., & Nyklíček, I. (2014). Trajectories of perceived emotional and physical distress in patients with an implantable cardioverter defibrillator. *International Journal of Behavioral Medicine, 21*, 149–159.

von Känel, R., Baumert, J., Kolb, C., Cho, E. Y. N., & Ladwig, K. H. (2011). Chronic posttraumatic stress and its predictors in patients living with an implantable cardioverter defibrillator. *Journal of Affective Disorders, 131*, 344–352.

Weathers, F. W., Litz, B. T., Herman, D., Huska, J., & Keane, T. (1994). *The PTSD checklist-civilian version (PCL-C)*. Boston: National Center for PTSD.

Webster, G., Panek, K. A., Labella, M., Taylor, G. A., Gauvreau, K., Cecchin, F., . . ., DeMaso, D. R. (2014). Psychiatric functioning and quality of life in young patients with cardiac rhythm devices. *Pediatrics, 133,* e964–e972.

Weiss, D. S., & Marmer, C. R. (1997). The impact of events scale-revised. In J. Wilson & T. Keane (Eds.), *Assessing psychological trauma and PTSD* (pp. 344–362). New York: Guilford.

Westerdahl, A. K., Sjöblom, J., Mattiasson, A. C., Rosenqvist, M., & Frykman, V. (2014). Implantable cardioverter-defibrillator therapy before death high risk for painful shocks at end of life. *Circulation, 129,* 422–429.

Wilson, M. H., Engelke, M. K., Sears, S. F., Swanson, M., & Neil, J. A. (2013). Disease-specific quality of life – patient acceptance: Racial and gender differences in patients with implantable cardioverter defibrillators. *Journal of Cardiovascular Nursing, 28,* 285–293.

Wong, F. M. F., Sit, J. W. H., Wong, E. M. L., & Choi, K. C. (2014). Factors associated with health-related quality of life among patients with implantable cardioverter defibrillator: Identification of foci for nursing intervention. *Journal of Advanced Nursing.* doi:10.1111/jan.12434.

第 23 章　创伤性心脏手术和心脏移植的心理效应

Marra G. Ackerman, Peter A. Shapiro

目录

摘要

　　心脏手术后精神症状很常见,尤其是适应障碍、抑郁症、创伤后应激障碍(post traumatic stress disorder,PTSD)、谵妄和认知障碍。据报道,冠状动脉旁路移植术(coronary artery bypass grafting,CABG)后高达 37% 的患者出现抑郁,心脏移植术后甚至达到 63%。PTSD 在心脏病患者术后的流

516

行率为 15%~25%,移植后为 10%~17%。心脏病患者术后谵妄的发生率为 10%~50%。术后精神病理学致使显著的发病率和死亡率。本章将回顾体外循环心脏手术(包括 CABG 和瓣膜修复术)以及心脏移植术后最常见的精神疾病的流行率、临床特征和治疗方法。

关键词

抑郁(Depression)·谵妄(Delirium)·创伤后应激障碍(Posttraumatic stress disorder)·性功能障碍(Sexual dysfunction)·认知(Cognition)·冠状动脉旁路移植术(Coronary artery bypass surgery)·心脏瓣膜手术(Heart valve surgery)·心脏移植(Heart transplantation)·左室辅助装置(Left ventricular assist device)

引言

冠心病导致的心肌梗死、充血性心力衰竭和心源性猝死是发达国家死亡和致残的主要原因。心脏瓣膜病、先天性和家族性心脏病以及各种获得性心肌病导致发病率和死亡率的进一步显著增加。CABG、瓣膜修复和置换手术是常见术式,可挽救生命并且提高生活质量,甚至对预期生存寿命无益的患者也是如此;例如,对于左前降支或左主干冠状动脉外的阻塞性病变,CABG 尽管不改变生存率,但可降低心绞痛的发生频率、改善功能状态。当其他治疗手段都无效时,心脏移植能为一些适合的终末期心脏病患者提供一线生机。然而,由于缺乏器官供体,每年进行心脏移植手术的数量有限,因此心脏移植不适用于大多数终末期心力衰竭患者。植入式机械心脏支持疗法,如左室辅助装置,最初被用作"移植桥接",现在也可作为"目标疗法"。所有这些外科手术都具有精神和心理疾病的相关风险,尤其是情绪障碍、焦虑和压力相关症状、谵妄和神经认知障碍(Go et al. 2014;Murray,Lopez 1997)。

冠状动脉旁路移植术 / 瓣膜手术术后

抑郁

CABG 术后抑郁很常见,据报道,高达 37% 的患者出院时存在抑郁症状(其中轻、中、重度抑郁的发生率分别为 24%、4.2% 和 1%)。术前左心室射血分数降低、缺乏身体活动、术前抑郁以及住院时间延长都与抑郁有关(Horne et al. 2013)。值得注意的是,抑郁还与手术预后不良有关,包括住院时间延长

（Poole et al. 2014）、复发住院治疗、难以控制的疼痛、未能恢复到术前活动水平（Burg et al. 2003）以及复发心血管事件和死亡率的增加（Blumenthal et al. 2003；Connerney et al. 2010；Peterson et al. 2002）。一项对 800 多名患者的 5 年随访研究表明，术后新发抑郁、术后 6 个月抑郁症状未能达到缓解、严重抑郁症状都与死亡率增加有关（Blumenthal et al. 2003）。另一项纵向队列研究对 302 例 CABG 患者进行 10 年随访，发现术后即出现抑郁的患者的心脏病死亡率增加了近 2 倍（Connerney et al. 2010）。

有证据表明，术前抑郁的患者在术后抑郁症状可能会减轻，这与身体功能的改善有关（Nemati,Astaneh 2011；Rothenhausler 2010）。2003 年的一篇文献综述表明，与术前相比，术后焦虑和抑郁的症状似乎都有所改善。然而，相比术前没有明确精神疾病的患者，术前有焦虑或者抑郁综合征的患者焦虑抑郁程度似乎更重（Pignay-Demaria et al. 2003）。

抑郁的治疗

5- 羟色胺再摄取抑制剂（serotonin reuptake inhibitors,SSRIs）特别是舍曲林和西酞普兰，已被证明是安全的，至少对冠心病患者的抑郁有效，这些药物已成为冠心病（coronary heart disease,CHD）和充血性心力衰竭（congestive heart failure,CHF）患者抑郁的一线药物治疗（Glassman et al. 2002；Lesperance et al. 2007）。大剂量西酞普兰可能会导致心电图 QTc 间期延长（Castro et al. 2013），并可能增加尖端扭转型室性心动过速的风险,故美国食品药品管理局警告西酞普兰的日剂量不能超过 40mg。但这一发现的临床意义仍存在争议（Pae et al. 2014；Zivin et al. 2013）。在最近一项对 361 名患者进行的随机对照试验中,10mg 艾司西酞普兰的抗抑郁治疗可改善 CABG 术后抑郁症状和整体生活质量,并且减少术后 6 个月内的疼痛。并且对任何原因导致的发病率和死亡率都没有不利影响,也没有超出 SSRI 典型副作用之外的不良事件发生（Chocran et al. 2013）。尽管已知 SSRIs 对血小板 5- 羟色胺储备以及华法林存在相互影响,但一项针对服用 SSRIs 的 246 名 CABG 患者的研究发现,SSRI 对异常出血事件的发生率没有影响（Xiong et al. 2010）。

其他关于 CHF 和冠状动脉病（coronary artery disease,CAD）患者抑郁治疗的研究所提供的其他抗抑郁药物价值（包括奈法唑酮、安非他酮、米氮平、文拉法辛和三环类药物）的证据都不明确。这些药物在 CABG 或瓣膜手术后均未进行过临床试验。三环类药物会增加直立性低血压和心脏传导异常的风险,安非他酮和文拉法辛可能会升血压（for reviews, see Shapiro 2008；2009）。

抑郁的非药物治疗

心脏手术后抑郁非药物治疗的相关文献很少。2009年的一项随机对照研究中,Rollman及其同事(2009)对302名CABG后抑郁患者进行了电话协同护理干预。协同护理由护士组长进行电话干预,同时护士组长还要审查患者精神病史、对患者进行教育以及说明治疗方案,该方案包括教育工作手册、药物治疗、症状监测或转诊给心理健康专家。相比接受常规治疗的患者,协同护理组的患者能使抑郁症状减少50%甚至更多(50% vs 29.6%,$P<0.001$,NNT = 4.9)(Rollman et al. 2009)。

将有限的心肌梗死后患者心理治疗干预运用于术后患者也可能有效。ENRICHD研究是一项对急性心肌梗死后抑郁患者进行认知-行为心理治疗干预的大型随机试验,该研究表明,与常规治疗相比,短暂的认知-行为心理治疗干预(通常为6个月以上6~10次心理治疗)对改善抑郁症状具有统计学意义的中等程度的临床疗效。经过平均3.5年的随访发现该干预对于心肌梗死复发和心源性死亡的发生率没有影响(Berkman et al. 2003)。

CREATE试验是一项随机对照试验,该研究纳入284例稳定性CAD和抑郁症患者,将人际心理治疗与单独的临床管理对照,西酞普兰与安慰剂对照,采用了2×2因子设计。结果表明在减少抑郁症状方面人际心理治疗与常规临床管理之间无显著差异,但西酞普兰优于安慰剂治疗(Lesperance et al. 2007)。

健康相关生活质量

与术前相比,择期CABG术后患者的健康相关生活质量(health-related quality of life,HRQoL)明显改善,但长期抑郁和认知缺陷的患者除外(Jokinen et al. 2010;Rothenhausler 2010;Tully et al. 2009;Azzopardi,Lee 2009)。心脏手术后生活质量较差与术前或术后抑郁症状的存在有关(Goyal et al. 2005)。这种关联没有因果关系。在心脏手术之前或之后,女性患者较年龄匹配的男性患者更容易出现HRQoL受损(Martin 2006)。

虽然研究证明CABG可有效改善HRQoL的大部分指标,但对于许多术后患者,性功能障碍仍是个持续存在的问题。Lindau等(2012)调查患者急性心肌梗死一年后的性功能,发现48%的男性和59%的女性性生活频率降低,并且11%的男性和13%的女性没有恢复性生活(Lindau et al. 2012)。在一项100例CABG患者的研究中,对术前性功能表示满意的患者只有57%,而在CABG术后8年达到62%(Lukkarinen,Lukkarinen 2007)。有证据表明非体外循环手术的患者出现性功能障碍的风险低于传统CABG治疗的患者(Mohamed et al. 2009)。

焦虑症

心脏手术后焦虑很常见,焦虑症状的鉴别诊断很多,包括原发性焦虑症、以躁动或恐惧为表现的谵妄及继发于一般医学情况的焦虑。临床医生在评估心脏手术后"焦虑"时,首先要考虑谵妄或继发于一般医学情况的术后焦虑,如缺氧、物质戒断、感染或代谢紊乱。焦虑也可能是医源性的,即继发于各种药物,特别是类固醇或 β-2 受体激动剂,或突然停用麻醉类药物。对于试图脱离呼吸机的患者来说,镇静剂的撤药反应可能成为一个特殊问题。镇静剂逐渐减量和停药都会导致戒断症状或出现谵妄,其中任何一种都可能导致戒断困难。戒酒或戒断其他非法物质也可表现为焦虑,尤其在血流动力学不稳定、震颤或认知改变的情况下。广义上,焦虑是术后谵妄的常见表现(for review, see Shapiro et al. 2008)。

一些研究表明心脏手术后焦虑症状得到改善。2003 年的一项综述表明,计划进行手术治疗中新出现的焦虑症状在术后有改善趋势,但与手术前没有明确精神疾病的患者相比,术前严重焦虑的患者术后焦虑率仍很高(Pignay-Demaria et al. 2003)。

原发性焦虑症

心脏手术患者中最常见的焦虑相关诊断之一是伴随适应障碍的焦虑情绪。适应障碍可表现为伴或不伴有主观困扰或干扰正常功能的焦虑症状,开始于应激源发生后 3 个月内,且病程不超过 6 个月;症状不符合其他疾病的诊断标准。伴有焦虑的适应障碍可发生于术前(即手术预期可能引起焦虑)也可以于术后(即恢复期的问题可能引起焦虑)。术后焦虑表现也可能是潜在的焦虑,通常是术前存在的疾病,如广泛性焦虑障碍、惊恐障碍或单纯性恐惧症。但这些疾病常常在术前就曾发作。然而,在心脏手术后 PTSD 的发病率确有增加。

创伤后应激障碍

PTSD 是一种在创伤发生后产生的异常的、侵入性再体验、回避、情绪或认知改变以及创伤后出现的警觉性和反应改变的综合征。(DSM5 标准规定,创伤事件的暴露是涉及实际死亡或受到死亡的威胁、重伤或性暴力,与 DSM-IV 相比,创伤事件的定义范围缩小)。心脏手术或 ICU 住院过程中经历的一些事件可能成为一种创伤促使 PTSD 发生,例如镇痛泵的植入和心脏复律等。PTSD 在心脏手术后患者中的流行率为 15%~25%(Schelling et al. 2003; Rothenhausler et al. 2005; Tarsitani et al. 2012)。PTSD 对 HRQoL 有负面影响

(Schelling et al. 2003)。在植入体内心律转复除颤器的患者中，PTSD 与死亡率增加独立相关，增加 2~4 倍（Ladwig et al. 2008）。最近一项研究探究 β 受体阻滞剂对心脏手术后 PTSD 风险的影响。在 121 名患者中，围手术期未服用 β 受体阻滞剂的女性患者比服用 β 受体阻滞剂的患者更容易出现 PTSD 症状（$36.2 \pm 11.9\%$ vs $20.3 \pm 7.4\%$，$P = 0.001$）。然而，在男性患者中未发现 β 受体阻滞剂使用与 PTSD 症状之间的相关性（Tarsitani et al. 2012）。

焦虑症的治疗

　　术后焦虑的治疗方案取决于准确的诊断。与酒精或苯二氮䓬类药物戒断或停用麻醉和止痛药物相关的焦虑通常需特定的药物疗法。伴有焦虑的适应障碍或广泛性焦虑障碍患者的症状因手术加重，可能对心理教育、支持性心理治疗和苯二氮䓬类药物反应较好。苯二氮䓬类药物具有快速起效缓解症状的优点。然而，这些药物确实存在很大的副作用，包括神经认知障碍（特别是谵妄）和跌倒风险增加，必须仔细权衡利弊。一般来说，如果使用苯二氮䓬类药物，建议使用不含活性代谢产物且半衰期适中的药物，如劳拉西泮，不建议使用地西泮（半衰期长且含有活性代谢产物）和阿普唑仑（半衰期短，焦虑症状可能反弹且含有活性代谢物）。对于惊恐障碍、广泛性焦虑障碍和强迫症的患者，SSRIs 通常是最有效的药物，但 SSRIs 起效慢，不能用于术后紧急情况的处理。关于使用 SSRIs 治疗术后焦虑的文献很少。除了焦虑的药物治疗外，呼吸练习、视觉图像和正念认知疗法等行为治疗也很有效（综述可见 Shapiro et al. 2008）。

谵妄

　　谵妄是一种急性临床综合征，其特征为警觉性下降伴意识水平的波动、注意力不集中和认知功能受损，有时可表现为定向障碍、幻觉和 / 或妄想。通常，谵妄患者表现出活动减少或激越行为。谵妄的病因鉴别很多，包括躯体疾病所致、毒物和药物戒断反应等。在心脏手术患者中，谵妄的发生率为 10%~50%。心脏手术后谵妄的发病率显著增加，自我伤害风险也增加，如干扰监护设备、跌倒、自行拔管、ICU 住院时间和总住院时间延长及死亡率增加（Shapiro et al. 2008）。

　　心脏手术后谵妄的危险因素包括老龄、抑郁、卒中史、认知障碍、糖尿病和心房颤动（Koster et al. 2011；Lin et al. 2012）。最近一些研究发现其他风险因素包括外周血管疾病、低心输出量以及使用主动脉内球囊反搏（intra-aortic balloon pump，IABP）或正性变力药（Koster et al. 2011）。增加谵妄风险的围术期和术后因素包括手术时间延长、插管时间延迟、手术类型（瓣膜联合 CABG 和单纯瓣膜手术较单纯 CABG 的谵妄发生率高）、红细胞成分输血、炎症标志物和血浆皮质醇水平升高以及术后并发症（Lin et al. 2012）。最近一项研究表明，入院时使用苯二氮䓬类药物是心脏手术患者在 ICU 住院期间谵妄风险增加 3 倍的独立预测因素［比值比 3.1（1，9.4），P=0.04］（McPherson et al. 2013）。非体外循环手术并没有减少谵妄的发生率（Koster et al. 2011）。

谵妄的管理
行为干预

　　谵妄的最终治疗需找到并且治疗引起谵妄状态的原发疾病，如纠正缺氧、纠正代谢紊乱、抗感染和疼痛管理。减少致谵妄药物的使用至关重要，如阿片类药物、抗胆碱能药物、巴比妥类药物和苯二氮䓬类药物（同时避免导致戒断）。非药物治疗措施，如帮助患者反复进行口头告知定向，鼓励家人床边陪护，保证昼夜节律（白天有充足的光线，夜间避免光线干扰）可能会有所帮助。在严重躁动的情况下，躯体束缚通常可能是最终手段。对谵妄患者可能需要超指征使用抗精神病药物以减少躁动和治疗精神病症状。虽然缺乏临床试验的证据，但临床实践中，通常使用抗精神病药物包括氟哌啶醇、奥氮平、阿立哌唑和喹硫平来控制谵妄。但是长期使用这些药物会给患者带来显著的代谢和心血管风险，并且在虚弱、"行为受损"的老年人群中，与数周至数月的随访期间死亡率的增加有关，多由于心脏因素和感染所致（Wang et al. 2005）。值得注意的是，所有的抗精神病药物都有可能延长 QTc 间期，从而诱发尖端扭转型室性心动过速，尽管是一种相对罕见的严重不良事件（Shapiro et al. 2008）。阿立哌唑较其他抗精神病药对代谢紊乱和 QTc 间期的影响小，在心脏病患者的应用中具有优势，但尚无相关临床试验。在接受抗精神病药治疗的谵妄患者中，应密切监测血压、心率、QTc 间期和电解质。在一项针对体外循环术后患者的随机试验中，在术后苏醒后立即预防性给予 1mg 利培酮可降低谵妄发生率（利培酮组 11.1%，安慰剂组 31.7%；风险比 0.35，95%CI 0.16~0.77，P= 0.009）（Prakanrattana，Prapaitrakool 2007）。

　　使用右美托咪定进行术后镇静（一种选择性 α-2 肾上腺素能激动剂）能降低术后谵妄发生率，但苯二氮䓬类药物（劳拉西泮、咪达唑仑）和异丙酚或麻醉药（芬太尼）不能降低发生率（Lin et al. 2012）。在一项随机对照试验中，接受右美托咪定治疗的瓣膜置换术后患者谵妄的发生率为 3%，接受异丙酚和咪达唑仑治疗的患者均为 50%。ICU 住院时间以及总住院时间显著延长的患者易出现术后谵妄（Maldonado et al. 2009）。这些发现与 MENDS 试验结果一致，后者发现右美托咪定治疗的重症患者谵妄发生率从 30% 多降至约 10%（Pandharipande et al. 2007）。右美托咪定的局限性包括存在低血压的风险、ICU 监测的必要性以及成本。

神经认知障碍

冠状动脉血运重建与认知功能降低有关。有研究表明（138 例），2.7% 的患者在术前存在认知功能障碍，而在术后 6 个月，高达 17.4% 的患者出现一定程度的认知功能障碍，主要是轻度认知功能障碍。存在认知障碍的患者也表现出 HRQOL 损害（Rothenhausler 2010；Rothenhausler et al. 2005）。术后早期，似乎瓣膜置换术与单纯性 CABG 相比，术后记忆障碍风险更高，神经认知恢复的时间更长（Ebert et al. 2001）。

非体外循环和体外循环

因为非体外循环冠状动脉血运重建术的发展，许多研究对非体外循环术是否比传统的体外循环术改善神经认知结果进行了探究。虽然一些研究发现非体外循环冠状动脉手术后不久认知功能更具有优越性（Diegeler et al. 2000），但没有观察到持续获益。这些研究不能证明非体外循环在认知功能方面明确有益。

最近一项研究对 280 例患者进行 7.5 年随访，结果表明，对于随机接受经皮冠状动脉介入治疗或非体外循环 CABG 治疗的患者的神经认知结果相似（Sauer et al. 2013）。在 2008 年的一项荟萃分析中，发现非体外循环手术可降低术后房颤动发生率，但研究并未确定非体外循环手术对卒中和心脏病死亡率等结果的影响（Møller et al. 2008；van Dijk et al. 2007）。最近的一项荟萃分析包括 2008~2012 年间的 47 项随机对照试验，与体外循环 CABG 相比，非体外循环 CABG 降低了 20.7% 的术后卒中发生率，但不影响其他结果研究，如心源性死亡（Sa et al. 2012）。

心脏移植的预后

精神障碍在原位心脏移植后很常见。包括抑郁症、适应障碍和移植相关的 PTSD。心境障碍和焦虑症在术后第一年最常见，随后几年发病率下降。值得注意的是，术后第一年精神障碍的风险明显高于患者术前的终生患病率（Dew，DiMartin 2005）。心脏移植后出现精神障碍的危险因素包括移植前精神病史、社会支持不足、年轻、躯体功能下降以及住院时间长（Dew et al. 2001a Dew，DiMartini 2005；Eshelman et al. 2009）。精神病理学与较差的移植结果相关，包括移植排斥反应、依从性差、复发住院、感染和死亡（Shapiro et al. 1995；Eshelman et al. 2009）。

抑郁

心脏移植后抑郁很常见，高峰发生于术后第 1 年（Dew et al. 2001a Dew, DiMartini 2005；Favaro et al. 2011；Sirri et al. 2010）。文献综述中，Dew 等报道高达 63% 的移植后患者出现抑郁症状（主要是抑郁症和恶劣心境）（Dew, DiMartini 2005）。心脏移植后抑郁的危险因素包括女性、年轻、精神疾病个人史和家族史、社会经济地位较低（Dew, DiMartini 2005；Eshelman et al. 2009）、躯体疾病恶化（Fusar-Poli et al. 2005；Havik et al. 2007）、失业或残疾（Fusar-Poli et al. 2005）。长时间住院以及出现与移植相关的过多"错误警报"会增加抑郁的风险（Pudlo et al. 2009）。此外，缺乏社会支持（Favaro et al. 2011）、回避性应对方式、低感知控制、不够乐观和缺乏自尊心是移植后精神病理学的心理风险因素（Dew, DiMartini 2005；Eshelman et al. 2009）。毫不奇怪，移植后出现并发症和睡眠障碍的患者更容易出现精神并发症。值得注意的是，心脏移植患者的抑郁发作相对严重，但只有少数患者接受治疗（Dew et al. 2001b；Dew, DiMartini 2005）。心脏移植患者中缺乏抗抑郁药的对照研究；有病例报道 ECT 和去甲替林的治疗有效（Fusar-Poli et al. 2005），但在目前临床实践中，SSRIs 更有可能被用作"一线"治疗（Fusar-Poli et al. 2005）。近期移植患者抑郁的鉴别诊断应包括巨细胞病毒机会感染的可能性。

移植后抑郁对生存率有负面影响（Sirri et al. 2010；Favaro et al. 2011；Havik et al. 2007）。在对移植后至少 5 年的患者进行的前瞻性横断面研究中，抑郁患者的死亡率几乎增加 3 倍（Havik et al. 2007）。在一项随访 8 年的纵向研究中，Favaro 等发现抑郁症是移植后恶性肿瘤的独立危险因素（44% vs 25%，$P<0.05$）。

健康相关生活质量

与普通人群相比，接受心脏移植患者的 HRQoL 明显受损，特别是在健康和身体功能方面。心脏移植后性功能障碍很常见。在一项对移植后至少 6 个月的 39 名患者（33 名男性和 6 名女性）进行的研究中，78% 的男性和 50% 的女性存在性功能障碍。此外，性功能障碍者的生活质量（身体健康指标）明显下降，但心理健康没有显著差异（Phan et al. 2010）。10 年随访的 HRQoL 研究表明，大部分移植后患者对生活中的情感和社会方面感到满意，并且没有比一般人群存在更多的躯体疼痛（Fusar-Poli et al. 2005）。

躁狂／精神错乱

患者在移植后不久常常会有欣快的感觉，这可能与生物和心理因素的结合有关，包括改善灌注和身体功能及"重获新生"的感觉（House, Thompson

1988）。一小部分患者出现躁狂或精神错乱，可能是由于潜在的原发性精神疾病或继发于类固醇治疗。一项研究对 49 例患者在心脏移植后的前 8 周内进行评估，结果发现 1 例躁狂，2 例轻躁狂，12 例轻度情绪高涨。情绪高涨的症状多在移植后的前 2 周出现（Pudlo et al. 2009）。Frank 精神病在移植后很少见，并且随着新的抗排斥药物的出现和移植后皮质类固醇减量更加少见。但是"类固醇性精神病"仍会发生。"类固醇性精神病"这一术语尚不确定，它被用来概括皮质类固醇激素的神经精神效应，实际上还包括抑郁、躁狂、激越、情绪不稳、焦虑、失眠、认知缺陷和精神疾病。大剂量的类固醇更有可能影响精神状态。波士顿合作药物监测计划发现，接受泼尼松治疗的住院患者（任何医学适应证），精神症状的发生率与剂量有关：服用 40mg/d 的患者为 1.3%，41~80mg/d 为 4.6%，超过 80mg/d 为 18.4%（Boston Collaborative Drug Surveillance Program 1972）。情感症状最为常见，短期内更容易出现躁狂或轻躁狂，远期可能出现抑郁症状。除类固醇剂量外，尚无明确的危险险因素可辨识哪些患者易产生类固醇性精神神经并发症，包括精神疾病既往史和类固醇引起的精神症状史（Dubovsky et al. 2012）。

谵妄

心脏移植后谵妄与 CABG/ 瓣膜手术后谵妄具有许多相同的易感和促发因素，可能需要类似的评估和管理。但是，移植受者要特别关注免疫抑制剂毒性。环孢菌素和他克莫司的神经毒性可能导致各种症状，从震颤、头痛到脑病，表现为认知迟钝、偏执、谵妄和癫痫发作。磁共振成像可表现为可逆性脑后部白质病变。脑病甚至可发生在血液水平，这时可能需用另一种免疫抑制剂替代（Anghel et al. 2013；Dzudie et al. 2009）。

焦虑和创伤后应激

许多患者在心脏移植后会出现焦虑。在一项文献综述中，Dew 等发现高达 26% 的患者经历过一种或多种焦虑症（例如伴有焦虑的适应障碍、广泛性焦虑障碍、惊恐障碍或与移植相关的 PTSD）。焦虑症在移植后第 1 年最常见（Dew，DiMartini 2005），在一项小型队列研究中，Pudlo 等发现在移植后的前 8 周，有一半的患者表现出焦虑症状。老年患者更容易出现焦虑症状；住院时间较长或经历更多错误报警的患者更容易出现严重焦虑（Pudlo et al. 2009）。

创伤后应激障碍

移植相关的创伤后应激障碍（transplantation-related posttraumatic stress disorder，PTSD-T）的特征是过度警觉、回避、梦魇、闪回和失眠，并且与移植过程有关。触发因素包括获知需要移植、等待期间的事件、手术本身以及术后恢复期间的事件。据报道,符合 PTSD-T 标准的患者约为 10%~17%(Favaro et al. 2011;Dew et al. 2001a;Stukas et al. 1999)。与其他情绪和焦虑症相似,PTSD-T 最常发生在移植后的第 1 年(Dew et al. 2001a)。PTSD-T 的危险因素包括女性、精神病史、掌控感减弱(Stukas et al. 1999)或社会支持不足(Favaro et al. 2011;Stukas et al. 1999)。大多数 PTSD-T 病例都有慢性病程(> 3 个月),患者常常不接受症状治疗(88%)(Dew et al. 2001a)。PTSD-T 的症状与依从性差有关(82% vs 48%,$P<0.04$,$OR = 4.9$,$95\%CI = 1.0~23.8$)。依从性差与死亡率增加有关(调整不依从后的 $OR = 3.5$,$95\%CI=1.2~9.7$,$P<0.02$)(Favaro et al. 2011)。

放置心室辅助装置的预后

心室辅助装置(ventricular assist devices,VAD)可植入晚期心力衰竭患者中,作为"恢复桥接"、移植的过渡或目标疗法。REMATCH 试验(Rose et al. 2001)证明与那些不符合心脏移植标准而进行优化医疗管理的患者相比,左心室辅助装置(left ventricular assist devices,LVAD)作为目的疗法的显示出生存优势。LVAD 治疗也与更好的生活质量相关。虽然 VAD 有可能挽救生命,但也会带来严重的内科和精神疾病。VAD 患者发生血栓栓塞、感染、出血和脑血管事件的风险较高,并且往往需要延长住院时间或因复发住院治疗(Petrucci et al. 1999)。VAD 要求患者和他们的看护人进行自主设备管理。然而,VAD 还可显著改善心力衰竭患者晚期的生活质量。一项研究对比 VAD 作为移植过渡和医疗管理的患者,VAD 患者的身体功能在移植后第 1 年更有可能得到改善。但是,VAD 患者的认知功能明显更差,继发于高发生率的神经系统事件。尽管 VAD 患者不太可能重返工作岗位并且有更明显的社会孤立感,但两组的社会功能均有所改善(Dew et al. 2001b)。VAD 患者存在精神疾病风险,最常见的是谵妄、焦虑、继发于躯体疾病的抑郁和适应障碍(Shapiro et al. 1996;Baba et al. 2006;Eshelman et al. 2009)。精神病发病率与心脏结局呈负相关,并与心脏康复受阻(Shapiro et al. 1996)、移植排斥、依从性差、住院、感染和死亡有关(Eshelman et al. 2009)。

早期研究发现,术前认知功能障碍的患者在接受 VAD 后可能会出现术后器质性精神综合征(Shapiro et al. 1996)。在 LVAD 目的治疗与医疗管理的匹配试验中(Lazar et al. 2004),LVAD 中 44% 的患者出现神经系统并发症(TIA、代谢毒性或卒中)。此外,LVAD 组患者的每年卒中发生率为 0.19%,而在 2 年随访期间,治疗管理组的每年卒中发生率为 0.052%。LVAD 植入和卒中之间的平均间隔为 221.8 ± 70.4 天。校正生存分析提示,当评估合并卒中或死亡风险时,与治疗管理相比 LVAD 作为目的性治疗具有明显益处(Lazar et al. 2004)。

高达 50% 的 VAD 患者存在适应障碍(Baba et al. 2006;Eshelman et al. 2009)。在适应问题方面,患者经常担心他们的死亡风险,并且表现出对装置相关感受的过度警觉(Petrucci et al. 1999)。在 Petrucci 等的研究中,行为技术包括定向援助、脱敏、放松技术、催眠、家庭音乐和艺术电话会议、计算机访问以及小组和社区互动被认为是有帮助的,但这些干预措施没有设计对照组。

抑郁也是 VAD 患者中的一个重要问题。在 30 名 VAD 患者的样本中,Shapiro 及其同事发现 20% 的患者经历过抑郁发作,其中 16% 的患者为新发抑郁(Shapiro et al. 1996)。Baba 等(2006 年)发现在 14 名 VAD 患者中,抑郁症状占 14%,抑郁症占 7%。抑郁治疗包括密切观察、支持性心理治疗和 / 或 SSRIs 类抗抑郁药物治疗(Shapiro et al. 1996;Baba et al. 2006)。

结论

总之,精神病综合征在体外循环心脏手术后很常见,特别是抑郁、焦虑、PTSD、谵妄和神经认知问题。这些综合征需及时评估和治疗,以尽量减少不良临床结果,例如发病率(例如复发住院和生活质量受损)和死亡率增加。在心脏手术后,关于精神药理学和心理治疗管理的相关文献很少,因此临床实践主要由非手术心脏病患者的证据指导。SSRIs 治疗该人群的抑郁和初发焦虑症似乎安全有效。苯二氮䓬类药物可作为术后焦虑的短期干预措施,但必须谨慎使用,以免引起谵妄。谵妄的管理很复杂,需全面医学评估,以确定谵妄的病因,并结合行为管理技术和可能的抗精神病药物进行细致监测。

心脏移植后患者的精神疾病风险也显著升高。值得注意的是,抑郁在移植后第一年最常见,并且与 HRQoL 显著降低有关。移植后人群中的抑郁也与死亡率显著相关。PTSD-T 在移植后的第 1 年中也最常见,并且与依从性差和高发病率相关。更重要的是要考虑抗排斥药物的影响,特别是皮质类固醇对移植后患者的心理健康的影响,因为这些药物会带来情感和认知障碍的重大风险。

(张悠扬 译,马文林、刘瑞平 校)

参考文献

Anghel, D., Tanasescu, R., Campeanu, A., Lupescu, I., Podda, G., & Bajenaru, O. (2013).

Neurotoxicity of immunosuppressive therapies in organ transplantation. *Maedica (Buchar), 8* (2), 170–175.

Azzopardi, S., & Lee, G. (2009). Health-related quality of life 2 years after coronary artery bypass graft surgery. *Journal of Cardiovascular Nursing, 24*(3), 232–240. doi:10.1097/ JCN.0b013e31819b2125.

Baba, A., Hirata, G., Yokoyama, F., Kenmoku, K., Tsuchiya, M., Kyo, S., & Toyoshima, R. (2006). Psychiatric problems of heart transplant candidates with left ventricular assist devices. *Journal of Artificial Organs, 9*(4), 203–208. doi:10.1007/s10047-006-0353-0.

Berkman, L. F., Blumenthal, J., Burg, M., Carney, R. M., Catellier, D., Cowan, M. J., et al. (2003). Effects of treating depression and low perceived social support on clinical events after myocardial infarction: The Enhancing Recovery in Coronary Heart Disease Patients (ENRICHD) randomized trial. *JAMA, 289*(23), 3106–3116. doi:10.1001/jama.289.23.3106.

Blumenthal, J. A., Lett, H. S., Babyak, M. A., White, W., Smith, P. K., Mark, D. B., et al. (2003). Depression as a risk factor for mortality after coronary artery bypass surgery. *Lancet, 362* (9384), 604–609. doi:10.1016/S0140-6736(03)14190-6.

Boston Collaborative Drug Surveillance Program. (1972). Acute adverse reactions to prednisone in relation to dosage. *Clinical Pharmacology and Therapeutics, 13*(5), 694–698.

Burg, M. M., Benedetto, M. C., Rosenberg, R., & Soufer, R. (2003). Presurgical depression predicts medical morbidity 6 months after coronary artery bypass graft surgery. *Psychosomatic Medicine, 65*(1), 111–118.

Castro, V. M., Clements, C. C., Murphy, S. N., Gainer, V. S., Fava, M., Weilburg, J. B., et al. (2013). QT interval and antidepressant use: A cross sectional study of electronic health records. *BMJ, 346*, f288. doi:10.1136/bmj.f288.

Chocran, S., Vandel, P., Durst, C., Laluc, F., Kaili, D., Chocron, M., & Etievent, J. P. (2013). Antidepressant therapy in patients undergoing coronary artery bypass grafting: The MOTIV-CABG trial. *Annals of Thoracic Surgery, 95*(5), 1609–1618. doi:0.1016/j. athoracsur.2013.02.035.

Connerney, I., Sloan, R. P., Shapiro, P. A., Bagiella, E., & Seckman, C. (2010). Depression is associated with increased mortality 10 years after coronary artery bypass surgery. *Psychosomatic Medicine, 72*(9), 874–881. doi:10.1097/PSY.0b013e3181f65fc1.

Dew, M. A., & DiMartini, A. F. (2005). Psychological disorders and distress after adult cardiothoracic transplantation. *Journal of Cardiovascular Nursing, 20*(5 Suppl), S51–S66.

Dew, M. A., Kormos, R. L., DiMartini, A. F., Switzer, G. E., Schulberg, H. C., Roth, L. H., & Griffith, B. P. (2001a). Prevalence and risk of depression and anxiety-related disorders during the first three years after heart transplantation. *Psychosomatics, 42*(4), 300–313.

Dew, M. A., Kormos, R. L., Winowich, S., Harris, R. C., Stanford, E. A., Carozza, L., & Griffith, B. P. (2001b). Quality of life outcomes after heart transplantation in individuals bridged to transplant with ventricular assist devices. *Journal of Heart and Lung Transplantation, 20*(11), 1199–1212.

Diegeler, A., Hirsch, R., Schneider, F., Schilling, L. O., Falk, V., Rauch, T., & Mohr, F. W. (2000). Neuromonitoring and neurocognitive outcome in off-pump versus conventional coronary bypass operation. *Annals of Thoracic Surgery, 69*(4), 1162–1166.

Dubovsky, A. N., Arvikar, S., Stern, T. A., & Axelrod, L. (2012). The neuropsychiatric complications of glucocorticoid use: Steroid psychosis revisited. *Psychosomatics, 53*(2), 103–115. doi:10.1016/j.psym.2011.12.007.

Dzudie, A., Boissonnat, P., Roussoulieres, A., Cakmak, Mosbah, K., & Bejui, F. T. (2009). Cyclosporine-related posterior reversible encephalopathy syndrome after heart transplantation: Should we withdraw or reduce cyclosporine?: Case reports. *Transplantation Proceedings, 41* (2), 716–720. doi:10.1016/j.transproceed.2009.01.041.

Ebert, A. D., Walzer, T. A., Huth, C., & Herrmann, M. (2001). Early neurobehavioral disorders after cardiac surgery: A comparative analysis of coronary artery bypass graft surgery and valve replacement. *Journal of Cardiothoracic & Vascular Anesthesia, 15*(1), 15–19. doi:10.1053/

jcan.2001.20211.

Eshelman, A. K., Mason, S., Nemeh, H., & Williams, C. (2009). LVAD destination therapy: Applying what we know about psychiatric evaluation and management from cardiac failure and transplant. *Heart Failure Reviews, 14*(1), 21–28. doi:10.1007/s10741-007-9075-5.

Favaro, A., Gerosa, G., Caforio, A. L., Volpe, B., Rupolo, G., Zarneri, D., et al. (2011). Posttraumatic stress disorder and depression in heart transplantation recipients: The relationship with outcome and adherence to medical treatment. *General Hospital Psychiatry, 33*(1), 1–7. doi:10.1016/j.genhosppsych.2010.10.001.

Fusar-Poli, P., Martinelli, V., Klersy, C., Campana, C., Callegari, A., Barale, F., Politi, P., et al. (2005). Depression and quality of life in patients living 10 to 18 years beyond heart transplantation. *Journal of Heart and Lung Transplantation, 24*(12), 2269–2278. doi:10.1016/j.healun.2005.06.022.

Glassman, A. H., O'Connor, C. M., Califf, R. M., Swedberg, K., Schwartz, P., Bigger, J. T., Jr., et al. (2002). Sertraline treatment of major depression in patients with acute MI or unstable angina. *JAMA, 288*(6), 701–709.

Go, A. S., Mozaffarian, D., Roger, V. L., Benjamin, E. J., Berry, J. D., Blaha, M. J., et al. (2014). Heart disease and stroke statistics – 2014 update: A report from the American Heart Association. *Circulation, 129*, e28–e292.

Goyal, T. M., Idler, E. L., Krause, T. J., & Contrada, R. J. (2005). Quality of life following cardiac surgery: Impact of the severity and course of depressive symptoms. *Psychosomatic Medicine, 67*(5), 759–765. doi:10.1097/01.psy.0000174046.40566.80.

Havik, O. E., Sivertsen, B., Relbo, A., Hellesvik, M., Grov, I., Geiran, O., et al. (2007). Depressive symptoms and all-cause mortality after heart transplantation. *Transplantation, 84*(1), 97–103. doi:10.1097/01.tp.0000268816.90672.a0.

Horne, D., Kehler, S., Kaoukis, G., Hiebert, B., Garcia, E., Duhamel, T. A., & Arora, R. C. (2013). Depression before and after cardiac surgery: Do all patients respond the same? *Journal of Thoracic & Cardiovascular Surgery, 145*(5), 1400–1406.

House, R. M., & Thompson, T. L., 2nd. (1988). Psychiatric aspects of organ transplantation. *JAMA, 260*(4), 535–539.

Jokinen, J. J., Hippelainen, M. J., Turpeinen, A. K., Pitkanen, O., & Hartikainen, J. E. (2010). Health-related quality of life after coronary artery bypass grafting: A review of randomized controlled trials. *Journal of Cardiac Surgery, 25*(3), 309–317. doi:10.1111/j.1540-8191.2010.01017.x.

Koster, S., Hensens, A. G., Schuurmans, M. J., & van der Palen, J. (2011). Risk factors of delirium after cardiac surgery: A systematic review. *European Journal of Cardiovascular Nursing, 10*(4), 197–204.

Ladwig, K. H., Baumert, J., Marten-Mittag, B., Kolb, C., Zrenner, B., & Schmitt, C. (2008). Posttraumatic stress symptoms and predicted mortality in patients with implantable cardioverter-defibrillators: Results from the prospective living with an implanted cardioverter-defibrillator study. *Archives of General Psychiatry, 65*(11), 1324–1330. doi:10.1001/archpsyc.65.11.1324.

Lazar, R. M., Shapiro, P. A., Jaski, B. E., Parides, M. K., Bourge, R. C., Watson, J. T., Naka, Y., et al. (2004). Neurological events during long-term mechanical circulatory support for heart failure: The Randomized Evaluation of Mechanical Assistance for the Treatment of Congestive Heart Failure (REMATCH) experience. *Circulation, 109*(20), 2423–2427. doi:10.1161/01.cir.0000129414.95137.cd.

Lesperance, F., Frasure-Smith, N., Koszycki, D., Laliberte, M. A., van Zyl, L. T., Baker, B., et al. (2007). Effects of citalopram and interpersonal psychotherapy on depression in patients with coronary artery disease: The Canadian Cardiac Randomized Evaluation of Antidepressant and Psychotherapy Efficacy (CREATE) trial. *JAMA, 297*(4), 367–379. doi:10.1001/jama.297.4.367.

Lin, Y., Chen, J., & Wang, Z. (2012). Meta-analysis of factors which influence delirium following cardiac surgery. *Journal of Cardiac Surgery, 27*(4), 481–492.

Lindau, S. T., Abramsohn, E., Gosch, K., Wroblewski, K., Spatz, E. S., Chan, P. S., Krumholz, H. M., et al. (2012). Patterns and loss of sexual activity in the year following hospitalization for acute myocardial infarction (a United States National Multisite Observational Study). *American Journal of Cardiology, 109*(10), 1439–1444. doi:10.1016/j.amjcard.2012.01.355.

Lukkarinen, H., & Lukkarinen, O. (2007). Sexual satisfaction among patients after coronary bypass surgery or percutaneous transluminal angioplasty: Eight-year follow-up. *Heart & Lung, 36*(4), 262–269. doi:10.1016/j.hrtlng.2006.12.001.

Maldonado, J. R., Wysong, A., van der Starre, P. J., Block, T., Miller, C., & Reitz, B. A. (2009). Dexmedetomidine and the reduction of postoperative delirium after cardiac surgery. *Psychosomatics, 50*(3), 206–217. doi:10.1176/appi.psy.50.3.206.

Martin, F. (2006). Recognizing depression after a coronary artery bypass graft. *British Journal of Nursing, 15*(13), 703–706.

McPherson, J. A., Wagner, C. E., Boehm, L. M., Hall, J. D., Johnson, D. C., Miller, L. R., et al. (2013). Delirium in the cardiovascular ICU: Exploring modifiable risk factors. *Critical Care Medicine, 41*(2), 405–413. doi:10.1097/CCM.0b013e31826ab49b.

Mohamed, O. A., Bennett, C. J., Roaiah, M. F., Helmy, T., Mahran, A., & Hamed, H. A. (2009). The impact of on-pump coronary artery bypass surgery vs. off-pump coronary artery bypass surgery on sexual function. *The Journal of Sexual Medicine, 6*(4), 1081–1089. doi:10.1111/j.1743-6109.2008.01165.x.

Møller, C. H., Penninga, L., Wetterslev, J., Steinbrüchel, D. A., & Gluud, C. (2008). Clinical outcomes in randomized trials of off- vs. on-pump coronary artery bypass surgery: Systematic review with meta-analyses and trial sequential analyses. *European Heart Journal, 29*(21), 2601–2616. doi:10.1093/eurheartj/ehn335.

Murray, C. J., & Lopez, A. D. (1997). Global mortality, disability, and the contribution of risk factors: Global Burden of Disease Study. *Lancet, 349*, 1436–1442.

Nemati, M. H., & Astaneh, B. (2011). The impact of coronary artery bypass graft surgery on depression and anxiety. *Journal of Cardiovascular Medicine (Hagerstown, Md.), 12*(6), 401–404. doi:10.2459/JCM.0b013e32834358e9.

Pae, C. U., Wang, S. M., Lee, S. J., Han, C., Patkar, A. A., & Masand, P. S. (2014). Antidepressant and QT interval prolongation, how should we look at this issue? Focus on citalopram. *Expert Opinion on Drug Safety, 13*(2), 197–205. doi:10.1517/14740338.2013.840583.

Pandharipande, P. P., Pun, B. T., Herr, D. L., Maze, M., Girard, T. D., Miller, R. R., Ely, E. W., et al. (2007). Effect of sedation with dexmedetomidine vs lorazepam on acute brain dysfunction in mechanically ventilated patients: The MENDS randomized controlled trial. *JAMA, 298* (22), 2644–2653. doi:10.1001/jama.298.22.2644.

Peterson, J. C., Charlson, M. E., Williams-Russo, P., Krieger, K. H., Pirraglia, P. A., Meyers, B. S., & Alexopoulos, G. S. (2002). New postoperative depressive symptoms and long-term cardiac outcomes after coronary artery bypass surgery. *The American Journal of Geriatric Psychiatry, 10*(2), 192–198.

Petrucci, R., Kushon, D., Inkles, R., Fitzpatrick, J., Twomey, C., & Samuels, L. (1999). Cardiac ventricular support. Considerations for psychiatry. *Psychosomatics, 40*(4), 298–303. doi:10.1016/S0033-3182(99)71222-3.

Phan, A., Ishak, W. W., Shen, B. J., Fuess, J., Philip, K., Bresee, C., et al. (2010). Persistent sexual dysfunction impairs quality of life after cardiac transplantation. *The Journal of Sexual Medicine, 7*(8), 2765–2773. doi:10.1111/j.1743-6109.2010.01854.x.

Pignay-Demaria, V., Lesperance, F., Demaria, R. G., Frasure-Smith, N., & Perrault, L. P. (2003). Depression and anxiety and outcomes of coronary artery bypass surgery. *Annals of Thoracic Surgery, 75*(1), 314–321.

Poole, L., Leigh, E., Kidd, T., Ronaldson, A., Jahangiri, M., & Steptoe, A. (2014). The combined association of depression and socioeconomic status with length of post-operative hospital stay following coronary artery bypass graft surgery: Data from a prospective cohort study. *Journal of Psychosomatic Research, 76*(1), 34–40. doi:10.1016/j.jpsychores.2013.10.019.

Prakanrattana, U., & Prapaitrakool, S. (2007). Efficacy of risperidone for prevention of postoperative delirium in cardiac surgery. *Anaesthesia and Intensive Care, 35*(5), 714–719.

Pudlo, R., Piegza, M., Zakliczynski, M., & Zembala, M. (2009). The occurrence of mood and anxiety disorders in heart transplant recipients. *Transplantation Proceedings, 41*(8), 3214–3218. doi:10.1016/j.transproceed.2009.09.031.

Rollman, B. L., Belnap, B. H., LeMenager, M. S., Mazumdar, S., Houck, P. R., Counihan, P. J., et al. (2009). Telephone-delivered collaborative care for treating post-CABG depression: A randomized controlled trial. *JAMA, 302*(19), 2095–2103. doi:10.1001/jama.2009.1670.

Rose, E. A., Gelijns, A. C., Moskowitz, A. J., Heitjan, D. F., Stevenson, L. W., Dembitsky, W., et al. (2001). Long-term use of a left ventricular assist device for end-stage heart failure. *New England Journal of Medicine, 345*(20), 1435–1443. doi:10.1056/NEJMoa012175.

Rothenhausler, H. B. (2010). The effects of cardiac surgical procedures on health – Related quality of life, cognitive performance, and emotional status outcomes: A prospective 6 – Month follow – Up study. *Psychiatria Danubina, 22*(1), 135–136.

Rothenhausler, H. B., Grieser, B., Nollert, G., Reichart, B., Schelling, G., & Kapfhammer, H. P. (2005). Psychiatric and psychosocial outcome of cardiac surgery with cardiopulmonary bypass: A prospective 12-month follow-up study. *General Hospital Psychiatry, 27*(1), 18–28. doi:10.1016/j.genhosppsych.2004.09.001.

Sa, M. P., Ferraz, P. E., Escobar, R. R., Martins, W. N., Lustosa, P. C., Nunes Ede, O., et al. (2012). Off-pump versus on-pump coronary artery bypass surgery: Meta-analysis and meta-regression of 13,524 patients from randomized trials. *Revista Brasileira de Cirurgia Cardiovascular, 27* (4), 631–641.

Sauer, A. M., Nathoe, H. M., Hendrikse, J., Peelen, L. M., Regieli, J., Veldhuijzen, D. S., et al. (2013). Cognitive outcomes 7.5 years after angioplasty compared with off-pump coronary bypass surgery. *Annals of Thoracic Surgery, 96*(4), 1294–1300. doi:10.1016/j. athoracsur.2013.05.001.

Schelling, G., Richter, M., Roozendaal, B., Rothenhausler, H. B., Krauseneck, T., Stoll, C., et al. (2003). Exposure to high stress in the intensive care unit may have negative effects on health-related quality-of-life outcomes after cardiac surgery. *Critical Care Medicine, 31*(7), 1971–1980. doi:10.1097/01.ccm.0000069512.10544.40.

Shapiro, P. A. (2008). Depression in coronary artery disease: Does treatment help? *Cleveland Clinic Journal of Medicine, 75*(Suppl 2), S5–S9.

Shapiro, P. A. (2009). Treatment of depression in patients with congestive heart failure. *Heart Failure Reviews, 14*(1), 7–12. doi:10.1007/s10741-007-9058-6.

Shapiro, P. A., Williams, D. L., Foray, A. T., Gelman, I. S., Wukich, N., & Sciacca, R. (1995). Psychosocial evaluation and prediction of compliance problems and morbidity after heart transplantation. *Transplantation, 60*(12), 1462–1466.

Shapiro, P. A., Levin, H. R., & Oz, M. C. (1996). Left ventricular assist devices. Psychosocial burden and implications for heart transplant programs. *General Hospital Psychiatry, 18* (6 Suppl), 30S–35S.

Shapiro, P. A., Fedoronko, D. A., Epstein, L. A., Mirasol, E. G., & Desai, C. V. (2008). Psychiatric aspects of heart and lung disease in critical care. *Critical Care Clinics, 24*(4), 921–947. doi:10.1016/j.ccc.2008.05.003. x.

Sirri, L., Potena, L., Masetti, M., Tossani, E., Magelli, C., & Grandi, S. (2010). Psychological predictors of mortality in heart transplanted patients: A prospective, 6-year follow-up study. *Transplantation, 89*(7), 879–886. doi:10.1097/TP.0b013e3181ca9078.

Stukas, A. A., Jr., Dew, M. A., Switzer, G. E., DiMartini, A., Kormos, R. L., & Griffith, B. P. (1999). PTSD in heart transplant recipients and their primary family caregivers. *Psychosomatics, 40*(3), 212–221.

Tarsitani, L., De Santis, V., Mistretta, M., Parmigiani, G., Zampetti, G., Roselli, V., Picardi, A., et al. (2012). Treatment with beta-blockers and incidence of post-traumatic stress disorder after cardiac surgery: A prospective observational study. *Journal of Cardiothoracic & Vascular Anesthesia, 26*(2), 265–269. doi:10.1053/j.jvca.2011.09.011.

Tully, P. J., Baker, R. A., Turnbull, D. A., Winefield, H. R., & Knight, J. L. (2009). Negative emotions and quality of life six months after cardiac surgery: The dominant role of depression not anxiety symptoms. *Journal of Behavioral Medicine, 32*(6), 510–522. doi:10.1007/s10865-009-9225-4.

van Dijk, D., Spoor, M., Hijman, R., Nathoe, H. M., Borst, C., Jansen, E. W., et al. (2007). Cognitive and cardiac outcomes 5 years after off-pump vs on-pump coronary artery bypass graft surgery. *JAMA, 297*(7), 701–708. doi:10.1001/jama.297.7.701.

Wang, P. S., Schneeweiss, S., Avorn, J., Fischer, M. A., Mogun, H., Solomon, D. H., & Brookhart, M. A. (2005). Risk of death in elderly users of conventional vs. atypical antipsychotic medications. *New England Journal of Medicine, 353*(22), 2335–2341. doi:10.1056/NEJMoa052827.

Xiong, G. L., Jiang, W., Clare, R. M., Shaw, L. K., Smith, P. K., O'Connor, C. M., et al. (2010). Safety of selective serotonin reuptake inhibitor use prior to coronary artery bypass grafting. *Clinical Cardiology, 33*(6), E94–E98. doi:10.1002/clc.20621.

Zivin, K., Pfeiffer, P. N., Bohnert, A. S., Ganoczy, D., Blow, F. C., Nallamothu, B. K., & Kales, H. C. (2013). Evaluation of the FDA warning against prescribing citalopram at doses exceeding 40 mg. *The American Journal of Psychiatry, 170*(6), 642–650. doi:10.1176/appi.ajp.2013.12030408

第 24 章　心脏手术后的认知障碍:混杂因素及改进实践的建议

Kathryn M. Bruce,Gregory W. Yelland,Julian A. Smith,
Stephen R. Robinson

目录

摘要

心脏手术后认知障碍是常见并发症,术后认知功能减退/功能障碍(postoperative cognitive decline/dysfunction,POCD)的发生率在心脏手术后一周内从 20%~70% 不等,术后 6 周达到 10%~40%。很明显,研究设计上的差异对 POCD 的这些不同估计有很大影响,如果今后的研究使用适当的对照组,结果将取得更大一致性。最近研究表明,很多患者在接受心脏手术前都有认知功能障碍,而且部分 POCD 一般与外科手术相关,而不是与心脏手术相关。在心脏手术后的第一周,患者的语言功能、注意力和运动控制能力方面通常会受到影响,记忆和执行功能也可能会受影响。将来有可能在手术前通过基于计算机的认知测试和情绪状态测量来识别这些个体,从而可控制所涉及的因素并降低 POCD 的风险。

关键词

体外循环(Cardiopulmonary bypass)机·认知功能减退(Cognitive impairment)·心脏手术后(Post-cardiac surgery)[见术后认知功能下降/功能障碍(see postoperative cognitive decline/dysfunction)]·中位胸骨切开术(Median sternotomy)·神经心理测试(Neuropsychological testing)·术后认知功能减退/功能障碍(Postoperative cognitive decline/dysfunction,POCD)·麻醉(Anesthesia)·CABG 与瓣膜手术(valve surgery)·心脏手术因素(Cardiac surgical factors)·体外循环机(Cardiopulmonary bypass machine)·临床意义(Clinical implications)·情绪状态效应(Emotional state effects)·认知表现(Cognitive performance)·中位胸骨切开术(Median sternotomy)·神经心理测试(Neuropsychological testing)·术前认知表现(Preoperative cognitive performance)·统计方法(Statistical approaches)

引言

尽管目前正在接受手术的患者的风险状况有所增加,但外科技术、麻醉管理和术后护理的进步已经降低了术后认知功能减退 POCD 发病率和总体死亡率(Likosky et al. 2005)。与心脏手术相关的常见并发症是认知功能受损,常在手术后立即表现出来,并可长期持续存在(Rudolph et al. 2010)。术后 POCD 的发生率估计在心脏手术后 1 周内从 20% 到 70% 不等,到 6 周的 10%~40% 不等(Bruce et al. 2008)。这一发病率比其他术后神经心理影响事件(如卒中(1%~5.2%)和脑病(10%)(Lombard,Mathew 2010)报道的要高。POCD 可能涉及智力功能、注意力、专注力、精神运动技能、记忆力减退以及思维混乱,激越和定向力的障碍(Roach et al. 1996;Zamvar et al. 2002)。

POCD 的存在可通过比较患者在手术前后进行的一系列神经心理测试中的表现来检测(Silbert et al. 2011)。由于难以量化认知障碍对卫生保健系统的影响,因此目前尚无法获得关于这方面成本效益评估的可靠数据。尽管如此,POCD 显然给经济带来了负担,因为延迟术后的恢复,延长停留时间重症监护室的时间,延迟出院以及降低对术后心脏康复计划的依从性。

其中部分患者需再次入院(Lewis et al. 2004)。由于 POCD 还与生活质量下降和提前丧失劳动力有关,因此这对社会造成了相当大的负担(Van Harten et al. 2012)。

本章的目的是概述心脏手术后认知障碍,并讨论心脏手术期间认知改变相关的危险因素。其次,将讨论认知变化的评估和用于定义这种变化的方法。本章将总结目前对冠状动脉旁路移植术(coronary artery bypass graft,CABG)手术、传统瓣膜手术和机器人辅助瓣膜手术后认知障碍的评估。

心脏手术后认知障碍

与认知功能障碍有关的外科因素

很多关于 POCD 的文献都关注外科因素对认知结果的影响程度。在冠状动脉旁路移植术和瓣膜手术后的 POCD 中涉及的手术因素包括:使用体外循环机(cardiopulmonary bypass,CPB),麻醉的作用,以及使用中位胸骨切开术进入手术领域。

体外循环机

CPB 使所有类型的心脏手术得以发展,并使心脏搭桥术和瓣膜手术在世界各地成为普遍做法。尽管 CPB 机器价值不容置疑,但它一直被认为是 POCD 的主要贡献者(Anastasiadis et al. 2011)。CPB 机器将颗粒(例如损伤的血小板)和气态微栓塞引入血流中。此外,在 CPB 后恢复正常血液供应后,套管期间形成的血栓和主动脉夹住形成的血栓可能被释放到血液中。这些血栓和栓子可以进入大脑的小动脉中,引起短暂性脑缺血发作或"微卒中",暂时或永久性损害该血管提供的大脑区域的功能。CPB 机器也可引起血压、血液 pH 值和体温波动,并可诱发系统性炎症反应(Arrowsmith et al. 2000;Ho et al. 2004;Kapetanakis et al. 2004)。所有这些影响都有可能损害大脑功能。识别这些可能的关注领域已推动用于 CPB 的手术设备和流程的改进,如:研究表明通过使用替代充氧器和动脉过滤器可以减少 CPB 期间释放的微栓数量（Blauth et al. 1990）。

在 CABG 手术方面取得突破性进展的是采用了非抽气技术。这一创新使得 CPB 机器对认知的影响得到了更清晰的研究，因为相同的手术流程可在有或没有 CPB 的情况下进行。在非体外循环冠状动脉旁路移植手术中，心脏搏动减速至每分钟 40 次，因此无需 CPB 机器即可在搏动心脏上进行手术（Rankin et al. 2003）。然而，尽管预计 CPB 机器对术后认知功能损害有很强的先验原因，但 CABG 与 CPB 或无 CPB 进行比较研究的数据是模棱两可的。虽然一些研究发现非体外循环的 CABG 在手术后立即产生更好的认知结果，并在出院前即刻出现（Motallebzadeh et al. 2007；Ngaage 2003；Zamvar et al. 2002），但这些结果并未得到其他研究的支持，在手术后或手术后 6 个月之间的组之间认知表现没有差异（Ernest et al. 2006；Farhoudi et al. 2010；Jensen et al. 2006；Lund et al. 2005）。相反，另一项研究报道手术后不会立即发生变化，但在非体外循环冠状动脉旁路手术组术后 6 个月时报告功能更好（Stroobant et al. 2002）。此外，在术后 12 个月评估认知功能的其他研究报道，接受 CABG 伴或不伴 CPB 的患者之间没有显著差异（Rankin et al. 2003；Van Dijk et al. 2002）。结果的这种差异很可能是由于研究设计的方法学差异，例如：(a) 使用的认知测试；(b) 重新评估所用的时间点；(c) 用于定义 POCD；(d) 用于纠正数据偏倚的统计方法（Farhoudi et al. 2010）。关于哪些认知领域需要检查，检测时与术后间隔多长时间，甚至认知障碍的重要程度如何构成尚缺乏共识（Arrowsmith et al. 2000；Lewis et al. 2004）。

虽然 CPB 机器可能会导致认知障碍，非体外循环 CABG 与其他形式的不使用 CPB 机械的大手术后发现的 POCD 发生率相似（Moller et al. 1998）。实施体外循环和停止体外循环的冠状动脉旁路移植术的比较结果相互矛盾，结果显示与非心脏手术引起的 POCD 发生率相似，冠状动脉旁路移植术后出现 POCD 的可能性发生增加可能并非 CPB 的因素，如全身麻醉、可能是导致这种情况的原因（Browne et al. 2003）

麻醉

麻醉剂可通过固定身体，诱发健忘以及暂时丧失意识来进行手术。虽然发生这种情况的确切机制尚不清楚。但很明显，麻醉剂对中枢神经系统起作用并影响麻醉后恢复时的心理功能（Bruce，Bach 1976；Istaphanous et al. 2010）。有证据表明，麻醉剂会影响血 - 脑屏障，它可通过血液循环中的神经毒性物质提供物理和代谢保护（Correale，Villa 2009）。也有证据显示，神经炎症是由于外科手术创伤而释放的循环细胞因子引起（Minagar et al. 2002；

Wilson et al. 2002）。神经炎症可引起认知功能障碍，当与麻醉剂引起的血-脑屏障破坏相联合时，联合作用可促进 POCD（Ben-Nathan et al. 2000；Wu et al. 2012）。

关于麻醉对认知功能的影响从 25 年前的心脏手术开始，包括现在其他主要的手术方式影响，特别是骨科和腹部手术（Silbert et al. 2011）。尽管术后麻醉恢复确实会影响认知（Farag et al. 2006；Steinmetz et al. 2010），但由于评估的时间节点不同，这种影响的持续时间很难评估（Sutton 2007），麻醉引起的 POCD 持续时间的估计在手术后 1 小时至 1 周的时间（Papaioannou et al. 2005；Rasmussen et al. 2003）

胸骨正中切开术

胸骨正中切开术提供了良好的外科手术暴露，但在术后几周内会对患者造成严重的疼痛和痛苦（Stahle et al. 1997）。有明确证据表明，疼痛会影响注意力和记忆力并降低精神心理的灵活性（Dick，Rashiq 2007；Karp et al. 2006）。此外，由于在大多数神经心理测试中，一旦受试者被强制或缺乏动机（例如，由于疼痛和不适），他们在大多数神经心理测试中的表现并不理想，因此心脏手术后报告的一些"认知障碍"很可能是由于无法完全专注于认知测试。此外，许多认知测试（如 Rey Osterrieth 复杂图形测试，Grooved Pegboard）涉及绘图或精细运动控制，如果患者身体不适都可能会受到影响。因此，如果这些测试的表现比手术前差，这可能是由于身体限制而不是认知障碍。

心脏手术后的疼痛和身体限制有可能导致高估手术后立即存在的认知障碍的程度。此外，大多数患者术后接受镇痛药（通常是阿片类药物），这也可能对认知功能产生不利影响（Wang et al. 2007）。因此，手术后数周和数月内认知功能的"恢复"很可能是由于疼痛和身体限制的减少以及镇痛药的撤回。

冠状动脉旁路移植术与心脏瓣膜手术的区别

CABG 手术和心脏瓣膜手术的 POCD 结果比较具有挑战性，因为 CABG 手术后评估 POCD 的研究相对于常规心脏瓣膜修复和置换手术后评估 POCD 的研究缺乏是大量的。在 79 篇研究文章的样本中，评估了心脏手术后的 POCD（附录 A），41 项研究仅包括体外循环辅助的 CABG 患者，19 项研究具有体外循环 CABG 和非体外循环 CABG 组，13 项研究结合 CABG 和传统的心脏瓣膜手术患者，只有 6 项研究仅由常规心脏瓣膜手术组组成（详见附录 A）。只有 3 篇研究论文比较了 CABG 和常规心脏瓣膜患者中 POCD 的发生率。

这两种形式的手术之间的明显差异包括心脏瓣膜手术的侵入性更强,需要将心室内的腔室切开,而不是像 CABG 手术中发生的那样将血管绕过心脏表面。在心脏瓣膜手术后评估 POCD 的研究得出结论:心脏瓣膜患者的 POCD 水平高于 CABG 患者,这被认为是由于在打开心室手术期间将空气和组织碎片带入心脏(Braekken et al. 1998;Ebert et al. 2001;Hong et al. 2008;Nussmeier 1996)。

与认知功能障碍相关的心脏手术因素综述

CABG 和常规瓣膜手术有几个共同外科因素可能对发生 POCD 有影响。这两种手术都涉及中位胸骨切开术的创伤。胸腔壁被打开的物理创伤是严重的,更严重的是实际心脏手术的侵入性和术后的急性疼痛。机器人辅助瓣膜修复手术的发展消除了中位胸骨切开术的需要,研究发现它可提高手术后的身体康复率。到目前为止,只有本书作者的一项研究评估了这种手术后的 POCD(Bruce et al. 2014),结果将在后面的章节中讨论。

综上所述,在 POCD 中涉及的主要心脏手术因素是 CPB 机,通过中位胸骨切开术进入手术领域,全身麻醉的使用,以及手术是心内还是心外。由于有很多手术因素可以影响术后认知功能,因此,为了确定心脏手术的独特作用,有必要使用另一种主要手术的比较组。尽管对手术对照组的需求似乎不言而喻,但绝大多数心脏手术后 POCD 的研究并未包括这样一个组(Bruce et al. 2008;Selnes et al. 2006;Silbert et al. 2011)。因此,尚不清楚这些研究报告的 POCD 比例多大程度上与外科手术相关的因素有关,而不是特别针对心脏手术(Bruce et al. 2008,2013a,b;Selnes 2013)。

与认知功能障碍相关的非手术因素

与 POCD 相关的非手术因素包括年龄(Bishop et al 2010;Cargin et al 2006;Li et al 2001;McDaniel,Einstein 2011;Resnick et al 2003)和教育水平(dos Santos et al. 2011;Meng,D'Arcy 2012;Sachdev,Valenzuela 2009;Satz et al. 2011)。这两个因素已在其他地方进行了广泛审查,因此不会在此讨论。其他因素包括患者的术前和术后情绪状态及其预先存在的疾病状态。

情绪状态对认知表现的影响

对大多数患者来说,接受心脏手术是改变他们生活的一件大事,可理解这会影响他们的情绪状态。虽然很多关于情绪障碍的研究都集中在抑郁症上,但也有一些研究发现,在 CABG 手术前后,焦虑程度有所增加。抑郁和焦虑与工作记忆、处理速度、语言和视觉记忆以及执行功能的各个方面的缺陷有关（Andersson et al. 2010）。两者似乎都与 CABG 术后再入院的显著风险有关，术前抑郁和焦虑水平与 CABG 手术后心脏发病率增加有关（Bankier et al. 2004；McKenzie et al. 2010；Pignay-Demaria et al. 2003；Tully et al. 2008）。考虑到抑郁和焦虑都影响认知功能，在研究 POCD 时需考虑它们对心脏手术前后认知表现的影响（Tsushima et al. 2005）。Andrew 和他的同事（2001）发现，术前抑郁、焦虑和压力与术前神经心理表现无关，但他们还发现高水平的术前抑郁和焦虑预示着注意力和语言记忆任务的缺陷。Stroobant 和 Vingerhoets（2008）也显示，术前抑郁与术前神经心理现象无关，但与术后视觉运动功能障碍有关。相反，在 2009，Tully 和他的同事发现术后抑郁和焦虑水平对 CABG 后认知功能的影响很小。Freiheit 和他的同事（2012）发现，在术前抑郁症状患者中，注意力 / 执行功能、学习 / 记忆、言语流畅、全面认知功能等方面的平均得分较低，这种差异在术后 30 个月内持续存在。大多数研究评估了心脏手术后的情绪状态只包括抑郁和焦虑状态；他们没有调查术前或术后压力水平的影响。作为一个重大的创伤事件，心脏手术将会引发大量的应激事件，压力增加皮质醇水平，这可能会损害认知功能（Peavy et al. 2009；Sandi，Pinelo-Nava 2007）。最初的研究（Andrew et al. 2001）发现，尽管术前情绪状态是术后情绪状态的关键预测指标，但应激因素与患者认知功能的下降无关。然而，最近的研究表明，在瓣膜手术前和非手术对照组相比，CABG 患者的压力水平、焦虑和抑郁明显更加严重，并且这种压力因素会影响手术后存在的认知障碍程度（Bruce et al. 2013a，b，2014）。

许多 CABG 患者手术需等待几个月，一些患者甚至已在病床上做好准备等待手术，却被告知由于更加紧急的另一个患者手术被取消了。例如，OECD 报告在 2010 年，许多 CABG 患者需要等待手术几个月，加拿大患者中有 25%，瑞典为 22%，挪威和英国为 21%，澳大利亚为 18%，法国、瑞士和美国为 7% 的患者在手术前等待 4 个月或更长时间（Siciliani 2013）。与选择性手术过程相关的不确定性可能会增加 CABG 患者在手术前检测到的压力，焦虑和抑郁水平持续化及在等待手术过程中心肌梗死出现的可能性是 CABG 患者心理困扰的另一个来源（Koivula et al. 2002；Lamarche et al. 1998）。等待手术过程中，CABG 患者出现躯体功能障碍、胸痛、呼吸急促和死亡恐惧。这种情况也会对患者的家庭及其社会交往产生负面影响（Koivula et al. 2002）。大多数研究报告术后抑郁、焦虑或压力水平升高的心脏患者在术前也有这些症状，这些状态与身体恢复缓慢、症状持续时间更长、恢复到以往的活动能力需要的时间更长有关（Gallo et al. 2005）。

上述研究表明，许多心脏手术患者在手术前后都会经历抑郁、焦虑和压力,这些情绪状态确实会影响认知功能。鉴于此,我们建议在每次术前和术后的神经心理评估中应常规纳入情绪状态测量。

术前认知功能评估

由于术前认知功能评估失败,POCD 的估计水平可能被夸大(Bruce et al. 2013a,2014;Selnes et al. 2012;Sweet et al. 2008)。动脉粥样硬化或冠状动脉疾病/心血管疾病的 CABG 患者有高血压、糖尿病、高脂血症、外周动脉疾病和脑血管变化的高风险,所有这些都对认知功能有负面影响(Maekawa et al. 2011;McKhann et al. 2005;Selnes,Zeger 2007)。血液流经心脏的限制将减少脑灌注,可能导致脑缺血损伤和认知功能障碍(Hoth et al. 2008)。

心脏手术后的神经心理测试

认知功能评估通常涉及一系列的神经心理测试,测量一系列认知领域的表现,包括智力,学习、记忆、注意力、接受和表达语言,视觉空间能力、感官处理、运动能力、推理和更高阶执行功能(Daliento et al. 2006)。神经心理学评估在心脏手术后很难执行,部分原因是患者无法配合,但也是因为医院神经心理学家的可用性有限。因此,没有神经心理学评估专业知识的外科医生通常会对测试的选择和评分方式做出判断(Smith 1995)。这些测试通常是全面认知功能(如 MMSE 简明精神状态检查)的基本测试,主要用于检测认知水平的大幅下降。一般来说,外科医生会关心患者是否有重大残疾,或者家人是否注意到残疾妨碍了他们日常活动的表现(Selnes,McKhann 2001)。由于需要在床边进行简短和易于使用的测试,外科医生的选择有限,需要最简便的实际效果(即可用于重复测试或没有固有学习的测试选择的替代形式),没有语言或文化偏见。

测量认知功能障碍的神经心理学测试

1995 年,"共识声明"提出关于神经心理测试工具包设计的建议,该工具包应该用于评估心脏手术后的认知障碍(Murkin et al. 1995)。该共识是由具有一系列相关学科专业知识的研究人员起草,建议应进行的测试以及需考虑的问题。这些问题包括术后需要一个基线和对照组进行比较,进行术后评估的最佳时间,包括情绪状态评估的重要性,以及关于实践效果的建议(当患者改善他们的测量结果时发生通过实践学习)。

在解决了上面提到的问题后,共识的作者推荐了测试的 4 个核心部分:Rey 听觉口语学习测试(口头学习和记忆)、Grooved Pegboard(运动技能)和

Trail Making Tests A 和 B（注意力、专注力和执行功能）。他们之所以选择是因为他们可以针对规范性数据进行标准化，易于管理，可用于重复测试的替代形式，并且对心脏手术后认知改变敏感（Murkin et al. 1995）。共识建议尚未被广泛采用（Rudolph et al. 2010）。例如，在 79 项评估心脏手术后认知改变的研究中（附录 A），只有 30 项研究（38%）根据共识中的建议选择了他们的神经心理学评估。

共识表明需要一个对照组，但是对于控制哪些参数（例如，年龄、性别、冠状动脉疾病或外科手术）没有建议（Newman et al. 2006）。此外，有人提出，情绪状态的测量应包含在评估清单中（Murkin et al. 1995）。然而，Rudolph 及其同事（2010）对已发表的评论显示，只有一半研究评估了焦虑或抑郁。如本章前面所述，情绪状态影响认知表现的潜力很大，目前作者强烈建议未来的研究包括情绪状态评估工具，如抑郁、焦虑和压力量表（Depression，Anxiety，and Stress Scale，DASS）。

尽管缺乏一致的方法，但出现了一些趋势（附录 A）。例如，具有最常检测到的 POCD 的测试包括波士顿命名测试，视觉命名测试，语言流利测试（如 COWAT）和言语学习测试（如 RAVLT）。由于所有这些测试都衡量了语言效率的某些方面，因此看起来语言是一个经常受心脏手术影响的方面。其他经常用于评估 POCD 的测试是连线测验、数字符号和钉板测验。这些测试损伤敏感，但它们的共同点是集中，使得这个领域可能受到影响。附录 A 中总结的数据表明，在心脏手术后的恢复期间，语言、专注力和运动控制通常受到影响。记忆、注意力和执行功能也可能受到损害，但由于调查这些领域的研究比例较低以及用于评估的测试选择缺乏一致性，因此难以断定这些损伤是否同样常见这些方面。

计算机化的认知测试

20 世纪 80 年代以来，个人计算机的不断增加导致计算机在认知测试中的使用增加（Butcher et al. 2000；Schlegel，Gilliland 2007）。现有的笔和纸张测试被转换成计算机化的格式，并且利用刺激呈现和数据收集的自动化时间来开发新的认知测试（Wild et al. 2008）。计算机化认知测试现在被广泛使用，因为如果开发得当，它们可以克服许多与传统测试相关的限制。基于计算机的测试一般使用简单快捷，结果可自动分析，并可克服文化和语言障碍（Collie et al. 2003；Silbert et al. 2004）。一些计算机化的测试可以由护士或其他医院人员在床边进行，因为他们不需由神经心理学家进行管理或评分。该设施可以在手术前后手术筛查患者，以追踪患者从 POCD 中恢复的情况。已用于评估心脏手术后 POCD 的计算机化测试包括 CogState（Silbert et al 2004）、MicroCog

（Raymond et al 2007）、CANTAB（Kidher et al 2014）和 SCIT（Bruce et al 2013a，2014）。

定义术后认知变化的统计方法

用于定义术后认知改变的统计学方法可能会对估计的 POCD 发病率产生重大影响。一些方法取决于术前检查结果的可使用性，而另一些方法比较表现与人口规范或对照组的表现。减值的定义包括：

1. 每项试验的术前测试评分均有一个标准偏差下降（Vingerhoets et al. 1997；Ebert et al. 2001；Rosengart et al. 2006）。

2. 与术前组相比，一个标准偏差意味着具体数量的测量（即通常为 20% 或 2 次测试）（Silbert et al 2001；Zamvar et al 2002；Hogue et al 2003；Ho et al 2004）。

3. 在 20% 或更多的测试中，术前测试结果下降 20%（Van Dijk et al. 2002；Ho et al. 2004；Keizer et al. 2005）。

4. 每个测试的标准差低于公布的标准方法（Rosengart et al. 2006）。

5. Z 分数：计算患者与对照组之间的平均差异，并且通过从对照组中减去对照组的平均学习效果，然后除以对照组中测量的标准偏差来确定 Z- 分数。可以为每个测试或每个正在评估的认知域计算 Z 分数。下降是由临界值（如 Z =1.96）定义的，这些临界值在研究之间可能不同（Rasmussen et al. 2004；Selnes et al. 2005）。

6. 综合评分：包含全部或部分工具包测试结果的综合评分（Motallebzadeh et al. 2007）。

7. 可靠的变化指数（Reliable Change Index，RCI）：指定从术前到术后的测试结果的变化程度，这是实现性能下降所需的变化程度，在实践效果被消除之后在统计上可靠（Kneebone et al. 1998；Keith et al. 2002；Keizer et al. 2005；Raymond et al. 2006；Rosengart et al. 2006）。RCI 方法倾向于产生更保守的 POCD 估计值，因为它消除了患者熟悉测试程序的扭曲效应。

8. 标准化的基于回归的技术，一种修改后的 Z 评分程序，该程序考虑从基线的变化以及所选人口统计学变量的影响（Raymond et al. 2006）。

这种关于如何定义 POCD 的缺乏一致性本身导致心脏手术后认知功能障碍发生率估计的巨大差异。在上面详述的方法中，RCI 和标准化的基于回归的技术是最严格的（Rosengart et al. 2006），因为它们解释了测量误差和实践效应，这是重复测量测试的一个特征（Jacobson，Truax1991）。

冠状动脉旁路移植术后认知障碍

研究开始表明，20% 或 2SD 定义可能导致 CABG 手术后认知功能下降的过高估计（Raymond et al. 2006；Selnes，Zeger，2007；Selnes et al. 2006；Stroobant et al. 2010）。一些研究报道 POCD 的发病率根据所使用的损伤的定义而有所不同。例如，Keizer 等（2005）评估 3 个月后 CABG 手术后的认知功能下降，其中使用 3 种不同定义：一个标准差减少的测试性能，分值减少了 20% 的测试性能，RCI。使用标准偏差法认知功能下降的发生率为 10.5%，使用 20% 法认知功能下降的发生率为为 31%，使用 RCI 认知功能下降的发生率为 7.7%。同一研究组重新分析了先前研究的结果，该研究报道 28% 的患者术后 3 个月出现 POCD（使用 20% 的衰退定义），并发现使用 RCI 方法该比例下降至 9.9%（Van Dijk et al. 2000）。这些分析表明，RCI 方法是更保守的措施。总之，这些结果表明 RCI 比其他测量心脏手术后 POCD 发生率的措施具有更大的外部效度。本文作者建议将 RCI 方法作为未来 POCD 研究的首选方法。

在目前作者（Bruce et al. 2013a）的一项研究中，RCI 与更严格控制的研究设计结合使用。结果发现，大部分 CABG 患者在术后 8 周内恢复到基本认知功能或更好。此外，当 RCI 用于评估个体患者的认知表现时，只有一小部分患者表现出认知障碍。这些受损的患者在群体层面上强烈影响整体结果（Bruce et al. 2013a）。

常规手术和机器人辅助瓣膜手术后的认知障碍

机器人辅助瓣膜手术提供了一个机会来调查常规瓣膜手术中胸骨中位切开术引起的疼痛和身体限制是否会导致术后几周内认知障碍的过高估计。

在唯一一项评估机器人辅助手术后认知功能的研究中，作者发现患者在术后第一个测试阶段的表现比常规瓣膜患者差（Bruce et al. 2014）。尽管这一结果出人意料，但需注意的是，机器人辅助患者手术和认知测试之间的平均间隔为 6.6 天，常规瓣膜患者为 10 天。造成这种差异的原因是机器人辅助的患者疼痛和不适较少，出院也更快。这种重新测试时间的差异为常规瓣膜组提供了更多时间来从麻醉和体外循环的效应中恢复过来。在两组患者中，术后一周出现的任何认知变化都在 8 周内消失（Bruce et al. 2014）。

临床意义

一些基于计算机的全面认知测试可由医院工作人员在床边进行。这种可用性使得在手术前后对患者进行常规筛查，以评估手术对认知的影响，并监测患者的康复情况。这样的结果将有助于指导最佳的外科手术实践，也将为患者何时适合出院提供额外的指示。

本章回顾的数据表明,在心脏手术后的第 1 周,语言、注意力和运动控制的领域通常会受到影响,记忆和执行功能也会受到影响。患者间的 POCD 程度有相当大差异,其中一些差异似乎与情绪状态有关。重要的是,大多数心脏病患者在手术后 8 周内就能改善他们的术前认知水平(或更好)。意识到这些模式可帮助临床医生为他们的患者做术前准备,并减轻患者对永久性损伤风险的恐惧。目前的数据显示,接受手术前,部分 CABG 患者表现出认知障碍;通常,这种损伤在手术后不会得到改善(Bruce et al. 2013a)。虽然这种永久性损伤的原因尚不清楚,但似乎是由于脑血管或心血管疾病导致的低氧脑损伤。有人认为,为了避免永久性脑损伤,需更早的干预措施。这将需要对有危险的患者进行认知障碍的筛查,并优先考虑有认知障碍并正在等待手术的 CABG 患者列表。

结论

需要确定影响 POCD 的危险因素和手术技术,但由于实验设计和数据分析方法的异质性,很难从目前数据得出最终结论。由于这些因素会极大影响心脏手术后认知损伤的估计量,因此有必要开发一套一致的研究方法,以获得更可靠的结果。我们建议未来的研究应包括非手术组和手术对照组。非手术组帮助解决由于反复测试导致的认知表现的变化,通常是由于学习效果。它们还能控制任何正常健康老化功能的损伤。手术控制小组处理与手术过程有关的因素,这些因素会影响认知表现,如压力和焦虑、麻醉持续时间和手术创伤。作者还建议在术前和术后对患者的认知功能和情绪状态进行评估。DASS 是评估抑郁、焦虑和压力水平的有用工具。以计算机为基础的测试是一种方便的方法来筛选认知方面的全面变化,它们可通过对特定认知领域的笔试和纸试来补充(如果需要的话)。

(陈华 译,刘瑞平 校)

附录 A

见表 1 所示。

表 1　回顾运用神经心理学测试的研究的示例性样本，用于定义认知障碍的方法和他们研究中发现的认知障碍

研究	手术类型	时间点 1	时间点 2	下降的定义	心理评估方法	是否运用核心测试组合	个人神经心理学测试的下降	认知障碍的总体患病率 /%
O'Brien et al. (1992)	体外循环冠状动脉旁路移植术，换瓣手术	10 天	24~40 天	其他 [a]	数字广度，CPT，CVLT，WMS 的视觉再现和逻辑记忆子测试，PERT	否	T1:CVLT↓,CPT↓ T2:CVLT↓	T1:↓ T2:↔
Vingerhoets et al. (1997)	体外循环冠状动脉旁路移植术，换瓣手术	7~8 天	6 个月	1	RCFT，RAVLT，TMT A 和 B，普渡钉板测验，数字测试和 TAPS 测试，Stroop 字色干扰测验，点划消测验，线的两等分测验，COWAT，标记测验	是	T1:线的两等分测验↓，RAVLT、TAPS 测试↑;COWAT↑，TMT A↑;标记测验↑ T2:CFT↑，TMT A↑，COWAT↑，Stroop 字色干扰测验↑	T1:45% T2:12%
Andrew et al. (1998)	体外循环冠状动脉旁路移植术，微创冠状动脉旁路移植术，9 SGC，27 MGC	7 天	0	7	CVLT，普渡钉板测验，COWAT，TMT A 和 B，数字符号，Boston 命名测验，NART，DASS	是	微创冠状动脉旁路移植术：没有检测项目减少大于 30%;SGC:普渡钉板测验 55.6%;MGC:普渡钉板测验 44.4%↓,TMT B 40.7%↓,数字符号 40.7%↓	T1:在 4 种及以上方法均降低:微创冠状动脉旁路移植术(14.3%↓);SGC(11.1%↓);MGC(44.4%↓)

续表

研究	手术类型	时间点1	时间点2	下降的定义	心理评估方法	是否运用核心测试组合	个人神经心理学测试的下降	认知障碍的总体患病率/%
Braekken et al. (1998)	体外循环冠状动脉旁路移植术、换瓣手术	3~5天	2个月	1	COWAT、CVLT、钉板实验、TMT A 和 B、WMS、系列数字学习、字母划销测验、数字符号、计算机反应时间试验、特质焦虑问卷	否	T1:换瓣手术:钉板实验↓、字母划销测验↓、数字符号↓; T2:换瓣手术:CVLT↑、特质焦虑问卷↑、CABG:CVLT↑、WMS↑、数字符号↑	T1:换瓣手术:67%; T2:换瓣手术:23%;CABG 14%
Kneebone et al. (1998)	体外循环冠状动脉旁路移植术	7天	0	1,7	CVLT、普渡钉板测验、COWAT、TMT A 和 B、数字符号、Boston 命名测验	是	T1:RCI方法:普渡钉板测验↓、TMT B↓、数字符号↓、Boston 命名测验↓	T1:RCI 36%,SD 0%
Selnes et al. (1999)	体外循环冠状动脉旁路移植术	1个月	1年	5	RAVLT、RCFT、数字符号、Boston 命名测验、数字广度、字母书写任务、钉板实验、Stroop 测验、NART、MMSE	否	未给出个人测试数据	研究观察了认知下降与医学和术中变量之间的关系。没有关于手术效能的总体统计数据

续表

研究	手术类型	时间点1	时间点2	下降的定义	心理评估方法	是否运用核心测试组合	个人神经心理学测试的下降	认知障碍的总体患病率/%
Andrew et al. (2000)	体外循环冠状动脉旁路移植术联合换瓣手术	6.5 天	0	5, 7	CVLT、普渡钉板测验、COPWAT、TMT A 和 B、数字符号、Boston 命名测验、NART	是	数字符号:28.8%↓;TMT B:24%↓	T1:在一次或多次测试中占70%,在两次或多次动测试中占42%
Diegeler et al. (2000)	体外循环冠状动脉旁路移植术,非体外循环状动脉旁路移植术	7 天	0	4	简短认知能力测试	否	T1:简短认知能力测试;体外循环冠状动脉旁路移植术:90%↓;非体外循环状动脉旁路移植术:0%↓	T1:体外循环冠状动脉旁路移植术,90%↓;非体外循环状动脉旁路移植术,0%↓
Andrew et al. (2001)	体外循环冠状动脉旁路移植术,换瓣手术	7 天	6个月	7, 2	CVLT、普渡钉板测验、COWAT、TMT A 和 B、数字符号测验	是	T1:数字符号↓(体外循环冠状动脉旁路移植术)、TMT B↓(体外循环冠状动脉旁路移植术和换瓣手术)、CVLT↓(换瓣手术)	T1:冠状动脉旁路移植术,50%;换瓣手术,50%

续表

研究	手术类型	时间点1	时间点2	下降的定义	心理评估方法	是否运用核心测试组合	个人神经心理学测试的下降	认知障碍的总体患病率/%
							T2:TMT A 和 B↓(体外循环冠状动脉移植术和换瓣手术)、数字符号↓(换瓣手术)	T2:冠状动脉移植术,27%;换瓣手术,40%
Baker et al.(2001)	体外循环冠状动脉旁路移植术、非体外循环冠状动脉旁路移植术	7天	6个月	7	CVLT、普渡钉板测验、TMT A 和 B、数字符号	是	测试最易受缺陷影响:体外循环冠状动脉旁路移植术:普渡钉板测验、TMT B、数字符号;非体外循环冠状动脉旁路移植术:CVLT、数字符号。(未标识为显著损伤)	在 T1 和 T2,组间无差异
Basile et al.(2001)	体外循环冠状动脉旁路移植术	6个月	0	2	MMSE、RANDT记忆测验、判断异同、解释谚语、无稽之谈、标记测验、图片的命名和定义	否	T1:MMSE↑,Randt配对词测试(获得和回忆)↓	T1:37.5%↓,62.5%↑

续表

研究	手术类型	时间点1	时间点2	下降的定义	心理评估方法	是否运用核心测试组合	个人神经心理学测试的下降	认知障碍的总体患病率/%
Di Carlo et al. (2001)	体外循环冠状动脉旁路移植术,换瓣手术	6个月	0	1	MMSE, RANDT 记忆测验,判断异同,标记记测验,对证和明确命名	否	T2:MMSE↓, RANDT 记忆测验↓,标记记命名↓,对证命名↓	T1:29%
Ebert et al. (2001)	体外循环冠状动脉旁路移植术,换瓣手术	2天	7天	2	MMSE、COWAT、图片命名,12个算术任务,言语记忆,时钟阅读任务	否	T1:冠状动脉旁路植术和换瓣手术:除了命名测试,其余均↓,但换瓣手术在在COWART,言语记忆,算术任务中比冠状动脉旁路移植术下降得更多 T2:冠状动脉旁路植术:言语流畅性↓,时间阅读↓,算术任务↓;换瓣手术:言语流畅性↓,算术任务↓,言语学习↓	T1:冠状动脉旁路移植术,57%;换瓣手术,71% T2:冠状动脉旁路移植术,19%;换瓣手术,36%

续表

研究	手术类型	时间点1	时间点2	下降的定义	心理评估方法	是否运用核心测试组合	个人神经心理学测试的下降	认知障碍的总体患病率/%
Grigore et al. (2001)	体外循环冠状动脉旁路移植术	0	6周	1	RANDT记忆测验,数字广度,数字符号,改良视觉再现测验,TMT B	否	T2:仅给出方法和标准偏差,在个人测试中未发现明显的变化	T2:39.3%↓
Kilo et al. (2001)	体外循环冠状动脉旁路移植术;非体外循环状动脉旁路移植术	7天	4个月	1	MMSE,TMT A	否	测试没有明显的变化	T1:↔ T2:↔
Millar et al. (2001)	体外循环冠状动脉旁路移植术	6天	6个月	1	白氏抑郁症量表,Stroop测试	否	既存认知障碍和抑郁是下降的重要因素	T1:14%[b] T2:2%[b] 不受抑郁和现有损害的影响
Newman et al. (2001)	体外循环冠状动脉旁路移植术	7天	6周,6个月,5年	2	RANDT记忆测验,数字广度,本顿视觉保持测验,TMT B,数字符号替换测验	否	T2:TMT B↓	T1:1周,53% T2:6周,36%;6个月,24%;5年,42.5%

续表

研究	手术类型	时间点 1	时间点 2	下降的定义	心理评估方法	是否运用核心测试组合	个人神经心理学测试的下降	认知障碍的总体患病率/%
Selnes et al. (2001)	体外循环冠状动脉旁路移植术	1 天	5 年	6	RAVLT、RCFT、数字广度、数字符号、Boston 命名测验、写字母任务、Stroop 测试、MMSE、钉板实验	否	T1(1 年):RAVLT↑、RCFT↑、Stroop↑、钉板实验↑、数字符号↑ T2(5 年):↓RCFT、Stroop↑、数字广度↓、写字母任务↓	无损伤百分比
Silbert et al. (2001)	体外循环冠状动脉旁路移植术	18 小时	5 天	2	WMS、TMT A&B、COWAT、数字广度	是	未给出个人测试分数	T1:30% T2:10%
Abildstrom et al. (2002)	体外循环冠状动脉旁路移植术	5~7 天	3 个月	5	ISPOCD 测试组合、视觉语言学习测试、概念转变的测试、Stroop 测试、字母数字编码测验	否	没有给出单独的测试。研究观察了有和没有术后认知功能障碍(POCD)的患者与脑血流量的比较。POCD 组与非POCD 组脑血流无显著差异	T1:26.7%↓ T2:20%↓

续表

研究	手术类型	时间点1	时间点2	下降的定义	心理评估方法	是否运用核心测试组合	个人神经心理学测试的下降	认知障碍的总体患病率/%
Ahlgren et al. (2003)	体外循环冠状动脉旁路移植术,PCI	4~6周	0	2	TMT A, RCT, RAVLT, 自动驾驶测试;K-test(集中注意力)、简单反应时间,复杂反应时间,对两个视觉刺激的反应力,对两个视觉刺激的反应时间	否	下降常见于TMT A&B, RAVLT, K-test,简单反应时间和对两个视觉刺激的反应时间测试中。但未给出数据说明它们它们显著下降	T1:CABG, 48%↓; PCI, 10%↓
Rasmussen et al. (2002)	体外循环冠状动脉旁路移植术	7天	3个月	5	ISPOCD测试组合:视觉语言学习测试、概念转换测试、Stroop测试、字母数字编码测试	否	未给出个人测试分数	T1:46.7%↓ T2:6.7%↓
Van Dijk et al. (2002)	体外循环冠状动脉旁路移植术;非体外循环冠状动脉旁路移植术	3个月	12个月	5	RAVLT, 钉板实验, TMT A 和 B,斯特恩伯格记忆比较,线方向测试,Stroop测试,CPT,自排任务,视觉空间工作记忆测试,数字符号	是	未给出个人测试分数	T1:体外循环,29.2%;非体外循环,21.1% T2:体外循环,33.6%;非体外循环,30.8%

续表

研究	手术类型	时间点1	时间点2	下降的定义	心理评估方法	是否运用核心测试组合	个人神经心理学测试的下降	认知障碍的总体患病率/%
Zamvar et al. (2002)	体外循环冠状动脉旁路移植术；非体外循环冠状动脉旁路移植术	7天	10周	2	RAVLT、TMT A&B、数字符号、数字广度、钉板实验、COWART	是	T1:体外循环:钉板实验↓、数字符号↓; T2: 体外循环:TMT B↓、钉板实验↓、数字符号↓	T1: 体外循环，66%；非体外循环，27%; T2: 体外循环，40%；非体外循环，10%
Zimpfer et al. (2002)	体外循环冠状动脉旁路移植术、换瓣手术	7天	4个月	1	TMT A、MMSE	否	未给出个人测试分数	T1:→ T2:→
Browne et al. (2003)	体外循环冠状动脉旁路移植术	2天	5天,3个月	6	成人记忆信息处理组合、TMT B、RAVLT、COWAT	否	未给出个人测试分数	T1:5天,↓ T2:3个月,↑(增加超出基线)
Grimm et al. (2003)	换瓣手术	7天	4个月	1	MMSE、TMT A	否	MMSE↔、TMT A↓	在T1和T2,瓣膜修复组没有变化,瓣膜置换组下降

续表

研究	手术类型	时间点1	时间点2	下降的定义	心理评估方法	是否运用核心测试组合	个人神经心理学测试的下降	认知障碍的总体患病率/%
Hogue et al. (2003)	体外循环冠状动脉旁路移植术	4~6周	0	2	TMT A&B、数字符号、数字广度、钉板实验、WMS、RAVLT、本顿视觉形态辨别	是	TMT A&B↓、钉板实验↓、RAVLT、本顿视觉形态辨别↓	T1:↔
Lee et al. (2003)	体外循环冠状动脉旁路移植术;非体外循环动脉状动脉旁路移植术	2周	1年	3	TMT A&B、数字符号、RAVLT、钉板实验、本顿视觉形态辨别、WAIS词汇测试、手指敲击试验、焦虑状态、贝克抑郁	是	体外循环:无显著变化;非体外循环:在T1和T2,RAVLT显著升高;两组在T1和T2时焦虑状态均↑	T1:体外循环,15.4%↓;非体外循环,16.1%↓ T2:体外循环,14.8%↓;非体外循环,18.5%↓
Lund et al. (2003)	体外循环冠状动脉旁路移植术;非体外循环动脉状动脉旁路移植术	3个月	0	3	钉板实验、数字符号、TMT A&B、数字广度、Stroop测试、RAVLT、WAIS相似和词汇测试、COWAT、WAIS视觉建构能力	否	未给出个人测试分数	T1:体外循环,35%↓;非体外循环,29%↓(组间无显著差异)

续表

研究	手术类型	时间点1	时间点2	下降的定义	心理评估方法	是否运用核心测试组合	个人神经心理学测试的下降	认知障碍的总体患病率/%
Rankin et al. (2003)	体外循环冠状动脉旁路移植术；非体外循环冠状动脉旁路移植术	10周	0	5,6	Boston 命名测验、COWAT、雷伊和泰勒复杂图形测试、线方向判断测试、数字广度、TMT A&B、Stroop 测试、CVLT、钉板实验、MMSE、Ruff 图形流畅性测验	是	CFT↑	无显著降低
Selnes et al. (2003)	体外循环冠状动脉旁路移植术	3个月	12个月	5	RAVLT、RCFT、Boston 命名测验、MMSE、TMT A、书写字母测试、钉板实验、TMT B	否	在非文字记忆和全球汇总测量中，冠状动脉旁路移植术组↑。与非手术对照组相比，冠状动脉旁路移植术组在 RAVLT、BNT、钉板实验等测试上均↑	T1:↔ T2:↔

续表

研究	手术类型	时间点 1	时间点 2	下降的定义	心理评估方法	是否运用核心测试组合	个人神经心理学测试的下降	认知障碍的总体患病率 /%
Stygall et al. (2003)	体外循环冠状动脉旁路移植术	6天	8周,5年	6	RAVLT、非语言识别记忆任务、TMT A&B、区块设计,手指敲击测试,符号字母擦除测试,选择反应时间,位移反应时间测试	否	5年:RAVLT+TMT A↑,其余均下降	大多数测试在6天时下降,8周时好转,5年之后下降
Ho et al. (2004)	体外循环冠状动脉旁路移植术	6个月	0	2,3,6	福斯特定位、记忆、集中测试,TMT A.行为断线量表	否	福斯特定位,记忆,集中测试、TMT A.行为断线量表↓	T1:>0.5SD=4.7%,>1SD=8.2%,>20%=36.6%
Kanbak et al. (2004)	体外循环冠状动脉旁路移植术	3天	6天	1	视觉听觉数字广度、MMSE	否	3天:VADST↓、MMSE↔6天:VADST回归基线水平,MMSE↔	没有给出总体百分比变化。氟烷组与异丙酚组之间无差异
Silbert et al. (2004)	体外循环冠状动脉旁路移植术	6天	0	7	CERAD、符号-数字模式测验、TMT A&B,语义流畅性测试、CogState,钉板实验	是	常规测试:钉板实验↓自动化测试:4项变量↓-3种反应时间和准确性	T1:传统测试32%↓,电脑测试42%↓

续表

研究	手术类型	时间点 1	时间点 2	下降的定义	心理评估方法	是否运用核心测试组合	个人神经心理学测试的下降	认知障碍的总体患病率 /%
Askar et al. (2005)	体外循环冠状动脉旁路移植术	7天	3个月	3	COGNISTAT(10 个 子测验评估方向、注意力、理解力、重复性、命名、结构、记忆、计算、相似性、判断力)	否	未给出个人测试成绩	T1:组 1,48.2%↓;组 2,58.8%↓ T2:组 1,37.5%↓;组 2,29.4%↓
Carrascal et al. (2005)	体外循环冠状动脉旁路移植术	7天	0	1	PASAT(同步听觉系列加法测验)	否	T1:45.5%↓ PASAT	T1:45.5%↓
Kadoi et al. (2005)	体外循环冠状动脉旁路移植术	7天	6个月	2	MMSE、RAVLT、TMT A&B、数字广度、钉板实验	是	TMTA↓、TMTB↓ (7 天)、RAVLT↓	T1:68%↓ T2:28%↓
Keizer et al. (2005)	体外循环冠状动脉旁路移植术、非体外循环冠状动脉旁路移植术	3个月	12个月	2,3,7	RAVLT、斯特恩伯格测试、TMT A&B、钉板实验、Stroop 测试、符号 - 数字模式测验、自我排序的任务	否	未提供关于个人测试的统计上不同的变化的数据	T1:>SD=10.5%,>20% =31%,RCI= 7.7% T2:RCI=12.3%

续表

研究	手术类型	时间点1	时间点2	下降的定义	心理评估方法	是否运用核心测试组合	个人神经心理学测试的下降	认知障碍的总体患病率/%
Kneebone et al. (2005)	体外循环冠状动脉旁路移植术	6个月	0	6,8	CVLT、普渡木钉板测试、COWAT、TMT、Boston命名测验、数字符号、NART、DASS	是	TMT↓、数字符号↓	T1：第1次测试：43.5%↓；第2次测试：18.8%↓；第3次测试：7.1%↓
Knipp et al. (2005)	换瓣手术	4~7天	4个月	未给出定义	TMT A&B、数字广度、柯西块敲击测试、霍恩操作测试、齐默尔受的分散注意力测试、词语学习测试、von Zircon测试（mood）、一般抑郁量表	否	出院：TMT A&B↓、数字广度↓、柯西块敲击测验↓ 4个月：数字广度↑、霍恩操作测试↑、抑郁和情绪量表↑	T1：出院：13个测试中有5个↑ T2：4个月 ↔
McKhann et al. (2005)	体外循环冠状动脉旁路移植术；非体外循环冠状动脉旁路移植术	3个月	12个月	5	RAVLT、RCFT、Boston命名测验、数字广度、数字符号、书写字母、钉板实验、Stroop测试、MMSE	否	T2：(3个月和12个月)任何心脏手术组的认知能力均无明显下降	T1和T2：体外循环冠状动脉旁路移植术 ↔；非体外循环冠状动脉旁路移植术 ↔

续表

研究	手术类型	时间点 1	时间点 2	下降的定义	心理评估方法	是否运用核心测试组合	个人神经心理学测试的下降	认知障碍的总体患病率/%
Rothenhausler et al. (2005)	体外循环冠状搭桥联合术	6~7 天	1 年	2	Syndrom Kurztest (SKT)、德国版 + 项 Montgomery-Asberg 抑郁量表、PTSS-10 (压力量表)	否	认知功能障碍与 MADRS 或 PTSS-10 量表 (即抑郁或压力水平) 之间无显着相关性	T1：38.2%↓(轻度：17.6%；中度：11.8%；重度：2.9%) T2：20%↓(轻度：13.3%；中度：6.7%)
Selnes et al. (2005)	体外循环冠状动脉旁路移植术	12 个月	36 个月	5	RAVLT、RCFT、Boston 命名测验、MMSE、TMT A&B、书写字母、钉板实验	否	Boston 命名测验、RAVLT、钉板实验	T1：↔ T2：↔
Stroobant et al. (2005)	体外循环冠状动脉旁路移植术；非体外循环状冠动脉旁路移植术	6 天	6 个月	3	RAVLT、TMT B、中断敲击实验、线段等分测试、COWAT、线段向判断断测试	否	T1：中断敲击实验、线段等分测试↓ T2：(体外循环) 线方向判断测试↓、(体外循环和非体外循环) TMT B↓、中断敲击实验↓	T1：60%↓(体外循环，59.4%；非体外循环，61.2%) T2：24.2%↓(体外循环，31.8%；非体外循环，9.1%)

续表

研究	手术类型	时间点1	时间点2	下降的定义	心理评估方法	是否运用核心测试组合	个人神经心理学测试的下降	认知障碍的总体患病率/%
Boodhwani et al. (2006)	体外循环冠状动脉旁路移植术	6~7天	0	2	语言表学习过程、数字广度、钉板实验、数字符号、TMT A&B、RAVLT、WMS 记忆量表	是	61%↓在1个域,30%↓在2个域,9%↓在3个域。没有给出单独的测试数据	T1:59%↓
Dupuis et al. (2006)	体外循环冠状动脉旁路移植术	5~12个月	0	1	Boston 命名测验、COWAT、数字符号、逻辑记忆量表、视觉再现量表、面部识别测试	否	未给出个人测试分数	未给出总体百分比变化
Emest et al. (2006)	体外循环冠状动脉旁路移植术;非体外循环冠状动脉旁路移植术	2个月	6个月	4	RAVLT、钉板实验、TMT A&B、数字广度、数字符号、字母划消测验、COWAT、Boston命名测验、WMS-R视觉重现、线方向判断测试、Stroop字色干扰测验	是	T1:组间无差异 T2:COWAT↑	T1:↔ T2:↔

续表

研究	手术类型	时间点1	时间点2	下降的定义	心理评估方法	是否运用核心测试组合	个人神经心理学测试的下降	认知障碍的总体患病率/%
Hammon et al. (2006)	体外循环冠状动脉旁路移植术；非体外循环冠状动脉旁路移植术	3~5天	6周，6个月	3	未定义：文本中写道："患者接受了由心理学家提供的11部分神经心理学检查。该机构和其他机构中大量患者的测试内容及其结果此前已发表。"Murkin et al. (1995)共识声明提到	是	未给出个人测试分数	T1:MC:59.5%↓；SC:59.5%↓；OPCAB:70.2%↓；T2:MC:51%↓；SC:31.8%↓；OPCAB:39.2%↓；T3:MC:57.1%↓；SC:29.7%↓；OPCAB:31.7%↓
Jensen et al. (2006)	体外循环冠状动脉旁路移植术；非体外循环冠状动脉旁路移植术	3个月	0	2,3	MMSE，视觉语言学习测验、概念转换测试、Stroop字色干扰测验、字母-数字编码测试	是	未给出个人测试分数	T1:1. OPCAB:7.4%↓；CCAB:9.8%↓；2. OPCAB:20.4%↓；CCAB:23.5%↓；3. OPCAB:26.0%↓；CCAB:21.6%↓

续表

研究	手术类型	时间点1	时间点2	下降的定义	心理评估方法	是否运用核心测试组合	个人神经心理学测试的下降	认知障碍的总体患病率/%
Lewis et al. (2006)	体外循环冠状动脉旁路移植术	1周	0	2	WLT、TMT A&B、数字符号、COWAT、钉板实验	否	T1:CERAD↓，TMT A&B↓，COWAT↓、钉板实验↓	T1:两个测试=13.3%↓;7项测试=49.4%;校正控制组=8%~17.5%↓
Raymond et al. (2006)	体外循环冠状动脉旁路移植术	2周	0	2,3,7,8	MicroCog:认知功能评估	否	T1:SRB:信息处理速度↓,一般认知功能↓全部方法:注意力/心理控制↓	T1:>1SD=3.6%↓，65.5%↑;>20%=5.5%↓,9.1%t RCI=16.4%↓，<7%↑ SRB=32.7%↓，<7%↑
Rosengart et al. (2006)	体外循环冠状动脉旁路移植术	3周	4个月	1,4,7	数字广度、钉板实验、数字符号、TMT A&B、Stroop测试、COWAT、视觉命名的多语言失语症测试、霍普金斯词汇学习测验	否	T1:RCI,视觉命名的多语言失语症测试↓	T1:↔ T2:↔

续表

研究	手术类型	时间点1	时间点2	下降的定义	心理评估方法	是否运用核心测试组合	个人神经心理学测试的下降	认知障碍的总体患病率/%
Szalma et al. (2006)	体外循环冠状动脉旁路移植术	6周	0	1	文字流畅性测试,数字符号,数字广度,WAIS的块设计子测试,TMT(匈牙利),RAVLT(匈牙利),Pieron测试,简单反应时间,选择反应时间,连续反应时间,施皮尔伯格状态-特质焦虑量表,贝尔抑郁量表	否	安慰剂组无明显变化	T1:↔
Cook et al. (2007)	体外循环冠状动脉旁路移植术联合换瓣手术	7天	4~6周	3	RAVLT,非语言记忆测试,数字符号,字母划消测验,TMT A&B,钉板实验,指轻敲测验	是	未给出个人测试分数	T1:88%↓ T2:30%↓
Hammon et al. (2007)	体外循环冠状动脉旁路移植术	3~7天	3~6周,6个月	3	WAIS,RAVLT,TMT A&B,钉板实验,指轻敲测验,数字符号,字母划消测验,视觉反应时间测验	否	未提供个人测试中不同性能变化的统计数据	T2:(只给出6个月时的数据)体外循环,26.0%~44.4%↓;非体外循环,11.5%~38.4%↓

续表

研究	手术类型	时间点1	时间点2	下降的定义	心理评估方法	是否运用核心测试组合	个人神经心理学测试的下降	认知障碍的总体患病率/%
Hernandez et al. (2007)	体外循环冠状动脉旁路移植术;非体外循环动脉旁路路移植术	出院时间	6个月	3	数字广度、VIGIL、钉板实验、RCF、COWAT、霍普金斯词汇学习测验、WRAT-3、布里克斯顿空间预测测验、beck抑郁自评问卷、施皮尔伯格状态-特质焦虑量表	否	4天:与体外循环移植术相比,非体外循环移植术组的状态焦虑↓TMT A和状态焦虑↔ 6个月:所有测试↔	T1:↔(组间) T2:↔(组间)
Ille et al. (2007)	联合手术	7天	0	1	测试抑郁症(TFDD)	否	只使用一次测试	T1:43.2%↓, 38.6%↑
Motallebzadeh et al. (2007)	体外循环冠状动脉旁路移植术;非体外循环动脉旁路路移植术	7天	6周,6个月	6	MCG复合图形测试、钉板实验、RAVLT、字母划消测验、符号-数字模式测验、言语流畅性	是	未提供关于个人测试中不同性能变化的统计数据	T1:体外循环↓vs 非体外循环 T2:↔ T3:↔
Nathan et al. (2007)	体外循环冠状动脉旁路移植术	1周	5年	6	布施克选择性提醒、数字广度、TMT A&B、钉板实验、数字符号、符号-数字模式测验	否	仅在组间识别出显著的变化	T1:45%↓ T2:44%↓

续表

研究	手术类型	时间点 1	时间点 2	下降的定义	心理评估方法	是否运用核心测试组合	个人神经心理学测试分数的下降	认知障碍的总体患病率 /%
Puskas et al. (2007)	体外循环冠状动脉旁路移植术	6 周	0	6	RANDT 记忆测验、数字广度、数字符号、TMT B、WMS 改良视觉重现测试	否	未给出个人测试分数	T1：糖尿病患者：伴高血压 38%↓；不伴高血压 41%↓。非糖尿病患者：伴高血压 40%↓；不伴高血压 29%↓
Rubens et al. (2007)	体外循环冠状动脉旁路移植术	5 天	3 个月	6	TMT A&B、RAVLT、数字广度、COWAT	是	仅在组间识别出显著的变化	T1：39%↓ T2：15.9%↓
Selnes et al. (2007)	体外循环冠状动脉旁路移植术；非体外循环冠状动脉旁路移植术	3 个月	12 个月、36 个月	5	RAVLT、RCF、组块设计、Boston 命名测验、钉板实验、TMT A、书写字母测验、MMSE、TMT B	否	36 个月：MMSE↑超出基线水平	T2（36 个月）的数据）：↔ 相对于所有测试的基线
Tagarakis et al. (2007)	体外循环冠状动脉旁路移植术	1 个月	1 年	1	MMSE、韦氏记忆量表修正、简明精神病状态评定量表、谵妄量表	否	T1：所有测试均↓	未给出总体百分比变化

续表

研究	手术类型	时间点1	时间点2	下降的定义	心理评估方法	是否运用核心测试组合	个人神经心理学测试的下降	认知障碍的总体患病率 /%
Van Dijk et al (2007)	体外循环冠状动脉旁路移植术；非体外循环冠状动脉旁路移植术	5年	0	3,7	RAVLT、钉板实验、TMT A&B、斯特恩伯格记忆比较、线方向判断测试、Stroop测试、CPT、自我排序的任务、视觉空间工作记忆测验、符号-数字模式测验	是	T1：个人测试统计数据并不表明组内是否发生了显著的变化	T2：20%方法：非体外循环：50.4%↓；体外循环：50.4%↓；RCI方法：非体外循环：33.3%↓；体外循环：35.0%↓
Yin et al. (2007)	体外循环冠状动脉旁路移植术；非体外循环冠状动脉旁路移植术	7~10天	0	2	MMSE、数字广度、数字符号、TMT A、Stroop测试、抑郁自评量表、施皮尔伯格状态-特质焦虑量表	是	T1：非体外循环冠状动脉旁路移植术：抑郁自评量表、MMSE↓、Stroop测试↓ 体外循环冠状动脉旁路移植术：抑郁自评量表、数字广度↓、Stroop测试↓	T1（两项及以上测试降低）：非体外循环：32.5%↓；体外循环：52.5%↓
Mathew et al. (2007)	体外循环冠状动脉旁路移植术	6周	0	2	Randt记忆测试（短篇小说）、数字广度改良视觉再现测验、数字符号、TMT B	否	未给出个人测试分数	T1：MH37.5%↓，PH 42.5%↓

续表

研究	手术类型	时间点1	时间点2	下降的定义	心理评估方法	是否运用核心测试组合	个人神经心理学测试的下降	认知障碍的总体患病率/%
Ropacki et al. (2007)	体外循环冠状动脉旁路移植术	1周	0	2	数字广度、数字符号编码、字母数字排序、词汇、FAS测试、分类畅性、霍普金斯语言学习测验(HVLT)、WMS的心理整制子测试、Randt记忆测试(短篇小说)、RCFT、TMT A&B	是	T1：精神运动速度47.6%↓(TMT A，数字符号)工作记忆和执行功能45.2%↓(FAS测试，数字广度，TMT B，字母数字排序)非文字记忆57.1%↓(Randt记忆测试(短篇小说))视觉记忆16.7%↓(RCFT)	T1：66.7%↓
Cicekcioglu et al. (2008)	非体外循环状动脉旁路移植术，换瓣手术	6天	2个月	1	瑞文标准推理测验(RSPM)、RAVLT、Stroop测试、线方向测试(LOT)	是	T1：RSPM↔，LOT↓，RAVLT↑,Stroop↑ T2：RSPM↔，LOT↓，RAVLT↑,Stroop↑	未显示总体百分比下降
Hong et al. (2008)	换瓣手术	7天	0	1	MMSE、TMT A、钉板实验	否	T1：MMSE↔，TMT A↓，钉板实验↓	T1：23%↓

续表

研究	手术类型	时间点1	时间点2	下降的定义	心理评估方法	是否运用核心测试组合	个人神经心理学测试的下降	认知障碍的总体患病率/%
Sweet et al. (2008)	体外循环冠状动脉旁路移植术,PCI	3周	4个月,12个月	5,7	数字广度、GP、数字符号、TMT A、斯特鲁色词测验、COWAT、多语言失语症检测(MAE)的视觉命名、TMT B、HVLT-R	是	没有发现明显的变化	T1:↔ T2:↔ T3:↔
Slater et al. (2009)	体外循环冠状动脉旁路移植术	1周	3个月	2	MMSE、TMT A、HVLT、GP、斯特鲁色词测验、顺向/反向眼球扫视运动检查、医院焦虑及抑郁量表(HADS)	是	未给出个人测试分数	T1:60%↓ T2:29%↓
Kozora et al. (2010)	体外循环冠状动脉旁路移植术、非体外循环冠状动脉旁路移植术	12个月	0	2	逻辑记忆和韦氏记忆量表的面对子测试、数字广度、数字符号、TMT A、TMT B、画钟实验、BDI	否	未给出个人测试分数	T1:体外循环(12%)和非体外循环(13.2%)↓;体外循环(37.9%)和非体外循环(41.6%)↑

续表

研究	手术类型	时间点1	时间点2	下降的定义	心理评估方法	是否运用核心测试组合	个人神经心理学测试的下降	认知障碍的总体患病率/%
Anastasiadis et al. (2011)	体外循环冠状动脉旁路移植术	1周	3个月	3	直线方向判断测试、斯特鲁色名词测验、符号-数字模式测验、数字跨度-前进、数字跨度-后退、富尔德对象记忆评估、正面和负面影响时间表、施皮尔伯格状态-特质焦虑量表、老年抑郁量表	是	没有显著的变化（报告中%的变化）	T1:53%↓ T2:41%↓
Maekawa et al. (2011)	体外循环冠状动脉旁路移植术、非体外循环冠状动脉旁路移植术、换瓣手术（联合）	1周	0	3	长谷川痴呆量表、数字跨度、数字符号、假名挑选测试	否	未给出个人测试分数	T1:非体外循环:18%↓;体外循环:23%↓;CABG/换瓣手术:11%↓;换瓣手术:48%↓

续表

研究	手术类型	时间点1	时间点2	下降的定义	心理评估方法	是否运用核心测试组合	个人神经心理学测试的下降	认知障碍的总体患病率 /%
Hudetz et al. (2011)	体外循环冠状动脉旁路移植术、换瓣手术联合手术	1周	0	5	用于评估神经心理状态的可重复测验组系记忆和工作单记忆、改良的简短视觉记忆测试、数字跨度 - 后退、语义记忆、音素记忆、老年抑郁量表	否	未给出个人测试分数	T1:50%↓
Djaiami et al. (2012)	体外循环冠状动脉旁路移植术	12个月	0	5	RAVLT、Rey 视觉设计学习测验、TMT A&B、GP、数字跨度 - 前进、数字跨度 - 后退、空间跨度 - 前进、空间跨度 - 后退、选择和简单反应时间测试、言语流畅性测试	否	显著下降;Rey 视觉设计学习测验↓、GP↓、言语流畅性测试↓	T1:17.4%↓

续表

研究	手术类型	时间点1	时间点2	下降的定义	心理评估方法	是否运用核心测试组合	个人神经心理学测试的下降	认知障碍的总体患病率/%
Meybohm et al. (2013)	体外循环冠状动脉旁路移植术联合换瓣手术	5~7 天	0	1, 5	包含十个测试的核心测验组系,包括以下四个主要领域:记忆,运动技能,注意力和执行功能(没有给出测试名称)	是	使用 z-score 测度对 SD 法进行汇总统计,未显示个体检验差异	T1:SD 方法, 52%↓和 23%↑;Z 分数 ↔ T2:SD 方法, 21%↓和 36%↑;Z 分数 ↔

ᵃ 衰退的定义:参见"定义术后认知变化的统计方法"一节。
ᵇ Murkin 等 (1995) 论文提出核心测试组合共识声明。

参考文献

Abildstrom, H., Hogh, P., Sperling, B., Moller, J. T., Yndgaard, S., & Rasmussen, L. S. (2002). Cerebral blood flow and cognitive dysfunction after coronary surgery. *The Annals of Thoracic Surgery, 73*(4), 1174–1178. discussion 1178–1179.

Ahlgren, E., Lundqvist, A., Nordlund, A., Aren, C., & Rutberg, H. (2003). Neurocognitive impairment and driving performance after coronary artery bypass surgery. *European Journal of Cardio-Thoracic Surgery, 23*(3), 334–340.

Anastasiadis, K., Argiriadou, H., Kosmidis, M. H., Megari, K., Antonitsis, P., Thomaidou, E., . . . Papakonstantinou, C. (2011). Neurocognitive outcome after coronary artery bypass surgery using minimal versus conventional extracorporeal circulation: A randomised controlled pilot study. *Heart, 97*(13), 1082–1088. doi: 10.1136/hrt.2010.218610.

Andersson, S., Lövdahl, H., & Malt, U. F. (2010). Neuropsychological function in unmedicated recurrent brief depression. *Journal of Affective Disorders, 125*, 155–164.

Andrew, M. J., Baker, R. A., Kneebone, A. C., & Knight, J. L. (1998). Neuropsychological dysfunction after minimally invasive direct coronary artery bypass grafting. *Annals of Thoracic Surgery, 66*(5), 1611–1617.

Andrew, M. J., Baker, R. A., Kneebone, A. C., & Knight, J. L. (2000). Mood state as a predictor of neuropsychological deficits following cardiac surgery. *Journal of Psychosomatic Research, 48*, 537–546.

Andrew, M. J., Baker, R. A., Bennetts, J., Kneebone, A. C., & Knight, J. L. (2001). A comparison of neuropsychologic deficits after extracardiac and intracardiac surgery [see comment]. *Journal of Cardiothoracic & Vascular Anesthesia, 15*(1), 9–14.

Arrowsmith, J. E., Grocott, H. P., Reves, J. G., & Newman, M. F. (2000). Central nervous system complications of cardiac surgery. *British Journal of Anaesthesia, 84*(3), 378–393.

Askar, F. Z., Cetin, H. Y., Kumral, E., Cetin, O., Acarer, A., Kosova, B., & Yagdi, T. (2005). Apolipoprotein E4 allele and neurobehavioral status after on-pump coronary artery bypass grafting. *Journal of Cardiac Surgery, 20*, 501–505.

Baker, R. A., Andrew, M. J., Ross, I. K., & Knight, J. L. (2001). The octopus II stabilizing system: Biochemical and neuropsychological outcomes in coronary artery bypass surgery. *The Heart Surgery Forum, 1*(4 Suppl 1), S19–S23.

Bankier, B., Januzzi, J. L., & Littman, A. B. (2004). The high prevalence of multiple psychiatric disorders in stable outpatients with coronary heart disease. *Psychosomatic Medicine, 66*, 645–650.

Basile, A. M., Fusi, C., Conti, A. A., Paniccia, R., Trefoloni, G., Pracucci, G., . . . Inzitari, D. (2001). S-100 protein and neuron-specific enolase as markers of subclinical cerebral damage after cardiac surgery: Preliminary observation of a 6-month follow-up study. *European Neurology, 45*, 151–159.

Ben-Nathan, D., Kobiler, D., Rzotkiewicz, S., Lustig, S., & Katz, Y. (2000). CNS penetration by noninvasive viruses following inhalation anesthetics. *Annals of the New York Academy of Sciences, 917*(1), 944–950.

Bishop, N. A., Lu, T., & Yankner, B. A. (2010). Neural mechanisms of ageing and cognitive decline. *Nature, 464*(7288), 529–535.

Blauth, C. I., Smith, P. L., Arnold, J. V., Jagoe, J. R., & Wootton, R. (1990). Influence of oxygenator type on the prevalence and extent of microemboli retinal ischemia during cardiopulmonary bypass: Assessment by digital image analysis. *The Journal of Thoracic and Cardiovascular Surgery, 99*, 61–69.

Boodhwani, M., Rubens, F. D., Wozny, D., Rodriguez, R., Alsefaou, A., Hendry, P. J., & Nathan, H. J. (2006). Predictors of early neurocognitive deficits in low-risk patients undergoing on-pump coronary artery bypass surgery. *Circulation, 114*(1 Suppl), I461–I466. doi:10.1161/

CIRCULATIONAHA.105.001354.

Braekken, S. K., Reivang, I., Russell, D., Brucher, R., & Svennevig, J. L. (1998). Association between intraoperative cerebral microembolic signals and postoperative neuropsychological deficit: Comparison between patients with cardiac valve replacement and patients with coronary artery bypass grafting. *Journal of Neurology, Neurosurgery, and Psychiatry, 63*, 573–576.

Browne, S. M., Halligan, P. W., Wade, D. T., & Taggart, D. P. (2003). Postoperative hypoxia is a contributory factor to cognitive impairment after cardiac surgery. *The Journal of Thoracic and Cardiovascular Surgery, 126*, 1061–1064.

Bruce, D. L., & Bach, M. J. (1976). Effects of trace anaesthetic gases on behavioural performance of volunteers. *British Journal of Anaesthesia, 48*(9), 871–876.

Bruce, K. M., Smith, J. A., Yelland, G. W., & Robinson, S. R. (2008). The impact of cardiac surgery on cognition. *Stress and Health, 24*, 249–266.

Bruce, K. M., Yelland, G. W., Smith, J. A., & Robinson, S. R. (2013a). Recovery of cognitive function after coronary artery bypass graft operations. *Annals of Thoracic Surgery, 95*, 1306–1313. in press.

Bruce, K. M., Yelland, G. W., Smith, J. A., & Robinson, S. R. (2013b). The reliable change index for assessment of cognitive dysfunction after coronary artery bypass graft surgery. Reply to the editor. *Annals of Thoracic Surgery, 96*, 1529–1530.

Bruce, K. M., Yelland, G. W., Almeida, A. A., Smith, J. A., & Robinson, S. R. (2014). Effects on cognition of conventional and robotically assisted cardiac valve operation. *The Annals of Thoracic Surgery, 97*(1), 48–55. doi:10.1016/j.athoracsur.2013.07.018.

Butcher, J. N., Perry, J. N., & Atlis, M. M. (2000). Validity and utility of computer-based test interpretation. *Psychological Assessment, 12*(1), 6–18.

Cargin, J. W., Maruff, P., Collie, A., & Masters, C. (2006). Mild impairment in healthy older adults is distinct from normal aging. *Brain and Cognition, 60*, 146–155.

Carrascal, Y., Casquero, E., Gualis, J., Di Stefano, S., Florez, S., Fulquet, E., . . . Fiz, L. (2005). Cognitive decline after cardiac surgery: Proposal for easy measurement with a new test. *Interactive CardioVascular and Thoracic Surgery, 4*(3), 216–221. doi: 10.1510/icvts.2004.092528.

Cicekcioglu, F., Ozen, A., Tuluce, H., Tutun, U., Parlar, A.I., Kervan, U., . . . Katircioglu, S. F. (2008). Neurocognitive functions after beating heart mitral valve reaplcement without cross-clamping the aorta. *Journal of Cardiac Surgery, 23*, 114–119.

Collie, A., Maruff, P., Darby, D. G., & McStephen, M. (2003). The effects of practice on the cognitive test performance of neurologically normal individuals assessed at brief test-retest intervals. *Journal of the International Neuropsychological Society, 9*(3), 419–428.

Cook, D. J., Huston, J., III, Trenerry, M. R., Brown, R. D., Zehr, K. J., & Sundt, T. M., III. (2007). Postcardiac surgical cognitive impairment in the aged using diffusion-weighted magnetic resonance imaging. *The Annals of Thoracic Surgery, 83*, 1389–1395.

Correale, J., & Villa, A. (2009). Cellular elements of the blood-brain barrier. *Neurochemical Research, 34*(12), 2067–2077. doi:10.1007/s11064-009-0081-y.

Daliento, L., Mapelli, D., & Volpe, B. (2006). Measurement of cognitive outcome and quality of life in congenital heart disease. *Heart, 92*, 569–574.

Di Carlo, A., Perna, A. M., Pantoni, L., Basile, A. M., Bonacchi, M., Pracucci, G., . . . Inzitari, D. (2001). Clinically relevant cognitive impairment after cardiac surgery: A 6-month follow-up study. *Journal of the Neurological Sciences, 188*(1–2), 85–93.

Dick, B. D., & Rashiq, S. (2007). Disruption of attention and working memory traces in individuals with chronic pain. *Anesthesia and Analgesia, 104*(5), 1223–1229.

Diegeler, A., Hirsch, R., Schneider, F., Schilling, L. O., Falk, V., Rauch, T., & Mohr, F. W. (2000). Neuromonitoring and neurocognitive outcome in off-pump versus conventional coronary bypass operation. *Annals of Thoracic Surgery, 69*, 1162–1166.

Djaiani, G., Katznelson, R., Fedorko, L., Rao, V., Green, R., Carroll, J., & Karski, J. (2012). Early benefit of preserved cognitive function is not sustained at one-year after cardiac surgery: A longitudinal follow-up of the randomized controlled trial. *Canadian Journal of Anesthesia, 59*,

449–455.

Dos Santos, E. B., Tudesco, I. S., Caboclo, L. O., & Yacubian, E. M. (2011). Low educational level effects on the performance of healthy adults on a neuropsychological protocol suggested by the commission on neuropsychology of the liga brasileira de epilepsia.

Dupuis, G., Kennedy, E., Lindquist, R., Barton, F. B., Terrin, M. L., Hoogwerf, B. J., . . . Post, Cabg Biobehavioral Study Investigators. (2006). Coronary artery bypass graft surgery and cognitive performance. *American Journal of Critical Care, 15*(5), 471–478; quiz 479.

Ebert, A. D., Walzer, T. A., Huth, C., & Herrmann, M. (2001). Early neurobehavioral disorders after cardiac surgery: A comparative analysis of coronary artery bypass graft surgery and valve replacement. *Journal of Cardiothoracic and Vascular Anesthesia, 15*(1), 15–19.

Ernest, C. S., Worcester, M. U., Tatoulis, J., Elliot, P. C., Murphy, B. M., Higgins, R. O., . . . Goble, A. J. (2006). Neurocognitive outcomes in off-pump versus on-pump bypass surgery: A randomized controlled trial. *The Annals of Thoracic Surgery, 81*, 2105–2114.

Farag, E., Chelune, G. J., Schubert, A., & Mascha, E. J. (2006). Is depth of anesthesia, as assessed by the bispectral index, related to postoperative cognitive dysfunction and recovery? *Anesthesia and Analgesia, 103*, 633–640.

Farhoudi, M., Mehrvar, K., Afrasiabi, A., Parvizi, R., Khalili, A. A., Nasiri, B., . . . Ghabili, K. (2010). Neurocognitive impairment after off-pump and on-pump coronary artery bypass graft surgery – An Iranian experience. *Neuropsychiatric Disease and Treatment, 6*, 775–778. doi: 10.2147/NDT.S14348.

Freiheit, E. A., Hogan, D. B., Eliasziw, M., Patten, S. B., Demchuk, A. M., Faris, P., . . . Maxwell, C. J. (2012). A dynamic view of depressive symptoms and neurocognitive change among patients with coronary artery disease. *Archives of General Psychiatry, 69*(3), 244–255.

Gallo, L. C., Malek, M. J., Gilbertson, A. D., & Moore, J. L. (2005). Perceived cognitive function and emotional distress following coronary artery bypass surgery. *Journal of Behavioral Medicine, 28*(5), 433–442.

Grigore, A. M., Mathew, J., Grocott, H. P., Reves, J. G., Blumenthal, J. A., White, W. D., . . . Endeavors, Care Investigators of the Duke Heart Center. Cardiothoracic Anesthesia Research. (2001). Prospective randomized trial of normothermic versus hypothermic cardiopulmonary bypass on cognitive function after coronary artery bypass graft surgery. *Anesthesiology, 95*(5), 1110–1119.

Grimm, M., Zimpfer, D., Czerny, M., Kilo, J., Kasimir, M.T., Kramer, L., . . . Wolner, E. (2003). Neurocognitive deficit following mitral valve surgery. *European Journal Cardio-Thoracic Surgery, 23*(3), 265–271.

Hammon, J. W., Stump, D. A., Butterworth, J.F., Moody, D.M., Rorie, K., Deal, D.D., . . . Kon, N.D. (2006). Single crossclamp improves 6-month cognitive outcome in high-risk coronary bypass patients: The effect of reduced aortic manipulation. *The Journal of Thoracic and Cardiovascular Surgery, 131*, 114–121.

Hammon, J. W, Stump, D. A., Butterworth, J.F., Moody, D.M., Rorie, K., Deal, D.D., . . . Kon, N.D. (2007). Coronary artery bypass grafting with single cross-clamp results in fewer persistent neuropsychological deficits than multiple clamp or off-pump coronary artery bypass grafting. *The Annals of Thoracic Surgery, 84*, 1174–1179.

Hernandez, F., Jr., Brown, J. R., Likosky, D. S., Clough, R. A., Hess, A. L., Roth, R. M., . . . Klemperer, J. D. (2007). Neurocognitive outcomes of off-pump versus on-pump coronary artery bypass: A prospective randomized controlled trial. *The Annals of Thoracic Surgery, 84*(6), 1897–1903. doi: 10.1016/j.athoracsur.2007.07.036.

Ho, P. M., Arciniegas, D. B., Grigsby, J., McCarthy, M., Jr., McDonald, G. O., Moritz, T. E., . . . Hammermeister, K. E. (2004). Predictors of cognitive decline following coronary artery bypass graft surgery. *Annals of Thoracic Surgery, 77*(2), 597–603; discussion 603.

Hogue, C. W., Lillie, R., Hershey, T., Birge, S., Nassief, A. M., Thomas, B., & Freedland, K. E. (2003). Gender influence on cognitive function after cardiac operation. *Annals of Thoracic Surgery, 76*(4), 1119–1125.

Hong, S. W., Shim, J. K., Choi, Y. S., Kim, D. H., Chang, B. C., & Kwak, Y. L. (2008). Prediction of cognitive dysfunction and patients' outcome following valvular heart surgery and the role of cerebral oximetry. *European Journal of Cardio-Thoracic Surgery, 33*(4), 560–565. doi:10.1016/j.ejcts.2008.01.012.

Hoth, K. F., Poppas, A., Moser, D. J., Paul, R. H., & Cohen, R. A. (2008). Cardiac dysfunction and cognition in older adults with heart failure. *Cognitive and Behavioral Neurology, 21*(2), 65–72. doi:10.1097/WNN.0b013e3181799dc8.

Hudetz, J. A., Iqbal, Z., Gandhi, S. D., Patterson, K. M., Byrne, A. J., & Pagel, P. S. (2011). Postoperative delirium and short-term cognitive dysfunction occur more frequently in patients undergoing valve surgery with or without coronary artery bypass graft surgery compared with coronary artery bypass graft surgery alone: Results of a pilot study. *Journal of Cardiothoracic and Vascular Anesthesia, 25*(5), 811–816. doi:10.1053/j.jvca.2010.05.003.

Ille, R., Lahousen, T., Schweiger, S., Hofmann, P., & Kapfhammer, H. P. (2007). Influence of patient-related and surgery-related risk factors on cognitive performance, emotional state, and convalescence after cardiac surgery. *Cardiovascular Revascularization Medicine, 8*(3), 166–169. doi:10.1016/j.carrev.2006.12.001.

Istaphanous, G. K., Ward, C. G., & Loepke, A. W. (2010). The impact of the perioperative period of neurocognitive development, with a focus on pharmacological concerns. *Best Pratice & Research Clinical Anaesthesiology, 24*, 433–449.

Jacobson, N. S., & Truax, P. (1991). Clinical significance: A statistical approach to defining meaningful change in psychotherapy research. *Journal of Consulting & Clinical Psychology, 59*(1), 12–19 [see comment].

Jensen, B. O., Hughes, P., Rasmussen, L. S., Pederson, P. U., & Steinbruchel, D. A. (2006). Cognitive outcomes in elderly high-risk patients after off-pump versus conventional coronary artery bypass grafting: A randomized trial. *Circulation, 113*, 2790–2795.

Kadoi, Y., Saito, S., Fujita, N., & Goto, F. (2005). Risk factors for cognitive dysfunction after coronary artery bypass graft surgery in patients with type 2 diabetes. *The Journal of Thoracic and Cardiovascular Surgery, 129*(3), 576–583. doi:10.1016/j.jtcvs.2004.07.012.

Kanbak, M., Saricaoglu, F., Avci, A., Ocal, T., Koray, Z., & Aypar, U. (2004). Propofol offers no advantage over isoflurane anesthesia for cerebral protection during cardiopulmonary bypass: A preliminary study of S-100beta protein levels. *Canadian Journal of Anaesthesia, 51*(7), 712–717.

Kapetanakis, E. I., Stamou, S. C., Dullum, M. K., Hill, P. C., Haile, E., Boyce, S. W., . . . Corso, P. J. (2004). The impact of aortic manipulation on neurologic outcomes after coronary artery bypass surgery: A risk-adjusted study. *The Annals of Thoracic Surgery, 78*, 1564–1571.

Karp, J. F., Reynolds, C. F., Butters, M. A., Dew, M. A., Mazumdar, S., Begley, A. E., . . . Weiner, D. K. (2006). The relationship between pain and mental flexibility in older adult pain clinic patients. *Pain Medicine, 7*(5), 444–452.

Keith, J. R., Puente, A. E., Malcolmson, K. L., Tartt, S., & Coleman, A. E. (2002). Assessing postoperative cognitive change after cardiopulmonary bypass surgery. *Neuropsychology, 16*(3), 411–421.

Keizer, A. M. A., Hijman, R., Kalkman, C. J., Kahn, R. S., & van Dijk, D. (2005). The incidence of cognitive decline after (not) undergoing coronary artery bypass grafting: The impact of a controlled definition. *Acta Anaesthesiol Scand, 49*, 1232–1235.

Kidher, E., Harling, L., Sugden, C., Ashrafian, H., Casula, R., Evans, P., . . . Athanasiou, T. (2014). Aortic stiffness is an indicator of cognitive dysfunction before and after aortic valve replacement for aortic stenosis. *Interactive CardioVascular and Thoracic Surgery*, 1–10. doi: 10.1093/icvts/ivu194.

Kilo, J., Czerny, M., Gorlitzer, M., Zimpfer, D., Baumer, H., Wolner, E., & Grimm, M. (2001). Cardiopulmonary bypass affects cognitive brain function after coronary artery bypass grafting. *Annals of Thoracic Surgery, 72*, 1926–1932.

Kneebone, A. C., Andrew, M. J., Baker, R. A., & Knight, J. L. (1998). Neuropsychologic changes after coronary artery bypass grafting: Use of reliable change indices. *Annals of Thoracic*

Surgery, 65(5), 1320–1325 [see comment].

Kneebone, A. C., Luszcz, M. A., Baker, R. A., & Knight, J. L. (2005). A syndromal analysis of neuropsychological outcome following coronary artery bypass graft surgery. *Journal of Neurology, Neurosurgery, and Psychiatry, 76*, 1121–1127.

Knipp, S. C., Matatko, N., Schlamann, M., Wilhelm, H., Thielman, M., Forsting, M., . . . Jakob, H. (2005). Small ischemic brain lesions after cardiac valve replacement detected by diffusion-weighted magnetic resonance imaging: Relation to neurocognitive function. *European Journal of Cardio-thoracic Surgery, 28*(1), 88–96. doi: 10.1016/j.ejcts.2005.02.043

Koivula, M., Tarkka, M., Tarkka, M., Laippala, P., & Paunonen-Ilmonen, M. (2002). Fear and anxiety in patients at different time-points in the coronary artery bypass process. *International Journal of Nursing Studies, 39*, 811–822.

Kozora, E., Kongs, S., Collins, J. F., Hattler, B., Baltz, J., Hampton, M., . . . Shroyer, A. L. (2010). Cognitive outcomes after on- versus off-pump coronary artery bypass surgery. *Annals of Thoracic Surgery, 90*, 1134–1141.

Lamarche, D., Taddeo, R., & Pepler, C. (1998). The preparation of patients for cardiac surgery. *Clinical Nursing Research, 7*(4), 390–405.

Lee, J. D., Lee, S. J., Tsushima, W. T., Yamauchi, H., Lau, W. T., Popper, J., . . . Dang, C. R. (2003). Benefits of off-pump bypass on neurologic and clinical morbidity: A prospective randomized trial. *Annals of Thoracic Surgery, 76*(1), 18–25; discussion 25–16.

Lewis, M., Maruff, P., & Silbert, B. (2004). Statistical and conceptual issues in defining post-operative cognitive dysfunction. *Neuroscience and Biobehavioral Reviews, 28*, 433–440.

Lewis, M., Maruff, P., Silbert, B., Evered, L., & Scott, D. (2006). Detection of postoperative cognitive decline after coronary artery bypass graft surgery is affected by the number of neuropsychological tests in the assessment battery. *The Annals of Thoracic Surgery, 81*, 2097–2104.

Li, S., Lindenberger, U., & Sikström, S. (2001). Aging cognition: From neuromodulation to representation. *TRENDS in Cognitive Sciences, 5*(11), 479–486.

Likosky, D. S., Nugent, W. C., & Ross, C. S. (2005). Improving outcomes of cardiac surgery through cooperative efforts: The northern New England experience. *Seminars in Cardiothoracic and Vascular Anesthesia, 9*(2), 119–121.

Lombard, F. W., & Mathew, J. P. (2010). Neurocognitive dysfunction following cardiac surgery. *Seminars in Cardiothoracic and Vascular Anesthesia, 14*(2), 102–110. doi:10.1177/1089253210371519.

Lund, C., Hol, P. K., Lundblad, R., Fosse, E., Sundet, K., Tennoe, B., . . . Russell, D. (2003). Comparison of cerebral embolization during off-pump and on-pump coronary artery bypass surgery. *Annals of Thoracic Surgery, 76*(3), 765–770; discussion 770.

Lund, C., Sundet, K., TennØe, M. D., Hol, P. K., Rein, K. A., Fosse, E., & Russell, D. (2005). Cerebral ischemic injury and cognitive impairment after off-pump and on-pump coronary artery bypass grafting surgery. *Annals of Thoracic Surgery, 80*, 2126–2131.

Maekawa, K., Goto, T., Baba, T., Yoshitake, A., Katahira, K., & Yamamoto, T. (2011). Impaired cognition preceding cardiac surgery is related to cerebral ischemic lesions. *Journal of Anesthesia, 25*, 330–336.

Mathew, J. P., Mackensen, G. B., Phillips-Bute, B., Stafford-Smith, M., Podgoreanu, M. V., Grocott, H. P., . . . Neurologic Outcome Research Group of the Duke Heart, Center. (2007). Effects of extreme hemodilution during cardiac surgery on cognitive function in the elderly. *Anesthesiology, 107*(4), 577–584. doi: 10.1097/01.anes.0000281896.07256.71.

McDaniel, M. A., & Einstein, G. O. (2011). The neuropsychology of prospective memory in normal aging: A componential approach. *Neurospsychologica, 49*, 2147–2155.

McKenzie, L. H., Simpson, J., & Stewart, M. (2010). A systematic review of pre-operative predictors of post-operative depression and anxiety in individuals who have undergone coronary artery bypass graft surgery. *Psychology, Health & Medicine, 15*(1), 74–93.

McKhann, G. M., Grega, M. A., Borowicz, L. M., Bailey, M. M., Barry, S. J. E., Zeger, S. L., . . .

Selnes, O. A. (2005). Is there cognitive decline 1 year after CABG? *Neurology, 65*, 991–999.

Meng, X., & D'Arcy, C. (2012). Education and dementia in the context of the cognitive reserve hypothesis: A systematic review with meta-analyses and qualitative analyses. *PloS One, 7*(6), e38268. doi:10.1371/journal.pone.0038268.

Meybohm, P., Jochen, R., Broch, O., Caliebe, D., Albrecht, M., Cremer, J., . . . Bein, B. (2013). Postoperative neurocognitive dysfunction in patients undergoing cardiac surgery after remote ischemic preconditioning: A double-blind randomized controlled pilot study. *PLoS ONE, 8*(5), e64743.

Millar, K., Asbury, A. J., & Murray, G. D. (2001). Pre-existing cognitive impairment as a factor influencing outcome after cardiac surgery. *British Journal of Anaesthesia, 86*(1), 63–67 [see comment].

Minagar, A., Shapshak, P., Fujimura, R., Ownby, R., Heyes, M., & Eisdorfer, C. (2002). The role of macrophage/microglia and astrocytes in the pathogenesis of three neurologic disorders: HIV-associated dementia, Alzheimer disease, and multiple sclerosis. *Journal of Neurological Sciences, 202*(1), 13–23.

Moller, J. T., Cluitmans, P., Rasmussen, L. S., Houx, P., Rasmussen, H., Canet, J, . . . Gravenstein, J.S. (1998). Long-term postoperative cognitive dysfunction in the elderley ISPOCD1 study. *Lancet, 351*, 857–861.

Motallebzadeh, R., Bland, M. B., Markus, H. S., Kaski, J. C., & Jahangiri, M. (2007). Neurocognitive function and cerebral emboli: Randomized study of on-pump versus off-pump coronary artery bypass surgery. *The Annals of Thoracic Surgery, 83*, 475–482.

Murkin, J. M., Newman, S. P., Stump, D. A., & Blumenthal, J. A. (1995). Statement of consensus on assessment of neurobehavioral outcomes after cardiac surgery. *Annals of Thoracic Surgery, 59*(5), 1289–1295.

Nathan, H. J., Rodriguez, R., Wozny, D., Dupuis, J. Y., Rubens, F. D., Bryson, G. L., & Wells, G. (2007). Neuroprotective effect of mild hypothermia in patients undergoing coronary artery surgery with cardiopulmonary bypass: Five-year follow-up of a randomized trial. *The Journal of Thoracic and Cardiovascular Surgery, 133*(5), 1206–1211. doi:10.1016/j.jtcvs.2006.09.112.

Newman, M. F., Kirchner, J. L., Phillips-Bute, B., Gaver, V., Grocott, H., Jones, R. H., . . . Blumenthal, J. A. (2001). Longitudinal assessment of neurocognitive function after coronary-artery bypass surgery. *The New England Journal of Medicine, 344*(6), 395–402.

Newman, M., Mathew, J. P., Grocott, H., Mackensen, G., Monk, T., Welsh-Bohmer, K., . . . Mark, D. B. (2006). Central nervous system injury associated with cardiac surgery. *The Lancet, 368*, 694–703.

Ngaage, D. L. (2003). Off-pump coronary artery bypass grafting: The myth, the logic and the science. *European Journal of Cardio-Thoracic Surgery, 24*, 557–570.

Nussmeier, N. A. (1996). Adverse neurologic events: Risks of intracardiac versus extracardiac surgery. *Journal of Cardiothoracic and Vascular Anesthesia, 10*(1), 31–37.

O'Brien, D. J., Bauer, R. M., Yarandi, H., Knauf, D. G., Bramblett, P., & Alexander, J. A. (1992). Patient memory before and after cardiac operations. *Journal of Thoracic & Cardiovascular Surgery, 104*, 1116–1124.

Papaioannou, A., Fraidakis, O., Michaloudis, D., Balalis, C., & Askitopoulou, H. (2005). The impact of the type of anaesthesia on cognitive status and delirium during the first postoperative days in elderly patients. *European Journal of Anaesthesiology, 22*, 492–499.

Peavy, G. M., Salmon, D. P., Jacobson, M. W., Hervey, A., Gamst, A. C., Wolfson, T., . . . Galasko, D. (2009). Effects of chronic stress on memory decline in cognitively normal and mildly impaired older adults. *American Journal of Psychiatry, 166*(12), 1384–1391. doi: 10.1176/appi.ajp.2009.09040461.

Pignay-Demaria, V., Lespérance, F., Demaria, R. G., Frasure-Smith, N., & Perrault, L. P. (2003). Depression and anxiety and outcomes of coronary artery bypass surgery. *Annals of Thoracic Surgery, 75*(1), 314–321.

Puskas, F., Grocott, H. P., White, W. D., Mathew, J. P., Newman, M. F., & Bar-Yosef, S. (2007).

Intraoperative hyperglycemia and cognitive decline after CABG. *The Annals of Thoracic Surgery, 84*(5), 1467–1473. doi:10.1016/j.athoracsur.2007.06.023.

Rankin, K. P., Kochamba, G. S., Boone, K. B., Petitti, D. B., & Buckwalter, J. G. (2003). Presurgical cognitive deficits in patients receiving coronary artery bypass graft surgery. *Journal of the International Neuropsychological Society, 9*(6), 913–924.

Rasmussen, L. S., Christiansen, M., Eliasen, K., Sander-Jensen, K., & Moller, J. T. (2002). Biochemical markers for brain damage after cardiac surgery – Time profile and correlation with cognitive dysfunction. *Acta Anaesthesiologica Scandinavica, 46*, 547–551.

Rasmussen, L. S., Johnson, T., Kuipers, H.M., Kristensen, D., Siersma, V. D., Vila, P., . . . Moller, J. T. (2003). Does anaesthesia cause postoperative cognitive dysfunction? A randomized study of regional versus general anaesthesia in 438 elderly patients. *Acta Anaesthesiologica Scandinavica, 2003*, 260–266.

Rasmussen, L. S., Siersma, V. D., & Ispocd, Group. (2004). Postoperative cognitive dysfunction: True deterioration versus random variation. *Acta Anaesthesiologica Scandinavica, 48*, 1137–1143.

Raymond, P. D., Hinton-Bayre, A. D., Radel, M., Ray, M. J., & Marsh, N. A. (2006). Assessment of statistical change criteria used to define significant change in neuropsychological test performance following cardiac surgery. *European Journal of Cardio-Thoracic Surgery, 29*, 82–88.

Raymond, P. D., Radel, M., Ray, M. J., Hinton-Bayre, A. D., & Marsh, N. A. (2007). Investigation of factors relating to neuropsychological change following cardiac surgery. *Perfusion, 22*(1), 27–33.

Resnick, S. M., Pham, D. L., Kraut, M. A., Zonderman, A. B., & Davatzikos, C. (2003). Longitudinal magnetic resonance imaging studies of older adults: A shrinking brain. *The Journal of Neuroscience, 23*(8), 3295–3301.

Roach, G. W., Kanchuger, M., Mangano, C. M., Newman, M., Nussmeier, N., Wolman, R., . . . Ley, C. (1996). Adverse cerebral outcomes after coronary bypass surgery. Multicenter Study of Perioperative Ischemia Research Group and the Ischemia Research and Education Foundation Investigators.[see comment]. *New England Journal of Medicine., 335*(25), 1857–1863.

Ropacki, S. A., Bert, A. A., Ropacki, M. T., Rogers, B. L., & Stern, R. A. (2007). The influence of cognitive reserve on neuropsychological functioning following coronary artery bypass grafting (CABG). *Archives of Clinical Neuropsychology, 22*(1), 73–85. doi:10.1016/j.acn.2006.11.001.

Rosengart, T. K., Sweet, J. J., Finnin, E., Wolfe, P, Cashy, J., Hahn, E., . . . Sanborn, T. (2006). Stable cognition after coronary artery bypass grafting: Comparisons with percutaneous intervention and normal controls. *The Annals of Thoracic Surgery, 82*, 597–607.

Rothenhausler, H. B., Grieser, B., Nollert, G., Reichart, B., Schelling, G., & Kapfhammer, H. P. (2005). Psychiatric and psychosocial outcome of cardiac surgery with cardiopulmonary bypass: A prospective 12-month follow-up study. *General Hospital Psychiatry, 27*(1), 18–28. doi:10.1016/j.genhosppsych.2004.09.001.

Rubens, F. D., Boodhwani, M., Mesana, T., Wozny, D., Wells, G., Nathan, H. J., & Investigators Cardiotomy. (2007). The cardiotomy trial: A randomized, double-blind study to assess the effect of processing of shed blood during cardiopulmonary bypass on transfusion and neurocognitive function. *Circulation, 116*(11 Suppl), I89–I97. doi:10.1161/CIRCULATIONAHA.106.678987.

Rudolph, J. L., Schreiber, K. A., Culley, D. J., McGlinchey, R. E., Crosby, G., Levitsky, S., & Marcantonio, E. R. (2010). Measurement of post-operative cognitive dysfunction after cardiac surgery: A systematic review. *Acta Anaesthesiologica Scandinavica, 54*(6), 663–677. doi:10.1111/j.1399-6576.2010.02236.x.

Sachdev, P. S., & Valenzuela, M. (2009). Brain and cognitive reserve. *The American Journal of Geriatric Psychiatry, 17*(3), 175–178.

Sandi, C., & Pinelo-Nava, M. T. (2007). Stress and memory: Behavioral effects and neurobiological mechanisms. *Neural Plasticity, 2007*, 78970. doi:10.1155/2007/78970.

Satz, P., Cole, M. A., Hardy, D. J., & Rassovsky, Y. (2011). Brain and cognitive reserve: Mediator (s) and construct validity, a critique. *Journal of Clinical and Experimental Neuropsychology, 33*

(1), 121–130. doi:10.1080/13803395.2010.493151.

Schlegel, R. E., & Gilliland, K. (2007). Development and quality assurance of computer-based assessment batteries. *Archives of Clinical Neuropsychology, 22S*, S49–S61. doi:10.1016/j. acn.2006.10.005.

Selnes, O. A. (2013). Recovery of cognitive function after coronary artery bypass graft operations. Invited commentary. *Annals of Thoracic Surgery, 95*, 1313–1314.

Selnes, O. A., Royall, R. M., Grega, M. A., Borowicz, L. M., Quaskey, S., & McKhann, G. M. (2001). Cognitive Changes 5 Years After Coronary Artery Bypass Grafting: Is There Evidence of Late Decline? *Archives of Neurology.* 58(4):598-604. doi:10.1001/archneur.58.4.598.

Selnes, O. A., & Zeger, S. L. (2007). Coronary artery bypass grafting baseline cognitive assessment: Essential not optional. *Annals of Thoracic Surgery, 73*, 374–376.

Selnes, O. A., Goldsborough, M. A., Borowicz, L. M., Enger, C., Quaskey, S. A., & McKhann, G. M. (1999). Determinants of cognitive change after coronary artery bypass surgery: A multifactorial problem. *Annals of Thoracic Surgery, 67*(6), 1669–1676.

Selnes, O. A., Grega, M. A., Borowicz, L. M., Jr., Royall, R. M., McKhann, G. M., & Baumgartner, W. A. (2003). Cognitive changes with coronary artery disease: A prospective study of coronary artery bypass graft patients and nonsurgical controls. *The Annals of Thoracic Surgery, 75*(5), 1377–1384.

Selnes, O. A., Grega, M. A., Borowicz, L. M., Jr., Barry, S., Zeger, S., Baumgartner, W. A., & McKhann, G. M. (2005). Cognitive outcomes three years after coronary artery bypass surgery: A comparison of on-pump coronary artery bypass graft surgery and nonsurgical controls. *The Annals of Thoracic Surgery, 79*(4), 1201–1209. doi:10.1016/j.athoracsur.2004.10.011.

Selnes, O., Pham, P., Zeger, S., & McKhann, G. (2006). Defining cognitive change after CABG: Decline versus normal variability. *The Annals of Thoracic Surgery, 82*, 388–390.

Selnes, O. A., Gottesman, R. F., Grega, M. A., Baumgartner, W. A., Zeger, S. L., & McKhann, G. M. (2012). Cognitive and neurologic outcomes after coronary-artery bypass surgery. *The New England Journal of Medicine, 366*, 250–257.

Siciliani, L. (2013). *Waiting time policies in the health sector: What works?* Paris: OECD Publishing.

Silbert, B. S., Scott, D. A., Doyle, T. J., Blyth, C., Borton, M. C., O'Brien, J. L., & De L Horne, D. J. (2001). Neuropsychologic testing within 18 hours after cardiac surgery. *Journal of Cardiothoracic and Vascular Anesthesia, 15*(1), 20–24 [see comment].

Silbert, B. S., Maruff, P., Evered, L. A., Scott, D. A., Kalpokas, M., Martin, K. J., . . . Myles, P. S. (2004). Detection of cognitive decline after coronary surgery: A comparison of computerized and conventional tests. *British Journal of Anaesthesia., 92*(6), 814–820.

Silbert, B., Evered, L., & Scott, D. A. (2011). Cognitive decline in the elderly: Is anaesthesia implicated? *Best Pratice & Research Clinical Anaesthesiology, 25*, 379–393.

Slater, J. P., Guarino, T., Stack, J., Vinod, K., Bustami, R. T., Brown, J. M., 3rd, . . . Parr, G. V. (2009). Cerebral oxygen desaturation predicts cognitive decline and longer hospital stay after cardiac surgery. *The Annals of Thoracic Surgery, 87*(1), 36–44; discussion 44–35. doi: 10.1016/j.athoracsur.2008.08.070.

Smith, P. L. (1995). Cerebral dysfunction after cardiac surgery: Closing address. *Annals of Thoracic Surgery, 59*(5), 1359–1362.

Stahle, E., Tammelin, A., Bergstrom, R., Hambreus, A., Nystrom, S. O., & Hansson, H. E. (1997). Sternal wound complications – Incidence, microbiology and risk factors. *European Journal of Cardio-Thoracic Surgery, 11*, 1146–1153.

Steinmetz, J., Funder, K. S., Dahl, B. T., & Rasmussen, L. S. (2010). Depth of anaesthesia and postoperative cognitive dysfunction. *Acta Anaesthesiologica Scandinavica, 54*(2), 162–168. doi:10.1111/j.1399-6576.2009.02098.x.

Stroobant, N., & Vingerhoets, G. (2008). Depression, anxiety, and neuropsychological performance in coronary artery bypass graft patients: A follow-up study. *Psychosomatics, 49*(4), 326–331. doi:10.1176/appi.psy.49.4.326.

Stroobant, N., Van Nooten, G., Van Belleghem, Y., & Vingerhoets, G. (2002). Short-term and long-term neurocognitive outcome in on-pump versus off-pump CABG. *European Journal of Cardio-Thoracic Surgery, 22*(4), 559–564.

Stroobant, N., Van Nooten, G., Van Belleghem, Y., & Vingerhoets, G. (2005). Relation between neurocognitive impairment, embolic load, and cerebrovascular reactivity following on- and off-pump coronary artery bypass grafting. *Chest, 127*, 1967–1976.

Stroobant, N., Van Nooten, G., Van Belleghem, Y., & Vingerhoets, G. (2010). The effect of CABG on neurocognitive functioning. *Acta Cardiologica, 65*(5), 557–564.

Stygall, J., Newman, S. P., Fitgerald, G., Steed, L., & Mulligan, K. (2003). Cognitive change 5 years after coronary artery bypass surgery. *Health Psychology, 22*(6), 579–586.

Sutton, R. (2007). *The effects of general anaesthesia on post-surgical cognitive performance* (Honours Degree Unpublished honours thesis). Melbourne: Monash University.

Sweet, J. J., Finnin, E. F., Wolfe, P. L., Beaumont, J. L., Hahn, E., Marymont, J., . . . Rosengart, T. K. (2008). Absence of cognitive decline one year after coronary bypass surgery: Comparison to nonsurgical and healthy controls. *Annals of Thoracic Surgery, 85*, 1571–1578.

Szalma, I., Kiss, A., Kardos, L., Horvath, G., Nyitrai, E., Tordai, Z., & Csiba, L. (2006). Piracetam prevents cognitive decline in coronary artery bypass: A randomized trial versus placebo. *The Annals of Thoracic Surgery, 82*(4), 1430–1435. doi:10.1016/j.athoracsur.2006.05.005.

Tagarakis, G. I., Tsolaki-Tagaraki, F., Tsolaki, M., Diegeler, A., Tsilimingas, N. B., & Papassotiropoulos, A. (2007). The role of apolipoprotein E in cognitive decline and delirium after bypass heart operations. *American Journal of Alzheimer's Disease and Other Dementias, 22*, 223–228. doi:10.1177/1533317507299415.

Tsushima, W. T., Johnson, D. B., Lee, J. D., Matsukawa, J. M., & Fast, K. M. (2005). Depression, anxiety and neuropsychological test scores of candidates for coronary artery bypass graft surgery. *Archives of Clinical Neuropsychology, 20*(5), 667–673. doi:10.1016/j.acn.2005.04.003.

Tully, P. J., Baker, R. A., & Knight, J. L. (2008). Anxiety and depression as risk factors for mortality after coronary artery bypass surgery. *Journal of Psychosomatic Research, 64*, 285–290.

van Dijk, D., Keizer, A. M., Diephuis, J. C., Durand, C., Vos, L. J., & Hijman, R. (2000). Neurocognitive dysfunction after coronary artery bypass surgery: A systematic review. *Journal of Thoracic and Cardiovascular Surgery, 120*(4), 632–639 [see comment].

Van Dijk, D., Jansen, E. W., Hijman, R., Nierich, A. P., Diephuis, J. C., Moons, K. G., . . . Kalkman, C. J. (2002). Cognitive outcome after off-pump and on-pump coronary artery bypass graft surgery: A randomized trial.[see comment]. *JAMA, 287*(11), 1405–1412.

van Dijk, D., Spoor, M., Hijman, R., Nathoe, H. M., Borst, C., Jansen, E. W., . . . Octopus Study, Group. (2007). Cognitive and cardiac outcomes 5 years after off-pump vs on-pump coronary artery bypass graft surgery. *JAMA, 297*(7), 701–708. doi: 10.1001/jama.297.7.701.

van Harten, A. E., Scheeren, T. W., & Absalom, A. R. (2012). A review of postoperative cognitive dysfunction and neuroinflammation associated with cardiac surgery and anaesthesia. *Anaesthesia, 67*(3), 280–293. doi:10.1111/j.1365-2044.2011.07008.x.

Vingerhoets, G., Van Nooten, G., Vermassen, F., De Soete, G., & Jannes, C. (1997). Short-term and long-term neuropsychological consequences of cardiac surgery with extracorporeal circulation. *European Journal of Cardio-Thoracic Surgery, 11*(3), 424–431.

Wang, Y., Sands, L. P., Vaurio, L., Mullen, E. A., & Leung, J. M. (2007). The effects of postoperative pain and its management on postoperative cognitive dysfunction. *The American Journal of Geriatric Psychiatry, 15*(1), 50–59.

Wild, K., Howieson, D., Webbe, F., Seelye, A., & Kaye, J. (2008). Status of computerized cognitive testing in aging: A systematic review. *Alzheimer's & Dementia: The Journal of the Alzheimer's Association, 4*(6), 428–437. doi:10.1016/j.jalz.2008.07.003.

Wilson, C. J., Finch, E., & Cohen, H. J. (2002). Cytokines and cognition – The case for a head-to-toe inflammatory paradigm. *Journal of American Geriatrics Society, 50*(12), 2041.

Wu, X., Lu, Y., Dong, Y., Zhang, G., Zhang, Y., & Xu, Z. (2012). The inhalation anesthetic isoflurane increases levels of proinflammatory TNF-α, IL-6 and IL-1β. *Neurobiology of*

Aging, 33(7), 1364–1378. doi:10.1016/j.neurobiolaging.2010.11.002.

Yin, Y., Luo, A., Guo, X., Li, L., & Huang, Y. (2007). Postoperative neuropsychological change and its underlying mechanisms in patients undergoing coronary artery bypass grafting. *Chinese Medical Journal, 120*(22), 1951–1957.

Zamvar, V., Williams, D., Hall, J., Payne, N., Cann, C., Young, K., . . . Dunne, J. (2002). Assessment of neurocognitive impairment after off-pump and on-pump techniques for coronary artery bypass graft surgery: Prospective randomised controlled trial. *BMJ, 325*(7375), 1268–1272.

Zimpfer, D., Czerny, M., Kilo, J., Kasimir, M., Madl, C., Kramer, L., . . . Grimm, M. (2002). Cognitive deficit after aortic valve replacement. *The Annals of Thoracic Surgery, 74*, 407–412.

心理心脏病学手册

Handbook of Psychocardiology

下 卷

主　编　Marlies E. Alvarenga　　Don Byrne

主　审　胡大一　赵旭东

主　译　马文林　吴士豪　陈　华

副主译　陈发展　彭　娟　陈　歆

秘　书　张悠扬　王　真

人民卫生出版社
·北 京·

First published in English under the title
Handbook of Psychocardiology
edited by Marlies E. Alvarenga and Don Byrne, edition : 1
Copyright © Springer Science+Business Media Singapore, 2016
This edition has been translated and published under licence from
Springer Nature Singapore Pte Ltd.
Springer Nature Singapore Pte Ltd. takes no responsibility and shall
not be made liable for the accuracy of the translation.

图书在版编目（CIP）数据

心理心脏病学手册 /（澳）马利斯·E. 阿尔瓦伦加
（Marlies E. Alvarenga）主编；马文林，吴士豪，陈华
主译 . —北京：人民卫生出版社，2020.8
　　ISBN 978-7-117-30220-3

　　Ⅰ．①心…　Ⅱ．①马…②马…③吴…④陈…　Ⅲ.
①心脏病学 – 手册　Ⅳ．①R541-62

中国版本图书馆 CIP 数据核字（2020）第 129755 号

人卫智网	www.ipmph.com	医学教育、学术、考试、健康，
		购书智慧智能综合服务平台
人卫官网	www.pmph.com	人卫官方资讯发布平台

图字号：01-2019-5977

心理心脏病学手册
Xinlixinzangbingxue Shouce

主　　译：马文林　吴士豪　陈　华
出版发行：人民卫生出版社（中继线 010-59780011）
地　　址：北京市朝阳区潘家园南里 19 号
邮　　编：100021
E - mail：pmph @ pmph.com
购书热线：010-59787592　010-59787584　010-65264830
印　　刷：保定市中画美凯印刷有限公司
经　　销：新华书店
开　　本：710×1000　1/16　　总印张：69
总 字 数：1275 千字
版　　次：2020 年 8 月第 1 版
印　　次：2020 年 9 月第 1 次印刷
标准书号：ISBN 978-7-117-30220-3
定价（上、下卷）：359.00 元
打击盗版举报电话：010-59787491　E-mail：WQ @ pmph.com
质量问题联系电话：010-59787234　E-mail：zhiliang @ pmph.com

译者名单 (按姓氏汉语拼音排序)

陈　华　　复旦大学附属中山医院
陈　歆　　上海交通大学医学院附属瑞金医院
陈发展　　同济大学附属精神卫生中心
陈美颐　　同济大学医学院
丁　洁　　同济大学医学院
厚皎皎　　同济大学医学院
胡　哲　　上海交通大学医学院附属瑞金医院
胡大一　　北京大学人民医院
华山成　　同济大学医学院
李宇航　　同济大学附属同济医院
马文林　　同济大学附属同济医院
马晓宇　　同济大学医学院
潘江其　　上海市浦东新区公利医院
彭　娟　　复旦大学附属中山医院
屠荣祥　　同济大学附属同济医院
王　真　　南京市江宁医院
魏泽高　　同济大学医学院
吴佳佳　　同济大学人文学院
吴士豪　　武汉大学人民医院精神卫生中心
谢晓丹　　同济大学人文学院
鄢杨烨　　同济大学医学院
于雯婷　　同济大学职业技术教育学院
詹辰雨　　同济大学医学院
张悠扬　　同济大学附属同济医院
赵旭东　　同济大学医学院

译著序

从 20 世纪 90 年代中期,我在长期的医疗实践中反思现代医学与生俱来的单纯生物医学模式的局限,提出"双心医学"(也称为"心理心脏病学")的思考,并在医疗实践中进行了艰难的探索。世界卫生组织早就提出了社会 - 生物 - 心理综合因素对健康与疾病的影响,但一直未得到医学界充分的重视。在我国近年来趋利的医疗运营模式影响下,反而出现了更为严重的科学主义、技术至上、对生物医学技术的崇拜,从医学教育和医疗实践中主导的仍是单纯生物医学模式。我深深感到,这种片面局限的单纯生物医学模式,分科越来越细的一组组"专家"和"专业医生"目中看到的是自己"铁路警察各管一段"的器官与病变,如同"井蛙观天"和"瞎子摸象",根本忽视了对被疾病折磨的患病的整体的"人"。这种单纯的生物医学模式,把医生培养成如同机器的修理工,医院成了机器的大修厂,使医疗丢失了人文关怀的温暖、温馨。被单纯生物医学模式主导思维支配的临床医生,难以尊重患者的感受,体贴患者的疾苦,难以理解,甚至根本不认识焦虑抑郁可引发的躯体化症状,只能头痛医头,脚痛医脚,腹痛做 CT,胃病做胃镜。大量浪费过度使用本已短缺的高成本生物医学影像、检验与医疗技术,拉下大网,捞不到鱼。大幅提高了医疗成本,增加了医院的毛收入,但不能解决患者的病痛。怎能让患者对此满意?

"双心医学"正是推动单纯生物医学模式向社会 - 生物 - 心理综合医学模式转化的"杠杆原理"的支点。国际上实践"双心医学",如同 *Handbook of Psychocardiology* 的主编 Marlies E. Alvarenga 和 Don Byrne,以及一百多位编者,大多是来自发达国家的心理学或精神病学的学者。我感到自豪的是,我是一位心血管领域的临床医生,1995 年在中国率先提出了"双心医学"。不仅自己身体力行开创"双心门诊""双心查房"的全新医疗模式,逐渐和精神心理专业学者、学会形成共识,出版了培训教材,并且我下力气培养了一批在心内科执业新型人才"双心医生"。马文林博士就是其中最优秀者之一。

马文林博士等主译的《心理心脏病学手册》,不仅内容十分丰富,而且荟萃了各个有关方面的最新进展和未来研究的方向。相比之下,我们国内的"双心医学"发展还明显滞后,我们所关注的领域相对局限于胸痛、冠心病、心律失常方面的一些精神心理问题,主要聚焦于求医患者。而《心理心脏病学手册》讨论内容几乎涉及心血管的所有领域,包括心瓣膜疾病、先天性心脏病、晕厥、超重/肥胖……以及儿童与老年人群、经济低收入人群的心理社会学问题。

我国的"双心医学"大多停留在临床实践,深入的研究如流行病学、临床医学和基础医学的系统研究体系尚未建立。有限的研究很碎片化,也缺乏高度与深度。我国的"双心医学"发展迫切需要以研究证据与数据(包括大数据支撑)。我们不仅要对医生加强"双心医学"的培训,也要向广大民众与患者传播"双心医学"的常识。

我逐字审读《心理心脏病学手册》译著的过程,也是我学习和认真思考的过程。我深深感到这一领域的研究空间极为广阔。我相信本书译本出版后,有机会读到者会有同感,不仅仅长见识,也为有志于"双心医学"的同道们梳理了未来研究方向、相关角度与领域。

我国精神心理的医疗服务绝不局限于建设更多的专科医院,培养更多在大城市专科医院里从医的专家与专业医生。我一再向政府相关部门与有关学术机构呼吁,应充分重视所有非精神心理专科的精神心理服务和相关医生的培养。在近八年多中国心肺预防康复事业二次起航的艰苦奋斗中,我把"双心医学"有机融入了慢性病预防康复"五大处方",使"双心医学"在临床服务中的落实有了巨大拓展,开创了全新局面。把"双心医学"到"五大处方"向城市社区和县乡镇医疗卫生机构广泛推广,意义重大,刻不容缓。

心主神明,心主血脉。人们遇到不快的事,遭受精神创伤,失去了亲人,我们将之描述为"伤心""烦心""心酸""心痛""心碎了"。中国的传统文化与祖国医学对"双心医学"是有深刻认识的。在我国"双心医学"的发展中,应充分重视挖掘和发扬光大中国文化与祖国医学的宝贵财富。

我很相信"缘分"。世界之大,中国之大,人口之众多,人的一生能遇到多少?找到价值观相同的知己更是少之又少。我能在2003—2009年在上海同济大学医学院工作期间认识了赵旭东教授,确是荣幸。他在精神病学,尤其在行为医学中的深入研究与深刻洞见,对我开展"双心医学"起到巨大的启发推动作用。近年来,两人京沪两地忙碌,相见甚少,但我们的心灵相通。这次有机会在我们共同培养的马文林博士的要求下,共同作为本书的主审,感到亲切而高兴。旭东,您好!

《心理心脏病学手册》的翻译出版,无疑对我们广大本科医学生、研究生和各科医护人员,尤其从事心脏预防康复的全新团队以及医疗机构的管理者都是非常值得推荐的好书。

　　我感谢所有参加本书编写、翻译、校对、审稿和有远见支持出版本书的朋友们,为我国"双心医学"发展做出的一件极有意义的实事。

胡大一

2020 年 9 月

原著序言

"心灵和思想"这个词组很容易从人们的嘴边溜出来,并深信这两者是紧密相连的。引发心脏病、脑卒中和血管疾病的危险因素已经深深植根于社会和行为决定因素之中。患有抑郁或其他严重精神疾病的人更有可能伴有心血管疾病,或是一开始就伴有心血管疾病,或是作为他们接受治疗的后果。严重心脏病的人面临着死亡的可能性或未来的残疾,毫无疑问这会带来沉重的心理负担。这是一个复杂的双向的关系。

随着新工具的出现,以及包括影像学、生物组学和其他技术在内的生物学新技术,正帮助解开大脑功能、自主神经系统和心血管之间的联系,我们对心理心脏病学(也称为双心医学)的知识正在迅速增加。这本书非常及时地涉足到一个快速发展的领域,在那里也面临未来的重大挑战。心血管疾病的负担在全世界范围内都在增加,这与发展全球化带来的压力以及社会经济的梯度有关。肥胖呈上升趋势,包括糖尿病在内的代谢后果与行为以及未来的心脏和血管疾病密切相关。在发达经济体,寿命的延长引发了人们对未来负担痴呆症的担忧。大约一半的痴呆症是由血管引起的,另一半的危险因素与经典的心血管危险因素有密切的重叠。

这些以及许多其他的主题都在这本书中有所涉及。Byrne 教授和Alvarenga 博士对该领域作出了重大贡献,他们收集了一份令人印象深刻的编者名单,为所有对该领域感兴趣的人提供了全面的资源。

这本书在开篇部分为心理心脏病学的发展提供了坚实的基础,从历史的视角,概述了成因、病理生理学以及吸烟、酒精和其他生活方式的作用。接下来是与心血管疾病相关的精神病理学的描述,包括抑郁、焦虑、压力、精神疾病,以及更具体、更现代的问题,如创伤后应激、职业压力、与心脏病本身相关的压力,以及各种治疗方法相关的压力,特别是外科手术。特殊人群特别容易患心血管疾病和抑郁症,有些章节涉及土著居民、难民、穷人和无家可归者。这些众所周知的心血管疾病的社会决定因素很可能与压力、抑郁和相关因素有关。关于个性和患心脏病倾向的争论是本书其他章节的主题。最后,还有一个雄心勃勃的尝试,试图通过心理学和心血管疾病的神经生物学来解释这些联系。

对这一个复杂但重要的问题的全面检查,编者们没有回避任何先天的、社会的、心理的或生物医学的因素。毫无疑问,它将为所有对这一领域感兴趣的跨越学科界限和促进学科发展的人找到一个宝贵的资源。

Garry Jennings

墨尔本,澳大利亚

(吴佳佳 译,陈发展、吴佳洁 校)

原著前言

2008 年 9 月,首届"心脏与心理:心因性心血管疾病会议"(Heart and Mind:Psychogenic Cardiovascular Disease Conference)在意大利中部的美丽小镇普拉托召开。会议由澳大利亚墨尔本的贝克心脏研究所(现为贝克 IDI 心脏与糖尿病协会)主办,同时也是杰出的心脏病学家(Murray Esler 教授)与临床心理学家(Marlies E. Alvarenga 教授)两人之间多效合作所产生的成果。本次会议事实上汇集了国际上来自多种学科背景的近 150 位积极的科学家和临床医生的参与,一起探讨与心血管疾病(cardiovascular diseases,CVD)有关的心理因素方面的证据。该会议的论文集作为一个特别主题收录在由精神科医生Graham Burrows 教授主编的期刊《压力与健康》(*Stress and Health*)中(第 24 期,主题 3)。之后在 2010 年和 2012 年又举行了两次会议,在当时被简单和亲切地称之为"普拉托会议"(Prato Conference),进一步扩展学院间知识和智慧的分享,用清晰的术语界定心理心脏学这一全新的、激动人心的领域。这一期刊的两位主编,在首届及之后的普拉托会议中,以及我们在 2008 年到 2010 年间进行的许多其他的讨论中,都荣幸地(也带着欣喜)提出这些知识和智慧应该被记录在册,并装订出版。

因此在我们的知识领域中,我们认为《心理心脏病学手册》是目前唯一可获得的一本涵盖数据和应用的手册,它系统而全面地涉及心理和行为因素在广义的 CVD 的成因、临床过程和管理方面所起到的作用。为了实现这一点,该手册致力于提及 CVD 作为总体领域的四个方面:流行病学、压力与心理病理、心理生物机制、患者管理。从字面上看,这些方面似乎是各自独立的,但是(我们相信)它们是错综复杂地互相关联的。同时,为了把这些材料都汇编在一起,我们的主要目标是把心理心脏病学的建立作为 CVD 领域中一股不可抵挡的新兴力量。为了达到这个目标,我们从一开始就旨在于——并且我们相信我们已经成功地实现了——寻找在基础生物医学、心脏病学和心血管生物学、精神病学和心理学,以及流行病学等每一个领域中享誉国际的卓越的科学家和临床医生的文章作为每章内容。我们力图对这些学科领域间僵化的边界提出质疑,并且建议这些边界事实上是出乎意料地可渗透的。我们(作为该手册的主编)将心理心脏病学领域作为一个真正能建设性地把这些看起来互相独立领域的调查和论述交织起来的混合物。在这个新的领域中,格式塔原则得到了完美的呈现,即整体确实大于部分之和。当然,这一目标的成功与否将由读者们来定夺。

在我们各自的心理心脏学领域的学术生涯中,我们每个人在不同的时期都感到非常荣幸能与领域中的一些真正的大咖相伴。我们中的一位(MA)在与 Murray Esler 教授的密切工作中获益良多,他那把心脏学与心理学结合起来的开创性的研究是非常具有启发性的。对于我们中的另一位(DB)而言,能有机会与作为心理心脏病学之父(或许是祖父)的 Ray Rosenman 博士一起研究并发表著作,是一种不应得但却深受感激的荣幸,也是一段永生难忘的具有重大影响的经历。

若干同道为我们倾情撰写了对章节内容的评论,我们特别感谢 Murray Esler 教授(澳大利亚墨尔本贝克 IDI 心脏与糖尿病协会的高级主管)和 Miguel A. Fernandez Rubio 博士(澳大利亚墨尔本卫生局 RAPP 团队的顾问精神病学家,Youth ELMHS 的运营主管)撰写了清晰的章节点评,其条理清晰的内容超出了我们所拥有的专业知识的水平。在该领域中若干的朋友和同事也以其他更为非正式的形式,对一些章节的内容给予了点评,我们也非常感谢每一位同道给予富有价值的贡献。

我们也感到非常荣幸能被领域中像 Springer 这样卓越的出版社接受。本手册受到 Mokshika Gaur 博士的委托,我们十分感谢她第一眼就看到了我们工作中的价值,并相信我们能够收获成功的结果。Springer 的编辑团队(Ms. Keerthi Sudevan,Ms. Nivedita Baroi, and Ms. Indu MG)在整个出版过程中都给予了我们出色的支持,我们不可能拥有一个更完善的专业团队了。他们在组织方面的技能、在编辑方面的敏锐,对于细节的关注解救了我们,特别重要的是当合作似乎没有取得进展时,他们超乎寻常的耐心常常能够缓和我们对于工作无法完成的焦虑。为此,我们由衷地感谢你们中的每一位!

当然,如果没有我们的作者们在学术上的努力,像本手册这样的工作是无法完成的。正如人们想象到的,对于如此重量级的作品,有如此多的人需要感谢。我们自己作为工作的科学家和临床医生们,我们非常知道在全世界的大学和健康关爱部门的杰出且高产的人们所面临的压力。他们常常有如此多的学生要教授和教导,如此多的项目申请要写,如此多的数据要收集,如此多的文章要发表,如此多的患者需要高超的技能去照料,还有看起来无穷无尽的行政任务要完成。尽管面对如此繁重的工作任务,我们的作者们还是慷慨地与我们分享他们的学问和经验,以及他们自己对于心理心脏学的独特的构想。根据我们自己的经验,学术写作往往比放松更重要,我们自信地估计他们对手册的贡献经常是"在工作之余"完成的。为此,我们也对他们深表感谢。正因为有这些如此乐于分享的智慧,这本手册对心理心脏病学的价值才能最终得到体现。

Don Byrne
堪培拉
Marlies E. Alvarenga
墨尔本

（吴佳佳 译,陈发展、吴佳洁 校）

编者名单

Walter Abhayaratna ANU Medical School, College of Medicine, Biology and Environment, Australian National University, Garran, Canberra, ACT, Australia

Academic Unit of Internal Medicine, Canberra Hospital, Garran, Canberra, ACT, Australia

Marra G. Ackerman New York–Presbyterian Hospital, New York University Langone Medical Center, New York, NY, USA

Marcel Adriaanse Department of Health Sciences and the EMGO+ Institute for Health and Care Research, VU University Amsterdam, Amsterdam, The Netherlands

Marlies E. Alvarenga MonashHEART, Monash Cardiovascular Research Centre, Monash Health and Department of Medicine (SCS at Monash), Monash University, Melbourne, VIC, Australia

Shalini Arunogiri Turning Point, Fitzroy, VIC, Australia

Eastern Health Clinical School, Monash University, Box Hill, VIC, Australia

Shaira Baptista Melbourne School of Population and Global Health, The University of Melbourne, Melbourne, VIC, Australia

David Anthony Barton Human Neurotransmitters Laboratory, Baker IDI Heart and Diabetes Institute, Melbourne, VIC, Australia

Faculty of Medicine, Nursing Health Sciences, Monash University, Melbourne, VIC, Australia

Roger Bartrop Discipline of Psychiatry, Sydney Medical School–Northern, St Leonards, University of Sydney, Sydney, NSW, Australia

Department of Mental Health, Blacktown–Mt Druitt Clinical School, School of Medicine, Western Sydney University, Sydney, NSW, Australia

Bernhard T. Baune Discipline of Psychiatry, School of Medicine, University of Adelaide, Adelaide, SA, Australia

Richard Bayles Laboratory for Vascular Translational Science, Inserm UMR-S1148, Paris, France

Scott R. Beach Department of Psychiatry, Massachusetts General Hospital/Warren 605, Boston, MA, USA

Department of Psychiatry, Massachusetts General Hospital, Boston, MA, USA

George D. Bishop Division of Social Science, Yale–NUS College, Singapore, Singapore

Department of Psychology, National University of Singapore, Singapore, Singapore

James A. Blumenthal Department of Psychiatry and Behavioral Medicine, Duke University School of Medicine, Durham, NC, USA

Peter Bosanac St Vincent's Hospital, Melbourne, VIC, Australia

University of Melbourne, Melbourne, VIC, Australia

J. Douglas Bremner Emory University School of Medicine, Atlanta, GA, USA

Mental Health Research, Atlanta VAMC, Decatur, GA, USA

Department of Psychiatry and Behavioral Sciences, Emory University School of Medicine, Atlanta, GA, USA

Kathryn M. Bruce Department of Surgery, Monash University, Monash Medical Centre, Clayton, VIC, Australia

Thomas Buckley Sydney Nursing School, University of Sydney, Sydney, NSW, Australia

Department of Cardiology, Royal North Shore Hospital, Sydney Medical School, University of Sydney, Sydney, NSW, Australia

Don Byrne ANU Medical School, College of Medicine Biology and Environment, Australian National University, Acton, Canberra, ACT, Australia

ANU Medical School, Research School of Psychology, Australian National University, Acton, Canberra, ACT, Australia

John Cahill Department of Cardiovascular Sciences, East Carolina Heart Institute, East Carolina University, Greenville, NC, USA

Edward Callus Pediatric and Adult Congenital Heart Disease Centre, IRCCS Policlinico San Donato University Hospital, San Donato Milanese, Lombardy, Italy

James Cameron MonashHeart, Monash Medical Centre, Monash Health, Clayton, VIC, Australia

Monash Cardiovascular Research Centre, Southern Clinical School, Monash University, Melbourne, VIC, Australia

Luca Carnevali Department of Neuroscience, University of Parma, Parma, Italy

Melissa F. Casey Department of Psychological Medicine, Monash University, Monash Health, Clayton, VIC, Australia

David Castle St Vincent's Hospital, Melbourne, VIC, Australia

University of Melbourne, Melbourne, VIC, Australia

Christopher M. Celano Department of Psychiatry, Massachusetts General Hospital/Warren 605, Boston, MA, USA

Department of Psychiatry, Massachusetts General Hospital, Boston, MA, USA

Mihail G. Chelu Department of Medicine, University of Utah, Salt Lake City, UT, USA

Massimo Chessa Pediatric and Adult Congenital Heart Centre, IRCCS-Policlinico San Donato-University Hospital, San Donato Milanese (Milan), Lombardy, Italy

David M. Clarke Department of Psychological Medicine, Monash University, Monash Health, Clayton, VIC, Australia

Fiona Cocker Melbourne School of Population and Global Health, The University of Melbourne, Melbourne, VIC, Australia

Sarah Cohen-Woods Matthew Flinders Fellow, School of Psychology, Flinders University, Adelaide, SA, Australia

Arup Kumar Dhar Human Neurotransmitters Laboratory, Baker IDI Heart and Diabetes Institute, Melbourne, VIC, Australia

Faculty of Medicine, Nursing Health Sciences, Monash University, Melbourne, VIC, Australia

Assam El-Osta Epigenetics in Human Health and Disease Laboratory, Epigenomics Profiling Facility, The Alfred Medical Research and Education Precinct, Baker IDI Heart and Diabetes Institute, Melbourne, VIC, Australia

Department of Pathology, The University of Melbourne, Parkville, VIC, Australia

Central Clinical School, Department of Medicine, Monash University, Melbourne, VIC, Australia

Linda Ernstsen Faculty of Health and Social Sciences, Department of Nursing Sciences, Norwegian University of Science and Technology, Trondheim, Norway

Murray Esler Human Neurotransmitters Laboratory, Baker IDI Heart and Diabetes Institute, Melbourne, VIC, Australia

Geir Arild Espnes Center for Health Promotion Research, Department of Social Work and Health Science, Norwegian University of Science and Technology (NTNU), Trondheim, Norway

Australian National University, Canberra, ACT, Australia

Ephrem Fernandez Department of Psychology, University of Texas, San Antonio, TX, USA

Jessica H. Ford Department of Psychology, East Carolina University, Greenville, NC, USA

Yariv Gerber School of Public Health, Sackler Faculty of Medicine, Tel Aviv University, Ramat Aviv, Israel

Robert Gooley MonashHeart, Monash Medical Centre, Monash Health, Clayton, VIC, Australia

Monash Cardiovascular Research Centre, Southern Clinical School, Monash University, Melbourne, VIC, Australia

Robert A. M. Gregson Research School of Psychology, Australian National University, Canberra, ACT, Australia

Angela J. Grippo Department of Psychology, Northern Illinois University, De Kalb, IL, USA

Kaitlin Nicole Harkess School of Psychology, University of Adelaide, Adelaide, SA, Australia

Geoffrey A. Head Neuropharmacology Laboratory, Baker IDI Heart and Diabetes Institute, Melbourne, VIC, Australia

Rosemary O. Higgins Heart Research Centre, Melbourne, VIC, Australia

Department of Physiotherapy, University of Melbourne, Melbourne, VIC, Australia

Jostein Holmen Department of Public Health and General Practice, HUNT Research Centre, Norwegian University of Science and Technology, Levanger, Norway

Jeff C. Huffman Department of Psychiatry, Massachusetts General Hospital/ Warren 605, Boston, MA, USA

Department of Psychiatry, Massachusetts General Hospital, Boston, MA, USA

Alun C. Jackson Heart Research Centre, North Melbourne, VIC, Australia

Centre on Behavioral Health, University of Hong Kong, Pokfulam, Hong Kong

Richard Keegan Research Institute for Sport and Exercise, Faculty of Health, University of Canberra, Canberra, ACT, Australia

Steinar Krokstad Department of Public Health and General Practice, HUNT Research Centre, Norwegian University of Science and Technology, Levanger, Norway

Gavin William Lambert Human Neurotransmitters Laboratory, Baker IDI Heart and Diabetes Institute, Melbourne, VIC, Australia

Faculty of Medicine, Nursing Health Sciences, Monash University, Melbourne, VIC, Australia

Magdalena Anna Lazarewicz Department of Medical Psychology, Medical University of Warsaw, Warsaw, Poland

Dan Lubman Turning Point, Fitzroy, VIC, Australia

Eastern Health Clinical School, Monash University, Box Hill, VIC, Australia

Jason Mazanov School of Business, UNSW-Canberra, Canberra, ACT, Australia

Graham Meadows Department of Psychiatry, Monash University, Clayton, VIC, Australia

School of Global and Population Health, The University of Melbourne, Clayton, VIC, Australia

Ian Meredith MonashHeart, Monash Medical Centre, Clayton, VIC, Australia

Southern Clinical School, Monash Cardiovascular Research Centre, Monash University, Melbourne, VIC, Australia

Harry Minas Global and Cultural Mental Health Unit, Melbourne Refugee Studies Program, School of Population and Global Health, The University of Melbourne, Parkville, VIC, Australia

Unni Karin Moksnes Center for Health Promotion Research, Norwegian University of Science and Technology, Trondheim, Norway

Roger Mulder Department of Psychological Medicine, University of Otago, Christchurch, New Zealand

Barbara M. Murphy Heart Research Centre, Melbourne, VIC, Australia

Department of Psychology, University of Melbourne, Melbourne, VIC, Australia

Faculty of Health, University of Newcastle, NSW, Australia

Vicki Myers School of Public Health, Sackler Faculty of Medicine, Tel Aviv University, Ramat Aviv, Israel

Eugene Nalivaiko School of Biomedical Sciences Flinders Medical Centre, University of Newcastle, Callaghan, NSW, Australia

School of Biomedical Sciences and Pharmacy, University of Newcastle, Newcastle, NSW, Australia

Matthew T. Naughton Department of Allergy, Immunology and Respiratory Medicine, Alfred Hospital and Monash University, Melbourne, VIC, Australia

Nenad Naumovski School of Public Health and Nutrition, Faculty of Health, University of Canberra, Canberra, ACT, Australia

Raj Nekkanti Department of Cardiovascular Sciences, East Carolina Heart Institute, East Carolina University, Greenville, NC, USA

Camilla Nguyen Center for Health Promotion Research, Department of Social Work and Health Science, Norwegian University of Science and Technology (NTNU), Trondheim, Norway

Brian Oldenburg Melbourne School of Population and Global Health, The University of Melbourne, Melbourne, VIC, Australia

Lisa Olive Research School of Psychology, The Australian National University, Canberra, ACT, Australia

Adrienne O'Neil Melbourne School of Population and Global Health, The University of Melbourne, Parkville, VIC, USA

School of Public Health and Preventive Medicine, Monash University, Clayton, VIC, USA

IMPACT Strategic Research Centre, Deakin University, Geelong, VIC, USA

Kristina Orth-Gomér Department of Clinical Neuroscience, Karolinska Institutet, Stockholm, Sweden

Alice Owen School of Public Health and Preventive Medicine, CCRE Therapeutics, Monash University, Melbourne, VIC, Australia

Dinali N. Perera Department of Psychological Medicine, Monash University, Monash Health, Clayton, VIC, Australia

Anna C. Phillips Health Psychologist and Reader in Behavioural Medicine, School of Sport, Exercise and Rehabilitation Sciences, University of Birmingham, Birmingham, UK

Frans Pouwer Department of Medical and Clinical Psychology, Center of Research on Psychology in Somatic diseases (CoRPS), Tilburg University, Tilburg, The Netherlands

Emilia Quadri Pediatric and Adult Congenital Heart Disease Centre, IRCCS Policlinico San Donato University Hospital, San Donato Milanese, Lombardy, Italy

Christopher Reid School of Public Health and Preventive Medicine, CCRE Therapeutics, Monash University, Melbourne, VIC, Australia

Elizabeth Rieger Research School of Psychology, ANU College of Medicine, Biology and Environment, Australian National University, Acton, Canberra ACT, Australia

Stephen R. Robinson School of Health Sciences, RMIT University, Bundoora, VIC, Australia

Lindsey Rosman Department of Psychology, East Carolina University, Greenville, NC, USA

Rosemary Schwarz Baker IDI Heart and Diabetes Institute, Fitzroy, VIC, Australia

Samuel F. Sears　Department of Psychology, East Carolina University, Greenville, NC, USA

Department of Cardiovascular Sciences, East Carolina Heart Institute, East Carolina University, Greenville, NC, USA

Andrea Sgoifo　Department of Neuroscience, University of Parma, Parma, Italy

Peter A. Shapiro　Department of Psychiatry, Columbia University Medical Center, Columbia University, New York, NY, USA

Frances Shawyer　Department of Psychiatry, Monash University, Clayton, VIC, Australia

Chantal F. Ski　Centre for the Heart and Mind, Australian Catholic University, Melbourne, VIC, Australia

Julian A. Smith　Department of Surgery, Monash University, Monash Medical Centre, Clayton, VIC, Australia

Timothy W. Smith　Department of Psychology, University of Utah, Salt Lake City, UT, USA

Aanchal Sood　Voice Psychologists and Allied Professionals, Melbourne, VIC, Australia

Theodore A. Stern　Department of Psychiatry, Massachusetts General Hospital/Warren 605, Boston, MA, USA

Michael Stokes　MonashHeart, Monash Medical Centre, Clayton, VIC, Australia

Erik R. Sund　Department of Public Health and General Practice, HUNT Research Centre, Norwegian University of Science and Technology, Levanger, Norway

Yrsa Bergmann Sverrisdóttir　Department of Physiology, Anatomy and Genetics, University of Oxford, Oxford, UK

Nuffield Department of Surgical Sciences, Department of Functional Neurosurgery, John Radcliffe Hospital, University of Oxford, Oxford, UK

Fatma Aboalsoud Taha　Faculty of Medicine, Tanta University, Tanta, Egypt

Richard Telford　Research Institute of Sport and Exercise, University of Canberra, Bruce, Canberra, ACT, Australia

Rohan Telford　Centre for Research and Action in Public Health, University of Canberra, Bruce, ACT, Australia

David R. Thompson　Centre for the Heart and Mind, Australian Catholic University, Melbourne, VIC, Australia

Geoffrey H. Tofler　Department of Cardiology, Royal North Shore Hospital, Sydney Medical School, University of Sydney, Sydney, NSW, Australia

Alyna Turner IMPACT SRC, School of Medicine, Deakin University, Geelong, VIC, Australia

School of Medicine and Public Health, The University of Newcastle, Callaghan, NSW, Australia

Department of Psychiatry, University of Melbourne, Parkville, VIC, Australia

Viola Vaccarino Department of Epidemiology, Rollins School of Public Health, Department of Medicine, School of Medicine, Emory University, Atlanta, GA, USA

Gautam Vaddadi Department of Cardiology, The Alfred Hospital, Melbourne, VIC, Australia

Amanda Whited Department of Psychology, East Carolina University, Greenville, NC, USA

Department of Cardiovascular Sciences, East Carolina Heart Institute, East Carolina University, Greenville, NC, USA

Ilan S. Wittstein Division of Cardiology, Department of Medicine, Johns Hopkins University School of Medicine, Baltimore, MD, USA

Dorota Wlodarczyk Department of Medical Psychology, Medical University of Warsaw, Warsaw, Poland

Marian Una Worcester School of Public Health, Department of Epidemiology and Preventive Medicine, Monash University, Melbourne, VIC, Australia

Bo Xu MonashHeart, Monash Medical Centre, Clayton, VIC, Australia

Gregory W. Yelland School of Health Sciences, RMIT University, Bundoora, VIC, Australia

Julie Zarifeh Consultation-Liaison Service, Christchurch Public Hospital, Christchurch, New Zealand

目录

上　　卷

下　卷

第三篇

个性、社会环境与心血管疾病

第1章　个性与心血管疾病：综述

George D. Bishop

目录

摘要

　　本章概述性格特征的稳定形式与冠心病（coronary heart disease，CHD）的发生和发展联系起来的开始。第一次被尝试与 CHD 联系起来的人格特质是 A 型行为模式，这是一种复杂的情绪和行为倾向，包括攻击性、不确定的敌意和时间紧迫感。虽然有证据支持 A 型人格和 CHD 之间的关系，但 A 型行为模式是内在动态的，对 A 型行为模式成分的分析表明，敌意是主要的影响因素。这引发了大量关于敌意和愤怒与 CHD 关系的研究，大部分都取得阳性结果。除了这项工作，还有大量文献表明，负面情感和社会退缩的个性特点，即 D 型（抑郁型）人格，与 CHD 风险的增加有关。尽管一些研究支持这一观点，但也有许多研究都是阴性结果，并且对 D 型人格的概念化和测量方式也存在疑虑。最近，一篇综述表明，人际敏感性的人格特征与负面社会评估与 CHD 的发生和发展有关。这篇综述考虑了人格特征与 CHD 关联的可能机制。

关键词

冠心病风险（CHD risk）·冠心病易患人格（Coronary-prone personality）·
A 型人格（Type A personality）·D 型人格（Type D personality）·敌意（Hostility）·
愤怒（Anger）·人际敏感的性格（Interpersonally sensitive disposition）

引言

　　试图将持久的人格倾向与 CHD 联系起来可以追溯到半个多世纪前。多年来人们已尝试多种方法来确定哪些人格特征与冠心病有关，并阐明这种关联发生的生物学过程。本章回顾将人格与冠心病联系起来的主要探索，并将考虑所涉及的潜在机制。

A 型行为模式

　　首次将人格与 CHD 联系起来的主要尝试来自两位心脏病专家弗里德曼和罗森曼（Friedman，Rosenman 1959，1974）的研究，他们观察到有冠心病风险的个体往往是高度竞争，有时间紧迫感，攻击性和敌意的个体，并将这种现象描述成为 A 型行为模式。不同的方法已被用于评估 A 型行为模式，其中最常见的工具是结构化访谈（structured interview，SI；Chesney et al. 1980）和 Jenkins 活动调查（Jenkins et al. 1971）。这两项措施似乎在实际上评估的是稍微不同的成分，其中 SI 与 CHD 的关系最为密切（Matthews 1988）。由于"人际关系环境下的愤怒、敌意与心血管疾病"一章详细介绍 A 型行为模式，因此本章仅简单提及 A 型人格和冠心病研究历史发展的一部分。

　　早期的 A 型行为模式与 CHD 关系的证据来自西方合作组研究（Western Collaborative Group Study，WCGS；Rosenman et al. 1975）和 Framingham 心脏研究（Haynes et al. 1980），这两项前瞻性研究都显示了 A 型行为模式和冠心病的关系。到 20 世纪 70 年代后期的 8~9 年，国立心肺血液研究所的一个评审小组（Cooper et al. 1981）发表一份有足够证据支持的报告，宣布 A 型行为模式是冠心病的一个重要危险因素。多年来，这一结论通过 meta 分析得到加强，这些分析在各种横断面研究和前瞻性研究（Booth Kewley，Friedman 1987；Matthews 1988）中显示了 A 型行为模式和冠心病之间的密切关系。

　　尽管对于 A 型行为模式的研究上总体上有阳性结果，但仍存在一些问题，包括模式的组成以及哪些成分是其与冠心病的关系最为重要的因素。A 型行为模式最初是作为一项临床观察，其中包含几个组成部分，包括高成就动机、敌意、侵略性和时间紧迫感等。这些成分被视为形成一个综合征,共同提升该人发生 CHD 的风险。然而,目前尚不清楚所有这些组群是否同等重要,或者是否有某些成分比其他成分更有害。这个问题的初步证据来自对 A 型行为模式成分与 CHD 关系的研究。例如,Dembroski 等(1985)发现证据表明敌意和愤怒是 A 型行为模式的关键要素。这些发现导致对敌意和愤怒的重视,并将敌意和愤怒作为冠心病的重要预测因素。

敌意和愤怒

敌意和愤怒在心脏病中起作用的假设至少可以追溯到 19 世纪(Smith et al. 2004)。然而,在分析了 A 型行为模式的关键组成部分之后,关于这个话题的实证研究开始认真开展。例如,Barefoot 和他的同事(Barefoot et al. 1983)在 255 名医生的 25 年随访中发现,Cook 和 Medley(1954)测量的敌意(Ho)量表不同高低评分之间的冠心病发病率差异接近 5 倍。许多其他研究的结果也如此显示,在敌意高的人群中冠心病发病率增加(Smith et al. 2004)。

虽然敌意和愤怒在概念上是分开的,但在实践中往往很难区分它们。在认知方面,敌意一般被概念化为“对敌人构成仇恨,诋毁和恶意的消极态度”(Smith 1994,p26)。在与 CHD 有关的敌意测量中采用 Cook 和 Medley(1954)Ho 量表和人际关系敌对性评估技术(IHAT;Haney et al. 1996)。相比之下,愤怒通常被定义为一种情感,具体而言,愤怒被定义为一种不愉快的情绪,其强度从轻度刺激到愤怒变化。从个性角度来看,性格愤怒是经常发生愤怒的持久倾向。用于评估愤怒与 CHD 相关的措施之一是状态 - 特质愤怒表达量表(Interpersonal Hostility Assessment Technique,STAXI;Spielberger et al. 1983)。

关于敌意和愤怒与 CHD 的关系的研究一般支持这种关系。虽然有阴性结果的研究,一项关于研究 CHD 敌对关系研究的 meta 分析发现了阴性的结果,这似乎与所使用的评估敌意的不同方式有关(Miller et al. 1996)。自那次系统回顾分析以来,进一步的研究也发现支持性证据。例如,多重风险因素干预试验(Multiple Risk Factor Intervention Trial,MRFIT)发现,IHAT 测量的样本中位数以上的敌意与 16 年随访期间心血管死亡风险比低 IHAT 评分的个体增加 60% 相关(Matthews et al. 2004)。此外,一项对为期 30 年持续对 1 000 名男性的研究发现,在控制了传统的医疗、人口和行为风险因素后,3 项愤怒特质评分的高分与心血管疾病、冠心病和心肌梗死的 3~6 倍增加有关(Chang et al. 2002)。关于敌意、愤怒和冠心病之间关系的进一步讨论,请参见“心理危险因素在心理疾病发展中的性别差异”一章。

D 型人格

最近，Denollet 和同事（Denollet，Pederson 2011；Denollet et al. 2010）提出，对于 CHD 而言，一般的心理痛苦倾向是一个重要的危险因素。这种心理结构被称为 D 型人格，包括高负性情绪（negative affectivity，NA）和高社交压抑（social inhibition，SI）。D 型人格的评估使用 D 型人格量表（DS14；Denollet 2005），它包含 NA 和 SI 的分量表。当一个人在这两个量表上得分都很高时，他被认为是 D 型人格。在大多数研究中，这些人会被与在一个或两个量表上得分较低的人进行比较。

最初关于冠心病与 D 型人格相关性的研究，是在 303 个冠状动脉疾病（coronary artery disease，CAD）的研究中，为 D 型人格患者评估基线，然后随访 6~10 年。随访中，14% 的被评估为 D 型人格的患者死亡的可能性是非 D 型人格的 3.8 倍（Denollet et al. 1996）。进一步的研究也证实这一结果，Denollet 和他的同事在不同人群中对 D 型研究的 meta 分析中发现 D 型人格的个体预后预测不良的相对风险大约是非 D 型人格的 3 倍（Denollet et al. 2010）。也有证据表明 D 型人格可提示心力衰竭患者的不良预后，但并不是所有的研究都显示了这种效果（Denollet，Pederson 2011）。

Denollet 和 Pederson（2011）估计，CHD 患者中 D 型人格患病率为 20%~40%，普通人群患病率为 13%~27%。除了冠心病转归预后不良外，D 型人格心血管病患者的心境低落、焦虑、精神困扰、倦怠和消极情绪影响等与心血管疾病风险增加有关（Denollet，Pederson 2011）。进一步认为 D 型人格是抑郁症的独特成分，D 型人格为持久性特征，而抑郁症的发作为偶发性。在一项对 1 205 例心肌梗死（myocardial infarction，MI）患者的研究中发现，其中有 17% 的患者符合抑郁症的标准，有 19% 的患者被评估为具有 D 型人格，其中四分之一的患者同时具有抑郁症和 D 型人格的特点（Denollet et al. 2009）。

然而，并非所有 D 型人格研究都有阳性结果。例如，Meyer 及其同事最近的一项研究（2014）对 465 名经皮冠状动脉介入治疗（percutaneous coronary intervention，PCI）患者进行 5 年随访。没有证据表明 D 型人格与主要不良心血管事件（major adverse cardiovascular events，MACE）之间存在关联。Grande 等对心脏病患者相关研究也是阴性结果（2011 年），在他们的研究中对 1 040 名心脏病患者平均随访 6 年，随访期间把患者分为 D 型人格和非 D 型人格，患者的死亡率没有差异。同时 Coyne 和同事（2011）在 958 例心力衰竭患者样本中未发现 D 型人格患者的预后意义。

一个关键的方法学问题是涉及 D 型人格在大多数研究中定义的方式。如通过将 NA 和 SI 这两个指标异常的患者与所有其他患者进行比较，这会丢失大量信息,并且没有考虑到这些变量中的每一个与 CHD 相关联的独立效应,故减少了统计分析的能力,并且研究结果非常有可能取决于"幸运切割"(Smith 2011)。值得注意的是有 4 项阴性结果的研究将 NA 和 SI 作为连续变量进行了分析(Coyne et al. 2011;Grandeet al. 2011 年;Meyer et al. 2014;Pelle et al. 2010)。这有力论证了未来 D 型人格研究应避免将 NA 和 SI 的人格特质采用二分类法,可将它们作为连续变量进行分析。

目前已有的证据表明,D 型人格虽是一种基于理论和严格定义的人格结构,但对 CHD 的预后的预测作用不明。D 型人格的有效证据大多来自一个研究小组,而最近的几项研究都报告阴性结果。因此,现在就得出 D 型人格在冠心病中的作用是确切的这个结论还为时过早。

人际敏感的性格

最近,Marin 和 Miller(2013)提出人际敏感(interpersonally sensitive,IS)是许多疾病包括 CHD 的危险因素。人际敏感被定义为"一个稳定的持续担忧的负面社会评价特质"(Marin,Miller 2013,p942)。迄今为止没有专门设计测量人际敏感的评估工具,但 Marin 和 Miller 认为可以评估敏感拒绝、社交焦虑和回避,社会和心理压抑,害羞、顺从性、内向型及 D 型人格的研究中发现,这些特质与 IS 的一般定义重叠,虽然没有完全体现 IS 的概念。Marin 和 Miller 认为,关于这些概念与健康关系的研究可作为 IS 在健康结果中作用的证据,为解释这些结果提供了共同标准。IS 进一步被概念化为一种认知/情感成分,表示对负面社会评价的警惕和敏感,以及一种行为成分,包括防御姿态,如屈服和压抑。IS 的这两个组成部分有助于确定 IS 结构的某些方面是否对健康结果特别重要,也有助于了解可能的机制。

Marin 和 Miller 用 4 种不同的健康结果评估 IS 与健康关系的证据:传染病、冠心病、癌症和全因死亡率。关于冠心病,他们确定了 19 项研究,包括社交焦虑、社交逃避、顺从、内向、害羞和 D 型人格,这些研究都是关于人际敏感与冠心病的关系的。其中 15 项研究与冠心病较高的发病率或死亡率呈正相关,5 项前瞻性研究反映的 IS 变量是否与最初健康个体的发病率和死亡率增加有关。3 项研究调查社交逃避/焦虑与冠心病结局的关系。Räikkönen 等(2001)发现中年女性社交焦虑与高血压发展呈正相关。Shen 等(2008)报道原本无疾病的老年男性中社交焦虑与心肌梗死之间存在显著正相关,Berry 等(2007)在 Western Electric 研究中发现社交回避与冠心病和心血管死亡率之间存在显著的正相关性。一项关于顺从性与心血管风险之间的关系(Whiteman et al. 1997)研究发现,与 IS 概念的预测相反,较高的服从水平与 MI 的较低风险相关,这表明顺从是对 CHD 的保护因素。最后,Nakaya 等(2005)测试了日本北部宫城县 29 767 名居民内向和心血管疾病之间的关系,发现性格内向与缺血性心脏病或卒中之间没有关系。

在 14 项研究中发现了更强的证据,这些研究检查了 IS 与患者人群临床结局之间的关系。这些研究大部分是由 Denollet 和他的 D 型人格研究小组完成的。如上所述,有一些证据表明 D 型人格与 CHD 和心力衰竭患者的临床结局相关,但最近一些研究是阴性结果。

在这个阶段,IS 最好被定义为一种综合性的启发探索各种人格特征与健康结果相关联的研究(Smith 2013)。到目前为止,还没有确定统一的 IS 测量方法,也没有专门用于测试 IS 与 CHD 相关性的研究。只有时间才能证明 IS 最终是否被认为是冠心病发生或进展的危险因素。

人格与冠心病关联的机制

在人格与 CHD 的关系中,一个关键的问题涉及发生这种情况的机制。沿着这些思路,一些可能的机制已被假设并得到研究支持。总体而言,已提出五种将人格与冠心病联系起来的一般模型。Smith 等(2004)将其描述为心理生理反应模型、心理 - 社会脆弱性模型、交互模型、健康行为模型和体质脆弱性模型。现在将依次讨论这些问题。

心理生理反应模型。这个模型最初由 Williams 和他的同事(Williams et al. 1985)提出,用来解释敌对情绪与冠心病的关系。这个模型假设,性格会通过夸大某些个体的生理反应增加风险。具体说,根据本文所述的人格特征,假设愤怒或敌对情绪高的人,或具有 D 型人格的人,或高 SI 的人,在面对各种压力源时,血压和心率以及神经内分泌反应都有很大变化。这些强烈的生理反应被假设为促进动脉粥样硬化的发展,自假说提出以来就得到了有力的研究支持。例如,Suarez 和 Williams(1989)根据 Cook 和 Medley(1954)Ho 量表,随机将敌对程度高低的年轻人分为两组,一组是在受到粗鲁的研究人员骚扰的情况下进行字谜游戏,另一组是在没有骚扰的情况下进行字谜游戏。这个过程中测量的血压,结果显示那些 Ho 指数高的人在被骚扰时的血压增长明显大于没有被骚扰时的血压增长,而那些在 Ho 指数低的人没有显示出这种模式。在一项有关 NA 和 SI 与心血管反应性的实验中,Habra 等(2003)也得到类似结果。他们发现,在被骚扰的同时做心算任务时,较高水平的 SI 与血压反应性有关,而较高水平的 NA 与抑制心率变化有关。

Smith 和他的同事在研究已婚夫妇的互动时获得了反应性模型的额外证据(Smith et al. 2004)。在几项研究中,研究人员发现,在婚姻关系紧张时,敌对情绪高的丈夫与敌对情绪低的丈夫相比,心血管反应过激。此外,在高敌对情绪男性的妻子中也发现类似模式。Kamarck 等(1997)已获得将心血管反应性与动脉粥样硬化发展联系起来的证据,他们通过超声测量芬兰男性的颈动脉壁厚度发现,血压反应性与在 4 年内动脉粥样硬化的发展有关。

最近,心理生理反应模型被扩展到包括甘油三酯和总胆固醇和低密度胆固醇的水平增加与压力相关的增加。例如,Siegman 等(2002)发现,在健康状况不佳女性中,外向投射性愤怒表达与一个负性血脂(高水平的总血清胆固醇、低密度脂蛋白和甘油三酯)升高显著相关。有趣的是在健康的女性中发现并没有这种现象,这表明身体健康在这种表达愤怒情况下具有保护作用。此外,Finney 等(2002)发现在那些总是表达愤怒或总是抑制愤怒男性中,当面临压力演讲任务时会出现高甘油三酯反应。

另一组可能的机制涉及在冠心病发展中炎症反应过程的作用。根据这些方法,Suarez 等(2002)报道,在健康男性样本中,对于脂多糖刺激,肿瘤坏死因子(umor necrosis factor,TNF)-α 水平增加与敌对和攻击性的测量正相关。由于 TNF-α 与动脉粥样硬化有关,这表明心理生理反应可能介导人格与冠心病之间关系的另一途径。

心理社会脆弱性模型。该模型认为人格是通过对人际关系和压力体验的影响而形成的。这个模型的大部分证据来自于对冠心病的敌意和愤怒的研究,但类似论点可针对 D 型人格和人际敏感性格。在对心理社会脆弱模式的研究发现,在敌意和愤怒情绪高涨的人群中,压力和冲突程度更高,社会支持度也较低。例如,Smith et al.(1988)发现,在 Cook 和 Medley HO 量表(1954)中得分较高的个人会发现更多的麻烦和消极的生活事件;例如,社会支持度较低,家庭内部矛盾加剧,婚姻满意度降低,婚姻冲突加剧;同时也报告了更多的工作压力和更少的工作满意度。同样,Miller 等(1995)在一份墨西哥裔美国人的样本中发现,在 11 年的随访期内,使用 Buss 和 Durkee(1957)敌意量表评估发现敌意与一些人际冲突的衡量指标相关联。仅两项研究表明了这些关系(cf. Smith et al. 2004)。虽然对 D 型人格的研究较少,但有证据表明 D 型人格比非 D 型人格的个体更容易抑制愤怒,而这种对愤怒的抑制与冠心病患者的不良临床事件有关(Denollet et al. 2010)。

这些心理社会脆弱性很可能通过心理生理机制来增加冠心病风险。敌对情绪高的人所经历的压力和人际冲突程度越高,以及社会支持程度越低,往往会导致更多的高心理生理反应,从而增加冠心病风险。此外,研究还表明,敌对情绪高的人往往从他们所拥有的社会支持中获益较少。例如,Lapore(1995)发现,在一项有压力演讲任务中,如果有一个支持性的同伴在场,愤世嫉俗者的心血管反应能力就会降低,而玩世不恭者则不然。

交互模型。该模型综合了心理生理反应和心理社会脆弱性模型,并进一步将这些脆弱性视为人与环境之间相互作用的一部分。具有强烈敌意的个体不仅会反应过激,而且往往社会支持较低并有较高的人际冲突。他们也倾向于制造更多的冲突状况。虽然这是心理生理和心理社会脆弱性模型之后的下一步,但在许多方面,交互模型更多是一种结合相关概念和指导未来研究的启发式方法,而不是一种需要实证检验的模型。有一项研究倾向于强调人格之间的关系本质,Smith 和他的同事们在对紧张的婚姻互动关系中所做的研究发现:其中一个人的心血管反应和婚姻满意度通常受到配偶的敌对程度的影响(Smith et al. 2004)。探讨冠心病心理社会风险的相互作用的另一个潜在途径是使用动态监测,同时测量相关的应激源和生理反应,然后与诸如敌意等性格特征相关。例如,Benotsch 等(1997)发现敌对情绪高的人比敌对情绪低的人表现出更高的血压波动,部分原因是敌对情绪高的人压力更大。另一项在新加坡进行的研究发现,印度人在愤怒和动态平均动脉压之间显示出正相关,而中国人和马来人却不是这样。此外,不论种族,敌对情绪高的个体在瞬时负面情绪和 SBP 之间显示出正相关关系,而敌对情绪低的个体则不是这样(Enkelmann et al. 2005)。

健康行为模式。人格影响冠心病的另一种可能途径是通过不同的健康行为。有证据表明,与那些没有这些特征的人相比,处于敌对状态或具有 D 型人格的人的行为更不健康。例如,Miller 等(1995)在一项长达 11 年的纵向研究中发现,在墨西哥裔美国人中,有敌意特质的个人更多酗酒和吸烟。Siegler 等(2003)也发现类似结果,他们还发现,从大学到中年的敌意情绪波动预示着回避运动和高脂饮食。D 型人格的研究结果表明,D 型人格的人不太可能合理饮食,坦然面对问题并定期体检(Williams et al. 2008)。考虑到健康行为和健康结果之间的关系,诸如此类的结果强烈支持将人格与冠心病联系起来的健康行为模型。

体质脆弱性模型。这个模型假设人格和疾病的易感性都是由个人体质决定,这可能是由基因决定。这意味着人格和冠心病间的关系可能不是因果关系,而是个人整体遗传结构的结果。这个模型的证据来自于与血清素能系统相关的基因研究。例如,Manuck 等(1999)发现,血清素生物合成中的限速酶色氨酸羟化酶(色氨酸羟化酶,TPH)的基因编码显示出攻击性和发怒的倾向。同样,Williams 和他的同事(2010)也报道 MAOA-uVNTR 基因的等位基因与包括敌意在内的一系列社会心理风险因素之间的关系。此外,血清素能基因与心血管对压力的反应(Williams et al. 2001, (2003)和空腹血糖(Boyle et al. 2015)以及冠心病发病率和死亡率(Brummett et al. 2013)有关。

虽然这些结果对于支持体质脆弱性模型是有希望的,但重要的是要记住,所鉴定的基因不是孤立的,而是与环境以及基因-环境的相互作用结合(Moffitt et al. 2006)。这一观点认为,远非一种独立模式,在交互模式的视角下看待不仅在个人和社会环境之间,而且在个人的遗传学和社会环境之间都需要综合考虑体质脆弱性模型在冠心病发病机制中的影响。

结论

　　自从半个多世纪前开始系统研究人格与冠心病之间的关系以来,我们在了解那些使人们倾向于冠心病的人格特质以及与之相关的机制方面已经取得相当大的进展。尽管 A 型行为模式是迄今为止唯一一个由专家小组认可的风险因素,但研究已转向识别该综合征中有害成分。特别是,现在有大量的证据表明愤怒/敌意与冠心病的发生和发展有显著联系。此外,在阐明这一关联所发生的途径方面也取得重大进展。强有力的证据表明,生理反应扮演着重要的角色,同时也有证据表明某些性格特征会增加一个人的心理社会风险,并导致不利于健康的行为。最近关于体质脆弱性模型的证据表明,个体的基因构成可使一个人倾向于某种高风险的人格特征以及更高的疾病风险。

　　在对不同性格特征研究中,愤怒/敌意作为冠心病的危险因素得到最强烈支持。在冠心病的预后中有一些 D 型人格的证据,但它是否是一个重要的危险因素尚无定论。作为综合构建,人际关系敏感在冠心病的发生和发展中的影响现在还没有定论,迄今为止也并没有研究专门测试人际关系敏感与冠心病的发展或进展的关系。

　　关于所涉及的机制,有证据表明所有的模型都被分析过,而最可能的是人格因素作为多种理论模型假说,所有的模型都有助于我们理解人格-冠心病的联系。未来研究需证实目前的发现,并进一步探索相关联系。心理社会风险和冠心病的遗传方面的研究尤其令人兴奋,未来的研究应进一步探讨人格与冠心病风险之间的遗传环境交互作用。

(陈华 译,李宇航 校)

参考文献

Barefoot, J. C., Dahlstrom, W. G., & Williams, R. B. (1983). Hostility, CHD incidence and total mortality: A 25-year follow-up study of 255 physicians. *Psychosomatic Medicine, 45*, 59–64.

Benotsch, E. G., Christensen, A. J., & McKelvey, L. (1997). Hostility, social support, and ambulatory cardiovascular activity. *Journal of Behavioral Medicine, 20*, 163–176.

Berry, J. D., Lloyd-Jones, D. M., Garside, D. B., Wang, R., & Greenland, P. (2007). Social avoidance and long-term risk for cardiovascular disease death in health men: The Western Electric Study. *Annals of Epidemiology, 17*, 591–596.

Booth Kewley, S., & Friedman, H. S. (1987). Psychological predictors of heart disease: A quantitative review. *Psychological Bulletin, 101*, 343–362.

Boyle, S. H., Georgiades, A., Brummett, B. H., Barefoot, J. C., Siegler, I. C., Matson, W. R., ... Surwit, R. D. (2015). Associations between central nervous system serotonin, fasting glucose, and hostility in African American females. *Annals of Behavioral Medicine, 49*, 49–57.

Brummett, B. H., Babyak, M. A., Jiang, R., Shah, S. H., Becker, R. C., Haynes, C., . . .,Williams, R. B. (2013). A functional polymorphism in the 5HTR2C gene associated with stress responses also predicts incident cardiovascular events. *PLoS One, 8*(12), e82781.

Buss, A. H., & Durkee, A. (1957). An inventory for assessing different kinds of hostility. *Journal of Consulting Psychology, 21*, 343–349.

Chang, P. P., Ford, D. E., Meoni, L. A., Want, N. Y., & Klag, M. J. (2002). Anger in young men and subsequent premature cardiovascular disease: The precursors study. *Archives of Internal Medicine, 162*, 901–906.

Chesney, M. A., Eagleston, J. R., & Rosenman, R. H. (1980). The Type A structured interview: A behavioral assessment in the rough. *Journal of Behavioral Assessment, 2*(4), 255–272.

Cook, W. W., & Medley, D. M. (1954). Proposed hostility and pharisaic virtue scales for the MMPI. *Journal of Applied Psychology, 38*, 414–418.

Cooper, T., Detre, T., Weiss, S. T., Bristow, J. D., Carlton, R., Dustan, H. P., . . . Stallones, R. A. (1981). Coronary-prone behavior and coronary heart disease: A critical review. *Circulation, 63*, 1199–1215.

Coyne, J. C., Jaarsma, T., Luttik, M.-L., van Sonderen, E., van Velhuisen, D. J., & Sanderman, R. (2011). Lack of prognostic value of Type D personality for mortality in a large sample of heart failure patients. *Psychosomatic Medicine, 73*, 557–562.

Dembroski, T. M., MacDougall, J. M., Williams, R. B., Haney, T. L., & Blumenthal, J. A. (1985). Components of Type A, hostility and anger in: Relationship to angiographic findings. *Psychosomatic Medicine, 47*, 219–231.

Denollet, J. (2005). DS14: Standard assessment of negative affectivity, social inhibition and the Type D personality. *Psychosomatic Medicine, 67*, 89–97.

Denollet, J., & Pederson, S. (2011). Type D personality in patients with cardiovascular disorders. In R. Allan & J. Fisher (Eds.), *Heart and mind: The practice of cardiac psychology* (2nd ed., pp. 219–247). Washington, DC: American Psychological Association.

Denollet, J., Vaes, J., Stoobant, N., Rombouts, H., Gillebert, T. C., & Brutseart, D. L. (1996). Personality as independent predictor of long-term mortality in patients with coronary heart disease. *Lancet, 347*, 417–421.

Denollet, J., deJonge, P., Kuyper, A., Schene, A. H., van Melle, J. P., Ormel, J., & Honig, A. (2009). Depression and Type D personality represent different forms of distress in Myocardial INfarction and Depression – Intervention Trial (MIND-IT). *Psychological Medicine, 39*, 749–756.

Denollet, J., Gidron, Y., Vrints, C. J., & Conraads, V. M. (2010a). Anger, suppressed anger, and risk of adverse events in patients with coronary artery disease. *American Journal of Cardiology, 105*, 1555–1560.

Denollet, J., Schiffer, A. A., & Spek, V. (2010b). A general propensity to psychological distress affects cardiovascular outcomes: Evidence from research on the Type D (Distressed) personality profile. *Circulation Cardiovascular Quality Outcomes, 3*, 546–557.

Enkelmann, H. C., Bishop, G. D., Tong, E. M. W., Diong, S. M., Why, Y. P., Khader, M., & Ang, J. (2005). The roles of hostility, affect and ethnicity in cardiovascular responses: An ambulatory study in Singapore. *International Journal of Psychophysiology, 56*, 185–197.

Finney, M. L., Stoney, C. M., & Engebretson, T. O. (2002). Hostility and anger expression in African American and European American men is associated with cardiovascular and lipid reactivity. *Psychophysiology, 39*, 340–349.

Friedman, M., & Rosenman, R. H. (1959). Association of specific overt behavior pattern with blood and cardiovascular findings: Blood cholesterol level, blood clotting time, incidence of arcus senilis, and clinical coronary artery disease. *Journal of the American Medical Association, 169*, 1286–1296.

Friedman, M., & Rosenman, R. H. (1974). *Type A behavior and your heart*. New York: Knopf.

Grande, G., Romppel, J., Vesper, J.-M., Schubmann, R., Glaesmer, H., & Hermann-Lingen, C. (2011). Type D personality and all-cause mortality in cardiac patients – Data from a German cohort study. *Psychosomatic Medicine, 73*, 548–556.

Habra, M. E., Linden, W., Angerson, J. C., & Weinberg, J. (2003). Type D personality is related to cardiovascular and neuroendocrine reactivity to acute stress. *Journal of Psychosomatic Research, 55*, 235–245.

Haney, T. L., Maynard, K. E., Houseworth, S. J., Scherwitz, L. W., Williams, R. B., & Barefoot, J. C. (1996). Interpersonal hostility assessment technique: Description and validation against the criterion of coronary artery disease. *Journal of Personality Assessment, 66*, 386–401.

Haynes, S. G., Feinleib, M., & Kannel, W. B. (1980). The relationship of psychosocial factors to coronary heart disease in the Framingham study. III. Eight-year incidence or coronary heart disease. *American Journal of Epidemiology, 111*(1), 37–58.

Jenkins, C. D., Zyzanski, S. J., & Rosenman, R. H. (1971). Progress toward validation of a computer-scored test for the type A coronary-prone behavior pattern. *Psychosomatic Medicine, 33*, 193–202.

Kamarck, T. W., Everson, S. A., Kaplan, G. A., Manuck, S. B., Jennings, J. R., Salonen, R., . . ., Jukka, T. (1997). Exaggerated blood pressure responses during mental stress are associated with enhanced carotid atherosclerosis in middle-aged Finnish man: Findings from the Kuopio Ischemic Heart Disease Study. *Circulation, 96*, 3842–3848.

Lapore, S. J. (1995). Cynicism, social support, and cardiovascular reactivity. *Health Psychology, 14*, 210–216.

Manuck, S. B., Flory, J. D., Ferrell, R. E., Kent, K. M., Mann, J. J., & Muldoon, M. F. (1999). Aggression and anger-related traits associated with a polymorphism of the tryptophan hydroxylase gene. *Biological Psychiatry, 45*, 603–614.

Marin, T. J., & Miller, G. E. (2013). The interpersonally sensitive disposition and health: An integrative review. *Psychological Bulletin, 139*, 941–984.

Matthews, K. A. (1988). Coronary heart disease and Type A behaviors: Update on and alternative to the Booth-Kewley and Friedman (1987) quantitative review. *Psychological Bulletin, 104*, 373–380.

Matthews, K. A., Gump, B. B., Harris, K. F., Haney, T. L., & Barefoot, J. C. (2004). Hostile behaviors predict cardiovascular mortality in men from the Multiple Risk Factor Intervention Trial. *Circulation, 10*, 66–70.

Meyer, T., Hussein, S., Lange, H. W., & Hermann-Lingen, C. (2014). Type D personality is unrelated to major adverse cardiovascular events in patients with coronary artery disease treated by intracoronary stenting. *Annals of Behavioral Medicine, 48*, 156–162.

Miller, T. Q., Karkides, K. S., Chiriboga, D. A., & Ray, L. A. (1995). A test of the psychosocial vulnerability and health behavior models of hostility: Results from an 11-year follow-up study of Mexican Americans. *Psychosomatic Medicine, 57*, 572–581.

Miller, T. Q., Smith, T. W., Turner, C. W., Guijarro, M. L., & Hallet, A. J. (1996). A meta-analytic review of research on hostility and physical health. *Psychological Bulletin, 119*, 322–348.

Moffitt, T. E., Caspi, A., & Rutter, M. (2006). Measured gene-environment interactions in psychopathology: Concepts, research strategies, and implications for research, intervention, and public understanding of genetics. *Perspectives on Psychological Science, 1*, 5–27.

Nakaya, N., Tsubono, Y., Hosokawa, T., Hozawa, A., Kuriyama, S., Fukudo, S., & Tsuji, I. (2005). Personality and mortality from ischemic heart disease and stroke. *Clinical and Experimental Hypertension, 27*, 297–305.

Pelle, A. J., Pederson, S. S., Schiffer, A. A., Szabo, B., Widdershoven, J. W., & Denollet, J. (2010). Psychological distress and mortality in systolic heart failure. *Circulation. Heart Failure, 3*, 261–267.

Raikkonen, K., Matthews, K. A., & Kuller, L. H. (2001). Trajectory of psychological risk and incident hypertension in middle-aged women. *Hypertension, 38*, 798–802.

Rosenman, R. H., Brand, R. J., Jenkins, C. D., Friedman, M., Straus, R., & Wurm, M. (1975). Coronary heart disease in the Western Collaborative Group Study: Final follow-up experience of 8 1/2 years. *Journal of the American Medical Association, 233*, 872–877.

Shen, B. J., Avivi, Y. E., Todar, J. F., Spiro, A., Laurenceau, J. P., Ward, K. D., & Niaura, R. (2008). Anxiety characteristics independently and prospectively predict myocardial infarction in men: The unique contribution of anxiety among psychologic factors. *Journal of the American College of Cardiology, 51*, 113–119.

Siegler, I. C., Costa, P. T., Brummett, B. H., Helms, M. J., Barefoot, J. C., Williams, R. B., . . . Rimer, B. K. (2003). Patterns of change in hostility from college to midlife in the UNC Alumni Heart Study predict high-risk status. *Psychosomatic Medicine, 65*, 738–745.

Siegman, A. W., Malkin, A. R., Boyle, S., Vaitkus, M., Barko, W., & Franco, E. (2002). Anger, plasma lipid, lipoprotein, and glucose levels in healthy women: The mediating role of physical fitness. *Journal of Behavioral Medicine, 25*, 1–16.

Smith, T. W. (1994). Concepts and methods in the study of anger, hostility, and health. In A. W. Siegman & T. W. Smith (Eds.), *Anger, hostility, and the heart* (pp. 23–42). Hillsdale: Erlbaum.

Smith, T. W. (2011). Towards a more systematic, cumulative, and applicable science of personality and health: Lessons from Type D personality. *Psychosomatic Medicine, 73*, 528–532.

Smith, T. W. (2013). Does the interpersonally sensitive disposition advance research on personality and health? Comment on Marin and Miller (2013). *Psychological Bulletin, 139*, 985–990.

Smith, T. W., Pope, M. K., Sanders, J. D., Allred, K. D., & O'Keeffe, J. L. (1988). Cynical hostility at home and work: Psychosocial vulnerability across domains. *Journal of Research in Personality, 22*, 525–548.

Smith, T. W., Glazer, K., Ruiz, J. M., & Gallo, L. C. (2004). Hostility, anger, aggressiveness and coronary heart disease: An interpersonal perspective on personality, emotion and health. *Journal of Personality, 72*, 1217–1270.

Spielberger, C. D., Jacobs, G., Russell, S., & Crane, R. S. (1983). Assessment of anger: The State-Trait Anger Scale. In J. N. Buttcher & C. D. Spielberger (Eds.), *Advances in personality assessment* (Vol. 2, pp. 159–187). Hillsdale: Erlbaum.

Suarez, E. C., & Williams, R. B. (1989). Situational determinants of cardiovascular and emotional reactivity in high and low hostile men. *Psychosomatic Medicine, 51*, 404–418.

Suarez, E. C., Lewis, J. G., & Kuhn, C. (2002). The relation of aggression, hostility, and anger to lipopolysaccharide-stimulated tumor necrosis factor (TNF)-a by blood monocytes from normal men. *Brain, Behavior, and Immunity, 16*, 675–684.

Whiteman, M. C., Deary, I. J., Lee, A. J., & Fowkes, F. G. (1997). Submissiveness and protection from coronary heart disease in the general population: Edinburgh Artery Study. *Lancet, 350*, 541–545.

Williams, R. B., Barefoot, J. C., & Shekelle, R. (1985). The health consequences of hostility. In M. A. Chesney & R. H. Rosenman (Eds.), *Anger and hostility in cardiovascular and behavioral disorders* (pp. 173–185). New York: Hemisphere.

Williams, R. B., Marchuk, D. A., Gadde, K. M., Barefoot, J. C., Grichnick, K., Helms, M. J., . . . Siegler, I. C. (2001). Central nervous system serotonin function and cardiovascular responses to stress. *Psychosomatic Medicine, 63*, 300–305.

Williams, R. B., Marchuk, D. A., Gadde, K. M., Barefoot, J. C., Grichnik, K., Helms, M. J., . . . Siegler, I. C. (2003). Serotonin-related gene polymorphisms and central nervous system serotonin function. *Neuropsychopharmacology, 28*, 533–541.

Williams, L., O'Connor, R. C., Howard, S., Hughes, B. M., Johnston, D. W., Hay, J. L., . . ., O'Carroll, R. E. (2008). Type-D personality mechanisms of effect: The role of health-related behavior and social support. *Journal of Psychosomatic Research, 64*, 63–69.

Williams, R. B., Surwit, R. D., Siegler, I. C., Ashely-Koch, A. E., Collins, A. L., Helms, M. J., . . . Kuhn, C. M. (2010). Central nervous system serotonin and clustering of hostility, psychosocial, metabolic, and cardiovascular endophenotypes in men. *Psychosomatic Medicine, 72*, 601–607.

第 2 章　A 型行为与心血管疾病

Geir Arild Espnes，Don Byrne

目录

摘要

　　从 20 世纪 60 年代开始，A 型行为模式（type A behavior pattern，TABP）在预测冠心病发病率方面取得巨大成功，并被认为是冠心病发展的一个强有力的独立危险因素。TABP（与此模式密切相关的行为分类）仍在实践和研究环境中运用。但自 20 世纪 80 年代中期由于很多评论 A 型行为模式和冠心病之间的关系研究阴性结果，当然在同一时间也有一些阳性结果发现，研究人员和从业人员质疑 TABP 可预测未来冠心病发展是否真是如此。这一章描述了 TABP 的早期历史，并详细分析了 A 型人格的相关概念，A 型人格成为描述 TABP 潜在人格的概念，它总结了 TABP 的研究历史，从 20 世纪 80 年代末到现在对这个概念进行了大量系统回顾和 meta 分析。本章基于对 TABP 的仔细研究，涉及 2003 年、2010 年和 2013 年使用 PubMed、MEDLINE 和 PsycINFO 进行的广泛文献搜索，以及搜索词"行为类型和 CVD"。尽管随时间推移，证据数量有所下降，但最近的研究表明，这一行为模式仍具有持续的效用。

关键词

　　A 型行为（Type A behaviour）·冠心病易患行为（Coronary prone behaviour）·心血管风险（Cardiovascular risk）·心肌梗死（Myocardial infarction）·流行病学（Epidemiology）

A 型行为模式的早期历史及其与冠心病发展的关系

　　20 世纪 50 年代初的一天,旧金山两位成功的心脏病专家 Ray Rosenman 和 Meyer Friedman 医生的候诊室里,有一位室内装潢师在修理椅子,在重新修理了候诊室里的椅子之后,他对医生们说:"必然有一群相当特殊的患者,因为只有椅子的前部被磨损了。"这让两位有洞察力的心脏病专家对他们的患者们的行为感到好奇,并对他们的行为的本质进行了讨论,最终进行了一项研究来确定这些推测是否正确,这是最初的结果。最初从这件很小的事情启发开始标志性的西方合作组研究（Western Collaborative Group Study, WCGS）的动机,后来通过一项大型研究旨在揭示在有冠心病（coronary heart diseases, CHD）临床事件危险的人群中是否存在共同的行为模式。WCGS 是第一个调查急性心肌梗死风险的行为模式研究,他们对在 1960 年和 1961 年登记在册在旧金山湾或洛杉矶地区工作的 3 524 名年龄在 39~59 之间的男子进行调查,除了确定行为模式外,最初检查还包括患者的病史和家族史,以及一系列的医学、生化和生物医学测试。WCGS 得出结论:A 型行为模式是冠心病发展的一个非常重要的危险因素。

　　TABP 在 20 世纪 50 年代和 60 年代引起人们的广泛关注,并长期以来被公认为"冠心病易患行为"模式（Friedman, Rosenman 1974）。一个独特的行为特征模式可能是 CHD 发生的独立危险因素（Rosenman et al. 1964; Friedman, Rosenman 1974; Rosenman et al. 1975）的总体假设,部分基于他们的天才好奇心（从室内装潢师的故事中可看到）,部分取决于心理因素在 CHD 发展中的早期观察（e.g., Osler 1892, 1910; Menninger, 1936; Kemple 1945; Gildea 1949）。

　　这一概念在 Framingham 研究之后变得更为重要和广为人知,该研究中,有 TABP 的人在白领工作中相对风险为 2.9,而在家庭以外工作的女性则有 2.1。因为他们开发了一个关于 CHD 并考虑其他的风险因素的研究（Haynes et al. 1980）,所以 WCGS 和 Framingham 都支持这样一种假设,即有一组特定行为增加 CHD 发作的可能性,这些研究得出的结论是 TABP 特征模式是 CHD 发展的一个独立风险因素,而且它与其他已知的危险因素加在一起的因素是

CHD 的有力预测因子。这使得美国国家心、肺和血液研究所调查小组在最后做出非常划时代的决定，即在职场的中年人群中 TABP 与临床明显的冠心病风险增加有关，TABP 广泛定义为"为了在越来越少的时间里取得越来越大的成就那些进行积极不断奋斗的人"（Friedman，Rosenman 1974）。

全世界的实践者和研究者都迅速表达了对行为模式和预测未来心脏问题的能力的极大信心。而且，通过这些行为模式的心理干预将会改变男性冠心病的发展，这与吸烟行为、高胆固醇或高血压的行为改变预期一致。

评估 A 型行为模式：措施及其相对有效性

任何心理社会因素在预测疾病事件上的效用都与使用健全的心理测量仪器来衡量疾病效用一样。多年来，人们对 TABP 进行了多方面评估，其中一些明显优于其他——来自于或部分的现有的人格测量工具，以及大量的简短、特异、通常没有经过充分验证的自我报告，包括行为、感觉和态度。这方面，最广泛使用的工具可能是 Cook-Medley 敌意量表（Barefoot et al. 1989）。但现在的共识是，四种类型的评估工具已获得广泛应用、较好一致性和稳定性等良好的心理测量属性，它们可被认为是 A 型性格特征中评估的主要依据。

针对 A 型行为的结构化访谈（structured interview，SI）由 Rosenman 及其同事开发，用于标志性的 WCGS 研究（Rosenman et al. 1966）。SI 将直接对被调查者进行访谈，以引出对 A 型行为的自我报告，并故意设计行为挑战来激发可观察到的 A 型行为，然后由训练有素的观察者进行记录和评价。一些人（Chesney et al. 1980）认为，这种独特的评估成分的组合旨在减少报告偏见的程度，而这种自我报告偏见应被关注，从而使 SI 成为任何重大流行病学调查 TABP 与冠心病风险之间关系的首选工具（Chesney et al. 1980）。高效度和良好的评价间信度增加了开发者对 SI 的信心，并且其对 WCGS 中冠心病发生率的预测能力显著（Rosenman et al. 1976）。

但科学研究要求研究参与者在大样本的长期随访研究中投入大量时间，以及高度参与，这可能被认为不切实际。因此，已开发出用于补充 SI 或者在很多情况下将其完全替换的 TABP 的许多自报告测量措施。这里将会提到其他 3 种广泛使用的评估量表。

Jenkins 活动调查（Jenkins Activity Survey，JAS）作为一种 A 型行为的自我报告测量方法，在 WCGS 研究中与 SI 的方式一起使用（Jenkins et al. 1971）。这是一种使用方便快捷的工具，可预测冠心病风险（Rosenman et al. 1976），并与基于 SI 的评分进行统计相关。毫不奇怪，过去 40 年里，JAS 已成为自我报告

A 型行为的基准。

　　然而,另一个主要的大型队列流行病学支持在 TABP 和 CHD 之间的联系来自 Framingham 研究(Haynes et al. 1980)。无论是 SI 还是 JAS,设计的工具目的都被用于对 Framingham 数据的检验,而研究者们构建了一个基于对研究参与者的心理社会状况问题进行的行为类型替代量表,这些问题被认为是先验性反映该选项的。随后,对 JAS(Suls,Marco 1990)进行验证,Framingham 分类类型的分数能够预测未来 CHD 的发生率,但不能够预测所有的性别和所有年龄组的发生率。尽管如此,Framingham 研究行为类型的量表已被广泛应用于其他更适度的关于 TABP 和 CHD 的研究。

　　最后,为了解决对 CHD 大规模流行病学研究中使用的 TABP 的便捷的需求,Bortner(1969)发表了一个简短的评定量表来衡量临床和非临床人群的构建。Bortner 量表与 TABP 的其他自我报告测量结果进行了很好的验证,但鉴于其简洁和覆盖范围有限,在针对冠心病发病率的大型人群研究中并未广泛使用。

　　1985 年,Byrne、Rosenman、Schiller 和 Chesney 发表了对大型非临床人群中常见 A 型量表的主要检查。从这项工作中可清楚看出,评估包括 SI 在内的结构的主要权重彼此之间有很强的相关性,因此,各种因素权重的内容所反映的调查涉及领域有多重重叠。但是,如果要有一个新的尝试来开发另一种评估未来 TABP 的工具,现在很清楚,它应强调该构造的情感方面以及严格的行为方式。

20 世纪 80 年代的 A 型行为模式

　　1987 年,Booth-Kewley 和 Friedman 发表 3 篇基于对 TABP 文献进行评论和 meta 分析文章(Friedman,BoothKewley 1987 a,b;Booth Kewley,Friedman 1987)。其中两篇是该地区引用次数最多的文章之一(Friedman,Booth Kewley,1987a;Booth Kewley,Friedman,1987)。这主要是因为当时的 TABP 是解释冠心病发展的一个简单概念,TABP 是一种过时概念的感觉是基于一些(主要)横断面研究的结果,这些研究在 20 世纪 70 年代后半期和 20 世纪 80 年代前半期进行。几位研究人员后来声称,TABP 与 CHD 相关的主要阴性结果的原因是由于在设计和测量(Booth-Kewley,Friedman 1987)中的方法学错误以及混淆了行为概念和个性类型,把它们认为 A 型人格(Byrne 1996;Rosenman 1997,第 14 届世界药理学大会,1997 年 8 月 31 日至 5 月 9 日,个人通讯)。期刊编辑政策的变化也被视为一个重要因素(Booth-Kewley,Friedman 1987)。其他人则认为,这一概念在很大程度上方便地解释了冠心病流行的一个阶段的 CHD

发展情况,但反映了与此阶段时间密切相关的社会特征可能无法转化为新的时代和新的生活方式。自从 WCGS 开展研究以来,冠心病发病率也发生了巨大变化,这可能改变了有冠心病风险的全部人群(Espnes 1996;Booth-Kewley, Friedman 1987)。

关于 Friedman 和 Booth-Kewley 文献评价中的 TABP 最重要的结论是 A 型行为模式有时被称为 A 型人格(Booth-Kewley,Friedman 1987):"A 型行为与冠心病(和其他闭塞性疾病)有适度但可靠的联系",但"更确切说,真实情况似乎是一个人有一种或多种负面情绪:可能是一个抑郁、好斗、容易受挫、焦虑、愤怒或某种组合"(Friedman,Booth-Kewley 1987a,p551)。

负面情绪的作用及其与冠心病的联系在许多研究中都得到验证,但结果非常矛盾(如 Espnes 和 Opdahl 1999;目前还不可能得出明确结论。其中一个原因是缺乏"可靠的"可操作性的定义,即情感或其他心理结构应包括在"负面情绪"中。

1988 年,Karen Matthews 为《Friedman 与 Booth-Kewley 研究》(*Friedman and Booth-Kewley Studies*)撰写了一篇评论文章,她将其称为"Booth-Kewley 和 Friedman 定量评论的最新进展和替代方案"(Matthews 1988)。她强调,meta 分析中,评论人必须作出一系列的决定来决定哪些研究应被纳入,以及如何对现有的研究进行加权,从而影响最终的评估。她还指出,即使在 Booth-Kewley 和 Friedman(1987)的文章中对横断面数据和前瞻性数据进行了初步的单独分析,但它们都被纳入了 A 型行为对冠心病风险的总体影响的估计中。她提醒读者在两个独立前瞻性研究的流行病学研究(Cohen,Reed; Johnston et al. 1987)中发现了 TABP 与冠心病发展之间的显著关系,但在横断面研究中没有发现。

在《心理学公报》的一篇后来的论文中,Friedman 和 Booth-Kewley(1988)谈到了 Matthews(1988)和其他人提出的批评意见。他们强调最重要的论点中赞成他们的 meta 分析的观点如"冠心病行为模式及其代表性的 A 型行为模式在太多方面定义,而且评估缺乏系统性,故一些作者认为整件事情并不值得关注"(Friedman,Booth-Kewley 1988,p381)。

Friedman 和 Booth-Kewley 在这里强调的显然是重要的一点。继西方合作小组研究之后的研究路线非常多样化。然而,根本没有其他方法可比较分析人群中冠心病患者的 TABP 预测强度,而不是遵循已使用 SI 的研究方案(参见之前关于评估工具的部分)来获取数据。Krantz 等(1988)的回顾也(除其他外)检验了当时 TABP 的现状。他们首先简要概述了标志性的前瞻性研究,这些研究已给 TABP 提供了"冠状动脉易感行为"的状态,包括 WCGS、Framingham 研究,比利时 - 法国合作心脏研究(如 Kornitzer et al. 1981)和常规冠状动脉预防项目（Friedman et al. 1982）。这些结果表明,行为干预治疗可改变 TABP,从而预防冠心病复发。前些年 Krantz 等（1988）也为与 TAPB 和 CHD 发展相关的研究缺乏提供了四种可能解释。首先,他们认为一般 TABP 不是冠心病患者或危险因素水平高的标准人群的危险因素。其次,他们认为,复发冠状动脉预防项目的积极结果,而不是后来的类似研究可能是干预措施或社会支持效应的非特异性减压效应造成。他们指出,有一些研究支持这样的观点,即更多全面减压干预措施促进更好的临床结果。最后,他们强调,70 年代后期和 80 年代早期和中期的大部分研究都被设计为治疗试验,以评估药物或行为改善技术的有效性,以降低冠心病风险,参与此类项目可能会改变 TABP 或修正其致病性质。最后,他们指出,TABP 在冠心病患者中可能非常普遍,因此它可能成为后续临床结果的不敏感预测因子（Krant et al. 1988）。

　　20 世纪 80 年代末的系统数据库搜索揭示了 Ａ 型性格和 CHD 的一些文章,但这些文章似乎只是简单总结了过去的 TABP 时代,有时使用的工具并不符合 SI 或 JAS 的基准（Leon et al. 1988）。这些论文很少涉及对 CHD 开发的 TABP 预测有效性的主要批评。事实上,当时似乎有两条平行概念的出版物,那些关于讨论 Ａ 型行为模式的出版物,好像它在概念上没有从 20 世纪 60 年代的起源移开,而另外那些是由于缺乏预测价值而严重攻击 Ａ 型行为模式的出版物。

　　前一种方法的一个例子是 Harbin（1989）的论文。他回顾了将 Ａ 型行为模式与生理反应联系起来的报告,指出一般的觉醒和心血管的激活,指出研究得出的结论模棱两可,有些人认为 Ａ 型行为模式的人更容易激活反应,而另一些人却找不到证据来得出这样的结论。在 Harbin（1989 年）报告中,一项 meta 分析用来定量评估 Ａ 型行为模式和生理反应之间的关系。结果表明:①类型是对认知和心理运动刺激情况的反应,具有较大的心率和收缩压响应;②这种关系在女性中不明显;③对于一些认知任务,该关系比其他人更明显;④关系的强度取决于用于评估类型 Ａ 型行为模式的工具。

20 世纪 90 年代到千禧年变化的 Ａ 型行为模式:究竟发生了什么?

　　使用 TABP（Type A behaviour）和 CHD（coronary heart disease）的关键词从数据库搜索中出现的文章的简单计数,表明直到 20 世纪 80 年代末为止在批评性和负面评论之后对 TABP 模式的兴趣下降。简单地说,就是所发生的事情。这可能是因为研究人员只是对 TABP 和 CHD 的研究失去了兴趣,但是没有其他指向了。这种模式非常清楚——TABP 的兴趣似乎在 20 世纪 90 年代消失了(表 1)。

表 1 显示包含中心关键词的出版物的发展情况;A 型行为模式和冠心病(1990 年至 1999 年)

D-base 年份	1990	1991	1992	1993	1994	1995	1996	1997	1998	1999	总计
PubMed	25	19	8	10	8	4	8	5	4	3	94
Medline	5	3	2	1	2	-	1	1	1	1	17
PsychINFO	10	20	7	7	7	4	5	5	6	3	74
总计	40	42	17	18	17	8	14	11	11	7	217
书的章节	3	12	2	2	3	2	4	2	3	1	35

从上面的搜索中可明显看出,一些研究人员在 90 年代初仍然对 TABP 抱有很强的信心(e.g.,Craig,Weiss 1990;Zapotoczky,Wenzel 1990;Strube 1991;Monat,Lazarus 1991;Snyder,Forsyth 1991;Spielberger 1991;Cooper,Payne,1991;Byrne,Caddy,1992;Goldeberger,Breznitz,1993;Siegman et al. 1994;Carey,McDevit,1994;Friedman et al. 1996;Low,1991)。

从 1990 年到千禧年变化的工作概况可从概念之父的 Ray Rosenman(1990)的论文开始。在他的论文中,Rosenman 给出 TABP 的简要历史,并讨论了测量问题,包括 TABP 概念的构造验证。讨论了研究 TABP 与冠心病之间关系的研究,导致文献不一致的因素则是重点。提出了对 TABP 的干预措施;研究人员承认,他们对 TABP 的不同概念化使其难以开发出有效干预措施。还描述了生理和心血管的反应,以及在 TABP 中的敌意和竞争力的作用。在这里,Rosenman 特别强调敌意作为预测者的作用,以及作为 TABP 人格结构的重要组成部分。本文是 20 世纪 80 年代末综述和 meta 分析报告中得出的结论之一。他明确表示,基于方法缺陷的论文的加入,是导致 TABP 周围许多负面观点的根本原因。Rosenman 在本文中给出了标签的最新和全面的定义,他说 TABP 是:

……一种涉及行为倾向的行动 - 情感综合体,如野心、侵略性、竞争力和急躁;特定的行为,如肌肉紧张、警觉、快速、有力的声道学、加速的活动节奏;还有情绪反应,如愤怒、敌意和潜在的愤怒。

在这个新的定义中(Rosenman 1990),虽然焦点仍放在行为上,但现在还有一个情感的地方。

与 20 世纪 80 年代对 TABP 的研究相反,现在出现了一个新的研究焦点——TABP 中包含的哪些成分可能具有独特的心脏毒性,并不同程度地导致 CHD 的进展(如 Williams et al. 1980)。

1991 年发表一项新 meta 分析,研究 Booth-Kewley 和 Friedman(1987)和 Matthews(1988)的 meta 分析(Miller et al. 1991),以及试图将 TABP 和冠心病联系起来的研究中的研究趋势。这些作者还指出,即使在这一时期,也有研究预测性效度的早期发现已被证实。基于早期的出版物(Matthews 1988;Pearson 1994;Pickering 1985),Miller 等(1991 年)为无效发现提供了一种可能和有趣的解释,它们命名为基于疾病的频谱偏倚(disease-based spectrum bias,DBS)。DBS 存在于将研究样本根据其疾病状态导入或排除研究样本的研究中。一个例子就是将健康个体排除在外的情况,并将患病个体导入到所提到的样本中(见 Miller et al. 1988)。Kittel(1986)在她的比利时心脏病预防项目中的发现可能是 DBS 的一个很好的例子。她的研究设计旨在通过减少传统危险因素预防冠心病的成功干预。Kittel 报道对照组冠心病和 TABP 之间的密切关系,但在治疗组中没有这种关系。在对文献进行仔细再分析后,Miller 等(1991)强调,发现 DBS 在高危人群研究中的发现确实表明 TABP 和 CHD 之间的关系大于最近研究中提出的关系,特别是 Booth-Kewley 和 Friedman(Friedman 1987)的发现。

Edwards 和 Baglioni(1991)及 Raeikkonen(1992)强调了 TABP 的全面测量可能不是用于预测冠心病发病率的最有利策略的建议。Raeikkonen(1992)接着指出,A 型行为的许多不同的操作定义导致概念混淆和 A 型人格风险性质的混淆,她强调 TABP 现在应被视为多维构造,因为在调解这种行为模式与 CHD 之间的关联时比其他方面发挥更重要作用。Edwards 和 Baglioni(1991)比较 TABP 的全部特质和组成因素,并得出结论认为,分解 TABP 的不同成分分析显示出相对于全面 TABP 措施有很多优势。他们还建议应努力构建人格维度测量结果,并注意到在他们的研究中,与 CHD 发展有明确关系的行为实体是反应迅速和时间急迫感的因素。

1 年后,Lyness 发表了一项新的 meta 分析(Lyness 1993),99 项研究被纳入分析,Lyness 得出结论认为,即使效果很小,A 型人格人的应激反应性也比 Bs 型更强。她还认为,有理由相信 As 和 Bs 之间的反应性差异实际上可能大于该 meta 分析中的反应性,提及最近的研究(Chesney et al. 1988;Ganster et al. 1991;Williams,Barefoot1988)详细描述了 A 型行为模式的致病成分,如敌意、愤怒抑制、言语特征及其与心血管反应性的关系(Lyness 1993)。

20 世纪 90 年代初发表的大量相关研究显然符合 Booth-Kewley 和

Friedman（1987）及 Matthews（1988）的 meta 分析（如 Edwards，Baglioni，1991；Grennglass，Julkunen 1991；Raeikkonen 1992）。这些研究包括 TABP（或 A 型人格）和其他相关人格或情绪变量及其对 CHD 发展的影响。但在更多关于冠心病社会心理相关因素的研究中，TABP 经常不再被纳入冠心病心理社会解释的研究。这一研究的结果是，影响 CHD 发展的主要社会心理因素是 Booth-Kewley 和 Friedmans（1987）的 meta 分析中已提出的观点，即愤怒和侵略、敌意、易怒、怀疑、挫折和内疚感（Kopper 1993；Weekes，Waterhouse 1991；Eriksen 1994；Hill et al. 1991）。但在这里，TABP 的定义和概念往往不特别精确。

当时的出版物讨论 CHD 发展的心理社会危险因素和 CHD 患者的人格特征经常混合在一起。这些研究并没有充分考虑到冠心病的第一次临床事件和复发性发作的危险因素，如果不是的话，可能是完全不同的两种情况（如 Espnes 1996）。

1995 年，一份关于 TABP 反应性的新论文发表了（Myrtek 1995）。该论文分析了从 1983 年到 1992 年的英语和德语文章中对 TABP 或敌意与人格因素之间的关系进行 meta 分析。作者认为心血管和其他参数的总体效应程度非常小，有些人支持，而有些人则反对在 A 型行为模式中过度反应的假设。作者没有发现任何证据表明对与 TABP（Myrtek 1995）个体特征相关的儿茶酚胺反应有显著影响。

基于来自这项研究的信息，Byrne（1996）认为现在是仔细研究 TABP 的最新研究并分析这对于理解和使用 TABP 结构作为冠心病的倾向行为意味着什么的时候了。他试图解决关于 TABP 的争议，试图将新的观点转变为 TABP 如何解释冠心病的良性和病理结果的模型。从 1980 年代初开始，有几项研究试图揭示 TABP 的有害性成分（Williams et al. 1980；Shekelle et al. 1983；Barefoot et al. 1983）。Byrne 本人通过自己的研究成为这些尝试的一部分（See Byrne，Rosenman 1990）。有鉴于此，他提出了 TAPB"产生"CHD 风险的精神病理学路径模型。在他看来，TABP 的竞争力方面必须被看作是"行为整体动机倾向"，而其余的 TABP 特征构成了 A 行为模式（以目标为导向、以成就为导向、以控制为导向、时间紧迫、工作投入、贪婪）。他认为，以 TABP 为特征的个体如何解决行为需求，无论这种行为模式是否导致 A 型属性的表达或沮丧，并决定 CHD 风险的可能性是否升高。如果心理社会状况允许表达 TABP，那么情绪平衡和满意度会随之而来，并且 CHD 风险不会超过年龄标准风险。然而，如果社会心理环境导致以 TABP 为特征的个体的 A 型行为受挫，接下来将是情绪困扰和不满以及冠状动脉病变风险水平可能升高。

Byrne（1996）的文章意在成为一种重新认识 TABP 的方法，它基于以前的研究证据,因此未来对 TABP 与冠心病风险相关的研究可能以一种新的和原创的理论模型为指导。遗憾的是,这种重新构建 A 型构建体的尝试并未导致新的研究阐明 TABP 和 CHD 之间的联系,这可能是由于对 A 型行为的整体概念的兴趣迅速下降。

在 1996 年以后的出版物中,仅在一项研究中发现 TABP 采用原始 SI 方法进行测量(Markovitz et al. 1996),甚至在这里,SI 仅用作心理压力任务(连同另一项认知任务)来引起心理压力源的生理影响。事实上,这些研究揭示 TABP 和 CHD 风险方面的积极成果。

作为在波士顿的规范老龄化研究的一部分,一项纵向研究开始于 1961 (Kawachi et al. 1998)。尽管作者对 TABP 持否定态度,但得出结论认为,与其放弃 TABP 概念,还不如寻找研究分歧的根源,问题是在于概念本身,还是在于用来衡量它的方法,以及此外,他们同意 Matthews(1988)在她的评论中所建议的,即某些证实阴性的结果出现并不证明放弃这个概念是正当的(Kawachi et al. 1998)。

A 型行为模式也被认为是男性原发性高血压患者左室肥厚的独立危险因素(Munakata et al. 1999)。使用另一种评估技术,即青少年 / 成人 A 型量表 (adolescent/adult type A scale,AATABS)(FGGES et al. 1993)已用 Frimingham 验证了高水平的对应关系,Richards 等(2000)发现匆忙 / 不耐烦与血清总胆固醇、竞争力与运动(并不令人惊讶)呈显著正相关,成就取向与低密度脂蛋白呈显著负相关。

21 世纪的 A 型行为模式研究

毫无疑问,正如已指出的,研究 TABP 的期刊文章的发表率在过去 30 年中显著下降。在本章的后文中,将图形化地说明这一趋势,并且将讨论关于 TABP 作为 CHD 发展的贡献者所发表的研究报告。虽然在文献搜索中出现但仅仅提及 TABP 的发表论文不会被包括在内。

2000 年,ElianneRiska 在社会科学和医学杂志上发表一篇题为"A 型性格男性的兴衰"的论文。她声称,当研究人员开始将"A 型性格"概念视为一种性格类型,而不是直接描述明显的行为模式时,这种趋势就开始了。当然,早在 20 世纪 70 年代和 80 年代,这一点就很明显,在 Riska 对该领域的评估中。这篇论文的概念意义在于它曾经强有力且被广泛接受的概念的演变和兴衰提出的不可避免的问题。

发生了什么事? TABP 已过时了吗? 科学实验证明它在概念上或定义上有严重缺陷吗? 或者,那些为获得 CVD 风险研究的科学证据做出贡献的人,仅仅是忘记了这一点（表 2）？

表 2　显示包含核心关键词的出版物的发展情况；A 型行为模式和冠心病（2000 年至 2013 年）

D-base	年份	2000	2001	2002	2003	2004	2005	2006	2007	2008	2009	2010	2011	2012	2013	总计
PubMed		8	4	3	8	7	4	9	8	6	3	-	1	2	-	
Medline		2	-	-	1	1	-	2	1	1	-	-	-	-	-	
PsychINFO		5	-	2	1	2	-	4	1	1	1	-	1	-	-	
总计		15	4	5	10	11	4	14	11	8	4	-	2	2		
书的章节		-	-	1	-	-	-	-	2	-	-	-	-	-	-	

2006 年发表在 Medline 的一篇文章是关于"风险为男性气概和男性健康（2004 年）"的书评。两篇博士论文（2004 年和 2005 年）也在 *Medline* 发表。

　　Riska（2000）的论文总结 TABP 研究的整个领域，并试图与随时间的推移发生了什么概念导致的行为模式的描述，在中产阶级白人男性最常看到的，在拥有这种行为模式被赋予一个引人注目的健康风险。她的概念分析得出一个清晰结论；当 TABP 不再是一种简单而实用的方法来确定未来的心脏病患者在医疗环境中，并进化成更复杂的心理或人格类型时，问题就出现了。虽然最初只有人类的表面被行为类型化所映射，但现在对人类内部的探索已经开始。在医生们看到行为的表现，心理学家们在寻找内在的原因，并试图根据他们的概念倾向重新设计这个图式。在对 Riska 的书的评论中，Goldstein（2006）得出结论，Riska 已表明，TABP 和相关概念"医学化"了人类的痛苦，而这些方式却否认了社会地位的重要作用。

　　由于许多原因，这篇论文很有趣；它给出了一种评估 TABP 结构所发生情况的替代方法，但它也与 TABP 的两个创始人 Rosenman 和 Friedman 经常提出的批评意见一致。只要 TABP 是一种流行的心理结构，这些批评者很少浮出水面。他们经常批评心理学家对整个概念采取的方法，并且 Rosenman 不止一次表达这样的观点："我对个性和个性特征一无所知，我只知道我们描述的这种行为模式。非常确定地显示谁将遭受急性心肌梗死的影响"（Rosenman 1997，在第 14 届世界心身医学大会上讲座，1997 年 8 月 31 日至 9 月 5 日，个人通信）。Friedman 也持同样的观点，在 1984 年发表的一篇批评心理学家以及他们如何对待 TABP 的论文中（Friedman，Ulmer 1984）。另一位经验丰富的辩论专家 Virginia Price 同样批评道："事实上，没有发展出以当代心理学为基础的 A 型行为模式的概念模型，似乎是造成 A 型研究中可概括和可复制的积累相当缓慢的原因"（Price 1982，p.xiii）。

其中一些理解也出现在后面的文章中(Myrtek 2001),其中作者在引用标题中的概念时未能使用描述符"TAPB",而是将其称为 A 型性格。从概念角度看,这非常明显,他希望探索的是 A 型性格,而不是 TABP——因为它只使用关键词 TAP(A 型性格)和冠心病以揭示 559 个已发表的研究。文章报道一项在 1966—1998 年期间发布关于冠心病与 A 型(性格)的敌意的前瞻性研究的 meta 分析。通过这样做他似乎陷入了与其他人一样的陷阱。他在进行分析时混合了不同概念,而没有意识到所使用概念(TABP,A 型人格和简单 A 型)之间的语义或紧密关系及其不同的含义和定义,无法通过直接的研究结果相互比较。

Fukoua 心脏研究组(2001)和 Yoshimasu 等(2002)报告 290 例经历过非致命性临床事件的人的 A 型行为模式和工作相关心理因素对心肌梗死风险的回顾性研究。这里还有另一个量表,即 Tokai Activity Survey(Maeda 1991),虽然他们报告 A 型和冠状动脉粥样硬化之间无关联,但使用非标准量表测量 TABP 并不能与研究直接比较类似的意图。

为了建立冠心病社会心理危险因素的全国共识,澳大利亚医学杂志 10 年前发表了关于"压力"和冠心病之间关系的国家立场声明(Bunker et al. 2003)。在此声明中指出,虽然早期研究将 TABP 与心血管疾病风险联系起来,但很多后来的研究得出结论,没有证据表明 TABP 对心血管疾病的风险有影响(Bunker et al. 2003)。

Gallacher 等(2003)报道一项关于 TABP 是否作为 CHD 临床事件触发因素的调查。该研究包括 2 394 名男性,TABP 由 3 种不同的自我报告工具评估,Jenkins 活动调查,Bortner 量表和 Framingham 量表。有趣的是,这项研究最重要的发现是,虽然临床事件发生与未发生临床事件的 A 型患者的评分没有差异,但 TABP 与事件发生时间密切相关。

探讨冠心病相关行为与 TABP 形成的关系。他们的结论是,在已发表研究中,敌意和时间紧迫性,即 TABP 众所周知的行为特征都与 CHD 的发展密切相关。

Oashi(2003)在已发表的文献中报道的技术能够改变 TABP 作为 CHD 的危险因素。基于 TABP 的改变已导致许多报道的调查来降低冠心病的风险,他断定 TABP 仍然是冠心病发展的重要风险。显然,随时间推移,关于 TABP 和类似变量与冠心病风险的研究已经减少,而生物医学变量及其与冠心病的联系仍被广泛研究。2004 年,Framingham Offspring Study(后代研究)的一篇新的研究文章得出结论,愤怒和敌意对于研究冠心病死亡率和心律失常风险似乎比 TABP 作为全部结构所显示的更为相关和重要。因此,Karen Matthews(2005)建议,现在应构建一个新的、全面的模型,以从年龄角度全面综合社会经济地位、环境压力和个人因素来理解 CHD 风险的社会心理因素。

从 2006 年开始,很少有研究专门关注 TABP 及其与冠心病的关系。Rebollo 和 Boomsma(2006)受到遗传影响 TABP 作为冠心病的危险因素的发展,导致的结论是研究在该领域已发生变化,通过观察冠心病风险赋予 TABP 作为多维构造风险相关的更多情感的部分(如愤怒)。然而,来自日本的一个实证研究,对 A 型行为的影响臂踝脉搏(作为动脉硬化的标记)表明,TABP 是动脉硬化的危险因素,也可能增加心血管疾病的风险相关的动脉硬化(Liu et al. 2006)。更有趣味性的是两项关于 TABP 有冠心病以外的结果焦点的有趣研究。在第一个研究中,研究人员使用 TABP 模式来研究道路交通事故的风险(Nabi et al. 2005),得出结论,具有 TABP 特质的人发生道路交通事故的风险更高。另一项与 Jenkins 活动调查(Jenkins Activity Survey,JAS-C)的得分相关,作为 TABP 对情绪的衡量指标,发现该结构可将单相抑郁的人群与双相 II 型的抑郁患者区分开来(Wang et al. 2011)。

2007 年,在 TABP 与冠心病的关系上又发表两项重要研究。其中之一是年轻芬兰人的心血管风险研究(Keltikangas-Jarvinen et al. 2007),其中研究 TABP 与成人颈动脉内膜 - 中膜厚度(intima-media thickness,IMT)的关系。研究人员得出结论,TABP 是一个显著的影响因素,是 IMT 的一个强有力的预测因子。

另一篇文章关注的是饮食是否能有效调节 TABP 和冠心病之间的联系。然而,研究人员得出的结论是,A 型行为和冠心病之间的联系不大可能通过饮食调节。关于 TABP 的两章书也在 2007 年出版,但都或多或少是对 A 型行为研究传统的历史概述,对这场辩论的新贡献甚少。

2008 年只发现了 1 篇期刊文章(Ikeda et al. 2008)。这篇文章报道一项关于 TABP 在一个非常大的人群(N = 86 361)中的前瞻性研究,随访时冠心病发生率为 669 例。这个发现非常明确的结论是 TABP 不能预测日本人群的冠心病发病;然而,作者认为 TABP 对心脏的危险作用既有性别上的差异,也有文化上的差异。

在 2009,再次发现只有一个相关的文章用于这个讨论。它是从大学样本中显示 A 型行为模式的人的心理脆弱性。结果表明,A 型个体可能经历心理社会脆弱性事件,特别是应激事件,这可能使他们处于经历负面健康结果的风险。2010 年没有国际数据库的研究数据,在接下来的 2 年里,有 1 篇关于 TABP 及其与 CHD 的关系的文章(Liu et al. 2012),也有 1 篇关于 TABP 及其与 D 型人格的关系的文章(Zhao et al. 2011),在该领域的研究中也引起了人们的关注。这些文章出现在 Robert Allan 于 2011 年出版的《心脏和大脑:

心脏心理学的实践》(*Heart and Mind:The practices of Cardiac Psychology*)，这是关于 TABP 的最后一个出版物，并总结了当前时代 TABP 相关出版物的概况。

结论

从以上的证据可很明显看出，在过去的 20 年里，许多关于 A 型行为的研究都受到了以下情况的影响：①对理论概念和操作化不够精确的问题；②使用了不同但未经验证的量表和评估工具，这些量表和评估工具被广泛用于评估 TAPB 或相关特性，经常与 TABP 混淆；③调查重点是在近 40 年未发现 TAPB 和 CHD 之间的联系的队列研究和样本，即现有冠心病患者或有复发性攻击的高危人群；④对 TAPB 或其相关结构（如 A 型人格）的贫瘠、不准确或含糊不清的定义（如 A 型人格），以减低对该领域的研究进行比较或对其进行重新验证的可能性；⑤近年来关于东方文化的研究的重点。顺便说一下，研究的方法和概念上的许多问题都在上面概述。基于这些理由，虽然很显然需要批判性地考虑 TABP 的概念和与 CHD 有关的证据，但我们需要谨慎，以免我们过快地放弃对这个理论的进一步探索，就像把婴儿和洗澡水一起倒掉。

大部分对 TABP 和 CVD 的前瞻性研究尚未被抛弃；显然，TABP 是日本和其他东方国家持续关注的一个领域。

总的来说，新出现的证据表明，完全丢弃 TABP 是不成熟的。将人口和文化因素更好纳入预测方程和承诺进行"权威性"的流行病学研究，并具有足够的统计能力，其中 TABP 是主要的关注焦点（可能是新的 WCGS），将有效解决这一争议。因此，最终的"盖棺定论"的理论模型还没有被验证——假定仍然存在。

献辞

我们怀着深情和谦卑的心情，把这一章献给 Ray H Rosenman 博士，他是 A 型性格结构的共同发起人，于 2013 年 5 月 20 日去世。Ray 是我们许多人的好朋友，也是一位慷慨的良师益友。他深邃而独到的临床洞察力使他的患者重新认识了后来被称为 A 型行为的理念，并且他出色的科学技能使这种敏锐的临床观察变成了能够客观测量的工具，这导致了无可争议的研究该地区的风向标，他将受到许多人的尊敬、钦佩和赞赏，并被铭记在心。

（陈华 译，李宇航 校）

参考文献

Amelang, M., & Schmidt-Rathjens, C. (2003). Persönlichkeit, krebs und koronare herzerkrankungen: Fiktionen und fakten in der ätiologieforschung [Personality cancer and coronary heart disease: Fictions and facts in the etiological research]. *Psychologische Rundschau, 54*(1), 12–23.

Barefoot, J. C., Dahlstrom, W. G., & Williams, R. B. (1983). Hostility, CHD incidence and total mortality. *Psychosomatic Medicine, 45*, 59–64.

Barefoot, J. C., Dodge, K. A., Peterson, B. L., Dahlstrom, W. G., & Williams, R. B. (1989). The Cook-Medley hostility scale: Item content and ability to predict survival. *Psychosomatic Medicine, 51*(1), 46–57.

Booth-Kewley, S., & Friedman, H. S. (1987). Psychological predictors of heart disease: A quantitative review. *Psychological Bulletin, 101*(3), 343–362.

Bortner, R. W. (1969). A short rating scale as a potential measure of pattern A behavior. *Journal of Chronic Diseases, 22*, 87–91.

Bunker, S. J., Colquhoun, D. M., MD, E., Hickie, I. B., Hunt, D., Jelinek, V. M., et al. (2003). "Stress" and coronary heart disease: Psychosocial risk factors. *Medical Journal of Australia, 178*(6), 272–276.

Byrne, D. G. (1996). Type A behavior, anxiety, and neuroticism: Reconceptualizing the pathophysiological paths and boundaries of coronary-prone behavior. *Stress Medicine, 12*, 227–238.

Byrne, D. G., & Caddy, G. R. (1992). *International perspectives in behavioral medicine* (Vol. 1). Norwood: Ablex Publishing.

Byrne, D. G., & Rosenman, R. H. (1990). *Anxiety and the heart*. New York: Hemisphere.

Carey, W. B., & McDevitt, S. C. (1994). *Prevention and early intervention: Individual differences as risk factors for the mental health of children: A festschrift for Stella Chess and Alexander Thomas*. New York: Brunner/Mazel.

Chesney, M. A., Eagleston, J. R., & Rosenman, R. H. (1980). The Type A structured interview: A behavioural assessment in the rough. *Journal of Behaviour Assessment, 2*(4), 255–272.

Chesney, M. A., Hecker, M. H. L., & Black, G. W. (1988). Coronary-prone components of Type A behavior in the WCGS: A new methodology. In B. K. Houston & C. R. Snyder (Eds.), *Type A behavior pattern: Research, theory, and intervention* (Wiley series on health psychology/behavioral medicine, pp. 168–188). New York: Wiley-Interscience.

Cohen, J. B., & Reed, D. (1985). The Type A behavior pattern and coronary heart disease among Japanese men in Hawaii. *Journal of Behavioral Medicine, 8*, 343–352.

Cooper, C. L., & Payne, R. (1991). *Personality and stress: Individual differences in the stress process* (Wiley series on studies in occupational stress). Chichester: Wiley.

Craig, K. D., & Weiss, S. M. (1990). *Health enhancement, disease prevention, and early intervention: Biobehavioral perspectives*. Conference proceedings based on the 18th Banff International Conference on Behavioral Sciences, held in Banff, Alberta, Canada in 1986.

Edwards, J. R., & Baglioni, A. J. (1991). Relationship between Type A behavior pattern and mental and physical symptoms: A comparison of global and component measures: Correction. *Journal of Applied Psychology, 76*(5), 643.

Eriksen, W. (1994). The role of social support in the pathogenesis of coronary heart disease: A literature review. *Family Practice, 11*(2), 201–209.

Espnes, G. A. (1996). The Type 2 construct and personality traits: Aggression, hostility, anxiety and depression. *Personality & Individual Differences, 20*(5), 641–648.

Espnes, G. A., & Opdahl, A. (1999). Associations among behavior, personality, and traditional risk factors for coronary heart disease: A study at a primary health care center in mid-Norway. *Psychological Reports, 85*(2), 505–517.

Forgays, D. K., Forgays, D. G., Bonaiuto, P., & Wrezsniewski, K. (1993). Measurement of the Type A behaviour pattern from adolescence through midlif: Further development of the Adolescent/Adult Type A Behavior Scale (AATABS). *Journal of Behavioral Medicine, 16*, 64–77.

Friedman, H. S., & Booth-Kewley, S. (1987a). The "disease-prone personality" a meta-analytic view of the construct. *American Psychologist, 42*(6), 539–555.

Friedman, H. S., & Booth-Kewley, S. (1987b). Personality, Type A behavior, and coronary heart disease: The role of emotional expression. *Journal of Personality and Social Psychology, 53*(4), 83–792.

Friedman, H. S., & Booth-Kewley, S. (1988). Validity of the Type A construct: A reprise. *Psychological Bulletin, 104*(3), 381–384.

Friedman, M., & Rosenman, R. H. (1974). *Type A behavior and your heart.* New York: Knopf.

Friedman, M., & Ulmer, D. (1984). *Treating Type A behavior and your heart.* New York: Knopf.

Friedman, M., Thoresen, C. E., Gill, J. J., Ulmer, U., Thompson, L., Powell, L., Price, V., Elek, S. R., Rabin, D. D., Breall, W. S., Piaget, G., Dixon, T., Bourg, E., Levy, R. A., & Tasto, D. L. (1982). Feasibility of altering type A behavior pattern after myocardial infarction. Recurrent Coronary Prevention Project Study: Methods, baseline results and preliminary findings. *Circulation, 66*, 83–92.

Friedman, M., Fleischmann, N., & Price, V. (1996). Diagnosis of Type A behavior pattern. In R. Allan & S. Scheit (Eds.), *Heart and mind: The practice of cardiac psychology* (pp. 179–196). Washington, DC: American Psychological Association.

Gallacher, J. E., Sweetnam, P. M., Yarnell, J. W., Elwood, P. C., & Stansfeld, S. A. (2003). Is type A behavior really a trigger for coronary heart disease events? *Psychosomatic Medicine, 65*(3), 339–346.

Ganster, D. C., Schaubroeck, J., Sime, W. E., & Mayes, B. T. (1991). The nomological validity of the Type A personality among employed adults. *Journal of Applied Psychology, 76*(1), 143–168.

Gildea, E. (1949). Special features of personality which are common to certain psychosomatic disorders. *Psychosomatic Medicine, 11*, 273–277.

Goldberger, L., & Breznitz, S. (1993). *Handbook of stress: Theoretical and clinical aspects* (2nd ed.). New York: The Free Press.

Goldstein, M. S. (2006). Masculinity and Men's Health: Coronary Heart Disease in Medical and Public Discourse, *International Journal of Men's Health, 5*(1), 107–108.

Greenglass, E. R., & Julkunen, J. (1991). Cook-Medley hostility, anger, and the Type A behavior pattern in Finland. *Psychological Reports, 68*(32), 1059–1066.

Harbin, T. J. (1989). The relationship between the type A behavior pattern and physiological responsivity: A quantitative review. *Psychophysiology, 26*(1), 110–119.

Haynes, S. G., Feinleib, M., & Kannel, W. B. (1980). The relationship of psychosocial factors to coronary heart disease in the Framingham study. III. Eight-year incidence of coronary heart disease. *American Journal of Epidemiology, 3*, 37–58.

Hill, D. R., Kelleher, K., & Shumaker, S. A. (1991). Psychosocial interventions in adult patients with coronary heart disease and cancer: A literature review. *General Hospital Psychiatry, 14*(6), 28–42.

Ikeda, A., Hiroyasu, I., Kawashi, I., Inoue, M., Tsugane, S., & for the JPHC Study Group. (2008). Type A behaviour and risk of coronary heart disease: The JPHC study. *International Journal of Epidemiology, 37*(6), 1395–1405.

Jenkins, C. D., Zyzanski, S. J., & Rosenman, R. H. (1971). Progress toward validation of a computer scored test for the Type A coronary prone behavior pattern. *Psychosomatic Medicine, 33*, 193–202.

Johnston, D. W., Cook, D. G., & Shaper, A. G. (1987). Type A behaviour and ischemic heart disease in middle aged British men. *British Medical Journal, 295*, 86–89.

Kawachi, I., Sparrow, D., Kubzansky, L. D., Spiro, A., 3rd, Vokonas, P. S., & Weiss, S. T. (1998).

Prospective study of a self-report type A scale and risk of coronary heart disease: Test of the MMPI-2 type A scale. *Circulation, 98*, 405–412.

Keltikangas-Järvinen, L., Hintsa, T., Kivimäki, M., Puttonen, S., Juonala, M., Viikari, J. S. A., & Raitakari, O. T. (2007). Type A eagerness-energy across developmental periods predicts adult-hood carotid intima-media thickness: The Cardiovascular Risk in Young Finns Study. *Arterio-sclerosis, Thrombosis, and Vascular Biology, 27*, 1638–1644.

Kemple, C. (1945). Rorschach method and psychosomatic diagnosis: Personality traits of patients with rheumatic disease, hypertension, cardiovascular disease, coronary occlusion and fracture. *Psychosomatic Medicine, 7*, 85–89.

Kittel, F. (1986). Type A behavior and other psychological factors in relation to coronary heart disease. In T. H. Smidt, D. M. Dembroski, & G. Blumchen (Eds.), *Biological and psychological factors in cardiovascular disease* (pp. 63–84). West Berlin: Springer.

Kopper, B. A. (1993). Role of gender, sex role identity, and Type A behavior in anger expression and mental health functioning. *Journal of Counseling Psychology, 40*(2), 232–237.

Kornitzer, M., Kittel, F., De Backer, G., & Dramaix, M. (1981). The Belgian Heart Disease Prevention Project: Type "A" behavior pattern and the prevalence of coronary heart disease. *Psychosomatic Medicine, 43*(2), 133–145.

Krantz, D. S., Contrada, R. J., Hill, D. R., & Friedler, E. (1988). Environmental stress and biobehavioral antecedents of coronary heart disease. *Journal of Consulting & Clinical Psychol-ogy, 56*(3), 333–341.

Leon, G. R., Finn, S. E., Murray, D., & Bailey, J. M. (1988). Inability to predict cardiovascular disease from hostility scores or MMPI items related to Type A behavior. *Journal of Consulting & Clinical Psychology, 56*(4), 597–600.

Liu, H., Saijo, Y., Zhang, X., Shiraishi, Y., Luo, Y., Maruyama, M., et al. (2006). Impact of Type A behaviour on brachial-ankle pulse wawe velocity in Japanese. *Tohku Journal of Experimental Medicine, 209*(1), 15–21.

Liu, T., Deng, G.-h., Zhang, L.-y., & Jing, M. (2012). Effect of the Type A behaviour pattern on the heart autonomic nerve activity in healthy males. *Chinese Journal of Clinical Psychology, 20*(3), 301–304.

Low, K. G. (1991). Psychosocial variables, Type A behavior pattern, and coronary heart disease in women. *Dissertation Abstracts International, 52*(1-A), 85.

Lyness, S. A. (1993). Predictors of differences between Type A and B individuals in heart rate and blood pressure reactivity. *Psychological Bulletin, 114*(2), 266–295.

Maeda, S. (1991). Application of a brief questionnaire for the behaviour pattern survey. *Taipu A, 2*, 33–40.

Markovitz, J. H., Matthews, K. A., Kiss, J., & Smitherman, T. (1996). Effects of hostility on paletelet reactivity to psychological stress in coronary heart disease patients and in healthy controls. *Psychosomatic Medicine, 58*(2), 143–149.

Matthews, K. A. (1988). Coronary heart disease and Type A behaviors: Update on and alternative to the Booth-Kewley and Friedman (1987) quantitative review. *Psychological Bulletin, 104*(3), 373–380.

Matthews, K. A. (2005). Psychological perspectives on the development of coronary heart disease. *American Psychologist, 60*(8), 783–796.

Menninger, K. A., & Menninger, W. C. (1936). Psychoanalytic observationes in cardiac disorders. *American Heart Journal, 11*, 10–26.

Miller, T. Q., Turner, C. W., Tindale, R. S., & Posavac, E. J. (1988). Disease-based spectrum bias in referred samples and the relationship between Type A behaviour and artheroschlerosis. *Journal of Clinical Epidemiology, 41*, 1139–1149.

Miller, T. Q., Turner, C. W., Tindale, R. S., Posavac, E. J., & Dugoni, B. L. (1991). Reasons for the trend toward null findings in research on Type A behavior. *Psychological Bulletin, 110*(3), 469–485.

Monat, A., & Lazarus, R. S. (1991). *Stress and coping: An anthology.* New York: Columbia

University Press.

Munakata, M., Hiraizumi, T., Nunokawa, T., Ito, N., Taguchi, F., Yamauchi, Y., & Yoshinaga, K. (1999). Type A behavior is associated with an increased risk of left ventricular hypertrophy in male patients with essential hypertension. *Journal of Hypertension, 17*(1), 115–120.

Myrtek, M. (1995). Type A behavior pattern, personality factors, disease, and physiological reactivity: A meta-analytic update. *Personality & Individual Differences, 18*(4), 491–502.

Myrtek, M. (2001). Meta-analyses of prospective studies on coronary heart disease, type A personality, and hostility. *International Journal of Cardiology, 79*, 245–251.

Nabi, H., Consoli, S. M., Chastang, J.-F., Chiron, M., Lafont, S., & Lagarde, E. (2005). Type A behavior pattern, risky driving behaviors, and serious road traffic accidents: A prospective study of the GAZEL cohort. Epidemiologic reviews. *American Journal Epidemiology, 161*(9), 864–870.

Oshi, O. (2003). A review of the psychological interventions for the modification of Type A behavior pattern. *Japanese Journal of Counseling Science, 36*(2), 175–186.

Osler, W. (1892). *Lectures on angina pectoris and allied states.* New York: D. Appelton.

Osler, W. (1910). Lectures on angina pectoris. *Lancet, 1*, 839–844.

Pearson, T. A. (1994). Coronary arteriography in the study of the epidemiology of coronary heart disease. *Epidemiological Reviews, 6*, 140–166.

Pickering, T. G. (1985). Should studies of patients undergoing angiography best used to evaluate the role of behavioral risk factors for coronary heart disease. *Journal of Behavioral Medicine, 8*(3), 203–213.

Price, V. A. (1982). *Type A behavior pattern: A model for research and practice.* New York: Academic.

Raeikkoenen, K. (1992). Modern views on the concept of Type A behavior. *Psychiatria Fennica, 23*, 89–94.

Rebollo, I., & Boomsma, D. I. (2006). Genetic analysis of anger: Genetic dominance or competitive sibling interaction. *Behavior Genetics, 36*(2), 216–228.

Review Panel. (1981). Coronary-prone behaviour and coronary heart disease: A critical review. *Circulation, 63*, 1199–1215.

Richards, J. C., For, A., & Alvarenga, M. (2000). Serum lipids and their relationships with hostility and angry affect and behaviors in men. *Health Psychology, 19*(4), 393–398.

Riska, E. (2000). The rise and fall of Type A man. *Social Science and Medicine, 51*, 1665–1674.

Rosenman, R. H. (1990). Type A behavior pattern: A personal overview. *Journal of Social Behavior & Personality, 5*(1), 1–24.

Rosenman, R. H., Friedman, M., Straus, R., Wurm, M., Kositchek, R., Hahn, W., & Werthessen, N. (1964). A predictive study of coronary heart disease. The Western Collaborative Group Study. *Journal of the American Medical Association, 189*, 15–26.

Rosenman, R. H., Straus, R., Wurm, M., Jenkins, C. D., & Messinger, H. B. (1966). Coronary heart disease in the Western Collaborative Group Study: A follow-up experience of two years. *Journal of the American Medical Association, 195*(2), 86–92.

Rosenman, R. H., Brand, R. J., Jenkins, C. D., Friedman, M., Straus, R., & Wurm, M. (1975). Coronary heart disease in the western collaborative heart study: Final follow up experience of 8½ year. *Journal of the American Medical Association, 233*, 420–425.

Rosenman, R. H., Brand, R. J., Sholtz, R. I., & Friedman, M. (1976). Multivariate prediction of coronary heart disease during the 8.5 year follow-up in the Western Collaborative Group Study. *American Journal of Cardiology, 37*(6), 903–910.

Shekelle, R. B., Gale, M., Ostfeld, A. M., & Paul, O. (1983). Hostility, risk of coronary heart disease, and mortality. *Psychosomatic Medicine, 45*, 109–114.

Siegman, A. W., & Smith, T. W. (1994). *Anger, hostility, and the heart.* Hillsdale: Lawrence Erlbaum Associates.

Snyder, C. R., & Forsyth, D. R. (1991). *Handbook of social and clinical psychology: The health perspective* (Pergamon general psychology series). Elmsford: Pergamon.

Spielberger, C. D., Sarason, I. G., et al. (1991). *Stress and anxiety* (The series in clinical and community psychology, Vol. 13). New York: Hemisphere.

Strube, M. J. (1991). *Type A behavior.* Thousand Oaks: Sage.

Suls, J., & Marco, C. A. (1990). Relationship between the JAS and FTAS-TABP and non-CHD illness: A prospective study controlling for negative affectivity. *Health Psychology, 9*(4), 479–492.

Todaro, J. F., Shen, B.-J., Niaura, R., Spiro, A., III, & Ward, K. (2003). Effect of negative emotions on frequency of coronary heart disease (the Normative Aging Study). *The American Journal of Cardiology, 92*(15), 901–906.

Wang, Y., Terao, T., Hoaki, N., Goto, S., Tsuchiyama, K., Iwata, N., et al. (2011). Type A behavior pattern and hyperthymic temperament: Possible association with bipolar IV disorder. *Journal of Affective Disorders, 133*(1–2), 22–28.

Weekes, B. S., & Waterhouse, I. K. (1991). Hostile attitudes and the coronary prone personality. *Australian Psychologist, 26*(1), 33–36.

Williams, R. B., Jr., & Barefoot, J. C. (1988). Coronary-prone behavior: The emerging role of the hostility complex. In B. K. Houston & C. R. Snyder (Eds.), *Type A behavior pattern: Research, theory, and intervention* (Wiley series on health psychology/behavioral medicine, pp. 189–211). New York: Wiley-Interscience.

Williams, R. B., Jr., Janey, T. L., Kee, K. L., Kong, Y., Blumenthal, J. A., & Whalen, R. E. (1980). Type A behavior, hostility, and coronary atteroschlerosis. *Psychosomatic Medicine, 42*, 539–549.

Yoshimasu, K., & Fukoua Heart Study Group. (2001). Relation of type A behavior pattern and job-related psychosocial factors to nonfatal myocardial infarction: A case-control study of Japanese male workers and women. *Psychosomatic Medicine, 63*(5), 797–804.

Yoshimasu, K., Washio, M., Tokunaga, S., Tanaka, K., Liu, Y., Kodama, H., et al. (2002). Relation between type A behavior pattern and the extent of coronary atherosclerosis in Japanese women. *International Journal of Behavioral Medicine, 9*(2), 77–93.

Zapotoczky, H.-G., & Wenzel, T. (1990). *The scientific dialogue: From basic research to clinical intervention* (Annual series of European research in behavior therapy, Vol. 5). Conference Proceedings from Congress of the European Association of Behaviour Therapy, 19th, Vienna.

Zhao, X.-r., Bai, J.-y., Li, N., & Xu, X.-f. (2011). Two year follow-up on the psychosocial factors influencing the prognosis of the patients with coronary heart disease. *Chinese Journal of Clinical Psychology, 19*(9), 106–109.

第 3 章　人际关系背景下的愤怒、敌意与心血管疾病

Ephrem Fernandez，Timothy W. Smith

目录

摘要

　　本章对愤怒和敌意进行描述，并特别关注其认知动机属性。不同的操作定义与愤怒的自我报告和行为观察有关联。愤怒可能是不适应的这一观点现在被广泛接受为 DSM 和功能失调愤怒的替代分类。认为不适应的愤怒会增加高血压和冠心病风险的观点是根据对那些冥想者的实证发现的，如动脉粥样硬化、心血管反应、免疫系统变化及不健康生活方式。考虑到愤怒是一种关系情感，它发生在包括亲密关系的许多人际关系中。人际关系

的维度和关系的控制是一种框架,可以用来理解愤怒和敌意是如何在这种环境中发展并持续下去的,阐明这种愤怒与心血管功能之间的进一步联系。幸运的是,不适应的愤怒可治愈,就像在认知行为疗法的 meta 分析证据中解释的那样,同样有用的还有认知行为情感疗法,它涉及多组神经、行为和情感策略,这些策略适用于愤怒的过程,从愤怒开始,到发展,再到消除。最后,传统的人际关系治疗和新治疗方案,如接受和承诺治疗可能解决人际冲突在的心血管疾病的发生发展过程中的问题。还有许多潜在的应用仍有待于心脏心理学领域的研究和实施。

关键词

愤怒(Anger)·敌意(Hostility)·心血管疾病(Cardiovascular disease)·反应性(Reactivity)·高血压(Hypertension)·人际关系(Interpersonal relationships)·隶属关系(Affiliation)·优势提交(Dominance-submission)·认知行为情感疗法(Cognitive behavioral affective therapy)

引言

在涉及心血管疾病(cardiovascular disease,CVD)的心理社会因素中,愤怒和敌意数十年来一直是人们关注的焦点(Chida,Steptoe 2009;Smith et al. 2004)。本章提出关于 CVD 与愤怒 / 敌意之间的联系的证据和理论。鉴于关于这一话题的大量文献的积累,本文的重点将放在愤怒与 CVD 的人际关系上。首先,定义了愤怒及相关概念。

愤怒现象学及相关概念

愤怒的许多定义在重点上有所不同。在基本层面上,愤怒可被定义为"令人不快的情绪,从恼怒或烦恼到愤怒或暴怒"(Smith 1994,p25)。一些定义强调,愤怒是一种道德情感,因为它意味着一种行为标准与认知差异(e.g., Hutcherson,Gross 2011)。另一些人则认为这是一种情绪,即在阻碍达到预期目标的进程时发生(Carver,Harmon-Jones 2009),尽管间接甚至分离的愤怒表达不应被忽视,特别是在目前人群中。最后,许多学者指出,愤怒是一种关系情感,发生在社会构建的情境中(Laughlin,Warner 2005);这与心血管疾病中人际间的愤怒情绪高度一致(Smith,Cundiff 2011)。

毫无争议,愤怒本质上是不愉快的。尽管愤怒可有效提醒一个人注意违法行为或向冒犯者传达不满,但愤怒的体验者或接受者却很难受到欢迎。愤怒的表达可能会带来有益后果,如对手接受或服从时,但这并不意味着一个人喜欢生气。愤怒所带来的风险包括人际冲突、判断力受损以及一系列身体症状,其中与当前目的特别相关的是愤怒对心血管健康的影响(Smith et al. 2004;Smith,Traupman 2011)。Howells(2004)指出,"愤怒的情绪,如果没有得到很好控制、理解和表达,会对人类的痛苦造成重大影响,这一论点令人信服"(p195)。愤怒的唤醒通常与公认的面部活动和表情模式有关,愤怒通常也会激活一组潜在的不健康的尤其涉及心血管系统心理生理反应。

根据情绪的认知动机结构(Lazarus 2000),愤怒包括评价错误的认知因素和对抗或纠正错误的行动倾向(Smedslund 1993;Wranik,Scherer 2010)。与愤怒密切相关的认知图式通常被贴上敌意标签,指的是"对他人的消极态度,包括敌意、诋毁和恶意"(Smith 1994,p26)。这些认知方式包括愤世嫉俗(即:认为其他人的动机主要是出于自私的考虑),不信任(即:预期其他人可能是伤害的来源)和敌对归因(即:倾向于将他人的行为解释为具有攻击性或伤害性的意图)。因此,从认知动机的角度看,敌意被定义为"对他人价值和动机的贬值,对他人可能是不法行为来源的预期,对他人持反对态度的相关观点,以及对他人造成伤害或看到他人受到伤害的愿望"(Smith 1994,p26)。

攻击性,虽然经常被用作衡量愤怒的指标,但并不意味着它本身就包含愤怒,正如 Averill(1983)在其里程碑式的论文中所观察到的那样。从社会心理学角度看,攻击性是指对身体或心理造成伤害的行为。这些"攻击、破坏或伤害性的行为"(Smith 1994,p26)在范围或严重程度不等,从讽刺或微妙的批评到直接和尖锐的侮辱,到亲密的约会姿势和面部表情(如怒目而视、愁眉苦脸),以及身体上的威胁行为。身体攻击的一种亚型是暴力,在这种情况下,预期的伤害确实发生了。

除了它的结构,愤怒像所有的情感性限定词一样,可用形式来表征。具体说,它是以情感、情绪或气质的形式出现的(Fernandez 2008)。作为一种离散的情绪,它有明显的起伏,这一阶段被称为状态愤怒。在情绪形式上,它是相对连续的,且强度较低。它是一种反复发生的疾病,常被认为是性情或特质性愤怒。这通常与"敌意"一词同义使用,后者意味着容易发怒(Ramirez,Andreu 2006);如前所述,敌意通常被归因于态度上的偏见或对他人强烈不满的潜在图式(Brodsky 2011)。简而言之,愤怒有 3 种主要形式,取决于频率、持续时间和强度等参数。说某人处于愤怒状态和说她/他处于易怒的状态是完全不同的,这反过来又不同于把某人描述为有敌意的性情(Fernandez 2013)。

操作定义和愤怒评估

在研究和实践中,愤怒、敌意和相关特征的操作通过一系列心理测试和结构化访谈来处理。绝大多数是自我报告问卷,从 MMPI 的分支[如 Cook-Medley 敌对性量表或 Ho 量表(Cook,Medley 1954)]开始,注意力集中于敌意或特质愤怒。早期的 Buss-Durkee 敌意调查表(Buss-Durkee Hostility Inventory,BDHI;Buss,Durkee 1957)后来被修改为 Buss-Perry 攻击问卷(Buss,Perry 1992),在直接和间接表达愤怒之间引入有价值的区别。其他测试转向愤怒激发的假设情景[如 Novaco 愤怒量表和激怒问卷(Novaco 1994,2003)]。另一批问卷强调性格特征与愤怒状态及愤怒表达方式(即对内的愤怒与对外的愤怒)之间的区别。其中最常见的是状态特质愤怒表达量表(State-Trait Anger Expression Inventory,STAXI;Spielberger 1988,1991,1999),在后面报告的一些研究中会提到。事实上,很多关于愤怒和 CVD 的文献都是基于 MMPI 衍生的,如 Ho 量表及最近的 STAXI。尽管心理测量学可接受,但这些工具在如何表达愤怒这一巨大而复杂的地形方面并非没有缺点。新一代的愤怒评估工具试图通过引入各种额外的愤怒参数和表达方式来克服这些缺点(Fernandez et al. 2015)。

除了最常用的自我报告方法之外,已开发出结构化访谈用于评估愤怒和敌意的行为(Smith 1994),这些特征的知情者评分也可用(Smith et al. 2007)。尽管愤怒、敌对和攻击性的自我报告预测了 CVD 的发展和过程,并与行为和信息提供的评定结果一致,但后者的评估往往更密切地与心脑血管疾病相关(Miller et al. 1996;Newman et al. 2011;Smith et al. 2007)。这可能反映这样一个事实:由于愤怒及其相关特征在社会上不受欢迎,个人往往不愿或不能提供准确的自我报告,而他们体验和表现愤怒的倾向可能很容易被他人看到。在临床情境中,基于交互的行为评级和知情者报告可能是典型的自我报告方式的重要补充。

功能障碍性愤怒的诊断

在 DSM-5(美国精神病学协会 2013 年版)中,精神障碍是"一种以临床显著干扰个体认知、情绪调节或行为为特征的综合征,反映了心理、生理或发育过程中潜在的心理功能障碍"(p20)。在《精神障碍诊断与统计手册》(DSM-Ⅳ)(美国精神病学协会 2000 年版)中,未提及"痛苦、残疾、死亡或重大自由丧失"的风险显著增加。然而,攻击性或暴烈的愤怒可能会在行为、思想或情绪控制中引起明显的干扰,从而导致其功能失调。尽管如此,愤怒不同于抑郁和焦虑,在 DSM 中并不是一个单独的诊断类别。相反,它看起来是孤立的疾病,或是作为其他疾病的症状嵌入的。其中两种以愤怒为特征的是间歇性暴发性障碍（intermittent explosive disorder，IED）和破坏性情绪失调障碍（disruptive mood dysregulation disorder，DMDD）。前者为反复不受控制的愤怒，最终导致不成比例的身体或言语攻击。后者不仅包括愤怒爆发，还包括慢性易怒和轻躁。虽然讨论这些疾病超出本章讨论范围，但值得注意的是，心血管疾患者群的愤怒可能与 IED 或 DMDD 相似。

愤怒、敌意与心血管疾病

研究愤怒和相关特征对冠心病（coronary heart disease，CHD）和其他形式的 CVD（如原发性高血压和卒中）的发展和进程的影响的研究在医学中具有悠久历史（Smith et al. 2004）。最近几十年中，这个主题是对 A 型冠状动脉易感行为模式的研究的产物（Miller et al. 1996；Byrne 2000），其中研究试图找出多面 A 型模式的"有害核心"。对前瞻性研究的定量评估表明，高水平的愤怒、敌意和攻击性会增加 CHD 初始发展的风险，并增加患者心脏事件复发和早期死亡的风险（Miller et al. 1996；Chida，Steptoe 2009）。

考虑到 CHD 数十年的自然史（见本篇第 1 章），这些关联提出一个重要问题，即疾病的哪些阶段可能受到愤怒和敌意的影响。目前的证据表明在多个疾病阶段发挥作用。例如，在没有任何临床心血管临床症状的人群中，愤怒和敌意与动脉粥样硬化的早期无症状指标相关，包括内皮功能障碍和动脉硬化（Gottdiener et al. 2003；Williams et al. 2006）、颈动脉粥样硬化（Everson-Rose et al. 2006）和冠状动脉钙化（Smith et al. 2007）。愤怒的发作也可能沉淀或"触发"急性心脏事件，如心肌梗死（Mostofsky et al. 2013，2014）。在患有晚期冠状动脉粥样硬化的患者，通过实验诱发愤怒（例如回忆和讨论愤怒引起的事件）可引起心肌缺血（Strike，Steptoe 2005）。因此，愤怒和敌意最有可能预测 CHD 发病率和死亡率的发展，因为它们促进了潜在动脉粥样硬化的初始发展和进展，而且还因为这些特征可促成晚期疾病患者的局部缺血和急性冠状动脉危象的沉淀。

这些关联可能反映多种生物行为机制。例如，愤怒和敌意与不健康的生活方式有关，包括吸烟、酗酒、缺乏运动和饮食不当（Bunde，Suls 2006）。一些研究中，这些不良健康行为调解愤怒 / 敌意与 CHD 结果之间的关联（e.g.，Boyle et al. 2008）。然而，在许多其他情况下，即使健康行为受到统计控制，愤怒和敌意也可以预测冠心病的发病率和死亡率，这表明超出不良健康习惯的机制的作用。

心理压力源的生理效应（如 Esler et al. 2008；Wright，Stewart 2012）也可能发挥重要作用。在压力情况下，心率、血压和神经内分泌事件（例如儿茶酚胺、皮质醇)频繁和异常增加,这些生理反应的延迟恢复可能导致动脉粥样硬化和引发急性 CHD 事件(Chida,Steptoe 2009;Steptoe,Kivimaki 2013)。长期愤怒和敌对的人,与更温和和更友善的人相比,对各种压力因素表现出更高的生理反应,尤其是那些涉及人际冲突或虐待的人(Smith et al. 2004)。愤怒和敌意也会干扰社会支持对抑制这些生理压力反应的其他有利影响(Holt-Lunstad et al. 2008;Smith et al. 2004)。也就是说,不像更多的信任和友善的人,慢性愤怒和敌对的人在接受社会支持时不会显示对急性压力源的生理反应减弱。特质的愤怒和敌意也与慢性全身性炎症有关(Smith et al. In press;Suarez 2012),并且这种持续的免疫系统反应与动脉粥样硬化的发展和进展密切相关(Steptoe,Kivimaki 2013)。因此,生理性应激反应的频率、程度和持续时间的增加可能促成了愤怒和敌意与 CVD 的关联,尤其是与 CHD。

生理压力反应通常在睡眠中恢复,低于白天水平。因此,适当的恢复性睡眠与心血管疾病的风险较低有关,而睡眠差或睡眠不足与风险增加有关(如 King et al. 2008)。慢性愤怒和敌意与睡眠不好有关(Brissette,Cohen 2002),这可能是导致与 CVD 相关的另一机制。

人际关系中的愤怒

高特质愤怒或敌意与人际关系中各种各样的困难有关,这些社会过程也可能导致其不良影响(Smith et al. 2004;Smith,Cundiff 2011)。例如,愤怒和敌意与低水平的社会支持(Smith et al. 2004)和高水平的冲突和亲密关系中的破坏有关,如婚姻(Baron et al. 2007;Renshaw et al. 2010)。在亲密关系中,低社会支持和高压力都与冠心病发病率和死亡率增加有关(Barth et al. 2010;Robles et al. 2014;Smith et al. 2011)。因此,愤怒和敌意可能导致冠心病,部分原因是它们与其他社会心理风险因素密切相关,特别是那些与社会关系质量有关的因素。

人格和临床心理学中的人际视角(Horowitz,Strack 2011;Pincus,Ansell 2013)有助于描述冠心病多重心理社会风险因素之间的联系,并最终为降低风险提供综合解释(Smith,Cundiff 2011;Smith et al. 2004)。从这个角度看,个性和情感特质被视为不可分离地与社会交往的重复模式相联系。具体而言,社会环境的主要特质和稳定足以影响数十年的发展和 CHD 的进程(例如,社会支持、隔离、冲突),这是个体个性的主要表现形式。这种反复出现的人际关系事件不仅反映个体个性和情绪的调节,而且在持续的交互过程中塑造和维持个性特征和情绪的调节。

如图 1 所示,人际行为和刺激可描述为社会行为两个基本维度的不同混合。从属关系从温暖的、亲密的、支持的行为到冷漠的、敌对的、好争吵的行

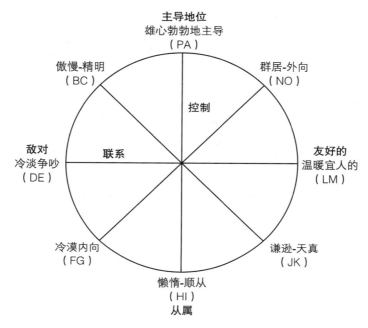

图1　人际回路。社会行为被描述为从属和控制两个基本维度的各种混合。愤怒、敌意和攻击性都与低从属关系密切相关,但这一领域的不同方面从敌对统治到敌对服从

为。控制从主导和指示性行为到尊重、顺应或顺从性反应,各不相同。很明显,愤怒和敌意与倾向于表达较低的从属关系(即低温暖和亲密、高隔离和对抗)。重要的是,长期愤怒和敌对的人不仅表现出这种对他人的低从属关系模式,他们也经历了与他人回应的行为模式。愤怒和敌意的许多不同方面与低从属关系的模式一致,但它们在控制方面不太一样。一些形式的愤怒和敌意,比如语言表达的攻击性,对外倾性愤怒而不是压抑愤怒的情绪是以敌意为主的人际关系风格为特征。其他形式(如怨恨、冷嘲热讽、内倾性愤怒)与敌意服从的人际关系风格有关(Smith et al. 2010),这将在愤怒抑制一节中进一步讨论。

从人际关系角度看,一个人的行为往往会吸引或唤起相互合作伙伴的情绪反应。确切说,热情的表达带来了温暖的回报,而敌意的表达往往会引起或唤起争吵、冷漠及其他的敌对行为。这种普遍观点(Pincus,Ansel 2013)被称为人际理论中的互补原则(Pincus,Ansel 2013),可能解释这样一个事实:长期的愤怒和敌意总是与低水平的社会支持和高水平人际冲突联系在一起。一种温和的统治方式往往能唤起友好的合作或顺从,但敌对支配要么引起他人的怨恨顺从,要么引起更有针对性的支配和控制环境。因此,在社会交往中,愤

怒和敌对的人倾向于收获他们所种下的东西,随时间推移,这些来自他们的社会环境的反应为愤怒和敌对的人提供了充足证据,证明他们对他人的敌对立场是合理的,这是一种反复出现的自我实现预言模式。通过这种方式,愤怒和敌意不仅反映个人特征,而是完全嵌入在更大的、持续的人际关系环境中,低支持和高冲突本身就会带来心血管疾病的风险。

这种功能失调的人际关系模式如图 2 所示。愤怒和敌对的个人的内部经历(例如,对他人动机的愤世嫉俗的信念、对虐待的预期、敌对的归因和对他人行为的解释)导致他 / 她表现出低热情和高敌意。这些行为表达限制了愤怒的参与者的行为对他们的互动伙伴的主观影响,增加了愤怒的、敌对的和攻击性的行为被回应的可能性,进一步维持甚至可能加剧愤怒的参与者的情感、认知和行为倾向。

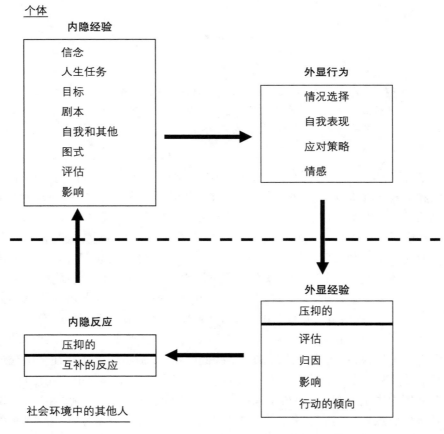

图 2   人际交互模式的循环。个体的隐性经验(如目标、情感、信念)引导他们的显性行为,其方式往往会限制他们互动伙伴可能作出的隐性和显性反应的范围

　　这一观点表明生理反应在愤怒和敌意与心血管疾病联系中的作用。如图3所示,与友好的人的血压反应相比,敌对的占主导地位的人对相同的实验室压力反应更大、更持久的血压升高,比如对之前引发愤怒事件的讨论。在实验室外,敌对情绪占主导地位的人也会对一种常见的压力源(如交通堵塞)做出反应,其血压的升高幅度要比面对同样压力源的友好个体大得多。然而,在日常生活中,以敌对为主的个人的血压波动更大,与友好的个人相比这不仅是因为对同等压力源的反应更大,他们还面临更频繁、更严重、更持久的人际压力源。更大的压力暴露又反映了敌对型个体通过其作用和对他人的情感表达的影响而产生更频繁和严重的人际困难的趋势。这种模式还因敌对情绪占主导地位的个人倾向于在心里预演过去人际关系上的困难和不满(也就是抱怨)而加剧。当他们得到社会支持时也倾向于破坏潜在的社会支持来源,无法从得到获益。

愤怒抑制与心血管疾病

　　众所周知的爆发并不是愤怒对心血管健康构成威胁的唯一方式。相反,愤怒可被抑制,或以相对减弱和间接的方式表现出来(Fernandez 2008),符合敌对顺从型人格风格(Smith et al. 2010)。工作和社会背景下的人际关系可能会高估抑制愤怒行为。然而,这往往是以福祉为代价的,尤其是心血管健康成本(Mauss,Gross 2004)。

　　研究指出愤怒抑制与血压之间有相当可靠的关系。例如,Hosseini 等(2011)比较高血压患者与年龄、性别和教育水平相匹配的一组健康正常人。病例组的内在愤怒情绪(由 STAXI 测量)显著高于对照组。Sharma(2003)发现,与血压正常的个体相比,高血压患者报告生活事件往往更多压力、抑制愤怒、特质愤怒和特质焦虑。相反,高血压患者在 STAXI 上表现出较低的外向表现和愤怒情绪控制。

　　除了自我报告的特质愤怒之外,Quartana 和 Burns(2010)使用实验室环境来评估心血管反应性,以实验诱发愤怒。据报道,当参与者接受抑制愤怒的实验操作时,收缩压的延迟增加。

　　考虑到表达中的性别差异,但没有经历愤怒(Fernandez,Malley-Morrison 2013),特别关注女性愤怒抑郁的心血管效应。根据加拿大女性管理者的样本,Greenglass(1996)认为愤世嫉俗的不信任和内在的愤怒可能是高血压的前兆。Thomas(1997)报道,当女性在家庭环境中抑制愤怒时,伴随着收缩压和舒张压的升高。利用电子束计算机断层扫描确定冠状动脉钙化,Low 等(2011)观察到,在绝经后妇女中,愤怒是心理社会风险指数的一部分,预示冠状动脉钙化显著

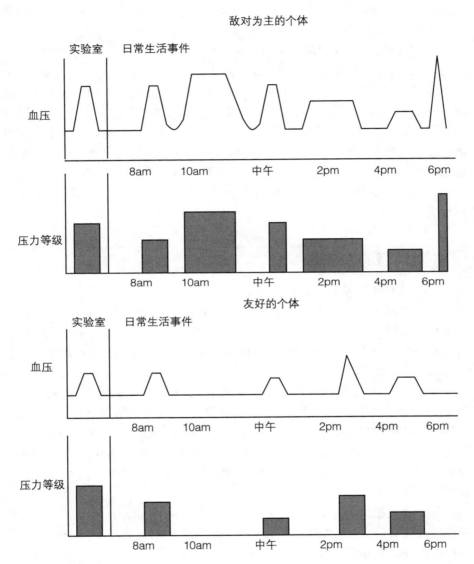

图 3　在受控的实验室条件下和在日常生活中观察到的敌对 - 支配者（上部）和友好的个体（下部）的压力反应性和暴露的个体差异对血压总体水平的影响的概念性描述。当经历相同的压力时，敌对占优势的个体比友好的人显示出更大的血压升高。在日常生活中，敌意占主导地位的人也会因为自己的人际行为对他人的影响而遇到更频繁、更严重、更持久的压力

增加以及 3 年内动脉粥样硬化的趋势。在对 CVD 心理社会风险文献的回顾中，Low 等 (2010) 的结论是，对女性，有充分证据表明愤怒抑制以及家庭和人际关系的压力是与冠心病增加相关的主要心理社会因素之一。

关于情绪抑制对心血管影响研究的批判性回顾，参见 Mauss 和 Gross (2004)。正如作者指出的，情绪抑制的复杂性可能需进一步阐述这方面的发现。

心血管疾病中愤怒的治疗选择

认知行为疗法

认知行为疗法 (cognitive behavioral therapy, CBT) 是治疗愤怒的主要方法。至少，这是双管齐下的策略，目的是让愤怒的人重新评价和去唤起，这在人际冲突中尤其适用，因为在人际冲突中，错误归因和焦虑情绪比比皆是。对大约 50 项针对愤怒的认知行为治疗研究的 meta 分析得出一个加权平均效应值为 +0.70，这意味着接受认知行为治疗的平均受试者比没有接受治疗的对照组的 76% 的受试者的情况要好 (Beck, Fernandez 1998)。Di Giuseppe 和 Tafrate (2003) 在随后的 meta 分析中重复了这一结论。这种方法也被发现在临床上对诊断为间歇性爆发性障碍的个体的愤怒、敌意和攻击性产生有意义的减少 (McCloskey et al. 2008)。基于这些发现，CBT 可用于治疗 CVD 患者的愤怒是有争议的。

认知行为情感疗法

除了重新评估和去唤醒外，还可包括其他认知和行为技术来增强 CBT。此外，可整合一整套情感技巧，以便直接访问和修改感受，特别是当愤怒被抑制时更如此。这些技巧与一些体验式和情绪化疗法相一致 (Greenberg, Goldman 2008；Paivio, Pascual-Leone 2010)。这是一种称为认知行为情感疗法 (cognitive behavioral affective therapy, CBAT；Fernandez 2010, 2013) 的新型增强和整合疗法。

CBAT 治疗愤怒的前提是愤怒是一个过程。具体而言，愤怒分 3 个主要阶段展开：分别为发病、进展和抵消。因此，治疗也是 3 个阶段，第一阶段是预防，后面是干预，然后进行后继。第一阶段需要为可能引发愤怒的事件做好准备，第二阶段需要对愤怒的爆发或升级进行干预，然后是第三阶段，即事后反应，即去除愤怒的残余痕迹，这些痕迹可能在愤怒抑制模式中发现。

图 4 (改编自 Fernandez, Kerns in press) 展示这种对愤怒的渐进过滤。正

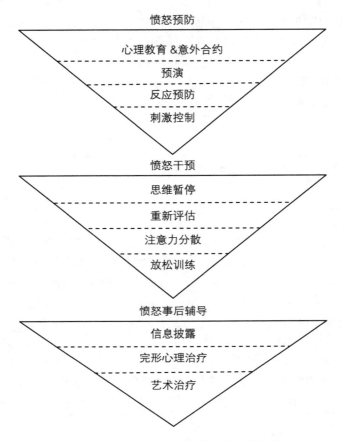

图 4   愤怒过滤认知行为情感疗法的阶段

如所展示的,不同的技术不能用菜单上的方式来做,但要按照特定步骤排序。每一阶段,也以偶然性的方式呈现技术,从而最终结果是用于自我调节愤怒的程序的程序传递。关于 CBAT 对愤怒的自我调节的详细论述可在 Fernandez(2010)及 Fernandez 和 Kerns(正在出版)中找到。

初步研究发现,对 CBAT 所针对的各种愤怒依赖措施的影响范围效应从+0.80~+0.99 不等(Fernandez,Scott 2009)。虽然这令人鼓舞,但需进行新的研究来确定 CBAT 在的心血管疾病患者中共病愤怒问题的疗效。

人际治疗与其他观点

有一点需提醒,就像 CBT 的愤怒一样,CBAT 是以技能培训计划的形式提供。让其参加心理治疗对话,参与者实际上在可能发生愤怒时学习日常自然环境中的实施技能。总之,愤怒主要被视为心理问题。然而,本章强调 CVD

患者的愤怒往往发生在经常被认为不当行为和冲突困扰的关系背景中。解决这种人际冲突的重要性在心理动力学治疗中得到认可。在这方面,经过验证的婚姻和家庭治疗尤其相关。在更近的时期,接受和承诺疗法(acceptance and commitment therapy,ACT)重新激起人们对宽恕、正念和其他观点(e.g.,Day et al. 2008)的兴趣,这些观点源于许多神学和哲学传统。

冠心病的有效管理

一些针对 CVD 的康复计划包含咨询和治疗元素。一项 meta 分析综述发现,对冠心病患者进行压力管理和相关的心理社会干预可减少复发性心脏事件和死亡率(Linden et al. 2007)。基于群体的减少 A 型行为的治疗已被发现可减少冠心病患者复发性冠状动脉事件(Friedman et al. 1986),这种方法也可以减少愤怒和敌意(Mendes de Leon et al. 1991)。尽管放松训练和减轻压力是许多认知行为治疗对愤怒的治疗方法的基础,但很少有研究能检测到对冠心病患者的愤怒治疗的影响。有一个例外是,8 组 90 分钟的 CBT 小组疗程降低了对愤怒和敌意的自我报告和行为评级,也降低静息血压(Gidron et al. 1999)。干预也减少了再住院和相关的医疗费用(Davidson et al. 2007 年)。这种特定的方法利用认知重组技术来降低敌意认知,缓解愤怒的情绪,以及相关的 CBT 方法来改变攻击行为。初步的证据表明,认知、行为及对冠心病患者愤怒和敌意的处理方式可能有临床疗效,这对这一领域的进一步研究而言是振奋人心的消息。

结论

愤怒和密切相关的敌意和攻击性特征与心血管疾病,特别是冠心病的风险增加有关。这些关联已在疾病过程的整个过程中得到证实,从无症状动脉粥样硬化的早期症状到疾病临床表现的后期出现和过程。这种关联可能涉及不良健康行为和生理压力反应的中介效应。由于人际关系问题而产生的压力可能是这方面的一个核心机制,因为长期生气和敌对的人通常在社会支持方面受到限制,并且更容易受到人际冲突的影响。某些情况下,这是由过度控制或抑制愤怒行为所致。CBT 在调节愤怒方面的价值有强大的经验支持,并初步支持这种方法对 CVD 患者管理的价值。这种治疗的效果也可通过考虑到反复出现的人际关系困难和冲突主题来加强,这些冲突是愤怒和敌意的基础。

（陈华　译,李宇航　校）

参考文献

American Psychiatric Association. (2000). *Diagnostic and statistical manual of mental disorders* (4th ed., text rev.) Washington, D.C.: American Psychiatric Publishing.

American Psychiatric Association. (2013). *Diagnostic and statistical manual of mental disorders, fifth edition (DSM-5)*. Washington, DC: American Psychiatric Publishing.

Averill, J. R. (1983). Studies on anger and aggression: Implications for theories of emotion. *American Psychologist, 38*, 1145–1160.

Baron, K., Smith, T. W., Butner, J., Nealey-Moore, J., Hawkins, M., & Uchino, B. (2007). Hostility, anger, and marital adjustment: Concurrent and prospective associations with psychosocial vulnerability. *Journal of Behavioral Medicine, 30*, 1–10.

Barth, J., Schneider, S., & von Kanel, R. (2010). Lack of social support in the etiology and the prognosis of coronary heart disease: A systematic review and meta-analysis. *Psychosomatic Medicine, 72*, 229–238.

Beck, R., & Fernandez, E. (1998). Cognitive-behavioral therapy in the treatment of anger: A meta-analysis. *Cognitive Therapy and Research, 22*, 63–74.

Boyle, S. H., Mortensen, L., Gronbaek, M., & Barefoot, J. C. (2008). Hostility, drinking patterns and mortality. *Addiction, 103*, 54–59.

Brissette, I., & Cohen, S. (2002). The contribution of individual differences in hostility to the association between daily interpersonal conflict, affect, and sleep. *Personality and Social Psychology Bulletin, 28*, 1265–1274.

Brodsky, S. L. (2011). Hostility and scorn. In S. L. Brodsky (Ed.), *Therapy with coerced and reluctant clients* (pp. 141–155). Washington, DC: American Psychological Association.

Bunde, J., & Suls, J. (2006). A quantitative analysis of the relationship between the Cook-Medley Hostility Scale and traditional coronary artery disease risk factors. *Health Psychology, 25*, 493–500.

Buss, A. H., & Durkee, A. (1957). An inventory for assessing different kinds of hostility. *Journal of Consulting Psychology, 21*, 343–349.

Buss, A. H., & Perry, M. (1992). The aggression questionnaire. *Journal of Personality and Social Psychology, 63*, 452–459.

Byrne, D. G. (2000). The frustration of success: Type A behavior, occupational stress and cardiovascular disease. In *Stress and health: Research and clinical applications* (pp. 411–436). Amsterdam: Harwood Academic Publishers.

Carver, C. S., & Harmon-Jones, E. (2009). Anger is an approach-related affect: Evidence and implications. *Psychological Bulletin, 135*, 183–204.

Chida, Y., & Steptoe, A. (2009). The association of anger and hostility with future coronary heart disease: A meta-analytic review of prospective evidence. *Journal of the American College of Cardiology, 53*, 774–778.

Cook, W. W., & Medley, D. M. (1954). Proposed hostility and pharisaic virtue scales for the MMPI. *Journal of Applied Psychology, 38*, 414–418.

Davidson, K. W., Gidron, Y., Mostofsky, E., & Trudeau, K. J. (2007). Hospitalization cost offset of a hostility intervention for coronary heart patients. *Journal of Consulting and Clinical Psychology, 75*, 657–662.

Day, A., Howells, K., Mohr, P., Schall, E., & Gerace, A. (2008). The development of CBT programmes for anger: The role of interventions to promote perspective-taking skills. *Behavioural and Cognitive Psychotherapy, 36*(3), 299–312.

DiGiuseppe, R., & Tafrate, R. C. (2003). Anger treatment for adults: A meta-analytic review. *Clinical Psychology: Science and Practice, 10*, 70–84.

Esler, M., Schwarz, R., & Alvarenga, M. (2008). Mental stress is a cause of cardiovascular diseases: From scepticism to certainty. *Stress and Health: Journal of the International Society for the Investigation of Stress, 24,* 175–180.

Everson-Rose, S. A., Lewis, T. T., Karavalos, K., Matthews, K. A., Sutton-Tyrrell , K & Powell, L. H. (2006). Cynical hostility and carotid atherosclerosis in African American and white women: the Study of Women's Health Across the Nation (SWAN) Heart Study. *American Heart Journal, 152,* 982, e7–13.

Fernandez, E. (2008). The angry personality: A representation on six dimensions of anger expression. In G. J. Boyle, D. Matthews, & D. Saklofske (Eds.), *International handbook of personality theory and testing: Vol. 2: Personality measurement and assessment* (pp. 402–419). London: Sage Publications.

Fernandez, E. (2010). Toward an integrative psychotherapy for maladaptive anger. In M. Potegal, G. Stemmler, & C. Spielberger (Eds.), *The international handbook of anger: Constituent and concomitant biological, psychological, and social processes* (pp. 499–514). New York: Springer.

Fernandez, E. (2013). Anger dysfunction and its treatment. In E. Fernandez (Ed.), *Treatments for anger in specific populations: Theory, application, and outcome* (pp. 1–14). New York: Oxford University Press.

Fernandez, E., & Kerns, R. D. (in press). New prospects for the alleviation of anger in the context of chronic pain. In Z. Bajwa, C. Warfield, & J. Wootton (Eds.), *Principles and practice of pain medicine* (3rd ed.). New York: McGraw-Hill.

Fernandez, E., & Malley-Morrison, K. (2013). Gender-inclusive and gender informed treatment of anger. In E. Fernandez (Ed.), *Treatments for anger in specific populations: Theory, application, and outcome* (pp. 213–235). New York: Oxford University Press.

Fernandez, E., & Scott, S. (2009). Anger treatment in chemically-dependent inpatients: Evaluation of phase effects and gender. *Behavioural and Cognitive Psychotherapy, 37,* 431–447.

Fernandez, E., Day, A., & Boyle, G. J. (2015). Measures of anger and hostility in adults. In G. J. Boyle, D. Saklofske, & G. Matthews (Eds.), *Measures of personality and social psychological constructs* (pp. 74–100). London: Academic Press.

Friedman, M., Thoreson, C. E., Gill, J. J., Ulmer, D., Powell, L. H., Price, V., et al. (1986). Alteration of Type A behavior and its effects on cardiac recurrences in post-myocardial infarction patients: Summary of results from the Recurrent Coronary Prevention Project. *American Heart Journal, 112,* 653–665.

Gidron, Y., Davidson, K., & Bata, I. (1999). The short-term effects of a hostility-reduction intervention on male coronary heart disease patients. *Health Psychology, 18,* 416–420.

Gottdiener, J. S., Kop, W. J., Hausner, E., McCeney, M. K., Herrington, D., & Krantz, D. S. (2003). Effects of mental stress on flow-mediated brachial artery dilation and influence of behavioral factors and hypercholesterolemia in subjects without cardiovascular disease. *American Journal of Cardiology, 92,* 687–691.

Greenberg, L. S., & Goldman, R. N. (2008). *Emotion-focused couples therapy: The dynamics of emotion, love, and power* (pp. 351–364). Washington, DC: American Psychological Association.

Greenglass, E. R. (1996). Anger suppression, cynical distrust, and hostility: Implications for coronary heart disease. In *Stress and emotion: Anxiety, anger, and curiosity* (Vol. 16, pp. 205–225). Philadelphia: Taylor & Francis.

Horowitz, L. M., & Strack, S. (2011). Handbook of interpersonal psychology: Theory, research, assessment, and therapeutic interventions (2011). John Wiley & Sons Inc, Hoboken, NJ.

Holt-Lunstad, J., Smith, T. W., & Uchino, B. N. (2008). Can hostility interfere with the health benefits of giving and receiving social support? The impact of cynical hostility on cardiovascular reactivity during social support interactions among friends. *Annals of Behavioral Medicine, 35,* 319–330.

Hosseini, S. H., Mokhberi, V., Mohammadpour, R. A., Mehrabianfard, M., & Lashak, N. B. (2011). Anger expression and suppression among patients with essential hypertension. *Inter-*

national Journal of Psychiatry in Clinical Practice, 15, 214–218.

Howells, K. (2004). Anger and its links to violent offending. *Psychiatry, Psychology and Law, 11*, 189–196.

Hutcherson, C. A., & Gross, J. J. (2011). The moral emotions: A social–functionalist account of anger, disgust, and contempt. *Journal of Personality and Social Psychology, 100*(4), 719–737.

King, C. R., Knutson, K. L., Rathouz, P. J., Sidney, S., Liu, K., & Lauderdale, D. S. (2008). Short sleep duration and incident coronary artery calcification. *Journal of the American Medical Association, 300*, 2859–2866.

Laughlin, M. J., & Warner, K. (2005). A relational approach to anger: A case study. *Journal of Systemic Therapies, 24*, 75–89.

Lazarus, R. S. (2000). Cognitive-motivational-relational theory of emotion. In Y. L. Hanin (Ed.), *Emotions in sport* (pp. 39–63). Champaign: Human Kinetics.

Linden, W., Phillips, M. J., & Leclerc, J. (2007). Psychological treatment of cardiac patients: A meta-analysis. *European Heart Journal, 28*(24), 2964–2966.

Low, C. A., Thurston, R. C., & Matthews, K. A. (2010). Psychosocial factors in the development of heart disease in women: Current research and future directions. *Psychosomatic Medicine, 72*, 842–854.

Low, C. A., Matthews, K. A., Kuller, L. H., & Edmundowicz, D. (2011). Psychosocial predictors of coronary artery calcification progression in postmenopausal women. *Psychosomatic Medicine, 73*, 789–794.

Mauss, I. B., & Gross, J. J. (2004). Emotion suppression and cardiovascular disease: Is hiding feelings bad for your heart? In *Emotional expression and health: Advances in theory, assessment and clinical applications* (pp. 61–81). New York: Brunner-Routledge.

McCloskey, M. S., Noblett, K. L., Deffenbacher, J. L., Gollan, J. K., & Coccaro, E. F. (2008). Cognitive-behavioral therapy for intermittent explosive disorder: A pilot randomized clinical trial. *Journal of Consulting and Clinical Psychology, 76*, 876–886.

Mendes De Leon, C. F., Powell, L. H., & Kaplan, B. H. (1991). Change in coronary-prone behaviors in the Recurrent Coronary Prevention Project. *Psychosomatic Medicine, 53*, 407–419.

Miller, T. Q., Smith, T. W., Turner, C. W., Guijarro, M. L., & Hallett, A. J. (1996). A meta-analytic review of research on hostility and physical health. *Psychological Bulletin, 119*, 322–348.

Mostofsky, E., Maclure, M., Tofler, G. H., Muller, J. E., & Mittleman, M. A. (2013). Relation of outbursts of anger and acute myocardial infarction. *American Journal of Cardiology, 112*, 343–348.

Mostofsky, E., Penner, E., & Mittleman, M. A. (2014). Outbursts of anger as a trigger of acute cardiovascular events: A systematic review and meta-analysis. *European Heart Journal, 35*, 1404–1410.

Newman, J. D., Davidson, K. W., Shaffer, J. A., Schwartz, J. E., Chaplin, W., Kirkland, S., & Shimbo, D. (2011). Observed hostility and the risk of incident ischemic heart disease: A prospective population study from the 1995 Canadian Nova Scotia Health Survey. *Journal of the American College of Cardiology, 58*, 1222–1228.

Novaco, R. W. (1994). Anger as a risk factor for violence among the mentally disordered. In J. Monahan & H. J. Steadman (Eds.), *Violence and mental disorder* (pp. 21–59). Chicago: University of Chicago Press.

Novaco, R. W. (2003). *The novaco anger scale and provocation inventory: Manual*. Los Angeles: Western Psychological Services.

Paivio, S. C., & Pascual-Leone, A. (2010). *Emotion-focused therapy for complex trauma: An integrative approach*. Washington, DC: American Psychological Association.

Pincus, A. L., & Ansell, E. B. (2013). Interpersonal theory of personality. In T. Millon & M. J. Lerner (Eds.), *Handbook of psychology (vol. 5): Personality and social psychology* (2nd ed., pp. 141–159). New York: Wiley.

Quartana, P. J., & Burns, J. W. (2010). Emotion suppression affects cardiovascular responses to initial and subsequent laboratory stressors. *British Journal of Health Psychology, 15*, 511–528.

Ramírez, J. M., & Andreu, J. M. (2006). Aggression, and some related psychological constructs (anger, hostility, and impulsivity): Some comments from a research project. *Neuroscience and Biobehavioral Reviews, 30*, 276–291.

Renshaw, K. D., Blais, R. K., & Smith, T. W. (2010). Components of negative affectivity and marital satisfaction: The importance of actor and partner anger. *Journal of Research in Personality, 44*, 328–334.

Robles, T. F., Slatcher, R. B., Trombello, J. M., & McGinn, M. M. (2014). Marital quality and health: A meta-analytic review. *Psychological Bulletin, 140*, 140–187. doi:10.1037/a0031859.

Sharma, S. (2003). Life events stress, emotional vital signs and hypertension. *Psychological Studies, 48*, 53–65.

Smedslund, J. (1993). How shall the concept of anger be defined? *Theory and Psychology, 3*, 5–33.

Smith, T. W. (1994). Concepts and methods in the study of anger, hostility, and health. In A. W. Siegman & T. W. Smith (Eds.), *Anger, hostility, and the heart* (pp. 23–42). Hillsdale: Lawrence Erlbaum.

Smith, T. W., & Cundiff, J. M. (2011). *An interpersonal perspective on risk for coronary heart disease* (pp. 471–489). Hoboken: Wiley.

Smith, T. W., & Gallo, L. C. (1999). Hostility and cardiovascular reactivity during marital interaction. *Psychosomatic Medicine, 61*, 436–445.

Smith, T. W., & Traupman, E. K. (2011). Anger, hostility, and aggressiveness in coronary heart disease: Clinical applications of an interpersonal perspective. In R. Allan & J. Fisher (Eds.), *Heart and mind: The practice of cardiac psychology* (pp. 197–217). Washington, DC: American Psychological Association. doi: http://dx.doi.org/10.1037/13086-008.

Smith, T. W., Glazer, K., Ruiz, J. M., & Gallo, L. C. (2004). Hostility, anger, aggressiveness, and coronary heart disease: An interpersonal perspective on personality, emotion, and health. *Journal of Personality, 72*, 1217–1270.

Smith, T. W., Uchino, B. N., Berg, C. A., Florsheim, P., Pearce, G., Hawkins, M., ... Yoon, H. C. (2007). Hostile personality traits and coronary artery calcification in middle-Aged and older married couples: Different effects for self-reports versus spouse-ratings. *Psychosomatic Medicine, 69*, 441–448.

Smith, T. W., Traupman, E., Uchino, B. N., & Berg, C. (2010). Interpersonal circumplex descriptions of psychosocial risk factors for physical illness: Application to hostility, neuroticism, and marital adjustment. *Journal of Personality, 78*, 1011–1036.

Smith, T. W., Uchino, B. N., Florsheim, P., Berg, C. A., Butner, J., Hawkins, M., ... Yoon, H.-C. (2011). Affiliation and control during marital disagreement, history of divorce, and asymptomatic coronary artery calcification in older couples. *Psychosomatic Medicine, 73*, 350–357.

Smith, T. W., Baron, C. E., & Grove, J. L. (2014). Personality, emotional adjustment, and cardiovascular risk: Marriage as a mechanism. *Journal of Personality, 82*, 502–514.

Smith, T. W., Uchino, B. N., Bosch, J. A., & Kent, R. G. (in press). Trait hostility is associated with systemic inflammation in married couples: An actor-partner analysis. *Biological Psychology*.

Spielberger, C. D. (1988). *Manual for the state–trait anger expression inventory*. Odessa: Psychological Assessment Resources.

Spielberger, C. D. (1991). *State-trait anger expression inventory: Revised research edition: Professional manual*. Odessa: Psychological Assessment Resources.

Spielberger, C. D. (1999). *STAXI-2: State–trait anger expression inventory professional manual*. Odessa: Psychological Assessment Resources.

Steptoe, A., & Kivimaki, M. (2013). Stress and cardiovascular disease: An update on current knowledge. *Annual Review of Public Health, 34*, 337–354.

Strike, P., & Steptoe, A. (2005). Behavioral and emotional triggers of acute coronary syndromes: A systematic review and critique. *Psychosomatic Medicine, 67*, 179–186.

Suarez, E. C. (2012). The association between measures of inflammation and psychological factors associated with an increased risk of atherosclerotic cardiovascular disease: Hostility, anger, and depressed mood and symptoms. In S. C. Segerstrom (Ed.), *The Oxford handbook of psychoneuroimmunology* (pp. 170–194). New York: Oxford University Press.

Thomas, S. P. (1997). Women's anger: Relationship of suppression to blood pressure. *Nursing Research, 46*, 324–330.

Williams, J. E., Din-Dzietham, R., & Szklo, M. (2006). Trait anger and arterial stiffness: Results from the atherosclerosis risk in communities study. *Preventive Cardiology, 9*, 14–20.

Wranik, T., & Scherer, K. R. (2010). Why do I get angry? A componential appraisal approach. In M. Potegal, G. Stemmler, & C. Speilberger (Eds.), *International handbook of anger* (pp. 243–266). New York: Springer.

Wright, R. A., & Stewart, C. C. (2012). Multifaceted effects of fatigue on effort and associated cardiovascular responses. In *How motivation affects cardiovascular response: Mechanisms and applications* (pp. 199–218). Washington, DC: American Psychological Association.

第4章 心理危险因素在心脏疾病发展中的性别差异

Geir Arild Espnes,Camilla Nguyen,Don Byrne

目录

摘要

　　以往认为冠心病的主要患病人群为男性,但多年来发现,越来越多证据显示冠心病也是导致西方世界女性人口过早死亡的重要疾病。本文通过文献查阅、相关资料讨论等方法,对冠心病患者的性别差异及心理危险因素中的性别差异进行研究,重点探讨女性的心理危险因素。结论是:由于研究有限,即使有危险因素图和疾病发展轨迹的发现性别差异的迹象,女性的危险因素仍远未明确。

关键词

女性（Female）·女人（Women）·性别（Gender）·冠心病（Coronary heart disease）·心肌梗死（Myocardial, infarction）·缺血性心脏病（Ischemic heart disease）

引言

根据流行病学数据，心肌梗死（myocardial, infarction, MI）、心绞痛和冠状动脉粥样硬化统称为冠心病（coronary heart disease, CHD）或心血管疾病（cardiovascular disease, CVD），几十年来主要将其归属为男性疾病（Lockyer, Bury 2002；Riska 2002）。这在很大程度上掩盖了关于疾病发展中性别差异的描述（e.g., Hirsch, Meagher 1984），女性的危险因素概况被简单假设为与男性相似（Asia Pacific Cohort Studies Collaboration 2005）。一个明显的例外是相信女性相对于男性的雌激素水平较高会对 CHD 的发展产生保护作用；这已被证明并非如此（Barrett-Connor 1997）。人们还期望雌激素的激素替代疗法（hormone replacement therapy, HRT）可产生积极效果，但近年来的研究已得出结论：女性不应用雌激素替代治疗来预期心血管获益（Herrington et al. 2000），而且有人指出 HRT 在某些情况下实际上可能增加心血管事件风险（Grady 2003；Mosca et al. 2004）。

然而，在 20 世纪 90 年代，西方社会男性和女性 CHD 事件比例变化越来越明显。这部分归因于观察到男性 CHD 发生率在西方社会中逐渐下降（Demirovic et al. 1993），而女性却发生相反情况，在一些地区，女性 CHD（无论严重与否）的发病率事实上在显著升高（e.g., Sclavo 2001；Burell, Granlund 2002）。

目前很明显，CHD 和其现症状的生理和生化危险因素都存在重要的性别差异（Chiamvimonvat, Sternberg 1998；Miller 2002；Kyker, Limacher 2002；Franklin 2002）。现在一致认为，更好地了解危险因素中的性别差异可能会减缓女性 CHD 发病率（Polk, Naqvi 2005；Witt, Roger 2003）。

本章是 2008 年在 *Stress and Health* 上发表的一篇期刊文章的更新（Espnes, Byrne 2008）。文献搜索两次都遵循相同的模式。

本文的目的是：①检查西方国家的流行病学证据以确定一致性；②检查主要的冠状动脉心理因素风险，心理因素一般影响在女性高于男性，尤其是压力的风险（并且至少部分地理解女性和男性心血管风险差距）；③检查这些数据对于降低女性和男性心血管疾病风险影响的可能最重要的干预措施；④分析和批判现有的假设,即在应对心血管疾病风险方面,针对不同性别共同的防治的最佳实践。

文献检索程序

本综述的文献检索在两种不同场合进行,但遵循完全相同模式(图 1)。它们是在互联网上使用相关的图书馆数据库(PsycInfo、Medline 和 PubMed)进行的。第一次搜索是通过输入与心理风险因素相关的主要搜索词完成。为缩小搜索范围,我们输入第二个搜索词,最后确保我们已缩小到绝对可能的搜索结果,并输入第三词(图 1)。

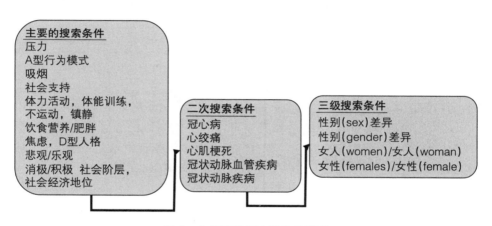

图 1 文献搜索层次结构的模型

在 2008 年之前,我们搜索到论文 95 篇,其中 68 篇已被纳入评论,因为它们为论文的重点增加了有价值的信息;2008 年后的数字分别为 48 个和 20 个。搜索在 2003/2004 年、2007 年和 2015 年进行。

流行病学背景

1980 年美国共有约 51 万名男性死于心血管疾病,2000 年的死亡人数不到 44 万。然而,女性的趋势几乎相反;1970 年约有 47 万人死于心血管疾病,2000 年约有 50.5 万人死于心血管疾病(American Heart Association 2003,p4)。单计算 CHD,占所有心血管疾病死亡率的约 50%,每年大约有 100 万人在美国单独经历冠状动脉事件或复发性冠状动脉事件,约 45 万人死于冠心病(包括男性)。

然而,有些奇怪的是,我们重新分析美国心脏协会用于形成 1987—1997

年期间统计数据（WHO 数据集）的数据表明，女性相对于男性的趋势明显好于 AHA 出版物（American Heart Association 2003，p4）建议。还有一些来自北美特定地区的研究表明，在某些地区，男性和女性的 CHD 死亡率实际上都有所下降（Rosamond et al. 1998），其他地区的 CHD 女性发病率至少下降（Hu et al. 2000）。Lang 等（1999）的结论是，相互矛盾的数据可能来自不同的报告公约和 CHD 患病率和发病率的不同定义或标准。然而，现在很清楚，绝经后女性CHD 的总发病率与男性相当（Chiamvimonvat，Sternberg 1998），死亡率随着年龄的增长呈指数增长，从 20 岁或 30 岁开始，没有 45 岁和 55 岁之间的 CHD 发病率的斜率变化。因此，CHD 在女性中是成年现象，而不仅仅是绝经后的现象（Barrett-Connor，Stuenkel 1999）。在世界卫生组织通讯"Heart Beat 心脏搏动（Nishtar 2003）"中明确提到女性 CHD 问题的严重性，它被称为"女性心血管疾病的负担日益加重"。

在世界范围内，心血管疾病仍是造成男性和女性死亡的主要原因；它在 2012 年造成 1 750 万人死亡（WHO 2014b），现在被认为是联合国（United Nations，UN）和世界卫生组织（World Health Organization，WHO）针对非传染性疾病（noncommunicable diseases，NCDs）的最重要的健康威胁之一（WHO 2014a；UN 2012）。（WHO 2014c）数据显示，2012 年，美国的心血管病死亡率在男性和女性中分别为 169.5/10 万和 107.8/10 万。根据他们最近的报告，预计到 2030 年，心血管疾病的年死亡率会进一步增加（WHO 2014b）。

心理社会因素

当搜索文献中关于发展为冠心病的心理危险因素的性别或性别差异时，我们发现可以在一个广泛的概述中列出 3 个主要心理因素组，这些因素与 CHD 发展有关。这些小组可以被命名为：①情感；②行为；③环境。这 3 个小组一起包含 8 个不同的风险因素亚组。这些因素首先是：①情绪压力；②A 型行为模式；③不同的麻烦情绪（包括悲观主义和乐观主义的二分法）；④社会支持即使可被定义为既是行为的又是环境的，将被包括在这里。本文对这组因素特别感兴趣。第二组，行为因素包含：⑤吸烟；⑥缺乏锻炼 / 运动；⑦肥胖 / 饮食。这些因素不是本文的主要研究对象，也不包括这些领域的研究。还有一种纯粹的环境因素，我们称之为：⑧社会阶层或社会经济地位。这最后一组将会受到更多关注，因为社会阶层或职业阶层已被证明对压力的发展有影响（如 Wamala et al. 2001）。当然，这些因素中有一些单独相关，它们相互关联，或相互促进或相互协调，但它们也似乎是独立分析的。

压力

压力这个术语或概念通常被定义为内在或外在压力对生理和心理影响结果。压力是导致最多疾病的生物心理因素之一,尤其是与 CHD 的发展有关。多年来,高血压和压力之间的联系构成了生理(或临床)和心理逻辑现象之间因果关系的典型例子。应激源,无论是精神上的还是环境上的,都很容易被识别和复制,而心身研究中最活跃的领域之一就是心血管对精神压力的反应性研究。压力已被认为是其他危险因素发展的先兆,尤其是高血压和血脂水平。最近,关于压力是否由同一种应变引起,压力和应变是否相同,以及最后压力是否对两性都有相同的后果一直受到质疑(Weidner et al. 1997,2001;Taylor et al. 2000)。

Stockholm 女性冠状动脉风险研究显示,患有 CHD 的女性比男性(Weidner et al. 2001)更容易对精神压力做出反应。总结另一项瑞典研究,作者声称压力是 CHD 发展的主要危险因素,女性在家庭中所面临的压力比男性大许多(Balog et al. 2003)。这些结果得到了(美国)家庭心脏研究的结果的支持,另外关于倦怠的研究(Kinnunen et al. 2006)也有类似结果,表明职业女性在家庭之外的工作压力似乎比家庭主妇和男性要小(Weidner et al. 1997;Ferris et al. 2005)。

正如之前提到,压力的原因可以从各种各样的压力环境中产生。来自弱势社会阶层或经济地位和属于低职业阶层已被发现与 CHD 发展有关。早前有人提出这种压力(社会阶层的劣势)可能对男性和女性的 CHD 发展有相同的影响(Breznika,Kittel 1995;Wamala et al. 2001),但目前存在差异的迹象(e.g.,Mobley et al. 2004)。Lawlor 等(2005)通过研究女性的寿命及其与 CHD 发展的关系来检验社会经济地位,表明无论是吸烟还是其他成人危险因素都不能完全解释女性由于不良社会经济地位而导致的 CHD 风险升高。正如其中一项研究(Wamala et al. 2001)强调的那样,人们感兴趣的重点是社会经济劣势累积效应。这得到了几项独立研究支持(Gliksman et al. 1995;Galobardes et al. 2006 年)。然而,也有研究结果表明,成年社会经济地位比早期社会地位更能预测 CHD 发病率(Marmont et al. 2002),在 NHANES Ⅲ研究中,单身母亲(Young et al. 2005)与有伴侣的母亲相比,发现 CHD 发展显著增加(Young et al. 2005)。

综上所述,似乎心理压力可能由两种性别不同的紧张情况引起,同时也会导致不同的 CHD 病理变化。

与心理因素相关的 CHD 发展的主要发现仍然与 2008 年至 2015 年相同,

但没有新相关发现。2011 年的一篇系统综述 (67 篇文章)进一步证实,与家庭关系或家庭责任有关的压力与女性 CHD 风险增加有关,而女性与男性相比,与工作有关的压力与 CHD 的相关性较低(Low et al. 2010)。在对 26 项研究的系统回顾中,重点是工作心理压力,后者被认为是男性 CHD 发生的重要原因,而不是女性的影响因素(Backé et al. 2012)。一项实证研究探讨了工作特征、生物心理社会、生活方式和 CHD 之间的潜在关联。即使男性在 CHD 风险的所有客观测量方面都显著更差,但男性和女性之间在变量之间的关系上并无显著差异(Ferris et al. 2012)。在中年患有急性心肌梗死的患者中,与男性相比女性对压力的感知更敏锐,这主要是由于身心健康状况、家庭内部冲突、照顾需求和经济困难的差异所致(Xu et al. 2015)等综合因素所致。这支持我们之前所表述的研究,女性和男性在不同情况下都会产生压力(Ferris et al. 2005;Balog et al. 2003;Weidner et al. 1997)。

A 型行为模式

这种特殊的行为模式在 20 世纪 50 年代被 Meyer Friedman 和 Ray Rosenman(1959)首次发现,定义和报告为冠状动脉易感行为模式,后来被更精确地定义(Rosenman 1990;Byrne 1996)。由于其具有如此多的情感特征,因此在其他社会心理风险因素中一直存在着这种行为模式的传统。即使 A 型行为模式(type A behavior pattern,TABP)预测 CHD 的功能受到严重质疑,构成该模式的几个特征如:强烈的竞争需求、敌意和挫折,在过去的十年中仍然被报道为与 CHD 发展有比较强的相关性(Byrne 1996;Espnes,Smedslund 2001)。已经揭示了男性和女性之间 TABP 表达的差异,女性倾向于表现出与 CHD 发展最密切相关的行为要少得多,并且研究结果支持了达到 A 型行为模式的性别相关组成因子差异的概念。这可能与具有 A 型行为模式男性 CHD 发病率高于女性相关(Wright et al. 1994;Matthews et al. 1998;Espnes,Opdahl 1999)。

消极和麻烦的感受

敌意、愤怒、侵略和烦躁

鉴于敌意已经被提出并事实证明对男性人群中 CHD 发展有影响(如 Fowkes et al. 1992),似乎很少有研究调查了敌意、易怒、侵略性和与冠心病发展有关的愤怒。在对相关研究荟萃分析中,得出结论,两性之间没有发现敌意影响 CHD 的差异（Miller et al. 1996）。然而,显示冠状动脉狭窄发展与敌意有关（Low et al. 1998）,并且作为心脏对心理挑战的反应,已有相关报道关于敌意的在不同性别中的差异（Guyll,Contrada 1998;Sloan et al. 2001）以及与男性和女性 CHD 相关的烦躁评分（Siegman et al. 2000）。还有一些证据表明,敌意水平（通过结构化访谈进行评估）能够可靠地预测男性和女性的静息血压（blood pressure,BP）,但不是每个人都以同样的方式预测;敌意与男性更高的静息血压有关,但女性静息血压更低（Davidson et al. 1996）。敌意也被认为是绝经后女性冠心病复发的独立危险因素（Chaput et al. 2002）。

对婚姻状况中压力的调查表明,性格愤怒程度较高的妻子（她们也有较高的压力）比性格愤怒程度不高的妻子（Glazer et al. 2002）血压和心率的增长幅度更大。

关于与 CHD 发展相关的敌意、易怒、攻击性和愤怒的潜在性别差异的研究仍然有限。来自英国的一项研究表明,在白人男性中,敌意与葡萄糖代谢异常和血脂异常有关,而敌意与南亚男性的自主功能障碍有关（Williams et al. 2011）。有趣的是,在各组女性中,敌意并不与任何生物学上 CHD 危险因素相关联,这表明敌意对男性影响可能比女性大。

不同类型的愤怒表达被认为与冠心病有关。一项研究将愤怒分为 3 类:建设性的愤怒（讨论愤怒来解决问题）,破坏性的愤怒辩护（把自己的愤怒归罪于他人）,破坏性的愤怒沉思（沉思导致愤怒的事件）。临床评估的建设性愤怒水平越高,男性 CHD 发病率越低,在女性则没有类似发现。尽管高水平破坏性愤怒与 10 年后 CHD 发病率的增加有着明显联系（Davidson,Mostofsky 2010）。

抑郁

有报道称抑郁和 CHD 之间的关系已经持续近 70 年（Malzberg 1937）。这种关系在许多研究中都得到证明,特别是在 20 世纪 70—90 年代（e.g.,Booth-Kewley,Friedman 1987）,但关于女性人群中的抑郁和 CHD 或性别差异的报道很少。然而,在美国纽黑文一项针对老年人的研究中研究人员报告说,即使抑郁不应该成为 CHD 发展的独立风险因素,抑郁也会增加健康的老年女性患 CHD 相对风险（Mendes de Leon et al. 1998）。我们现在怀疑,抑郁对 CHD 发展有多种影响可能,在两性之间也有不同影响。例如,有研究发现抑郁对女性高血压发病影响大于男性（Raikkonen et al. 2001）。希腊进行一项大规模研究中发现有 848 不同性别患者因首次 CHD 发病率住院治疗,1 078 名对照组,研究人员得出结论,他们发现女性抑郁症和 CHD 风险之间的关联比男性更大（Chrysohoou et al. 2003）。也有研究表明,性别差异是性别特质所致（Espnes,

Opdahl 1999；espn 2002）。

自 2008 年以来，许多研究也证实了抑郁在不同性别之间存在显著差异。Doering 等人（2011）试图区分患有抑郁和心血管疾病男、女性。调查发现，与男性相比，女性患者更有可能是单身、失业、受教育程度低、焦虑，对健康的控制力更弱。这些研究结果类似于先前的发现，与男性相比，社会经济和心理社会因素对 CHD 的女性有更重要的影响（Möller-Leimkühler 2008）。女性患者的抑郁程度也高于男性患者。一项元分析研究了 CHD 患者重度抑郁患病率的性别差异，进一步证实了重度抑郁患病率在女性中显著高于男性（Shanmugasegaram et al. 2012）。

焦虑

焦虑通常被定义为普遍的有缘由的恐惧，无论是在分析 CHD 事件的危险因素还是预后经常与抑郁一起被提及。早在 1995 年，Brezinka 和 Kittel 就对这一领域进行了大量研究（主要由 Framingham 对家庭主妇研究得出），认为焦虑是女性 CHD 发展的危险因素之一 "慢性烦恼情绪"。据我们所知，没有研究显示焦虑的性别差异，这可能解释焦虑对女性 CHD 发展的不同影响。但考虑到焦虑在女性比男性更常见（Stern et al. 1977；Schleifer et al. 1989；Forrester et al. 1992；Lesperance，Frasure-Smith 2000），尤其是老年女性，表现在女性过度焦虑比在男性产生更严重的影响（Rudisch，Nemeroff 2003）。

在 2008 年之后，研究人员对焦虑和 CHD 之间的独立联系进行了研究。Croatian 成人健康队列研究（CroHort）的研究结果显示，有心理压力的女性和高血压、心肌梗死、心绞痛和自我报告心衰的患病率之间存在显著联系。在男性重要的关联仅表现为心理压力和自我报告心衰（Rukavina et al. 2012），这表明心理压力对女性有更多的负面影响。有报道称，女性焦虑躯体症状与患CHD 风险比男性更高（Nabi et al. 2010）。

D 型人格和消极情绪

D 型人格即在社会交往中体验消极情绪和抑制表达的倾向，作为长期心脏事件可能危险因素受到关注（Denollet，Van Heck 2001）。然而，关于 D 型人格研究却很少，特别是关于消极情绪作为理解 CHD 发展的整体概念研究。

既往研究中 D 型人格被证明包含了不被抑郁和焦虑量表覆盖的功能失调人格模式（Beutel et al. 2012），有趣的是 D 型人格的患病率在女性中比男性高（Bergvik et al. 2010）。

悲观和乐观

虽然悲观已被确定为身心健康不佳的危险因素（Peterson et al. 1988），但我们的研究并未探索乐观情绪是否可以保护健康，当然也没有什么可能表明性别差异（关于定义，见 Peterson et al. 1988；Jenkins 1996）。尽管如此，在实验研究的基础上，现在认为乐观 / 悲观在经历 CHD 后男性和女性不同治疗效果会有很大差异（Burell，Granlund 2002），但目前尚无研究能够发现悲观 / 乐观倾向对 CHD 发展影响性别差异的争论。2008 年以后，只有少数研究看好乐观。一项研究将男性和女性心肌梗死后 1 年的心理一致感（sense of coherence，SOC）作为生活质量（quality of life，QoL）的预测指标。与女性参与者相比，男性参与者在所有维度（身体、情绪、社交和全面评分）中表现出更强的 SOC 和更好的生活质量（Wrzesniewski，Włodarczyk 2012）。

社会支持

我们当然知道社会参与度低的女性发生 CHD 的风险增加（Sundquist et al. 2004），正如之前对男性研究所显示的那样，但我们目前尚未发现社会支持对 CHD 风险的影响在两性之间存在差异的证据。相反，Rueda（2006）声称对社会支持不良的 CHD 风险的影响对男女都是一样的。

孤独往往被认为是缺乏社会支持，并且在过去几年中更常见于与健康恶化有关的情况。一项前瞻性研究调查孤独与 CHD 事件风险之间的关联，结果显示，女性高度孤独与 CHD 事件风险增加有关。有趣的是，男性之间没有发现这种显著的关联（Thurston，Kubzansky 2009），这表明孤独对女性的负面影响更大。这些发现得到 Piwonsky 等（2012）的支持。他发现两性在低社会支持和冠心病风险和抑郁症状之间存在相关性，在女性中尤其明显。总的来说，这些研究强调对社会支持水平低的女性需要特别关注的问题。

现在我们来谈谈关于 CHD 心理危险因素性别差异研究结果的简短讨论和总结新知识可能带来的影响。

对冠心病发病在不同性别差异的新启示

正如我们所看到的，即使总体流行病学证据不能完全支持美国心脏协会（American Heart Association，AHA）（2003）关于女性中 CHD 的假设上升的观点，假设表明在女性中心血管疾病的发病率十多年前更接近男性甚至在一些社会中可能高于男性。

正如本文前一部分所揭示的那样，在促进预防战略、治疗和康复方面缺乏足够的知识并采取行动。现在有足够的研究可以得出这样的结论:旨在防止男性人群罹患 CHD 或帮助那些遭受过 CHD 接受治疗的前沿知识和干预措施,在一定程度上只与女性人群的预防和治疗有关。美国心脏协会关于女性心血管疾病预防指南——专家小组/写作小组(Mosca et al. 2004)根据现有的最佳证据列出了一系列临床建议。关于这张清单,最重要强调知识的缺乏的事实必须严肃对待。

然而,这篇评论已经证实有些知识可作为未来研究和实践的基础。根据本综述可挑选出的具体知识概况是:

● 心理压力似乎是女性和男性 CHD 发展的一个重要因素,但女性 CHD 发展过程中所涉及的压力可能来源于生活窘迫情况。在男性和女性之间,压力表现出病理效应轨迹似乎非常不同,我们对这种现象的了解也非常有限。在未来的研究中,这可能也会影响对社会支持或缺乏社会支持是否会在性别上对 CHD 的发展产生不同的影响。

● 关于情感性精神异常的特质(如各种让人苦恼的感觉)对 CHD 发展影响的性别差异,目前的信息非常少,从本文的结果显示没有足够的数据得出关于疾病发展或疾病过程中性别差异一致结论。抑郁是情感障碍中唯一一个有明显性别差异的。在此,女性被发现有特别的风险——抑郁,因为大多数是基于回顾性和横断面研究结果,并且很少有前瞻性研究来指导实际存在比较明确的结论,故有必要谨慎对待关于抑郁作为女性冠心病危险因素的推论。

结论

所有这一切都表明,在研究女性 CHD 发展过程中心理社会因素和生物医学因素之间的相互作用方面需要大量证据,并且如本章所示,保护因素和危险因素及该研究中的症状学、诊断标准、治疗过程和康复都很重要。显然,CHD 对于女性来说是一个新出现的问题(WHO 2014;UN 2012),而且在缺乏对 CHD 发展的性别差异所有方面透彻了解的情况下,健全的、基于证据的预防和治疗策略的建立将受到严重影响。

(陈华 译,李宇航 校)

参考文献

American Heart Association. (2003). *Heart disease and stroke statistics – 2003 update*. Dallas: National Center.

Asia Pacific Cohort Studies Collaboration. (2005). Does sex matter in the associations between classic risk factors and fatal coronary heart disease in populations from the Asia Pacific

Region? *Journal of Women's Health, 14*, 820–928.

Backé, E. M., Seidler, A., Latza, U., Rossnagel, K., & Schumann, B. (2012). The role of psychosocial stress at work for the development of cardiovascular diseases: A systematic review. *International Archives of Occupational and Environmental Health, 85*(1), 67–79.

Balog, P., Janszky, I., Leineweber, C., Blom, M., Wamala, S. P., & Orth-Gomer, K. (2003). Depressive symptoms in relation to marital and work stress in women with and without coronary heart disease. The Stockholm Female Coronary Risk Study. *Journal of Psychosomatic Research, 54*, 113–119.

Barrett-Connor, E. (1997). Sex differences in coronary heart disease. Why are women so superior? The 1995 Ancel Keys Lecture. Circulation, 95(1): 252–64.

Barrett-Connor, E., & Stuenkel, C. (1999). Hormones and heart disease in women: Heart and estrogen/progestin replacement study in perspective. *The Journal of Clinical Endocrinology & Metabolism, 84*(6), 1848–1853.

Bergvik, S., Sørli, T., Wynn, R., & Sexton, H. (2010). Psychometric properties of the type D scale (DS14) in Norwegian cardiac patients. *Scandinavian Journal of Psychology, 51*(4), 334–340.

Beutel, M. E., Wilthink, J., Till, Y., Wild, P. S., Münzel, T., Ojeda, F. M., ... Michal, M. (2012). Type D personality as a cardiovascular risk marker in the general population: Results from the Gutenberg health study. *Psychother Psychosom, 81*(2), 108–117.

Booth-Kewley, S., & Friedman, H. S. (1987). Psychological predictors of hearth disease: A quantitative review. *Psychological Bulletin, 101*, 343–362.

Brezinka, V., & Kittel, F. (1995). Psychological factors of coronary heart disease in women: A review. *Social Science and Medicine, 42*(11), 1351–1365.

Burell, G., & Granlund, B. (2002). Women's hearts need special treatment. *International Journal of Behavioral Medicine, 9*(3), 228–242.

Byrne, D. G. (1996). Type A behaviour, anxiety and neuroticism: Reconceptualizing the pathophysiological paths and boundaries or coronary-prone behaviour. *Stress Medicine, 12*, 227–238.

Chaput, L. A., Adams, S. H., Simon, J. A., Blumenthal, R. S., Vittinghoff, E., Lin, F., Loh, E., & Matthews, K. (2002). Hostility predicts recurrent events among postmenopausal women with coronary heart disease. *American Journal of Epidemiology, 156*, 1092–1099.

Chiamvimonvat, V., & Sternberg, L. (1998). Coronary artery disease in women. *Canadian Family Physician, 44*, 2709–2717.

Chrysohoou, C., Demosthenes, B. P., Pitsavos, C., Kokkinos, P., Marinakis, N., Stefanadis, C., & Toutouzsas, P. K. (2003). Gender differences on the risk evaluation of acute coronary syndromes: The CARDIO2000 study. *Preventive Cardiology, 6*(2), 71–77.

Davidson, K. W., & Mostofsky, E. (2010). Anger expression and risk of coronary heart disease: Evidence from the Nova Scotia Health Survey. *American Heart Journal, 159*(2), 199–206.

Davidson, K., Hall, P., & McGregor, M. (1996). Gender differences in the relation between interview-derived hostility scores and resting blood pressure. *Journal of Behavioural Medicine, 19*(2), 185–201.

Demirovic, J., Blackburn, H., McGovern, P., Sprafka, J. M., & Doliszny, K. (1993). Sex differences in coronary heart disease mortality trends: The Minnesota heart survey, 1970–1988. *Epidemiology, 4*, 1.

Denollet, J., & Van Heck, G. L. (2001). Psychological risk factors in heart disease what typed personality is (not) about. *Journal of Psychosomatic Research, 51*, 465–468.

Doering, L. V., McKinley, S., Riegel, B., Moser, D. K., Meischke, H., Pelter, M. M., & Dracup, K. (2011). Gender-specific characteristics of individuals with depressive symptoms and coronary heart disease. *Heart and Lung, 40*(3), e4–e14.

Espnes, G. A. (2002). The type A behavior pattern and coronary heart disease: A critical and personal look at the type A behavior pattern at the turn of the century. *International Congress Series, 1241*, 99–104.

Espnes, G. A., & Byrne, D. (2008). Gender differences in psychological risk factors for development of heart disease. *Stress and Health, 24*, 188–195.

Espnes, G. A., & Opdahl, A. (1999). Associations among behavior, personality, and traditional risk factors for coronary heart disease: A study at a primary health care center in mid-Norway. *Psychological Reports, 85*(2), 505–517.

Espnes, G. A., & Smedslund, G. (2001). *Health psychology*. Oslo: Gyldendal.

Ferris, P. A., Sinclair, C., & Kline, T. J. (2005). It takes two to tango: Personal and organizational resilience as predictors of strain and cardiovascular disease risk in a work sample. *Journal of Occupational Health, 10*, 225–238.

Ferris, P. A., Kline, T. J., & Bourdage, J. S. (2012). He said, she said: Work, biopsychosocial, and lifestyle contributions to coronary heart disease risk. *Health Psychology, 31*(4), 503–511.

Forrester, A. W., Lipsey, J. R., Teitelbaum, M. L., DePaulo, J. R., & Andrezejewsky, P. L. (1992). Depression following myocardial infarction. *International Journal of Psychiatry Medicine, 22*, 33–46.

Fowkes, F. G., Leng, G. C., Donnan, P. T., Deary, I. J., Riemersma, R. A., & Housley, E. (1992). Serum cholesterol, triglycerides, and aggression in the general population. *Lancet, 24*(340), 995–998.

Franklin, S. S. (2002). Definition and epidemiology of hypertensive cardiovascular disease in women: The size of the problem. *Journal of Hypertension, 20*(2), 3–5.

Friedman, M., & Rosenman, R. (1959). Association of specific overt behaviour pattern with blood and cardiovascular findings. *Journal of the American Medical Association, 169*, 1286–1296.

Galobardes, B., Smith, G. D., & Lynch, J. W. (2006). Systematc review of the influence of childhood socioeconomic circumstances on risk for cardiovascular disease in adulthood. *Annals of Epidemiology, 16*, 91–104.

Glazer, K., Smith, T.W., Nealy, J., & Hawkins, M. (2002). Hostility and marital adjustment. Paper presented at the annual meeting of the Society of Behavioral Medicine.

Gliksman, M. D., Kawach, I., Hunter, D., Colditz, G. A., Manson, J. E., Stampfer, M. J., Speizer, F. E., Willett, W. C., & Hennekens, C. H. (1995). Childhood socioeconomic status and risk of cardiovascular disease in middle aged US women: A prospective study. *Journal of Epideiological Community Health, 49*(1), 10–15.

Grady, D. (2003). Myocardial infarction during menses: Lessons from trials and errors. *The American Journal of Medicine, 1*(114), 611–612.

Guyll, M., & Contrada, R. J. (1998). Trait hostility and ambulatory cardiovascular activity: Responses to a social interaction. *Health Psychology, 17*, 30–39.

Herrington, D. M., Reboussin, D. M., Briosniha, N. B., Sharp, P. C., Shumaker, S. A., Snyder, T. E., Furberg, C. D., Kowalchuk, G. J., Stuckey, T. D., Rogers, W. J., Givens, D. G., & Waters, D. (2000). Effects of estrogen replacement on the progression of coronary-atherosclerosis. *The New England Journal of Medicine, 343*(8), 522–529.

Hirsch, G. A., & Meagher, D. M. (1984). Women and coronary heart disease: A review of the literature. *Health Care Women International, 5*(5–6), 299–306.

Hu, F. B., Stampfer, M. J., Manson, J. A. E., Grodstein, F., Colditz, G. A., Speizer, F. E., & Willett, W. C. (2000). Trends in the incidence of coronary heart disease and changes in diet and lifestyle in women. *The New England Journal of Medicine, 343*(8), 530–537.

Jenkins, C. D. (1996). While there's hope, there's life: An editorial comment. *Psychosomatic Medicine, 58*, 122–124.

Kinnunen, U., Feldt, T., Geurts, S., & Pulkkinen, L. (2006). Types of work-family interface: Well-being correlates of negative and positive spillover between work and family. *Scandinavian Journal of Psychology, 47*, 149–162.

Kyker, K. A., & Limacher, M. C. (2002). Gender differences in the presentation and symptoms of coronary artery disease. *Current of Womens Health Reports, 2*(2), 115–119.

Lang, T., Ducimetère, P., Arveiler, D., Amouyel, P., Ferrières, J., Ruidavets, J.-B., Montaye, M., Haas, B., & Bingham, A. (1999). Trends and geographical disparities in coronary heart disease in France: Are results concordant when different definitions of events are used? *International*

Journal of Epidemiology, 28, 1050–1058.

Lawlor, D. A., Ebrahim, S., & Smith, G. D. (2005). Adverse socioeconomic position across the lifecourse increases coronary heart disease risk cumulatively: Findings from the British women's heat and health study. *Journal of Epidemiological Community Health, 59,* 785–793.

Lesperance, F., & Frasure-Smith, N. (2000). Depression in patients with cardiac disease: A practical review. *Journal of Psychosomatic Research, 48,* 379–391.

Lockyer, L., & Bury, M. (2002). The construction of a modern epidemic: The implications for women of the gendering of coronary heart disease. *Journal of Advanced Nursing, 39*(5), 432–440.

Low, K. G., Fleisher, C., Colman, R., Dionne, A., Casey, G., & Legendre, S. (1998). Psychosocial variables, age, and angiographically-determined coronary artery disease in women. *Annals of Behavioural Medicine, 20*(3), 221–226.

Low, C. A., Thurston, R. C., & Matthews, K. A. (2010). Psychosocial factors in the development of heart disease in women: Current research and future directions. *Psychosomatic Medicine, 72* (9), 842–854.

Malzberg, B. (1937). Mortality among patients with involutional melancholia. *American Journal of Psychiatry, 93,* 1231–1238.

Marmont, M., Shipley, M., Brunner, E., & Hemingway, H. (2002). Relative contribution at early life and adult socioeconomic factors to adult morbidity in the Whitehall II study. *Journal of Epidemiology and Community Health, 55,* 301–307.

Matthews, K. A., Owens, J. F., Kuller, L. H., Sutton-Tyrrell, K., & Jansen-McWilliams, L. (1998). Are hostility and anxiety associated with carotid atherosclerosis in healthy postmenopausal women? *Psychosomatic Medicine, 5,* 633–638.

Mendes de Leon, C. F., Krumholz, H. M., Seeman, T. S., Vaccarino, V., Williams, C. S., Kasl, S. V., & Berkman, L. F. (1998). Depression and risk of coronary heart disease in elderly men and women: New Haven EPESE, 1982–1991. Established populations for the epidemiologic studies of the elderly. *Archives of Internal Medicine, 23*(158), 2341–2348.

Miller, C. L. (2002). Integrative literature reviews and meta-analyses. A review of symptoms of coronary artery disease in women. *Journal of Advanced Nursing, 39*(1), 17.

Miller, T. Q., Smith, T. W., Turner, C. W., Guijarro, M. L., & Hallet, A. J. (1996). Meta-analytic review of research on hostility and physical health. *Psychological Bulletin, 119*(2), 322–348.

Mobley, L. R., Finkelstein, E. A., Khavjou, O. A., & Will, J. C. (2004). Spatial analysis of body mass index and smoking behavior among WISEWOMAN participants. *Journal of Women's Health, 13*(5), 519–528.

Möller-Leimkühler, A. M. (2008). Women with coronary artery disease and depression: A neglected risk group. *World Journal of Biological Psychiatry, 9*(2), 92–10.

Mosca, L., Appel, L. J., Benjamin, E. J., Berra, K., Chandra-Strobos, N., Fabunmi, R. P., Grady, D., Haan, C. K. M. D., Hayes, S. N., Judelson, D. R., Keenan, N. L., McBride, P., Oparil, S., Ouyang, P., Oz, M. C., Mendelsohn, M., Pasternak, R. C., Pinn, V. W., Robertson, R. M., Schenck-Gustafsson, K., Sila, C. A., Smith, S. C., Sopko, G., Taylor, A. L., Walsh, B. W., Wenger, N. K., & Williams, C. L. (2004). Evidence-based guidelines for cardiovascular disease prevention in women. (Expert Panel/Writing Group). *Circulation, 109,* 672–693.

Nabi, H., Hall, M., Koskenvuo, M., Singh-Manoux, A., Oksanen, T., Suominen., . . .Vahtera, J. (2010). Psychological and somatic symptoms of anxiety and risk of coronary heart disease: The health and social support prospective cohort study. *Biological Psychiatry, 67*(4): 378–385.

Nishtar, S. (2003, September). Women and heart disease. Heart Beat. *The World Heart Federation Newsletter*

Peterson, C., Seligman, M. E. P., & Vaillant, G. E. (1988). Pessimistic explanatory style is a risk factor for physical illness: A thirty-five year longitudinal study. *Journal of Personal and Social Psychology, 55,* 23–27.

Piwoński, J., Piwońska, A., & Sygnowska, E. (2012). Is level of social support associated with health behaviours modifying cardiovascular risk? Results of the WOBASZ study. *Kardiologia*

Polska, 70(8), 803–809.

Polk, D. M., & Naqvi, T. Z. (2005). Cardiovascular disease in women: Sex differences in presentation, risk factors, and evaluation. *Current Cardiology Reports, 7,* 166–172.

Raikkonen, K., Matthews, K. A., & Kuller, L. H. (2001). Trajectory of psychological risk and incident hypertension in middle aged women. *Hypertension, 38,* 798–802.

Riska, E. (2002). From type A man to the hardy man: Masculinity and health. *Sociology of Health and Illness, 24*(3), 347–358.

Rosamond, W. D., Chambless, L. E., Folsom, A. R., Cooperm, L. S., Conwill, D. E., Clegg, L., Wang, C. H., & Heiss, G. (1998). Trends in the mortality of myocardial infarction and in mortality due to coronary heart disease, 1987–1994. *The New England Journal of Medicine, 339*(13), 861–867.

Rosenman, R. (1990). Type A behaviour pattern. A personal overview. In M. J. Straube (Ed.), *Type A behavior* (pp. 1–24). Newbury Park: Sage.

Rudisch, B., & Nemeroff, C. B. (2003). Epidemiology of comorbid coronary artery disease and depression. *Biological Psychiatry, 54,* 227–240.

Rueda, B. (2006). Gender and social support in the context of cardiovascular disease. *Women & Health, 43,* 59–73.

Rukavina, T. V., Brborović, O., Fazlić, H., Sović, S., & Civljak, M. (2012). Association of the psychological distress and cardiovascular risk behaviors, conditions and diseases: The CroHort study. *Collegium Antropologicum, 36*(1), 157–164.

Schleifer, S. J., Macari-Hinson, M. M., Coyle, D. A., Slater, W. R., Kahn, M., Gorlin, R., et al. (1989). The nature and course of depression following myocardial infarction. *Archives of Internal Medicine, 149,* 1785–1789.

Sclavo, M. (2001). Cardiovascular risk factors and prevention in women: Similarities and differences. *Italian Heart Journal, 2*(2), 125–141. based on abstract.

Shanmugasegaram, S., Russell, K. L., Kovacs, A. H., Stewart, D. E., & Grace, S. L. (2012). Gender and sex differences in prevalence of major depression in coronary artery disease patients: A meta-analysis. *Maturitas, 73*(4), 305–311.

Siegman, A. W., Townsend, S. T., Civelek, A. C., & Blumenthal, R. S. (2000). Antagonistic behavior, dominance, hostility, and coronary heart disease. *Psychosomatic Medicine, 62*(2), 248–257.

Sloan, R. P., Bagiella, E., Shapiro, P. A., Kuhl, J. P., Chernikhova, D., Berg, J., & Myers, M. M. (2001). Hostility, gender and cardiac autonomic control. *Psychosomatic Medicine, 63,* 434–440.

Stern, M. J., Pascale, L., & Ackerman, A. (1977). Life adjustment postmyocardial infarction. Detecting predictive variables. *Archives of Internal Medicine, 137,* 1680–1685.

Sundquist, K., Lindström, L., Malsmström, M., Johansson, S.-E., & Sundquist, J. (2004). Social participation and coronary heart disease: A follow up study of 6900 women and men in Sweden. *Social Science & Medicine, 58,* 615–622.

Taylor, S. E., Klein, L. C., Lewis, B. P., Grunewald, T. L., Regan, A. R., & Updegraff, J. A. (2000). Biobehavioral responses to stress in females: Tend-and-befriend, not fight-or flight. *Psychological Review, 107,* 411–429.

Thurston, R. C., & Kubzansky, L. D. (2009). Women, loneliness, and incident coronary heart disease. *Psychosomatic Medicine, 71*(8), 836–842.

UN General Assembly. (2012). *Resolution adopted by the general assembly. Political declaration of the high-level meeting of the general assembly on the prevention and control of non-communicable diseases.* Retrieved 28 Apr 2015 from: http://www.who.int/nmh/events/un_ncd_summit2011/political_declaration_en.pdf.

Wamala, S. P., Lynch, J., & Kaplan, G. A. (2001). Women's exposure to early and later life socioeconomic disadvantage and coronary heart disease risk: The Stockholm Female Coronary Risk Study. *International Journal of Epidemiology, 30,* 275–284.

Weidner, G., Boughal, T., Connor, S. L., Pieper, C., & Mendell, N. R. (1997). Relationship of job strain to standard coronary risk factors and psychological characteristics in women and men of the Family Heart Study. *Health Psychology, 16*, 239–247.

Weidner, G., Kohlmann, C. W., Horsten, M., Wamala, S. P., Schenck-Gustafsson, K., Hogbom, M., & Orth-Gomer, K. (2001). Cardiovascular reactivity to mental stress in the. *Stockholm Female Coronary Risk Psychosomatic Medicine, 63*(6), 917–2.

Williams, E. D., Steptoe, A., Chambers, J. C., & Kooner, J. S. (2011). Ethnic and gender differences in the relationship between hostility and metabolic and autonomic risk factors for coronary heart disease. *Psychosomatic Medicine, 73*(1), 53–58.

Witt, B. J., & Roger, V. L. (2003). Sex differences in heart incidence and prevalence: Implications for intervention. *Expert Opinion Pharmacotherapy, 4*(5), 675–683.

World Health Organization. (2014a). *Global action plan for the prevention and control of NCDs 2013–2020*. Geneva: World Health Organization.

World Health Organization. (2014b). *Global status report on noncommunicable diseases 2014*. Geneva: World Health Organization.

World Health Organization. (2014c). *Global health observatory data repository*. Retrieved 23 Apr 2015 from: http://apps.who.int/gho/data/node.main.A865CARDIOVASCULAR?lang=en.

Wright, L., Abbanato, K. R., Lancaster, C., & Bourke, L. (1994). Gender-related subcomponent differences in high type A subjects. *Journal of Clinical Psychology, 50*, 677–680.

Wrześniewski, K., & Włodarczyk, D. (2012). Sense of coherence as a personality predictor of the quality of life in men and women after myocardial infarction. *Kardiologia Polska, 70*(2), 157–163.

Xu, X., Bao, H., Strait, K., Spertus, J.A., Lichtman, J. H., D'Onofrio, G., . . . Krumholz, H. M. (2015). Sex differences in perceived stress and early recovery in young and middle-aged patients with acute myocardial infarction. *Circulation, 131*(7):614–623.

Young, L. E., Cunningham, S. L., & Buist, D. S. M. (2005). Lone mothers are at higher risk for cardiovascular disease compared with partnered mothers. Data from the National Health and Nutrition Examination Survey III (NHANES III). *Health Care For Women International, 26*, 604–621.

第 5 章　心血管疾病的压力与社会支持

Kristina Orth-Gomér

目录

摘要

　　长期以来,人们直观认识到社交网络不足和社会支持不足对健康的影响。直到 20 世纪 70 年代,社会关系的重要性才首次在加州阿拉米达县研究中得以证明。

　　最近几项基于人群的前瞻性研究得出相似结论:社交网络和社会支持的缺失使总体死亡率和心血管死亡率升高。北卡累利阿(芬兰东部的农村,位于俄罗斯和芬兰交接处)也有这种情况,但仅限男性。在北卡累利阿女性和其他群体女性,社会关系功能似乎比社会关系结构更重要。

　　在斯德哥尔摩,患冠状动脉疾病和社会隔离的女性共病抑郁时,这些因素恶化预后并加速冠状动脉疾病进展,如定量冠状动脉造影(quantitative coronary angiography,QCA)所测量的那样。同样,使用 QCA 方法,表明疲惫比抑郁使女性预后不良更明显。斯德哥尔摩女性几乎均在外工作,但来自家庭的负担比工作负担更重。因此,我们制定了一种认知行为干预措施来减少女性压力。一项随机对照试验证明该干预措施既延长了女性寿命,也减少了她们的负面情绪。

约 800 名女性患者接受长达 20 年的随访,期间她们接受各种社会心理测试。心理社会评估显示,疲惫最符合冠状动脉粥样硬化进展模式,似乎也最符合疾病进展的多变量模型因素,涉及的具体心理生物学机制尚不清楚。然而,多变量模型评估中,标准冠状动脉风险因素部分"解释"疲惫和代谢、血流动力学、免疫学、自主神经功能紊乱对心理致病性通路的影响。

关键词

心血管疾病(Cardiovascular disease)·压力(Stress)·社交网络(Social network)·社会支持(Social support)·抑郁(Depression)

引言

本章将回顾心血管疾病(cardiovascular disease,CVD)社会支持的流行病学证据,重点评估和量化这种社会支持的方法。此外,还将对冠心病相关临床和病因进行检测,旨在介绍加强心血管疾病患者的社会支持和预防性心理干预措施。

社会支持的概念

斯堪的纳维亚有句谚语"孤独的男人是强壮的男人",强壮的男人自己做出决定,不受任何外部影响。因此他的决定是清晰而全面的,故是独立的——这是瑞典北部寒冷和黑暗地区的真实写照。对瑞典北部的基律纳居民和芬兰北部的罗瓦涅米或挪威北部的特罗姆瑟居民来说,情况可能如此。(这些地方均位于北纬 65 度以上北极圈上方斯堪的纳维亚北峰的周围。)

然而,即使在这些人口稀少的地区,每年从 11 月到来年 2 月太阳和日光消失,孩子们会快乐地迎来第一场雪,他们上学时滑雪,可看到白雪反射的道路,即使距离很远,也会轻松地旅行一百公里去拜访一个朋友或照顾一个年老的亲戚(甚至这些地区没有孤独、强大的男人)。尽管生活困难,寒冷的冬日漫长黑暗,人们交谈也不会太久。但他们仍知道社会关系至关重要,没有人可以独立生存,人们需要在关系中被珍惜和教化。

因为大多数人口集中地区在哥本哈根、丹麦、瑞典马尔默（Janlert et al. 1992）人烟稀少的北部地区，人与人之间的连接就显得更为重要。

社会支持，一方面分为纯粹的社交网络定量评估，另一方面则是社会支持的定性和功能评估。这两个方面构成了人类社会交往和亲密关系的基本需求（Rubermanet al. 1984）。

社会支持的概念几乎和旧世界一样古老。大约公元前 350 年，Aristotle 说"除了食物、住所和衣服，友谊是人类最基本的需求"。完全无爱的生活，即没有任何朋友，一种剥夺许多美好需要的生活。1599 年，一位内科医生，同时也是炼金术师、自然科学家，认为"爱可以作为几种疾病的最佳治疗方法"（Rose 1992）。

第一个提出社会支持与健康相联系的现代科学证据是 Emil Dürkheim（1858—1917），他在广泛社会学研究中，发现婚姻和宗教是抵御自杀源头和自我毁灭行为的最佳保护者。1908 年，俄罗斯一位生态学家和精神生物学家 Kropotkin 曾说过，"相互帮助和支持对于维持动物和人类的生命及健康有着重要的意义"（Stamler 1980）。

社交网络和社会支持对心脏病的生物学效应

几个世纪以来，人们凭直觉认为社会支持对心脏有所影响。然而，现代心脏病学需要实证。社会支持对心脏的影响在研究和临床机构中均需验证。以下基于普通人群和患者的纵向研究进行论证。

基于人群的社交网络和心血管疾病研究

Jim House 等（1988）回顾吸烟者社交网络对健康的影响，研究涉及美国阿拉米达县（Berkmann，Syme 1979）、特库姆塞（Michigan；House et al. 1982）、埃文斯县（South Georgia；Blazer 1982）、东波士顿、艾奥瓦州和纽黑文（House et al. 1988）。此外，还描述了欧洲研究结果，包括芬兰的卡累利阿北部（Kaplan et al. 1988）、瑞典的哥德堡（Orth-Gomer et al. 1993）和 SCULF 研究（Orth-Gomer et al. 1987），年龄在 15~75 岁之间瑞典男性和女性样本。所有研究小组均进行数年研究，寻找相同的终点。所有这些纵向研究结论达成一致，即虽然健康风险程度大致相同，但社交网络支持可持续促进健康，也就是说，更频繁的社交接触与更好的身心健康息息相关。该结论清晰明确（Orth-Gomer 1987）。然而，很难理解朋友、邻居、工作伙伴等真正含义，也很难知道哪些受到心理功能影响，哪些人格特征对社会关系变化敏感。为进一步探索，寻找或开发社会支持作用积极且更易解释的检查方法，开展一系列心理测量学调查，如社交调查计划

(Interview Schedule for Social Interaction, ISSI; Henderson et al. 1980)。该调查方式被设计成访谈工具,以评估任何个体众多社会关系的可用性和感知适当性。该访谈工具具有足够的有效性和可靠性,且对社会人群之间可预测的差异度也很敏感,因此在精神医学和全科医学临床和流行病学研究中被合理应用。

社会支持的心理测量研究

ISSI 具有我们正在寻找的功能性方法,但使用起来非常麻烦。一项试点研究中,我们开展了纸笔测试,特别关注心理测量特性,包括半分信度、卷面效度和内部一致性(Orth-Gomer, Unden 1987; Undén 1991)。

由此产生的规模有 13 项,其中 6 项描述"依恋",7 项描述"社会融合"。该工具现已一些群体中实施,如瑞典北部 Gampöjka 年轻男性,哥德堡 50 岁男性(Janlert et al. 1992),以及斯德哥尔摩有 CVD 临床症状的女性(Orth-Gomér et al. 1998, 2000; Horsten et al. 2000)。

社会支持的功能

斯堪的纳维亚半岛的北部是一个极其孤立的地区(Zapf 2009),我们在斯堪的纳维亚北部的经历也证实这种特殊情感,主要归因于该地区恶劣的生活条件。作为 MONICA 项目的一部分,我们描述社会支持在瑞典最北部不同年龄和性别群体的概况。采用多进入 MONICA 研究约定的自我报告措施,使社交网络的规模和密度与社会支持的质量和功能相分离。在多数人群中,我们发现前者规模、社会融合程度,预示预期方向的健康结果。

也就是说,社会接触越多越频繁,健康状况越好。北方群体中依恋也较突出,即彼此认同、依恋,分享亲密关系,这种关系建立在家庭内部或与亲密朋友之间。依恋是在茫茫人海是否有人拥抱你、抚慰你,是否有"分享快乐的人,快乐仅仅因为你 ...."

瑞典北部年轻人绰号是"Gampöjka",村里所有人均搬到南方城市(如斯德哥尔摩)时,他们是唯一留下来的人。这些年轻人实际上几乎没有关系给他们"依恋"的感觉。他们大多没有工作,没有家庭,许多人与寡居的母亲生活在一起。由于所有北方年轻女性均去了南方生活,几乎没有人拥抱他们、安慰他们(Janlert et al. 1992)。

50 岁的哥德堡男性

更具代表性的瑞典以人群为基础的群组研究中,调查了 1 000 名生于 1913 年哥德堡男性。实际上是瑞典第一次流行病学研究,其结果既令人安心又担忧。在这些男性中,调查了他们的社交网络和一套仔细验证的标准风险因素评估,基线年龄为 50 岁,随着长期随访研究发现社交网络和社会互动独立于其他标准风险因素预测死亡率。结果表明,更多社会接触与较低死亡率有关。该发现是除美国外,第一个基于人群的社交网络与健康相关的研究结果,意义在于需要更精确的功能评估及必需的心理社会干预。

在一项合作研究中,我们有机会接近下一代 50 岁哥德堡男性(1933 年出生),将具有国际观的问卷,谨慎地提出社会支持功能扩展到哥德堡男人。我们认为其中有些问题可能被视为冒犯。事实上的确有些人在做测试时非常生气,说"这不关你的事"并将试卷撕碎。但我们不为此担心,在 6 年和 15 年随访中,我们的假设得到证实,社会支持的定量和定性测量均是 CVD 独立预测因子(Orth-Gomer et al. 1993)。

斯德哥尔摩女性:她们的社会支持和心血管疾病

传统上认为冠心病是男性疾病,从前以为女性不患心脏疾病;她们甚至被认为对心脏疾病具有免疫。尽管后来发现大约同样多的女性死于心血管疾病,但女性并没有密集出现在冠心病监护室(即在出现症状后 48 小时内需要持续监测)。因此,这可能是错误认知的原因。

不像男性,女性患者在技术支持和治疗措施中没有得到恰当的关注。CCU 中 60 岁以上的男性比例较多,而年龄相当的女性则不多见。大多数女性直到 51 岁左右绝经,女性内源性雌激素在停经数年后仍对动脉粥样硬化和冠状动脉疾病的提供保护。

往往女性绝经后多年,大约 70 岁左右,冠状动脉危险因素受雌激素抵消,她们患心脏病的几率与同年龄段的男性相同。这个年龄段的女性住在 CCU 中不再是罕见事件。由于更年期女性在大约 10 年后出现心脏病的可能性超过男性,所以她们应像男性一样接受先进的预防干预措施,除非年龄较大。

当然,女性在健康和疾病的其他方面也不同男性。我们知道,女性平均预期寿命高于男性,很大程度上由于冠状动脉疾病发病率的差异。大多数国家,这种性别差距大约是 5 年(例如西欧和美国),但像俄罗斯这样的东欧国家性别差距接近 15 年。其确切原因知之甚少。然而,普遍认为女性疾病负担高于男性,特别是如计算伤残调整生命年(disability-adjusted life years,DALYs)包括所有致残因素,如抑郁、焦虑和睡眠障碍。

性别之间的年龄差距也可影响社会心理环境,就像获得社会支持一样。老年女性更多独居、经历丧偶、离婚或分居等生活事件。对新英格兰人口心理健康相关因素的调查中,女性认同最重要的支持者与男性不同。大约 60% 男性认为配偶是最重要地支持者,而女性只有 25%。值得注意的是,男性和女性来自同一人群。该发现可能与女性的心脏疾病患病率有关。我们发现,65岁以下的斯德哥尔摩女性冠心病患者抑郁和社会隔离使其心脏病预后更差(Horsten et al. 2000),这与之前男性的结果类似(Orth-Gomer et al. 1998)。然而,分析其原因时,发现了重要的性别差异。

婚姻关系不佳,我们称之为婚姻压力。有婚姻压力的女性复发性冠状动脉疾病风险是没有婚姻压力的 3 倍,而拥有良好工作和幸福婚姻的女性预后最好(Orth-Gomer et al. 2000)。亚组分析中,后组更"倾向健康",在冠状动脉造影及随后的定量评估(quantitative evaluation,QCA)检查中,冠状动脉疾病并未如预期进展。相比之下,她们的 CAD 实际上消退了,就如接受系统性他汀类药物治疗一样。然而,她们均未服用任何他汀类药物。因为很久以后,这些药物才在瑞典心脏病患者中使用。

新的心理社会干预试验

基于以上发现,设计了认知心理干预的临床试验(Blom 1997;Orth-Gomer 2012)。斯德哥尔摩的女性患者对心脏康复的积极性很高,前提是这种心脏康复并非传统的男性模式。我们刚刚结束对斯德哥尔摩女性冠状动脉风险研究的数据收集,当患者要求提供康复治疗时,她们来找我们说:"你应为我们做点什么!看看男性患者是如何锻炼的——他们的理疗师正在用自行车进行数据测量!但是我们不想加入这样的方式,不想和他们一起流汗!我们想要我们自己的项目,我们更愿意交谈而不是运动!"

SWITCHD 研究(斯德哥尔摩女性冠心病介入治疗试验)连续纳入 237 名入院的女性冠心病患者。这是第一个遵循 CONSORT 标准的随机对照试验,并显示心理干预对临床结局有显著益处。为期一年的行为治疗计划着重于如何减轻压力,主要改善不良人际关系;随访期间,长期死亡率降低 3 倍(平均随访 7 年)。基线平均年龄 61 岁,约半数女性患有透壁性心肌梗死,其中大多数没有或几乎没有心脏衰竭症状(纽约心脏病协会分级 1 或 2 级)、心绞痛(加拿大心绞痛分级)。几乎所有患者接受日常药物治疗(即他汀类、β 受体阻滞剂、利尿剂和阿司匹林)。同时接受 CBT 和他汀类药物的女性组中发现最显著效应,7 年内死亡率 <1%。没有使用他汀类药物和康复计划的女性死亡率为20%,其他两组为中等(Orth-Gomér et al. 2009)。

心脏心理学

从 2000 年到 2004 年,世纪之交成为一种新的科学概念(Wang et al. 2005)。"临床实践中预防心血管疾病的临床指南"最初研究集中于心理风险因素。这些指南于 2003 年 12 月首次发表,并在其他期刊(De Backer et al. 2003)同时发表,为急性冠状动脉事件后从患者角度提供了新视角。行为和心身医学成为公认的专业,受到研究界的重视和认可。

1 年后,出现另一个重大事件即 INTERHEART 研究的发表。指南中引用了大致相同的心理社会风险因素(见下文),第一次将心理社会因素可能归因于冠状动脉危险约 30%。由于 INTERHEART 研究包括代表超过 50 个国家大约 16 000 名 CVD 患者和相同数量的对照,结果非常稳定且显著。另外确定了其他危险因素,包括:低 SES,来自工作和家庭的情绪压力,缺乏社会支持和社会隔离以及伴随的负面情绪(抑郁、疲惫、绝望、愤怒和敌意),均确定基于冠状动脉危险因素(Yusuf et al. 2004)。

传统上,心脏康复的重要部分是体育锻炼。最近,人们发现"康复"与改变生活方式一样能减少焦虑和抑郁。一个理想的康复计划十个核心组成中,社会心理康复应被认为是最重要的。

其他 9 个核心部分可以通过改变生活方式解决。尽管非常详细的指导患者他们应如何预防心脏病,但很少有人指导应具体怎么做。因此,心脏康复的失败可能是由于缺乏系统地心理教育。现在,挽救生命的急性心脏病医护照料是医疗体系沉重的负担。急性期特点是高强度和多方面的重症监护,特别是严重胸痛的男性患者将使用最好的最新的技术治疗。通常,在患者到达医院前,他的心电图就会从救护车上传到医护人员处并由心脏病学专科医生或相关专科医生解读。然而,一个重要问题仍存在:为什么患者没有遵循优秀专家的建议? 如今心脏病学专科医生已经意识到,患者既有躯体需求又有精神寄托,两者均需照顾。但是,他们可能无法完全满足复杂的"心灵那一半"的需要,这些帮助应从双心治疗中获得。

心脏猝死的临床病例

心脏病急救方面的我个人经历对我产生了巨大影响。

八月某日下午,我和邻居,一位 60 多岁平素体健的男性,在冰冷的波罗海游泳。后来他感觉不舒服,突发剧烈胸痛,无法行走。我们在群岛上,我担心如何把他送到医院。当我还在和救护车司机说话时,我听到直升机的声音,飞机降落在我们旁边的花园,一名心脏急救护员从飞机上跳下来,看了一下心电图,然后给他打了一针。疼痛缓解后,立即被送到距离约 100 公里最近的心脏病医院。

斯德哥尔摩群岛由 2.5 万个大小不等的岛屿组成,我们很幸运,没有在最偏远的岛屿。我钻进汽车希望尽快赶到诊所,如果有什么需要的话起码我在旁边。当我到心脏诊所时,手术已经完成。病床上有张治疗后右冠状动脉的影像,显示在右冠状动脉狭窄处放了支架,这枚支架挽救了他的生命。

如果没有得到如此有效率的治疗,没有如此迅速和专业的管理,他可能死于心脏猝死。这一状况对男性的影响要大于女性,尤其是 65 岁以下的男性。通常情况下,这些患者会有突然出现心梗症状,甚至来不及进入急诊室,就死在去医院的路上。

根据定义,胸痛症状犹如闪电一样从晴空击中患者,尽管前几个小时可能会有一些恶心或紧张。冠状动脉疾病潜在的症状较隐匿,而急性发作也往往被低估。一般来说,心脏猝死的原因是心律失常,从心室产生异位活动开始,当异位搏动越来越频繁,逐渐恶化,最终变为室性心动过速和心室颤动。当然那个阶段,心肌无法收缩,也就无法将血液泵入循环系统,几分钟内患者可能死亡。

我看着我的手表,我的邻居出现症状后 1 小时内接受了支架植入手术,12 分钟内完成首次手术治疗!不久前我们还在波罗海游泳!我惊讶于医院急救可以如此高效。后来我了解到,这已经进化为相当标准的程序,特别是因为出现早期症状和即时治疗对急性冠状动脉疾病成功治疗至关重要。

如果怀疑冠状动脉"变窄"或闭塞,救护车上装备精良和训练有素的人员将在运输过程中进行交流,直接向诊所提供他们的意见,几乎均正确。这就是血管造影实验室如何在患者到达急诊单位时做好准备。经过专门培训的护士将在整个手术过程中协助心脏病专家。他们是接受指导、训练有素、经常被低估,并且拿着低薪具备高素质的专业人员。

结论

重症冠心病监护室实施最新导管介入技术,通过大量临床实践经验推动其发展,使得冠状动脉开通并保持通畅,从而将住院患者心肌梗死的急性死亡率降低约一半。此外,对那些心肌梗死后的幸存者,有效的药物治疗预防死亡,可能是最有效的措施。

今天,几乎所有心肌梗死后患者余生中的每天均服用预防性药物。首先是 β 受体阻滞剂在临床上被应用,可缓解心绞痛、降低血压,减轻心力衰竭的症状,甚至推迟死亡。此外,辅酶 A 还原酶抑制剂——他汀类药物,为降低密度脂蛋白被引入,但发现对全因死亡率与心脏病相关死亡率均有所受益,这不能仅通过影响低密度脂蛋白来解释。随后研究发现,他汀类药物预防血栓有很重要的作用。SWOTCCHD 研究发现,他汀类药物似乎可使降低认知压力的作用加强(Orth-Gomer' et al. 2009)。

对于上述发现,可能的解释是什么? 可能是基于当我们采取减少认知压力方案时,患者的动机和依从性更好,也可能因为患者在服用他汀类药物时变得更加信任医生,对自己更有信心,心理层面上更容易接受治疗。然后,这种效应将通过增强其效率与认知压力减少交互。

在接受他汀类药物和 CBT 治疗的女性患者,死亡率低于 1%,而其他 3 组,服用两种治疗方案中的一种或两种均未服用的女性,7 年以上死亡率在 15%~20%。因此,他汀类药物(最有效的药理预防治疗)和 CBT(最有效的心理社会治疗模式)之间存在交互作用。

我们使用 QCA 对 800 名女性患者进行 20 年随访,结果显示低社会支持、抑郁和疲惫加速了冠状动脉粥样硬化进程,预后更差,这似乎最符合疾病进展的多变量模型(Orth-GOM et al. 2015)。大量实证中已积累广泛的心理社会风险因素对冠心病的影响,现已准备在临床实践中实施相关干预措施。

(陈华 译,李宇航 校)

参考文献

Berkmann, L., & Syme, S. L. (1979). Social networks, host resistance and mortality. A nine year follow up of Alameda county residents. *American Journal of Epidemiology, 109*, 186–204.

Blazer, D. (1982). Social support and mortality in elderly community population. *American Journal of Epidemiology, 115*, 684–694.

Blom, M. (1997). Psychosocial finings in women with heart disease. Stress research report No 255 Karolinska Institutet.

De Backer, G., Ambrosioni, E., Borch-Johnsen, K., Brotons, C., Cifkova, R., Dallongeville, J., Ebrahim, S., Faergeman, O., Graham, I., Mancia, G., Manger Cats, V., Orth-Gomér, K., Perk, J., Pyörälä, K., Rodicio, J. L., Sans, S., Sansoy, V., Sechtem, U., Silber, S., Thomsen, T., Wood, D., & Third Joint Task Force of European and Other Societies on Cardiovascular Disease Prevention in Clinical Practice. (2003). European guidelines on cardiovascular disease prevention in clinical practice. Third Joint Task Force of European and Other Societies on Cardiovascular Disease Prevention in Clinical Practice. *European Heart Journal, 24*(17), 1601–1610. No abstract available.

Henderson, S., Duncan-Jones, P., & Byrne, D. G. (1980). Measuring social relationships. The interview schedule for social interaction. *Psychological Medicine, 10*, 723–734.

Horsten, M., Mittleman, M. A., Wamala, S. P., Schenck-Gustafsson, K., & Orth-Gomér, K. (2000). Depressive symptoms and lack of social integration in relation to prognosis of CHD in middle-aged women. The Stockholm Female Coronary Risk Study. *European Heart Journal, 21*(13), 1072–1080.

House, J. S., Robbins, C., & Metzner, H. L. (1982). The association of social relationships and activity with mortality. Prospective evidence from the Tecumseh community health study. *American J. of Epidemiology, 116*, 123–140.

House, J. S., Landis, K. R., & Umberson, D. (1988). Social relationship and health. *Science, 41*, 40–45.

Janlert, U., Asplund, K., Weinehall, L., Orth-Gomér, K., & Undén, A. L. (1992). Men who never married. A socio-medical study in northern Sweden. *Arctic Medical Research, 51*(2), 72–80.

Kaplan, G. A., Salonen, I. T., Cohen, R. D., et al. (1988). Social connection and mortality from all causes, prospective evidence from eastern Finland. *American of Epidemiology, 128*, 170–180.

Orth-Gomér, K. (1987). A loose social network increases the risk of cardiovascular diseases. *Läkartidningen, 84*(43), 3474–3475. Swedish.

Orth-Gomér, K. (2012). Behavioral interventions for coronary heart disease patients. *Biopsychosoc Med, 6*(1), 5. doi:10.1186/1751-0759-6-5.

Orth-Gomér, K., & Undén, A. L. (1987). The measurement of social support in population surveys. *Social Science and Medicine, 24*(1), 83–94.

Orth-Gomér, K., Rosengren, A., & Wilhelmsen, L. (1993). Lack of social support and incidence of coronary heart disease in middle-aged Swedish men. *Psychosomatic Medicine, 55*(1), 37–43.

Orth-Gomér, K., Wamala, S. P., Horsten, M., Schenck-Gustafsson, K., Schneiderman, N., & Mittleman, M. A. (2000). Marital stress worsens prognosis in women with coronary heart disease: The Stockholm Female Coronary Risk Study. *JAMA, 284*(23), 3008–3014.

Orth-Gomér, K., Horsten, M., Wamala, S. P., Mittleman, M. A., Kirkeeide, R., Svane, B., Rydén, L., & Schenck-Gustafsson, K. (1998). Social relations and extent and severity of coronary artery disease. *The Stockholm Female Coronary Risk Study. European Heart Journal, 19*(11), 1648–1656.

Orth-Gomér, K., Schneiderman, N., Wang, H. X., Walldin, C., Blom, M., Jernberg, T. (2009). Stress reduction prolongs life in women with coronary disease: The Stockholm Women's Intervention Trial for Coronary Heart Disease (SWITCHD). *Circulation: Cardiovascular Quality and Outcomes, 2*(1), 25–32.

Orth-Gomér, K., Schneiderman, N., Vaccarino, V., & Deter, H. C. (Eds.). (2015). *Psychosocial stress, and cardiovascular disease in women – concepts findings, future directions.* New York: Springer.

Rose, G. (1992). *The strategy of preventive medicine.* Oxford: Oxford University Press.

Ruberman, W., Weinblatt, E., Goldberg, J., et al. (1984). Psychosocial influences on mortality after myocardial infarction. *NEJM, 311*, 552–559.

Stamler, J. (1980). Preventive cardiology. In T. Cheng (Ed.), *Textbook of cardiology* (pp. 1237–1255). New York: Pergamon.

Unden, A. L. (1991). Academic thesis, Karolinska Institute.

Wang, H. X., Mittleman, M. A., & Orth-Gomer, K. (2005). Influence of social support on progression of coronary artery disease in women. *Social Science and Medicine, 60*(3), 599–607.

Yusuf, S., Hawken, S., Ounpuu, S., et al. (2004). Effect of potentially modifiable risk factors associated with myocardial infarction in 52 countries (the INTERHEART study): Case-control study. *Lancet, 364*(9438), 937–952.

Zapf, K. M. (2009). *Social work and the environment: Understanding people and place.* Toronto: Canadian Scholars Press, Toronto.

第 6 章　难民心理健康与心血管疾病

Harry Minas

目录

摘要

　　2013 年,世界范围内有 5 120 万人因迫害、冲突、暴力或侵犯人权而被迫流离失所。有 1 670 万人是难民,其中一半为儿童。在发展中国家,80%以上的人生活在难民营或其他临时安置(尽管该安置通常是长期的)。在这个庞大人口中,只有 98 000 人迁入难民接收国。在难民中精神障碍特别是创伤后应激障碍、抑郁症和焦虑症的患病率高于非难民,但估计的患病率差异很大。除了心理健康状况较差之外,相比非难民移民或寄宿人群,难民也更有可能在身体健康状况方面较差,并有较高的全因死亡率和较高的心血管疾病(cardiovascular disease,CVD)死亡率。虽然作为难民所体验的严重且持续的压力可能是心血管疾病的独立危险因素,但似乎较高的心血管疾病风险是由精神因素介导的,如创伤后应激障碍和抑郁症,这些精神因素都是在难民中常见的并且明显与心血管疾病风险增加有关。此外,难民获得有效的心理健康和一般保健服务的可能性较低,从而进一步影响到本可避免的心血管疾病的患病和死亡的风险增加。

关键词

心血管疾病（Cardiovascular disease）·认知行为治疗（Cognitive behavioral therapy）·心率变异性（Heart rate variability）·精神障碍（Mental disorders）·创伤后应激障碍（Post-traumatic stress disorder）·难民（Refugees）·CVD 风险因素（CVD risk factors）·难民署（UNHCR）

引言

2013 年是获得综合全面数据的最新一年（United Nations High Commissioner for Refugees 2014），有 5 120 万人因迫害、冲突、普遍暴力或侵犯人权而被迫流离失所。2013 年有 1 070 万人新流离失所，其中 820 万人在本国境内流离失所。其他 250 万人是新难民，这是自 1994 年以来的一年中最大的人数。1 670 万人是难民，其中 50% 年龄在 18 岁以下。有 3 330 万国内流离失所者和 120 万寻求庇护者。

全世界所有难民中有一半以上来自 3 个国家：阿富汗（260 万）、叙利亚（250 万）和索马里（1 100 万），其次是苏丹、刚果民主共和国、缅甸、伊拉克、哥伦比亚、越南和厄立特里亚。巴基斯坦（160 万）、伊朗（85.7 万）、黎巴嫩（85.6 万）、约旦（64.2 万）和土耳其（61 万）是 5 个最大的难民收容国家。全世界难民中有 86%（十年前为 70%）收容中在发展中国家，超过 540 万难民在人均国内生产总值低于 5 000 美元的国家。

在 2013 年有 110 万人提交了庇护申请或难民身份申请。仅有 9.8 万难民在各国重新安置，其中美国的人数最多（6.6 万人）。超过 40 万人返回原籍国，最多返回叙利亚（14.1 万），刚果民主共和国（6.8 万）和伊拉克（6.1 万）。这是 25 年来难民回返的最低水平（United Nations High Commissioner for Refugees 2014）。

虽然联合国难民署这些严峻的数字表明全面被迫流离失所问题的严重程度，但它们无法传达寻求庇护者和难民及他们的孩子因自由、尊严、人身、生计及未来受到威胁而逃离家园所遭受的痛苦。许多人经历过暴力和伤害及性侵犯。有相当一部分人遭受了持续的人权侵犯和国家支持的酷刑。大多数人目睹破坏、暴力、杀戮、攻击和失踪。丧失家园、财物、隐私和自由，丧失机会、尊严和希望，未来前景渺茫。熟悉的世界被打乱，正常的设施和服务，包括重要的医疗服务和社会功能和网络已经崩塌，目前尚不清楚谁可以信任，很少有人可以依靠提供重要帮助，情况不可预测，回到有秩序和稳定的可能性很小，可能没有足够的水、食物和住所。

在漂泊期间和到达相对安全的一些临时居住地，寻求庇护者生活在一种长期的恐慌、恐惧和焦虑的状态。在这个支离破碎的世界里,几乎没有什么是熟悉的。隐私、选择、控制和计划变得不可能。失去家人、朋友和同事,与亲人分离、对被遗弃的人感到焦虑,这些都是持续的关注。除了焦虑、悲伤和无助,还会有内疚和羞愧。虽然在这些情况下,许多人表现出非凡的韧性,但人们可以预料到,心理障碍的发生率很高,尤其是抑郁、焦虑和创伤后应激障碍(post-traumatic stress disorder,PTSD),这一预期被现有的证据所证实。

精神障碍

世界卫生组织(World Health Organization,WHO)的《世界心理健康调查》对非洲、亚洲、美洲、欧洲和中东 17 个国家的 85 052 名参与者的终身患病率和发病年龄分布进行评估,包括焦虑、情绪障碍和物质使用障碍。平均寿命患病率估计为焦虑障碍 4.8%~31.0%,心境障碍 3.3%~21.4%,药物使用障碍 1.3%~15.0%,任何障碍 12.0%~47.4%。一些焦虑症(7~14 岁)和冲动控制障碍(7~15 岁)的发病年龄中位数非常早。发病年龄分布晚于情绪障碍(29~43 岁)、其他焦虑症(24~50 岁)和物质使用障碍(18~29 岁)。

作者提出 3 种可能的偏见,可能导致对患病率低估。首先,由于样本框架排除(例如,不包括无家可归者)、差别死亡率或更不愿意参与,精神疾病患者参与调查的可能性较小。有人认为,各国之间估计的广泛差异可能是由于各国之间这种差异的低估造成的。另一种可能的偏见是由于受访者不愿承认精神疾病,终生患病率有时会被低估,这在不同国家也有可能发生变化。第三是可能的调查者问题,由于在调查中按小时计酬而导致的调查失误。虽然估计可能过高,因为精神障碍的出现的阈值可能过低,但一些具有最高流行度估计的国家的临床重新评估研究没有发现这种偏见的证据。

回顾 63 个国家的 174 项调查,评估精神障碍患病率的总体估计,Steel 和他的同事报告了共 12 个月的精神障碍患病率,分别为 17.6% 和 29.2%(Steel et al. 2014)。

虽然估计患病率和发病年龄中位数的范围很广,但很明显,精神障碍是常见的,许多精神障碍在青春期和成年早期就开始发作。

难民中的精神障碍

系统回顾 1990 年至 2007 年发表的关于移民和难民成年人抑郁和焦虑流行率的人口研究,综合样本为 24 051 名难民,在 37 个移民和难民人口中确定了 35 项研究。移民中抑郁症患病率为 20%,难民中为 44%。对于焦虑,综合估计移民中有 21%,难民中有 40%(Lindert et al. 2009)。

已进行了几项关于报告 PTSD 流行和抑郁的研究的系统评价。Vu 等(2014)报道,伊拉克难民安置的社区样本中 PTSD 患病率为 8%~37.2%,抑郁症患病率为 28.3%~75%。伊拉克难民仍然是世界上重新安置的最大的群体之一。一项关于 PTSD、抑郁症和精神病的流行率调查的系统回顾(Al Kasseh et al. 2014)确定 20 项符合条件的研究,总共研究人口来自 7 个国家的 6 743 名成年难民。安置在西方国家的 10 名成年难民中有 1 人患有 PTSD,20 人中有 1 人患有严重抑郁症,25 人中有 1 人患有焦虑症。尽管抑郁症的患病率与非难民人群大致相同,但 PTSD 在难民中的患病率比普通人群高 10 倍。

Porter 和 Haslam 回顾 56 项调查,这些研究调查一个难民群体和一个非难民对照组,并报告了关于精神病理学指标的定量群体比较(Porter,Haslam 2005)。难民的结果更差,而且重要的是在流离失所和流离失所之后,心理健康的结果都会受到影响。

现有证据表明,精神障碍,特别是 PTSD、抑郁和焦虑,在难民中比在移民和受灾人群中更为普遍。大多数精神障碍发生于儿童期或青春期以及成年早期。大多数寻求庇护者和难民是年轻人,难民人口中的 50% 是 18 岁以下的儿童——其余许多人是年轻人(United Nations High Commissioner for Refugees 2014)。这一点很重要,因为精神障碍的发作最有可能发生在生命发展阶段的背景下——由于寻求庇护者或难民身份已陷入混乱,使所有事情变得复杂。对于全球五分之四以上在发展中国家处于边缘地位的难民(United Nations High Commissioner for Refugees 2014)而言,这意味着几乎或根本无法获得基本卫生和社会服务,更不用说获得熟练的精神卫生服务。新出现的精神障碍很可能是未发现和未治疗的,对精神病难民及其家庭具有负面影响。

心血管疾病危险因素

心血管疾病的主要可改变风险因素众所周知,将在这里讨论,只是因为它们可能与难民有关。与收容人群相比,难民中心血管疾病风险更高以及心血管疾病发病率更高的结果一致。

慢性压力已被确定为 CVD 的重要危险因素。在难民中引起慢性压力的情况是暴力,尤其是性暴力和酷刑。女性难民在冲突和流离失所情况下特别容易遭受性暴力。一项对 19 项符合条件的研究的系统评价报告称,性暴力发生率估计为 21.4%。作者认为这是一个低估,因为披露的重大障碍(Vu et al. 2014)。在对来自 40 个国家共 81 866 名难民和其他受冲突影响的人共报告 161 篇文章的回顾中,Steel 等(2009)报道 PTSD 的患病率从 0% 到 99% 不等,抑郁症的患病率从 3% 到 85.5% 不等。估计数的这种显著变化归因于非随机抽样、小样本量和自我报告问卷等方法因素，以及实质性人口危险因素的变化。在所报告的实质性风险中，酷刑成为与创伤后应激障碍相关的最强因素，其次是创伤事件暴露程度，冲突发生后的时间以及评估的政治恐怖程度（Steel et al. 2009）。

虽然众所周知，基于性别的暴力是常见、令人不安的难民经历，但没有合格的研究试图对预防和治疗基于性别的暴力的战略进行系统的研究结果，或解决难民中基于性别的暴力对身体和精神健康的影响。作者发现没有一篇评价预防、治疗、或管理的基于性别的暴力和流离失所的人群的健康后果符合入选标准的系统审查。尽管有许多来自国际组织的专家建议和指导方针，提出预防和 / 或治疗基于性别的暴力的具体策略，但没有一个得到关于流离失所人群的初步研究的支持（Asgary et al. 2013）。

很少有关于难民的酷刑的严格研究。在不同的原籍国和来自同一国家的不同群体中，酷刑的经历差别很大。在美国对伊拉克难民的研究发现，56% 的人受到酷刑，并且酷刑与到达后的健康检查中精神和身体症状的存在相关联（Willard et al. 2014）。

有明确证据表明，PTSD 与心血管疾病风险增加和心血管疾病发病率和死亡率增加有关。虽然在研究难民中创伤后应激障碍和 CVD 方面有很多方法方面的挑战，但在对美国退伍军人进行的某些方法上的严谨工作对难民有指导意义，因为 PTSD 是这两组人群中是很常见的诊断。

纳入 15 288 名美国陆军退伍军人（Boscarino 2006a）的一项重大项目，研究了战后 30 年 PTSD 与生存时间和死亡原因之间的联系。大样本量，由军事记录提供的规范抽样框架及退伍军人的高参与率，使我们得出一些肯定的结论：战后 30 年，死亡危险比率为：全因（HR=2.2）和心血管（HR=1.7）、癌症（HR=1.9）和外部（包括机动车事故、意外中毒、自杀、他杀、意外伤害等）（HR=2.3）死亡原因（Boscarino 2006b）。

可能增加难民易患肥胖和心血管疾病的因素包括饮食变化和有限的体力活动（Drummond et al. 2011；Sundquist et al . 2010）。在澳大利亚，撒哈拉以南的难民被发现有肥胖和糖尿病的风险（Renzaho et al. 2011），而在瑞典的波斯尼亚难民妇女被发现有 CVD 风险的血脂和肥胖（Sundquist et al. 1999）。

现有证据虽仍有限，但表明在难民中，心血管疾病的危险因素可能比移民和收容人口高得多，从而导致心血管发病率和死亡率上升。

精神疾病和心血管疾病

一项以人口为基础的群体研究发现，在瑞典的 86 395 名移民和难民中，移民和难民的心理健康状况比当地的瑞典人更差，大多数出身难民的心理健康状况比同原籍的非难民差得多,男性难民的心血管死亡率(危险比 1.53)和外部原因死亡(危险系数 1.59)明显更高(Hollander et al. 2012;Hollander 2013)。社会经济因素对整体风险没有显著影响。女性难民患心血管疾病的风险比男性高,其危险比率与男性相似。由于样本数量较少,对女性外部原因造成的死亡没有任何结论。

抑郁症是与心血管疾病相关的最集中研究的精神疾病。美国心脏协会(American Heart Association,AHA)最近发表的一份科学声明得出结论:"尽管发表的研究报告中包含异质性,但大量证据支持美国心脏协会应将抑郁症提升为急性冠状动脉综合征患者不良医疗结果的危险因素的建议"(Lichtman et al. 2014)。

抑郁是健康人群中心血管疾病发展的强有力危险因素,它与心血管疾病(Clark,Mytton 2007)患者的心肌梗死和死亡等不良后果有关。心肌梗死后抑郁与全因死亡率、心脏死亡率和心脏事件增加的风险增加有关(Robinson et al. 2008)。这种联系可能是通过低心率变异性(heart rate variability,HRV)调节,这在许多研究中都存在,包括抑郁和焦虑以及行为风险因素:包括不运动、服药不规律和吸烟((Stein et al. 2000;Carney et al. 2001,2005;Clark,Mytton 2007;Martens et al. 2008)。在重度抑郁症患者中,与 CVD 最紧密的联系是抑郁和心肌梗死之间的联系(Kessler et al. 2007)。据报道,患有冠状动脉疾病的患者出现抑郁的情况与进一步发生心脏事件(Nielsen et al. 2013)和死亡率增加有关。有可能这种联系是由抑郁的 HRV 降低的,这是心血管疾病的已知危险因素。在稳定的冠心病患者中一些研究没有发现抑郁症和 HRV 之间有关联的证据(Gehi et al. 2005)。

虽然关于其他特定精神障碍和心血管疾病之间的联系的研究少得多,而关于其他精神障碍的证据却不如抑郁,但有大量证据表明精神分裂症(Ringen et al. 2014)、躁郁症(Kessler et al. 2007;Callaghan,Khizar 2010)和 PTSD(Boscarino 2006b)与罹患心血管疾病及增加心血管疾病发病率和死亡率的风险更大有关。尽管肺结核是一个世纪以前精神分裂症患者死亡的最常见原因,但在精神分裂症的年轻人中,自杀仍是常见死因,而 CVD 现在已成为老年精神分裂症患者中最常见的死因(callagha et al. 2009;Healy et al. 2012)。

虽已提出几种可能与心血管危险和结果相关的精神障碍机制,包括上述行为危险因子,但很明显它们可能包括多个系统和途径(Bouzinova et al. 2014 年,如中央和自主神经系统、神经内分泌系统、免疫系统、血管和血液系统。潜在的相关病理生理因素包括"交感神经和副交感神经系统之间的稳态失衡,在抑郁、交感神经激活、下丘脑 - 垂体 - 肾上腺轴的激活导致高糖皮质激素血症、免疫系统失调,释放促炎性细胞因子和趋化因子、血小板活化和高凝血功能"

（Halaris 2013）。所有这些异常都在重度抑郁症患者身上得到证实。心血管病和抑郁症之间的共病可能是常见因素，那就是慢性压力，导致"持续的交感神经超负荷和迷走神经张力减弱"。迷走神经张力减弱有助于促炎症状态，影响神经递质调节，特别是血清素能传导（Halaris 2013）。

对于 PTSD 患者来说，慢性压力尤为重要，但显然也是所有精神障碍的主要因素，特别是由于精神障碍患者遭受日常屈辱、耻辱和歧视，甚至在富裕国家中长期贫困，无法获得安全住房和体面劳动，精神疾患是心理问题的核心体验。

也有人认为，抑郁症等精神障碍可能直接与动脉硬化和内皮功能异常增加有关，即使与血压匹配控制相比，也有可能将 PTSD 与动脉硬化和心血管疾病联系在一起，这一机制已被证明可促进两种情况，有证据表明，PTSD 可能诱发慢性低水平炎症（Tomlinson，Cockcroft 2011）。

对于有效治疗抑郁症能否导致 CVD 的风险降低和 CVD 结果改善的问题存在持续的分歧（fernandezdez-sanin-martin et al. 2014；Gierisch et al. 2014）。特别是，有人认为，有效治疗抑郁症可减少心血管疾病风险（Halaris 2013），例如增加 HRV 从而降低急性心肌梗死后的死亡率（Carney et al. 2005；Martens et al. 2008）。用认知行为疗法（Cognitive behavioral therapy，CBT）治疗抑郁症的研究显示降低的心率和增加的短期 HRV，提示这种治疗可降低患冠心病的抑郁患者的心脏事件和死亡率的风险（Carney et al. 2000）。

卫生服务

移民、寻求庇护者和难民在获得有效的、文化上合适的初级保健（Bellamy et al. 2015）、心理健康（Minas et al. 2013）方面面临许多障碍；甚至在拥有高水平卫生资源和高度发达卫生系统的国家，也存在类似的问题。对于生活在难民营和发展中国家其他条件不足的地方的绝大多数难民来说，这些问题成倍增加。寻求庇护者和难民也往往得不到国家和地方卫生促进运动的帮助，也无法从这些运动中获益，最常见的原因是交流困难，也因为这些运动是为占主导地位的文化群体设计的。尽管难民有很高的精神障碍和心血管疾病的发病率（Yun et al. 2012）以及复杂的医疗服务需求（Renzaho et al. 2011，2014），但即使他们确实能够获得医疗服务，他们也经常得不到最佳的治疗（Tomlinson，Cockcroft 2011）。

正因为如此，许多作者提出，在心血管疾病患者中进行抑郁的常规筛查将导致更好的检测、更合适的评估和更好的心血管疾病预后（Callaghan et al. 2009；Callaghan，Khizar 2010）；这一观点得到美国心脏协会支持。尽管有许多人呼吁进行筛查,但一些作者对心血管疾病患者进行常规筛查的价值表示怀疑。Thombs et al.(2013)已得出结论,虽有证据表明抑郁的减轻会在心肌梗死后和稳定的冠心病患者的抑郁症状上有一定程度改善,但仍没有证据表明常规的抑郁筛查能改善抑郁或心脏预后。他们补充说,美国心脏协会科学顾问(Bigger,Glassman 2010)抑郁筛选应修订,以反映缺乏证据(Rossi et al. 2012)。Huffman 等(2013)虽承认 CVD 患者的抑郁非常普遍,并且与发病率和死亡率的增加有关,但他认为对于患有心肌梗死的患者,抑郁的常规评估仍只在有明确的途径通过积极筛查患者可获得正式评估、开始治疗和纵向护理的情况下才有意义(Huffman et al. 2013)。是否成功的治疗手段是否与心脏发病率和死亡率的降低有关,目前仍未可知(MacDuff et al,2011)。

结论

难民比非难民更有可能患上心血管疾病,并增加焦虑和情绪障碍的患病率,并大大增加了 PTSD 的患病率。看来,难民经历焦虑和慢性压力的中心因素可能构成心血管疾病和心血管发病率和过早死亡的直接风险。然而,难民经历和 CVD 之间的主要途径可能是精神障碍。美国心脏协会承认抑郁是冠心病的独立危险因素,但这个决定背后的证据质量受到质疑。

此外,越来越多证据表明,难民身份和精神障碍的存在都与早期发现心血管疾病和适当治疗的可能性降低有关,从而导致可避免的心血管发病率和死亡率。对于临床医生和卫生服务机构对于增加心血管疾病风险或对难民进行常规心血管疾病筛查以及出现精神障碍的风险的警惕性的价值,目前尚无法得出自信的结论。然而,在向难民,特别是有精神障碍的难民提供公平和有效的精神卫生和一般卫生服务之前,鼓励这种机警性和筛查,并进一步评估这是否会改善检测和减少心血管疾病发病率和死亡率,似乎是审慎的做法。此外,越来越多证据表明,难民地位和精神障碍的存在都与减少心血管疾病和适当治疗的早期分离可能性有关,从而导致可避免的心血管发病率和死亡率。

最后,难民研究提出许多方法和实际的挑战。难民的数量和质量研究,支持这样的研究水平,不符合全面难民问题的规模,全球难民的数量可能不断增加,人口的健康和经济负担认可和无效的治疗精神疾病和心血管疾病的难民。

在大多数难民生活在卫生系统不发达的国家的情况下,卫生系统不足的问题尤其重要。许多难民接受国家有能力把卫生系统做得比现在更好,他们正在制定越来越严格的政策,有时甚至有惩罚性寻求庇护者和难民政策。

寻求庇护者和难民研究及对难民需求作出更有效的健康系统回应，必须更明确优先考虑全面健康和全面精神保健方案及全面灾害风险减少方案的重要组成部分。

（陈华 译，李宇航 校）

参考文献

Al Kasseh, A. S., Zaki, N. M., Aljeesh, Y. I., & Soon, L. K. (2014). Risk factors of gestational diabetes mellitus in the refugee population in Gaza strip: A case-control study. *Eastern Mediterranean Health Journal, 19*(Suppl 3), S12–S18.

Asgary, R., Emery, E., & Wong, M. (2013). Systematic review of prevention and management strategies for the consequences of gender-based violence in refugee settings. *International Health, 5*(2), 85–91.

Bellamy, K., Ostini, R., Martini, N., & Kairuz, T. (2015). Access to medication and pharmacy services for resettled refugees: A systematic review. *Australian Journal of Primary Health, 21*(3). doi:10.1071/PY14121.

Bigger, J. T. & Glassman, A. H. (2010). The American Heart Association science advisory on depression and coronary heart disease: an exploration of the issues raised. *Cleve Clin J Med, 77*(Suppl 3), S12–19.

Boscarino, J. A. (2006a). Posttraumatic stress disorder and mortality among U.S. Army veterans 30 years after military service. *Annals of Epidemiology, 16*(4), 248–256.

Boscarino, J. A. (2006b). External-cause mortality after psychologic trauma: The effects of stress exposure and predisposition. *Comprehensive Psychiatry, 47*(6), 503–514.

Bouzinova, E. V., Wiborg, O., Aalkjaer, C., & Matchkov, V. V. (2014). The role of peripheral vascular resistance for the association between major depression and cardiovascular disease. *Journal of Cardiovascular Pharmacology, 65*(4), 299–307.

Callaghan, R. C., & Khizar, A. (2010). The incidence of cardiovascular morbidity among patients with bipolar disorder: A population-based longitudinal study in Ontario, Canada. *Journal of Affective Disorders, 122*(1–2), 118–123.

Callaghan, R. C., Boire, M. D., Lazo, R. G., McKenzie, K., & Cohn, T. (2009). Schizophrenia and the incidence of cardiovascular morbidity: A population-based longitudinal study in Ontario, Canada. *Schizophrenia Research, 115*(2–3), 325–332.

Carney, R. M., Freedland, K. E., Stein, P. K., Skala, J. A., Hoffman, P., & Jaffe, A. S. (2000). Change in heart rate and heart rate variability during treatment for depression in patients with coronary heart disease. *Psychosomatic Medicine, 62*(5), 639–647.

Carney, R. M., Blumenthal, J. A., Stein, P. K., Watkins, L., Catellier, D., Berkman, L. F., Czajkowski, S. M., O'Connor, C., Stone, P. H., & Freedland, K. E. (2001). Depression, heart rate variability, and acute myocardial infarction. *Circulation, 104*(17), 2024–2028.

Carney, R. M., Blumenthal, J. A., Freedland, K. E., Stein, P. K., Howells, W. B., Berkman, L. F., Watkins, L. L., Czajkowski, S. M., Hayano, J., Domitrovich, P. P., & Jaffe, A. S. (2005). Low heart rate variability and the effect of depression on post-myocardial infarction mortality. *Archives of Internal Medicine, 165*(13), 1486–1491.

Clark, R. C., & Mytton, J. (2007). Estimating infectious disease in UK asylum seekers and refugees: A systematic review of prevalence studies. *Journal of Public Health (Oxford, England), 29*(4), 420–428.

Colucci, E., Minas, H., Szwarc, J., Guerra, C., & Paxton, G. (2015). In or out? Barriers and facilitators to refugee-background young people accessing mental health services. *Transcultural Psychiatry, 52*, 766–790.

Drummond, P. D., Mizan, A., Burgoyne, A., & Wright, B. (2011). Knowledge of cardiovascular risk factors in West African refugee women living in Western Australia. *Journal of Immigrant and Minority Health, 13*(1), 140–148.

Fernandez-San-Martin, M. I., Martin-Lopez, L. M., Masa-Font, R., Olona-Tabuena, N., Roman, Y., Martin-Royo, J., Oller-Canet, S., Gonzalez-Tejon, S., San-Emeterio, L., Barroso-Garcia, A., Vinas-Cabrera, L., & Flores-Mateo, G. (2014). The effectiveness of lifestyle interventions to reduce cardiovascular risk in patients with severe mental disorders: Meta-analysis of intervention studies. *Community Mental Health Journal, 50*(1), 81–95.

Gehi, A., Mangano, D., Pipkin, S., Browner, W. S., & Whooley, M. A. (2005). Depression and heart rate variability in patients with stable coronary heart disease: Findings from the heart and soul study. *Archives of General Psychiatry, 62*(6), 661–666.

Gierisch, J. M., Nieuwsma, J. A., Bradford, D. W., Wilder, C. M., Mann-Wrobel, M. C., McBroom, A. J., Hasselblad, V., & Williams, J. W., Jr. (2014). Pharmacologic and behavioral interventions to improve cardiovascular risk factors in adults with serious mental illness: A systematic review and meta-analysis. *The Journal of Clinical Psychiatry, 75*(5), e424–e440.

Halaris, A. (2013). Co-morbidity between cardiovascular pathology and depression: Role of inflammation. *Modern Trends in Pharmacopsychiatry, 28*, 144–161.

Healy, D., Le Noury, J., Harris, M., Butt, M., Linden, S., Whitaker, C., Zou, L., & Roberts, A. P. (2012). Mortality in schizophrenia and related psychoses: Data from two cohorts, 1875–1924 and 1994–2010. *BMJ Open, 2*(5), e001810.

Hollander, A. C. (2013). Social inequalities in mental health and mortality among refugees and other immigrants to Sweden – Epidemiological studies of register data. *Global Health Action, 6*, 21059.

Hollander, A. C., Bruce, D., Ekberg, J., Burstrom, B., Borrell, C., & Ekblad, S. (2012). Longitudinal study of mortality among refugees in Sweden. *International Journal of Epidemiology, 41*(4), 1153–1161.

Hollifield, M., Warner, T. D., Lian, N., Krakow, B., Jenkins, J. H., Kesler, J., Stevenson, J., & Westermeyer, J. (2002). Measuring trauma and health status in refugees: A critical review. *JAMA, 288*(5), 611–621.

Huffman, J. C., Celano, C. M., Beach, S. R., Motiwala, S. R., & Januzzi, J. L. (2013). Depression and cardiac disease: Epidemiology, mechanisms, and diagnosis. *Cardiovascular Psychiatry and Neurology, 2013*, 695925.

Kessler, R. C., Angermeyer, M., Anthony, J. C., De Graaf, R., Demyttenaere, K., Gasquet, I., de Girolamo, G., Gluzman, S., Gureje, O., Haro, J. M., Kawakami, N., Karam, A., Levinson, D., Medina Mora, M. E., Oakley Browne, M. A., Posada-Villa, J., Stein, D. J., Adley Tsang, C. H., Aguilar-Gaxiola, S., Alonso, J., Lee, S., Heeringa, S., Pennell, B. E., Berglund, P., Gruber, M. J., Petukhova, M., Chatterji, S., & Ustun, T. B. (2007). Lifetime prevalence and age-of-onset distributions of mental disorders in the World Health Organization's World Mental Health Survey Initiative. *World Psychiatry, 6*(3), 168–176.

Lichtman, J. H., Froelicher, E. S., Blumenthal, J. A., Carney, R. M., Doering, L. V., Frasure-Smith, N., Freedland, K. E., Jaffe, A. S., Leifheit-Limson, E. C., Sheps, D. S., Vaccarino, V., Wulsin, L., American Heart Association Statistics Committee of the Council on Epidemiology and Prevention, & Council on Cardiovascular and Stroke Nursing. (2014). Depression as a risk factor for poor prognosis among patients with acute coronary syndrome: Systematic review and recommendations: A scientific statement from the American Heart Association. *Circulation, 129*(12), 1350–1369.

Lindert, J., Ehrenstein, O. S., Priebe, S., Mielck, A., & Brahler, E. (2009). Depression and anxiety in labor migrants and refugees – A systematic review and meta-analysis. *Social Science & Medicine, 69*(2), 246–257.

MacDuff, S., Grodin, M. A., & Gardiner, P. (2011). The use of complementary and alternative medicine among refugees: A systematic review. *Journal of Immigrant and Minority Health, 13*(3), 585–599.

Martens, E. J., Nyklicek, I., Szabo, B. M., & Kupper, N. (2008). Depression and anxiety as predictors of heart rate variability after myocardial infarction. *Psychological Medicine, 38*(3), 375–383.

Minas, H., Kakuma, R., Too, L. S., Vayani, H., Orapeleng, S., Prasad-Ildes, R., Turner, G., Procter, N., & Oehm, D. (2013). Mental health research and evaluation in multicultural Australia: Developing a culture of inclusion. *International Journal of Mental Health Systems, 7*(1), 23.

Nielsen, T. J., Vestergaard, M., Christensen, B., Christensen, K. S., & Larsen, K. K. (2013). Mental health status and risk of new cardiovascular events or death in patients with myocardial infarction: A population-based cohort study. *British Medical Journal Open, 3*(8):e003045

Porter, M., & Haslam, N. (2005). Predisplacement and postdisplacement factors associated with mental health of refugees and internally displaced persons: A meta-analysis. *JAMA, 294*(5), 602–612.

Renzaho, A. M., Nowson, C., Kaur, A., Halliday, J. A., Fong, D., & Desilva, J. (2011). Prevalence of vitamin D insufficiency and risk factors for type 2 diabetes and cardiovascular disease among African migrant and refugee adults in Melbourne: A pilot study. *Asia Pacific Journal of Clinical Nutrition, 20*(3), 397–403.

Renzaho, A. M., Bilal, P., & Marks, G. C. (2014). Obesity, type 2 diabetes and high blood pressure amongst recently arrived Sudanese refugees in Queensland, Australia. *Journal of Immigrant and Minority Health, 16*(1), 86–94.

Ringen, P. A., Engh, J. A., Birkenaes, A. B., Dieset, I., & Andreassen, O. A. (2014). Increased mortality in schizophrenia due to cardiovascular disease – A non-systematic review of epidemiology, possible causes, and interventions. *Frontiers in Psychiatry, 5*, 137.

Robinson, R. G., Spalletta, G., Jorge, R. E., Bassi, A., Colivicchi, F., Ripa, A., & Caltagirone, C. (2008). Decreased heart rate variability is associated with poststroke depression. *The American Journal of Geriatric Psychiatry, 16*(11), 867–873.

Rossi, C., Shrier, I., Marshall, L., Cnossen, S., Schwartzman, K., Klein, M. B., Schwarzer, G., & Greenaway, C. (2012). Seroprevalence of chronic hepatitis B virus infection and prior immunity in immigrants and refugees: A systematic review and meta-analysis. *PloS One, 7*(9), e44611.

Steel, Z., C. Marnane, C. Iranpour, T. Chey, J. W. Jackson, V. Patel & D. Silove (2014). The global prevalence of common mental disorders: a systematic review and meta-analysis 1980–2013. *Int J Epidemiol, 43*(2), 476–493.

Steel, Z., Chey, T., Silove, D., Marnane, C., Bryant, R. A., & van Ommeren, M. (2009). Association of torture and other potentially traumatic events with mental health outcomes among populations exposed to mass conflict and displacement: A systematic review and meta-analysis. *JAMA, 302*(5), 537–549.

Stein, P. K., Carney, R. M., Freedland, K. E., Skala, J. A., Jaffe, A. S., Kleiger, R. E., & Rottman, J. N. (2000). Severe depression is associated with markedly reduced heart rate variability in patients with stable coronary heart disease. *Journal of Psychosomatic Research, 48*(4–5), 493–500.

Sundquist, J., Cmelic-Eng, M., & Johansson, S. E. (1999). Body mass index and distribution of body fat in female Bosnian refugees – A study in primary health care. *Public Health, 113*(2), 89–93.

Sundquist, J., Hagstromer, M., Johansson, S. E., & Sundquist, K. (2010). Effect of a primary health-care-based controlled trial for cardiorespiratory fitness in refugee women. *BMC Family Practice, 11*, 55.

Thombs, B. D., M. Roseman, J. C. Coyne, P. de Jonge, V. C. Delisle, E. Arthurs, B. Levis & R. C. Ziegelstein (2013). Does evidence support the American Heart Association's recommendation to screen patients for depression in cardiovascular care? An updated systematic review. *PLoS One 8*(1):e52654.

Tomlinson, L. A., & Cockcroft, J. R. (2011). Post-traumatic stress disorder: Breaking hearts. *European Heart Journal, 32*(6), 668–669.

United Nations High Commissioner for Refugees. (2014). *War's human cost: UNHCR Global Trends 2013*. Geneva: United Nations High Commissioner for Refugees.

Vu, A., Adam, A., Wirtz, A., Pham, K., Rubenstein, L., Glass, N., Beyrer, C., & Singh, S. (2014). The prevalence of sexual violence among female refugees in complex humanitarian emergencies: A systematic review and meta-analysis. *PLOS Currents Disasters, 6* Edition 1. doi: 10.1371/currents.dis.835f10778fd80ae031aac12d3b533ca7

Willard, C. L., Rabin, M., & Lawless, M. (2014). The prevalence of torture and associated symptoms in United States Iraqi refugees. *Journal of Immigrant and Minority Health, 16*(6), 1069–1076.

Yun, K., Hebrank, K., Graber, L. K., Sullivan, M. C., Chen, I., & Gupta, J. (2012). High prevalence of chronic non-communicable conditions among adult refugees: Implications for practice and policy. *Journal of Community Health, 37*(5), 1110–1118.

第7章　社会弱势与心血管疾病

Steinar Krokstad,Erik R.Sund,Linda Ernstsen,Jostein Holmen

目录

摘要

　　在西方社会,心血管疾病(cardiovascular disease,CVD)风险一直存在一种社会模式。社会弱势(social disadvantaged,SD)人群比处于有利地位的人群更容易患 CVD。个体风险因素和环境风险因素都很重要。为了解社会劣势与 CVD 风险之间的关系,提出了几种模型。心理社会概念反映了与社会环境相联系的心理过程,并重点关注人类互动的行为和内在生物反应。身体和社会环境塑造健康行为,因为健康行为是观察到的社会模式。当下,我们应期待临床医生能够意识到 SD 会增加 CVD 的风险,进而能够进行超越传统的基于个人的 CVD 风险评估。

关键词

弱势(Disadvantage)·心血管疾病(Cardiovascular diseases)·危险因素(Risk factors)·社会经济地位(Socioeconomic status)

社会弱势、心血管疾病发病率和死亡率

引言

在西方社会,CVD 风险一直存在一种社会模式(Diez Roux 2005)。社会弱势人群比处于有利地位的人群更容易患 CVD。这些差异存在于多个社会类别,如性别、种族、婚姻状况和社会经济地位(socioeconomic position,SEP),但在本章主要聚焦于后者。

无论 SEP 是根据收入、职业还是教育来定义,其与心血管发病率(Kaplan,Keil 1993)和死亡率的关系性质均为一致,呈阶梯式负相关,即 SEP 每提升一级,心血管发病率和死亡率均呈阶梯式下降趋势。CVD 的社会经济梯度可预防、可避免,也是不公平的——通过缩小这种梯度来改善人口健康的潜力巨大。

CVD 的出现反映一个社会的经济发展阶段,在 CVD 流行的最初阶段是富裕阶层的疾病(Kawachi,Marmot 1998)。随着冠心病(coronary heart disease,CHD)的死亡率在 20 世纪 60 年代中期开始下降,疾病的负担逐渐转移到社会经济阶层的底层。因此,CVD 死亡率的 SEP 梯度在不同国家之间存在差异。在一些国家,这种差距似乎正在扩大,而在另一些国家,这种差距似乎正在缩小,这取决于这些衡量不均的标准是绝对的还是相对的(bach et al. 2014)。

社会经济地位:弱势个人和弱势地区

社会以多种方式分层,导致不同程度的优势和劣势(Galobardes et al. 2006)。这些社会分层体制中,经济、政治、社会或文化都是重要的机制,通过这些机制,社会资源和商品分配给人口中不同的群体。社会经济地位可作为一个通用术语,指那些影响个人在同一社会结构中地位的社会和经济因素。

西方社会中常用衡量 SEP 的指标是某种形式的职业地位排名、教育水平或收入水平,它们各自涵盖社会分层的不同方面(Chandola,Marmot 2010)。收入可能被认为是基于资源的衡量标准,而职业地位排名可能更基于声望。SEP 通常被用来作为个人或家庭的某种形式的弱势的指标。

根据一些 SEP 标志也可认为居住地是可排序的,无论是当地社区或更大地理区域。大量关于贫困地区的文献,尤其是来自英国的文献,新派生了关于环境特征与居住地关系的关注,探究它们对健康的额外影响(Bingenheimer,Raudenbush 2004;Diez Roux 2000;Subramanian et al. 2003)。区域劣势由以下特征构成,无法获得特定地点的商品和服务,污染、噪音、贫困和高犯罪率。相比之下,个人弱势意指在某一特定区域由于其所处社会经济体系中的等级而被剥夺某些权利。由于低收入和房产市场运作导致这些人可能生活在城市的某一区域,因为他们住那里,收入可能并不低。因此,区域弱势指与某一特定地方相关联的环境特征,而个人弱势则是一种构成特征(Smith 1977)。

CVD 流行病学被认为是危险因素流行病学的范式,其重点是个体层面的行为和生物危险因素(Diez Roux 2003)。最近的研究也增加了与居住地相关的环境特征,以居住地作为他们的解释框架,从而突出了对个体心血管疾病风险的多层次影响(Diez Roux et al. 2001)。

健康不均的测量:相对和绝对指标

在健康不均的研究中,围绕应该使用什么指标来呈现社会群体之间的健康差异存在相当大争论。在选择衡量标准的重要性上存在共识,但在报告和解释用哪种衡量标准(绝对的还是相对的)的共识较少(Houweling et al. 2007)。这一争议尤其适用于跨国公司比较和监测,可总结如下:在结果的总体水平随时间下降的情况下,不断增加的相对不均(如比率)几乎不可避免。相反,相同情况下使用不均的绝对度量(如率差)很可能导致不均越来越小。基于伦理、概念和实用问题的考虑,一般建议在科学论文中报告绝对和相对指标(Harper,Lynch 2006)。健康不均的测量绝不是一个价值中立的过程(Harper et al. 2010)。

心血管疾病危险因素中的社会经济梯度

有大量证据表明 SEP 和 CVD 发病率(Kaplan,Keil 1993)与死亡率之间存在联系(bach et al. 2000)。同样,有许多研究指出了 SEP 与 CVD 的危险因素之间的联系,如体重指数、胆固醇、收缩压、吸烟和糖尿病(Ernstsen et al. 2012;Strand,Tverdal 2006)。一般而言,CVD 的许多行为和可改变的危险因素具有

明显的 SEP 梯度(Pampel et al. 2010)。虽然 SEP 在发病率和死亡率方面不均
(Strand,Tverdal 2004)的重要性方面存在相当大分歧,但通过消除或减少 CVD
危险因素,显然可能改善人口健康。SEP 不均的趋势在许多经典 CVD 风险因
素也是模棱两可的,取决于所处国家(Stringhini et al. 2011)和方法问题(Lynch
et al. 2006;Singh-Manoux et al. 2008)。

如何理解社会弱势与心血管疾病风险的关系

社会弱势和社会地位

社会弱势(social disadvantage,SD)可定义为由于群体成员的身份而受到
种族、民族或文化偏见的影响。然而,相关文献表明,随着人们社会地位的不
同,整个人群的健康水平存在梯度(Marmot 2004)。需强调,SD 指的是一个梯度,
而不是穷人和非穷人之间的二分法,不同的社会地位具有不同程度的 SD。然
而,社会弱势必须产生于个人无法控制的环境。但很少有人有这样的特权地
位可自由选择教育、职业或收入。那么,现实中一个人的社会地位是社会结构
和巧合的结果,但在平均组水平中其对健康的影响是明显的。

不平等和不公平及其起源与它们的一些次要定义密切相关,但它们之间
有明显区别。不平等主要指的是不平等条件,可以用数字来表示事物的关联。
不公平主要是指意义上的不平等,是不公正和不正当的近义词,因此,它通
常涉及更多定性问题(Whitehead 1992)。由于本章是关于社会弱势的,SD 在
CVD 风险上的差异很大程度上被解释为不公平。

大多数疾病在 SEP 较低的人群中积累的程度更大。然而,一些风险条件
和疾病表现出不那么明显或相反的模式(Clegg et al. 2009)。这可能会对疾病
起因方面的假设产生影响。社会地位在健康方面的不平等越严重,就越有可
能由社会经济劣势造成疾病。

如何理解社会弱势与心血管疾病风险的关系?

Adler 和 Ostrove 提出一个模型来解释 SEP 如何影响图 1 中的风险因子水
平和综合健康(Adler,Ostrove 1999)。SEP 不仅对贫困人口的健康至关重要,而
且对处于顶层以下所有 SEP 水平的人也同样重要。一般而言,越是弱势群体
健康状况更差。阈值模型,即白厅研究(Marmot et al. 1978)有力挑战了这种观
点,即只有最严重的 SD 或最贫穷的人才会比其他人群遭受或拥有更差的健康
状况。在几乎所有的社会流行病学研究中,都出现了梯度模式。然而,相反的
因果关系可能导致一些健康不平等,最可能是早期发病的疾病,对生活轨迹有

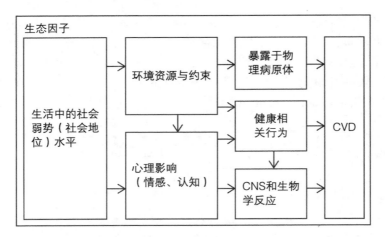

图 1　理解社会弱势与心血管疾病风险关系的模型（Krieger 2001；Adler，Ostrove 1999）

深远的影响（如精神分裂症）。但有压倒性证据表明,持续增加的 SD 会导致健康差异。

　　低 SEP 或 SD 增加风险因子水平的一个途径是通过接触不同的环境和适应这些环境。环境因素的一个方面是可能接触到不同的物理病原,如烟草烟雾污染的空气。更重要的可能是环境中的社会和人际因素,特别是在工作和私人环境中暴露于威胁和压力之下。随 SD 增加,控制水平降低,情感和有用的社会支持程度降低,冲突和威胁暴露会增加。

　　人们所经历的社会和物理环境,不同层次的需求和支持,会形成心理反应模式。体验过 SD 的人比其他人更容易产生无助感、低自尊感、敌意感和不信任感。

　　身体和社会环境也塑造了健康行为。健康行为是明显的社会模式,这可能是由于缺乏锻炼的机会和缺乏营养的食物。由社会背景和环境因素形成的个人特征的组合,会影响到烟草使用、酒精使用、锻炼和饮食习惯等与健康有关的行为的发生可能性。

社会生态理论

　　这些提示的因果路径当然过于简单化。SD 影响 CVD 风险因素的途径可能受到反馈回路和交互效应的影响。所有层面的机制从社会到亚细胞都可能参与其中（见图 1）。生态社会和其他多层次流行病学框架寻求整合社会和生物因素,以动态的、历史的和生态的视角,对为什么 SD 会影响健康产生新的见解（Krieger 2001）。

新物质理论

研究中,只有特定的方面或途径可以在观察中被探索。新物质理论解释认为,SD 通过自物质世界的暴露和体验不同的积累来影响健康。是负面暴露和所持资源缺乏的综合作用,以及社会体系对于社会贫困的人们、身体、健康和社会基础设施方面广泛性投资不足共同造成(Lynch et al. 2000)。

社会心理的解释

但如果新物质理论单独解释了 SD 和 CVD 风险之间的关系,那么给每个家庭足够的钱来拥有足够的食物和房子,处理空气污染,并提供一个身体安全的环境应可解决问题。但这显然不够。相对剥夺的心理社会影响包括对生活的控制,不安全感,焦虑,社会孤立,社会交往、问题环境、欺凌和抑郁仍然存在。证据表明,这些因素影响健康,它们的流行受社会经济结构和人们的 SD 程度的影响(Marmot,Wilkinson 2001)。

SD 如何影响心血管疾病风险的相关理论是关于习得性无助。这种影响可能是由与应激生理学相关的心理生物学机制所介导。每当个人面临挑战时,就会产生应激反应,需要一段时间的恢复来重新平衡和管理新的需求。SD 患者面临的环境挑战更多,社会心理资源更少。这可能会导致负面结果、应对能力的丧失、应激、绝望和慢性压力,并影响与健康相关的行为和中枢神经系统、内分泌系统、免疫系统和心血管系统(Kristenson et al. 2004)。

健康相关行为

个人主义范式影响了对几个学科健康生活方式管理的思考和实践,但这种方式忽略了结构维度,局限了对挑战的理解。一个倾向于关注个人行为模式影响观察 CVD,因此忽略了集体(结构)特征。然而,社会生活的所有理论都表明,存在于个体之外的东西(结构)会产生习惯和行为模式。人们通过社会关系联系在一起,如家庭关系、工作、宗教和政治。他们共同的规范、价值观、理想和社会观点构成相互了解的群体,他们的行为变化呈系统行(Cockerham 2005)。

生命历程观点

也许很难理解现代社会中相对较小的社会经济差异如何影响社会经济梯度中所观察到的危险因素水平和健康(Marmot et al. 1978)。然而,生命历程视角是指在任何特定年龄,对于特定的出生群体或个人,危险因素和健康状况如何不仅反映当时状况,而且体现之前宫内生存环境(Corna 2013)。从这个角度,当考虑到 SD 随时间的累积效应时,了解其对健康的影响可能更容易。

根本原因理论

Link 和 Phelan 提出一个根本原因理论来解释 SD 和死亡率之间的关系。SD 可能对一系列资源产生负面影响,如知识、声望、权力、金钱和社会关系。所有这些因素都可能与 CVD 风险相关,无论在任何给定的时间有什么相关机制(Phelan et al. 2010)。

社会弱势因素、心理社会因素和健康相关行为

社会弱势、心理社会暴露和心血管疾病风险

社会因素可包含影响个人的社会、结构因素,心理因素则包含可影响情绪与心理状态的个人水平加工。心理社会概念反映个人心理加工方式与相关联的社会环境,并将焦点导向人际互动产生的行为与内源生物反馈(Stansfeld, Marmot 2002)。心理压力可借由不良环境暴露(日常琐事、急性或慢性压力)与个人心理资源(社会支持、性格特质、应对策略、抵抗性)之间的不对等,对机体造成潜在伤害(Hjemdahl et al. 2012)。除了对心理压力的生理反应,个体可衍生出特定行为(如:吸烟、饮酒、暴食等)进行压力应对,避免不良唤起。

INTERHEART 研究对急性心肌梗死(acute myocardial infraction, AMI)患者进行标准对照研究,研究纳入 29 972 名来自亚洲、欧洲、中东、非洲、澳大利亚、北美、南美的受试者。研究针对受试者的工作压力、家庭压力、经济情况压力、过去 1 年重大生活抑郁感受提问调查。心理社会因素可使首发心肌梗死(myocardial Infraction, MI)风险增加 3 倍,可与全人口中 33% 的 MI 病程发展、发作风险有关(Yusuf et al. 2004)。很大一部分研究指出,情感因素,如焦虑、抑郁、心理社会工作模式、社会支持不佳都各自与 CHD 的病因与预后有关(Kuper et al. 2002;Van der Kooy et al. 2007)。数项研究也指出工作场合压力(高要求、低可控性、付出收获不均衡等)长远下可可促成心血管健康损害的慢性应激反应(Siegrist, Marmot 2004)。

证据指出,SEP 与 CVD 相关心理社会因素显著负相关(Gallo, Matthews 2003;Skodova et al. 2008)。文献中,将社会地位差距与 CVD 风险进行联结的首要心理社会因素为压力与情绪(Gallo, Matthews 2003)。数项研究也提出社会经济地位和抑郁表现之间的剂量反应关系(Andersen et al. 2009;Lorant et al. 2003;Melchior et al. 2013)。

假如心理社会因素可作为社会差距与健康之间因果路径的代表,各个研究应评估、支持社会心理因素的中介效应,但数项研究发现抑郁、焦虑等社会心理因素并不对社会经济地位与 CVD 风险之间的关联有中介效应(Kittleson et al. 2006;Thurston et al. 2006)。

近期对心理社会中介变量的研究进度报告中,Matthews 等(2010)指出,由于近期研究不足,且结果无一致性,现阶段尚无足够证据证明假设路径中存在 SEP- 健康状况之间的心理社会中介变量。与因果路径不同的是,心理社会因素可调控社会地位与 CVD 之间的关联性,意指任何心理社会变量都依赖于社会地位变量可有增减。近期一项纳入 6 070 名无既往 CVD 或卒中病史男性的前瞻性研究发现,与白领阶层相比,劳动阶层职业紧张造成的 CHD 风险较高(Torén et al. 2014)。该结果与近期另一项有 66 500 名无 CVD 或癌症病史的前瞻性研究相互呼应,提示心理痛苦所造成的不良效果(12 项一般健康问卷调查,General Health Questionnaire,GHQ)对低职业阶级的造成的 CVD 或卒中死亡风险显著较高(Lazzarino et al. 2013)。

社会弱势与健康行为

大多数针对社会差距的观察研究有类似结论:即使不能对所有的社会差异进行说明,健康行为也可对 CVD 患病与死亡率社会梯度分层有所影响(Beauchamp et al. 2010),特别是吸烟(Jha et al. 2006;Mackenbach 2011)与体力活动不足(Ernstsen et al. 2010)。不同的社会差距测量(教育、收入、职业、性别、贫困等)各代表不同的理论基础。例如,将职位定义为社会地位的研究中,健康行为对不同社会阶层造成的 CVD 风险较以教育或声望为定义的研究小。主要的解释在于行为本身是个体在生命早期借由接触社会与常模后的形成的反映(Marmot,Bartely 2002)。近期数组英国与美国的数据结果指出,收入、医保、家族背景等可对约 30% 的结果进行健康行为的教育分层说明,知识与认知行为分层可占另外 30%,社会网络占 10%,而自信、掌控感、压力、抑郁与焦虑似乎对教育—健康行为之间的关联性无调节作用(Cutler,Lleras-Muney 2010)。

近期,越来越多的研究检视了街坊社会环境与 CVD 的关联性。假设提出,街坊社会互动可对广范围的情感、认知与人际关系体验产生影响,而这些影响可对健康行为的认知 - 情感造成影响,进而影响到健康行为的成型情况(Chaix 2009)。近期一项对 CVD 危险因子进行的研究发现,即使教育程度较低、非裔美国人在美国维京群岛(Virgin Island)的心血管健康概况与生活方式较其他美国境内 50 州的非裔美国人健康,且进行健康行为与社会地位的调整后,心血管与健康情况差异仍然未见明显改变(Lee et al. 2013)。作者指出,研究中可有社会与身体的情境因素,造成不同居住地之间非裔美国人 CVD 与健康行为差异,不同族群之间健康行为显著不同。一篇对种族／人种差异与 CVD 风险进行的系统综述指出,墨西哥裔美国人的吸烟率明显低于高加索裔美国人或非裔美国人,美州印第安／阿拉斯加原住民(American Indians/Alaskan Natives,AIANs)的吸烟率则明显高于高加索裔美国人。墨西哥裔美国人缺乏空闲时间运动的比例最高,其次是 AIANs 和非裔美国人(Kurian,Cardarelli 2007)。虽然与 CVD 死亡率有很强的关联,健康行为在不同社会模式之间,对死亡率有不同的影响力。这个现象在近期一项前瞻性研究中得到呼应;该研究对英国白厅Ⅱ期研究(Whitehall Ⅱ Study)与法国 GAZEL 研究中的死亡率与 SEP 之间的关系进行研究。社会经济因素 - 死亡率之间的关系,以及健康行为 - 死亡率之间的关联性在英、法两项研究中相似,但白厅Ⅱ期研究中,健康行为对社会地位 - 死亡率起约 75% 下调中介作用,GAZEL 研究中则只有 19%(Stringhini et al. 2011)。作者对这些发现提出 3 种说明:第一,与北欧相比,吸烟、饮食、饮酒习惯与南欧的文化相关性较高;第二,不健康的社会分布比较能代表"富裕"与"贫困"阶层之间流行病学情况的过渡,特别是吸烟,在英、法二国之间的过渡形势不一样;第三,国家特定的因素,如福利制度、禁烟法、税收等制度可能影响相关行为。

基于近期对社会学、经济学与公共卫生等领域文献的回顾,Pampel 等(2010)将低 SEP 人群吸烟量增加、运动量减低、饮食不佳、体重过重等人群分为 9 大组(包含资源缺乏、社会地位不等与压力),对各组进行有关概念上个别特异的机制解说。Pampel 等(2010)未能发现明确的说明,指出健康与健康行为的社会差距应有更多设计研究,以进行更有效的机制验证。

社会弱势因素与临床危险因素

传统临床心血管疾病风险评估

Mancia 等(2013)建议,心血管风险评估处理日常饮食习惯、吸烟、饮酒、体力活动、家族史以外,另外应包含血压、心率、血脂(总胆固醇、低密度脂蛋白、高密度脂蛋白、甘油三酯)、体重指数(Body Mass Index,BMI)、腰围、臀围、血糖、肌酐、尿微量白蛋白(microalbuminuria,MA)以及 C 反应蛋白。越来越多文献指出,CVD 风险因子对低 SEP 人群的不良影响较高 SEP 人群大。此现象在所有工业化国家所有相关 CVD 风险中均有同质表现(Al-Qaoud et al. 2011;Franks et al. 2011;Jenkins,Ofstedal 2014;Schumann et al. 2011;Subramanyam et al. 2013;Tamayo et al. 2012)。

高危策略与全人群策略（心血管疾病防治策略）

大多数国家的防治策略为高危策略，如：识别高危个体、使用临床与实验室检查评估风险、并依结果治疗。治疗常常是生活方式干预合并用药，如降压药与他汀类药物，治疗可能会维持数年或终生。

对于低 SEP 人群，CVD 风险与治疗均较弱势。Hart（1971）指出，"颠倒医疗法则"仍持续进行（Grintsova et al. 2014），导致贫富间差距越趋明显（Eggen et al. 2014）。Rose（2001）1985 年早已指出此矛盾，并争取在防治上进行全人群策略，策略使用方针的争论仍未结束。Manuel 等（2006）再次与 Rose 会谈，认为"针对大部分人群（指低 CHD 风险人群）实施全人群健康策略在人口学结果而言收获极小，因为该人群本来就是低风险人群"，并总结"医学领域发展出的分析工具，如 Framingham 风险算法，使用多种危险因素进行分析，可更有效的明确健康结果的基线期风险。运算结果不论是在效度或是效率上均优于为改善 CHD 进行药物治疗"。本领域尚有争议，而 Manuel 等因纳入已确诊 CVD 病患，使"高危组"数据膨胀，假设常规临床实践与随机对照研究（randomized controlled trials，RCTS）有同等效度，忽略了治疗不足与长期依从性不佳等问题，严重低估了全人群策略，受到强烈谴责。其次，他们也系统性低估了全人群策略的贡献（Capewell，Graham 2010）。Capewell 与 Graham 指出，越来越多证据提示，风险可因个体水平的知识、动机、行为改变等，出现非常大的风险差异。高危介入常需个人物质与精神资源的使用，对资源丰富的人群较有利，也因此导致社会差异加剧。社会弱势可在过程中随时出现，从个人对疾病与健康的认识、实际健康行为至临床表现、筛查、风险评估、交涉、参与、防治计划坚持与治疗依从问题（Capewell，Graham 2010）。因此，在丹麦与英国，策略的依从性也与社会分层有明显的关系。同样的不平等问题也在降压治疗上出现。对初级防治药物治疗长期坚持（依从性）仅稍微过半，这个现象在贫困组中更严重。另外，依从性不平等问题在他汀类与降压治疗中同时出现。作者建议，将高危策略与全人群策略并用可能提高效率，并指出瑞典并用策略的研究中，CVD 死亡风险在介入人群中降低 36%，而在对照人群中则只减低 1%。社会经济情况不理想的人群可能会是策略的获益者（Weinehall et al. 2001）。

Kones（2011）认识到，"即使初期认知中'防治策略是成本效率低下的策略'一说已被推翻，但至少在心血管应用层面上，全人群策略的基础防治推动进度令人失望。为了真实、有效降低心血管风险，传统意义上附属于高危策略，为每一位患者提供的基础防治似乎是必需的；由于基础防治，全人群药物控制风险等尚未有成果，且阻力甚大，既往因医疗误用与潜在药物副作用被拒绝，但重新评估后，仍是成本效益较高的策略。如果我们将循证心血管风险控制的观点限制在他汀类药物,我们的问题将简化为'谁应该用多少他汀或复方制剂'"(Kones 2011)。Kones 的回应是,加强他汀类药物的使用。

全民食用盐减少

与其建议加强药物治疗,Bibbins-Domingo 等分析了美国国内每人每日减少 3g 食盐使用量的效果(Bibbins-Domingo et al. 2010)。分析结果提示,每年可减少首发 CHD 患者 6 万至 12 万例,卒中首发可减少 3.2 万 ~6.6 万例,首发 MI 可减少 5.4 万 ~9.9 万例,全因死亡人数可减少 4.4 万 ~9.2 万人。美国全国国民都会获益,其中非裔美国人的获益会成比例的较高,女性的卒中率、老年人群的 CHD 发作次数以及青年人的死亡率会下降。减少食盐摄取量的获益可与减少吸烟率、肥胖与胆固醇水平相同。这种介入方式成本也较低,即使 2010 年至 2019 年间缓慢达成减少食盐用量 1g 的目标,也会比对所有高血压病患者进行降压药治疗更符合成本效益(Bibbins-Domingo et al. 2010)。

非裔美国人总体而言 CVD 风险与发病率较高,在美国的生活条件较高加索裔美国人差,因此,这是可有效缩减 SEP 之间差异性的全人群介入范例。然而,全人群介入的实施困难,且需强的政治意愿与地方、地区、国家水平的交叉合作。

临床意义

今天,人们应期待临床医生意识到 SD 和 CVD 风险的关系,从而我们要超越传统基于个人 CVD 风险评估,除血压、心率、血脂、BMI、腰围 / 臀围、血糖、肌酐、MA 和 CRP 外,还应关注患者的饮食习惯、吸烟、饮酒、家族史和运动情况。患者的 SEP 也必须考虑在内。在医疗服务方面,重要的是要认识到逆向照顾法,以及向最不需要的人提供最佳服务的倾向,降低成本效益。最后,要意识到减少人群 CVD 方面医疗服务具有局限性也十分重要,因为它仅是基于个人高风险的策略。医护人员应深入了解以人群为基础的预防战略,减少社会中 CVD 风险方面不平等的现状,降低总人口的 CVD 风险。

结论

西方社会中,CVD 风险的社会模型一直存在(Diez Roux 2005)。处于社会弱势的群体比有社会地位的群体更容易患 CVD。社会弱势群体是以群体成员的身份受到种族、民族或文化偏见的群体。然而,最脆弱的群体比其他群体的健康状况差,不同社会地位有着不同程度的社会劣势。相关文献表明,CVD 风险在人群中呈梯度分布，这取决于人们的社会地位（Marmot 2004）。在 CVD 人群中降低 CVD 和 SEP 不平等方面，医疗服务有明显的局限性。除诊室中基于个人的高风险预防战略外，基于人群的预防战略也是必要的（Rose 2001）。

（李宇航、吴士豪、马文林 译，马文林 校）

参考文献

Adler, N. E., & Ostrove, J. M. (1999). Socioeconomic status and health: What we know and what we don't. *Annals of the New York Academy of Sciences, 896*, 3–15.

Al-Qaoud, T. M., et al. (2011). Socioeconomic status and reduced kidney function in the Whitehall II study: Role of obesity and metabolic syndrome. *American Journal of Kidney Diseases, 58*, 389–397.

Andersen, I., Thielen, K., Nygaard, E., & Diderichsen, F. (2009). Social inequality in the prevalence of depressive disorders. *Journal of Epidemiology and Community Health, 63*, 575–581.

Beauchamp, A., Peeters, A., Wolfe, R., Turrell, G., Harriss, L. R., Giles, G. G. et al. (2010). Inequalities in cardiovascular disease mortality: The role of behavioural, physiological and social risk factors. *Journal of Epidemiology and Community Health, 64*, 542–548.

Bibbins-Domingo, K., et al. (2010). Projected effect of dietary salt reductions on future cardiovascular disease. *New England Journal of Medicine, 362*, 590–599.

Bingenheimer, J. B., & Raudenbush, S. W. (2004). Statistical and substantive inferences in public health: Issues in the application of multilevel models. *Annual Review of Public Health, 25*, 53–77.

Capewell, S., & Graham, H. (2010). Will cardiovascular disease prevention widen health inequalities? *PLoS Medicine, 7*(8):e1000320

Chaix, B. (2009). Geographic life environments and coronary heart disease: A literature review, theoretical contributions, methodological updates, and a research agenda. *Annual Review of Public Health, 30*, 81–105.

Chandola, T., & Marmot, M. G. (2010). Socio-economic position and health. In A. Steptoe (Ed.), *Handbook of behavioral medicine*. New York: Springer.

Clegg, L. X., Reichman, M. E., Miller, B. A., Hankey, B. F., Singh, G. K., Lin, Y. D., et al. (2009). Impact of socioeconomic status on cancer incidence and stage at diagnosis: Selected findings from the surveillance, epidemiology, and end results: National Longitudinal Mortality Study. *Cancer Causes and Control, 20*, 417–435.

Cockerham, W. C. (2005). Health lifestyle theory and the convergence of agency and structure. *Journal of Health and Social Behavior, 46*, 51–67.

Corna, L. M. (2013). A life course perspective on socioeconomic inequalities in health: A critical review of conceptual frameworks. *Advances in Life Course Research, 18*, 150–159.

Cutler, D. M., & Lleras-Muney, A. (2010). Understanding differences in health behaviors by education. *Journal of Health Economics, 29*, 1–28.

Diez Roux, A. V. (2000). Multilevel analysis in public health research. *Annual Review of Public Health, 21*, 171–192.

Diez Roux, A. V. (2003). Residential environments and cardiovascular risk. *Journal of Urban Health, 80*, 569–589.

Diez Roux, A. V. (2005). Persistent social patterning of cardiovascular risk: Rethinking the familiar. *Circulation, 111*, 3020–3021.

Diez Roux, A. V., Merkin, S. S., Arnett, D., Chambless, L., Massing, M., Nieto, F. J., et al. (2001). Neighborhood of residence and incidence of coronary heart disease. *New England Journal of*

Medicine, 345, 99–106.

Eggen, A. E., Mathiesen, E. B., Wilsgaard, T., Jacobsen, B. K., & Njølstad, I. (2014). Trends in cardiovascular risk factors across levels of education in a general population: Is the educational gap increasing? The Tromsø study 1994–2008. *Journal of Epidemiology & Community Health, 68*, 712–719.

Ernstsen, L., Bjerkeset, O., & Krokstad, S. (2010). Educational inequalities in ischaemic heart disease mortality in 44,000 Norwegian women and men: The influence of psychosocial and behavioural factors. The HUNT Study. *Scandinavian Journal of Public Health, 38*, 678–685.

Ernstsen, L., Strand, B. H., Nilsen, S. M., Espnes, G. A., & Krokstad, S. (2012). Trends in absolute and relative educational inequalities in four modifiable ischaemic heart disease risk factors: Repeated cross-sectional surveys from the Nord-Trondelag Health Study (HUNT) 1984–2008. *BMC Public Health, 12*, 266.

Franks, P., Winters, P. C., Tancredi, D. J., & Fiscella, K. A. (2011). Do changes in traditional coronary heart disease risk factors over time explain the association between socio-economic status and coronary heart disease? *BMC Cardiovascular Disorders, 11*, 28.

Gallo, L. C., & Matthews, K. A. (2003). Understanding the association between socioeconomic status and physical health: Do negative emotions play a role? *Psychological Bulletin, 129*, 10–51.

Galobardes, B., Shaw, M., Lawlor, D. A., Smith, G. D., & Lynch, J. (2006). Indicators of socioeconomic position. In J. M. Oakes & J. S. Kaufman (Eds.), *Methods in social epidemiology*. San Francisco: Jossey-Bass.

Grintsova, O., Maier, W., & Mielck, A. (2014). Inequalities in health care among patients with type 2 diabetes by individual socio-economic status (SES) and regional deprivation: A systematic literature review. *International Journal for Equity in Health, 13*, 43.

Harper, S., & Lynch, J. W. (2006). Measuring health inequalities. In J. M. Oakes & J. S. Kaufman (Eds.), *Methods in social epidemiology*. San Francisco: Jossey-Bass.

Harper, S., King, N. B., Meersman, S. C., Reichman, M. E., Breen, N., & Lynch, J. W. (2010). Implicit value judgements in the measurement of health inequalities. *The Milbank Quarterly, 88*, 4–29.

Hart, J. T. (1971). The inverse care law. *Lancet, 297*, 405–412.

Hjemdahl, P., Steptoe, A., & Rosengren, A. (2012). Introduction to cardiovascular disease, stress and adaption. In P. Hjemdal, A. Steptoe, & A. Rosengren (Eds.), *Stress and cardiovascular disease*. London: Springer London.

Houweling, T. A., Kunst, A. E., Huisman, M., & Mackenbach, J. P. (2007). Using relative and absolute measures for monitoring health inequalities: Experiences from cross-national analyses on maternal and child health. *International Journal for Equity in Health, 6*, 15.

Jenkins, K. R., & Ofstedal, M. B. (2014). The association between socioeconomic status and cardiovascular risk factors among middle-aged and older men and women. *Women and Health, 54*, 15–34.

Jha, P., Peto, R., Zatonski, W., Boreham, J., Jarvis, M. J., & Lopez, A. D. (2006). Social inequalities in male mortality, and in male mortality from smoking: Indirect estimation from national death rates in England and Wales, Poland, and North America. *Lancet, 368*, 367–370.

Kaplan, G. A., & Keil, J. E. (1993). Socioeconomic factors and cardiovascular disease: A review of the literature. *Circulation, 88*, 1973–1998.

Kawachi, I., & Marmot, M. G. (1998). Commentary: What can we learn from studies of occupational class and cardiovascular disease? *American Journal of Epidemiology, 148*, 160–163.

Kittleson, M. M., Meoni, L. A., Wang, N., Chu, A. Y., Ford, D. E., & Klag, M. J. (2006). Association of childhood socioeconomic status with subsequent coronary heart disease in physicians. *Archives of Internal Medicine, 166*, 2356–2361.

Kones, R. (2011). Primary prevention of coronary heart disease: Integration of new data, evolving views, revised goals, and role of rosuvastatin in management. A comprehensive survey. *Drug Design, Development and Therapy, 5*, 325–380.

Krieger, N. (2001). Theories for social epidemiology in the 21st century: An ecosocial perspective. *International Journal of Epidemiology, 30*, 668–677.

Kristenson, M., Eriksen, H. R., Sluiter, J. K., Starke, D., & Ursin, H. (2004). Psychobiological mechanisms of socioeconomic differences in health. *Social Science and Medicine, 58*, 1511–1522.

Kuper, H. H., Marmot, M. M., & Hemingway, H. H. (2002). Systematic review of prospective cohort studies of psychosocial factors in the etiology and prognosis of coronary heart disease. *Seminars in Vascular Medicine, 2*, 267–314.

Kurian, A. K., & Cardarelli, K. M. (2007). Racial and ethnic differences in cardiovascular disease risk factors: A systematic review. *Ethnicity and Disease, 17*, 143–152.

Lazzarino, A. I., Hamer, M., Stamatakis, E., & Steptoe, A. (2013). Low socioeconomic status and psychological distress as synergistic predictors of mortality from stroke and coronary heart disease. *Psychosomatic Medicine, 75*, 311–316.

Lee, H., Kershaw, K. N., Hicken, M. T., Abdou, C. M., Williams, E. S., Rivera-O'Reilly, N., & Jackson, J. S. (2013). Cardiovascular disease among Black Americans: Comparisons between the U.S. Virgin Islands and the 50 U.S. States. *Public Health Reports, 128*, 170–178.

Lorant, V., Deliege, D., Eaton, W., Robert, A., Philippot, P., & Ansseau, M. (2003). Socioeconomic inequalities in depression: A meta-analysis. *American Journal of Epidemiology, 157*, 98–112.

Lynch, J. W., Davey Smith, G., Kaplan, G. A., & House, J. S. (2000). Income inequality and mortality: Importance to health of individual income, psychosocial environment, or material conditions. *BMJ, 320*, 1200–1204.

Lynch, J., Davey Smith, G., Harper, S., & Bainbridge, K. (2006). Explaining the social gradient in coronary heart disease: Comparing relative and absolute risk approaches. *Journal of Epidemiology & Community Health, 60*, 436–441.

Mackenbach, J. P. (2011). What would happen to health inequalities if smoking were eliminated? *BMJ, 342*, d3460.

Mackenbach, J. P., Cavelaars, A. E., Kunst, A. E., & Groenhof, F. (2000). Socioeconomic inequalities in cardiovascular disease mortality; an international study. *European Heart Journal, 21*, 1141–1151.

Mackenbach, J. P., Kulhanova, I., Menvielle, G., Bopp, M., Borrell, C., Costa, G., et al. (2014). Trends in inequalities in premature mortality: A study of 3.2 million deaths in 13 European countries. *Journal of Epidemiology & Community Health*. doi:10.1136/jech-2014-204450.

Mancia, G., et al. (2013). ESH/ESC guidelines for the management of arterial hypertension: The task force for the management of arterial hypertension of the European Society of Hypertension (ESH) and of the European Society of Cardiology (ESC). *Journal of Hypertension, 31*, 1281–1357.

Manuel, D. G., Lim, J., Tanuseputro, P., Anderson, G. M., Alter, D. A., Laupacis, A., & Mustard, C. A. (2006). Revisiting Rose: Strategies for reducing coronary heart disease. *BMJ, 332*, 659–662.

Marmot, M. (2004). *Status syndrome. How your social standing directly affects your health and life expectancy*. London: Bloomsbury.

Marmot, M., & Bartely, M. (2002). Social class and coronary heart disease. In S. Stansfeld & M. Marmot (Eds.), *Stress and the heart: Psychosocial pathways to coronary heart disease*. London: BMJ Books.

Marmot, M., & Wilkinson, R. G. (2001). Psychosocial and material pathways in the relation between income and health: A response to Lynch et al. *BMJ, 322*, 1233–1236.

Marmot, M., Rose, G., Shipley, M. J., & Hamilton, P. J. S. (1978). Employment grade and coronary heart disease in British civil servants. *Journal of Epidemiology & Community Health, 32*, 244–249.

Matthews, K. A., Gallo, L. C., & Taylor, S. E. (2010). Are psychosocial factors mediators of socioeconomic status and health connections? A progress report and blueprint for the future.

Annals of the New York Academy of Sciences, 1186, 146–173.

Melchior, M., Chastang, J. F., Head, J., Goldberg, M., Zins, M., Nabi, H., & Younes, N. (2013). Socioeconomic position predicts long-term depression trajectory: A 13-year follow-up of the GAZEL cohort study. *Molecular Psychiatry, 18*, 112–121.

Pampel, F. C., Krueger, P. M., & Denney, J. T. (2010). Socioeconomic disparities in health behaviors. *Annual Review of Sociology, 36*, 349–370.

Phelan, J. C., Link, B. G., & Tehranifar, P. (2010). Social conditions as fundamental causes of health inequalities: Theory, evidence, and policy implications. *Journal of Health and Social Behavior, 51*(Suppl), S28–S40.

Rose, G. (2001). Sick individuals and sick populations. *Bulletin of the World Health Organization, 79*, 990–996.

Schumann, B., Kluttig, A., Tiller, D., Werdan, K., Haerting, J., & Greiser, K. H. (2011). Association of childhood and adult socioeconomic indicators with cardiovascular risk factors and its modification by age: The CARLA study 2002–2006. *BMC Public Health, 11*, 289.

Siegrist, J., & Marmot, M. (2004). Health inequalities and the psychosocial environment – Two scientific challenges. *Social Science & Medicine, 58*, 1463–1473.

Singh-Manoux, A., Nabi, H., Shipley, M., Gueguen, A., Sabia, S., Dugravot, A., et al. (2008). The role of conventional risk factors in explaining social inequalities in coronary heart disease: The relative and absolute approaches to risk. *Epidemiology, 19*, 599–605.

Skodova, Z., Nagyova, I., van Dijk, J., Sudzinova, A., Vargova, H., Studencan, M., & Reijneveld, S. (2008). Socioeconomic differences in psychosocial factors contributing to coronary heart disease: A review. *Journal of Clinical Psychology in Medical Settings, 15*, 204–213.

Smith, D. (1977). *Human geography: A welfare approach*. London: Edward Arnold.

Stansfeld, S. A., & Marmot, M. (2002). 1: Introduction. In S. A. Stansfeld & M. Marmot (Eds.), *Stress and the heart: Psychosocial pathways to coronary heart disease*. London: BMJ Books.

Strand, B. H., & Tverdal, A. (2004). Can cardiovascular risk factors and lifestyle explain the educational inequalities in mortality from ischaemic heart disease and from other heart diseases? 26 year follow up of 50,000 Norwegian men and women. *Journal of Epidemiology & Community Health, 58*, 705–709.

Strand, B. H., & Tverdal, A. (2006). Trends in educational inequalities in cardiovascular risk factors: A longitudinal study among 48,000 middle-aged Norwegian men and women. *European Journal of Epidemiology, 21*, 731–739.

Stringhini, S., Dugravot, A., Shipley, M., Goldberg, M., Zins, M., Kivimaki, M., et al. (2011). Health behaviours, socioeconomic status, and mortality: Further analyses of the British Whitehall II and the French GAZEL prospective cohorts. *PLoS Medicine, 8*, e1000419.

Subramanian, S. V., Jones, K., & Duncan, C. (2003). Multilevel methods for public health research. In I. Kawachi & L. F. Berkman (Eds.), *Neighborhoods and health*. Oxford: Oxford University Press.

Subramanyam, M. A., James, S. A., Diez-Roux, A. V., Hickson, D.A., Sarpong, D., Sims, M., et al. (2013). Socioeconomic status, John Henryism and blood pressure among African-Americans in the Jackson Heart Study. *Social Science and Medicine, 93*, 139–146.

Tamayo, T., Jacobs, D. R. Jr, Strassburger, K., Giani, G., Seeman, T. E., Matthews, K., et al. (2012). Race- and sex-specific associations of parental education with insulin resistance in middle-aged participants: The CARDIA study. *European Journal of Epidemiology, 27*, 349–355.

Thurston, R. C., Kubzansky, L. D., Kawachi, I., & Berkman, L. F. (2006). Do depression and anxiety mediate the link between educational attainment and CHD? *Psychosomatic Medicine, 68*, 25–32.

Torén, K., Schiöler, L., Giang, W. K., Novak, M., Söderberg, M., & Rosengren, A. (2014). A longitudinal general population-based study of job strain and risk for coronary heart disease and stroke in Swedish men. *BMJ Open, 4*(3):e004355.

Van der Kooy, K., van Hout, H., Marwijk, H., Marten, H., Stehouwer, C., & Beekman, A. (2007).

Depression and the risk for cardiovascular diseases: Systematic review and meta analysis. *International Journal of Geriatric Psychiatry, 22*, 613–626.

Weinehall, L., Hellsten, G., Boman, K., Hallmans, G., Asplund, K., & Wall, S. (2001). Can a sustainable community intervention reduce the health gap? 10-year evaluation of a Swedish community intervention program for the prevention of cardiovascular disease. *Scand J Public Health Suppl, 56*, 59–68.

Whitehead, M. (1992). The concepts and principles of equity and health. *International Journal of Health Services, 22*, 429–445.

Yusuf, S., Hawken, S., Ounpuu, S., Dans, T., Avezum, A., Lanas, F., & Lisheng, L. (2004). Effect of potentially modifiable risk factors associated with myocardial infarction in 52 countries (the INTERHEART study): Case-control study. *Lancet, 364*, 937–952.

第四篇

心理学与心血管生物学：
联系机制

第 1 章　交感神经系统在心血管疾病中的作用

Gavin Wiliam Lambert,Murray Esler

目录

摘要

　　交感神经系统是循环和代谢控制的关键。日常活动中,交感神经系统的急性激活对维持体内平衡,或在应激时引发战斗或逃跑反应十分重要,但交感神经系统的慢性激活与疾病发展和终末器官功能障碍有关,并在高血压的发病和持续阶段以及左心室肥厚、舒张功能障碍和胰岛素抵抗中尤其重要。鉴于交感神经系统在引发心脏代谢疾病方面起毋庸置疑的作用,故抑制交感神经系统以减轻与之相关的疾病负担似乎是合理的选择。生活方式的改变,包括饮食、锻炼、认知疗法,以及直接针对交感神经系统的药物和基于器械干预治疗,均可能是有益的。

关键词

自主神经系统(Autonomic nervous system)·应激(Stress)·代谢综合征(Metabolic syndrome)·抑郁(Depression)·高血压(Hypertension)·去甲肾上腺素(Noradrenaline)·胰岛素抵抗(Insulin resistance)·肥胖(Obesity)

引言

交感神经系统在心血管控制中的作用被广泛认同。事实上,随着 β- 受体阻滞剂改善心衰患者的生存率,以及肾交感神经射频消融术治疗顽固性高血压的出现,交感神经系统一直处于心血管疾病(cardiovascular disease,CVD)的核心地位。或许不易理解交感神经系统也对新陈代谢产生重大影响,它可能在日益增长的肥胖相关疾病病理过程中扮演着重要的角色。战斗或逃跑反应作为交感神经激活的一部分,紧急情况下可取,但持续和不受限制的交感神经激活可能会导致不良的心血管和代谢性疾病。重要的是,常见共病时交感神经的激活程度往往会进一步增强,加速终末器官功能障碍。交感神经激活是慢性心力衰竭(Kaye et al. 1995;Petersson et al. 2005)或者肾病(Zoccali et al. 2002)患者生存的重要决定因素,是心脏病患者合并抑郁风险升高的基础(Barton et al. 2007),或者与肥胖的代谢后果有关。掌握交感神经调节的机制可为各种临床情况打开新的治疗策略铺平道路。

交感神经激活机制

中枢决定因素和反射调控

许多大脑区域,包括腹内侧和延髓腹外侧头端区、尾部中缝核、A5 去甲肾上腺素能细胞组和下丘脑室旁核,已被证明可影响所有胸腰段水平的交感神经节前流出(Guyenet 2006)。传出交感神经激活受血压、体温和血糖变化等因素影响。压敏交感神经直接受动脉压反射影响,并负责短期和长期的血压控制。这些交感神经的活性很大程度上而非完全受孤束核、延髓和下丘脑的神经元调节。虽然边缘区、皮层区和中脑区交感神经激活变化通常与行为相关的，但重要的是血流动力学和行为途径/反应并非相互排斥的。例如，心-肺容量感受器投射到蓝斑的去甲肾上腺素能核，蓝斑神经元的放电速率会因心肺压力的改变而改变（Elam et al. 1984,1985）。在功能上，蓝斑位点及下丘脑和杏仁核的投射也与涉及自主神经激活的行为反应相关（Foote et al. 1983）。

胰岛素

胰岛素的外周作用通过直接作用［抑制肝糖原分解（Sindelar et al. 1998）］和间接作用（包括抑制脂肪分解和降低胰高血糖素）以维持对葡萄糖的基础控制，但胰岛素也发挥中枢作用并影响下丘脑信号。Obici 等证实弓状核内侧区胰岛素受体靶向性降低与暴饮暴食、脂肪量增加和肝胰岛素抵抗的发生有关（Obici et al. 2002a）。刺激下丘脑胰岛素信号通路导致约 40% 的葡萄糖生成受到抑制（Obici et al. 2002b）。胰岛素的中枢作用可能是通过抑制下丘脑弓状核的神经肽 Y（neuropeptide Y，NPY）神经元来介导的，至少在一定程度上如此（Porte et al. 2005；van den Hoek et al. 2004）。小鼠脑室内注射 NPY 的相关研究表明，激活交感神经驱动肝脏导致内源性葡萄糖的产生，胰岛素抵抗（van den Hoek et al. 2008）。对于人类，高胰岛素血症与肌肉交感神经外流增加有关（Gudbjornsdottir et al. 1996；Vollenweider et al. 1994），在肥胖的受试者中这种反应变得迟钝（Vollenweider et al. 1994）。

肥胖和体内脂肪增加

现大量证据表明，肥胖的个体交感神经活性升高。实际上，脂肪是肌肉交感神经激活程度的主要决定因素（Randin et al. 1994），腹部内脏脂肪是连接肥胖和交感神经系统驱动的主要脂肪储存库（Alvarez et al. 2002）。由脂肪产生和分泌的因子，如非酯化脂肪酸（non-esterified fatty acids，NEFAs）和瘦素等，可能影响交感神经激活。主动脉周围血管周围脂肪的抗原可促使白细胞和 T 细胞渗入主动脉、肾脏和中枢神经系统，导致交感神经激活以及高血压的发展（Guzik et al. 2007；Harrison et al. 2011；Vinh et al. 2010；Zubcevic et al. 2011）。为进一步支持脂质循环与交感神经调节之间的相互作用，人类和动物的研究均表明，使用他汀类药物降低胆固醇与交感神经输出减少有关（Gomes et al. 2010；Pliquett et al. 2003）。

阻塞性睡眠呼吸暂停

阻塞性睡眠呼吸暂停（obstructive sleep apnea，OSA）的患者反复出现的缺氧与肌肉交感神经活性增加有关（Parati et al. 1995），最可能是由于刺激外周化学感受器（Narkiewicz et al. 1999b）及动脉压力反射障碍的结果（Parati et al.

1997)。持续气道正压治疗阻塞性睡眠呼吸暂停可降低交感神经活性（Hedner et al. 1995；Narkiewicz et al. 1999a），也与 OSA 和代谢综合征患者的胰岛素敏感性、血压和血脂水平改善有关（Dorkova et al. 2008；Harsch et al. 2004）。

应激和下丘脑 - 垂体 - 肾上腺轴激活

心理应激和交感神经、肾上腺髓质和皮质系统的激活增加有关。事实上，实验室精神压力与心脏交感神经外流的特定激活相关（Esler et al. 1989）。应激时糖皮质激素水平升高和高胰岛素血症、胰岛素抵抗、葡萄糖耐受不良、血脂和内脏脂肪增加（Bjorntorp 1995）以及高血压有关（Esler et al. 2008）。Whitehall Ⅱ号纵向研究数据显示，代谢综合征患者中下丘脑 - 垂体 - 肾上腺（hypothalamic-pituitary-adrenal，HPA）轴和交感神经系统均被激活，在这些受试者中观察到他们体内的去甲肾上腺素升高与社会心理因素有关（Brunner et al. 2002）。此外，与工作相关的压力也和代谢综合征的发展有关（Brunner et al. 2007）。

抑郁

大约三分之一的抑郁症患者的交感神经活动明显增强（Barton et al. 2007）。抑郁还与 HPA 轴的激活（Gold and Chrousos 2002）和炎症因子的增多有关（Alesci et al. 2005）。纵向健康研究、衰老研究和身体成分研究的数据表明，研究开始后，抑郁症状的出现与腹部肥胖的增加有关（Vogelzangs et al. 2008）。最近调查表明抑郁和代谢综合征之间存在相关性（McCaffery et al. 2003；Skilton et al. 2007），代谢综合征的组成成分的数量随着抑郁程度的增加而增加。以前的报道也证实抑郁和胰岛素抵抗（代谢综合征发展的标志之一）之间存在联系（Timonen et al. 2007）。5- 羟色胺特异性再摄取抑制剂的使用与一些抑郁症患者交感神经活动的减少（Barton et al. 2007）及改善腹部肥胖患者的血糖有关（Ljung et al. 2001）。

交感神经激活的结果

高血压

交感神经系统在高血压的发生和维持中起关键作用。在瘦的高血压患者中，连接心脏、肾脏和骨骼肌的交感神经兴奋很明显。高胰岛素血症、胰岛素抵抗和血脂升高的受试者经常出现高血压（Ford et al. 2002）。这一模型与以下观察报告相一致：大约 70% 患高血压的风险均与超重和肥胖有关（Garrison et al. 1987；Must et al. 1999）。重要的是，正如 Timio 及其同事的纵向研究（Timio et al. 1997，1988）所显示的，交感神经兴奋与血压升高和全因、心血管相关死亡率增加有关。虽然高血压对心血管疾病、卒中和肾病发展的影响已得到公认，但也有证据表明，失控的高血压（尤其是在中年时期）与随后认知能力下降和痴呆的发展之间存在联系。对年龄在 70 岁以下（35~70 岁）的受试者进行的认知功能与血压之间的关系的检测表明，在血压较高的受试者中，认知功能低下或认知功能下降较快（Staessen et al. 2007）。尽管随机临床试验的数据显示血压控制的可能的保护作用在阻止老年痴呆症的恶化方面可能并不明确（Skoog et al. 1996），但一些观察性研究已报道，抗高血压药物治疗可降低认知能力下降的风险，改善的程度与疗程和血压控制的程度成正比（Peila et al. 2006）。

心脏结构和功能

在高血压患者中，甚至超重／肥胖的轻度血压升高的年轻患者（Lambert et al. 2010），心脏交感神经的激活与舒张功能障碍（Fici et al. 2012）、左心室肥大（Schlaich et al. 2003）有关。在严重心力衰竭时，心脏交感神经首先受到刺激（Hasking et al. 1986）。有趣的是，心力衰竭患者的心脏（Kaye et al. 1995）和肾脏（Petersson et al. 2005）的交感神经活动程度已被证明是预后的主要决定因素，心脏或肾脏交感神经活性高的患者，存活率大大降低。在此背景下，肾脏交感神经驱动的重要性可能反映病变肾脏传入神经的激活，进而刺激下丘脑导致交感神经系统的激活（Hausberg et al. 2002）。

肾损伤

在瘦或肥胖者以及高血压患者，局部交感神经激活，交感神经对肾输出信号增强的证据都很充分（Esler et al. 2006；Rumantir et al. 1999）。持续的神经体液活化和血压升高导致肾小球高滤过和代谢变化的延长，这可能引发进一步的肾损伤。代谢综合征患者交感神经活化明显，微量白蛋白尿的患病率增加（Palaniappan et al. 2003），肾功能减退（Chen et al. 2004；Shinohara et al. 2002）。即使在没有高血压和糖尿病的情况下，肥胖者也可能出现蛋白尿和肾功能不全的进行性发展（Henegar et al. 2001；Morale et al. 2003）。

高血糖

支配肝脏的神经电刺激导致兔子的肝糖原磷酸化酶和葡萄糖 -6- 磷酸酶活性增加（Shimazu 1967；Shimazu，Fukuda 1965）及人体（Jarhult et al. 1979）、狗（Edwards，Silver 1972）中血糖水平快速升高。这提示该过程中涉及可能的中枢神经系统通路——下丘脑的刺激导致肝脏的去甲肾上腺素释放（Takahashi et al. 1997）和葡萄糖产生（Shimazu，Ogasawara 1975；Takahashi et al. 1997）增加。以往针对狗的研究表明，肝交感神经抑制肝脏葡萄糖摄取，并且去肝交感神经与高血糖反应的净肝葡萄糖摄取增加有关（Dicostanzo et al. 2006）。肝硬化患者的糖耐量和胰岛素抵抗能力受损（Petrides，DeFronzo 1989；Proietto et al. 1980）。肝移植后，这些代谢障碍得到改善（Merli et al. 1999）。

胰岛素抵抗

交感神经系统与胰岛素抵抗的关系很复杂。高胰岛素血症可通过刺激下丘脑或通过对胰岛素血管扩张的反射反应来增加交感神经活动；另外，交感缩血管可能通过影响骨骼肌血流来拮抗胰岛素促葡萄糖摄取的作用（Jamerson et al. 1993；Laakso et al. 1990）。一项随访 10~18 年的前瞻性研究的数据表明，交感神经激活在体重增加和胰岛素抵抗发展之前就已出现（Flaa et al. 2008；Masuo et al. 1997，2003）。

结论

大量证据强调交感神经系统在心血管和心脏代谢疾病发展进程中的重要性。抑制交感神经系统可作为这些疾病治疗方法的一部分。涉及饮食、运动等生活方式改变和认知疗法、针对交感神经系统的药理学和借助器械的直接干预可能有益。

（王真、马晓宇、张悠扬 译，马文林、李宇航 校）

参考文献

Alesci, S., Martinez, P. E., Kelkar, S., Ilias, I., Ronsaville, D. S., Listwak, S. J., Ayala, A. R., Licinio, J., Gold, H. K., Kling, M. A., Chrousos, G. P., & Gold, P. W. (2005). Major depression is associated with significant diurnal elevations in plasma interleukin-6 levels, a shift of its circadian rhythm, and loss of physiological complexity in its secretion: Clinical implications. *Journal of Clinical Endocrinology and Metabolism, 90*(5), 2522–2530. doi:10.1210/jc.2004-1667.

Alvarez, G. E., Beske, S. D., Ballard, T. P., & Davy, K. P. (2002). Sympathetic neural activation in visceral obesity. *Circulation, 106*(20), 2533–2536.

Barton, D. A., Dawood, T., Lambert, E. A., Esler, M. D., Haikerwal, D., Brenchley, C., Socratous, F., Kaye, D. M., Schlaich, M. P., Hickie, I., & Lambert, G. W. (2007). Sympathetic activity in major depressive disorder: Identifying those at increased cardiac risk? *Journal of Hypertension, 25*(10), 2117–2124. doi:10.1097/HJH.0b013e32829baae7.

Bjorntorp, P. (1995). Endocrine abnormalities of obesity. *Metabolism, 44*(9 Suppl 3), 21–23.

Brunner, E. J., Chandola, T., & Marmot, M. G. (2007). Prospective effect of job strain on general and central obesity in the Whitehall II study. *American Journal of Epidemiology, 165*(7), 828–837. doi:10.1093/aje/kwk058.

Brunner, E. J., Hemingway, H., Walker, B. R., Page, M., Clarke, P., Juneja, M., Shipley, M. J., Kumari, M., Andrew, R., Seckl, J. R., Papadopoulos, A., Checkley, S., Rumley, A., Lowe, G. D., Stansfeld, S. A., & Marmot, M. G. (2002). Adrenocortical, autonomic, and inflammatory causes of the metabolic syndrome: Nested case-control study. *Circulation, 106*(21), 2659–2665.

Chen, J., Muntner, P., Hamm, L. L., Jones, D. W., Batuman, V., Fonseca, V., Whelton, P. K., & He, J. (2004). The metabolic syndrome and chronic kidney disease in U.S. adults. *Annals of Internal Medicine, 140*(3), 167–174. doi: 140/3/167 [pii].

Dicostanzo, C. A., Dardevet, D. P., Neal, D. W., Lautz, M., Allen, E., Snead, W., & Cherrington, A. D. (2006). Role of the hepatic sympathetic nerves in the regulation of net hepatic glucose uptake and the mediation of the portal glucose signal. *American Journal of Physiology Endocrinology and Metabolism, 290*(1), E9–E16. doi:10.1152/ajpendo.00184.2005.

Dorkova, Z., Petrasova, D., Molcanyiova, A., Popovnakova, M., & Tkacova, R. (2008). Effects of continuous positive airway pressure on cardiovascular risk profile in patients with severe obstructive sleep apnea and metabolic syndrome. *Chest, 134*(4), 686–692. doi:10.1378/chest.08-0556.

Edwards, A. V., & Silver, M. (1972). Comparison of the hyperglycaemic and glycogenolytic responses to catecholamines with those to stimulation of the hepatic sympathetic innervation in the dog. *Journal of Physiology, 223*(2), 571–593.

Elam, M., Svensson, T. H., & Thoren, P. (1985). Differentiated cardiovascular afferent regulation of locus coeruleus neurons and sympathetic nerves. *Brain Research, 358*(1–2), 77–84.

Elam, M., Yao, T., Svensson, T. H., & Thoren, P. (1984). Regulation of locus coeruleus neurons and splanchnic, sympathetic nerves by cardiovascular afferents. *Brain Research, 290*(2), 281–287.

Esler, M., Eikelis, N., Schlaich, M., Lambert, G., Alvarenga, M., Kaye, D., El-Osta, A., Guo, L., Barton, D., Pier, C., Brenchley, C., Dawood, T., Jennings, G., & Lambert, E. (2008). Human sympathetic nerve biology: Parallel influences of stress and epigenetics in essential hypertension and panic disorder. *Annals of the New York Academy of Sciences, 1148*, 338–348. doi:10.1196/annals.1410.064.

Esler, M., Jennings, G., & Lambert, G. (1989). Measurement of overall and cardiac norepinephrine release into plasma during cognitive challenge. *Psychoneuroendocrinology, 14*(6), 477–481.

Esler, M., Straznicky, N., Eikelis, N., Masuo, K., Lambert, G., & Lambert, E. (2006). Mechanisms of sympathetic activation in obesity-related hypertension. *Hypertension, 48*(5), 787–796.

Fici, F., Ural, D., Tayfun, S., Kozdag, G., Facchetti, R., Brambilla, G., Dell'oro, R., Grassi, G., & Mancia, G. (2012). Left ventricular diastolic dysfunction in newly diagnosed untreated hypertensive patients. *Blood Pressure, 21*(6), 331–337. doi:10.3109/08037051.2012.686179.

Flaa, A., Aksnes, T. A., Kjeldsen, S. E., Eide, I., & Rostrup, M. (2008). Increased sympathetic reactivity may predict insulin resistance: An 18-year follow-up study. *Metabolism, 57*(10), 1422–1427. doi:10.1016/j.metabol.2008.05.012.

Foote, S. L., Bloom, F. E., & Aston-Jones, G. (1983). Nucleus locus ceruleus: New evidence of anatomical and physiological specificity. *Physiological Reviews, 63*(3), 844–914.

Ford, E. S., Giles, W. H., & Dietz, W. H. (2002). Prevalence of the metabolic syndrome among US adults: Findings from the third National Health and Nutrition Examination Survey. *JAMA, 287*(3), 356–359.

Garrison, R. J., Kannel, W. B., Stokes, J., 3rd, & Castelli, W. P. (1987). Incidence and precursors of hypertension in young adults: The Framingham offspring study. *Preventive Medicine, 16*(2), 235–251. doi: 0091-7435(87)90087-9 [pii].

Gold, P. W., & Chrousos, G. P. (2002). Organization of the stress system and its dysregulation in melancholic and atypical depression: High vs low CRH/NE states. *Molecular Psychiatry, 7*(3), 254–275. doi:10.1038/sj.mp.4001032.

Gomes, M. E., Lenders, J. W., Bellersen, L., Verheugt, F. W., Smits, P., & Tack, C. J. (2010).

Sympathoinhibitory effect of statins in chronic heart failure. *Clinical Autonomic Research, 20* (2), 73–78. doi:10.1007/s10286-009-0041-2.

Gudbjornsdottir, S., Elam, M., Sellgren, J., & Anderson, E. A. (1996). Insulin increases forearm vascular resistance in obese, insulin-resistant hypertensives. *Journal of Hypertension, 14*(1), 91–97.

Guyenet, P. G. (2006). The sympathetic control of blood pressure. *Nature Review Neuroscience, 7* (5), 335–346. doi:10.1038/nrn1902.

Guzik, T. J., Hoch, N. E., Brown, K. A., McCann, L. A., Rahman, A., Dikalov, S., Goronzy, J., Weyand, C., & Harrison, D. G. (2007). Role of the T cell in the genesis of angiotensin II induced hypertension and vascular dysfunction. *Journal of Experimental Medicine, 204*(10), 2449–2460. doi:10.1084/jem.20070657.

Harrison, D. G., Guzik, T. J., Lob, H. E., Madhur, M. S., Marvar, P. J., Thabet, S. R., Vinh, A., & Weyand, C. M. (2011). Inflammation, immunity, and hypertension. *Hypertension, 57*(2), 132–140. doi:10.1161/HYPERTENSIONAHA.110.163576.

Harsch, I. A., Schahin, S. P., Radespiel-Troger, M., Weintz, O., Jahreiss, H., Fuchs, F. S., Wiest, G. H., Hahn, E. G., Lohmann, T., Konturek, P. C., & Ficker, J. H. (2004). Continuous positive airway pressure treatment rapidly improves insulin sensitivity in patients with obstructive sleep apnea syndrome. *American Journal of Respiratory and Critical Care Medicine, 169*(2), 156–162. doi:10.1164/rccm.200302-206OC.

Hasking, G. J., Esler, M. D., Jennings, G. L., Burton, D., Johns, J. A., & Korner, P. I. (1986). Norepinephrine spillover to plasma in patients with congestive heart failure: Evidence of increased overall and cardiorenal sympathetic nervous activity. *Circulation, 73*(4), 615–621.

Hausberg, M., Kosch, M., Harmelink, P., Barenbrock, M., Hohage, H., Kisters, K., Dietl, K. H., & Rahn, K. H. (2002). Sympathetic nerve activity in end-stage renal disease. *Circulation, 106* (15), 1974–1979.

Hedner, J., Darpo, B., Ejnell, H., Carlson, J., & Caidahl, K. (1995). Reduction in sympathetic activity after long-term CPAP treatment in sleep apnoea: Cardiovascular implications. *European Respiratory Journal, 8*(2), 222–229.

Henegar, J. R., Bigler, S. A., Henegar, L. K., Tyagi, S. C., & Hall, J. E. (2001). Functional and structural changes in the kidney in the early stages of obesity. *Journal of the American Society of Nephrology, 12*(6), 1211–1217.

Jamerson, K. A., Julius, S., Gudbrandsson, T., Andersson, O., & Brant, D. O. (1993). Reflex sympathetic activation induces acute insulin resistance in the human forearm. *Hypertension, 21* (5), 618–623.

Jarhult, J., Falck, B., Ingemansson, S., & Nobin, A. (1979). The functional importance of sympathetic nerves to the liver and endocrine pancreas. *Annals of Surgery, 189*(1), 96–100.

Kaye, D. M., Lefkovits, J., Jennings, G. L., Bergin, P., Broughton, A., & Esler, M. D. (1995). Adverse consequences of high sympathetic nervous activity in the failing human heart. *Journal of the American College of Cardiology, 26*(5), 1257–1263. doi:10.1016/0735-1097(95)00332-0.

Laakso, M., Edelman, S. V., Brechtel, G., & Baron, A. D. (1990). Decreased effect of insulin to stimulate skeletal muscle blood flow in obese man. A novel mechanism for insulin resistance. *Journal of Clinical Investigation, 85*(6), 1844–1852. doi:10.1172/JCI114644.

Lambert, E., Sari, C. I., Dawood, T., Nguyen, J., McGrane, M., Eikelis, N., Chopra, R., Wong, C., Chatzivlastou, K., Head, G., Straznicky, N., Esler, M., Schlaich, M., & Lambert, G. (2010). Sympathetic nervous system activity is associated with obesity-induced subclinical organ damage in young adults. *Hypertension, 56*(3), 351–358. doi:10.1161/HYPERTENSIONAHA.110.155663.

Ljung, T., Ahlberg, A. C., Holm, G., Friberg, P., Andersson, B., Eriksson, E., & Bjorntorp, P. (2001). Treatment of abdominally obese men with a serotonin reuptake inhibitor: A pilot study. *Journal of Internal Medicine, 250*(3), 219–224.

Masuo, K., Kawaguchi, H., Mikami, H., Ogihara, T., & Tuck, M. L. (2003). Serum uric acid and plasma norepinephrine concentrations predict subsequent weight gain and blood pressure elevation. *Hypertension, 42*(4), 474–480. doi:10.1161/01.HYP.0000091371.53502.D3.

Masuo, K., Mikami, H., Ogihara, T., & Tuck, M. L. (1997). Sympathetic nerve hyperactivity precedes hyperinsulinemia and blood pressure elevation in a young, nonobese Japanese population. *American Journal of Hypertension, 10*(1), 77–83.

McCaffery, J. M., Niaura, R., Todaro, J. F., Swan, G. E., & Carmelli, D. (2003). Depressive symptoms and metabolic risk in adult male twins enrolled in the National Heart, Lung, and Blood Institute twin study. *Psychosomatic Medicine, 65*(3), 490–497.

Merli, M., Leonetti, F., Riggio, O., Valeriano, V., Ribaudo, M. C., Strati, F., Tisone, G., Casciani, C. U., & Capocaccia, L. (1999). Glucose intolerance and insulin resistance in cirrhosis are normalized after liver transplantation. *Hepatology, 30*(3), 649–654. doi:10.1002/hep.510300306.

Morales, E., Valero, M. A., Leon, M., Hernandez, E., & Praga, M. (2003). Beneficial effects of weight loss in overweight patients with chronic proteinuric nephropathies. *American Journal of Kidney Diseases, 41*(2), 319–327. doi:10.1053/ajkd.2003.50039. S0272638602691413 [pii].

Must, A., Spadano, J., Coakley, E. H., Field, A. E., Colditz, G., & Dietz, W. H. (1999). The disease burden associated with overweight and obesity. *JAMA, 282*(16), 1523–1529. doi: joc81719 [pii].

Narkiewicz, K., Kato, M., Phillips, B. G., Pesek, C. A., Davison, D. E., & Somers, V. K. (1999a). Nocturnal continuous positive airway pressure decreases daytime sympathetic traffic in obstructive sleep apnea. *Circulation, 100*(23), 2332–2335.

Narkiewicz, K., van de Borne, P. J., Pesek, C. A., Dyken, M. E., Montano, N., & Somers, V. K. (1999b). Selective potentiation of peripheral chemoreflex sensitivity in obstructive sleep apnea. *Circulation, 99*(9), 1183–1189.

Obici, S., Feng, Z., Karkanias, G., Baskin, D. G., & Rossetti, L. (2002a). Decreasing hypothalamic insulin receptors causes hyperphagia and insulin resistance in rats. *Nature Neuroscience, 5*(6), 566–572. doi:10.1038/nn861. nn861 [pii].

Obici, S., Zhang, B. B., Karkanias, G., & Rossetti, L. (2002b). Hypothalamic insulin signaling is required for inhibition of glucose production. *Nature Medicine, 8*(12), 1376–1382. doi:10.1038/nm798. nm798 [pii].

Palaniappan, L., Carnethon, M., & Fortmann, S. P. (2003). Association between microalbuminuria and the metabolic syndrome: NHANES III. *American Journal of Hypertension, 16*(11 Pt 1), 952–958. doi: S0895706103010094 [pii].

Parati, G., Di Rienzo, M., Bonsignore, M. R., Insalaco, G., Marrone, O., Castiglioni, P., Bonsignore, G., & Mancia, G. (1997). Autonomic cardiac regulation in obstructive sleep apnea syndrome: Evidence from spontaneous baroreflex analysis during sleep. *Journal of Hypertension, 15*(12 Pt 2), 1621–1626.

Peila, R., White, L. R., Masaki, K., Petrovitch, H., & Launer, L. J. (2006). Reducing the risk of dementia: Efficacy of long-term treatment of hypertension. *Stroke, 37*(5), 1165–1170. doi:10.1161/01.STR.0000217653.01615.93.

Petersson, M., Friberg, P., Eisenhofer, G., Lambert, G., & Rundqvist, B. (2005). Long-term outcome in relation to renal sympathetic activity in patients with chronic heart failure. *European Heart Journal, 26*(9), 906–913. doi:10.1093/eurheartj/ehi184.

Petrides, A. S., & DeFronzo, R. A. (1989). Glucose metabolism in cirrhosis: A review with some perspectives for the future. *Diabetes/Metabolism Reviews, 5*(8), 691–709.

Pliquett, R. U., Cornish, K. G., Peuler, J. D., & Zucker, I. H. (2003). Simvastatin normalizes autonomic neural control in experimental heart failure. *Circulation, 107*(19), 2493–2498. doi:10.1161/01.CIR.0000065606.63163.B9.

Porte, D., Jr., Baskin, D. G., & Schwartz, M. W. (2005). Insulin signaling in the central nervous system: A critical role in metabolic homeostasis and disease from C. elegans to humans. *Diabetes, 54*(5), 1264–1276. doi: 54/5/1264 [pii].

Proietto, J., Alford, F. P., & Dudley, F. J. (1980). The mechanism of the carbohydrate intolerance of cirrhosis. *Journal of Clinical Endocrinology and Metabolism, 51*(5), 1030–1036.

Randin, D., Vollenweider, P., Tappy, L., Jequier, E., Nicod, P., & Scherrer, U. (1994). Effects of adrenergic and cholinergic blockade on insulin-induced stimulation of calf blood flow in humans. *American Journal of Physiology, 266*(3 Pt 2), R809–R816.

Rumantir, M. S., Vaz, M., Jennings, G. L., Collier, G., Kaye, D. M., Seals, D. R., Wiesner, G. H., Brunner-La Rocca, H. P., & Esler, M. D. (1999). Neural mechanisms in human obesity-related hypertension. *Journal of Hypertension, 17*(8), 1125–1133.

Schlaich, M. P., Kaye, D. M., Lambert, E., Sommerville, M., Socratous, F., & Esler, M. D. (2003). Relation between cardiac sympathetic activity and hypertensive left ventricular hypertrophy. *Circulation, 108*(5), 560–565. doi:10.1161/01.CIR.0000081775.72651.B6.

Shimazu, T. (1967). Glycogen synthetase activity in liver: Regulation by the autonomic nerves. *Science, 156*(3779), 1256–1257.

Shimazu, T., & Fukuda, A. (1965). Increased activities of glycogenolytic enzymes in liver after splanchnic-nerve stimulation. *Science, 150*(3703), 1607–1608.

Shimazu, T., & Ogasawara, S. (1975). Effects of hypothalamic stimulation on gluconeogenesis and glycolysis in rat liver. *American Journal of Physiology, 228*, 1787–1793.

Shinohara, K., Shoji, T., Emoto, M., Tahara, H., Koyama, H., Ishimura, E., Miki, T., Tabata, T., & Nishizawa, Y. (2002). Insulin resistance as an independent predictor of cardiovascular mortality in patients with end-stage renal disease. *Journal of the American Society of Nephrology, 13*(7), 1894–1900.

Sindelar, D. K., Chu, C. A., Venson, P., Donahue, E. P., Neal, D. W., & Cherrington, A. D. (1998). Basal hepatic glucose production is regulated by the portal vein insulin concentration. *Diabetes, 47*(4), 523–529.

Skilton, M. R., Moulin, P., Terra, J. L., & Bonnet, F. (2007). Associations between anxiety, depression, and the metabolic syndrome. *Biological Psychiatry, 62*(11), 1251–1257. doi:10.1016/j.biopsych.2007.01.012.

Skoog, I., Lernfelt, B., Landahl, S., Palmertz, B., Andreasson, L. A., Nilsson, L., Persson, G., Oden, A., & Svanborg, A. (1996). 15-year longitudinal study of blood pressure and dementia. *Lancet, 347*(9009), 1141–1145.

Somers, V. K., Dyken, M. E., Clary, M. P., & Abboud, F. M. (1995). Sympathetic neural mechanisms in obstructive sleep apnea. *Journal of Clinical Investigation, 96*(4), 1897–1904. doi:10.1172/JCI118235.

Staessen, J. A., Richart, T., & Birkenhager, W. H. (2007). Less atherosclerosis and lower blood pressure for a meaningful life perspective with more brain. *Hypertension, 49*(3), 389–400. doi:10.1161/01.HYP.0000258151.00728.d8.

Takahashi, A., Ishimaru, H., Ikarashi, Y., Kishi, E., & Maruyama, Y. (1997). Effects of ventromedial hypothalamus stimulation on glycogenolysis in rat liver using in vivo microdialysis. *Metabolism, 46*, 897–901.

Timio, M., Lippi, G., Venanzi, S., Gentili, S., Quintaliani, G., Verdura, C., Monarca, C., Saronio, P., & Timio, F. (1997). Blood pressure trend and cardiovascular events in nuns in a secluded order: A 30-year follow-up study. *Blood Pressure, 6*(2), 81–87.

Timio, M., Verdecchia, P., Venanzi, S., Gentili, S., Ronconi, M., Francucci, B., Montanari, M., & Bichisao, E. (1988). Age and blood pressure changes. A 20-year follow-up study in nuns in a secluded order. *Hypertension, 12*(4), 457–461.

Timonen, M., Salmenkaita, I., Jokelainen, J., Laakso, M., Harkonen, P., Koskela, P., Meyer-Rochow, V. B., Peitso, A., & Keinanen-Kiukaanniemi, S. (2007). Insulin resistance and depressive symptoms in young adult males: Findings from Finnish military conscripts. *Psychosomatic Medicine, 69*(8), 723–728. doi:10.1097/PSY.0b013e318157ad2e.

van den Hoek, A. M., van Heijningen, C., Schroder-van der Elst, J. P., Ouwens, D. M., Havekes, L. M., Romijn, J. A., Kalsbeek, A., & Pijl, H. (2008). Intracerebroventricular administration of neuropeptide Y induces hepatic insulin resistance via sympathetic innervation. *Diabetes, 57*(9), 2304–2310. doi:10.2337/db07-1658. db07-1658 [pii].

van den Hoek, A. M., Voshol, P. J., Karnekamp, B. N., Buijs, R. M., Romijn, J. A., Havekes, L. M., & Pijl, H. (2004). Intracerebroventricular neuropeptide Y infusion precludes inhibition of glucose and VLDL production by insulin. *Diabetes, 53*(10), 2529–2534. doi: 53/10/2529 [pii].

Vinh, A., Chen, W., Blinder, Y., Weiss, D., Taylor, W. R., Goronzy, J. J., Weyand, C. M., Harrison, D. G., & Guzik, T. J. (2010). Inhibition and genetic ablation of the B7/CD28 T-cell costimulation axis prevents experimental hypertension. *Circulation, 122*(24), 2529–2537. doi:10.1161/CIRCULATIONAHA.109.930446.

Vogelzangs, N., Kritchevsky, S. B., Beekman, A. T., Newman, A. B., Satterfield, S., Simonsick, E. M., Yaffe, K., Harris, T. B., & Penninx, B. W. (2008). Depressive symptoms and change in abdominal obesity in older persons. *Archives of General Psychiatry, 65*(12), 1386–1393. doi:10.1001/archpsyc.65.12.1386.

Vollenweider, P., Randin, D., Tappy, L., Jequier, E., Nicod, P., & Scherrer, U. (1994). Impaired insulin-induced sympathetic neural activation and vasodilation in skeletal muscle in obese humans. *Journal of Clinical Investigation, 93*(6), 2365–2371. doi:10.1172/JCI117242.

Zoccali, C., Mallamaci, F., Parlongo, S., Cutrupi, S., Benedetto, F. A., Tripepi, G., Bonanno, G., Rapisarda, F., Fatuzzo, P., Seminara, G., Cataliotti, A., Stancanelli, B., & Malatino, L. S. (2002). Plasma norepinephrine predicts survival and incident cardiovascular events in patients with end-stage renal disease. *Circulation, 105*(11), 1354–1359.

Zubcevic, J., Waki, H., Raizada, M. K., & Paton, J. F. (2011). Autonomic-immune-vascular interaction: An emerging concept for neurogenic hypertension. *Hypertension, 57*(6), 1026–1033. doi:10.1161/HYPERTENSIONAHA.111.169748.

第2章 交感神经活性、应激与心血管疾病

Yrsa Bergmann Sverrisdottir

目录

摘要

　　最近的发现支持了大脑与心脏之间功能和结构联系,这一发现表明理解心脏和脑血管健康的重要性。应激已被证明在心血管疾病的发生中起着至关重要作用,并且可能通过激活自主神经系统的交感神经分支,从而对神经退行性疾病和精神障碍发挥重要作用。交感神经系统过度激活在心血管疾病的发展中起着核心作用,并且是心血管发病和死亡的重要危险因素。此外,越来越多证据表明,交感神经分支过度激活主要与神经系统疾病相关,如脑梗死和蛛网膜下腔出血。据相关文献证实:通过调节人类大脑活动以治疗其他抵抗性疾病会影响心血管相关因素。直接电刺激中脑特定区域可通过调节 ANS 活性及人类心脏 - 特异性反射控制来减轻疼痛,并可诱发恐慌和焦虑。

　　本章将探讨由 ANS 介导的大脑和心脏之间的联系。此外,还将探讨情

绪应激与心血管风险之间的联系,更具体说,是应激性心肌病和对女性易患倾向的合理解释。

关键词

　　交感神经系统(Sympathetic nervous system)·情绪应激(Mental stress)·心血管疾病(Cardiovascular disease)·女人(Women)

引言

　　心脑血管健康基于心脏和大脑之间的复杂关系,自主神经系统(autonomic nervous system, ANS)的交感神经分支起到关键调节作用。1932 年,Walter Cannon 提出,ANS 由交感神经系统(sympathetic nervous system, SNS)和副交感神经系统两个主要部分组成,并通过负反馈调节内部环境而起主要作用。此外,他还引入"内稳态"这个术语来描述人体趋于稳定状态,并把 ANS 描绘成其调节的核心。虽然整个大脑或多或少参与维持内环境稳定,但控制中心是占其总容积不到 1% 的区域——下丘脑。尽管下丘脑体积不大,但它控制心血管功能、呼吸、新陈代谢和温度调节,并通过调节 ANS 输出和内分泌功能来调动防御系统,以面对挑战和恢复内环境稳定。Cannon 表示,当一个动物被强烈唤醒时,ANS 的"交感神经分支"会激发其进行战斗或逃跑的紧急反应。交感神经 - 肾上腺系统协调血液供应、糖利用率和血液凝固能力的变化,以对自身资源进行集中管理,尤其是与暴力相关的能量。SNS 是微调节安静休息到极度活跃状态下正常心血管功能的关键调节因子。一个多世纪以来,大脑对SNS 传出产生巨大影响。因此,在研究大脑与心脏之间的复杂关系时,检测交感神经功能及其对外、内部生理扰动引起的内环境变化的反应至关重要。

评估人类交感神经功能

　　借助现代技术来评估 SNS 活性,我们现在对 SNS 如何在心脏跳动的基础上维持正常心血管功能有了更好的了解。与躯体运动神经不同,交感神经表现出张力活跃(Adrian et al. 1932),因此所有受支配的血管都在一定程度上持续收缩。通过快速调节活动水平,身体周围许多关键器官血管收缩的程度就会改变。由于 SNS 在外周血管阻力中起着重要作用,且与压力感受器功能密切相关,因此对其在心血管疾病发展中的作用进行了广泛研究。

　　交感神经对心血管系统控制的不同组成部分是评估人类交感神经心血管控制的各种技术的基础。这些技术互补,而非竞争,并提供不同方面的交感神经功能的评估。

显微神经照相术。这种电生理学技术,由 Hagbarth 和 Vallbo(Vallbo et al. 1979)于 20 世纪 60 年代早期在瑞典乌普萨拉发展,从传出的神经节后无髓鞘的"C"神经纤维,在清醒、未麻醉的人的肢体神经进行交感神经的直接测量。神经节后交感神经由成百上千的无髓神经纤维组成,它们对记录信号的作用非常小。然而,这些人类神经纤维中最薄的纤维的积累使得它们有可能到达电极附近尖端,并记录下它们正在进行的活动。实际上,任何人类混合神经都可被记录电极连接到,但研究主要局限于腓骨、胫骨或正中神经。虽然内脏交感神经和副交感神经活动仍无法接近,但有两个交感神经分支可接近,由舒张血管冲动和收缩血管冲动混合控制的皮肤血管床(skin vascular bed,SSNA)和以血管收缩冲动为主的肌肉血管床(muscle vascular bed,MSNA)。人类皮肤和肌肉神经交感神经活动的时间模式的显著差异已经挑战了在"共同交感神经张力"的概念,因为研究结果表明,有不同数量的交感神经元受其同源的棘上神经支配。

去甲肾上腺素溢出测量。1979 年,澳大利亚墨尔本的 Murray Esler 及其同事介绍了去甲肾上腺素(noradrenaline,NA)溢出测量方法,该方法是基于放射性示踪剂(放射性标记去甲肾上腺素)的使用来测量组织 NA 的周转率和 NA 在血浆中的器官特异性溢出。该方法有助于观察到交感神经向内脏器官的流动,这种不可接近性是心血管研究的局限(Esler et al. 1979,1988,1990)。

循环节律的功率谱分析。该方法以数学分隔为基础,对产生心率或动脉压周期性变化的个体、叠加的节律进行分离和量化(Pagani et al. 1986)。心率变异性在很大程度上受 ANS 的影响,可分为高频率(0.3Hz)和低频率(0.1Hz),以反映迷走神经、副交感神经活动,应激和心血管风险分别为交感神经所驱动。虽然高频成分被证明是迷走神经活动的良好标记,但低频成分却并不是交感神经活动的可靠测量指标(Kingwell et al. 1994)。

交感神经系统和应激

各种主要神经系统疾病,如卒中,蛛网膜下腔出血、癫痫、创伤性脑损伤或中枢神经系统感染等伴有心电图异常,以及某些神经源性应激性心肌病(neurogenic stress cardiomyopathy,NSC)病例出现室壁异常的心脏病理改变,这些临床观察结果均支持大脑和心脏之间的联系(Mazzeo et al. 2014)。

急性神经系统疾病中的这些心脏异常由 ANS 介导。

急性精神应激可引起冠心病患者心肌缺血,心电不稳定,导致危及生命的心律失常(Kop et al. 2004)。

虽然外部压力对生存至关重要，但心理压力，如强烈的情绪、愤怒和精神应激，可触发急性冠状动脉综合征和心源性猝死（Samuels 2007）。

ANS 的失调，导致交感神经激活和 / 或副交感神经受抑，是精神应激诱导心脏事件的主要病理生理机制。我们的生活方式或对情绪或其他刺激的反应是否起机械作用还不确定，有待进一步阐明。然而，研究表明，交感神经活性和血压在情绪紧张的环境（白大褂高血压）中倾向于升高，而在与世隔绝、一成不变的环境中，随时间推移，交感神经活动和血压会保持稳定（Timio et al. 2001）。

与交感神经活性增加有关的突发心脏事件

众所周知，急性冠状动脉综合征和心源性猝死可由剧烈的情绪、愤怒和精神压力等急性心理应激引起（Samuels 2007）。SNS 在心血管猝死中是活跃的。SNS 活性增加对不同器官的机制尚不完全清楚，但急性心肌梗死、短暂性缺血和卒中与 SNS 活性的晨高峰同步，提示 SNS 活性增加可能是突发心血管事件的触发因素。

中枢和 ANS 反应之间的相互作用可能对进一步研究脑 - 心联系和机制提供线索，通过这些机制，急慢性心理困扰会增加心肌梗死、心律失常和心脏猝死的风险。

深部脑刺激，交感神经节前纤维和心血管功能

与自主神经调节相关的主要中枢神经系统组件构成中枢自主神经网络（central autonomic network，CAN），由大脑皮质和皮质下中枢神经系统结构组成，可接收来自体液、内脏和环境来源的信息，整合后产生自主神经节前冲动、神经内分泌活动和行为学变化，对生物生存至关重要（Benarroch 1993）。

脑 - 心脏关联的自主神经调节相关脑区主要是岛叶、内侧前额叶皮层和小脑。应激诱导的自主神经调节涉及的其他区域包括（前）扣带回皮质、顶叶皮质、躯体运动皮质 / 中央前回和颞叶皮质。

中枢自主神经网络的主要结构之一是皮质下中脑导水管周围灰质（periaqueductal gray，PAG），涉及躯体和行为调节，临床多涉及慢性神经病变疼痛的治疗。现已证明该区域的电刺激对人类心血管系统有一定作用（Pereira et al. 2010，Green et al. 2005）。PAG 包含 4 个纵列，分别为背内侧（dmPAG）、背外侧（dlPAG）、侧面（lPAG）和部分腹外侧（vlPAG），它们协同工作，在整合外部刺激对行为和生理的影响以及其他功能起关键作用。vlPAG 侧列的激活可

抑制心血管活动,而 dlPAG 纵列与心血管活动增加有关,现认为 dlPAG 纵列的激活是急性心理应激防御反应的中枢机制中重要组成部分(Dampney et al. 2013)。PAG 的背外侧、外侧和腹外侧纵列与脑干下部和下丘脑的自主神经中心具有不同程度的相互连接,调节外周自主神经通路中的神经元活性(Bandler et al. 2000)。

20 世纪早期,大脑特定区域电刺激的技术发展为阐明大脑在调节自主神经功能中的作用提供了重要工具。随着深部脑刺激(deep brain stimulation, DBS)在难治性疾病中的广泛使用,其自主神经副作用的相关报道引起大家关注与兴趣,为中枢自主调节和病理生理学提供了独特认识。

在大鼠实验中,dlPAG 的刺激显示出引起逃逸行为和惊恐相关的自主神经变化(Yardley,Hilton 1986);在人体实验中,用于治疗神经性疼痛的中脑部位DBS 常引起难以忍受的副作用,类似于惊恐的症状(Kumar et al. 1997;Nashold et al. 1969;Richardson;Akil 1977)。在 Sverrisdóttir 及其同事最近的一项研究中(2014),神经性疼痛患者的背外侧 PAG 电刺激可导致独特的交感神经激发模式,该模式曾在焦虑和精神应激相关的病例中有所报告(Wilkinson et al. 1998;Donadio et al. 2002)。当人遇到可能有害或引起疼痛的威胁刺激时,就会发生积极的应对反应("战斗和逃跑")。这种防御模式在 dmPAG 和 dlPAG 中有所体现,通常与内源性非阿片类镇痛、动脉血压升高和心率有关,虽然最近的人体实验证据表明它实际上可能由阿片类物质所介导(Pereira et al 2013, Wang et al.)。Sverrisdóttir 及其同事证实,在没有外部威胁的情况下,通过直接刺激防御模式相关的中脑区域所导致的神经冲动模式和心血管反应类似于焦虑、精神应激、战斗和逃跑反应。

长期以来我们认为情绪应激与室性心律失常和心源性猝死相关,过去 10 年中,相关的病因和诱发条件已识别出来。严重的精神应激可导致心肌的产生生理变化,导致一系列的应激 - 相关神经源性心肌综合征,包括应激性心肌病(stress cardiomyopathy,SIC)(或称心碎综合征)。

Takotsubo 应激性心肌病或心碎综合征:当情绪改变了你的心

英国艺术家 Walter Langley 1894 年的一幅感人的油,主题是关于失去和心碎,其标题来自 Tennyson 的诗"悼念",这幅画描绘了一位年轻女子把头抱在手里哭泣,一位年长的女士正安慰着她。画中所显示的混乱情绪与背景中暴风雨后平静的海洋形成鲜明对比,而暴风雨夺走了这位年轻女子的挚爱,打碎了她的心。

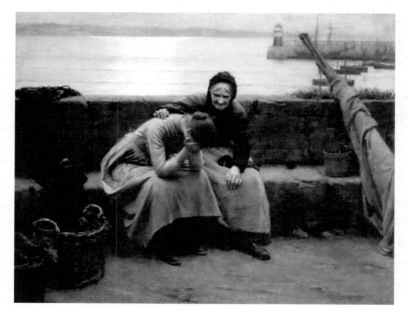

披星戴月，但有些心碎了

心脏是情感的脆弱位点，这一观点由来已久。爱尔兰神话中有悲伤女神狄德丽和她的情人纳奥伊斯，希腊神话中有阿波罗和达芙妮的悲剧，瓦格纳的歌剧《特里斯坦和伊索尔德》，以及莎士比亚的《罗密欧与朱丽叶》。来自破碎之心的死亡故事源远流长，恍如昨日。

应激性心肌病中的交感神经传出

Takotsubo 心肌病是一种特殊的应激诱导性的心肌病，它于 20 世纪 90 年代初被日本人首次描述。他们报告了心力衰竭患者出现的一些令人困惑的病例，出现急性冠状动脉综合征的症状和体征，却没有阻塞性冠状动脉疾病的证据，而且在数天或数周内自我恢复。这种可逆性心肌病在绝经后的女性中最为普遍，这些女性承受强烈的情绪或身体压力，例如亲人的死亡或其他灾难性的事件。血管造影显示心脏已发生形变。应激下的心脏，顶部收缩，底部膨胀，更像一个捕捉章鱼的陷阱（日语中叫 Takotsubo），而不是正常的心脏。由强大的情绪压力因素引发的心脏形态的物理变化，强烈的表明精神应激会导致心血管疾病。

虽然 Takotsubo 应激性心肌病的病理生理学机制尚未明确，但已发现血浆儿茶酚胺水平升高（Wittstein et al. 2005）。因此，过度的 SNS 激活被认为是发病的主要机制,也是治疗这种疾病的基础。最近一项研究,用显微神经照相记录 SNS 活性,最终发现,与健康对照相比,处在 SIC 的急性和慢性期的女性 SNS 活性较低(Sverrisdóttir et al. 2012)。虽然与健康对照相比,SIC 中 SNS 活性降低的结果可能与血浆儿茶酚胺增加的结果相矛盾,但它们可能反映病情的不同阶段。正如 Langley 的绘画所描绘,在 SIC 急性期最初阶段的交感风暴可能导致过量的儿茶酚胺释放到心房并导致心室扩张。正如直接神经记录所证明的那样,由于风暴过后留下破碎的心,因此引起交感抑制。

这是如何发生的呢? 左心室心肌中含有无髓鞘的传入神经,神经中有感受机械刺激和化学刺激的受体。有人提出,在心肌窘迫中,这些心肌内的受体可起到保护性伤害感受器的作用,其在被激活时可抑制心脏收缩并降低外周阻力(Warltier et al. 2003)。由于急性期心房过量儿茶酚胺释放导致的心室心肌扩张,可能会增加这些无髓鞘心脏传入神经元的放电率,导致迷走神经性心动过缓和广泛的交感神经抑制(Folkow 1979)。由于这种反射机制,即使在急性期记录 SNS 活性,它也不能捕获早期急性儿茶酚胺释放,因为反射早已开始了。

为什么女性易感?

出现这种明显的女性 SIC 易感性的根本原因尚不清楚,但可能与受情绪压力影响的性别差异(Orth-Gomér et al. 2000)和心肌对儿茶酚胺毒性的敏感性(Kneale et al. 2000)有关。SIC 似乎主要发生在绝经后的女性身上,这表明她们在没有睾酮的情况下雌激素水平下降也可能解释她们对 SIC 的易感性(Zhou et al. 2010)。与绝经前女性相比,绝经后的女性体内的雌二醇和雌激素水平更接近健康成年男性。无论是男性还是女性,雌二醇都可降低动脉对血管收缩剂的反应。经皮雌激素替代疗法增加雌激素水平已被证明可降低绝经后妇女的 SNS 活性(Vongpatanasin et al. 2001)。

同样,健康男性中 SIC 发病率较低表明雄激素可能在 SIC 的病理生理学中起保护性调节作用。

一个心碎的肥胖男。最近在重度肥胖男性的临床观察中发现 Takotsubo 应激性心肌病(Zhou et al. 2010),相比于正常成年男性,其游离睾酮水平较低,雌激素水平较高,这可能是由于雄激素对雌激素的芳香化所致。因此,肥胖男性可能会失去雄激素的保护作用。

中脑导水管周围灰质、雌激素及情绪压力

抑郁和惊恐障碍在女性中比男性更常见,并且发生在极端的激素变化时,

例如经前期,怀孕后和绝经期(Lovick 2014)。在哺乳动物中,17β- 雌二醇(E_2)对许多中枢神经网络具有强大作用,降低男性和女性动脉对血管收缩剂的反应,并且可调节疼痛、焦虑、抑郁和认知功能(García-Villalón et al. 1996)。

下丘脑 - 垂体 - 肾上腺(hypothalamic-pituitary-adrenal,HPA)应激轴与下丘脑 - 垂体 - 性腺(hypothalamic-pituitary-gonadal,HPG)激素轴之间存在相互关系。睾酮和雌激素都可以调节应激轴的反应,而应激轴的激活可以抑制雌激素和睾酮的分泌(Toufexis et al. 2014)。

PAG 的背外侧区,即战斗逃跑反应所在处,发现密集的雌激素受体分布。与绝经相关的雌激素水平的下降是否影响 PAG 的 dlPAG 中雌激素受体的功能和密度尚不清楚。然而,人们可能推测,如果没有雌激素的保护性屏障,雌激素受体功能和密度的变化可能会影响女性对情绪应激的反应,使她们在发生交感神经风暴时更加脆弱和无助。

结论

本章深入研究了 ANS 在大脑和心脏之间提供的联系,即作为两者之间的"电话线",并为这种联系奠定了基础。本章探讨了情绪压力与心血管风险之间存在联系的证据,更确切说,探讨了应激性心肌病和对女性易患倾向的合理解释。

(丁洁、屠荣祥、潘江其、鄢杨烨 译,马文林、李宇航 校)

参考文献

Adrian, E. D., et al. (1932). Discharges in mammalian sympathetic nerves. *The Journal of Physiology, 74*(2), 115–133.

Bandler, R., et al. (2000). Central circuits mediating patterned autonomic activity during active vs. passive emotional coping. *Brain Research Bulletin, 53*(1), 95–104.

Benarroch, E. E. (1993). The central autonomic network: Functional organization, dysfunction, and perspective. *Mayo Clinic Proceedings, 68*(10), 988–1001.

Dampney, R. A. L., Furlong, T. M., Horiuchi, J., Iigaya, K. (2013). Role of dorsolateral periaqueductal grey in the coordinated regulation of cardiovascular and respiratory function. *Autonomic Neuroscience, 175*, 17–25.

Donadio, V., et al. (2002). Interindividual differences in sympathetic and effector responses to arousal in humans. *The Journal of Physiology, 544*(1), 293–302.

Esler, M., Jackman, G., Bobik, A., Kelleher, D., Jennings, G., Leonard, P., Skews, H., & Korner, P. (1979). Determination of norepinephrine apparent release rate and clearance in humans. *Life Science, 25*, 1461–1470.

Esler, M., Jennings, G., Korner, P., Willett, I., Dudley, F., Hasking, G., Anderson, W., & Lambert, G. (1988). Assessment of human sympathetic nervous system activity from measurements of norepinephrine turnover. *Hypertension, 11*, 3–20.

Esler, M., Jennings, G., Lambert, G., Meredith, I., Horne, M., & Eisenhofer, G. (1990). Overflow of catecholamine neurotransmitters to the circulation: source, fate, and functions. *Physiological Reviews, 70*, 963–985.

García-Villalón, A. L., et al. (1996). Sex differences in the effects of 17β-estradiol on vascular adrenergic responses. *European Journal of Pharmacology, 314*(3), 339–345.

Green, A. L., et al. (2005). Deep brain stimulation can regulate arterial blood pressure in awake humans. *NeuroReport, 16*(16), 1741–1745.

Kingwell, B. A., Thompson, J. M., Kaye, D. M., McPherson, G. A., Jennings, G. L., & Esler, M. D. (1994). Heart rate spectral analysis, cardiac norepinephrine spillover, and muscle sympathetic nerve activity during human sympathetic nervous activation and failure. *Circulation, 90*, 234–240.

Kneale, B. J., et al. (2000). Gender differences in sensitivity to adrenergic agonists of forearm resistance vasculature. *Journal of the American College of Cardiology, 36*(4), 1233–1238.

Kop, W. J., et al. (2004). Effects of acute mental stress and exercise on T-wave alternans in patients with implantable cardioverter defibrillators and controls. *Circulation, 109*(15), 1864–1869.

Kumar, K., Toth, C., & Nath, R. K. (1997). Deep brain stimulation for intractable pain: a 15 year experience. *Neurosurgery, 40*, 736–746.

Lovick, T. A. (2014). "Sex determinants of experimental panic attacks." *Neuroscience & Biobehavioral Reviews, 46*, 465–471.

Mazzeo, A. T., et al. (2014). Brain–heart crosstalk: The many faces of stress-related cardiomyopathy syndromes in anaesthesia and intensive care. *British Journal of Anaesthesia, 112*(5), 803–815.

Nashold, B. S., Wilson, W. P., & Slaughter, D. G. (1969). Sensations evoked by stimulation in the midbrain of man. *Journal of Neurosurgery, 30*, 14–24.

Orth-Gomér, K., et al. (2000). Marital stress worsens prognosis in women with coronary heart disease: The Stockholm female coronary risk study. *JAMA, 284*(23), 3008–3014.

Pagani, M., Lombardi, F., Guzzetti, S., Rimoldi, O., Furlan, R., Pizzinelli, P., Sandrone, G., Malfatto, G., Dell'Orto, S., Piccaluga, E., Turiel, M., Baselli, G., Cerutti, S., & Malliani, A. (1986). Power spectral analysis of heart rate and arterial pressure variabilities as a marker of sympatho-vagal interaction in man and conscious dog. *Circulation Research, 59*, 178–193.

Pereira, E. A. C., et al. (2010). Sustained reduction of hypertension by deep brain stimulation. *Journal of Clinical Neuroscience, 17*(1), 124–127.

Pereira, E. A. C., et al. (2013). Elevated gamma band power in humans receiving naloxone suggests dorsal periaqueductal and periventricular gray deep brain stimulation produced analgesia is opioid mediated. *Experimental Neurology, 239*(0), 248–255.

Richardson, D. E., & Akil, H. (1977). Pain reduction by electrical brain stimulation in man. Part 1: acute administration in periaqueductal and periventricular sites. *Journal of Neurosurgery, 47*, 178–183.

Samuels, M. A. (2007). The brain–heart connection. *Circulation, 116*(1), 77–84.

Sverrisdóttir, Y., et al. (2012). Sympathetic nerve activity in stress-induced cardiomyopathy. *Clinical Autonomic Research, 22*(6), 259–264.

Sverrisdóttir, Y. B., et al. (2014). Differentiated baroreflex modulation of sympathetic nerve activity during deep brain stimulation in humans. *Hypertension, 63*(5), 1000–1010.

Timio, M., et al. (2001). A link between psychosocial factors and blood pressure trend in women. *Physiology & Behavior, 73*(3), 359–363.

Toufexis, D., et al. (2014). Stress and the reproductive axis. *Journal of Neuroendocrinology, 26*(9), 573–586.

Vallbo, A. B., et al. (1979). Somatosensory, proprioceptive, and sympathetic activity in human peripheral nerves. *Physiological Reviews, 59*(4), 919–957.

Vongpatanasin, W., et al. (2001). Transdermal estrogen replacement therapy decreases sympathetic activity in postmenopausal women. *Circulation, 103*(24), 2903–2908.

Warltier, D. C., et al. (2003). Clinical relevance of the Bezold–Jarisch reflex. *Anesthesiology, 98*(5),

1250–1260.

Wilkinson, D., Thompson, J. M., Lambert, G. W., et al. (1998). Sympathetic activity in patients with panic disorder at rest, under laboratory mental stress, and during panic attacks. *Archives of General Psychiatry, 55*(6), 511–520.

Wittstein, I. S., et al. (2005). Neurohumoral features of myocardial stunning due to sudden emotional stress. *New England Journal of Medicine, 352*(6), 539–548.

Yardley, C. P., & Hilton, S. M. (1986). The hypothalamic and brainstem areas from which the cardiovascular and behavioural components of the defence reaction are elicited in the rat. *Journal of the Autonomic Nervous System, 15*, 227–244.

Zhou, J. Q., et al. (2010). A big man with a broken heart: Stress-induced cardiomyopathy in a morbidly obese man. *Mayo Clinic Proceedings, 85*(9), 864–865.

第3章 免疫学、炎症、精神障碍与心血管疾病

Bernhard T. Baune

目录

摘要

    精神疾病与心血管疾病及危险因素之间的临床关系,对发病率和死亡率的严重后果非常重要。这种复杂双向关系的一个关键的生物学机制与免疫失调和炎症有关。本章谨慎评价现有文献中关于这种双向特质的关系、致病临床因素及炎症的作用,作为精神疾病和心血管疾病(包括肥胖、内皮功能障碍和 2 型糖尿病)的流行危险因素。

    本章概述了精神障碍与心血管疾病之间双向关系的生物学机制,并以常见疾病抑郁为例。关注免疫失调和炎症在危险因素和并发疾病的作用意味着确认和治疗早期患者的新途径,但也开启全新的预防措施,如应用抗炎治疗上述两种情况。

关键词

炎症(Inflammation)·肥胖(Obesity)·精神障碍(Mental Disorders)·抑郁(Depression)·心血管疾病(Cardiovascular disorders)·2型糖尿病(Diabetes mellitus type 2)

引言

心血管疾病(cardiovascular disorders,CVD)与精神疾病之间的关系早已被人们所认识。早期报道可追溯到20世纪上半叶,当时本杰明·马尔茨伯格(Benjamin Malzberg)在1937年注意到,住院精神病患者的死亡率高于普通人群。他在开创性报道中描述了校正年龄后,抑郁患者死亡率比心脏疾病患者的高40%,几乎是8倍(Malzberg 1937)。

随后几十年中,抑郁和CVD的共病在许多横断面和纵向研究中得到严谨的研究。目前文献表明,CVD与抑郁的关系是双向的。许多研究抑郁与心血管疾病之间联系的临床和流行病学研究表明,抑郁使随后发生心血管疾病的风险平均增加1.5倍(Grippo,Johnson 2002;Thombs et al. 2006;Lippi et al. 2009;Nicholson et al. 2006)。与无抑郁的心脏病患者相比,有抑郁的冠心病患者未来发生非致命性和致命性心脏事件的风险增加2~3倍(Goldston,Baillie 2008;Kooy et al. 2007;Rudisch,Nemeroff 2003;Frasure-Smith,Lesperance 2010)。此外,人们发现抑郁是缺血性事件预后更差的独立预测因素(Barth et al. 2004;Nicholson et al. 2006;Meijer et al. 2011)。心血管疾病和精神障碍与抑郁之间相关的行为和生物学机制是多方面的。最近发展起来的一种理论将免疫反应和炎症特别成为讨论中心。传统上认为炎症,与心血管疾病、抑郁、肥胖和糖尿病等众多共同疾病有关,这些疾病分别增加患抑郁和心血管疾病的风险。

免疫失调和炎症作用的复杂性,特别是在心血管疾病和精神疾病中的作用,关注焦虑和常见危险因素如糖尿病、肥胖症、应激和内皮功能障碍等,将成为本章的主要焦点。

精神疾病与心血管疾病和危险因素的临床关系

临床抑郁的特点,如疾病持续时间、首次发病年龄、症状严重程度和抑郁发作次数,通常被认为是影响治疗和疾病长期预后的重要因素。最常见的影响抑郁-心血管疾病的关联的抑郁特征是严重程度(Baune et al. 2012)。更严重的抑郁症状分别对新发的CVD和更差的事件后预后有很大影响或风险,呈

现剂量 - 反应关系。大多数关于抑郁 -CVD 关系的纵向研究都是以抑郁量表作为主要测量手段,表明这些研究有可用的疾病严重程度数据。然而,令人惊讶的是,许多研究中,没有分析或报告疾病严重程度数据的潜在中介效应。如果这些数据可用,根据严重程度来模拟抑郁症状可能会提高对这两种共病之间关系的理解。少数研究报告抑郁发作的次数和持续时间及其对心血管风险的影响(Jones et al. 2003;Scherrer et al. 2003;Surtees et al. 2008;Herbst et al. 2007;Kendler et al. 2009;Matthews et al. 2010;Seldenrijk et al. 2011;Agatisa et al. 2005)。他们的发现支持:抑郁发作次数对抑郁与 CVD 的重大关联程度的影响。然而,这些事件的平均持续时间的重要性仍不清楚。今后对这种发病率的研究应包括从一生的角度来评估发病时间,例如,作为抑郁生物相关性累积暴露的指标。

抑郁发病年龄与其对心血管风险的影响之间的关系是少数研究的主题(Surtees et al. 2008;Smith et al. 2009;Janszky et al. 2010;Seldenrijk et al. 2011)。现有的结果支持这样的假设,即老年抑郁发病时可能是“血管性抑郁”亚型的一个标志,而这种亚型与更大的心血管风险(因素)有关(Alexopoulos et al. 1997)。还没有纵向研究发现老年抑郁的发病年龄与随后的心血管风险之间存在联系。这使得我们不清楚这个假定的“血管抑郁”亚组是否有一个病因相关的特定高风险的 CVD,还是仅仅作为亚临床 CVD 的一个标志。

尽管抑郁与 CVD 之间的关系被认为是双向的(Aben et al. 2003;Garcia-Fabela et al. 2009;Nicholson et al. 2006)到目前为止,只有有限的结果报道:将 CVD 的特征,如严重程度、发病年龄和事件数量与随后的抑郁风险联系起来。这可能是概念化的,这种联系的强度可能会因 CVD 疾病谱的不同而不同,即相比心绞痛、心肌梗死或卒中,高血压可能表现出与继发抑郁的关联程度较低的水平。但从出版的文献中还没有出现一致模式。此外,尽管有一些证据表明,心血管疾病类别中的“严重程度”〔如心电图特征(即 Q 波或 ST 段抬高)所评估的 MI 程度〕是否与事件后抑郁风险的增加独立相关,但仍然没有定论(Bush et al. 2001;Frasure Smith et al. 1999;Lauzon et al. 2003;Shiotani et al. 2002;Smolderen et al. 2009;Sorensen et al. 2006)。同样,卒中的范围和位置似乎与事件后抑郁的风险无关(Snaphaan et al. 2009;Carson et al. 2000)。

与心血管疾病和危险因素相关的抑郁亚型

许多流行病学和临床研究检查 CVD 与抑郁之间关系的生物学模型,将抑郁分为“是”“否”或“限制分析”,仅限于主要抑郁。然而,最近的研究已开始区分除 MD 以外的抑郁亚型,如心境障碍,忧郁型 MD,具有典型和非典型特征［见《精神疾病诊断和统计手册》（第 4 版修订本）（DSM-Ⅳ-TR）；美国精神病学协会，2000 年］。尽管不同亚型的抑郁与 CVDs 之间的关联强度存在差异（see Baune et al. 2006；Callaghan，Khizar 2010；Goldstein et al. 2009；Herbst et al. 2007；Larson et al. 2001；Maes al. 1993a，b；Osby et al. 2001；Penninx et al. 2001；Rothermundt et al. 2001；Schlatter et al. 2001，2004），第一项研究表明抑郁和心血管疾病之间的亚型特异性关联由一种亚型特异性生物相关引起。作为总体发现，很明显，心血管疾病与抑郁亚型之间存在不同的系统免疫激活和 HPA 轴过度激活，但这些机制的模式目前尚不清楚（Stuart，Baune 2012）。

免疫功能障碍、精神障碍、心血管风险和疾病的机制

关于抑郁与 CVD 关系的病因和病理生理学的研究主要集中在生物学机制上。有可能将这两种情况联系起来的模型包括下丘脑 - 垂体 - 肾上腺轴（hypothalamic-pituitary-adrenal axis，HPA）、促炎细胞因子、动脉血管弹性的变化和内皮功能（Grippo，Johnson 2002；Rudisch，Nemeroff 2003；Dantzer et al. 2008；Goldston，Baillie 2008；Raison et al. 2006；Kop，Gottdiener 2005；Brown et al. 2004）。如图 1 所示，这些机制分别与精神疾病和心血管疾病，以及精神障碍与心血管风险和疾病之间的共同病理生理学有关。以下各段将对这些机制进行更深入的探讨。

抑郁和心血管疾病的免疫系统功能失调

通过对临床抑郁或 MDD 患者免疫系统功能的研究发现，不管哪种抑郁的亚型，许多抑郁患者的炎症标志物升高，特别是 c- 反应蛋白（c-reactive protein，CRP）、白细胞介素 -6（interleukin-6，IL-6）、白细胞介素 -1β（interleukin-1β，IL-1β）和肿瘤坏死因子 -α（tumor necrosis factor-α，TNF-α）（Dowlati et al. 2010；Maes 2011）。从人类和动物研究中积累的证据表明，这些标志物可能与抑郁的发病机制和病理生理学有关（Dantzer et al. 2008；Raison et al. 2006）。此外，它们还影响到对这些疾病的常规药物和电休克治疗的反应（Janssen et al. 2010；Fluitman et al. 2010）。目前，有关抑郁随着免疫系统的激活的文献，由于研究方法的显著异质性和纵向研究的匮乏受到限制。

几位作者认为抑郁和炎症标志物的这种关联可能是抑郁和心血管疾病共病的一个关键的生物学联系（Lippi et al. 2009；Rudisch，Nemeroff 2003；Kop，Gottdiener 2005）。这可能通过炎症信号级联与心血管疾病的发病机制和病理生理过程的相互作用来实现。这些过程中的关键是动脉粥样硬化。有假设提出炎症介质可能通过多种机制促进动脉粥样硬化的进展，包括白细胞对动脉

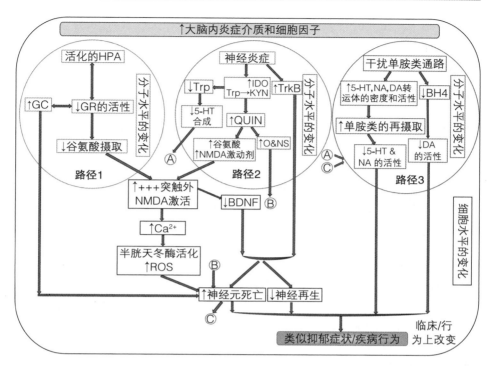

图 1　精神障碍与心血管风险和疾病的共同病理生理学。HPA,下丘脑 - 垂体 - 肾上腺轴;GC,糖皮质激素;GR,糖皮质激素受体;IDO,吲哚胺 2,3 双加氧酶;Trp,色氨酸;kyn,犬尿酸;QUIN, 喹啉酸;NMDA,N- 甲基 -D- 天冬氨酸;5-HT,5- 羟色胺;NA,去甲肾上腺素;OO&NS,氧化和硝化应激;ROS,活性氧;BDNF,脑源性营养因子;TrkB,酪氨酸激酶 B;BH4,四氢生物蝶呤;A,B 和 C,交叉连接器

粥样硬化病变的趋化作用,诱导内皮细胞活化和表达黏附分子,以及刺激血管内皮生长因子的表达(Hansson,Hermansson 2011)。此外,炎症信号级联可能放大和加速凝血和血栓形成过程(Petaja,2011)。

抑郁严重程度与炎症的关系

　　抑郁症状的严重程度与心血管疾病的发病率和心血管疾病相关死亡率在最初健康的人群中有显著相关性和预测性(Kendler et al. 2009;Lespérance et al. 2002)。表明抑郁症状的严重程度是社区样本和 CVD 患者中心血管疾病发生和发展的一个重要因素。这使得研究人员研究抑郁症状的严重程度与免疫标志物的表达之间的关系,以了解抑郁与 CVD 之间的联系。抑郁症状的严重程度与 LPS 刺激的单核细胞过度表达促炎症细胞因子之间存在正相关关系。Suarez 等进行了研究(2003),健康男性中抑郁症状严重程度与 IL-1α、IL-1β、

TNF-α、CCL2、IL-8 的相关性。在这项研究中，校正相关因素后，贝克抑郁量表（Beck Depression Inventory，BDI）总分与 LPS 刺激的 IL-1β、TNF-α、CCL 2、IL-8 和 IL-1α 的表达呈显著正相关。这些发现表明，在低至中度抑郁症状不符合 MDD 诊断的男性中，抑郁症状与单核细胞过度表达的促炎细胞因子和趋化因子呈显著相关（Suarez et al. 2003）。Thomas 等（2005）的研究也支持这些 IL-1β 的结果，同样显示 IL-1β 与目前抑郁症状严重程度呈显著正相关的强烈关联。

抑郁和心血管疾病的下丘脑 - 垂体 - 肾上腺轴失调

HPA 过度激活加速了 CVD 的发展。HPA 轴过度激活的特点是促肾上腺皮质激素释放激素（corticotropin-releasing hormone，CRH）过度分泌；促肾上腺皮质激素对 CRH 反应迟钝；在血浆、尿液和脑脊液中皮质醇水平升高；增强皮质醇对促肾上腺皮质激素的反应；皮质醇不受合成的糖皮质激素地塞米松（dexamethasone，DEX）的抑制；肾上腺皮质激素（adrenocorticotropic hormone，ACTH）浓度增加；垂体和肾上腺增大（Joynt et al. 2003；Daban et al. 2005；Barth et al. 2004）。HPA 轴：由下丘脑、垂体、肾上腺、调节神经输入和释放因子和激素组成的生理反馈回路，由身心压力而激活（Daban et al. 2005；Grippo，Johnson 2002）。在患有抑郁的患者 HPA 轴活性的研究常常显示这些个体中的 HPA 轴过度激活（Grippo，Johnson 2002；Joynt et al. 2003；Lippi et al. 2009；Lett et al. 2004；Raison，Miller 2003）。

调节 HPA 系统活性和 HPA 轴过度激活的生物学效应的过程在别处被描述（Froger et al. 2004；Goldston，Baillie 2008；Grippo，Johnson 2002；Daban et al. 2005）。研究表明，在抑郁患者中观察到的免疫失调可能由这种 HPA 轴失调引起，因为中枢神经系统和免疫系统之间存在密切联系；白细胞介素刺激 HPA 轴，而糖皮质激素受体介导的负反馈的破坏，消除了对 NF-κB 介导的炎症信号的关键控制（Kronfol 2002；Maes et al. 1993a，b；Brown et al. 1987；Maletic et al. 2007；Pace et al. 2007；Raison，Miller 2003）。这一系统的功能障碍也可能与 CVD 的发病机制有关（Joynt et al. 2003；Goldston，Baillie 2008）。这一贡献，至少部分原因可能由糖皮质激素受体介导的炎症信号负反馈的丢失所引起的，前面已讨论过这种负反馈可能导致动脉粥样硬化。此外，HPA 轴的失调可能通过中枢途径导致交感神经肾上腺过度激活。过度激活可能导致血管收缩张力、心率和血小板活化增加，每一项都与心血管疾病的进展有关（Malpas 2010；Joynt et al. 2003）。此外，过度的交感神经冲动可能导致心率变异性降低，从而导致心律失常（Kemp et al. 2010）。这已被证明可部分调节梗死后抑郁的发生率（Carney et al. 2005）。

抑郁和心血管后果在啮齿类动物慢性轻度应激（chronic mild stress，CMS）

中也被研究，这是一种通过暴露于长期轻度和不可预测的应激，在啮齿类动物中引起快感缺失的动物模型（Grippo et al. 2003；Grippo 2009；Willner 2005）。4 周 GMS 产生缺氧，并破坏 HPA 轴活性，证据是雄性和雌性大鼠注射 8-OH-DPAT（5- 羟色胺受体激动剂）后 ACTH 反应减弱。然而，与对照组相比，CMS 大鼠基础 ACTH 水平无明显变化。与对照组相比，暴露于 CMS 的大鼠的基础皮质酮水平也略高于对照组，但不显著。Grippo 等认为，由于皮质酮水平升高，HPA 轴的负反馈可能导致 ACTH 对 8-OH-DPAT 的反应减弱。然而，HPA 轴的破坏较小，而且随着 CMS 的持续时间的延长，可能会更加严重（Grippo et al. 2005b）。另一项研究中，Grippo 和同事观察到雄性 GMS 大鼠相比对照组出现缺氧、疲劳、心率升高、心率变异性降低和交感神经张力升高（Grippo et al. 2003）。与对照组相比，CMS 组大鼠血浆皮质酮、循环 TNF-α、IL-1β、血浆肾素活性及醛固酮均显著升高（Grippo et al. 2005a）。此外，雄性大鼠暴露于 GMS 的细胞因子水平与缺氧程度相关（Grippo et al. 2005a）。

抑郁与心血管疾病的内皮功能障碍

内皮功能障碍是心血管疾病的一个公认的危险因素，这在抑郁患者中也经常被发现（Shimokawa 1999；Rybakowski et al. 2006；Bonetti et al. 2002；Cooper et al. 2011）。一项研究中，Rajagopalan 等（2001）发现与对照组相比，没有典型的 CAD 风险因素的 MD 患者抗抑郁药物治疗中内皮功能异常。而舍伍德等（2005）发现与不伴抑郁的患者相比，抑郁患者通过流式介导扩张法检测的内皮功能异常。然而，这些研究局限之处是，他们没有测量抑郁症状的严重程度，也没有区分抑郁亚型的不同，以此检测内皮功能水平与抑郁严重程度和诊断之间的关联。

只有一项研究检查内皮功能和抑郁症状的严重程度。Rybakowski 等（2006）评估 7 天或更长时间的没有 CVD 危险因素（Sgoifo et al. 2005，1996）的单相或双相情感障碍（bipolar disorders，BD）患者抑郁症发作期（major depressive episode，MDE）的动脉内皮功能。结果表明，心境障碍患者内皮功能受损。然而，内皮功能与情绪障碍的持续时间、发病年龄和目前抑郁发作的持续时间之间没有显著相关性。内皮功能与抑郁强度无明显相关性。缓解期患者也观察到动脉内皮功能异常。研究人员认为，动脉内皮功能障碍可能是这些情绪障碍患者的生物学特征标志，也是增加他们患心血管疾病风险的因素（Rybakowski et al. 2006）。

应激、糖尿病和肥胖是并发抑郁和血管风险中炎症的危险因素

许多其他危险因素，如应激、糖尿病和肥胖都会引起免疫系统的变化，通

常与炎症有关,炎症是精神障碍与心血管风险和疾病之间的生物学关系的关键机制(图2)。以下各段探讨这些血管风险因素对其诱导炎症的能力,从而增加血管风险,此外,增加精神障碍如抑郁的可能性。

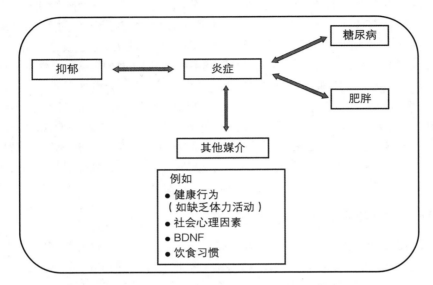

图 2　抑郁、糖尿病和炎症的相互作用。BDNF 脑源性神经营养因子

应激与炎症

上述机制在感染、自身免疫或医源性炎症刺激患者抑郁发病机制中的意义是明确的。然而,在没有明确的炎症状态的情况下,炎症也可能通过应激激活免疫系统的能力来促进抑郁的发展。在人类和动物文献中已证明,急性和慢性应激都能引起免疫系统的激活。例如,由两个简短的公共演讲压力源(Trier 社会压力测试)引起的急性压力已被证明可诱导细胞因子 IL-6 水平的升高(von Kanel et al. 2005,2006),NF-κB 的活性增加(Wolf et al. 2009)。同样,大鼠暴露于以强迫固定形式的急性应激(Sotnikov et al. 2009)或暴露在一个明亮的开放领域(LeMay et al. 1990)细胞因子水平升高,特别是 IL-6(LeMay et al. 1990;Soszynski et al. 1997)。对人类来说,长期压力来自诸如照顾患有癌症的孩子(Miller et al. 2002),或患有痴呆的配偶(Kiecolt-Glaser et al. 2003),与细胞因子和其他炎症标志物的升高有关(Leonard,Myint 2009)。这些发现也延伸到抑郁的动物模型,因为暴露于慢性轻度应激模型也与促炎症细胞因子释放增加有关(Grippo et al. 2005a)。

炎症与 2 型糖尿病

　　在研究 2 型糖尿病（type 2 diabetes mellitus，T2DM）的发病机制和途径时，重要的是认识到从"代谢综合征"的构建中很难对 2 型糖尿病的发病过程进行解剖。这种综合征包括糖尿病或空腹血糖升高、腹型肥胖、血脂异常和高血压（Alberti et al. 2006），所有这些都是血管危险因素。在这些组成因素中，肥胖可能在炎症与 T2DM 之间的关系中起核心作用。因此，尽管研究表明糖尿病与炎症、肥胖和炎症之间存在一定关系，但重要的是要重新认识到，这些共患病可能有相似的病理生理过程。

2 型糖尿病与抑郁的纵向关系

　　上面详述的促炎症介质的增加提供了一个合理机制联系，解释了 T2DM 患者抑郁发生率增加的原因。重要的是要注意到，T2DM 通常与肥胖或肥胖的增加有关，这是一个独立与抑郁相关的因素（Luppino et al. 2010）。考虑到炎性路径存在，这 3 种条件相互关联的可能性，似乎这些观察到的关系可能确实是因果关系。糖尿病和肥胖相关的炎症标志物的增加，高血糖，可能是高胰岛素血症可能导致许多组织中的净炎症状态。如上文所述，促炎症介质进入中枢神经系统后可能会激活导致抑郁症状发展的通路。在一项 db/db 小鼠糖尿病模型的动物研究表明糖尿病小鼠对 IL-1、β 或 LPS 的中枢和外周抗炎反馈的反应均明显减弱。这与糖尿病小鼠"疾病行为"反应的显著延长有关（O'Connor et al. 2005）。此外，T2DM 还与大脑中与抑郁有关的区域如海马和杏仁核等的体积减小有关，这为认为 T2DM 确实为抑郁提供了真正的生物风险因素的说法提供了有力支持（McIntyre et al. 2010a）。最近也发现 T2DM 动物模型（db/db 小鼠）在强迫游泳试验中表现出抑郁表型（Sharma et al. 2010）。虽然这篇综述集中在抑郁和 T2DM 之间的生物学途径，但重要的是要注意到糖尿病和糖尿病并发症的心理社会影响也可能在抑郁的后期发展中起作用。有人认为，糖尿病诊断的压力可能会导致抑郁的发生；然而，一些研究表明，未诊断的 T2DM 与抑郁症状有关联，表明这本身并不足以解释这种关系（Musselman et al. 2003）。

抑郁是 2 型糖尿病的先兆

　　流行病学观察表明抑郁增加了 T2DM 的风险，这可能也可通过炎症途径解释。促进炎症介质包括 IL-1β、TNF-α 和 IL-6 的中枢合成的增加可能会导致全身炎症，因为这些细胞因子能够穿过血 - 脑屏障进入血液循环（Banks et al. 1989；Gutierrez et al. 1993）。如前所述，这些介质具有与胰岛素敏感性和胰腺 β 细胞功能相互作用的潜力，有助于 T2DM 发展。事实上，一种星形胶质细胞特异性 IL-6 过度表达的动物模型发现，结合高脂肪饮食，这些小鼠比野生型更易出现糖耐量异常,尽管它们的体重没有受到影响(Hidalgo et al. 2010)。肥胖患者患 T2DM 的风险增加,与此一致的是,来自中枢神经系统的介质与脂肪组织的相互作用可能有助于扩大脂肪组织的促炎症信号。TNF-α 和 IL-6 均与抑郁有关,并可能调节多种脂肪因子的产生(Dowlati et al. 2010;Rabe et al. 2008)。此外,抑郁与高水平的糖皮质激素产生和糖皮质激素抵抗有关,这可能通过失去对免疫细胞的抑制而进一步导致炎症状态。针对胰岛素维持葡萄糖稳态作用,糖皮质激素也是一种关键的反相调节激素,主要是通过刺激肝脏糖异生和抑制组织摄取葡萄糖。目前尚不清楚免疫细胞中常见的糖皮质激素导抵抗是否延伸到这些代谢活动中(Musselman et al. 2003)。除这些生物学机制之外,还须强调抑郁的心理和行为效应可能导致 T2DM 的后期发展。在这一点还特别令人痛苦的是,注意到一些文献发现,在合并抑郁的患者中,预后较差,而且糖尿病并发症的风险增加(Gendelman et al. 2009;Katon et al. 2009;Koopmans et al. 2009;Le et al. 2006;Lin et al. 2010,2010;Maraldi et al. 2007;Molife 2010;Musselman et al. 2003;Thaneerat et al. 2010;Winkley 2008)。人们很容易猜测,与非抑郁的 T2DM 患者相比,合并抑郁的患者可能有更多促炎症介质,从而增加并发症的可能性;然而,最近的文献并不支持这一结论(Carnethon et al. 2007;Golden et al. 2008)。

　　另外,还查明其他一些因素,可作为这一关系的媒介。这些因素包括对治疗和自我护理行为的依从性较差(Yang et al. 2009),代谢控制较差(Thaneerat et al. 2010)以及暴露于抗抑郁药物的潜在代谢副作用中。抗抑郁药物治疗常被认为是抑郁与 T2DM 之间关系的中介者。一些研究发现,某些抗抑郁药物与长期体重增加有关,并暗示这可能是一个关键的生物学因素;然而,最近的一项 Meta 分析发现,抗抑郁药对葡萄糖控制的影响仍不明确(van der Feltz-Cornelis et al. 2010)。这可能是由于各种抗抑郁药物的不同药理学机制的显著不同(McIntyre et al. 2010b)。同样,在各个研究中测定抗抑郁药的其他代谢方面的副作用例如体重增加和血脂异常,显示与特定的抗抑郁药物密切相关(McIntyre et al. 2010b;Serretti,M,elli 2010)。尽管这部分文献确实显示一些抗抑郁药物与 T2DM 晚期发病的关联,但这本身并不能解释这两种情况之间所观察到的关联(Pyykkonen et al. 2011)。

肥胖与炎症

　　脂肪组织以前被认为纯粹是多余脂肪酸的储存物;然而,现代观点表明,这个器官的作用要复杂得多。近年来的进展已揭示脂肪组织及其成分的内分泌作用,主要是通过脂肪因子的释放,一组具有内分泌功能的蛋白质,以及影响新陈代谢、免疫系统和血管的潜力。这些脂肪因子是从脂肪组织中的各种细胞中释放出来的,包括血管内皮细胞、常驻巨噬细胞和脂肪细胞本身(Maury,Brichard 2010)。导致脂肪组织炎症状态的过程还没有完全被理解,并且有几种可能性已被提出。这包括:肥大脂肪细胞增加 NF-κB 和 JNK 活性,内质网应激导致"未折叠蛋白反应"激活,脂肪组织中低氧应激,过量游离脂肪酸激活 Toll 样受体 4(TLR 4),或高脂饮食增加脂多糖介导的肠腔内脂多糖转运到血液循环。对这些机制的详细讨论超出了本文的范畴;然而,最近对这些话题有很多综述(Donath,Shoelson 2011;Hotamisligil 2010;Maury,Brichard 2010)。

在炎症过程开始后,最有可能是通过上述事件的组合,这种反应的增强主要取决于脂肪组织和肝脏中几种细胞类型的作用。

我们知道较大的脂肪细胞会将其分泌活动转向促进炎性脂肪因子的增加,包括单核细胞趋化蛋白-1(monocyte chemoattractant protein-1,MCP-1)(Skurk et al. 2007)。MCP-1 导致促炎表型的巨噬细胞大量流入,也被称为 M1 或"经典激活"。这种涌入使脂肪组织中的平衡偏离 M2 或"非经典激活",巨噬细胞也具有分泌"抗炎"细胞因子的能力(Lumeng et al. 2008)。炎症分子分泌的净增加进一步刺激肥大脂肪细胞分泌促炎分子(Maury et al. 2009)。在肥胖人群,这种 M1/M2 平衡的改变,再加上巨噬细胞总密度的增加和肥大脂肪细胞分泌的增加,导致"促炎"脂肪因子水平的增加和"抗炎"脂肪因子水平的降低。这种脂肪因子谱的改变可能导致定义为 T2DM 的胰岛素抵抗(Antuna-Puente et al. 2008;Maury,Brichard 2010)。

其中几种脂肪因子的血浓度已被证明与肥胖有关,许多因子似乎在肥胖相关胰岛素抵抗中起作用。值得注意的是,许多脂肪因子除其外周作用外,还在中枢神经系统或血脑屏障中具有活性(Pan,Kastin 2007)。

除脂肪组织外,在胰岛素作用下,主要负责维持葡萄糖稳态的主要组织是肝脏和骨骼肌。在这 3 种组织中建立促炎状态可能构成 T2DM 的特征:胰岛素敏感性和葡萄糖稳态的全身性破坏(Brun et al. 2007;Hijona et al. 2010;Varma et al. 2009)。

结论

长期以来,精神疾病和心血管疾病一直被描述为复杂的双向关系中的共生状态。一个关键生物学机制引起精神疾病和 CVD 共同病理生理学的支持,包括一般的免疫改变,特定的炎症改变。炎症也被证明与精神障碍和心血管疾病的危险因素(如内皮功能障碍、肥胖和 2 型糖尿病)都有一定机制上的联系,这些因素被认为是抑郁和心血管病等精神疾病的独立危险因素。文献表明，抑郁与 CVD 之间关系的生物学模型应考虑抑郁和 CVD 的临床生物学亚型，倾向于不论诊断亚型如何，抑郁症状与 CVD 危险因素和疾病之间存在普遍和可能过于简化的全球关系。目前的方法能够基于炎症对进行亚型诊断分类，而针对免疫系统尤其是炎症的新治疗方法可能在临床上有利于治疗和预防精神疾病和 CVD 之间的常见共病。

（彭娟 译，李宇航 校）

参考文献

Aben, I., Verhey, F., Strik, J., Lousberg, R., Lodder, J., & Honig, A. (2003). A comparative study into the one year cumulative incidence of depression after stroke and myocardial infarction. *Journal of Neurology, Neurosurgery and Psychiatry, 74*, 581–585.

Agatisa, P. K., Matthews, K. A., Bromberger, J. T., Edmundowicz, D., Chang, Y. F., & Sutton-Tyrrell, K. (2005). Coronary and aortic calcification in women with a history of major depression. *Archives of Internal Medicine, 165*, 1229–1236.

Alberti, K. G., Zimmet, P., & Shaw, J. (2006). Metabolic syndrome—a new world-wide definition. A consensus statement from the International Diabetes Federation. *Diabetic Medicine, 23*, 469–480.

Alexopoulos, G. S., Meyers, B. S., Young, R. C., Campbell, S., Silbersweig, D., & Charlson, M. (1997). 'Vascular depression' hypothesis. *Archives of General Psychiatry, 54*, 915–922.

Antuna-Puente, B., Feve, B., Fellahi, S., & Bastard, J. P. (2008). Adipokines: The missing link between insulin resistance and obesity. *Diabetes & Metabolism, 34*, 2–11.

Association, A. P. (2000). *Diagnostic and statistical manual of mental disorders, Fourth edition, text revision*. Arlington: American Psychiatric Association.

Banks, W. A., Kastin, A. J., & Durham, D. A. (1989). Bidirectional transport of interleukin-1 alpha across the blood–brain barrier. *Brain Research Bulletin, 23*, 433–437.

Barth, J., Schumacher, M., & Herrmann-Lingen, C. (2004). Depression as a risk factor for mortality in patients with coronary heart disease: A meta-analysis. *Psychosomatic Medicine, 66*, 802–813.

Baune, B. T., Adrian, I., Arolt, V., & Berger, K. (2006). Associations between major depression, bipolar disorders, dysthymia and cardiovascular diseases in the general adult population. *Psychotherapy and Psychosomatics, 75*, 319–326.

Baune, B. T., Stuart, M., Gilmour, A., Wersching, H., Arolt, V., & Berger, K. (2012). Moderators of the relationship between depression and cardiovascular disorders: A systematic review. *General Hospital Psychiatry, 34*, 478–492.

Bonetti, P. O., Lerman, L. O., & Lerman, A. (2002). Endothelial dysfunction: A marker of atherosclerotic risk. *Arteriosclerosis, Thrombosis, and Vascular Biology, 22*, 1065–1074.

Brown, S., Smith, L., & Blalock, J. (1987). Interleukin 1 and interleukin 2 enhance proopiomelanocortin gene expression in pituitary cells. *Journal of Immunology, 139*, 3181–3183.

Brown, E. S., Varghese, F. P., & McEwen, B. S. (2004). Association of depression with medical illness: Does cortisol play a role? *Biological Psychiatry, 55*, 1–9.

Brun, P., Castagliuolo, I., Di Leo, V., Buda, A., Pinzani, M., Palu, G., & Martines, D. (2007). Increased intestinal permeability in obese mice: New evidence in the pathogenesis of nonalcoholic steatohepatitis. *American Journal of Physiology. Gastrointestinal and Liver Physiology, 292*, G518–G525.

Bush, D. E., Ziegelstein, R. C., Tayback, M., Richter, D., Stevens, S., Zahalsky, H., & Fauerbach, J. A. (2001). Even minimal symptoms of depression increase mortality risk after acute myocardial infarction. *The American Journal of Cardiology, 88,* 337–341.

Callaghan, R. C., & Khizar, A. (2010). The incidence of cardiovascular morbidity among patients with bipolar disorder: A population-based longitudinal study in Ontario, Canada. *Journal of Affective Disorders, 122,* 118–23.

Carnethon, M. R., Biggs, M. L., Barzilay, J. I., Smith, N. L., Vaccarino, V., Bertoni, A. G., Arnold, A., & Siscovick, D. (2007). Longitudinal association between depressive symptoms and incident type 2 diabetes mellitus in older adults: The cardio-vascular health study. *Archives of Internal Medicine, 167,* 802–807.

Carney, R. M., Blumenthal, J. A., Freedland, K. E., Stein, P. K., Howells, W. B., Berkman, L. F., Watkins, L. L., Czajkowski, S. M., Hayano, J., Domitrovich, P. P., & Jaffe, A. S. (2005). Low heart rate variability and the effect of depression on post-myocardial infarction mortality. *Archives of Internal Medicine, 165,* 1486–1491.

Carson, A. J., Machale, S., Allen, K., Lawrie, S. M., Dennis, M., House, A., & Sharpe, M. (2000). Depression after stroke and lesion location: A systematic review. *Lancet, 356,* 122–126.

Cooper, D. C., Tomfohr, L. M., Milic, M. S., Natarajan, L., Bardwell, W. A., Ziegler, M. G., & Dimsdale, J. E. (2011). Depressed mood and flow-mediated dilation: A systematic review and meta-analysis. *Psychosomatic Medicine, 73,* 360–369.

Daban, C., Vieta, E., Mackin, P., & Young, A. H. (2005). Hypothalamic-pituitary-adrenal axis and bipolar disorder. *Psychiatric Clinics of North America, 28,* 469–480.

Dantzer, R., O'Connor, J. C., Freund, G. G., Johnson, R. W., & Kelley, K. W. (2008). From inflammation to sickness and depression: When the immune system subjugates the brain. *Nature, 9,* 46–57.

Donath, M. Y., & Shoelson, S. E. (2011). Type 2 diabetes as an inflammatory disease. *Nature Reviews Immunology, 11,* 98–107.

Dowlati, Y., Herrmann, N., Swardfager, W., Liu, H., Sham, L., Reim, E. K., & Lanctot, K. L. (2010). A meta-analysis of cytokines in major depression. *Biological Psychiatry, 67,* 446–457.

Fluitman, S. B., Heijnen, C. J., Denys, D. A., Nolen, W. A., Balk, F. J., & Westenberg, H. G. (2010). Electroconvulsive therapy has acute immunological and neuroendocrine effects in patients with major depressive disorder. *Journal of Affective Disorders, 131,* 388–92.

Frasure-Smith, N., & Lesperance, F. (2010). Depression and cardiac risk: Present status and future directions. *Heart, 96,* 173–176.

Frasure-Smith, N., Lesperance, F., Juneau, M., Talajic, M., & Bourassa, M. G. (1999). Gender, depression, and one-year prognosis after myocardial infarction. *Psychosomatic Medicine, 61,* 26–37.

Froger, N., Palazzo, E., Boni, C., Hanoun, N., Saurini, F., Joubert, C., Dutriez-Casteloot, I., Enache, M., Maccari, S., Barden, N., Cohen-Salmon, C., Hamon, M., & Lanfumey, L. (2004). Neurochemical and behavioral alterations in glucocorticoid receptor-impaired transgenic mice after chronic mild stress. *The Journal of Neuroscience, 24,* 2787–2796.

Garcia-Fabela, L., Melano-Carranza, E., Aguilar-Navarro, S., Garcia-Lara, J. M., Gutierrez-Robledo, L. M., & Avila-Funes, J. A. (2009). Hypertension as a risk factor for developing depressive symptoms among community-dwelling elders. *Revista de Investigación Clínica, 61,* 274–280.

Gendelman, N., Snell-Bergeon, J. K., McFann, K., Kinney, G., Paul Wadwa, R., Bishop, F., Rewers, M., & Maahs, D. M. (2009). Prevalence and correlates of depression in individuals with and without type 1 diabetes. *Diabetes Care, 32,* 575–579.

Golden, S. H., Lazo, M., Carnethon, M., Bertoni, A. G., Schreiner, P. J., Diez Roux, A. V., Lee, H. B., & Lyketsos, C. (2008). Examining a bidirectional association between depressive symptoms and diabetes. *JAMA, 299,* 2751–2759.

Goldstein, B. I., Fagiolini, A., Houck, P., & Kupfer, D. J. (2009). Cardiovascular disease and hypertension among adults with bipolar I disorder in the United States. *Bipolar Disorders, 11,* 657–662.

Goldston, K., & Baillie, A. J. (2008). Depression and coronary heart disease: A review of the epidemiological evidence, explanatory mechanisms and management approaches. *Clinical Psychology Review, 28*, 288–306.

Grippo, A. J. (2009). Mechanisms underlying altered mood and cardiovascular dysfunction: The value of neurobiological and behavioral research with animal models. *Neuroscience & Biobehavioral Reviews, 33*, 171–180.

Grippo, A. J., & Johnson, A. K. (2002). Biological mechanisms in the relationship between depression and heart disease. *Neuroscience & Biobehavioral Reviews, 26*, 941–962.

Grippo, A., Beltz, T., & Johnson, A. (2003). Behavioral and cardiovascular changes in the chronic mild stress model of depression. *Physiology & Behavior, 78*, 703–710.

Grippo, A. J., Francis, J., Beltz, T. G., Felder, R. B., & Johnson, A. K. (2005a). Neuroendocrine and cytokine profile of chronic mild stress-induced anhedonia. *Physiology & Behavior, 84*, 697–706.

Grippo, A. J., Sullivan, N. R., Damjanoska, K. J., Crane, J. W., Carrasco, G. A., Shi, J., Chen, Z., Garcia, F., Muma, N. A., & Van de Kar, L. D. (2005b). Chronic mild stress induces behavioral and physiological changes, and may alter serotonin 1A receptor function, in male and cycling female rats. *Psychopharmacology, 179*, 769–780.

Gutierrez, E. G., Banks, W. A., & Kastin, A. J. (1993). Murine tumor necrosis factor alpha is transported from blood to brain in the mouse. *Journal of Neuroimmunology, 47*, 169–176.

Hansson, G. K., & Hermansson, A. (2011). The immune system in atherosclerosis. *Nature Immunology, 12*, 204–212.

Herbst, S., Pietrazak, R., Wagner, J., White, W., & Petry, N. (2007). Lifetime major depression is associated with coronary heart disease in older adults: Results from the national epidemiologic survey on alcohol and related conditions. *Psychosomatic Medicine, 69*, 729–734.

Hidalgo, J., Florit, S., Giralt, M., Ferrer, B., Keller, C., & Pilegaard, H. (2010). Transgenic mice with astrocyte-targeted production of interleukin-6 are resistant to high-fat diet-induced increases in body weight and body fat. *Brain, Behavior, and Immunity, 24*, 119–126.

Hijona, E., Hijona, L., Arenas, J. I., & Bujanda, L. (2010). Inflammatory mediators of hepatic steatosis. *Mediators of Inflammation, 2010*, 837419.

Hotamisligil, G. S. (2010). Endoplasmic reticulum stress and the inflammatory basis of metabolic disease. *Cell, 140*, 900–917.

Janssen, D. G., Caniato, R. N., Verster, J. C., & Baune, B. T. (2010). A psychoneuroimmunological review on cytokines involved in antidepressant treatment response. *Human Psychopharmacology, 25*, 201–215.

Janszky, I., Ahnve, S., Lundberg, I., & Hemmingsson, T. (2010). Early-onset depression, anxiety, and risk of subsequent coronary heart disease: 37-year follow-up of 49,321 young Swedish men. *Journal of the American College of Cardiology, 56*, 31–37.

Jones, D. J., Bromberger, J. T., Sutton-Tyrrell, K., & Matthews, K. A. (2003). Lifetime history of depression and carotid atherosclerosis in middle-aged women. *Archives of General Psychiatry, 60*, 153–160.

Joynt, K. E., Whellan, D. J., & O'Connor, C. M. (2003). Depression and cardiovascular disease: Mechanisms of interaction. *Biological Psychiatry, 54*, 248–261.

Katon, W., Russo, J., Lin, E., Heckbert, S., Ciechanowski, P., Ludman, E., & Korff, M. (2009). Depression and diabetes: Factors associated with major depression at five-year follow-up. *Psychosomatics, 50*, 570.

Kemp, A. H., Quintana, D. S., Gray, M. A., Felmingham, K. L., Brown, K., & Gatt, J. M. (2010). Impact of depression and antidepressant treatment on heart rate variability: A review and meta-analysis. *Biological Psychiatry, 67*, 1067–1074.

Kendler, K., Gardner, C., Riske, A., & Gatz, M. (2009). Major depression and coronary artery disease in the swedish twin registry. *Archives of General Psychiatry, 66*, 857–863.

Kiecolt-Glaser, J. K., Preacher, K. J., MacCallum, R. C., Atkinson, C., Malarkey, W. B., & Glaser, R. (2003). Chronic stress and age-related increases in the proinflammatory cytokine IL-6.

Proceedings of the National academy of Sciences of the United States of America, 100, 9090–9095.

Koopmans, B., Pouwer, F., de Bie, R., Leusink, G., Denollet, J., & Pop, V. (2009). Associations between vascular co-morbidities and depression in insulin-naive diabetes patients: The DIAZOB Primary Care Diabetes study. *Diabetologia, 52*, 2056–2063.

Kooy, K. V. D., Hout, H. V., Marwijk, H., Marten, H., Stehouwer, G., & Beekman, A. (2007). Depression and the risk for cardiovascular diseases: A systematic review and meta analysis. *International Journal of Geriatric Psychiatry, 22*, 613–626.

Kop, W. J., & Gottdiener, J. S. (2005). The role of immune system parameters in the relationship between depression and coronary artery disease. *Psychosomatic Medicine, 67*, S37–S41.

Kronfol, Z. (2002). Immune dysregulation in major depression: A critical review of existing evidence. *The International Journal of Neuropsychopharmacology, 5*, 333–343.

Larson, S., Owens, P., Ford, D., & Eaton, W. (2001). Depressive disorder, dysthymia, and risk of stroke: Thirteen-year follow-up from the Baltimore epidemiologic catchment area study. *Stroke, 32*, 1979–1983.

Lauzon, C., Beck, C. A., Huynh, T., Dion, D., Racine, N., Carignan, S., Diodati, J. G., Charbonneau, F., Dupuis, R., & Pilote, L. (2003). Depression and prognosis following hospital admission because of acute myocardial infarction. *Canadian Medical Association Journal, 168*, 547–552.

Le, T. K., Able, S. L., & Lage, M. J. (2006). Resource use among patients with diabetes, diabetic neuropathy, or diabetes with depression. *Cost Effectiveness and Resource Allocation, 4*, 18.

LeMay, L. G., Vander, A. J., & Kluger, M. J. (1990). The effects of psychological stress on plasma interleukin-6 activity in rats. *Physiology and Behavior, 47*, 957–961.

Leonard, B. E., & Myint, A. (2009). The psychoneuroimmunology of depression. *Human Psychopharmacology, 24*, 165–175.

Lespérance, F., Frasure-Smith, N., Talajic, M., & Bourassa, M. G. (2002). 5-year risk of cardiac mortality in relation to initial severity and 1-year changes in depression symptoms after myocardial infarction. *ACC Current Journal Review, 11*, 17–17.

Lett, H. S., Blumenthal, J. A., Babyak, M. A., Sherwood, A., Strauman, T., Robins, C., & Newman, M. F. (2004). Depression as a risk factor for coronary artery disease: Evidence, mechanisms, and treatment. *Psychosomatic Medicine, 66*, 305–315.

Lin, E., Rutter, C., Katon, W., Heckbert, S., Ciechanowski, P., Oliver, M., Ludman, E., Young, B., Williams, L., & McCulloch, D. (2010). Depression and advanced complications of diabetes. *Diabetes Care, 33*, 264.

Lippi, G., Montagnana, M., Facaloro, E., & Franchini, M. (2009). Mental depression and cardiovascular disease: A multifaceted, bidirectional association. *Seminars in Thrombosis and Hemostasis, 35*, 325–336.

Lumeng, C. N., DelProposto, J. B., Westcott, D. J., & Saltiel, A. R. (2008). Phenotypic switching of adipose tissue macrophages with obesity is generated by spatiotemporal differences in macrophage subtypes. *Diabetes, 57*, 3239–3246.

Luppino, F. S., de Wit, L. M., Bouvy, P. F., Stijnen, T., Cuijpers, P., Penninx, B. W., & Zitman, F. G. (2010). Overweight, obesity, and depression: A systematic review and meta-analysis of longitudinal studies. *Archives of General Psychiatry, 67*, 220–229.

Maes, M. (2011). Depression is an inflammatory disease, but cell-mediated immune activation is the key component of depression. *Progress in Neuro-Psychopharmacology & Biological Psychiatry, 35*, 664–675.

Maes, M., Bosmans, E., Meltzer, H. Y., Scharpe, S., & Suy, E. (1993a). Interleukin-1β: A putative mediator of HPA axis hyperactivity in major depression? *The American Journal of Psychiatry, 150*, 1189–1193.

Maes, M., Scharpe, S., Meltzer, H., Bosmans, E., Suy, E., Calabrese, J., & Cosyns, P. (1993b). Relationships between interleukin-6 activity, acute phase proteins, and function of the hypothalamic-pituitary-adrenal axis in severe depression. *Psychiatry Research, 49*, 11–27.

Maletic, V., Robinson, M., Oakes, T., Iyengar, Ball, S., & Russell, J. (2007). Neurobiology of depression: An integrated view of key findings. *International Journal of Clinical Practice, 61*, 2030–2040.

Malpas, S. C. (2010). Sympathetic nervous system overactivity and its role in the development of cardiovascular disease. *Physiological Reviews, 90*, 513–557.

Malzberg, B. (1937). Mortality among patients with evolutionary melancholia. *The American Journal of Psychiatry, 93*, 1231–1238.

Maraldi, C., Volpato, S., Penninx, B. W., Yaffe, K., Simonsick, E. M., Strotmeyer, E. S., Cesari, M., Kritchevsky, S. B., Perry, S., Ayonayon, H. N., & Pahor, M. (2007). Diabetes mellitus, glycemic control, and incident depressive symptoms among 70- to 79- year-old persons: The health, aging, and body composition study. *Archives of Internal Medicine, 167*, 1137–1144.

Matthews, K. A., Chang, Y. F., Sutton-Tyrrell, K., Edmundowicz, D., & Bromberger, J. T. (2010). Recurrent major depression predicts progression of coronary calcification in healthy women: Study of Women's Health Across the Nation. *Psychosomatic Medicine, 72*, 742–747.

Maury, E., & Brichard, S. M. (2010). Adipokine dysregulation, adipose tissue inflammation and metabolic syndrome. *Molecular and Cellular Endocrinology, 314*, 1–16.

Maury, E., Noel, L., Detry, R., & Brichard, S. M. (2009). In vitro hyperresponsiveness to tumor necrosis factor-alpha contributes to adipokine dysregulation in omental adipocytes of obese subjects. *Journal of Clinical Endocrinology and Metabolism, 94*, 1393–1400.

McIntyre, R. S., Kenna, H. A., Nguyen, H. T., Law, C. W., Sultan, F., Woldeyohannes, H. O., Adams, A. K., Cheng, J. S., Lourenco, M., Kennedy, S. H., & Rasgon, N. L. (2010a). Brain volume abnormalities and neurocognitive deficits in diabetes mellitus: Points of pathophysiological commonality with mood disorders? *Advances in Therapy, 27*, 63–80.

McIntyre, R. S., Park, K. Y., Law, C. W., Sultan, F., Adams, A., Lourenco, M. T., Lo, A. K., Soczynska, J. K., Woldeyohannes, H., Alsuwaidan, M., Yoon, J., & Kennedy, S. H. (2010b). The association between conventional antidepressants and the metabolic syndrome: A review of the evidence and clinical implications. *CNS Drugs, 24*, 741–753.

Meijer, A., Conradi, H. J., Bos, E. H., Thombs, B. D., VAN Melle, J. P., & DE Jonge, P. (2011). Prognostic association of depression following myocardial infarction with mortality and cardiovascular events: A meta-analysis of 25 years of research. *General Hospital Psychiatry, 33*, 203–216.

Miller, G. E., Cohen, S., & Ritchey, A. K. (2002). Chronic psychological stress and the regulation of pro-inflammatory cytokines: A glucocorticoid-resistance model. *Health Psychology, 21*, 531–541.

Molife, C. (2010). Is depression a modifiable risk factor for diabetes burden? *Journal of Primary Care and Community Health, 1*, 55.

Musselman, D. L., Betan, E., Larsen, H., & Phillips, L. S. (2003). Relationship of depression to diabetes types 1 and 2: Epidemiology, biology, and treatment. *Biological Psychiatry, 54*, 317–329.

Nicholson, A., Kuper, H., & Hemingway, H. (2006). Depression as an aetiologic and prognostic factor in coronary heart disease: A meta-analysis of 6362 events among 146 538 participants in 54 observational studies. *European Heart Journal, 27*, 2763–2774.

O'Connor, J. C., Satpathy, A., Hartman, M. E., Horvath, E. M., Kelley, K. W., Dantzer, R., Johnson, R. W., & Freund, G. G. (2005). IL-1beta-mediated innate immunity is amplified in the db/db mouse model of type 2 diabetes. *Journal of Immunology, 174*, 4991–4997.

Osby, U., Brandt, L., Correia, N., Ekbom, A., & Sparen, P. (2001). Excess mortality in bipolar and unipolar disorder in Sweden. *Archives of General Psychiatry, 58*, 844–850.

Pace, T. W., Hu, F., & Miller, A. H. (2007). Cytokine-effects on glucocorticoid receptor function: Relevance to glucocorticoid resistance and the pathophysiology and treatment of major depression. *Brain, Behavior, and Immunity, 21*, 9–19.

Pan, W., & Kastin, A. J. (2007). Adipokines and the blood–brain barrier. *Peptides, 28*, 1317–1330.

Penninx, B., Beekman, A., Honig, A., Deeg, D., Schoevers, R., Eijk, J. V., & Tilburg, W. V. (2001). Depression and cardiac mortality: Results from a community-based longitudinal Study. *Archives of General Psychiatry, 58*, 221–227.

Petaja, J. (2011). Inflammation and coagulation. An overview. *Thrombosis Research, 127*(Suppl 2), S34–S37.

Pyykkonen, A. J., Raikkonen, K., Tuomi, T., Eriksson, J. G., Groop, L., & Isomaa, B. (2011). Association between depressive symptoms and metabolic syndrome is not explained by antidepressant medication: Results from the PPP-Botnia Study. Annals of Medicine.

Rabe, K., Lehrke, M., Parhofer, K. G., & Broedl, U. C. (2008). Adipokines and insulin resistance. *Molecular Medicine, 14*, 741–751.

Raison, C. L., & Miller, A. H. (2003). When not enough is too much: The role of insufficient glucocorticoid signaling in the pathophysiology of stress-related disorders. *The American Journal of Psychiatry, 160*, 1554–1565.

Raison, C. L., Capuron, L., & Miller, A. H. (2006). Cytokines sing the blues: Inflammation and the pathogenesis of depression. *Trends in Immunology, 27*, 24–31.

Rajagopalan, S., Brook, R., Rubenfire, M., Pitt, E., Young, E., & Pitt, B. (2001). Abnormal brachial artery flow-mediated vasodilation in young adults with major depression. *The American Journal of Cardiology, 88*, 196–198.

Rothermundt, M., Arolt, V., Fenker, J., Gutbrodt, H., Peters, M., & Kirchner, H. (2001). Different immune patterns in melancholic and non-melancholic major depression. *European Archives of Psychiatry and Clinical Neuroscience, 251*, 90–97.

Rudisch, B., & Nemeroff, C. B. (2003). Epidemiology of comorbid coronary artery disease and depression. *Biological Psychiatry, 54*, 227–240.

Rybakowski, J., Wykretowicz, A., Heymann-Szlachcinska, A., & Wysocki, H. (2006). Impairment of endothelial function in unipolar and bipolar depression. *Biological Psychiatry, 60*, 889–891.

Scherrer, J., Xian, H., Bucholz, K., Eisen, S., Lyons, M., Goldberg, J., Tsuang, M., & True, W. (2003). A twin study of depression symptoms, hypertension, and heart disease in middle-aged men. *Psychosomatic Medicine, 65*, 548–557.

Schlatter, J., Ortuño, F., & Cervera-Enguix, S. (2001). Differences in interleukins' patterns between dysthymia and major depression. *European Psychiatry, 16*, 317–319.

Schlatter, J., Ortuño, F., & Cervera-Enguix, S. (2004). Monocytic parameters in patients with dysthymia versus major depression. *Journal of Affective Disorders, 78*, 243–247.

Serretti, A., & Mandelli, L. (2010). Antidepressants and body weight: A comprehensive review and meta-analysis. *Journal of Clinical Psychiatry, 71*, 1259–1272.

Seldenrijk, A., Van Hout, H. P., Van Marwijk, H. W., De Groot, E., Gort, J., Rustemeijer, C., Diamant, M., & Penninx, B. W. (2011). Carotid atherosclerosis in depression and anxiety: Associations for age of depression onset. *World Journal of Biological Psychiatry, 12*, 549–558.

Sharma, A. N., Elased, K. M., Garrett, T. L., & Lucot, J. B. (2010). Neurobehavioral deficits in db/db diabetic mice. *Physiology and Behavior, 101*(3), 381–388.

Sherwood, A., Hinderliter, A. L., Watkins, L. L., Waugh, R. A., & Blumenthal, J. A. (2005). Impaired endothelial function in coronary heart disease patients with depressive symptomatology. *Journal of the American College of Cardiology, 46*, 656–659.

Shimokawa, H. (1999). Primary endothelial dysfunction: Atherosclerosis. *Journal of Molecular and Cellular Cardiology, 31*, 23–37.

Shiotani, I., Sato, H., Kinjo, K., Nakatani, D., Mizuno, H., Ohnishi, Y., Hishida, E., Kijima, Y., & Hori, M. (2002). Depressive symptoms predict 12-month prognosis in elderly patients with acute myocardial infarction. *Journal of Cardiovascular Risk, 9*, 153–160.

Skurk, T., Alberti-Huber, C., Herder, C., & Hauner, H. (2007). Relationship between adipocyte size and adipokine expression and secretion. *Journal of Clinical Endocrinology and Metabolism, 92*, 1023–1033.

Smith, P. J., Blumenthal, J. A., Babyak, M. A., Doraiswamy, P. M., Hinderliter, A., Hoffman,

B. M., Waugh, R., & Sherwood, A. (2009). Intima-media thickness and age of first depressive episode. *Biological Psychology, 80*, 361–364.

Smolderen, K. G., Spertus, J. A., Reid, K. J., Buchanan, D. M., Krumholz, H. M., Denollet, J., Vaccarino, V., & Chan, P. S. (2009). The association of cognitive and somatic depressive symptoms with depression recognition and outcomes after myocardial infarction. *Circulation Cardiovascular Quality and Outcomes, 2*, 328–337.

Snaphaan, L., van der Werf, S., Kanselaar, K., & de Leeuw, F. E. (2009). Post-stroke depressive symptoms are associated with post-stroke characteristics. *Cerebrovascular Diseases, 28*, 551–557.

Sorensen, C., Brandes, A., Hendricks, O., Thrane, J., Friis-Hasche, E., Haghfelt, T., & Bech, P. (2006). Depression assessed over 1-year survival in patients with myocardial infarction. *Acta Psychiatrica Scandinavica, 113*, 290–297.

Soszynski, D., Kozak, W., Rudolph, K., Conn, C. A., & Kluger, M. J. (1997). Open field-induced rise in body temperature and plasma IL-6 is mediated by beta-adrenoceptors in the brain. Ann. N.Y. *Academy of Sciences, 813*, 413–419.

Sotnikov, S. V., Stepaniuk, V. L., & Umriukhin, A. E. (2009). Influence of exposure to immobilisation stress on blood concentration of TNF alpha and IL-4 in rats active and passive in the open field test. *Zhurnal Vysshei Nervnoi Deiatelnosti Imeni I. P. Pavlova, 59*, 736–742.

Stuart, M., & Baune, B. T. (2012). Depression and type 2 diabetes: Inflammatory mechanisms of a psycho-neuroendocrine co-morbidity. *Neuroscience and Biobehavioral Reviews, 36*, 658–676.

Suarez, E., Krishnan, R., & Lewis, J. (2003). The relation of severity of depressive symptoms to monocyte-associated proinflammatory cytokines and chemokines in apparently healthy men. *Psychosomatic Medicine, 65*, 362–368.

Surtees, P. G., Wainwright, N. W. J., Luben, R. N., Wareham, N. J., Bingham, S. A., & Khaw, K.-T. (2008). Depression and ischemic heart disease mortality: Evidence from the EPIC-Norfolk United Kingdom Prospective Cohort Study. *The American Journal of Psychiatry, 165*, 515–523.

Thaneerat, T., Tangwongchai, S., & Worakul, P. (2010). Prevalence of depression, hemoglobin A1C level, and associated factors in outpatients with type-2 diabetes. *Asian Biomedicine (Research Reviews and News), 3*, 383.

Thomas, A. J., Davis, S., Morris, C., Jackson, E., Harrison, R., & O'Brien, J. T. (2005). Increase in interleukin-1{beta} in late-life depression. *The American Journal of Psychiatry, 162*, 175–177.

Thombs, B. D., Bass, E. B., Ford, D. E., Stewart, K. J., Tsilidis, K. K., Patel, U., Fauerbach, J. A., Bush, D. E., & Ziegelstein, R. C. (2006). Prevalence of depression in survivors of acute myocardial infarction. *Journal of General Internal Medicine, 21*, 30–38.

van der Feltz-Cornelis, C. M., Nuyen, J., Stoop, C., Chan, J., Jacobson, A. M., Katon, W., Snoek, F., & Sartorius, N. (2010). Effect of interventions for major depressive disorder and significant depressive symptoms in patients with diabetes mellitus: A systematic review and meta-analysis. *General Hospital Psychiatry, 32*, 380–395.

Varma, V., Yao-Borengasser, A., Rasouli, N., Nolen, G. T., Phanavanh, B., Starks, T., Gurley, C., Simpson, P., McGehee, R. E., Jr., Kern, P. A., & Peterson, C. A. (2009). Muscle inflammatory response and insulin resistance: Synergistic interaction between macrophages and fatty acids leads to impaired insulin action. *American Journal of Physiology, Endocrinology and Metabolism, 296*, E1300–E1310.

von Kanel, R., Kudielka, B. M., Hanebuth, D., Preckel, D., & Fischer, J. E. (2005). Different contribution of interleukin-6 and cortisol activity to total plasma fibrin concentration and to acute mental stress-induced fibrin formation. *Clinical Science (London), 109*, 61–67.

von Kanel, R., Kudielka, B. M., Preckel, D., Hanebuth, D., & Fischer, J. E. (2006). Delayed response and lack of habituation in plasma interleukin-6 to acute mental stress in men. *Brain, Behavior, and Immunity, 20*, 40–48.

Willner, P. (2005). Chronic Mild Stress (CMS) revisited: Consistency and behavioral-neurobiological concordance in the effects of CMS. *Neuropsychobiology, 52*, 90–110.

Winkley, K. (2008). The epidemiology of depression in diabetes. *European Diabetes Nursing, 5*,

91–96.

Wolf, J. M., Rohleder, N., Bierhaus, A., Nawroth, P. P., & Kirschbaum, C. (2009). Determinants of the NF-kappaB response to acute psychosocial stress in humans. *Brain, Behavior, and Immunity, 23*, 742–749.

Yang, J., Li, S., & Zheng, Y. (2009). Predictors of depression in Chinese communitydwelling people with type 2 diabetes. *Journal of Clinical Nursing, 18*, 1295–1304.

第 4 章　心脏心理学的遗传学和表观遗传学

Richard Bayles，Assam El-Osta

目录

摘要

　　确切说，在多种信号通路控制下基因表达的调控模式如何支持心脏功能神经解剖学方面的稳态控制尚未明确。自主神经系统有交感神经和副交感神经系统的区别，直接受到具有基因表达激活或抑制因子作用的转录因子的控制。已知有几个调节决定因素可协调激活因子和抑制因子的作用，但这些因素如何帮助维持神经心脏轴系相关基因则是综述的主题。发现的调节复合物作为 DNA 结合转录因子与染色质结构改变之间功能联系表明，核心组蛋白的翻译后修饰与神经 - 心脏基因功能的各个方面有关。本文探讨这些调节因子改变去甲肾上腺素转运体（noradrenaline transporter，NET）基因功能的复杂性。染色质修饰酶调节 NET 表达的最新证据可能适用于神经心脏病相关基因。

关键词

交感神经系统（Sympathetic nervous system）·去甲肾上腺素转运体（Noradrenaline transporter）·表观遗传学（Epigenetics）·铁蛋白修饰（Chromatin modification）

引言

为了开始在基因水平上探讨心理学和心血管疾病之间的关系，必须考虑大脑和心脏之间的基本生理学。可以说，这使交感神经系统（sympathetic nervous system，SNS）处于中心位置。本章最开始的重点是 SNS 及其主要的突触调节因子——去甲肾上腺素转运体（noradrenaline transporter，NET），因此，它将成为心理学和心血管医学都很重要的一个很有前途的候选基因的例子。本章后面，将介绍表观遗传学，并将讨论许多其他相关基因，强调基因调控的动态环境将如何成为未来心血管病学的一个重要领域。

人类 SNS 的激活已在各种疾病中被研究过，并且有一系列不同的生理指标被不同的人群用来描述交感神经功能和 NET 功能的特征，这对于交感神经信号的终止至关重要。这些用于探寻人体 SNS 的方法将在其他章节中更详细讨论。然而，重要的是，注意到在遗传关联研究中，考虑哪些表型测量可能是可行的，这最重要。一方面，基因型与疾病的行为、情绪或基本生理症状的关联是能有价值的。另一方面，例如使用更精确的 NET 功能指标，关联研究不仅可提供更多信息，而且更有力量（最终测量更有可能与 NET 基因 *SLC6a2* 功能相关的指标）。过去使用的指标从相对简单的去甲肾上腺素及其在血尿中的代谢物到放射性同位素方法，以确定各个器官对去甲肾上腺素的摄取（Lambert，Grassi 2010）。使用去甲肾上腺素同位素稀释方法，在稳态注入氚钠期间，可评估去甲肾上腺素对血浆的溢出率（Esler et al. 1980）。这项技术，再加上同时采集动脉和冠状窦血，提供了最精确的心脏交感神经活动分析，也提供了对去甲肾上腺素再摄取的有效性的可靠估计（Esler 1993）。药物治疗和体位改变的生理反应也可用于评估患者的 NET 功能（Gerson et al. 2002；Yoh et al. 2009；Yano et al. 1999）。当然，NET 功能的下降可能不仅是由于基因编码网络的缺陷，而且是由于调控正确转录后处理和 NET 在细胞中的时空定位的通路中的任一分子受损。

交感神经功能紊乱与去甲肾上腺素再摄取的证据

约有三分之一未用药的抑郁症患者，心脏和全身的去甲肾上腺素释放到血浆（Barton et al. 2007）。虽然这种去甲肾上腺素释放到血浆的增加可能是由于神经放电增加，但去甲肾上腺素 - 再摄取的效率降低也可增加去甲肾上腺素血浆浓度。有报道称，抑郁症（major depressive disorder，MDD）患者心脏中去氚去甲肾上腺素的回收降低和心源性 DHPG 产生减少（Barton et al. 2007）。鉴于 NET 摄取去甲肾上腺素的特异性，观察到的摄取减少提示 NET 功能的缺陷。氚标记的去甲肾上腺素的心脏摄取减少也被证明是对健康衰老的反应（Esler et al. 1995, 2002a），使用选择性 NET 抑制剂地普拉明治疗（Esler et al. 1991）惊恐障碍患者（Wilkinson et al. 1998；Alvarengaet al. 2006）。纯粹的自主神经衰竭（Meredith et al. 1991）、充血性心力衰竭（Eisenhofer et al. 1996；Kaye et al. 1994）、原发性高血压（Schlaich et al. 2004）和肾动脉狭窄（Petersson et al. 2002），上述这些疾病的共患病常见，可能涉及这些疾病的共同和独有的特征（Keller et al. 2000）。因此，考虑到每一种疾病中可能存在的特定神经功能障碍，在任何相关研究中，精确诊断都至关重要。

去甲肾上腺素转运体基因及其分析

作为一个对多种疾病具有重要意义的单基因产物，NET 基因一直是许多可能解释所观察到的表型差异的研究对象。根据美国国家生物技术信息中心（NCBI；www.ncbi.nlm.nih.gov/snp）的单核苷酸多态性（single nucleotide polymorphisms，SNPs）数据库，NET 基因中确认了超过 1 000 多个自然存在的 SNPs。许多编码 SNPs 由 Halushka 等（1999）最初在与血压稳态有关的候选基因的筛选中鉴定出来（Halushka et al. 1999）。根据 Bonisch 和 Brus（2006）的综述，共描述 23 个编码 SNPs 的氨基酸。其中一个与立位不耐受有关。其他与疾病无关，但有 8 个与 NET 表达或活性的功能变化有关（Bonisch，Bruss 2006）。虽已确定这些功能损伤与某些氨基酸编码变异有关，但大量非编码 SNPs 在 NET 基因中的分布和表型尚不清楚。

位于基因非编码调控区的 SNPs 称为调节性 SNP。基因中的任何功能调节性 SNP 最终只能增加或降低功能蛋白的有效表达水平；然而，每个 SNP 作用的精确调控机制可能只有在特定生理条件下才有意义。调节性 SNPs 可能通过创建或删除转录因子结合位点或 miRNA 共识序列、改变 mRNA 稳定性或改变剪接来影响基因转录的调控（Prokunina，Alarcn-Riquelme 2004）。调节性

SNPs 也可能通过改变组织特异性调控因子的一致序列来发挥组织特异性效应（Prokunina，Alarcn-Riquelme 2004）。因此，单个基因如 NET 基因内的 SNPs 可能与特定疾病或一系列疾病共有的特定 NET 功能障碍症状相关。这可能解释为什么 NET 基因内的 SNPs 可能与某些疾病而不是其他疾病有关，并强调详细了解每一种疾病中存在的特定 NET 功能障碍的重要性。这个细节很难在大的队列研究中实现。

各种关联研究中 *SLC6a2* 基因中的一些非编码多态性，其结果在其他群体中往往相互矛盾或不可重复（Ksiazek et al. 2006；Zill et al. 2002；Chang et al. 2007；Inoue et al. 2004，2007；Ryu et al. 2004；Ono et al. 2003；Zolk et al. 2012）。这些研究结果不一致，反映复杂疾病中基因相关研究的困难。不同种族之间 SNP 分布差异的存在，往往导致确定不同人群之间关联关系的困难。另一个限制是患者通常需要广泛的专业临床特征，这限制了参与研究的受试者数量。在进行大量数据的高效能研究，和明确临床定义患者每人都有大量数据的群体研究之间，通常需要一种折中方案。

最基本的临床资料是任何有关 *SLC6a2* 基因的研究的关键。例如，年龄和性别差异的协变量在遗传关联研究中被标准化校正，但在 *SLC6a2* 基因的研究中具有特别的相关性。这些协变量在交感神经活动和 NET 功能之间存在差异，并有确证的功能关系（Schroeder et al. 2004）。交感神经活性的变化和 NET 功能的表型减少已被证实和年龄有关（Esler et al. 2002a，b）。

此外，交感神经活动受性别和 BMI 的影响（Lambert et al. 2007a）。考虑到高血压与肥胖之间的联系，高血压研究中对 BMI 的控制也很复杂（Eikelis，Esler 2005）。在共病的背景下，焦虑/人格类型的控制也是困难的。一个人的情绪和觉醒状态会对交感神经系统和相关的实验室指标产生重大影响（Lambert et al. 2007b）。这是另一重要考虑因素，特别是在患者招募表型和抽样时。基因不是静态的景观。虽然这里的重点是 *SLC6a2* 基因，但许多这些困难适用于精神病学和心血管研究中的其他传统候选基因研究。

上述许多表型指标的复杂相互作用增加了确定和实现足够关联分析的研究对象数量的难度。即使根据标准化的诊断标准选择特定的疾病组，也往往不考虑疾病组内的复杂性。例如，MDD 的定义是包括情感、认知和躯体症状在内的多个亚类症状，所有这些症状在不同人群可能有很大差异（Casper et al. 1985）。在 MDD 的未来关联研究中，理想情况是有更多研究对象，包括详细的抑郁量表评分和与所有受试者的基因功能有关的生理数据。足够的数量将允许将 MDD 作为一组与特定躯体症状和情感症状的严重程度有关的数量性状进行分析，从而提供更精确的表型和更丰富的基因型关联（Duncan et al. 2009；Hejjas et al. 2009）。虽然简单的血压测量有助于高血压的诊断，但血压受到多种生物系统非常复杂的控制,难以与任何一个因素(甚至是一个重要如 NET 的因素)联系在一起。因此,由于上述的许多原因,很明显,在统计学有任何用处之前,对表型的深入描述至关重要的。遗憾的是,统计能力在试图考虑小群体中过多内部表型的研究中最终会受到损害。

统计分析

一个常见的限制因素,也是困扰以往大多数 NET 的 SNP 关联研究的因素之一,就是所分析的 SNP 的数量。在最近的一项试图在 MDD 中复制候选基因关联性的研究中,从 GAIN 研究(Boomsma et al. 2008)中获得大规模全基因组关联数据,*SLC6a2* 基因是 57 个中仅有的 4 个作为统计意义支持的重大候选基因之一(Bosker et al. 2011)。通过使用 HapMap 数据来解决所使用的数组中不存在的 SNP,丰富了该分析中的 SNP 覆盖范围。个体 SNP 在多重比较校正时,与 MDD 的相关性不能达到统计学显著性意义。然而,在考虑到连锁不平衡的情况下,*SLC6a2* 基因中的 SNPs 与 MDD 的关联明显高于预期的偶然性(Bosker et al. 2011)。然而,随后的 Meta 分析没有发现与 MDD 有明显的共同遗传关联,从而得出结论:"中效应或大效应的共同变异在 MDD 的遗传结构中没有主要影响"(Wray et al. 2012)。

通过对复杂疾病关联研究的常见难点分析,迄今为止很少发表与 *SLC6a2* 基因和其他许多候选基因中的 SNPs 相关的疾病关联,原因很清楚。许多基因分型研究的一个共同结论是,没有足够能力来发现关联,今后的研究应更多数量或更明确界定的人群中进行。这一点往往是真的。当然,另一个结论可能是质疑,如果一个关联如此难以找到,它在诊断或治疗方面会有什么价值。这可能是在进行此类研究之前要考虑的一个重要问题。

实验胚胎学

当涉及转录调节时,复杂疾病的遗传生物成分可能不仅仅涉及简单的序列变异(Mill,Petronis 2007)。表观遗传学分析可为遗传基因的表达提供替代机制。表观遗传学是在不改变 DNA 序列的情况下,研究基因表达的遗传变化。研究基因组表达谱如何被环境以长期、代际的方式改变,是复杂疾病研究的一个令人兴奋的前景。

干涉基因表达改变的两个主要机制,DNA 序列的改变或局部染色质的改变(Turner,Morris 2010)。染色质是细胞核中 DNA、非编码 RNA(noncoding RNAs,NcRNAs)、组蛋白和其他蛋白质的复合体。DNA 甲基化状态、组蛋白修饰和染色质结构的总和决定了基因转录的效率。遗传表观遗传调控的主要机制有四种：DNA 甲基化、NcRNAs、染色质重塑和组蛋白修饰。所有这些调控机制，不像 DNA 突变，都是可逆和动态的过程（Henikoff，Matzke 1997）；然而，重要的是注意，即使是短暂的环境刺激也会对染色质状态产生持久的代际效应（Anway et al. 2005）。在转录不活跃状态下，染色质紧密致密（异染色质），限制转录机制对基因的访问。在转录活跃状态下，染色质打开并允许转录机制自由转录基因（常染色质）（Tsankova et al. 2007）。

　　最近有很多关于基因 - 环境（gene-environment，GxE）相互作用的讨论，特别是在精神病学中。在 GxE 相互作用的界面上，本质上是表观遗传学和染色质动态调控。也许研究心理心脏病学表观遗传调控的最大困难在于无法接触到活体人类研究对象中感兴趣的组织。个体的基因型在任何特定的组织中都是相同的，任何容易获得的组织都可用来确定他们的整个基因组序列。然而，在表观遗传学的研究中，重要的是要记住 DNA 不是遗传的，染色体是遗传的！染色体的组成远不止 DNA，个体的染色质状态是高度动态的。一个基因的染色质状态可是细胞或组织特异性的，发育受到一系列环境因素的影响（Mill，Petronis 2007；Grunau et al. 2000）。因此，有必要知道基因表达差异在何时何地发生，以及是否可获得感兴趣的组织。人类组织不可用时，使用各种外周组织、培养的细胞系和动物模型来确定重要潜在因素，都必要和有用（Akbarian，Nestler 2013）。

　　在理解精神疾病和心血管疾病的表观遗传过程方面取得了重大进展；然而，这些传统上独立领域之间仍严重缺乏沟通。文中一些领域的关注，表观遗传学可能开始揭示精神病学和心血管性疾病一些联系和 / 或生理上共有的特征。

去甲肾上腺素转运体

　　正如前面所讨论的，NET 基因序列的功能变异罕见，临床上 NET 功能障碍的证据因其在身体中的特定部位和发病年龄而不同。表观遗传学可能提供了一种可以调控 NET 基因表达的长期变化机制。启动子高甲基化最初被认为是 NET 功能障碍的疾病中 SLC6a2 基因转录沉默的一个潜在机制（Esler et al. 2006，2008）。然而，对人血和小鼠神经元中 SLC6a2 基因启动子的分析并没有将 DNA 甲基化与 NET 表达联系起来（Bayles et al. 2013）。NET 的表达实际上与组蛋白修饰和转录调控复合物甲基 -CpG 结合蛋白 2（methyl-CpG binding protein 2，MECP 2）的结合有关（Harikrishnan et al. 2010；Bayles et al. 2010，2012）（图 1）。特别是体外神经元去极化可诱导 NET 表达增加（Harikrishnan et al. 2010；Habecker et al. 2006）。这可能与具有 NET 功能障碍证据的疾病特别相关，因为其中许多疾病的特征也是神经放电模式的改变（Lambert et al. 2006，2007a，2008a，b，2010）。了解 *SLC6a2* 基因转录机制的潜在临床相关性很高。NET 的功能表达对组蛋白去乙酰化酶（histone deacetylase，HDAC）抑制作用，目前正被开发用于治疗癌症，临床前证据表明通过增加 NET 表达增强药物向肿瘤的传递（More et al. 2011；Jia et al. 2011）。描述疾病背景下 *SLC6a2* 位点的遗传变异、转录因子和染色质调控之间的相互作用是未来研究的重要领域。

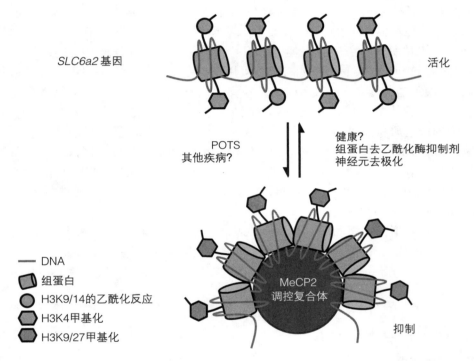

图 1　基于染色质的 *SLC6a2* 启动子调控。在活性和抑制状态下 *SLC6a2* 基因启动子表达与组蛋白相关。组蛋白去乙酰化酶抑制剂（histone deacetylase inhibitor，HDACi）或去极化后的 *SLC6A2* 转录激活，已表明涉及转录因子 MeCP2 的释放和组蛋白 H3 赖氨酸修饰

脑源性神经营养因子

　　脑源性神经营养因子（brain-derived neurotrophic factor，BDNF）是与精神疾病相关研究最多的基因之一，是抑郁症神经营养假说的核心，这一假说认为抑郁症涉及神经元神经营养支持的缺失（Duman，Li 2012）。BDNF 的作用是复杂

的,取决于前体形式(ProBDNF)和成熟 BDNF 形式之间的平衡,反应取决于对应受体的位置和水平。然而,在抑郁和焦虑的人类研究以及动物模型中,一个常见的发现是循环中成熟 BDNF 水平降低(Montag et al. 2010)。BDNF 在人和动物模型中易受压力、发生抑郁和抗抑郁中的关键作用已确立(Tsankova et al. 2004,2006;Fuchikami et al. 2009;Covington et al. 2011;Walker et al. 2013)。例如,在人类中,大脑 BDNF 外流的减少与 MDD 的自杀风险有关(Dawood et al. 2007)。与此发现一致,BDNF 水平降低与自杀完成者死后大脑中 BDNF 基因启动子甲基化增加有关(Keller et al. 2010)。

BDNF 基因的完整性在遗传和表观遗传水平上似乎是临床相关的。多项研究表明 BDNF 水平降低与 DNA 甲基化改变有关,许多人认为 BDNF 基因甲基化可作为抑郁症的生物标志物(Song et al. 2014)。BDNF Val66Met 多态性是 BDNF 基因中一个常见的编码变异,它也与许多心理生理特征有关,包括焦虑特质和交感神经平衡(Montag et al. 2010;Yang et al. 2010)。BDNF 在结状神经节中表达,并通过迷走神经传入在孤束核中释放,直接增强心血管功能的自主调节,尤其是压力反射反应(Clark et al. 2011)。BDNF 在孤束核中的功能表达水平可能很重要,特别是与心率变异性和与焦虑相关的心脏压力反射改变有关(Sevoz-Couche et al. 2013)。中枢源性 BDNF 具有心肌保护作用,可防止小鼠心肌梗死后心脏重塑(Okada et al. 2012)。这与心肌梗死后抑郁相关的心血管不良结局如何相关,还有待调查。

精神分裂症致病基因

精神分裂症致病基因(disrupted-in-schizophrenia gene,DISC1)最初是在苏格兰一项精神疾病相关家族队列中发现关联(St Clair et al. 1990)。除了精神分裂症外,DISC1 与孤独症谱系障碍和情感障碍有关(Kilpinen et al. 2008;Thomson et al. 2005)。像情感障碍一样,精神分裂症与糖尿病相关,最终与心脑血管疾病有关(Chien et al. 2009;Bresee et al. 2010)。事实上,精神分裂症患者早死的主要原因已被确定为心血管疾病(Hennekens et al. 2005)。虽然与精神分裂症和情感障碍相关的心血管疾病的大部分无疑与生活方式有关,但 DISC1 是一个候选基因,它可很好解释生物环境中的许多关联和合并症。

在基因水平,DISC1 存在于与 1 型糖尿病相关的位点的第 2 号染色体 Q 臂(Lin,Shuldiner 2010)。在表达水平,DISC1 基因的蛋白产物对正常神经发育是重要的(Niwa et al. 2010)。事实上,当在小鼠中破坏 DISC1 的表达时,观察到类似抑郁的行为和认知功能降低(Niwa et al. 2010)。在高糖或低糖条件下对原代血管内皮细胞的研究中,发现与高糖条件下 DISC1 基因降低典型转录活性相关的组蛋白乙酰化（Pirola et al. 2011）。这项研究为环境刺激（高血糖）与代谢性疾病相关提供了有趣的可能性。例如，可能直接导致 DISC 1 在大脑中的破坏，导致预测 / 相关的慢性心理表型（Pirola et al. 2010）。虽然需要大量的工作验证这样的假设，但这是一个例子，理解表观遗传学中转录过程的如何调控，希望可开始解释最终在流行病学水平的关联。

酪氨酸羟化酶

　　酪氨酸羟化酶（tyrosine hydroxylase，TH）是儿茶酚胺合成的限速酶，其组织特异性表达谱与其基因启动子的甲基化状态密切相关（Aranyi et al. 2005）。不同水平脂肪摄入的饮食证明可直接改变在特定的大脑区域 TH 基因的启动子甲基化（Vucetic et al. 2012）。有趣的是，DISC 1 的破坏，加上应激，导致 TH 表达的长期变化，这与 TH 基因 DNA 甲基化的变化有关，可被糖皮质激素受体拮抗剂逆转（Niwa et al. 2013）。这类动物研究结果的临床相关性仍有待确定。

糖皮质激素受体

　　糖皮质激素受体（glucocorticoid receptor，GR）在下丘脑 - 垂体 - 肾上腺应激轴中的作用的研究历史久远。糖皮质激素参与交感神经调节也早已证实，包括调节 TH 的表达（Stachowiak et al. 1988；Brown，Fisher 1986）。编码 GR 的基因是第一批在应激反应中被表观修饰的基因之一，这些修饰和相关的行为改变被后代遗传（Weaver et al. 2004）。大鼠的这些发现最终被翻译成在人类死后的脑样本中，GR 基因甲基化和表达的改变与儿童期虐待有关（McGowan et al. 2009）。其他试图将 MDD 或 PTSD 与外周组织中 GR 基因甲基化改变联系起来的研究也取得一些成功（Carvalho et al. 2014；Labonte et al. 2014）。应激对糖皮质激素信号的持续影响可能在自主神经系统的调控中发挥重要和持续作用。

5- 羟色胺转运体

　　5- 羟色胺转运体（serotonin transporter，5-HTT）仍是情感障碍一线治疗的主要靶点，5-HTT 基因 *SLC6a4* 的基因调控和表观遗传调控都非常重要。5-HTT 基因启动子序列存在多个常见的变异，包括长、短形式，有或没有其他单核苷酸多态性。然而，对于 5- 羟色胺反式转运体基因连接的多态性区域（serotonin transporter gene-linked polymorphic region，5HTTLPR）与应激或情感障碍之间的许多关联的重要性没有达成共识（Karg et al. 2011）。血清素能神经传递高度复杂，并且剖析 5HTTLPR 变体在人类中的确切功能角色也困难。对脑内 5- 羟色胺转化的分析表明，MDD 患者的 5- 羟色胺转化率高于健康对照组，而 5- 羟色胺转化率高也与 5-HTTLPR 的短等位基因有关（Barton et al. 2008）。需要进一步研究解决在大脑特定区域、神经元的和突触水平上的相关机制。

最近研究已成功确定了 5-HTT mRNA 在健康人群和疾病人群外周血中表达的差异。在对抑郁症或双相情感障碍患者的单独分析中，5-HTT mRNA 表达的差异与 *SLC6a4* 促甲基化的差异有关（Sugawara et al. 2011；Wankerl et al. 2014）。重要的是，双相情感障碍的双胞胎不一致研究为 *SLC6a2* 甲基化差异与环境因素有关而不是遗传背景，提供了强有力的证据（Sugawara et al. 2011）。有望发现周围组织染色质调节水平的变化与 5- 羟色胺能神经传递的系统性差异相关，为情感性疾病提供生物标志物。对 5-HTT 基因型和表达在心血管稳态中的重要性知之甚少；然而，5- 羟色胺能信号被证明是焦虑引起的心率变异性和心脏压力反射反应敏感性变化的重要介质（Sevoz-Couche et al. 2013）。

结论

由于转录因子和蛋白质改变染色质结构和基因功能的复杂性，描绘一条新的途径来理解神经心血管轴系的调控途径是一个挑战。虽然 *SLC6a2* 基因与疾病有牵连，并且有证据表明组蛋白尾修饰导致 NET 功能障碍，但解构表观基因组调控基因表达的模式仍很复杂。随着 100 多个组蛋白修饰涉及转录、修复、复制和基因组稳定性，现在的挑战是如何理解它们特定组合的功能。鉴于人类基因组的庞大规模，确定基因特定的生物功能仍是一项艰巨任务，而全基因组的测序方法则为揭示调控网络的重要性提供了新机会。在人类基因组的功能元素的一次尝试中，国家人类基因组研究所（National Human Genome Research Institute，NHGRI）发起了一个名为 ENCONE（DNA 元素的百科全书）的公共研究联盟，以识别人类基因组序列中的功能元素（Anonymous 2004）。自 2003 年 9 月启动以来，ENCODE 联盟已发现许多新的转录因子结合位点（Yip et al. 2012；Neph et al. 2012），整合染色质模式（Thurman et al. 2012；Wang et al. 2012a），以及基因间区和基因定义的重要性（Djebaliet al. 2012；Harrow et al. 2012）。在短时间里，这些研究和许多其他研究已表明，基因表达模式是由组蛋白修饰，转录因子结合，DNA 甲基化，包括非编码 RNA 确认（Banfai et al. 2012；Wang et al. 2012b）。虽然像这样的大型研究在基因组生物学上做出一些意想不到的发现，但它们也刺激了新的研究领域（Rafehi et al. 2014）。来自大规模表观基因组测序项目的公开数据仍是一个关键资源，早期获取数据使研究人员能够将临床和临床前观察与信息丰富的基因组学联系起来，从而解开表观 - 心理 - 心血管轴的复杂性。

（彭娟 译，李宇航 校）

参考文献

Akbarian, S., & Nestler, E. J. (2013). Epigenetic mechanisms in psychiatry. *Neuropsychopharmacology, 38*(1), 1–2.

Alvarenga, M. E., Richards, J. C., Lambert, G., & Esler, M. D. (2006). Psychophysiological mechanisms in panic disorder: A correlative analysis of noradrenaline spillover, neuronal noradrenaline reuptake, power spectral analysis of heart rate variability, and psychological variables. *Psychosomatic Medicine, 68*(1), 8–16.

Anonymous. (2004). The ENCODE (ENCyclopedia Of DNA Elements) project. *Science, 306* (5696):636–640.

Anway, M. D., Cupp, A. S., Uzumcu, M., & Skinner, M. K. (2005). Epigenetic transgenerational actions of endocrine disruptors and male fertility. *Science, 308*(5727), 1466–1469.

Aranyi, T., et al. (2005). The tissue-specific methylation of the human tyrosine hydroxylase gene reveals new regulatory elements in the first exon. *Journal of Neurochemistry, 94*(1), 129–139.

Banfai, B., et al. (2012). Long noncoding RNAs are rarely translated in two human cell lines. *Genome Research, 22*(9), 1646–1657.

Barton, D. A., et al. (2007). Sympathetic activity in major depressive disorder: Identifying those at increased cardiac risk?. *Journal of Hypertension, 25*(10), 2117–2124.

Barton, D. A., et al. (2008). Elevated brain serotonin turnover in patients with depression: Effect of genotype and therapy. *Archives of General Psychiatry, 65*(1), 38–46.

Bayles, R., Baker, E., Eikelis, N., El-Osta, A., & Lambert, G. (2010). Histone modifications regulate the norepinephrine transporter gene. *Cell Cycle, 9*(22), 4600–4601.

Bayles, R., et al. (2012). Epigenetic modification of the norepinephrine transporter gene in postural tachycardia syndrome. *Arteriosclerosis, Thrombosis, and Vascular Biology, 32*(8), 1910–1916.

Bayles, R., et al. (2013). Methylation of the SLC6a2 gene promoter in major depression and panic disorder. *PLoS One, 8*(12), e83223.

Bonisch, H., & Bruss, M. (2006). The norepinephrine transporter in physiology and disease. *Handbook of Experimental Pharmacology, 175*, 485–524.

Boomsma, D. I., et al. (2008). Genome-wide association of major depression: Description of samples for the GAIN Major Depressive Disorder Study: NTR and NESDA biobank projects. *European Journal of Human Genetics: EJHG, 16*(3), 335–342.

Bosker, F. J., et al. (2011). Poor replication of candidate genes for major depressive disorder using genome-wide association data. *Molecular Psychiatry, 16*(5), 516–532.

Bresee, L. C., Majumdar, S. R., Patten, S. B., & Johnson, J. A. (2010). Prevalence of cardiovascular risk factors and disease in people with schizophrenia: A population-based study. *Schizophrenia Research, 117*(1), 75–82.

Brown, M. R., & Fisher, L. A. (1986). Glucocorticoid suppression of the sympathetic nervous system and adrenal medulla. *Life Sciences, 39*(11), 1003–1012.

Carvalho, L. A., et al. (2014). Inflammatory activation is associated with a reduced glucocorticoid receptor alpha/beta expression ratio in monocytes of inpatients with melancholic major depressive disorder. *Translational Psychiatry, 4*, e344.

Casper, R. C., et al. (1985). Somatic symptoms in primary affective disorder. Presence and relationship to the classification of depression. *Archives of General Psychiatry, 42*(11), 1098–1104.

Chang, C. C., et al. (2007). Lack of association between the norepinephrine transporter gene and major depression in a Han Chinese population. *Journal of Psychiatry and Neuroscience, 32*(2), 121–128.

Chien, I. C., et al. (2009). Prevalence of diabetes in patients with schizophrenia in Taiwan: A population-based National Health Insurance study. *Schizophrenia Research, 111*(1-3), 17–22.

Clark, C. G., Hasser, E. M., Kunze, D. L., Katz, D. M., & Kline, D. D. (2011). Endogenous brain-derived neurotrophic factor in the nucleus tractus solitarius tonically regulates synaptic and autonomic function.. *The Journal of Neuroscience, 31*(34), 12318–12329.

Covington, H. E., 3rd, et al. (2011). A role for repressive histone methylation in cocaine-induced vulnerability to stress. *Neuron, 71*(4), 656–670.

Dawood, T., et al. (2007). Reduced overflow of BDNF from the brain is linked with suicide risk in depressive illness. *Molecular Psychiatry, 12*(11), 981–983.

Djebali, S., et al. (2012). Landscape of transcription in human cells. *Nature, 489*(7414), 101–108.

Duman, R. S., & Li, N. (2012). A neurotrophic hypothesis of depression: Role of synaptogenesis in the actions of NMDA receptor antagonists. *Philosophical Transactions of the Royal Society of London. Series B: Biological Sciences, 367*(1601), 2475–2484.

Duncan, L. E., Hutchison, K. E., Carey, G., & Craighead, W. E. (2009). Variation in brain-derived neurotrophic factor (BDNF) gene is associated with symptoms of depression. *Journal of Affective Disorders, 115*(1–2), 215–219.

Eikelis, N., & Esler, M. (2005). The neurobiology of human obesity. *Experimental Physiology, 90* (5), 673–682.

Eisenhofer, G., et al. (1996). Cardiac sympathetic nerve function in congestive heart failure. *Circulation, 93*(9), 1667–1676.

Esler, M. (1993). Clinical application of noradrenaline spillover methodology: Delineation of regional human sympathetic nervous responses. *Pharmacology & Toxicology, 73*(5), 243–253.

Esler, M., et al. (1980). Determination of noradrenaline uptake, spillover to plasma and plasma concentration in patients with essential hypertension. *Clinical Science (London), 59*(Suppl 6), 311s–313s. in eng.

Esler, M. D., et al. (1991). Effects of desipramine on sympathetic nerve firing and norepinephrine spillover to plasma in humans. *The American Journal of Physiology, 260*(4 Pt 2), R817–R823.

Esler, M. D., et al. (1995). Aging effects on human sympathetic neuronal function. *The American Journal of Physiology, 268*(1 Pt 2), R278–R285.

Esler, M., et al. (2002a). Influence of ageing on the sympathetic nervous system and adrenal medulla at rest and during stress. *Biogerontology, 3*(1–2), 45–49.

Esler, M., et al. (2002b). The influence of aging on the human sympathetic nervous system and brain norepinephrine turnover. *American Journal of Physiology – Regulatory, Integrative and Comparative Physiology, 282*(3), R909–R916.

Esler, M., et al. (2006). The neuronal noradrenaline transporter, anxiety and cardiovascular disease. *Journal of Psychopharmacology, 20*(4 Suppl), 60–66.

Esler, M., et al. (2008). Human sympathetic nerve biology: Parallel influences of stress and epigenetics in essential hypertension and panic disorder. *Annals of the New York Academy of Sciences, 1148*, 338–348.

Fuchikami, M., Morinobu, S., Kurata, A., Yamamoto, S., & Yamawaki, S. (2009). Single immobilization stress differentially alters the expression profile of transcripts of the brain-derived neurotrophic factor (BDNF) gene and histone acetylation at its promoters in the rat hippocampus. *International Journal of Neuropsychopharmacology, 12*(1), 73–82.

Gerson, M. C., et al. (2002). Carvedilol improves left ventricular function in heart failure patients with idiopathic dilated cardiomyopathy and a wide range of sympathetic nervous system function as measured by iodine 123 metaiodobenzylguanidine. *Journal of Nuclear Cardiology, 9*(6), 608–615.

Grunau, C., Hindermann, W., & Rosenthal, A. (2000). Large-scale methylation analysis of human genomic DNA reveals tissue-specific differences between the methylation profiles of genes and pseudogenes. *Human Molecular Genetics, 9*(18), 2651–2663.

Habecker, B. A., Willison, B. D., Shi, X., & Woodward, W. R. (2006). Chronic depolarization stimulates norepinephrine transporter expression via catecholamines. *Journal of Neurochemistry, 97*(4), 1044–1051.

Halushka, M. K., et al. (1999). Patterns of single-nucleotide polymorphisms in candidate genes for blood-pressure homeostasis. *Nature Genetics, 22*(3), 239–247.

Harikrishnan, K. N., et al. (2010). Alleviating transcriptional inhibition of the norepinephrine slc6a2 transporter gene in depolarized neurons. *The Journal of Neuroscience, 30*(4), 1494–1501.

Harrow, J., et al. (2012). GENCODE: The reference human genome annotation for the ENCODE project. *Genome Research, 22*(9), 1760–1774.

Hejjas, K., et al. (2009). Association between depression and the Gln460Arg polymorphism of P2RX7 gene: A dimensional approach. *American Journal of Medical Genetics Part B: Neuropsychiatric Genetics, 150B*(2), 295–299.

Henikoff, S., & Matzke, M. A. (1997). Exploring and explaining epigenetic effects. *Trends in Genetics, 13*(8), 293–295.

Hennekens, C. H., Hennekens, A. R., Hollar, D., & Casey, D. E. (2005). Schizophrenia and increased risks of cardiovascular disease. *American Heart Journal, 150*(6), 1115–1121.

Inoue, K., Itoh, K., Yoshida, K., Shimizu, T., & Suzuki, T. (2004). Positive association between T-182C polymorphism in the norepinephrine transporter gene and susceptibility to major depressive disorder in a japanese population. *Neuropsychobiology, 50*(4), 301–304.

Inoue, K., et al. (2007). No association of the G1287A polymorphism in the norepinephrine transporter gene and susceptibility to major depressive disorder in a japanese population. *Biological and Pharmaceutical Bulletin, 30*(10), 1996–1998.

Jia, Z. Y., et al. (2011). In vitro and in vivo studies of adenovirus-mediated human norepinephrine transporter gene transduction to hepatocellular carcinoma. *Cancer Gene Therapy, 18*(3), 196–205.

Karg, K., Burmeister, M., Shedden, K., & Sen, S. (2011). The serotonin transporter promoter variant (5-HTTLPR), stress, and depression meta-analysis revisited: Evidence of genetic moderation. *Archives of General Psychiatry, 68*(5), 444–454.

Kaye, D. M., et al. (1994). Neurochemical evidence of cardiac sympathetic activation and increased central nervous system norepinephrine turnover in severe congestive heart failure. *Journal of the American College of Cardiology, 23*(3), 570–578.

Keller, J., et al. (2000). Neuropsychological differentiation of depression and anxiety. *Journal of Abnormal Psychology, 109*(1), 3–10.

Keller, S., et al. (2010). Increased BDNF promoter methylation in the Wernicke area of suicide subjects. *Archives of General Psychiatry, 67*(3), 258–267.

Kilpinen, H., et al. (2008). Association of DISC1 with autism and Asperger syndrome. *Molecular Psychiatry, 13*(2), 187–196.

Ksiazek, P., Buraczynska, K., & Buraczynska, M. (2006). Norepinephrine transporter gene (NET) polymorphism in patients with type 2 diabetes. *Kidney and Blood Pressure Research, 29*(6), 338–343.

Labonte, B., Azoulay, N., Yerko, V., Turecki, G., & Brunet, A. (2014). Epigenetic modulation of glucocorticoid receptors in posttraumatic stress disorder. *Translational Psychiatry, 4*, e368.

Lambert, G., & Grassi, G. (2010). Indices of sympathetic activity and the paradox of chromogranin A. *Journal of Hypertension, 28*(4), 676–678.

Lambert, E., et al. (2006). Single-unit analysis of sympathetic nervous discharges in patients with panic disorder. *The Journal of Physiology, 570*(Pt 3), 637–643.

Lambert, E., et al. (2007a). Gender differences in sympathetic nervous activity: Influence of body mass and blood pressure. *Journal of Hypertension, 25*(7), 1411–1419.

Lambert, E., et al. (2007b). Psychological stress and the development of heart disease. *Current Psychiatry Reviews, 3*(4), 252–258.

Lambert, E., et al. (2008a). Single-unit sympathetic discharge pattern in pathological conditions associated with elevated cardiovascular risk. *Clinical and Experimental Pharmacology and Physiology, 35*(4), 503–507.

Lambert, E., et al. (2008b). Altered sympathetic nervous reactivity and norepinephrine transporter expression in patients with postural tachycardia syndrome. *Circulation. Arrhythmia and Electrophysiology, 1*(2), 103–109.

Lambert, E., et al. (2010). Association between the sympathetic firing pattern and anxiety level in patients with the metabolic syndrome and elevated blood pressure. *Journal of Hypertension, 28* (3), 543–550.

Lin, P. I., & Shuldiner, A. R. (2010). Rethinking the genetic basis for comorbidity of schizophrenia and type 2 diabetes. *Schizophrenia Research, 123*(2–3), 234–243.

McGowan, P. O., et al. (2009). Epigenetic regulation of the glucocorticoid receptor in human brain associates with childhood abuse. *Nature Neuroscience, 12*(3), 342–348.

Meredith, I. T., et al. (1991). Biochemical evidence of sympathetic denervation of the heart in pure autonomic failure. *Clinical Autonomic Research, 1*(3), 187–194.

Mill, J., & Petronis, A. (2007). Molecular studies of major depressive disorder: The epigenetic perspective. *Molecular Psychiatry, 12*(9), 799–814.

Montag, C., Basten, U., Stelzel, C., Fiebach, C. J., & Reuter, M. (2010). The BDNF Val66Met polymorphism and anxiety: Support for animal knock-in studies from a genetic association study in humans. *Psychiatry Research, 179*(1), 86–90.

More, S. S., et al. (2011). Vorinostat increases expression of functional norepinephrine transporter in neuroblastoma in vitro and in vivo model systems. *Clinical Cancer Research, 17*(8), 2339–2349.

Neph, S., et al. (2012). An expansive human regulatory lexicon encoded in transcription factor footprints. *Nature, 489*(7414), 83–90.

Niwa, M., et al. (2010). Knockdown of DISC1 by in utero gene transfer disturbs postnatal dopaminergic maturation in the frontal cortex and leads to adult behavioral deficits. *Neuron, 65*(4), 480–489.

Niwa, M., et al. (2013). Adolescent stress-induced epigenetic control of dopaminergic neurons via glucocorticoids. *Science, 339*(6117), 335–339.

Okada, S., et al. (2012). Brain-derived neurotrophic factor protects against cardiac dysfunction after myocardial infarction via a central nervous system-mediated pathway. *Arteriosclerosis, Thrombosis, and Vascular Biology, 32*(8), 1902–1909.

Ono, K., et al. (2003). Epidemiological evidence of an association between SLC6A2 gene polymorphism and hypertension. *Hypertension Research, 26*(9), 685–689.

Petersson, M. J., et al. (2002). Increased cardiac sympathetic drive in renovascular hypertension. *Journal of Hypertension, 20*(6), 1181–1187.

Pirola, L., Balcerczyk, A., Okabe, J., & El-Osta, A. (2010). Epigenetic phenomena linked to diabetic complications. *Nature Reviews Endrocrinology, 6*(12), 665–675.

Pirola, L., et al. (2011). Genome-wide analysis distinguishes hyperglycemia regulated epigenetic signatures of primary vascular cells. *Genome Research, 21*(10), 1601–1615.

Prokunina, L., & Alarcn-Riquelme, M. E. (2004). Regulatory SNPs in complex diseases: Their identification and functional validation. *Expert Reviews in Molecular Medicine, 2004*, 1–15.

Rafehi, H., et al. (2014). Vascular histone deacetylation by pharmacological HDAC inhibition. *Genome Research, 24*(8), 1271–1284.

Ryu, S. H., et al. (2004). Association between norepinephrine transporter gene polymorphism and major depression. *Neuropsychobiology, 49*(4), 174–177.

Schlaich, M. P., et al. (2004). Sympathetic augmentation in hypertension: Role of nerve firing, norepinephrine reuptake, and angiotensin neuromodulation. *Hypertension, 43*(2), 169–175.

Schroeder, C., et al. (2004). Phenotypical evidence for a gender difference in cardiac norepinephrine transporter function. *American Journal of Physiology – Regulatory, Integrative and Comparative Physiology, 286*(5), R851–R856.

Sevoz-Couche, C., et al. (2013). Involvement of the dorsomedial hypothalamus and the nucleus tractus solitarii in chronic cardiovascular changes associated with anxiety in rats. *Journal of Physiology, 591*(Pt 7), 1871–1887.

Song, Y., et al. (2014). Altered DNA methylation status of human brain derived neurotrophic factor gene could be useful as biomarker of depression. *American Journal of Medical Genetics Part B: Neuropsychiatric Genetics, 165*(4), 357–364.

St Clair, D., et al. (1990). Association within a family of a balanced autosomal translocation with major mental illness. *Lancet, 336*(8706), 13–16.

Stachowiak, M. K., Rigual, R. J., Lee, P. H., Viveros, O. H., & Hong, J. S. (1988). Regulation of tyrosine hydroxylase and phenylethanolamine N-methyltransferase mRNA levels in the sympathoadrenal system by the pituitary-adrenocortical axis. *Brain Research, 427*(3), 275–286.

Sugawara, H., et al. (2011). Hypermethylation of serotonin transporter gene in bipolar disorder detected by epigenome analysis of discordant monozygotic twins. *Translational Psychiatry, 1*, e24.

Thomson, P. A., et al. (2005). Association between the TRAX/DISC locus and both bipolar disorder and schizophrenia in the Scottish population. *Molecular Psychiatry, 10*(7), 657–668, 616.

Thurman, R. E., et al. (2012). The accessible chromatin landscape of the human genome. *Nature, 489*(7414), 75–82.

Tsankova, N. M., Kumar, A., & Nestler, E. J. (2004). Histone modifications at gene promoter regions in rat hippocampus after acute and chronic electroconvulsive seizures. *The Journal of Neuroscience, 24*(24), 5603–5610.

Tsankova, N. M., et al. (2006). Sustained hippocampal chromatin regulation in a mouse model of depression and antidepressant action. *Nature Neuroscience, 9*(4), 519–525.

Tsankova, N., Renthal, W., Kumar, A., & Nestler, E. J. (2007). Epigenetic regulation in psychiatric disorders. *Nature Review Neuroscience, 8*(5), 355–367.

Turner, A. M., & Morris, K. V. (2010). Controlling transcription with noncoding RNAs in mammalian cells. *Biotechniques, 48*(6), ix–xvi.

Vucetic, Z., Carlin, J. L., Totoki, K., & Reyes, T. M. (2012). Epigenetic dysregulation of the dopamine system in diet-induced obesity. *Journal of Neurochemistry, 120*(6), 891–898.

Walker, M. P., LaFerla, F. M., Oddo, S. S., & Brewer, G. J. (2013). Reversible epigenetic histone modifications and Bdnf expression in neurons with aging and from a mouse model of Alzheimer's disease. *Age (Dordrecht, Netherlands), 35*(3), 519–531.

Wang, J., et al. (2012a). Sequence features and chromatin structure around the genomic regions bound by 119 human transcription factors. *Genome Research, 22*(9), 1798–1812.

Wang, H., et al. (2012b). Widespread plasticity in CTCF occupancy linked to DNA methylation. *Genome Research, 22*(9), 1680–1688.

Wankerl, M., et al. (2014). Effects of genetic and early environmental risk factors for depression on serotonin transporter expression and methylation profiles. *Translational Psychiatry, 4*, e402.

Weaver, I. C., et al. (2004). Epigenetic programming by maternal behavior. *Nature Neuroscience, 7*(8), 847–854.

Wilkinson, D. J., et al. (1998). Sympathetic activity in patients with panic disorder at rest, under laboratory mental stress, and during panic attacks. *Archives of General Psychiatry, 55*(6), 511–520.

Wray, N. R., et al. (2012). Genome-wide association study of major depressive disorder: New results, meta-analysis, and lessons learned. *Molecular Psychiatry, 17*(1), 36–48.

Yang, A. C., et al. (2010). BDNF Val66Met polymorphism alters sympathovagal balance in healthy subjects. *American Journal of Medical Genetics Part B: Neuropsychiatric Genetics, 153B*(5), 1024–1030.

Yano, T., Yamabe, H., & Yokoyama, M. (1999). Washout rate of 123I-metaiodobenzylguanidine increased by posture change or exercise in normal volunteers. *Annals of Nuclear Medicine, 13*

(2), 89–93.

Yip, K. Y., et al. (2012). Classification of human genomic regions based on experimentally determined binding sites of more than 100 transcription-related factors. *Genome Biology, 13* (9), R48.

Yoh, M., et al. (2009). Resting muscle sympathetic nerve activity, cardiac metaiodobenzyl-guanidine uptake, and exercise tolerance in patients with left ventricular dysfunction. *Journal of Nuclear Cardiology, 16*(2), 244–250.

Zill, P., et al. (2002). Identification of a naturally occurring polymorphism in the promoter region of the norepinephrine transporter and analysis in major depression. *Neuropsychopharmacology, 26*(4), 489–493.

Zolk, O., Ott, C., Fromm, M. F., & Schmieder, R. E. (2012). Effect of the rs168924 single-nucleotide polymorphism in the SLC6A2 catecholamine transporter gene on blood pressure in caucasians. *Journal of Clinical Hypertension (Greenwich, Conn.), 14*(5), 293–298.

第 5 章　基因 - 环境相互作用、压力和抑郁

Sarah Cohen-Woods, Kaitlin Nicole Harkess

目录

摘要

　　抑郁是世界上最常见的疾病之一,与心血管疾病(cardiovascular disease,CVD)的共病率很高。尽管具有显著的遗传性,但在抑郁中还没有确证的强力遗传关联。原因很多,其中,尽管环境与抑郁有明确的关联,但遗传学研究没有广泛考虑环境因素。一个抑郁的强力危险因素是压力;许多抑郁的遗传学研究没有包括养育。

　　2003 年发表了第一份抑郁基因 - 环境相互作用(gene-environment interaction,GxE)研究报告,报告了 5- 羟色胺转运体基因的功能多态性与近期预测抑郁的应激源之间的显著交互作用。许多研究旨在复制这一发现,并研究其他候选基因(如 *CRHR1*、*GR*、*FKBP5*、*BDNF*)。最初,研究结果似乎没有达成明确共识;然而,对文献的进一步分析表明,在考虑具体方法方面(如压力源的时间)时,存在一致性。虽有一些令人兴奋和有力证据的发现,GxE 研究继续面临一些重大挑战,包括认识到微妙的方法差异和样本大小的重

要性。因为用来确定标准化遗传关联研究所需的高质量环境数据的时间有限,样本量相对较少,削弱了研究的力度。因此,在 GxE 研究中,必须优先保证大样本量,才可能有进一步发现。抑郁的 GxE 研究有可能为一些可能与 CVD 相关的疾病机制提供信息,从而为今后的 CVD- 抑郁研究提供信息。

关键词

　　基因 - 环境相互作用(Gene-environment interaction)·抑郁(Depression)·压力(Stress)·儿童虐待(Childhood maltreatment)·精神病遗传学(Psychiatric genetics)·5- 羟色胺转运体(Serotonin transporter)·HPA 轴(HPA axis)·脑源性神经营养因子(Brain-derived Neurotrophic Facto)

引言

　　抑郁是全世界最普遍的疾病之一,据估计,在普通人口的一生中,大约有 10% 到 17% 患病(Kessler et al. 1994)。世界卫生组织(WHO)预测发生率将上升,到 2030 年成为发达国家导致残疾的主要原因(World Health Organization 2008)。抑郁损害认知和社会功能,对患者的生活质量产生负面影响(Lepine, Briley 2011)。与较高的发病率和死亡率相关,这是一个已经证实的与剂量累积相关的心源性死亡危险因素(Barth et al. 2004 ; Lesperance et al. 2002)。为更好理解抑郁与心脏死亡率的关系,必须更好理解抑郁的通路。虽然遗传已被证实在影响抑郁易感性中起着重要作用,但环境,例如暴露于压力源中,也有涉及的。在 20 世纪 90 年代和 21 世纪初,人们普遍关注抑郁的遗传危险因素,但近年来,GxE 的研究得到广泛关注。目的是研究基因谱如何预测环境因素的负面影响,如压力对于发生抑郁的风险。这一章中,讨论这一新兴领域的研究现状。

遗传可能性

　　抑郁是中等到高度遗传的,双胞胎研究估计遗传率在 30% 到 80% 之间(例如,McGuffin et al. 1996;Sullivan et al. 2000)。一项对 5 个双胞胎研究(4 个群体)进行的 meta 分析表明,遗传因素占变异的 37%,独特的环境解释 63%(Sullivan et al. 2000)。当考虑到诊断不可靠时,报告的遗传度估计偏高,因为测量误差夸大了独特的环境评估,而更严重的抑郁也在较高范围内进行遗传度估计(McGuffin et al. 1996)。考虑到遗传度,大量的时间和资源投入研究抑郁的遗传危险因素。然而,非共享的环境影响仍然是实质性和重要的。事实上,过去的十年里,已有多个对抑郁进行全基因组范围的研究,在确定抗抑郁的可靠和可复制的风险基因方面几乎没有成功的(Cohen-Woods et al. 2013)。随着使用全基因组分析的广泛分子遗传数据的可用性增加,已有可能评估在独立个体中测量到遗传变异的遗传贡献。这导致一个名为"遗传力差距"的概念:在抑郁中,来自双胞胎数据的遗传力比分子数据得出的估计值高出约16%(Uher 2014)。这可归因于许多原因,包括正在研究的遗传变异类型(常见的和罕见的)、等位基因异质性(相同的基因,不同等位基因,在具有相同功能的影响)、表观遗传变异(在全基因组研究中未检测到)以及环境对遗传危险因素可能产生的重大影响,如基因-环境相互作用(Cohen-Woods et al. 2013;Uher 2014)。

环境

独特的环境因素,以及遗传因素,对于抑郁中观察到的差异很重要。压力事件被认为是抑郁病因的危险因素(Kendler et al. 1999),包括儿童期虐待(Widom et al. 2007)、家庭不和(Gilman et al. 2003)、贫困(Yoshikawa et al. 2012)和生活压力事件(Kendler et al. 1999)。生命和环境的动态属性并非研究人员能控制,因此更多的"受控"的压力模型经常在动物中研究。这包括许多模型,有些模型施加人为压力源(如产妇分离、慢性轻度压力),另一些模型则利用"自然"变化,例如大鼠之间不同的母性影响(Ladd et al. 2000;Meaney, Szyf 2005;Weaver et al. 2004)。幼犬的舔和梳理率差异,与较少恐惧和基于压力的HPA反应以及DNA甲基化模式的可逆性变化有关,两者都持续到成年(Meaney,Szyf 2005)。在人类中报道过,曾经历过压力事件或患过抑郁的个体外周血中C反应蛋白水平的变化(Danese et al. 2008)。这种情况在童年时曾有过压力源、当前正经历抑郁发作的人中尤为严重(Danese et al. 2008)。这些发现强调早期生活环境的影响以及对整个生命周期的潜在影响。

基因-环境相互作用与抑郁

虽然环境影响重要,但不会对所有人产生同样影响。应激-素质和脆弱性-应激模型表明,一些个体比其他人更易受应激的不利影响:由于个人脆弱性(如遗传)和环境应激(如儿童期虐待),发展出精神症状(Myin-Germeys et al. 2003)。基因与环境的相互作用属于这一范畴,提出一种因果机制的假设,即个体的遗传特征介导了环境暴露的影响(或其对环境暴露的敏感性),从而影响行为或疾病的发展,如抑郁(Rutter et al. 2006)。基因-环境相关性与相互作用不同,描述了环境暴露的概率,而不是暴露的影响或敏感性(图1)。

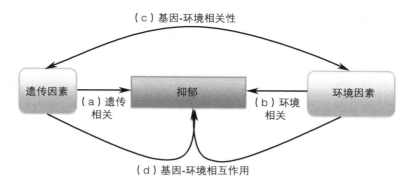

图 1 理解抑郁的遗传病因和环境病因的基本方法。(a~c) 不使用相互作用项，测试假设的预测因子和抑郁之间的关联；(d) 应用一个交互作用项[这通常是基因 (编码 0、1 和 2)* 环境 (分类编码或连续编码)] 可以分析乘法和加法相互作用 (使用风险差异)

已有报道灵长类动物和人类对应激的行为反应变异性依赖于基因型 (Bennett et al. 2002；Caspi et al. 2002)。

2002 年，CASPI 和同事进行一项开创性 GxE 研究，显示单胺氧化酶基因 (monoamine oxidase gene, *MAOA*) 的遗传变异，调节了儿童虐待的影响和随后发展反社会行为 (Caspi et al. 2002)。随后进行一项研究，探索 5- 羟色胺转运体基因 (*5-HTT* 或 *SLC6A4*) 的遗传风险，与近期生活压力相互作用，以调控抑郁发生 (Caspi et al. 2003)。在过去 10 年中这一新兴领域取得显著进展，引发许多科学讨论；这些研究分别被引用 3 400 和 5 800 次。随着人们对抑郁基因环境模型的兴趣越来越大，研究了越来越多的基因多态性和系统。虽然单胺能基因与应激性生活事件相互作用是抑郁基因环境研究的天然起点，但这篇文献提供了许多经验教训，本文将在本章后面讨论这一点。相反，另外两个共同牵涉的系统将首先阐述：HPA 轴和神经营养系统。

下丘脑 - 垂体 - 肾上腺轴

下丘脑 - 垂体 - 肾上腺 (hypothalamic-pituitary-adrenal, HPA) 轴调节应激激素，在抑郁和焦虑的病因和治疗中发挥作用 (例如，Binder et al. 2004；de Kloet et al. 2005)。神经内分泌系统通过激活交感神经系统调节应激的生理体验。这导致内分泌腺释放许多激素，包括促肾上腺皮质激素释放激素 (corticotropin-releasing hormone, CRH)，它通过刺激促肾上腺皮质激素的产生而产生瀑布效应 (de Kloet et al. 2005)。当糖皮质激素敏感性正常时，压力过后皮质醇水平很快就会恢复正常；然而，敏感性缺乏会减缓这一过程 (de Kloet et al. 2005)。抑郁发作的个体表现出异常的 HPA 功能 (Kunug et al. 2006)。因此，HPA 系统的遗传多态性可能是应激对抑郁风险影响的中介因子。

到目前为止，在抑郁基因环境研究的背景下调查了 3 种主要的 HPA 轴候选基因（表 1）。第一种是促肾上腺皮质激素释放激素 1（corticotrophin-releasing hormone 1，CRHR1）基因。这是皮质类固醇受体假说中的一个理论上的靶点，该假设提出，HPA 系统的设定点在抑郁中发生变化，导致皮质类固醇受体信号减少，CRHR 增加（Holsboer 2000）。2008 年，首次发现一个 CRHR1 基因中的保护性单倍型与儿童期虐待相互作用，以减少患抑郁的风险（Bradley et al. 2008）。从功能上看，儿童期虐待与 CRHR1 基因型之间的相互作用也会引起 HPA 系统皮质醇指标的变化（Cicchetti et al. 2011；Tyrka et al. 2009），在 3~5 岁的幼儿中，与压力源的交互作用和遗传特征评分（包括 CRHR1 和 FKBP5 的遗传变异）预测皮质醇和杏仁核体积（Pagliaccio et al. 2014）。Bradley 的初步发现在两项进一步的研究中得到复制：英国女性（Polanczyk et al. 2009）和非裔美国妇女（Kranzler et al. 2011）。然而，这两项研究也提供了证据，证明这种单倍型在其他样本中没有保护作用：新西兰的混合性别复制样本（Polanczyk et al. 2009）和美国白人女性样本（Kranzler et al. 2011）。Polanczyk 团队（2009）提出，这些相互矛盾的结果反映了 TAT 单倍型是对情绪记忆的保护；复制研究利用了儿童虐待的前瞻性措施，而不是回顾性童年创伤问卷（Childhood Trauma Questionnaire，CTQ）来评估个体童年时期的创伤经历（Pennebaker，Susman 1988）。然而，值得注意的是，有一项研究也使用了 CTQ 调查白种人群，发现 TAT 单倍型是儿童创伤，特别是身体忽视的风险（而不是保护性因素）（Grabe et al. 2010）。Grabe 团队共调查 28 个 SNPs，显示与身体忽视的相互作用，23 个 SNPs 和 TAT 作为风险单倍型（见表 1）。该研究采用"状态"测量［Beck 抑郁量表（Beck's Depression Inventory，BDI)］（Grabe et al. 2010）而不是其他研究使用的 DSM 障碍的结构化临床访谈（Structured Clinical Interview for DSM Disorders，SCID）之类的临床诊断措施（Polanczyk et al. 2009）。另一项研究还报告说，预测抑郁和内化症状的风险增加（Cichetti et al. 2011）。然而，这在一个年轻的童年样本中进行的。变异的原因将在本章的后面讨论，但要注意，测量类型和结果在研究之间有很大不同。TAT 单倍型是 CRHR1 在抑郁 GxE 研究中分析最多的单倍型，其他单倍型也被研究过（见表 1）。作为一个整体，这些发现支持 CRHR1 调节由于童年和成年时期的逆境所致的成年期抑郁发展。

表 1　研究总结：压力生活或童年事件与 HPA 轴候选基因对抑郁风险的相互作用

第一作者(年)	样本量	人群	结果(使用工具)	测量的压力	基因	SNP	主要研究发现(P值)
Liu (2013)	528 例 (256MDD)	中国人	抑郁 (HAMD-21, CGI)	生活压力(福尔摩斯和拉赫应激量表)	CRHRI	rs1876828 rs242939 rs242941	MDD 风险的增加与不良生活事件,G 等位基因 (rs242939 (P=0.023)) 和 / 或 GGT- 单倍型 (P=0.037) 有关
Cicchetti (2011)	439 例儿童 (51 例早期虐待,187 例非早期虐待)	非裔美国人、拉丁美洲人、白种人;7~13 岁	抑郁 / 内化症状 (CDI, TRF),唾液皮质醇	童年虐待 (使用虐待分类系统和产妇虐待分类访谈对 DHS 记录进行评估)	CRHRI	rs7209436 rs110402 rs242924	抑郁:童年虐待与 TAT 单倍型在抑郁 / 内化症状上无显著交互作用 (P=0.276);童年虐待,5-HTTLPR 基因型与抑郁 / 内化症状风险有显著交互作用 (P=0.04) 皮质醇表型:早期虐待与高抑郁 / 内化症状有显著交互作用 (P=0.008),其斜率小;虐待和 TAT 单倍型度皮质醇水平有显著交互作用 (P=0.003),其变化特点为皮质醇斜率小
Kranzler (2011)	3 080 例	1 211 名欧洲裔美国人,1 869 名非裔美国人	重度抑郁发作(SSADDA)	童年不良经历 (SSADDA)	CRHRI	rs7209436 rs110402 rs242924	抑郁:非裔美国女性童年不良经历与 TAT 单倍型之间具有显著相互作用并增加抑郁风险 (P=0.005);欧美男性或女性,或非裔美国男性未发现显著交互作用 抑郁发作:非裔美国人女性童年不良经历与 TAT 单倍型相互作用增加了 MDE 的风险 (P=0.035);在其他群体中无显著交互作用

续表

第一作者（年）	样本量	人群	结果（使用工具）	测量的压力	基因	SNP	主要研究发现（P值）
Grabe (2010)	1 683 例	白种人（德国）	抑郁（BDI-2）	童年忽视（CTQ）	CRHRI	28 SNPs（3倍域型分析和 TAT-单倍型）	身体忽视和 28 个 SNPs（多态性）中的 23 个之间的相互作用增加抑郁风险。最大影响来源于 rs1768882（$P=0.0013$）；身体忽视和 TAT 单倍型之间相互作用增加抑郁风险（$P=0.015$；每个单倍型使 BDI 评分增加 1.4）；其他单倍型也产生依赖于身体忽视相互作用的保护或风险效应，提供与身体忽视相互作用的保护作用的证据，最显著的 P 值为 0.006 1，BDI 增加 1.6（ACC 风险单倍型包括 rs171440，rs8072451，rs81189）。有关其他单倍型的详细信息，请参阅原文
Polanczyk (2009)	发现 1 116 例	英国女性（白种人 >90%）	抑郁（DSM-IV 的诊断性访谈安排）	童年虐待（CTQ）	CRHRI	rs7209436* rs110402* rs242924* rs4792887	童年虐待与 TAT-单倍型（*）在过去一年的发展（$P=0.04$）和复发性 MDD（$P=0.03$）之间存在显著保护性作用
	发表 1 037 例	新英格兰人（白种人 >90%）	抑郁（DSM-IV 的诊断性访谈安排）	整合 5 项措施预测：1.母婴间行为观察；2.父母关于纪律的报告；3.主要照顾者角色变化；回顾：4.身体虐待；5.性虐待	CRHRI	rs7209436 rs110402 rs242924	无显著相互作用

续表

第一作者(年)	样本量	人群	结果(使用工具)	测量的压力	基因	SNP	主要研究发现(P值)
Bradley (2008)	560 例	非裔美国人	抑郁(BDI 和 SCIDI)	童年虐待(CTQ)	CRHRI	15SNPs(包括 TAT 单倍型)	童年虐待和 TCA 单倍型[rs7209436、rs479887 和 rs110402(P<0.001)和/或 TAT 单倍型(P<0.005)]之间存在对抑郁保护的相互作用
Bet (2009)	901 例(244 例童年逆境)	白种荷兰人(65 岁以上)	抑郁(CES-D)	童年逆境(没有正式的量表——通过询问人们一是否在青年时期经历过相关的生活事件)	GR/NR3CI	22/23EK N363S 9beta BcII	童年逆境和 22/23EK 等位基因(P=0.02)和 9beta 等位基因(P=.04)同有显著相互作用,与抑郁的增加有关;童年逆境和 BCII 等位基因(P=0.01)的相互作用对抑郁的复发有保护作用;童年逆境和 22/23EK 等位基因的相互作用趋势为皮质醇水平降低及皮质醇结合球蛋白升高(P=0.10),没有童年逆境的则相反(P=0.21);童年逆境与 CBG 水平低的 BcII 等位基因之间的相互作用呈保护趋势(P=0.07)。在那些没有童年逆境保护这一点的人也发现这一点(P=0.03),表明遗传基础本身重要

调查 FKBP5、BDNF 和 5HTT 的文献在此表中没有详细描述,因为以前那些全面综述文章和/或 meta 分析已将其制成表(Zamnas and Binder.2014;Hosangetal.2014;Kargetal.2011)。

MDD,重度抑郁症;MDE,抑郁发作;G-G-E,基因通过基因环境交互;CES-D,流行病学研究中心抑郁量表;CASI,青少年成瘾严重程度指数;MDD-21,汉密尔顿抑郁量表 21 项;CGI,临床疗效总评量表;CDI,儿童抑郁量表;TRF,教师报告表;DHS,社工部;SSADDA,半结构化的物质和酒精依赖量表;BDI,Beck 抑郁量表;BDI-2,Beck 抑郁量表(第 2 版);CTQ,童年创伤问卷;DSM-IV,精神障碍诊断和统计手册(第 4 版);DEX,地塞米松;CRH,促肾上腺皮质激素释放激素;SCID-I,DSM 临床定式检查 - 科研版。* 单核苷酸多态性构成 TAT 单倍型

　　糖皮质激素受体基因也在生活应激和抑郁的背景下进行研究。糖皮质激素是涉及应激反应、免疫抑制、炎症和行为的类固醇激素（McEwen 2007）。当终止应激反应时，GR 蛋白调节 HPA 轴皮质醇转录和负反馈回路，介导激素变化。GR 异常表达可能通过应激引起的 HPA 轴过度活化而导致抑郁（Carvalho et al. 2013）。尽管有很强的候选资格，但只有一项对 922 名老年白种人进行的纵向研究发表了对这种变异的研究结果（Bet et al. 2009）。揭示儿童逆境与 GR 多态性 22/23 EK 和 9β 之间的相互作用增加抑郁症状风险。这项研究表明，经历过童年逆境的个体抑郁症状的风险增加，而那些没有经历过童年逆境的个体则风险较低。与 CRHR1 的发现类似（Cicchetti et al. 2011；Tyrka et al. 2009），Bet 团队也探讨了功能效应。22/23EK 和儿童逆境相互作用的趋势是皮质醇水平降低，皮质醇结合球蛋白（cortisol-binding globulin，CBG）升高（$P=0.10$）（Bet et al. 2009）。也报道了一些不同寻常的发现：在面临童年逆境时，携带一个 BclI 变异对抑郁症状的复发有保护作用（$P=0.01$），不携带或携带两个变异体则相反（Bet et al. 2009）。如果重复，这就描述了 GR 变体与抑郁之间的复杂关系，因为杂合效应不常见。一个基因既有保护性变异（如 BclI）又有危险因素的变异（如 22/23 EK）似乎有违直觉；然而，不同基因变异在同一基因中可能具有不同功效。BclI 变异体可能会引起与 22/23 EK 变异相反的功效，但 Bet 团队（2009）没有报告这一点。

　　适应性 GR 变化引发 HPA 轴调控，影响抗抑郁药的疗效，抑郁的再发与 FK506 结合蛋白 5（FK506 binding protein 5，FKBP 5）的表达有关（Binder et al. 2004）。FKBP5 与应激系统密切相关，调节 GR 敏感性。GR 激活、GR 敏感性和应激激素的个体差异上调 FKBP5 的表达，导致终止 HPA 轴应激反应的有效性降低（Binder 2009）。这种在应激反应中的失调可能是与应激相关的疾病发展的危险因素。特别是 FKBP5 SNPrs1360780 T- 等位基因与儿童期虐待相互作用，从而增加患精神疾病的风险（Appel et al. 2011；Binder et al. 2008；Dackis et al. 2012；Xie et al. 2010）。最初，在创伤后应激障碍（post-traumatic stress Disorder，PTSD）的背景下分析该变体，通过 4 个 FKBP5 SNPs 的相互作用和非洲裔美国人成年人虐待儿童严重程度的相互作用预测严重程度（Binder et al. 2008；Xie et al. 2010）。也有报道这种功能性单倍型与儿童虐待或儿童创伤相互作用，从而直接增加患抑郁的风险（Appel et al. 2011；Zimmermann et al. 2011）。然而，晚年经历的创伤并没有显示出与 FKBP5 单倍型相互作用的证据，表明这观察到的是发育敏感的相互作用（Zannas，Binder 2014）。此外，探索较少的 FKBP5 单倍型变异和 SNP 也被发现与儿童虐待相互作用，从而预测非裔美国人自杀意图的增加（Roy et al. 2010）和白种人青年杏仁核反应性增加（White et al. 2012），两者都与抑郁显著相关（Dannlowski et al. 2007；Isometsa 2014）。

神经营养系统

脑源性神经营养因子（brain-derived neurotrophic factor, BDNF）在神经元生长和存活过程中起重要作用，并促进神经传递和突触可塑性（Kunugi et al. 2010）。*BDNF* 中的功能性 SNP（Rs 6265）与应激反应有关（Alexander et al. 2010），这可能通过一条与 HPA 轴整合的途径发挥作用。在抑郁患者中观察到 HPA- 轴过度激活和提高糖皮质激素水平，导致 BDNF 表达下降（Bet et al. 2009；Kunugi et al. 2010）。抗抑郁剂增加 BDNF 的合成和信号传递（Castren et al. 2007；Kunugi et al. 2010），而注射 BDNF 的作用与抗抑郁药相似（Schmidt, Duman 2010）。有假设提出 BDNF 调节大脑的可塑性，例如情绪的变化（Castren et al. 2007）和抑郁（如 Hosang et al. 2014）。许多研究证实生活应激与 *BDNF* 在增加抑郁风险中的相互作用关系，但这些发现并不一致（Hosang et al. 2014）。对于这些不一致的发现，最近的一项 Meta 分析结合这些研究确定 *BDNF* rs 6265（Val66Met）与生活应激的相互作用是否确实介导了抑郁（Hosang et al. 2014）。在生活压力事件中，met 等位基因的数量越多，抑郁的易感性就越高，对日常应激源的反应中观察到的交互作用则最强；Met 携带者与 Val/Val 个体相比有更大的抑郁结局风险（Kalueff et al. 2006；Wichers et al. 2008）。Met 等位基因对成年期压力生活事件的影响最大，而不是在童年逆境中（Hosang et al. 2014）。例如，一项调查妇女童年逆境和近期生活压力的研究发现，只有最近的生活压力与 *BDNF* 相互作用，预测抑郁发作的发生（Brown et al. 2014）。事实上，这一结果在女性中可能是独立的，而 *BDNF* rs、6265（Val66Met）与儿童逆境的相互作用在男性中仍显著存在（van Oostrom et al. 2012）。这些结果表明性别可能调节基因 - 环境相互作用的途径。

另一个研究的神经营养基因是 8- 唾液酸转移酶（8-sialic acid transferase, ST8SIA）。*ST8SIA* 通过帮助相关蛋白的折叠参与神经元的可塑性；这种可塑性的限制与精神分裂症、孤独症和双相情感障碍等其他疾病有关（McAuley et al. 2012）。McAuley 等（2012）表明，后期环境侮辱的脆弱性可能源于可塑性缺乏。一项研究压力生活事件（stressful life events, SLEs）和短期抗抑郁治疗的小型研究支持 *BDNF* 和 *ST8SIA* 多态性影响携带者对治疗的反应（Mandelli et al. 2014）。对 114 例情绪障碍患者进行为期 4 周的回顾性和前瞻性研究。当他们在情绪障碍发作时经历过 SLE，他们对抗抑郁药物治疗的个人短期反应与遗传变异无关（Mandelli et al. 2014）。然而，在情绪障碍发作时不暴露于 SLE 预示着 BDNF 单倍型（rs11030101 A- 等位基因和 rs11030104 G- 等位基因）和 *ST8SIA* 单倍型（rs11853992 A- 等位基因和 rs17522085 G- 等位基因）携带者对抗抑郁药物的反应较慢（Mandelli et al. 2014）。这些结果出乎意料，因为神经生长因子被假设为有利于生存的变异,从而增强抗抑郁反应(Mandelli et al. 2014)。由于 SLEs 通常认为是情绪障碍发作的危险因素,特别有趣的是,它们的优先级预测更快的抗抑郁反应。为解释这一领域看似矛盾的结果,正开始对基因 - 环境相互作用形式的复杂网络进行研究;然而,这些研究在效力方面面临重大挑战。

单胺系统

抑郁中的单胺假说是文献中最古老的分子假说之一。单胺类,即 5- 羟色胺和去甲肾上腺素,用于缓解抑郁症状。因此,有人假设单胺系统中的多态基因与抑郁的病因有关(Lereret al. 2001)。由于是现代抗抑郁药物(选择性 5-羟色胺再摄取抑制剂)的靶点,5- 羟色胺系统在抑郁中得到最广泛研究。5-羟色胺是一种对中枢神经系统功能至关重要的蛋白质,与情绪调节密切相关(Lereret al. 1996)。

1996 年,出现了第一个在分子遗传学水平上研究 5- 羟色胺的心理 / 精神病学研究,并分析了 5-HTTLPR 和神经过敏症(Lesch et al. 1996)。5- 羟色胺转运体($5\text{-}HTT$ 或 $SLC6A4$)基因有一个上游区,称为 5- 羟色胺转运体连锁多态区(5-hydroxytryptamine transporter-linked polymorphisms,5-HTTLPR), 负责 5HTT 的产生和 5- 羟色胺的再摄取(Cohen-Woods et al. 2013;Lesch et al. 1996)。重复序列减少到两个等位基因:长(L)和短(S);S- 等位基因导致 5-HTTLPR 表达减少(Lesch et al. 1996)。这项初步研究报告了一种关联,而这种关联在导致焦虑相关人格特征的遗传方差中占 7%~9%;然而,这项研究还未得到强有力复制,而且这种遗传方差的评估量非常大。现在人们接受了这样的观点,如果确定了个体遗传风险因素,其贡献率就会小得多(<1%)(Wray et al. 2011)。

5-HTTLPR 在抑郁中得到了广泛的研究;然而,直接遗传关联分析的结果并不一致(例如,Collier et al. 1996;Furlong et al. 1998;Hauser et al. 2003)。由于该基因在抑郁中具有很强的候选性,而且基因 - 抑郁关联研究的结果并不一致,这是在应激性生活事件(stressful life events,SLEs)和抑郁背景下进行研究的第一个基因(和 5-HTTLPR,第一个变体)(Caspi et al. 2003)。这是关于抑郁的第一个 GxE 研究,正如前面提到的,已经产生了大量的学术成果。Caspi 及其同事们报告了一种显著的 GxE 交互作用,使用 S- 等位基因预测了在 5 年前经历应激性生活事件和在儿童期经历过虐待的个体抑郁易感性(Caspi et al. 2003)。与没有经历应激事件的 S 等位基因携带者一样,携带 L 等位基因的个体风险较低。这导致试图重复这一发现的研究涌现:有些研究成功了,有些则没有(Karg et al. 2011)。虽然有点意外,但这一章中没有首先描述 5-HTTLPR 研究,作为被最广泛研究的基因,它也给这一领域的研究人员提供了迄今为止

GxE 分析中最重要的经验教训。

　　虽然有许多研究发表（>55 篇），但它们的结论缺乏一致性，发表的两项 meta 分析说明在预测抑郁方面 5-HTTLPR 与应激性生活事件之间没有显著相互作用（Munafo et al. 2008；Risch et al. 2009）。这对这一领域产生重大影响。值得注意的一点是，这些研究包括 5 项 5HTTLPR 和 14 项应激性事件（不限于 SLE）相关研究，只占现有已发表的 56 项研究中的一小部分（Munafo et al. 2008；Risch et al. 2009）。这有许多原因，包括缺乏基本的原始数据，分析仅限于 SLE，没有其他应激源（儿童期受虐或疾病）（Karg et al. 2011）。Karg 及其同事通过一项包含所有研究的 meta 分析解决了这个问题，并在不需要同质原始数据的情况下将它们结合在一起进行显著性检验（method by Hedges，Olkin 1985）。他们还研究分析的应激源类型是否重要，将 SLE、儿童期受虐和特定疾病分隔开来。通过对 54 项研究的 meta 分析——比前两次 meta 分析中包含的研究多得多——5HTTLPR（S- 等位基因作为风险）在儿童期受虐和特定疾病与应激在预测抑郁风险方面呈现显著高度的相互作用，而 SLE 提供的证据则不那么可靠（Karg et al. 2011）。这可能是由于相对于儿童期受虐或特定疾病，SLE 的报告较不一致和 / 或表明应激源发生的时机对理解 GxE 相互作用和机制可能很重要。GxE 相互作用的一种潜在机制是通过表观遗传变化，如 DNA 甲基化。在应对应激情况时，可能会发生表观遗传变化，但只会在生命周期的某个关键时刻发生。

　　其他因素也被认为对理解抑郁中 5-HTTLPR 与应激之间的相互作用有显著影响，例如持续（反复）抑郁，比单次抑郁是更有说服力的结果（Brown et al. 2013；Uher et al. 2011）。应激测量本身的主观性也会影响在这一基因背景下的可重复性，而较少的主观测量则会为相互作用关系提供更多证据，特别是不依赖于回忆的纵向测量（Uher，McGuffin 2010）。当然，不同变异的敏感表现方式可能不同，例如，*CRHR1* 中的单体型可能与回顾性测量（如童年期创伤问卷）具有更强的相互作用，这是归因于将情绪记忆作为相互作用的因素，而不是应激源（Polanczyk et al. 2009）。

　　除 5- 羟色胺转运体基因外，在青少年和成人抑郁中也检测到暴露于各种应激源之下（包括"家庭的环境风险"、SLE 和儿童期受虐的综合测量）的其他 5- 羟色胺能基因和单胺类基因：*HTR2A*、*HTR2C*、*MAOA*、*TPH*、*DRD2*、*DRD4*、*DAT1* 和 *AP-2b*（例如，Dunn et al. 2013；Eley et al. 2004；Kim-Cohen et al. 2006）。一些研究表明，应激源发生的时机很重要（例如 DRD 4 变异和性虐待，Dunn et al. 2013）或性别很重要（如 MAOA 变异和儿童期受虐或 SLE；Kim-Cohen et al. 2006；Ma et al. 2013）；然而，这些基因的研究相对较少，结论也不尽相同。目前很难评估所报告的相互作用对应激源的时机、所测应激源的类型、测量类型

（客观、主观、回顾性或前瞻性）、测量结果（例如复发性抑郁、单次发作或当前情绪状态）或性别等因素的敏感性可靠度，但随着更多研究发表，这些都将变得更加清晰。

临床意义

抑郁的规模以及对全球健康（World Health Organization 2008）的直接影响和通过增加包括心血管疾病在内的共病发病率的间接影响（Bondy 2007），意味着了解抑郁的生物学病因可能会产生巨大临床影响。不仅是心血管疾病和抑郁高度并存（Bondy 2007），而且它们都有重大的风险因素，例如应激（Rosengren et al. 2004；Yusuf et al. 2004）。抑郁中的 GxE 研究有可能通过与应激相关的候选系统以及诸如本章所述的方法学问题为今后的心血管疾病研究提供参考。此外，通过了解基因与环境之间的相互作用如何产生影响（例如表观遗传变化、DNA 甲基化），它也将为研究心血管疾病与抑郁之间的重合部分提供参考。从长远来看，这将有助于了解哪些重要应激源可能对某些人（但并非全部）产生负面影响的机制。环境的"编程"对早期经验的影响（如缺乏"母爱"）可以通过药理和环境（交叉抚养）干预逆转（Weaver et al. 2004）。组蛋白去乙酰化酶抑制剂（用于逆转甲基化）毒性很高，在早期发病（或因暴露于应激中而产生风险）的临床环境中没有吸引力；然而，正在发现并试验在癌症环境中具有抗肿瘤功效的较低毒性化合物（Vigushin，Coombes 2004）。因此，今后不是不可能在其他疾病环境中会发现毒性较低的药物。通过建立强有力的 GxE 相互作用，可确定进一步的药理学和／或社会学或心理学干预措施，这些干预措施真正有可能影响政策、健康以及全球许多个人的未来。

结论与未来方向

抑郁的基因 - 环境相互作用研究是一个新兴且令人激动的途径，可能会促使人们更好了解抑郁以及其他共病（如心血管疾病）所涉及的生物系统（McCaffery et al. 2006）。虽然研究结果非常有前景，且有证据表明 HPA 轴、神经营养系统和单胺能系统中的应激基因和候选基因之间存在相互作用，但缺乏强有力证据。由于对 5- 羟色胺转运体基因的大量研究，人们已开始充分了解对 5-HTTLPR 与应激暴露之间强有力的基因 - 环境相互作用至关重要的具体方面（例如，童年期的应激源，而不是成年期的应激性生活事件，以及使用客观测量）。因此，文献强调需仔细考虑基因环境研究，并面临一些重大挑战。

　　其中一个需解决的挑战是,生物学和统计学之间的相互作用不同,这一点在文献中没有得到广泛认可(Rothman,Greenland 2005)。绝大多数研究采用乘法(统计学)相互作用,而没有考虑加法(更具生物学可信性)的相互作用项;为了阐明 GxE 相互作用在抑郁风险中的作用,在报告其研究结果时,研究人员必须采用多种不同的方法,使他们具有更大的透明度(Caspi,Moffitt 2006;Uher 2014)。GxE 研究还面临一些其他重要的批评意见,例如需要强大的复制预测本章所述的方法论问题,以及研究力度还不足以检测到影响的问题(Duncan, Keller 2011)。可惜的是,相对于通常仅需要一些基本人口统计信息和表型分类数据的直接遗传学研究,GxE 研究需要更深入的评估。这会影响现有样本的大小,特别是在大规模遗传学关联研究中,可能非常惊人。另一个常见的批评意见是,该领域"易受发表偏倚影响"(Duncan,Keller 2011)。然而,研究人员正在尽可能通过 meta 分析解决这一问题。两项已发表的 meta 分析(分析 5-HTTLPR 和 *BDNF* rs6265)表明,发表偏倚不太可能对其(正向)研究结果产生重大影响,因为需要多项中等规模(700)的研究才能改变重要研究结果(Hosang et al. 2014;Karg et al. 2011)。meta 分析所面临的挑战包括使用多种方法应用于已发表的数据,缺乏可用的原始数据。正如本章前面提到的,有一些统计方法可解决这个问题,但是该领域也存在开放性,可进行合作以解决这些问题。Culverhouse 及其同事们将尽可能多的研究人员聚集在一起,使用标准化分析脚本来分析每一组的原始 5-HTTLPR 和应激(成人和儿童)数据,以便能够进行"纯"meta 分析(Culverhouse et al. 2013)。邀请所有已发表的研究作者参与,许多未发表数据的个人也参与其中;不可避免,一些作者拒绝邀请(Moffitt,Caspi 2014);然而,包括这些研究在内的二次 meta 分析也将进行。这表明他们愿意在可能的情况下解决批评者提出的问题(Duncan, Keller 2011)。

　　现在的优先事项必须是确定具有可靠表型和优质时间环境措施的大样本,同时仔细考虑所测量的环境因素和测试的假设。如果不是这种情况,则不可能进行系统的全基因组 GxE 研究,因为目前可用的样本能力有限。这将需要研究人员之间进行合作,以获得足够的样本数量,并对实现这一目标的最佳办法给予有力的考虑(即从零开始,或在经济上可能更可行的情况下,在已有强有力的环境数据但没有遗传数据的情况下,获得群组的基因型数据)。对于精神病学遗传学和流行病学界说,这是一个令人激动的时刻,将自然和养育融合在一起,产生有趣且有前景的研究。

(彭娟 译,李宇航 校)

参考文献

Alexander, N., Osinsky, R., Schmitz, A., Mueller, E., Kuepper, Y., & Hennig, J. (2010). The BDNF Val66Met polymorophism affects HPA-axis reactivity to acute stress. *Psychoneuroendocrinology, 35*(6), 949–953.

Appel, K., Schwahn, C., Mahler, J., Schulz, A., Spitzer, C., Fenske, K., … Grabe, H. J. (2011). Moderation of adult depression by a polymorphism in the FKBP5 gene and childhood physical abuse in the general population. *Neuropsychopharmacology, 36*(10), 1982–1991. doi:10.1038/npp.2011.81.

Barth, J., Schumacher, M., & Herrmann-Lingen, C. (2004). Depression as a risk factor for mortality in patients with coronary heart disease: A meta-analysis. *Psychosomatic Medicine, 66*(6), 802–813. doi:10.1097/01.psy.0000146332.53619.b2.

Bennett, A. J., Lesch, K. P., Heils, A., Long, J. C., Lorenz, J. G., Shoaf, S. E., … Higley, J. D. (2002). Early experience and serotonin transporter gene variation interact to influence primate CNS function. *Molecular Psychiatry, 7*(1), 118–122. doi:10.1038/sj/mp/4000949.

Bet, P. M., Penninx, B. W., Bochdanovits, Z., Uitterlinden, A. G., Beekman, A. T., van Schoor, N. M., … Hoogendijk, W. J. (2009). Glucocorticoid receptor gene polymorphisms and childhood adversity are associated with depression: New evidence for a gene-environment interaction. *American Journal of Medical Genetics Part B Neuropsychiatric Genetics, 150B*(5), 660–669. doi:10.1002/ajmg.b.30886.

Binder, E. B. (2009). The role of FKBP5, a co-chaperone of the glucocorticoid receptor in the pathogenesis and therapy of affective and anxiety disorders. *Psychoneuroendocrinology, 34*(Suppl 1), S186–S195. doi:10.1016/j.psyneuen.2009.05.021.

Binder, E. B., Salyakina, D., Lichtner, P., Wochnik, G. M., Ising, M., Putz, B., … Muller-Myhsok, B. (2004). Polymorphisms in FKBP5 are associated with increased recurrence of depressive episodes and rapid response to antidepressant treatment. *Nature Genetics, 36*(12), 1319–1325. doi:10.1038/ng1479.

Binder, E. B., Bradley, R. G., Liu, W., Epstein, M. P., Deveau, T. C., Mercer, K. B., … Ressler, K. J. (2008). Association of FKBP5 polymorphisms and childhood abuse with risk of posttraumatic stress disorder symptoms in adults. *JAMA, 299*(11), 1291–1305. doi:10.1001/jama.299.11.1291.

Bondy, B. (2007). Common genetic factors for depression and cardiovascular disease. *Dialogues in Clinical Neuroscience, 9*(1), 19–28.

Bradley, R. G., Binder, E. B., Epstein, M. P., Tang, Y., Nair, H. P., Liu, W., … Ressler, K. J. (2008). Influence of child abuse on adult depression: Moderation by the corticotropin-releasing hormone receptor gene. *Archives of General Psychiatry, 65*(2), 190–200. doi:10.1001/archgenpsychiatry.2007.26.

Brown, G. W., Ban, M., Craig, T. K., Harris, T. O., Herbert, J., & Uher, R. (2013). Serotonin transporter length polymorphism, childhood maltreatment, and chronic depression: A specific gene-environment interaction. *Depression and Anxiety, 30*(1), 5–13. doi:10.1002/da.21982.

Brown, G. W., Craig, T. K., Harris, T. O., Herbert, J., Hodgson, K., Tansey, K. E., & Uher, R. (2014). Functional polymorphism in the brain-derived neurotrophic factor gene interacts with stressful life events but not childhood maltreatment in the etiology of depression. *Depression and Anxiety, 31*(4), 326–334. doi:10.1002/da.22221.

Carvalho, L. A., Nikkheslat, N., & Pariante, C. M. (2013). Inflame-beat: Insufficient glucocorticoid signalling and inflammatory activation in coronary heart disease patients with depression. *European Neuropsychopharmacology, 23*((Carvalho L.A.) University College London, Epidemiology and Public Health, London, United Kingdom), S342–S343.

Caspi, A., & Moffitt, T. E. (2006). Gene-environment interactions in psychiatry: Joining forces with neuroscience. *Nature Review Neuroscience, 7*(7), 583–590. doi:10.1038/nrn1925.

Caspi, A., McClay, J., Moffitt, T. E., Mill, J., Martin, J., Craig, I. W., . . . Poulton, R. (2002). Role of genotype in the cycle of violence in maltreated children. *Science, 297*(5582), 851–854. doi:10.1126/science.1072290.

Caspi, A., Sugden, K., Moffitt, T. E., Taylor, A., Craig, I. W., Harrington, H., . . . Poulton, R. (2003). Influence of life-stress on depression: Moderation by a polymorphism in the 5-HTT gene. *Science, 301*(5631), 386–389. doi:10.1126/science.1083968.

Castren, E., Voikar, V., & Rantamaki, T. (2007). Role of neurotrophic factors in depression. *Current Opinion in Pharmacology, 7*(1), 18–21. doi:10.1016/j.coph.2006.08.009.

Cicchetti, D., Rogosch, F. A., & Oshri, A. (2011). Interactive effects of corticotropin releasing hormone receptor 1, serotonin transporter linked polymorphic region, and child maltreatment on diurnal cortisol regulation and internalizing symptomatology. *Development and Psychopathology, 23*(Special Issue 04), 1125–1138. doi:10.1017/S0954579411000599.

Cohen-Woods, S., Craig, I. W., & McGuffin, P. (2013). The current state of play on the molecular genetics of depression. *Psychological Medicine, 43*(4), 673–687. doi:10.1017/s0033291712001286.

Collier, D. A., Stober, G., Li, T., Heils, A., Catalano, M., Di Bella, D., . . . Lesch, K. P. (1996). A novel functional polymorphism within the promoter of the serotonin transporter gene: Possible role in susceptibility to affective disorders. *Molecular Psychiatry , 1*(6), 453–460.

Culverhouse, R. C., Bowes, L., Breslau, N., Nurnberger, J. I., Jr., Burmeister, M., Fergusson, D. M., . . . Bierut, L. J. (2013). Protocol for a collaborative meta-analysis of 5-HTTLPR, stress, and depression. *BMC Psychiatry, 13*, 304. doi:10.1186/1471-244x-13-304.

Dackis, M. N., Rogosch, F. A., Oshri, A., & Cicchetti, D. (2012). The role of limbic system irritability in linking history of childhood maltreatment and psychiatric outcomes in low-income, high-risk women: Moderation by FK506 binding protein 5 haplotype. *Development and Psychopathology, 24*(4), 1237–1252. doi:10.1017/s0954579412000673.

Danese, A., Moffitt, T. E., Pariante, C. M., Ambler, A., Poulton, R., & Caspi, A. (2008). Elevated inflammation levels in depressed adults with a history of childhood maltreatment. [Research Support, N.I.H., Extramural Research Support, Non-U.S. Gov't]. *Archives of General Psychiatry, 65*(4), 409–415. doi:10.1001/archpsyc.65.4.409.

Dannlowski, U., Ohrmann, P., Bauer, J., Kugel, H., Arolt, V., Heindel, W., . . . Suslow, T. (2007). Amygdala reactivity to masked negative faces is associated with automatic judgmental bias in major depression: A 3 T fMRI study. *Journal of Psychiatry & Neuroscience, 32*(6), 423–429.

de Kloet, E. R., Joels, M., & Holsboer, F. (2005). Stress and the brain: From adaptation to disease. *Nature Review Neuroscience, 6*(6), 463–475. doi:10.1038/nrn1683.

Duncan, L. E., & Keller, M. C. (2011). A critical review of the first 10 years of candidate gene-by-environment interaction research in psychiatry. *The American Journal of Psychiatry, 168*(10), 1041–1049. doi:10.1176/appi.ajp.2011.11020191.

Dunn, E. C., McLaughlin, K. A., Slopen, N., Rosand, J., & Smoller, J. W. (2013). Genetic variants modify the association between developmental timing of exposure to physical and sexual abuse and depressive symptoms in young adulthood: Evidence of a sensitive period?. *Depression and Anxiety, 54*, e20–e20.

Eley, T. C., Sugden, K., Corsico, A., Gregory, A. M., Sham, P., McGuffin, P., . . . Craig, I. W. (2004). Gene-environment interaction analysis of serotonin system markers with adolescent depression. *Molecular Psychiatry, 9*(10), 908–915. doi:10.1038/sj.mp.4001546.

Furlong, R. A., Ho, L., Walsh, C., Rubinsztein, J. S., Jain, S., Paykel, E. S., . . . Rubinsztein, D. C. (1998). Analysis and meta-analysis of two serotonin transporter gene polymorphisms in bipolar and unipolar affective disorders. [Meta-Analysis Research Support, Non-U.S. Gov't]. *American Journal of Medical Genetics, 81*(1), 58–63. [Research Support, Non-U.S. Gov't]. *Molecular Psychiatry, 14*(7), 681–695. doi:10.1038/mp.2008.143.

Gilman, S. E., Kawachi, I., Fitzmaurice, G. M., & Buka, L. (2003). Socio-economic status, family disruption and residential stability in childhood: Relation to onset, recurrence and remission of major depression. *Psychological Medicine, 33*(8), 1341–1355.

Grabe, H. J., Schwahn, C., Appel, K., Mahler, J., Schulz, A., Spitzer, C., ... Volzke, H. (2010). Childhood maltreatment, the corticotropin-releasing hormone receptor gene and adult depression in the general population. *American Journal of Medical Genetics Part B: Neuropsychiatric Genetics, 153B*(8), 1483–1493. doi:10.1002/ajmg.b.31131.

Hauser, J., Leszczyńska, A., Samochowiec, J., Czerski, P. M., Ostapowicz, A., Chlopocka, M., & Rybakowski, J. K. (2003). Association analysis of the insertion/deletion polymorphism in serotonin transporter gene in patients with affective disorder. *European Psychiatry, 18*(3), 129–132. doi:10.1016/s0924-9338(03)00026-9.

Hedges, L. V., & Olkin, I. (1985). *Statistical methods for meta-analysis.* Orlando: Academic.

Holsboer, F. (2000). The corticosteroid receptor hypothesis of depression. *Neuropsychopharmacology, 23*(5), 477–501. doi:10.1016/s0893-133x(00)00159-7.

Hosang, G. M., Shiles, C., Tansey, K. E., McGuffin, P., & Uher, R. (2014). Interaction between stress and the BDNF Val66Met polymorphism in depression: A systematic review and meta-analysis. *BMC Medicine, 12*, 7. doi:10.1186/1741-7015-12-7.

Isometsa, E. (2014). Suicidal behaviour in mood disorders – Who, when, and why? *Canadian Journal of Psychiatry, 59*(3), 120–130. [Research Support, N.I.H., Extramural]. *Journal of Psychiatric Research, 47*(2), 233–239. doi:10.1016/j.jpsychires.2012.10.009.

Kalueff, A. V., Avgustinovich, D. F., Kudryavtseva, N. N., & Murphy, D. L. (2006). BDNF in anxiety and depression. *Science, 312*(5780), 1598–1599. doi:10.1126/science.312.5780.1598; author reply 1598–1599.

Karg, K., Burmeister, M., Shedden, K., & Sen, S. (2011). The serotonin transporter promoter variant (5-HTTLPR), stress, and depression meta-analysis revisited: Evidence of genetic moderation. *Archives of General Psychiatry, 68*(5), 444–454. doi:10.1001/archgenpsychiatry.2010.189.

Kendler, K. S., Karkowski, L. M., & Prescott, C. A. (1999). Causal relationship between stressful life events and the onset of major depression. *The American Journal of Psychiatry, 156*(6), 837–841.

Kessler, R. C., McGonagle, K. A., Zhao, S., Nelson, C. B., Hughes, M., Eshleman, S., ... Kendler, K. S. (1994). Lifetime and 12-month prevalence of DSM-III-R psychiatric disorders in the United States. Results from the National Co-morbidity Survey. *Archives of General Psychiatry, 51*(1), 8–19.

Kim-Cohen, J., Caspi, A., Taylor, A., Williams, B., Newcombe, R., Craig, I. W., & Moffitt, T. E. (2006). MAOA, maltreatment, and gene-environment interaction predicting children's mental health: New evidence and a meta-analysis. *Molecular Psychiatry, 11*(10), 903–913. doi:10.1038/sj.mp.4001851.

Kranzler, H. R., Feinn, R., Nelson, E. C., Covault, J., Anton, R. F., Farrer, L., & Gelernter, J. (2011). A CRHR1 haplotype moderates the effect of adverse childhood experiences on lifetime risk of major depressive episode in African-American women. *American Journal of Medical Genetics Part B: Neuropsychiatric Genetics, 156*(8), 960–968. doi:10.1002/ajmg.b.31243.

Kunugi, H., Ida, I., Owashi, T., Kimura, M., Inoue, Y., Nakagawa, S., ... Mikuni, M. (2006). Assessment of the dexamethasone/CRH test as a state-dependent marker for hypothalamic-pituitary-adrenal (HPA) axis abnormalities in major depressive episode: A multicenter study. *Neuropsychopharmacology, 31*(1), 212–220. doi:10.1038/sj.npp.1300868.

Kunugi, H., Hori, H., Adachi, N., & Numakawa, T. (2010). Interface between hypothalamic-pituitary-adrenal axis and brain-derived neurotrophic factor in depression. *Psychiatry and Clinical Neurosciences, 64*(5), 447–459. doi:10.1111/j.1440-1819.2010.02135.x.

Ladd, C. O., Huot, R. L., Thrivikraman, K. V., Nemeroff, C. B., Meaney, M. J., & Plotsky, P. M. (2000). Long-term behavioral and neuroedocrine adaptations to adverse early experience. *Progress in Brain Research, 122*, 81–103.

Lepine, J. P., & Briley, M. (2011). The increasing burden of depression. *Neuropsychiatric Disease and Treatment, 7*(Suppl 1), 3–7. doi:10.2147/ndt.s19617.

Lerer, B., Macciardi, F., Segman, R. H., Adolfsson, R., Blackwood, D., Blairy, S., ... Mendlewicz,

J. (2001). Variability of 5-HT2C receptor cys23ser polymorphism among European populations and vulnerability to affective disorder. *Molecular Psychiatry, 6*(5), 579–585. doi:10.1038/sj.mp.4000883.

Lesch, K. P., Bengel, D., Heils, A., Sabol, S. Z., Greenberg, B. D., Petri, S., ... Murphy, D. L. (1996). Association of anxiety-related traits with a polymorphism in the serotonin transporter gene regulatory region. *Science, 274*(5292), 1527–1531.

Lesperance, F., Frasure-Smith, N., Talajic, M., & Bourassa, M. G. (2002). Five-year risk of cardiac mortality in relation to initial severity and one-year changes in depression symptoms after myocardial infarction. *Circulation, 105*(9), 1049–1053.

Liu, Z., Liu, W., Yao, L., Yang, C., Xiao, L., Wan, Q., ... Xiao, Z. (2013). Negative life events and corticotropin-releasing-hormone receptor1 gene in recurrent major depressive disorder. *Scientific Reports, 3*. doi:10.1038/srep01548.

Ma, J., Yu, S. Y., Liang, S., Ding, J., Feng, Z., Yang, F., ... Su, L. Y. (2013). [Association between MAOA-u VNTR polymorphism and its interaction with stressful life events and major depressive disorder in adolescents]. *Zhongguo Dang Dai Er Ke Za Zhi, 15*(7), 563–568.

Mandelli, L., Emiliani, R., Porcelli, S., Fabbri, C., Albani, D., & Serretti, A. (2014). Genes involved in neuroplasticity and stressful life events act on the short-term response to antidepressant treatment: A complex interplay between genetics and environment. *Human Psychopharmacology, 29*(4), 388–391. doi:10.1002/hup.2411.

McAuley, E. Z., Scimone, A., Tiwari, Y., Agahi, G., Mowry, B. J., Holliday, E. G., ... Fullerton, J. M. (2012). Identification of sialyltransferase 8B as a generalized susceptibility gene for psychotic and mood disorders on chromosome 15q25-26. *PLoS One, 7*(5), e38172. doi:10.1371/journal.pone.0038172.

McCaffery, J. M., Frasure-Smith, N., Dubé, M.-P., Théroux, P., Rouleau, G. A., Duan, Q., & Lespérance, F. (2006). Common genetic vulnerability to depressive symptoms and coronary artery disease: A review and development of candidate genes related to inflammation and serotonin. *Psychosomatic Medicine, 68*(2), 187–200. 110.1097/1001.psy.0000208630.0000279271. a0000208630.

McEwen, B. S. (2007). Physiology and neurobiology of stress and adaptation: Central role of the brain. *Physiological Reviews, 87*(3), 873–904. doi:10.1152/physrev.00041.2006.

McGuffin, P., Katz, R., Watkins, S., & Rutherford, J. (1996). A hospital-based twin register of the heritability of DSM-IV unipolar depression. *Archives of General Psychiatry, 53*(2), 129–136.

Meaney, M. J., & Szyf, M. (2005). Environmental programming of stress responses through DNA methylation: Life at the interface between a dynamic environment and a fixed genome. *Dialogues in Clinical Neuroscience, 7*(2), 103–123.

Moffitt, T. E., & Caspi, A. (2014). Bias in a protocol for a meta-analysis of 5-HTTLPR, stress, and depression. *BMC Psychiatry, 14*, 179. doi:10.1186/1471-244x-14-179.

Munafo, M. R., Brown, S. M., & Hariri, A. R. (2008). Serotonin transporter (5-HTTLPR) genotype and amygdala activation: A meta-analysis. *Biological Psychiatry, 63*(9), 852–857. doi:10.1016/j.biopsych.2007.08.016.

Myin-Germeys, I., Peeters, F., Havermans, R., Nicolson, N. A., DeVries, M. W., Delespaul, P., & Van Os, J. (2003). Emotional reactivity to daily life-stress in psychosis and affective disorder: An experience sampling study. *Acta Psychiatrica Scandinavica, 107*(2), 124–131.

Pagliaccio, D., Luby, J. L., Bogdan, R., Agrawal, A., Gaffrey, M. S., Belden, A. C., ... Barch, D. M. (2014). Stress-system genes and life-stress predict cortisol levels and amygdala and hippocampal volumes in children. *Neuropsychopharmacology, 39*(5), 1245–1253. doi:10.1038/npp.2013.327.

Pennebaker, J. W., & Susman, J. R. (1988). Disclosure of traumas and psychosomatic processes. *Social Science and Medicine, 26*(3), 327–332.

Polanczyk, G., Caspi, A., Williams, B., Price, T. S., Danese, A., Sugden, K., ... Moffitt, T. E. (2009). Protective effect of CRHR1 gene variants on the development of adult depression following childhood maltreatment: Replication and extension. *Archives of General Psychiatry,*

66(9), 978–985. doi:10.1001/archgenpsychiatry.2009.114.

Risch, N., Herrell, R., Lehner, T., Liang, K. Y., Eaves, L., Hoh, J., ... Merikangas, K. R. (2009). Interaction between the serotonin transporter gene (5-HTTLPR), stressful life events, and risk of depression: A meta-analysis. *JAMA, 301*(23), 2462–2471. doi:10.1001/jama.2009.878.

Rosengren, A., Hawken, S., Ounpuu, S., Sliwa, K., Zubaid, M., Almahmeed, W. A., ... Yusuf, S. (2004). Association of psychosocial risk factors with risk of acute myocardial infarction in 11119 cases and 13648 controls from 52 countries (the INTERHEART study): Case-control study. *Lancet, 364*(9438), 953–962. doi:10.1016/s0140-6736(04)17019-0.

Rothman, K. J., & Greenland, S. (2005). Causation and causal inference in epidemiology. *American Journal of Public Health, 95*(Suppl 1), S144–S150. doi:10.2105/ajph.2004.059204.

Roy, A., Gorodetsky, E., Yuan, Q., Goldman, D., & Enoch, M. A. (2010). Interaction of FKBP5, a stress-related gene, with childhood trauma increases the risk for attempting suicide. *Neuropsychopharmacology, 35*(8), 1674–1683. doi:10.1038/npp.2009.236.

Rutter, M., Moffitt, T. E., & Caspi, A. (2006). Gene-environment interplay and psychopathology: Multiple varieties but real effects. *The Journal of Child Psychology and Psychiatry, 47*(3-4), 226–261. doi:10.1111/j.1469-7610.2005.01557.x.

Schmidt, H. D., & Duman, R. S. (2010). Peripheral BDNF produces antidepressant-like effects in cellular and behavioral models. *Neuropsychopharmacology, 35*(12), 2378–2391. doi:10.1038/npp.2010.114.

Sullivan, P. F., Neale, M. C., & Kendler, K.S. (2000). Genetic epidemiology of major depression: review and meta-analysis. *American Journal of Psychiatry, 157*(10), 1552–62.

Tyrka, A. R., Price, L. H., Gelernter, J., Schepker, C., Anderson, G. M., & Carpenter, L. L. (2009). Interaction of childhood maltreatment with the corticotropin-releasing hormone receptor gene: Effects on hypothalamic-pituitary-adrenal axis reactivity. *Biological Psychiatry, 66*(7), 681–685. doi:10.1016/j.biopsych.2009.05.012.

Uher, R. (2014). Gene-environment interactions in severe mental illness. *Front Psychiatry, 5*, 48. doi:10.3389/fpsyt.2014.00048.

Uher, R., & McGuffin, P. (2010). The moderation by the serotonin transporter gene of environmental adversity in the etiology of depression: 2009 update. *Molecular Psychiatry, 15*(1), 18–22. doi:10.1038/mp.2009.123.

Uher, R., Caspi, A., Houts, R., Sugden, K., Williams, B., Poulton, R., & Moffitt, T. E. (2011). Serotonin transporter gene moderates childhood maltreatment's effects on persistent but not single-episode depression: Replications and implications for resolving inconsistent results. *Journal of Affective Disorders, 135*(1-3), 56–65. doi:10.1016/j.jad.2011.03.010.

van Oostrom, I., Franke, B., Rijpkema, M., Gerritsen, L., Arias-Vasquez, A., Fernandez, G., & Tendolkar, I. (2012). Interaction between BDNF Val66Met and childhood stressful life events is associated to affective memory bias in men but not women. *Biological Psychology, 89*(1), 214–219. doi:10.1016/j.biopsycho.2011.10.012.

Vigushin, D. M., & Coombes, R. C. (2004). Targeted histone deacetylase inhibition for cancer therapy. *Current Cancer Drug Targets, 4*(2), 205–218.

Weaver, I. C., Cervoni, N., Champagne, F. A., D'Alessio, A. C., Sharma, S., Seckl, J. R., ... Meaney, M. J. (2004). Epigenetic programming by maternal behavior. *Nature Neuroscience, 7* (8), 847–854. doi:10.1038/nn1276. http://www.nature.com/neuro/journal/v7/n8/suppinfo/nn1276_S1.html

White, M. G., Bogdan, R., Fisher, P. M., Muñoz, K. E., Williamson, D. E., & Hariri, A. R. (2012). FKBP5 and emotional neglect interact to predict individual differences in amygdala reactivity. *Genes, Brain, and Behavior, 11*(7), 869–878. doi:10.1111/j.1601-183X.2012.00837.x.

Wichers, M., Kenis, G., Jacobs, N., Myin-Germeys, I., Schruers, K., Mengelers, R., ... van Os, J. (2008). The psychology of psychiatric genetics: Evidence that positive emotions in females moderate genetic sensitivity to social stress associated with the BDNF Val66Met polymorphism. *Journal of Abnormal Psychology, 117*(3), 699–704. doi:10.1037/a0012909.

Widom, C. S., DuMont, K., & Czaja, S. J. (2007). A prospective investigation of major depressive disorder and co-morbidity in abused and neglected children grown up. *Archives of General Psychiatry, 64*(1), 49–56. doi:10.1001/archpsyc.64.1.49.

World Health Organization, W. (2008). The global burden of disease 2004. Retrieved 14 Sept 2014.

Wray, N. R., Purcell, S. M., & Visscher, P. M. (2011). Synthetic associations created by rare variants do not explain most GWAS results. *PLoS Biology, 9*(1), e1000579. doi:10.1371/journal.pbio.1000579.

Xie, P., Kranzler, H. R., Poling, J., Stein, M. B., Anton, R. F., Farrer, L. A., & Gelernter, J. (2010). Interaction of FKBP5 with childhood adversity on risk for post-traumatic stress disorder. *Neuropsychopharmacology, 35*(8), 1684–1692. doi:10.1038/npp.2010.37.

Yoshikawa, H., Aber, J. L., & Beardslee, W. R. (2012). The effects of poverty on the mental, emotional, and behavioral health of children and youth: Implications for prevention. *The American Psychologist, 67*(4), 272–284. doi:10.1037/a0028015.

Yusuf, S., Hawken, S., Ounpuu, S., Dans, T., Avezum, A., Lanas, F., . . . Lisheng, L. (2004). Effect of potentially modifiable risk factors associated with myocardial infarction in 52 countries (the INTERHEART study): Case-control study. *Lancet, 364*(9438), 937–952. doi:10.1016/s0140-6736(04)17018-9.

Zannas, A. S., Binder, E. B. (2014). Gene-environment interactions at the FKBP5 locus: sensitive periods, mechanisms and pleiotropism. *Genes Brain and Behaviour, 13*(1), 25–37.

Zimmermann, P., Bruckl, T., Nocon, A., Pfister, H., Binder, E. B., Uhr, M., . . . Ising, M. (2011). Interaction of FKBP5 gene variants and adverse life events in predicting depression onset: Results from a 10-year prospective community study. *The American Journal of Psychiatry, 168*(10), 1107–1116. doi:10.1176/appi.ajp.2011.10111577.

第6章　糖尿病、抑郁与心血管疾病

Marcel Adriaanse，Frans Pouwer

目录

摘要

　　糖尿病和抑郁是经常同时发生的主要公共问题。这两种疾病影响到全世界越来越多的人，预计到 2030 年将成为疾病负担的五大主要原因之一。大约 10%~30% 的 1 型糖尿病患者（占所有糖尿病病例的 5%~10%）或 2 型糖尿病患者患有抑郁。有充分的证据表明，2 型糖尿病与抑郁的关系是双向的。抑郁可能会增加糖尿病患者心血管并发症和死亡率的风险。几种行为机制（如治疗不依从、身体不活动和饮食不良）及生物学机制（如下丘脑 - 垂体 - 肾上腺轴的失调和交感神经系统、血管病理和中心性肥胖）解释了糖尿病患者抑郁与心血管风险之间的联系。据推测，治疗抑郁可改善心血管疾病预后。但由于研究数量有限，目前尚无令人信服的证据表明抑郁的药物治疗或心理治疗可改善心血管疾病的预后。各种组织在他们的糖尿病治疗指南或建议中建议筛查抑郁。目前，没有实质性证据证明在糖尿病患者中筛查抑郁的有效性，因此不推荐使用。今后的试验应侧重于：(a) 开发创新的干预措施，以成本效益高的方式帮助预防抑郁、2 型糖尿病和心血管疾病；(b) 长期前瞻性研究，明确糖尿病患者的抑郁与不利心血管风险之间的关联机制。

关键词

糖尿病（Diabetes）·抑郁（Depression）·心血管风险（Cardiovascular risk）·机制（Cardiovascular risk）·治疗（Mechanisms）·筛查（Screening）

引言

糖尿病和抑郁是两大公共健康问题。据估计，全世界有超过 3.82 亿人患有糖尿病（International Diabetes Federation 2013），约 3 亿人患有严重的抑郁（Vos et al. 2012）。预计这些数字将会不断增加，到 2030 年，这两种疾病预计将成为疾病负担的五大主要原因之一（Mathers，Loncar 2006）。过去二十年中，糖尿病和抑郁经常同时发生，吸引很多研究关注。据估计，糖尿病患者患抑郁的可能性是普通人群的两倍（Roy，Lloyd 2012）。与单纯糖尿病患者相比，同时患有抑郁和糖尿病的患者生活质量普遍较低（Ali et al. 2010）、自我护理不足且对治疗建议的依从性较低（Gonzalez et al. 2008）、血糖（HbA1c）控制较差（Lustman，Clouse 2005）、身体活动水平较低（Koopmans et al. 2009）以及饮食行为不太健康。此外，糖尿病患者并发抑郁对包括死亡率在内的较差心血管疾病预后有深刻的负面影响（van Dooren et al. 2013）。另外，患有抑郁的糖尿病患者比不抑郁的患者更经常使用医疗服务，这与医疗保健相关成本的大幅增加有关（Bosmans，Adriaanse 2012）。

本章旨在概述糖尿病、抑郁和心血管疾病风险之间的关系。在可能的情况下，主要选择系统评价和 meta 分析。本文首先介绍了糖尿病、抑郁和这两种疾病同时发生的流行病学和病因学的研究情况。接下来，将介绍针对抑郁作为心血管疾病发展和进展及糖尿病患者死亡率风险因素的纵向研究。将讨论抑郁与心血管疾病和死亡率之间联系的不同潜在生物和行为机制、治疗的影响、筛查方案和未来研究的方向。

糖尿病

糖尿病是一种以高血糖水平（高血糖症）为特征的严重慢性代谢疾病。糖尿病正在影响全世界越来越多的人。糖尿病患者人数从 1980 年的 1.53 亿增加到 2008 年的 3.47 亿（Danaei et al. 2011）。目前，全球大约有 3.82 亿人患有糖尿病，大多数年龄在 40~59 岁，其中 80% 生活在低收入和中等收入国家。到 2035 年，这一惊人数字预计将达到 4.71 亿（Inter national Diabetes Federation 2013）。2013 年，在成人糖尿病导致的死亡人数中，大约有一半属于 60 岁以下的人群，而在撒哈拉以南非洲等欠发达地区，这一比例攀升至 75%。就人类痛苦和财务方面而言，糖尿病的负担巨大，在 2013 年造成 510 万人死亡并占用了大约 5 480 亿美元的医疗保健支出（占全球总支出的 11%）（International Diabetes Federation 2013）。

糖尿病主要有两种类型：1 型糖尿病和 2 型糖尿病。这两种类型的糖尿病在病因和临床表现上有所不同。1 型糖尿病（占所有糖尿病患者的 5%~10%）是由于产生胰岛素的胰岛 β 细胞的自身免疫性破坏。结果，胰岛素分泌大幅减少，甚至不分泌，从而导致高血糖症（Bluestone et al. 2010）。这种疾病最常在儿童时期发病，但成人也可能发病。它通常表现为急性糖尿病症状（即经常口渴、口渴增加和过度饥饿感）以及血糖水平明显升高。大多数人在高血糖症发作后不久就被诊断出来。1 型糖尿病的治疗包括终生使用外源性胰岛素，通过每日多次注射或使用胰岛素泵治疗。2 型糖尿病（约占所有糖尿病患者的 90%）由于外周靶组织对胰岛素的敏感性降低（胰岛素抵抗性）和 β 细胞分泌异常胰岛素（β 细胞功能障碍）所致。患 2 型糖尿病的风险很可能是遗传倾向、久坐不动的生活方式以及肥胖之间的相互作用。由于高血糖症和症状是逐渐增加的，2 型糖尿病已患数年而未被诊断出。大多数人在 40 岁以后患上 2 型糖尿病，但 2 型糖尿病的发病年龄在不断降低。2 型糖尿病的治疗包括健康的生活方式建议、降糖药物和 / 或胰岛素治疗。

抑郁

抑郁症是最常见的精神疾病之一，目前抑郁症状的总患病率为 8.7%；由医疗专业人员诊断的终身患病率为 15.7%（Strine et al. 2008）。抑郁症（Major depressive disorder, MDD）是单相抑郁症的最严重形式，是《精神疾病诊断和统计手册》中所述的成年人中最常见的疾病（DSM-Ⅳ-TR, American Psychiatric Association 2000），终生患病率为 16.6%（Kessler et al. 2005）。抑郁的主要症状是快感缺乏（失去兴趣或快乐）和烦躁不安（心境低落）。其他症状包括疲劳；食欲改变（结果导致体重减轻或体重增加）；睡眠障碍；自尊丧失；不适当的内疚感、激动或他人注意到的精神运动迟缓；无法集中注意力；以及自杀意念（American Psychiatric Association 2000）。较不理想的自我护理行为，如服药依从性降低、营养不良和缺乏锻炼,在抑郁和糖尿病患者中很常见(Lin et al. 2004)。

1 型糖尿病患者的抑郁

Barnard 等对 14 项研究进行系统评价,发现对照研究中 1 型糖尿病成人患者的临床抑郁患病率为 12%,而对照组为 3.2%。在无对照组的研究中,患病率为 13.4%。然而,在这 14 项研究中,只有 4 项检查了对照组的患病率,只有 3 项采用了精神病学的诊断性访谈;其他研究则依赖于自我报告抑郁的措施(Barnard et al. 2006)。2009 年,Gendelman 等报告,通过使用贝克抑郁问卷量表 II(Beck Depression Inventory II,BDI-II)评分(17.5% vs 5.7%),或通过使用抗抑郁剂记录发现,与非糖尿病患者相比,抑郁在 1 型糖尿病患者中更常见(32.1% vs 16.0%;男性 25.5% vs 11.6%;女性 37.9% vs 20.5%)(Gendelman et al. 2009)。这些是基于 1 型糖尿病研究中 458 名 1 型糖尿病患者和 546 名未患糖尿病的冠状动脉钙化患者得出。最近,利用荷兰 1 型糖尿病门诊患者的横断面数据,Pouwer 等注意到使用 WHO-5 问卷时报告的抑郁评分升高的患者为 33%~36%,使用流行病学研究中心的抑郁量表(Centre for Epidemiological Studies Depression Scale,CES-D)时为 25%~33%,使用世界卫生组织的复合性国际诊断交谈表(Composite International Diagnostic Interview,CIDI)时为 8%~10%。Johnson 等(2013)审查了患有 1 型糖尿病的年轻人(25 岁以下)中抑郁的患病率。其中包括 23 篇文章;在使用对照组的 5 项研究中,有 3 项研究发现患有 1 型糖尿病的年轻人和对照组中的年轻人之间没有差异(Johnson et al. 2013)。然而,其他 3 项研究显示,抑郁的发生率高于群体指标。基于这 8 项研究,作者得出结论,尚不确定 1 型糖尿病年轻人中抑郁患病率是否增加(Johnson et al. 2013)。

总之,目前尚无明确证据表明 1 型糖尿病患者的抑郁患病率会增加。这主要是由于研究数量有限、研究质量(缺乏对照组)、研究设计(大多数研究是横断面研究)及抑郁的测量(不使用诊断访谈)造成的(Barnard et al. 2006; Johnson et al. 2013)。

2 型糖尿病患者的抑郁

2006 年,Ali 等发表一份系统评价和 meta 分析,以评估与未患 2 型糖尿病的成年人相比,2 型糖尿病患者的抑郁患病率和可能性(Ali et al. 2006)。纳入 10 项对照研究,共涉及 51 331 人。2 型糖尿病患者的抑郁患病率明显高于未患 2 型糖尿病的成年人[17.6% vs 9.8%,OR=1.6,95% CI(1.5~1.7)],女性患者的抑郁患病率(23.8%)明显高于男性患者(12.8%)。另外的分析显示,与未患糖尿病的对照组相比,2 型糖尿病男性患者患抑郁的可能性特别高[男性子样本中 OR=1.9,95% CI(1.7~2.1),女性子样本中 OR=1.3,95% CI(1.2~1.4)]。对全球糖尿病患者抑郁患病率增加的额外支持来自两项分别在 60 个国家和 47 个国家进行的研究(Moussavi et al. 2007;Mommersteeg et al. 2013)。在 Moussavi 等的研究中,糖尿病患者自我报告 1 年抑郁症状患病率为 9.3%,而未患慢性疾病的人群则为 3.2%。同样,Mommersteeg 等的研究表明,全球范围内,与未患糖尿病的人群相比,糖尿病患者的抑郁症状发病概率增加(调整后的 OR=2.36,95%CI 1.91~2.92)。

最后,另一项 meta 分析的结果发现,虽然之前确诊的糖尿病与抑郁症状的风险增加有关,但未确诊的糖尿病患者或糖耐量异常(糖尿病前期)患者的抑郁风险与未患糖尿病的对照组相似(Nouwen et al. 2011)。这些结果表明,患上慢性疾病的负担确实会导致 2 型糖尿病患者患上抑郁,而不是由于与糖尿病发病相关的病理生理学变化,特别是糖代谢受损或紊乱。然而,虽然很明显患上 2 型糖尿病使抑郁的患病概率增加一倍,但确切的病理生理机制仍不清楚。

糖尿病与抑郁的双向关系

目前有大量纵向研究证据表明,2 型糖尿病和抑郁之间的关系是双向的,抑郁会增加患 2 型糖尿病的风险,而 2 型糖尿病也会增加患抑郁的风险(Mezuk et al. 2008;Golden et al. 2008)。抑郁是 2 型糖尿病的更强预测因子,反之亦然。与未患糖尿病的人相比,2 型糖尿病患者患抑郁的风险增加 15%,而抑郁患者患 2 型糖尿病的风险增加 60% (Mezuk et al. 2008)。Golden 等报告说,基线抑郁症状与 2 型糖尿病发病有一定关联,部分可由生活方式因素解释,如每日热量摄入、吸烟状况、饮酒和身体活动。同一项研究中,空腹血糖受损和未经治疗的 2 型糖尿病与发生抑郁症状呈负相关关系,而经治疗的 2 型糖尿病则与抑郁症状呈正相关关系(Golden et al. 2008)。最近的几项研究为糖尿病与抑郁之间的双向关系提供了进一步支持(Pan et al. 2010;Renn et al. 2011;Chen et al. 2013;Nouwen et al. 2010;Rotella,Mannucci 2013)。

抑郁是心血管疾病和死亡率的风险因素

糖尿病、抑郁和心血管疾病三位一体,密切相关。心血管疾病是糖尿病患者中最常见的发病和死亡类型（Marshall，Flyvbjerg 2006）。越来越多证据表明，抑郁会加重糖尿病患者的心血管疾病和升高死亡率。

心血管疾病。 在 De Groot 等（2001）的 meta 分析中，他们系统检索 1995 年至 1999 年间发表的文章，探讨 1 型和 2 型糖尿病患者的抑郁与糖尿病并发症之间的关系（de Groot et al. 2001）。他们共检索 27 项研究，并证实抑郁与各种糖尿病并发症（糖尿病视网膜病变、肾病、神经病变、大血管并发症和性功能障碍）之间存在显著关系。然而，所有 27 项研究都是横断面研究，作者呼吁进行前瞻性研究。

2001 年以来，多项前瞻性研究报告抑郁对糖尿病患者心血管并发症的影响。Lin 等得出的结论，在参与纵向通路流行病学研究的 2 型糖尿病患者中，抑郁与微血管疾病（包括失明、终末期肾病、截肢和肾衰竭死亡）［风险比 1.36，95%CI（1.05~1.75）］和大血管疾病（心肌梗死、卒中和心血管手术）［1.24（1.0~1.54）］的风险增加有关（Lin et al. 2010）。与未患任何一种疾病的人（n=214.749）相比，单纯 1 型糖尿病患者（n=40.953）和重度抑郁症患者（n=77.568）心肌梗死风险增加 30%，而单纯 2 型糖尿病患者心肌梗死风险增加 82%（Scherrer et al. 2011）。然而，ACCORD 研究（控制糖尿病心血管风险的行动）在调查了总共 2 053 名 2 型糖尿病患者后的结果显示，抑郁与主要复合终点事件（心血管死亡、非致死性心肌梗死或卒中）［风险比 1.53（95% CI 0.85~2.73）］及微血管复合终点事件［0.93（0.53~1.62）］没有显著的相关性，但对于经 PHQ 评定可能患重度抑郁症的患者［2.24（1.24~4.06）］以及 PHQ 评分为≥10 分的患者［1.84（1.17~2.89）］，全因死亡率都明显增加。抑郁对全因死亡率的影响与先前的心血管事件无关，也与强化或标准血糖控制无关（Sullivan et al. 2012）。最后，在对 7 835 例中国 2 型糖尿病患者进行的为期 7 年随访研究中，抑郁会导致突发性心血管疾病尤其是卒中的风险增加两到三倍（Ting et al. 2013）。有趣的是，Katon 及其同事们在流行病学研究中研究大血管或微血管或冠状动脉、脑血管或外周血管手术是否与抑郁症有关。这项前瞻性研究的结果表明，随访期间抑郁症状的基线严重程度、冠状动脉手术（即冠状动脉旁路移植手术、血管成形术和冠状动脉支架置入术）以及糖尿病症状的基线严重程度都与 5 年随访期间出现重度抑郁的风险独立相关（Katon et al. 2009）。

抑郁和心血管疾病的死亡率。 最近进行了一项 meta 分析，研究糖尿病患者前瞻性研究中抑郁、心血管疾病和全因死亡率之间的关系（van Dooren et al. 2013）。共纳入 16 项研究。抑郁与全因死亡率的死亡率风险增加相关（风险比 =1.46，95% CI=1.29~1.66）。尽管仅基于五项研究，但结果显示，39% 的心血管疾病死亡率（风险比 =1.39，95% CI=1.11~1.73）风险增加与糖尿病中存在抑郁相关（van Dooren et al. 2013）。根据这些前瞻性流行病学研究的证据，可得出结论：抑郁可能增加糖尿病患者患心血管疾病和因心血管疾病死亡的风险。调整临床特征和健康行为似乎会削弱这些关系，因此在未来的研究中至关重要。未来的 meta 分析应确认这些关系的方向和规模。

解释抑郁与心血管风险之间联系的机制

有几种潜在的行为和生物学机制，通过这些机制，抑郁可能与糖尿病相互作用，从而恶化心血管疾病风险的预后。

行为机制。一项 meta 分析表明，糖尿病患者中，对于 1 型或 2 型糖尿病患者，抑郁与提高依从性（$z=9.97$，$P<0.000\ 1$）到各种自我护理活动（如饮食、运动、药物使用）有关（Gonzalez et al. 2008）。加权效应大小接近中等范围（$r=0.21$，95 % CI 0.17~0.25）。

由于自我护理活动减少，抑郁可能导致血糖控制不良（Lustman et al. 2000）和糖尿病并发症（de Groot et al. 2001）。

抑郁、身体活动和心血管事件预后之间的关系非常复杂。抑郁通常会对身体活动水平产生强烈负面影响，这可能导致增加心血管疾病的风险。缺乏身体活动是患上 2 型糖尿病和抑郁的共同风险（Buijsse et al. 2011；Dugan et al. 2014；Mammen，Faulkner 2013）。此外，Cochrane 评价结果表明，在减少抑郁症状方面，运动比没有治疗更有效（Cooney et al. 2013）。35 项试验的综合标准化平均差（standardized mean difference，SMD）为 0.62（95%CI 0.81~0.42），表明运动的临床效果为中等。但在方法学上稳健的试验表明，运动的效果较小（Cooney et al. 2013）。提供长期随访数据的 8 项试验（35 项试验中）的 SMD 发现运动仅有一小部分效果，为 0.33（95 % CI 0.63~0.03）。抑郁症状与初级护理的 2 型糖尿病患者的身体不活动有关（Koopmans et al. 2009）。心脏与灵魂研究是一项对 1 017 例冠心病患者的前瞻性队列研究，其结论是抑郁症状与新发心血管事件之间的关系很大程度上由行为因素引起，特别是缺乏身体活动（Whooley et al. 2008）。

饮食因素也可能在糖尿病患者的抑郁症和心血管预后中起作用。例如，食欲变化与随后的体重增加或体重减轻是 DSM-Ⅳ-TR（American Psychiatric Association 2000）抑郁症标准之一。不良饮食会增加超重和肥胖的风险，这是 2 型糖尿病流行的驱动因素。"展望未来"［Look AHEAD（糖尿病健康行动）］试验表明，强化生活方式干预可让 2 型糖尿病患者持续减肥，平均在 4 年内让参与者的初始体重改变 6.15%，并改善身体素质、血糖控制和心血管疾病风险因素［血红蛋白 A（1c）水平、收缩压和高密度脂蛋白胆固醇水平］（Look Ahead

Research Group, Wing 2010)。可作为糖尿病、抑郁和心血管疾病风险之间中介作用的其他行为机制,包括吸烟(Ye et al. 2013)和睡眠质量不佳(Knutson et al. 2006;Barone,Menna-Barreto 2011)。

生物学机制。抑郁会增加下丘脑 - 脑垂体 - 肾上腺(hypothalamus-pituitary-adrenal,HPA)轴和交感神经系统的活动(Knol et al. 2006;Krishnan, Nestler 2008),导致皮质醇和其他糖皮质激素的释放增加。据推测,长期高皮质醇浓度(据约 50% 的抑郁症患者报告)可能导致肥胖、胰岛素抵抗和糖尿病(Golden 2007)。HPA 失调也与冠心病风险因素(如腹部肥胖、高胆固醇血症、高血压)有关,并与糖尿病和冠心病的发病机制有关(de Jonge et al. 2010; Rosmond,Bjorntorp 2000)。

血管性抑郁假说提示血管病理学与晚年抑郁之间存在联系。它假定脑血管疾病可能使老年人容易患上、促发或延续抑郁综合征(Alexopoulos 2006; Valkanova,Ebmeier 2013)。这意味着小血管的微损伤会损害情绪调节所涉及的额叶 - 皮层下回路的完整性(Wager-Smith,Markou 2011)。令人信服的证据表明,关键疾病(心血管疾病、糖尿病和卒中)与抑郁之间存在密切关系(Valkanova,Ebmeier 2013)。

伴有抑郁的炎症反应也在糖尿病患者的血管并发症中发挥作用。抑郁的炎症假说提出了免疫系统各方面的激活与抑郁之间的双向联系(Dowlati et al. 2010)。炎症标志物的作用,包括 C- 反应蛋白、白细胞介素 -6 和肿瘤坏死因子 -α,在 2 型糖尿病的病理生理学中也是众所周知的(Donath,Shoelson 2011; Hood et al. 2012)。

抑郁的症状与 2 型糖尿病患者的中心性肥胖和心血管疾病有关(Labad et al. 2010)。肥胖与抑郁的风险增加有关,而抑郁反过来也与肥胖的风险增加有关(Luppino et al. 2010)。到目前为止,包括 31 项随机试验在内的一项 meta 分析结果显示,参加减肥试验干预组的肥胖者抑郁症状有所减轻(Fabricatore et al. 2011)。此外,肥胖也是患上 2 型糖尿病的最重要可改变风险因素之一,是预防或推迟 2 型糖尿病及其并发症的生活方式干预(即减肥和增加身体活动)的基石(Tuomilehto et al. 2001)。

其他可能与糖尿病、抑郁和心血管风险相关的生物学机制包括,例如血小板聚集增加(von Kanel 2004)、心率变异性降低(Frasure-Smith et al. 2009)和较低的 ω-3 脂肪酸水平(Sontrop,Campbell 2006)。糖尿病、抑郁和随后的心血管风险之间的复杂相互作用反映在文献中描述的众多机制中。此外,一些机制(如不良饮食、慢性炎症、肥胖、缺乏身体活动和高血糖)可能是导致糖尿病和抑郁风险增加的共同之处(Tabak et al. 2014)。它们的独立或协同效应将在前瞻性研究中确定。

抑郁的成功治疗能否改善心血管疾病的预后？

抑郁与糖尿病患者患心血管疾病的风险增加和死亡率升高有关。基于这一点，人们可假设成功治疗抑郁可改善心血管疾病的预后。然而，目前还没有强有力、令人信服的证据表明抑郁的药物治疗或心理治疗确实可以改善糖尿病患者的心血管疾病预后。例如，Bogner 等使用多地点、随机、对照的预防初级治疗老年人自杀（PROSPECT）数据。他们研究了 584 名年龄在 60~74 岁或 ≥75 岁之间的参与者的抑郁治疗计划。作者发现，在抑郁治疗计划中，考虑到患者之间的基线差异（[调整后的风险比为 0.49（95%CI 0.24~0.98）]）后，患有糖尿病的抑郁患者在 5 年随访期间死亡的可能性低于处于常规治疗中患有抑郁的糖尿病患者。然而，这些结果在设计和使用方法的缺陷方面受到批评（Baumeister et al. 2012）。主要的批评意见是，PROSPECT 治疗干预并不是专门为提高生存率而设计。另一重要问题是，Bogner 等在其回归模型中使用自动变量选择方法，这些方法往往会产生人为的低 P 值和大幅升高的 I 型错误率，而且通常不能复制其结果（Thombs，Ziegelstein 2008）。

Baumeister 等系统评价所有确定心理和药物干预对同时患有糖尿病和抑郁患者的抑郁影响的试验（Baumeister et al. 2012）。纳入 19 项随机临床试验，共 1 592 例患者。作者得出结论，心理和药物干预对糖尿病患者的抑郁具有中度的临床显著影响。在药物试验中，血糖控制得到适度改善，而心理干预的证据尚不确定。坚持糖尿病治疗方案、糖尿病并发症、因任何原因造成的死亡、健康经济学和生活质量还未得到充分研究。总体而言，由于一些低质量的试验具有显著偏倚风险，以及被检查人群和干预措施的异质性，因此证据稀少且不确定（Baumeister et al. 2012）。

ENRICHED 研究（Enhancing Recovery in Coronary Heart Disease Patients）的试验结果也表明，抑郁治疗并没有改善心血管事件预后。ENRICHED 是一项在 2 481 例心肌梗死（myocardial infarction，MI）患者中的随机临床试验，将认知行为疗法（cognitive behavioral therapy，CBT）（在反应不足的情况下加舍曲林）与常规治疗进行比较。总体而言，这项研究发现抑郁有一定程度改善，但无法证明 2 年内全因死亡率和非致死性心肌梗死的复合终点事件（Berkman et al. 2003）。系统综述评估了抑郁治疗对抑郁症状和心血管事件预后的影响。作者得出的结论是，用药物治疗或认知行为治疗抑郁可使抑郁症状略有减少（效果大小 0.20~0.38；r2，1%~4%），但对心血管事件预后并无改善（Thombs et al. 2008）。

这些研究主要集中在抑郁治疗上。专注于同时改善抑郁和糖尿病管理的协作治疗可能在改善慢性疾病的临床和心血管疾病预后方面更为成功。

Katon 等的一篇论文进行了一项研究,以确定在 14 个初级治疗诊所中,多种疾病的协作治疗是否能够改善疾病控制,其中涉及 214 例控制不佳的糖尿病、冠心病或两者兼有且同时存在抑郁的参与者(Katon et al. 2010)。干预组的患者在 12 个月内的糖化血红蛋白水平(差异为 0.58%)、低密度脂蛋白胆固醇水平[差异为 6.9mg/dl(0.2mol/L)]、收缩压(差异为 5.1mmHg)和 SCL-20 抑郁评分(差异为 0.40 分)(P<0.001)方面总体上具有较大改善。2013 年,Huang 等进行一项 meta 分析,以检验协作治疗是否可改善同时患有两种疾病患者的抑郁和糖尿病预后(Huang et al. 2013)。涉及 2 238 例患者的 8 项试验显示,抑郁治疗反应(RR=1.33,95% CI=1.05~1.68)、抑郁缓解(调整后的 RR=1.53,95% CI=1.11~2.12)、抗抑郁药物依从率更高(RR=1.79,95% CI=1.19~2.69)和口服降糖药(RR=2.18,95%CI=1.61~2.96)方面均有显著改善,但 HbA1c 值(MD=0.13,95% CI=0.46~0.19)无明显降低。可惜的是,除了 Katon 等(2010)的研究涉及心血管风险、心血管疾病或死亡率以外,这 8 项研究中没有一项包括 meta 分析中的协作治疗研究(Huang et al. 2013)。

关于抑郁筛查的证据

各种组织,如加拿大糖尿病协会(CDA)(Canadian Diabetes Association Clinical Practice Guidelines Expert C et al. 2013)、美国糖尿病协会(ADA)(American Diabetes Association 2013)、美国临床内分泌学家协会(AACE)(Handelsman et al. 2011)和国际糖尿病联合会(IDF)(IDF Clinical Guide- lines Task Force 2012)在其糖尿病治疗指南或建议中建议为糖尿病患者筛查抑郁,但对于谁来筛查以及筛查方法的建议各不相同。例如,CDA 建议采用推荐的问卷调查或访谈技巧为所有糖尿病患者筛查抑郁(Canadian Diabetes Association Clinical Practice Guide- lines Expert C et al. 2013)。AACE 建议采用类似的方法,但未说明具体方法(Handelsman et al. 2011)。ADA 建议仅筛查自我管理较差的患者(American Diabetes Association 2013)。

这些建议主要基于专家共识或临床经验。几乎没有任何试验能测试出糖尿病患者抑郁筛查的有效性。之前针对未患糖尿病患者的研究表明,抑郁的筛查并没有改善初级卫生保健系统或医院对抑郁、抑郁的治疗以及抑郁症状的认识(Gilbody et al. 2008)。在一项系统综述中,有证据表明心血管疾病患者的抑郁筛查并没有产生更好预后(Thombs et al. 2008)。此外,在门诊的一项随机对照试验中,与照常治疗相比,对糖尿病门诊患者和临床医生提供书面反馈的抑郁筛查在减少抑郁和精神保健利用方面无效(Pouwer et al. 2011)。

糖尿病患者的抑郁筛查并不完全符合筛查标准。1968 年,Wilson 和

Jungner 首次为世界卫生组织（WHO）描述了评估筛查方案的可行性、有效性和适宜性的标准，但至今仍然适用（Wilson，Jungner 1968）。该标准是基于 10 个原始原则，并涉及疾病的知识（如必须存在可识别的潜在或早期症状阶段）、对检测的了解（如适当的测试或检查）、疾病的治疗（如可用的诊断和治疗）和成本考虑。关于筛选的时间间隔、最佳频率、仪器、特定（族裔）群体的有效性以及整体成本效益方面仍存在不确定性。抑郁筛查计划的实施也存在不确定性，由于新发现的患者数量增加，给临床实践带来额外负担。此外，筛查抑郁将导致大量假阳性和意外的有害后果，并且是资源密集型的（Thombs et al. 2012）。

到目前为止，尚无随机对照研究来评估抑郁筛查对糖尿病患者心血管事件预后的影响。鉴于筛查对抑郁症状的影响有限，抑郁的筛查不太可能立刻使心血管疾病和死亡率降低。目前，没有实质性证据证明在糖尿病患者中筛查抑郁的有效性，因此不推荐使用。

今后的试验

今后，疗效试验应侧重于关键问题，例如如何找到更好方法来预防和治疗糖尿病患者抑郁。理想情况下，研究人员应开发创新的干预措施，以符合成本效益的方式帮助预防抑郁、2 型糖尿病和心血管疾病或降低死亡率（Baumeister et al. 2012）。此外，还需要长期的前瞻性研究，以解决将糖尿病患者抑郁与不利的心血管风险相关联的机制。这些研究应仅关注 1 型或 2 型糖尿病患者；调整临床特征、健康行为和并发症的预后，并检查这些关联是否归因于抑郁症状量表而非临床诊断的抑郁症（诊断面谈）。

结论

糖尿病和抑郁是经常同时发生的公共健康问题。大约 10%~30% 的 1 型糖尿病患者或 2 型糖尿病患者患有抑郁。2 型糖尿病患者患抑郁的概率是未患糖尿病对照组的两倍。而对于 1 型糖尿病患者来说，这一方面的关系尚不清楚。有充分证据表明糖尿病和抑郁之间存在双向关系。根据主要的前瞻性研究，我们得出结论，抑郁可能会增加糖尿病患者心血管并发症和心血管死亡的风险。合理的行为和生物学机制被认为可解释糖尿病患者抑郁与心血管风险之间的联系。目前尚不清楚抑郁的治疗是否能改善心血管疾病的预后。虽然各种组织都提倡，但目前还没有实质性证据证明在糖尿病患者中筛查抑郁的有效性，因此尚未得到推荐。

（彭娟 译，李宇航 校）

参考文献

Alexopoulos, G. S. (2006). The vascular depression hypothesis: 10 years later. *Biological Psychiatry, 60*(12), 1304–1305.

Ali, S., Stone, M. A., Peters, J. L., Davies, M. J., & Khunti, K. (2006). The prevalence of co-morbid depression in adults with type 2 diabetes: A systematic review and meta-analysis. *Diabetic Medicine, 23*(11), 1165–1173.

Ali, S., Stone, M., Skinner, T. C., Robertson, N., Davies, M., & Khunti, K. (2010). The association between depression and health-related quality of life in people with type 2 diabetes: A systematic literature review. *Diabetes/Metabolism Research and Reviews, 26*(2), 75–89.

American Diabetes Association. (2013). Standards of medical care in diabetes – 2013. *Diabetes Care, 36*(Suppl 1), S11–S66.

American Psychiatric Association. (2000). *Diagnostic and statistical manual of mental disorders* (4th ed.). Washington, DC: American Psychiatric Publishing. Text revision.

Barnard, K. D., Skinner, T. C., & Peveler, R. (2006). The prevalence of co-morbid depression in adults with type 1 diabetes: Systematic literature review. *Diabetic Medicine, 23*(4), 445–448.

Barone, M. T., & Menna-Barreto, L. (2011). Diabetes and sleep: A complex cause-and-effect relationship. *Diabetes Research and Clinical Practice, 91*(2), 129–137.

Baumeister, H., Hutter, N., & Bengel, J. (2012). Psychological and pharmacological interventions for depression in patients with diabetes mellitus and depression. *Cochrane Database of Systematic Reviews, 12*, CD008381.

Berkman, L. F., Blumenthal, J., Burg, M., et al. (2003). Effects of treating depression and low perceived social support on clinical events after myocardial infarction: The Enhancing Recovery in Coronary Heart Disease Patients (ENRICHD) Randomized Trial. *JAMA, 289*(23), 3106–3116.

Bluestone, J. A., Herold, K., & Eisenbarth, G. (2010). Genetics, pathogenesis and clinical interventions in type 1 diabetes. *Nature, 464*(7293), 1293–1300.

Bosmans, J. E., & Adriaanse, M. C. (2012). Outpatient costs in pharmaceutically treated diabetes patients with and without a diagnosis of depression in a Dutch primary care setting. *BMC Health Services Research, 12*, 46.

Buijsse, B., Simmons, R. K., Griffin, S. J., & Schulze, M. B. (2011). Risk assessment tools for identifying individuals at risk of developing type 2 diabetes. *Epidemiologic Reviews, 33*(1), 46–62.

Canadian Diabetes Association Clinical Practice Guidelines Expert C, Ekoe, J. M., Punthakee, Z., Ransom, T., Prebtani, A. P., & Goldenberg, R. (2013). Screening for type 1 and type 2 diabetes. *Canadian Journal of Diabetes, 37*(Suppl 1), S12–S15.

Chen, P. C., Chan, Y. T., Chen, H. F., Ko, M. C., & Li, C. Y. (2013). Population-based cohort analyses of the bidirectional relationship between type 2 diabetes and depression. *Diabetes Care, 36*(2), 376–382.

Cooney, G. M., Dwan, K., Greig, C. A., et al. (2013). Exercise for depression. *Cochrane Database of Systematic Reviews, 9*, CD004366.

Danaei, G., Finucane, M. M., Lu, Y., et al. (2011). National, regional, and global trends in fasting plasma glucose and diabetes prevalence since 1980: Systematic analysis of health examination surveys and epidemiological studies with 370 country-years and 2.7 million participants. *Lancet, 378*(9785), 31–40.

de Groot, M., Anderson, R., Freedland, K. E., Clouse, R. E., & Lustman, P. J. (2001). Association of depression and diabetes complications: A meta-analysis. *Psychosomatic Medicine, 63*(4), 619–630.

de Jonge, P., Rosmalen, J. G., Kema, I. P., et al. (2010). Psychophysiological biomarkers explaining the association between depression and prognosis in coronary artery patients: A critical review of the literature. *Neuroscience and Biobehavioral Reviews, 35*(1), 84–90.

Donath, M. Y., & Shoelson, S. E. (2011). Type 2 diabetes as an inflammatory disease. *Nature Reviews. Immunology, 11*(2), 98–107.

Dowlati, Y., Herrmann, N., Swardfager, W., et al. (2010). A meta-analysis of cytokines in major depression. *Biological Psychiatry, 67*(5), 446–457.

Dugan, S. A., Bromberger, J. T., Segawa, E., Avery, E., & Sternfeld, B. (2015). Association between physical activity and depressive symptoms: midlife women in SWAN. *Medicine and science in sports and exercise, 47*(2), 335–342.

Fabricatore, A. N., Wadden, T. A., Higginbotham, A. J., et al. (2011). Intentional weight loss and changes in symptoms of depression: A systematic review and meta-analysis. *International Journal of Obesity, 35*(11), 1363–1376.

Frasure-Smith, N., Lesperance, F., Irwin, M. R., Talajic, M., & Pollock, B. G. (2009). The relationships among heart rate variability, inflammatory markers and depression in coronary heart disease patients. *Brain, Behavior, and Immunity, 23*(8), 1140–1147.

Gendelman, N., Snell-Bergeon, J. K., McFann, K., et al. (2009). Prevalence and correlates of depression in individuals with and without type 1 diabetes. *Diabetes Care, 32*(4), 575–579.

Gilbody, S., Sheldon, T., & House, A. (2008). Screening and case-finding instruments for depression: A meta-analysis. *CMAJ, 178*(8), 997–1003.

Golden, S. H. (2007). A review of the evidence for a neuroendocrine link between stress, depression and diabetes mellitus. *Current Diabetes Reviews, 3*(4), 252–259.

Golden, S. H., Lazo, M., Carnethon, M., et al. (2008). Examining a bidirectional association between depressive symptoms and diabetes. *JAMA, 299*(23), 2751–2759.

Gonzalez, J. S., Peyrot, M., McCarl, L. A., et al. (2008). Depression and diabetes treatment nonadherence: A meta-analysis. *Diabetes Care, 31*(12), 2398–2403.

Handelsman, Y., Mechanick, J. I., Blonde, L., et al. (2011). American Association of Clinical Endocrinologists Medical Guidelines for Clinical Practice for developing a diabetes mellitus comprehensive care plan. *Endocrine Practice, 17*(Suppl 2), 1–53.

Hood, K. K., Lawrence, J. M., Anderson, A., et al. (2012). Metabolic and inflammatory links to depression in youth with diabetes. *Diabetes Care, 35*(12), 2443–2446.

Huang, Y., Wei, X., Wu, T., Chen, R., & Guo, A. (2013). Collaborative care for patients with depression and diabetes mellitus: A systematic review and meta-analysis. *BMC Psychiatry, 13*, 260.

IDF Clinical Guidelines Task Force. (2012). *Global guideline for type 2 diabetes*. Brussels: International Diabetes Federation.

International Diabetes Federation. (2013). *IDF diabetes atlas* (6th ed.). Brussels: International Diabetes Federation.

Johnson, B., Eiser, C., Young, V., Brierley, S., & Heller, S. (2013). Prevalence of depression among young people with type 1 diabetes: A systematic review. *Diabetic Medicine, 30*(2), 199–208.

Katon, W., Russo, J., Lin, E. H., et al. (2009). Depression and diabetes: Factors associated with major depression at five-year follow-up. *Psychosomatics, 50*(6), 570–579.

Katon, W. J., Lin, E. H., Von Korff, M., et al. (2010). Collaborative care for patients with depression and chronic illnesses. *New England Journal of Medicine, 363*(27), 2611–2620.

Kessler, R. C., Berglund, P., Demler, O., Jin, R., Merikangas, K. R., & Walters, E. E. (2005). Lifetime prevalence and age-of-onset distributions of DSM-IV disorders in the National Comorbidity Survey Replication. *Archives of General Psychiatry, 62*(6), 593–602.

Knol, M. J., Twisk, J. W., Beekman, A. T., Heine, R. J., Snoek, F. J., & Pouwer, F. (2006). Depression as a risk factor for the onset of type 2 diabetes mellitus. A meta-analysis. *Diabetologia, 49*(5), 837–845.

Knutson, K. L., Ryden, A. M., Mander, B. A., & Van Cauter, E. (2006). Role of sleep duration and quality in the risk and severity of type 2 diabetes mellitus. *Archives of Internal Medicine, 166*(16), 1768–1774.

Koopmans, B., Pouwer, F., de Bie, R. A., van Rooij, E. S., Leusink, G. L., & Pop, V. J. (2009).

Depressive symptoms are associated with physical inactivity in patients with type 2 diabetes. The DIAZOB Primary Care Diabetes study. *Family Practice, 26*(3), 171–173.

Krishnan, V., & Nestler, E. J. (2008). The molecular neurobiology of depression. *Nature, 455* (7215), 894–902.

Labad, J., Price, J. F., Strachan, M. W., et al. (2010). Symptoms of depression but not anxiety are associated with central obesity and cardiovascular disease in people with type 2 diabetes: The Edinburgh type 2 diabetes study. *Diabetologia, 53*(3), 467–471.

Lin, E. H., Katon, W., Von Korff, M., et al. (2004). Relationship of depression and diabetes self-care, medication adherence, and preventive care. *Diabetes Care, 27*(9), 2154–2160.

Lin, E. H., Rutter, C. M., Katon, W., et al. (2010). Depression and advanced complications of diabetes: A prospective cohort study. *Diabetes Care, 33*(2), 264–269.

Look Ahead Research Group, & Wing, R. R. (2010). Long-term effects of a lifestyle intervention on weight and cardiovascular risk factors in individuals with type 2 diabetes mellitus: Four-year results of the look AHEAD trial. *Archives of Internal Medicine, 170*(17), 1566–1575.

Luppino, F. S., de Wit, L. M., Bouvy, P. F., et al. (2010). Overweight, obesity, and depression: A systematic review and meta-analysis of longitudinal studies. *Archives of General Psychiatry, 67*(3), 220–229.

Lustman, P. J., & Clouse, R. E. (2005). Depression in diabetic patients: The relationship between mood and glycemic control. *Journal of Diabetes and its Complications, 19*(2), 113–122.

Lustman, P. J., Anderson, R. J., Freedland, K. E., de Groot, M., Carney, R. M., & Clouse, R. E. (2000). Depression and poor glycemic control: A meta-analytic review of the literature. *Diabetes Care, 23*(7), 934–942.

Mammen, G., & Faulkner, G. (2013). Physical activity and the prevention of depression: A systematic review of prospective studies. *American Journal of Preventive Medicine, 45*(5), 649–657.

Marshall, S. M., & Flyvbjerg, A. (2006). Prevention and early detection of vascular complications of diabetes. *BMJ, 333*(7566), 475–480.

Mathers, C. D., & Loncar, D. (2006). Projections of global mortality and burden of disease from 2002 to 2030. *PLoS Medicine, 3*(11), e442.

Mezuk, B., Eaton, W. W., Albrecht, S., & Golden, S. H. (2008). Depression and type 2 diabetes over the lifespan: A meta-analysis. *Diabetes Care, 31*(12), 2383–2390.

Mommersteeg, P. M., Herr, R., Pouwer, F., Holt, R. I., & Loerbroks, A. (2013). The association between diabetes and an episode of depressive symptoms in the 2002 World Health Survey: An analysis of 231,797 individuals from 47 countries. *Diabetic Medicine, 30*(6), e208–e214.

Moussavi, S., Chatterji, S., Verdes, E., Tandon, A., Patel, V., & Ustun, B. (2007). Depression, chronic diseases, and decrements in health: Results from the world health surveys. *Lancet, 370* (9590), 851–858.

Nouwen, A., Winkley, K., Twisk, J., et al. (2010). Type 2 diabetes mellitus as a risk factor for the onset of depression: A systematic review and meta-analysis. *Diabetologia, 53*(12), 2480–2486.

Nouwen, A., Nefs, G., Caramlau, I., et al. (2011). Prevalence of depression in individuals with impaired glucose metabolism or undiagnosed diabetes: A systematic review and meta-analysis of the European depression in diabetes (EDID) research consortium. *Diabetes Care, 34*(3), 752–762.

Pan, A., Lucas, M., Sun, Q., et al. (2010). Bidirectional association between depression and type 2 diabetes mellitus in women. *Archives of Internal Medicine, 170*(21), 1884–1891.

Pouwer, F., Tack, C. J., Geelhoed-Duijvestijn, P. H., et al. (2011). Limited effect of screening for depression with written feedback in outpatients with diabetes mellitus: A randomised controlled trial. *Diabetologia, 54*(4), 741–748.

Renn, B. N., Feliciano, L., & Segal, D. L. (2011). The bidirectional relationship of depression and diabetes: A systematic review. *Clinical Psychology Review, 31*(8), 1239–1246.

Rosmond, R., & Bjorntorp, P. (2000). The hypothalamic-pituitary-adrenal axis activity as a predictor of cardiovascular disease, type 2 diabetes and stroke. *Journal of Internal Medicine,*

247(2), 188–197.

Rotella, F., & Mannucci, E. (2013). Diabetes mellitus as a risk factor for depression. A meta-analysis of longitudinal studies. *Diabetes Research and Clinical Practice, 99*(2), 98–104.

Roy, T., & Lloyd, C. E. (2012). Epidemiology of depression and diabetes: A systematic review. *Journal of Affective Disorders, 142*(Suppl), S8–S21.

Scherrer, J. F., Garfield, L. D., Chrusciel, T., et al. (2011). Increased risk of myocardial infarction in depressed patients with type 2 diabetes. *Diabetes Care, 34*(8), 1729–1734.

Sontrop, J., & Campbell, M. K. (2006). Omega-3 polyunsaturated fatty acids and depression: A review of the evidence and a methodological critique. *Preventive Medicine, 42*(1), 4–13.

Strine, T. W., Mokdad, A. H., Balluz, L. S., et al. (2008). Depression and anxiety in the United States: Findings from the 2006 behavioral risk factor surveillance system. *Psychiatric Services, 59*(12), 1383–1390.

Sullivan, M. D., O'Connor, P., Feeney, P., et al. (2012). Depression predicts all-cause mortality: Epidemiological evaluation from the ACCORD HRQL substudy. *Diabetes Care, 35*(8), 1708–1715.

Tabak, A. G., Akbaraly, T. N., Batty, G. D., & Kivimaki, M. (2014). Depression and type 2 diabetes: A causal association? *The Lancet Diabetes & Endocrinology, 2*(3), 236–245.

Thombs, B. D., & Ziegelstein, R. C. (2008). Diabetes, depression, and death: A randomized controlled trial of a depression treatment program for older adults based in primary care (PROSPECT): Response to Bogner et al. *Diabetes Care, 31*(6), e54; author reply e55.

Thombs, B. D., de Jonge, P., Coyne, J. C., et al. (2008). Depression screening and patient outcomes in cardiovascular care: A systematic review. *JAMA, 300*(18), 2161–2171.

Thombs, B. D., Coyne, J. C., Cuijpers, P., et al. (2012). Rethinking recommendations for screening for depression in primary care. *CMAJ, 184*(4), 413–418.

Ting, R. Z., Lau, E. S., Ozaki, R., et al. (2013). High risk for cardiovascular disease in Chinese type 2 diabetic patients with major depression – A 7-year prospective analysis of the Hong Kong Diabetes Registry. *Journal of Affective Disorders, 149*(1–3), 129–135.

Tuomilehto, J., Lindstrom, J., Eriksson, J. G., et al. (2001). Prevention of type 2 diabetes mellitus by changes in lifestyle among subjects with impaired glucose tolerance. *New England Journal of Medicine, 344*(18), 1343–1350.

Valkanova, V., & Ebmeier, K. P. (2013). Vascular risk factors and depression in later life: A systematic review and meta-analysis. *Biological Psychiatry, 73*(5), 406–413.

van Dooren, F. E., Nefs, G., Schram, M. T., Verhey, F. R., Denollet, J., & Pouwer, F. (2013). Depression and risk of mortality in people with diabetes mellitus: A systematic review and meta-analysis. *PloS One, 8*(3), e57058.

von Kanel, R. (2004). Platelet hyperactivity in clinical depression and the beneficial effect of antidepressant drug treatment: How strong is the evidence? *Acta Psychiatrica Scandinavica, 110*(3), 163–177.

Vos, T., Flaxman, A. D., Naghavi, M., et al. (2012). Years lived with disability (YLDs) for 1160 sequelae of 289 diseases and injuries 1990–2010: A systematic analysis for the global burden of disease study 2010. *Lancet, 380*(9859), 2163–2196.

Wager-Smith, K., & Markou, A. (2011). Depression: A repair response to stress-induced neuronal microdamage that can grade into a chronic neuroinflammatory condition? *Neuroscience and Biobehavioral Reviews, 35*(3), 742–764.

Whooley, M. A., de Jonge, P., Vittinghoff, E., et al. (2008). Depressive symptoms, health behaviors, and risk of cardiovascular events in patients with coronary heart disease. *JAMA, 300*(20), 2379–2388.

Wilson, J. M. G., & Jungner, G. (1968). *Principles and practice of screening for disease.* Geneva: World Health Organisation.

Ye, S., Muntner, P., Shimbo, D., et al. (2013). Behavioral mechanisms, elevated depressive symptoms, and the risk for myocardial infarction or death in individuals with coronary heart disease: The REGARDS (reason for geographic and racial differences in stroke) study. *Journal of the American College of Cardiology, 61*(6), 622–630.

第7章 胰岛素抵抗、血糖调节、肥胖和心境

Richard Keegan，NenadNaumovski

目录

摘要

　　本章详细介绍对胰岛素、胰岛素抵抗、肥胖、心境和情绪之间相互作用的最新认识，并将这些因素作为这种关系的关键调节因素。评价胰岛素在外周和中枢神经系统中的作用，并解释胰岛素抵抗的原因。定义3种不同层次的情绪状态——纯粹的情感、心境和情绪，尽管注意到目前更多的研究集中在情绪和心境障碍方面。胰岛素通过饱和转运体跨越血-脑屏障，从而影响一系列功能，从记忆到心境调节及寻求奖励的行为，包括进食。评价指出糖尿病和抑郁症的神经系统后果之间有着惊人的相似之处，包括海马结构体积的减少。因此，胰岛素抵抗的发展似乎会破坏这些系统，导致患上心境障碍，例如重度抑郁症和过度摄入卡路里密集的食物。这些过程的精确机制尚不明确，可能是高度复杂和多方面的。概述这些关系的可能机制，包括胰岛素抵抗、HPA轴功能障碍、自主神经系统失衡、内皮功能障碍、血小板过度活动、炎症反应和慢性心理社会方面的困扰。所有这些系统都提供了合理的解释，也没有理由认为从列出的系统中只有一个正确的选项。除

研究细胞和生理水平的分析外，研究还必须考虑这些系统产生的主观经验。特别是，在研究不太稳定的短期情感体验以及更稳定的心境状态时，可能存在解释性价值。

关键词

心脏病（Heart disease）·心源性心脏病（Psychogenic heart disease）·心脏病病因（Aetiology of heart disease）·双心医学（Psychocardiology）·精神疾病（Mental illness）·心血管疾病（Cardiovascular disease）·胰岛素抵抗 - 心境（Insulin Resistance-Mood）

引言

本章详细介绍目前对胰岛素抵抗、血糖调节和心境在肥胖和相关疾病中的作用的经验性认识。多年来，营养学、心理学、药理学和生理学等科学学科往往是独立发展的。虽然对其他领域的知识相对较少，但还是有可能成为其中一些领域的科学家，而且相当容易。然而，近年来，特别是在解决肥胖等重要和复杂问题时，对跨学科研究和理论的需求日益明显。不同学科的研究通常采用不同的方法论方法、不同语言和解释，并产生不同类型的理论或模型。因此，如果我们要成功解决跨越学科边界的问题，我们将需要使用跨学科策略。肥胖、糖尿病和心血管疾病是无可争议的重大问题，跨越多个学科界限。因此，以下内容将探讨与肥胖和相关疾病有关的胰岛素抵抗、血糖调节和心境之间的相互作用。

胰岛素抵抗和血糖调节

胰岛素是最有效的合成代谢剂之一，参与营养素（脂肪、蛋白质和碳水化合物）的合成和储存，也参与它们的分解和释放进入循环系统（Chang et al. 2004）。胰岛的胰岛素分泌进入循环系统是由于数百万胰岛细胞分泌爆发而产生的波动。这也是一个很好的特征：葡萄糖刺激 β 细胞，导致胰岛素分泌分为两个阶段（两相）。在第一次快速爆发（在 1 分钟内，在 3~5 分钟达到峰值，持续时间在 10 分钟左右）后，紧接着胰岛素释放密度较小，但持续时间更长（Bratanova-Tochkova et al. 2002；Wilcox 2005）。一旦血糖浓度增加，如餐后，葡萄糖通过位于细胞质膜上的葡萄糖转运体进入胰腺 β 细胞。然后，葡萄糖激酶将细胞内的葡萄糖磷酸化，生成 6- 磷酸葡萄糖并产生三磷酸腺苷（adenosine triphosphate，ATP）。ATP 本身是 β 细胞分泌胰岛素的信号分子，因为细胞本身具有 ATP 敏感性钾（ATP-sensitive potassium channel，KATP）通道。KATP 通道随着细胞质 ATP 的增加而关闭,从而使细胞膜去极化,从而打开电压依赖性钙通道。随后是 Ca^{2+} 离子的大量涌入,Ca^{2+} 浓度的增加迅速增加通过胞吐作用分泌胰岛素的速度(Komatsu et al. 2013)。虽然葡萄糖是胰岛素分泌的主要刺激物,但其他营养素(蛋白质和脂肪)、激素和神经元刺激的各种输入也可改变 β 细胞的这种反应。

与许多其他肽激素类似,胰岛素通过与体内的特定受体包括脂肪、肝脏和肌肉细胞(和中枢神经系统)结合而表现出它的作用。外周胰岛素的主要作用是通过触发细胞增加葡萄糖的摄取来刺激循环葡萄糖水平降低。此外,胰岛素还提示肝脏增加和促进糖原生成,同时抑制胰腺细胞分泌另一种激素——胰高血糖素。胰高血糖素具有胰岛素的相反作用,因此可用于调节循环葡萄糖(Aronoff et al. 2004;Samuel,Shulman 2012)。禁食期间,肝葡萄糖的产生维持着基础血糖调节,一旦循环中血糖水平下降,并且低于正常范围,称为低血糖,胰高血糖素的分泌就会增加。这有效导致肝葡萄糖刺激和糖异生作用增加,使血糖恢复正常水平。进餐期间和餐后不需要这种机制,因为胰高血糖素分泌受到抑制,再加上胰岛素对肝脏的影响,几乎完全抑制肝葡萄糖输出(Aronoff et al. 2004)。

胰岛素抵抗(insulin resistance,IR)发生在体内细胞对胰岛素没有反应时(Chiu et al. 2007)。因此,继续产生胰岛素,但细胞对胰岛素的存在没有反应,导致血液中葡萄糖积累,称为高血糖。作为反应,胰腺中的 β 细胞产生比正常人更多的胰岛素,这被称为高胰岛素血症。这种抵抗包括注射的胰岛素以及内源性产生的胰岛素。胰岛素的功能之一是调节葡萄糖进入细胞,为细胞提供能量(Morino et al. 2006)。胰岛素抵抗的细胞不能吸收葡萄糖、氨基和脂肪酸,此外,这些分子还通过渗透原理“漏”出细胞。受影响细胞的细胞内环境表现出胰岛素与胰高血糖素的比值降低,从而抑制糖酵解,并从而减少能量产生。由此产生的高血糖症也可能导致不良健康影响,例如对心脏组织损害,即使在未患糖尿病者(Rubin et al. 2012)。

胰岛素抵抗在不同的细胞类型中表现不同。例如,在肌肉和脂肪细胞中,胰岛素抵抗降低葡萄糖摄取以及葡萄糖的胞内储存(如糖原或甘油三酯)。相反,肝细胞中的胰岛素抵抗导致糖原合成和储存减少,导致无法调节血液中的葡萄糖水平。由此产生的高血糖和高胰岛素血症是代谢综合征的主要组成部分——能量利用和储存紊乱,包括腹型肥胖、高血压、空腹血糖升高、高甘油三酯和低高密度脂蛋白、胆固醇水平等症状的组合(Edwardson et al. 2012)。

胰岛素抵抗最初可表现为以下体征和症状(Muniyappa et al. 2008):① “大脑模糊” 和无法集中注意力;② 高血糖症;③ 困倦,尤其是饭后;④体重增加、脂肪储存和减肥困难——特别是胰岛素抵抗中的脂肪通常储存在腹部器官内和周围（不论性别）；⑤高血压——胰岛素的作用之一是控制全身的动脉壁张力；⑥炎症标志物（例如细胞因子）增加；⑦抑郁症；⑧食欲增加。胰岛素抵抗可由以下因素引起：①遗传因素（如 2 型糖尿病家族史、Donohue 综合征等）；②种族；③年龄（特别是 40~45 岁以上）；④肥胖（特别是腹部肥胖）；⑤久坐不动的生活方式；⑥高血压；⑦高甘油三酯血症；⑧低水平的高密度脂蛋白胆固醇，；⑨任何既往的前驱糖尿病或妊娠糖尿病史（Mayfield 1998）。总体而言，胰岛素、胰岛素抵抗和血糖调节似乎是一系列复杂疾病的核心因素，包括糖尿病、肥胖症、心脏病、卒中和一些精神疾病。

糖尿病（diabetes mellitus，DM）是一种代谢紊乱，特征是慢性高血糖症，导致大量营养素代谢的紊乱。目前，糖尿病影响到全世界 1.5 亿多人，估计到 2025 年这一数字将翻倍（Zimmet et al. 2001）。传统上，糖尿病分为两大类：1 型糖尿病，俗称胰岛素依赖型糖尿病（insulin-dependent diabetes mellitus，IDDM）和 2 型糖尿病，也称为非胰岛素依赖型糖尿病（non-insulin-dependent diabetes mellitus，NIDDM）。除了这两种最主要的糖尿病外，怀孕期间发生的妊娠期糖尿病（Harrison et al. 2015；Hawkins et al. 2015）、成人潜伏性自身免疫性糖尿病（latentautoimmune diabetes of adults，LADA）或 1.5 型糖尿病（Hernandez et al. 2015）及相对较新出现的 3 型糖尿病术语也很常见（de la Monte 2014）。

1 型糖尿病是当身体自身的免疫系统破坏胰腺 β 细胞时发生的一种疾病，因此，胰腺不能产生胰岛素，从而导致胰高血糖素水平升高。IDDM 具有很强的遗传成分，约占所有糖尿病患者的 5%~10%，这意味着其发病主要发生在儿童期和成年早期（即 20 岁以下）。2 型糖尿病是这种疾病最常见形式，影响到 95% 的确诊患者。这类糖尿病的特点是胰岛素抵抗、胰岛素分泌受损，或这两种因素的结合导致高血糖症。传统上，这类糖尿病的诊断发生在 40 岁以上的人，尽管最近的趋势已看到这种平均年龄趋势在逐渐下降。虽不能忽视这种疾病的遗传倾向，但肥胖、缺乏体力活动和饮食不良等因素在患上 NIDDM 方面存在重大风险。必须强调的是，这种疾病无法治愈；相反，采用和保持健康的生活方式（包括增加身体活动和维持健康的体重）已显示出对 NIDDM 的抑制（Chisholm et al. 2010；Daneman 2006）。

散发性阿尔茨海默病所表现出的神经变性与许多分子和生化异常有关，例如葡萄糖代谢减少和胰岛素信号通路受损（Steen et al. 2005）。3 型糖尿病是一个相对较新的概念，用于描述脑组织中胰岛素抵抗的发展，由于与外周组织分开，因此是认知障碍的主要原因之一。近年来，鉴于有证据支持大脑胰岛素抵抗在认知障碍方面的重要性，这一领域的研究有了相当大的扩展（de la Monte 2014）。

胰岛素抵抗和肥胖

有充分文献证明,胰岛素抵抗与肥胖似乎有密切关系。虽然这背后的因果系统可非常复杂,但仍有明确联系。体重过重会导致血液中游离脂肪酸和甘油三酯的增加(Roden et al. 1996),这反过来又似乎会增加胰岛素抵抗(Koyama et al. 1997;Roden et al. 1996;Schinner et al. 2005)。同样,一旦确认患有胰岛素抵抗,就会导致高胰岛素血症。鉴于胰岛素刺激脂肪细胞储存能量——即使肝脏和骨骼肌细胞变得抵抗,脂肪细胞仍倾向于保持其敏感性——胰岛素刺激新脂肪组织的形成并加速增加体重(Isganaitis,Lustig 2005)。此外,胰岛素抵抗和肥胖通常具有相同的根本原因:系统性暴饮暴食。高热量饮食引起的长期和反复的高血糖和高胰岛素血症及血脂水平升高都会导致胰岛素抵抗升高并触发脂肪组织的能量储存(Unger,Scherer 2010)。在对心境的影响方面,血液中高水平的皮质醇(应激的关键指标)可能促进胰岛素抵抗的发展(Giovannini et al. 1982;Sluijs et al. 2010)。此外,对抑制食欲的瘦素的抵抗也倾向于伴随肥胖和胰岛素抵抗。瘦素的释放会引发饱腹感,并阻止人们进一步进食(Myers et al. 2008)。因此,虽两者是密切相关,但不可能说出哪一个是这一关系的主要原因,因此可假设胰岛素抵抗可在没有肥胖的情况下表现出来,反之亦然。

胰岛素对大脑的影响

胰岛素,几乎完全由哺乳动物的胰腺产生(Lacroix et al. 2008),利用可饱和转运体跨越血 - 脑屏障,因此它在中枢神经系统(central nervous system,CNS)中所起的作用与周围完全不同(Banks et al. 2012):饱和意味着高于一定的血清水平,胰岛素不会从血清中再转运到中枢神经系统。中枢神经系统的胰岛素水平似乎与其在血清中的水平密切相关(Greco et al. 1970;Woods,Porte 1977),而且到目前为止,没有证据表明胰岛素从中枢神经系统主动转运到血清,只有从血清转运到中枢神经系统(Banks et al. 2012;Cashion et al. 1996)。胰岛素不是调节中枢神经系统中的葡萄糖水平,而是影响心境、认知和食欲等方面(Banks et al. 2012)。中枢神经系统中的许多葡萄糖转运体对胰岛素不敏感,包括 GLUT-1(星形胶质细胞)、GLUT-3(神经元)和 GLUT-5(小胶质细胞),但这些是中枢神经系统内葡萄糖摄取的主要来源(McEwen,Reagan 2004)。那些似乎对胰岛素敏感的转运体(例如 GLUT-4)存在于小脑、下丘脑和海马体内(Grillo et al. 2009)。由对胰岛素不敏感的细胞进行的大量葡萄糖摄取表明,与外周相比,胰岛素在中枢神经系统中所起的作用不同。事实上,有明确证据表明胰岛素一旦在中枢神经系统中发挥拮抗作用,就会刺激饥饿、进食和葡萄糖的释放

（Bruning et al. 2000）。这方面，在中枢神经系统内存在高水平的胰岛素，可能表明低血糖，因为胰岛素将从血清中提取，而这将触发预防低血糖症的反应。事实上，直接导入中枢神经系统的胰岛素与外周胰岛素具有相反作用，增加血糖水平，减少进食和体重，甚至降低血胰岛素水平（Banks et al. 2012；Bruning et al. 2000；Strubbe，Mein 1977）。胰岛素还与负责奖励和麻醉的大脑回路相互作用，它们主要涉及进食行为（Figlewicz，Sipols 2010）。

此外，中枢神经系统内的胰岛素似乎是一种生长因子，尤其是与突触发生和神经生长有关（Nelson et al. 2008）。因此，缺乏胰岛素或对胰岛素的抵抗可能导致认知能力下降、学习障碍、神经可塑性和阿尔茨海默病等疾病，这些疾病通常与胰岛素抵抗和糖尿病有关（Chiu et al. 2007；Dou et al. 2005；Hoyer 2004；Valenciano et al. 2006）。胰岛素受体分布在整个中枢神经系统中，但高度集中在嗅球、大脑皮层、下丘脑、海马和小脑（Havrankova et al. 1978；Unger et al. 1989）。此外，这些不同组织的胰岛素摄取率可能存在显著差异（Banks 2004），并提出胰岛素抵抗可在不同中枢神经系统组织中表现出不同程度——反映出对甲状腺激素的抵抗所产生的变异性（Banks et al. 2012）。胰岛素受体的数量也随年龄增长而减少，这表明胰岛素和胰岛素抵抗在衰老过程中起到关键作用（Bosco et al. 2011；Chung et al. 2002）。这些变化也可使胰岛素抵抗的任何影响复合化，因为受体在中枢神经系统中既数量较少又对胰岛素的反应较弱。

可以看出胰岛素调节认知、情绪和行为的一个核心机制是下丘脑 - 垂体 - 肾上腺（hypothalamic-pituitary-adrenal，HPA）轴。下丘脑中的胰岛素信号传导以及脂类感应触发负反馈系统来抑制葡萄糖的产生和食欲（Caspi et al. 2003；Schwartz，Porte 2005；Yue，Lam 2012）。HPA 轴是 3 种内分泌腺——下丘脑、垂体和肾上腺（肾脏顶部的小器官）——之间复杂的直接影响和反馈相互作用的集合。HPA 轴是神经内分泌系统调节应激反应的中枢，调节身体的许多过程，包括消化、免疫系统、心境和情感及能量储存 / 消耗。

下丘脑促肾上腺皮质激素释放激素（corticotropin-releasing hormone，CRH）的释放受应激、身体活动、疾病、血皮质醇水平和睡眠 / 觉醒周期（昼夜节律）的影响。通常，皮质醇在醒来后迅速上升，30~45 分钟后达到峰值，然后在一天中下降，在下午晚些时候再次上升。随夜晚降临，皮质醇水平在深夜下降，在半夜达到最低水平。处于应激时，所产生的皮质醇增加会增加葡萄糖的利用率，从而促发"战斗或逃跑"的反应。在直接提高葡萄糖利用率的同时，皮质醇也抑制免疫系统消耗葡萄糖的代谢过程，进一步提高了其利用率（Besedovsky et al. 2008）。因此，长期的慢性压力会破坏 HPA 轴的激素平衡，从而导致肥胖、胰岛素抵抗和 2 型糖尿病。（Gohil et al. 2001；Rosmond，Bjorntorp 2000；Tsigos，Chrousos 2002）。HPA 轴功能障碍导致血清皮质醇水平升高，导致葡萄糖和胰岛素水平升高,进而导致胰岛素介导的脂肪组织效应,最终促使内脏肥胖和胰岛素抵抗(Tsigos,Chrousos 2002)。HPA 轴功能障碍和 / 或慢性心理应激可解释所报告的腹部肥胖对心血管疾病、NIDDM 和卒中的风险指征(Brunner et al. 2002;Rosmond,Bjorntorp 2000)。由于下丘脑和嗅球中的胰岛素受体浓度很高,以及上述 HPA 轴、胰岛素和葡萄糖之间的密切关系,任何慢性胰岛素调节障碍似乎都是非常有问题。

情绪状态:情感、心境和情绪

　　情绪状态涉及不同程度的自我意识和主观体验,通常指对一个人当前经历的主观评价(Hogg et al. 2010)。情绪状态在以下方面存在差异:①效价(正面或负面);②唤醒(高与低);③激发行动的程度(“行动倾向”或“动机强度”);④认知评价的程度;⑤一般性与特异性;⑥持续时间(急性与慢性)。通过使用这六种标准对概念进行分类,可把不同途径的情绪状态,分为情感(affection)、心境(mood)和情绪(emotion)3 个不同的层次进行分析。也就是说,在任何一个人的内心,这 3 种结构都应紧密共存,因此,在情感层面上经历疲劳和疲惫的人——例如,由于睡眠不足——很可能对心境和情绪上进行类似评价。

　　单纯的“情感”被认为是情绪状态中最简单的一种,主要在效价和唤醒方面的变化,但很少或根本没有包含认知评价,具有高度的泛化性和易变性。行动倾向(也称为动机强度)的作用在情绪中不那么明显,因为唤醒似乎与冲动密切相关。因此,例如由高唤醒度和负效价构成的情绪可反映愤怒和激动的感觉,而低唤醒度和正效价可反映完成困难任务的满足感。情感的研究往往关注效价和唤醒,例如,要求参与者指向图表上的一个位置映射效价和唤醒(Ekkekakis,Petruzzello 1999,2000;Hall et al. 2002;Russell 1980)。因此,单纯的情感可用 2 乘 2 模式来看:正面 - 高(如充满活力)、正面 - 低(放松 / 满意)、负面 - 高(如愤怒 - 挫折)和负面 - 低(如沮丧 / 疲惫)(cf. Russell 1980)。原则上,情感状态可非常快速改变,例如,对运动的反应,更基于生理基础。然而,在相对稳态的情况下,如没有有效生理刺激,情感不可能在几分钟或几小时内发生显著变化。因此,情感更容易受到睡眠 / 疲劳、饮水、饮食、运动等因素影响。单纯情感应很难用认知来影响,所以“积极乐观地考虑问题”可能并不总能导致经历的能量水平发生差异(如唤醒)。由于这个原因,单纯的情感通常被认为是广义的,因为它没有明确原因或“目标”。

　　心境也可被认为在效价和唤醒 / 活力方面的变化,但它不同于单纯的情感,因为它的持续时间更长(如数小时、数天、数周)(Schucman,Thetford 1975)并且通常涉及某种程度的认知中介 / 评价(Brett 2003)。为促进这种认知评价,它意味着涉及某种原因或“目标”,因此一种心境可能更容易与导致这种心境的事物相关联，例如即将到来的最后期限或最近的事件。然而，心境仍相对笼统和分散的，持续很长时间，因此很难有意识地确定一个特定目标（也就是说，人们可能会仅仅忘记是什么导致了特定心境）。在这方面，用认知来影响心境仍然相对困难；心境变化相对缓慢，认知成分通常是从潜在的信念和期望的角度来反思（Batson et al. 1992），与明确的、深思熟虑的或有意识的思想相反。因此，心境可以说是上述 3 个层次中行动倾向最低的，因为它没有明确的重点（或很难确定一个目标），变化缓慢，很难刻意影响。因此，即使是刻意和有针对性地试图影响心境也是有问题的（Detweiler-Bedell et al. 2006；Heimpel et al. 2002）。心境通常采用问卷调查的方式进行测量，这是由于心境的相对时间稳定性和主观可及性适用这种方式。常见量表包括心境状态量表（Profile of Mood States，POMS）（McNair et al. 1971；Pollock et al. 1979）、布鲁内尔心境量表（Brunel Mood Scale，BRUMS）（Terry et al. 1999，2003）以及正性负性情绪量表（Positive and Negative Affect Schedule，PANAS）（Crawford，Henry 2004；Watson et al. 1988）。通常，这些测量包括评估紧张 - 焦虑（全部 3 种）、抑郁 / 悲伤（全部 3 种）、愤怒 / 敌对（全部 3 种）、疲劳（全部 3 种）、活力 / 激活（BRUMS、POMS）和困惑（BRUMS、POMS）的分量表，扩展的 PANAS 还包括内疚、惊讶、愉快、自信、专注和平静（Thompson 2007）。在这方面，显然心境比情绪更复杂，但却密切相关，因为它包含相似的概念及许多补充。

虽然心境确实包含 6~13 个可分离的结构，但 Hanin（1999，2000）对各种情绪模式的审查发现 47 种离散的情绪：从恐惧和愤怒（即与情绪和心境相一致）到厌恶、蔑视、期待、接受、顺从等（Hanin 1999，2000）。因此，情绪可被视为比情感和心境复杂得多，不仅在效价和唤醒方面，同时也在行动倾向、一般性和认知评价方面发生变化。事实上，Hanin（1999）认为，这一认知评价增加额外考虑因素，例如目标 / 原因是过去、现在还是未来的，空间上是近还是远，是与自我相关还是与别人相关。人们通常认为情感持续时间较短，并且容易根据认知评价的变化而改变。情绪很可能受到当前情感和心境的影响或产生偏差。例如，负面或平淡的心境可能会使一个人的认知评价产生偏差，这可能会导致更负面的情绪反应。然而，有可能经历与一个人的心境或情感不一致的情绪。例如，一个人在工作一天后可能会感到非常疲倦和烦躁，但在观看电视节目时会暂时受到激发或兴奋。持续或反复的情绪体验也有可能开始影响心境，尽管这一命题可能需进一步检验。令人难以置信的情绪变化，加上它们的时间不稳定性，使得它们相对难以研究。鉴于这一点，本章的大部分内容主要关注心境状态和慢性情感障碍上，这些障碍的数量较少且暂时具有一致性。因此，今后的研究似乎很有可能从研究长期稳定的情感 / 心境状态进展到探讨胰岛素、葡萄糖和相关系统如何与更复杂的情感状态相关联。

胰岛素抵抗、肥胖、血糖调节与心境的关系

如前文所述，中枢神经系统中有许多重要结构受胰岛素影响，因此许多重要功能也可能受到影响。对 HPA 轴的任何影响都可能影响情绪、心境和压力感，而对认知的任何影响都可能影响我们在情感之前进行认知评价的能力。作为一个相对直接影响的例子，大脑腹侧被盖区（ventral tegmental area，VTA）中的多巴胺能受体含有胰岛素受体（Figlewicz et al. 2003），该部位的胰岛素调节多巴胺再摄取（Figlewicz et al. 1994）。大脑腹侧被盖区中含有胰岛素受体的小鼠会增加食物摄入量和肥胖（Konner et al. 2011）。在人类中，这些神经回路在激励和决策中起着关键作用（DeLong，Wichmann 2010），调节多种运动控制功能（Bjorklund，Dunnett 2007）。大脑腹侧被盖区与进食和性行为之后的"奖励"体验密切相关。据报告，通过药物或电极刺激该区域也会产生令人愉悦的体验（Arias-Carrion，Poppel 2007；Wise 1996）。然而，除了简单的"奖励"外，大脑腹侧被盖区中的多巴胺还与增加的行动倾向和运动有关（Schultz 2002）。总的来说，多巴胺似乎在"奖励"体验和"寻求"倾向中都很重要，因此，取决于哪些特定回路或多或少受到胰岛素的影响，食欲和／或进食享受可能会受到这种方式的影响。摄食量以及营养成分——葡萄糖、碳水化合物和脂类——可能会对心境产生不同影响。例如，禁食可能会逐渐降低中枢神经系统胰岛素，导致大脑腹侧被盖区 - 多巴胺反应，这种反应既能刺激进食，又会高估可能获得的快感／奖励（Schultz 2002）。进食低于预期奖励的食物可能会降低多巴胺水平，而进食高于预期奖励的食物可能会暂时增加多巴胺（"预测错误"假说，Schultz 2002）。事实上，fMRI 成像研究表明，在大脑腹侧被盖区系统中，进食的需要和进食的快感之间存在差异（Tataranni，DelParigi 2003；Wang et al. 2001）。此外，慢性应激，伴随着神经糖皮质激素的慢性增加，似乎刺激了对甜食和脂肪类食物的偏好，这一过程被认为发生在大脑腹侧被盖区 - 多巴胺系统中（Lindley et al. 1999；Volkow et al. 2002；Wang et al. 2002）。因此，这种系统的任何功能障碍或退化，如胰岛素抵抗或慢性低血糖／高血糖，都可能导致情绪／情感和肥胖的长期问题。

根据这一推理，最近研究表明，为了应对（如压力或不快乐）而食用"可口"食物与随后成年体重指数增加之间存在纵向联系（Boggiano et al. 2015a；see also Boggiano et al. 2014；Burgess et al. 2014）。相反，对于青少年来说，对奖励的感知与 BMI 密切相关，而不是应对动机（Boggiano et al. 2015b）。这些发现提出这样一种可能性，即食用高度可口食物来体验奖励，可能随后会催化这种饮食来应对并患上肥胖症。儿童的奖励敏感性与肥胖之间的联系支持了这种可能性（Faith et al. 2013；Graziano et al. 2010；Rollins et al. 2014）。因此，患上胰岛

素抵抗可能伴随肥胖并通过影响人们寻求奖励和应对负面影响的方式来加重肥胖，刺激人们过度食用高度可口的食物（即高脂肪、高糖或高盐和高热量的食物）。

众所周知，肥胖会损伤胰岛素通过血-脑屏障的转运（Kaiyala et al. 2000），并且胰岛素抵抗——以降低摄食和血糖调节作用的形式——在进食高脂肪食物的啮齿动物中更为明显（Clegg et al. 2011；Ono et al. 2008）。损伤的机制被认为是通过中断下丘脑的胰岛素信号（Belgardt，Bruning 2010；Clegg et al. 2011）。实际上，高脂水平和炎症对内质网造成损伤，并且这导致外周组织（Hotamisligil 2010）和中枢神经系统组织（De Souza et al. 2005）的胰岛素抵抗。在大鼠和狗的外周/肝脏和大脑中都观察到这种胰岛素抵抗的增加，这似乎构成不健康饮食引发肥胖、心境低落和进一步不健康饮食的恶性循环（Yue，Lam 2012）。鉴于上述关于胰岛素和胰岛素抵抗如何影响心境和情绪的描述，我们应期待肥胖和心境障碍之间有明确联系。

因此，在一项针对5~13岁儿童的研究中，基线时的抑郁症状可预测6年后的胰岛素抵抗，表明心境低落可能是胰岛素抵抗、肥胖和相关疾病的主要前兆（Shomaker et al. 2011）。随后观察到这种关联发生在从青春期早期（平均12岁）到成年期（平均33岁）的女性，而不是男性（Pulkki-Raback et al. 2009）。也有报告称，成年人的抑郁症状（和/或所感知到的应激）与胰岛素抵抗之间存在关联（Arroyo et al. 2004；Eaton et al. 1996；Everson-Rose et al. 2004；Golden et al. 2004；Kawakami et al. 1999；Suarez 2006）。一项相对较新的荟萃分析得出结论，抑郁症状与随后发生NIDDM的风险增加37%有关，而与体重指数等等混杂因素无关（Knol et al. 2006）。因此，慢性心境低落和情绪减退似乎是随后患上胰岛素抵抗的良好预测因素。抑郁症状也伴随着糖尿病和胰岛素抵抗（Eckel et al. 2005；Okamura et al. 2000；Ramasubbu 2002；Timonen et al. 2005），尤其是在心血管疾病并存的情况下（Engum et al. 2005；Gans 2006）。甚至糖尿病患者维持的代谢控制程度似乎都在决定抑郁症是否发展为合并症方面起着重要作用（Lustman，Clouse 2005）。这种联系意味着调节血糖、胰岛素和情绪状态的共同系统（或系统）的崩溃，这个系统可能对血脂异常和皮质醇有重要作用（Grundy et al. 2005）。

胰岛素抵抗和重度抑郁症有几种相同的病理，包括HPA轴、自主神经系统、血小板和内皮功能紊乱（Gans 2006；Reagan 2007；Tamashiro et al. 2011）。事实上，Gans（2006）概述了可能产生这些症状的一系列可能途径，包括胰岛素抵抗、HPA轴功能障碍、自主神经系统失衡、内皮功能障碍、血小板过度活动、炎症反应（炎症过多或抑制不足）及慢性心理社会困扰。任何或所有这些系统都提供了合理解释，也没有理由认为从列出的7个系统中只有1个正确的选项。有证据表明 HPA 轴、血糖控制和认知能力之间存在密切联系（Bruehl et al. 2007）。这项研究中，2 型糖尿病患者在地塞米松抑制试验后表现出基础皮质醇水平增加以及皮质醇增加——表明 HPA 轴的高反应性。此外，这些患者的神经内分泌功能障碍与陈述性记忆能力有关。研究还表明，急性胰岛素治疗能改善阿尔茨海默氏症患者的陈述性记忆（Craft et al. 1996）。Reagan（2007）在描述糖尿病和抑郁症的神经系统后果之间具有"惊人的相似性"（第 635 页）之后，包括海马结构体积的减少（记忆功能的重要组成部分，另见 McEwan et al. 2002），近年来经常被引用。事实上，海马似乎对功能失调的葡萄糖调节和 / 或胰岛素利用率（或敏感性）不足极为敏感，这会引发神经突触重组（Magarinös，McEwen 2000）并增加糖尿病啮齿动物星形胶质细胞的增殖（Saravia et al. 2002）。这些发现记住了认知评价在情感中的重要性，以及在较小程度上，对心境的重要性，强调认知功能受损对情感状态的潜在影响。例如，面对压力很大的挑战并且在成功应对时无法想到类似场合的人可能会经历更消极的情感和情绪反应。葡萄糖，并且因此胰岛素，似乎在记忆功能中起着重要的作用。例如，禁食已被证明与健康女性的情景记忆负相关（Rolandsson et al. 2008），并且服用葡萄糖已被证明可改善人类和动物的认知能力，不管先前是否存在的认知障碍（Craft et al. 1996；Kaplan et al. 2000；Sunram-Lea et al. 2002）。在需要海马活动的任务中，啮齿动物的细胞外葡萄糖水平下降，意味着被摄取到细胞中（McNay et al. 2000）。因此，我们似乎面临这样一种情况：低血糖会损害大脑功能的重要方面，但慢性或反复高血糖似乎会对中枢神经系统造成持久损伤（Perantie et al. 2007；Wrighten et al. 2009）。这强调维持葡萄糖调节、血糖正常的重要性，无论是对短期中枢神经系统功能，还是对长期维持中枢神经系统健康都非常重要（Wrighten et al. 2009）。

　　也有越来越多证据表明肥胖与抑郁症、焦虑症、恐慌症和躁郁症等心境障碍密切相关（Kloiber et al. 2007；McElroy et al. 2004；Novick et al. 2005；Simon et al. 2006；Singh 2014）。中枢神经系统功能受损与肥胖有关，而肥胖反过来又会影响身心健康（Allison et al. 2009；Duarte et al. 2010；Talen，Mann 2009）。肥胖的人患抑郁症的风险会增加，而如果同时患有糖尿病，这个风险会翻倍（Anderson et al. 2001；de Groot et al. 2001；Labad et al. 2012）。抑郁心境也与腹部肥胖和不良饮食有关（Dong et al. 2004；Hamer et al. 2012；Luppino et al. 2010；Roberts et al. 2003；Simon et al. 2006；Zhao et al. 2011）。在心境障碍的动物模型中，肥胖和抑郁症状之间发现存在一致联系，再次提示存在一种共同的信号通路（Akubuiro et al. 2013；Chuang et al. 2011；Dallman 2010；Diz-Chaves 2011；Kumar et al. 2013；Maniam，Morris 2010；Spence，Courbasson 2012）。与整个研究领域情况一样，这种关系似乎不是线性因果关系（Singh 2014）。因此，肥胖会

导致心境低落（如低能量、低自尊），但持续的心境低落也会导致肥胖，因为这既会促使进食行为增加，也会导致偏向选择高脂肪和高糖源的食物。此外，经常伴随肥胖的胰岛素抵抗、高血糖和慢性应激（即 HPA 轴激活）可能会加剧和传播这些问题。因此，不仅胰岛素抵抗和心境明显相关，肥胖和心境也如此，并且有明确证据表明，这些信号通路虽然复杂，但却密切相关。

需考虑的核心问题是免疫活动中促炎症细胞因子的作用。新出现的证据表明，这些小蛋白质的增加与大脑的神经化学 / 神经性变化之间存在着重要的联系（Raison et al. 2006）。当考虑到它们可能与应激激素和内皮细胞膜相互作用时，源自自身免疫功能紊乱和 / 或慢性应激的细胞因子似乎是进一步研究的有力候选者（Craft et al. 1996；Reagan 2007）。同样，慢性或反复发作的高血糖可能进一步加重对两种心脏组织细胞膜（Rubin et al. 2012）以及关键神经功能（Pais et al. 2007；Sommerfield et al. 2004）的威胁。事实上，炎症细胞因子如干扰素 -α、IL-1、IL-2、IL-6、肿瘤坏死因子 -α 和 C- 反应蛋白的应用已被证实能引起心境、认知和行为的变化，类似于在心境和焦虑症中观察到的变化（Dantzer，Kelley 2007；Kent et al. 1992；Raison et al. 2006）。此外，阻断这些蛋白质的受体已被证明可减少实验室动物的疾病行为和抑郁症状，即使这些症状由心理应激引起的（Milligan et al. 1998；Persoons et al. 2005；Tyring et al. 2006）。促炎症细胞因子在 HPA 轴上也有描述良好的作用，这与重度抑郁症和心境障碍中所观察到的变化一致（Raison et al. 2006）。具体而言，增加 CRH 和皮质醇产生，以及降低组织对糖皮质激素的敏感性（Hasler et al. 2004；Pace et al. 2007；Silverman et al. 2004）。促炎症细胞因子也可能介导胰岛素抵抗（Dandona et al. 2004；Shoelson et al. 2007）。因此，我们有一个以复杂和多方面方式将胰岛素抵抗、肥胖和心境联系在一起的系统的发展蓝图，包括胰岛素在中枢神经系统和外周的单独作用、HPA 轴功能障碍、自身免疫反应、内皮功能障碍、炎症反应和慢性心理社会困扰（Gans 2006）。

临床意义

面对如此复杂和互相作用的系统时，我们很少处理明确的诊断和治疗指征。相反，我们必须观察整个系统，进行有针对性的细致改变，并仔细监测其影响。此外，如果我们删除导致不必要变化的刺激，则无法保证这样的系统将恢复到稳态，这一点还没有得到保证。我们面临着由洛伦兹（1963）推广的著名的"蝴蝶效应"问题。对于胰岛素抵抗、代谢综合征、糖尿病、心境障碍和肥胖，有相对明确的诊断试验和标准。然而，尚不清楚的是，检测到一种此类疾病的从业人员是否愿意为其他人检测其他疾病，以便对进化的系统作出更完整的诊断。有证据表明，治疗个别问题也会影响系统的其他方面，例如，使用抗抑郁药似乎可消除或减弱炎症反应（Musselman et al. 2003；Yirmiya et al. 2001）。考虑到症状的表现和表现方式的多变性，逐案处理问题似乎是明智的。到目前为止，还没有明确的证据表明这个问题的任何具体方面——肥胖、胰岛素抵抗或心境障碍——都是导致病理的主要原因。可以说，个体患者应该根据其个体症状进行评估、评价和治疗，同时保持对潜在合并症和发育轨迹／预后的认识。

结论

　　本章简要但全面地概述了目前与胰岛素抵抗、血糖调节、肥胖和心境有关的知识。这个主题不仅跨越学科界限，而且我们还看到了一个复杂调节系统的新景象，没有明确的"定向因果关系"。这种情况对传统的科学方法提出了挑战，因为传统的科学方法往往按照主题领域整齐地分开，而且往往假定有一个简单的因果链。然而，通过承认我们的工作必须跨越学科界限以及处理一个高度复杂的现象，我们给自己提供了最终理解甚至掌握一个极其重要问题的最佳机会。因此，我们所采用的方法、分析、培训和招聘技术也将相应改变。通过在这一独特的主题领域培养专家、研究人员和从业者，我们可开始建立一个共识，并就最佳实践达成明确的共识。

（彭娟 译，屠荣祥 校）

参考文献

Akubuiro, A., Bridget Zimmerman, M., Boles Ponto, L. L., Walsh, S. A., Sunderland, J., McCormick, L., & Singh, M. (2013). Hyperactive hypothalamus, motivated and non-distractible chronic overeating in ADAR2 transgenic mice. *Genes, Brain and Behavior, 12*(3), 311–322. doi:10.1111/gbb.12020.

Allison, D. B., Newcomer, J. W., Dunn, A. L., Blumenthal, J. A., Fabricatore, A. N., Daumit, G. L., . . . Alpert, J. E. (2009). Obesity among those with mental disorders: A National Institute of Mental Health meeting report. *American Journal of Preventive Medicine, 36*(4), 341–350. doi:10.1016/j.amepre.2008.11.020.

Anderson, R. J., Freedland, K. E., Clouse, R. E., & Lustman, P. J. (2001). The prevalence of comorbid depression in adults with diabetes: A meta-analysis. *Diabetes Care, 24*(6), 1069–1078.

Arias-Carrion, O., & Poppel, E. (2007). Dopamine, learning, and reward-seeking behavior. *Acta Neurobiologiae Experimentalis (Warsaw), 67*(4), 481–488.

Aronoff, S. L., Berkowitz, K., Schreiner, B., & Want, L. (2004). Glucose metabolism and regulation: Beyond insulin and glucagon. *Diabetes Spectrum, 17*(3), 183–190.

Arroyo, C., Hu, F. B., Ryan, L. M., Kawachi, I., Colditz, G. A., Speizer, F. E., & Manson, J. (2004). Depressive symptoms and risk of type 2 diabetes in women. *Diabetes Care, 27*(1), 129–133.

Banks, W. A. (2004). The source of cerebral insulin. *European Journal of Pharmacology, 490*(1–3), 5–12. doi:10.1016/j.ejphar.2004.02.040.

Banks, W. A., Owen, J. B., & Erickson, M. A. (2012). Insulin in the brain: There and back again. *Pharmacology and Therapeutics, 136*(1), 82–93. doi:10.1016/j.pharmthera.2012.07.006.

Batson, C. D., Shaw, L. L., & Oleson, K. C. (1992). Differentiating affect, mood, and emotion: Toward functionally based conceptual distinctions. In M. S. Clark (Ed.), *Emotion. Review of personality and social psychology* (pp. 294–326). Thousand Oaks: Sage Publications.

Belgardt, B. F., & Bruning, J. C. (2010). CNS leptin and insulin action in the control of energy homeostasis. *Annals of the New York Academy of Sciences, 1212*, 97–113. doi:10.1111/j.1749-6632.2010.05799.x.

Besedovsky, H., Chrousos, G., & Rey, A. D. (2008). *The hypothalamus-pituitary-adrenal axis* (1st ed.). *Elsevier Science*. Amsterdam: Academic.

Bjorklund, A., & Dunnett, S. B. (2007). Dopamine neuron systems in the brain: An update. *Trends in Neurosciences, 30*(5), 194–202. doi:10.1016/j.tins.2007.03.006.

Boggiano, M. M., Burgess, E. E., Turan, B., Soleymani, T., Daniel, S., Vinson, L. D., Lokken, K. L., Wingo, B. C., & Morse, A. (2014). Motives for eating tasty foods associated with binge-eating. Results from a student and a weight loss seeking population. *Appetite, 83*, 160–166.

Boggiano, M. M., Wenger, L. E., Turan, B., Tatum, M. M., Morgan, P. R., & Sylvester, M. D. (2015a). Eating tasty food to cope. Longitudinal association with BMI. *Appetite, 87*, 365–370. doi:10.1016/j.appet.2015.01.008.

Boggiano, M. M., Wenger, L. E., Mrug, S., Burgess, E. E., & Morgan, P. R. (2015b). The kids-palatable eating motives scale: Relation to BMI and binge eating traits. *Eating Behaviors, 17*, 69–73.

Bosco, D., Fava, A., Plastino, M., Montalcini, T., & Pujia, A. (2011). Possible implications of insulin resistance and glucose metabolism in Alzheimer's disease pathogenesis. *Journal of Cellular and Molecular Medicine, 15*(9), 1807–1821. doi:10.1111/j.1582-4934.2011.01318.x.

Bratanova-Tochkova, T. K., Cheng, H., Daniel, S., Gunawardana, S., Liu, Y. J., Mulvaney-Musa, J., ... Sharp, G. W. (2002). Triggering and augmentation mechanisms, granule pools, and biphasic insulin secretion. *Diabetes, 51*(Suppl 1), S83–S90.

Brett, M. A. S. (2003). The influence of gender on mood effects in advertising. *Psychology and Marketing, 20*(3), 249–273. doi:10.1002/mar.10070.

Bruehl, H., Rueger, M., Dziobek, I., Sweat, V., Tirsi, A., Javier, E., ... Convit, A. (2007). Hypothalamic-pituitary-adrenal axis dysregulation and memory impairments in type 2 diabetes. *Journal of Clinical Endocrinology Metabolism, 92*(7), 2439–2445. doi:10.1210/jc.2006-2540.

Bruning, J. C., Gautam, D., Burks, D. J., Gillette, J., Schubert, M., Orban, P. C., ... Kahn, C. R. (2000). Role of brain insulin receptor in control of body weight and reproduction. *Science, 289*(5487), 2122–2125.

Brunner, E. J., Hemingway, H., Walker, B. R., Page, M., Clarke, P., Juneja, M., ... Marmot, M. G. (2002). Adrenocortical, autonomic, and inflammatory causes of the metabolic syndrome: Nested case-control study. *Circulation, 106*(21), 2659–2665.

Burgess, E. E., Turan, B., Lokken, K. L., Morse, A., & Boggiano, M. M. (2014). Profiling motives behind hedonic eating. Preliminary validation of the Palatable Eating Motives Scale. *Appetite, 72*, 66–72.

Cashion, M. F., Banks, W. A., & Kastin, A. J. (1996). Sequestration of centrally administered insulin by the brain: Effects of starvation, aluminum, and TNF-alpha. *Hormones and Behavior, 30*(3), 280–286. doi:10.1006/hbeh.1996.0034.

Caspi, A., Sugden, K., Moffitt, T. E., Taylor, A., Craig, I. W., Harrington, H., ... Poulton, R. (2003). Influence of life stress on depression: Moderation by a polymorphism in the 5-HTT gene. *Science, 301*(5631), 386–389. doi:10.1126/science.1083968.

Chang, L., Chiang, S. H., & Saltiel, A. R. (2004). Insulin signaling and the regulation of glucose transport. *Molecular Medicine, 10*(7–12), 65–71. doi:10.2119/2005-00029.Saltiel.

Chisholm, D., Best, J., Frazer, I., Pawlak, D., Townsend, J., Twigg, S. (2010). Australian Type 1 diabetes research agenda – Parenting science, government and the community.

Chiu, H. K., Tsai, E. C., Juneja, R., Stoever, J., Brooks-Worrell, B., Goel, A., & Palmer, J. P. (2007). Equivalent insulin resistance in latent autoimmune diabetes in adults (LADA) and type 2 diabetic patients. *Diabetes Research and Clinical Practice, 77*(2), 237–244. doi:10.1016/j.diabres.2006.12.013.

Chuang, J. C., Perello, M., Sakata, I., Osborne-Lawrence, S., Savitt, J. M., Lutter, M., & Zigman, J. M. (2011). Ghrelin mediates stress-induced food-reward behavior in mice. *Journal of Clinical Investigation, 121*(7), 2684–2692. doi:10.1172/JCI57660.

Chung, Y. H., Shin, C. M., Joo, K. M., Kim, M. J., & Cha, C. I. (2002). Region-specific alterations in insulin-like growth factor receptor type I in the cerebral cortex and hippocampus of aged rats. *Brain Research, 946*(2), 307–313.

Clegg, D. J., Gotoh, K., Kemp, C., Wortman, M. D., Benoit, S. C., Brown, L. M., . . . Woods, S. C. (2011). Consumption of a high-fat diet induces central insulin resistance independent of adiposity. *Physiology and Behavior, 103*(1), 10–16. doi:10.1016/j.physbeh.2011.01.010.

Craft, S., Newcomer, J., Kanne, S., Dagogo-Jack, S., Cryer, P., Sheline, Y., . . . Alderson, A. (1996). Memory improvement following induced hyperinsulinemia in Alzheimer's disease. *Neurobiol Aging, 17*(1), 123–130.

Crawford, J. R., & Henry, J. D. (2004). The positive and negative affect schedule (PANAS): Construct validity, measurement properties and normative data in a large non-clinical sample. *British Journal of Clinical Psychology, 43*(Pt 3), 245–265. doi:10.1348/0144665031752934.

Dallman, M. F. (2010). Stress-induced obesity and the emotional nervous system. *Trends in Endocrinology and Metabolism, 21*(3), 159–165. doi:10.1016/j.tem.2009.10.004.

Dandona, P., Aljada, A., & Bandyopadhyay, A. (2004). Inflammation: The link between insulin resistance, obesity and diabetes. *Trends in Immunology, 25*(1), 4–7.

Daneman, D. (2006). Type 1 diabetes. *Lancet, 367*(9513), 847–858. doi:10.1016/S0140-6736(06)68341-4.

Dantzer, R., & Kelley, K. W. (2007). Twenty years of research on cytokine-induced sickness behavior. *Brain, Behavior, and Immunity, 21*(2), 153–160. doi:10.1016/j.bbi.2006.09.006.

de Groot, M., Anderson, R., Freedland, K. E., Clouse, R. E., & Lustman, P. J. (2001). Association of depression and diabetes complications: A meta-analysis. *Psychosomatic Medicine, 63*(4), 619–630.

de la Monte, S. M. (2014). Type 3 diabetes is sporadic Alzheimer's disease: Mini-review. *European Neuropsychopharmacology, 24*(12), 1954–1960. doi:10.1016/j.euroneuro.2014.06.008.

De Souza, C. T., Araujo, E. P., Bordin, S., Ashimine, R., Zollner, R. L., Boschero, A. C., Saad, M. J., & Velloso, L. A. (2005). Consumption of a fat-rich diet activates a proinflammatory response and induces insulin resistance in the hypothalamus. *Endocrinology, 146*, 4192–4199.

DeLong, M., & Wichmann, T. (2010). Changing views of basal ganglia circuits and circuit disorders. *Clinical EEG Neuroscience, 41*(2), 61–67. doi:10.1177/155005941004100204.

Detweiler-Bedell, B., Detweiler-Bedell, J. B., & Salovey, P. (2006). Mood-congruent perceptions of success depend on self-other framing. *Cognition & Emotion, 20*(2), 196–216. doi:10.1080/02699930500294996.

Diz-Chaves, Y. (2011). Ghrelin, appetite regulation, and food reward: Interaction with chronic stress. *International Journal of Peptides, 2011*, 898450. doi:10.1155/2011/898450.

Dong, C., Sanchez, L. E., & Price, R. A. (2004). Relationship of obesity to depression: A family-based study. *International Journal of Obesity and Related Metabolic Disorders, 28*(6), 790–795. doi:10.1038/sj.ijo.0802626.

Dou, J. T., Chen, M., Dufour, F., Alkon, D. L., & Zhao, W. Q. (2005). Insulin receptor signaling in long-term memory consolidation following spatial learning. *Learning and Memory, 12*(6), 646–655. doi:10.1101/lm.88005.

Duarte, C. S., Sourander, A., Nikolakaros, G., Pihlajamaki, H., Helenius, H., Piha, J., . . . Must, A. (2010). Child mental health problems and obesity in early adulthood. *Journal of Pediatrics,*

156(1), 93–97. doi:10.1016/j.jpeds.2009.06.066.

Eaton, W. W., Armenian, H., Gallo, J., Pratt, L., & Ford, D. E. (1996). Depression and risk for onset of type II diabetes. A prospective population-based study. *Diabetes Care, 19*(10), 1097–1102.

Eckel, R. H., Grundy, S. M., & Zimmet, P. Z. (2005). The metabolic syndrome. *Lancet, 365*(9468), 1415–1428. doi:10.1016/S0140-6736(05)66378-7.

Edwardson, C. L., Gorely, T., Davies, M. J., Gray, L. J., Khunti, K., Wilmot, E. G., . . . Biddle, S. J. (2012). Association of sedentary behaviour with metabolic syndrome: A meta-analysis. *PLoS One, 7*(4), e34916. doi:10.1371/journal.pone.0034916.

Ekkekakis, P., & Petruzzello, S. J. (1999). Acute aerobic exercise and affect: Current status, problems and prospects regarding dose-response. *Sports Medicine, 28*(5), 337–374.

Ekkekakis, P., & Petruzzello, S. J. (2000). Analysis of the affect measurement conundrum in exercise psychology: I. Fundamental issues. *Psychology of Sport & Exercise, 1*, 71–88.

Engum, A., Mykletun, A., Midthjell, K., Holen, A., & Dahl, A. A. (2005). Depression and diabetes: A large population-based study of sociodemographic, lifestyle, and clinical factors associated with depression in type 1 and type 2 diabetes. *Diabetes Care, 28*(8), 1904–1909.

Everson-Rose, S. A., Meyer, P. M., Powell, L. H., Pandey, D., Torrens, J. I., Kravitz, H. M., . . . Matthews, K. A. (2004). Depressive symptoms, insulin resistance, and risk of diabetes in women at midlife. *Diabetes Care, 27*(12), 2856–2862.

Faith, M. S., Carnell, S., & Kral, T. V. (2013). Genetics of food intake self-regulation in childhood. Literature review and research opportunities. *Human Heredity, 75*, 80–89.

Figlewicz, D. P., & Sipols, A. J. (2010). Energy regulatory signals and food reward. *Pharmacology, Biochemistry, and Behavior, 97*(1), 15–24. doi:10.1016/j.pbb.2010.03.002.

Figlewicz, D. P., Szot, P., Chavez, M., Woods, S. C., & Veith, R. C. (1994). Intraventricular insulin increases dopamine transporter mRNA in rat VTA/substantia nigra. *Brain Research, 644*(2), 331–334.

Figlewicz, D. P., Evans, S. B., Murphy, J., Hoen, M., & Baskin, D. G. (2003). Expression of receptors for insulin and leptin in the ventral tegmental area/substantia nigra (VTA/SN) of the rat. *Brain Research, 964*(1), 107–115.

Gans, R. O. (2006). The metabolic syndrome, depression, and cardiovascular disease: Interrelated conditions that share pathophysiologic mechanisms. *The Medical Clinics of North America, 90* (4), 573–591. doi:10.1016/j.mcna.2006.05.002.

Giovannini, C., Sellini, M., Manzo, G., Barletta, C., & Scavo, D. (1982). The influence, in normal subjects, of a high-protein normocaloric diet on the response of cortisol, ACTH, GH, and PRL to insulin hypoglycemia. *Bollettino della Società Italiana di Biologia Sperimentale, 58*(3–4), 121–127.

Gohil, B. C., Rosenblum, L. A., Coplan, J. D., & Kral, J. G. (2001). Hypothalamic-pituitary-adrenal axis function and the metabolic syndrome X of obesity. *CNS Spectrums, 6*(7), 581–586, 589.

Golden, S. H., Williams, J. E., Ford, D. E., Yeh, H. C., Paton Sanford, C., Nieto, F. J., . . . Atherosclerosis Risk in Communities, s. (2004). Depressive symptoms and the risk of type 2 diabetes: The Atherosclerosis Risk in Communities study. *Diabetes Care, 27*(2), 429–435.

Graziano, P. A., Calkins, S. D., & Keane, S. P. (2010). Toddler self-regulation skills predict risk for pediatric obesity. *International Journal of Obesity, 34*, 633–641.

Greco, A. V., Ghirlanda, G., Fedeli, G., & Gambassi, G. (1970). Insulin in the cerebrospinal fluid of man. *European Neurology, 3*(5), 303–307.

Grillo, C. A., Piroli, G. G., Hendry, R. M., & Reagan, L. P. (2009). Insulin-stimulated translocation of GLUT4 to the plasma membrane in rat hippocampus is PI3-kinase dependent. *Brain Research, 1296*, 35–45. doi:10.1016/j.brainres.2009.08.005.

Grundy, S. M., Cleeman, J. I., Daniels, S. R., Donato, K. A., Eckel, R. H., Franklin, B. A., . . . Blood, I. (2005). Diagnosis and management of the metabolic syndrome: An American Heart Association/National Heart, Lung, and Blood Institute Scientific Statement. *Circulation, 112*

(17), 2735–2752. doi:10.1161/CIRCULATIONAHA.105.169404.

Hall, E. E., Ekkekakis, P., & Petruzzello, S. J. (2002). The affective beneficence of vigorous exercise revisited. *British Journal of Health Psychology, 7*(Pt 1), 47–66. doi:10.1348/135910702169358.

Hamer, M., Batty, G. D., & Kivimaki, M. (2012). Risk of future depression in people who are obese but metabolically healthy: The English longitudinal study of ageing. *Molecular Psychiatry, 17*(9), 940–945. doi:10.1038/mp.2012.30.

Hanin, Y. (1999). *Sports-specific emotion-motivational profiling: An individualized assessment programme.* Paper presented at the psychology of sport: Enhancing the quality of life. Proceedings of the 10th European congress of sport psychology. Part 1, Prague.

Hanin, Y. (2000). *Emotions in sport.* Champaign: Human Kinetics.

Harrison, C. L., Lombard, C. B., East, C., Boyle, J., & Teede, H. J. (2015). Risk stratification in early pregnancy for women at increased risk of gestational diabetes. *Diabetes Research and Clinical Practice, 107*(1), 61–68. doi:10.1016/j.diabres.2014.09.006.

Hasler, G., Drevets, W. C., Manji, H. K., & Charney, D. S. (2004). Discovering endophenotypes for major depression. *Neuropsychopharmacology, 29*(10), 1765–1781. doi:10.1038/sj.npp.1300506.

Havrankova, J., Roth, J., & Brownstein, M. (1978). Insulin receptors are widely distributed in the central nervous system of the rat. *Nature, 272*(5656), 827–829.

Hawkins, M., Hosker, M., Marcus, B. H., Rosal, M. C., Braun, B., Stanek, E. J., 3rd, . . . Chasan-Taber, L. (2015). A pregnancy lifestyle intervention to prevent gestational diabetes risk factors in overweight Hispanic women: A feasibility randomized controlled trial. *Diabetes Medicine, 32*(1), 108–115. doi:10.1111/dme.12601.

Heimpel, S. A., Wood, J. V., Marshall, M. A., & Brown, J. D. (2002). Do people with low self-esteem really want to feel better? Self-esteem differences in motivation to repair negative moods. *Journal of Personality and Social Psychology, 82*(1), 128–147.

Hernandez, M., Mollo, A., Marsal, J. R., Esquerda, A., Capel, I., Puig-Domingo, M., . . . Action, L. c. (2015). Insulin secretion in patients with latent autoimmune diabetes (LADA): Halfway between type 1 and type 2 diabetes: Action LADA 9. *BMC Endocrine Disorders, 15*(1), 1. doi:10.1186/1472-6823-15-1.

Hogg, M. A., Abrams, D., & Martin, G. N. (2010). *Social cognition and attitudes.* Harlow: Pearson Education Limited.

Hotamisligil, G. S. (2010). Endoplasmic reticulum stress and the inflammatory basis of metabolic disease. *Cell, 140*(6), 900–917. doi:10.1016/j.cell.2010.02.034.

Hoyer, S. (2004). Glucose metabolism and insulin receptor signal transduction in Alzheimer disease. *European Journal of Pharmacology, 490*(1–3), 115–125. doi:10.1016/j.ejphar.2004.02.049.

Isganaitis, E., & Lustig, R. H. (2005). Fast food, central nervous system insulin resistance, and obesity. *Arteriosclerosis, Thrombosis, and Vascular Biology, 25*(12), 2451–2462. doi:10.1161/01.ATV.0000186208.06964.91.

Kaiyala, K. J., Prigeon, R. L., Kahn, S. E., Woods, S. C., & Schwartz, M. W. (2000). Obesity induced by a high-fat diet is associated with reduced brain insulin transport in dogs. *Diabetes, 49*(9), 1525–1533.

Kaplan, R. J., Greenwood, C. E., Winocur, G., & Wolever, T. M. (2000). Cognitive performance is associated with glucose regulation in healthy elderly persons and can be enhanced with glucose and dietary carbohydrates. *American Journal of Clinical Nutrition, 72*(3), 825–836.

Kawakami, N., Takatsuka, N., Shimizu, H., & Ishibashi, H. (1999). Depressive symptoms and occurrence of type 2 diabetes among Japanese men. *Diabetes Care, 22*(7), 1071–1076.

Kent, S., Bluthe, R. M., Kelley, K. W., & Dantzer, R. (1992). Sickness behavior as a new target for drug development. *Trends in Pharmacological Sciences, 13*(1), 24–28.

Kloiber, S., Ising, M., Reppermund, S., Horstmann, S., Dose, T., Majer, M., . . . Lucae, S. (2007). Overweight and obesity affect treatment response in major depression. *Biological Psychiatry,*

62(4), 321–326. doi:10.1016/j.biopsych.2006.10.001.

Knol, M. J., Twisk, J. W., Beekman, A. T., Heine, R. J., Snoek, F. J., & Pouwer, F. (2006). Depression as a risk factor for the onset of type 2 diabetes mellitus. A meta-analysis. *Diabetologia, 49*(5), 837–845. doi:10.1007/s00125-006-0159-x.

Komatsu, M., Takei, M., Ishii, H., & Sato, Y. (2013). Glucose-stimulated insulin secretion: A newer perspective. *Journal of Diabetes Investigation, 4*(6), 511–516. doi:10.1111/jdi.12094.

Konner, A. C., Hess, S., Tovar, S., Mesaros, A., Sanchez-Lasheras, C., Evers, N., . . . Bruning, J. C. (2011). Role for insulin signaling in catecholaminergic neurons in control of energy homeostasis. *Cell Metabolism, 13*(6), 720–728. doi:10.1016/j.cmet.2011.03.021.

Koyama, K., Chen, G., Lee, Y., & Unger, R. H. (1997). Tissue triglycerides, insulin resistance, and insulin production: Implications for hyperinsulinemia of obesity. *American Journal of Physiology, 273*(4 Pt 1), E708–E713.

Kumar, J., Chuang, J. C., Na, E. S., Kuperman, A., Gillman, A. G., Mukherjee, S., . . . Lutter, M. (2013). Differential effects of chronic social stress and fluoxetine on meal patterns in mice. *Appetite, 64*, 81–88. doi:10.1016/j.appet.2012.12.023.

Labad, J., Price, J. F., Strachan, M. W., Fowkes, F. G., Deary, I. J., Seckl, J. R., . . . Edinburgh Type 2 Diabetes Study, I. (2012). Leptin levels and depressive symptoms in people with type 2 diabetes: The edinburgh type 2 diabetes study. *Psychosomatic Medicine, 74*(1), 39–45. doi: 10.1097/PSY.0b013e31823ba8af.

Lacroix, M. C., Badonnel, K., Meunier, N., Tan, F., Schlegel-Le Poupon, C., Durieux, D., . . . Caillol, M. (2008). Expression of insulin system in the olfactory epithelium: First approaches to its role and regulation. *Journal of Neuroendocrinology, 20*(10), 1176–1190. doi:10.1111/j.1365-2826.2008.01777.x.

Lindley, S. E., Bengoechea, T. G., Schatzberg, A. F., & Wong, D. L. (1999). Glucocorticoid effects on mesotelencephalic dopamine neurotransmission. *Neuropsychopharmacology, 21*(3), 399–407. doi:10.1016/S0893-133X(98)00103-1.

Lorenz, E. N. (1963). "The Predictability of Hydrodynamic Flow" (PDF). *Transactions of the New York Academy of Sciences 25*(4), 409–432.

Luppino, F. S., de Wit, L. M., Bouvy, P. F., Stijnen, T., Cuijpers, P., Penninx, B. W., & Zitman, F. G. (2010). Overweight, obesity, and depression: A systematic review and meta-analysis of longitudinal studies. *Archives of General Psychiatry, 67*(3), 220–229. doi:10.1001/archgenpsychiatry.2010.2.

Lustman, P. J., & Clouse, R. E. (2005). Depression in diabetic patients: The relationship between mood and glycemic control. *Journal of Diabetes and its Complications, 19*(2), 113–122. doi:10.1016/j.jdiacomp.2004.01.002.

Magariños, A. M., & McEwen, B. S. (2000). Experimental diabetes in rats causes hippocampal dendritic and synaptic reorganization and increased glucocorticoid reactivity to stress. *Proceedings of the National Academy of Science, 97*, 11056–11061.

Maniam, J., & Morris, M. J. (2010). Voluntary exercise and palatable high-fat diet both improve behavioural profile and stress responses in male rats exposed to early life stress: Role of hippocampus. *Psychoneuroendocrinology, 35*(10), 1553–1564. doi:10.1016/j.psyneuen.2010.05.012.

Mayfield, J. (1998). Diagnosis and classification of diabetes mellitus: New criteria. *American Family Physician, 58*(6), 1355–1362, 1369–1370.

McElroy, S. L., Kotwal, R., Malhotra, S., Nelson, E. B., Keck, P. E., & Nemeroff, C. B. (2004). Are mood disorders and obesity related? A review for the mental health professional. *The Journal of Clinical Psychiatry, 65*(5), 634–651, quiz 730.

McEwen, B. S., & Reagan, L. P. (2004). Glucose transporter expression in the central nervous system: Relationship to synaptic function. *European Journal of Pharmacology, 490*(1–3), 13–24. doi:10.1016/j.ejphar.2004.02.041.

McEwen, B. S., Magarinos, A. M. & Reagan, L. P. (2002). Studies of hormone action in the hippocampal formation: possible relevance to depression and diabetes. *Journal of*

Psychocomatic Research, 53(4), 883–890.

McNair, D. M., Lorr, M., & Droppleman, L. F. (1971). *Manual for the profile of mood states*. San Diego: Educational and Industrial Testing Services.

McNay, E. C., Fries, T. M., & Gold, P. E. (2000). Decreases in rat extracellular hippocampal glucose concentration associated with cognitive demand during a spatial task. *Proceedings of the National Academy of Sciences of the United States of America, 97*(6), 2881–2885. doi:10.1073/pnas.050583697.

Milligan, G. N., Bernstein, D. I., & Bourne, N. (1998). T lymphocytes are required for protection of the vaginal mucosae and sensory ganglia of immune mice against reinfection with herpes simplex virus type 2. *Journal of Immunology, 160*(12), 6093–6100.

Morino, K., Petersen, K. F., & Shulman, G. I. (2006). Molecular mechanisms of insulin resistance in humans and their potential links with mitochondrial dysfunction. *Diabetes, 55*(Suppl 2), S9–S15. doi:10.2337/diabetes.

Muniyappa, R., Lee, S., Chen, H., & Quon, M. J. (2008). Current approaches for assessing insulin sensitivity and resistance in vivo: Advantages, limitations, and appropriate usage. *American Journal of Physiology, Endocrinology and Metabolism, 294*(1), E15–E26. doi:10.1152/ajpendo.00645.2007.

Musselman, D. L., Betan, E., Larsen, H., & Phillips, L. S. (2003). Relationship of depression to diabetes types 1 and 2: Epidemiology, biology, and treatment. *Biological Psychiatry, 54*(3), 317–329.

Myers, M. G., Cowley, M. A., & Munzberg, H. (2008). Mechanisms of leptin action and leptin resistance. *Annual Review of Physiology, 70*, 537–556. doi:10.1146/annurev.physiol.70.113006.100707.

Nelson, T. J., Sun, M. K., Hongpaisan, J., & Alkon, D. L. (2008). Insulin, PKC signaling pathways and synaptic remodeling during memory storage and neuronal repair. *European Journal of Pharmacology, 585*(1), 76–87. doi:10.1016/j.ejphar.2008.01.051.

Novick, J. S., Stewart, J. W., Wisniewski, S. R., Cook, I. A., Manev, R., Nierenberg, A. A., ... investigators, S. D. (2005). Clinical and demographic features of atypical depression in out-patients with major depressive disorder: Preliminary findings from STAR*D. *J Clin Psychiatry, 66*(8), 1002–1011.

Okamura, F., Tashiro, A., Utumi, A., Imai, T., Suchi, T., Tamura, D., ... Hongo, M. (2000). Insulin resistance in patients with depression and its changes during the clinical course of depression: Minimal model analysis. *Metabolism, 49*(10), 1255–1260. doi: 10.1053/meta.2000.9515.

Ono, H., Pocai, A., Wang, Y., Sakoda, H., Asano, T., Backer, J. M., ... Rossetti, L. (2008). Activation of hypothalamic S6 kinase mediates diet-induced hepatic insulin resistance in rats. *Journal of Clinical Investigation, 118*(8), 2959–2968. doi:10.1172/JCI34277.

Pace, T. W., Hu, F., & Miller, A. H. (2007). Cytokine-effects on glucocorticoid receptor function: Relevance to glucocorticoid resistance and the pathophysiology and treatment of major depression. *Brain, Behavior, and Immunity, 21*(1), 9–19. doi:10.1016/j.bbi.2006.08.009.

Pais, I., Hallschmid, M., Jauch-Chara, K., Schmid, S. M., Oltmanns, K. M., Peters, A., ... Schultes, B. (2007). Mood and cognitive functions during acute euglycaemia and mild hyperglycaemia in type 2 diabetic patients. *Experimental and Clinical Endocrinology and Diabetes, 115*(1), 42–46. doi:10.1055/s-2007-957348.

Perantie, D. C., Wu, J., Koller, J. M., Lim, A., Warren, S. L., Black, K. J., ... Hershey, T. (2007). Regional brain volume differences associated with hyperglycemia and severe hypoglycemia in youth with type 1 diabetes. *Diabetes Care, 30*(9), 2331–2337. doi:10.2337/dc07-0351.

Persoons, P., Vermeire, S., Demyttenaere, K., Fischler, B., Vandenberghe, J., Van Oudenhove, L., ... Rutgeerts, P. (2005). The impact of major depressive disorder on the short- and long-term outcome of Crohn's disease treatment with infliximab. *Alimentary Pharmacology and Therapeutics, 22*(2), 101–110. doi:10.1111/j.1365-2036.2005.02535.x.

Pollock, V., Cho, D. W., Reker, D., & Volavka, J. (1979). Profile of mood states: The factors and their physiological correlates. *Journal of Nervous and Mental Disease, 167*(10), 612–614.

Pulkki-Raback, L., Elovainio, M., Kivimaki, M., Mattsson, N., Raitakari, O. T., Puttonen, S., ... Keltikangas-Jarvinen, L. (2009). Depressive symptoms and the metabolic syndrome in childhood and adulthood: A prospective cohort study. *Health Psychology, 28*(1), 108–116. doi: 10.1037/a0012646.

Raison, C. L., Capuron, L., & Miller, A. H. (2006). Cytokines sing the blues: Inflammation and the pathogenesis of depression. *Trends in Immunology, 27*(1), 24–31. doi:10.1016/j. it.2005.11.006.

Ramasubbu, R. (2002). Insulin resistance: A metabolic link between depressive disorder and atherosclerotic vascular diseases. *Medical Hypotheses, 59*(5), 537–551.

Reagan, L. P. (2007). Insulin signaling effects on memory and mood. *Current Opinion in Pharmacology, 7*(6), 633–637. doi:10.1016/j.coph.2007.10.012.

Roberts, R. E., Deleger, S., Strawbridge, W. J., & Kaplan, G. A. (2003). Prospective association between obesity and depression: Evidence from the Alameda County Study. *International Journal of Obesity and Related Metabolic Disorders, 27*(4), 514–521. doi:10.1038/sj. ijo.0802204.

Roden, M., Price, T. B., Perseghin, G., Petersen, K. F., Rothman, D. L., Cline, G. W., & Shulman, G. I. (1996). Mechanism of free fatty acid-induced insulin resistance in humans. *Journal of Clinical Investigation, 97*(12), 2859–2865. doi:10.1172/JCI118742.

Rolandsson, O., Backestrom, A., Eriksson, S., Hallmans, G., & Nilsson, L. G. (2008). Increased glucose levels are associated with episodic memory in nondiabetic women. *Diabetes, 57*(2), 440–443. doi:10.2337/db07-1215.

Rollins, B. Y., Loken, E., Savage, J. S., & Birch, L. L. (2014). Measurement of food reinforcement in preschool children. Associations with food intake, BMI, and reward sensitivity. *Appetite, 72*, 21–27.

Rosmond, R., & Bjorntorp, P. (2000). The hypothalamic-pituitary-adrenal axis activity as a predictor of cardiovascular disease, type 2 diabetes and stroke. *Journal of Internal Medicine, 247*(2), 188–197.

Rubin, J., Matsushita, K., Ballantyne, C. M., Hoogeveen, R., Coresh, J., & Selvin, E. (2012). Chronic hyperglycemia and subclinical myocardial injury. *Journal of the American College of Cardiology, 59*(5), 484–489. doi:10.1016/j.jacc.2011.10.875.

Russell, J. A. (1980). A circumflex model of affect. *Journal of Personality and Social Psychology, 39*, 1161–1178.

Samuel, V. T., & Shulman, G. I. (2012). Mechanisms for insulin resistance: Common threads and missing links. *Cell, 148*(5), 852–871. doi:10.1016/j.cell.2012.02.017.

Saravia, F. E., Revsin, Y., Gonzalez Deniselle, M. C., Gonzalez, S. L., Roig, P., Lima, A., ... De Nicola, A. F. (2002). Increased astrocyte reactivity in the hippocampus of murine models of type 1 diabetes: The nonobese diabetic (NOD) and streptozotocin-treated mice. *Brain Research, 957*(2), 345–353.

Schinner, S., Scherbaum, W. A., Bornstein, S. R., & Barthel, A. (2005). Molecular mechanisms of insulin resistance. *Diabetic Medicine, 22*(6), 674–682. doi:10.1111/j.1464-5491.2005.01566.x.

Schucman, H., & Thetford, C. (1975). *A course in miracle*. New York: Viking Penguin.

Schultz, W. (2002). Getting formal with dopamine and reward. *Neuron, 36*(2), 241–263.

Schwartz, M. W., & Porte, D., Jr. (2005). Diabetes, obesity, and the brain. *Science, 307*(5708), 375–379. doi:10.1126/science.1104344.

Shoelson, S. E., Herrero, L., & Naaz, A. (2007). Obesity, inflammation, and insulin resistance. *Gastroenterology, 132*(6), 2169–2180. doi:10.1053/j.gastro.2007.03.059.

Shomaker, L. B., Tanofsky-Kraff, M., Stern, E. A., Miller, R., Zocca, J. M., Field, S. E., ... Yanovski, J. A. (2011). Longitudinal study of depressive symptoms and progression of insulin resistance in youth at risk for adult obesity. *Diabetes Care, 34*(11), 2458–2463. doi:10.2337/ dc11-1131.

Silverman, M. N., Miller, A. H., Biron, C. A., & Pearce, B. D. (2004). Characterization of an interleukin-6- and adrenocorticotropin-dependent, immune-to-adrenal pathway during viral infection. *Endocrinology, 145*(8), 3580–3589. doi:10.1210/en.2003-1421.

Simon, G. E., Von Korff, M., Saunders, K., Miglioretti, D. L., Crane, P. K., van Belle, G., & Kessler, R. C. (2006). Association between obesity and psychiatric disorders in the US adult population. *Archives of General Psychiatry, 63*(7), 824–830. doi:10.1001/archpsyc.63.7.824.

Singh, M. (2014). Mood, food, and obesity. *Frontiers in Psychology, 5*, 925. doi:10.3389/fpsyg.2014.00925.

Sluijs, I., Beulens, J. W., van der A, D. L., Spijkerman, A. M., Grobbee, D. E., van der Schouw, Y. T. (2010). Dietary intake of total, animal, and vegetable protein and risk of type 2 diabetes in the European Prospective Investigation into cancer and nutrition (EPIC)-NL study. *Diabetes Care, 33*(1), 43–48. doi:10.2337/dc09-1321.

Sommerfield, A. J., Deary, I. J., & Frier, B. M. (2004). Acute hyperglycemia alters mood state and impairs cognitive performance in people with type 2 diabetes. *Diabetes Care, 27*(10), 2335–2340.

Spence, S., & Courbasson, C. (2012). The role of emotional dysregulation in concurrent eating disorders and substance use disorders. *Eating Behaviors, 13*(4), 382–385. doi:10.1016/j.eatbeh.2012.05.006.

Steen, E., Terry, B. M., Rivera, E. J., Cannon, J. L., Neely, T. R., Tavares, R., . . . de la Monte, S. M. (2005). Impaired insulin and insulin-like growth factor expression and signaling mechanisms in Alzheimer's disease – Is this type 3 diabetes? *Journal of Alzheimer's Disease, 7*(1), 63–80.

Strubbe, J. H., & Mein, C. G. (1977). Increased feeding in response to bilateral injection of insulin antibodies in the VMH. *Physiology and Behavior, 19*(2), 309–313.

Suarez, E. C. (2006). Sex differences in the relation of depressive symptoms, hostility, and anger expression to indices of glucose metabolism in nondiabetic adults. *Health Psychology, 25*(4), 484–492. doi:10.1037/0278-6133.25.4.484.

Sunram-Lea, S. I., Foster, J. K., Durlach, P., & Perez, C. (2002). Investigation into the significance of task difficulty and divided allocation of resources on the glucose memory facilitation effect. *Psychopharmacology, 160*(4), 387–397. doi:10.1007/s00213-001-0987-9.

Talen, M. R., & Mann, M. M. (2009). Obesity and mental health. *Primary Care, 36*(2), 287–305. doi:10.1016/j.pop.2009.01.012.

Tamashiro, K. L., Sakai, R. R., Shively, C. A., Karatsoreos, I. N., & Reagan, L. P. (2011). Chronic stress, metabolism, and metabolic syndrome. *Stress, 14*(5), 468–474. doi:10.3109/10253890.2011.606341.

Tataranni, P. A., & DelParigi, A. (2003). Functional neuroimaging: A new generation of human brain studies in obesity research. *Obesity Reviews, 4*(4), 229–238.

Terry, P. C., Lane, A. M., Lane, H. J., & Keohane, L. (1999). Development and validation of a mood measure for adolescents. *Journal of Sports Sciences, 17*(11), 861–872. doi:10.1080/026404199365425.

Terry, P. C., Lane, A. M., & Fogarty, G. J. (2003). Construct validity of the profile of mood states – Adolescents for use with adults. *Psychology of Sport and Exercise, 4*(2), 125–139. doi:10.1016/S1469-0292(01)00035-8.

Thompson, E. R. (2007). Development and validation of an internationally reliable short form of the positive and negative affect schedule (PANAS). *Journal of Consulting and Clinical Psychology, 38*(2), 227–242.

Timonen, M., Laakso, M., Jokelainen, J., Rajala, U., Meyer-Rochow, V. B., & Keinanen-Kiukaanniemi, S. (2005). Insulin resistance and depression: Cross sectional study. *BMJ, 330*(7481), 17–18. doi:10.1136/bmj.38313.513310.F71.

Tsigos, C., & Chrousos, G. P. (2002). Hypothalamic-pituitary-adrenal axis, neuroendocrine factors and stress. *Journal of Psychosomatic Research, 53*(4), 865–871.

Tyring, S., Gottlieb, A., Papp, K., Gordon, K., Leonardi, C., Wang, A., . . . Krishnan, R. (2006).

Etanercept and clinical outcomes, fatigue, and depression in psoriasis: Double-blind placebo-controlled randomised phase III trial. *Lancet, 367*(9504), 29–35. doi:10.1016/S0140-6736(05)67763-X.

Unger, R. H., & Scherer, P. E. (2010). Gluttony, sloth and the metabolic syndrome: A roadmap to lipotoxicity. *Trends in Endocrinology and Metabolism, 21*(6), 345–352. doi:10.1016/j.tem.2010.01.009.

Unger, J., McNeill, T. H., Moxley, R. T., 3rd, White, M., Moss, A., & Livingston, J. N. (1989). Distribution of insulin receptor-like immunoreactivity in the rat forebrain. *Neuroscience, 31*(1), 143–157.

Valenciano, A. I., Corrochano, S., de Pablo, F., de la Villa, P., & de la Rosa, E. J. (2006). Proinsulin/insulin is synthesized locally and prevents caspase- and cathepsin-mediated cell death in the embryonic mouse retina. *Journal of Neurochemistry, 99*(2), 524–536. doi:10.1111/j.1471-4159.2006.04043.x.

Volkow, N. D., Fowler, J. S., Wang, G. J., Ding, Y. S., & Gatley, S. J. (2002). Role of dopamine in the therapeutic and reinforcing effects of methylphenidate in humans: Results from imaging studies. *European Neuropsychopharmacology, 12*(6), 557–566.

Wang, G. J., Volkow, N. D., Logan, J., Pappas, N. R., Wong, C. T., Zhu, W., ... Fowler, J. S. (2001). Brain dopamine and obesity. *Lancet, 357*(9253), 354–357.

Wang, G. J., Volkow, N. D., & Fowler, J. S. (2002). The role of dopamine in motivation for food in humans: Implications for obesity. *Expert Opinion on Therapeutic Targets, 6*(5), 601–609. doi:10.1517/14728222.6.5.601.

Watson, D., Clark, L. A., & Tellegen, A. (1988). Development and validation of brief measures of positive and negative affect: The PANAS scales. *Journal of Personality and Social Psychology, 54*(6), 1063–1070.

Wilcox, G. (2005). Insulin and insulin resistance. *Clinical Biochemistry Reviews, 26*(2), 19–39.

Wise, R. A. (1996). Addictive drugs and brain stimulation reward. *Annual Review of Neuroscience, 19*, 319–340. doi:10.1146/annurev.ne.19.030196.001535.

Woods, S. C., & Porte, D., Jr. (1977). Relationship between plasma and cerebrospinal fluid insulin levels of dogs. *American Journal of Physiology, 233*(4), E331–E334.

Wrighten, S. A., Piroli, G. G., Grillo, C. A., & Reagan, L. P. (2009). A look inside the diabetic brain: Contributors to diabetes-induced brain aging. *Biochimica et Biophysica Acta, 1792*(5), 444–453. doi:10.1016/j.bbadis.2008.10.013.

Yirmiya, R., Pollak, Y., Barak, O., Avitsur, R., Ovadia, H., Bette, M., ... Weidenfeld, J. (2001). Effects of antidepressant drugs on the behavioral and physiological responses to lipopolysaccharide (LPS) in rodents. *Neuropsychopharmacology, 24*(5), 531–544. doi:10.1016/S0893-133X(00)00226-8.

Yue, J. T., & Lam, T. K. (2012). Lipid sensing and insulin resistance in the brain. *Cell Metabolism, 15*(5), 646–655. doi:10.1016/j.cmet.2012.01.013.

Zhao, G., Ford, E. S., Li, C., Tsai, J., Dhingra, S., & Balluz, L. S. (2011). Waist circumference, abdominal obesity, and depression among overweight and obese U.S. adults: National Health and Nutrition Examination Survey 2005–2006. *BMC Psychiatry, 11*, 130. doi:10.1186/1471-244X-11-130.

Zimmet, P., Alberti, K. G., & Shaw, J. (2001). Global and societal implications of the diabetes epidemic. *Nature, 414*(6865), 782–787. doi:10.1038/414782a.

第 8 章　心源性心血管疾病的动物模型

Eugene Nalivaiko，Luca Carnevali，Angela J. Grippo，Andrea Sgoifo

目录

摘要

　　心理应激与心血管疾病发病率之间的密切因果关系现在已经有了充分记录。对人类的研究一直试图通过调查与心血管健康相关的心理和社会特征来揭示这一关联的意义。然而，由于个人社会史难以控制和标准化，不可能将心理应激刺激仅仅用于实验目的，以及人类心血管发病机制的长期跨度，这项研究受到了限制。控制社会环境和不利社会事件的动物研究可以部分克服这些限制。本文的目的是为目前有关啮齿类动物心理社会因素与心血管功能障碍之间关系的实验证据提供最新参考，特别着重于模拟应激性心脏性猝死、心律失常、应激性心肌病和心源性高血压，并着重将急慢性心理和社会应激、攻击性和负面心境状态作为致病因素。

关键词

　　应激（Stress）· 心律失常（Arrhythmia）· 社会失败（Social defeat）· 抑郁（Depression）· 高血压（Hypertension）

引言

　　心理社会风险因素的多样性可分为三大类，即社会环境、人格特质和消极情绪（von Kanel 2012）。在人类和动物身上进行的大量临床／流行病学和实验研究提供了令人信服的证据，证明了心理社会因素与心血管疾病发病率之间的紧密联系（Costoli et al. 2004；Krantz，McCeney 2002；Rozanski et al. 1999；Sgoifo et al. 2009；Verrier，Lown 1984）。焦虑和心境状态、愤怒和敌意等人格特征、应对策略、社会经济状况、急慢性的心理或社会应激源及缺乏重要的社会支持都被证明对心血管健康具有调节和干扰作用（Albus 2010；De Vogli et al. 2007；Steptoe et al. 2010；Van der Kooy et al. 2007）。对于冠状动脉疾病、高血压、心肌顿抑、中风和心律失常的发病和进展，这些社会心理变量似乎是与传统因素（吸烟、胆固醇水平、腰围脂肪、体重指数和缺乏身体活动）一样重要的独立风险因素（Hemingway et al. 2001；Strike，Steptoe 2004；Wittstein et al. 2005）。

　　人类研究的内在局限在于难以控制和标准化实验室或临床评估之前的个人社会史。此外，心理社会应激刺激在实验中的应用也明显受到伦理和法规的限制。正是因为这样，动物研究变得不可或缺。心理应激源对正常心血管的影响已在动物中得到广泛研究。介导这些反应的生理机制相对容易理解；本章重点介绍跨越生理稳态边界并导致疾病状态的心源性心血管疾病。更具体地说，它涉及动物模型，提供了对应激性心血管功能障碍机制的深入了解。

根据其发展的时间尺度,心源性心血管疾病可分为两种类型——急性和慢性。在应激事件发生期间或发生后短时间内(数分钟 / 数小时)发生急性即刻效应;应激性室性心律失常和应激性(takotsubo)心肌病属于这一类。持续或持久的影响是由慢性应激源引起的,可持续数天、数月或数年;在人类中,这种类型的心血管疾病表现为心源性高血压和抑郁症相关的心脏病。

急性心身应激源引起的心脏病

心脏性猝死的原因

心理困扰可能会引发人类的猝死。目前有确凿的临床证据表明,猝死的主要原因是室性心律失常,常伴有急性心理障碍。(Lampert et al. 2000;Reich et al. 1981;Rozanski et al. 1999)。其他研究则强调了心理应激与心律失常之间联系的重要性(完整评价请参见 Rozanski et al. 1999)。众所周知的例子是 1994 年洛杉矶(北岭地区)地震时心脏性猝死率增加了六倍(Leor et al. 1996),世界贸易中心恐怖袭击事件发生后植入式心脏复律除颤器患者心律失常发生率增加三倍(Steinberg et al. 2004)。应激性心律失常领域的一个重要问题是,为什么有些人比其他人更容易受到这些问题的影响。心肌电不稳定性在发生这些心律失常中的致病作用现已确立,主要是由于对长 QT 综合征患者的广泛研究。在这些患者中,突然的警觉刺激可能会触发多形性室性心动过速,潜伏期仅为几秒钟(Wilde et al. 1999),表明这些心律失常的神经源性。

心率不是心室变化的充分生物标志物

急性应激心脏效应的动物研究采用了各种实验范式。与人类的实验室或自然应激源类似,心理应激源(约束、恐惧条件反射、巨响、喷气、社会失败)会不断提高大鼠和小鼠的心率。这种心动过速是正常的生理反应,已被进行广泛研究,其机制在其他地方也进行了详细描述(Bandler et al. 1991;Dampney et al. 2008;Fontes et al. 2014)。然而,很少有人承认,心动过速(心脏起搏器区自主神经影响的指数)不能充分反映心室心肌的心律失常状态;事实上,这可能还会产生误导。窦房结、心脏传导系统和心室心肌可以彼此独立地控制(Nalivaiko et al. 2003,2007)。因此,心率的增加并不一定能预测心肌中的神经影响。此外,心动过速本身具有心脏保护作用,因为它通过增强电兴奋性来缩短心室舒张期的持续时间(也称为"心室易损期")。这些考虑因素强调,在应激性心脏功能障碍的动物研究中,仅心率并不足以评价致心律失常作用,应采用心室指标评估方法。在这些指标中，我们将集中注意以下几个方面：①心律失常的直接心电图征象；②心电稳定性的侵入性测量；③心室壁运动的影像学评估。

有心脏病倾向动物承受应激时的室性心律失常

一些研究将心理应激源与机械或药物干预相结合，在动物承受应激之前改变心肌电稳定性。早期在猪身上完成的研究工作中（Skinner et al. 1975），在初步手术期间，在冠状动脉左前降支内植入一个封堵器。术后，动物仅仅通过固定和暴露于陌生环境中就会受到应激。在此应激源下进行冠状动脉闭塞时，可诱发心室颤动（ventricular fibrillation, VF）。在随后的一项研究中，作者证明下丘脑背内侧区（或仅位于其尾侧的区域）的椎间盘阻滞可以预防或明显延迟冠状动脉闭塞后心室颤动的发作（Skinner, Reed 1981）。在 Lown 等（Corbalan et al. 1974）进行的犬类研究中，证明心理应激确实可以使刚刚从心肌梗死恢复的动物体内引发室性快速型心律失常。这两项研究的结果是互补的，因为它们都模拟了应激与心肌梗死急性期（Skinner, Reed 1981）或梗死后早期（Corbalan et al. 1974）相关的情况。

另一种揭示应激干预的致心律失常作用的方法是将其呈递给心肌电稳定性受药物手段影响的动物。这一方法被用于 Natelson 及其同事的早期工作中，他们向处于条件性恐惧的豚鼠注射洋地黄（一种众所周知具有心脏毒性的强心苷）。当向这些动物提供条件性刺激时，与没有受到恐惧条件反射的洋地黄注射对照相比，它们产生更多的恶性心律失常并具有更高的发病率（Natelson et al. 1978）。

在了解人类心脏性猝死机制方面的一个重大进展是发现并详细描述了所谓的长 QT 综合征（long QT syndrome, LQTS）——一组遗传（基因）或后天（药物引起的）心脏通道病。这些疾病的很大一部分与心肌细胞中表达的钾通道功能异常有关，导致复极期延长（即心电图上的"长 QT"）和心肌兴奋性升高。LQTS 患者易患恶性室性快速型心律失常（"尖端扭转型室性心动过速"），可能由身体或心理应激源引发。在家兔中，服用多非利特（一种延迟整流钾电流快速组分的选择性阻滞剂）模拟 LQT2 型综合征，以及对这些动物进行突然警觉刺激持续地触发室性心律失常，包括类似扭转的事件（Nalivaiko et al. 2004）。这些事件的短暂潜伏期表明它们是由神经介导的，并且对 β- 肾上腺素能阻滞剂的敏感性证实了它们是由于心脏交感神经活动增加而发生的。这些发现与人体数据非常吻合，表明心脏交感神经活动升高可能是恶性室性快速型心律失常的主要原因（Meredith et al. 1991）。

上述数据强调了在模型中进行动物应激研究的重要性，其中包括对心肌电不稳定的刺激,因为心脏健康的动物很少表现出明显的心电图异常。描述心脏完整动物应激性心律失常的首批研究之一是在豚鼠身上进行的(Natelson,Cagin 1979)。在静息状态下的 24 小时心电图监测中,某些动物仅偶尔观察到异位室性心动过速,束缚应激导致所有动物频繁发生异位,此外,在某些动物中还发现了短暂的室性心动过速。在大鼠心律失常中,与约束相比,社会失败期间的脆弱性更大,因为与非社会应激源相比,社会失败会引起更大的神经内分泌激活动(Sgoifo et al. 1997)。

心脏完整的动物承受应激时的心室电活动

几种心脏电生理方案允许评估"无声"的心肌电稳定性,即没有明显的室性心律失常心电图迹象。这些方法是侵入性的,需要在初步手术期间植入心脏起搏电极,或在较大型的动物中,在急性研究中通过股动脉插入它们。心脏电生理评估的一种方法是测量心室颤动的阈值(触发 VF 的最小电流强度)。然而,这种技术需要随后对动物进行复苏,最好是测量重复性心室反应(重复性期前收缩)的阈值(Lown et al. 1973)。Lown 及其同事们在对有意识的狗进行的一些研究中使用了这种方法。他们发现心理应激(对足部电击的预期)大大降低了重复性心室反应的阈值。作者提出该指标与心室颤动阈值之间密切相关,认为心理应激是心脏性猝死的一个有效诱发 / 触发因素。他们进一步证明交感神经过度活跃是影响心肌电稳定性的主要机制(Matta et al. 1976),而迷走神经刺激可以抵消这种影响(Kolman et al. 1976)。

在一些后续研究中,Lown 及其同事们使用重复性期前收缩阈值作为心室易损性指标,证明了系统给予 5- 羟色胺(5-HT)前体、激动剂或影响中枢 5-HT 水平的药物心脏保护特性(Blatt et al. 1979;Rabinowitz,Lown 1978)。这些心脏保护作用与脑脊液中 5-HT 含量的增加有关,并且主要是由心脏交感神经活动减少所介导,明确证实了这些作用是中心性的(Lehnert et al. 1987)。作者因此得出结论,改变中枢 5-HT 能神经传递是预防和治疗应激性室性快速型心律失常的一个有希望的治疗靶点。直到最近,Nalivaiko 等人通过实验证实了这一观点(2009),他们证明,用选择性激动剂(8-OH-DPAT)激活 5-HT1A 受体实际上消除了遭受社会失败的大鼠的应激性心律失常。这种药物的作用很可能与抑制延髓中缝内的心活动性前交感神经元有关,因为局部微量注射 8-OH-DPAT 可有效抑制大鼠和兔子的应激性心动过速(Nalivaiko et al. 2005;Ngampramuan et al. 2008)。近几十年来,对中枢 5- 羟色胺能神经传递的参与进行了广泛研究(McCall,Clement 1994;Nalivaiko,Sgoifo 2009;Ramage 2001;Ramage,Villalon 2008),并且上述实验与普遍公认的观点非常一致,即 5-HT1A 受体具有中枢交感神经和类迷走神经特性。

应激性心肌病的动物模型

近 10 年前,日本心脏病专家首次描述了应激性心肌病(又称"心尖球形综合征"、"高科亚型心脏病"或"心碎综合征")(Satoda et al. 1995);另见本书相关章节。临床上,这种功能障碍类似于心肌梗死,伴有胸痛和心电图异常等症状,但没有伴随冠状动脉痉挛或心肌缺血所致的酶释放。应激性心肌病在绝经后妇女中普遍存在,并且通常是由强烈的情绪应激源引起的。这种疾病最明显的特征是心室壁收缩功能障碍,主要发生在心尖区(Akashi et al. 2010)。

Ueyama 及其同事们建立了一种应激性心肌病的自然动物模型(2002)。他们发现,受到固定应激的大鼠会产生短暂的左心室功能障碍,这与在人类身上所观察到的现象非常相似。这种作用是由儿茶酚胺介导的,因为它对肾上腺素受体的药物性阻滞很敏感。这是在人类身上发现类似结果之前进行的一个有趣动物研究例子:2005 年,Wittstein 及其同事们(2005)报告说,在患有应激性心肌病的患者中,血浆儿茶酚胺水平显著升高。利用他们的大鼠模型,Ueyama 及其同事们为理解应激性心肌病的病理生理学做出了重大贡献。他们证明,在固定应激过程中,肾上腺素受体的激活导致心脏组织中即早基因的上调(Ueyama 2004);Akashi(2010)等人详细讨论了这种效应的潜在分子后果。

大鼠研究还提供了潜在解释,即为什么绝经后妇女中发生应激性心肌病的频率更高。在绝经期间,缺乏雌激素导致心脏易受应激影响;这种情况的相关模型方法是切除大鼠的卵巢。在这些动物中,补充雌激素可以减轻固定化所致的心肌病(Ueyama et al. 2007)。此外,还发现雌激素的心肌保护作用可以在大脑水平和末梢器官、心脏和肾上腺髓质水平上发挥介导作用(Ueyama et al. 2006,2007)。

社会因素与急性社会应激源所致心脏病的重要性

在人类中,各种形式的不充分社会交往可能是应激性疾病发作和进展的最相关应激因素,包括心身疾病(如心血管疾病)和心理疾病(如焦虑和抑郁)(Bjorkqvist 2001)。社交应激事件并不一定意味着明显的攻击性行为;相反,它们通常遵循口头和心理途径(Pico-Alfonso et al. 2007)。在动物中,对领土控制、食物资源和性伴侣之间的争端可能是非常残酷和频繁的,并可能造成严重的身心损害。多年来,应激生物学家实施了各种实验范式,旨在了解应激反应的生理和行为特征以及应激性疾病的潜在机制。传统上用于啮齿动物的心理 - 身体应激过程(例如固定或电击)的范式在行为学上的相关性有限(Sgoifo et al. 2005)。最近的研究得益于高度转化、自然主义的应激模型,如社会冲突、从属关系和长期的社会隔离。

社会失败的急慢性影响

在啮齿动物中,单次发作的社会失败事件具有强烈的生理和行为影响。社会失败是通过居住 - 入侵法测试获得的,该测试包括在同种占主导地位的雄性领土中引入实验动物。失败是居住的大鼠反复攻击的结果,并根据特征行为模式可以清楚地检测到入侵者的从属声明(Koolhaas et al. 2013)。在短期内(数分钟到数小时),失败会导致心动过速、迷走神经张力降低、心律失常、高血压、高热以及血浆糖皮质激素和儿茶酚胺水平升高(Sgoifo et al. 1999)。有趣的是,8-OH-DPAT(一种 5-HT1A 受体激动剂)由于抑制心脏交感神经驱动和迷走神经张力降低而减轻失败引起的心动过速和心律失常(Nalivaiko et al. 2009)。

从长期来看(数天 / 数周),社会失败会极大地影响动物的行为(McGrady 1984;Meerlo et al. 1996a;Ruis et al. 1999)、记忆(Von Frijtag et al. 2000)及神经内分泌和免疫功能(Buwalda et al. 1999;Engler et al. 2004;Meerlo et al. 1996b;Stefanski,Engler 1998)。特别是,社会失败可能导致心率昼夜节律的严重紊乱(Meerlo et al. 1999),其主要包括可能由于静息期值增加和 / 或活动期减少所致的节律振幅衰减(Meerlo et al. 2002)。这些改变在挑战终止后可持续 2 周时间(Meerlo et al. 1999;Tornatzky,Miczek 1993)。

当社会从属关系变成一种长期状态时,后果可能是不可逆转的。例如,与侵略者在周围不断威胁有关的反复失败事件被证明会造成永久性心脏解剖改变(Costoli et al. 2004)。具体来说,当一只雄性老鼠被暴露在每天 1 次攻击事件中 2 周,并且永久地维持在进一步的被攻击威胁下时,就会观察到心脏水平的结构损伤,大量的纤维组织——证实是发展心律失常的基础(Costoli et al. 2004)。这一实验的结果支持了这样的假设,即对间歇性同型应激源的生理反应,虽然允许短期适应并在几天内逐渐减弱,但会导致组织长期超负荷,并导致永久性的病理改变(McEwen,1998)。这些改变的确切机制目前尚不清楚;它们可能包括大规模释放邻苯二酚胺,以应对持续的社会威胁状况。

当一种类似的慢性心理应激方案应用于缺乏 1A 型 5- 羟色胺受体的小鼠(5-HT1A KO 小鼠)时,四分之一的动物死于心脏骤停(Carnevali et al. 2012a)。确实,基因缺乏 5-HT1A 受体似乎对心血管健康有害,因为它增加了慢性应激小鼠发生致命心脏事件的风险。这一证据证实了这些受体对心血管应激稳态的保护作用,就像之前所描述的 5- 羟色胺 1A 激动剂在社会失败背景下的急性抗心律失常和抗心动过速效应(Nalivaiko et al. 2009;Nalivaiko,Sgoifo 2009)。在暴露于社会压力下的猴也有报道类似的 5-HT1A 受体心脏保护作用(Shively et al. 2006)。

　　阐明社会压力引起的自主神经失衡的神经生物学机制的另一个贡献来自
Sevoz-Couche 和他的同事最近的一项研究(2013 年)。他们发现，连续四天暴露
在社交失败期的大鼠心率变异性(heart rate variability, HRV)、心脏交感神经发
生率和压力反射增加减少。肌醇对下丘脑背内侧核的抑制作用和格雷司琼阻
断孤束核 5-HT$_3$ 受体逆转了这些心血管变化，并强调了这些区域在反复社会
挑战后心血管自动适应中的作用。

社会孤立效应

　　另一个社会挑战——社会孤立的有害影响已被 Grippo 及其同事在草原田
鼠中进行了广泛的研究(Grippo 2009；Grippo et al. 2011)。这种动物物种的
优势在于它们具有稳定的一夫一妻制的社会关系以及周围社交连接(Carter
et al. 2008；Young, Wang 2004)。这些独特的社会特性使得这种动物模型与
人类有趣的相似性。雌性和雄性草原田鼠对长期剥夺性伴侣或家庭成员的
社会联系十分敏感，可造成显著的行为和生理影响，包括焦虑和抑郁行为，以
及自主神经、神经内分泌和心脏功能失调(Grippo et al. 2011，2012；McNeal et
al. 2014)。

慢性社会压力因素与抑郁和心脏病的相互作用

实验动物抑郁样状态的评估

　　实验和临床证据都表明抑郁障碍和心血管功能障碍之间存在着强有力的
双向联系。特别是，独立于传统危险因素如高血压、吸烟、胆固醇升高、不运动
和体重指数升高(Sowden, Huffman 2009；Whooley 2006)，抑郁患者患心脏病的
风险明显较高(Khawaja et al. 2009；Lippi et al. 2009)。虽然许多研究强调了抑
郁症与心脏病之间的联系，但一些基本的机制仍只有部分被揭示。进行与抑
郁有关的动物研究的主要困难是极度缺乏客观的抑郁指数；在强迫游泳试验
中，最常用的两种是蔗糖偏好和活动减少。前者的基础是动物对加糖水的正
常偏好降低，认为反映了一种典型的抑郁症状——快感缺乏。在后一项试验
中，游泳活动减少被认为反映了绝望，这是人类抑郁的另一个特征。因此，可
以客观测量的心血管相关指标在这里有很大的价值。抑郁与心脏健康之间的
联系一个可能的病理生理机制似乎是由于心脏交感神经兴奋增加和 / 或心迷
走神经兴奋降低心脏所致交感神经平衡的改变(Barton et al. 2007；Carney et al.
1988；Kemp et al. 2010；Pitzalis et al. 2001；Rechlin et al. 1994)。自主神经系统的

紊乱可能导致室性心律失常和心源性猝死,后者是心血管死亡的主要原因之一(Zipes,Wellens 1998)。

抑郁样状态与心脏疾病之间的机制联系

社会压力是临床抑郁(Kendler et al. 1999)和心血管疾病发展的关键环境因素(Steptoe,Brydon 2009)。重大的社会生活事件,如工作压力、家庭成员的离去和社会孤立,可能使个人对随后的压力敏感,从而增加患这种疾病的风险(Post 1992)。其中,基于一段社会失败时期的社会挑战是一种实验模式,它依赖于强有力的理论前提来满足建构和病因学的有效性。正如前面总结的那样,社会失败和社会孤立分别导致了急性和持久的行为和心理变化,这些变化与人类情绪障碍的核心方面非常相似。Carnevali 和他的同事(2012b)对小鼠使用这种结合的社会失败 / 社会隔离模式,发现这种挑战会导致抑郁样行为、下丘脑 - 垂体 - 肾上腺皮质轴的功能和结构改变以及焦虑水平的增加。心血管后果包括短暂心率昼夜节律的改变和中度心肌肥厚。

只有少数几项研究评估了慢性社会压力与心脏功能障碍之间的机制联系。在其中一项研究中,Carnevali 和他的同事(2013)证明,让大鼠遭受重复的社会失败在 3 周以上,不仅会导致行为(蔗糖偏好降低)和生物学(体重下降和昼夜节律振幅的改变)抑郁先兆,而且还会对心脏电生理变量产生促心律失常效应。高密度心外膜标测分析显示,电波波前的横向传导速度显著降低,有效不应期缩短。与对照组相比,压力组动物心室心肌兴奋性增加,并有显著性差异。这种情形通常被认为是心律失常发生的重要决定因素(Carnevali et al. 2013)。

行为应对方式与心脏易损性

在人类中,现已确定某些行为模式与心血管风险升高有关。具体而言,具有所谓“A 型”行为的个体(攻击性、敌对性、不耐烦、竞争性、努力成就)比 B 型行为更容易患心脏病(相对缺乏 A 型特征)(Betensky,Contrada 2010;Friedman,Rosenman 1959;Kop 1999;Rozanski et al. 1999;Smith 1992;Smith et al. 2004)。调节这一环节的病理生理理论机制可能包括损害自主神经系统对心脏功能的控制。大量证据表明,心率变异性所显示的心脏自主神经调节降低,预测了最初健康人群的心脏病发展(Liao et al. 1997;Tsuji et al. 1996)。心肌梗死和心力衰竭患者的生存率较低(Bigger et al. 1992;La Rovere et al. 1998,2003)。通过使用动物模型可以更深入地了解潜在机制,因为人类中大多数描述的行为特征在动物中也是可识别的。在大鼠中,攻击性特征的程度可以基于在经典的居民-入侵者测试中攻击男性入侵者的潜伏时间来评估（Koolhaas et al. 2013）。根据许多其他动物物种的个性特征（Bell，Sih 2007；Groothuis，Carere 2005；Reale et al. 2007；Sih et al. 2004），啮齿类动物的高攻击性被认为是更普遍的积极应对方式的重要指标和组成部分，而低攻击性被认为是反应性应对方式的反映（Koolhaas 2008；Koolhaas et al. 1999）。这些不同的行为应对方式经常与自主神经和内（再）分泌活动的不同模式相关（de Boer et al. 2003；Koolhaas et al. 1999）。然而，对于这些不同行为和生理应对方式的心脏自主控制的研究只是偶尔进行的，并且提供了非结论性的证据（Sgoifo et al. 2005，1996）。在最近专门针对这个问题的大鼠研究中，Catnevali 及其同事（2013）发现，与非攻击性动物相比，高攻击性大鼠的静息心率变异性降低，主要表现在更低迷走神经调节方面。最重要的是，高攻击性大鼠在应激或药理学 β 肾上腺素能刺激期间室性心律失常的发生率较高。这些发现与下述观点一致，即大鼠高水平的攻击行为与心脏自主神经损害和增加心律失常易感性有关，心律失常易感性可预测针对心脏发病率和死亡率的易感性。

心因性高血压

心因性高血压的流行病学证据

许多流行病学研究提供了令人信服的证据，证明心理社会因素在人类原发性高血压发展中的因果作用（Henry，Cassel 1969；Steptoe 2000）。最著名的研究之一是对 100 多名过修道生活的意大利修女的纵向研究：在这项 20 年研究的过程中，他们的收缩压和舒张压值几乎没有变化。相反，在年龄相匹配的女信徒中，血压在同一时期显著增加（Timio et al. 1988）。在后来的一篇论文中，作者通过描述了另一个 12 年的随访，证实了他们的初步发现，并提出了一些论点，表明修女和女信徒之间的其他生活方式差异并没有对两组间的血压差异造成影响（Timio et al. 2001）。许多精心设计的研究证明，"工作压力"（与高需求和不确定相关的职业活动）现在是公认的高血压发展的生活方式风险因素（e.g.，Pickering 2004；Schnall et al. 1990）。

心因性高血压的早期动物模型

毫不惊奇地，许多人试图建立压力诱导性高血压的动物模型，本节的目的是对这一领域最相关的研究进行严格的回顾。"压力性高血压"在这里被定义为应激源刺激后出现的长期、持续的血压升高，心理压力源的急性升压效应在已经有广泛的研究、描述和记录。根据现有研究可以得出的一个主要结论是，它们的结果往往相互矛盾。可能导致这一争议的各种因素可能包括不同的压力类型、作用时间、动物的年龄和品种，以及最重要的是评估血压的方法。在两项早期的大鼠研究中，动物每周接受 3 次不可预测的伤害性感觉刺激（闪光灯、响声、摇动笼子），持续 12~20 周（Cox et al. 1985；Smookler, Buckley 1969）。从应激的第 2 周开始发现大量高血压，并持续到整个应激期。在其中一项研究中，动物在刺激方案终止后被监测了 20 周，发现在这时间内血压保持在高水平。

基因修饰在心因性高血压中的作用

一些研究人员对大鼠对应激源敏感性的潜在遗传倾向特别感兴趣。为了解决这个问题，Lawler（Lawler et al. 1981）建立了一种名为临界高血压大鼠（BHR，SHR 和 Wistar-Kyoto 大鼠的第一代后代）的新型动物模型，其 AP 轻度升高，没有重度高血压。提示高血压前期动物在发生持续性高血压时，更容易受到心理应激的影响。当 BHR 每天受到复杂的应激模式（避免足底电击）在 2~3 周内就会出现高血压；这种高血压在整个应激期（3~4 个月）以及应激后阶段持续存在（Lawler et al. 1981, 1984）。有趣的是，即使在同一实验室中进行的研究和使用相同的动物和压力模式，也有大量的矛盾报道。最初的一项研究中（Lawler et al. 1981），血压在实验过程中稳定地增加到 40mmHg 的差异，而在第二项研究中，升压效应较小（20~25mmHg），并在 2~3 周时差异稳定下来，没有进一步增加（Lawler et al. 1984）。需要说明的是，在所有目前提及的研究中，血压都是使用尾袖法间接测定的。

在随后的几个实验中，对 BHR 大鼠使用了一些不太复杂的刺激方式，如不可避免的足底电击（Cox et al. 1985），约束和气流（Hatton et al. 1993），以及社会拥挤（Muller et al. 2001），这些刺激方式均可产生不同程度的升压效应（10~30mmHg）。这些研究中，均采用了尾袖法测量血压，并在其中 2 个研究中，也使用了导管置入主动脉在刺激结束时直接测量动脉的方法（Cox et al. 1985；Hatton et al. 1993）。后来，Mansi 和 Drolet（1997 年）报告说，BHR 受到 8 周的约束 / 气流压力发生轻度高血压。最后，在另外两项用生物遥测技术评估血压的研究中，没有发现压力性高血压的迹象（Mansi, Drolet 1997；Muller et al. 2001）。

另一种评估遗传倾向对心因性高血压的影响的方法是根据大鼠对盐摄入血压的反应，培育两种大鼠品系。这些品系被称为 Dahl 敏感和耐 Dahl 的大鼠。令人厌恶的巴甫洛夫条件反射不会引起这些大鼠的高血压（Dahl et al. 1968），但当他们受到高度伤害的足底电击 / 食物冲突（为了获得食物颗粒，老鼠必须按下一个杠杆触发电击），持续了整个 25 周的压力期，Dahl 敏感的大鼠发展成高血压（Friedman, Iwai 1976）。应激对高血压的影响在耐 DAHL 动物中也存在，但进展较慢，不太明显。

动物心因性高血压研究中的争议及其潜在原因

对于慢性压力/高血压动物研究的无法解释的争论里，有一个很好的例子可以通过以下一系列的实验工作来说明。

最初，Henry 和 Cassel（1969）提出的证据表明，各种压力源（社会拥挤、猫的气味暴露和领土争斗）会引起小鼠血压持续显著升高（65mmHg）。在大鼠中也发现了这一结果，他们还发现，通过频繁移动雄性小鼠于不同的公共笼子维持不稳定的社会等级可造成血压升高异常明显（80mmHg），甚至在血压正常的 Sprague-Dawley 大鼠中也是如此。然而，几年后，Harrap 等人（1984）证明类似的慢性压力方式对 SD、WKY 及 BHR 小鼠血压几乎没有影响，从而使这些发现受到严重怀疑。作为回应，Henry 进行了一项非常详细和长时间（6个月）的研究，使用与 Wexler 完全相同的压力方案，发现，实际上，在 WKY大鼠中血压未受到影响，在测量 SD 大鼠的某些时间点的血压略有升高（约10mmHg），在 Long-Evans 大鼠中缓慢升高（Henry et al. 1993）。作者解释了Long-Evans 大鼠因具有更高水平的攻击性和更频繁的战斗表现而造成了这种应变之间的差异。然而，完全无法解释，对同一种压力方案应用相同的压力，为什么在第一项研究（Wexler，Greenberg 1978）的 1 个月内会引起迅速而剧烈的高血压效应，但在后一项研究中只产生了非常温和延迟的作用（Henryet al. 1993）。

必须注意的是，在上面提到的大多数研究中，AP 是使用尾袖法评估的 - 这是一种简单的无创技术，其原理与间接测量人体动脉压的原理相同。然而，尾部袖口措施有一些严重的局限性。首先，大鼠和小鼠的尾血管床温度较高，在 20~25℃的正常实验室环境温度下，尾部的血流量变化很大，有时甚至接近于零（Blessing 2005；Garcia et al. 2001）。因此，在测量之前和期间，为了使其保持恒定且可测量的水平，动物应保持在温暖的环境（33~38℃）中。其次，动物应受到约束，为此目的而使用的限制器——塑料圆柱体——与用于激发约束应力的约束装置不同。再次，没有广泛认识到尾血管床与其他血管结构是分开控制的，即使是轻微的刺激也会在尾血管床引起明显的选择性血管收缩（Blessing 2005）。因此，通过尾袖法采取的血压测量措施是否代表真正的静息值是值得怀疑的。事实上，最近的几项研究证实了这一疑问：Van Acker 等（2001）发现尾袖法中可以引起血压和心率的显著增加。在另一项精心设计的研究中，确切地指出，即使在习惯化 3 周（9 次）之后，约束和加热仍会引起明显的升压和心动过速反应，以及血浆去甲肾上腺素和血管紧张素Ⅱ浓度的升高（Grundt et al. 2009）。最后，单独处理，同时处理和约束，会引起 AP 和心率的大幅上升，这些反应甚至在 10 次治疗后也不会产生习惯化（McDougall et al. 2005）。

生物遥测是评估清醒无约束动物心血管参数的"金标准"。到目前为止，有 4 项已发表的研究使用这种方法来确定慢性应激是否对血压有任何持续的 影 响（Bobrovskaya et al. 2013；Gelsema et al. 1994；Lemaire，Mormede 1995；Muller et al. 2001）。这些研究共涉及 4 种大鼠品系，包括 BHR 和 SHR，其导致高血压的应激方式，与先前采用尾袖法测量血压的研究相同。血压的临界性升高仅见于其中一种（Bobrovskaya et al. 2013；在其他 3 种情况下，血压一直保持稳定。

总之，使用尾袖口测量的实验人员似乎成功地证明，只有一些应激源在某些大鼠品系中引起血压升高，而大多数生物遥测研究未能证明对任何一种压力源的血压有所影响。因此，这种巨大差异的主要原因很可能是尾袖法的干扰性和相关的限制：在这种情况下测量的数值可能反映动物对测量过程的反应，而不是在未扰动状态下血压的基本水平。这种情况最有可能发生在那些没有任何初步习惯每周只进行一次测量（Lawler et al. 1984；Wexler，Greenberg 1978），甚至每月 1 次的情况下（Henry et al. 1993）。与非应激对照组相比，以前压力过大的动物对尾袖法的反应可能更强烈。虽然制造商建议，在进行尾袖测量之前，这些动物应该习惯于测量条件，但目前尚不清楚有多少次习惯性测量是足够的。

尾袖仍然被广泛使用，最近的一些研究使用它来记录慢性应激对正常血压大鼠的高血压效应（Andrews et al. 2003；Blake et al. 1995）；在一个例子中，直接测量也证实了这一点（Alkadhi et al. 2005）。在这个后来的研究中，高血压的发展动态（仅在 4 天内达到 40mmHg）与其他几个报告形成了鲜明的对比，在这些报告中，升压改变需要 2~3 周的压力暴露。上述考虑表明，长期压力源的积极升压效应必须谨慎对待。

可能是血压评估方法以外的其他因素导致了不同研究结果的差异，也可能是因为心因性高血压动物模型与人类实际情况之间的不一致。Folkow（1982）在他的精神病学评论中提出，当讨论高血压的精神 - 情感原因时，如果压力诱导的应激发作频繁重复，这可能导致血压持续升高。在这里大多数研究工作中，压力方案要么每天执行要么持久执行，但是进一步增加压力干预的频率似乎不是一个有前景的方案。对压力环境的实际控制或感知能够有效地减少其负面的生理影响。很可能是动物暴露在慢性或反复厌恶的应激源下，对这些假定的不良事件开发有效的应对策略，以某种方式对抗这些应激源的有害影响。因此，未来针对精神源性高血压的动物研究必须制定和采用新的应激方案，特别侧重于应激源的不可控性和不可预测性。

结论与临床意义

从本章总结的数据来看，急性和慢性应激性心脏紊乱的动物模型是非常有用的。他们允许研究人员复制人类的临床条件，提供了对致病机制的洞察力，并提出了新的治疗策略。在某些情况下，他们先于并预测了人类的临床发现。通过使用啮齿动物模型并遵循这一研究方向，不仅可以更清楚地了解与心理和社会压力相关的心身障碍的生理／神经／行为基础，而且还可能获得社会支持和更广泛的积极社会关系的有益影响的生物学证据。

（彭娟 译，屠荣祥 校）

参考文献

Akashi, Y. J., Nef, H. M., Mollmann, H., & Ueyama, T. (2010). Stress cardiomyopathy. *Annual Review of Medicine, 61*, 271–286.

Albus, C. (2010). Psychological and social factors in coronary heart disease. *Annals of Medicine, 42*(7), 487–494. doi:10.3109/07853890.2010.515605.

Alkadhi, K. A., Alzoubi, K. H., Aleisa, A. M., Tanner, F. L., & Nimer, A. S. (2005). Psychosocial stress-induced hypertension results from in vivo expression of long-term potentiation in rat sympathetic ganglia. *Neurobiology of Disease, 20*(3), 849–857.

Andrews, E., Jenkins, C., Seachrist, D., Dunphy, G., & Ely, D. (2003). Social stress increases blood pressure and cardiovascular pathology in a normotensive rat model. *Clinical and Experimental Hypertension, 25*(2), 85–101.

Bandler, R., Carrive, P., & Zhang, S. P. (1991). Integration of somatic and autonomic reactions within the midbrain periaqueductal grey: Viscerotopic, somatotopic and functional organization. *Progress in Brain Research, 87*, 269–305.

Barton, D. A., Dawood, T., Lambert, E. A., Esler, M. D., Haikerwal, D., Brenchley, C.,... Lambert, G. W. (2007). Sympathetic activity in major depressive disorder: Identifying those at increased cardiac risk? *Journal of Hypertension, 25*(10), 2117–2124.

Bell, A. M., & Sih, A. (2007). Exposure to predation generates personality in threespined sticklebacks (Gasterosteus aculeatus). *Ecology Letters, 10*(9), 828–834. doi:10.1111/j.1461-0248.2007.01081.x.

Betensky, J. D., & Contrada, R. J. (2010). Depressive symptoms, trait aggression, and cardiovascular reactivity to a laboratory stressor. *Annals of Behavioral Medicine, 39*(2), 184–191. doi:10.1007/s12160-010-9176-6.

Bigger, J. T., Jr., Fleiss, J. L., Steinman, R. C., Rolnitzky, L. M., Kleiger, R. E., & Rottman, J. N. (1992). Frequency domain measures of heart period variability and mortality after myocardial infarction. *Circulation, 85*(1), 164–171.

Bjorkqvist, K. (2001). Social defeat as a stressor in humans. *Physiology and Behavior, 73*(3), 435–442.

Blake, M. J., Klevay, L. M., Halas, E. S., & Bode, A. M. (1995). Blood pressure and heat shock protein expression in response to acute and chronic stress. *Hypertension, 25*(4 Pt 1), 539–544.

Blatt, C. M., Rabinowitz, S. H., & Lown, B. (1979). Central serotonergic agents raise the repetitive extrasystole threshold of the vulnerable period of the canine ventricular myocardium. *Congressional Record, 44*(5), 723–730.

Blessing, W. W. (2005). Clozapine increases cutaneous blood flow and reduces sympathetic cutaneous vasomotor alerting responses (SCVARs) in rats: Comparison with effects of halo-peridol. *Psychopharmacology, 181*(3), 518–528.

Bobrovskaya, L., Beard, D., Bondarenko, E., Beig, M. I., Jobling, P., Walker, F. R.,... Nalivaiko, E. (2013). Does exposure to chronic stress influence blood pressure in rats? *Autonomic Neuroscience, 177*(2), 217–223. doi:10.1016/j.autneu.2013.05.001.

Buwalda, B., de Boer, S., ED, S., Felszeghy, K., Nyakas, C., A, S.,... Koolhaas, J. (1999). Long-lasting deficient dexamethasone suppression of hypothalamic-pituitary-adrenocortical activation following peripheral CRF challenge in socially defeated rats. *Journal of Neuroendocrinology, 11*(7), 513–520.

Carnevali, L., Mastorci, F., Audero, E., Graiani, G., Rossi, S., Macchi, E.,... Sgoifo, A. (2012a). Stress-induced susceptibility to sudden cardiac death in mice with altered serotonin homeostasis. *PLoS One, 7*(7), e41184. doi:10.1371/journal.pone.0041184, [pii] PONE-D-12-09604.

Carnevali, L., Mastorci, F., Graiani, G., Razzoli, M., Trombini, M., Pico-Alfonso, M. A.,... Sgoifo, A. (2012b). Social defeat and isolation induce clear signs of a depression-like state, but modest cardiac alterations in wild-type rats. *Physiology and Behavior, 106*(2), 142–150. doi:10.1016/j.physbeh.2012.01.022.

Carnevali, L., Trombini, M., Porta, A., Montano, N., de Boer, S. F., & Sgoifo, A. (2013a). Vagal withdrawal and susceptibility to cardiac arrhythmias in rats with high trait aggressiveness. *PLoS One, 8*(7), e68316. doi:10.1371/journal.pone.0068316.

Carnevali, L., Trombini, M., Rossi, S., Graiani, G., Manghi, M., Koolhaas, J. M.,... Sgoifo, A. (2013). Structural and electrical myocardial remodeling in a rodent model of depression. *Psychosomatic Medicine, 75*(1), 42–51. doi:10.1097/PSY.0b013e318276cb0d, [pii] PSY.0b013e318276cb0d.

Carney, R. M., Rich, M. W., teVelde, A., Saini, J., Clark, K., & Freedland, K. E. (1988). The relationship between heart rate, heart rate variability and depression in patients with coronary artery disease. *Journal of Psychosomatic Research, 32*(2), 159–164.

Carter, C. S., Grippo, A., Pournajafi-Nazarloo, H., Ruscio, M. G., & Porges, S. W. (2008). Oxytocin, vasopressin and sociality. Prog. in brain res (Vol. 170, pp. 331–336).

Corbalan, R., Verrier, R., & Lown, B. (1974). Psychological stress and ventricular arrhythmias during myocardial infarction in the conscious dog. *Congressional Record, 34*(6), 692–696.

Costoli, T., Bartolomucci, A., Graiani, G., Stilli, D., Laviola, G., & Sgoifo, A. (2004). Effects of chronic psychosocial stress on cardiac autonomic responsiveness and myocardial structure in mice. *American Journal of Physiology – Heart and Circulatory Physiology, 286*(6), H2133–H2140. doi:10.1152/ajpheart.00869.2003.

Cox, R. H., Hubbard, J. W., Lawler, J. E., Sanders, B. J., & Mitchell, V. P. (1985). Exercise training attenuates stress-induced hypertension in the rat. *Congressional Record, 7*(5), 747–751.

Dahl, L. K., Knudsen, K. D., Heine, M., & Leitl, G. (1968). Hypertension and stress. *Nature, 219* (5155), 735–736.

Dampney, R., Horiuchi, J., & McDowall, L. (2008). Hypothalamic mechanisms coordinating cardiorespiratory function during exercise and defensive behaviour. *Autonomic Neuroscience, 142*, 3–10.

de Boer, S. F., van der Vegt, B. J., & Koolhaas, J. M. (2003). Individual variation in aggression of feral rodent strains: A standard for the genetics of aggression and violence? *Behavior Genetics, 33*(5), 485–501.

De Vogli, R., Chandola, T., & Marmot, M. G. (2007). Negative aspects of close relationships and heart disease. *Archives of Internal Medicine, 167*(18), 1951–1957. doi:10.1001/archinte.167.18.1951.

Engler, H., Dawils, L., Hoves, S., Kurth, S., Stevenson, J. R., Schauenstein, K., & Stefanski, V. (2004). Effects of social stress on blood leukocyte distribution: The role of alpha- and beta-adrenergic mechanisms. *Journal of Neuroimmunology, 156*(1–2), 153–162. doi:10.1016/j.jneuroim.2004.08.005.

Folkow, B. (1982). Physiological aspects of primary hypertension. *Congressional Record, 62*(2), 347–504.

Fontes, M. A., Xavier, C. H., Marins, F. R., Limborco-Filho, M., Vaz, G. C., Muller-Ribeiro, F. C., & Nalivaiko, E. (2014). Emotional stress and sympathetic activity: Contribution of dorsomedial hypothalamus to cardiac arrhythmias. *Brain Research, 1554*, 49–58. doi:10.1016/j.brainres.2014.01.043.

Friedman, R., & Iwai, J. (1976). Genetic predisposition and stress-induced hypertension. *Congressional Record, 193*(4248), 161–162.

Friedman, M., & Rosenman, R. H. (1959). Association of specific overt behavior pattern with blood and cardiovascular findings; blood cholesterol level, blood clotting time, incidence of arcus senilis, and clinical coronary artery disease. *Journal of the American Medical Association, 169*(12), 1286–1296.

Garcia, J. N., Pedersen, N. P., Nalivaiko, E., & Blessing, W. W. (2001). Tail artery blood flow measured by chronically implanted Doppler ultrasonic probes in unrestrained conscious rats. *Journal of Neuroscience Methods, 104*(2), 209–213.

Gelsema, A. J., Schoemaker, R. G., Ruzicka, M., & Copeland, N. E. (1994). Cardiovascular effects of social stress in borderline hypertensive rats. *Journal of Hypertension, 12*(9), 1019–1028.

Grippo, A. J. (2009). Mechanisms underlying altered mood and cardiovascular dysfunction: The value of neurobiological and behavioral research with animal models. *Neuroscience and Biobehavioral Reviews, 33*(2), 171–180. doi:10.1016/j.neubiorev.2008.07.004.

Grippo, A. J., Carter, C. S., McNeal, N., Chandler, D. L., Larocca, M. A., Bates, S. L., & Porges, S. W. (2011). 24-hour autonomic dysfunction and depressive behaviors in an animal model of social isolation: Implications for the study of depression and cardiovascular disease. *Psychosomatic Medicine, 73*(1), 59–66. doi:10.1097/PSY.0b013e31820019e4.

Grippo, A. J., Moffitt, J. A., Sgoifo, A., Jepson, A. J., Bates, S. L., Chandler, D. L.,... Preihs, K. (2012). The integration of depressive behaviors and cardiac dysfunction during an operational measure of depression: Investigating the role of negative social experiences in an animal model. *Psychosomatic Medicine, 74*(6), 612–619. doi:10.1097/PSY.0b013e31825ca8e5.

Groothuis, T. G., & Carere, C. (2005). Avian personalities: Characterization and epigenesis. *Neuroscience and Biobehavioral Reviews, 29*(1), 137–150. doi:10.1016/j.neubiorev.2004.06.010.

Grundt, A., Grundt, C., Gorbey, S., Thomas, M. A., & Lemmer, B. (2009). Strain-dependent differences of restraint stress-induced hypertension in WKY and SHR. *Physiology and Behavior, 97*(3–4), 341–346.

Harrap, S. B., Louis, W. J., & Doyle, A. E. (1984). Failure of psychosocial stress to induce chronic hypertension in the rat. *Journal of Hypertension, 2*(6), 653–62.

Hatton, D. C., DeMerritt, J., Coste, S. C., & McCarron, D. A. (1993). Stress-induced hypertension in the borderline hypertensive rat: Stimulus duration. *Congressional Record, 53*(4), 635–641.

Hemingway, H., Malik, M., & Marmot, M. (2001). Social and psychosocial influences on sudden cardiac death, ventricular arrhythmia and cardiac autonomic function. *European Heart Journal, 22*(13), 1082–1101. doi:10.1053/euhj.2000.2534.

Henry, J. P., & Cassel, J. C. (1969). Psychosocial factors in essential hypertension. Recent epidemiologic and animal experimental evidence. *Congressional Record, 90*(3), 171–200.

Henry, J. P., Liu, Y. Y., Nadra, W. E., Qian, C. G., Mormede, P., Lemaire, V.,... Hendley, E. D. (1993). Psychosocial stress can induce chronic hypertension in normotensive strains of rats. *Hypertension, 21*(5), 714–723.

Kemp, A. H., Quintana, D. S., Gray, M. A., Felmingham, K. L., Brown, K., & Gatt, J. M. (2010). Impact of depression and antidepressant treatment on heart rate variability: A review and meta-analysis. *Biological Psychiatry, 67*(11), 1067–1074. doi:10.1016/j.biopsych.2009.12.012.

Kendler, K. S., Karkowski, L. M., & Prescott, C. A. (1999). Causal relationship between stressful life events and the onset of major depression. *The American Journal of Psychiatry, 156*(6), 837–841.

Khawaja, I. S., Westermeyer, J. J., Gajwani, P., & Feinstein, R. E. (2009). Depression and coronary artery disease: The association, mechanisms, and therapeutic implications. *Psychiatry (Edgmont), 6*(1), 38–51.

Kolman, B. S., Verrier, R. L., & Lown, B. (1976). Effect of vagus nerve stimulation upon excitability of the canine ventricle. Role of sympathetic-parasympathetic interactions. *American Journal of Cardiology, 37*(7), 1041–1045.

Koolhaas, J. M. (2008). Coping style and immunity in animals: Making sense of individual variation. *Brain, Behavior, and Immunity, 22*(5), 662–667. doi:10.1016/j.bbi.2007.11.006.

Koolhaas, J. M., Korte, S. M., De Boer, S. F., Van Der Vegt, B. J., Van Reenen, C. G., Hopster, H.,... Blokhuis, H. J. (1999). Coping styles in animals: Current status in behavior and stress-physiology. *Neuroscience and Biobehavioral Reviews, 23*(7), 925–935.

Koolhaas, J. M., Coppens, C. M., de Boer, S. F., Buwalda, B., Meerlo, P., & Timmermans, P. J. (2013). The resident-intruder paradigm: A standardized test for aggression, violence and social stress. *Journal of Visualized Experiments, 77*, e4367. doi:10.3791/4367.

Kop, W. J. (1999). Chronic and acute psychological risk factors for clinical manifestations of coronary artery disease. *Psychosomatic Medicine, 61*(4), 476–487.

Krantz, D. S., & McCeney, M. K. (2002). Effects of psychological and social factors on organic disease: A critical assessment of research on coronary heart disease. *Annual Review of Psychology, 53*, 341–369. doi:10.1146/annurev.psych.53.100901.135208.

La Rovere, M. T., Bigger, J. T., Jr., Marcus, F. I., Mortara, A., & Schwartz, P. J. (1998). Baroreflex sensitivity and heart-rate variability in prediction of total cardiac mortality after myocardial infarction. ATRAMI (Autonomic Tone and Reflexes After Myocardial Infarction) Investigators. *Lancet, 351*(9101), 478–484.

La Rovere, M. T., Pinna, G. D., Maestri, R., Mortara, A., Capomolla, S., Febo, O.,... Cobelli, F. (2003). Short-term heart rate variability strongly predicts sudden cardiac death in chronic heart failure patients. *Circulation, 107*(4), 565–570.

Lampert, R., Jain, D., Burg, M. M., Batsford, W. P., & McPherson, C. A. (2000). Destabilizing effects of mental stress on ventricular arrhythmias in patients with implantable cardioverter-defibrillators. *Circulation, 101*(2), 158–164.

Lawler, J. E., Barker, G. F., Hubbard, J. W., & Schaub, R. G. (1981). Effects of stress on blood pressure and cardiac pathology in rats with borderline hypertension. *Congressional Record, 3*(4), 496–505.

Lawler, J. E., Barker, G. F., Hubbard, J. W., Cox, R. H., & Randall, G. W. (1984). Blood-pressure and plasma-renin activity responses to chronic stress in the borderline hypertensive rat. *Physiology & Behavior, 32*(1), 101–105.

Lehnert, H., Lombardi, F., Raeder, E. A., Lorenzo, A. V., Verrier, R. L., Lown, B., & Wurtman, R. J. (1987). Increased release of brain serotonin reduces vulnerability to ventricular fibrillation in the cat. *Journal of Cardiovascular Pharmacology, 10*(4), 389–397.

Lemaire, V., & Mormede, P. (1995). Telemetered recording of blood pressure and heart rate in different strains of rats during chronic social stress. *Physiology and Behavior, 58*(6), 1181–1188.

Leor, J., Poole, W. K., & Kloner, R. A. (1996). Sudden cardiac death triggered by an earthquake. *New England Journal of Medicine, 334*(7), 413–419.

Liao, D., Cai, J., Rosamond, W. D., Barnes, R. W., Hutchinson, R. G., Whitsel, E. A.,... Heiss, G. (1997). Cardiac autonomic function and incident coronary heart disease: A population-based case-cohort study. The ARIC Study. Atherosclerosis Risk in Communities Study. *American Journal of Epidemiology. 145*(8), 696–706.

Lippi, G., Montagnana, M., Favaloro, E. J., & Franchini, M. (2009). Mental depression and cardiovascular disease: A multifaceted, bidirectional association. *Seminars in Thrombosis and Hemostasis, 35*(3), 325–336. doi:10.1055/s-0029-1222611.

Lown, B., Corbalan, R., & Verrier, R. L. (1973). Psychologic stress and threshold for repetitive ventricular response. *Congressional Record, 182*(114), 834–836.

Maier, S. F. (1984). Learned helplessness and animal models of depression. *Progress in Neuropsychopharmacology and Biological Psychiatry, 8*(3), 435–446.

Mansi, J. A., & Drolet, G. (1997). Chronic stress induces sensitization in sympathoadrenal responses to stress in borderline hypertensive rats. *Congressional Record, 272*(3 Pt 2), R813–820.

Matta, R. J., Lawler, J. E., & Lown, B. (1976). Ventricular electrical instability in the conscious dog: Effects of psychologic stress and beta adrenergic blockade. *American Journal of Cardiology, 38*(5), 594–598.

McCall, R. B., & Clement, M. E. (1994). Role of serotonin1A and serotonin2 receptors in the central regulation of the cardiovascular system. *Pharmacological Reviews, 46*(3), 231–243.

McDougall, S. J., Lawrence, A. J., & Widdop, R. E. (2005). Differential cardiovascular responses to stressors in hypertensive and normotensive rats. *Experimental Physiology, 90*(1), 141–150.

McEwen, B. S. (1998). Protective and damaging effects of stress mediators. *New England Journal of Medicine, 338*(3), 171–179.

McGrady, A. V. (1984). Effects of psychological stress on male reproduction: A review. *Archives of Andrology, 13*(1), 1–7.

Meerlo, P., De Boer, S. F., Koolhaas, J. M., Daan, S., & Van den Hoofdakker, R. H. (1996a). Changes in daily rhythms of body temperature and activity after a single social defeat in rats. *Physiology and Behavior, 59*(4–5), 735–739.

Meerlo, P., Overkamp, G. J., Benning, M. A., Koolhaas, J. M., & Van den Hoofdakker, R. H. (1996b). Long-term changes in open field behaviour following a single social defeat in rats can be reversed by sleep deprivation. *Physiology and Behavior, 60*(1), 115–119.

Meerlo, P., Sgoifo, A., De Boer, S. F., & Koolhaas, J. M. (1999). Long-lasting consequences of a social conflict in rats: Behavior during the interaction predicts subsequent changes in daily rhythms of heart rate, temperature, and activity. *Behavioral Neuroscience, 113*(6), 1283–1290.

Meerlo, P., Sgoifo, A., & Turek, F. W. (2002). The effects of social defeat and other stressors on the expression of circadian rhythms. *Stress, 5*(1), 15–22. doi:10.1080/1025389902900012323.

Meredith, I. T., Broughton, A., Jennings, G. L., & Esler, M. D. (1991). Evidence of a selective increase in cardiac sympathetic activity in patients with sustained ventricular arrhythmias. *Congressional Record, 325*(9), 618–624.

Muller, J. R., Le, K. M., Haines, W. R., Gan, Q., & Knuepfer, M. M. (2001). Hemodynamic response pattern predicts susceptibility to stress-induced elevation in arterial pressure in the rat. *Congressional Record, 281*(1), R31–37.

Nalivaiko, E., & Sgoifo, A. (2009). Central 5-HT receptors in cardiovascular control during stress. *Neuroscience and Biobehavioral Reviews, 33*(2), 95–106. doi:10.1016/j.neubiorev.2008.05.026. [pii] S0149-7634(08)00094-8.

Nalivaiko, E., De Pasquale, C. G., & Blessing, W. W. (2003). Electrocardiographic changes associated with the nasopharyngeal reflex in conscious rabbits: Vago-sympathetic co-activation. *Autonomic Neuroscience, 105*(2), 101–104. doi:10.1016/S1566-0702(03)00048-1. [pii] S1566-0702(03)00048-1.

Nalivaiko, E., De Pasquale, C. G., & Blessing, W. W. (2004). Ventricular arrhythmias triggered by alerting stimuli in conscious rabbits pre-treated with dofetilide. *Basic Research in Cardiology, 99*(2), 142–151. doi:10.1007/s00395-003-0448-1.

Nalivaiko, E., Ootsuka, Y., & Blessing, W. W. (2005). Activation of 5-HT1A receptors in the medullary raphe reduces cardiovascular changes elicited by acute psychological and inflammatory stresses in rabbits. *American Journal of Physiology – Regulatory Integrative & Comparative Physiology, 289*(2), R596–R604.

Nalivaiko, E., Catcheside, P. G., Adams, A., Jordan, A. S., Eckert, D. J., & McEvoy, R. D. (2007). Cardiac changes during arousals from non-REM sleep in healthy volunteers. *American Journal of Physiology – Regulatory, Integrative and Comparative Physiology, 292*(3), R1320–R1327. doi:10.1152/ajpregu.00642.2006. [pii] 00642.2006.

Nalivaiko, E., Mastorci, F., & Sgoifo, A. (2009). 8-OH-DPAT prevents cardiac arrhythmias and attenuates tachycardia during social stress in rats. *Physiology and Behavior, 96*(2), 320–327.

Natelson, B. H., & Cagin, N. A. (1979). Stress-induced ventricular arrhythmias. *Congressional Record, 41*(3), 259–262.

Natelson, B. H., Cagin, N. A., Donner, K., & Hamilton, B. E. (1978). Psychosomatic digitalis-toxic arrhythmias in guinea pigs. *Congressional Record, 22*(24), 2245–2250.

Nestler, E. J., & Hyman, S. E. (2010). Animal models of neuropsychiatric disorders. *Nature Neuroscience, 13*(10), 1161–1169. doi:10.1038/nn.2647.

Ngampramuan, S., Baumert, M., Beig, M. I., Kotchabhakdi, N., & Nalivaiko, E. (2008). Activation of 5-HT(1A) receptors attenuates tachycardia induced by restraint stress in rats. *American Journal of Physiology - Regulatory, Integrative and Comparative Physiology, 294*(1), R132–R141. doi:10.1152/ajpregu.00464.2007. [pii] 00464.2007.

Pickering, T. G. (2004). Reflections in hypertension: Work and blood pressure. *Congressional Record, 6*(7), 403–405.

Pico-Alfonso, M. A., Mastorci, F., Ceresini, G., Ceda, G. P., Manghi, M., Pino, O.,... Sgoifo, A. (2007). Acute psychosocial challenge and cardiac autonomic response in women: The role of estrogens, corticosteroids, and behavioral coping styles. *Psychoneuroendocrinology, 32*(5), 451–463. doi:10.1016/j.psyneuen.2007.02.009.

Pitzalis, M. V., Iacoviello, M., Todarello, O., Fioretti, A., Guida, P., Massari, F.,... Rizzon, P. (2001). Depression but not anxiety influences the autonomic control of heart rate after myocardial infarction. *American Heart Journal, 141*(5), 765–771. doi:10.1067/mhj.2001.114806.

Post, R. M. (1992). Transduction of psychosocial stress into the neurobiology of recurrent affective disorder. *The American Journal of Psychiatry, 149*(8), 999–1010.

Rabinowitz, S. H., & Lown, B. (1978). Central neurochemical factors related to serotonin metabolism and cardiac ventricular vulnerability for repetitive electrical activity. *American Journal of Cardiology, 41*(3), 516–522.

Ramage, A. G. (2001). Central cardiovascular regulation and 5-hydroxytryptamine receptors. *Brain Research Bulletin, 56*(5), 425–439.

Ramage, A. G., & Villalon, C. M. (2008). 5-Hydroxytryptamine and cardiovascular regulation. *Trends in Pharmacological Sciences, 29*, 472–481.

Reale, D., Reader, S. M., Sol, D., McDougall, P. T., & Dingemanse, N. J. (2007). Integrating animal temperament within ecology and evolution. *Biological Reviews of the Cambridge Philosophical Society, 82*(2), 291–318. doi:10.1111/j.1469-185X.2007.00010.x.

Rechlin, T., Weis, M., Spitzer, A., & Kaschka, W. P. (1994). Are affective disorders associated with alterations of heart rate variability? *Journal of Affective Disorders, 32*(4), 271–275.

Reich, P., DeSilva, R. A., Lown, B., & Murawski, B. J. (1981). Acute psychological disturbances preceding life-threatening ventricular arrhythmias. *JAMA, 246*, 233–235.

Rozanski, A., Blumenthal, J. A., & Kaplan, J. (1999). Impact of psychological factors on the pathogenesis of cardiovascular disease and implications for therapy. *Circulation, 99*(16), 2192–2217.

Ruis, M. A., te Brake, J. H., Buwalda, B., De Boer, S. F., Meerlo, P., Korte, S. M.,... Koolhaas, J. M. (1999). Housing familiar male wildtype rats together reduces the long-term adverse behavioural and physiological effects of social defeat. *Psychoneuroendocrinology, 24*(3), 285–300.

Satoda, T., Takahashi, O., Uchida, T., & Mizuno, N. (1995). An anterograde-retrograde labeling study of the carotid sinus nerve of the Japanese monkey (Macaca fuscata). *Neuroscience Research, 22*, 381–387.

Schnall, P. L., Pieper, C., Schwartz, J. E., Karasek, R. A., Schlussel, Y., Devereux, R. B.,... Pickering, T. G. (1990). The relationship between 'job strain,' workplace diastolic blood pressure, and left ventricular mass index. Results of a case-control study. *JAMA, 263*(14), 1929–1935.

Sevoz-Couche, C., Brouillard, C., Camus, F., Laude, D., De Boer, S. F., Becker, C., & Benoliel,

J. J. (2013). Involvement of the dorsomedial hypothalamus and the nucleus tractus solitarii in chronic cardiovascular changes associated with anxiety in rats. *Journal of Physiology, 591* (Pt 7), 1871–1887. doi:10.1113/jphysiol.2012.247791. [pii] jphysiol.2012.247791.

Sgoifo, A., de Boer, S. F., Haller, J., & Koolhaas, J. M. (1996). Individual differences in plasma catecholamine and corticosterone stress responses of wild-type rats: Relationship with aggression. *Physiology and Behavior, 60*(6), 1403–1407.

Sgoifo, A., de Boer, S. F., Westenbroek, C., Maes, F. W., Beldhuis, H., Suzuki, T., & Koolhaas, J. M. (1997). Incidence of arrhythmias and heart rate variability in wild-type rats exposed to social stress. *American Journal of Physiology, 273*(4 Pt 2), H1754–H1760.

Sgoifo, A., Koolhaas, J. M., De Boer, S. F., Musso, E., Stilli, D., Buwalda, B., & Meerlo, P. (1999). Social stress, autonomic neural activation, and cardiac activity in rats. *Neuroscience and Biobehavioral Reviews, 23*(7), 915–923.

Sgoifo, A., Costoli, T., Meerlo, P., Buwalda, B., Pico'-Alfonso, M. A., De Boer, S.,... Koolhaas, J. (2005). Individual differences in cardiovascular response to social challenge. *Neuroscience and Biobehavioral Reviews, 29*(1), 59–66. doi:10.1016/j.neubiorev.2004.07.001.

Sgoifo, A., Montano, N., Shively, C., Thayer, J., & Steptoe, A. (2009). The inevitable link between heart and behavior: New insights from biomedical research and implications for clinical practice. *Neuroscience and Biobehavioral Reviews, 33*(2), 61–62. doi:10.1016/j.neubiorev.2008.10.007.

Shively, C. A., Friedman, D. P., Gage, H. D., Bounds, M. C., Brown-Proctor, C., Blair, J. B.,... Buchheimer, N. (2006). Behavioral depression and positron emission tomography-determined serotonin 1A receptor binding potential in cynomolgus monkeys. *Archives of General Psychiatry, 63*(4), 396–403.

Sih, A., Bell, A. M., Johnson, J. C., & Ziemba, R. E. (2004). Behavioral syndromes: An integrative overview. *Quarterly Review of Biology, 79*(3), 241–277.

Skinner, J. E., & Reed, J. C. (1981). Blockade of frontocortical-brain stem pathway prevents ventricular fibrillation of ischemic heart. *American Journal of Physiology, 240*(2), H156–H163.

Skinner, J. E., Lie, J. T., & Entman, M. L. (1975). Modification of ventricular fibrillation latency following coronary artery occlusion in the conscious pig. *Circulation, 51*(4), 656–667.

Smith, T. W. (1992). Hostility and health: Current status of a psychosomatic hypothesis. *Health Psychology, 11*(3), 139–150.

Smith, T. W., Glazer, K., Ruiz, J. M., & Gallo, L. C. (2004). Hostility, anger, aggressiveness, and coronary heart disease: An interpersonal perspective on personality, emotion, and health. *Journal of Personality, 72*(6), 1217–1270. doi:10.1111/j.1467-6494.2004.00296.x

Smookler, H. H., & Buckley, J. P. (1969). Relationships between brain catecholamine synthesis, pituitary adrenal function and the production of hypertension during prolonged exposure to environmental stress. *Congressional Record, 8*(1), 33–41.

Sowden, G. L., & Huffman, J. C. (2009). The impact of mental illness on cardiac outcomes: A review for the cardiologist. *International Journal of Cardiology, 132*(1), 30–37. doi:10.1016/j.ijcard.2008.10.002.

Stefanski, V., & Engler, H. (1998). Effects of acute and chronic social stress on blood cellular immunity in rats. *Physiology and Behavior, 64*(5), 733–741.

Steinberg, J. S., Arshad, A., Kowalski, M., Kukar, A., Suma, V., Vloka, M.,... Rozanski, A. (2004). Increased incidence of life-threatening ventricular arrhythmias in implantable defibrillator patients after the World Trade Center attack. *Journal of the American College of Cardiology, 44*(6), 1261–1264.

Steptoe, A. (2000). Psychosocial factors in the development of hypertension. *Annals of Medicine, 32*, 371–375.

Steptoe, A., & Brydon, L. (2009). Emotional triggering of cardiac events. *Neuroscience and Biobehavioral Reviews, 33*(2), 63–70. doi:10.1016/j.neubiorev.2008.04.010.

Steptoe, A., Hamer, M., O'Donnell, K., Venuraju, S., Marmot, M. G., & Lahiri, A. (2010).

Socioeconomic status and subclinical coronary disease in the Whitehall II epidemiological study. *PLoS One, 5*(1), e8874. doi:10.1371/journal.pone.0008874.

Strike, P. C., & Steptoe, A. (2004). Psychosocial factors in the development of coronary artery disease. *Progress in Cardiovascular Diseases, 46*(4), 337–347.

Timio, M., Verdecchia, P., Venanzi, S., Gentili, S., Ronconi, M., Francucci, B., Montanari, M., & Bichisao, E. (1988). Age and blood pressure changes. A 20-year follow-up study in nuns in a secluded order. *Congressional Record, 12*(4), 457–461.

Timio, M., Saronio, P., Verdura, C., Schiaroli, M., Timio, F., & Monarca, C. (2001). A link between psychosocial factors and blood pressure trend in women. *Congressional Record, 73*(3), 359–363.

Tornatzky, W., & Miczek, K. A. (1993). Long-term impairment of autonomic circadian rhythms after brief intermittent social stress. *Physiology and Behavior, 53*(5), 983–993.

Tsuji, H., Larson, M. G., Venditti, F. J., Jr., Manders, E. S., Evans, J. C., Feldman, C. L., & Levy, D. (1996). Impact of reduced heart rate variability on risk for cardiac events. The Framingham Heart Study. *Circulation, 94*(11), 2850–2855.

Ueyama, T. (2004). Emotional stress-induced Tako-tsubo cardiomyopathy: Animal model and molecular mechanism. *Annals of the New York Academy of Sciences, 1018*, 437–444.

Ueyama, T., Kasamatsu, K., Hano, T., Yamamoto, K., Tsuruo, Y., & Nishio, I. (2002). Emotional stress induces transient left ventricular hypocontraction in the rat via activation of cardiac adrenoceptors: A possible animal model of 'tako-tsubo' cardiomyopathy. *Circulation Journal, 66*(7), 712–713.

Ueyama, T., Tanioku, T., Nuta, J., Kujira, K., Ito, T., Nakai, S., & Tsuruo, Y. (2006). Estrogen alters c-Fos response to immobilization stress in the brain of ovariectomized rats. *Brain Research, 1084*(1), 67–79.

Ueyama, T., Ishikura, F., Matsuda, A., Asanuma, T., Ueda, K., Ichinose, M.,... Beppu, S. (2007). Chronic estrogen supplementation following ovariectomy improves the emotional stress-induced cardiovascular responses by indirect action on the nervous system and by direct action on the heart. *Circulation Journals, 71*(4), 565–573.

Van Acker, S. A., Fluttert, M. F., Sibug, R. M., & De Kloet, E. R. (2001). Intracerebroventricular administration of a glucocorticoid receptor antagonist enhances the cardiovascular responses to brief restraint stress. *Congressional Record, 430*(1), 87–91.

Van der Kooy, K., van Hout, H., Marwijk, H., Marten, H., Stehouwer, C., & Beekman, A. (2007). Depression and the risk for cardiovascular diseases: Systematic review and meta analysis. *International Journal of Geriatric Psychiatry, 22*(7), 613–626. doi:10.1002/gps.1723.

Verrier, R. L., & Lown, B. (1984). Behavioral stress and cardiac arrhythmias. *Congressional Record, 46*, 155–176.

Von Frijtag, J. C., Reijmers, L. G., Van der Harst, J. E., Leus, I. E., Van den Bos, R., & Spruijt, B. M. (2000). Defeat followed by individual housing results in long-term impaired reward- and cognition-related behaviours in rats. *Behavioural Brain Research, 117*(1–2), 137–146.

von Kanel, R. (2012). Psychosocial stress and cardiovascular risk: Current opinion. *Swiss Medical Weekly, 142*, w13502. doi:10.4414/smw.2012.13502.

Wexler, B. C., & Greenberg, B. P. (1978). Pathophysiological differences between paired and communal breeding of male and female Sprague-Dawley rats. *Congressional Record, 42*(1), 126–135.

Whooley, M. A. (2006). Depression and cardiovascular disease: Healing the broken-hearted. *JAMA, 295*(24), 2874–2881. doi:10.1001/jama.295.24.2874.

Wilde, A., Jongbloed, R., Doevendans, P., Duren, D., Hauer, R., van Langen, I.,... Geelen, J. (1999). Auditory stimuli as a trigger for arrhythmic events differentiate HERG-related (LQTS2) patients from KVLQT1-related patients (LQTS1). *Journal of the American College of Cardiology, 33*(2), 327–332.

Wittstein, I. S., Thiemann, D. R., Lima, J. A., Baughman, K. L., Schulman, S. P., Gerstenblith, G.,... Champion, H. C. (2005). Neurohumoral features of myocardial stunning due to sudden emotional stress. *New England Journal of Medicine, 352*(6), 539–548.

Young, L. J., & Wang, Z. (2004). The neurobiology of pair bonding. *Nature Neuroscience, 7*(10), 1048–1054. doi:10.1038/nn1327.

Zipes, D. P., & Wellens, H. J. (1998). Sudden cardiac death. *Circulation, 98*(21), 2334–2351.

McNeal, N., Scotti, M. A., Wardwell, J., Chandler, D. L., Bates, S. L., Larocca, M.,... Grippo, A. J. (2014). Disruption of social bonds induces behavioral and physiological dysregulation in male and female prairie voles. *Autonomic Neuroscience, 180*, 9–16. doi:10.1016/j.autneu.2013.10.001.

第 9 章　心血管生理学和流行病学
数据的非线性分析

Robert A. M. Gregson

目录

摘要

　　心脏活动的非线性动力学可以响应外部刺激(如压力源),在脉冲和压力的主要输出参数中产生并支持不规则非随机变化,如压力源(Pearson 1972;Gregson 2009;Herbert 1995;Mezentseva et al. 2002;Rao,Yeragani 2001;Shiferaw,Karma 2006)。这些动态的复杂性对高血压的分析和治疗有重要意义,因为在流行病学和相关研究中,通常使用的线性或高斯统计无法确定状态、功能障碍和潜在发病率的误诊概率。决策概率的贝叶斯分析被用来指出报告结果中的歧义。人们逐渐认识到这种情况,但迄今为止,除最近一些生物医学物理模型外,非线性动力学建模与临床实践之间的联系还很少。

关键词

非线性动力学(Nonlinear dynamics)·耦合吸引子(Coupled attractors)·心脏病(Cardiology)·贝叶斯推断(Bayesian inference)·临床误诊(Clinical misdiagnosis)·流行病学(Epidemiology)

人类心脏是生物物理系统中最著名的例子之一,它的动力学不是线性的,不是静止的,同时在多种尺度上工作,并且表现出波动的变异性,不是干扰,而是对构成其环境的短暂刺激的多样性有自我稳定的反应。

Winfree 在 1987 年出版的《电化学波动与心律失常的三维动力学》(*Three-dimensional Dynamics of Electrochemical Waves and Cardiac Arrhythmias*)一书中对周期性准周期动力学进行了广泛研究,其有趣之处不仅在于它的临床相关性,还在于它与其他问题建立的平行线和差异,以及用复多项式在非线性动力学中建模(Gregson 1995)。

心脏被认为是由耦合振荡器驱动,这种动态结构确实具有自我调节和对外部脉冲输入敏感的特性(Murray 2002;Steeb 2002)。这在生物学上有利,但有时终究容易受急性创伤(Chang et al. 2000)。由于强制耦合吸引子动力学的重要性,近年来人们对其在众多科学学科中的普遍存在性进行综述(Nadis 2003)。

建模中的一个关键特性是奇异点的识别。如果系统被外界的输入冲击到一个奇异点的区域,那么节律就会丢失,可能无法恢复,从而导致通常所说的急性心肌梗死和死亡(Iverson et al. 2000;Krypotos et al. 2011)。

使用的模型不同于心理物理学的模型,因为昼夜节律是一个主要特征,并且有规律或不规则的局部快速心跳周期(至少有两种模式)在较慢的昼夜节律过程中进行。昼夜节律在脉搏率(rhythms in pulse rate,RR)中的主导地位如此显著,以至于有人试图利用其缓慢的变化作为精神病诊断依据(Iverson et al. 2000;Krypotos et al. 2011)。

这意味着,连续的舒张、收缩压(systolic blood pressure,SAP)和 RR 的实时序列具有复杂的非线性非平稳结构,不能简单建模。哺乳动物心脏活动的实验证据表明,某些情况下,它是混乱的。Bassingthwaighte 和他的同事也根据血液流经心脏肌肉组织毛细血管的频率分布,将心脏动力学建模为不规则碎片形(Bassingthwaighte et al. 1989;Herbert 1995),从技术意义上说,而不是简单的非线性(Ditto 1996)。

正如 Winfree 所展示的,四维吸引子的相位差图类似于心脏运动,如果把它描述为具有随机扰动的点吸引子的稳定性,那就大错特错了。足够的统计数据来描述从如此复杂的吸引子得到的轨迹,在大多数尺度上,不能仅是输出的平均值和方差,但这些数据几乎总是用在流行病学的报告中,甚至比较多的用在相关文献中主题分析中。

几乎不可避免的是,在 RR 和 SAP 之间开环和闭环耦合的动力学上,除了速度较慢的昼夜节律外,还有较大的个体差异(Malliani et al. 1991)。需强调,所涉及的动力学的时间尺度对于确定脉冲相位和 / 或压力振幅的不稳定性的有利或不利影响至关重要。Ely(1995)提到 Akron 警察力量研究和轮班工作时间的明显不良影响,这在一个缓慢的时间尺度上打乱了昼夜节律。同时,高频率的心电图不稳定性,似乎是对心脏骤停抵抗的很好预测。也有可能由于受试者的健康、文化、年龄和性别而产生差异,甚至是在谁在场的情况下测量 SAP,所谓的"白大褂高血压"是存在的。血压平均值的话题,个体内的变化相对较快,随着年龄和社会群体的变化更慢(Stolarz et al. 2003;Wong, Wolf 2003),已获得大量研究文献,关于数值的真正含义一直存在争议(Freitag & Vasan 2003)。世界卫生组织在 20 世纪 70 年代的建议中采用 140/90 收缩压/舒张压标准,作为临床干预的标志。除了未诊断或未经治疗的高血压患者,这一数字对于西方国家许多健康人群来说不现实。Porta 等(2002)评论:"在老年健康男性休息时,RR 间期与 SAP 在 LF 和 HF 高度相关。"这里的"老年人"指的是平均 57 岁在 10 年随访的样本。这些数据取自波恩等(1998)构建的一个大型数据库,作为研究心脏移植受者的基线。在高频区域,在两个因果方向上都有联系,并且有一些闭环相互作用。"他们举个例子从一位上了年纪的健康人在控制在以下条件,RR 的范围进行了 65~84b/min 和 SAP 180 和 200mmHg 之间的范围(这意味着,一个健康的老年男性,其平均 SAP 大约为 160mmHg,将会比参考数据高出或低于 4 个标准差,因此,相对于 SAP 范围小于 1/5 000,高血压的定义概率将被确定)。对比与术后心脏移植受体,其脉搏率较高,但 SAP 较低。

不同动态标准下的操作

目前人们普遍认为,心理生理系统至少具有快/慢动力学,而快和慢分量所携带的信息对于系统的控制和稳定性及其对环境的响应性的意义不同。此外,快和慢的部分以非线性方式耦合。为了从时间序列记录中提取关键的动态信息,通常使用符号动力学有利(Bunde et al. 2002,pp.16-18;Gregson 2005,2011),作为传统方法,尽管尝试数学建模例子存在,但所有固有的线性假设,如高斯统计,傅立叶划分,或 1/f 分布,将无法识别低和高的临床风险情况(Goldberger 1990;Sleight,Casades 1995)。对于检查,两个 SAP(或 ECG)时间序列的平均值和 s.d. 可能完全不同,在他们的动力学和因此在他们的临床预后。将交替体建模为纤颤的前兆也可用于开关流形(Thul,Coombs 2010)。

Ebeling 等(2002)建议对于构成我们讨论的快速心脏动力学的心电图记录,将四电平 S_i 划分为符号动力学是合适的:

$$S_i = \begin{cases} 0 & \text{if } ti > (1+a)\mu \\ 1 & \text{if } \mu < ti \leqslant (1+a)\mu \\ 2 & \text{if } (1-a)\mu < ti \leqslant \mu \\ 3 & \text{if } ti \leqslant (1-a)\mu \end{cases}$$

其中 t_i 是 RR 间期，μ 是它们的平均值，$a=0.1$。S_i 分布的归一化熵是鉴别心脏高危人群的基础，与健康人相比相对较低。如果将昼夜节律作为一个慢极限周期，那么在规则的适当间隔的多个日读数下，基于符号动力学的四态转移概率矩阵将显示出特征的非对角线形式，x 表示占优概率，即逆时针方向或从计算的角度：

$$\begin{bmatrix} - & & & x \\ x & - & & \\ & x & - & \\ & & x & - \end{bmatrix} \quad \text{or} \quad \begin{bmatrix} - & x & & \\ & - & x & \\ & & - & x \\ x & & & - \end{bmatrix}$$

发现这个充分集只有 4 个水平的超长，但它却是最优的（gregson，leahan 2003）。不排除分割超过 4，以最大限度的熵的基础条件，可比较典型的退化熵的临床病例，确实埃伯林等情况是这样的，它不仅误导从单一的 RR 或 SAP 读数得出任何科学或临床结论，但在合理的时间片上的动态分析仍要求非标准的统计方法，通常涉及熵测度和替代分布。与简单的线性趋势和残差变化相 反。（Pincus 1991，2000；Guzzetti et al. 1996；Gregson，Pressing 2000；Ebeling et al. 2002；Wang et al. 2000；Gregson 2002；Voss et al. 1996；Wessel et al. 2000；Klonowski 2007）。

即使在健康的基础条件下，生理系统也表现出与远离单一平衡状态的动力系统相似的不规则波动。这种"非平衡"的波动是否仅反映生理系统不断受到外界和内在噪声的干扰这一事实？还是这些波动实际上包含关于潜在的非平衡控制机制的有用、"隐藏的"信息？（Plamen et al. 2002，p. 219）

这些表明生理系统本质上是不平衡的系统；心力衰竭患者中正常的心脏行为表现缺乏复杂的变异性。短和长的自相关关系是分形动力学的指示，在高危人群和正常人之间有显著差异。"心脏搏动时间序列的多重分形也使我们能够量化健康动力学与病理状态相比的更大复杂性．功率谱不能量化健康动力学的更复杂程度，这反映在信号的异质性上"（op cit）。值得注意，分形测度本质上是多层自相似熵测度。Plamen 等（2002）结论："具有分形分布而不是高斯分布或长期相关的实验数据（这适用于快，也适合慢的尺度）的分布不能用它们的矩（如均值和方差）进行有意义的描述。"流行病学研究通常试图报告的是平均值和方差,而不是其他值。

与 5- 羟色胺的相关性

部分节律相位的随机反复重置是由于输入不是心脏动力学的固有一部分,但本质上是短暂的不稳定。它们显然是压力对心脏的作用方式的一部分,而从大脑到心脏的通路似乎也参与其中(Byrne,Rosenman 1990)。造成急性焦虑的刺激通常是通过眼睛或耳朵输入,而不是直接输入心脏。人们普遍认为,看到或听到一件意外的恐怖事件会导致一些身体虚弱的人心搏骤停,而这些人通常会尽量避免接触这样的消息。这种预防措施可能是民间传说;只有慢性应激才是关键因素。Winfree(1987)写道:"冠状动脉短暂痉挛时更容易发生心律失常,部分原因是通过从大脑中诱发神经交通(Shepherd 1985;Skinner 1985)。"也就是说,大脑与心脏之间的神经联系是双向的,可能形成封闭的循环;正反馈可以诱发心动过速。

5- 羟色胺(5-Hydroxytriptamine,5HT)在医学科普中占据大量文献,明显地涉及抑郁、认知、焦虑、偏头痛、睡眠、食欲(Williams 1998),以及与情感不稳定相关的多种脑活动。但值得注意,5HT 是压力感受器神经元的候选神经递质(Laguzzi et al. 1984)。因此,有可能将 5HT 水平与至少 SAP 中的昼夜节律变化以及可能持续一天以上的低频率不稳定性联系起来。持续监测的实际问题是,持续升高或降低 SAP 水平需要与同时监测 5HT 平均水平匹配。如果这个想法有价值,它将暗示从 5HT 到 SAP 的因果方向,而不是在 RR 和 SAP 之间出现反馈循环。

误诊与逆概率

假设我们将一组心脏动力学条件标记为 $\{C\}$,并将一组血压模式标记为 $\{B\}$。一般情况下,

$$p(B_x|C_y) \tag{1}$$

是集合 $\{B\}$ 的 1(B_x)是集合 $\{C\}$ 的一个(C_y)的结果的概率;x 和 y 只是标号。像(1)这样的表达式被称为似然或条件概率,当它们引用真实系统时,它们就是状态描述。如果只给出 B_x,并要求我们推断 C_y,则这是关于概率的判断,(2)称为逆概率,或在临床实践中称为诊断概率。

$$p(C_y|B_x) \tag{2}$$

假设我们将一组心脏动力学条件标记为 $\{C\}$,则普遍且有时是危险的错误是假设(1)和(2)在逻辑和数值上是相同的。它们有时偶然地(在两者等于 1

或 0 的琐碎情况下)在数字上相同,但它们不是逻辑上的。为了正确从(1)到(2),我们必须考虑至少一个备选方案,即

$$p(B_x|C_z) \tag{3}$$

其中 C_z 是与我们首先想到的 C_y 的因果关系不同的另一个条件。此外,从研究数据和手头案件的历史看,也有必要对(1)和(3)作出良好估计。仅有(1)不够。

我们现在可从 Bayes 定理中得到(2),条件是我们也有基率 $p(C_y)$, $p(C_z)...$,即

$$P(C_y|B_x) = \frac{p(B_x|C_y)p(C_y)}{[p(B_x|C_y)p(C_y)+p(B_x|C_z)p(C_z)]} \tag{4}$$

来举例说明,并放入一些数字。让 B_x=150mmHg SAP,让 C_y= 慢性高血压,让 C_z- 暂时性焦虑[我本来写的是暂时性抑郁,由此导致的 5HT 水平较低,这是对老年人的预期,相关的证据正在积累有关情绪和 SAP 或胆固醇(Niaura 2002;Pollard,Schwartz,2003)]。然后让 $p(C_y)$=0.35, $p(C_z)$=1−$p(C_y)$,当我们只考虑两个相互排斥和详尽的备选方案时,把[1]=0.7,[3]=0.9,解为[2],得到

$$p(C_y|B_x) = \frac{0.35 \times 0.7}{[0.35 \times 0.7+0.65 \times 0.9]} = 0.295 \tag{5}$$

显然 0.295 是少数诊断概率,而(1)是最有可能的诊断概率(0.7)。现在我们还得出如下结论:

$$p(C_z|B_x) = 1-0.295 = 0.705 \tag{6}$$

如果(1)和(3)的值实际上不是很好的简单常数,而是分布在不同患者之间,或我们必须对患者内部的变异性进行采样,以便得到估计和使用整个观测时间序列,情况就会变得更糟(但仍是计算上可处理的)。当然,可变性本身可能是一个危险的信号,也可能是一个稳定过程的平均值;这可以在重症监护条件下看到,这就是为什么心脏病人安装起搏器,以抑制和稳定由相位(即脉冲)重置产生的自然变异性。

Parati 等探讨压力反射敏感性序列信息的重要性(2001)。利用非常短的高频观测,在计算机识别的基础上,自动发生的四个或更多的连续节拍序列,其特点是 SAP 的逐步上升和 RR 的增加,或 SAP 的逐步下降和 RR 的缩短。这类子序列在随机动力学中具有明显的低概率性。

有趣的复杂情况是,可变性而不是平均值可能是最能提供信息的诊断度量,这意味着我们必须替换 Bx|Cy 为 {Bx1,Bx2,Bx3,…}|Cy,并对 Bx|Cx 做类似的事情。这意味着,除非您有来自相关患者和疾病的参考表,并有

适当的取决于年龄和性别的基本比率 $p(Cy)$ 和 $p(Cz)$,否则你就会做出危险决定,并且很容易得到与最小风险情况相反的结果,或风险的确切性质可能会被误解。

在决策理论方法中,适当地扩展(4),在每个终端决策中加入风险 - 成本因素。如果误诊需要省略或增加药物干预,从而导致医源性后遗症,那么分析将进一步扭曲。到目前为止,我还没有找到关于这个问题的足够的数据,所以在这里开始把初等代数进一步复杂化是没有道理的。

从预防医学角度看,一些未复制的高 SAP 值被一些医务工作者用来表示风险。然而,这可能是一个混乱更糟的情况。统计问题是识别和解释离群值的问题之一,而这又取决于实际时间序列动态到底是什么。如果序列是平稳的,并且基本上是高斯的,但是有单独的或聚类的异常值(Ledford,Tawn 2003),那么孤立点间的间隔频率分布有随机或长尾分布。但是,如果序列是吸引子盆地内轨迹的一个样本实现,那么它是在 Winfree(pavicevic,Susic 2002)的动态假设下有界的,并且由于混沌动力学的准周期性,表观异常值可能具有周期间极值分布,这从混沌的特征谱密度来看是众所周知的,在较宽的二次值范围内有几个孤立的峰值。正是这一原因,(4)中的 $p(B|C)$ 项和 $p(C)$ 项不能是单值的(尽管它们可能是基于子序列的熵统计),因为它们的诊断性质依赖于高阶时间序列性质,而不依赖于前两个矩的偏差,这在任何情况下都不存在于原始短样本描述符之外。

流行病学调查数据

对成人身高等单一稳定变量的社会分布调查,可用充分的统计量来定义抽样理论,并对测量误差的来源和程度有一些连贯的相关说明。然而,如果所研究的过程是一个人内部的动态时间序列,那么寻求找出其参数在人口中的可变性的分布就会面临严重问题,因为前两个时刻可能不存在足够的统计数据,而且我们对误差测量来源的理解往往不透彻。有关收缩压、RR 和脉压(收缩压与舒张压之差)的文献,基于患者样本的平均值,只能描述为难以置信的不一致(两个血压值的动态交叉耦合的变异性放大了脉压变化,使其在线性平稳性假设下无法解释,从而使研究依赖于显著性检验),特别是在最有效的心力衰竭预测因素的问题上(Strandberg,Pitkala 2003)。另一个并发症是,死亡风险最高的社会亚群体是流行病学数据最稀少的群体,除研究晚期糖尿病,这与 RR 变异性的频谱分析显示的高血压有着复杂的关系;同样,缺乏变异性表明预后很差(Bellavere 1995)。一些 meta 分析(Malik,Camm 1995)里,收缩压的可变性可能是其与 RR 变异性的动态耦合的结果。HAT 被看作是一个因变量,有时由呼吸率调节,这是出于对生理作用的更简单考虑,而不是本质上的非线性。

　　整个高血压流行病学和治疗领域都存在争议,美国和欧洲机构都提出替代方案。包括在 2003 年 ESH/ESC 的指南委员会在最近的欧洲评论中,对流行病学调查提出一些批评,这些调查超出本章范围,但部分原因是,与美国的调查相比,欧洲有着更久的预期寿命和更高的高血压发病率。

　　对于上一节中的论点,通常是通过用似然比形式重写 Bayes 定理来处理似然度的问题,如下所示:

$$\Lambda(z,0)=\frac{p(C_z|B_x)}{p(C_0|B_x)}=\frac{p(B_x|C_z)p(C_z)}{p(B_x|C_0)p(C_0)} \tag{7}$$

　　C_0 已经被引入来象征正常的心脏活动。然后,似然比(Λ)是在没有任何其他附属证据的情况下,观察 B_x 与超张力相关的概率的度量,而不是正常的。严格说,条件概率应重写为:

$$p(B_x>\beta|\sim\Sigma,C_z) \text{ and analogouslyf or } C_0 \tag{8}$$

　　其中 β 是一个决策级别。在这里,我们将使用世界卫生组织 140mmHg 用于 SAP,因为在试图避免心血管风险时,临床观点已经发生了变化,现在更多地关注的是收缩压而不是舒张压(Strandberg,Pitkala 2003)。设 {C} 的总症状为 S;那么(现在标准的反斜杠符号是这样读的:S\T= "集合 S 不包括子集 T")$\Sigma=S\backslash B_x$ 和 ~Σ 的意思是"无 Σ"。

　　澳大利亚 1987 年的血压研究(NIOHS,1987)提供了一些不完整的数据,使我们能够初步探索(8)。不幸的是,我们需要年龄 × 性别 × 高血压症状 × SAP 的表格,但是表格是在变量之间分开的。该研究的表 5.1.4 和使用累积百分比重新计算的结果表明,在调查的所有男性中,17.7% 的人在体检时一次测量就超过了世卫组织 140mmHg 的水平。(这里没有关于样本中 SAP 的可变性的数据,也没有关于原始百分比的任何置信区间,而且队列中的样本被时间切片样本混淆了。这里引用的大多数现代研究仍然没有发病率或死亡率的结果。)464 名男子中年龄在 55 至 66 岁之间的为 36.4%,即

$$p(B_x>\beta|\{C\}), \tag{9}$$

　　而不是(8)。尽管对样本进行跟踪以找出他们每一个人死亡的时间和原因将是最有帮助的,但得出这样的结论是不恰当的,即三分之一的老年男性会立即在他们的足迹中死去。在北欧国家,人们可以做到这一点,因为那里保存着健康记录,显然不是在澳大利亚。

　　该研究的表 6.2.5 列出了高血压药物的频率和百分比,在 56 至 66 岁年龄

组中,84 人,即 18%,或五分之一左右,正在接受一些药物治疗。根据世界卫生组织的标准,忽视过度用药的可能性,至少有一半在调查时未治疗和存活。因此,他们大约三分之二的人有时也死于其他病因。不像 Porta 等所使用的更全面的数据,缺乏超过 66 岁的数据。我们知道,在某些文化中,患有高血压的男性比例随着年龄的增长而增加(Wong,Wolf 2003),因此,在澳大利亚,对 70 岁以上人群的最佳血压估计值(8)更高,但 Porta 等(2002)的样本仍被描述为健康(因此未经治疗)。

　　wong 和 Wolf(2003)的研究是将队列效应和时间分割效应分离开来的少数几项研究之一,其方法是进行 5 年和 10 年的跟踪(研究,而不是相同的个体,最好是这样;这样我们就可以获得死亡率)。因此,南联盟研究的衰老率为 0.87mmHg/ 年,10 年的长期趋势为 0.405mmHg/ 年。1972 年年龄在 65~69 岁之间的队列(N=119)平均 SAP 为 148.94,s.d. 为 21.71(这在使用 S.E.S. 的数据表中是相当隐蔽的)。如果 SAP 的分布大致正常,那么 17% 的 SAPs 将超过 171mmHg。很明显,超过一半的人超过了 140mmHg。

生存理由

　　我们现在回到为什么大约一半的高血压男性不接受传统医学治疗,以及为什么他们是幸存者的问题。一个答案是他们不感到不适或者他们使用替代药物,但另一个答案是他们有一种避免压力的生活方式,因此他们将脉冲重置到奇点的概率降到最低(大部分是不知情的),但仍然处于 SAP 读数多式分布的高端。Λ 在(7)中的频率分布形状与 SAP 的频率分布不同。

　　Patel(1990)注意到"降低轻度高血压是很重要的,因为有证据表明,三分之二的冠心病和四分之三的中风死亡率发生在轻度高血压患者中"[这些死亡率与下面的(10)不相对应;它们的形式为 $p(B>\beta|D)$,而不是 $p(D|B>\beta)$]。

　　冥想等干预措施对 h.r.v. 诱发的非常复杂的动态影响与此相关(Sarkar,Barat 2008)。四分之三的高血压患者属于轻度高血压,尽管这一组的并发症率很低——每年约 1%。因此,基于我们有成功的抗高血压药物,在他们的余生中,仍有很大一部分不得不接受药物治疗,以防止少数并发症的发生。帕特尔补充说,"联合国高血压检测、评价和治疗委员会"(1984)建议,在所有轻度高血压患者中,首先尝试非药物治疗,而抗高血压药物仅在其他治疗不能产生满意的血压控制时加用。

　　我们必须停下来问,帕特尔引用的 1% 与(7)和(8)有什么关系? 但事实并非如此;这是另一种衡量标准。在似然比条件下:

$$\Lambda(L,D) = \frac{p(L|B>\beta)}{P(D|B>\beta)} = 0.99 \tag{10}$$

$L=$ 存在，$D=$ 死亡。

一份由 29 项研究组成的表格，其中每项研究都有一个对照组（Byrne, Rosenman 1990），表明放松和使用外用药物的压力管理对降低收缩压平均水平有显著的影响；在一项对 134 名患者进行的更为复杂的研究中（Patel et al）。研究发现，行为疗法使 SAP 减少了 7.5mmHg 左右。如果将这种疗法与停药相结合，那么 SAP 就不会上升；如果停药也停止使用了一年的行为疗法，那么 SAP 就上升了 13.9mmHg。它表明，行为治疗师的实际培训是一个关键因素，而不管他们参与时来自什么专业背景。由 RR 与 SAP 的动态耦合所产生的复杂关系，正如抑郁对 RR 变异性的不良影响所指出的那样（Yeragani et al）和老年高血压与低风险阿尔茨海默综合征相关证据（Zyczkowska et al 2003），削弱了任何关于需要良好控制高血压的简单概括。

结论

总之，现在至少有三个不同的领域试图告诉我们对心脏动力学的理解，而从一个转换到另一个，或调和他们的发现，往往是不可能的。我们有：(i) 简单的测量方法，如 RR，这些措施自古以来就已经存在，并延伸到没有因果洞察力的流行病学列表中；(ii) 我们有焦虑与生理学之间的大脑 - 心脏关系图；(iii) 我们有复杂系统的非线性动力学；(iv) 是最后出现在科学领域，因为它需要数学和数据分析的方法，在 20 世纪 80 年代以前是无法提供的。

对心脏复杂动力学的理解，以及这一非线性图与临床诊断治疗的相关性，要追溯到几年后，世界卫生组织推广了 140/90mmHg 等指标的广泛使用。以 WinFree 的分析方式进行的工作和关于 RR 和 SAP 的列表流行病学数据几乎是相互排斥的。它们是不相互作用的两种方法，虽然逻辑上是应该的。如果动力学中的临界变量是与 RR 的方差相关的相位恢复的速率和幅度，并且这些与平均 SAP 没有很强的相关性，则错误地假定单个 SAP 对一个受试者的单次观测具有均值的期望（ICH 显然不是，如果 SAP 分布在多模态骨折），然后解释平均 SAP（尽管与年龄混淆）与发病率的不相关。由于文化原因，部分预期诊断错误：Baron（1994）注意到，尽管许多医学院学生被教导将预期效用理论应用于决策，但在完成培训后，很少有人继续使用这种方法。

由于心脏活动的复杂和微妙的非线性动力学，至少需要的是关于变异系数（s.d./means）随时间变化的变异系数（s.d./means）在单个个体的时间序列中以及在有限年龄范围内的个体之间的变异性（V_{cv}）的数据。在这个论点中，缺少的是：

$$\Lambda(Cz,0) = \frac{p(V_{cv}|C_z)p(C_z)}{p(V_{cv}|C_0)p(C_0)} \tag{11}$$

这是无可否认的困难和昂贵的数据收集,尤其是老年人被认为是这项研究的理想对象。已有研究将时域和频域测量方法应用于 RR 和更高的心电图频率,也有人认识到非线性动力学会使图像和结果的解释复杂化(Sleight, Casadei 1995)。将包括时频表示和信息熵在内的多种测量方法结合起来,可以更深入地了解早逝(Clariá et al 2008)。(10)中的术语必须解释为一个队列的时间积分;死后不可能收集 $p(B_x\backslash D)$。从疗养院中抽取的样本会使 $P(CQ)$ 变得如此之小,结果可能令人怀疑。

此前,Julius(Byrne, Rosenman 1990)评论了高血压的一些生物学精神和精神病理学解释之间的差距,这是另一种很难弥合的概念差距。然而,这一差距实际上是可以弥合的,因为有一些治疗计划和研究,药理学和认知行为疗法都是紧密结合在一起的。将非线性动力学和流行病学研究相结合是一个更困难的问题,因为流行病学只能收集每一主题的少数观察资料,而且在文化上与一组统计分析联系在一起,而这些分析在复杂动力学产生的抽样时间序列面前是完全没有结果的(Herbert 1996)。

心脏维持生命的基本动力学是分形的,甚至是间歇混沌的,如果通过线性模型进行过滤,如平均,甚至更糟,只取一个极值,临床观察者就会失去它们。动态地说,心脏是一个开放的消耗系统 . 在这方面,用已故著名统计学家 John W. Tukey 的名言[土耳其的生活和工作在"统计年鉴"(Annals Of Statistics In 200)中得到了庆祝],关注到原始周期图,就几乎没有其他涉及时间序列的行动会丧失更多的生命。

(屠荣祥 译,彭娟 校)

参考文献

Baron, J. (1994). *Thinking and deciding* (2nd ed.). New York: Cambridge University Press.

Bassingthwaighte, J. B., King, R. B., & Roger, A. S. (1989). Fractal nature of regional myocardial blood flow heterogeneity. *Circulation Research, 65,* 578–590.

Bellavere, F. (1995). Heart rate variability in patients with diabetes and other noncardiological diseases. In M. Malik & A. J. Camm (Eds.), *Heart rate variability* (pp. 507–516). Armonk: Futura.

Bunde, A., Kropp, J., & Schellnhuber, H. J. (2002). *The science of disasters: Climate disruptions, heart attacks and market crashes.* Berlin: Springer.

Byrne, D. G., & Rosenman, R. H. (1990). *Anxiety and the heart.* Washington, DC: Hemisphere Press.

Chang, H.-S., Staras, K., & Gilbey, M. P. (2000). Multiple oscillators provide metastability in rhythm generation. *Journal of Neurosciences, 20*, 5135–5143.

Clariá, F., Vallverdú, M., Baronowski, R., Chojnowska, L., & Caminal, P. (2008). Heart rate variability analysis based on time-frequency representation and entropies in hypertrophic cardiomyopathy patients. *Physiological Measurement, 29*(3), 401–416.

Ditto, W. L. (1996). Applications of chaos in biology and medicine. In D. E. Herbert (Ed.), *Chaos and the changing nature of science and medicine: An introduction* (pp. 175–199). Woodbury: American Institute of Physics.

Ebeling, W., Molgedey, L., Kurths, J., & Schwarz, U. (2002). Entropy, complexity, predictability and data analysis of time series and letter sequences. In A. Bunde, J. Kropp, & H. J. Schellnhuber (Eds.), *The science of disasters: Climate disruptions, heart attacks and market crashes* (pp. 1–25). Berlin: Springer.

Ely, D. L. (1995). Organization of cardiovascular and neurohormonal responses to stress. In*: Ely D. L. (Ed.) Stress: Basic mechanism and clinical implications. Annals of the New York Academy of Sciences, vol. 771* (pp. 594–608). New York: New York Academy of Sciences.

Goldberger, A. L. (1990). Fractal electrodynamics of the heartbeat. In J. Jalife (Ed.), *Mathematical approaches to cardiac arrhythmias* (Annals of the New York Academy of Sciences, Vol. 591, pp. 402–409). New York: New York Academy of Sciences.

Gregson, R. A. M. (1995). *Cascades and fields in perceptual psychophysics*. Singapore: World Scientific.

Gregson, R. A. M. (2002). Scaling quasi-periodic psychological functions. *Behaviormetrika, 29*, 41–57.

Gregson, R. A. M. (2005). Identifying ill-behaved nonlinear processes without metrics: The use of symbolic dynamics. *Nonlinear Dynamics, Psychology, and Life Sciences, 9*, 479–503.

Gregson, R. A. M. (2009). Conceptual problems in cardiological prediction. *Nonlinear Dynamics, Psychology, and Life Sciences, 13*, 207–222.

Gregson, R. A. M. (2011). Frontiers of nonlinear methods. In S. J. Guastello & R. A. M. Gregson (Eds.), *Nonlinear dynamical systems analysis for the behavioral sciences using real data* (pp. 583–599). Clermont: Taylor and Francis. Chapter 25.

Gregson, R. A. M., & Leahan, K. (2003). Forcing function effects on nonlinear trajectories: Identifying very local brain dynamics. *Nonlinear Dynamics, Psychology, and Life Sciences, 7*, 139–159.

Gregson, R. A. M., & Pressing, J. L. (2000). Dynamic modelling. In J. T. Cacioppo, L. G. Tassinary, & G. G. Berntson (Eds.), *Handbook of psychophysiology* (2nd ed., pp. 924–948). New York: Cambridge University Press.

Guidelines Committee of the ESH/ESC. (2003). European society of hypertension – European society of cardiology guidelines for the management of arterial hypertension. *Journal of Hypertension, 21*, 1011–1053.

Guzzetti, S., Signorini, M. G., Cogliati, C., Mezzetti, S., Porta, A., Cerutti, S., & Maliiani, A. (1996). Non-linear dynamics and chaotic indices in heart rate variability of normal subjects and heart-transplanted patients. *Cardiovascular Research, 31*, 441–446.

Herbert, D. (Ed.). (1995). *Chaos and the changing nature of science and medicine, an introduction* (Conference proceedings, 376). Woodbury: American Institute of Physics.

Iverson, G. L., Stampfer, H. G. & Gaetz, M. (2000). Reliability of circadian heart pattern analysis in psychiatry. *Paper presented at the annual conference of the Canadian Psychiatric Association, Victoria, BC. October 4, 2000.*

Klonowski, W. (2007). From conformons to human brains: An informal overview of nonlinear dynamics and its applications in biomedicine. *Nonlinear Biomedical Physics, 1*, 5. doi:10.1186/1753-4631-1-5.

Krypotos, A.-M., Jahfari, S., van Ast, V. A., Kindt, M., & Forstmann, B. U. (2011). Individual differences in heart rate variability predict the degree of slowing during response inhibition and initiation in the presence of emotional stimuli. *Frontiers in Cognition.* doi:10.3389, fpsyg.2011.00287.

Laguzzi, R., Reis, D. J., & Talman, W. T. (1984). Modulation of cardiovascular and electrocortical activity through serotonergic mechanisms in the nucleus tractus solitarius of the rat. *Brain Research, 304*, 321–328.

Ledford, A. W., & Tawn, J. A. (2003). Diagnostics for dependence within time series extremes. *Journal of the Royal Statistical Society, Series B, 65*, 521–543.

Malik, M., & Camm, A. J. (1995). *Heart rate variability*. Armonk: Fu-tura.

Malliani, A., Pagani, M., Lombardi, F., & Cerutti, S. (1991). Cardiovascular neural regulation explored in the frequency domain. *Circulation, 84*, 482–492.

Mezentseva, L. V., Kashtanov, S. I., Vostrikov, V. A., Zvyagintsev, M. A., & Kosharskaya, I. L. (2002). Chaos theory analysis of electrocardiograms recorded from humans and animals with ventricular fibrillation. *Biophysics, 47*, 352–358.

Murray, J. D. (2002). *Mathematical biology* (Chapter 9: Perturbed and Coupled Oscillators and Black Holes 3rd ed.). New York: Springer.

Nadis, S. (2003). All together now. *Nature, 421*, 780–782.

National Institute of Occupational Health and Safety. (1987). *Blood pressure study: Handbook of tables*. Canberra: Australian Government Publishing Service.

Niaura, R. (2002). Hostility and prediction of heart disease. *Health Psychology, 21*, 588–593.

Parati, G., di Rienzo, M., & Mancia, G. (2001). Dynamic modulation of baroreflex sensitivity in health and disease. In M. W. Chapleau & F. M. Abboud (Eds.), *Neuro-cardiovascular regulation: From molecules to Man* (Annals of the New York Academy of Sciences, Vol. 940, pp. 469–487). New York: New York Academy of Sciences.

Patel, C. (1990). Psychological and behavioral treatment of hypertension. In D. G. Byrne & R. H. Rosenman (Eds.), *Anxiety and the heart* (pp. 441–469). Washington: Hemisphere Press.

Patel, C., Marmot, M. G., Terry, D. J., Carruthers, M., Hunt, & Patel, M. (1985). Trial of relaxation in reducing coronary risk: Four-year follow-up. *British Medical Journal, 282*, 2005–2008.

Pavićević, Ž., & Šušić, E. (2002). Application of the cyclic properties of dynamical systems to the study of the boundary limits of arbitrary functions. *Doklady Mathematics, 66*, 313–315.

Pearson, E. S. and Hartley, H. O. (Eds.) (1972). *Biometrika Tables for Statisticians, Vol. 1*. Cambridge: Cambridge University Press.

Pincus, S. M. (1991). Approximate entropy as a measure of system complexity. *Proceedings of the National Academy of Sciences of the USA, 88*, 2297–2301.

Pincus, S. M. (2000). Approximate entropy in cardiology. *Herzschliche Elek-trophysiologie, 11*, 139–150.

Plamen, C. I., Goldberger, A. L., & Stanley, H. E. (2002). Fractal and multi-fractal approaches in physiology. In A. Bunde, J. Kropp, & H. J. Schellnhuber (Eds.), *The science of disasters: Climate disruptions, heart attacks and market crashes* (pp. 219–257). Berlin: Springer.

Pollard, T. M., & Schwartz, J. E. (2003). Are changes in blood pressure and total cholesterol related to changes in mood? An 18-month study of men and women. *Health Psychology, 22*, 47–53.

Porta, A., Furlan, R., Rimoldi, Pagani, M., Malliani, A., & van de Borne, P. (2002). Quantifying the strength of the linear causal coupling in closed loop interacting cardiovascular variability signals. *Biological Cybernetics, 86*, 241–251.

Preitag, M. H., & Vasan, R. S. (2003). What is normal blood pressure? *Current Opinions in Nephrology and Hypertension, 12*, 285–292.

Rao, R. K. A., & Yeragani, V. K. (2001). Decreased chaos and increased non-linearity of heart rate time series in patients with panic disorder. *Autonomic Neuroscience: Basic and Clinical, 88*, 99–108.

Sarkar, A., & Barat, P. (2008). Effect of meditation on scaling behavior and complexity of human heart rate variability. *Fractals, 16*(3), 199–208.

Shepherd, J. T. (1985). The heart as a sensory organ. *Journal of the American College of Cardiology, 5*(6), 83B–87B.

Shiferaw, Y., & Karma, A. (2006). Turing instability mediated by voltage and calcium diffusion in paced cardiac cells. *Proceedings of the National Academy of Sciences of the USA, 103*, 5670–5675.

Skinner, J. E. (1985). Regulation of cardiac vulnerability by the cerebral defense system. *Journal of the American College of Cardiology, 5*(6), 88B–94B.

Sleight, P., & Casadei, B. (1995). Relationships between heart rate, respiration and blood pressure variabilities. In M. H. Malik & A. J. Camm (Eds.), *Heart rate variability* (pp. 311–325). Armonk: Futura.

Steeb, W.-H. (2002). *The nonlinear workbook* (Chapter 7: Controlling and Synchronization of Chaos 2nd ed.). Singapore: World Scientific.

Stolarz, K., Staessen, J. A., Kuznetsova, T., Tikhonoff, V., State, D., Babeanu, S., Casiglia, E., Fagard, R. H., Kawecka-Jaszcz, K., Nikitin, Y., & European Project on Genes in Hypertension (EPOGH) Investigators. (2003). *Journal of Hypertension, 21*, 525–535.

Strandberg, T. E., & Pitkala, K. (2003). What is the most important component of blood pressure: Systolic, diastolic or pulse pressure? *Current Opinion in Nephrology and Hypertension, 12*, 293–297.

Thul, R., & Coombes, S. (2010). Understanding cardiac alternans: A piecewise linear modeling framework. *Chaos, 20*(045102), 1–13.

van de Borne, P., Montano, N., Narkiewicz, K., Degaute, J. P., Oren, P., Pagani, M., & Somers, V. K. (1998). Sympathetic rhythmicity in cardiac transplant recipients. *Circulation, 99*, 1606–1610.

Voss, A., Kurths, J., Kleiner, H. J., Witt, A., Wessel, N., Saparin, P., Osterziel, K. J., Schurath, R., & Dietz, R. (1996). The application of methods of non-linear dynamics for the improved and predictive recognition of patients threatened by sudden cardiac death. *Cardiovascular Research, 31*, 419–433.

Wang, S. Y., Zhang, L. F., Wang, X. B., & Cheng, J. H. (2000). Age dependency and correlation of heart rate variability, blood pressure variability and baroreflex sensitivity. *Journal of Gravitational Physiology, 7*, 145–146.

Wessel, N., Voss, A., Malberg, H., Ziehmann, C., Voss, H. U., Schirdewan, A., Meyerfeldt, U., & Kurths, J. (2000). Nonlinear analysis of complex phenomena in cardiological data. *Herzschrittmachertherapie und Elektrophysiologie, 11*(3), 159–173.

Williams, S. P. (1998). The serotonin transporter: A primary target for antidepressant drugs. *Journal of Psychopharmacology, 12*(2), 15–121.

Winfree, A. T. (1987). *When time breaks down*. Princeton: Princeton University Press.

Wing, L. M. H., Reid, C. M., & Ryan, P. (2003). A comparison of outcome with angiotensin-converting-enzyme inhibitors and diuretics for hypertension in the elderly. *New England Journal of Medicine, 348*, 583–592.

Wong, J., & Wolf, H. K. (2003). Secular trends and senescence of blood pressure in a Japanese and Yugoslavian cohort of the seven countries study. *Blood Pressure, 12*, 32–39.

Yeragani, V. K., Krishna Rao, K. A. R., Smitha, M. R., Pohl, R. B., Balon, R., & Srinivasan, K. (2002). Diminished chaos of heart rate time series in patients with major depression. *Biological Psychiatry, 51*, 733–744.

Zyczkowska, J., Klich-Raczka, A., Wizner, B., et al. (2003). Hypertension and cognitive impairment in centenarians. *Journal of Hypertension, 21*, S18. abstract 3B.3.

第五篇

心血管疾病患者的心理管理

第1章　心血管疾病患者的心理社会干预

Alun C. Jackson，Barbara M. Murphy，Chantal F. Ski，David R. Thompson

目录

摘要

　　大量证据表明抑郁症和冠状动脉疾病有联系,发现在急性心脏事件发生时有抑郁的患者比非抑郁患者更早死亡。

　　尽管包括医疗、生活方式和社会心理问题干预的心脏康复方案对行为改变有积极影响,可显著降低今后发生心脏事件风险,并降低死亡率,但抑郁情绪和社交隔离可能损害这些方案的积极影响。系统回顾表明,心理干预对心脏病患者有效。然而,由于目标人群个体差异、抑郁程度、干预方式和"剂量"不同,随访期间的动态变化、结局变量的差异,以及对干预细节的缺乏,对干预措施的比较是困难的。有研究发现,短期干预可有效减少抑郁,如针对高心血管疾病风险的患者提供互联网的认知行为。与常规治疗相比,心理和社会支持干预也能有效减少心脏病患者的抑郁症状。虽然效果程度上反映这些心理社会干预措施的受益较小,似乎改善了社会支持和心理健康生活质量,但是这些干预措施是否影响到心源性死亡率和发病率,尚不能得出确切结论。尽管方法的局限性和取得效果的有效性,但现认为心脏事件后心理和心理社会干预值得实施,因为未解决的抑郁是心脏病患者死亡和残疾的一个主要的原因。

关键词

社会心理干预(Psychosocial intervention)·心脏病患者(Cardiac patients)·抑郁(Depression)·社交孤立(Social isolation)

引言

一项超过 20 多年的研究表明,抑郁症(包括轻度或重度抑郁症)与冠状动脉疾病(coronary artery disease,CAD)之间存在关联(Whooley,Wong 2013)。不仅发现抑郁是健康人群冠心病发生的独立危险因素,而且也充分证实抑郁对患者预后的不良影响(Lett et al. 2004)。抑郁升高其促进动脉粥样硬化、降低心率变异性的生物标志物水平更高,并提示增加交感活动以及代表炎症标志物的 C 反应蛋白(Lichtman et al. 2008;Taylor 2010)。并且,抑郁患者行为上表现为药物依从性降低(Gehi et al. 2005;Ziegelstein et al. 2000)、吸烟比例更高(Kubzansky et al. 1998)、膳食脂肪摄入更多(Murphy et al. 2013)、体力活动减少(Murphy et al. 2013)及久坐行为比例更高(Brummett et al. 2003)。社会经济因素方面也发现,包括社交孤立、低收入、低教育水平和体力职业者与抑郁和死亡率有关(Brummett et al. 2003;Case et al. 1992;Kaplan 1992)。

有越来越多的证据表明,在抑郁预测发生急性心肌梗死(Welin et al. 2000)和冠状动脉旁路移植(Connerney et al. 2010)后 10 年死亡率中,有抑郁的心脏病患者比非抑郁心脏病患者存活期更短(Barth et al. 2004;van Melle et al. 2004)。也有研究发现,即使是轻微的抑郁症状也与死亡率相关(Bush et al. 2001;Murphy et al. 2013)。然而,"轻度"院内抑郁对心脏病患者预后重要性的研究很少。

不断涌现的证据表明,许多患者通过早期康复在医院内抑郁症状解决以后(Blumenthal et al. 2003;Murphy et al. 2008a,b),不存在不良结果的持续风险(Blumenthal et al. 2003;Thombs,Ziegelstein 2010)。这表明住院期间的抑郁可能不是日后死亡风险的最佳指标。对 34 项冠心病(coronary heart disease,CHD)患者死亡率研究的 Meta 分析表明,越晚的抑郁评估会产生更大影响,从而支持这一假设(Nicholson et al. 2006)。

由于抑郁症状的大多数变化发生在急性事件后的前 2 个月(Murphy et al. 2008a,b),而大多数出院患者的心脏康复方案大约在心脏事件后 4~6 周提供,这种一般性干预时机完全符合那些有未解决的抑郁症状患者的需要,这些症状可能在普通心脏康复方案或在其包含的心理社会干预中有所改变。

"通用的"心脏康复对抑郁的影响

改善医疗、生活方式和社会心理问题,良好的多学科组成心脏康复(cardiac rehabilitation,CR)计划,对行为改变有积极影响,显著降低未来发生心脏事件的风险,并将死亡率降低约 25%(Beauchamp et al. 2013;Briffa et al. 2009)。这些项目可改善临床和行为预后,包括减少重新住院治疗,更好坚持药物治疗,增强功能状态,改善风险,减少抑郁,改善生活质量(Briffa et al. 2009;Eshah, Bond 2009;Lewin,Doherty 2013)。着眼于"非心理社会特异性"或"通用性"心脏康复对抑郁症的影响,GELIS 和 Kang Yi(2012)对家庭或门诊 CR 的 18 项随机对照试验进行 meta 分析。3 项研究涉及门诊项目,还有 3 项研究为门诊和家庭干预的结合。其中 10 项研究收录人群为心力衰竭患者(1 086 名),而 8 项研究收录为冠心病患者(2 660 名)。研究人员通过面对面访谈、电话随访、远程医疗的方式采集信息。11 项研究中抑郁评估工具有患者健康问卷、汉密尔顿抑郁量表或老年抑郁症量表,它们的结果均有着积极改善(程度大小不等)。

瑞士一项为期 12 周以运动为主的门诊患者研究的抑郁使用医院焦虑和抑郁量表(Hospital Anxiety and Depression Scale,HADS)进行分析,证实这些阳性结果适用于冠心病患者(n=520 名),而非周围动脉疾病(PAD)患者(n=69 名)(Stauber et al. 2013)。后组患者的抑郁症状没有改善,但焦虑症状减轻。周围动脉疾病患者抑郁情绪改善水平低的原因可能是慢性抑郁的发生率较高,而非反应性抑郁和功能受损,从而影响这些患者获得心理状态改善和持续体育锻炼能力(Stauber et al. 2013)。

情绪状态对心脏康复接受、完成和生活方式改变的影响

在有资格获得 CR 的人中,转诊率一般较低,只有不到三分之一实际在澳大利亚就诊(澳大利亚国家心脏基金会,2010 年),约 40% 的心脏病患者和 28% 的血管成形术患者在英格兰、北爱尔兰和威尔士就诊(英国心脏基金会,2010 年)。复发性疾病风险最高的患者参与 CR 的可能性最小,而对于参加治疗的患者,只有部分完成了全部 CR 计划(Bunker et al. 1999;Johnson et al. 2004;Redfern et al. 2007;Scott et al. 2003)。对 32 项研究的系统综述确定了 374 例患者报告的与心血管生活方式行为改变计划的理解和完成相关的因素

（Murray et al. 2012）。在被确定为妨碍接受 CR 的因素中，抑郁和压力都是独立的预测因子。焦虑并没有发现是不参与的预测因子，相反有一项研究发现焦虑可促进参与（Grace et al. 2002）。

即使人们接受 CR 治疗，持续的行为和生活方式改变也无法保证（Davies et al. 2010；Gupta et al. 2007；Murphy et al. 2006）。抑郁情绪等心理社会因素（Ziegelstein et al. 2000）和社会孤立（Davies et al. 2010）加剧不遵守服药计划和生活方式建议的情况，还有消极思想和宗教信仰等认知阻碍（Martins，McNeil 2009）。许多阻碍人们开始 CR 的因素也会导致计划的未完成。虽然焦虑可能以促进理解、拮抗抑郁症状、服用抗抑郁药物和更剧烈地情绪不稳定的方式促进完成，但所有这些都预示着更大的消耗。社会隔离和不工作也是社会孤立和收入有限的一个指标（Murray et al. 2012）。Wooley（2006）和 Wooley 以及 Wong（2013）认为，在患有轻中度抑郁的心脏病患者中，心理治疗和自我管理是最合适的一线治疗方法。然而，这种治疗既取决于它的及时获得，也取决于对抑郁或情绪受损状态的认识。

正如许多研究已发现的，许多人没有透露他们的情绪状态问题（Jorm et al. 2004；Kessler et al. 2001），特别如果自觉问题不严重，所占比例更多。这强调澳大利亚心脏基金会推荐的在 CR 计划中对抑郁筛查的重要性（Colquhoun et al. 2013）。随之美国心脏协会 2008 年也建议对抑郁的筛查（Lichtman et al. 2008）。认识到未解决的抑郁症患者继发事件的风险较高时（Nicholson et al. 2006），澳大利亚的指南规定，"抑郁的常规筛查是在第一次报告和下一次随访中进行。随访筛查应在事件发生后 2~3 个月进行"。对于在心脏病事件后的抑郁患者，在较短或更长的时间里，治疗可能包括药理学或心理治疗干预单独或联合进行。心理治疗干预可通过各种方式（面对面的个人或团体访谈、电话、互联网）提供，并且可能涉及各种单独或与自我管理相结合的手动或非手动治疗方法。以下各节回顾这些心理治疗干预措施中的部分内容。

心理干预

对于冠心病患者的心理干预现有一些包含或没有 meta 分析的系统综述（Dickens et al. 2013；Mavrides，Nemeroff 2013；Whalley et al. 2011）。下面简要概述这些数据；然而，在这样做时，我们注意到 Jelinek 等（2011）关于此类信息的说明。干预措施往往没有充分描述，以明确比较干预和对照组之间的效果，而 meta 分析是一种形式的回顾性亚群分析，是假设生成而并非先验假设的决定性检验。

Whalley 等（2011）旨在评估心理干预对心肌梗死、血管再通术或经皮冠状动脉腔内成形术(percutaneous transluminal coronary angioplasty,PTCA)和心绞痛或经血管造影界定的心脏病患者的死亡率和心理症状的影响。对所有经过心理技术专门训练的医护人员所提供的心理干预进行考量,只有在能够独立评估心理干预效果的情况下才考虑试验。包括研究必须比较心理治疗与一般的照顾,或比较心理治疗加运动与单独运动的情况。主要结局包括全因和心源性死亡率、非致命性心肌梗死、血管重建术(CABG 和 PCI),还有焦虑、抑郁、压力和 A 型行为 / 敌意。次要结局包括与健康有关的生活质量(health-related quality of life,HRQL)。共包括 24 项研究,报告的数据来自共 9 296 名患者(74% 为男性)。24 项研究中有 8 项表明患者在随机前阶段有明显精神病理学特征。平均治疗时间 26.1 小时(最少 2.4 小时,最长 96 小时,SD=26.8)。22 项研究提供足够信息来对治疗目标和组成部分进行分类,重点是减少压力(16 种治疗)、焦虑(15 种)、抑郁(12 种)和 A 型行为,包括愤怒和敌意(10 种)和改善疾病适应(10 种)。

考虑到研究中存在较高的偏倚风险(随机化过程不明确、结果评估没采用盲法),该研究发现心理干预会导致抑郁和焦虑的小到中度改善。然而,没有一致证据表明,对 HRQL 或其他心理结果有积极影响,包括感知压力、A 型行为、愤怒和疲惫感。有针对 A 型行为与抑郁症的干预效果呈正相关,而家庭参与治疗、提供风险信息、有委托人参与的讨论和情绪支持与抑郁结局呈负相关。没有强有力证据表明,心理干预与常规治疗相比,降低冠心病患者的总死亡率或血管重建或非致命性梗死的风险。然而,在接受治疗的患者中,死于心脏原因的人数明显减少。作者指出(Whalley et al. 2011)用于治疗心脏病患者的干预类型差异很大,反映将情感和心脏预后联系起来的理论和经验的不确定性,并且哪些干预措施对谁最有效并不能前瞻性确定。

Dickens 等(2013)扩展 Whalley 等(2011)的研究(包括 14% 的重叠研究),以探讨哪些心理治疗对冠心病患者最有效。他们回顾 62 项独立研究,和 64 项独立治疗比较数据(N=17 397)。与其他研究一样,研究之间存在很大异质性:病情既包括急性冠心病,也包括稳定的冠心病。治疗疗程在 1 至 156 次之间,平均为 14.4 次。29 项研究中,干预是由一个人或单一学科小组进行,且有 22 次是由一个多学科小组进行,产生偏倚的风险各不相同。例如,只有 20 项研究使用研究人员对研究结果的盲法来评估。此外,考虑到异质性和偏倚风险的局限性,通过随机效应多因素多元回归分析发现,心理干预对抑郁有改善,但效果很小(SMD=0.18,$P<0.001$)。问题解决(SMD=0.34)、一般教育(SMD=0.19)、技能训练(SMD=0.25)、认知行为疗法(CBT;SMD=0.23)、放松(SMD=0.15)对冠心病患者的抑郁状态影响不大。在抑郁冠心病患者的高质量试验中,只有 CBT 表现出显著差异,但影响较小(SMD=0.31)。当进入多变量

分析时,没有单独的治疗,如增加社会支持能显著改善抑郁。

Mavrids 和 Nemeroff(2013 年)对心血管疾病人群抑郁治疗的回顾分析包括三环抗抑郁药(tricyclic antidepressants,TCAs)、TCAs 和安非他酮(一个典型的抗抑郁药和戒烟辅助用药),以及选择性 5- 羟色胺再摄取抑制剂(selective serotonin reuptake inhibitors,SSRIs)。其中包括五项涉及心理治疗技术和 / 或协作护理的内容。该综述的结论是,在冠状动脉社会心理评估研究(Coronary Psychosocial Evaluation Studies,COPES)试验中(Davidson et al. 2010),有大量来自随机对照试验的证据表明抗抑郁药物,特别是 SSRIs,在 CVD 患者治疗重度抑郁时是安全的,而急性冠状动脉综合征(acute coronary Syndrome,ACS)患者经持续的对症治疗和药物治疗后,与普通护理患者相比,抑郁症状明显减少。CABG 术后患者也从面对面认知行为治疗、支持性压力管理以及电话提供的协作护理干预中获益。两种药物干预措施在心力衰竭患者中的作用相似(Woltz et al. 2012),虽然这项研究关于 CBT 对抑郁的影响提供的证据要弱得多,但有一项研究表明,接受 CBT、运动和注意力控制的患者的抑郁持续减少,但单独接受其中任何一种的患者没有减少。

从对各种心脏病患者的心理干预的这些系统综述中可清楚看出,由于目标人群的广泛差异,无法进行干预措施的横向比较;抑郁的严重程度正在改善;执行者和干预方式及程度不同;研究中均使用评估工具以及主要、次要的结局变量;以及随访阶段等。特别令人关注的是缺乏信息,例如尽管参考治疗手册,仍缺乏实际干预措施的具体信息。

关于具体的干预措施,一个主要的问题是,许多研究报告一次性干预,很少(如果有的话)被报告的其他团队复制,使调查结果更难以解释。例如,Chair 等(2012 年)对接受 CR 的冠心病患者进行一次 RCT(N=146),除外那些被评估为动机不佳、缺乏改变分数的意愿或以前退出 CR 的人群。对照组患者(n=73)接受常规护理(23 次指导性运动、行为教育和饮食教育),治疗组(n=73)接受常规护理加 4 次动机访谈,每次持续 30~45 分钟。虽然没有详细手册,但动机面试精确进行。两组在临床结果[如体重指数(BMI)、血压、胆固醇]方面没有显著差异,治疗组患者在 “一般健康方面”的健康相关生活质量(SF-36)得分(4.74,95 % CI 0.04~9.44;P=0.048)和 “因情感问题而产生的角色限制”(8.80,95% CI 1.16~16.43;P=0.024)有较大提高。两组的抑郁改善,而治疗组焦虑(HADS-A)明显高于对照组(0.96,95%CI 0.09~1.83,P=0.030)。作者指出,这一意外的结果提出许多问题:研究的地点,患者的信念系统,以及动机访谈内容的适当性。要更好理解这种焦虑增加的现象,需更多证据,尤其是复制研究,最好不排除合并心理问题的人。

心悸问题 RCT(Murphy et al. 2013)中动机访谈与 CBT 一起评估。该项目旨在支持患者发展行为和认知自我管理技能。通过收录两家墨尔本医院的AMI(32%)、CABG(40%)或PCI(28%)后连续住院的患者275例,随机分为治疗组(T)139例和对照组(C组)136例。治疗组患者被邀请参加8周的小组计划。患者出院后6周(随机化前)进行危险因素筛查,4、12个月后再进行一次危险因素筛查。两次随访中,治疗组和对照组均对复发心脏事件的2年风险和主要行为结果进行比较。患者年龄32~75岁(平均59.0;SD=9.1)。男性占86%。与对照组相比,治疗组在4个月和12个月的随访中都倾向于更大程度地降低2年风险。膳食脂肪摄入和功能容量的显著益处也很明显。总体而言,在心脏事件后的随访时间里,心悸问题项目显示出比常规护理更具重要益处。

本文综述基于正念的压力减轻(mindfulness-based stress reduction,MBSR)和基于正念的认知治疗(mindfulness-based cognitive therapy,MBCT)对血管疾病患者心理和生理结果的影响(Abbott et al. 2014)。在一项对接受过冠状动脉灌注治疗的心脏病患者的研究中发现压力和抑郁对其有小到中度影响;虽然校正基线值、教育程度、年龄和共病后,这种影响仅对<60岁的人有意义。

这3个例子显示了对患者"标准"面对面干预相对温和的结果。对冠心病患者及其伴侣心理干预有效证据的系统综述(Abbott et al. 2014)发现,在包括研究在内的7项研究中,有2项研究表明,心理干预使患者的抑郁症状、焦虑、疾病知识和治疗知识以及对护理的满意度略有改善。此外,在这两项研究中,伴侣的焦虑、知识和满意度也有所提高,但抑郁症状的改善并没有明显趋势。相反,Whalley患者的研究(2011年)发现,家庭参与治疗与抑郁症的结果呈负相关。鉴于这些有限的结果,以及最近的证据表明,替代的CR模式,如简捷的、基于家庭的、电话传送和个性化的模式,在减少CVD风险因素方面与基于医院的方案一样有效。能否得出心理干预替代模式对心脏病患者有效?

简短干预

最小或简短干预是指那些治疗相比典型的传统治疗,涉及较少的专业时间和资源(Heather 1986)。在与其他复杂的行为变化领域,通常很多是共病,如病态赌博,这种干预定义从10分钟到4次(Petry et al. 2008)。这些干预措施为传统心理干预,尤其是那些发病早、行为和心理问题较轻的患者,提供了不具威胁性、具成本效益和时间效率的替代方案。通常情况下,这些干预涉及最少的治疗师联系,包括自助工作簿和推动会,简短建议,面对面干预(最多4次),通过电话和在线媒体提供简短干预,以及通过CD、DVD和视频会议进行干预(Petry 2005)。

以抑郁为中心的人际护理(depression-focused interpersonal care,IPC)由1

名在 IPC 接受精神科护士为期 1 天的培训,包括至少 1 次住院面对面的治疗,以及随后的 6 次电话通话,结果显示,在没有其他长期疾病存在的情况下,心肌梗死后 6 个月内减少对医疗服务的使用(Oranta et al. 2012)。这被视为一种成本效益的干预措施,既包括公共卫生系统负担,也包括干预者培训和提供干预所需的最低成本。另一个心力衰竭患者的护士简短干预,包括住院期间单次 30 分钟的一对一认知治疗(cognitive therapy,CT),出院后每周 1 个 5~10 分钟的电话随访(Dekker et al. 2012)。重要的是,CT 干预被很好描述为 6 个步骤,重点是通过思维停止和附加词缀减少负面情绪。治疗组和常规治疗组的抑郁评分(BDI-Ⅱ)在随访 3 个月时均有所下降,但 CT 组症状下降较快、消极思维下降和健康相关生活质量改善无统计学意义。治疗组患者 3 个月无心脏事件存活时间比常规治疗组长(80% vs 40%),而对照组在随访期间发生心脏事件的可能性是治疗组的 3.5 倍。

心脏正念 RCT(Nyklicek et al. 2014),将 PCI 患者基于 4 次正念的压力减轻小组干预与用包含与 4 期干预相同信息的自助小册子进行比较,发现团体干预在心理和社会生活质量方面有更大提高(P<0.05)。而对于焦虑、抑郁症状和感觉压力,这种影响仅在小于 60 岁的患者中才明显(P<0.01)。这些效应部分或完全由正念增加所介导。作者承认,解释结果的一个困难之处在于,目前尚不清楚自助手册是否产生该群体所观察到的变化,或这是否代表“自然”恢复。一个不干预的对照组将是必要的,以资识别。

除简短认知疗法和基于正念的压力减轻,短期心理治疗(STEP-IN-AMI 试验)(Roncella et al. 2013)和简短的心理教育干预(Turner et al. 2013)6~12 个月的随访中,也有改善抑郁的作用,前者是为提高生活质量。STEP-IN-AMI 试验旨在为 AMI 患者提供一种基于分析心理学、心理分析和人本主义生存方法的标准化短期治疗(short-term therapy,STP)干预措施。STP 干预挑战了本节开头概述的“简短”概念,因为它涉及 3~11 次个人咨询会议和 5 次 2 小时小组会议。有两点很重要。第一,主要和一般的心理动力干预相比,这看起来可能不像“简短”干预。第二,虽然在试验中干预的管理是“标准化的”,由一名心理治疗师领导干预,但在现实世界的实践中,几乎不可能规范以人为中心的心理动力干预,因为治疗关系的质量可说是这种干预中最重要的方面(Orlinksy et al. 1994;Smith et al. 2004)。

在一次个体干预与 6 次 CBT 小组干预中(Turner et al. 2013),57 名社区居住心脏病患者(ACS、PCI、CABG、心力衰竭、心房颤动、心肌病)在 Beck 抑郁问卷Ⅱ(BDI-Ⅱ)评分 >13 分时接受单次简短干预。然后将他们随机分为 6 次CBT 组(n=25)或无进一步干预组(BI 组,n=32)。在 2、6 和 12 个月时对所有患者进行重新评估。治疗组在原发性(BDI-Ⅱ)和继发性(抑郁率;使用 HADS-A

评估的焦虑症状),结果之间的差异使用广义线性混合模型。整组的 BDI-Ⅱ和 HADS-A 评分从基线到 12 个月有显著改善。然而,CBT 和 BI 在 BDI-Ⅱ评分、主要抑郁发作率或 HADS-A 评分的变化上没有差异。对发现 12 个月症状不缓解的总组进行特别分析后发现,BDI-Ⅱ评分较高($P=0.03$),比基线前 12 个月到健康相关人员的就诊次数更多($P=0.05$),饮酒超过推荐水平或在基线吸烟的可能性更大($P=0.01$)。事实上,1 次单独治疗和 6 周的小组一样有效,CBT 干预减少焦虑和抑郁很重要,但在解释上也有问题。一个单独的会议与一个团体干预相比较,只有 36% 的人参加所有 6 次会议。然而,个体化课程内容值得注意:个人对评估结果的反馈,包括患者的抑郁、焦虑和酒精使用情况;治疗建议;书面自助材料;关于转诊来源的信息;就基线和 2 个月评估向普通医生、CR 护士和专家发送个性化信函或电话。首先是个体化反馈,尤其是当你被置于同伴规范的背景下(你的行为 / 抑郁 / 焦虑 / 锻炼方案与同龄人相比,疾病严重程度等?),并在动机性访谈的背景下进行,已被证明在一系列问题行为(如酗酒等)的行为改变方面有效(Carey et al. 2007;Hustad et al. 2014)。

心理服务的其他模式

　　个体化简短干预措施的有效性强调自主和选择,但得到相关医疗提供者和局部行为变化支持的支撑。这也在各种替代心脏康复环境中得到证明(Clark et al. 2013;Neubeck et al. 2009)。这些非医院基础的替代设置包括:远程健康干预,或是多因素个性化干预,以锻炼为重点的干预,或是 MI 或 CABG 手术后以康复为重点的干预,基于互联网的风险因素改变干预,社区或家庭的 CR,农村、偏远和文化相关的干预,多式干预,以及补充和替代治疗干预。然而,从这些研究中概括起来是困难的,因为它们反映在所处理的条件、与患者相处的时间、进行干预的人以及它们是"标准"CR 的替代方案或辅助手段方面的高度异质性。这些综述,关于心理干预的报道很少,干预措施更有可能集中在风险因素、行为变化和事件后调整上。少数聚焦报道心理或心理社会干预,其中一项研究显示护士提供电话咨询后,心理社会调适中没有任何益处(Gallagher et al. 2003),另一项研究在 6 周和 12 周的随访中对男性 CABG 患者进行电话干预。然而,在出院后 12 周,对照组比电话干预组更多利用卫生服务(家庭医生探视、急诊室探访)(分别为 $P=0.02$ 和 $P=0.04$)(Colella,2009 年)。这种对卫生服务使用的影响类似于 Oranta 等(2012 年)在芬兰的人际关系咨询研究结果。进一步的远程健康研究(Cartwright et al. 2013)没有发现对心力衰竭患者健康相关的生活质量、抑郁或焦虑的主要影响。然而,在对心力衰竭患者进行远程心脏干预(平均年龄 =79 岁,超过 85 岁的患者占 22.5%)时,报告的 PHQ-9 对测量到的抑郁症的影响更高(Gellis et al. 2012)。

心理干预的替代方式带来的一个积极影响可能是,接受网络干预的患者(70~95%)比接受面对面干预的患者(30%)的接受率和保留率更高(Paul et al. 2013)。通过使用互联网提供的 CBT 坚持有益的体育活动,对低到中度抑郁的高心血管疾病风险的患者有小幅而有力的抑郁改善作用(Glozier et al. 2013)。InterHerz 试验(MesserliBurgy et al. 2012)将测试这种抑郁和压力是否可以通过基于网络的互动干预来改善,这种干预在患者完成模块时对他们有反应,这并不是形式化的,与认知行为疗法的观点是一致的。

心理干预

迄今引用的许多研究主要包括心理干预。然而,也有很多研究针对冠心病和抑郁症患者评估干预措施,包括心理和增强社会支持因素或社会心理干预(Thompson,Ski 2013)在内(Berkman et al. 2003;McLaughlin et al. 2005)。这些研究结果表明,心理社会干预在减少抑郁症状方面有效。

本节回顾一些 RCTs,以评估与常规治疗相比,对冠心病和抑郁症患者进行心理社会干预的有效性。4 项研究是两组平行设计,将心理社会干预与普通护理进行比较(Barth et al. 2005;Berkman et al. 2003;McLaughlin et al. 2005;Salminen et al. 2005)。一项研究是 2-2 因子设计,它评估心理社会干预与通常的护理和选择性 5- 羟色胺再摄取抑制剂与安慰剂抗抑郁(Lesperance et al. 2007)。样本大小从 59~856(针对抑郁症患者)。平均年龄 56~75 岁,男性比例 48%~82%。这些研究是在医院、学术和社区环境中进行。

这些研究招募各种冠心病诊断和不同抑郁水平的参与者。关于抑郁,一项研究发现患者患有单相情感障碍(重度抑郁、心境障碍或抑郁适应障碍)(Barth et al. 2005),一项研究包括患有严重抑郁症的参与者(Lesperance et al. 2007)。这些诊断依据的是精神疾病诊断和统计手册(DSM)标准。一项研究包括基于 HADS 的轻度或中度抑郁症状的参与者。ENRICHD 研究包括有严重抑郁、有严重抑郁史的轻度抑郁、或心境障碍(根据 DSM 标准)或社会支持感低的参与者;然而,只有抑郁和低社会支持的参与者接受心理和社会因素干预(Berkman et al. 2003)。另一项研究(Salminen et al. 2005),包括无抑郁症状的患者,但根据 Zung 抑郁自评量表(Zung Self-Rating Depression Scale,ZSDS)对有中、重度抑郁症状的患者进行亚组分析。

与先前的心理干预一样,这些干预措施在治疗因素、频率、时间和干预方式上也各不相同。两个干预涉及 CBT(Barth et al. 2005;McLaughlin et al. 2005),两项研究纳入咨询(McLaughlin et al. 2005;Salminen et al. 2005),一项研究利用人际心理治疗(Lesperance et al. 2007)。4 项干预措施旨在解决社会孤立问题(Berkman et al. 2003；Lesperance et al. 2007；McLaughlin et al. 2005；Salminen et al. 2005)，另一个旨在激励患者寻求外部帮助以应对长期抑郁(Barth et al. 2005)。这些干预措施由各种保健专业人员(心理治疗师)(Barth et al. 2005)提供。包括临床或咨询心理学家、临床精神病学家、临床社会工作者或精神科护士(Berkman et al. 2003)、有经验的博士或硕士级治疗师(Lesperance et al. 2007)、博士级精神病医生/临床心理学家/实习生(McLaughlin et al. 2005)和护士加物理治疗师(Salminen et al. 2005)在团体和个人环境中，亲自和通过电话焦虑进行干预。所有研究均将干预措施与一般的临床管理方法进行比较。

这5项研究报告各种结果。所有研究都报告抑郁症状的主要结果，并使用一系列评估工具，包括 BDI(Barth et al. 2005；Blumenthal et al. 2003；Lesperance et al. 2007)、HADS(Barth et al. 2005；McLaughlin et al. 2005)、HAM-D(Berkman et al. 2003；Lesperance et al. 2007)和 ZSDS(Salminen et al. 2005)。研究报告各种次要结果，包括死亡率(全因和心血管)和血管重建(Berkman et al. 2003)，复发性 MI(Berkman et al. 2003；Lesperance et al. 2007)，焦虑(Barth et al. 2005；McLaughlin et al. 2005)，社会支持(Berkman et al. 2003；Lesperance et al. 2007)，生活质量(Berkman et al. 2003)和心理功能(Mendes de Leon et al. 2006)。这些研究表明，与通常的护理相比，将重点放在情感和社会支持上的心理社会干预在减少冠心病和抑郁症患者的抑郁症状方面似乎有效。影响大小反映干预的有效性。此外，社会心理干预似乎改善社会支持，并可能改善心理健康生活质量

这种在抑郁症状中看到的小益处与先前讨论过的对冠心病患者的心理干预(而不是心理社会)干预的系统综述一致(Dickens et al. 2013；Whalley et al. 2011)。本节报告的研究仅侧重于针对冠心病和抑郁症患者的心理干预，应指出，这一人群可能比有一系列抑郁症状的人群-包括那些没有症状的人群-更难接受治疗。与心理干预一样，这些研究表明，短期干预(3个月或3个月以下)可能比长期干预(3个月以上)更有效。这一结果可能由干预时间以外的一些因素造成。例如，有短期干预的研究也有短期随访，而且干预的效果可能会随着时间推移而降低。

心理社会干预除改善抑郁症状之外，还能改善社会支持和心理健康质量，这一发现并不令人惊讶，因为它们之间存在联系(Rozanski et al. 2005)。这里提到的5项研究中，只有1项或2项对死亡率、反复心肌梗死和血管重建的结果进行评估，对于社会心理干预是否影响这些结果，不能得出确切的结论。其他系统综述已报道这些结果，似乎有一些证据表明心源性死亡率有所下降(Whalley et al. 2011)，但总死亡率或心脏再灌注或非致命性心肌梗死

（Baumeister et al. 2011；Thombs et al. 2008；Whalley et al. 2011）无明显影响。

尽管有证据表明,心理社会干预似乎可减少冠心病和抑郁症患者的抑郁症状,但也有一些说明。任何心理社会干预或任何复杂的干预措施都有若干组成部分,如工作人员提供干预、干预方式、设置、时间、频率和持续时间。因此,社会心理干预并不是一个标准方案,即使是在有人工治疗的情况下,也不能完全复制。每一次心理社会干预对干预主义者和病人来说都是独一无二的,并且可能会对每个接受干预的患者产生不同影响。然而,尽管干预措施具有预期的异质性,但每项研究对抑郁症状的影响大小都相似,这表明,尽管对非标准化干预措施进行比较,但它们的效果相似。

这些研究的对象是患有冠心病和抑郁的患者。抑郁的严重程度在研究中有所不同（从重度抑郁到轻度抑郁症状）,但研究的效果大小在统计学上一致。这表明,所有的冠心病和抑郁患者能够受益于干预,无论抑郁的严重程度。然而,应承认 ENRICHD 的试验（Berkman et al. 2003）在本报告概述的所有参与者中贡献 63%,分别占报告结果中抑郁症状和社会支持结果的 56% 和 70%。因此,ENRICHD 的试验正在推动或完全负责在这一简短的社会心理干预的报告的大部分结果。

最近一项关于心理社会干预对慢性心力衰竭患者影响的 Meta 分析发现,生活质量有显著整体改善（Samartzis et al. 2013）。然而,心理社会干预被相当松散地定义为"结构化的非药物干预,侧重于改善心理和社会方面"。它不一定包括社会因素。

结论

总之,心理和社会心理干预可使冠心病和抑郁症患者的抑郁症状略有减较,社会支持得到改善,但对于这些干预措施是否会对心脏死亡率和发病率等结果产生影响,尚不能得出确切结论。然而,在综述研究中概括起来有许多问题,即:不同严重程度的患者有多种心脏疾病;多种干预措施,其中大多数不是为便于复制而被人工控制的;特别是在心理方面,使用各种量表和评估来测量不同的终点;随访期间的变化;目前的心理和生理共病的变化;调查的年龄范围;多式干预的离散成分在不同程度上被界定,以及相关的效应归因问题;短期或长期干预的变化;以及干预方式的变化。

尽管这些方法上的局限性和取得的效果有限,心脏事件后心理和心理社会干预值得实施。由于未解决的抑郁是心脏病患者死亡和致残的主要原因,所有对患者心理健康和生活质量产生积极影响的举措都值得进一步关注。

（屠荣祥 译,彭娟 校）

参考文献

Abbott, R. A., Whear, R., Rodgers, L. R., Bethel, A., Thompson Coon, J., Kuyken, W., . . . Dickens, C. (2014). Effectiveness of mindfulness-based stress reduction and mindfulness based cognitive therapy in vascular disease: A systematic review and meta-analysis of randomised controlled trials. *Journal of Psychosomatic Research, 76*(5), 341–351. doi: 10.1016/j.jpsychores.2014.02.012.

Barth, J., Schumacher, M., & Herrmann-Lingen, C. (2004). Depression as a risk factor for mortality in patients with coronary heart disease: A meta-analysis. *Psychosomatic Medicine, 66*(6), 802–813. doi:10.1097/01.psy.0000146332.53619.b2.

Barth, J., Paul, J., Harter, M., & Bengel, J. (2005). Inpatient psychotherapeutic treatment for cardiac patients with depression in Germany – Short term results. *Psychosocial Medicine, 2*, Doc04.

Baumeister, H., Hutter, N., & Bengel, J. (2011). Psychological and pharmacological interventions for depression in patients with coronary artery disease. *Cochrane Database of Systematic Reviews, 9*, CD008012. doi:10.1002/14651858.CD008012.pub3.

Beauchamp, A., Worcester, M., Ng, A., Murphy, B., Tatoulis, J., Grigg, L., . . . Goble, A. (2013). Attendance at cardiac rehabilitation is associated with lower all-cause mortality after 14 years of follow-up. *Heart, 99*(9), 620–625. doi: 10.1136/heartjnl-2012-303022.

Berkman, L. F., Blumenthal, J., Burg, M., Carney, R. M., Catellier, D., Cowan, M. J., . . . Enhancing Recovery in Coronary Heart Disease Patients Investigators. (2003). Effects of treating depression and low perceived social support on clinical events after myocardial infarction: The Enhancing Recovery in Coronary Heart Disease Patients (ENRICHD) random-ized trial. *JAMA, 289*(23), 3106–3116. doi: 10.1001/jama.289.23.3106.

Blumenthal, J. A., Lett, H. S., Babyak, M. A., White, W., Smith, P. K., Mark, D. B., . . . Investigators, N. (2003). Depression as a risk factor for mortality after coronary artery bypass surgery. *Lancet, 362*(9384), 604–609. doi: 10.1016/S0140-6736(03)14190-6.

Briffa, T. G., Kinsman, L., Maiorana, A. J., Zecchin, R., Redfern, J., Davidson, P. M., . . . Denniss, A. R. (2009). An integrated and coordinated approach to preventing recurrent coronary heart disease events in Australia. *Medical Journal of Australia, 190*(12), 683–686.

British Heart Foundation. (2010). The National Audit of Cardiac Rehabilitation: Annual statistical report 2010. British Heart Foundation, 2010. www.bhf.org.uk/publications/view-publication. aspx?ps=1001019. Accessed 24th Jul 2014.

Brummett, B. H., Babyak, M. A., Siegler, I. C., Mark, D. B., Williams, R. B., & Barefoot, J. C. (2003a). Effect of smoking and sedentary behavior on the association between depressive symptoms and mortality from coronary heart disease. *American Journal of Cardiology, 92*(5), 529–532.

Brummett, B. H., Barefoot, J. C., Vitaliano, P. P., & Siegler, I. C. (2003b). Associations among social support, income, and symptoms of depression in an educated sample: The UNC Alumni Heart Study. *International Journal of Behavioral Medicine, 10*(3), 239–250.

Bunker, S., McBurney, H., Cox, H., & Jelinek, M. (1999). Identifying participation rates at outpatient cardiac rehabilitation programs in Victoria, Australia. *Journal of Cardiopulmonary Rehabilitation, 19*(6), 334–338.

Bush, D. E., Ziegelstein, R. C., Tayback, M., Richter, D., Stevens, S., Zahalsky, H., & Fauerbach, J. A. (2001). Even minimal symptoms of depression increase mortality risk after acute myocardial infarction. *American Journal of Cardiology, 88*(4), 337–341.

Carey, K. B., Scott-Sheldon, L. A., Carey, M. P., & DeMartini, K. S. (2007). Individual-level interventions to reduce college student drinking: A meta-analytic review. *Addictive Behaviors, 32*(11), 2469–2494. doi:10.1016/j.addbeh.2007.05.004.

Cartwright, M., Hirani, S. P., Rixon, L., Beynon, M., Doll, H., Bower, P., . . . Whole Systems Demonstrator Evaluation, T. (2013). Effect of telehealth on quality of life and psychological outcomes over 12 months (Whole Systems Demonstrator telehealth questionnaire study): Nested study of patient reported outcomes in a pragmatic, cluster randomised controlled trial. *BMJ, 346*, f653. doi: 10.1136/bmj.f653.

Case, R. B., Moss, A. J., Case, N., McDermott, M., & Eberly, S. (1992). Living alone after myocardial infarction. Impact on prognosis. *JAMA, 267*(4), 515–519.

Chair, S.Y., Chan, S. W-C., Thompson, D.R., Leung, K-P. Ng, S. K-C., Choi, K.C. (2012). Short-term effect of motivational interviewing on clinical and psychological outcomes and health-related quality of life in cardiac rehabilitation patients with poor motivation in Hong Kong: A randomized controlled trial. *European Journal of Preventive Cardiology, 19*(6), 1383–1392. doi:10.1177/1741826711425428

Clark, R. A., Conway, A., Poulsen, V., Keech, W., Tirimacco, R., & Tideman, P. (2013). Alternative models of cardiac rehabilitation: A systematic review. *European Journal of Preventive Cardiology.* doi:10.1177/2047487313501093.

Colella, T. J. F. (2009). *The effect of a professionally-guided telephone peer support intervention on early recovery outcomes in men following coronary artery bypass graft surgery.* Alberta: University of Calgary. Accessed 3rd Aug 2014 http://www.collectionscanada.gc.ca/obj/thesescanada/vol2/002/NR49601.PDF.

Colquhoun, D. M., Bunker, S. J., Clarke, D. M., Glozier, N., Hare, D. L., Hickie, I. B., . . . Branagan, M. G. (2013). Screening, referral and treatment for depression in patients with coronary heart disease. *Medical Journal of Australia, 198*(9), 483–484.

Connerney, I., Sloan, R. P., Shapiro, P. A., Bagiella, E., & Seckman, C. (2010). Depression is associated with increased mortality 10 years after coronary artery bypass surgery. *Psychosomatic Medicine, 72*(9), 874–881. doi:10.1097/PSY.0b013e3181f65fc1.

Davidson, K. W., Rieckmann, N., Clemow, L., Schwartz, J. E., Shimbo, D., Medina, V., . . . Burg, M. M. (2010). Enhanced depression care for patients with acute coronary syndrome and persistent depressive symptoms: Coronary psychosocial evaluation studies randomized controlled trial. *Archives of Internal Medicine, 170*(7), 600–608. doi: 10.1001/archinternmed.2010.29.

Davies, P., Taylor, F., Beswick, A., Wise, F., Moxham, T., Rees, K., & Ebrahim, S. (2010). Promoting patient uptake and adherence in cardiac rehabilitation. *Cochrane Database of Systematic Reviews, 7*, CD007131. doi:10.1002/14651858.CD007131.pub2.

Mendes de Leon, C. F., Czajkowski, S. M., Freedland, K. E., Bang, H., Powell, L. H., Wu, C., . . . investigators, E. (2006). The effect of a psychosocial intervention and quality of life after acute myocardial infarction: The Enhancing Recovery in Coronary Heart Disease (ENRICHD) clinical trial. *Journal of Cardiopulmonary Rehabilitation, 26*(1), 9–13; quiz 14–15.

Dekker, R. L., Moser, D. K., Peden, A. R., & Lennie, T. A. (2012). Cognitive therapy improves three-month outcomes in hospitalized patients with heart failure. *Journal of Cardiac Failure, 18*(1), 10–20. doi:10.1016/j.cardfail.2011.09.008.

Dickens, C., Cherrington, A., Adeyemi, I., Roughley, K., Bower, P., Garrett, C., . . . Coventry, P. (2013). Characteristics of psychological interventions that improve depression in people with coronary heart disease: A systematic review and meta-regression. *Psychosomatic Medicine, 75*(2), 211–221. doi: 10.1097/PSY.0b013e31827ac009.

Eshah, N. F., & Bond, A. E. (2009). Cardiac rehabilitation programme for coronary heart disease patients: An integrative literature review. *International Journal of Nursing Practice, 15*(3), 131–139. doi:10.1111/j.1440-172X.2009.01738.x.

Gallagher, R., McKinley, S., & Dracup, K. (2003). Effects of a telephone counseling intervention on psychosocial adjustment in women following a cardiac event. *Heart and Lung, 32*(2), 79–87. doi:10.1067/mhl.2003.19.

Gehi, A., Haas, D., Pipkin, S., & Whooley, M. A. (2005). Depression and medication adherence in outpatients with coronary heart disease: Findings from the Heart and Soul Study. *Archives of*

Internal Medicine, 165(21), 2508–2513. doi:10.1001/archinte.165.21.2508.

Gellis, Z. D., & Kang-Yi, C. (2012). Meta-analysis of the effect of cardiac rehabilitation interventions on depression outcomes in adults 64 years of age and older. *American Journal of Cardiology, 110*(9), 1219–1224. doi:10.1016/j.amjcard.2012.06.021.

Gellis, Z. D., Kenaley, B., McGinty, J., Bardelli, E., Davitt, J., & Ten Have, T. (2012). Outcomes of a telehealth intervention for homebound older adults with heart or chronic respiratory failure: A randomized controlled trial. *Gerontologist, 52*(4), 541–552. doi:10.1093/geront/gnr134.

Glozier, N., Christensen, H., Naismith, S., Cockayne, N., Donkin, L., Neal, B., . . . Hickie, I. (2013). Internet-delivered cognitive behavioural therapy for adults with mild to moderate depression and high cardiovascular disease risks: A randomised attention-controlled trial. *PLoS One, 8*(3), e59139. doi: 10.1371/journal.pone.0059139.

Grace, S. L., Abbey, S. E., Shnek, Z. M., Irvine, J., Franche, R. L., & Stewart, D. E. (2002). Cardiac rehabilitation II: Referral and participation. *General Hospital Psychiatry, 24*(3), 127–134.

Gupta, R., Sanderson, B. K., & Bittner, V. (2007). Outcomes at one-year follow-up of women and men with coronary artery disease discharged from cardiac rehabilitation: What benefits are maintained? *Journal of Cardiopulmonary Rehabilitation and Prevention, 27*(1), 11–18. quiz 19-20.

Heather, N. (1986). Minimal treatment interventions for problem drinkers. In G. Edwards & D. Gill (Eds.), *Current issues in clinical psychology* (pp. 120–156). London: Plenum.

Hustad, J. T., Mastroleo, N. R., Kong, L., Urwin, R., Zeman, S., Lasalle, L., & Borsari, B. (2014). The comparative effectiveness of individual and group brief motivational interventions for mandated college students. *Psychology of Addictive Behaviors, 28*(1), 74–84. doi:10.1037/a0034899.

Jelinek, M., Clark, A. M., Oldridge, N. B., Briffa, T. G., & Thompson, D. R. (2011). Reconciling systematic reviews of exercise-based cardiac rehabilitation and secondary prevention programmes for coronary heart disease. *European Journal of Cardiovascular Prevention and Rehabilitation, 18*(2), 147–149. doi:10.1177/1741826710389388.

Johnson, N., Fisher, J., Nagle, A., Inder, K., & Wiggers, J. (2004). Factors associated with referral to outpatient cardiac rehabilitation services. *Journal of Cardiopulmonary Rehabilitation, 24* (3), 165–170.

Jorm, A. F., Griffiths, K. M., Christensen, H., Parslow, R. A., & Rogers, B. (2004). Actions taken to cope with depression at different levels of severity: A community survey. *Psychological Medicine, 34*(2), 293–299.

Kaplan, G. A. (1992). Health and aging in the Alameda County Study. In K. W. Scheie (Ed.), *Aging, health behaviours and health outcomes* (pp. 69–88). Hillsdale: Lawrence Erlbaum Associates.

Kessler, R. C., Berglund, P. A., Bruce, M. L., Koch, J. R., Laska, E. M., Leaf, P. J., . . . Wang, P. S. (2001). The prevalence and correlates of untreated serious mental illness. *Health Services Research, 36*(6 Pt. 1), 987–1007.

Kubzansky, L. D., Kawachi, I., Weiss, S. T., & Sparrow, D. (1998). Anxiety and coronary heart disease: A synthesis of epidemiological, psychological, and experimental evidence. *Annals of Behavioral Medicine, 20*(2), 47–58.

Lesperance, F., Frasure-Smith, N., Koszycki, D., Laliberte, M. A., van Zyl, L. T., Baker, B., . . . Investigators, C. (2007). Effects of citalopram and interpersonal psychotherapy on depression in patients with coronary artery disease: The Canadian Cardiac Randomized Evaluation of Antidepressant and Psychotherapy Efficacy (CREATE) trial. *JAMA, 297*(4), 367–379. doi: 10.1001/jama.297.4.367.

Lett, H. S., Blumenthal, J. A., Babyak, M. A., Sherwood, A., Strauman, T., Robins, C., & Newman, M. F. (2004). Depression as a risk factor for coronary artery disease: Evidence, mechanisms, and treatment. *Psychosomatic Medicine, 66*(3), 305–315.

Lewin, R., & Doherty, P. (2013). Cardiac rehabilitation and mortality reduction after myocardial infarction: The emperor's new clothes? Evidence in favour of cardiac rehabilitation. *Heart, 99* (13), 909–911. doi:10.1136/heartjnl-2013-303704.

Lichtman, J. H., Bigger, J. T., Jr., Blumenthal, J. A., Frasure-Smith, N., Kaufmann, P. G., Lesperance, F., . . . American Psychiatric, A. (2008). Depression and coronary heart disease: Recommendations for screening, referral, and treatment: A science advisory from the American Heart Association Prevention Committee of the Council on Cardiovascular Nursing, Council on Clinical Cardiology, Council on Epidemiology and Prevention, and Interdisciplinary Council on Quality of Care and Outcomes Research: Endorsed by the American Psychiatric Association. *Circulation, 118*(17), 1768–1775. doi: 10.1161/CIRCULATIONAHA.108.190769.

Martins, R. K., & McNeil, D. W. (2009). Review of motivational interviewing in promoting health behaviors. *Clinical Psychology Review, 29*(4), 283–293. doi:10.1016/j.cpr.2009.02.001.

Mavrides, N., & Nemeroff, C. (2013). Treatment of depression in cardiovascular disease. *Depression and Anxiety, 30*(4), 328–341. doi:10.1002/da.22051.

McLaughlin, T. J., Aupont, O., Bambauer, K. Z., Stone, P., Mullan, M. G., Colagiovanni, J., . . . Locke, S. E. (2005). Improving psychologic adjustment to chronic illness in cardiac patients. The role of depression and anxiety. *Journal of General Internal Medicine, 20*(12), 1084–1090. doi: 10.1111/j.1525-1497.2005.00256.x.

Messerli-Burgy, N., Barth, J., & Berger, T. (2012). The InterHerz project – A web-based psychological treatment for cardiac patients with depression: Study protocol of a randomized controlled trial. *Trials, 13*, 245. doi:10.1186/1745-6215-13-245.

Murphy, B. M., Worcester, M. U., Elliott, P. C., Le Grande, M. R., Higgins, R. O., & Goble, A. J. (2006). Change in women's dietary fat intake following an acute cardiac event: Extent, predictors and comparison with non-cardiac Australian women and older adults. *European Journal of Cardiovascular Nursing, 5*(3), 206–213. doi:10.1016/j.ejcnurse.2006.01.002.

Murphy, B. M., Elliott, P. C., Higgins, R. O., Le Grande, M. R., Worcester, M. U., Goble, A. J., & Tatoulis, J. (2008a). Anxiety and depression after coronary artery bypass graft surgery: Most get better, some get worse. *European Journal of Cardiovascular Prevention and Rehabilitation, 15*(4), 434–440. doi:10.1097/HJR.0b013e3282fbc945.

Murphy, B. M., Elliott, P. C., Worcester, M. U., Higgins, R. O., Le Grande, M. R., Roberts, S. B., & Goble, A. J. (2008b). Trajectories and predictors of anxiety and depression in women during the 12 months following an acute cardiac event. *British Journal of Health Psychology, 13* (Pt 1), 135–153. doi:10.1348/135910707X173312.

Murphy, B. M., Le Grande, M. R., Navaratnam, H. S., Higgins, R. O., Elliott, P. C., Turner, A., . . . Goble, A. J. (2013). Are poor health behaviours in anxious and depressed cardiac patients explained by sociodemographic factors? *European Journal of Preventive Cardiology, 20*(6), 995–1003. doi: 10.1177/2047487312449593.

Murphy, B. M., Rogerson, M., Worcester, M., Elliott, P., Higgins, R., Le Grande, M., . . . Goble, A. (2013). Predicting mortality 12 years after an acute cardiac event: Comparison between inhospital and 2-month assessment of depressive symptoms in women. *Journal of Cardiopulmonary Rehabilitation and Prevention, 33*(3), 160–167. doi: 10.1097/HCR.0b013e318283927f.

Murphy, B. M., Worcester, M. U., Higgins, R. O., Elliott, P. C., Le Grande, M. R., Mitchell, F., . . . Goble, A. J. (2013). Reduction in 2-year recurrent risk score and improved behavioral outcomes after participation in the "Beating Heart Problems" self-management program: Results of a randomized controlled trial. *Journal of Cardiopulmonary Rehabilitation and Prevention, 33*(4), 220–228. doi: 10.1097/HCR.0b013e31828c7812.

Murray, J., Craigs, C. L., Hill, K. M., Honey, S., & House, A. (2012). A systematic review of patient reported factors associated with uptake and completion of cardiovascular lifestyle behaviour change. *BMC Cardiovascular Disorders, 12*, 120. doi:10.1186/1471-2261-12-120.

National Heart Foundation of Australia. (2010). *Secondary prevention of cardiovascular disease.*

Melbourne: Author.

Neubeck, L., Redfern, J., Fernandez, R., Briffa, T., Bauman, A., & Freedman, S. B. (2009). Telehealth interventions for the secondary prevention of coronary heart disease: A systematic review. *European Journal of Cardiovascular Prevention and Rehabilitation, 16*(3), 281–289. doi:10.1097/HJR.0b013e32832a4e7a.

Nicholson, A., Kuper, H., & Hemingway, H. (2006). Depression as an aetiologic and prognostic factor in coronary heart disease: A meta-analysis of 6362 events among 146 538 participants in 54 observational studies. *European Heart Journal, 27*(23), 2763–2774. doi:10.1093/eurheartj/ehl338.

Nyklicek, I., Dijksman, S. C., Lenders, P. J., Fonteijn, W. A., & Koolen, J. J. (2014). A brief mindfulness based intervention for increase in emotional well-being and quality of life in percutaneous coronary intervention (PCI) patients: The MindfulHeart randomized controlled trial. *Journal of Behavioral Medicine, 37*(1), 135–144. doi:10.1007/s10865-012-9475-4.

O'Neil, A., Hawkes, A. L., Atherton, J. J., Patrao, T. A., Sanderson, K., Wolfe, R., . . . Oldenburg, B. (2014). Telephone-delivered health coaching improves anxiety outcomes after myocardial infarction: The 'ProActive Heart' trial. *European Journal of Preventive Cardiology, 21*(1), 30–38. doi: 10.1177/2047487312460515.

Oranta, O., Luutonen, S., Salokangas, R. K., Vahlberg, T., & Leino-Kilpi, H. (2012). Depression-focused interpersonal counseling and the use of healthcare services after myocardial infarction. *Perspectives in Psychiatric Care, 48*(1), 47–55. doi:10.1111/j.1744-6163.2011.00305.x.

Orlinksy, D. E., Grawe, K., & Parks, B. K. (1994). Process and outcome in psychotherapy – noch einmal'. In A. E. Bergin & S. L. Garfield (Eds.), *Handbook of psychotherapy and behavior change* (4th ed., pp. 270–376). New York: Wiley.

Paul, C. L., Carey, M. L., Sanson-Fisher, R. W., Houlcroft, L. E., & Turon, H. E. (2013). The impact of web-based approaches on psychosocial health in chronic physical and mental health conditions. *Health Education Research, 28*(3), 450–471. doi:10.1093/her/cyt053.

Petry, N. M. (2005). *Pathological gambling: Etiology, comorbidity, and treatment.* Washington, DC: American Psychological Association.

Petry, N. M., Weinstock, J., Ledgerwood, D. M., & Morasco, B. (2008). A randomized trial of brief interventions for problem and pathological gamblers. *Journal of Consulting and Clinical Psychology, 76*(2), 318–328. doi:10.1037/0022-006X.76.2.318.

Redfern, J., Ellis, E. R., Briffa, T., & Freedman, S. B. (2007). High risk-factor level and low risk-factor knowledge in patients not accessing cardiac rehabilitation after acute coronary syndrome. *The Medical Journal of Australia, 186*(1), 21–25.

Roncella, A., Pristipino, C., Cianfrocca, C., Scorza, S., Pasceri, V., Pelliccia, F., . . . Speciale, G. (2013). One-year results of the randomized, controlled, short-term psychotherapy in acute myocardial infarction (STEP-IN-AMI) trial. *International Journal of Cardiology, 170*(2), 132–139. doi: 10.1016/j.ijcard.2013.08.094.

Rozanski, A., Blumenthal, J. A., Davidson, K. W., Saab, P. G., & Kubzansky, L. (2005). The epidemiology, pathophysiology, and management of psychosocial risk factors in cardiac practice: The emerging field of behavioral cardiology. *Journal of the American College of Cardiology, 45*(5), 637–651. doi:10.1016/j.jacc.2004.12.005.

Salminen, M., Isoaho, R., Vahlberg, T., Ojanlatva, A., & Kivela, S. L. (2005). Effects of a health advocacy, counselling, and activation programme on depressive symptoms in older coronary heart disease patients. *International Journal of Geriatric Psychiatry, 20*(6), 552–558. doi:10.1002/gps.1323.

Samartzis, L., Dimopoulos, S., Tziongourou, M., & Nanas, S. (2013). Effect of psychosocial interventions on quality of life in patients with chronic heart failure: A meta-analysis of randomized controlled trials. *Journal of Cardiac Failure, 19*(2), 125–134. doi:10.1016/j.cardfail.2012.12.004.

Scott, I. A., Lindsay, K. A., & Harden, H. E. (2003). Utilisation of outpatient cardiac rehabilitation in Queensland. *The Medical Journal of Australia, 179*(7), 341–345.

Smith, S., Thomas, S. A., & Jackson, A. C. (2004). An exploration of the therapeutic relationship and counselling outcomes in a problem gambling counselling service. *Journal of Social Work Practice, 8*(1), 99–112.

Stauber, S., Guera, V., Barth, J., Schmid, J. P., Saner, H., Znoj, H., . . . von Kanel, R. (2013). Psychosocial outcome in cardiovascular rehabilitation of peripheral artery disease and coronary artery disease patients. *Vascular Medicine, 18*(5), 257–262. doi: 10.1177/1358863X13505861.

Taylor, C. B. (2010). Depression, heart rate related variables and cardiovascular disease. *International Journal of Psychophysiology, 78*(1), 80–88. doi:10.1016/j.ijpsycho.2010.04.006.

Thombs, B. D., & Ziegelstein, R. C. (2010). Screening in cardiovascular care. In A. J. Mitchell & J. C. Coyne (Eds.), *Screening for depression in clinical practice: An evidence-based guide.* New York: Oxford University Press.

Thombs, B. D., de Jonge, P., Coyne, J. C., Whooley, M. A., Frasure-Smith, N., Mitchell, A. J., . . . Ziegelstein, R. C. (2008). Depression screening and patient outcomes in cardiovascular care: A systematic review. *JAMA, 300*(18), 2161–2171. doi: 10.1001/jama.2008.667.

Thompson, D. R., & Ski, C. F. (2013). Psychosocial interventions in cardiovascular disease – What are they? *European Journal of Preventive Cardiology, 20*(6), 916–917. doi:10.1177/2047487313494031.

Turner, A., Hambridge, J., Baker, A., Bowman, J., & McElduff, P. (2013). Randomised controlled trial of group cognitive behaviour therapy versus brief intervention for depression in cardiac patients. *The Australian and New Zealand Journal of Psychiatry, 47*(3), 235–243. doi:10.1177/0004867412460592.

van Melle, J. P., de Jonge, P., Spijkerman, T. A., Tijssen, J. G., Ormel, J., van Veldhuisen, D. J., . . . van den Berg, M. P. (2004). Prognostic association of depression following myocardial infarction with mortality and cardiovascular events: A meta-analysis. *Psychosomatic Medicine, 66*(6), 814–822. doi: 10.1097/01.psy.0000146294.82810.9c.

Welin, C., Lappas, G., & Wilhelmsen, L. (2000). Independent importance of psychosocial factors for prognosis after myocardial infarction. *Journal of Internal Medicine, 247*(6), 629–639.

Whalley, B., Rees, K., Davies, P., Bennett, P., Ebrahim, S., Liu, Z., . . . Taylor, R. S. (2011). Psychological interventions for coronary heart disease. *Cochrane Database Systematic Reviews, 8*, CD002902. doi: 10.1002/14651858.CD002902.pub3.

Whooley, M. A. (2006). Depression and cardiovascular disease: Healing the broken-hearted. *JAMA, 295*(24), 2874–2881. doi:10.1001/jama.295.24.2874.

Whooley, M. A., & Wong, J. M. (2013). Depression and cardiovascular disorders. *Annual Review of Clinical Psychology, 9*, 327–354. doi:10.1146/annurev-clinpsy-050212-185526.

Woltz, P. C., Chapa, D. W., Friedmann, E., Son, H., Akintade, B., & Thomas, S. A. (2012). Effects of interventions on depression in heart failure: A systematic review. *Heart and Lung, 41*(5), 469–483. doi:10.1016/j.hrtlng.2012.06.002.

Ziegelstein, R. C., Fauerbach, J. A., Stevens, S. S., Romanelli, J., Richter, D. P., & Bush, D. E. (2000). Patients with depression are less likely to follow recommendations to reduce cardiac risk during recovery from a myocardial infarction. *Archives of Internal Medicine, 160*(12), 1818–1823.

第 2 章　心血管疾病中焦虑的治疗

Aanchal Sood,Marlies E. Alvarenga,James A. Blumenthal

目录

摘要

  本章将给出焦虑的定义,并描述在心脏疾病中评估焦虑的方法。回顾焦虑症的流行病学和心血管疾病中焦虑症的流行情况,接着对有关焦虑和心血管疾病的文献进行综述。随后,将评估不同的治疗方案,包括药物治疗和不同的心理治疗方法。本章讨论的其他治疗措施包括呼吸训练、放松和运动疗法。最后给出治疗心脏病焦虑的建议以及今后的研究方向。

关键词

焦虑障碍（Anxiety disorders）·呼吸（Breathing）·认知行为疗法（Cognitive behavior therapy）·流行病学（Epidemiology）·运动疗法（Exercise therapy）·催眠疗法（Hypnotherapy）·心血管疾病（Cardiovascular disease）·知觉控制源（Perceived locus ofcontrol）·药物治疗（Pharmacotherapy）·心理教育（Psychoeducation）·放松疗法（Relaxation therapy）·焦虑障碍（In anxiety disorders）·认知行为疗法（Cognitive behavior therapy）·广泛性焦虑症（Generalized anxiety disorder）·非心源性胸痛（Noncardiac chest pain）·惊恐障碍（Panic disorder）·创伤后应激障碍（Post-traumatic stress disorder）·选择性 5-羟色胺再摄取抑制剂（Selective serotonin reuptake inhibitors）·三环抗抑郁药（Tricyclic antidepressants）

引言

人们越来越多认识到，忧虑和恐惧的经历会导致心烦意乱。在焦虑和恐慌的经历中，身体对感觉到的威胁的自然应急反应似乎不只是简单地模拟心脏症状（即心悸、呼吸急促），而且本身有助于心脏病的发展和维持。Watkins 等（2013）发现，共同患有焦虑症和心脏病的人因任何原因死亡的风险是其他疾病患者的两倍，而心脏病患者中存在焦虑和抑郁情况使这些患者的死亡率增加三倍。因此，心脏病患者焦虑的治疗是心脏临床实践的一个重要方面。

焦虑的定义与评估

一种消极的情感状态由一个人对威胁的感知或对未来的预期所造成，其特征是无法控制的忧虑，通常被解释为焦虑（Barlow1998）。焦虑的感觉被认为是一种对压力 / 新情况的体验，直到它的严重程度达到导致功能失调反应和负面后果的程度，这可能被描述为一种紊乱（Barlow 1998；Frijda 1986）。

因此，除症状强度、持续时间和频率外，正常和病理性焦虑症状在很大程度上相似。精神疾病诊断和统计手册第五版（DSM 5），是最常用的诊断工具，由相关卫生专业人员诊断焦虑。为保证对焦虑或创伤应激相关疾病的诊断，必须符合 DSM 5 标准。根据 DSM 5（2013）：

- **广泛性焦虑障碍（generalized anxiety disorder，GAD）**的特点是过度忧虑和焦虑至少持续 6 个月，个人经历难以控制的忧虑。焦虑和忧虑与以下三种或更多的症状有关:躁动、疲劳、易怒和肌肉紧张、精神错乱、注意力集中困难和睡眠障碍。焦虑、忧虑或身体症状会引起临床上的重大痛苦,不能更好解释另一种医学疾病或使用药物的生理影响。

- **惊恐障碍(panic disorder)**的特点是反复出现意想不到的恐慌,在几分钟内达到高峰,在此期间出现4种或4种以上症状:心悸,心率增快,出汗,颤抖,气短,窒息,胸痛,恶心或腹痛,晕或晕倒,寒战或烧心,感觉异常,现实感丧失,去个人化,害怕失去控制和/或害怕死亡。除存在4种或4种以上症状外,至少1次或2次刺激后必须持续1个月或更长时间:持续担心或担心出现额外的恐慌及其后果和/或与惊恐发作有关的重大的行为适应性变化(如旨在避免恐慌发作的行为)。这种紊乱或身体症状不能用另一种医学疾病更好解释,也不能更好归因于使用药物的生理效应。

- **创伤后应激障碍(post-traumatic stress disorder,PTSD)**被诊断为个体以下方式中的一种或多种方式暴露于实际或威胁死亡、事件或性暴力:直接经历创伤性事件,目睹事件,了解创伤经历发生在亲密的家庭成员或朋友身上,或反复经历或极端暴露于痛苦事件的令人厌恶的细节。1种或多种侵入性症状的存在——反复出现的非自愿和侵入性的创伤事件痛苦记忆、内容与创伤事件有关的反复痛苦梦境、解离反应(如闪回),暴露于类似或象征创伤性事件的线索时强烈或长期的心理痛苦,以及对内部或外部暗示的明显生理反应。此外,在创伤性事件发生后,持续避免与创伤性事件有关的刺激,认知和情绪的负面化开始恶化。与创伤性事件相关的唤醒和反应性的显著改变也表现在以下两个或更多的症状上:易怒情绪、愤怒爆发、鲁莽的自我毁灭行为、高度警惕、夸张的惊吓反应、注意力问题和睡眠障碍。所有这些都存在超过一个月,并引起临床上的重大痛苦,不能用另一种医学疾病或使用药物的生理影响更好解释。

焦虑症流行病学

焦虑症是西方最常见的精神疾病,在美国,焦虑症占联邦政府精神疾病总数的三分之一。在就诊费用中大约有一半是反复使用医疗保健服务,因为患有焦虑症的人通常要求对类似于身体疾病的症状进行医疗评估。全国性的调查显示,多达30%的患者在有生之年会患有某种焦虑症,这一数字在过去20年中显著增加。

在美国,四分之一的普通人群将达到焦虑症的标准,1年的患病率为17.7%(Kessler et al. 1994)。女性比男性更容易患焦虑症(30.5%比19.2%终生患病率),社会经济地位越低,患病率越高(Kessler et al. 1994)。虽然目前尚不清楚心脏病患者中焦虑症的实际患病率,但 Tully 和 Cosh(2013 年)报告说,12 项研究中,11%~14% 的人患有 GAD(N=3 485),一生合计患病率为 26%。Frasure-Smith 和 Lesperance(2008 年)指出,在 804 例稳定的冠心病患者中,5.3% 的患者患有 GAD,41.4% 的患者患有焦虑症状,这是由医院焦虑和抑郁量表(Hospital Anxiety and Depression Scale,HADS)测量的。约 50% 出现 ED 的患者诊断为非心脏性胸痛,其中 30% 的患者在随访时发现有惊恐障碍,血管造影正常(Fleet et al. 1998)。因此,专业的心脏病医生很可能会遇到一位患有焦虑症状的患者,他们伪装成心脏病。

心血管疾病的焦虑

大量文献支持精神疾病与慢性医学状况之间的临床重要关联。患有严重精神障碍的患者大约有两倍冠心病发生率的经典危险因素(Birkenaes et al. 2006)。情感导致心脏病的理念由来已久。如果被问及心血管疾病(Cardiovascular disease,CVD)的幸存者是否存在影响因素,70% 的人倾向于认为压力是主要的致病因素之一(Gudmundsdottir et al. 2001)。心血管疾病被认为是世界上发病率和死亡率的主要原因(Lloyd-Jones et al. 2010)。越来越多证据表明心脏和情绪之间存在高度相关性。一种心理生物学模型提出,负面情绪会导致某些人生理反应改变,而这些反应对心血管系统有害。

Strike 和 Steptoe(2005)发现情绪和压力是急性冠脉综合征的显著诱发因素。由于传统危险因素与心理因素的相互作用,一些研究已经揭示了冠心病的易感性。研究发现,消极情绪状态有助于增加心血管疾病的倾向(Kubzansky,Kawachi 2000;Kubzansky et al. 1997)。焦虑不仅被认为是最普遍的精神疾病诊断之一,而且也是 CVD 患者最常见的表现之一(Harter et al. 2003;Lavoie et al. 2004;Bayazi,Rastegari 2005)。此外,焦虑在冠心病患者中最为常见。研究表明,70%~80% 的急性心脏病患者均有焦虑体验(Kubzansky et al. 1998)。虽然衰弱状态相关的焦虑在患者中普遍存在,但在 20%~25% 的患者中发现了慢性持续存在的焦虑(Kubzansky,Kawachi 2000)。对猝死的恐惧、对自我满足的缺乏、对性的缺乏、对家庭关系角色的改变或对失去地位的恐惧,以及对新的梗死风险的恐惧,都能引起患者的焦虑。此外,焦虑的普遍程度并不能很好地预测短期和长期治疗的成功,并且通过干扰患者的自我护理能力而阻碍心理 - 社会适应和功能(Kubzansky et al. 1998)。研究已经证明冠心病与焦虑症以及焦虑症与高血压之间存在联系(Davies et al. 1999)。Havik 和 Maeland(1990)在一项研究中发现,患有冠心病和焦虑症的患者与非焦虑症患者相比,在进入工作岗位的过程中表现出较慢的进步,经常停止工作。焦虑还会增加随后发生冠心病事件和冠心病死亡的风险(Denollet,Brutsaert 1998)。

Bankier 等人(2008)研究表明广泛性焦虑与冠心病之间存在显著相关性。进一步的研究表明,尽管不同文化导致情绪影响个体存在着差异(Kirmayer 2001;Draguns,Tanaka-Matsumi 2003),但急性心肌梗死患者焦虑表达无差异(Moser,Jong 2005)。

研究表明,焦虑症状升高增加了冠状动脉搭桥术患者(Tully et al. 2008;Szekely et al. 2007)和冠心病门诊患者(Rothenbacher et al. 2007;Striket al. 2003)的两倍死亡风险。此外,Frasure-Smith 和 Lesperance (2008)报告说,合并广泛性焦虑障碍的冠心病患者出院后 2 个月进行了评估显示不良心血管事件的风险增加 2.3 倍。Strikd 等(2003)报告急性心梗者出院后 1 月评估有焦虑的患者其不良事件的风险增加 2.8 倍。同样,在每年就诊焦虑升高的 76 名稳定的冠心病患者中,不良事件的风险增加了两倍。

考虑到被诊断或患有心脏病的人均面临着死亡的风险,且随之而来的是对社会、个人和职业生活的担忧,焦虑往往被认为是正常的。研究发现,精神病学诊断,特别是抑郁、焦虑和适应诊断及健康状况的心理困难之间存在着联系。然而,它不能提供抑郁和焦虑患者心血管不良结局的可能解释。此外,一些研究表明焦虑症与随后的心血管疾病、猝死或增加死亡风险之间有联系(Kawachi et al. 1994a;Watkins et al. 2013)。在冠状动脉监护室(仍然是 2002 年),患者经常面临许多生理和精神压力,焦虑主要是监护室患者的一个严重问题,在那里,焦虑会影响治疗的动机和依从,并造成明显的痛苦(Maghusulu2001)。因此,治疗心血管疾病中的焦虑是至关重要的。虽然心血管疾病中抑郁症的治疗受到极大关注,但令人惊讶的是,对心脏病患者焦虑的治疗却没有得到充分的研究。因此,对心血管疾病焦虑患者的治疗方案和治疗意义的研究有限。

评估

许多流行病学研究都强调,慢性焦虑可能导致心脏病发生。因此,如澳大利亚皇家心脏病学会、英国心血管学会和美国心脏病学会等专业医学协会,需要采用筛选关于焦虑等心理社会风险因素的国家标准。在评估焦虑合并抑郁和 / 或悲痛上心理问卷具有较高的效度和信度贝克抑郁量表Ⅱ(Beck Depression Inventory,BDI-Ⅱ)、患者健康问卷 -9(Patient Health Questionnaire-9,PHQ)和 Zung 自评焦虑量表(Zung Self-Rating Anxiety Scale)或者汉密顿焦虑量表(Hamilton Anxiety Scale,HAM-A)是一种心理测量学测试,能够准确地识别焦虑和抑郁存在,并应作为标准临床实践的一部分对所有心脏病患者进行。然而,实施心理测试所需的时间可能阻碍心脏病专科医生进行筛查的做法。

2003 年,澳大利亚国家心脏基金会提出一份立场文件,建议使用 PHQ-9 的简写版本 PHQ-2,作为筛查心脏病患者抑郁可能性的一种方法(Colquhoun et al. 2013)。这份立场文件尚未成为澳大利亚心脏病专科医生临床指南的一部分。

　　Murphy 等(发表付印)提出一种假设的系统,让高危的"红色标识"心脏病患者很可能患上抑郁,而不仅是对威胁生命的事件(如突发心梗)的正常反应。这种系统还没有发展到,可以帮助那些处于焦虑症高风险中的患者,比如惊恐障碍或者创伤后应激。Jeneway(2008)开发一种治疗心脏病焦虑的算法,该算法基于对心脏病人进行 STOP-D 筛选,这是一种专门为心脏病患者设计的心理痛苦筛查工具(Young et al. 2007)。HIS 是一项简短的 5 项自评测试,与其他抑郁、焦虑、愤怒和社会支持差的指标高度相关。Jeneway(2008)指出,与其他量表相比,这种量表的优势在于它易于管理和评分,而且它可在网上免费获得,供心脏护士和心脏病专科医生使用。

Janeway 治疗算法

　　Janeway 提出的治疗算法(Janeway2008)使用 STOP-D 量表作为初始筛选工具(Young et al. 2007)。如果焦虑症状评分等于或超过 8 分,建议在 2~4 周后进行监测和重新评估。如果在重新评估时焦虑持续在同样高的水平,心脏病专家被要求评估心理状态对治疗依从性和维持健康生活方式能力的影响。此时,建议转介心理健康专业人员。应在 2、4、6 周后再次复查。如果有改善,在未来 1~2 个月继续监测患者。如果患者复发或继续恶化,应向心理健康专业人员转诊。作者指出,不遵医嘱用药、酗酒 / 滥用药物、严重抑郁、躁狂、自杀 / 杀人念头、严重压力以及性虐待和身体虐待史,应成为向心理健康专业人员转诊的基准。

治疗方案

药物治疗

　　对焦虑和抑郁生物学基础的认识为治疗方法提供了支持,这些方法侧重于改变和"纠正"大脑生化。特别是,医学专业人士发现,使用药物来治疗身体是令人安心的。正确选择治疗心脏病人焦虑的药物是非常重要的问题,因为它会对这些患者的临床结果产生重大影响。一项研究表明,中枢神经递质(5-羟色胺)的缺陷不仅可能导致精神疾病的发展,而且还可能与高血压和心血管风险的发展和维持有关(Vikenes et al. 1999)。考虑到心血管风险与 5- 羟色胺缺乏症之间的联系,针对同样的神经递质可能会对焦虑和心血管疾病产生积极的治疗结果。

Lehnert 等(1987)发现脑脊液中 5- 羟色胺的增加与心室颤动的增加和心脏交感神经传出活动的减少有关。此外,选择性 5- 羟色胺再摄取抑制剂(selective serotonin reuptake inhibitors,SSRIs)倾向于协助心率变异性,而心率变异性是心血管反应性的标志,在焦虑症中常常降低(Yeragani et al. 1990)。大多数 SSRIs 与 5- 羟色胺转运体的高亲和力有助于减少血小板中 5- 羟色胺的储存,这进一步被认为是 SSRIs 的心脏保护作用的一个潜在的理论基础(Sauer et al. 2003)。SSRI 帕罗西汀有助于缓解大多数缺血性心脏病患者的抑郁症状,其心血管副作用较小(Roose et al. 1998)。

当焦虑症需药物治疗时,建议使用抗抑郁药。SSRIs 适用于所有的焦虑,选择性和去甲肾上腺素再摄取抑制剂适用于大多数焦虑。它们是首选药物,除强迫症外,几乎没有证据表明与抗抑郁药存在剂量反应关系,许多患者会对标准剂量产生效果(Lampe 2013)。

Tousoulis 等(2010)发现 SSRIs 的使用可能对心力衰竭的临床结果产生有益的影响。此外,Strik 等(2000 年)在一项安慰剂对照试验中发现,氟西汀能减少 MI 患者的抑郁症状。Glassman 等对 SSRIs 在 CVD 中的疗效进行该领域一项规模最大(2002)名为 SADHART(舍曲林抗抑郁药心梗随机试验)的研究。这项研究的参与者是诊断为抑郁和 AMI 患者。患者被分配到舍曲林(50~200mg/d)或安慰剂持续 24 周。舍曲林与安慰剂一样安全,在治疗严重抑郁症状方面更有效,并且在患者的整体印象评分方面有更大改善。然而,并未有舍曲林治疗焦虑和急性心肌梗死的研究。

Davies 等(2004)在他们的回顾中提出,文拉法辛是一种 5- 羟色胺和去甲肾上腺素再摄取抑制剂,在冠心病患者中是安全的。然而,高剂量的药物会导致血压升高。因此,由于药物的剂量依赖性,建议谨慎服用。另一项研究检查联合使用 Vazonat 和 Adaptol(一种抗焦虑药)在冠心病和焦虑症患者中的有效性和安全性。结果表明,联合使用可显著减轻焦虑症状的严重程度,改善临床症状,提高心肌收缩力。也改善一般的健康和情绪。Alvarez 等(2003)文献综述表明,三环类抗抑郁药(tricyclic antidepressants,TCAs)可作为缺血性心脏病、心力衰竭或既往 MI 患者的安全治疗方法。然而,长期使用 TCAS 治疗可能有不良副作用,如直立性低血压。

仅用精神药理学治疗焦虑很有挑战性。对于非心脏精神病患者,抗焦虑剂量通常高于治疗单极抑郁症所需剂量,可能是因为焦虑通常比治疗反应慢(Lampe 2013);因此临床医生应注意迅速的剂量递增。有心血管疾病的焦虑患者除药物治疗外,还可接受心理治疗。

心理教育

正如老话所说,理解问题是解决问题的一半。事实上,对心脏病人来说,对他们的病情有知识和了解,可帮助改善管理和坚持治疗。

对许多患者来说,急性心肌梗死的自然反应可能类似于创伤后应激障碍的观察结果。一个人可能会对濒死的经历感到震惊,并且可能会对做通常的事情犹豫不决。一个人可能会经历威胁生命的事件,并避免被视为危险的活动(Braunwald et al. 2004)。此外,反复出现的焦虑想法往往会阻碍对未来有积极看法的能力,并可能对睡眠产生负面影响。此外,在焦虑和心血管疾病并存的情况下,坚持锻炼方案变得更加困难(Sardinha,Nardi 2012)。因此,正常化和心理教育变得至关重要。心理教育的目的是为患者提供一个解释模型,包括解剖学、生理学、症状和焦虑与心血管疾病之间的关系。画一些能帮助患者解释这些关系的图片也有帮助。

对于患者来说,了解将焦虑和不良健康结果联系起来的生物行为途径必不可少的。在生物学上,焦虑对自主神经系统有不利影响。此外,焦虑症患者的血脂、免疫系统和凝血级联功能受到损害。众所周知,与焦虑相关的精神压力与交感神经系统的过度激活(Medich et al. 1991;Veith et al. 1994)和儿茶酚胺释放(Fehder 1999)有关。健康的人和健康不良的人都发现了这一点,血浆去甲肾上腺素的增加和心率的降低就是明证(Yeung et al. 1991)。行为上,焦虑可能会降低对生活方式的依从性。依从性降低的原因尚不清楚。然而,焦虑症患者对紧张情况的应对机制往往较少,并且有可能使用不健康的方法来缓解焦虑(Stewart et al. 2004)。焦虑和心血管疾病患者(Moser,Dracup 1995)中普遍存在的不受控制的感觉,可能导致无力感和不良选择,如不健康的习惯和缺乏对心脏康复的坚持。深入了解焦虑和心血管疾病的生物学和行为途径之间的紧密联系,可能会促进患者的控制感和责任感。其他研究,如反复冠状动脉预防计划(Recurrent Coronary Prevention Program,RCPP),是为了减少 MI 患者的 A 型行为。研究发现,除接受心脏教育外,接受心理干预的 MI 患者的 A 型行为(敌对、愤怒、抑郁)较单纯接受心脏教育的对照组减少 44%(Friedman et al. 1986)。增强冠心病康复(The Enhancing Recovery in Coronary Heart Disease,ENRICHD)试验发现,行为治疗降低心肌梗死后患者的抑郁和社会隔离。

其他临床试验发现,当心肌缺血和室壁运动异常患者被教会压力管理和应对技巧时,冠心病的复发就会减少(Blumenthal et al. 1997)。

认知行为疗法

认知行为疗法(recurrent coronary prevention,CBT)的重点是教育、自我监

控、技能培训、认知结构调整和预防复发。它突出了思想、情感和行为之间的关系。CBT 治疗焦虑症的有效性是通过研究得知的,它仍然是治疗焦虑症状的最佳循证治疗技术之一。Barlow 等(1984)发现认知疗法对临床焦虑患者有积极影响。此外,认知结构调整、思想控制和放松对应对焦虑症状有改善作用(Durham,Turvey1987)。

　　一些研究发现 CBT 有助于减少焦虑和增强心脏表现(Beck et al. 2004; Jacobs 2001)。YouseFy 等的研究(2006)随机将确诊为 CHD 的患者分为对照组和病例组。病例组在常规治疗基础上,在 8 次 2 小时的结构治疗中完成CBT。结果表明,病例组患者生活质量明显改善,焦虑降低($P<0.000$)。该研究进一步得出结论,放松的生理和神经生物学效应导致肌肉活动减少,脊髓反射延迟,随后大脑皮层活动和自主神经系统的兴奋性降低。Yousefy 等(2006)进一步表明,血管扩张和血压下降所引起的血管扩张神经递质增加,导致改善心脏结局。

　　Cully 等(2010 年)检查针对慢性阻塞性肺疾病(chronic obstructive pulmonary disease,COPD)和充血性心力衰竭(congestive heart failure,CHF)合并焦虑和抑郁症状患者的量身定制 CBT 的有效性。传统的 CBT 技术已扩展到基于面对面或电话的访谈。研究发现,传统 CBT 干预的灵活性显示出更好应对复杂心肺患者的心理挑战能力。人们预计,在病人受到威胁生命的诊断和失控感之后,一种单独定制的方法很有可能提供一种控制感和治疗效果。

　　研究发现 CBT 预防心肌梗死的再发(Gulikssonetal.2011)。最近心梗发作或冠状动脉闭塞的患者(在瑞典有 362 人)部分接受标准治疗,另一部分在接受标准的医疗治疗的同时在 12 个月内接受了 20 个疗程的 CBT 治疗。结果显示,CBT 组心肌梗死发生率降低 45%,其他心脏事件发生率降低 41%。此外,更好坚持治疗与降低后续心脏事件的风险呈正相关。

　　CBT 技术用于治疗心血管疾病的焦虑,可包括对常见的焦虑症状和症状进行心理教育,其次是对 CBT 原理的教育。帮助识别消极的自主思维,并用理性思维和建设性的自我对话取代它们,可能有助于患者控制思想。技能训练可帮助患者做出正确反应,而不是消极反应。此外,放松可成为一种工具,使其对身体信号更加警觉,并注意行为和认知线索。解释思想和情绪之间的关系,以及系统性脱敏,可帮助患者更好管理他们的焦虑水平。

呼吸训练和放松疗法

　　衰弱的身体状况会以压力的形式影响心理健康。对一些人来说,这很像是从创伤事件中恢复过来的感觉。被诊断患有心脏病的人经历一次危及生命的事件,这可能导致他们以强烈的恐惧和无助作出反应。这种恐惧会在身体内引起逃逸或战斗反应,也被称为急性应激反应。心跳和呼吸加快、肌肉紧张是最常见的生理反应。当一个人感觉到一些被认为是潜在威胁的东西时,身体就会发生一些生理变化。大脑通过中枢神经系统发出警告信号。它影响我们大脑中的自主神经系统(autonomic nervous system, ANS)。ANS 控制系统可调节心率、消化和呼吸频率。对威胁的反应始于杏仁核,随后是脑垂体的激活。肾上腺也在共同传递的过程中同时被激活,释放肾上腺素进入血液。化学信使的释放会增加血压和血糖水平。高血压是心脏病的主要危险和长期存在的因素。因此,对这种生理反应的反应方式值得注意。一种方法是通过各种技术,如冥想、瑜伽、渐进肌肉放松(progressive muscle relaxation, PMR)、引导图像、小动作或姿势变化以及呼吸指令(有时借助生物反馈)来启动放松反应。通常,一个人学会观察日常生活中的低谷和高压时刻,在休息时刻练习,并以不同的方式管理高压力时期。Dixhoorn 和 Duivenvoorden(1999)将放松训练定义为训练一个人,使其在不使用外部手段的情况下,允许和诱导内部紧张局势的缓解。

放松疗法已被发现是一种有效的辅助常规医疗和标准心脏康复的疗法。Linden 等(1996 年)在一项 Meta 分析中发现,心理社会干预,如压力管理、放松和 CBT,对降低冠心病患者的血压、痛苦和胆固醇水平有积极帮助。Dixhoorn 和 White(2005)在他们的系统综述中得出结论,放松疗法可促进心脏缺血事件后的恢复,密切监督放松对于心脏康复是必不可少。研究发现,放松技能的训练增强心理教育的效果(Amarosa-Tupler et al. 1989; Cowan et al. 2001; Nelson et al. 1994)。传统的放松法和 PMR 等技能可以通过复制逃逸症状、对抗反应和焦虑来传授给个人,并进行练习,以便在出现压力时应用这些技能。在 PMR 中,目的是减少神经肌肉性高血压(Mcgugan 1993)。同样,Linden(1993)指出,在自我训练中,目的是恢复紊乱的植物心理平衡。

Winterfeid 等(1993)发现自发性放松训练对冠心病患者血压的积极影响。高水平的血液胆固醇水平有助于动脉粥样硬化和心脏病的风险增加。此外,LDL 胆固醇被认为是 CHD 的主要原因。PAL 等(2011)发现,常规瑜伽干预会导致心率、体脂、总胆固醇水平和低密度脂蛋白水平下降。瑜伽练习对心脏和高血压患者有益。瑜伽练习也显著改善高血压患者的血压(Blumenthal et al. 1989)和心血管疾病(Mahajan et al. 1999)。

心脏病中的焦虑有时表现为惊恐发作。这些隐约的生理不适伴随恐惧或失控的感觉往往难以辨认,因为它们的表现往往与冠心病和心肌病(Tully et al. 2015)的临床特征重叠,如心悸、呼吸急促和胸痛。惊恐发作已被证明可通过呼吸再训练来缓解(Lum 1983; Rapee 1985),主要是因为过度通气似乎是惊恐发作经验的一个关键因素。这项技术单独使用,似乎可缓解惊恐发作,但不一定能消除惊恐的持续发生。因此,除其他治疗,如暴露疗法和认知重建,它应该被使用,以便在焦虑的心血管疾病患者中获得长期结果。因此,放松训练可被认为是对现有治疗方案的有益补充。研究支持放松练习的效用,因为它可加强恢复过程。特别是瑜伽练习方面的研究仅限于印度人,未来的研究可以集中于在其他人群中进行同样研究。

催眠治疗

催眠或催眠疗法的目的是通过使用引导放松、专心致志和集中注意力来达到更高的觉知状态。人们认为,催眠状态允许人们探索痛苦的思想、感觉和记忆,并使人们能够以不同的方式看待事物,例如阻止对痛苦的觉察。Sunnen(2007)建议自我调节对心血管健康有潜在的有益影响。催眠/自我催眠和自主训练,在压力和高血压患者有着积极的影响。压力的长期存在必然涉及心脏功能,并可能影响血压。此外,人际交流,特别是如果它们在性质上是冲突的,倾向于以增加心脏活动的形式影响心脏。建议通过将负面情绪的情感体验与身体体验分开来实现心血管和谐(Sunnen 2007)。当意识变得更加流动时,一种催眠的精神和身体状态是一种特殊的意识形式。使用这种方法,这种流动性可流入人体的神经网络,并对器官系统产生积极的影响。在催眠的最深阶段,它很可能是通过思维和感觉,体验可达心脏(Brown 1991)。

尽管催眠似乎产生一些积极结果,但它仍是一种基本上未得到充分利用的技术,它可缩短术后住院时间,促进患者术后的身体恢复,并有助于患者在手术后的心理和情感反应(Blankfield 2011)。的确,研究表明自我催眠可能降低冠状动脉旁路手术后的焦虑(Ashton et al. 1997)。催眠也被推荐为治疗心脏病(Doran 1991)和减少高血压症状的一种成功的辅助手段(Gay 2007)。在对接受催眠的外科患者进行的一次 Meta 分析中,发现 89% 的接受催眠的患者比 89% 的对照组患者有更好结果,这一观点支持催眠是多种外科患者的有效辅助手段(Montogomery et al. 2002)。

基于价值观的咨询与感知关注的控制

以意义为中心的咨询很可能提供一种目标感,对情绪健康至关重要,并协助个人进行危机管理。Reker(1997)发现,个人意义、社会资源、乐观态度、积极的自我暗示和身体健康是养老院老年人抑郁的预测因子。增强能力的教学技巧、有效处理诊断的策略、精神症状学和知觉控制可减轻患者的情绪压力(Dracup et al. 2003)。研究还表明,医疗福利与患者改变健康相关行为的能力有关(Oxman,Hull1997)。此外,感知控制与心脏病患者较少的抑郁和焦虑症状有关(Moser,Dracup1995)。因此,如果将心理治疗作为心脏病常规治疗的一部分,目的是增加对不愉快情况的感觉控制,则很可能降低出现焦虑和 / 或抑郁的临床症状的风险。关于感知控制的重要性以及它如何潜在地减少脆弱和无助感的心理教育可增加掌控感。此外,积极的控制感可增加参与可能改善令人痛苦的局势。

运动疗法

进行严格的体育锻炼是心脏事件幸存者面临的最大挑战之一。与“运动”相关的恐惧会导致久坐行为,使患者处于未来心脏事件的危险之中。长期以来,流行病学研究发现,运动与焦虑成反比关系。Galper(2006)在一项横断面研究中发现,心理健康与体力活动之间存在密切关系。这项研究将有规律的体育活动与更好的心理健康和情绪健康联系在一起。此外,一项纵向研究发现,体育活动与发展心理健康障碍的风险降低有关。在一项针对 8 098 名成年人的研究中,Goodwin(2003)报告说,与久坐的成年人相比,那些表示他们“经常”锻炼的人患上焦虑症的风险降低。Morgan 等(2013)研究锻炼对焦虑症有好处的证据,发现运动往往改善焦虑症状。

过去的 15 年里,运动和焦虑间的关系得到广泛研究。Petruzzello 等(1991)对运动焦虑文献进行 3 种独立的 meta 分析,对状态焦虑、特质焦虑和焦虑的心理生理学相关性进行定量研究。他们发现,锻炼确实与减少焦虑有关,但仅限于有氧运动,这些影响一般独立于主题(即年龄和健康状况)和描述性特征。对于焦虑状态,锻炼和减少焦虑有关,但其效果类似于其他已知的减轻焦虑的治疗方法(如放松)。特质焦虑 meta 分析显示,与使用完整组相比,随机分配对于取得更大效果非常重要。在特质焦虑发生显著变化之前,训练项目也需要超过 10 周。这条时间线对那些由于缺乏结果而在几周的运动后表现出自然损耗的患者来说很重要。

Stonerock 等(2015)对文献进行一次批判性综述,研究 12 项随机对照研究,这些研究对患有高度焦虑或焦虑症的成年人进行运动训练。选择这一组是因为它提供了对最严重的运动恐惧症患者群体的洞察力,比如心脏病患者,他们可能认为锻炼是对他们健康的威胁。他们发现运动带来的益处大于安慰剂。然而,大多数研究都有很大的方法局限性,包括小样本,同时治疗以及不充分的依从和健康水平的评估,这使得研究结果不确定。

Williams 等(2006)在一项临床综述中,发现有证据表明,通过心脏康复计划对冠心病患者产生积极的健康影响,因此它被推荐为一种有益的辅助手段。有规律的体育锻炼被发现通过减少交感神经张力和增加副交感神经张力而产生有益效果(Adamu et al. 2006)并可预防冠心病(Hu et al. 1999)。世界卫生组织建议,必须长期保持体育锻炼,定期锻炼(每周至少 4~5 天),持续 30 分钟左右,并保持轻度至中度强度。虽然研究尚未确定预防冠心病的最佳持续时间、频率和运动类型的明确共识,但世界卫生组织建议,为了使运动产生积极影响,它需达到上述目标。此外,有规律运动的 MI 患者因规律运动而不太可能出现并发症(Mittleman et al. 1993)。此外,有证据表明,在中年或那些被诊断为冠心病的人进行不规律的运动会增加心肌梗死和心脏性猝死的风险(Corrado et al. 2006)。

结论与未来方向

总之,可确定,合并焦虑症状的心脏病患者的死亡风险增加,治疗依从性差,且恢复缓慢。焦虑在 CVD 中的高患病率表明其需要常规评估,可通过心理问卷和测试来实现。心血管疾病患者也有发生并发症的风险。在选择心血管疾病精神疾病的药物时,临床医生必须考虑心脏病的类型和严重程度以及精神疾病的类型和严重程度,并参考评估特定药物疗效和安全性的临床数据。因此,必须仔细研究风险与收益的比率。

值得注意,虽然研究表明 CVD 中的抑郁和焦虑同样普遍,也可能致命,但是治疗 CVD 中抑郁的研究肯定比治疗 CVD 中焦虑的研究要重要。此外,焦虑和心血管疾病之间的联系已得到很好证实,因此必须区分对严重身体状况的反应和临床焦虑。因此,心血管疾病的焦虑当然值得进一步研究,以寻求更好治疗方案,并在不同的心理治疗和药理学治疗的有效性和安全性方面改进。此外,研究主要集中在焦虑在心脏病中的作用,没有区分不同类型的焦虑症。未来的研究也可集中在心脏疾病中不同焦虑症的识别和治疗选择上。

考虑到 SSRIs 的副作用和潜在的药物相互作用的混合结果,可能需更大和更好的控制试验来进一步评估药物治疗的有效性和安全性。此外,研究发现 CBT 治疗有显著积极效果,CBT 很可能被认为对 CVD、抑郁和 / 或焦虑患者有很好疗效。然而,研究更多地集中在抑郁症状的治疗,而不是心血管疾病中的焦虑症状。虽然很少有研究表明认知结构调整有益,但复制这些研究来评估和确认有效性很重要。关于心脏诊断中焦虑的非药物干预治疗的文献较少。此外,人们认为对 CVD 患者的恐惧和恐惧在本质上是合理的,未来的研究也有可能集中于其他治疗方案的有效性,如接受和承诺疗法(acceptance and commitment therapy,ACT)和理性情感疗法。

行动的重点是培养对无用的思想和情绪的接受,目的是加强坚定的行动,朝着选择的价值观生活。ACT 治疗技术可能会潜在地教会患者更好处理与焦虑相关的不适。此外,尽管众所周知,锻炼对焦虑有积极影响,这也是帮助患者恢复身体自信的好方法,但对于如何最好处理与焦虑有关的症状,缺乏知识,这些症状阻碍患者参加运动训练。未来的研究可集中于有效的策略,让患者参与运动训练。

　　文献中,焦虑与心血管疾病之间存在着某种联系。然而,需更多研究,才能为确诊为 CVD 和临床焦虑的患者提供证据支持的治疗所需的因地制宜和个性化的心理治疗方法。此外,干预措施倾向于实行一刀切的做法,不同的单独定制的方法很可能解决心血管病患者的个人风险因素和动机水平。心脏病专科医生需要与心理健康专业人员合作,以提高这些患者的护理质量和健康结果。需要更少的治疗碎片化,患者可能看不到他们的焦虑状态与他们的心脏病之间的联系。当然,需对更多的心理健康从业者进行行为医学方面的培训才能实现这一点。此外,心脏病专科医生需要更多意识到精神问题是他们领域的一部分,并且与心脏病的治疗相关。今后的研究可以集中于发展心脏病学和精神病学 / 心理学学科的最佳合作方式,以阐明更好理解人类心脏及其情感管理。

(屠荣祥　译,彭娟　校)

参考文献

Adamu, B., Sani, M. U., & Abdu, A. (2006). Physical exercise and health: A review. *Nigerian Journal of Medicine, 15*(3), 190–196.

Alvarez, W., Pharm, D., Pickworth, K., & Pharm, D. (2003). Safety of antidepressants drugs in the patient with cardiac disease: A review of the literature. *Pharmacotherapy, 23*(6), 754–71.

Amarosa-Tupler, B., Tapp, J. T., & Carida, R. V. (1989). Stress management through relaxation and imagery in the treatment of angina pectoris. *Journal of Cardiopulmonary Rehabilitation, 9*, 348–355.

American Psychiatric Association. (2013). *Diagnostic and statistical manual of mental disorders (fifth edition, text revision) (DSM 5).* Washington, DC: APA.

Ashton, R., Whitworth, G., Seldomridge, J., et al. (1997). Self-hypnosis reduces anxiety following coronary bypass surgery: A prospective randomized trial. *Journal of Cardiovascular Surgery, 38*(1), 69–75.

Barlow, D. H. (1998). *Anxiety and its disorders: The nature and treatment of anxiety and panic.* New York: Guilford Press.

Barlow, D. H., Hayes, S. C., & Nelson, R. (1984). *The scientist practitioner.* Oxford: Pergamon.

Bayazi, M. H., & Rastegari, Y. (2005). Relationship of type-2 behavioral pattern, hardiness and stress and coronary artery disease. *J Psycho Res, 1&2*, 40–58.

Beck, A. T., Emery, G., & Greenberg, R. L. (2004). *Anxiety disorder: The role of psychotherapy in effective treatment.* Washington, DC: American Psychological Association.

Birkenaes, A. B., Sogaard, A. J., & Engh, J. A. (2006). Sociodemographic characteristics and cardiovascular risk factors in patients with severe mental disorders compared to the general population. *Journal of Clinical Psychiatry, 67*(3), 425–433.

Blankfield, R. P. (2011). Suggestion, relaxation, and hypnosis as adjuncts in the care of surgery patients: A review of the literature. *American Journal of Clinical Hypnosis, 33*(3), 172–186.

Blumenthal, J. A., Emery, C. F., Madden, D. J., George, L. K., Coleman, R. E., Riddle, M. W., et al. (1989). Cardiovascular and behavioural effects of aerobic exercise training in healthy older men and women. *Journal of Gerontology, 44*, 147–157.

Blumenthal, J. A., Jiang, W., Babyak, M., et al. (1997). Stress management and exercise training in cardiac patients with myocardial ischemia. *Archives of Internal Medicine, 157*, 2213–2223.

Braunwald, E., Zips, P., Lippy, P., & Bonow, R. (2004). *Heart disease.* Elsevier Health Sciences (7th edn).

Brown, P. (1991). *The hypnotic brain.* New Haven: Yale University Press.

Colquhoun, D. M., Bunker, S. J., Clarker, D. M., Glozier, N., Hare, D. L., Hickie, I. B., Tatoulis, J., Thompson, D. R., Tofler, G. F., Wilson, A., & Branagan, M. G. (2013). Screening, referral and treatment for depression in patients with coronary heart disease. *Medical Journal of Australia, 198*(9), 483–484.

Corrado, D., Migliore, F., Basso, C., et al. (2006). Exercise and the risk of sudden cardiac death. *Herz, 31*(6), 553–558.

Cowan, M. J., Pike, K. C., & Budzynski, H. K. (2001). Psychosocial nursing therapy following sudden cardiac arrest: Impact on two-year survival. *Nursing Research, 50*, 68–76.

Cully, J. A., Stanley, M. A., Deswal, A, Hanania, N, A., Phillips, L. L., & Kunik, M. E. (2010). Cognitive- behavioral therapy for chronic cardiopulmonary conditions: Preliminary outcomes from an open trial. *Journal of Clinical Psychiatry, 12*(4): e1–e6.

Davies, S. J., Ghahramani, P., Jackson, P. R., Noble, T. W., Hardy, P. G., Hippisley-Cox, J., et al. (1999). Association of panic disorder and panic attacks with hypertension. *The American Journal of Medicine, 107*, 310–316.

Davies, S. J., Jackson, P. R., Potokar, J., & Nutt, J. N. (2004). Treatment of anxiety and depressive disorders in patients with cardiovascular disease. *BMJ, 328*, 939–943.

Denollet, J., & Brutsaert, D. L. (1998). Personality, disease severity, and the risk of long-term cardiac events in patients with a decreased ejection fraction after myocardial infarction. *Circulation, 97*, 167–173.

Dixhoorn, J. J., & Duivenvoorden, H. J. (1999). Effect of relaxation therapy on cardiac events after myocardial infarction: A 5 year follow-up study. *Journal of Cardiopulmonary Rehabilitation, 19*, 178–185.

Dixhoorn, J., & White, A. (2005). Relaxation therapy for rehabilitation and prevention in ischaemic heart disease: A systematic review and meta-analysis. *European Journal of Cardiovascular Prevention and Rehabilitation, 12*, 193–202.

Doran, G. (1991). Hypnosis as an adjunct to coping with heart disease. *Australian Journal of Clinical Hypnotherapy and Hypnosis, 12*(2), 1–5.

Dracup, K., Westlake, C., Erikson, V. S., Moser, D. K., Caldwell, M. L., & Hamilton, M. A. (2003). Perceived control reduces emotional stress in patients with heart failure. *Journal of Heart and Lung Transplantation, 22*, 90–93.

Draguns, J. G., & Tanaka-Matsumi, J. (2003). Assessment of psychopathology across and within cultures: Issues and findings. *Behaviour Research and Therapy, 41*, 755–776.

Durham, R. C., & Turvey, A. A. (1987). Cognitive therapy vs. behaviour therapy in the treatment of chronic general anxiety. *Behavior Research Therapy, 25*, 229–234.

Fehder, W. P. (1999). Alterations in immune response associated with anxiety in surgical patients. *CRNA, 10*, 124–129.

Fleet, R. F., Dipuis, G., Marchand, A., et al. (1998). Panic disorder in coronary artery disease patients with noncardiac chest pain. *Journal Psychosomatic Research, 44*, 81–90.

Frasure-Smith, N., & Lesperance, F. (2008). Depression and anxiety as predictors of 2-year cardiac events in patients with stable coronary artery disease. *Archives of General Psychiatry, 65*(1), 62–71.

Friedman, M., Thoresen, C. E., Gill, J. J., et al. (1986). Alteration of type A behaviour and its effect on cardiac recurrences in post myocardial infarction patients: A summary of the recurrent coronary prevention project. *American Heart Journal, 112*, 653–655.

Frijda, N. H. (1986). *The emotions*. UK: Cambridge University Press.

Galper, D. I. (2006). Inverse association between physical inactivity and mental health in men and women. *Medicine & Science in Sports & Exercise, 38*, 173–178.

Gay, M. C. (2007). Effectiveness of hypnosis in reducing mild essential hypertension: A one-year follow up. *International Journal of Clinical and Experimental Hypnosis, 55*(1), 67–83.

Glassman, A. H., O'Connor, C. M., Califf, R. M., Swedberg, K., Schwartz, P., Bigger, J. T., Jr., et al. (2002). Sertraline treatment of major depression in patients with acute MI or unstable angina. *JAMA, 288*, 701–709.

Global recommendations on physical activity for health. (2010) World Health Organisation. Switzerland.

Goodwin, R. D. (2003). Association between physical activity and mental disorders among adults in the United States. *Preventive Medicine, 36*, 698–703.

Gudmundsdottir, H., Johnston, M., Johnston, D. W., & Foulkes, J. (2001). Spontaneous, elicited and cued casual attributions in the year following a first myocardial infarction. *British Journal of Psychology, 108*, 237–248.

Gulliksson, M., Burell, G., Vessby, B., Lundin, L., Toss, H., & Svardsudd, K. (2011). Randomized controlled trial of cognitive behavioral therapy vs standard treatment to prevent recurrent cardiovascular events in patients with coronary heart disease: Secondary Prevention in Uppsala Primary Health Care Project (SUPRIM). *Archives of Internal Medicine, 171*, 134–140.

Harter, M. C., Conway, K. P., & Merikangas, K. R. (2003). Associations between anxiety disorders and physical illness. *European Archives of Psychiatry and Clinical Neuroscience, 253*(6), 313–320.

Havik, O. E., & Maeland, J. G. (1990). Patterns of emotional reactions after a myocardial infarction. *Journal of Psychosomatic Research, 34*, 271–285.

Hu, F. B., Sigal, R. J., Rich-Edwards, J. W., et al. (1999). Walking compared with vigorous physical activity and risk of type 2 diabetes in women: A prospective study. *JAMA, 282*(15), 1433–1439.

Jacobs, G. D. (2001). *Clinical application of the relaxation response and mind-body in interventions*. Massachusetts: Harvard Medical School and Beth Israel Deaconess Medical Centre.

Janeway, D. (2008). An integrated approach to the diagnosis and treatment of anxiety within the practice of cardiology. *Cardiology in a Review, 17*(1), 36–43.

Kawachi, I., Sparrow, D., Vokonas, P. S., & Weiss, S. T. (1994a). Symptoms of anxiety and risk of coronary heart disease. The normative aging study. *Circulation, 90*(5), 2225–2229.

Kawachi, I., Colditz, G. A., Ascherio, A., et al. (1994b). Prospective study of phobic anxiety and risk of coronary heart disease in men. *Circulation, 89*(5), 1992–1997.

Kessler, R. C., McGonagle, K. A., Zhao, S., et al. (1994). Lifetime and 12-month prevalence of DSM-III-R psychiatric disorders in the United Sates: Results from the National Comorbidity Study. *Archives of General Psychiatry, 51*, 8–19.

Kirmayer, L. J. (2001). Cultural variations in the clinical presentation of depression and anxiety: Implications for diagnosis and treatment. *Journal of Clinical Psychiatry, 62*(13), 22–28.

Kubzansky, L. D., & Kawachi, I. (2000). Going to the heart of the matter: Do negative emotions cause coronary heart disease? *Journal of Psychosomatic Research, 48*, 323–337.

Kubzansky, L. D., Kawachi, I., Spiro, A., Weiss, S. T., Vokonas, P. S., & Sparrow, D. (1997). Is worrying bad for your heart? A prospective study of worry and coronary heart disease in the normative aging study. *Circulation, 95*(4), 818–824.

Kubzansky, L. D., Kawachi, I., Weiss, S. T., & Sparrow, D. (1998). Anxiety and coronary heart disease: A synthesis of epidemiological, psychological, and experimental evidence. *Annals of Behavioral Medicine, 20*, 47–58.

Lampe, L. (2013). Drug treatment for anxiety. *Australian Prescriber, 36*, 186–189.

Lavoie, K. L., Fleet, R. P., Laurin, C., Arsenault, A., Miller, S. B., & Bacon, S. L. (2004). Heart rate variability in coronary artery disease patients with and without panic disorder. *Psychiatry Research, 128*(3), 289–299.

Lehnert, H., Lombardi, F., Raeder, E. A., Lorenzo, A. V., Verrier, R. L., Lown, B., et al. (1987). Increased release of brain serotonin reduces vulnerability to ventricular fibrillation in the cat. *Journal of Cardiovascular Pharmacology, 10*, 389–397.

Linden, W. (1993). The autogenic training method of JH Schultz. In P. M. Lehrer & R. L. Woolfolk (Eds.), *Principles and practice of stress management*. NY: Guilford Press.

Linden, W., Stossel, C., & Maurice, J. (1996). Psychosocial interventions for patients with coronary artery disease: A meta-analysis. *Archives of Internal Medicine, 156*, 745–752.

Lloyd-Jones, D. M., Hong, Y., Labarthe, D., et al. (2010). Defining and setting national goals for cardiovascular health promotion and disease reduction: The American Heart Association's strategic impact goal through 2020 and beyond. *Circulation, 121*, 586–613.

Lum, L. C. (1983). Psychological considerations in treatment of hyperventilation syndromes. *Journal of Drug Research, 8*, 1867–1872.

Maghsudlu, S. (2001). *Rehabilitation of cardiac patients* (1st ed.). Tehran: Teymurzadeh Publications.

Mahajan, A. S., Reddy, K. S., & Sachdeva, U. (1999). Lipid profile of coronary risk subjects following yogic lifestyle intervention. *Indian Heart Journal, 51*, 37–40.

McGuigan, F. J. (1993). Progressive relaxation: Origins, principles and clinical applications. In P. M. Lehrer & R. L. Woolfolk (Eds.), *Principles and practice of stress management*. NY: Guilford Press.

Medich, C., Stuart, E. M., Deckro, J. P., & Friedman, R. (1991). Psychophysiologic control mechanisms in ischemic heart disease: Mind-heart connection. *Journal of Cardiovascular Nursing, 5*, 10–26.

Mittleman, M. A., Maclure, M., Tofler, G. H., et al. (1993). Triggering of acute myocardial infarction by heavy physical exertion. Protection against triggering by regular exertion. Determinants of Myocardial Infarction Onset Study Investigators. *The New England Journal of Medicine, 329*(23), 1677–1683.

Montogomery, G. H., David, D., Winkel, G., Silverstein, J. H., & Bovbjerg, D. H. (2002). The effectiveness of adjunctive hypnosis with surgical patients: A meta-analysis. *Anesthesia & Analgesia, 94*, 1639–1645.

Morgan, A. J., Parker, A. G., Alvarez-Jimenez, M., & Jorm, A. F. (2013). Exercise and mental health: An exercise and sports science australia commissioned review. *Journal of Exercise Physiology, 16*(4), 64–73.

Moser, D. K., & Dracup, K. (1995). Psychosocial recovery from a cardiac event: The influence of perceived control. *Heart and Lung, 24*, 273–280.

Moser, K. V., & Jong, D. (2005). Depression and anxiety in heart failure. *Journal of Cardiac Failure, 11*(6), 463–466.

Murphy, B. M., Higgins, R. O., Jackson, A. C., Ludeman, D., Humphreys, J., Edington, J., Jackson, A., & Worcester, M. (in press). Patients want to know about the 'cardiac blues'. *Australian Family Physician*.

Nelson, D. V., Baer, P. E., Cleveland, S. E., Revel, K. F., & Montero, A. C. (1994). Six-month follow-up of stress management training versus education during hospitalization for acute myocardial infarction. *Journal of Cardiopulmonary Rehabilitation, 14*, 384–390.

Oxman, T. E., & Hull, J. G. (1997). Social support, depression, and activities of daily living in older heart surgery patients. *The Journals of Gerontology Series B: Psychological Sciences and Social Sciences, 52*, 1–14.

Pal, A., Srivastava, N., Tiwari, S., Verma, N. S., Narain, V. S., Agarwal, G. G., Natu, S. M., & Kumar, K. (2011). Effect of yogic practices on lipid profile and body fat composition in patients of coronary artery disease. *Complementary Therapies in Medicine, 19*, 122–127.

Petruzzello, S. J., Landers, S. J., Hatfield, D. M., Kubitz, K. A., & Salazar, W. (1991). A meta-analysis on the anxiety-reducing effects of acute and chronic exercise. *Sports Medicine, 11*(3),

143–182.

Rapee, R. M. (1985). A case of panic disorder treated with breathing retraining. *Journal of Behavioural Therapy and Experimental Psychiatry, 16*, 63–65.

Reker, G. T. (1997). Personal meaning, optimism and choice: Existential predictors of depression in community and institutional elderly. *Gerontologist, 37*, 709–716.

Roose, S. P., Laghrissi-Thode, F., Kennedy, J. S., Nelson, J. C., Bigger, J. T., Jr., Pollock, B. G., et al. (1998). Comparison of paroxetine and nortriptyline in depressed patients with ischemic heart disease. *JAMA, 279*, 287–291.

Rothenbacher, D., Hahmann, H., Wusten, B., Koenig, W., & Brenner, H. (2007). Symptoms of anxiety and depression in patients with stable coronary heart disease: Prognostic value and consideration of pathogenetic links. *European Journal of Cardiovascular Prevention and Rehabilitation, 14*, 547–554.

Sardinha, A., & Nardi, A. E. (2012). The role of anxiety in metabolic syndrome. *Expert Reviews Endocrinology and Metabolism, 7*(1), 63–71.

Sauer, W. H., Berlin, J. A., & Kimmel, S. E. (2003). Effects of antidepressants and their relative affinity for serotonin transporter on the risk of myocardial infarction. *Circulation, 108*, 32–36.

Stewart, S. H., Mitchell, T. L., Wright, K. D., & Loba, P. (2004). The relations of PTSD symptoms to alcohol use and coping drinking in volunteers who responded to the Swissair Flight 111 airline disaster. *Journal Anxiety Disorders, 18*(1), 51–68.

Still well, S. B. (2002). *Critical care nursing* (3rd ed., pp. 357–358). London: Mosby.

Stonerock, G. L., Hoffman, B. M., Smith, P. J., & Blumenthal, J. A. (2015). Exercise as treatment for anxiety: Systematic review and analysis. *Annals of Behavioural Medicine, 49*, 542–556.

Strik, J. J., Honig, A., Lousberg, R., Lousberg, A. H., Cheriex, E. C., Tuynman-Qua, H. G., et al. (2000). Efficacy and safety of fluoxetine in treatment of patients with major depression after first myocardial infarction: Findings from a double-blind, placebo-controlled trial. *Psychosomatic Medicine, 62*, 783–789.

Strik, J. J., Denollet, J., Lousberg, R., & Honig, A. (2003). Comparing symptoms of depression and anxiety as predictors of cardiac events and increased health care consumption after myocardial infarction. *Journal of American College of Cardiology, 42*, 1801–1807.

Strike, P. C., & Steptoe, A. (2005). Behavioral and emotional triggers of acute coronary syndromes: A systematic review. *Psychosomatic Medicine, 67*, 179–186.

Sunnen, G. V. (2007). *Can the mind talk to the heart? Hypnosis, self-hypnosis, autogenic training, and cardiovascular health*. New York: Basic Books.

Szekely, A., Balog, P., Benko, E., Breuer, T., Szekely, J., Kertai, M. D., Horkay, F., Kopp, M. S., & Thayer, J. F. (2007). Anxiety predicts mortality and morbidity after coronary artery and value surgery- A 4 year follow-up study. *Psychosomatic Medicine, 69*, 625–631.

Tousoulis, D., Antonopoulos, A. S., & Antoniades, C. (2010). Role of depression in heart failure-choosing the right antidepressant treatment. *International Journal Cardiology, 140*(1), 12–18.

Tully, P. J., & Cosh, S. M. (2013). Generalized anxiety disorder prevalence and co morbidity with depression in coronary heart disease. *Journal of Health Psychology, 18*, 1601–1616.

Tully, P. J., Baker, R. A., & Knight, J. L. (2008). Anxiety and depression as risk factors for mortality after coronary artery bypass surgery. *Journal of Psychosomatic Research, 64*, 285–290.

Tully, P. J., Wittert, G. A., Deborah, T. A., Beltrame, J. F., Horowitz, J. D., Cosh, S., & Baumeister, H. (2015). Panic disorder and incident coronary heart disease: A systematic review and meta-analysis protocol. *Systematic Reviews, 4*, 33.

Veith, R. C., Lewis, N., Linares, O. A., Barnes, R. F., Raskind, M. A., Villacres, E. C., et al. (1994). Sympathetic nervous system activity in major depression. Basal and desipramine-induced alterations in plasma norepinephrine kinetics. *Archives General Psychiatry, 51*, 411–422.

Vikenes, K., Farstad, M., & Nordrehaug, J. E. (1999). Serotonin is associated with coronary artery disease and cardiac events. *Circulation, 100*, 483–489.

Watkins, L. L., Koch, G. G., Sherwood, A., Blumenthal, J. A., Davidson, J. R., O'Connor, C., &

Sketch, M. H. (2013). Association of anxiety and depression with all-cause mortality in individuals with coronary heart disease. *Journal of American Heart Association, 19*, 2(2).

Williams, M. A., Ades, P. A., Hamm, L. F., et al. (2006). Clinical evidence for a health benefit from cardiac rehabilitation: An update. *American Heart Journal, 152*(5), 835–841.

Winterfeid, H. J., Siewert, H., Bohm, J., Frenzel, R., Aurisch, R., Ecke, A., et al. (1993). Autogenic training in hypertension dysregulation after aortocoronary venous bypass operation of coronary heart disease. *Zeitschrift fur die Gesamte Innere Medizin und Ihre Grenzgebiete, 48*, 201–204.

Yeragani, V. K., Jampala, V. C., Sobelewski, E., Kay, J., & Igel, G. (1990). Effects of paroxetine on heart period variability in patients with panic disorder: A study of Holter ECG records. *Neuropsychobiology, 40*, 124–128.

Yeung, A. C., Vekshtein, V. I., Krantz, D. S., Vita, J. A., Ryan, T. J., Jr., Ganz, P., et al. (1991). The effect of atherosclerosis on vasomotor response of coronary arteries to mental stress. *The New England Journal of Medicine, 325*, 1551–1556.

Young, Q. R., Ignaszewski, A., Fofonoff, D., et al. (2007). Brief screen to identify 5 of the most common forms of psychosocial distress in cardiac patients: Validation of the screening tool for psychological distress (STOP-D). *Journal of Cardiovascular Nursing, 22*, 525–534.

Yousefy, A., Khayyam-Nekouej, Z., Sadeghi, M., Ahmadi, S. A., Ruhafza, H., Rabiei, K., & Khayyam-Nekouei, S. A. (2006). The effect of cognitive-behavioral therapy in reducing anxiety in heart disease patients. *ARYA Journal, 2*(2), 84–88.

第3章　心理和行为对心脏康复的贡献

David M. Clarke，Dinali N. Perera，Melissa F. Casey

目录

摘要

　　自古以来，精神和身体就有着紧密联系，研究继续显示出抑郁和焦虑与心脏病的高度关联。抑郁是心脏病的危险因素，也是心脏事件后恢复不良的危险因素。这里描述的整体模型包含对思想、情绪、身体症状和健康行为的思考，并且可构成一个强大的康复或疾病管理程序的基础。要实现真正的功能恢复，患者需控制自己的生活，而要实现这一点，往往需要大量行为改变。将心理保健与身体保健相结合将有助于这一点。

关键词

5A 方法(5A's approach)·心脏康复与恢复(Cardiac rehabilitation and recovery)·行为与行为改变(Behavior and behavior change)·慢性疾病自我管理(Chronic disease self-management)·定义(Definition)·抑郁和焦虑(Depression and anxiety)·饮食与吸烟(Diet and smoking)·教育(Education)·锻炼(Exercise)·压力管理(Stress management)·电话和网络干预(Telephone and web-based interventions)·A 型行为(Type A behavior)·减肥计划(Weight loss programs)·协作护理(Collaborative care)·教育计划(Education programs)·整体模式的有效性(Effectiveness of Whole person model)·认知行为疗法(Cognitive behavioral therapy)·ICD 患者(ICD patients)·治疗(treatment)·策略(Strategies)·电话传递(Telephone delivery)·饮食(Diet)·教育(Education)·运动(Exercise)·植入式心律转复除颤器(Implantable cardioverter defibrillators)·人际治疗(Interpersonal therapy)·动机访谈(Motivational interviewing)·康复与心脏康复,参见心脏复苏与康复(Recovery and cardiac rehabilitation. See Cardiac rehabilitation and recovery)·吸烟(Smoking)·压力管理(Stress management)

引言

自古以来,心理与心脏就有着紧密联系。人们常说"破碎的心"与悲伤联系在一起,许多数据提供了证据,证明丧亲后死亡率的增加(Martikainen, Valkonen 1996)。在 20 世纪 30 年代和此后的心身时代,许多研究调查了人格(如 A 型、D 型、敌意)与心脏病之间的联系,本卷记录了"心灵"与心脏之间联系的历史和现状,包括自主神经系统和神经内分泌系统提供的复杂的生物联系。

然而,医学基本上走的是一条不同的道路。自从 Descartes(Descartes 1641/1972)允许将不可分割的"心灵"从可分割的"躯体"(Descartes 1641/1972)中分离出来以来,科学和医学一直在追求一个无情的简化过程来理解人:首先是解剖学和生理学,后来是越来越窄的关注分子和遗传科学。

还原论科学给临床医学和人口健康带来巨大进步,这在心脏病领域也同样明显。在过去 20 年里,通过新药物和惊人的干预,冠心病的结果得到极大改善,住院人数也显著减少(Mozaffarian et al. 2015)。在这 20 年中,死亡率——不管是在绝对数字和死亡总人数中所占比例大幅度下降(NHLBI 2012)。通过快速干预,心肌可在缺血发作后保留下来。

然而,在预防心脏病和心脏事件后的康复和恢复方面,还原论科学没有产生太大影响。心脏病及其常见的代谢综合征和糖尿病是主要的生活方式疾病,饮食、运动、肥胖和吸烟的危险因素是行为问题。综合起来,西方社会正面临着一场肥胖、糖尿病和代谢综合疾病的流行(Kereiakes,Willerson 2003)。在社会某些部门强烈的公共卫生信息宣传下吸烟人数可能有所减少。另一方面,肥胖症正大幅增加,近三分之二的澳大利亚人口超重或肥胖(Thorburn 2005),同时,全世界 2 型糖尿病的发病率一直在上升(WHO 2006)。尽管有遗传易感性的贡献,但这些主要是与行为相关的障碍,但是行为改变困难重重。

身体和精神不可分割地联系在一起。过去 10 年中,人们越来越多认识到心理和行为因素在心脏病的发病、病程和康复中所起的作用(Compare et al. 2015;Dyer,Beck 2007;Srinivas,Reddy 2013)。"发病"因素的 3 个例子包括急性压力(例如地震)与心脏性猝死之间的联系(Leor et al. 1996)、"压力和急性心力衰竭"(Akashi et al. 2008)及抑郁症与心脏事件之间的预期关系,其风险比一般人群高出 2~4 倍(Kuper et al. 2002)。在"病程"方面,有证据表明,即使是患有既定心脏病的人,抑郁也与较差的结局有关(Rutledge et al. 2006)。本章的重点是康复阶段。心理和心脏问题不能分开考虑,需要采取多学科方法,采用心理和行为干预措施(Compare et al. 2015)。正如"柳叶刀"的文章所说,"没有精神健康就没有健康"(Prince et al. 2007)。在本章中,我们使用基于认知行为疗法(Cognitive behavioral therapy,CBT)原理的"整体模型"来解释身体健康和疾病如何与情绪、思想和行为联系在一起。要想影响行为改变这一难题,我们需多管齐下。我们需从整体上看待这个问题。

世界卫生组织将**心脏康复**定义为"为确保心脏病患者获得尽可能好的身体、心理和社会条件所需开展的活动的总和,以便他们能够通过自己的努力,恢复正常的社会地位,过上积极的生产生活"(WHO 1964)。最早的心脏康复计划集中在体育锻炼上,目的是提高身体健康,使人们能够重返工作岗位。过去的 30 年中,项目已发展到使用更全面的多学科方法,重点是患者教育、风险因素的修正、心脏事件的心理影响以及患者的整体感受(Dusseldorp et al. 1999;Bennett 2012;Mampuya 2012)。心脏康复的这种转变对患者产生了积极影响,继而降低了死亡率,缓解了症状,提高了健康水平。这是一种具有成本效益的干预措施,可提高生活质量,减少住院治疗,提高生存率(Hedback et al. 2001;Mampuya 2012;Shepherd,While 2012)。可惜的是,仅有少数患者在心脏事件发生后参加康复项目(Sundararajan et al. 2004)。我们需要改变患者和医疗从业者的行为,以期增加心脏康复人数。

康复有许多不同概念,有时是不精确的医疗保健方法。当然,法律上,这意味着恢复以前的权利或收回失去的东西。医学上,它通常意味着恢复健康 -

或恢复正常,尽管"正常"通常没有定义。

然而,这个词在成瘾领域已使用很多年,现在在心理健康领域得到广泛应用。在这些情况下,它的定义是主观的,由患者决定。它并不根据完全从疾病中恢复,而是旨在寻求最高水平的功能,尽管可能仍存在一些损伤,但仍可最大限度参与生活。以康复为导向的心理健康护理实践寻求患者充分参与他们的医疗保健决策。它以病人为中心(Shepherd et al. 2008),这种模式在慢性病的管理上有巨大优势,尤其在成功改变行为方面。

慢性病自我管理

由于上述所有原因——急性干预的成功和慢性病问题的日益严重——保健部门现在非常重视慢性病的管理,特别是慢性病的"自我管理"。这需要与急性医学所需的不同重点的技能要求。慢性疾病自我管理(chronic disease self-management,CDSM)要求患者与健康管理者一同充分和积极地参与。这反过来又需要对疾病及其原因和并发症的了解;在认识症状、管理药物和在必要时与健康卫生系统接触的知识和自信;在设定目标和制定计划方面具有普遍的自我效能和能力;最后是社交和情感技能,以应对压力、失望和挑战,并主要提供良好的支持关系。

有时候引用笑话来说,要求心理学家来换一个灯罩,那也要那个灯罩愿意被换。这对行为改变来说也是这样。katelorig 是慢性疾病自我管理领域的先驱之一,她和她的同事在 corbin 和 strauss(1988)的工作之后,强调疾病自我管理所涉及的 3 大类任务:①医疗管理,如服药、监测疾病和坚持饮食;②使生活中的行为和角色适应疾病造成的限制;③管理情绪,如抑郁、士气低落、愤怒和绝望等(Lorig,Holman 2003)。此外,我们还要增加第 4 个:管理和谈判卫生系统(图 1)。此外,生活还在继续,虽然一个人可能不得不管理他们的疾病,但也有"一切照旧"——做饭、购物和儿童接送。要做到这一切,需要相当多的组织和纪律。

为实现这些目标,有一套患者需要学习的技能。Clark 等(1991)在一系列慢性疾病的项目中对这些问题进行了研究,摘要如下:

- 识别和应对症状并监测身体指标
- 控制症状的触发因素
- 使用药物
- 管理突发事件和紧急情况
- 保持营养和饮食
- 保持适当锻炼和活动

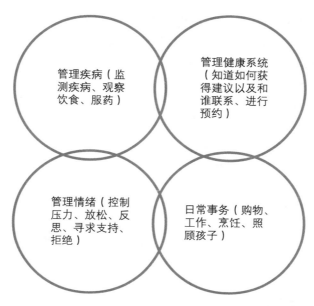

图 1　管理疾病的 4 个"任务"

- 戒烟
- 使用松弛和减压技术
- 与保健提供者互动
- 寻求信息和利用社区服务
- 适应工作
- 管理与重要其他人的关系
- 管理情绪和对疾病的心理反应

目前的证据表明,具有有效自我管理技能的患者更好利用了健康专业人员的时间,并加强了自我护理(Barlow et al. 2002;Lorig et al. 1999)。据报告,CDSM 方案在改善健康和健康行为以及减少紧急分离的使用方面有效(Lorig et al. 2001)。

尽管有证据证明 CDSM 的有效性,但它们的实施仍有很大困难(Kennedy et al. 2014)。Jordan 和 Osborne(2007)介绍克服这些障碍的重要性。这些措施包括开展多方面的健康促进工作,增强患者的能量,加强多学科小组,构建转诊途径和临床网络,并使获取更容易。

协作照顾

慢性病管理的一个关键要求是卫生专业人员之间的合作。协作护理需要有明确界定角色的保健专业人员之间的良好沟通;便于他们与卫生系统接触和谈判的患者教育;以及为有持续症状的人提供额外治疗的分步护理方法。大量随机对照试验表明,对慢性病患者的协作护理方法比标准的初级保健方法更有效(Katon et al. 2010)。这些成功模式的一个关键特点是,它们将注意力集中在情感上——尤其是抑郁。

Rollman 等(2009 年)说明由护士护理协调员通过电话协作护理的进一步发展。CABG 手术后 2~4 个月的定期接触,使用这种电话提供的协作治疗,与通常的护理相比,显示生活质量、情绪症状和身体功能的改善。

整体模型

Baird 和 Clarke(2011,2012)描述整体模型,并在图 2 中表示。它的基础是 CBT 的框架,它强调在强有力的治疗关系中,帮助患者在情感、思想和行为方面探索问题(Hawton et al. 1989)。使用的策略是典型的 CBT 策略,包括行为分析、解决问题、识别和表达情绪、认知结构调整和目标设定(Hawton et al. 1989)。整体模型帮助患者了解思想、感觉、行为和身体状态是如何相互关联、相互影响,它帮助理解了心理和行为干预如何在康复环境中应用,以最大限度地提高患者的康复、功能和幸福提供了一个框架。

整体模型已经被用于心力衰竭患者的慢性疾病自我管理计划,对患者来说,这需要在健康教练或护士的帮助下,在为期 4 周的时间内完成一份手册。手册包括有关疾病过程、饮食、运动和药物的信息,以及包括行为锻炼和反思部分。重要的是,它处理的问题的感情和思想,以及行为和身体症状。患者认为这是一个有用的集成框架。使用手册和健康教练这种模型——也成功用于 2 型糖尿病患者(Clarke et al. 2014)。

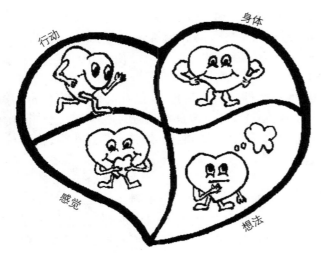

图 2　整体模型(Baird 和 Clarke 2011,2012)

病例 A：乔治是一位 56 岁的商人，他患有急性胸痛，并伴有 ST 段抬高心肌梗死（ST-elevation myocardial infarction，STEMI）。他接受了支架置入术，并在医院住了 5 天，然后出院回家。在他离开医院时，有人向他提起心脏康复，然而他没有接受。事件发生 1 个月后，他又回到工作岗位，尽管根据他自己的报告，他的表现并不好。他告诉医生，后来又告诉心理学家，他似乎很焦虑——尽管他看不出有什么理由担心——而且他睡得不好。在工作中，他注意力不集中，经常早早离开家。他两年前离婚，一个人住。在家里，他似乎闷闷不乐，直到深夜还看电影，因为他知道自己睡不着觉。当他去看 GP 大奖赛时，感到很绝望。他知道事情正朝着错误方向发展。

上面的故事并不少见。心脏在我们的一生中不停跳动，如果它停止了，我们就会死去。心脏的问题会产生强烈的情绪，尤其是担心或更糟的是恐惧。在无意识的层面，有时在意识层面，它引发了对死亡和必死命运的非常基本的存在主义焦虑。对于依赖植入除颤器的人来说尤其如此（Frizelle et al. 2004）。

使用一个整体模型，我们可假设所有患有心脏病的人都会在某种程度上受到压力。在某种程度上，他们会有焦虑、会悲伤、可能会生气。在不同程度上，他们将回避或勇敢地面对这些问题。他们的反应可能是适应性的或不适应的。因为情感、思想和行为交织在一起，一个在整体模型中工作的实践者将一起关注所有的领域。例如，相比于先药物治疗，然后再因为患者仍抑郁而向另一位医生求助，拥有整体模型模式的人员将看到患者的士气降低了他们的生活精力，并降低了他们锻炼或参与康复的动力（Clarke，Kissane 2002）。抑郁使他们的思维悲观，他们服药不规律，更不用说照顾自己了。在一个整体模型中工作的从业者——这可能是一个家庭医生、康复护士或健康心理学家——会询问情绪、倾听想法、观察他们的行为。他们将所有这些联系在一起，能够给患者一个解释，在许多情况下，释放他们的无助感。因为不理解导致不知道该做什么。有时，采用分步护理的原则，患者将需要并受益于转介到专家心理学或精神病学专科医生。

在整体模型中，急于诊断抑郁并不重要。相反，重要的是要承认情绪，并与患者合作，看看情绪是如何影响他们的思绪（例如，使他们感觉悲观），进而影响他们的行为（不起床、不锻炼、不吃饭、不吃药），这反过来又影响他们的健康（身体恢复不良）。

心脏康复

心脏康复是有效的(Gellis,Kang—Yi 2012),现在的计划包括优化医疗、营养咨询、戒烟、压力管理、锻炼和心理社会支持(Mampuya 2012)。它们由多学科团队组成,通常以医生和心脏科护士为基础。但他们也可有效加入健康教练、锻炼生理学家、药剂师和行为医学专家(心理学家或精神科医生)。

教育是 CDSM 计划的中流砥柱。CDSM 教育方案"旨在通过提供信息、教学技能和技术来增强患者的能力,以改善自我护理和医患互动,最终目标是提高生活质量"(Jordan,Osborne 2007)。人们可能认为,有了充分的信息,人们就会有必要的知识去改变和发生改变。但我们知道这不是真的。在最近一份对健康教育项目进行评估的报告中,作者评论道:"仅仅靠自我管理是不够的。患者仍没有把健康的责任从医生或护士身上转移到自己身上,也没有准备好改变他们不健康的生活方式"(Tun 2014)。此外,心理教育项目对抑郁和焦虑没有影响(Dusseldorp et al. 1999)。信息至关重要,但远远不够。

运动也是现代心脏康复计划的基本组成部分。它在改善和恢复心肌梗死后心功能方面有效(Lawler et al. 2011),在心脏衰竭的情况下也能有效改善康复(Belardinelli et al. 2012)。

此外,即使是老年人,根据个体进行适宜的运动,可有效减少抑郁(Bridle et al. 2012)。

尽管有这些证据,人们仍倾向于认为运动对患有心脏病患者是危险的(Bethell 1999)。尽管运动对心力衰竭患者有潜在好处(Coats et al. 1992),患者,有时还有护士,都担心在呼吸困难的情况下进行锻炼。因此,鼓励人们经常锻炼不仅需要教育,还要求人们在认真对待一个人的恐惧和担忧的同时,温和地挑战他们,进行包括分级锻炼在内的行为激活。它需要目标进行规划,不断得取得小的成功。随时间推移,逐渐获得信心,并开始享受锻炼。运动员为奥运会而进行的训练是通过分级和测量的步骤来增强他们的体能,心脏病患者也必须如此。这需要患者的毅力和帮助他们的临床医生 / 教练的鼓励。

心脏康复计划通常还包括压力管理,帮助患者识别、避免和处理压力情况。减压技术包括冥想、控制呼吸和瑜伽(Collins,Rice 1997;Mampuya 2012),当认知和行为策略相结合时,在心脏康复环境中可取得良好效果(Pedersen et al. 2007)。

这里也需考虑饮食和吸烟。心血管疾病的每种重要的生活方式危险因素均需在心脏康复项目中处理以改善心血管患者预后。然而,它们都是众所周知的难以改变的行为。教育提供的信息非常重要,但远不够。每一项都需评估动机和行为。

在 Cochrane 评论中,Barth 等(2015 年)研究 40 项戒烟计划相关的 RCT 试验,包括行为疗法、电话支持和自助材料。每种方法都对 12 个月的戒烟产生积极影响,并发现更密集的干预与更高的戒断率有关。

文献综述表明,包括行为咨询、电话支持和 / 或自助材料在内的行为干预措施已被证明有助于冠心病患者戒烟(Barth et al. 2006,2015;Bennett 2012;Dyer,Beck 2007)。尽管许多人对减肥持悲观态度,但一项对减肥计划审查(涉及 18 项 RCTs)显示出显著减肥效果,大约 4~36 个月的时间内,平均体重下降幅度为体重的 3%~9%(Mulrow et al. 2000)。研究的异质性不能更详细评估某些项目是否比其他项目更好。

Friedman 和 Rosenman(1959 年)首次将 A 型行为描述为他们在患者身上观察到的特殊特征。它的主要特征包括野心勃勃的竞争行为、不耐烦、咄咄逼人和敌意(Bunker et al. 2003;Friedman,Rosenman 1974;Kohli,Malhotra 2008;Sirri et al. 2012)。此外,A 型行为与将危及生命的疾病的影响降到最低的趋势有关,这些因素可能对康复过程产生不利影响(Sirri et al. 2012)。

20 世纪 80 年代,A 型行为被认为是冠心病的独立的危险因素,但随后的相互矛盾发现导致对这一问题的重新审定和争论(Bunker et al. 2003))。然而,最近研究发现,与早期研究中使用的自我报告方法不同,与非心脏疾病患者相比,心脏疾病患者 A 型行为明显增加(Sirri et al. 2012)。围绕 A 型行为的教育历来是一些心脏康复计划的一部分,确实有研究表明,相对较短时间内改变行为干预措施可使 A 型行为减少(Sebregts et al. 2005)。

心脏病患者抑郁与焦虑的控制

问题

有充分文献记载,经历心脏事件的患者中,抑郁、焦虑和压力的发生率很高(Colquhoun et al. 2013;Compare et al. 2011;Mampuya 2012;Whalley et al. 2014;Lichtman et al. 2014;O'Neil et al. 2014;Celano,Huffman 2011)。心脏事件,以及相关的医疗和外科治疗,可导致心理症状和不健康行为的发展(Whalley et al. 2014)。15~20% 的患者中发现抑郁症(Major depressive disorder,MDD),比一般人群的发病率高出大约三倍(Colquhoun et al. 2013;Huffman et al. 2013)。如果我们把轻度的抑郁包括在内,这个比率就会上升到 40% 以上(Colquhoun et al. 2013)。

焦虑和压力在心脏病患者中也非常普遍,比例在 41% 至 80% 之间(Moser 2007;Abed et al. 2014)。植入除颤器患者的焦虑程度甚至更高(Dyer,

Beck 2007；Frizelle et al. 2004；Lewin et al. 2009；Pedersen et al. 2007；Maia et al. 2014）。遗憾的是，抑郁和焦虑往往得不到承认和治疗（Baird，Clarke 2011；Celano，Huffman 2011；Rutledge et al. 2013）。心脏事件后抑郁可被视为"正常"（Colquhoun et al. 2013）。或者，疲劳可能被认为是心脏病的症状，而不是抑郁的征兆。

抑郁和焦虑对心脏病患者的生活质量和预后有重要影响。一篇内容丰富的文献一直认为抑郁和焦虑是不良预后、反复心脏事件和死亡率增加的危险因素（Clarke，Currie 2009；Bennett 2012；Compare et al. 2011；Celano，Huffman 2011；Dyer，Beck 2007；Lichtman et al. 2014；Mampuya2012）。

抑郁和焦虑也被发现与不良的健康生活习惯和心血管疾病预后相关（Abed et al. 2014；Colquhoun et al. 2013；Ladapo et al. 2012）。冠状动脉事件后的心理症状与较低的活动能力、住院率增加、疲劳、生活质量降低和幸福感减低有关（Abed et al. 2014；Colquhoun et al. 2013；Ladapo et al. 2012）。

治疗

心理干预，如 CBT，在治疗和治疗抑郁和焦虑方面的效果无可争辩（Dyer，Beck 2007；Jordan et al. 2007）。然而，这些干预措施在心脏病患者中还没有得到广泛应用和测试，有关研究少之又少。一种混合心理干预措施已被证明对减少心脏康复环境中的心理症状有额外的好处（Colquhoun et al. 2013；Dickens et al. 2013；Linden et al. 2007；Rutledge et al. 2013；Whalley et al. 2014；Compare et al. 2015）。更具体说，ENRICHD 的 RCT 设计研究，发现 CBT 在减少抑郁症状方面比一般的治疗稍有效些（Berkman et al. 2003）。

人际关系治疗在治疗抑郁方面也有效（Elkin et al. 1989），Elkin 呼吁集中注意悲伤、角色转变和 / 或人际角色争端等问题——所有这些问题都可能与心脏事件后丧失工作能力有关。人际关系治疗在心脏病患者（Koszycki 2006）中得到描述，尽管在 CREATE 试验中它被证明无效（Lesperance et al. 2007）。

由于在这方面的研究有限，很难知道哪种类型的心理干预在什么样的环境中是最有用的。在 Dickens 等的研究中（2013），64 项心理干预治疗心脏病患者的抑郁试验，他们发现解决问题、通识教育、技能训练、放松和 CBT 的有效性证据，尽管他们承认效果并不显著。但在最高质量的试验中发现，只有 CBT 表现出显著差异，即使提升较小。Whalley 等进行的系统回顾（2014 年）确定 22 项干预措施，以治疗焦虑、抑郁和 A 型行为，并改善疾病的适应。治疗内容包括放松练习、认知结构调整、风险教育、自我意识、自我监控、家庭锻炼和情绪支持。他们发现治疗抑郁和焦虑的干预措施有小到中等的效果。

尽管本章节没有涉及药物治疗，有少量的抗抑郁药物对心脏病患者的治疗试验中发现,同心理治疗一样,药物仍可能有效。SADHART 研究表明舍曲林比安慰剂更有效(Glassman et al. 2002),CREATE 研究也表明西酞普兰的有效性(Lesperance et al. 2007)。另一方面,在 MIND-IT 研究中,米氮平并不比安慰剂更有效(van den Brink et al. 2002)。

有证据表明抑郁是冠心病、心脏事件和心脏病结局的重要危险因素(Colquhoun et al. 2013)。考虑到这一点,治疗抑郁症的有效方法对心脏病的病程也有益处。遗憾的是,许多研究没有有力证明这一点。由 Rutledge 等进行的 meta 分析(2013 年)的结论是,精神治疗(药物治疗或心理干预)尽管在减少冠心病事件和改善抑郁方面效果尚可,但并未降低总死亡率。

植入型心律转复除颤器:一种特殊案例

植入型心脏复律除颤器(implantable cardioverter defibrillators,ICD)的患者可以说是一种特殊的挑战和机遇。ICD 患者的焦虑程度很高,主要围绕着对除颤器被触发的预期和对设备可能故障的恐惧。这是伴随着潜在的扭曲或愤怒的信念和回避行为。因此,ICD 患者易患抑郁症和焦虑症(Maia et al. 2014)。

早期研究表明,心理干预对这一组患者有价值(Bennett 2012;Pedersen et al. 2007;Maia et al. 2014)。CBT 已被证明是治疗 ICD 患者抑郁和 / 或焦虑的有效方法(Rizelle et al. 2004;Lewin et al. 2009;Maia et al. 2014;Pedersen et al. 2007)。CBT 在这一人群中的应用包括心理教育、认知结构调整、改变功能失调和灾难性信念、制定每周目标和制定健康应对策略等技术。此外,与设备的使用有关的疑问和错误被澄清,提高了对患者健康状况的理解和认识(Maia et al. 2014)。

一项由 Lewin 等进行的研究(2009)显示,基于家庭的 ICD 患者 CBT 康复计划能够改善患者的生活质量,降低临床显著的心理困扰的发生率,并显著减少计划外的再住院。这个以家庭为基础的项目包括关于共同面对恐惧、放松、设定目标的日记和定期电话的教育,并被认为是一种为 ICD 植入患者提供康复和心理护理的具有成本效益和易于实施的方法(Lewin et al. 2009)。

行为和行为变化

问题

心脏病患者经历的抑郁、焦虑和随后的认知可能导致不健康疾病行为和危险健康行为的发展(Gallo et al. 2004;Bennett 2012)。抑郁和焦虑的患者对压力条件的适当应对反应可能较少,并且通常会经历缺乏控制、无助和无力的感觉,并担心自己的健康和可能再次出现问题(Clarke et al. 2006;Bennett 2012;Abed et al. 2014)。这可能导致他们从事回避行为,而不顾及自己的医疗保健需求。因此,这样的患者不太可能减少危险行为,如吸烟、不健康的饮食和缺乏体育锻炼(Abed et al. 2014;Colquhoun et al. 2013)。这在运动耐受性有限的心力衰竭患者和使用除颤器的患者中尤为重要。这些患者很容易选择不参加体育锻炼(Frizelle et al. 2004;Lewin et al. 2009;Maia et al. 2014)。情绪和期望也会影响一个人重返工作的能力。抑郁一直与延迟或未能回到以前的工作有关(Bennett 2012)。

心理症状,特别是负面情绪和认知,已被证明会干扰康复过程(Abed et al. 2014;Rutledge et al. 2013)。它们是做出和维持行为改变的障碍(Gallo et al. 2004),与减少参与康复方案和遵守方案有关(Beckie et al. 2011;Bennett 2012;Colquhoun et al. 2013;Dyer,Beck 2007;Rutledge et al. 2013)。抑郁患者参加心脏康复课程的可能性低于那些没有什么痛苦的患者(Bennett,2012 年)。此外,不参加心脏康复与错误的健康信念和不恰当的应对策略有关(Dyer,Beck 2007;Whitmarsh et al. 2003)。

解决方案

帮助患者积极主动改变健康行为已证明对保健提供者是一项具有挑战性的任务(Peitrabissa et al. 2015;Shinitzky,Kub 2001)。因此,包括促进行为改变和奖励改变的策略在内的干预措施可能比标准教育项目更有效(Bennett 2012)。正由于这个原因,心脏康复项目通常明确行为改变的目标,并将重点放在症状控制和情绪影响上(Bennett 2012)。这需要认知和行为干预来改变无用的想法,承认痛苦的感觉和恐惧,并努力改变行为(Whalley et al. 2014;Beckie et al. 2011;Beswick et al. 2005;Charlson et al. 2014;Pietrabissa et al. 2015;Stawnychy et al. 2014;Thompson et al. 2011)。

许多患者的特征被认为与成功的行为改变有关。不出所料,情绪积极的患者,以及随后自我效能和自信的增强,更有可能维持积极的行为改变(Charlson et al. 2014),再次强调对待整体的迫切性。积极的情绪和认知(即乐观、控制和满足)可能代表冠心病患者的恢复能力(Gallo et al. 2004),是行为改变的基本要求。

除认知行为治疗外,常见的行为改变干预包括动机访谈技术、采用转换理论的改变模型和 5A 的方法(Beswick et al. 2005;Harris,Lloyd 2012;Pietrabissa et al. 2015;van Nes,Sawatzky 2010;Shinitzky,Kub 2001;Stawnychy et al. 2014;Thompson et al. 2011)。

动机访谈技术在激励和促进积极的健康行为改变方面非常重要（Beswick et al. 2005；Pietrabissa et al. 2015；van Nes，Sawatzky 2010；Stawnychy et al. 2014；Thompson et al. 2011）。动机访谈是一种以客户为中心的方法，通过探索和解决患者的矛盾心理增强改变的内在动机（Castelnuovo et al. 2014）。技巧包括使用同理心，识别他人所过的生活与他们想要过的生活之间的差异，鼓励患者通过参与解决问题的过程确定改变理由，并支持患者的自我效能，使他们相信自己能够改变（Miller，Rollnick 2013）。在心脏康复中，无论是短期还是长期，动机访谈的效果好坏参半（Castelnuovo et al. 2014）。一些研究报告说，动机访谈在改变心脏病患者的不健康行为方面有效（e.g.，Beckie et al. 2011；van Nes，Sawatzky 2010；Pietrabissa et al. 2015）。然而，一些人在动机访谈之后也没有表现出焦虑和其他心理结果的变化或恶化（Chair et al. 2012，2013）。

在 Beswick 等进行的一次研究中（2005 年），使用激励性访谈技术和交流被发现可改善检查和参与心脏康复（Beswick et al. 2005）。使用的技术包括使用励志信函、带有信息的小册子以及旨在影响接听和出席的电话。

5A 法（ask，assess，advise/agree，assist，arrange，询问、评估、建议 / 同意、协助、安排）是另一种有趣的行为方法，已被用于初级保健预防，也被用于解决心血管疾病中的行为危险因素。它包括对改变准备情况的评估和提供有动机的面试（Harris，Lloyd 2012）。使用这些技术的行为危险因素包括吸烟、营养、酒精、体力活动和体重。这种方法在预防或管理行为风险因素方面可能有效，但要将其转化为澳大利亚的做法，还有许多工作要做（Harris，Lloyd 2012）

电话和网络干预

为增加对心理治疗的吸收，许多群体已使用认知行为框架，尝试基于电话或网络的干预措施，这些干预措施本质上是一种心理教育性质。这些都有一些积极影响。CBT 在治疗抑郁症和焦虑症方面已成功试用（Muller，Yardley 2011）。

O'Neil 等最近开展的一项远程保健计划（2014 年）接受为期 6 个月的 10 次 CBT 治疗的心脏病患者，主要为了减少抑郁。该项目涉及心理学家使用动机访谈、目标设定、行为激活和认知重组等方法。它能有效减轻抑郁和焦虑症状。

最近还开发了基于网络的心脏病患者治疗方法，这些疗法已被证明可减少抑郁和焦虑（Dew et al. 2004；Kuhl et al. 2006；Messerli-Burgy et al. 2012）。这些技术可能有助于克服人们参与康复方案的障碍——如距离、时间和旅行障碍——尽管坚持和消耗似乎也是这类干预措施的共同挑战（Habibovic et al.

2014)。

提高康复方案的接受率

一系列的治疗——教育、支持、动机访谈、锻炼、减轻压力、认知治疗、行为规划和强化等——都能有效帮助心脏病患者的康复。这样的治疗可组织成项目,并提供给患者。挑战是如何让患者参与进来。与任何其他行为改变一样,这取决于了解某物的价值,知道如何使用,并将包括成本的障碍最小化。心脏康复已证明有益。这是由主要的心脏学会推荐的,并得到一级证据支持(Antman et al. 2004)。但它没有得到充分利用。例如,在英国,参与率约为最佳做法要求的 30%,而且这一数字正在下降(Bethell et al. 2006)。在澳大利亚,这一数字约为 50%(Worcester et al. 2004)。

心脏康复的障碍包括缺乏认识和保健服务机构的转诊(Scott et al. 2003)。在患者方面,年龄和交通造成严重的身体障碍(Worcester et al. 2004)。

参加心脏康复的人往往会了解自己疾病的后果,并会关注和了解心脏康复的作用和必要性。他们倾向于使用以问题和情绪为中心的应对方式(Cooper et al. 2007;Whitmarsh et al. 2003)。另一方面,不参与或早退与对结局的低百分比和对治疗可控性的认识不足有关(Whitmarsh et al. 2003;Yohannes et al. 2007)。然而,如同任何治疗方案,如果需要某种程度的痛苦或关切来激励一个人寻求治疗,通过灌输希望来缓解痛苦也十分必要,以使他们继续接受治疗(Yalom 1995)。

迄今为止,几乎没有对改善心脏康复计划理解机制的实际研究(Beswick et al. 2005)。显然,上述数据告诉我们,需要更好的信息和更有力的途径。康复也需要当患者在医院或心脏科诊所接受支架治疗时尽早开始。如果患者需要更好和更早来了解他们的病情,以及想知晓他们能做些什么,并且倾听和处理他们的问题和恐惧(想法和感受),那么患者的理解就会得到加强。最后,患者需得到面对实际障碍的帮助。这里似乎有一个"触手可及"的护士——一位心脏康复护士到诊所参观,享受心脏康复的好处。

结论

本章所提供的数据绝大部分显示一种整体的心脏康复方式,可为患者提供很多帮助。关于疾病、治疗、饮食和锻炼的教育很重要,但需行为计划来促进真正的改变。认知和行为技术可用来促进饮食、锻炼和服药依从性的改变,同时解决与疾病和障碍相关的恐惧,这些障碍存在于患者做出健康生活选择的方式中。心脏康复和自我管理计划往往是基于锻炼方案(Heran et al. 2011)或基于教育(Lorig,Holman 2003)。他们需要是整体的,适当注意患者的想法和感受。这些思想和感觉是充分参与的障碍,但矛盾的是,正是这些想法和感觉将推动重大改变的动机和承诺。CBT 框架与强大的心理教育组成部分相结合,提供了实现这一目标的结构和工具,利用现有多种技术中的任何一种——压力减轻、放松、解决问题、认知治疗、目标规划、愉快事件安排、分级暴露等,患者可学会照顾自己,吃得好,进行锻炼,并珍惜人际关系,这样他们就能过上充实和满意的生活(Clarke 2007)。整体模型是帮助患者了解他们的思想和感觉如何影响他们的健康和健康选择的方法。

精神科医生和心理学家在这一领域的具体作用已在咨询 - 联络精神病学模式(Wise,Rundell 2002)中进行了明确介绍,顾名思义,该模式具有双重作用。我们可直接与患者合作,但我们也可帮助项目的设计和结构,思考转诊的途径和障碍,以及支持一线工作人员,心脏病患者一般不想去看心理医生或精神病医生,可是他们毕竟有心理问题。但我们可以支持一线工作人员促进心理和行为方面的康复护理。患者的痛苦应转介到心理学家或精神病学家解决。

虽然目前尚缺乏确切的数据支持心脏病患者焦虑和抑郁治疗的有效性,但有大量的一般性数据提供了最佳实践,而且,除非有特定的禁忌证,否则不应拒绝这种最佳实践治疗。数据显示,当出现抑郁和 / 或焦虑时,结果很糟糕。应对抑郁或焦虑采取一系列一线治疗,如有必要,还应采取二线治疗(Casey et al. 2012)。

因此,为达到最优的结果,在康复环境,心理健康专家可以发挥重要作用:①帮助设计一个康复计划基于坚实的行为原则;②提供支持和建议工作人员帮助保持一个积极的环境;③向患者提供心理教育和应对技能训练团体;④在需要时为个别患者提供特定的心理或行为干预(Dyer,Beck 2007;Rutledge et al. 2013;Whitmarsh et al. 2013)。

病例 B:George 是一位 56 岁的商人,患有急性胸痛,诊断为 ST 段抬高性心肌梗死(STEMI)并接受了支架植入手术,并在医院住了 5 天。第 4 天,一位名叫安吉拉(Angela)的心内科护士来看望他,并和他谈了转介到心脏康复中心的事。她做了自我介绍,然后拉过一把椅子坐下。她开始对乔治的病情有所了解,并建议他转介康复治疗。然后她注意到他看起来很沮丧,眼睛开始湿润。出了什么事,她想。她说了些什么? 于是她问他。

乔治告诉她他有多害怕。自从两年前离婚后,他越来越痛苦,甚至抑郁。他和孩子们的关系很糟糕,他感到越来越孤立和孤独。他的工作质量很差,因为他发现很难集中精力。他确信同事们已经注意到了这一点。他的生活濒临崩溃。这时眼泪流了下来,安吉拉开始感到不舒服。她觉得她可能需要一些帮助。她继续说着,承认了他可怕的困境,又问了他几个问题,好让他继续说下去。他表示,心脏病发作可能是对他的一种惩罚,他可能无法挺过这一关。

又过了15分钟——尽管对安吉拉来说好像是1个小时——她又重复了来自心脏病小组的她的建议,建议他进行康复计划。她承认这对他来说可能很难,但强调这很重要。由于乔治极度悲伤,她问他是否愿意请一位她知道可以帮助他的心理医生来看看,乔治同意了。临别时,她表示明天再来看他,然后会在他参加康复计划的第1天来看他。她建议她为第1天安排交通,他接受了。

(屠荣祥 译,彭娟 校)

参考文献

Abed, M. A., Kloub, M. I., & Moser, D. K. (2014). Anxiety and adverse health outcomes among cardiac patients: A biobehavioral model. *Journal of Cardiovascular Nursing, 29*(4), 354–363.

Akashi, Y. J., Goldstein, D. S., Barbaro, G., & Ueyama, T. (2008). Takotsubo cardiomyopathy: A new form of acute, reversible heart failure. *Circulation, 118*, 2754–2762.

Antman, E. M., Anbe, S. T., Armstrong, P. W., Bates, E. R., Green, L. A., Hand, M., ... Ornato, J. P. (2004). ACC/AHA guideline for the management of patients with ST-elevation myocardial infarction: Executive summary: A report of the American College of Cardiology and American Heart Association Task Force on Practice Guidelines. *Journal of the American College of Cardiology, 44*, 671–719.

Baird, D., & Clarke, D. M. (2011). The whole person model: A collaborative approach to chronic disease management. *Health Issues, 106*, 21–26.

Baird, D., & Clarke, D. M. (2012). Thinking about the whole person: A collaborative model for chronic disease. *Primary Times, 12*(1), 8–10.

Barlow, J., Wright, C., Sheasby, J., Turner, A., & Hainsworth, J. (2002). Self-management approaches for people with chronic conditions: A review. *Patient Education and Counseling, 48*(2), 177–187.

Barth, J., Bengel, J., & Critchley, J. (2006). Efficacy of psychosocial interventions for smoking cessation in patients with coronary heart disease: A systematic review and meta-analysis. *Annals of Behavioral Medicine, 32*(1), 10–20.

Barth, J., Jacobs, T., Daha, I., & Critchley, J. A. (2015). Psychosocial interventions for smoking cessation in patients with coronary heart disease. Cochrane Database of Systematic Reviews 7: CD006886

Beckie, T. M., Beckstead, J. W., Schocken, D. D., Evans, M. E., & Fletcher, G. F. (2011). The effects of a tailored cardiac rehabilitation program on depressive symptoms in women: A randomized clinical trial. *International Journal of Nursing Studies, 48*(1), 3–12.

Belardinelli, R., Georgiou, D., Cianci, G., & Purcaro, A. (2012). 10-year exercise training in chronic heart failure: A randomized controlled trial. *Journal of the American College of Cardiology, 60*(16), 1521–1528.

Bennett, P. (2012). Cardiovascular rehabilitation. In P. Kennedy (Ed.), *The Oxford handbook of rehabilitation psychology* (pp. 337–350). New York: Oxford University Press.

Berkman, L. F., Blumenthal, J., Burg, M., Carney, R. M., Catelier, D., Cowan, M. J. . . . Schneiderman, N. (2003). Effects of treating depression and low perceived social support on clinical events after myocardial infarction: The enhancing recovery in coronary heart disease patients enriched randomized trial. *Journal of the American Medical Association, 289*(23), 3106–3116.

Beswick, A. D., Rees, K., West, R. R., Taylor, F. C., Burke, M., Griebsch, I., . . . Ebrahim, S. (2005). Improving uptake and adherence in cardiac rehabilitation: Literature review. *Journal of Advanced Nursing, 49*(5), 538–555.

Bethell, H. J. N. (1999). Exercise in cardiac rehabilitation. *British Journal of Sports Medicine, 33*, 79–86.

Bethell, H. J. N., Evans, J. A., Turner, S. C., & Lewin, R. J. P. (2006). The rise and fall of cardiac rehabilitation in the United Kingdom since 1998. *Journal of Public Health, 29*(1), 57–61.

Bridle, C., Spanjers, K., Patel, S., Atherton, N. M., & Lamb, S. E. (2012). Effect of exercise on depression severity in older people: Systematic review and meta-analysis of randomised controlled trials. *British Journal of Psychiatry, 201*(3), 180–185.

Bunker, S. J., Colquhoun, D. M., Esler, M. D., Hickie, I. B., Hunt, D., Jelinek, V. M., . . . Tonkin, A. M. (2003). " Stress" and coronary heart disease: Psychosocial risk factors. *The Medical Journal of Australia, 178*(6), 272–276.

Casey, E., Hughes, J. W., Waechter, D., Josephson, R., & Rosneck, J. (2008). Depression predicts failure to complete phase II cardiac rehabilitation. *Journal of Behavioural Medicine, 31*(5), 421–431.

Casey, M. F., Perera, D. N., & Clarke, D. M. (2012). Psychosocial treatment approaches to difficult-to-treat depression. *MJA Open, 1*(Suppl 4), 52–55.

Castelnuovo, G., Pietrabissa, G., Manzoni, G., Cappella, E. A., Baruffi, M., Malfatto, G., . . . Molinari, E. (2014). The need of psychological motivational support for improving lifestyle change in cardiac rehabilitation. *Experimental and Clinical Cardiology, 20*(Settembre), 4856–4861.

Celano, C. M., & Huffman, J. C. (2011). Depression and cardiac disease: A review. *Cardiology in Review, 19*(3), 130–142.

Chair, S. Y., Chan, S. W. C., Thompson, D. R., Leung, K. P., Ng, S. K. C., & Choi, K. C. (2012). Short-term effect of motivational interviewing on clinical and psychological outcomes and health-related quality of life in cardiac rehabilitation patients with poor motivation in Hong Kong: A randomized controlled trial. *European Journal of Preventive Cardiology, 19*(6), 1383–1392.

Chair, S. Y., Chan, S. W., Thompson, D. R., Leung, K. P., Ng, S. K., & Choi, K. C. (2013). Long-term effect of motivational interviewing on clinical and psychological outcomes and health-related quality of life in cardiac rehabilitation patients with poor motivation in Hong Kong: A randomized controlled trial. *Clinical Rehabilitation, 27*(12), 1107.

Charlson, M. E., Wells, M. T., Peterson, J. C., Boutin-Foster, C., Ogedegbe, G. O., Mancuso, C. A., . . . Isen, A. M. (2014). Mediators and moderators of behavior change in patients with chronic cardiopulmonary disease: The impact of positive affect and self-affirmation. *Translational Behavioral Medicine, 4*(1), 7–17.

Clark, N. M., Becker, M. H., Janz, N. K., Lorig, K., Rakowski, W., & Anderson, L. (1991). Self-management of chronic disease by older adults: A review and questions for research. *Journal of Aging and Health, 3*(1), 3–27.

Clarke, D. M. (2007). Growing old and getting sick: Maintaining a positive spirit at the end of life. *Australian Journal of Rural Health, 15*, 148–154.

Clarke, D. M., & Currie, K. C. (2009). Depression, anxiety and their relationship with chronic diseases: A review of the epidemiology, risk and treatment evidence. *Medical Journal of Australia, 190*, S54–S60.

Clarke, D. M., & Kissane, D. W. (2002). Demoralization: Its phenomenology and importance. *Australian and New Zealand Journal of Psychiatry, 36*, 733–742.

Clarke, D. M., Cook, K. E., Coleman, K. J., & Smith, G. C. (2006). A qualitative examination of the experience of 'depression' in hospitalized medically ill patients. *Psychopathology, 39*, 303–312.

Clarke, D. M., Baird, D. E., Perera, D. N., Hagger, V. L., & Teede, H. J. (2014). The INSPIRED study: A randomised controlled trial of the Whole Person Model of disease self-management for people with type 2 diabetes. *BMC Public Health, 14*(1), 134.

Coats, A. J., Adamopoulos, S., Radaelli, A., McCance, A., Meyer, T. E., Bernardi, L., ... Forfar, C. (1992). Controlled trial of physical training in chronic heart failure. Exercise performance, hemodynamics, ventilation, and autonomic function. *Circulation, 85*, 2119–2131.

Collins, J. A., & Rice, V. H. (1997). Effects of relaxation intervention in phase II cardiac rehabilitation: Replication and extension. *Heart & Lung, 26*(1), 31–44.

Colquhoun, D. M., Bunker, S. J., Clarke, D. M., Glozier, N., Hare, D. L., Hickie, I. B., ... Branagan, M. G. (2013) Screening, referral and treatment for depression in patients with coronary heart disease. *Medical Journal of Australia, 198*, 483–484.

Compare, A., Germani, E., Proietti, R., & Janeway, D. (2011). Clinical psychology and cardiovascular disease: An up-to-date clinical practice review for assessment and treatment of anxiety and depression. *Clinical Practice & Epidemiology in Mental Health, 7*, 148–156.

Compare, A., Zarbo, C., & Bonaiti, A. (2015). Psychocardiology and the role of the psychologist in acquired and congenital heart disease. In E. Callus & E. Quadri (Eds.), *Clinical psychology and congenital heart disease: Lifelong aspects and interventions* (pp. 133–146). Milan: Springer.

Cooper, A. F., Weinman, J., Hankins, M., Jackson, G., & Horne, R. (2007). Assessing patients' beliefs about cardiac rehabilitation as a basis for predicting attendance after myocardial infarction. *Heart, 93*, 53–58.

Corbin, J., & Strauss, A. (1988). *Unending work and care: Managing chronic illness at home.* San Francisco: Jossey-Bass.

Descartes, R. (1972). 1641. *Meditations on first philosophy.*

Dew, M. A., Goycoolea, J. M., Harris, R. C., Lee, A., Zomak, R., Dunbar-Jacob, J., ... Kormos, R. L. (2004). An internet-based intervention to improve psychosocial outcomes in heart transplant recipients and family caregivers: Development and evaluation. *Journal of Heart and Lung Transplantation, 23*(6), 745–758.

Dickens, C., Cherrington, A., Adeyemi, I., Roughley, K., Bower, P., Garrett, C., ... Coventry, P. (2013). Characteristics of psychological interventions that improve depression in people with coronary heart disease: A systematic review and meta-regression. *Psychosomatic Medicine, 75*(2), 211–221.

Dusseldorp, E., van Elderen, T., Maes, S., Meulman, J., & Kraaij, V. (1999). A meta-analysis of psychoeducational programs for coronary heart disease patients. *Health Psychology, 18*(5), 506.

Dyer, J., & Beck, N. (2007). Psychocardiology: Advancing the assessment and treatment of heart patients. *Electronic Journal of Applied Psychology – Psychocardiology, 3*(2), 3–12.

Elkin, I., Shea, T., Watkins, J. T., Imber, S. D., Sotsky, S. M., Collins, J. F., ... Parloff, MB. (1989). National Institute of Mental Health Treatment of Depression Collaborative Research Program: General effectiveness of treatments. *Archives of General Psychiatry, 46*(11), 971–982.

Friedman, M., & Rosenman, R. H. (1959). Association of specific overt behavior pattern with blood and cardiovascular findings: Blood cholesterol level, blood clotting time, incidence of arcus senilis, and coronary artery disease. *JAMA, 169*(12), 1286–1296.

Friedman, M., & Rosenman, R. H. (1974). *Type A behaviour and your heart.* New York: Knopf.

Frizelle, D. J., Lewin, R. J. P., Kaye, G., Hargreaves, C., Hasney, K., Beaumont, N., & Moniz-Cook, E. (2004). Cognitive-behavioural rehabilitation programme for patients with an implanted cardioverter defibrillator: A pilot study. *British Journal of Health Psychology, 9*(3), 381–392.

Gallo, L. C., Ghaed, S. G., & Bracken, W. S. (2004). Emotions and cognitions in coronary heart disease: Risk, resilience, and social context. *Cognitive Therapy and Research, 28*(5), 669–694.

Gellis, Z. D., & Kang-Yi, C. (2012). Meta-analysis of the effect of cardiac rehabilitation interventions on depression outcomes in adults 64 years of age and older. *American Journal of Cardiology, 110*(9), 1219–1224.

Glassman, A. H., O'Connor, C. M., Califf, R. M., Swedberg, K., Schwartz, P., Bigger, J. T., ... McIvor, M. (2002). Sertraline treatment of major depression in patients with acute MI or unstable angina. *JAMA, 288*(6), 701–709.

Habibovic, M., Cuijpers, P., Alings, M., van der Voort, P., Theuns, D., Bouwels, L., ... Pedersen, S. (2014). Attrition and adherence in a web-based distress management program for implantable cardioverter defibrillator patients (WEBCARE): Randomized controlled trial. *Journal of Medical Internet Research, 16*(2), e52.

Harris, M., & Lloyd, J. (2012). *The role of Australian primary health care in the prevention of chronic disease.* Canberra: Australian National Preventive Health Agency.

Hawton, K., Salkovskis, P. M., Kirk, J., & Clark, D. M. (1989). *Cognitive behaviour therapy for psychiatric problems: A practical guide.* New York: Oxford Medical Publications.

Hedbäck, B., Perk, J., Hörnblad, M., & Ohlsson, U. (2001). Cardiac rehabilitation after coronary artery bypass surgery: 10-year results on mortality, morbidity and readmissions to hospital. *Journal of Cardiovascular Risk, 8*(3), 153–158.

Heran, B. S., Chen, J. M., Ebrahim, S., Moxham, T., Oldridge, N., Rees, K., ... Taylor, R. S. (2011). Exercise-based cardiac rehabilitation for coronary heart disease. *The Cochrane Library.*

Huffman, J. C., Celano, C. M., Beach, S. R., Motiwala, S. R., & Januzzi, J. L. (2013). Depression and cardiac disease: Epidemiology, mechanisms, and diagnosis. *Cardiovascular Psychiatry and Neurology, 2013*, 695925.

Jordan, J. E., & Osborne, R. H. (2007). Chronic disease self-management education programs: Challenges ahead. *Medical Journal of Australia, 186*, 84–87.

Jordan, J. E., Bardé, B. E., & Zeiher, A. M. E. (Eds.). (2007). *Contributions toward evidence-based psychocardiology: A systematic review of the literature.* Washington, DC: American Psychological Association.

Katon, W. J., Unutzer, J., Wells, K., & Jones, L. (2010). Collaborative depression care: History, evolution and ways to enhance dissemination and sustainability. *General Hospital Psychiatry, 32*, 456–464.

Kennedy, A., Rogers, A., Chew-Graham, C., Blakeman, T., Bowen, R., Gardner, C., ... Protheroe, J. (2014). Implementation of a self-management support approach (WISE) across a health system: A process evaluation explaining what did and did not work for organisations, clinicians and patients. *Implementation Science, 9*, 129.

Kereiakes, D. J., & Willerson, J. T. (2003). Metabolic syndrome epidemic. *Circulation, 108*, 1552–1553.

Kohli, S., & Malhotra, S. (2008). Interplay of type A behaviour and emotional immaturity as psychological risk factors of coronary heart disease. *Journal of the Indian Academy of Clinical Medicine, 9*(3), 179–183.

Koszycki, D. (2006). Interpersonal psychotherapy for depression in patients with coronary heart disease. In E. Molinari, A. Compare, & G. Parati (Eds.), *Clinical psychology and heart disease.* Italia: Springer.

Kuhl, E. A., Sears, S. F., & Conti, J. B. (2006). Internet-based behavioral change and psychosocial care for patients with cardiovascular disease: A review of cardiac disease-specific applications. *Heart & Lung, 35*(6), 374–382.

Kuper, H., Marmot, M., & Hemingway, H. (2002). Systematic review of prospective cohort studies of psychosocial factors in the etiology and prognosis of coronary heart disease. *Seminars in Vascular Medicine, 2*, 267–314.

Ladapo, J. A., Shaffer, J. A., Fang, Y., Ye, S., & Davidson, K. W. (2012). Cost-effectiveness of enhanced depression care after acute coronary syndrome: Results from the Coronary Psychosocial Evaluation Studies randomized controlled trial. *Archives of Internal Medicine, 172*, 1682–1684.

Lawler, P. R., Filion, K. B., & Eisenberg, M. J. (2011). Efficacy of exercise-based cardiac rehabilitation post-myocardial infarction: A systematic review and meta-analysis of randomized controlled trials. *American Heart Journal, 162*(4), 571–584.

Leor, J., Poole, W. K., & Kloner, R. A. (1996). Sudden cardiac death triggered by an earthquake. *New England Journal of Medicine, 334*, 413–419.

Lesperance, F., Frasure-Smith, N., Koszycki, D., Laliberte, M. A., van Zyl, L. T., Baker, B., ... Guertin, M. C. (2007). Effects of citalopram and interpersonal psychotherapy on depression in patients with coronary artery disease: The Canadian Cardiac Randomized Evaluation of Antidepressant and Psychotherapy Efficacy (CREATE) trial. *JAMA, 297*, 367–379.

Lewin, R. J., Coulton, S., Frizelle, D. J., Kaye, G., & Cox, H. (2009). A brief cognitive behavioural preimplantation and rehabilitation programme for patients receiving an implantable cardioverter-defibrillator improves physical health and reduces psychological morbidity and unplanned readmissions. *Heart, 95*(1), 63–69.

Lichtman, J. H., Froelicher, E. S., Blumenthal, J. A., Carney, R. M., Doering, L. V., Frasure-Smith, N., ... Wulsin, L. (2014). Depression as a risk factor for poor prognosis among patients with acute coronary syndrome: Systematic review and recommendations a scientific statement from the American Heart Association. *Circulation, 129*(12), 1350–1369.

Linden, W., Phillips, M. J., & Leclerc, J. (2007). Psychological treatment of cardiac patients: A meta-analysis. *European Heart Journal, 28*(24), 2972–2984.

Lorig, K. R., & Holman, H. R. (2003). Self-management education: History, definition, outcomes and mechanisms. *Annals of Behavioral Medicine, 26*(1), 1–7.

Lorig, K. R., Sobel, D. S., Stewart, A. L., Brown, B. W., Bandura, A., Ritter, P. ... Holman, H. R. (1999). Evidence suggesting that a chronic disease self-management program can improve health status while reducing hospitalization: A randomized trial. *Medical Care, 37*(1), 5–14.

Lorig, K. R., Ritter, P., Stewart, A. L., Sobel, D. S., Brown, B. W., Bandura, A., ... Holman, H. R. (2001). Chronic disease self-management program: 2-year health status and health care utilization outcomes. *Medical Care, 39*(11), 1217–1223.

Maia, A. C. C. O., Braga, A. A., Soares-Filho, G., Pereira, V., Nardi, A. E., & Silva, A. C. (2014). Efficacy of cognitive behavioral therapy in reducing psychiatric symptoms in patients with implantable cardioverter defibrillator: An integrative review. *Brazilian Journal of Medical and Biological Research, 47*(4), 265–272.

Mampuya, W. M. (2012). Cardiac rehabilitation past, present and future: An overview. *Cardiovascular Diagnosis and Therapy, 2*(1), 38–49.

Martikainen, P., & Valkonen, T. (1996). Mortality after the death of a spouse: Rates and causes of death in a large Finnish cohort. *American Journal of Public Health, 86*(8), 1087–1093.

Messerli-Bürgy, N., Barth, J., & Berger, T. (2012). The InterHerz project-a web-based psychological treatment for cardiac patients with depression: Study protocol of a randomized controlled trial. *Trials, 13*(1), 245.

Miller, W. R., & Rollnick, S. (2013). *Motivational interviewing: Helping people change* (3rd ed.). New York: Guilford Press.

Moser, D. K. (2007). "The rust of life": Impact of anxiety on cardiac patients. *American Journal of Critical Care, 16*(4), 361–369.

Mozaffarian, D., Benjamin, E. J., Go, A. S., Arnett, D. K., Blaha, M. J., Cushman, M., ... Turner, M. B. (2015). Heart disease and stroke statistics: 2015 update. *Circulation, 131*(4), e29–e322.

Muller, I., & Yardley, L. (2011). Telephone-delivered cognitive behavioural therapy: A systematic review and meta-analysis. *Journal of Telemedicine and Telecare, 17*(4), 177–184.

Mulrow, C. D., Chiquette, E., Angel, L., Cornell, J., Summerbell, C., Anagnostelis, B., ... Brand, M. B. (2000). Dieting to reduce body weight for controlling hypertension in adults. *Cochrane Database of Systematic Reviews*.

National Heart Lung and Blood Institute (NHLBI). (2012). NHLBI fact book, Chapter 4, disease statistics: Prevalence of common cardiovascular and lung diseases, US, 2007–2011.

O'Neil, A., Taylor, B., Sanderson, K., Cyril, S., Chan, B., Hawkes, A. L., . . . Oldenburg, B. (2014). Efficacy and feasibility of a tele-health intervention for acute coronary syndrome patients with depression: Results of the "MoodCare" randomized controlled trial. *Annals of Behavioral Medicine, 48*(2), 163–174.

Pedersen, S. S., Van den Broek, K. C., & Sears, S. F. (2007). Psychological intervention following implantation of an implantable defibrillator: A review and future recommendations. *Pacing and Clinical Electrophysiology, 30*(12), 1546–1554.

Pietrabissa, G., Ceccarini, M., Borrello, M., Manzoni, G. M., Titon, A., Nibbio, F., . . . Castelnuovo, G. (2015). Enhancing behavioral change with motivational interviewing: a case study in a Cardiac Rehabilitation Unit. *Frontiers in Psychology, 6*, 298.

Prince, M., Patel, V., Saxena, S., Maj, M., Maselko, J., Phillips, M. R., & Rahman, A. (2007). No health without mental health. *Lancet, 370*(9590), 859–877.

Rollman, B. L., Belnap, B. H., LeMenager, M. S., Mazumdar, S., Houck, P. R., Counihan, P. J., . . . Reynolds, C. F. (2009). Telephone-delivered collaborative care for treating post-CABG depression: A randomized controlled trial. *JAMA, 302*(19), 2095–2103.

Rutledge, T., Reis, V. A., Linke, S. E., Greenberg, B. H., & Mills, P. M. (2006). Depression in heart failure: A meta-analytic review of prevalence, intervention effects, and associations with clinical outcomes. *Journal of the American College of Cardiology, 48*(8), 1527–1537.

Rutledge, T., Redwine, L. S., Linke, S. E., & Mills, P. J. (2013). A meta-analysis of mental health treatments and cardiac rehabilitation for improving clinical outcomes and depression among patients with coronary heart disease. *Psychosomatic Medicine, 75*(4), 335–349.

Scott, I. A., Lindsay, K. A., & Harden, H. E. (2003). Utilisation of outpatient cardiac rehabilitation in Queensland. *Medical Journal of Australia, 179*, 341–345.

Sebregts, E. H. W. J., Falger, P. R. J., Appels, A., Kester, A. D. M., & Bar, F. W. H. M. (2005). Psychological effects of a short behavior modification program in patients with acute myocardial infarction or coronary artery bypass grafting. A randomized controlled trial. *Journal of Psychosomatic Research, 58*(5), 417–424.

Shepherd, C. W., & While, A. E. (2012). Cardiac rehabilitation and quality of life: A systematic review. *International Journal of Nursing Studies, 49*(6), 755–771.

Shepherd, G., Boardman, J., & Slade, M. (2008). *Making recovery a reality*. London: Sainsbury Centre for Mental Health.

Shinitzky, H. E., & Kub, J. (2001). The art of motivating behavior change: The use of motivational interviewing to promote health. *Public Health Nursing, 18*(3), 178–185.

Sirri, L., Fava, G. A., Guidi, J., Porcelli, P., Rafanelli, C., Bellomo, A., . . . Sonino, N. (2012). Type A behaviour: a reappraisal of its characteristics in cardiovascular disease. *International Journal of Clinical Practice, 66*(9), 854–861.

Srinivas, G., & Reddy, K. (2013). Psychocardiology: Recognizing and addressing the profound impact of psychosocial factors on cardiac health. *Indian Journal of Applied Research, 3*(8), 526–529.

Stawnychy, M., Creber, R. M., & Riegel, B. (2014). Using brief motivational interviewing to address the complex needs of a challenging patient with heart failure. *Journal of Cardiovascular Nursing, 29*(5), E1–E6.

Sundararajan, V., Bunker, S. J., Begg, S., Marshall, R., & McBurney, H. (2004). Attendance rates and outcomes of cardiac rehabilitation in Victoria, 1998. *Medical Journal of Australia, 180*, 268–271.

Thompson, D. R., Chair, S. Y., Chan, S. W., Astin, F., Davidson, P. M., & Ski, C. F. (2011). Motivational interviewing: A useful approach to improving cardiovascular health? *Journal of Clinical Nursing, 20*, 1236–1244.

Thorburn, A. W. (2005). Prevalence of obesity in Australia. *Obesity Reviews, 6*, 187–189.

Tun, K. S. (2014). Self-management education in patients with cardiovascular disease: A best practice implementation project. *JBI Database of Systematic Reviews and Implementation Reports, 12*(9).

Van den Brink, R. H. S., van Melle, J. P., Honig, A., Schene, A. H., Crijns, H. J. G. M., Lambert,

F. P. G., & Ormel, J. (2002). Treatment of depression after myocardial infarction and the effects on cardiac prognosis and quality of life: Rationale and outline of the Myocardial Infarction and Depression-Intervention Trial (MIND-IT). *American Heart Journal, 144*(2), 219–225.

Van Nes, M., & Sawatzky, J. A. V. (2010). Improving cardiovascular health with motivational interviewing: A nurse practitioner perspective. *Journal of the American Academy of Nurse Practitioners, 22*(12), 654–660.

Whalley, B., Thompson, D. R., & Taylor, R. S. (2014). Psychological interventions for coronary heart disease: Cochrane systematic review and meta-analysis. *International Journal of Behavioral Medicine, 21*(1), 109–121.

Whitmarsh, A., Koutantji, M., & Sidell, K. (2003). Illness perceptions, mood and coping in predicting attendance at cardiac rehabilitation. *British Journal of Health Psychology, 8*(2), 209–221.

Wise, M. G., & Rundell, J. R. (2002). *Textbook of consultation-liaison psychiatry*. Washington, DC: American Psychiatric Publishing.

Worcester, M. U. C., Murphy, B. M., Mee, V. K., Roberts, S. B., & Goble, A. J. (2004). Cardiac rehabilitation programmes: Predictors of non-attendance and drop-out. *European Journal of Preventive Cardiology, 11*(4), 328–335.

World Health Organisation. (1964). *Report of a WHO Expert Committee: Rehabilitation of patients with cardiovascular diseases. Technical report No. 270*. Geneva: World Health Organisation.

World Health Organization. (2006). *Diabetes. Fact sheet No. 312*. Geneva: World Health Organization.

Yalom, I. D. (1995). *The theory and practice of group psychotherapy*. New York: Basic Books.

Yohannes, A. M., Yalfani, A., Doherty, P., Bundy, C. (2007). Predictors of drop-out from an outpatient cardiac rehabilitation programme. *Clinical Rehabilitation, 21*(3), 222–229.

第 4 章　植入型心脏转复除颤器患者高科技护理联合心理干预

Lindsey Rosman,Amanda Whited,Jessica H. Ford,Raj Nekkanti,John Cahill,Samuel F. Sears

目录

摘要

　　植入型心脏转复除颤器(implantable cardioverter defibrillators,ICD)患者存在心理社会挑战在研究及临床实践中得到很好证实。对疾病管理的焦虑和 / 或 ICD 电击的恐惧是 ICD 患者心理压力发展和持续最常见问题。研究者及临床医生制定了广泛的认知行为、药理和非传统方法来满足 ICD 患者独特需求。最新两项荟萃分析发现,高强度的认知行为干预对降低焦虑和抑郁症状有效(效应量波动于小至中等大)。然而,治疗持续时间和内容的高度异质性使得很难就现有干预措施的可行性和有效性提出广泛的结论。本章的目的是为强调对 ICD 患者及其家属提供心理治疗的证据和广度。本章末还为 ICD 患者及精神卫生专业人员提供一份资源列表。

关键词

植入型心脏转复除颤器(Implantable cardioverter defibrillators,ICD)·心理社会治疗(Psychosocial treatment)·治疗(Treatment)·干预(Intervention)·生活质量(Quality of life)

引言

对于潜在的心血管疾病患者来说,对突发心脏骤停或存活的高风险确认是深刻的,他们的情绪反应可能会因需要植入型心脏转复除颤器(implantable cardioverter defibrillators,ICD)而进一步放大。ICD 患者最初的感觉通常描述为困惑、失落、恐惧、愤怒、沮丧和无助。对许多人来说,这些最初的情绪可能强烈,但随时间推移会减弱。然而,在一组 ICD 患者,心理症状持续或恶化,可能导致临床显著的焦虑(13%~38%)、抑郁(10%~41%)和 / 或创伤后应激障碍(21%)的发展(Sears et al. 2009,Kapa et al. 2010)。患者和他们的家人也可能面临与心脏病管理、药物依从性、对 ICD 电击的恐惧、身体形象的关注、对恢复亲密关系的恐惧、脆弱感的增强、感知缺失 / 悲伤、不充分的社会支持以及临终问题相关的额外挑战(Sears,Conti 2002)。

对这些患者进行常规评估和治疗的必要性明确,但对 ICD 植入后的心理症状进行有效的长期管理一直是医疗保健工作者的挑战。过去的二十年里,一系列对 ICD 患者及其家属的认知行为、药理学和非传统的干预措施(Dunbar et al. 2012)得到发展。以技术为基础的治疗也越来越多被用于改善社会心理护理,特别是在服务不足的患者群体中(Bennett,Glasgow 2009)。尽管如此,精神卫生专业人员的实际考虑仍是关于 ICD 患者在何处、何时以及哪种干预措施最有效。本章的目的是为强调对 ICD 患者及其家属实证支持的心理治疗的证据和广度。在本章的结尾提供了附加的临床医生资源和患者教育材料。

植入型心脏转复除颤器患者转诊和案例概念化

对精神卫生专业人员而言,将一个 ICD 患者转诊至心理治疗场所是一项艰巨任务。在处理心脏病患者可能危及生命的心律失常时,精神卫生专业人员通常对病因、病程和治疗不太熟悉。但不管怎样,对于植入 ICD 的患者,经历概念化和共情是必不可少的医疗行为。例如,许多 ICD 患者倾向于过高估计他们遭受 ICD 电击的风险,这往往导致一系列灾难性的认知、情感限制和行为逃避。尽管患者可能觉得自己总是有电击的危险,但 ICD 患者每年实际需进行的一级预防约为 6%（Sears et al. under review）。因此，了解患者的病史、疾病严重程度、自发性心律失常的性质，以及随后发生 ICD 电击的风险，有助于临床医生有效地概念化和管理 ICD 患者的心理。

需注意，大多数 ICD 患者发病前并没有临床上显著的心理问题或心理健康治疗史。没有心理障碍病史的 ICD 患者，由于对心理学家和心理治疗的误解，最初可能抗拒心理健康治疗。因此，精神卫生专业人员必须使 ICD 患者对异常事件（ICD 植入或电击）的反应正常化，并阐明可能涉及 ICD 特异性心理干预的明确康复计划。在与患者沟通治疗目标时，将治疗描述为"几个疗程来提高你对设备的认识和信心，让你重新做你喜欢的事情"可能更有效。这种方法似乎可使患者的反应正常化、促进康复、减少与心理健康相关的耻辱感，并促进患者参与治疗。

此外，医疗和护理界日益认识到 ICD 患者的心理社会挑战，并经常为精神卫生专业人员寻找合作伙伴。有一定经验的心理健康专家得到医疗团队的简单汇报后，对多数 ICD 患者可提出有效治疗。ICD 患者的护理和康复代表"当代的"心理挑战。ICD 患者相信医疗设备可保护自己，并在生活中经历与心脏疾病共存的许多挑战后进行"心脏康复"。

心理干预研究

ICD 患者心理干预的基本原理很大程度上是受 ICD 患者对电击的恐惧和继发于电击后的不良行为和心理社会后遗症的高发生率所影响的。Mowrer 的两因素条件回避理论（Mowrer 1960）为在 ICD 患者中概念化条件反应和破坏性恢复模式提供理论框架。由此，焦虑和特定于电击的焦虑（也被称为电击焦虑）一直是心理社会研究的主要目标，有证据表明这与预防性焦虑（Irvine et al. 2011）和减少 ICD 电击后的焦虑有关（Sears et al. 2007）。

图 1 展示 ICD 患者在电击后焦虑发展和维持的简化通用模型。如这个模型所述，灾难性的认知可包括高估未来发生电击的风险，相信任何增加心率的行为是危险的，是会导致 ICD 电击的，并相信特定的一些活动会导致 ICD 放电（例如，之前进行活动后出现过设备放电，因此是危险的）。也会出现过度觉醒或躯体高度警觉的症状，导致一些 ICD 患者进行过多的心脏症状监测（心率和血压）和心脏保护行为（为心脏功能的正常改变寻求医疗保障）（Broek et al. 2009）。认知、情感和行为回避也很常见，可能导致患者避免对他们的 ICD 和心脏状况进行思考。因为担心强烈的情绪（愤怒或喜悦）可能增加他们的心率和导致他们的设备放电，所以限制情感表达，避免增快心率的活动（如性行为、家务、散步、运动）。

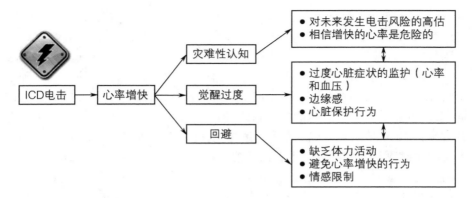

图 1　继发于 ICD 电击后焦虑的发展

　　因认知行为理论占主导地位,治疗方法通常采用针对灾难性认知、行为回避、觉醒减少和社会支持的方法。已有研究文献强调对 ICD 患者的个体和群体心理干预的实证支持,在持续时间、理论定位、内容和实施方法上存在很大差异(Habibovic et al. 2013)。许多采用随机对照试验(Randomized Controlled Trial,RCT)研究设计,然而,患者自我选择是常见的,并且可能降低一些研究的外部有效性。此外,ICD 干预研究中的样本量通常较小,这降低了研究人员控制潜在混杂因素或检查交互效应的能力。较小的样本量也可能导致两类错误(例如没有发现实际存在的影响),以及在统计分析中缺乏足够效能来捕捉有意义的变化。尽管在研究设计和方法上存在这些挑战,但 30 年的实证研究结果令人信服,证明能降低 ICD 患者及其家属的心理压力和改善生活质量(Dunba et al. 2012)。本综述目的,对 ICD 患者及其家属的心理干预大致归类为认知 - 行为、药理学、非传统或基于技术的治疗。

认知行为疗法干预

　　简短认知行为干预专注于亚临床特定行为或心理症状的简短认知行为干预可能有助于解决大多数 ICD 患者情绪轻度升高、药物依从性问题、降低健康风险行为和增加 ICD 设备知识。然而,在小型研究中,对简短疗法的初步研究并没有对社会心理结果产生显著影响(Carlsson et al. 2002)。尽管如此,这种类型的单一干预在短暂的、目标导向的临床互动住院环境中,可能有助于专业人士对患者提供咨询 / 联络服务(表 1)。通常 ICD 患者和家庭所面临的许多挑战都是新出现的,所以,心理教育干预是被采用的。例如,在日常生活中,很少有人需掌握应对电击的策略。简单提供有关事件发生的信息和管理这个问题的初始策略,可让许多人有信心,并获得为亚临床问题采取有效策略支持。

　　临床案例。许多 ICD 患者对他们的设备如何工作以及如何应对 ICD 电击的理解相对较差(Hauptman et al,2013)。如没有足够医护人员的教育,一些患者会发展出一种病理模式,即逃避行为、过度的心脏症状监测(如心率和血压)或出现觉醒症状的增加(Broek et al. 2009)。ICD 患者有电击或电击风暴(即 ≥5 次电击),尤其容易出现不良的心理结果(Sears,Conti 2002)。为减少甚至防止与电击相关的心理后遗症,建议所有 ICD 患者接受关于他们设备的心理教育和关于如何应对 ICD 电击的明确指导(如表 2 所示),称为电击计划。如本章末尾所示,关于如何应对 ICD 电击的患者讲义是免费在线的。临床环境中,心理健康专家可向患者及其家属提供书面信息,并对电击计划过程进行口头复习,以确保患者理解并减少对未来电击事件的不确定性 / 恐惧。

表 1　ICD 患者常见心理症状的简短认知行为疗法(cognitive behavioral therapy,CBT)干预

行为或心理症状	推荐的 CBT 干预
药物治疗不依从	动机访谈,解决问题的技巧
烟草使用或药物滥用	动机访谈
	如有需要,提供戒烟或药物滥用咨询服务
对 ICD 和 ICD 电击缺乏了解	从大型临床试验中,回顾已确定的 ICD 与单纯药物治疗比较对死亡率的获益
对植入 ICD 后性行为的关注	与医务人员确认性行为的安全性
	为 ICD 患者中提供关于性活动的讲义(参见章节末)。与患者进行口头复习
对 ICD 设备召回的担忧	提供如何应对设备召回的患者讲义(见章节末尾)。与患者进行口头复习
	回顾设备故障的低概率和设备可靠性的广泛监测
家属对患者的 ICD 表示疑问或担忧	承认,正常化,并讨论 ICD 伴侣和家庭中相对增加的压力
	提供关于如何与我的 ICD 伴侣相处的患者讲义(见本章末尾)。与患者进行口头复习
轻度、间歇性抑郁症状	行为激活。如需要,提供进一步心理治疗
体重管理	将目标设定引入作为一个策略,在日常食物消耗中进行小的、可管理的变化。提供营养学家转诊(如有的话)。如需要,请心脏专科医生制定步行项目处方或转诊心脏康复
缺乏体力活动	查阅病历,与心脏病专科医生咨询关于活动限制
	将目标设定作为一种策略,在日常体育活动中进行小规模、可管理的增加
	鼓励使用 Fitbit 等个人活动追踪器

表 2　推荐的 ICD 患者电击行动计划

发生电击	患者经历	患者行为
一次电击	没有有问题的症状	呼叫心脏设备诊所并安排预约或远程监控传输
一次电击	持续有问题的症状(如胸痛、头晕、咳嗽、虚弱)	寻求紧急医疗照顾
24 小时内两次或两次以上的电击	有或没有任何症状	寻求紧急医疗照顾

传统的认知行为干预(3~12 个疗程)

　　文献对传统的多期认知 - 行为治疗干预进行全面定性和定量综述(Habibovic et al. 2013，Dunbar et al. 2012)。总的来说，这些综述分析 17 个临床试验，对 ICD 患者的干预效果进行实证评估。更全面的干预与减轻焦虑和抑郁症状相关，效果范围从小到中(0.10~1.79)。这些结果令人鼓舞，但每一篇综述都指出了试验结论面临的挑战：样本量小、不同的招募时间以及冗长乏味的归纳。综述还强调干预持续时间、形式(个人、团体、技术交付)、参与治疗的专业人员(心理学家、护理人员和联合卫生专业人员)和会话内容(健康行为、依从、社会心理调整)的异质性，并在不同研究中进行归纳。

　　尽管如此，认知 - 行为干预似乎对 ICD 患者心理压力实质性的持久降低有效。在所有研究中，有效治疗的共同组成部分是利用小组形式、ICD 特异性教育(Dougherty 1994，Fitchett et al. 2003，Frizelle et al. 2004，Lewin et al. 2009，Sears et al. 2007)、认知重组和放松 / 压力管理(Chevalier et al. 2006，Frizelle et al. 2004，Lewin et al. 2009，Kuhl et al. 2009，Sears et al. 2007)以及休克计划(Sears et al. 2007)。其他干预措施的组成部分包括登记电话(通常来自护士)、锻炼计划和社会支持(Salmoirago-Blotcher，Ockene 2009)。教育的组成部分通常包括心律失常的管理、药物检查、ICD 的目的和功能、恢复活动的安全性、常见症状和设备监测(Sreeram et al. 2008)。

　　临床案例。经历多次电击或电击风暴(5 次或 5 次以上的 ICD 电击)后，患者可能形成一种需要多次认知行为干预的病理模式，症状通常包括扭曲的认知(错误将特定活动与 ICD 电击发生联系起来)、回避行为(完全停止体力活动)和过度唤醒症状(心脏症状监护)。在缺乏共病或严重的心理障碍的情况下，ICD 电击和压力管理计划(Sears et al. 2007)是一种针对 ICD 特定压力有用的、实证有效干预措施。治疗方案和干预效果的详细信息发表在原文中。

　　综上所述，ICD 电击和压力管理计划在理论上基于对焦虑的认知 - 行为治疗,特别针对 ICD 患者常见的认知、情感和行为困难而设计。标准干预方案通常包括 4~6 个疗程,包括 4 个关键部分:患者教育、放松/压力管理培训、认知重塑技术和促进社会支持。第一部分侧重于增加患者对他们的设备和 ICD 电击的了解,减少维持电击相关焦虑的不确定性和模糊性。这一步骤还通过使患者了解、管理和有效地沟通他们的病情,从而提高患者的自我效能。在疗程的初始治疗阶段口头复习《循环》(Circulation)患者篇或其他教育资源。患者教育材料也可有效针对严重回避症状,并提供一种机制使患者逐渐暴露与 ICD 相关的潜在的厌恶性认知和情绪。

ICD 特异性干预的第二个组成部分旨在教患者识别压力的迹象和症状,并为他们提供标准的操作过程来减少心理压力。介绍腹式呼吸和渐进性肌肉放松技术,在疗程中实践,并作为日常作业。专业人士可能也希望考虑结合根植和正念策略,特别是对于表现出继发于 ICD 电击或电击风暴的创伤性应激反应的患者。如需要,向患者提供基于技术的资源和智能手机应用的信息,以促进压力管理技术的日常实践。治疗的第三阶段,引入认知重塑技术,帮助 ICD 患者识别和重新定义与他们的 ICD 或电击有关的扭曲或“无益”的认知。开发用于认知过程治疗的具有挑战性的问题技术也可能是一种教会患者逐步重塑扭曲认知方法的有效工具(Resick et al. 2008)。有了这些技能,治疗的最后阶段集中在改善 ICD 患者支持和获得新的支持渠道(ICD 支持小组、在线社区等)。总的来说,这个项目旨在使患者对 ICD 生活的反应正常化,提供与设备相关的教育,减少基于恐惧的认知和行为逃避,以及提升设备的信心和促进恢复。

药物干预

在心脏病学咨询服务中,有少数专业精神卫生服务提供者提供即时可用的紧急服务,这常常促使人们呼吁心理药理学干预。研究表明,在 ICD 电击事件发生后的 30 天内,心理压力尤其明显(Mark et al. 2008),主治的心脏病专科医生常常觉得需开始服用精神药物。然而,迄今为止,对 ICD 患者的精神药理学治疗尚未成为任何临床试验的主题。小规模的试验似乎正在进行,但目前还没有关于这个患者群体的公开信息。

尽管如此,很多研究都集中在精神药物对心血管的副作用上。有关与精神药物相关的心血管风险的详细综述,请参见 Beach 等(2013)。总的来说,这些研究结果表明,由于某些类型的药物有使心脏病患者心率增加(窦性心动过速)和心脏传导或节律障碍风险增高,故应避免使用(O'Brien,Oyebode 2003)。三环抗抑郁药物、典型和非典型抗精神病药物、非选择性单胺氧化酶抑制剂(monoamine oxidase inhibitors,MAOIs)可导致窦性心动过速(O'Brien,Oyebode

2003),这是 ICD 患者不当电击的常见原因(Raitt 2013)。众所周知,由于 QRS 间期延长,三环抗抑郁药物会导致心脏传导延迟(O'Brien,Oyebode 2003)。在 ICD 患者中,这可能导致心律失常和 ICD 电击。其他典型和非典型抗精神病 药、锂、抗惊厥药以及一些抗抑郁药(如西酞普兰、曲唑酮、文拉法辛等)也可导 致 QT 间期延长和心律失常(Vieweg et al. 2012)。考虑到 ICD 电击和不良心理 结果之间已知的联系,应努力避免使用导致 ICD 不必要放电风险增加的药 物。选择性 5- 羟色胺再摄取抑制剂(Selective Serotonin Reuptake Inhibitors, SSRIs)通常被认为对 ICD 患者是安全的(O'Brien,Oyebode 2003)。然而,如前 所述,西酞普兰一直与不良 QT 结局相关,因此不推荐作为心血管疾病患者的 一线治疗手段(Vieweg et al. 2012)。总之,ICD 患者经历频繁、持续或严重心理 痛苦症状可能受益于药物干预结合另外的心理治疗。在所有病例中,临床医 生都需了解与各种精神药物有关的心血管风险,并与心脏病专科医生密切合 作,以监测和评估不良后果。

非传统干预

支持组。 过去十年来,ICD 的使用迅速加快,对患者的管理产生了新的需 求。提供患者教育和支持的有效方法已被采用。这些方法中有许多是合理的, 可以支持 ICD 患者和家属的健康素养和调整。医疗中心最常见的方法是发起 支持小组。ICD 支持小组可采取多种形式,从提供者主导的问答组或教导的 课程,到患者主导的鼓励情感表达或点对点支持。ICD 支持小组的功效和有 效性尚未得到充分研究(Sears,Conti 2002),但它们可能激活了小组干预的已 知益处,如关注的普遍性、产生希望、信息共享和通过替代学习获得应对技能。 尽管缺乏临床研究,但支持小组鼓励人们关注很多 ICD 患者面临新问题的心 理调节,并至少为很多患者提供一些支持。

瑜伽和正念。 补充和替代方法的可用性和实用性,如瑜伽和正念,满足 ICD 患者的情感需求,代表一种新的潜在的帮助 ICD 患者调整的途径。研究 的初步结果表明,瑜伽干预可能有助于减轻 ICD 患者的心理压力。此外,一项 46 名患者进行基于小组的为期 8 周的瑜伽或常规治疗的随机临床试验提示, 干预后 6 个月,电击焦虑仍明显降低。瑜伽组也在瑜伽特定的指标上显示益 处,比如更显著的自我同情和正念。此外有一个有趣的发现,与对照组相比, 瑜伽组抗心动过速(Anti-tachycardia Pacing,ATP)事件明显降低。这一探索性 的发现表明瑜伽可能对 ICD 患者有更广泛影响。为支持这一假说,Salmoirago- Blotcher 等(2013)最近在一个 ICD 患者的样本中研究了正念(N = 45),相比较 固定格式的电话呼叫,接受 8 周单独电话呼叫的治疗组中在正念和焦虑方面 表现出类似的改善。然而,仍需更多精心设计的随机对照试验来确定瑜伽和正念干预对 ICD 患者的影响。更大样本的研究也很重要，用以阐明这些干预措施的哪些组成对 ICD 患者最有利，以及哪些类型的患者从瑜伽和正念干预中获益最大。

心脏康复。ICD 患者参与康复计划可提供安全暴露于心率增加的环境，并部分消除对电击的恐惧。对一些患者来说，对电击的恐惧可概括为对任何可能使心率高于静息心率的行为的恐惧，他们错误地认为这增加触发 ICD 电击的几率。心脏康复可为测试极限提供一个安全的场所，在这里，患者可逐渐增加体力和心率，而无需经历负反馈（ICD 电击）。研究人员在初步研究中已成功确定这些方法安全有效（Isaksen et al. 2012）。近期另一项包括 1 000 名以上充血性心力衰竭患者和 ICD 患者的运动项目随机对照试验结果显示，经过 2.2 年以上随访，与常规治疗相比，接受体力锻炼患者电击风险没有增加（Piccini et al. 2013）。目前正在进行更多的研究试验以确定不同程度的运动对心律失常的发生可能产生的直接益处，但研究结果尚未公布。

尽管经报告一些积极结果，但研究之间的变异性限制了运动项目在 ICD 患者中被认为是有效的心理干预的程度。在英国一个 ICD 患者小样本（N=16）研究中，Fitchett 等（2003）发现完成运动训练项目和 CBT 的患者焦虑和抑郁症状有所改善的依据。Dougherty 等（2008）表明，随访 8 周，仅运动训练就能改善一般生活质量、焦虑和抑郁症状的心理成分。然而，这些改善并未持续到 6 个月。最近，Berg 和他的同事（2011）将丹麦一大型 ICD 患者样本（N=196）随机分为标准的心脏康复结合简短社会心理护理干预和常规治疗（COPE-ICD 试验）。研究结果显示，3 个月后，干预组和对照组之间的心理结果没有明显差异。总的来说，心脏康复的方法需进一步研究，其可能会给 ICD 患者带来一些生理和心理方面的益处，特别是如果没有特异性 ICD 心理健康服务。

技术为基础的治疗方法。鉴于目前和未来有大量 ICD 患者，未来几年，电子健康在心血管医学领域的应用可能会继续扩大。网络和移动电话平台已经可用，并为患者提供学习和跟踪心脏功能的机会。这一现状极大保证了增加信息的访问和可用性，但信息提供者的有效性和偏见会影响信息的访问和可用性。表 3 列出了由医疗器械公司和患者团体开发的试图解决 ICD 患者信息需求的网站。

表 3　ICD 患者信息网站的例子

示例网站	主办者
www.asktheicd.com	美敦力公司
www.arrhthymiaanswers.com	圣犹达医疗

续表

示例网站	主办者
www.heartdevicechoice.com	波士顿科技公司
Icdsupportgroup.com	ICD 患者
Inspire.com	心脏病患者

　　为 ICD 患者提供基于移动电话应用的可能性令人鼓舞。无处不在的手机可为 ICD 患者提供个人医疗信息、应对支持或鉴别诊断。目前，ICD 患者无法通过手机访问自己的设备数据。然而，智能手机应用如动态心电图和瞬时心率可监测心率并提供实时心电图。对于适当的患者，对抗与灾难性认知相关的迫在眉睫的危险、死亡和 ICD 电击的感知风险，可能是令人放心的策略。然而，这种策略在某些患者中是禁忌，所以应进行临床判断。例如，表现出躯体高度警觉症状的患者可能会全神贯注于他们的心脏功能，并花费过多时间检查他们的心率，导致行为障碍的增加。非 ICD 专用的移动精神健康治疗资源也可用，并为 ICD 患者提供巨大的益处。美国退伍军人管理局医院推出的广受欢迎的"创伤后应激障碍教练"就是这种创新的代表。总的来说，电子健康是可能继续吸引 ICD 患者，并可能具有一定临床价值的前沿领域。需继续研究以验证这些技术最有效和最有益之处。

结论

　　本章回顾现存的关于使用 ICD 患者的社会心理干预文献。总的来说，这些数据从经验上证明社会心理治疗对 ICD 患者的价值。此外，来自随机临床试验的证据支持各种治疗方法的可行性和有效性，以改善患者的情绪健康和减少 ICD 特异性的痛苦。创新的技术也可帮助提供者研究先前服务不足的人群，增加患者获得有关他们的设备和 ICD 电击的信息，参与在线的互助小组，并通过基于网络的心理干预进行治疗。尽管如此，将研究结果转化为可操作的循证医疗的努力仍是精神卫生专业人士面临的持续挑战。通常，大量的患者、提供者和环境因素可能会干扰循证干预方案的治疗情况。尽管存在这些挑战，但有经验的医疗服务提供者可在简短的咨询和长期的临床环境中，以概念化的知识武装自己，并向 ICD 患者提供基于证据的护理知识。在可行情况下，还大力鼓励使用同行评议的患者教育资源和多学科合作，以促进保健的连续性。

　　发表的关于 ICD 特异性干预的心理结果的数据令人鼓舞，但还需要进一步研究。未来的研究需包括更大样本，这些样本在年龄、种族和社会文化背景方面具有多样性,以增加研究结果对更广泛的 ICD 患者群体的普遍性。还需进行研究,明确哪种类型的患者最有可能从特定的 ICD 干预中获益。此外,心理干预对医疗费用、发病率和死亡率的影响在这个群体知之甚少,应是未来研究调查的焦点。

要想长期成功,心理健康提供者需充分了解导致 ICD 患者心理压力发展和维持的复杂的医疗、心理和社会因素,也应充分利用基于证据的干预手段来进行咨询和传统的治疗。本章讨论的策略对于帮助患者在 ICD 中生存和发展至关重要,并可针对每个 ICD 患者的独特需求个性化定制。

为临床医生、植入型心脏转复除颤器患者及其家属提供教育资源

心脏病患者的页面。心脏科患者网页是免费的,可从 *Circulation*,一个领先的、同行评审的心脏科杂志网上获得。它们是用对患者友好的语言写的,以处理来自 ICD 患者及其家属的常见问题和关注。访问 http://circ.ahajournals.org/ 获取更多信息,或打印以下图表中列出的患者讲义。

ICD 患者资源	涉及的主题
植入型心脏转复除颤器:患者视角	提供 ICD 的描述以及它如何工作
植入型心脏转复除颤器应对创伤和压力事件	回顾 ICD 患者的应激反应和创伤后应激症状。制定有效应对措施的行动计划
应对我的 ICD 伴侣和心脏病	描述 ICD 伴侣心理调整相关的常见挑战,提供管理这些困难的可能策略
如何应对植入型心脏转复除颤器电击	对 ICD 电击进行描述,并为患者和家属提供关于如何应对 ICD 电击的指导(电击计划)
如何应对植入型心脏转复除颤器召回	帮助 ICD 患者做好心理准备并在心理上应对潜在的设备召回
植入型心脏转复除颤器患者的性健康	回顾 ICD 患者的常见性问题并描述有效管理的策略

ICD 电击计划。提供免费打印 ICD 电击计划的网站如下。也可从设备制造商处请求专业打印的患者电击计划手册。

波士顿科技公司——我的电击计划

http://www.bostonscientific.com/lifebeat-online/live/my-shock-plan.html

设备建议

http://www.device-advice.org/shock-plan.htm

植入型心脏转复除颤器年轻患者及其家属的支持项目

Camp Odayin

为患有心脏病的年轻人和他们的家庭提供支持性营地体验和社区建设机会。该营地位于美国明尼苏达州斯蒂尔沃特,开放给所有患有心脏病的患者和家庭,包括 ICD 患者。他们全年都提供支持项目,并有奖学金项目来帮助支付项目成本。有关更多信息,请访问 http://campodayin.org/。

书籍

McFarland, H. (2012). *ICD connection: Living with an implantable cardioverter defibrillator. A collection of patient & family stories.* Ann Arbor: MPublishing.

Nobble, M. D. (2005). *One beat at a time - Living with sudden cardiac death.* Russell Douglas Publishing.

Nobble, M. D., Fallon, R. S., & Hayes, D. L. (2012). *Understanding your pacemaker or defibrillator: What patients and families need to know.* Cardiotext Publishing.

(陈歆 译,胡哲、屠荣祥 校)

参考文献

Beach, S. R., Celano, C. M., Noseworthy, P. A., Januzzi, J. L., & Huffman, J. C. (2013). QTc prolongation, torsades de pointes, and psychotropic medications. *Psychosomatics, 54*(1), 1–13. doi:10.1016/j.psym.2012.11.001.

Bennett, G. G., & Glasgow, R. E. (2009). The delivery of public health interventions via the internet: Actualizing their potential. *Annual Review of Public Health, 30*, 273–292. doi:10.1146/annurev.publhealth.031308.100235.

Berg, S. K., Svendsen, J. H., Zwisler, A. D., Pedersen, B. D., Preisler, P., Siersbaek-Hansen, L., ... Pedersen, P. U. (2011). COPE-ICD: A randomised clinical trial studying the effects and meaning of a comprehensive rehabilitation programme for ICD recipients -design, intervention and population. *BMC Cardiovascular Disorders, 11*, 33-2261-11-33. doi: 10.1186/1471-2261-11-33.

Broek, K., Nyklícek, I., & Denollet, J. (2009). Anxiety predicts poor perceived health in patients with an implantable defibrillator. *Psychosomatics, 50*, 483–492.

Carlsson, E., Olsson, S. B., & Hertevig, E. (2002). The role of the nurse in enhancing quality of life in patients with an implantable cardioverter defibrillator: The Swedish experience. *Progress in Cardiovascular Nursing, 17*, 18–25.

Chevalier, P., Cottraux, J., Mollard, E., Yao, S., Brun, S., Burri, H., ... Adeleine, P. (2006). Prevention of implantable defibrillator shocks by cognitive behavioral therapy: A pilot trial. *American Heart Journal, 151*, 191. doi: 10.1016/j.ahj.2005.10.007.

Dougherty, C. (1994). Longitudinal recovery following sudden cardiac arrest and internal cardioverter defibrillator implantation: Survivors and their families. *American Journal of Critical Care, 3*, 145–154. PMID:8167775.

Dougherty, C. M., Glenny, R., & Kudenchuk, P. J. (2008). Aerobic exercise improves fitness and heart rate variability after an implantable cardioverter defibrillator. *Journal of Cardiopulmonary Rehabilitation and Prevention, 28*(5), 307–311. doi:10.1097/01.HCR.0000336140.56322.1f.

Dunbar, S. B., Dougherty, C. M., Sears, S. F., Carroll, D. L., Goldstein, N. E., Mark, D. B., ... American Heart Association Council on Cardiovascular Nursing, Council on Clinical Cardiology, and Council on Cardiovascular Disease in the Young. (2012). Educational and psychological interventions to improve outcomes for recipients of implantable cardioverter defibrillators and their families: A scientific statement from the american heart association. *Circulation, 126* (17), 2146–2172. doi: 10.1161/CIR.0b013e31825d59fd.

Fitchett, A., Doherty, P. J., Bundy, C., Bell, W., Fitzpatrick, A. P., & Garratt, C. J. (2003). Comprehensive cardiac rehabilitation programme for implantable cardioverter-defibrillator patients: A randomised controlled trial. *Heart (British Cardiac Society), 89*(2), 155–160.

Frizelle, D., Lewin, R., Kaye, G., Hargreaves, C., Hasney, K., Beaumont, N., & Moniz-Cook, E. (2004). Cognitive behavioural rehabilitation programme for patients with an implanted cardioverter defibrillator: A pilot study. *British Journal of Health Psychology, 9*, 381–392. doi:10.1348/1359107041557039.

Habibovic, M., Burg, M. M., & Pedersen, S. S. (2013). Behavioral interventions in patients with an implantable cardioverter defibrillator: Lessons learned and where to go from here? *Pacing and Clinical Electrophysiology: PACE, 36*(5), 578–590. doi:10.1111/pace.12108.

Hauptman, P. J., Chibnall, J. T., Guild, C., & Armbrecht, E. S. (2013). Patient perceptions, physician communication, and the implantable cardioverter-defibrillator. *JAMA Internal Medicine, 173*(7), 571–577. doi:10.1001/jamainternmed.2013.3171.

Irvine J, Firestone J, Ong L, Cribbie R, Dorian P, Harris L, Ritvo P, et al. (2011) A randomized controlled trial of cognitive behavior therapy tailored to psychological adaptation to an implantable cardioverter defibrillator. *Psychosom Med. 73*:226–233.

Isaksen K, Morken IM, Munk PS, Larsen AI. (2012). Exercise training and cardiac rehabilitation in patients with implantable cardioverter defibrillators: a review of current literature focusing on safety, effects of exercise training, and the psychological impact of programme participation. *Eur J Prev Cardiol. 19*:804.

Kapa, S., Rotondi-Trevisan, D., Mariano, Z., Aves, T., Irvine, J., Dorian, P., & Hayes, D. L. (2010). Psychopathology in patients with ICDs over time: Results of a prospective study. *Pacing and Clinical Electrophysiology, 33*(2), 198–208. doi:10.1111/j.1540-8159.2009.02599.x.

Kuhl, E., Sears, S., Vazquez, L., & Conti, J. (2009). Patient-assisted computerized education for recipients of implantable cardioverter-defibrillators: A randomized controlled trial of the PACER program. *The Journal of Cardiovascular Nursing, 24*, 225–231. doi:10.1097/JCN.0b013e31819c143d.

Lewin, R., Coulton, S., Frizelle, D., Kaye, G., & Cox, H. (2009). A brief cognitive behavioural pre-implantation and rehabilitation programme for patients receiving and implantable cardioverter defibrillator improves physical health and reduces psychological morbidity and unplanned re-admission. *Heart, 95*, 63–69. doi:10.1136/hrt.2007.129890.

Mark DB, Anstrom KJ, Sun JL, et al. (2008). Quality of Life with Defibrillator Therapy or Amiodarone in Heart Failure. *The New England journal of medicine. 359*(10):999-1008. doi:10.1056/NEJMoa0706719.

Mowrer, O. H. (1960). *Learning theory and behavior.* New York: Wiley.

O'Brien, P., & Oyebode, F. (2003). Psychotropic medication and the heart. *Advances in Psychiatric Treatment, 9*(6), 414–423. doi:10.1192/apt.9.6.414.

Piccini, J. P., Hellkamp, A. S., Whellan, D. J., Ellis, S. J., Keteyian, S. J., Kraus, W. E., ... HF-ACTION Investigators. (2013). Exercise training and implantable cardioverter-defibrillator shocks in patients with heart failure: Results from HF-ACTION (heart failure and A controlled trial investigating outcomes of exercise TraiNing). *Journal of the American College of Cardiology Heart Failure, 1*(2), 142–148. doi: 10.1016/j.jchf.2013.01.005.

Raitt, M. H. (2013). Inappropriate implantable defibrillator shocks: An adverse outcome that can be prevented. *Journal of the American College of Cardiology, 62*(15), 1351–1352. doi:10.1016/j.

jacc.2013.05.055.

Resick, P. A., Uhlmansiek, M. O., Clum, G. A., Galovski, T. E., Scher, C. D., & Young-Xu, Y. (2008). A randomized clinical trial to dismantle components of cognitive processing therapy for posttraumatic stress disorder in female victims of interpersonal violence. *Journal of Consulting and Clinical Psychology, 76*, 243–258. doi:10.1037/0022-006X.76.2.243.

Salmoirago-Blotcher, E., & Ockene, I. S. (2009). Methodological limitations of psychosocial interventions in patients with an implantable cardioverter-defibrillator (ICD) A systematic review. *BMC Cardiovascular Disorders, 9*, 56-2261-9-56. doi: 10.1186/1471-2261-9-56.

Salmoirago-Blotcher, E., Crawford, S. L., Carmody, J., Rosenthal, L., Yeh, G., Stanley, M., . . . Ockene, I. S. (2013). Phone-delivered mindfulness training for patients with implantable cardioverter defibrillators: Results of a pilot randomized controlled trial. *Annals of Behavioral Medicine, 46*(2), 243–250. doi: 10.1007/s12160-013-9505-7.

Sears, S. F., & Conti, J. B. (2002). Quality of life and psychological functioning of icd patients. *Heart, 87*(5), 488–493. doi:10.1136/heart.87.5.488.

Sears, S. F., Sowell, L. D., Kuhl, E. A., Kovacs, A. H., Serber, E. R., Handberg, E., . . . Conti, J. B. (2007). The ICD shock and stress management program: A randomized trial of psychosocial treatment to optimize quality of life in ICD patients. *Pacing and Clinical Electrophysiology, 30* (7), 858–864. doi: PACE773

Sears, S. F., Matchett, M., & Conti, J. B. (2009). Effective management of ICD patient psychosocial issues and patient critical events. *Journal of Cardiovascular Electrophysiology, 20*(11), 1297–1304. doi:10.1111/j.1540-8167.2009.01526.x.

Sears, S. F., Whited, A., & Volosin, K. (2014). Enhancing patient care by estimation and discussion of risk for ICD shock. Manuscript under review.

Sreeram, N., Trieschmann, U., & Haan, E. (2008). Device therapy in children: Current indications. *Indian Pacing and Electrophysiology Journal, 8*, s92–s104. doi:10.1002/9780470750797.ch4.

Toise, S. C., Sears, S. F., Schoenfeld, M. H., Blitzer, M. L., Marieb, M. A., Drury, J. H., . . . Donohue, T. J. (2014). Psychosocial and cardiac outcomes of yoga for ICD patients: A randomized clinical control trial. *Pacing and Clinical Electrophysiology, 37*(1), 48–62. doi: 10.1111/pace.12252.

Vieweg, W. V., Hasnain, M., Howland, R. H., Hettema, J. M., Kogut, C., Wood, M. A., & Pandurangi, A. K. (2012). Citalopram, QTc interval prolongation, and torsade de pointes. How should we apply the recent FDA ruling? *The American Journal of Medicine, 125*(9), 859–868. doi:10.1016/j.amjmed.2011.12.002.

第 5 章　急性心脏事件心理反应的住院管理

Marian Una Worcester

目录

摘要

　　许多患者在急性冠状动脉综合征入院后或接受经皮冠状动脉血管成形术、冠状动脉旁路手术或其他心脏手术后,都有明显的心理压力。焦虑和抑郁是这些急性心脏事件的常见情绪反应,可能是先前存在的条件。认知障碍、创伤后应激障碍、谵妄和严重否认的症状也可能出现在住院的心脏病患者身上。尽管在这些疾病的影响和过程方面存在知识空白,但现有足够证据表明它们对患者康复有不利影响。早期发现和管理抑郁的重要性,尤其对于防止无根据的心理障碍至关重要。建议在医院对患者进行筛查,并进行适当间隔的随访。可使用简单筛选工具常规管理。此外,医生和其他卫生专业人员应了解住院患者常见心理反应的临床特点,以确保及时识别和评估。强调医生在焦虑、抑郁症状患者临床管理中的重要作用。然而,对于急危患者的管理,应将其转诊给在心理问题治疗方面受过专门培训的卫生专业人员。过去的研究报道了一些抑郁治疗的好处,尤其是那些基于认知行为疗法的。但需进一步严格研究,以开发、实施和评估干预措施,以早期减轻抑郁症状和其他心理状况。多学科团队对患者的协调护理必不可少。强烈建议鼓励患者参加团体心脏康复计划。

关键词

　　心理学(Psychology)·精神病学(Psychiatry)·心脏病患者(Cardiac patient)·焦虑(Anxiety)·抑郁(Depression)·急性冠状动脉综合征(Acute coronary syndrome)·冠状动脉旁路移植术(Coronary artery bypass graft surgery)·心脏病学(Cardiology)·医院(Hospital)·心脏康复(Cardiac rehabilitation)

引言

　　急性冠状动脉综合征(acute coronary syndrome,ACS)或接受冠状动脉重建术后入院的患者通常会经历相当程度的情绪和身体痛苦。除非及早发现并有效治疗,否则焦虑和抑郁等心理状况会对康复产生负面影响。事实上,在经历过急性心脏事件的患者中,心理障碍通常比身体障碍更严重。

　　该领域的早期先驱者认识到消极情绪对急性心肌梗死(acute myocardial

infarction,AMI)后恢复的显著影响(Hackett et al. 1968,1969,Goble et al. 1963,
Goble 1983,Wynn 1967)。他们富有洞察力的临床报告描述了焦虑和抑郁的症
状、病程和治疗方法,在过去的 50 年里经常被引用。

　　本章主要讨论 ACS 患者或接受冠状动脉旁路移植术(coronary artery
bypass graft surgery,CABG) 或经皮冠状动脉介入术(percutaneous coronary
intervention,PCI)后住院患者的心理和精神问题,并简要概述焦虑、抑郁和否认
的典型症状、过程和影响。其他的心理并发症,包括创伤后应激障碍、谵妄和
认知障碍,也被简要描述。通过筛查,可早期发现焦虑、抑郁和其他疾病。讨
论医院心脏病患者临床管理的问题,包括探索和修改负面信念的重要性,对疾
病和康复过程提供明确解释,并解决患者的恐惧和担忧。综述治疗抑郁的干
预措施,包括药物治疗。强调对患者护理采取多学科方法的必要性。强调精
心出院计划和随访的重要性,包括转诊到心脏康复中心。最后,提出关于预防
和管理残疾状况,尤其是抑郁研究的迫切需要的建议。

　　这本手册的前几章更深入讨论焦虑、抑郁和其他心理疾病,包括它们的患
病率、对死亡率和发病率的长期影响,以及将这些疾病与心脏结局联系起来的
可能机制。

急性心脏事件的心理反应

急性冠状动脉综合征后焦虑

　　进入冠心病监护病房(coronary care unit,CCU)通常会导致急性焦虑和恐
惧,尤其是对死亡的恐惧。CCU 患者的其他常见恐惧包括进一步的心脏事件、
残废、失业、收入损失和家庭痛苦。CCU 是一个高科技的环境,可能会让危重
患者感到恐惧(Sanders,Cassem 1993)。心脏监测设备的存在和目睹心脏骤停
可能加剧某些患者的焦虑。

　　AMI 和 ACS(an et al. 2004)即时情绪反应通常是焦虑,一般在进入 CCU
时达到高峰,在至病房时再次增高(Stern 1985)。尽管焦虑在出院后会随时间
推移而自动减少,但高水平的焦虑会持续一年或更长时间(Lane et al. 2002)。
据报道,AMI 后焦虑的患病率在 24% 到 31% 之间(Frasure-Smith et al. 1995),
女性的焦虑水平高于男性(An et al. 2004)。

　　虽然焦虑是对威胁生命的疾病和住院的正常反应,但持续或致残的焦虑
会抑制令人满意的恢复。高度焦虑的患者的生活质量较低(Lane et al. 2001),
并且延迟恢复工作(Havik,Maeland 1990)。AMI 后早期的高焦虑可独立预测
包括住院并发症的较高风险(Moser,Dracup 1996)、住院时间较长(Lane et al.

2001）、心脏事件复发（Frasure-Smith et al. 1995）等增加。与抑郁相关文献相比，研究 AMI 后焦虑影响的研究相对较少，已进行的研究结果并不一致，特别是关于焦虑对死亡率的影响还没有确凿证据（Lane et al. 2003）。

急性冠状动脉综合征后抑郁

抑郁症状在 AMI 和 ACS 之后很常见。大约有 20% 的 ACS 患者符合重度抑郁症的诊断标准，更大比例的患者表现出亚临床的抑郁症状（Lichtman et al. 2014）。

抑郁症状可能首先出现在医院，但通常在恢复期达到高峰。在其他患者中，抑郁可能会延迟发作，只有在否认的防御崩溃之后才会出现，而否认掩盖了早期的抑郁症状。抑郁通常持续几个月或更长时间（Lane et al. 2002），一些患者在恢复期后期遭受进一步的损失或危机后病情加重（Brown，Harris 1978）。抑郁症状随时间的波动并不罕见。

ACS 后，轻微的抑郁症状很常见。它们类似于悲伤或丧亲反应，可能被称为"抑郁情绪"，在这种情绪中，人们会经历一种真实或恐惧的失落，包括失去不朽和独立（Goble et al. 1989）。常见的症状包括注意力不集中、烦躁不安、睡眠紊乱、易怒、疲劳、退缩、失去兴趣、快乐和动机、多愁善感和哭泣。症状往往是短暂的，而它们的表现通常很微妙。

近年来对心脏病患者的抑郁、死亡率和发病率之间的关系进行了大量研究（Lichtman et al. 2014）。对抑郁症状的严重程度、发病时间和持续时间与死亡率和发病率之间的关系进行研究，得出一些相互矛盾的结论。一些研究中，AMI 后的抑郁与死亡率和发病率的增加有关（Parashar et al. 2006，Frasure Smith et al. 1995，Mallik et al. 2006），但在另一些研究中未发现。轻度和严重的抑郁症状都被发现是 AMI 后死亡率和发病率的独立预测因子（Frasure-Smith et al. 1993）。先前有抑郁病史的患者其死亡率的风险增高也有报道。不管有没有抑郁病史，短暂性和持续性的抑郁症状，以及在 1 个月新发的症状，都被证实与不良预后显著相关（Parashar et al. 2006）。抑郁预示着急性心肌梗死后的缓慢恢复和糟糕的生活质量（Lane et al. 2001，Frasure-Smith et al. 1993）。更重要的是，抑郁会增加不遵守药物治疗的风险（Ziegelstein et al. 2000）以及与心脏康复的低参与相关（Ades et al. 1992）。

现在有一种普遍共识是抑郁仍与心脏事件的风险增加有关，并且应被提升为 ACS 患者不良医疗预后的影响因子的地位（Lichtman et al. 2014）。抑郁可能在女性中比男性更为重要的危险因素，尤其年轻女性（Mallik et al. 2006）。

血管重建术患者焦虑和抑郁

焦虑是 CABG（Duits et al. 1998）前的主要感觉,有报道称 34% 的患者存在焦虑,尤其是年轻患者（Krannich et al. 2007）。术前的担忧包括手术临近的恐惧、术后疼痛和手术前发生致命的心脏病。手术后,一些患者的焦虑程度有所下降（Krannich et al. 2007）,而另一些患者则表现出增高的焦虑和抑郁情绪（Duits et al. 1998）。

术后抑郁的患病率估计在 19% 到 61% 之间（Pignay-Demaria et al. 2003）。Connerney 和他的同事发现,20% 的患者在 GABG 术后的前 12 个月里达到重度抑郁症标准,并且有较高的非致命性心脏事件发生率（Connerney et al. 2001）。在一项接受 GABGS 的女性研究中,出院前的临床抑郁发生率为 36%,9.3% 符合重度抑郁的标准（Doering et al. 2006）。

据报告,术前高水平抑郁从 23% 到 47% 不等（pignaydemaria et al. 2003,Krannich et al. 2007）。既往有抑郁史的患者术后抑郁的风险更大（McKhann et al. 1997,Timberlake et al. 1997）。遗憾的是,患者术前的抑郁状态并不总是被考虑,因此,在 CABG 之后出现新的抑郁发生频率未知（Selnes et al. 1999）。

抑郁是不良预后重要独立危险因素,包括进一步的事件（Connerney et al. 2001）。与其他报告相反（O'Neil et al. 2010）,在最近一项研究中没有发现抑郁可预测工作的恢复,尽管抑郁症状确实预示着重返岗位会更慢（Worcester et al. 2014）。

相对而言,很少有研究调查过 PCI 的住院情绪反应,这主要是因为患者住院时间短。患者的担忧通常与结果有关,包括害怕可能需要手术。患者在 PCI 术前焦虑和抑郁的患病率很高,PCI 后,大多数患者心绞痛症状缓解,心理社会功能改善（White,Frasure-Smith,1995）。然而,这个过程可能会让一些患者感到痛苦,PCI 之前的高期望可让患者在事后抑郁或焦虑（Fitzgerald et al. 1989）。

否认

否认是心脏病患者处理焦虑和抑郁症状最常见的防御机制（Stenstrom et al. 2005）。否认者倾向于通过否定或最小化严重程度、症状和可能的结果（包括死亡或残废）来应对急性心脏事件。否认恐惧常见,否认者经常把他们的恐惧投射到别人身上,或把他们的症状转移到消化不良、流感或其他器官上。否认可用语言、行为或两者表达。对大多数否认者来说,否认是他们一生的辩护。

否认可能发挥功能性或功能失调的作用,过度和不足的否认都会导致不可接受的结果（Dimsdale,Hackett 1982）。在 AMI 后早期出现心律失常和其他并发症可能会恶化患者的预后。由于强烈的否认减少了这些反应,在 48~72

小时内存活的机会可能提高（Levine et al. 1987）。遗憾的是，高度否认的患者通常无视自己的心脏症状，延迟就医（Stenstrom et al. 2005）。否认也与信息保留减少（Fowers 1992）、不遵守医嘱（Levine et al. 1987, Stenstrom et al. 2005）及不参加心脏康复治疗有关（Stenstromd et al. 2005）。

否认在有短暂心绞痛病史及接受急诊手术、调整时间短的 CABG 患者术后即刻出现较常见（Pignay-Demaria et al. 2003）。有趣的是，一项研究发现，GABG 术后不久出现高度否认与术后较少的焦虑和抑郁以及更好的心理社会调节有关（Folks et al. 1988）。

创伤后应激障碍

急性心脏事件可能引起严重痛苦，并可能在 AMI 或 CABG（Kutz et al. 1994）的几天内引发创伤后应激障碍（post-traumatic stress disorder, PTSD）（Alonzo 2000）的症状。据报道，AMI 后创伤后应激障碍的发生率在 8% 至 24% 之间（Kutz et al. 1994）。

先前的创伤性事件积累后，PTSD 可能预存在于一些患者中（Alonzo 2000）。PTSD 的诊断需要患者对危及生命的事件的反应，包括严重的无助或恐惧。重现症状是创伤后应激障碍的核心特征，引发与最初的创伤事件相关的强烈负面情绪（Alonzo 2000）。

在心脏病患者中，PTSD 与焦虑、抑郁、敌意和整体精神病理的增加有关。创伤后应激障碍症状与无法重返工作岗位（Kutz et al. 1994）、整体生活质量差（Shemesh et al. 2001）和不依从（Alonzo 2000）密切相关。遭受创伤的患者会以不服药或延迟就医来回避被提醒他们的急性事件（Shemesh et al. 2001）。

谵妄

谵妄是一种临床状态，患者表现为意识和觉醒水平的波动、定向障碍、注意力不集中、焦虑或昏迷（Barr et al. 2013）。这是心脏手术的常见并发症，特别在老年患者中，并且与住院时间的延长和包括死亡率在内的不良后果有关（Saczynski et al. 2012）。在最近一项研究中，46% 的心脏手术患者术后出现谵妄（Saczynski et al. 2012）。与仅进行 CABG 的患者相比，接受瓣膜修复或置换术（不论是否进行 CABG）的患者谵妄发生率更高（Hudetz et al. 2011）。

认知障碍

认知功能障碍在 GABG 患者中被很好地记录，GABG 术后有多达 50% 的患者会出现这一问题（Newman et al. 2001, Selnes et al. 1999, Jensen et al. 2006）。通常在出院后数月内可减轻（Newman et al. 2001）。

认知障碍是心脏病患者术后焦虑或抑郁的常见来源。一些患者有一种主观的损伤感，通常涉及到记忆障碍，这可能无法通过标准化的神经心理测试来检测，并可能降低人们享受智力追求的能力（Selnes et al. 2012）。焦虑和抑郁是导致主观记忆问题的可能因素（Selnes et al. 2012）。然而，一些人认为术后抑郁是认知能力下降的原因，另一些人则认为，很多 GABG 后抑郁的患者在术前也存在抑郁。因此，仅术后抑郁不能解释认知能力下降（McKhann et al. 1997，Selnes et al. 1999）。虽然神经认知缺陷在早期的报告中被广泛认为是由于使用体外循环，但最近研究未提示非体外循环手术能显著降低风险（Ernest et al. 2006）。

最近，研究的焦点从与手术过程相关转向患者相关的危险因素来解释认知功能障碍（Selnes et al. 2012）。现有证据表明，许多患者在心脏手术前即认知能力受损，其发生频率从 20%~46% 不等（Jensen et al. 2006）。CABG 术后认知能力下降的风险似乎与术前脑血管疾病的程度密切相关。因此，术前认知障碍可能是潜在脑血管疾病程度的替代标志（Selnes et al. 2012）。

在大多数术后出现新认知症状的患者，症状通常在 3 个月内消失（Selnes et al. 2012）。据这篇最近综述，早期研究中，由于缺乏对照组、统计方法使用不当以及对认知能力下降定义的不一致（Selnes et al. 2012），CABG 后认知功能障碍的发生率可能被极大的高估。

心理问题的识别和评估

及早发现和治疗焦虑、抑郁和其他心理或精神疾病，以减轻住院心脏病患者的痛苦并改善其预后，至关重要。

焦虑和抑郁的识别

遗憾的是，焦虑和抑郁常难以识别。在心脏病患者中，焦虑症状往往隐蔽。明显症状，比如过度通气或过量出汗通常不存在。同样，抑郁症状的患者一般也不会表现明显情绪低落的迹象，如哭泣（Freedland et al. 1992）。许多患者无法自主交流，无论是口头还是非口头，他们感到忧虑（Hackett et al. 1969）。然而，不断提出的安慰或镇静的要求，以及爆发愤怒、不耐烦、威胁离开医院，都可能意味着焦虑（Sanders，Cassem 1993）。

将焦虑和抑郁的躯体症状与由心脏事件引起的身体症状区分开来很困难。疲劳、食欲改变、体重减轻和睡眠障碍等症状在这两种情况下都很常见（Doerfler，Paraskos 2004，An et al. 2004）。此外，抑郁的患者通常表现出轻微的症状，这与不抑郁的患者没有什么不同（Freedland et al. 1992）。诊断抑郁的另一个困难是,它可和焦虑出现同样症状,如易怒、注意力不集中和睡眠紊乱。事实上,它经常与焦虑共存(Connerney et al. 2001,Lane et al. 2002)。抑郁通常不被识别,因为它被表现更明显的焦虑所掩盖(Goble et al. 1989)。此外,否认的存在可有效掩盖焦虑,并在较小程度上掩盖抑郁(Froese et al. 1974)。

　　临床医生不能识别焦虑和抑郁并不罕见(Ziegelstein et al. 2005,O'brien et al. 2001,Frasure-Smith et al. 1995,Mallik et al. 2006 年)。由于没有足够时间对患者的症状充分研究,从而做出准确诊断,这种失败可能会出现。此外,一些临床医生可能认识不到焦虑对恢复有重要影响,因此不会记录其存在(O'brien et al. 2001)。一项研究中,不到 5% 重症医学护理的护士将患者表达焦虑作为评估焦虑的一个重要因素(Moser et al. 2003)。同样,一些心脏病专科医生仅简单将抑郁视为疾病严重程度的标志(Lane et al. 2003),并且认为除了心脏损害的严重性之外,抑郁对 AMI 后的预后没有任何直接影响(Carney et al. 1995)。他们可能不愿意治疗抑郁,因为他们认为这是一种对威胁生命事件的正常反应,当患者恢复正常活动时,这种反应会减少(Lichtman et al. 2008)。最后,有人认为许多临床医生缺乏诊断焦虑和抑郁的技能(Ziegelstein et al. 2005)。有证据证明住院心脏病患者的抑郁和焦虑得不到充分治疗 Carney,Jaffe 2002;Parashar et al. 2006;Ziegelstein et al. 2005;Lesperance,Frasure-Smith 2000)。

抑郁和焦虑的筛查

　　近年来,关于在急性心脏事件后对抑郁患者进行常规筛查的必要性进行了激烈辩论(Whooley 2009,Thombs et al. 2008)。尽管没有临床试验评估筛查能否改善抑郁症状及心血管疾病患者的预后(Thombs et al. 2008),但目前专家共识考虑由于对预后,包括生活质量和依从性的负面影响,推荐对抑郁进行筛选(Lichtman et al. 2008)。常规筛查来确定患者是否需进一步评估、治疗或转诊给精神卫生保健提供者(Lichtman et al. 2008)。使用患者健康问卷 -2(Patient Health Questionnaire-2,PHQ-2)(Kroenke et al. 2003)被认为是筛查抑郁的第一步。如果任一或两个问题都有肯定答案,那么所有 9 个 PHQ 条目都应被问(Kroenke et al. 2001)。对于即将进行心脏手术的患者,也建议抑郁筛查。此外,我们还应询问过去的抑郁史。

　　考虑到焦虑对死亡率和生活质量可能产生的负面影响,早期筛选焦虑很重要的,这样才能有效对其管理(Frasure-Smith et al. 1995;Moser,Dracup 1996;An et al. 2004)。可用的筛选工具包括医院焦虑和抑郁量表(Hospital Anxiety and Depression Scale,HADS)的七项焦虑亚量表(Zigmond,Snaith 1983),但建议开发一份简短的问卷来衡量焦虑程度(O'Brien et al. 2001)。

　　为使常规筛查有用,需制定有效管理规程,明确规定谁应进行筛查,如何处理结果,以及谁应该对治疗做出决定(Thompson,Froelicher 2006)。重要的是,应保证有训练有素的专业人员提供心理和精神治疗(Luttik et al. 2011)。最近一项研究证实,护士对抑郁症进行系统筛查可行,而且资源密集性不明显(Sowden et al. 2010)。

前几章详细阐述了对常规筛选的可取性以及筛选工具选择的争论。

其他情况的筛查

我们建议术前对认知功能进行筛选,以提供一项基线措施,来比较手术患者的术后表现。适用于评估认知功能的简要工具包括:6 项认知损害测验(6CIT)、简易智力状态评估量表(Mini-Cog)和 6 项认知功能评估量表(SIS)(Australian Commission on Safety and Quality in Health Care 2013)。

认知筛查应能及早识别出术后谵妄患者,使用 ICU 患者意识模糊评估单(CAM-ICU)等工具。然后进行精神病学评估,以否定或确认诊断(Barr et al. 2013)。

应在医院里发现并监测否认程度高的患者。简易筛选工具已被开发。然而,过度否认在临床上很容易识别。

对 PTSD 症状的筛查可以通过诊断性临床访谈或自我报告评估进行,但最好两者都有。还应对既往诊断 PTSD 进行调查(Griffiths et al. 2007)。对于不依从高风险的患者,对创伤后应激障碍的筛查确诊很重要(Shemesh et al. 2001)。

管理住院患者的心理反应

改变消极的观念和信念

心脏病患者在医院和随后所经历的许多心理痛苦,都可归因于对疾病和急性事件本身的错误观念和民间信念。20 世纪 60 年代,临床医生首次描述错误观念的有害影响(Goble et al. 1963,Wynn 1967)。他们注意到,患者认为许多活动有害或危险,如把双手举过头顶、左侧卧位、或发脾气。这些限制性的错误观念经常被家庭成员和其他人强化。最近研究证实,有害的错误观念和民间信念在许多心脏病患者中仍存在(Goulding et al. 2010)。

患者绘制的图表显示他们对心脏病发作的严重误解(Broadbent et al. 2004,Logan 1986),并因此有助于识别出适应不良的信念,为患者的教育提供起点。对受损心脏永久性的感知会导致抑郁的发展(Broadbent et al. 2004)。在患者图画中发现,错误观念修正与焦虑和抑郁症状减少有关(Logan 1986)。

　　患者对急性事件严重程度和可能预后的评估往往无法与临床指标相匹配,但似乎更能预测结果(Broadbent et al. 2006,Laferton et al. 2013)。对恢复工作的积极期望被发现是实际返回工作的良好预测者,与事件的严重性无关(Maeland,Havik 1987)。消极的期望与较慢的重返工作和较差的职业调整有关(Petrie et al. 1996;Maeland,Havik 1987)。此外,人们发现,对自己的疾病能够治愈或控制乐观预期更大的患者比其他人更有可能参与心脏康复(Petrie et al. 1996)。提高风险感知的准确性可能有助于一些患者减少不必要的心脏焦虑和残废,同时促进另一些患者的良好行为改变(Broadbent et al. 2006)。

　　许多 PCI 患者认为他们的病情并不严重,在手术后他们已治愈了冠状动脉疾病。因此,这些患者可能无法坚持医疗和生活方式的建议。这种对 PCI 重要性的低估可能会因短期住院而得到加强(White,Frasure-Smith 1995)。必须尽早与 PCI 患者讨论潜在疾病和预后的现实,以纠正所有误解(Corones et al. 2009)。

　　许多患者对心血管病主要危险因素的认识有限。此外,他们经常把他们的疾病归因于外部因素,通常是工作或其他压力(Maeland,Havik 1987;Thompson,Lewin 2000),而没有意识到生活方式和生理风险因素的因果作用((Murphy et al. 2005)。为纠正所有错误信念,调查患者对因果因素的感知是必需的,因为关于因果因素的错误归因可能导致不依从(Maeland,Havik 1987)。对重返工作岗位的态度需仔细研究,以免患者恐惧其心脏疾病是因为工作压力导致,而不愿恢复工作。

　　一项关于改变心脏病患者适应不良疾病信念的干预措施的系统综述发现,一些干预措施是成功的。认知行为干预似乎最一贯有效(Goulding et al. 2010)。例如,基于医院使用简短认知行为疗法(Cognitive Behavioral Therapy,CBT)在改变急性心肌梗死后的疾病认知和改善康复方面取得成功(Petrie et al. 2002)。后来的一项复制研究发现,这种干预对 ACS 患者、重复心肌梗死患者(Broadbent et al. 2009a)和其配偶(Broadben et al. 2009b)也同样有效。在恢复过程早期,应探索和修改信念,以避免拖延而在后期出现残疾。

向患者提供信息

　　患者需对急性事件、症状和预期治疗,包括研究或过程,进行简单而明确的解释。应概述典型的恢复过程,并提供关于恢复日常生活活动的具体建议。应强调心血管疾病的慢性本质。应讨论改变危险因素以减少进一步事件的风险。使用行为技术的二级预防项目,包括女性倡导的禁烟试验(Women's Initiative for Non-Smoking,WINS),已在医院成功实施。这种干预是基于预防复发的认知行为模型,是对心脏病患者有效的戒烟护理管理项目(Froelicher et al. 2004)。

患者通常对书面获得特定信息及口头建议都很喜欢（Corones et al. 2009）。此外，提供信息的时机至关重要。患者会因为高度焦虑、否定及认知困难，而不能接受提供的信息。进行教育之前，须考虑患者的身体和心理状况。此外，需避免不同健康专业人员给出相互矛盾的信息，以减少混淆（Goble，Worcester 1999）。如根据患者特定需求进行，或患者是积极参与发展和有限考虑他们的学习目标（Veronovici et al. 2014），那么信息的保留就会得到加强。

教育最好以互动方式进行，提供给患者的机会让他们提出问题并寻求答案（Goble，Worcester 1999）。遗憾的是，许多健康专业人士都是糟糕的教育者，倾向于以说教的方式传递信息。此外，他们通常缺乏足够的倾听技巧和发现患者迫切的教育和情感需求的能力。另外，如果患者的身体症状严重，急需医疗管理，临床医生可能会避免完全满足患者的信息和精神健康需求。需更多研究确定如何提供最好的以患者为中心的个性化护理，以及如何教育护士和其他卫生专业人员提供此类护理（Veronovici et al. 2014）。

讨论患者的恐惧和担忧

除向患者提供关于他们病情的明确解释之外，仔细倾听他们的担忧可减轻心理痛苦（Pignay-Demaria et al. 2003）。早期对患者恐惧的讨论在预防焦虑和不必要的残废方面带来巨大好处（Goble et al. 1963）。CCU 和 ICU 的大多数患者都存在死亡或进一步事件的恐惧。然而，如前所述，患者一般不愿意开始讨论他们的恐惧，或直接寻求安慰（Freedland et al. 1992）。因此，询问恐惧的责任在于医生或其他健康专家。仅仅询问患者是否害怕，就能帮助他们发现焦虑，而不是其他方面。最初的否认正常，但一旦建立融洽关系，承认恐惧就变得更加普遍。仔细的病史询问和观察可发现抑郁。建议大家提出一些简单问题来解决情绪困扰的问题，但不要使用"抑郁"这个词（Lesperance，Frasure-Smith 2000）。

显然，重要的是不要因为沟通不畅而产生医源性焦虑，包括发表过于谨慎的说法或给出模糊的建议（Goble 1983；Thompson，Lewin 2000）。医疗建议，如果没有给予足够重视和对患者已相信的东西的认可，可能会对患者造成伤害而不是帮助患者，并极大加剧焦虑（Goble et al. 1963）。每天的医疗循环会给患者带来焦虑。如果医生在床边讨论患者的情况，术语和预后信息将被听到，但患者可能不理解。最好是医疗小组在其他地方进行这样的讨论。在床边，对患者进步的肯定更合适。这也是一个邀请患者就任何与他们有关的问题提问的机会。在患者住院的第一天，向他们保证"最坏的情况已过去"非常有帮助。除解释和讨论，情绪反应的正常化也很重要。患者需要确认，焦虑或抑郁情绪在急性心脏事件后很常见,并通常是短暂的(Goble et al. 1989;Thompson,Lewin 2000)。

培养乐观精神,增强自我效能

心脏康复应在患者入院的第一天开始。由于对虚弱和残疾的恐惧在大多数患者中存在,早期的行走对于消除这些恐惧至关重要,其次是增加动员以使患者确信他们正在改善,并且身体活动安全。积极的动员对有抑郁症状的患者特别有帮助(Pignay-Demaria et al. 2003)。

在患者进入下一个康复阶段时,事先告知他们应期待什么,可帮助他们避免不必要的情绪困扰。尤其是让患者了解出院后会发生什么有助于减少抑郁和焦虑。特别重要的是,要预先告知患者,在恢复期抑郁情绪很常见,这种"返家抑郁"应被视为一种正常、短暂的反应(Thompson,Lewin 2000;Utriyaprasit et al. 2010)。一项研究中,进入CCU后不久即接受教育干预和情感支持的患者,对自己的回归有更好的准备和积极态度,并且明显减少焦虑和抑郁(Thompson,Meddis 1990a)。同样,在血管重建前进行的教育对恢复有积极作用,从而减少焦虑,增强自信,更现实的期望,并增加对医疗建议的依从性(Veronovici et al. 2014;White,Frasure-Smith 1995)。

观察其他经历过同样过程或类似事件的患者,可提高患者对掌握类似情况的期望。观察出院患者积极生活的间接经验可提高住院病人自我效能感,使他们能够参与出院后的活动。根据坊间证据,即将接受手术的患者可以从最近接受CABG手术并恢复良好患者的拜访中获益。同样的确信来源于住院患者对在医院内没有的心脏康复项目的访问。这样的访视可使即将要经历CABG的患者及那些仍然在医院手术恢复期的患者放心。一项将从心脏手术中康复的以前患者与即将进行心脏手术的患者联系起来的干预试验表明,该干预显著降低焦虑,提高自我效能预期,加速康复(Parent,Fortin 2000)。另一研究中,手术前被随机分配到有术后室友的房间的患者,与有术前室友的患者相比,术前焦虑程度较低,术后可动性更强,出院时间平均提早1.4天(Kulik,Mahler 1987)。

心理干预

对于特异性降低住院患者心理压力干预的对照研究相对较少。许多是针对患者出院后,或术前等待CAGB。由于积极期待与良好预后有关,故目前一项随机对照研究正在进行中,旨在确定在CABG术前简短的心理教育干预能否优化患者的期待(Laferton et al. 2013)。

CBT、心理疗法和人际心理疗法被推荐为治疗心脏病患者抑郁的合适方法,单独使用,或与药物联合使用(Lichtman et al. 2008)。然而,迄今为止,几乎所有抑郁症治疗的随机对照试验都是在没有冠心病的患者中进行(Lett et al. 2005)。一些 CBT 干预措施,如在 ENRICHD 试验中实施的,成功降低了心脏病患者的抑郁症状(Berkman et al. 2003)。但这项研究中,与普通护理组相比,干预组的相对改善小于预期,因为普通护理患者的病情得到显著改善。在CABG 之前进行的一项简短的认知行为干预显示,在接受 Heartop 项目的患者,抑郁差异虽然小,但显著,而焦虑未改善(Furze et al. 2009)。最近澳大利亚进行了一项基于 CBT 和动机性访谈的群体二次预防项目的试验,出院后 7~8 周进行,结果显著改善抑郁患者的抑郁症状(Turner et al. 2014)。

一项 meta 分析显示,心脏病患者在常规治疗基础上联合心理治疗,男性在 2 年内死亡率降低 27%,但女性的死亡率无明显受益。这项 meta 分析也显示,患者在心脏事件两月后被招募进行心理治疗,较心脏事件不久就接受心理干预相比,其在死亡率上能更大获益(Linden et al. 2007)。晚些开始的抑郁管理干预可能会显示更好效果,因为它们会排除那些在招募到研究时已经自发缓解抑郁的患者,或那些对常规治疗反应良好的患者(Schrader et al. 2004)。

合作护理项目

最近推出合作护理方案,以改进对心脏疾病和其他患者抑郁症的协调管理。这些项目包括系统的精神病学评估、使用非医师护理管理者来监测症状、治疗干预、专家提供的逐步护理建议和护理协调(Huffman et al. 2014,Rollman et al. 2009)。对精神障碍的合作护理干预有效,据报道能成功改善预后(Huffman et al. 2014)。最近一项针对抑郁症患者合作护理的试验发现,干预组的适当护理率显著增加,其定义是:出院时在临床上有效剂量抗抑郁药物的出院处方,或转诊至心理健康提供者接受心理治疗(Huffman et al. 2011)。一项针对CABG 患者的电话护理项目也证实在 8 个月随访中改善情绪症状(Rollman et al. 2009)。

药物治疗

根据最近政策指南,严重或持续抑郁的患者应接受全面评估和治疗或转诊给心理健康专家进行管理(Lichtman et al. 2014)。对于患有中度、重度或复发性抑郁的心脏病患者,选择性 5- 羟色胺再摄取抑制剂(Selective Serotonin Reuptake Inhibitors,SSRIs)安全有效,在别处有更完善讨论。一些患者相比单独治疗,可能对抗抑郁药物和心理治疗联合治疗反应更好(Lichtman et al. 2008,Krannich et al. 2007)。抗焦虑药物,即使小剂量,也可用于治疗焦虑

（Krannich et al. 2007）

谵妄通常可通过频繁的保证和早期的动员有效控制。建议对极度烦躁的患者及时的药物治疗（Barr et al. 2013）。抗抑郁药物和 CBT 是缓解 PTSD 症状的推荐疗法（Meyer，Hall 2006）。推荐对高度否认的患者进行精神病学评估，以评定其改善不良行为的可能性，并提高患者对自身疾病的认识（Dimsdale，Hackett 1982）。

支持心脏病患者的伴侣

可能情况下，在医院的咨询环节，最好将心脏病患者的伴侣包括在内，因为伴侣往往会承受相当大的压力。通常情况下，他们潜在的痛苦是害怕患者会死亡或有进一步事件发生。配偶的焦虑和抑郁程度往往比患者严重，而且可能持续一段时间。在医院的心理咨询已被证明能有效减少配偶的焦虑，其益处可持续 6 个月（Thompson，Meddis 1990b）。

多学科团队

在澳大利亚的医院里，有明显心理或精神问题的患者通常会被转诊到联络精神病学中心。联络精神病学中心的医生职责是评估患者的病情、进行适当治疗，并与心脏病专科医生或心脏外科医生和护理人员密切联系。

理想情况下，内科或外科医生有责任向患者提供关于疾病的明确解释和保证。然而，这些角色往往是由护士而不是医生完成。护士可通过提供咨询和心理支持，为减轻患者的心理痛苦做出重要投入。心理健康护士和有经验的注册护士确实可相对容易和准确检测和评估大多数患者的抑郁，而不需转诊患者至专科评估和管理。通过适当培训，护士还可向患者和家属提供干预措施（Thompson，Froelicher 2006）。

心理学家可在筛查抑郁和其他疾病患者、评估患者的心理需求、进行咨询、提供 CBT 或其他干预措施中发挥重要作用。社会工作者通过广泛的访谈培训和心理健康经验，在帮助发现心理或社会问题和咨询患者方面起关键作用。他们还有一个重要联系功能，与患者的伴侣沟通，确保患者和家庭的目标被纳入出院计划（Goble，Worcester 1999）。最近的合作护理试验中，社会工作者被指定为护理管理者（Huffman et al. 2011）。

医院患者的心理康复最好是通过多学科方法进行护理，并在参与关键护理的工作人员之间密切协作。然而，实践中，护士、心理学家和社会工作者显然在心脏病住院患者的心理管理方面有更多潜在投入，而如需要，联络精神病学医生将帮助培养医务人员和其他工作人员的心理保健技能。此外，护理和医学教育需更加重视对疾病情绪反应的临床评估（O'Brien et al. 2001）。

出院计划和随访

初级保健专业人员

全科医生和其他初级保健专业人员通常负责长期监测和管理患者的心理健康，并根据需要转诊给专科。对于医院的工作人员，与这些医生保持联系至关重要，以确保患者出院后协调护理（Goble，Worcester 1999），特别是对持续性抑郁的患者（Rollman et al. 2009）。严重否认的患者也需定期监测。这些患者通常不遵从医嘱，忽视与心脏相关的症状。他们很可能是那些经历进一步事件，且在到达医院之前死亡的患者中的一员（Carney，Jaffe 2002）。那些成功隐藏抑郁症状的患者，一旦他们否认的防御崩溃，他们就会变得更加脆弱。PTSD患者也需持续监控。典型患者通常会避免对创伤性事件的记忆，包括与急性心脏事件相关的症状（Doerfler，Paraskos 2004）。

心脏康复和二级预防

一些指南推荐 ACS 和 CABG 患者出院后不久就应参加心脏康复项目（WHO Expert Committee 1993；Wenger et al. 1995；Goble，Worcester 1999；Perk et al. 2012）。心脏康复的许多益处已被证明（Wenger et al. 199 年）。最近开发了其他有效的心脏康复模型，团体计划有重要优势。运动可帮助患者减少抑郁症状（Lett et al. 2005），也可参与一个小组，让患者认识到其他人也在经历类似的情绪，他们自己的反应并不是唯一的。患者也可通过观察其他人的快速恢复而获益（Goble et al. 1989；Thompso，Lewin 2000）。重要的是，心脏康复项目在康复期间提供了重要社会支持。此外，由于 ACS 和 CABG 患者住院时间越来越短，门诊心脏康复计划为加强教育提供了机会，并提供了更全面和个性化的建议。心脏康复也可是心血管疾病二级预防的有效平台。

强烈推荐对出院后患者进一步筛查抑郁（Parash et al. 2006）。一些患者的抑郁可自行改善，而另一些可能恶化，或只在恢复期出现。因此，筛查和治疗抑郁症的资源可能最好针对康复期的抑郁患者而不是住院的患者（Schrader et al. 2004）。抑郁的再筛查可很容易纳入心脏康复常规。

患者出院前，必须有效组织心脏康复转诊。一个指定的心脏康复协调员必不可少。遗憾的是，许多国家的参与率低得令人失望（Goble，Worcester 1999；Balady et al. 2011）。而最近一项研究发现，遵循最佳实践指南，一些常见的参与率被克服，达到 72% 的高参与率（Higgins et al. 2008）。强烈推荐澳大利亚的政策，除非存在医学禁忌证，否则将患者自动转诊至心脏康复项目，因为不可能仅根据住院患者的特点来预测哪些患者最有可能从心脏康复中获益。医生的强烈鼓励被证明是心脏康复参与的主要预测因素（Ades et al. 1992）。对于那些通常不参与的高危患者，如患有严重抑郁（Ades et al. 1992）、过度否认（Stenstrom et al. 2005）和女性（Ades et al. 1992），推荐参与尤为重要。

结论

　　现有大量的证据证实心理反应对急性心脏事件的结果有显著的影响。本章简要回顾 ACS 和 CABG 患者在医院经历的常见情绪问题，尤其是焦虑和抑郁，以及如何最好及早识别、评估和管理这些疾病。

　　尽管越来越多的文献关注心脏病患者的心理障碍，但仍有许多空白需在未来研究中解决。抑郁的亚型和特征与 ACS 后死亡率和发病率增加的风险密切相关，需要去识别（Lichtman et al. 2014）。特别迫切需要进一步研究是区分抑郁患者的特点，哪些会自发缓解，而哪些将持续或恶化，并需积极治疗（Carney, Jaffe 2002; Schrader et al. 2004）。因为许多过去的研究只报告一个时间点的抑郁症状，而随时间的推移，抑郁的波动会被掩盖（Timberlake et al. 1997）。需使用合适统计学方法，对多个时间点的抑郁和焦虑模式进行更多研究，以确定不同轨迹，并区分短暂的和长期干扰。将研究结果以组表示意味着掩盖了影响中的个体差异，因此无法检测到改善或恶化的患者亚组（Millar et al. 2001）。

　　遗憾的是，尽管一些研究产生令人鼓舞的结果，但目前仍没有确定的数据指导心脏病患者抑郁的治疗。这一领域迫切需要进一步研究。需行更多对照研究，以确定认知行为、人际关系或其他形式的治疗在治疗心脏病患者抑郁方面是否有效（Carney et al. 1995; Lesperance, Frasure-Smith 2000）。一些证据表明，药物治疗和认知行为治疗在抑郁结果中有一定益处，但对心脏的预后没有改善（Thombs et al. 2008））。需精心设计的研究来确定 ACS 后抑郁治疗能否改善临床预后（Lichtman et al. 2014）。应注意，过去对抑郁及其影响的许多研究主要作为心脏病学研究而设计，而其中心理学问题是添加进去的。

　　需对某些患者群体进行更多研究，尤其是那些对否认自己抑郁的患者（Rollman et al. 2009），以便为他们制定不同策略。必须专为女性设计干预措施（Luttik et al. 2011），尤其是针对抑郁患病率高的年轻女性（Mallik et al. 2006）。焦虑和其他障碍管理更多的干预措施也需进一步发展和测试。

　　由于目前大多数患者在急性心脏事件发生后仅住院几天，因此检测和管理过度焦虑、抑郁或其他负面情绪的时间有限。应制定干预措施，可在医院开始，并在康复期及以后继续进行，以帮助防止抑郁和其他心理问题持续和恶化。仔细的出院计划对于确保患者精神健康的持续管理无缝过渡到初级保健尤其重要。此外,还需更有效策略提高心脏康复和二级预防项目的参与率,在这些项目中,有额外的机会来筛查和治疗焦虑、抑郁或其他心理疾病。

考虑到心理上的痛苦往往与消极的观念和信念有关,因此探究患者对疾病起因和预期结果的观点很重要,如果存在的话,改变任何错误的信念。患者应该得到关于他们病情的明确解释,并且应该鼓励对未来的乐观展望。最后,心脏病患者住院期间及随后良好的临床管理使用一种多学科的方法非常重要。

（胡哲 译,陈歆、屠荣祥 校）

参考文献

Ades, P. A., Waldmann, M. L., Polk, D. M., & Coflesky, J. T. (1992). Referral patterns and exercise response in the rehabilitation of female coronary patients aged ≥ 62 years. *American Journal of Cardiology, 69*(17), 1422–1425.

Alonzo, A. A. (2000). The experience of chronic illness and post-traumatic stress disorder: The consequences of cumulative adversity. *Social Science & Medicine, 50*(10), 1475–1484.

An, K., de Jonge, M. J., Riegel, B. J., McKinley, S., Garvin, B. J., Doering, L. V., & Moser, D. K. (2004). A cross-sectional examination of changes in anxiety early after acute myocardial infarction. *Heart & Lung: The Journal of Acute and Critical Care, 33*(2), 75–82.

Australian Commission on Safety and Quality in Health Care. (2013). *Evidence for the safety and quality issues associated with the care of patients with cognitive impairment in acute care settings: A rapid review.* Sydney: ACSQHC.

Balady, G. J., Ades, P. A., Bittner, V. A., Franklin, B. A., Gordon, N. F., Thomas, R. J., Tomaselli, G. F., & Yancy, C. W. (2011). Referral, enrollment, and delivery of cardiac rehabilitation/secondary prevention programs at clinical centers and beyond: A presidential advisory from the American Heart Association. *Circulation, 124*, 2951–2960.

Barr, J., Fraser, G. L., Puntillo, K., Ely, E. W., Gélinas, C., Dasta, J. F., . . . Jaeschke, R. (2013). Clinical practice guidelines for the management of pain, agitation, and delirium in adult patients in the intensive care unit. *Critical Care Medicine, 41*(1), 263–306.

Berkman, L. F., Blumenthal, J., Burg, M., Carney, R. M., Catellier, D., Cowan, M. J., et al. (2003). Effects of treating depression and low perceived social support on clinical events after myocardial infarction: The Enhancing Recovery in Coronary Heart Disease Patients (ENRICHD) Randomized Trial. *JAMA: Journal of the American Medical Association, 289* (23), 3106–3116.

Broadbent, E., Petrie, K. J., Ellis, C. J., Ying, J., & Gamble, G. (2004). A picture of health – Myocardial infarction patients' drawings of their hearts and subsequent disability: A longitudinal study. *Journal of Psychosomatic Research, 57*(6), 583–587.

Broadbent, E., Petrie, K. J., Ellis, C. J., Anderson, J., Gamble, G., Anderson, D., & Benjamin, W. (2006). Patients with acute myocardial infarction have an inaccurate understanding of their risk of a future cardiac event. *Internal Medicine Journal, 36*(10), 643–647.

Broadbent, E., Ellis, C. J., Thomas, J., Gamble, G., & Petrie, K. J. (2009a). Can an illness perception intervention reduce illness anxiety in spouses of myocardial infarction patients? A randomized controlled trial. *Journal of Psychosomatic Research, 67*(1), 11–15.

Broadbent, E., Ellis, C. J., Thomas, J., Gamble, G., & Petrie, K. J. (2009b). Further development of an illness perception intervention for myocardial infarction patients: A randomized controlled trial. *Journal of Psychosomatic Research, 67*(1), 17–23.

Brown, G. W., & Harris, T. (1978). *Social origins of depression: A study of psychiatric disorder in women*. London: Tavistock Publications.

Carney, R. M., & Jaffe, A. S. (2002). Treatment of depression following acute myocardial infarction. *JAMA: Journal of the American Medical Association, 288*(6), 750–751.

Carney, R. M., Freedland, K. E., Rich, M. W., & Jaffe, A. S. (1995). Depression as a risk factor for cardiac events in established coronary heart disease: A review of possible mechanisms. *Annals of Behavioral Medicine, 17*(2), 142–149.

Connerney, I., Shapiro, P. A., McLaughlin, J. S., Bagiella, E., & Sloan, R. P. (2001). Relation between depression after coronary artery bypass surgery and 12-month outcome: A prospective study. *The Lancet, 358*(9295), 1766–1771.

Corones, K., Coyer, F. M., & Theobald, K. A. (2009). Exploring the information needs of patients who have undergone PCI. *British Journal of Cardiac Nursing, 4*(3), 123–130.

Dimsdale, J. E., & Hackett, T. P. (1982). Effect of denial on cardiac health and psychological assessment. *American Journal of Psychiatry, 139*(11), 1477–1480.

Doerfler, L. A., & Paraskos, J. A. (2004). Anxiety, posttraumatic stress disorder, and depression in patients with coronary heart disease: A practical review for cardiac rehabilitation professionals. *Journal of Cardiopulmonary Rehabilitation and Prevention, 24*(6), 414–421.

Doering, L. V., Magsarili, M. C., Howitt, L. Y., & Cowan, M. J. (2006). Clinical depression in women after cardiac surgery. *Journal of Cardiovascular Nursing, 21*(2), 132–139.

Duits, A. A., Duivenvoorden, H. J., Boeke, S., Taams, M. A., Mochtar, B., Krauss, X. H., … Erdman, R. A. M. (1998). The course of anxiety and depression in patients undergoing coronary artery bypass graft surgery. *Journal of Psychosomatic Research, 45*(2), 127–138.

Ernest, C. S., Worcester, M. U., Tatoulis, J., Elliott, P. C., Murphy, B. M., Higgins, R. O., … Goble, A. J. (2006). Neurocognitive outcomes in off-pump versus on-pump bypass surgery: A randomized controlled trial. *Annals of Thoracic Surgery, 81*(6), 2105–2114.

Fitzgerald, S. T., Becker, D. M., Celentano, D. D., Swank, R., & Brinker, J. (1989). Return to work after percutaneous transluminal coronary angioplasty. *The American Journal of Cardiology, 64*(18), 1108–1112.

Folks, D. G., Freeman, A. M., Sokol, R. S., & Thurstin, A. H. (1988). Denial: Predictor of outcome following coronary bypass surgery. *International Journal of Psychiatry in Medicine, 18*(1), 57–66.

Fowers, B. J. (1992). The cardiac denial of impact scale: A brief, self-report research measure. *Journal of Psychosomatic Research, 36*(5), 469–475.

Frasure-Smith, N., Lespérance, F., & Talajic, M. (1993). Depression following myocardial infarction: Impact on 6-month survival. *JAMA: Journal of the American Medical Association, 270*(15), 1819–1825.

Frasure-Smith, N., Lesperance, F., & Talajic, M. (1995). The impact of negative emotions on prognosis following myocardial infarction: Is it more than depression? *Health Psychology, 14*(5), 388–398.

Freedland, K. E., Lustman, P. J., Carney, R. M., & Hong, B. A. (1992). Underdiagnosis of depression in patients with coronary artery disease: The role of nonspecific symptoms. *International Journal of Psychiatry in Medicine, 22*(3), 221–229.

Froelicher, E. S. S., Miller, N. H., Christopherson, D. J., Martin, K., Parker, K. M., Amonetti, M., … Bacchetti, P. (2004). High rates of sustained smoking cessation in women hospitalized with cardiovascular disease: The Women's Initiative for Nonsmoking (WINS). *Circulation, 109*(5), 587–593.

Froese, A., Hackett, T. P., Cassem, N. H., & Silverberg, E. L. (1974). Trajectories of anxiety and depression in denying and nondenying acute myocardial infarction patients during hospitalization. *Journal of Psychosomatic Research, 18*(6), 413–420.

Furze, G., Dumville, J. C., Miles, J. N., Irvine, K., Thompson, D. R., & Lewin, R. J. (2009). "Prehabilitation" prior to CABG surgery improves physical functioning and depression.

International Journal of Cardiology, 132(1), 51–58.

Goble, A. J. (1983). Folklore and disability in heart disease. *National Heart Foundation of Australia Notes on Cardiovascular Diseases, 19*(6), 21–24.

Goble, A. J., & Worcester, M. U. (1999). *Best practice guidelines for cardiac rehabilitation and secondary prevention*. Victoria: Department of Human Services.

Goble, A. J., Adey, G. M., & Bullen, J. F. (1963). Rehabilitation of the cardiac patient. *Medical Journal of Australia, 2*, 975–982.

Goble, A. J., Biddle, N., & Worcester, M. C. (1989). Depression after acute cardiac illness. *Quality of Life and Cardiovascular Care, 2*, 60–63.

Goulding, L., Furze, G., & Birks, Y. (2010). Randomized controlled trials of interventions to change maladaptive illness beliefs in people with coronary heart disease: Systematic review. *Journal of Advanced Nursing, 66*(5), 946–961.

Griffiths, J., Fortune, G., Barber, V., & Young, J. D. (2007). The prevalence of post traumatic stress disorder in survivors of ICU treatment: A systematic review. *Intensive Care Medicine, 33*(9), 1506–1518.

Hackett, T. P., Cassem, N. H., & Wishnie, H. A. (1968). The coronary care unit. An appraisal of its psychologic hazards. *New England Journal of Medicine, 279*(25), 1365–1370.

Hackett, T. P., Cassem, N. H., & Wishnie, H. (1969). Detection and treatment of anxiety in the coronary care unit. *American Heart Journal, 78*(6), 727–730.

Havik, O. E., & Maeland, J. G. (1990). Patterns of emotional reactions after a myocardial infarction. *Journal of Psychosomatic Research, 34*(3), 271–285.

Higgins, R. O., Murphy, B. M., Goble, A. J., Le Grande, M. R., Elliott, P. C., & Worcester, M. U. (2008). Cardiac rehabilitation program attendance after coronary artery bypass surgery: Overcoming the barriers. *Medical Journal of Australia, 188*(12), 712–714.

Hudetz, J. A., Iqbal, Z., Gandhi, S. D., Patterson, K. M., Byrne, A. J., & Pagel, P. S. (2011). Postoperative delirium and short-term cognitive dysfunction occur more frequently in patients undergoing valve surgery with or without coronary artery bypass graft surgery compared with coronary artery bypass graft surgery alone: Results of a pilot study. *Journal of Cardiothoracic and Vascular Anesthesia, 25*(5), 811–816.

Huffman, J. C., Mastromauro, C. A., Sowden, G. L., Wittmann, C., Rodman, R., & Januzzi, J. L. (2011). A collaborative care depression management program for cardiac inpatients: Depression characteristics and in-hospital outcomes. *Psychosomatics, 52*(1), 26–33.

Huffman, J. C., Niazi, S. K., Rundell, J. R., Sharpe, M., & Katon, W. J. (2014). Essential articles on collaborative care models for the treatment of psychiatric disorders in medical settings: A publication by the Academy of Psychosomatic Medicine Research and Evidence-based Practice Committee. *Psychosomatics, 55*(2), 109–122.

Jensen, B. O., Hughes, P., Rasmussen, L. S., Pedersen, P. U., & Steinbrüchel, D. A. (2006). Cognitive outcomes in elderly high-risk patients after off-pump versus conventional coronary artery bypass grafting: A randomized trial. *Circulation, 113*(24), 2790–2795.

Krannich, J. H. A., Weyers, P., Lueger, S., Herzog, M., Bohrer, T., & Elert, O. (2007). Presence of depression and anxiety before and after coronary artery bypass graft surgery and their relationship to age. *BMC Psychiatry, 7*(1), 47–52.

Kroenke, K., Spitzer, R. L., & Williams, J. B. (2001). The PHQ-9: Validity of a brief depression severity measure. *Journal of General Internal Medicine, 16*(9), 606–613.

Kroenke, K., Spitzer, R. L., & Williams, J. B. (2003). The patient health questionnaire-2: Validity of a two-item depression screener. *Medical Care, 41*(11), 1284–1292.

Kulik, J. A., & Mahler, H. I. (1987). Effects of preoperative roommate assignment on preoperative anxiety and recovery from coronary bypass surgery. *Health Psychology, 6*(6), 525–543.

Kutz, I., Shabtai, H., Solomon, Z., Neumann, M., & David, D. (1994). Post-traumatic stress disorder in myocardial infarction patients: Prevalence study. *Israel Journal of Psychiatry and Related Sciences, 31*(1), 48–56.

Laferton, J. A., Shedden Mora, M., Auer, C. J., Moosdorf, R., & Rief, W. (2013). Enhancing the efficacy of heart surgery by optimizing patients' preoperative expectations: Study protocol of a randomized controlled trial. *American Heart Journal, 165*(1), 1–7.

Lane, D., Carroll, D., Ring, C., Beevers, D. G., & Lip, G. Y. (2001). Mortality and quality of life 12 months after myocardial infarction: Effects of depression and anxiety. *Psychosomatic Medicine, 63*(2), 221–230.

Lane, D., Carroll, D., Ring, C., Beevers, D. G., & Lip, G. Y. (2002). The prevalence and persistence of depression and anxiety following myocardial infarction. *British Journal of Health Psychology, 7*, 11–21.

Lane, D., Carroll, D., & Lip, G. Y. (2003). Anxiety, depression, and prognosis after myocardial infarction – Is there a causal association? *Journal of the American College of Cardiology, 42*(10), 1808–1810.

Lespérance, F., & Frasure-Smith, N. (2000). Depression in patients with cardiac disease: A practical review. *Journal of Psychosomatic Research, 48*(4), 379–391.

Lesperance, F., Frasure-Smith, N., Talajic, M., & Bourassa, M. G. (2002). Five-year risk of cardiac mortality in relation to initial severity and one-year changes in depression symptoms after myocardial infarction. *Circulation, 105*, 1049–1053.

Lett, H. S., Davidson, J., & Blumenthal, J. A. (2005). Nonpharmacological treatments for depression in patients with coronary heart disease. *Psychosomatic Medicine, 67*(suppl 1), S58–S62.

Levine, J., Warrenburg, S., Kerns, R., Schwartz, G., Delaney, R., Fontana, A., ... Cascione, R. (1987). The role of denial in recovery from coronary heart disease. *Psychosomatic Medicine, 49*(2), 109–117.

Lichtman, J. H., Bigger, J. T., Blumenthal, J. A., Frasure-Smith, N., Kaufmann, P. G., Lespérance, F., ... Froelicher, E. S. (2008). Depression and coronary heart disease recommendations for screening, referral, and treatment: A science advisory from the American Heart Association Prevention Committee of the Council on Cardiovascular Nursing, Council on Clinical Cardiology, Council on Epidemiology and Prevention, and Interdisciplinary Council on Quality of Care and Outcomes Research: Endorsed by the American Psychiatric Association. *Circulation, 118*(17), 1768–1775.

Lichtman, J. H., Froelicher, E. S., Blumenthal, J. A., Carney, R. M., Doering, L. V., Frasure-Smith, N., ... Wulsin, L. (2014). Depression as a risk factor for poor prognosis among patients with acute coronary syndrome: Systematic review and recommendations: A scientific statement from the American Heart Association. *Circulation, 129*(12), 1350–69.

Linden, W., Phillips, M. J., & Leclerc, J. (2007). Psychological treatment of cardiac patients: A meta-analysis. *European Heart Journal, 28*(24), 2972–2984.

Logan, R. L. (1986). Patient drawings as aids to the identification and management of causes of distress and atypical symptoms of cardiac patients. *New Zealand Medical Journal, 99*(802), 368–371.

Luttik, M. L. A., Jaarsma, T., Sanderman, R., & Fleer, J. (2011). The advisory brought to practice: Routine screening on depression (and anxiety) in coronary heart disease: Consequences and implications. *European Journal of Cardiovascular Nursing, 10*(4), 228–233.

Mæland, J. G., & Havik, O. E. (1987). Psychological predictors for return to work after a myocardial infarction. *Journal of Psychosomatic Research, 31*(4), 471–481.

Mallik, S., Spertus, J. A., Reid, K. J., Krumholz, H. M., Rumsfeld, J. S., Weintraub, W. S., ... Vaccarino, V. (2006). Depressive symptoms after acute myocardial infarction: Evidence for highest rates in younger women. *Archives of Internal Medicine, 166*(8), 876–883.

McKhann, G. M., Borowicz, L. M., Goldsborough, M. A., Enger, C., & Selnes, O. A. (1997). Depression and cognitive decline after coronary artery bypass grafting. *Lancet, 349*(9061), 1282–1284.

Meyer, N. J., & Hall, J. B. (2006). Bench-to-bedside review: Brain dysfunction in critically ill patients–the intensive care unit and beyond. *Critical Care, 10*(4), 223–231.

Millar, K., Asbury, A. J., & Murray, G. D. (2001). Pre-existing cognitive impairment as a factor influencing outcome after cardiac surgery. *British Journal of Anaesthesia, 86*(1), 63–67.

Moser, D. K., & Dracup, K. (1996). Is anxiety early after myocardial infarction associated with subsequent ischemic and arrhythmic events? *Psychosomatic Medicine, 58*(5), 395–401.

Moser, D. K., Chung, M. L., McKinley, S., Riegel, B., An, K., Cherrington, C.C., . . . Garvin, B. J., et.al. (2003). Critical care nursing practice regarding patient anxiety assessment and management. *Intensive Critical Care Nursing, 19,* 276–288.

Murphy, B., Worcester, M., Higgins, R., Le Grande, M., Larritt, P., & Goble, A. (2005). Causal attributions for coronary heart disease among female cardiac patients. *Journal of Cardiopulmonary Rehabilitation and Prevention, 25*(3), 135–143.

Newman, M. F., Kirchner, J. L., Phillips-Bute, B., Gaver, V., Grocott, H., Jones, R. H., . . . Blumenthal, J. A. (2001). Longitudinal assessment of neurocognitive function after coronary artery bypass surgery. *New England Journal of Medicine, 344*(6), 395–402.

O'Brien, J. L., Moser, D. K., Riegel, B., Frazier, S. K., Garvin, B. J., & Kim, K. A. (2001). Comparison of anxiety assessments between clinicians and patients with acute myocardial infarction in cardiac critical care units. *American Journal of Critical Care, 10*(2), 97–103.

O'Neil, A., Sanderson, K., & Oldenburg, B. (2010). Depression as a predictor of work resumption following myocardial infarction (MI): A review of recent research evidence. *Health Quality of Life Outcomes, 8*(1), 95–105.

Parashar, S., Rumsfeld, J. S., Spertus, J. A., Reid, K. J., Wenger, N. K., Krumholz, H. M., et al. (2006). Time course of depression and outcome of myocardial infarction. *Archives of Internal Medicine, 166*(18), 2035–2043.

Parent, N., & Fortin, F. (2000). A randomized, controlled trial of vicarious experience through peer support for male first-time cardiac surgery patients: Impact on anxiety, self-efficacy expectation, and self-reported activity. *Heart & Lung: The Journal of Acute and Critical Care, 29*(6), 389–400.

Perk, J., De Backer, G., Gohlke, H., Graham, I., Reiner, Z., Verschuren, M., Albus, C., Benlian, P., Boysen, G., Cifkova, R., Deaton, C., Ebrahim, S., Fisher, M., Germano, G., Hobbs, R., Hoes, A., Karadeniz, S., Mezzani, A., Prescott, E., Ryden, L., Scherer, M., Syvänne, M., op Reimer WJ, S., Vrints, C., Wood, D., Zamorano, J. L., Zannad, F., & European Association for Cardiovascular Prevention & Rehabilitation (EACPR); ESC Committee for Practice Guidelines (CPG). (2012). European Guidelines on cardiovascular disease prevention in clinical practice (version 2012). The Fifth Joint Task Force of the European Society of Cardiology and Other Societies on Cardiovascular Disease Prevention in Clinical Practice (constituted by representatives of nine societies and by invited experts). *European Heart Journal, 33*(13), 1635–1701.

Petrie, K. J., Weinman, J., Sharpe, N., & Buckley, J. (1996). Role of patients' view of their illness in predicting return to work and functioning after myocardial infarction: Longitudinal study. *British Medical Journal, 312*(7040), 1191–1194.

Petrie, K. J., Cameron, L. D., Ellis, C. J., Buick, D., & Weinman, J. (2002). Changing illness perceptions after myocardial infarction: An early intervention randomized controlled trial. *Psychosomatic Medicine, 64*(4), 580–586.

Pignay-Demaria, V., Lespérance, F., Demaria, R. G., Frasure-Smith, N., & Perrault, L. P. (2003). Depression and anxiety and outcomes of coronary artery bypass surgery. *Annals of Thoracic Surgery, 75*(1), 314–321.

Rollman, B. L., Belnap, B. H., LeMenager, M. S., Mazumdar, S., Houck, P. R., Counihan, P. J., . . . Reynolds, C. F. (2009). Telephone-delivered collaborative care for treating post-CABG depression: A randomized controlled trial. *Journal of the American Medical Association, 302*(19), 2095–2103.

Saczynski, J. S., Marcantonio, E. R., Quach, L., Fong, T. G., Gross, A., Inouye, S. K., & Jones, R. N. (2012). Cognitive trajectories after postoperative delirium. *New England Journal of Medicine, 367*(1), 30–39.

Sanders, K. M., & Cassem, E. H. (1993). Psychiatric complications in the critically ill cardiac patient. *Texas Heart Institute Journal, 20,* 180–187.

Schrader, G., Cheok, F., Hordacre, A. L., & Guiver, N. (2004). Predictors of depression three months after cardiac hospitalization. *Psychosomatic Medicine, 66*(4), 514–520.

Selnes, O. A., Goldsborough, M. A., Borowicz, L. M., & McKhann, G. M. (1999). Neurobehavioural sequelae of cardiopulmonary bypass. *The Lancet, 353*(9164), 1601–1606.

Selnes, O. A., Gottesman, R. F., Grega, M. A., Baumgartner, W. A., Zeger, S. L., & McKhann, G. M. (2012). Cognitive and neurologic outcomes after coronary artery bypass surgery. *New England Journal of Medicine, 366*(3), 250–257.

Shemesh, E., Rudnick, A., Kaluski, E., Milovanov, O., Salah, A., Alon, D., . . . Cotter, G. (2001). A prospective study of posttraumatic stress symptoms and nonadherence in survivors of a myocardial infarction (MI). *General Hospital Psychiatry, 23*(4), 215–222.

Sowden, G., Mastromauro, C. A., Januzzi, J. L., Fricchione, G. L., & Huffman, J. C. (2010). Detection of depression in cardiac inpatients: Feasibility and results of systematic screening. *American Heart Journal, 159*(5), 780–787.

Stenström, U., Nilsson, A. K., Stridh, C., Nijm, J., Nyrinder, I., Jonsson, A., . . . Jonasson, L. (2005). Denial in patients with a first-time myocardial infarction: Relations to pre-hospital delay and attendance to a cardiac rehabilitation programme. *European Journal of Cardiovascular Prevention and Rehabilitation, 12*(6), 568–571.

Stern, T. A. (1985). The management of depression and anxiety following myocardial infarction. *Mount Sinai Journal of Medicine, 52*(8), 623–633.

Thombs, B. D., de Jonge, P., Coyne, J. C., Whooley, M. A., Frasure-Smith, N., Mitchell, A. J., . . . Ziegelstein, R. C. (2008). Depression screening and patient outcomes in cardiovascular care: A systematic review. *Journal of the American Medical Association, 300*(18), 2161–2171.

Thompson, D. R., & Froelicher, E. S. (2006). Depression in cardiac patients: What can nurses do about it? *European Journal of Cardiovascular Nursing, 5*(4), 251–252.

Thompson, D. R., & Lewin, R. J. (2000). Management of the post-myocardial infarction patient: Rehabilitation and cardiac neurosis. *Heart, 84*(1), 101–105.

Thompson, D. R., & Meddis, R. (1990a). A prospective evaluation of in-hospital counselling for first time myocardial infarction men. *Journal of Psychosomatic Research, 34*(3), 237–248.

Thompson, D. R., & Meddis, R. (1990b). Wives' responses to counselling early after myocardial infarction. *Journal of Psychosomatic Research, 34*(3), 249–258.

Timberlake, N., Klinger, L., Smith, P., Venn, G., Treasure, T., Harrison, M., & Newman, S. P. (1997). Incidence and patterns of depression following coronary artery bypass graft surgery. *Journal of Psychosomatic Research, 43*(2), 197–207.

Turner, A., Murphy, B. M., Higgins, R. O., Elliott, P. C., Le Grande, M. R., Goble, A. J., & Worcester, M. U. (2014). An integrated secondary prevention group programme reduces depression in cardiac patients. *European Journal of Preventive Cardiology, 21*, 153–162.

Utriyaprasit, K., Moore, S. M., & Chaiseri, P. (2010). Recovery after coronary artery bypass surgery: Effect of an audiotape information programme. *Journal of Advanced Nursing, 66*(8), 1747–1759.

Veronovici, N. R., Lasiuk, G. C., Rempel, G. R., & Norris, C. M. (2014). Discharge education to promote self-management following cardiovascular surgery: An integrative review. *European Journal of Cardiovascular Nursing, 13*(1), 22–31.

Wenger, N. K., Froelicher, E. S., Smith, L. K., et al. (1995). Cardiac Rehabilitation. Clinical Practice Guideline No. 17. *US Department of Health and Human Services, AHCPR Publication*, (96–0672).

White, R. E., & Frasure-Smith, N. (1995). Uncertainty and psychologic stress after coronary angioplasty and coronary bypass surgery. *Heart & Lung: The Journal of Acute and Critical Care, 24*(1), 19–27.

Whooley, M. A. (2009). To screen or not to screen? Depression in patients with cardiovascular disease. *Journal of the American College of Cardiology, 54*(10), 891–893.

Worcester, M. U., Elliott, P. C., Turner, A., Pereira, J. J., Murphy, B. M., Le Grande, M. R., et al. (2014). Resumption of work after acute coronary syndrome or coronary artery bypass graft surgery. *Heart Lung and Circulation, 23*(5), 444–453.

World Health Organization. Rehabilitation after cardiovascular diseases, with special emphasis on developing countries. Report of a WHO Expert Committee. Geneva, Switzerland; 1993. WHO Technical Report Series, No. 831.

Wynn, A. (1967). Unwarranted emotional distress in men with ischaemic heart disease. *Medical Journal of Australia, 2*, 847–851.

Ziegelstein, R. C., Fauerbach, J. A., Stevens, S. S., Romanelli, J., Richter, D. P., & Bush, D. E. (2000). Patients with depression are less likely to follow recommendations to reduce cardiac risk during recovery from a myocardial infarction. *Archives of Internal Medicine, 160*(12), 1818–1823.

Ziegelstein, R. C., Kim, S. Y., Kao, D., Fauerbach, J. A., Thombs, B. D., McCann, U., . . . Bush, D. E. (2005). Can doctors and nurses recognize depression in patients hospitalized with an acute myocardial infarction in the absence of formal screening? *Psychosomatic Medicine, 67*(3), 393–397.

Zigmond, A. S., & Snaith, R. P. (1983). The hospital anxiety and depression scale. *Acta Psychiatrica Scandinavica, 67*(6), 361–370.

第6章 基于正念和冥想的卫生保健方法在心脏病学预防、检测和治疗的应用

Graham Meadows，Frances Shawyer

目录

摘要

这一章的开篇是一位美国医生与一位藏传佛教从业者的会面。对这位藏传佛教从业者而言,正念意识是解决心脏病诊断问题的核心,且不止于此。

对这一领域证据基础的质量和等级说明之后,接下来是对正念和其他冥想传统的概述,包括一些相关的历史和文化起源,以及在当代卫生保健中可能考虑的一系列干预措施。

基于正念和冥想的方法的作用被简略考虑,因为它们可能与临床医生相关,且已被引入许多医学教育机构。

这就导致考虑以正念为基础的干预措施在降低危险因素中的作用(Yusuf et al. Lancet 364(9438):937-952,2004),尤其是行为和生活方式因素,也包括精神障碍,特别是抑郁(Rosengren et al. Lancet 364(9438):953-962,2004),在很大程度上影响心脏疾病风险。

在治疗特定心脏疾病的背景下,需考虑涉及基于正念或冥想方法的应用。

由于这一章节中我们将讨论特定的疾病环境,故每个案例中作者都会罗列所有证据,并将这些证据整合至基于正念的干预治疗如何与临床管理相关的建议中。

关键词

正念(Mindfulness)·瑜伽(Yoga)·冥想(Meditation)·心脏疾病(Heart disease)·佛教哲学(Buddhist philosophy)·圣经(Bible)·风险因素(Risk factors)·高血压(Hypertension)·超重(Overweight)·肥胖(Obese)

引言

Yeshi Dhonden 医师查房:Richard Selzer 著

在我工作的医院前厅公告板上,出现了一个通知。"Yeshi Dhonden 医师,"它写道,"将在 6 月 10 日早上 6 点查房。"然后,他们给出具体的细节,并附上一个注释:"Yeshi Dhonden 是 Dalai Lama 的私人医生"。我并不是坚定的无神论者,以至于故意忽略一位来自众神的使者。这种冷静不仅会损害一个人的世俗福祉,而且会照护到永恒。因此,6 月 10 日早晨,我加入了等候在用以查房的病房旁边小会议室里的白大衣团体中。房间里的空气凝重,弥漫着难以掩饰的质疑。6 点整,他突然出现,一个矮小、金色头发、穿着藏红花和栗色无袖长袍的男人。他剃发,唯一可见的头发是在每个眼皮略下垂的眼睛上面的黑色线条。当他的年轻翻译做介绍时,他鞠躬致意。我们被告知,Yeshi Dhonden 医师将检查一名工作人员挑选的患者。诊断对 Yeshi Dhonden 医师和我们一样都是未知的。患者的检查将在我们在场的情况下进行,之后我们将在 Yeshi Dhonden 医师主持讨论的会议室再次开会。我们进一步得知,在过去的两个小时里,Yeshi Dhonden 医师通过洗澡、禁食和祈祷来净化自己。我吃了顿很好的早饭,仅做了最散漫的沐浴,我一点也不关心我的灵魂,偷偷瞥了一眼我的同伴,突然间,我们似乎变成了一群肮脏、粗俗的人。

　　患者很早就被叫醒,并被告知她要接受外国医生的检查,且被要求拿出一个新的尿液样本,所以当我们进入她房间时,这位女士并不感到惊讶。她很久以前就变得顺从,这是慢性疾病的表现。这只是一场无休止的系列的测试和考试之一。Yeshi Dhonden 医师走到床边,其他人站在一边看着。他久久地凝视着这个女人,眼睛不偏向她身体的任何部位,而似乎凝视着她仰卧身躯上方的一个地方。我也在研究她。没有任何体征或明显的症状可揭示她的疾病的本质。

　　最后,他握着她的手,把它举起来。现在他以一种屈膝的姿势在床边弯下腰,把头埋在袍子的领子里。当他感受她的脉搏时,他闭上眼睛。过了一会儿,他找到了那个点,在接下来半个小时里,他就这样握住她的手,将手指置于脉搏点上感受搏动,悬在患者的头顶上,像一只折着翅膀的奇异的鸟,把那个女人的脉搏夹在手指下面,摇摇晃晃地趴着。这个人的所有力量似乎都为这个目标而倾注。这是脉搏的悸动上升到仪式的状态。从我所站立的床脚下,仿佛他和患者进入一个特殊的与世隔绝的地方,一个空荡荡、无法侵犯的地方。过了一会儿,女人靠在枕头上休息。她不时抬起头,看看她头顶上那个奇怪的身影,然后又沉了下去。我看不出他们的手以独特的、亲近的方式合在一起,他的指尖通过她手腕上的节奏和跳动,接收她生病的身体的声音。我立刻嫉妒了——不是嫉妒他,不是嫉妒 Yeshi Dhonden 的美貌和圣洁,而是嫉妒她。我想这样被拥抱,被感动,被接纳。我知道,我触诊过无数次脉搏,却没有感受到一次。

　　最后,Yeshi Dhonden 挺直身子,轻轻把女士的手放在床上,然后退后。翻译拿出一个小木碗和两根棍子。Yeshi Dhonden 医师把一部分尿液样本倒入碗中,然后用两根棍子搅打液体。他做了几分钟,直到泡沫形成。然后,他在碗上鞠了一躬,吸了 3 次气味。他放下碗转身离开。在这段时间里,他一句话也没说。当他走近房门时,那女人抬起头,用一种急切而平静的声音向他喊道。"谢谢你,医生,"她说着,用另一只手触摸他之前放在她手腕上的地方,好像要重拾曾去过那里的东西一样。Yeshi Dhonden 转过身去凝视她,然后走进走廊。查房结束。

我们再次坐在会议室里。Yeshi Dhonden 现在第一次用我从未听过的温和的藏语说话。当年轻的翻译开始翻译时,这两个声音持续串联在一起——一个双语的赋格曲,一个追逐另一个,就像僧侣的吟诵。他谈到风吹过女人的身体,水流冲破屏障,形成涡流。他说,这些漩涡存在她的血液里,最后到达一个不完美的心。早在她出生前很久,在她的心腔之间,就有一股风吹过,打开了一扇永远不能打开的深门。穿过它,她的河水满溢,就像春季山溪倾注而下,拍打敲击着大地,淹没她的呼吸。他这样说话,然后缄默。

"我们现在可以诊断吗?"一位教授问道。

查房的主持者知道答案。

"先天性心脏病,"他说,"室间隔缺损,导致心力衰竭。"

我想那是心灵的门户,是不能打开的。洪流通过它淹没了她的呼吸。如此!在这里,是医生倾听身体的声音,而我们都是聋子。他不仅仅是医生,他还是牧师。

我知道……我知道……医生对诸神来说是纯粹的知识,纯粹的疗愈。医生对人来说会失误,必定经常受伤;他的患者必定会死,他也必定死。

自此之后,当我自己查房时,我会听到他的声音,就像古代的佛教祈祷,它的含义早已被遗忘,只有音乐被保留。然后一片欢腾占据了我的心,我觉得自己被某种神圣的东西感动了。

相关证据基础

证据基础发展的阶段

本章所提出的相关实证工作可分为两个阶段。

从 20 世纪 70 年代开始,就有关于冥想和瑜伽练习的研究,尤其是关于高血压等危险因素。许多早期的工作集中在基于曼特拉冥想上,特别是超越冥想(transcendental meditation,TM)。

从 20 世纪 90 年代末开始,工作更多围绕"正念"这一术语,这与该领域总体研究数量的强劲增长一致。在这一领域最有力的工作是基于群体的冥想技术,通过正念减压(mindfulness-based stress reduction,MBSR)和正念认知疗法(mindfulness-based cognitive therapy,MBCT)来改变。

证据等级

在已确定的危险因素和 GRADE 分类相关证据水平的情况下(Owens et al.

2010),对于一些临床问题,证据可能接近"高"水平。然而,在大多数文献中,尤其是集中于较小的出版物上时,所遇到的证据水平将更符合中等、低等或非常低的等级定义,而且通常没有可靠证据得出结论。

系统性综述提供了将证据提升到更高级别的潜力,通常以过去数年的研究为特色,偏倚对结果的影响不能被排除。直至 2005 年,国际医学期刊编辑委员会(International Committee of Medical Journal Editors,ICMJE)决定除了那些正式注册的试验之外不发表其他试验,而许多文献都不在 ICMJE 的期刊上。自 2008 年起,修订的赫尔辛基宣言(World Medical Association 2013)要求试验注册。该领域 2008 年发表的一篇系统性综述得出结论:"大多数关于冥想实践的临床试验通常以方法学质量差为特征,在评估每个主要质量领域中对真实性构成严重威胁"大约 10% 左右的调查研究被认为是高质量的(Ospina et al. 2008)。因此,直至 2005 年和 2008 年安全措施实施,有相当多的工作质量得到改善并积累,实践通常需在有限经验证据基础上进行。

正念概论

什么是正念

历史

> 人算什么,你竟顾念他?
> 威克理夫圣经,诗篇 viii.6

在英语中,mindful 这个词首次被普遍认可是在 1382 年的《威克理夫圣经》中,特别是在诗篇中上帝被问到为什么他对人是"眷顾的",很久以后(1970年),英文圣经新译本把这表达为"人算什么,你竟顾念他?"因此,数个世纪以来,英语中呈现冥想都是是细心、谨慎的。自 19 世纪晚期以来,"正念"一词最常见的翻译是巴利佛经中的"sati"一词。早期的英语用法通常被认为是过时的,但可能对这个词的理解和解释有一定影响。

定义、描述或唤起正念

> 没有困惑的人,不能真正了解情况。
> Edward R. Murrow

文献中,相当多的注意力都在讨论如何简明捕捉"mindfulness"的定义,在许多例子中,作者曾试图在一个句子或短语中捕捉这个术语。仔细回顾这一领域的一个例子是："对当前时刻即时关注的自我调节,并采取好奇、开放和接受的态度。"这可有效扩展为两个组成部分(Bishop et al. 2004),第一是"涉及到对注意力的自我调节,使注意力保持在即时经历上,从而提高对当前精神事件的认识。第二是"对当下的经历采取一种特定态度,这种态度的特点是好奇、开放和接受。"

一份广泛使用的评估正念发展的问卷包括五个方面:观察、描述、意识行为、对内在感受的不评判和对内在感受的顺应。此外,通常可能还会增加自我同情、作为重要影响的可能媒介得到更多关注(Kuyken et al. 2010)。心理学中一个重要的相关概念是元认知意识,或一种习惯性专注于监测心理状态的内在因素的发展。

正念通常是在探索正念状态的冥想练习中培养出来,但从上述的尝试中可捕捉或定义,而它的目标更像一种与内在精神内容相关的特质或习惯性思维方式的转变。因此,这样的项目(Kabat-Zinn 2005,Segal et al. 2012)经常涉及到会话任务,目的是将冥想中培养的意识作为状态变成常规习惯。

在简单的定义中捕捉正念,其复杂性可能会出现,因为这个术语在佛教哲学和实践中起源,它是被作为一套交互的过程或实践来教授的。这些似乎是精心联锁的,并逐步向上螺旋式发展。当历史上的佛陀传授这一通常被称为关键的教义——大念处经(Thera 2010)是以四念处进行教学的,为身念处、受念处、心念处和法念处。在这一过程中,建议进行一系列沉思、冥想,目的是促进正念发展,并通过练习特定的注意力来帮助修持者。例如对死亡和无常的思考,以及关于存在和经验本质的主要教义,通常被称为四圣谛。在心理学和其他文献中正在进行的一项任务是用于治疗干预的正念在多大程度上可被理解、传播或建模,而不需理解它产生的教义。这里可能包括佛教教义,也许是瑜伽或其他精神沉思的传统。目前许多旨在支持修持者进行基于正念干预所需技能培养的课程包括一些与佛教和其他哲学体系相关的课程。这种接触对于发展必要的背景知识和掌握干预措施的能力可能很重要。对于基于正念干预的修持者,需要发展和维持一定程度的正念练习以支持在干预实施的背景下的真实存在。

正念、治疗和冥想

正念疗法

并不是所有的正念疗法都涉及正式冥想,也不是所有的冥想都涉及正念提升。以冥想为基础的疗法可能会被引入医疗保健,并且是以正念疗法包括MBSR、MBCT、内观、坐禅等。MBCT 和 MBSR 都被描述为基于正念的疗法,这在它们的结构中非常清晰。它们通常表现为小组体验,共享一个共同模式,8

周大约 2 小时的小组会议,通常在某一时刻提供一整天冥想。在这两者中,早期的重点都是大力发展冥想实践,通过冥想实践和其他家庭作业元素,将正念融入日常生活。在通常 8 周课程之后,重点将更多转移到使用专注的方法来制定特定的应对策略或开发新的习惯性反应方式促进健康,以期望能够建立一些学习能力来提高正念意识。MBCT 和 MBSR 都利用诗歌来唤起并促进正念发展。在这里,他们从波斯诗人 Rumi 到美国诗人 Mary Oliver 的各种文化资源中汲取素材。

这种诗歌的丰富性可生动阐明正念的关键品质,并帮助激发从面向未来的、通常占主导地位的"做"模式(如在解决问题、制定计划和实现目标时)到"存在"模式(允许事物保持当前状态)的根本转变的可能性。

例如,在 MBCT 中,这种接受能力被认为是预防复发性抑郁的关键。允许不同的感觉停留在意识中,就像它们本身一样,是一种对厌恶自发反应的重要替代选择,可很容易成为习惯性反省思维模式链的第一个环节,从而导致抑郁的复发(Segal et al. 2013)。然而,对一些人,"接受"可能意味着一种被动和顺从的感觉(Segal et al. 2013),而对另一些人,允许不同的感觉停留在意识中可能是令人恐惧的(Shapiro 2001)。Rumi 的诗篇《客栈》(*The Guest House*)(Barks,Moyne 1997)可以戏剧性改变这些反应,激发出一种完全不同、热情的姿态,在隐喻性的"房子"中,把不同的感觉当作短暂而尊贵的客人来迎接。另一首诗《夏日》(*The Summer Day*)由 Mary Oliver(1990)创作,有力向参与者表达照顾好自己的重要性,这也是防止抑郁症复发的关键。通过提醒我们生命垂危,以及我们可选择如何度过"一种狂野而宝贵的生命",开辟了摆脱那些似乎把生命限制在一系列"应该"完成的任务和义务上的、单调乏味的规则的可能性。《野鹅》(*Wild Geese*),也是 Mary Oliver(1986)的作品,传递正念可带来空灵体验,在这里,思想、感受和感觉可在意识中保持,而不会被它们吞没,从而能够欣赏更广阔的背景(Segal et al. 2013)。

正念疗法可用于一系列精神技术中,也可用于非专业环境。诸如 MBSR 和 MBCT 之类的干预通常在世俗环境中进行,并且通常故意避免明显的精神象征。许多西方社会都很容易获得 MBSR——费用因医疗保健系统而异。基于正念的冥想课程也见于许多精神传统,特别是佛教传统。当然,这些通常具有明显的精神内容,并将包括作为课程一部分的佛教哲学内容的呈现。对某些人而言,这可能是吸引他们的源泉,但对于另一些人,这种机会可能是无法获得或不合适的。

涉及不同程度正念的治疗方法

基于冥想的疗法可能包括或不包括促进正念(Goyal et al. 2014a,b),可能包括：TM、其他曼特拉冥想，也有辩证行为疗法（dialectical behavior therapy，DBT），接受和承诺疗法（acceptance and commitment therapy，ACT），以及基于运动的冥想，如瑜伽（如 Iyengar，hatha，shavasana）；太极拳和气功。其他方法可能被一些人认为至少具有冥想成分，但不是基础，主要干预可包括：芳香疗法、生物反馈、神经反馈、催眠、自体训练、心理疗法、笑声疗法、触摸治疗、眼动心身重建法、放松疗法、精神疗法和呼吸练习。

　　TM 是一种以曼特拉为基础的技术，通过这种方式促进注意力控制，从而促进身体健康和幸福。曼特拉的内部重复是教导对此首选的心理态度。它通常在 7 个课程中教授，需要 6 天时间，由经过认证的 TM 老师提供。虽然它不一定以 MBSR 或 MBCT 的方式促进正念，但它是一种冥想方法，可用于注意力控制，因此它包含在本章的范围内。TM 由 2008 年去世的 MaharishiMahesh Yogi 相关世界组织成员推动。由于不属于主流医疗保健部分，一直是收费的，并且可能会相当可观，但也可为那些无力支付的人提供折扣或奖学金。TM 运动与一个政治团体——自然法党有关联。它涉及使用具有吠陀起源的曼特拉。TM 运动受到批评和指控，称它具有某种邪教地位。对于一些人来说，这些关联和其他传统实践，如瑜伽可能会削弱 TM 的可信度，但对于其他人，这种关联可能成为吸引力的来源。

　　瑜伽被认为是一种在哲学体系中与其他正念练习具有共性基础的疗法，因此这里也包括瑜伽，尽管强调正念与瑜伽的体育锻炼成分相比可能有所不同。

文化一致性

　　在考虑为西方临床护理环境中的患者推荐冥想或相关疗法时，练习者需考虑这种建议的文化一致性和可接受性。许多西方国家的正念和冥想活动呈增加趋势。美国被描述为可能处于"思想革命"的背景下（Pickert 2014）。在澳大利亚，有一些关于社区流行正念或瑜伽练习的信息，至少在女性中是这样，其中大约 30% 的受访者在一项重大的全国调查中表示他们定期练习这种性质的东西（Sibbritt et al. 2011）。

　　对于印度或东亚宗教的信徒，特别是佛教徒，或来自这些宗教信仰占主导地位的国家或文化的人，冥想或正念疗法的态度很可能在文化上一致，但这不应理所当然。例如，在许多佛教社会中，冥想通常是一种修道院活动，而不是由非专业人士实践。在西方社会，基督徒推荐祷告作为管理健康问题的方法往往有问题。对于一些来自印度或东亚宗教背景的人，建议他们从事冥想同样可能会被视为与宗教或精神立场有关的问题。

　　虽然冥想通常与印度或东亚宗教有关，但亚伯拉罕传统（基督教、犹太教、伊斯兰教)中的宗教分支可能包括冥想或沉思的实践,而对于他们的信徒,提出冥想可能是与文化相当一致。但偶尔,在这些传统中具有强烈和特定宗教信仰的患者可能认为参与冥想或瑜伽练习涉及接触外来的和潜在危险的哲学体系,并且这些个体可能会受到这些建议的侮辱。

为在本章中直接提出的临床要点,在考虑个体被推荐进行基于正念或冥想的干预是否有益时,重要的是与他们一起探讨他们与冥想或正念练习相关的历史以及相关态度。重要的是,不要以先入为主的方式处理这个问题,因为这种反应有时可能令人惊讶。

对医生而言的正念

用你的五感。学会看,学会听,学会感受,学会嗅,并知道只有练习,你才能成为专家。

聆听你的患者,他告诉你诊断。

William Osler

医疗培训包括临床技能,如目测法、精确触诊和听诊的发展。因此,它涉及注意力控制的改进,并通过训练,在多种感觉方式上增强辨别能力。这些观察能力的发展和维持很可能从正念和沉思训练中受益。

通常,医疗实践与复杂的竞争需求相关的情况并非罕见,具高度情绪化的情境,有时与不习惯的时间,甚至偶尔极端睡眠剥夺有关。尽管处于这些压力之下,医生仍希望保持整合多种感觉模式的能力,将这些整合结果与临床算法和其他支持决策联系起来,做出准确而自信的决定,同时在临床和跨专业的关系上保持同理心、机智和清晰。因此,医学作为一种职业,包含相当大的压力,临床倦怠现象作为对此的一系列可能的不良反应之一已被很好地描述。研究表明,基于正念的培训是能够帮助临床医生避免倦怠的干预措施之一(Linzer et al. 2014,Van Gordon et al. 2014)。

基于正念的训练也可能有助于在临床和其他环境中更好的共情功能,以及促进工作场所更积极和体贴的行为。再次,诗歌的使用在这种训练中也非常有帮助,有助于在医生中建立一种有意识的存在(Connelly 1999,Shapiro 2001)。通常通过慈爱和善的冥想直接培养同情心也可能有效(Boellinghaus et al. 2014)。

考虑上述因素,许多医学院都在他们的课程中引入了正念训练(Dobkin, Hutchinson 2013)。澳大利亚,Monash University 是最坚定和最长期致力于此的。在美国和加拿大,至少在 Brown University Alpert Medical School、Duke

University Medical School、Georgetown University School of Medicine、McGill Faculty of Medicine、University of Massachusetts，University of Pennsylvania、University of Rochester 及 University of Wisconsin 都可找到课程。例如，University of Wisconsin 提供支持临床医生以适应繁忙临床角色需求的方式进行正念练习的网站（University of Wisconsin School of Medicine and Public Health 2010）。

对风险人群而言的正念和冥想

引言

在心血管疾病的重要的可改变危险因素中（Yusuf et al. 2004），将依次考虑吸烟、高脂血症、高血压、糖尿病、超重或肥胖、抑郁和饮酒。在每一个危险因素中都会阐述基本原理、证据以及临床管理的一些建议结论。

吸烟

理论上，基于正念或冥想的方法可能有效帮助减少或停止吸烟，或确实促进其他物质使用模式的积极变化。具有自我意识、注意力控制和自我监控特征的正念水平较高的个体，可能更能够始终如一地应用建议的策略来减少或者停止吸烟。确实有证据表明参加戒烟计划的人，具有正念特质的结果更好（Vidrine et al. 2009）。戒烟时经常提倡进行体育锻炼。在此基础上，涉及瑜伽的基于正念的干预可能有益。虽然呼吸的正念通常不直接建议参与者减慢呼吸，但这通常发生，并且伴随交感神经系统（sympathetic nervous system，SNS）活性下降。副交感神经激活可能减少成瘾。

在对这些干预措施适用于戒烟的系统评价中（Carim-Todd et al. 2013），当采用相当广泛的纳入标准时，综述确定 14 项符合条件的研究。与证据主体一致的问题包括：干预条件的变化、持续时间差异很大、样本定义的多样性，例如在人口统计学和戒烟动机水平方面的可变性、不一致的吸烟行为评定及不一致使用主动控制条件，允许将效果归因于非特定因素。不能明确排除发表论文的偏倚，也没有发现报告阴性结果的研究。那时荟萃分析不可能，但这些研究表明一系列干预措施有积极作用。一些研究，包括对 TM、瑜伽和基于正念的冥想的研究，报告了在治疗结束时吸烟流行率的绝对风险降低 20%~30%，而后续随访没有继续。

鉴于一系列原因，使得将基于正念和冥想的方法引入戒烟基本上合理，并且一些支持性证据尽管水平较低，但似乎有理由向患者建议这种干预可能有帮助，特别是他们事先对冥想练习有一些了解，或被这种倾向所吸引。

高胆固醇和其他脂质代谢异常

许多基于正念的干预措施旨在减少参与者的压力体验,并通过一系列对压力的生理反应,包括皮质醇反应(Sibbritt et al. 2011)影响脂质代谢。对呼吸的影响、中枢神经系统和副交感神经活动的改变可能对脂质代谢产生有益影响。

初步研究已显示一些希望,但目前这方面的证据非常有限(De Armond 1996,Gokal et al. 2007,Toomey 2007)。

就临床医生的循证实践而言,不存在任何可能效果。

高血压

之前在讨论戒烟时已介绍的变化,包括副交感神经和 SNS 神经系统平衡的变化以及对包括下丘脑 - 垂体 - 肾上腺(hypothalamic-pituitary-adrenal,HPA)轴在内的应激激素的其他可能相关影响似乎表明基于冥想的方法管理高血压的一些前景,实际上在文献中得到过证实。

TM 是这一领域的第一个显示有希望的干预措施(Orme-Johnson et al. 2011)。基于对 9 项 RCT 的荟萃分析,包括 3 项高质量的 RCT,建立其有效性(Goyal et al. 2014b)。由此得出的结论是 TM 疗程通常"与收缩压和舒张压分别显著降低约 5mmHg 和 3mmHg 相关"。然而,在这些结论中,发表论文的偏倚不能被明确排除在可能影响因素之外。最近对基于正念的高血压干预的系统评价中,确定四项总体中等到大的效应高质量研究(Abbott et al. 2014)。

作为高血压综合疗法的一个组成部分,对患者而言似乎是可接受的方法,采用曼特拉冥想练习或基于正念的冥想练习似乎有益。与这些患者探讨这种方法作为综合方案的一部分是否具有吸引力似乎是明智的,如果是,则支持他们探索的可能性。

糖尿病

在糖尿病的背景下,使用这些技术的理由似乎是在减轻压力,或许有助于生活方式的改变。对生理参数,如包括皮质醇在内的应激激素的影响,似乎为可能存在的临床显著影响提供积极的合理的预期。瑜伽作为通过体育锻炼进行的干预措施,可能合理地被期望发挥作用。

有证据表明,基于冥想的方法可能有助于减轻糖尿病患者的压力,但迄今为止,糖尿病控制或对其他相关生理问题的影响并不清楚(Alexander et al. 2012,Berghmans et al. 2012,Krolikowski 2013,Schroevers et al. 2013,Schuster 2012,van Son et al. 2014)。与压力激素可能作用于糖尿病的有关发现有些不一致（Chiesa，Serrettiti 2009）。最近一项系统评价得出结论，目前没有明确证据表明，基于正念的训练可改善糖尿病控制或调节相关的肾功能障碍。经研究瑜伽可能在糖尿病自我管理中发挥作用，对于这个论点，在理解上存在特定挑战，其产生效果是特异性还是非特异性，以及与相关的生活方式变化，例如瑜伽训练中通常提倡的饮食调整，以及运动本身的潜在有益效果存在多大相关性。有一些研究结果显示改善糖尿病控制，但目前还没有一系列高质量的研究可得出确凿结论（Alexander et al. 2008）。

基于正念和冥想的方法可能有助于管理糖尿病背景下的压力——这一点上，不能轻易估计接受这种实践的个体利益，但对于某些患者，它可能被证明有益，这似乎是可信的。

超重或肥胖

暴饮暴食可能是一种情绪反应（Pidgeon et al. 2013），可通过基于正念的干预提高元认知意识来改善。瑜伽练习涉及体育锻炼，并且通常与饮食和生活方式改变的教导项目相关联，因此对减重和管理的益处似乎合理。

有证据表明，正念能够缓和心理压力与饮食行为之间的关系（Pidgeon et al. 2013）。基于正念的干预措施有助于减轻体重，许多研究表明，瑜伽可有助于减重和维持（Rioux，Ritenbaughgh 2013）。一些预试研究表明，基于正念的干预可帮助减轻体重（Tapper et al. 2009），但尚未证明其优于传统 CBT 方法。

瑜伽和基于正念的方法有望成为控制体重的辅助手段。如果患者对这些方法有积极的文化倾向，在治疗计划中这些值得考虑。

抑郁

MBCT 作为干预措施旨在帮助患有抑郁的人避免复发或再发（Segal et al. 2002，2012）。MBCT 理论背景的一个重要方面是，通常围绕已发生或可能发生的事物的负面思维关系反省，是抑郁再发的关键触发因素，特别是在之前有过几次发作的情况下。该项目强调减少回避作为应对策略，并促进一种应对方式作为对困难或不适的反应。MBCT 的重点也在于复发特征和复发训练的发展。

现在有大量关于 MBCT 的随机对照试验和多个已发表的荟萃分析。荟萃分析工作侧重于先前至少有 3 次抑郁发作的患者进行为期 12 个月随访，结果显示这些患者中有 32% 复发，而对照组为 60%（Chiesa，Serrettiti 2011；Piet，Hougaardrd 2011）。虽然关于这种治疗有效的原理仍存在问题（Kuyken et al. 2012），但国际上，关于制定指南的工作越来越倾向于将（Jorm et al. 2013，National Institute for Health and Clinical Excellence 2009）包括 MBCT 在内作为至少有过三次重大抑郁事件的人的选择。澳大利亚最近研究表明与联合处方药物是有效的(Meadows et al. 2014)。

通常对于有多次重度抑郁的人,可推荐 MBCT。可接受性因人而异,如果文化上有更强的一致性,包括熟悉瑜伽或冥想练习,那么接受性可能会更大。

酒精

基于正念的方法对酒精和其他物质滥用方法的基本原理与之前介绍的关于吸烟类似。

对滥用或依赖的一些有效干预已被证实(Bramm et al. 2013;Chiesa,Serrettiti 2009;Fernandez et al. 2010;Garland et al. 2010;Ostafin,Marlatttt 2008;Uhlig 2009)。

如果这种基于正念的干预措施可获得并且在文化上可接受,那么可推荐。

在对有心脏疾病的人的管理中进行正念和冥想

引言

本节中,首先介绍在患有心脏病的患者的应用,其后将探讨已提出的危险因素管理的相关工作。在治疗确定的疾病的情况下,证据比危险因素更有限,因此将在心脏问题的范围内简要概述。

理论

已注意到基于正念和冥想的方法可能对情绪压力水平以及高血压、吸烟和抑郁产生影响。大多数情况下,这些发现似乎也适用已出现心脏病的患者,可能有例外。对于患有严重疾病的人,一些特定的物理干预措施可能存在问题。对于某些人,长时间坐着或躺着以及参与瑜伽练习的姿势可能具有挑战性。如果呼吸困难是这种疾病的一个特征,集中注意于呼吸可能具有挑战性,但不一定如此。在培养方法的基础上,而不是像 MBCT 或 MBSR 中那样的回避性应对方式可能有益。

情绪压力可能至少与心肌缺血、非缺血性左心室功能障碍和室性心律失常有关(Ziegelstein 2007)。这种情况下,基于正念和冥想的方法可减少压力水平和改善积极情绪的证据似乎相关。

证据

对冠心病心理干预的 Cochrane 综述(Whalley et al. 2011)包括范围内的冥想练习并没有发现足够质量的研究纳入分析。两项研究因随访时间太短而被排除(Paul-Labrador et al. 2006,Robert McComb et al. 2004)。

其中,对稳定和管理良好的冠状动脉疾病患者的 TM 研究(Paul-Labrador et al. 2006)发现心脏自主神经张力、血压测量和胰岛素抵抗的正面影响。一项针对混合组心血管疾病患者的小型研究以 MBSR 作为干预措施(Robert McComb et al. 2004)发现呼吸模式发生了变化,但没有明确证明其他益处。

冠心病患者的抑郁与预后不良有关。MBCT 已被证明可有效降低抑郁的再发和复发率(Chiesa,Serrettiti 2011)。为什么对抑郁患者的资助一般也不适用于心脏病患者似乎没有特别的原因。一项小型的准实验研究为此提供了支持(O'Doherty et al. 2014))。

最近,对该领域 MBCT 和 MBSR 研究的大型荟萃分析(Abbott et al. 2014)发现,MBSR 或 MBCT 参与导致压力和抑郁的小到中度效应。在患有心脏病和糖尿病的患者的研究中,观察到适度的焦虑效应。通过实证研究的实例,对经皮冠状动脉介入治疗后的人进行简短的 MBSR 干预显示,与自主控制条件相比,心理和社会生活质量得到更大改善,但仅限于 60 岁以下患者(Nyklicek et al. 2014)。

结论

关于基于正念和冥想的方法管理危险因素的证据可能经常推广到管理这些相同因素的背景,因为它们可影响既定疾病的过程。因此,在抑郁和高血压受到关注的情况下,这些方法可能有用,可能在肥胖、高血压和糖尿病控制不良引起问题的情况下也是有益的。如果压力、焦虑或抑郁的主观体验似乎是令人担忧的危险因素,一系列基于冥想的方法可能有价值。如果患者已具有这种实践的背景,并且在文化上一致,则尤为如此。

(陈歆 译,胡哲、屠荣祥 校)

参考文献

Abbott, R. A., Whear, R., Rodgers, L. R., Bethel, A., Coon, J. T., Kuyken, W., . . . Dickens, C. (2014). Effectiveness of mindfulness-based stress reduction and mindfulness based cognitive therapy in vascular disease: A systematic review and meta-analysis of randomised controlled trials. *Journal of Psychosomatic Research, 76*(5), 341–351.

Alexander, G. K., Taylor, A. G., Innes, K. E., Kulbok, P., & Selfe, T. K. (2008). Contextualizing the effects of yoga therapy on diabetes management: A review of the social determinants of physical activity. *Family & Community Health: The Journal of Health Promotion & Maintenance, 31*(3), 228–239.

Alexander, G., Innes, K. E., Bourguignon, C., Bovbjerg, V. E., Kulbok, P., & Taylor, A. G. (2012). Patterns of yoga practice and physical activity following a yoga intervention for adults with or at risk for type 2 diabetes. *Journal of Physical Activity & Health, 9*(1), 53–61.

Barks, C., & Moyne, J. (1997). *The Essential Rumi*. San Francisco: Harper.

Berghmans, C., Godard, R., Joly, J., Tarquinio, C., & Cuny, P. (2012). Effects of the mindfulness based stress reduction (MBSR) approach on psychic health (stress, anxiety, depression) and coping mode of diabetic patients: A controlled and randomized pilot study. *Annales Médico-Psychologiques, 170*(5), 312–317.

Bishop, S. R., Lau, M., Shapiro, S., Carlson, L., Anderson, N. D., Carmody, J., . . . Devins, G. (2004). Mindfulness: A proposed operational definition. *Clinical Psychology: Science and Practice, 11*(3), 230–241.

Boellinghaus, I., Jones, F. W., & Hutton, J. (2014). The role of mindfulness and loving-kindness meditation in cultivating self-compassion and other-focused concern in health care professionals. *Mindfulness, 5*(2), 129–138.

Bramm, S. M., Cohn, A. M., & Hagman, B. T. (2013). Can preoccupation with alcohol override the protective properties of mindful awareness on problematic drinking? *Addictive Disorders & Their Treatment, 12*(1), 19–27.

Carim-Todd, L., Mitchell, S. H., & Oken, B. S. (2013). Mind-body practices: An alternative, drug-free treatment for smoking cessation? A systematic review of the literature. *Drug and Alcohol Dependence, 132*(3), 399–410.

Chiesa, A., & Serretti, A. (2009). Usefulness of mindfulness meditations for psychiatric disorders: A systematic review. *Psichiatria e Psicoterapia, 28*(2), 93–110.

Chiesa, A., & Serretti, A. (2011). Mindfulness based cognitive therapy for psychiatric disorders: A systematic review and meta-analysis. [Meta-analysis review]. *Psychiatry Research, 187*(3), 441–453.

De Armond, D. L. (1996). Effects of the transcendental meditation(rtm) program on psychological, physiological, behavioral and organizational consequences of stress in managers and executives. *Dissertation Abstracts International: Section B: The Sciences and Engineering, 57*(6-B), 4068.

Dobkin, P. L., & Hutchinson, T. A. (2013). Teaching mindfulness in medical school: Where are we now and where are we going? *Medical Education, 47*(8), 768–779.

Fernandez, A. C., Wood, M. D., Stein, L., & Rossi, J. S. (2010). Measuring mindfulness and examining its relationship with alcohol use and negative consequences. *Psychology of Addictive Behaviors, 24*(4), 608–616.

Garland, E. L., Gaylord, S. A., Boettiger, C. A., & Howard, M. O. (2010). Mindfulness training modifies cognitive, affective, and physiological mechanisms implicated in alcohol dependence: Results of a randomized controlled pilot trial. *Journal of Psychoactive Drugs, 42*(2), 177–192.

Gokal, R., Shillito, L., & Maharaj, S. R. (2007). Positive impact of yoga and pranayam on obesity, hypertension, blood sugar, and cholesterol: A pilot assessment. *The Journal of Alternative and Complementary Medicine, 13*(10), 1056–1057.

Goyal, M., Singh, S., Sibinga, E. M. S., Gould, N. F., Rowland-Seymour, A., Sharma, R., . . . Haythornthwaite, J. A. (2014a). Meditation programs for psychological stress and well-being. *Comparative Effectiveness Review*. Rockville. 13(14)-EHC116-EF.

Goyal, M., Singh, S., Sibinga, E. M. S., Gould, N. F., Rowland-Seymour, A., Sharma, R., . . . Haythornthwaite, J. A. (2014b). Meditation programs for psychological stress and well-being: A systematic review and meta-analysis. [Meta-analysis research support, U.S. Gov't, P.H.S. Review]. *JAMA Internal Medicine, 174*(3), 357–368. doi:10.1001/

jamainternmed.2013.13018.

Jorm, A., Allen, N., Morgan, A., Ryan, S., & Purcell, R. (2013). *A guide to what works for depression* (2nd ed.). Melbourne: beyondblue.

Kabat-Zinn, J. (2005). Full catastrophe living: Using the wisdom of your body and mind to face stress, pain, and illness (15th anniversary ed.).

Krolikowski, A. M. (2013). The effectiveness of internet-based mindfulness interventions for physical and mental illnesses: A narrative review. *International Journal of Cyber Behavior, Psychology and Learning, 3*(4), 84–96.

Kuyken, W., Watkins, E., Holden, E., White, K., Taylor, R., Byford, S., . . . Dalgleish, T. (2010). How does mindfulness-based cognitive therapy work? *Behaviour Research and Therapy, 48,* 1105–1112.

Kuyken, W., Crane, R., & Dalgleish, T. (2012). Does mindfulness based cognitive therapy prevent relapse of depression? [Research Support, Non-U.S. Gov't]. *BMJ, 345,* e7194.

Linzer, M., Levine, R., Meltzer, D., Poplau, S., Warde, C., & West, C. P. (2014). 10 bold steps to prevent burnout in general internal medicine. *Journal of General Internal Medicine, 29*(1), 18–20.

Meadows, G. N., Shawyer, F., Enticott, J. C., Graham, A. L., Judd, F., Martin, P. R., & Piterman, L. (2014). Mindfulness-based cognitive therapy for recurrent depression: A translational research study with 2-year follow-up. *Australian and New Zealand Journal of Psychiatry.* doi:10.1177/0004867414525841.

National Institute for Health and Clinical Excellence. (2009). Depression in adults; The treatment and management of depression in adults *NICE clinical guidelines* (p. 34). National Institute for Health and Clinical Excellence. London, UK.

Nyklicek, I., Dijksman, S. C., Lenders, P. J., Fonteijn, W. A., & Koolen, J. J. (2014). A brief mindfulness based intervention for increase in emotional well-being and quality of life in percutaneous coronary intervention (PCI) patients: The mindfulheart randomized controlled trial. *Journal of Behavioral Medicine, 37*(1), 135–144.

Oliver, M. (1986). *Dream Work*. Boston: Grove/Atlantic.

Oliver, M. (1990). *House of Light*. Boston: Beacon Press.

O'Doherty, V., Carr, A., McGrann, A., O'Neill, J. O., Dinan, S., Graham, I., & Maher, V. (2014). A controlled evaluation of mindfulness-based cognitive therapy for patients with coronary heart disease and depression. *Mindfulness(Pagination).* doi:10.1007/s12671-013-0272-0. On Line.

Orme-Johnson, D.W., Barnes, V.A., & Schneider, R.H. (2011). Transcendental Meditation for primary and secondary prevention of coronary heart diseases. In: Allan, Fisher (eds) (2nd ed.), Heart & Mind: the practice of cardiac psychology, 365–379.

Ospina, M. B., Bond, K., Karkhaneh, M., Buscemi, N., Dryden, D. M., Barnes, V., . . . Shannahoff-Khalsa, D. (2008). Clinical trials of meditation practices in health care: Characteristics and quality. *The Journal of Alternative and Complementary Medicine, 14*(10), 1199–1213.

Ostafin, B. D., & Marlatt, G. (2008). Surfing the urge: Experiential acceptance moderates the relation between automatic alcohol motivation and hazardous drinking. *Journal of Social and Clinical Psychology, 27*(4), 404–418.

Owens, D. K., Lohr, K. N., Atkins, D., Treadwell, J. R., Reston, J. T., Bass, E. B., . . . Helfand, M. (2010). AHRQ series paper 5: Grading the strength of a body of evidence when comparing medical interventions – Agency for healthcare research and quality and the effective health-care program. *Journal of Clinical Epidemiology, 63*(5), 513–523. doi:10.1016/j.jclinepi.2009.03.009.

Paul-Labrador, M., Polk, D., Dwyer, J. H., Velasquez, I., Nidich, S., Rainforth, M., . . . Merz, C. N. B. (2006). Effects of a randomized controlled trial of transcendental meditation on components of the metabolic syndrome in subjects with coronary heart disease. *Archives of Internal Medicine, 166*(11), 1218–1224.

Pickert, K. (2014). The mindful revolution. *Time, 183,* 1.

Pidgeon, A., Lacota, K., & Champion, J. (2013). The moderating effects of mindfulness on psychological distress and emotional eating behaviour. *Australian Psychologist, 48*(4), 262–269.

Piet, J., & Hougaard, E. (2011). The effect of mindfulness-based cognitive therapy for prevention of relapse in recurrent major depressive disorder: A systematic review and meta-analysis. [Meta-analysis review]. *Clinical Psychology Review, 31*(6), 1032–1040.

Rioux, J. G., & Ritenbaugh, C. (2013). Narrative review of yoga intervention clinical trials including weight-related outcomes. [Research Support, N.I.H., Extramural Review]. *Alternative Therapies in Health & Medicine, 19*(3), 32–46.

Robert McComb, J. J., Tacon, A., Randolph, P., & Caldera, Y. (2004). A pilot study to examine the effects of a mindfulness-based stress-reduction and relaxation program on levels of stress hormones, physical functioning, and submaximal exercise responses. *Journal of Alternative & Complementary Medicine, 10*(5), 819–827.

Rosengren, A., Hawken, S., Ounpuu, S., Sliwa, K., Zubaid, M., Almahmeed, W. A., . . . investigators, I. (2004). Association of psychosocial risk factors with risk of acute myocardial infarction in 11119 cases and 13648 controls from 52 countries (the INTERHEART study): Case-control study. *Lancet, 364*(9438), 953–962.

Schroevers, M. J., Tovote, K., Keers, J. C., Links, T. P., Sanderman, R., & Fleer, J. (2013). Individual mindfulness-based cognitive therapy for people with diabetes: A pilot randomized controlled trial. *Mindfulness*. doi:10.1007/s12671-013-0235-5. (Pagination), No Pagination Specified.

Schuster, K. (2012). Effect of mindfulness meditation on A1C levels in African American females with type 2 diabetes. *Dissertation Abstracts International: Section B: The Sciences and Engineering, 72*(7-B), 4308.

Segal, Z. V., Williams, J. M. G., & Teasdale, J. (2002). *Mindfulness-based cognitive therapy for depression: A new approach to preventing relapse.* New York: Guilford.

Segal, Z. V., Williams, J. M. G., & Teasdale, J. (2012). *Mindfulness-based cognitive therapy for depression* (2nd ed.). New York: Guilford.

Shapiro, S. L. (2001). Poetry, mindfulness, and medicine. *Family Medicine*, 33(7), 505–507.

Sibbritt, D., Adams, J., & van der Riet, P. (2011). The prevalence and characteristics of young and mid-age women who use yoga and meditation: Results of a nationally representative survey of 19,209 Australian women. [Research support, Non-U.S. Gov't]. *Complementary Therapies in Medicine, 19*(2), 71–77.

Tapper, K., Shaw, C., Ilsley, J., Hill, A. J., Bond, F. W., & Moore, L. (2009). Exploratory randomised controlled trial of a mindfulness-based weight loss intervention for women. [Randomized controlled trial research support, Non-U.S. Gov't]. *Appetite, 52*(2), 396–404.

Thera, S. (2010). Satipatthana Sutta: The discourse on the arousing of mindfulness translated from the Pali. *Access to Insight Legacy Edition*. Retrieved 19 July 2014, from http://www.accesstoinsight.org/tipitaka/mn/mn.010.soma.html.

Toomey, M. (2007). The effects of the transcendental meditation program on carotid atherosclerosis and cardiovascular disease risk factors in Native Hawaiians. *Dissertation Abstracts International: Section B: The Sciences and Engineering, 68*(6-B), 4169.

Uhlig, D. J. (2009). *Mindfulness based relapse prevention and the matrix model in substance abuse relapse prevention* (vol. 70). Walden University, Minnesota, USA.

University of Wisconsin School of Medicine and Public Health. (2010). Mindfulness in medicine. Retrieved 19 July 2014, from http://www.fammed.wisc.edu/mindfulness.

Van Gordon, W., Shonin, E., Zangeneh, M., & Griffiths, M. D. (2014). Work-related mental health and job performance: Can mindfulness help? *International Journal of Mental Health and Addiction, 12*(2), 129–137.

van Son, J., Nyklicek, I., Pop, V. J., Blonk, M. C., Erdtsieck, R. J., & Pouwer, F. (2014). Mindfulness-based cognitive therapy for people with diabetes and emotional problems: Long-term follow-up findings from the diamind randomized controlled trial. *Journal of*

Psychosomatic Research, 77(1), 81–84.

Vidrine, J. I., Businelle, M. S., Cinciripini, P., Li, Y., Marcus, M. T., Waters, A. J., . . . Wetter, D. W. (2009). Associations of mindfulness with nicotine dependence, withdrawal, and agency. *Substance Abuse, 30*(4), 318–327.

Whalley, B., Rees, K., Davies, P., Bennett, P., Ebrahim, S., Liu, Z., . . . Taylor, R. (2011). Psychological interventions for coronary heart disease (Review). *Cochrane Database of Systematic Reviews,* (8), Art. No.: CD002902. doi:10.1002/14651858.CD002902.pub3.

World Medical Association. (2013). *WMA declaration of Helsinki – Ethical principles for medical research involving human subjects.* Ferney-Voltaire: World Medical Association.

Yusuf, S., Hawken, S., Ounpuu, S., Dans, T., Avezum, A., Lanas, F., . . . Investigators, I. S. (2004). Effect of potentially modifiable risk factors associated with myocardial infarction in 52 countries (the INTERHEART study): Case-control study. *Lancet, 364*(9438), 937–952.

Ziegelstein, R. C. (2007). Acute emotional stress and cardiac arrhythmias. *JAMA: Journal of the American Medical Association, 298*(3), 324–329.

第 7 章　精神药理学在心血管疾病患者治疗中的应用

Scott R. Beach，Christopher M. Celano，Jeff C. Huffman，Theodore A. Stern

目录

摘要

心脏病经常与精神疾病共病，患有心脏病的患者经常会被处以精神药物。尽管精神药物对心脏病患者一般具有良好耐受性和有效性,但医生需了解与副作用和安全性相关的关键问题。在抗抑郁药中,选择性 5- 羟色胺再摄取抑制剂(selective serotonin reuptake inhibitors,SSRIs)在心脏病患者中具有最公认的安全记录,但非典型抗抑郁药如米氮平和安非他酮在这些患者中也被认为是安全的。情绪稳定剂,如锂剂和卡马西平与心律失常有关。典型的抗精神病药物,如氟哌啶醇和氯丙嗪会增加 QTc 延长的风险,然而这种延长程度在药物间显著不同。除齐拉西酮外,非典型抗精神病药在这方面被认为更安全,但有些与代谢副作用相关,可增加冠状动脉疾病的风险。苯二氮䓬类的使用通常对患有心脏病的患者是安全的,并且这些药物可通过减少儿茶酚胺激增来缓解急性冠状动脉综合征(acute coronary syndrome,ACS)的症状。最后,兴奋剂虽在患有各种心脏病的患者中相对禁忌,但可谨慎使用,以迅速治疗心脏病患者的抑郁和被动状态。

关键词

抗抑郁药(Antidepressants)·选择性 5- 羟色胺再摄取抑制剂(Selective serotonin reuptake inhibitors,SSRIs)·情绪稳定剂(Mood stabilizers)·抗精神病药(Antipsychotics)·兴奋剂(Stimulants)·苯二氮䓬类(Benzodiazepines)

引言

心脏病经常与精神疾病共病,患有心脏病的患者经常会被处以精神药物。尽管精神病患者对心脏病患者一般具有良好的耐受性和有效性,但医生需了解与副作用和安全性相关的关键问题。本章探讨各类精神科药物及其对心血管系统的影响。

抗抑郁药

三环类抗抑郁药

虽然三环类抗抑郁药(tricyclic antidepressants,TCAs)是 20 世纪 80 年代后期抑郁和焦虑的主要治疗方法,但目前选择性 5- 羟色胺再摄取抑制剂(selective serotonin reuptakeInhibitors,SSRIs)已成为最常用的一类抗抑郁药物。由于 TCAs 的副作用和安全性问题,不再被用作抑郁和焦虑的一线药物,而它们仍常用于治疗失眠和神经性疼痛。

由于其抗胆碱能作用,TCAs引起心率可预见的增加(大约每分钟9次),它们还可由于阻断血管上的α_1受体而引起直立性低血压(Dec,Stern 1990)。与同类TCAs(如去甲替林、地昔帕明、普罗替林)相比,叔胺类TCAs(如阿米替林、多塞平、氯丙咪嗪、丙咪嗪)直立性症状更常见。

TCAs还倾向于更严重但不常见的心脏副作用。由于这些药物在结构上与I类抗心律失常药相似,因此它们在大约10%的人群中以剂量相关的方式致心律失常。此外,大约20%的既往传导障碍患者在服用TCAs时会出现心脏并发症(Roose et al. 1998)。再者,TCAs可导致心电图(electrocardiogram,ECG)上的PR、QRS和QT间期延长,并且TCAs与所有心脏传导阻滞形式相关。有人认为,地昔帕明对心脏传导的影响最严重,而其他研究发现阿米替林和马普替林最常与尖端扭转型室性心动过速相关(Vieweg,Wood 2004)。病例报告还将阿莫沙平与心房扑动和心房颤动联系起来。TCAs过量服用后可能会出现致命的室性心律失常。

由于使用TCAs后室性心律失常和心肌梗死(myocardial infarction,MI)的风险增加,因此不建议冠状动脉疾病(coronary artery disease,CAD)患者使用。事实上,一项控制医学和人口统计学因素的研究发现,接受TCAs治疗的抑郁患者MI的风险超过两倍(Cohen et al. 2000)。

单胺氧化酶抑制剂

单胺氧化酶抑制剂(monoamine oxidase inhibitors,MAOIs)是一类较老的抗抑郁药,由于担心其耐受性和安全性,现在很少使用。虽然MAOIs经常用于治疗非典型特征的抑郁、焦虑和边缘型人格障碍背景下的情绪发作,但当其他(耐受性较好的)药物可用时,医师开出这些药物的情况并不常见。

虽然MAOIs通常与直立性低血压相关,但它们因可能导致严重高血压危象(以枕部头痛、恶心、呕吐、出汗、心动过速和严重高血压为特征)而限制其使用(Lipson,Stern 1991)。危象通常发生在食用含酪胺的食物(如熟成肉或奶酪、某些葡萄酒和啤酒)或间接血管加压剂(如兴奋剂和许多非处方咳嗽及感冒制剂)与MAOIs共同给药时。当与其他5-羟色胺能药物联合使用时,MAOIs也与5-羟色胺综合征有关。肾上腺素能/高血压危象和5-羟色胺综合征均由于心率和血压升高导致心脏需求增加而导致心脏不良后果的显著风险。当MAOI使用时出现高血压危象时,酚妥拉明是推荐的治疗方法。较新的透皮形式的MAOI,司来吉兰,当以低剂量使用时具有最小的高血压危象风险,尽管继续更高剂量需坚持严格的饮食。吗氯贝胺是一种可逆的MAOI,相对安全(因为正常剂量时,它不导致QTc延长或增加心律失常风险),此外,它不受其他MAOIs的严格饮食要求(Lofuto-Neto et al. 1999)。

选择性 5- 羟色胺再摄取抑制剂

自 20 世纪 80 年代末推出以来,SSRIs 已成为抑郁症和焦虑症的主要治疗方法。5 种 SSRIs(氟西汀、帕罗西汀、舍曲林、西酞普兰和艾司西酞普兰)常用,第 6 种(氟伏沙明)处方较少(用于治疗强迫症)。

通常认为 SSRIs 具有良性心血管副作用特征。与 TCAs 相比,SSRIs 的抗胆碱能副作用更少,它们通常会使心率每分钟增加 7~8 次。在 SSRIs 中,帕罗西汀具有最大的抗胆碱能负荷,因此最有可能增加心率。直立性低血压是 SSRI 治疗的罕见副反应。

SSRIs 通常被认为可安全用于 CAD 和 MI 后患者。一项针对氟西汀的小型研究确定了 SSRIs 在这种情况下的安全性(Strik et al. 2000),加拿大心脏病人群抗抑郁药及心理治疗疗效随机试验(Canadian Cardiac Randomized Evaluation of Antidepressant and Psychotherapy Efficacy,CREATE) 发现,西酞普兰治疗 CAD 患者的抑郁安全有效(Lesperance et al. 2007)。至少有一项研究表明 SSRI 治疗的抑郁患者 MI 发生率低于非抑郁的对照组(Cohen et al. 2000)。在多中心、双盲、安慰剂对照的 SADHART 试验中(Glassman et al. 2002),研究人员发现,MI 后随访 6 个月,与安慰剂相比,舍曲林显著改善抑郁症状,并且与射血分数、心脏传导或心脏不良事件的变化无关。重要的是,研究对象直到 MI 后 1 月才开始使用舍曲林,MI 后即刻(第一个月)SSRIs 的安全性尚未确定,但大多数专家认为它们在这种情况下可安全使用。另一项究发现,舍曲林可安全用于充血性心力衰竭(congestive heart failure,CHF)患者,但与安慰剂相比,使用舍曲林并未改善抑郁或心脏转归(Jiang et al. 2008)。最近,一些研究已将 SSRI 治疗与 MI 后患者和健康对照中较低的死亡率和其他不良心脏事件联系起来(Carney et al. 2004,Kimmel et al. 2011,Tiihonen et al. 2006)。

近来人们担心 SSRIs 可能导致 QTc 间期的延长并增加尖端扭转型室性心动过速的风险。事实上,除帕罗西汀之外的所有 SSRIs(在病例报告中)在治疗剂量和过量服用均与 QTc 延长相关(Beach et al. 2013)。特别是西酞普兰已被证明具有中等的 QT 延长效应,这导致美国食品和药物管理局(Food and Drug Administration,FDA)于 2011 年 8 月建议将西酞普兰的最大日剂量限制为每天 40mg(肝功能损害或年龄超过 60 岁者为 20mg 患者),因为在较高剂量时 QTc 延长的风险增加,并且在先天性长 QT 综合征患者中宣布其使用禁忌。虽 2012 年 3 月发布的修订不那么严格,但西酞普兰仍不建议每天服用超过 40mg 的剂量。尽管艾司西酞普兰似乎对延长 QTc 间期具有更为明显且剂量依赖性影响,但其他 SSRIs 尚未发布与 QTc 相关的推荐(Castro et al. 2013)。一项关于 SSRIs 对 QTc 间期影响的荟萃分析(16 项研究)发现 SSRIs 平均延长 QTc 6

毫秒，即使患者有心脏病史，这表明这些药物谨慎使用时风险非常低（Beach et al. 2014）。

5- 羟色胺和去甲肾上腺素再摄取抑制剂

5- 羟色胺和去甲肾上腺素再摄取抑制剂（serotonin-norepinephrine reuptake inhibitors，SNRIs）（如文拉法辛、去甲文拉法辛和度洛西汀）是一类常用于治疗抑郁的新型抗抑郁药。

使用即刻释放的文拉法辛可发生血压升高，这被认为是去甲肾上腺素能作用引起，大约7%的患者每天服用300mg，13%的患者每天服用>300mg出现血压升高，半数患者可自行缓解（Thase 1998）。文拉法辛的缓释制剂似乎高血压发生率较低。去甲文拉法辛也与舒张压升高有关，但程度低于文拉法辛（Perry，Cassagnol 2009），而度洛西汀与血压的显著改变无关。

一些病例报告将文拉法辛的过量使用与急性心力衰竭和心源性死亡相联系（Batista et al. 2013）。另外，在使用治疗量文拉法辛情况下，还报道一例被认为是由去甲肾上腺素能激增引起的Takotsubo心肌病。在度洛西汀和去甲文拉法辛过量的情况下也报道过Takotsubo心肌病（Neil et al. 2012）。

至少有一项研究表明使用文拉法辛可能会导致QTc延长，并且过量与室性心律失常有关。去甲文拉法辛和度洛西汀与QTc延长无关（Waring et al. 2010）。

其他抗抑郁药

安非他酮是去甲肾上腺素和多巴胺再摄取抑制剂，通常用于治疗抑郁，作为单一疗法或作为SSRI的辅助药物。安非他酮也被证明有助于戒烟。

治疗剂量的安非他酮对血压、心率或其他心血管参数没有不良影响（Kiev et al. 1994）。对患有CAD抑郁患者，安非他酮的早期研究发现该药物具有有利的心血管副作用特征（Roose et al. 1991）。戒烟文献已证明安非他酮（每日剂量高达300mg）在即刻心肌梗死后阶段是安全的，与心脏不良事件无关（Rigotti et al. 2006）。即使过量服用，安非他酮似乎也不会诱发不良的心血管事件，但可能会出现高血压和心动过速（Balit et al. 2003），并注意到一些广泛复杂的心动过速和心脏骤停的病例（Tracey et al. 2002）。

另一种非典型抗抑郁药米氮平心血管副作用较少。即使过量服用，它对心脏传导或生命体征几乎没有影响（Velazquez et al. 2001）。最近一项为期24周的随机、安慰剂对照研究的心肌梗死和抑郁干预试验（Myocardial Infarction and Depression-Intervention Trial，MIND-IT）发现米氮平在MI后第一年内被诊断患有抑郁的209名MI患者中是安全的（van den Brink et al. 2002）。在心脏病患者中使用的一个潜在缺点是其倾向于引起与抗组胺能力相关的体重增加。

曲唑酮被作为抗抑郁药研发,在美国主要是用于治疗失眠症,但在其他国家仍被用作抗抑郁药。相关化合物(萘法唑酮和新药维拉佐酮)偶尔用作抗抑郁药。曲唑酮很少与心律失常和 QTc 延长有关(Service,Waring 2008),可能是因其作用于钾通道,因此,可以谨慎用于那些有心律失常倾向或有心律失常史的患者。与萘法唑酮相比,使用曲唑酮直立性症状更常见,并有与前者相关的晕厥报告(Nambudiri et al. 1989)。未发现维拉佐酮具有不良心脏作用。

关于在心脏病患者中使用抗抑郁药的建议

一般而言,对于需要药物治疗抑郁或焦虑的心脏病患者,SSRIs(由于其功效和既定的安全记录)是一线治疗。对于单药治疗仅实现部分缓解的患者,安非他酮是一种合理的增强策略,请记住它有时与惊恐恶化有关。米氮平虽可安全用于心脏病患者,但由于其倾向于引起体重增加,因此不是一线药物。SNRIs 在心脏病患者中的安全记录较少,且文拉法辛与血压升高密切相关。对许多医师来说,心脏病患者通常应避免使用 TCAs 和 MAOIs(可能吗氯贝胺是例外)。

情绪稳定剂

锂剂仍是治疗双相情感障碍的"金标准",有时也被用作单相抑郁患者的增强剂。据报道,锂剂会导致窦性心动过缓、窦房结功能障碍、房室(atrioventricular,AV)阻滞、T 波改变和心室激惹(Freeman,Freeman 2006)。然而,它通常与心血管系统的其他影响无关,病态窦房结综合征被认为是锂剂使用的唯一心脏禁忌证。

丙戊酸是抗惊厥药,常用于治疗双相情感障碍,特别用于治疗躁狂发作。丙戊酸与血小板减少症、血小板功能异常以及医疗干预或手术后出血风险增加有关。其余没有心脏副作用与丙戊酸的使用有关。

卡马西平和奥卡西平是用于治疗双相情感障碍的其他抗惊厥药。卡马西平可减慢心脏传导,应避免用于高度房室传导阻滞和病态窦房结综合征患者。过量的卡马西平可能导致高度 AV 阻滞。奥卡西平与心脏不良副作用无关。

拉莫三嗪是抗惊厥药,通常用于治疗双相情感障碍的抑郁发作。拉莫三嗪的心血管作用尚未被描述,并且被认为对于患有心脏病的患者是安全的。

关于在心脏病患者中使用情绪稳定剂的建议

在心脏病患者中没有情绪稳定剂的随机试验。尽管如此,在没有传导延迟的情况下,情绪稳定剂通常被认为是安全的。在 AV 阻滞和病态窦房结综合征的情况下,应避免使用锂剂和卡马西平。

抗精神病药

常规抗精神病药

第一代或"典型的"抗精神病药物在精神分裂症、分裂情感障碍、情感性疾病(抑郁症或双相情感障碍)或谵妄的情况下具有用于治疗精神病症状的长期历史。虽然可有效治疗这些症状,但它们引起运动(即锥体外系)副作用的倾向,例如肌张力障碍反应、静坐不能和迟发性运动障碍导致其对慢性精神疾病的使用减少。

然而这些药物仍可用于心脏病患者,最常用于治疗谵妄。

抗精神病药物是治疗谵妄相关躁动的一线治疗方法,氟哌啶醇是最常用于此目的的抗精神病药(American Psychiatric Association 1999)。尽管这种药物可口服或肌内给药,但其静脉注射形式优选,原因如下:给药容易且无痛、起效快(起效时间约为 15~30 分钟)并且与其他方案比不太可能诱发运动副作用。从心脏角度看,它对心率、血压或呼吸状态的影响很小,它没有活性代谢产物,基本上没有抗胆碱能作用。

虽然较少使用,氯丙嗪,一种低效力的典型抗精神病药物,也可用作谵妄的治疗,这在很大程度上因为它可在临床患者中静脉内给药(使其快速起效和镇静)。与氟哌啶醇不同,氯丙嗪和其他低效抗精神病药(例如硫利达嗪)可具有显著的心血管作用。具体而言,它们的抗胆碱能特性可引起心动过速,其 α_1 受体阻断可引起显著的低血压。因此,这些药物通常在心脏病患者中需避免,特别是那些血流动力学不稳定的患者。

此外,所有典型的抗精神病药物都与尖端扭转型室性心动过速(torsades de pointes,TDP)相关,发生于导致 QTc 间期延长药物的一种恶性多形性室性心律失常(Beach et al. 2013,Wenzel-Seifert et al. 2011)。所有典型的抗精神病药物均可引起 QTc 延长,并且许多与 TDP 有关。一般而言,抗精神病药物剂量与 QTc 延长之间存在剂量 - 反应关系(Reilly et al. 2000),低效力抗精神病药物较高效药物倾向于引起更多的 QTc 延长(Mehtonen et al. 1991)。例如,硫利达嗪,一种低效抗精神病药物,一直被认为可以引起抗精神病药最大程度的

QTc 延长（Beach et al. 2013，Harrigan et al. 2004，Wenzel-Seifert et al. 2011）。然而更高效的药物，如氟哌啶醇，也会引起 QTc 延长（Harrigan et al. 2004，Ozeki et al. 2010）。通常，氟哌啶醇引起轻度 QTc 延长（当以 15mg /d 口服给药时 5~7 毫秒）（Harrigan et al. 2004）。然而当静脉内使用氟哌啶醇时，QTc 延长和 TDP 的风险显著增加。当静脉内给药，特别是在较高剂量（每天 >35mg）时，氟哌啶醇与更高的 QTc 延长和 TDP 发生率相关（Ozeki et al. 2010，Sharma et al. 1998，Vieweg et al. 2009）。据报道，超过 70 例 TDP 与氟哌啶醇有关（Wenzel- Seifert et al. 2011），氟哌啶醇治疗谵妄患者的 TDP 发生率在 0.36%~3.5%（Sharma et al. 1998，Wilt et al. 1993）。其他因素（如结构性心脏病、先天性长 QT 综合征、高龄、女性，电解质异常（低钾血症、低镁血症）以及内分泌和神经系统疾病）也作用于 QTc 延长和 TDP 风险（Vieweg 2002）。因此在这些患者中使用典型的抗精神病药物时应格外小心。

非典型抗精神病药

自从引入临床实践以来，第二代或"非典型"抗精神病药物的使用频率已增加。与典型的抗精神病药物相反，非典型药物较少引起锥体外系副作用，因此管理一系列许多精神疾病通常优于典型的抗精神病药物。被考虑为精神分裂症的一线治疗方法，可用于治疗双相情感障碍的躁狂或抑郁，作为重度抑郁症或强迫症的抗抑郁药的增强剂，或用于在某些人格障碍的背景下控制情绪不稳定或激惹。此外，与典型的抗精神病药一样，这些药物可用于治疗谵妄患者的躁动。

与典型的抗精神病药一样，非典型抗精神病药也与许多心血管副作用有关（包括低血压、直立性低血压、心动过速、QTc 延长和 TDP）。这类药物也与代谢副作用（包括体重增加、高脂血症和糖代谢异常）的发展有关。由于其独特的受体结合特征，非典型抗精神病药物的心血管副作用差异很大。

头晕和低血压是抗精神病药物最常见的心血管副作用，一些研究发现大多数接受这些药物治疗的患者在初始会出现短暂的头晕或低血压（Mackin 2008）。这些副作用通常由非典型抗精神病药的抗胆碱能和抗肾上腺素能介导。氯氮平、喹硫平和利培酮经常与直立性低血压相关（Drici，Priori 2007；Khasawneh，Shankar 2014），而奥氮平和齐拉西酮不太可能产生这种副作用（鉴于它们的肾上腺素能阻滞效果较差）（Khasawneh，Shankar 2014）。

心动过速也常见于使用非典型抗精神病药物，可能与这些药物的抗胆碱能特性有关。所有非典型抗精神病药都可引起心动过速，但这种副作用与氯氮平相关（Drici，Priori 2007；Mackin 2008）。氯氮平主要用于难治性精神分裂症，其引起心肌炎的倾向也是独特的，由于这种相对罕见但可能危及生命的副作用,它已收到黑框警告(Drici,Priori 2007;Khasawneh,Shankar 2014;Mackin 2008)。

非典型抗精神病药物与显著的代谢副作用(包括体重增加、高血糖和血脂异常)的发生有关。体重增加被认为由 5HT-2C 和 H_1 受体拮抗作用引起,其特征是在使用的最初几个月内体重迅速增加,随后 1 年体重增加不快,直到达到新的体重稳态(American Diabetes Association and American Psychiatric Association 2004,Deng 2013)。糖代谢异常似乎主要由胰岛素抵抗增加引起,并可能与体重增加无关(American Diabetes Association and American Psychiatric Association 2004,Deng 2013)。最后,与非典型抗精神病药物相关的血脂异常(主要是高甘油三酯血症)可能由于对甘油三酯代谢的直接影响或与上述体重增加和胰岛素抵抗有关(Yan et al. 2013)。无论如何,在所有这些领域中,某些抗精神病药更容易引起代谢副作用。具体而言,氯氮平和奥氮平的代谢副作用风险最高,利培酮和喹硫平适中,阿立哌唑和齐拉西酮最低(American Diabetes Association and American Psychiatric Association 2004;Deng 2013;Drici,Priori 2007;Yan et al. 2013)。

最后,与典型抗精神病药物一样,非典型抗精神病药物可导致 QTc 延长,并且病例报告示许多与 TDP 有关。非典型抗精神病药中,齐拉西酮是最常见的与 QTc 延长相关的药物(Beach et al. 2013,Harrigan et al. 2004)。在一项评估 6 种药物对精神障碍患者 QTc 影响的随机试验中,齐拉西酮与奥氮平(1.7毫秒)、喹硫平(5.7毫秒)和利培酮(3.9毫秒)相比,引起的 QTc(15.9毫秒)增加更多(Harrigan et al. 2004)。关于较新的抗精神病药物的数据较少,大多数信息仅可从包装说明书中获得。在较新的抗精神病药物中,伊潘立酮和帕潘立酮具有最大的 QTc 延长风险(平均增加 1~12 毫秒)[Citrome 2011;"Fanapt (Iloperidone) (package insert)," 2012;Hough et al. 2011;"Invega (paliperidone) (package insert),"2011;Weiden et al. 2008],而阿塞那平和鲁拉西酮不太可能导致 QTc 延长(平均增加 0.3~8 毫秒)[Citrome 2009;"Latuda (lurasidone)(package insert)," 2012;Potkin et al. 2011;"Saphris (asenapine) (package insert)," 2012]。阿立哌唑是唯一与 QTc 延长无关的非典型抗精神病药物(Belgamwar,El-Sayeh 2011;Muzyk et al. 2011)。非典型抗精神病药和 TDP 间的联系不太清楚,病例报告和不良事件报告是更严重的心血管副作用的主要来源。两项大型回顾性研究发现非典型抗精神病药与心源性猝死有关,TDP 是导致这些患者死亡的一种可能机制(Jolly et al. 2009,Ray et al. 2009)。齐拉西酮在两个病例报告中报道与 TDP 相关(Heinrich et al. 2006,Manini et al. 2007),在另一个报告中,喹硫平被报道与 TDP 有关(Vieweg et al. 2005)。氯氮平、阿塞那平、鲁拉西酮、伊潘立酮和帕潘立酮从未与 TDP 相关,然而,鉴于 TDP 的发生率较低,可能需更大研究检测这些药物引起的 TDP 风险增加。

关于在心脏病患者中使用抗精神病药物的建议

抗精神病药物可安全用于心血管疾病患者。对于需使用抗精神病药治疗的大多数精神疾病,非典型抗精神病药物被认为是第一线。对于患有代谢综合征或有代谢综合征风险的患者,应注意选择具有较低代谢副作用风险的药物(例如阿立哌唑)。当开始非典型抗精神病药物时,应密切监测患者的代谢副作用,特别是在第 1 年。美国糖尿病协会和美国精神病学协会推荐以下监测时间表:应每月监测体重,然后每季度监测一次,空腹血糖应在基线和 3 个月时获得,然后每年 1 次,并且应在基线、3 个月、然后每 5 年获得一个空腹血脂(American Diabetes Association and American Psychiatric Association 2004)。

对于患有谵妄相关性躁动的患者,抗精神病药被认为是管理这些症状的一线治疗,并且在血流动力学不稳定性患者中,高效能的典型抗精神病药(例如氟哌啶醇)最佳。但如上所述,应注意尽量减少 QTc 延长和 TDP 的风险。特别是当使用静脉注射氟哌啶醇时,建议每日检查心电图,确保整个治疗过程中 QTc 保持在 500ms 以下。如患者出现显著 QTc 延长,应尽量减少其他危险因素的暴露,并应使用较少引起 QTc 延长的抗精神病药物。

苯二氮䓬类

苯二氮䓬类药物通常用于治疗焦虑障碍和失眠症。虽然现在主要短期使用,直到其他药物(如 SSRIs)生效,但许多患者仍长期接受苯二氮䓬类药物治疗。在医院环境中,苯二氮䓬类药物也用于管理酒精戒断。使用苯二氮䓬类药物的一个重要警告是,它们会加重意识模糊,并且会矛盾地恶化谵妄或痴呆患者的躁动,因此,其他药剂(如抗精神病药)可能更适合于治疗谵妄或痴呆心脏病患者的焦虑、恐惧和痛苦。苯二氮䓬类药物通常具有良好耐受性,低血压发生率低,几乎没有抗胆碱能作用,并且当使用标准剂量时,呼吸抑制发生率非常低。苯二氮䓬类药物在基线和应激时间均降低儿茶酚胺水平(Dixon et al. 1980,Melsom et al. 1976),并降低冠状动脉血管阻力(Nitenberg et al. 1983)。苯二氮䓬类药物也与左心室舒张末压降低、血小板聚集减少和心室性心律失常发生率降低有关(Huffman,Stern 2003,Muenster et al. 1967,Van Loon 1968)。

苯二氮䓬类药物经常用于患有胸痛的患者,并且被认为对心源性和非心源性胸痛都有效且安全。Wheatley 发现,在 MI 后阶段向标准心脏治疗药物中添加苯二氮䓬类药物可以显著降低未服用 β- 受体阻滞剂患者再梗死的发生率(Wheatley 1984)。应注意,研究中的患者没有服用 β 受体阻滞剂。

戒断苯二氮䓬类药物会导致焦虑、震颤、出汗、恶心、失眠和烦躁,生命体征——尤其是血压和心率——通常在未经治疗的苯二氮䓬戒断中升高。苯二氮䓬戒断引起的谵妄与充血性心力衰竭、误吸、深静脉血栓形成和其他严重的医学并发症(例如跌倒)的风险显著相关。

在患有心脏病的患者中使用苯二氮䓬类药物的建议

苯二氮䓬类通常被认为对患有心脏病的患者是安全的,并且可能在患有心源性胸痛的患者中发挥重要的抗焦虑辅助药物的作用。苯二氮䓬类药物可使谵妄恶化并增加跌倒风险,因此老年患者和其他有此类并发症风险的人群应谨慎使用。

兴奋剂

除用于治疗注意力缺陷多动障碍外,精神兴奋剂还被证明是临床住院患者中快速起效的有效抗抑郁药(Masand et al. 1991,Woods et al. 1986)。虽然它们可能会增高血压和心率,但兴奋剂可能对需要快速治疗抑郁的心脏病患者有用(例如严重抑郁,由于被动状态或口服摄入量减少而对康复产生负面影响,或影响到患者作出医疗决定的能力)。对于有室性心动过速、近期 MI、CHF、未控制的高血压或心动过速,或同时服用 MAOIs 的患者,兴奋剂相对禁忌。而在许多心脏病患者,缓慢向上滴定剂量的精神兴奋剂可安全使用。莫达非尼是用于发作性睡病的类似兴奋剂的药物,通常对血压和心率的影响较小,可作为替代疗法。

结论

虽然许多精神科药物可安全用于心脏病患者,但医生需了解并监测针对可能对于个别类别的潜在副作用。鉴于心脏病与精神疾病之间的联系,心脏病的存在不应排除对精神病合并症的必要治疗,但可能需对开处方者的风险 / 益处进行深思熟虑和仔细评估。

临床意义

由于其功效和既定的安全记录,SSRIs 是心脏病患者抑郁和焦虑的一线治疗方法。安非他酮是抑郁合理和安全的增强策略。在没有传导延迟的情况下,情绪稳定剂在心脏病患中被认为是安全的。抗精神病药可安全用于心脏病患者,非典型药物被考虑是一线方案。应努力减少 CAD 或 CHF 患者的代谢副

作用。抗精神病药还具有延长 QTc 间期的风险,这方面应谨慎行事。苯二氮
䓬类通常可安全用于心脏病患者,并可缓解心源性胸痛相关的焦虑。兴奋剂
也可在采取一些基本的预防措施情况下在这一人群中安全使用。

(胡哲 译,陈歆、屠荣祥 校)

参考文献

American Diabetes Association, & American Psychiatric Association. (2004). Consensus development conference on antipsychotic drugs and obesity and diabetes. *Diabetes Care, 27*(2), 596–601.

American Psychiatric Association. (1999). Practice guideline for the treatment of patients with delirium. *The American Journal of Psychiatry, 156*(5 Suppl), 1–20.

Balit, C. R., Lynch, C. N., & Isbister, G. K. (2003). Bupropion poisoning: A case series. *Medical Journal of Australia, 178*(2), 61–63.

Batista, M., Dugernier, T., Simon, M., Haufroid, V., Capron, A., Fonseca, S., ... Hantson, P. (2013). The spectrum of acute heart failure after venlafaxine overdose. *Clinical Toxicology (Phila), 51*(2), 92–95. doi:10.3109/15563650.2012.763133.

Beach, S. R., Celano, C. M., Noseworthy, P. A., Januzzi, J. L., & Huffman, J. C. (2013). QTc prolongation, torsades de pointes, and psychotropic medications. *Psychosomatics, 54*(1), 1–13. doi:10.1016/j.psym.2012.11.001.

Beach, S. R., Kostis, W. J., Celano, C. M., Januzzi, J. L., Ruskin, J. N., Noseworthy, P. A., & Huffman, J. C. (2014). Meta-analysis of selective serotonin reuptake inhibitor-associated QTc prolongation. *Journal of Clinical Psychiatry, 75*(5), e441–e449. doi:10.4088/JCP.13r08672.

Belgamwar, R. B., & El-Sayeh, H. G. (2011). Aripiprazole versus placebo for schizophrenia. *Cochrane Database of Systematic Reviews, 8*, CD006622. doi:10.1002/14651858.CD006622. pub2.

Carney, R. M., Blumenthal, J. A., Freedland, K. E., Youngblood, M., Veith, R. C., Burg, M. M., ... Investigators, E. (2004). Depression and late mortality after myocardial infarction in the Enhancing Recovery in Coronary Heart Disease (ENRICHD) study. *Psychosomatic Medicine, 66*(4), 466–474. doi:10.1097/01.psy.0000133362.75075.a6.

Castro, V. M., Clements, C. C., Murphy, S. N., Gainer, V. S., Fava, M., Weilburg, J. B., ... Perlis, R. H. (2013). QT interval and antidepressant use: A cross sectional study of electronic health records. *BMJ, 346*, f288. doi:10.1136/bmj.f288.

Citrome, L. (2009). Asenapine for schizophrenia and bipolar disorder: A review of the efficacy and safety profile for this newly approved sublingually absorbed second-generation antipsychotic. *International Journal of Clinical Practice, 63*(12), 1762–1784. doi:IJCP2228 [pii] 10.1111/j.1742-1241.2009.02228.x.

Citrome, L. (2011). Iloperidone: A clinical overview. *Journal of Clinical Psychiatry, 72*(Suppl 1), 19–23. doi:10.4088/JCP.10075su1.04.

Cohen, H. W., Gibson, G., & Alderman, M. H. (2000). Excess risk of myocardial infarction in patients treated with antidepressant medications: Association with use of tricyclic agents. *American Journal of Medicine, 108*(1), 2–8.

Dec, G. W., & Stern, T. A. (1990). Tricyclic antidepressants in the intensive care unit. *Journal of Intensive Care Medicine, 5*(2), 69–81.

Deng, C. (2013). Effects of antipsychotic medications on appetite, weight, and insulin resistance. *Endocrinology and Metabolism Clinics of North America, 42*(3), 545–563. doi:10.1016/j. ecl.2013.05.006. S0889-8529(13)00041-8 [pii].

Dixon, R. A., Edwards, I. R., & Pilcher, J. (1980). Diazepam in immediate post-myocardial infarct period. A double blind trial. *British Heart Journal, 43*(5), 535–540.

Drici, M. D., & Priori, S. (2007). Cardiovascular risks of atypical antipsychotic drug treatment. *Pharmacoepidemiology and Drug Safety, 16*(8), 882–890. doi:10.1002/pds.1424.

Fanapt (Iloperidone). (2012) *Novartis Pharmaceuticals Corporation.* East Hanover.

Freeman, M. P., & Freeman, S. A. (2006). Lithium: Clinical considerations in internal medicine. *American Journal of Medicine, 119*(6), 478–481. doi:10.1016/j.amjmed.2005.11.003.

Glassman, A. H., O'Connor, C. M., Califf, R. M., Swedberg, K., Schwartz, P., Bigger, J. T., Jr., . . . Sertraline antidepressant heart attack randomized trial, G. (2002). Sertraline treatment of major depression in patients with acute MI or unstable angina. *JAMA, 288*(6), 701–709.

Harrigan, E. P., Miceli, J. J., Anziano, R., Watsky, E., Reeves, K. R., Cutler, N. R., . . . Middle, M. (2004). A randomized evaluation of the effects of six antipsychotic agents on QTc, in the absence and presence of metabolic inhibition. *Journal of Clinical Psychopharmacology, 24*(1), 62–69. doi:10.1097/01.jcp.0000104913.75206.62.

Heinrich, T. W., Biblo, L. A., & Schneider, J. (2006). Torsades de pointes associated with ziprasidone. *Psychosomatics, 47*(3), 264–268. doi:10.1176/appi.psy.47.3.264. S0033-3182 (06)71161-6 [pii].

Hough, D. W., Natarajan, J., Vandebosch, A., Rossenu, S., Kramer, M., & Eerdekens, M. (2011). Evaluation of the effect of paliperidone extended release and quetiapine on corrected QT intervals: A randomized, double-blind, placebo-controlled study. *International Clinical Psychopharmacology, 26*(1), 25–34. doi:10.1097/YIC.0b013e3283400d58.

Huffman, J. C., & Stern, T. A. (2003). The use of benzodiazepines in the treatment of chest pain: A review of the literature. *Journal of Emergency Medicine, 25*(4), 427–437.

Invega (paliperidone). (2011). *Titusville.* Titusville: Janssen Pharmaceuticals.

Jiang, W., O'Connor, C., Silva, S. G., Kuchibhatla, M., Cuffe, M. S., Callwood, D. D., . . . Investigators, S. C. (2008). Safety and efficacy of sertraline for depression in patients with CHF (SADHART-CHF): A randomized, double-blind, placebo-controlled trial of sertraline for major depression with congestive heart failure. *American Heart Journal, 156*(3), 437–444. doi: 10.1016/j.ahj.2008.05.003.

Jolly, K., Gammage, M. D., Cheng, K. K., Bradburn, P., Banting, M. V., & Langman, M. J. (2009). Sudden death in patients receiving drugs tending to prolong the QT interval. *British Journal of Clinical Pharmacology, 68*(5), 743–751. doi:10.1111/j.1365-2125.2009.03496.x.

Khasawneh, F. T., & Shankar, G. S. (2014). Minimizing cardiovascular adverse effects of atypical antipsychotic drugs in patients with schizophrenia. *Cardiology Research and Practice, 2014*, 273060. doi:10.1155/2014/273060.

Kiev, A., Masco, H. L., Wenger, T. L., Johnston, J. A., Batey, S. R., & Holloman, L. C. (1994). The cardiovascular effects of bupropion and nortriptyline in depressed outpatients. *Annals of Clinical Psychiatry, 6*(2), 107–115.

Kimmel, S. E., Schelleman, H., Berlin, J. A., Oslin, D. W., Weinstein, R. B., Kinman, J. L., . . . Lewis, J. D. (2011). The effect of selective serotonin re-uptake inhibitors on the risk of myocardial infarction in a cohort of patients with depression. *British Journal of Clinical Pharmacology, 72*(3), 514–517. doi:10.1111/j.1365-2125.2011.04008.x.

Latuda (lurasidone) [package insert]. (2012). *Marlborough.* MA: Sunovion Pharmaceuticals.

Lesperance, F., Frasure-Smith, N., Koszycki, D., Laliberte, M. A., van Zyl, L. T., Baker, B., . . . Investigators, C. (2007). Effects of citalopram and interpersonal psychotherapy on depression in patients with coronary artery disease: The Canadian Cardiac Randomized Evaluation of Antidepressant and Psychotherapy Efficacy (CREATE) trial. *JAMA, 297*(4), 367–379. doi: 10.1001/jama.297.4.367.

Lipson, R. E., & Stern, T. A. (1991). Management of monoamine oxidase inhibitor-treated patients in the emergency and critical care setting. *Journal of Intensive Care Medicine, 6*, 117–125.

Lotufo-Neto, F., Trivedi, M., & Thase, M. (1999). Meta-analysis of the reversible inhibitors of monoamine oxidase A moclobemide and brofaromine for the treatment of depression. *Neuropsychopharmacology, 20*(3), 226–247. doi:10.1016/S0893-133X(98)00075-X.

Mackin, P. (2008). Cardiac side effects of psychiatric drugs. *Human Psychopharmacology, 23* (Suppl 1), 3–14. doi:10.1002/hup.915.

Manini, A. F., Raspberry, D., Hoffman, R. S., & Nelson, L. S. (2007). Delayed torsade de pointes (TdP) associated with ziprasidone overdose [abstract]. *Clinical Toxicology (Philadelphia, Pa.), 45*, 366.

Masand, P., Pickett, P., & Murray, G. B. (1991). Psychostimulants for secondary depression in medical illness. *Psychosomatics, 32*(2), 203–208. doi:10.1016/S0033-3182(91)72093-8.

Mehtonen, O. P., Aranko, K., Malkonen, L., & Vapaatalo, H. (1991). A survey of sudden death associated with the use of antipsychotic or antidepressant drugs: 49 cases in Finland. *Acta Psychiatrica Scandinavica, 84*(1), 58–64.

Melsom, M., Andreassen, P., Melsom, H., Hansen, T., Grendahl, H., & Hillestad, L. K. (1976). Diazepam in acute myocardial infarction. Clinical effects and effects on catecholamines, free fatty acids, and cortisol. *British Heart Journal, 38*(8), 804–810.

Muenster, J. J., Rosenberg, M. S., Carleton, R. A., & Graettinger, J. S. (1967). Comparison between diazepam and sodium thiopental during DC countershock. *JAMA, 199*(10), 758–760.

Muzyk, A. J., Rivelli, S. K., Gagliardi, J. P., Revollo, J. Y., & Jiang, W. (2011). A retrospective study exploring the effects of intramuscular aripiprazole on QTc change in agitated medically ill patients. *Journal of Clinical Psychopharmacology, 31*(4), 532–534. doi:10.1097/JCP.0b013e318221e63b. 00004714-201108000-00024 [pii].

Nambudiri, D. E., Mirchandani, I. C., & Young, R. C. (1989). Two more cases of trazodone-related syncope in the elderly. *Journal of Geriatric Psychiatry and Neurology, 2*(4), 225.

Neil, C. J., Chong, C. R., Nguyen, T. H., & Horowitz, J. D. (2012). Occurrence of Tako-Tsubo cardiomyopathy in association with ingestion of serotonin/noradrenaline reuptake inhibitors. *Heart, Lung & Circulation, 21*(4), 203–205. doi:10.1016/j.hlc.2011.12.004.

Nitenberg, A., Marty, J., Blanchet, F., Zouioueche, S., Baury, A., & Desmonts, J. M. (1983). Effects of flunitrazepam on left ventricular performance, coronary haemodynamics and myocardial metabolism in patients with coronary artery disease. *British Journal of Anaesthesia, 55* (12), 1179–1184.

Ozeki, Y., Fujii, K., Kurimoto, N., Yamada, N., Okawa, M., Aoki, T., . . . Kunugi, H. (2010). QTc prolongation and antipsychotic medications in a sample of 1017 patients with schizophrenia. *Progress in Neuropsychopharmacology and Biological Psychiatry, 34*(2), 401–405. doi: S0278-5846(10)00016-3 [pii].10.1016/j.pnpbp.2010.01.008.

Perry, R., & Cassagnol, M. (2009). Desvenlafaxine: A new serotonin-norepinephrine reuptake inhibitor for the treatment of adults with major depressive disorder. *Clinical Therapeutics, 31* (Pt 1), 1374–1404. doi:10.1016/j.clinthera.2009.07.012.

Potkin, S. G., Ogasa, M., Cucchiaro, J., & Loebel, A. (2011). Double-blind comparison of the safety and efficacy of lurasidone and ziprasidone in clinically stable outpatients with schizophrenia or schizoaffective disorder. *Schizophrenia Research, 132*(2–3), 101–107. doi:10.1016/j.schres.2011.04.008: S0920-9964(11)00214-3 [pii].

Ray, W. A., Chung, C. P., Murray, K. T., Hall, K., & Stein, C. M. (2009). Atypical antipsychotic drugs and the risk of sudden cardiac death. *New England Journal of Medicine, 360*(3), 225–235. doi:10.1056/NEJMoa0806994. 360/3/225 [pii].

Reilly, J. G., Ayis, S. A., Ferrier, I. N., Jones, S. J., & Thomas, S. H. (2000). QTc-interval abnormalities and psychotropic drug therapy in psychiatric patients. *Lancet, 355*(9209), 1048–1052. doi: S0140673600020353 [pii].

Rigotti, N. A., Thorndike, A. N., Regan, S., McKool, K., Pasternak, R. C., Chang, Y., . . . Singer, D. E. (2006). Bupropion for smokers hospitalized with acute cardiovascular disease. *American Journal of Medicine, 119*(12), 1080–1087. doi: 10.1016/j.amjmed.2006.04.024.

Roose, S. P., Dalack, G. W., Glassman, A. H., Woodring, S., Walsh, B. T., & Giardina, E. G. (1991). Cardiovascular effects of bupropion in depressed patients with heart disease. *The American Journal of Psychiatry, 148*(4), 512–516.

Roose, S. P., Laghrissi-Thode, F., Kennedy, J. S., Nelson, J. C., Bigger, J. T., Jr., Pollock, B. G., . . .

Gergel, I. (1998). Comparison of paroxetine and nortriptyline in depressed patients with ischemic heart disease. *JAMA, 279*(4), 287–291.

Saphris (asenapine). (2012). *Whitehouse station*. NJ: Merck Sharpe & Dohme Corp.

Service, J. A., & Waring, W. S. (2008). QT Prolongation and delayed atrioventricular conduction caused by acute ingestion of trazodone. *Clinical Toxicology (Philadelphia, Pa.), 46*(1), 71–73. doi:10.1080/15563650701275322.

Sharma, N. D., Rosman, H. S., Padhi, I. D., & Tisdale, J. E. (1998). Torsades de Pointes associated with intravenous haloperidol in critically ill patients. *American Journal of Cardiology, 81*(2), 238–240. doi: S0002-9149(97)00888-6 [pii].

Strik, J. J., Honig, A., Lousberg, R., Lousberg, A. H., Cheriex, E. C., Tuynman-Qua, H. G., ... Van Praag, H. M. (2000). Efficacy and safety of fluoxetine in the treatment of patients with major depression after first myocardial infarction: Findings from a double-blind, placebo-controlled trial. *Psychosomatic Medicine, 62*(6), 783–789.

Thase, M. E. (1998). Effects of venlafaxine on blood pressure: a meta-analysis of original data from 3744 depressed patients. *Journal of Clinical Psychiatry, 59*(10), 502–508.

Tiihonen, J., Lonnqvist, J., Wahlbeck, K., Klaukka, T., Tanskanen, A., & Haukka, J. (2006). Antidepressants and the risk of suicide, attempted suicide, and overall mortality in a nationwide cohort. *Archives of General Psychiatry, 63*(12), 1358–1367. doi:10.1001/archpsyc.63.12.1358.

Tracey, J. A., Cassidy, N., Casey, P. B., & Ali, I. (2002). Bupropion (Zyban) toxicity. *Irish Medical Journal, 95*(1), 23–24.

van den Brink, R. H., van Melle, J. P., Honig, A., Schene, A. H., Crijns, H. J., Lambert, F. P., & Ormel, J. (2002). Treatment of depression after myocardial infarction and the effects on cardiac prognosis and quality of life: Rationale and outline of the myocardial INfarction and depression-intervention trial (MIND-IT). *American Heart Journal, 144*(2), 219–225.

Van Loon, G. R. (1968). Ventricular arrhythmias treated by diazepam. *Canadian Medical Association Journal, 98*(16), 785–787.

Velazquez, C., Carlson, A., Stokes, K. A., & Leikin, J. B. (2001). Relative safety of mirtazapine overdose. *Veterinary and Human Toxicology, 43*(6), 342–344.

Vieweg, W. V. (2002). Mechanisms and risks of electrocardiographic QT interval prolongation when using antipsychotic drugs. *Journal of Clinical Psychiatry, 63*(Suppl 9), 18–24.

Vieweg, W. V., & Wood, M. A. (2004). Tricyclic antidepressants, QT interval prolongation, and torsade de pointes. *Psychosomatics, 45*(5), 371–377. doi:10.1176/appi.psy.45.5.371.

Vieweg, W. V., Schneider, R. K., & Wood, M. A. (2005). Torsade de pointes in a patient with complex medical and psychiatric conditions receiving low-dose quetiapine. *Acta Psychiatrica Scandinavica, 112*(4), 318–322. doi:10.1111/j.1600-0447.2005.00592.x. author reply 322doi: ACP592 [pii].

Vieweg, W. V., Wood, M. A., Fernandez, A., Beatty-Brooks, M., Hasnain, M., & Pandurangi, A. K. (2009). Proarrhythmic risk with antipsychotic and antidepressant drugs: Implications in the elderly. *Drugs and Aging, 26*(12), 997–1012. doi:10.2165/11318880-000000000-000002 [pii].

Waring, W. S., Graham, A., Gray, J., Wilson, A. D., Howell, C., & Bateman, D. N. (2010). Evaluation of a QT nomogram for risk assessment after antidepressant overdose. *British Journal of Clinical Pharmacology, 70*(6), 881–885. doi:10.1111/j.1365-2125.2010.03728.x.

Weiden, P. J., Cutler, A. J., Polymeropoulos, M. H., & Wolfgang, C. D. (2008). Safety profile of iloperidone: A pooled analysis of 6-week acute-phase pivotal trials. *Journal of Clinical Psychopharmacology, 28*(2 Suppl 1), S12–S19. doi:10.1097/JCP.0b013e3181694f5a.

Wenzel-Seifert, K., Wittmann, M., & Haen, E. (2011). QTc prolongation by psychotropic drugs and the risk of Torsade de Pointes. *Deutsches Ärzteblatt International, 108*(41), 687–693. doi:10.3238/arztebl.2011.0687.

Wheatley, D. (1984). Anxiolytic drug use in cardiovascular disease: An overview. *Psychopharmacology Bulletin, 20*(4), 649–659.

Wilt, J. L., Minnema, A. M., Johnson, R. F., & Rosenblum, A. M. (1993). Torsade de pointes associated with the use of intravenous haloperidol. *Annals of Internal Medicine, 119*(5), 391–394.

Woods, S. W., Tesar, G. E., Murray, G. B., & Cassem, N. H. (1986). Psychostimulant treatment of depressive disorders secondary to medical illness. *Journal of Clinical Psychiatry, 47*(1), 12–15.

Yan, H., Chen, J. D., & Zheng, X. Y. (2013). Potential mechanisms of atypical antipsychotic-induced hypertriglyceridemia. *Psychopharmacology, 229*(1), 1–7. doi:10.1007/s00213-013-3193-7.

第 8 章　心脏药物对情绪的影响

Geoffrey A. Head

目录

摘要

　　包括 β 受体阻滞剂、强心苷和抗心律失常在内的心脏病药物具有中枢神经系统效应,包括情绪改变、焦虑和抑郁的情绪状态长久以来已被知晓。虽然主要影响来自具有较高亲脂性并当以高剂量使用时,但证据相当复杂。治疗剂量下,亲脂性 β 受体阻滞剂,如普萘洛尔,实际上对中枢神经系统情绪的影响很小。β 受体阻滞剂缓解焦虑确实有效,但这些作用更多涉及外周躯体症状的缓解,而不是中枢效应。相比之下,普萘洛尔对厌恶和压力记忆的巩固作用减弱似乎涉及直接改变杏仁核和海马的功能。虽然有证据表明 β 受体阻滞剂可减少与精神分裂症等各种心理疾病相关的攻击性行为,但现在它们的使用相对较少。像地高辛这样的强心苷类药物会引起各种精神功能障碍,包括抑郁,但缺乏高质量前瞻性试验,证据大多来源于轶事。难点在于可能接受 β 受体阻滞剂或地高辛的患者经常遭受心力衰竭的折磨,心力衰竭本身会导致情绪改变,如抑郁。这篇综述分析了用于治疗心脏病的各种药物改变情绪的副作用的证据。

关键词

抗心律失常作用(Anti-arrhythmic effects)·心律失常(Arrhythmias)·β-肾上腺素能受体拮抗剂(Beta-adrenoceptor antagonist)·不良中枢神经系统效应(Adverse CNS effects)·攻击的治疗(Aggression treatment)·抑郁(Depression)·焦虑的治疗(Anxiety treatment)·机制(Mechanism)·创伤后应激障碍的治疗(Post-traumatic stress disorder treatment)·心律失常(Cardiac arrhythmias)·强心苷类(Cardiac glycosides)·地高辛(Digoxin)·情绪(Mood)·抗心律失常药(Antiarrhythmic agents)·地高辛(Digoxin)·创伤后应激障碍(Post-traumatic stress disorder)·普萘洛尔(Propranolol)

引言

用于治疗心脏病的药物可能具有中枢副作用影响情绪的概念由来已久(Celano et al. 2011)。Waal 在 1967 年致英国医学杂志的一封信中指出,患者服用普萘洛尔,即 James Black 爵士在 20 世纪 60 年代早期开发的 β- 肾上腺素能受体拮抗剂原型,表现出抑郁的高发病率(Waal 1967)。Fitzgerald 同年对此观察结果持怀疑态度,他表示接受普萘洛尔治疗的 60 000 名患者的不良反应较低,抑郁发生率为 0.1%(Fitzgerald 1967)。Fitzgerald 当时正在为 ICI 工作,制作普萘洛尔,以 Inderil 的商品名销售。因此,争辩开始,且在过去 47 年中,人们不仅对这个特定问题,且对于心脏药物是否以及如何影响情绪和其他中枢神经系统过程的更广泛领域产生浓厚兴趣。这些副作用无疑会影响普萘洛尔和更新更具选择性 β 受体阻滞剂等药物的使用,如果这些副作用不能得到合适的科学的验证,这些有价值药物则不能如预期般合理使用。令人困惑的问题是,心血管疾病患者的行为和心理症状(包括情绪变化)非常常见(Pozuelo et al. 2009)。抑郁和焦虑与心力衰竭有关(Glassman et al. 1983),其患病率可在 15% 至 36% 之间(Konstam et al. 2005)。众所周知,接受过冠状动脉旁路移植术或近期经历过心肌梗死的患者会遭受更多严重的抑郁和焦虑发作,这也与随后的事件,包括死亡有关(Frasure-Smith et al. 1993, van Melle et al. 2006)。因此,通过轶事和病例报告,甚至小规模非对照的研究,很容易看出为什么认为心脏特异性药物产生神经精神疾病障碍如抑郁不合适。本章目的是全面回顾与这一重要问题有关的当前观点,不仅涉及 β 受体阻滞剂,还涉及心血管科医生开具的控制心脏功能的其他药物。

β- 肾上腺素能受体拮抗剂和抑郁

Waal 对 β 肾上腺素受体拮抗剂（Waal 1967）改变情绪副作用的早期建议并非孤立的报道。Petri 及其同事报道服用普萘洛尔的 3 名患者有严重抑郁发作，这些发作具有剂量依赖性，并且当普萘洛尔停止后症状迅速消失（Petrie et al. 1982）。一项针对 34 名接受普萘洛尔治疗的患者的小型研究发现，以小组作为整体，剂量和抑郁症状之间不相关。在既往没有抑郁病史者，普萘洛尔剂量与抑郁评分之间呈负相关（Griffin，Friedman 1986）。普萘洛尔具有高度脂溶性，可迅速穿过血 - 脑屏障（Fodor et al. 1987）。使用一种较低亲脂性的药物如阿替洛尔替代可能会减轻抑郁和情绪症状的建议被提出（Fraser，Carr 1976），并在病例报告中被证实非常成功（McNeil et al. 1982，Oppenheim 1983）。20 名健康志愿者的小队列用普萘洛尔或美托洛尔或安慰剂治疗仅 4 天，与安慰剂相比，80mg 剂量水平普萘洛尔患者被记录稍高的紧张和抑郁状态（Head et al. 1996）。

β 受体阻滞剂引起抑郁副作用的其他早期证据来自流行病学资料，研究发现给予 β 受体阻滞剂的患者抗抑郁药的处方率更高（Avorn et al. 1986，Thiessen et al. 1990）。然而，这些发现间接且不确定，故有疑问（Patten，Love 1993）。Bright 和 Everett 在一项大型医疗补助数据库的分析中解释了可能存在的关联，示当相关混杂因素如苯二氮草类药物的使用、疾病、就医的意愿等在分析中用作辅助因素，抑郁药处方与 β 受体阻滞剂使用间的关联被消除（Bright，Everitt 1992）。

支持 β 受体阻滞剂对情绪影响的证据是轶事，并没有得到科学证据的强烈支持（Stoudemire et al. 1984）。事实上最有力的证据实际上反对这是 β 受体阻滞剂如普萘洛尔的主要影响。在一项随机对照试验中，患有焦虑性神经衰弱的患者被随机分配到包括普萘洛尔的各种治疗方案。每周进行情绪和抑郁的各种测量，持续 3 周，但该研究未发现普萘洛尔加剧或促进抑郁的证据（Binstok et al. 1984）。在一项接受心导管术患者的相对较小的研究中，接受 β 受体阻滞剂的患者与接受其他药物相比，具有严重抑郁症状的比例相似（Carney et al. 1987）。一项关于心肌梗死后 3 或 4 个月抑郁患病率的前瞻性研究未发现 β 受体阻滞剂作为预测因子可达显著性（Schleifer et al. 1991）。这些研究结果在近 400 名接受 β 受体阻滞剂或其他药物治疗心肌梗死后患者的多中心前瞻性临床试验中得到证实，随访持续 12 个月（van Melle et al. 2006）。一项来自哈佛大学社区健康计划人群的研究发现，在开始一系列药物治疗后至少 6 个月开始随访，发现在校正年龄和性别之后，处方 β 受体阻滞剂的抑郁发生率(主要和次要)与其他药物者相似(Gerstman et al. 1996)。然而该研究缺乏对基线水平抑郁的任何评估。退伍军人事务部用氢氯噻嗪治疗老年人(60 岁以上)高血压的研究发现,与其他抗高血压药物相比,加用选择性 β1 受体阻滞剂美托洛尔的抑郁患病率两者间没有显著差异(Goldstein et al. 1990)。一项针对老年人的大型多中心双盲随机对照前瞻性试验未发现使用阿替洛尔对认知、情绪状态、身体机能或休闲活动的测量有任何恶化(Applegate et al. 1994)。同样在对非选择性 β 受体阻滞剂纳多洛尔治疗慢性攻击的双盲安慰剂对照研究中,对照组和治疗组对于抑郁症状没有差异(Sorgi et al. 1992)。一项对欧登塞大学药物流行病学数据库进行的大型回顾性分析用于确定 β 受体阻滞剂与抗抑郁药联合治疗之间的关联,其中抑郁导致的影响会致过量的患者首先服用药物(Hallas 1996)。但对于 β 受体阻滞剂来说,情况并非如此。对近 6 000 名患者使用一系列 β 受体阻滞剂进行的几项临床研究的主要综述发现,抑郁很少与普萘洛尔相关,只有在高剂量长期治疗后可能出现(Stoudemire et al. 1984)。对 1996 年文献的回顾对抑郁假说提出进一步质疑,并提出 β 受体阻滞剂可能受到不公正指责,且由于这个原因 β 受体阻滞剂被避免使用(Ried et al. 1998)。最近一项关于 β 受体阻滞剂与中枢神经系统症状相关性的荟萃分析,使用 1966 年至 2001 年的 15 项试验,涉及 35 000 名受试者,发现与抑郁无关(Ko et al. 2002)。使用新的第三代选择性 β1 受体拮抗剂奈比洛尔与其他抗高血压药物联合进行的慢性治疗并未导致抑郁列入不良副作用(Papademetriou 2009)。然而,正如评论中指出的,任何情况下,几乎没有证据表明抑郁是由 β 受体阻滞剂引起(van Melle, de Jonge 2009)。因此,虽然心血管疾病患者发生严重抑郁的风险大,但几乎没有令人信服的证据表明处方 β 受体阻滞剂会增加这种风险。

机制

毫无疑问,一些 β 受体阻滞剂在用于治疗高血压和其他心脏相关疾病的剂量下有效渗入 CNS(Middlemiss et al. 1981)。CNS 中 β-肾上腺素能受体阻滞剂的水平与化合物的脂溶性密切相关,但血浆中的蛋白结合和亲脂组织的摄取使问题变得有些复杂(Taylor et al. 1981)。单次口服 80mg 普萘洛尔导致的脑脊液中的浓度可能产生高水平的受体阻滞(Taylor et al. 1981)。有趣的是,100mg 剂量的阿替洛尔导致脑脊液浓度增加约 5 倍,因为它不像普萘洛尔那样被蛋白质结合,这可能被认为足以致中枢 β-肾上腺素能受体阻断(Taylor et al. 1981)。然而,同年的另一项研究测定患者治疗 5~11 天后的脑中浓度,显示普萘洛尔的脑血浆比高出 250 倍,可很好解释阿替洛尔对中枢神经系统副作用水平低(Glaubiger, Lef kowitz 1977)。Myers 及其同事提出,兔子的脑/血浆比例约为 15∶1,与死后的人体样本相似(Myers et al. 1975)。理论上,预期更大的亲脂性会产生更多的中枢神经系统效应,但支持这种情况的证据有争议(Keller,Frishman 2003)。

这些药物可导致抑郁的机制涉及在 CNS 中上调 β 肾上腺素能受体或代偿性突触后去甲肾上腺素能受体超敏反应(Charney et al. 1981,Oppenheim 1983)。动物研究已证实,用普萘洛尔长期治疗组织中 β 肾上腺素能受体的上调(Glaubiger,Lefkowitz 1977)。长期使用抗抑郁药治疗可降低 β 肾上腺素能敏感性,提高对 5- 羟色胺能和 α 肾上腺素能激动剂的反应性(Lerer et al. 1981),而 β 肾上腺素受体激动剂治疗可降低受体敏感性(Neil-Dwyer et al. 1981)。此外,已显示长期激动剂治疗,如沙丁胺醇,在缓解抑郁患者的症状方面与氯米帕明一样有效(Middlemiss et al. 1981)。

β- 肾上腺素能受体拮抗剂和其他不良中枢神经系统效应

尽管 β 受体阻滞剂在大多数情况下错误地被认为与抑郁有关,但还有其他值得注意的中枢神经系统效应,包括镇静、疲劳、认知能力下降、抗焦虑、减少攻击性行为及作为偏头痛的有效治疗方法。一项在少数志愿者中使用一系列急性剂量普萘洛尔的安慰剂对照研究和一些心理学和精神运动试验发现,剂量在 40~320mg 的普萘洛尔降低警觉性、延长反应时间、对数字复制测试反应降低以及超脱感上升(Salem,McDevitt 1984)。因此,尽管该研究控制良好,表明普萘洛尔的 CNS 效应,但在某些剂量下可观察到这种作用,并且没有明显的剂量 - 反应关系,这是不寻常的。一系列抗高血压药物与安慰剂对照的比较发现普萘洛尔与嗜睡和反应时间受损,符号复制和记忆有关(Frcka,Lader 1988)。随后的随机双盲平行研究比较阿替洛尔、卡托普利、依那普利和普萘洛尔对男性高血压患者认知功能的影响,作者发现与其他药物相比,普萘洛尔在令人痛苦的心理症状方面表现出恶化或不改善(Steiner et al. 1990)。由于这项大型试验包括另一种较低亲脂性的药物阿替洛尔,故这些效果不是一类效应,而是药物的特异性。55 项 β 受体阻滞剂对认知功能影响的研究分析表明,感知运动认知经常受到这些药物的影响,但亲脂性药物没有比疏脂药更明显的趋势(Dimsdale et al. 1989)。此外,该研究发现,虽然观察到对复杂任务性能的一些积极影响,但 β 受体阻滞剂与增加的镇静作用相关(Dimsdale et al. 1989)。其他试验发现,用作抗高血压药的阿替洛尔实际上可以改善被调查的心理健康状况,其程度与卡托普利相似(Fletcher et al. 1990)。Ko 和他的同事进行的荟萃分析没有发现任何 β 受体阻滞剂致抑郁的证据,但确实显示疲劳和性功能障碍风险更高,虽然发病率很低(Ko et al. 2002)。

与 β 受体阻滞剂相关的精神病偶有,但非常罕见(Love,Handler 1995)。在一个病例中症状与较低剂量的普萘洛尔相关,其他病例中是通过从普萘洛尔改变为阿替洛尔(McGahan et al. 1984,Parker 1985)。还有报道阿替洛尔(Viadero et al. 1983)和托洛尔治疗的老年患者(Fisher et al. 2002)的孤立病例。然而,鉴于服用这些药物的患者人数众多,这种报道极属罕见。

β- 肾上腺素受体拮抗剂和中枢神经系统适应证

β 受体拮抗剂在许多神经心理疾病具有适应证和禁忌证,其中许多超出本综述范围。例如,它们可用作辅助疗法以减少接受神经松弛剂的精神分裂症患者的运动不能(Keller,Frishman 2003)。本节将集中讨论使用 β 受体阻滞剂对情绪、记忆和行为的影响。

治疗攻击

β- 受体阻滞剂可有效降低痴呆、创伤后应激障碍、精神分裂症、司法鉴定的精神病、注意力缺陷障碍、人格障碍以及精神发育迟滞、自闭症和脑损伤等各种情况下攻击行为的强度和频率的文献由来已有(Haspel 1995,Brieden et al. 2002,Fleminger et al. 2006,Ward et al. 2013)。虽然用任何没有镇静剂的药物成功治疗攻击实际上很难实现,但在这方面,β 受体阻滞剂非常成功,尽管在使用的剂量较高时,低血压和心动过缓的副作用可能是一个问题并限制其使用(Fava 1997)。在高龄老年人中使用普萘洛尔来限制与痴呆相关的攻击性或激惹行为有效,但受限于在该人群中使用 β 受体阻滞剂高频率的禁忌证(Peskind et al. 2005)。最近对 β 受体阻滞剂治疗智力障碍人士攻击行为疗效的系统评价发现证据是支持的,但缺乏高质量的随机对照和盲法研究(Ward et al. 2013)。然而,一项双盲、安慰剂对照的交叉研究发现吲哚洛尔(双重 β 肾上腺素能受体和 5HT1A 受体拮抗剂)可有效降低攻击发作的强度和频率,但受试者仅 30 名。实际上,β 受体阻滞剂现在很少用于治疗临床实践中的攻击(Volavka et al. 2006)。

治疗焦虑

有大量证据表明 β 受体阻滞剂可用于治疗焦虑,特别是与表现相关,需要约 1 小时前服用(Brantigan et al. 1982,Hartley et al. 1983,Liebowitz et al. 1985,Schneier 2006)。普萘洛尔同样被证明可通过减少应激诱导的认知功能障碍提高考试期间的考试成绩(Faigel 1991)。然而,早期的安慰剂对照研究未发现普萘洛尔对主观焦虑评分的任何影响,而同一测试中的地西泮有效(Ashton et al. 1976）。在用于治疗高血压的正常剂量下，运动前后的焦虑状态也不受普萘洛尔或美托洛尔的影响（Head et al. 1996）。故而许多研究支持的普遍观点是 β 受体阻滞剂的抗焦虑作用不是通过中枢，而是由于外周 β 受体阻滞引起的应激诱发的心动过速的减少而导致的躯体影响（Granville-Grossman，Turner 1966；Kelly 1985；Hayes，Schulz 1987）。然而，在一项有限数目受试者的双盲交叉研究中，非亲脂性阿替洛尔与普萘洛尔的比较显示，在情绪、动机和焦虑的正式心理测试中，普萘洛尔，而非阿替洛尔具有明显的有效性（Conant et al. 1989）。作者认为普萘洛尔的直接 CNS 作用可以是解释。实际上，在大鼠旷场试验，普萘洛尔减少旷场试验焦虑依赖于剂量（Angrini et al. 1998），在明亮光环境中的惊吓期间亦如此（Walker，Davis 2002）。

β 受体阻滞剂在其他情况下也会被作为常规治疗的辅助手段。早期研究表明普萘洛尔可有效抑制惊恐发作并减少患者的回避行为（Ravaris et al. 1991）。吲哚洛尔被用于与选择性 5- 羟色胺摄取抑制剂联合使用，以缩短抑郁和焦虑障碍临床疗效的起效时间。吲哚洛尔在治疗难治性惊恐障碍方面对氟西汀具有增强作用（Hirschmann et al. 2000）。使用高架 T- 迷宫试验对大鼠进行研究表明，吲哚洛尔联合帕罗西汀（而不是单用）具有抗惊恐作用（Sela et al. 010），支持组合的有效性。

治疗创伤后应激记忆

在相关刺激下，创伤期间经历的过度的情绪和痛苦能强化已重新激活的记忆过程。这种创伤，特别是在早年，可大大增加精神疾病，如抑郁、惊恐发作、恐惧和成瘾的风险（Carr et al. 2013，Lonergan et al. 2013）。通过防止记忆巩固可减少与创伤相关的情绪记忆事件的长期影响。Nature1994 年发表的开创性研究证实普萘洛尔与安慰剂相比在减少一组情绪不安图片的记忆方面的有效性（Cahill et al. 1994）。该机制可能涉及减少记忆巩固（Garakani et al. 2006），因为普萘洛尔可减少正常受试者中图片和单词的负面情绪体验的巩固和回忆（for overview，see Lonergan et al. 2013）。受影响的过程可能涉及在杏仁核和海马体内的特定细胞核中的蛋白质合成抑制（Nader et al. 2000），其已使用受试者磁共振成像证明（Schwabe et al. 2009，2012）。在事件发生后几小时内给予普萘洛尔并持续数天具有长期效益（Pitman et al. 2002，Vaiva et al. 2003）。普萘洛尔口服给药破坏记忆巩固并减少恐惧（Kindt et al. 2009）。此外，似乎这种阻断可能会阻止情绪记忆的重建。一个重要的考虑因素是使用的剂量和患者的性别，因为男性对普萘洛尔的作用不太敏感，可能需更高剂量（Cahill，vanStegeren 2003；Lonergan et al. 2013）。有趣的是，Soeter 和 Kindt 注意到事件的陈述性记忆在普萘洛尔之后是完整的，这可能会导致恐惧反应的恢复。重要的是，普萘洛尔的作用持续 1 个月,表明这种情况不会发生,表明 β 受体阻滞剂也可能破坏记忆重建(Soeter,Kindt 2010)。除了普萘洛尔对巩固恐惧的影响之外,动物研究表明,该药可减少大鼠的表达和消退条件恐惧(Rodriguez-Romaguera et al. 2009)。即使两种药物产生类似的心动过缓,但没有观察到索他洛尔的这种效果。这表达明确的中枢调节机制。因此,亲脂 β 受体阻滞剂如普萘洛尔在治疗创伤后应激障碍方面有效并不奇怪(Haspel 1995;Cukor et al. 2009;de Kleine et al. 2013;Tawa,Murphy 2013)。最近对军队创伤后应激治疗的综述确实支持使用普萘洛尔作为有效治疗方法(Tawa,Murphy2013)。然而,也有一些阴性研究未能发现诸如与烧伤相关的创伤之类的影响,但这是一项有限质量的回顾性研究(McGhee et al. 2009)。对创伤后应激障碍患者和对照组进行安慰剂对照试验,回顾一个唤醒情绪的故事,发现非常低剂量的普萘洛尔可有效减少回忆,但两组之间没有差异(Reist et al. 2001)。很明显,如果在记忆巩固期给予足够剂量的亲脂性 β 受体阻滞剂,则可有效减少负面情绪体验的影响。

地高辛和情绪

最初由 William Withering 发现的强心苷是从毛地黄中提取的活性化合物地高辛(Withering 1785),自此用于治疗心力衰竭。地高辛是心脏钠钾腺苷三磷酸酶(adenosine triphosphatase,ATPase)的有效抑制剂,但对神经元的等效物,地高辛的作用大约是后者的 10 倍。因此在高剂量下具有 CNS 作用可被预计。事实上很早就注意到的治疗并发症之一就是谵妄和抑郁(Smith 1938,Patten Love 1993)。Keller 和 Frishman 对一些心血管药物的神经精神效应进行全面综述,列出地高辛的影响,包括幻觉、遗忘、意识模糊、定向障碍、情绪淡漠、好战、妄想、谵妄、认知改变、躁狂、兴奋、抑郁、嗜睡、脑病和精神病(Keller,Frishman 2003)。确定这些关联正确性的困难在于,如上所述的心力衰竭患者通常是老年人,并且患病率很高(Glassman et al. 1983;Patten,Love 1993)。研究主要是病例报告,在这方面很少有精心设计的对照试验。一项使用 Logistic 回归的前瞻性研究校正了一系列混杂因素,发现地高辛是抑郁发作的独立预测因子(Schleifer et al. 1991)。在 20 名心力衰竭患者中进行了地高辛、非药物治疗及安慰剂的随机平行设计比较,旨在评估自我效能和情绪(Kostis et al. 1994)。虽然运动非药物治疗方法改善情绪最多,但地高辛优于安慰剂,在改善射血分数方面与其他治疗相比具有额外的效果(Kostis et al. 1994)。然而,当患者变得更加活跃时,不能排除继发于心脏功能改善的情绪效应。

抗心律失常药和情绪

　　心律失常患者的情绪障碍状态高于没有心律失常的患者（Dunbar et al. 1999）。有效治疗心律失常的药物有多种，其中一些与谵妄有关。阻断钠通道的Ⅰ类药物如普鲁卡因胺在随机对照前瞻性研究中未检测心理效应，但有一些谵妄和躁狂的病例报告（Keller，Frishman 2003）。Ⅲ类药物如胺碘酮阻断钠通道以及影响钙和钾电流。其抗心律失常作用可能是由于膜脂紊乱，也可能具有报告所提出的CNS效应，如抑郁、谵妄和性功能障碍（Keller，Frishman 2003）。与Ⅰ类药物一样，关于这些药物很少涉及情绪方面的专门试验。

（陈歆 译，胡哲、屠荣祥 校）

参考文献

Angrini, M., Leslie, J. C., & Shephard, R. A. (1998). Effects of propranolol, buspirone, pcpa, reserpine, and chlordiazepoxide on open-field behavior. *Pharmacology Biochemistry and Behavior, 59*(2), 387–397.

Applegate, W. B., Pressel, S., Wittes, J., Luhr, J., Shekelle, R. B., Camel, G. H., et al. (1994). Impact of the treatment of isolated systolic hypertension on behavioral variables. Results from the systolic hypertension in the elderly program. *Archives of Internal Medicine, 154*(19), 2154–2160.

Ashton, H., Millman, J., Telford, R., & Thompson, J. W. (1976). A comparison of some physiological and psychological effects of propranolol and diazepam in normal subjects. *British Journal of Clinical Pharmacology, 3*, 551–559.

Avorn, J., Everitt, D. E., & Weiss, S. (1986). Increased antidepressant use in patients prescribed beta-blockers. *JAMA, 255*(3), 357–360.

Binstok, G., Foster, L. G., & Mullane, J. F. (1984). Propranolol and the depression component of anxiety neurosis. *Current Therapeutic Research, 35*(3), 423–432.

Brantigan, C. O., Brantigan, T. A., & Joseph, N. (1982). Effect of beta blockade and beta stimulation on stage fright. *American Journal of Medicine, 72*(1), 88–94.

Brieden, T., Ujeyl, M., & Naber, D. (2002). Psychopharmacological treatment of aggression in schizophrenic patients. *Pharmacopsychiatry, 35*(3), 83–89.

Bright, R. A., & Everitt, D. E. (1992). Beta-blockers and depression. Evidence against an association. *JAMA, 267*(13), 1783–1787.

Cahill, L., & van Stegeren, A. (2003). Sex-related impairment of memory for emotional events with beta-adrenergic blockade. *Neurobiology of Learning and Memory, 79*(1), 81–88.

Cahill, L., Prins, B., Weber, M., & McGaugh, J. L. (1994). Beta-adrenergic activation and memory for emotional events. *Nature, 371*(6499), 702–704.

Carney, R. M., Rich, M. W., teVelde, A., Saini, J., Clark, K., & Freedland, K. E. (1987). Prevalence of major depressive disorder in patients receiving beta-blocker therapy versus other medications. *American Journal of Medicine, 83*(2), 223–226.

Carr, C. P., Martins, C. M., Stingel, A. M., Lemgruber, V. B., & Juruena, M. F. (2013). The role of early life stress in adult psychiatric disorders: A systematic review according to childhood trauma subtypes. *Journal of Nervous and Mental Disease, 201*(12), 1007–1020.

Celano, C. M., Freudenreich, O., Fernandez-Robles, C., Stern, T. A., Caro, M. A., & Huffman,

J. C. (2011). Depressogenic effects of medications: A review. *Dialogues in Clinical Neuro-science, 13*(1), 109–125.

Charney, D. S., Menkes, D. B., & Heninger, G. R. (1981). Receptor sensitivity and the mechanism of action of antidepressant treatment. Implications for the etiology and therapy of depression. *Archives of General Psychiatry, 38*(10), 1160–1180.

Conant, J., Engler, R., Janowsky, D., Maisel, A., Gilpin, E., & LeWinter, M. (1989). Central nervous system side effects of [beta]-adrenergic blocking agents with high and low lipid solubility. *Journal of Cardiovascular Pharmacology, 13*(4), 656–661.

Cukor, J., Spitalnick, J., Difede, J., Rizzo, A., & Rothbaum, B. O. (2009). Emerging treatments for ptsd. *Clinical Psychology Review, 29*(8), 715–726.

de Kleine, R. A., Rothbaum, B. O., & van Minnen, A. (2013). Pharmacological enhancement of exposure-based treatment in ptsd: A qualitative review. *European Journal Psychotrau-matology*, 4, 21626.

Dimsdale, J. E., Newton, R. P., & Joist, T. (1989). Neuropsychological side effects of beta-blockers. *Archives of Internal Medicine, 149*(3), 514–525.

Dunbar, S. B., Kimble, L. P., Jenkins, L. S., Hawthorne, M., Dudley, W., Slemmons, M., et al. (1999). Association of mood disturbance and arrhythmia events in patients after cardioverter defibrillator implantation. *Depression and Anxiety, 9*(4), 163–168.

Faigel, H. C. (1991). The effect of beta blockade on stress-induced cognitive dysfunction in adolescents. *Clinical Pediatrics (Phila), 30*(7), 441–445.

Fava, M. (1997). Psychopharmacologic treatment of pathologic aggression. *The Psychiatric Clinics of North America, 20*(2), 427–451.

Fisher, A. A., Davis, M., & Jeffery, I. (2002). Acute delirium induced by metoprolol. *Cardiovas-cular Drugs and Therapy, 16*(2), 161–165.

Fitzgerald, J. D. (1967). Propranolol-induced depression. *British Medical Journal, 2*(5548), 372–373.

Fleminger, S., Greenwood, R. J., & Oliver, D. L. (2006). Pharmacological management for agitation and aggression in people with acquired brain injury. *Cochrane Database of System-atic Reviews, 4*, CD003299.

Fletcher, A. E., Bulpitt, C. J., Hawkins, C. M., Havinga, T. K., ten Berge, B. S., May, J. F., et al. (1990). Quality of life on antihypertensive therapy: A randomized double-blind con-trolled trial of captopril and atenolol. *Journal of Hypertension, 8*(5), 463–466.

Fodor, J. G., Chockalingam, A., Drover, A., Fifield, F., & Pauls, C. J. (1987). A comparison of the side effects of atenolol and propranolol in the treatment of patients with hypertension. *The Journal of Clinical Pharmacology, 27*(11), 892–901.

Fraser, H. S., & Carr, A. C. (1976). Propranolol psychosis. *British Journal of Psychiatry, 129*, 508–509.

Frasure-Smith, N., Lesperance, F., & Talajic, M. (1993). Depression following myocardial infarction. Impact on 6-month survival. *JAMA, 270*(15), 1819–1825.

Frcka, G., & Lader, M. (1988). Psychotropic effects of repeated doses of enalapril, propranolol and atenolol in normal subjects. *British Journal of Clinical Pharmacology, 25*(1), 67–73.

Garakani, A., Mathew, S. J., & Charney, D. S. (2006). Neurobiology of anxiety disorders and implications for treatment. *Mount Sinai Journal of Medicine, 73*(7), 941–949.

Gerstman, B. B., Jolson, H. M., Bauer, M., Cho, P., Livingston, J. M., & Platt, R. (1996). The incidence of depression in new users of beta-blockers and selected antihypertensives. *Journal of Clinical Epidemiology, 49*(7), 809–815.

Glassman, A. H., Johnson, L. L., Giardina, E. G., Walsh, B. T., Roose, S. P., Cooper, T. B., et al. (1983). The use of imipramine in depressed patients with congestive heart failure. *JAMA, 250*(15), 1997–2001.

Glaubiger, G., & Lefkowitz, R. J. (1977). Elevated beta-adrenergic receptor number after chronic propranolol treatment. *Biochemical and Biophysical Research Communications, 78*(2), 720–725.

Goldstein, G., Materson, B. J., Cushman, W. C., Reda, D. J., Freis, E. D., Ramirez, E. A., et al. (1990). Treatment of hypertension in the elderly: Ii. Cognitive and behavioral function. Results of a department of veterans affairs cooperative study. *Hypertension, 15*(4), 361–369.

Granville-Grossman, K. L., & Turner, P. (1966). The effect of propranolol on anxiety. *Lancet, 1* (7441), 788–790.

Griffin, S. J., & Friedman, M. J. (1986). Depressive symptoms in propranolol users. *Journal of Clinical Psychiatry, 47*(9), 453–457.

Hallas, J. (1996). Evidence of depression provoked by cardiovascular medication: A prescription sequence symmetry analysis. *Epidemiology, 7*(5), 478–484.

Hartley, L. R., Ungapen, S., Davie, I., & Spencer, D. J. (1983). The effect of beta adrenergic blocking drugs on speakers' performance and memory. *British Journal of Psychiatry, 142*, 512–517.

Haspel, T. (1995). Beta-blockers and the treatment of aggression. *Harvard Review Psychiatry, 2* (5), 274–281.

Hayes, P., & Schulz, S. (1987). Beta-blockers in anxiety disorders. *Journal of Affective Disorders, 13*(2), 119–130.

Head, A., Kendall, M. J., Ferner, R., & Eagles, C. (1996). Acute effects of beta blockade and exercise on mood and anxiety. *British Journal of Sports Medicine, 30*(3), 238–242.

Hirschmann, S., Dannon, P. N., Iancu, I., Dolberg, O. T., Zohar, J., & Grunhaus, L. (2000). Pindolol augmentation in patients with treatment-resistant panic disorder: A double-blind, placebo-controlled trial. *Journal of Clinical Psychopharmacology, 20*(5), 556–559.

Keller, S., & Frishman, W. H. (2003). Neuropsychiatric effects of cardiovascular drug therapy. *Cardiology in Review, 11*(2), 73–93.

Kelly, D. (1985). Beta-blockers in anxiety. *Stress Medicine, 1*(2), 143–152.

Kindt, M., Soeter, M., & Vervliet, B. (2009). Beyond extinction: Erasing human fear responses and preventing the return of fear. *Nature Neuroscience, 12*(3), 256–258.

Ko, D. T., Hebert, P. R., Coffey, C. S., Sedrakyan, A., Curtis, J. P., & Krumholz, H. M. (2002). Beta-blocker therapy and symptoms of depression, fatigue, and sexual dysfunction. *JAMA, 288* (3), 351–357.

Konstam, V., Moser, D. K., & De Jong, M. J. (2005). Depression and anxiety in heart failure. *Journal of Cardiac Failure, 11*(6), 455–463.

Kostis, J. B., Rosen, R. C., Cosgrove, N. M., Shindler, D. M., & Wilson, A. C. (1994). Nonpharmacologic therapy improves functional and emotional status in congestive heart failure. *Chest, 106*(4), 996–1001.

Lerer, B., Ebstein, R. P., & Belmaker, R. H. (1981). Subsensitivity of human beta-adrenergic adenylate cyclase after salbutamol treatment of depression. *Psychopharmacology, 75*(2), 169–172.

Liebowitz, M. R., Gorman, J. M., Fyer, A. J., & Klein, D. F. (1985). Social phobia. Review of a neglected anxiety disorder. *Archives of General Psychiatry, 42*(7), 729–736.

Lonergan, M. H., Olivera-Figueroa, L. A., Pitman, R. K., & Brunet, A. (2013). Propranolol's effects on the consolidation and reconsolidation of long-term emotional memory in healthy participants: A meta-analysis. *Journal of Psychiatry and Neuroscience, 38*(4), 222–231.

Love, J. N., & Handler, J. A. (1995). Toxic psychosis: An unusual presentation of propranolol intoxication. *American Journal of Emergency Medicine, 13*(5), 536–537.

McGahan, D. J., Wojslaw, A., Prasad, V., & Blankenship, S. (1984). Propranolol-induced psychosis. *Drug Intelligence & Clinical Pharmacy, 18*(7–8), 601–603.

McGhee, L. L., Maani, C. V., Garza, T. H., Desocio, P. A., Gaylord, K. M., & Black, I. H. (2009). The effect of propranolol on posttraumatic stress disorder in burned service members. *Journal of Burn Care & Research, 30*(1), 92–97.

McNeil, G. N., Shaw, P. K., & Dock, D. S. (1982). Substitution of atenolol for propranolol in a case of propranolol-related depression. *The American Journal of Psychiatry, 139*(9), 1187–1188.

Middlemiss, D. N., Buxton, D. A., & Greenwood, D. T. (1981). Beta-adrenoceptor antagonists in psychiatry and neurology. *Pharmacology and Therapeutics, 12*(2), 419–437.

Myers, M. G., Lewis, P. J., Reid, J. L., & Dollery, C. T. (1975). Brain concentration of propranolol in relation to hypotensive effect in the rabbit with observations on brain propranolol levels in man. *Journal of Pharmacol and Experimental Therapeutics, 192*(2), 327–335.

Nader, K., Schafe, G. E., & Le Doux, J. E. (2000). Fear memories require protein synthesis in the amygdala for reconsolidation after retrieval. *Nature, 406*(6797), 722–726.

Neil-Dwyer, G., Bartlett, J., McAinsh, J., & Cruickshank, J. M. (1981). Beta-adrenoceptor blockers and the blood-brain barrier. *British Journal of Clinical Pharmacology, 11*(6), 549–553.

Oppenheim, G. (1983). Propranolol-induced depression: Mechanism and management. *The Australian and New Zealand Journal of Psychiatry, 17*(4), 400–402.

Papademetriou, V. (2009). Comparison of nebivolol monotherapy versus nebivolol in combination with other antihypertensive therapies for the treatment of hypertension. *American Journal of Cardiology, 103*(2), 273–278.

Parker, W. A. (1985). Propranolol-induced depression and psychosis. *Clinical Pharmacy, 4*(2), 214–218.

Patten, S. B., & Love, E. J. (1993). Can drugs cause depression? A review of the evidence. *Journal of Psychiatry and Neuroscience, 18*(3), 92–102.

Peskind, E. R., Tsuang, D. W., Bonner, L. T., Pascualy, M., Riekse, R. G., Snowden, M. B., et al. (2005). Propranolol for disruptive behaviors in nursing home residents with probable or possible alzheimer disease: A placebo-controlled study. *Alzheimer Disease and Associated Disorders, 19*(1), 23–28.

Petrie, W. M., Maffucci, R. J., & Woosley, R. L. (1982). Propranolol and depression. *The American Journal of Psychiatry, 139*(1), 92–94.

Pitman, R. K., Sanders, K. M., Zusman, R. M., Healy, A. R., Cheema, F., Lasko, N. B., et al. (2002). Pilot study of secondary prevention of posttraumatic stress disorder with propranolol. *Biological Psychiatry, 51*(2), 189–192.

Pozuelo, L., Tesar, G., Zhang, J., Penn, M., Franco, K., & Jiang, W. (2009). Depression and heart disease: What do we know, and where are we headed? *Cleveland Clinic Journal of Medicine, 76*(1), 59–70.

Ravaris, C. L., Friedman, M. J., Hauri, P. J., & McHugo, G. J. (1991). A controlled study of alprazolam and propranolol in panic-disordered and agoraphobic outpatients. *Journal of Clinical Psychopharmacology, 11*(6), 344–350.

Reist, C., Duffy, J. G., Fujimoto, K., & Cahill, L. (2001). Beta-adrenergic blockade and emotional memory in ptsd. *International Journal of Neuropsychopharmacology, 4*(4), 377–383.

Ried, L. D., McFarland, B. H., Johnson, R. E., & Brody, K. K. (1998). B-blockers and depression: The more the murkier? *Annals of Pharmacotherapy, 32*(6), 699–708.

Rodriguez-Romaguera, J., Sotres-Bayon, F., Mueller, D., & Quirk, G. J. (2009). Systemic propranolol acts centrally to reduce conditioned fear in rats without impairing extinction. *Biological Psychiatry, 35*, 887–892.

Salem, S. A. M., & McDevitt, D. G. (1984). Central effects of single oral doses of propranolol in man. *British Journal of Clinical Pharmacology, 17*, 31–36.

Schleifer, S. J., Slater, W. R., Macari-Hinson, M. M., Coyle, D. A., Kahn, M., Zucker, H. D., et al. (1991). Digitalis and beta-blocking agents: Effects on depression following myocardial infarction. *American Heart Journal, 121*(5), 1397–1402.

Schneier, F. R. (2006). Clinical practice. Social anxiety disorder. *New England Journal of Medicine, 355*(10), 1029–1036.

Schwabe, L., Romer, S., Richter, S., Dockendorf, S., Bilak, B., & Schachinger, H. (2009). Stress effects on declarative memory retrieval are blocked by a beta-adrenoceptor antagonist in humans. *Psychoneuroendocrinology, 34*(3), 446–454.

Schwabe, L., Nader, K., Wolf, O. T., Beaudry, T., & Pruessner, J. C. (2012). Neural signature of reconsolidation impairments by propranolol in humans. *Biological Psychiatry, 71*(4), 380–386.

Sela, V. R., Roncon, C. M., Zangrossi, H., Jr., Graeff, F. G., & Audi, E. A. (2010). Pindolol potentiates the panicolytic effect of paroxetine in the elevated t-maze. *Life Sciences, 87* (13–14), 445–450.

Smith, H. (1938). Cerebral manifestations of digitalis intoxication. *Mayo Clinic Proceedings, 13*, 574–575.

Soeter, M., & Kindt, M. (2010). Dissociating response systems: Erasing fear from memory. *Neurobiology of Learning and Memory, 94*(1), 30–41.

Sorgi, P., Ratey, J., Knoedler, D., Arnold, W., & Cole, L. (1992). Depression during treatment with beta-blockers: Results from a double-blind placebo-controlled study. *Journal of Neuropsychiatry and Clinical Neurosciences, 4*(2), 187–189.

Steiner, S. S., Friedhoff, A. J., Wilson, B. L., Wecker, J. R., & Santo, J. P. (1990). Antihypertensive therapy and quality of life: A comparison of atenolol, captopril, enalapril and propranolol. *Journal of Human Hypertension, 4*(3), 217–225.

Stoudemire, A., Brown, J. T., Harris, R. T., Blessing-Feussner, C., Roberts, J. H., Nichols, J. C., et al. (1984). Propranolol and depression: A reevaluation based on a pilot clinical trial. *Psychiatric Medicine, 2*(2), 211–218.

Tawa, J., & Murphy, S. (2013). Psychopharmacological treatment for military posttraumatic stress disorder: An integrative review. *Journal American Association Nurse Practitioner, 25*(8), 419–423.

Taylor, E. A., Jefferson, D., Carroll, J. D., & Turner, P. (1981). Cerebrospinal fluid concentrations of propranolol, pindolol and atenolol in man: Evidence for central actions of beta-adrenoceptor antagonists. *British Journal of Clinical Pharmacology, 12*(4), 549–559.

Thiessen, B. Q., Wallace, S. M., Blackburn, J. L., Wilson, T. W., & Bergman, U. (1990). Increased prescribing of antidepressants subsequent to beta-blocker therapy. *Archives of Internal Medicine, 150*(11), 2286–2290.

Vaiva, G., Ducrocq, F., Jezequel, K., Averland, B., Lestavel, P., Brunet, A., et al. (2003). Immediate treatment with propranolol decreases posttraumatic stress disorder two months after trauma. *Biological Psychiatry, 54*(9), 947–949.

van Melle, J. P., & de Jonge, P. (2009). Beta-blocker use and the development of depression. *American Journal of Cardiology, 103*(9), 1331–1332.

van Melle, J. P., Verbeek, D. E. P., van den Berg, M. P., Ormel, J., van der Linde, M. R., & de Jonge, P. (2006). Beta-blockers and depression after myocardial infarction a multicenter prospective study. *Journal of the American College of Cardiology, 48*(11), 2209–2214.

Viadero, J. J., Wong, S. H., & White, W. B. (1983). Acute psychotic behavior associated with atenolol. *The American Journal of Psychiatry, 140*(10), 1382.

Volavka, J., Citrome, L., & Huertas, D. (2006). Update on the biological treatment of aggression. *Actas Españolas de Psiquiatría, 34*(2), 123–135.

Waal, H. J. (1967). Propranolol-induced depression. *British Medical Journal, 2*(5543), 50.

Walker, D. L., & Davis, M. (2002). Light-enhanced startle: Further pharmacological and behavioral characterization. *Psychopharmacology, 159*(3), 304–310.

Ward, F., Tharian, P., Roy, M., Deb, S., & Unwin, G. L. (2013). Efficacy of beta blockers in the management of problem behaviours in people with intellectual disabilities: A systematic review. *Research in Developmental Disabilities, 34*(12), 4293–4303.

Withering, W. (1785). *An account of the foxglove and some of its medical uses; with practical remarks on the dropsy, and some other diseases.* Birmingham: Swinney.

第六篇

心血管疾病患者的生活方式管理：
一级和二级预防

第 1 章　改变生活方式以改善心血管疾病的预防和管理

Brian Oldenburg，Shaira Baptista，Fiona Cocker，Adrienne O'Neil

目录

摘要

　　一般人群中高达 80% 的心血管疾病(cardiovascular disease，CVD)风险

可归因于生活方式因素。因此,改变生活方式行为对于在 CVD 一级和二级预防背景下降低心血管风险非常重要。然而,开始改变生活方式行为并维持仍具挑战性,特别是对于经历过可能危及生命的 CVD 事件的患者。本章回顾改变生活方式行为的证据基础,这些行为,即营养和饮食行为,体力活动和吸烟对 CVD 的病因、进展和结果起最大作用。此外,还讨论了临床和非临床环境下行为干预的有效性,及有效行为和生活方式改变计划实施相关的关键因素的证据。最后,考虑这些研究结果对该领域未来研究和实践的影响。

关键词

　　心血管疾病(Cardiovascular disease)·生活方式(Lifestyle)·行为干预(Behavior interventions)·危险因素(Risk factors)

生活方式改变的重要性

引言

行为和生活方式对心血管风险的重要性

　　心血管病(cardiovascular disease,CVD)是世界上大多数国家男性和女性死亡和致残的主要原因(Alwan 2011)。过去的 60 年中,大量证据表明关键生活方式行为对 CVD 的病理生理学、病程和短期及长期结果的影响(Fisher et al. 2011)。此外,社会和行为流行病学研究已证明行为、心理、社会和环境因素之间复杂的相互作用,以及这些因素——无论是个人还是集体——如何影响生活方式,随后影响疾病进展、生活质量和健康预后(Begg et al. 2007,Fisher et al. 2011,World Health Organization 2003)。因此,任何旨在降低 CVD 风险和 /或进展的计划都必须解决关键生活方式行为的变化,同时牢记影响行为和行为改变的重要环境和背景因素(Marrero et al. 2013)。事实上,大多数在全科诊疗、初级医疗、心脏康复以及社区和相关保健服务关于预防和管理心血管疾病的指南强调解决生活方式行为的重要性,特别是吸烟、营养、健康体重、体力活动和饮酒,并帮助患者解决这些问题(D'Agostino et al. 2008,Grundy et al. 1999,National Heart Foundation of Australia and Cardiac Society of Australia and New Zealand 2012,Perk et al. 2012)。

　　开创性的 INTERHEART 研究确定了 9 种可改变的危险因素(吸烟、血脂、高血压、糖尿病、肥胖、饮食、体力活动、酒精消耗和心理社会因素),这些因素占急性心肌梗死(myocardial infarction,MI)和 CVD 风险的 90% 以上,人们的行为和生活方式与所有这些相关（Yusuf et al. 2004）。这些危险因素在全球各个区域及每个种族和民族群体中重要性不同，且性别差异明显（Rosengren et al. 2004；Yusuf et al. 2004）。虽然这些是 CVD 的独立危险因素，但许多是相互联系的。例如，久坐不动的生活方式和营养不良都是超重和肥胖的主要危险因素，反过来这会导致血压升高、胰岛素抵抗增加、不良的血脂水平，从而导致心血管疾病风险升高（World Health Organization 2002）。

　　尽管有许多关于心血管疾病危险因素及生活方式和行为重要性的证据，但也有可观的证据表明在个人和人群层面实施和维持生活方式相关变化的复杂性和困难。事实上，行为在个人层面（知识、认知和态度）和人际关系或社会层面（包括文化和社会规范对不同行为的影响）以及在更广泛的社区层面上以积极和消极的方式塑造，是人们的生活状况及其在工作和更广泛的社区中作用的结果。传统上，行为和社会科学家假设个人决定制定和维持健康行为的变化由理性的决策过程造成。然而，现在众所周知，一个人的生活方式和相关行为，以及任何改变这些行为的尝试都受到行为高度语境化本质的影响（Marrero et al. 2013）。个人的社会经济和社会状况（Brofenbrenner 1977；Riley et al. 2011；Ryan，Deci 2000）、文化环境（Glanz et al. 2008，Riley et al. 2011）以及广告和营销影响（Anderson et al. 2009，Lovato et al. 2003）都可对个人的健康行为、改变行为的动机以及能做到这一点的相对成功产生重大影响。

生活方式和行为改变的原则

　　如前所述，健康行为很难改变和长期维持。例如，在心脏事件发生后，许多人将对他们的生活方式进行初步改变，但维持通常很差，并且经常在事件的 6~12 个月内恢复（Mendis et al. 2005，Rosamond et al. 2008）。健康行为、改变过程和更广泛的健康的关键理论和模型可有助于更好理解生活行为的发展、行为改变的决定因素和变化过程本身（Glanz et al. 2008；Lippke，Ziegelmann 2008）。以下部分概述了一些最常用的理论模型和框架的关键结构。

　　从 20 世纪 70 年代到 80 年代，关于影响行为的内在因素，如个人信仰、知识和技能。这些理论假设生活方式行为和行为改变在很大程度上取决于个体层面的认知和心理因素，而变化是理性、个性化决策的结果。内部理论的例子是健康信念模型、计划行为理论和行为改变的阶段变化理论（Glanz et al. 2008）。健康信念模型侧重于关于他们认为的对健康问题严重程度的敏感性，以及采取行动可能带来的益处和障碍的个体信念（Becker 1974；Janz，Becker 1984）。阶段变化理论提出涉及行为改变的关键步骤，包括无意向、意向、准备、行动和维持。确定开始改变的重要性是模型的关键构造（Prochaska，Velicer 1997）。因此，该模型的支持者认为，干预策略和计划可根据群体或个人的"准备阶段"定制。相应地,不同的干预策略可能对某个特定的变化阶段有效。阶段变化理论模型已被有效应用于解释和预测行为变化,如吸烟、饮食、体力活动以及酒精和违禁药品使用(Glanz et al. 2008)。相比之下,人际理论使用的前提是一个人的行为受到个人、家庭、社会关系和背景的影响显著。因此,根据这一理论水平,一个人的社会环境在决定他 / 她的健康行为中起着非常重要作用。注意这些影响也可帮助个体改变健康行为,如吸烟、营养和久坐。

最受欢迎的人际健康行为理论是社会认知理论(Bandura 2001,Stokols et al. 2003,Yusuf et al. 2004),过去的 30 年中,这种模式影响了许多其他理论和模型的发展。社会认知理论假设一个人的态度、认知和信仰、环境影响和行为以动态、互惠的方式相互作用,以影响行为和行为的改变(Bandura 2001)。基于该模型的干预策略通常源于学习原则,包括观察学习、积极和消极强化以及旨在改善自我控制和自我效能的策略。健康的社会生态学模型通过考虑人们生活中的多层次和多样化影响来解释行为,包括个人、人际关系、组织和更广泛的环境水平影响及所有这些影响如何相互作用以确定和影响生活方式行为和行为改变过程。实际上,现有充分的证据表明,当健康干预基于这样的社会生态学观点时,它们可能会更成功(Brofenbrenner 1977,Glanz et al. 2008)。

许多关于健康行为决定因素的早期研究都是基于个人和个人的行为理论。因此,纳入 20 世纪 70 年代和 80 年代生活方式改变咨询和干预计划的许多干预策略都侧重于影响个人因素,如知识、态度、自我效能和技能。然而,随着近年来多层次和社会生态学模式的蓬勃发展,生活方式改变计划越来越多采用更广泛的战略帮助解决个人、社会和环境层面因素,认识到这些因素可影响改变过程和长期维持行为改变。例如,如果干预策略不仅旨在提高个人层面的自我效能,而且还旨在增加人际关系中家庭和工作同事的社会支持,那么希望提高体力活动水平的个人可能会取得更大成功,结合更广泛的社区战略可能使提高体力活动更容易实现和可持续发展。

改变健康行为降低心血管疾病风险:什么有效?

在下一章节中,我们将考虑有关预防和管理 CVD 及相关慢性病行为干预和生活方式改变计划的有效性的证据基础。30 多年来,虽然大量证据基础确立了戒烟作为有效生活方式改变方法的重要组成部分(例如,Barth et al. 2008,DiClemente et al. 1991),但与饮食和体力活动相关的 CVD 预防和生活方式改变计划的证据并没有很好建立(Yach et al. 2005)。

戒烟

对一般人群以及包括 CVD 患者在内的临床人群进行广泛研究表明，与针对其他健康行为的干预措施相比，针对吸烟的干预措施相对成功。例如，与常规护理相比，戒烟干预使戒烟的可能性从 28% 增加到 66%（Oldenburg et al. 2010）。虽然这种模式的传达方式并不方便为很多人接受，但已证明小组传达方案非常有效。当与尼古丁替代疗法（Pearson et al. 2000）等药物干预相结合时，包含标准化社会行为干预策略的基于小组的计划也被证明更有效。计划成功的关键要素通常与计划强度和持续时间以及包含解决认知和行为技能以及预防复发的组成部分相关（Oldenburg et al. 2010）。虽然标准化的自助方式有一些好处，但定制的自助计划被发现更加成功。通过不同模式，包括通过电话和最近的互联网实施的计划被证明有效（Stokols et al. 2003）。戒烟计划相对成功有几个原因，特别是与其他生活方式风险因素相比（Oldenburg et al. 2010）。首先，将正在进行的烟草使用与不良健康结果联系起来的证据非常明确，可通过一系列卫生专业人员通过各种方式提供方案。然而，重要的是要注意尽管这些干预措施可显著提高初始戒烟率，但无论使用何种干预措施，绝对节制仍然非常低。事实上有证据表明，大多数吸烟者在最终戒烟前会复吸数次。因此，吸烟干预长期成功的关键是持久（Rosengren et al. 2004）。

营养和饮食干预

虽然营养和饮食的各个方面，如水果和蔬菜的摄入量低、摄入大量（饱和）脂肪、糖和盐（（World Health Organization 2002）、消耗含高糖的促炎饮食、高加工食品和反式脂肪（O'Neil et al. 2015）一直被认为是 CVD 的重要危险因素，针对这些的生活方式相关干预的影响是适中的。与其他风险因素，如吸烟和服药相比，营养建议的不依从性也要高得多。一个可能的原因是，在临床人群中，倡导和维持这种变化可能很复杂，特别是与复杂治疗计划的其他组成部分相结合（Burke et al. 1997）。基于小组的教育和生活方式改变计划在初级预防中用于降低总卡路里、总脂肪和饱和脂肪以及胆固醇水平方面取得一些成功（Burke et al. 1997）。与营养师进行的个别咨询也显示出积极结果，7 年后维持的膳食脂肪和胆固醇消耗显著减少（Burke et al. 1997）。此外，健康专业人员的饮食建议与达到目标低密度脂蛋白 - 胆固醇水平的患者有关（Pearson et al. 2000）。成功的另一个关键是社会和家庭参与，由于他们的参与而取得更大成功，而基于社区的计划（与在更多临床环境中进行的计划截然不同）往往更加成功，尤其是当他们纳入特定和实际的饮食建议（Hooper et al. 2012）。

尽管众多饮食干预措施关注减少膳食脂肪摄入，而研究临床结果仍显错综。最近的一项系统评价中,营养干预旨在影响膳食脂肪——即减少和 / 或改变总脂肪摄入量——确显示联合心血管事件发生率显著降低,但对总死亡率没有明显影响,尽管体重、体质指数、总胆固醇和低密度脂蛋白胆固醇降低(Hooper et al. 2012)。此外,试验仅报告了两年以上参与者的疗效。总体而言,支持侧重于改变膳食脂肪的饮食干预和降低总死亡率之间的直接联系的证据极少(Hooper et al. 2012)。

加强体力活动

增加体力活动与许多健康相关的益处相关,包括改善 CVD 风险标志物以及减少许多 CVD 危险因素。虽然实现这些益处所需的最佳运动量仍不明确,但在大量久坐的个体鼓励适中体力活动的基于人群的干预措施已证明有效。在更多临床人群中,心脏康复计划和其他类型计划的脱落通常非常高(Burke et al. 1997)。有证据表明,通过纳入自我监测、定期提示和口头说服等策略,以及得到关键家庭成员和其他人的支持,可改善对锻炼方案的依从性(Burke et al. 1997)。最近一篇对现有证据进行综述,表明良好的运动训练依从性可以改善客观测量的生理和人体测量因素,包括全面心脏康复患者的血脂水平(Oldenburg et al. 2010)。虽然体质指数(body mass index,BMI)没有降低,但是身体成分发生了显著变化,瘦体重增加,脂肪组织减少。在对运动训练和心脏康复计划进行更长时间跟踪的研究中,以及与 CVD 风险相关的其他生活方式改变的重点研究中,他们已能在生存和生活质量方面显示出显著的益处(Oldenburg et al. 2010)。

当评估复合饮食和运动干预时,在体重、BMI 和腰围方面也有类似的小改善。最近一项综述证实这些研究结果,对干预内容与个体层面干预措施有效性关系的广泛证据进行系统地确定、综合和分级,以促进成人饮食和 / 或体力活动的改变(Greaves et al. 2011)。总之,干预措施的有效性与针对性饮食和身体活动、动员社会支持以及使用描述良好和 / 或已建立的行为改变技术有因果关系。此外,更好的有效性还与使用多种自我监管技术相关,例如目标设定、促进自我监控、提供绩效反馈、目标审查及提供更高的联系时间或联系频率。

减少久坐

最近,作为 CVD 的另一个危险因素,久坐行为越来越受到关注,独立于体力活动。久坐的关键指标包括坐着的时间以及看电视和使用电脑、通电话和开车所花费的时间。近年来,由于生活方式的改变以及大多数国家新技术的大量使用,所有这些都显著增加。久坐与血脂异常、BMI 增加、血压升高以及与 CVD 风险增加相关的其他负面风险因素有关（Leo'n-Latre et al. 2014）。由于久坐行为的有害影响不一定被体力活动的总体增加所抵消，这在疾病预防和控制的背景下提出了新的挑战和机会。事实上，初步研究已将久坐行为的减少与甘油三酯水平、腰围和炎症的积极变化联系起来（Ekblom-Bak et al. 2014；Ford，Caspersen 2012）。作为相对较新的概念，久坐行为是 CVD 的潜在可改变风险因素，为未来的研究和干预提供了有希望的途径，特别是通过使用更多环境干预措施。

多种危险因素干预

大多数成人有两种或两种以上增加他们患 CVD 和相关慢性病风险的生活方式行为（King et al. 2015）。更具体地，据报道，全世界成年人群中多种风险行为的患病率在英国为 68%（Poortinga 2007），美国为 52%（Coups et al. 2004）。此外，与注重单一风险因素的方法相比，针对多种生活方式行为的干预措施在降低疾病风险方面更为有效（King et al. 2015）。这种方法也有助于解决生活方式行为与 CVD 风险因素之间复杂的相互作用。事实上，最近一项 meta 分析显示，对患者进行多种干预措施，致死性心血管事件减少 18%，总体死亡率和再入院率也略有下降，但没有显著降低（de Waure et al. 2013）。多种危险因素干预通常包括多种社会行为策略，这些策略不同地针对饮食、运动、减重、戒烟和药物依从性的组合。

成功干预的考虑因素

项目实施的环境

生活方式改变计划可在各种环境中提供，包括医疗保健环境、工作场所、学校和社区内的环境。一些环境可能更有利于招募大量参与者，例如在工作场所可能会有大量工作的成年人（Hutchinson，Wilson 2012）。但是，达到干预水平并不意味着有效。实际上，针对"确定的"人群进行更加密集的干预措施，特别关注关键的生活方式行为，已有明确益处（Anderson et al. 2009a）。

干预水平

一级预防旨在通过尽量减少导致疾病风险暴露，在临床表现前预防疾病。二级预防旨在通过尽早检测和治疗疾病减少已发生的疾病的影响，以阻止或减缓其进展。最后，三级预防旨在通过帮助人们管理长期的、往往复杂的健康问题来减少进行中及持续性的疾病的影响，从而最大限度地提高生活质量和预期寿命。在各级水平上,生活方式和行为改变计划均可设计和实施。过去40 年中,许多发达国家,一级预防工作在大幅降低冠状动脉性心脏病(coronary heart disease,CHD)导致的死亡率方面非常有效(de Waure et al. 2013,Ebrahim et al. 2011)。对于有冠状动脉性心脏病风险的人,二级预防计划往往侧重于多种危险因素,心脏事件和总死亡率下降趋势适中(Angermayr 2010,de Waure et al. 2013,Lin et al. 2014),在饮食、运动和药物依从性方面也有改善趋势(Cole et al. 2010)。最后,通过纳入咨询和教育来解决低体力活动和其他生活方式行为的心脏康复计划已证明一些重要的健康结果(de Waure et al. 2013,Oldridge 2012)。

干预和项目实施的特点

Oldenburg 等(2010)在最近一篇关于改善 CVD 预防和治疗的行为干预的综述中报告说,更长及更高强度的干预措施通常比简短的干预措施更有效。然而,更长、更高强度的项目往往更昂贵,需要更多资源,并且可能具有更大的流失率。Greaves 等(2011)对促进饮食和体力活动干预成分的系统评价中指出几个重要项目因素,可能可通过调节计划暴露、强度和有效性之间的关系来影响结果。例如,质量较低、强度较低的干预措施可能会导致较高的人员流失率。因此,在强度、持续时间和成本效益之间取得平衡非常重要,以便最大限度地提高干预的效率及其更广泛的范围和可扩展性。

生活方式干预的传达模式也很重要。例如,虽然医生有能力提供建议并为行为改变提供计划,但除提供有关做什么的一般性建议,大多数人并不能很好做到这一点。尽管医生经常有一个"机会之窗",在其中提供与生活方式改变相关的定制意见和建议。因此,考虑替代的计划传达模式很重要。例如,一些干预措施可能更适合通过基于技术的平台提供,而其他干预可能更好由非专业领导者或同行提供(Dale et al. 2008;Foster et al. 2007;Fisher et al. 2009)。当然,个人也会对不同的传达方式有自己的偏好。

新技术的潜力

交互式数字技术的快速发展改变了全球通信和社交互动的方式,这些进步有可能深刻影响生活方式改变计划的设计和提供。近年来,通过智能手机、平板电脑和其他设备使用互联网、Facebook、Twitter、Wiki 和技术平台快速普及和使用。例如,虽然 Facebook 在 2004 年第一年结束时拥有大约 100 万用户,但现在每月活跃用户数超过 10 亿(eMarketer Inc 2013)。技术还提供各种通信模式的灵活性,包括照片、视频、三维图、视觉模拟甚至虚拟现实。因此,现在互联网和移动健康干预措施的使用提供了与全球个人和传统"社区"之外的个人接触和互动的机会（Smith et al. 2014）。

Wantland 等（2004）汇总包含近 12 000 名参与者基于网络干预措施的研究，包括横断面、自我管理和 3~78 周的纵向干预研究。与干预措施相比，利用更传统的基于网络的干预手段，男性和女性的比例达到同等水平，并且流失率低于正常水平（21%）。然而，尽管平均流失率相对较低，但计划暴露和强度的测定也适中。例如，参与者显示每次会话花费的时间和访问干预站点的次数有显著差异。尽管强度差异很大，但几乎所有研究都表明知识和 / 或行为结果有所改善。改善结果的一些例子是运动持续时间增加、18 个月的体重减轻维持和医疗保健的使用增加（Wantland et al. 2004）。除知识和健康行为的改善之外，互动式健康通信应用还被证明可改善社会支持、自我效能和临床结果（Murray 2006）。

由于没有空间和时间限制，电话提供了另一个促进参与者接触的渠道，并且在这些计划中观察到的积极行为结果与干预的持续时间和强度（呼叫次数）有关（Eakin et al. 2007）。可能影响此类计划成功的其他关键因素可能是目标选择的临床样本和使用基于理论的模型，包括阶段变化模型、社会认知理论和动机访谈。

使用诸如智能手机和应用程序之类的新技术提供计划内容和信息通常表现出高度的保真度、标准化和可复制性，从而减少在卫生专业人员提供此类计划时可能出现的内容和传送的可变性。例如，移动健康（mHealth）平台现在正在使用智能手机和计算机平板电脑提供健康行为改变计划，以改善生活方式相关慢性疾病，如 CVD 的预防和管理，具有高覆盖率、保真度和良好的用户体验（Oldenburg et al. 2015）。此外，通过解决个人关注的重要健康问题，使基于因特网行为干预的慢性病使用者可得到改善，并通过结合个人定制的建议和反馈进一步加强（Kelders et al. 2011；Schubart et al. 2011）。

计算机软件的出现和"专家系统"的开发（最初在 20 世纪 90 年代开发）也增加了程序剪裁的复杂性（Kong et al. 2012；Latimer et al. 2010），并导致将传统大众媒体宣传活动的益处与个性化的干预措施相结合的算法驱动的方法，以惠及大众。通过记住内容和传达方式的偏好，算法驱动的方法结合新技术，"众包"反馈，来自数千名参与者的实时"数据"，使得节目内容的传送能够适应多种情况、背景和情境，保持个人用户的独特性。因此，虽然传统上提供的健康教育和健康促进计划可针对少数个人量身定制，但新技术可为整个人群提供高度个性化、标准化和量身定制的信息（Oldenburg et al. 2015）。这就是为什么在发展中国家使用新技术进行计划传达可能特别有利（Peiris et al. 2014）。

智能手机和掌上电脑的快速发展和使用将不可避免地导致社交媒体对健康计划的吸收和使用增加,允许个人通过其社交网络与他们交互、塑造甚至传播他们自己的干预信息。但使用这些平台提供的项目的设计和传达必须了解用户体验,预测个人如何回应、塑造和分享项目内容及其后果(Chou et al. 2013;Coley et al. 2013)。例如,积极和嘲弄的观众评论可能会影响其他用户对通过新技术传递的某些健康信息可信度的评估(Walther et al. 2010)。

同伴支持干预

同伴支持提供的生活方式改变计划包括由同伴提供的评估、信息和情感支持,他们可能与干预的接受者一样生活(Boothroyd,Fisher 2010)。信息支持可增加知识、理解和应对技能(Campbell et al. 2004)。

情感支持基于个人与同伴之间的共情交流,旨在增强自信和自尊,减少负面情绪,改善关系(Gray et al. 1997;Helgeson,Cohen 1996)。同伴支持的提供对于各种临床人群都已证明有效,对多种健康结果有益(Fisher et al. 2015;Dennis et al. 2002,Morrow et al. 1999),增强心理健康(Repper,Carter 2011),以及提高与健康相关的生活质量(Ashbury et al. 1998;Hibbard et al. 2002;Whalley et al. 2014)。Verheijden 等(2002)提出从自然支持网络中得到的支持,不同于卫生专业人员提供的非互惠关系,可能有助于解释有益效果。

最近一项系统评价结果表明,同伴支持可改善心脏病患者的自我效能,并且可能对从 MI 中康复者的健康和幸福生活产生有益影响(Parry,Watt-Watson 2010)。同伴支持干预成功的关键决定因素是同伴培训的标准化、传递方式、干预剂量以及同伴参与者比率。

值得注意,通过移动和基于 Web 的技术和在线社区的同伴支持提供增加。这些涉及同伴支持小组使用网络聊天和文本消息连接,目标临床结果和健康行为修改(Wei et al. 2011)。在线同伴支持也可通过实时聊天和论坛提供,允许用户实时交谈或发布主题以供讨论。虽然证据尚未定论,但 Cotter 等(2014)建议通过文本或网络提供支持,为参与者提供与经历相同问题的其他人讨论问题并获得即时反馈机会,从而显著提高参与度以及行为和临床结果。

实现可持续发展和维持生活方式的改变

除一些值得注意的例外,大多数已发表的生活方式改变干预试验仍只取得一般效果,即使在受控条件下进行评估也如此。此外,在更多"真实世界"环境下实施和传播此类计划往往得不到很好的评估(Glanz et al. 2008),稀释了原本不太显著的影响。美国罗伯特伍德约翰逊基金会的糖尿病倡议评估各种社区环境中糖尿病自我管理的资源和支持。该项目确定 6 项关于计划成功的关键支持：个性化评估和量身定制的衡量、协作目标设定、提高疾病管理、健康行为和解决问题的关键技能、高质量、安全的临床护理的连续性、持续随访和支持及支持性社区资源的一个非常重要角色（Fisher et al. 2011）。作者得出，"等效性"对于思考这些项目在社区环境中对个人起效方式特别有用。换言之，不同程序、策略或项目可以互补方式工作实现类似的目的或效果。

虽然大多数综述没有进行正式经济评估，一些作者指出，在非常受控的条件下评估的干预措施往往过于资源密集，无法进行更广泛评估（Ebrahim et al. 2006）。进一步调查生活方式干预措施的成本效益非常重要，以便确定更优环境，政府和主要捐赠者有理由将资源用于改变行为危险因素和生活方式改变计划。世界卫生组织已认识到以经济有效的方式减少生活方式危险因素的重要性，在其 2002 年世界卫生报告中指出，其最终目标是帮助所有国家的政府提高其人口的健康预期寿命。然而，在建议广泛采用之前，资源贫乏国家也应建立经济有效的生活方式干预措施以改善可预防慢性疾病的生活质量和预期寿命。

结论和实际意义

除一些值得注意的例外，大多数已发表的生活方式干预试验只取得适中的成果。此外，即使在受控条件下进行评估，其更广泛的实施和传播也很少被评估（Glanz et al. 2008；Oldenburg，Glanz 2008）。此外，对风险最小的人进行密集生活方式改变干预措施可能并不具有特别成本效益。因此，更多基于人群或更上游的社会和经济干预措施降低心血管风险可能更具成本效益。鉴于大多数国家对保健和预防的有限资源的压力越来越大，慢性病负担日益增加，资源优先考虑干预措施最有效且覆盖范围最广的人群十分重要。

如果设计和实施得当，生活方式改变干预措施具有降低心血管疾病风险和改善已患心血管疾病者的生活质量和健康结果的巨大潜力。尽管需要更严格的研究，但早期证据表明，即使与更传统的医疗干预措施相比，某些生活方式改变干预措施的成本效益也可能存在。新技术的使用是一项特别令人兴奋的近期发展，特别是当与卫生专业人员、同行领导者及其他卫生保健和社区环境中使用的更传统的传达方法相结合时。鉴于世界发展中地区由于生活方式行为所致的慢性非传染性疾病导致的疾病负担迅速增加，这些方法迫切需要进一步发展和适应世界上生活在世界这些地区的人口 80% 的卫生需求和挑战（Beaglehole，Bonita 2008）。

总而言之，生活方式干预措施和项目已被证明对许多不同的健康行为产生积极影响，从而对改善心血管风险具有实质性影响。未来关于干预措施及其实施的研究将为如何更好结合各种干预措施、强度和持续时间提供信息,以加强项目实施并最大限度地发挥长期成果。

(胡哲 译,陈歆、王新安 校)

参考文献

Alwan, A., & MacLean, D. R. (2009). A review of non-communicable disease in low-and middle-income countries. *International Health, 1*(1), 3–9.

Alwan, A. (2011). *Global status report on noncommunicable diseases 2010.* World Health Organization.

Anderson, L., Quinn, T., Glanz, K., Ramirez, G., Kahwati, L., Johnson, D., . . . & Task Force on Community Preventive Services. (2009a). The effectiveness of worksite nutrition and physical activity interventions for controlling employee overweight and obesity. *American Journal of Preventive Medicine, 37*, 340–357.

Anderson, P., De Bruijn, A., Angus, K., Gordon, R., & Hastings, G. (2009b). Impact of alcohol advertising and media exposure on adolescent alcohol use: A systematic review of longitudinal studies. *Alcohol and Alcoholism, 44*, 229–243.

Angermayr, L. D. K. (2010). Multifactorial lifestyle interventions in the primary and secondary prevention of cardiovascular disease and type 2 diabetes mellitus—a systematic review of randomized controlled trials. *Annals of Behavioral Medicine, 40*, 49–64.

Ashbury, F. D., Cameron, C., Mercer, S. L., Fitch, M., & Nielsen, E. (1998). One-on-one peer support and quality of life for breast cancer patients. *Patient Education and Counselling, 35*, 89–100.

Bandura, A. (2001). Social cognitive theory: An agentic perspective. *Annual Review of Psychology, 52*, 1.

Barth, J., Critchley, J. A., & Bengel, J. (2008). Psychosocial interventions for smoking cessation in patients with coronary heart disease. *The Cochrane Library.*

Becker, M. H. (1974). *The health belief model and personal health behavior.* Thorofare: Slack.

Begg, S., Vos, T., Barker, B., Stevenson, C., Stanley, L., & Lopez, A. (2007). *Burden of disease and injury in Australia 2003.* Canberra: Australian Institute of Health and Welfare (AIHW).

Beaglehole, R., & Bonita, R. (2008). Global public health: A scorecard. *The Lancet, 372*(9654), 1988–1996.

Brofenbrenner, U. (1977). Toward an experimental ecology of human development. *American Psychologist, 32*, 513–531.

Burke, L., Dunbar-Jacob, J., & Hill, M. (1997). Compliance with cardiovascular disease prevention strategies: A review of the research. *Annals of Behavioral Medicine: A Publication of the Society of Behavioral Medicine, 19*, 239–263.

Campbell, H. S., Phaneuf, M. R., & Deane, K. (2004). Cancer peer support programs—do they work? *Patient Education and Counseling, 55*, 3–15.

Chou, W. S., Prestin, A., Lyons, C., & Wen, K. (2013). Web 2.0 for health promotion: Reviewing the current evidence. *American Journal of Public Health, 103*, 9–18.

Cole, J. A., Smith, S. M., Hart, N., & Cupples, M. E. (2010). Systematic review of the effect of diet and exercise lifestyle interventions in the secondary prevention of coronary heart disease. *Cardiology Research & Practice, 2011*, 1–25.

Coley, H. L., Sadasivam, R. S., Williams, J. H., Volkman, J. E., Schoenberger, Y.-M., Kohler, C. L., . . . & Ford, D. E. (2013). Crowdsourced peer-versus expert-written smoking-cessation messages. *American Journal of Preventive Medicine, 45*, 543–550.

Cotter, A. P., Durant, N., Agne, A. A., & Cherrington, A. L. (2014). Internet interventions to support lifestyle modification for diabetes management: A systematic review of the evidence.

Journal of Diabetes and its Complications, 28, 243–251.

Coups, E. J., Gaba, A., & Orleans, C. T. (2004). Physician screening for multiple behavioral health risk factors. *American Journal of Preventive Medicine, 27,* 34–41.

Dale, J., Caramlau, I. O., Lindenmeyer, A., & Williams, S. M. (2008). Peer support telephone calls for improving health. *The Cochrane Library.*

D'Agostino, R. B., Vasan, R. S., Pencina, M. J., Wolf, P. A., Cobain, M., Massaro, J. M., & Kannel, W. B. (2008). General cardiovascular risk profile for use in primary care the Framingham Heart Study. *Circulation, 117,* 743–753.

de Waure, C., Lauret, G. J., Ricciardi, W., Ferket, B., Teijink, J., Spronk, S., & Myriam Hunink, M. G. (2013). Lifestyle interventions in patients with coronary heart disease: A systematic review. *American Journal of Preventive Medicine, 45,* 207–216.

DiClemente, C. C., Prochaska, J. O., Fairhurst, S. K., Velicer, W. F., Velasquez, M. M., & Rossi, J. S. (1991). The process of smoking cessation: An analysis of precontemplation, contemplation, and preparation stages of change. *Journal of Consulting and Clinical Psychology, 59*(2), 295.

Dennis, C. L., Hodnett, E., Gallop, R., & Chalmers, B. (2002). The effect of peer support on breast-feeding duration among primiparous women: A randomized controlled trial. *Canadian Medical Association Journal, 166,* 21–28.

Eakin, E. G., Lawler, S. P., Vandelanotte, C., & Owen, N. (2007). Telephone interventions for physical activity and dietary behavior change: A systematic review. *American Journal of Preventive Medicine, 32,* 419–434.

Ebrahim, S., Beswick, A., Burke, M., & Davey, S. G. (2006). Multiplerisk factor interventions for primary prevention of coronaryheart disease. *Cochrane Database of Systematic Reviews, 4,* CD001561.

Ebrahim, S., Taylor, F., Ward, K., Beswick, A., Burke, M., & Davey Smith, G. (2011). Multiple risk factor interventions for primary prevention of coronary heart disease. *The Cochrane Library, 1.*

Ekblom-Bak, E., Ekblom, B., Vikström, M., de Faire, U., & Hellénius, M.-L. (2014). The importance of non-exercise physical activity for cardiovascular health and longevity. *British Journal of Sports Medicine, 48,* 233–238.

eMarketer Inc. (2013). *Social networking reaches nearly one in four around the world.* Social Media. Available via e Marketer. http://www.emarketer.com/Article/Social-Networking-Reaches-Nearly-One-Four-Around-World/1009976. Accessed 19 Feb 2015.

Fisher, E. B., Strunk, R. C., Highstein, G. R., Kelley-Sykes, R., Tarr, K. L., Trinkaus, K., & Musick, J. (2009). A randomized controlled evaluation of the effect of community health workers on hospitalization for asthma: The asthma coach. *Archives of Pediatrics & Adolescent Medicine, 163*(3), 225–232.

Fisher, E. B., Fitzgibbon, M. L., Glasgow, R. E., Haire-Joshu, D., Hayman, L. L., Kaplan, R. M., . . . & Ockene, J. K. (2011). Review and special article: Behavior matters. *American Journal of Preventive Medicine, 40,* 15–30.

Fisher, E. B., Ayala, G. X., Ibarra, L., Cherrington, A. L., Elder, J. P., Tang, T. S., … & Simmons, D. (2015). Contributions of peer support to health, health care, and prevention: papers from peers for progress. *The Annals of Family Medicine, 13*(Suppl. 1), S2–S8.

Ford, E. S., & Caspersen, C. J. (2012). Sedentary behaviour and cardiovascular disease: A review of prospective studies. *International Journal of Epidemiology, 41,* 1338–1353.

Foster, G., Taylor, S. J., Eldridge, S. E., Ramsay, J., & Griffiths, C. J. (2007). Self-management education programmes by lay leaders for people with chronic conditions. *Cochrane Database of Systematic Reviews, 4*(4).

Glanz, K., Rimer, B. K., & Viswanath, K. (2008). *Health behavior and health education: Theory, research, and practice* (4th ed.). San Francisco: Wiley.

Gray, R., Fitch, M., Davis, C., & Phillips, C. (1997). A qualitative study of breast cancer self-help groups. *Psycho-Oncology, 6,* 279–289.

Greaves, C. J., Sheppard, K. E., Abraham, C., Hardeman, W., Roden, M., Evans, P. H., & Schwarz, P. (2011). Systematic review of reviews of intervention components associated with increased effectiveness in dietary and physical activity interventions. *BMC Public Health, 11*, 119–130.

Grundy, S. M., Pasternak, R., Greenland, P., Smith, S., & Fuster, V. (1999). Assessment of cardiovascular risk by use of multiple-risk-factor assessment equations: A statement for healthcare professionals from the American Heart Association and the American College of Cardiology. *Journal of the American College of Cardiology, 34*, 1348–1359.

Helgeson, V. S., & Cohen, S. (1996). Social support and adjustment to cancer: Reconciling descriptive, correlational, and intervention research. *Health Psychology, 15*, 135.

Hibbard, M. R., Cantor, J., Charatz, H., Rosenthal, R., Ashman, T., Gundersen, N., ... & Gartner, A.(2002). Peer support in the community: Initial findings of a mentoring program for individuals with traumatic brain injury and their families. *The Journal of head trauma rehabilitation, 17*, 112–131.

Hooper, L., Summerbell, C. D., Thompson, R., Sills, D., Roberts, F. G., Moore, H. J., & Davey, S. G. (2012). Reduced or modified dietary fat for preventing cardiovascular disease. *The Cochrane Database of Systematic Reviews, 5*, CD002137.

Hutchinson, A. D., & Wilson, C. (2012). Improving nutrition and physical activity in the workplace: A meta-analysis of intervention studies. *Health Promotion International, 27*, 238–249.

Janz, N., & Becker, M. H. (1984). The health belief model: A decade later. *Health Education Quarterly, 11*, 1–47.

Kelders, S. M., Van Gemert-Pijnen, J. E., Werkman, A., Nijland, N., & Seydel, E. R. (2011). Effectiveness of a Web-based intervention aimed at healthy dietary and physical activity behavior: A randomized controlled trial about users and usage. *Journal of Medical Internet Research, 13*.

King, K., Meader, N., Wright, K., Graham, H., Power, C., Petticrew, M., ... & Sowden, A. J. (2015). Characteristics of interventions targeting multiple lifestyle risk behaviours in adult populations: A systematic scoping review. *PLoS ONE, 10*, 1–13.

Kong, G., Singh, N., & Krishnan-Sarin, S. (2012). A review of culturally targeted/tailored tobacco prevention and cessation interventions for minority adolescents. *Nicotine & Tobacco Research, 14*, 1394–1406.

Latimer, A. E., Brawley, L. R., & Bassett, R. L. (2010). A systematic review of three approaches for constructing physical activity messages: What messages work and what improvements are needed? *International Journal of Behavioral Nutrition and Physical Activity, 7*, 36.

León-Latre, M., Moreno-Franco, B., Andrés-Esteban, E. M., Ledesma, M., Laclaustra, M., Alcalde, V., ... & Casasnovas, J. A. (2014). Sedentary lifestyle and its relation to cardiovascular risk factors, insulin resistance and inflammatory profile. *Revista Española de Cardiología (English Edition), 67*, 449–455.

Lin, J. S., O'Connor, E., Evans, C. V., Senger, C. A., Rowland, M. G., & Groom, H. C. (2014). Behavioral counseling to promote a healthy lifestyle in persons with cardiovascular risk factors: A systematic review for the U.S. Preventive Services Task Force. *Annals of Internal Medicine, 161*, 568–578.

Lippke, S., & Ziegelmann, J. P. (2008). Theory-based health behavior change: Developing, testing, and applying theories for evidence-based interventions. *Applied Psychology, 57*, 698–716.

Lovato, C., Linn, G., Stead, L. F., & Best, A. (2003). Impact of tobacco advertising and promotion on increasing adolescent smoking behaviours. *The Cochrane Database of Systematic Reviews*, CD003439.

Marrero, D. G., Ard, J., Delamater, A. M., Peragallo-Dittko, V., Mayer-Davis, E. J., Nwankwo, R., & Fisher, E. B. (2013). Twenty-first century behavioral medicine: A context for empowering clinicians and patients with diabetes: a consensus report. *Diabetes Care, 36*, 463–470.

Mendis, S., Abegunde, D., Yusuf, S., Ebrahim, S., Shaper, G., Ghannem, H., & Shengelia, B. (2005). WHO study on Prevention of REcurrences of Myocardial Infarction and StrokE (WHO-PREMISE). *Bulletin of the World Health Organization, 83*, 820–829.

Morrow, A. L., Guerrero, M. L., Shults, J., Calva, J. J., Lutter, C., Bravo, J., ... & Butterfoss, F. D.

(1999). Efficacy of home-based peer counselling to promote exclusive breastfeeding: A randomised controlled trial. *The Lancet, 353*, 1226–1231.

Murray, S. (2006). Doubling the burden: Chronic disease. *Canadian Medical Association Journal, 174*, 771–772.

National Heart Foundation of Australia, & Cardiac Society of Australia and New Zealand. (2012). *Reducing risk in heart disease: An expert guide to clinical practice for secondary prevention of coronary heart disease.* Melbourne: National Heart Foundation of Australia.

O'Neil, A., et al. (2015). Pro-inflammatory dietary intake as a risk factor for CVD in men: A 5-year longitudinal study. *British Journal of Nutrition, 114*(12), 2074–2082.

Oldenburg, B., & Glanz, K. (2008). Diffusion of innovations. In C. T. Orleans (Ed.), *Health behavior and health education theory, research and practice* (Vol. 14, pp. 313–333). San Fransciso: Wiley.

Oldenburg, B., Absetz, P., & Chan, C. K. Y. (2010). Behavioral interventions for prevention and management of chronic disease. In A. Steptoe (Ed.), *Handbook of behavioral medicine* (pp. 969–988). New York: Springer.

Oldridge, N. (2012). Exercise-based cardiac rehabilitation in patients with coronary heart disease: Meta-analysis outcomes revisited. *Future Cardiology, 8*, 729–751.

Oldenburg, B., Taylor, C. B., O'Neil, A., Cocker, F., & Cameron, L. D. (2015). Using new technologies to improve the prevention and management of chronic conditions in populations. *Annual Review of Public Health, 36*, 483–505.

Parry, M., & Watt-Watson, J. (2010). Peer support intervention trials for individuals with heart disease: A systematic review. *European Journal of Cardiovascular Nursing, 9*, 57–67.

Pearson, T. A., Osorio, D., & Brown, K. (2000). Nutritional interventions in cardiovascular disease: New challenges and opportunities. *Current Atherosclerosis Reports, 2*, 515–521.

Peiris, D., Praveen, D., Johnson, C., & Mogulluru, K. (2014). Use of mhealth systems and tools for non-communicable diseases in low-and middle-income countries: A systematic review. *Journal of Cardiovascular Translational Research, 7*, 677–692.

Perk, J., De Backer, G., Gohlke, H., Graham, I., Reiner, Ž., Verschuren, M., … & Cifkova, R. (2012). European guidelines on cardiovascular disease prevention in clinical practice (version 2012). *European Heart Journal, 19*, 403–488.

Poortinga, W. (2007). The prevalence and clustering of four major lifestyle risk factors in an English adult population. *Preventive Medicine, 44*, 124–128.

Prochaska, J. O., & Velicer, W. F. (1997). The transtheoretical model of health behavior change. *American Journal of Health Promotion, 12*, 38–48.

Repper, J., & Carter, T. (2011). A review of the literature on peer support in mental health services. *Journal of Mental Health, 20*, 392–411.

Riley, W. T., Rivera, D. E., Atienza, A. A., Nilsen, W., Allison, S. M., & Mermelstein, R. (2011). Health behavior models in the age of mobile interventions: Are our theories up to the task? *Translational Behavioral Medicine, 1*, 53–71.

Rosamond, W., Flegal, K., Furie, K., Go, A., Greenlund, K., Haase, N., … & Stroke Statistics Subcommittee. (2008). Heart disease and stroke statistics—2008 update: A report from the American Heart Association Statistics Committee and Stroke Statistics Subcommittee. *Circulation, 117*, 25–146.

Rosengren, A., Hawken, S., Ôunpuu, S., Sliwa, K., Zubaid, M., Almahmeed, W. A. … & Yusuf, S. (2004). Association of psychosocial risk factors with risk of acute myocardial infarction in 11 119 cases and 13 648 controls from 52 countries (the INTERHEART study): Case-control study. *The Lancet, 364*, 953–962.

Ryan, R. M., & Deci, E. L. (2000). Self-determination theory and the facilitation of intrinsic motivation, social development, and well-being. *The American Psychologist, 55*, 68–79.

Schubart, J. R., Stuckey, H. L., Ganeshamoorthy, A., & Sciamanna, C. N. (2011). Chronic health conditions and internet behavioral interventions: A review of factors to enhance user engagement. *Computers, Informatics, Nursing, 29*, 81–92.

Smith, M. A., Rainie, L., Shneiderman, B., & Himelboim, I. (2014). *Mapping Twitter topic networks: From polarized crowds to community clusters Pew Research Internet Project.* Washington, DC: Pew Research Center.

Stokols, D., Grzywacz, J. G., McMahan, S., & Phillips, K. (2003). Increasing the health promotive capacity of human environments. *American Journal of Health Promotion, 18*, 4–13.

van Gemert-Pijnen, J. E., Nijland, N., van Limburg, M., Ossebaard, H. C., Kelders, S. M., Eysenbach, G., & Seydel, E. R. (2011). A holistic framework to improve the uptake and impact of eHealth technologies. *Journal of Medical Internet Research, 13*(4), e111.

Verheijden, M. W., Bakx, J. C., van Weel, C., Koelen, M. A., & van Staveren, W. A. (2002). Role of social support in lifestyle-focused weight management interventions. *European Journal of Clinical Nutrition, 59*, 179–186.

Walther, J. B., DeAndrea, D., Kim, J., & Anthony, J. C. (2010). The influence of online comments on perceptions of antimarijuana public service announcements on YouTube. *Human Communication Research, 36*, 469–492.

Wantland, D. J., Portillo, C. J., Holzemer, W. L., Slaughter, R., & McGhee, E. M. (2004). The effectiveness of web-based vs. non-web-based interventions: A meta-analysis of behavioral change outcomes. *Journal of Medical Internet Research.* Available via e Marketer. Accessed 10 Nov.

Wei, J., Hollin, I., & Kachnowski, S. (2011). A review of the use of mobile phone text messaging in clinical and healthy behaviour interventions. *Journal of Telemedicine and Telecare, 17*, 41–48.

Whalley, B., Thompson, D., & Taylor, R. (2014). Psychological interventions for coronary heart disease: Cochrane systematic review and meta-analysis. *International Journal of Behavioral Medicine, 21*, 109–121.

World Health Organization. (2002). *The world health report 2002. Reducing risks, promoting health life.* Geneva: The World Health Organization.

World Health Organization. (2003). *The world health report 2003: Shaping the future.* Switzerland: World Health Organization.

Yach, D., McKee, M., Lopez, A. D., & Novotny, T. (2005). Improving diet and physical activity: 12 lessons from controlling tobacco smoking. *BMJ [British Medical Journal], 330*(7496), 898.

Yusuf, S., Hawken, S., Ôunpuu, S., Dans, T., Avezum, A., Lanas, F., ... & Varigos, J. (2004). Effect of potentially modifiable risk factors associated with myocardial infarction in 52 countries (the INTERHEART study): Case-control study. *The Lancet, 364*, 937–952.

第 2 章　体力活动与心血管疾病的康复： 心理学视角

Vicki Myers，Yariv Gerber

目录

摘要

　　缺乏体力活动是冠心病发展的主要危险因素，但现代世界的活动正在减少。一旦出现心血管疾病，体力活动就是恢复和康复的重要组成部分。与非活动患者相比，经常活动的心脏病患者死亡的风险要小得多。已发现与心血管病患者体力活动不足的摄取和维持有关的若干因素，包括心理、社会和社会经济因素。本章将首先描述体力活动对心肌梗死后生存的影响，然后将研究在这一人群中运动障碍的问题。

　　现代久坐增加、体力活动缺乏的生活方式是心血管疾病的主要危险因素。中等至高水平的活动通过多种途径为发展冠心病(coronary heart disease, CHD)提供显著保护。此外，体力活动是心肌梗死(myocardial infarction, MI)后恢复和康复的重要组成部分，参与心脏康复的心脏病患者存活率更高。然而，不到 50% 的 MI 后患者参与心脏康复。保持积极的生活方式通常具有挑战性，涉及许多因素，约半数患者开始锻炼计划后不会继续下去。在此讨论心脏病患者体力活动的几个障碍，包括抑郁、社会经济地位低、心理一致感差、焦虑和社会支持。

关键词

体力活动(Physical activity)·心肌梗死(Myocardial infarction)·心脏康复(Cardiac rehabilitation)·生存(Survival)·抑郁(Depression)·焦虑(Anxiety)·社会经济状况(Socioeconomic status)·社会支持(Social support)

引言

体适能可量化评估肺、心脏、血液和血管系统输送氧气的能力以及组织和器官提取和使用氧气的能力。缺乏体力活动是许多慢性疾病的主要危险因素，多年来积累的证据显示久坐的生活方式是冠心病的危险因素，而随着西方社会变得更加城市化及自动化但活跃度降低，体力活动正在减少。根据世界卫生组织的欧洲健康报告，20% 的欧洲人很少或根本不进行体育锻炼(WHO 2009)。据估计，缺乏体力活动导致欧洲每年约 60 万人死亡，占总死亡率的 5%~10%。

不活动和肥胖的双重负担不断增加，导致慢性疾病的风险增高。医疗保健专业人员和政府试图鼓励和激励体力活动作为主要的预防策略。从许多研究和 meta 分析中可看出，中等至高水平活动为发展为冠心病提供重要保护；例如，对涵盖 50 万人的 26 项研究的综述报告显示，最高活动类别相关的冠心病风险降低 27%(Sofi et al. 2008)。体力活动通过包括降低血压、改善血脂、减少肥胖和降低炎症标志物水平等多种途径降低 CHD 风险。

那么二级预防呢？对于已患有心脏病和患有心肌梗死(myocardial infarction, MI)的患者，运动如何适应这种情况？过去的主流观点是在心肌梗死后卧床休息，向心脏病患者灌输运动的恐惧，提出运动可能导致过度劳累和再梗死的建议。近年来，证据消除了这一虚构的事，现在人们普遍认为——至少在医疗保健专业人员中——体力活动是心肌梗死后恢复和康复的重要组成部分。事实上，大多数心脏康复计划的主要组成部分是运动。

心脏康复

心脏康复包括三个阶段：第一阶段在急性住院期间，第二阶段为住院后持续 3~6 个月受监督的门诊计划，第三阶段为最少或没有监督的维持阶段（Gonzalez et al. 2004）。

虽然运动通常与改善康复有关，但应注意，根据疾病的严重程度，建议心脏病患者进行不同程度的体育锻炼。心脏功能根据纽约心脏协会从 I（最不严重）到 IV（最严重）的等级分类。I 级患者可在没有限制情况下进行任何体力活动，包括接触性运动和举重。II 级患者有轻微限制，建议将活动限制在 <7 METS，允许快走、园艺和网球，但不包括慢跑。III 类患者仅限于 <5 METS 的轻度活动，如高尔夫球或保龄球、步行和轻度清洁，而 IV 类患者不能进行 >2 METS 的任何体力活动（Goldman et al. 1981）。有氧运动通常被推荐用于康复和心血管适能。临床稳定的患者也被鼓励参加阻抗训练，但是对于心力衰竭、未控制的心律失常或血压非常高的患者不建议这样做（Gonzalez et al. 2004）。

大量研究表明，参与心脏康复的心脏病患者存活率更高，随后发生缺血事件的风险更低（Heran et al. 2011；Lawler et al. 2011；Oldridge 2012；Coll-Fernandez et al. 2014）。尽管对全因存活的真实影响仍有争议（West，Jones 2013），但对心血管死亡风险的降低的报道非常引人注目（Heran et al. 2011）。除降低死亡风险外，运动康复还显示出对心血管危险因素，如吸烟和体重（Lawler et al. 2011）及心理健康（NACR 2013）的有利影响。

然而，患者的感知可能不会随着研究的发展而改变。多国调查显示，<50% 的 MI 后患者参与心脏康复，并从这一重要的康复策略中获益（Bjarnason-Wehrens et al. 2010，NACR 2013）。

体力活动和心肌梗死后生存

除国家赞助的康复治疗外，当患者被留在他们自己的设备上时会发生什么？他们是继续活跃还是重新回归旧习惯？随着心脏护理的改善，如今患者在 MI 后生存更久，因此，保持健康的生活习惯至关重要，包括保持积极的生活方式。正式康复框架之外的体力活动也与心脏病患者预后的改善密切相关（Blumenthal et al. 2004，Al-Khalili et al. 2007，Apullan et al. 2008）。例如，每周 1 次的运动与冠心病患者的全因死亡率降低相关（Moholdt et al. 2008），而每周至少进行 4 次运动的心脏病患者将死亡和 CHD 复发的风险降低 30%（Booth et al. 2014）。

一项前瞻性队列研究的结果:由于体力活动是持续的生活方式行为,具有累积效应,前瞻性研究可用于评估其与健康结果的关系。以色列第一次急性心肌梗死研究调查以色列 MI 后患者队列的休闲时间体力活动(leisure-time physical activity,LTPA)的益处及参与障碍,试图了解为什么这么少的心脏病患者体力活动活跃(Gerber et al. 2011)。这项纵向研究对 65 岁以上因首次急性心肌梗死初始住院治疗的患者随访 10~13 年,收集社会经济、临床、心理和心血管危险因素,包括 5 个单独场合的 LTPA。活动水平的频率、持续时间和活动类型由参与者自我报告,包括步行、骑自行车、游泳、园艺、去健身房和团队运动。这些反应归类为 3 组:无活动、不规律活动和定期活动的患者。根据当时发布的指南(Pate et al. 1995),定期的体力活动定义为每周至少 3 次 30 分钟的运动,尽管这些指南已更新,增加至每周 5 次 30 分钟中等活动或每周 3 次 20 分钟剧烈活动。该研究发现 MI 生存者中常规 LTPA 的发生为 40%,MI 后 10 年持续的发生率为 18%。

无论心肌梗死前的习惯如何,经常活动者死亡的风险与非活动者相比约为其一半。每周仅 3 次短暂的活动——可能是步行、骑自行车、园艺或有组织的运动——与生存率增加 1 倍有关。且重要的是,这种生存益处在以前活动者和不活动者身上均可发生。虽然我们可想象体力活动的影响是累积的,因此在中后期生活中的变化毫无意义,但这些结果表明情况并非如此。与 MI 后戒烟相似,进行运动对预后有实际影响,表明活动永远不会太晚。对于急性心肌梗死或患有冠心病的患者应明确这一信息。如果更广泛理解活动水平对生存的真实影响,人们可能更倾向于参与。

当然,动机不是活跃所需的唯一资源。

心肌梗死后幸存者的体力活动障碍

已有证据清楚表明,久坐的生活方式是发展成为 CHD 的危险因素。先前的研究进一步表明,对已患有 MI 的患者,体力活动在二级预防中可能同样重要。但这个人群的运动参与率很低。此外,通常只有 50% 或更少的人开始锻炼计划将继续。已确定冠心病患者运动参与障碍几个因素。冠心病患者的研究主要集中在体力活动与心理健康之间的联系,例如抑郁,或研究预测体力活动开始和维持的心理结构,包括感知控制和心理一致感(Allan et al. 2007,Petter et al. 2009)。最近一项针对丹麦中部一年内因首次心肌梗死住院患者的队列研究报告,与精神健康状况下降相关的死亡和再梗死显著增加(通过SF-12(短期健康调查)测量)(Nielsen et al. 2013)。心理健康状况最差的患者新发心血管事件或死亡的风险高达 50% 以上。

抑郁

抑郁在 CHD 患者中更为普遍，MI 患者的抑郁率相比普通人群高 3 倍（Thombs et al. 2006）。文献以 Beck 抑郁量表（Beck Depression Inventory，BDI）评估，一致提示 MI 后人群的抑郁症状发生率在 30% 左右（Frasure-Smith et al. 1999，Lane et al. 2002a，Strik et al. 2004，Thombs et al. 2006，Leung et al. 2007），而临床访谈确诊的抑郁症的存在率在住院期间被报道有 15%~20%（Schleifer et al. 1989，Lichtman et al. 2008）。MI 后数月可能会持续出现抑郁症状（Schleifer et al. 1989，Strik et al. 2004）。

抑郁在冠心病预后中的作用

大量研究报道 MI 后抑郁是心脏病死亡率的重要预测指标（Frasure-Smith et al. 1995，Welin et al. 2000，Ziegelstein et al. 2000，Lesperance et al. 2002，Blumenthal et al. 2004，Jaffe et al. 2006，Leung et al. 2007），这是一项通过 meta 分析证实的发现（Barth et al. 2004，van Melle et al. 2004），但没有得到一致支持（Lane et al. 2002，Lauzon et al. 2003）。美国家庭医师学会在 2009 年回顾文献，发现 MI 后抑郁与死亡率之间的关联在统计学和临床上都很重要（AAFP 2009）。

Meta 分析检查抑郁对现有 CHD 患者预后的作用，报告的效度为 1.6~2.6。Van Mell 等（2004）回顾 22 项研究调查抑郁在 MI 后结局中的作用。MI 后 3 个月内评估的 MI 后抑郁与 MI 后 2 年内的全因死亡率（OR，2.38；95%CI，1.76~3.22）和心脏病死亡率存在显著相关（OR，2.59；95%CI，1.77~3.77）。抑郁通过自我报告或临床访谈评估。Barth 等（2004）的第二个 meta 分析调查冠心病患者的死亡率，并得出结论，抑郁患者的死亡风险是非抑郁患者的两倍多（OR，2.24；1.37~3.60）。

心肌梗死后抑郁和运动

已显示健康行为影响 MI 患者的心血管（cardiovascular，CV）预后，两个与 MI 后护理相关的因素——坚持服药和参与心脏康复——以及饮食、运动和吸烟等生活方式因素对预后有明显影响。研究表明，抑郁患者参与这些行为的可能性较小。例如，抑郁的急性冠状动脉综合征患者（BDI> 10）对阿司匹林的依从性低于非抑郁患者，抑郁的改善与依从性的改善相关（Rieckmann et al. 2006）。

有抑郁症状的 MI 后患者比非抑郁患者的体力活动积极性更差。抑郁还与 MI 后死亡风险增加以及随访期间住院率增加和运动因素缺乏有关。一项针对心肌梗死生存者的前瞻性队列研究发现,与非抑郁患者相比,抑郁患者的体力活动(OR,0.80,CI,0.69~0.94)的可能性较小,同时停止吸烟(OR,0.75,CI,0.60~0.94)并参与心脏康复(OR,0.74,CI,0.59~0.92)的可能性降低(Myers et al. 2011a)。此外,与非抑郁患者相比,抑郁患者的非特异性胸痛住院风险增高 50%,在社会人口统计学和临床因素校正后减少至 16%,心脏事件住院风险增加 30%(不精确),完全校正协变量后减少至 13%。由于 MI 后抑郁常见,报告的患病率约为 30%,其中 15%~20% 被诊断患有严重抑郁,这是相当大的问题(Strik et al. 2004)。

运动作为心肌梗死后抑郁的治疗

运动是心脏康复的组成部分,定期的体力活动对于增加生存机会和维持生活质量至关重要。一些研究调查运动作为 MI 后抑郁的治疗方法,发现它与抗抑郁药物一样有效(Blumenthal et al. 2004),然而没有证据表明用运动治疗抑郁改善心脏预后。

社会经济背景和地区社会经济地位

社会经济因素也被认为是冠心病患者体力活动的障碍(Stewart et al. 2013)。健康存在社会梯度,研究表明,低社会经济背景和邻里社会经济地位(socioeconomic status,SES)(以低收入、失业和较少的教育年数为代表)是发生心血管疾病(Cardiovascular Disease,CVD)的危险因素(Yen,Kaplan 1998)。最近的调查还研究了地区 SES,发现除个人特征外,一个住宅区的社会经济性质也可能影响健康结果。

在以色列第一次急性心肌梗死研究中,地区 SES 可以预测整个随访过程中较差的 LTPA(Gerber et al. 2011)。来自贫困社区的参与者在 MI 后十年内参与 LTPA 的可能性低于富裕社区的参与者,无论他们的个人 SES 如何(见图 1)。广义估计方程(generalized estimating equation,GEE)衍生的比值比(95%CI)在将社区 SES 三等分后,较低和中等与较高的相比 LTPA 水平降低,在年龄和性别校正后分别为 2.49(2.05~3.02)和 1.60(1.33~1.92)及 1.55(1.26~1.90)和 1.23(1.02~1.49)。

地区财富或剥夺会影响人们的体力活动量,原因主要有多种,通常属于身体和社会因素。诸如设施接触、照明和行人住宿等物理特征可能会给运动带来物理障碍,而地区的社会规范或缺乏安全的观念可能会带来心理障碍。

建议体力活动应得到适当的基础设施、在贫困地区提供免费或低成本体育设施的支持。所有 MI 生存者都应享有以运动为基础的康复,并特别努力鼓励贫困社区的患者参与。

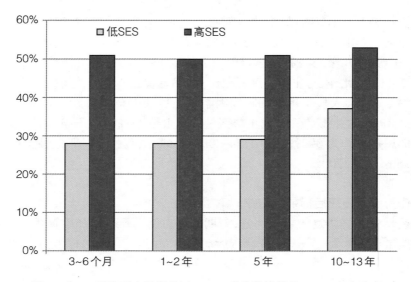

图 1   在 MI 后队列中根据地区 SES 三分位数计算的 LTPA 点患病率

心理一致感

与 CVD 患者体力活动相关的其他心理社会构造被研究。心理一致感（Sense of coherence，SOC）是 Antonovsky 开发的有益健康模型的核心构造，代表一个人有资源来应对问题和挑战的信心（Antonovsky 1987）。心理一致性量表共 29 个问题，衡量应对压力的人格资源，包括可理解感、可控制感和意义感 3 种结构（Antonovsky 1993）。SOC 已被证明与健康结果以及健康行为有关。

在 MI 患者的前瞻性研究中，控制疾病严重程度、抑郁、社会人口统计学和临床因素后，在 13 年随访期间，SOC 始终与 LTPA 的参与相关（图 2）。随访期间，与最高三分位数相比，最低 SOC 类别的个体参与 LTPA 降低的比值比显著增高（OR 1.38，多变量校正后为 95%CI 1.02~1.85）（Myers et al. 2011b）。SOC 和 LTPA 之间的显著关联表明强 SOC 可能参与维持健康行为。其他研究支持这一发现，例如一项涉及 18 000 名参与者的研究报告，SOC 强的人比弱 SOC 者不参与体力活动的可能性低 36%（Wainwright et al. 2007）。事实上，SOC 也与心脏康复的执行有关（Breuer，Etienne 2001）。特别是在 CVD 患者中，强 SOC 可促进二级预防工作，例如参与锻炼，作为适应性应对的一部分。行为可改变预后的理解可使患者在看似无法控制的疾病后重新得到控制。因此，根据有益健康模型，认为其状况可理解、可控制和有意义的患者更有可能利用现有资源来克服他们所面临的挑战。心肌梗死后的恢复需要采取和维持生活

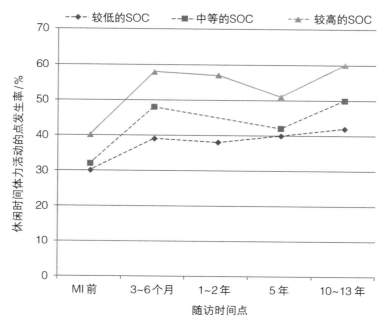

图 2 MI 后患者在不同时间点规律从事休闲时间体力活动心理一致感的百分比

方式的改变——低 SOC 的人可能会认为他们的状况是压倒性的，超出他们的克服能力，听从运动等预防行为的实施。

个人的 SOC 是基于一般性抗拒资源的存在与否（Antonovsky 1979）。在体力活动的情况下，这些可能包括参加体育运动所需的物质和财政资源，如健身房会员或设备、社会支持例如同伴的鼓励、灵活性、知识和身体健康状况。

SOC 是个人、社会、心理和经济资源的简要衡量指标，可用于帮助识别高危 MI 患者生存者。通过简单的问卷调查很容易确定，并且可帮助识别在日常生活中不太可能参与体力活动的患者，他们可能需额外支持来实施预防性健康行为，这可显著改善 MI 后的预后。

焦虑

焦虑是可能影响冠心病患者运动的另一因素，并且在急性冠状动脉事件后相当普遍，特别是在年轻患者（Lavie et al. 2009）。住院期间和 4 个月后评估焦虑情绪的一组 MI 患者中，焦虑与较差的运动依从性相关，此外还与较低的戒烟可能性相关（Kuhl et al. 2009）。另一方面，如心脏康复护理团队报告，参与心脏康复有可能减少焦虑，该团队以医院焦虑和抑郁量表对患者进行评估。开始康复治疗等待时间最长的患者焦虑评分最高（Harrison 2005）。对冠状动脉疾病患者的另一项研究也显示,参加运动训练和康复后焦虑显著减少(Lavie et al. 2009)。

虽然康复可能有助于减少焦虑,但一些患者在康复期间或之后仍有焦虑,需心理干预。认知行为疗法可有效用于缓解心肌梗死后的焦虑和抑郁(Hambridge et al. 2009)。

社会支持

社会支持对许多生活领域产生影响,包括健康结果。社会支持包含几个要素,包括功能性/工具性、情感性和感知性支持以及网络规模。在心肌梗死康复的背景下,ENRICHD 试验对抑郁或低社会支持的 MI 患者进行随访(Lett et al. 2007),发现较高水平的感知性社会支持与非抑郁患者的预后改善有关,但与高度抑郁患者无关。关系质量通常比单纯存在的关系更重要,另外发现婚姻质量与心力衰竭患者的生存相关,与基线疾病严重程度无关(Rohrbaugh et al. 2006)。虽然没有太多研究调查社会支持对冠心病患者运动的影响,但在一般人群,社会支持已证明与运动有关,例如,一项调查原发性心血管风险研究报告,较高的情绪和工具性社会支持与更频繁的体力活动有关(Fischer Aggarwal et al. 2008)。此外,在 500 名接受促进身体活动干预的心脏病患者样本中,较高的社会支持也预测在 1 年时活动增加(Aggarwal et al. 2010)。理所当然地说,拥有一个鼓励锻炼的支持性伴侣或社交网络,他们会自行进行体力活动,或更好与患者一起锻炼,增加活动的动力。

心血管疾病患者运动的风险

在赞扬心血管疾病康复运动同时,应提到,心血管病患者确实存在一些风险,急性运动偶尔与心血管事件有关,有时可能致命。此外,一些先天性心脏病,如肥厚型心肌病,与运动不耐受有关,甚至在高强度体力活动时可能导致心源性猝死。因此,重要的是根据诊断、疾病严重程度和合并症情况为个体患者量身定制锻炼计划。然而,这些事件很少发生;例如,对近 5 000 名挪威冠心病患者进行随访,接受中、高强度运动康复训练,据报道,平均每人 37 个运动部分,其中 1 例致命性心脏骤停和 2 例非致命性心脏骤停(Rognmo et al. 2012)。证据一致表明临床稳定的 CVD 患者可安全从事体力活动而不良事件风险低(Thomas et al. 2011)。高危人群应遵循临床医生建议从事合适的活动。

方法学的考量

在这个研究领域应考虑一些常见问题。活动水平通常是自我报告的,导致不准确的回忆和社会期望偏差的固有问题。自我报告通常不记录在运动期间记录以 METS 表达的活动强度，而是提供更粗略的体力活动分类。最近研究使用计步器更准确和客观评估活动（Kotseva et al. 2009）。事实上，除了纯粹提供客观评估之外，据报道，尽管是在一项关于急性冠状动脉综合征患者的小型研究中，提供计步器可通过提高患者意识提高活动水平（Houle et al. 2011）。包括抑郁和 SOC 在内的心理结构通常也通过自我报告问卷进行评估，但一些研究规定使用 Beck 抑郁量表或临床访谈来诊断临床抑郁。

　　大多数关于心脏病患者体力活动的研究是观察性的，因此无法得出因果关系的结论。虽然证据一致支持运动与生存之间的关联，但有可能涉及选择偏倚，更合适的、较健康的患者比更差的同龄人更积极。

结论

　　体力活动赋予 MI 后患者生存优势，但大多数患者并不经常活动。与不活动的患者相比，不论心肌梗死前的习惯如何，定期进行体力活动都会使死亡风险降低一半。体力活动的优势显然超过这一人群的风险，医疗保健专业人员应向患者建议锻炼的重要性并鼓励他们参与。

　　有几个因素预测 MI 后活动的执行。无关自己 SES，生活在不利社区的患者都有更大的不活动概率。强心理一致性与 MI 后更高水平活动有关，这表明 SOC 可能参与维持健康行为。抑郁患者不太可能活跃。抑郁的心脏病患者不仅经历降低的生活质量，而且确实具有较高的死亡风险，并且有再次梗死的风险。在住院期间应确定焦虑和抑郁症状，并在此人群中加以考虑，努力使患者参加基于运动的心脏康复治疗。

　　MI 患者 LTPA 的低参与度证明维持积极生活方式所面临的困难，特别是在贫困社区。所有 MI 患者都应接受基于运动的康复治疗，从业人员应在官方康复期结束后进行随访。除康复外，显然鼓励锻炼是不够的，必须有适当的基础设施来实施，提供免费或非昂贵的体育设施，以及积极通勤的基础设施。在 MI 初期住院期间，可通过简单的心理测量评估哪些患者不太可能活跃，并因此需额外支持。研究表明，对于心脏病患者，积极活动永远不会太晚。

（陈歆　译，胡哲、王新安　校）

参考文献

AAFP. (2009). AAFP (American Academy of Family Physicians) guideline for the detection and management of post-myocardial infarction depression. *Annals of Family Medicine, 7*(1), 71–79.

Aggarwal, B., Liao, M., et al. (2010). Predictors of physical activity at 1 year in a randomized controlled trial of family members of patients with cardiovascular disease. *Journal of Cardio-vascular Nursing, 25*(6), 444–449.

Al-Khalili, F., Janszky, I., et al. (2007). Physical activity and exercise performance predict long-term prognosis in middle-aged women surviving acute coronary syndrome. *Journal of Internal Medicine, 261*(2), 178–187.

Allan, J. L., Johnston, D. W., et al. (2007). Depression and perceived behavioral control are independent predictors of future activity and fitness after coronary syndrome events. *Journal of Psychosomatic Research, 63*(5), 501–508.

Antonovsky, A. (1979). *Health, stress and coping.* San Francisco: Jossey-Bass.

Antonovsky, A. (1987). *Unravelling the mystery of health: How people manage stress and stay well.* San Francisco: Jossey-Bass.

Antonovsky, A. (1993). The structure and properties of the sense of coherence scale. *Social Science and Medicine, 36*(6), 725–733.

Apullan, F. J., Bourassa, M. G., et al. (2008). Usefulness of self-reported leisure-time physical activity to predict long-term survival in patients with coronary heart disease. *American Journal of Cardiology, 102*(4), 375–379.

Barth, J., Schumacher, M., et al. (2004). Depression as a risk factor for mortality in patients with coronary heart disease: A meta-analysis. *Psychosomatic Medicine, 66*(6), 802–813.

Bjarnason-Wehrens, B., McGee, H., et al. (2010). Cardiac rehabilitation in Europe: Results from the European Cardiac Rehabilitation Inventory Survey. *European Journal of Cardiovascular Prevention & Rehabilitation, 17*(4), 410–418.

Blumenthal, J. A., Babyak, M. A., et al. (2004). Exercise, depression, and mortality after myocardial infarction in the ENRICHD trial. *Medicine and Science in Sports and Exercise, 36*(5), 746–755.

Booth, J. N., 3rd, Levitan, E. B., et al. (2014). Effect of sustaining lifestyle modifications (nonsmoking, weight reduction, physical activity, and Mediterranean diet) after healing of myocardial infarction, percutaneous intervention, or coronary bypass (from the reasons for geographic and racial differences in stroke study). *American Journal of Cardiology, 113*(12), 1933–1940.

Breuer, B., & Etienne, A. M. (2001). Sense of coherence and commitment to a cardiac rehabilitation program after a myocardial infarction: Preliminary results (French). *Revue Médicale de Liège, 56*(10), 703–708.

Coll-Fernandez, R., Coll, R., et al. (2014). Cardiac rehabilitation and outcome in stable outpatients with recent myocardial infarction. *Archives of Physical Medicine and Rehabilitation, 95*(2), 322–329.

Fischer Aggarwal, B. A., Liao, M., et al. (2008). Physical activity as a potential mechanism through which social support may reduce cardiovascular disease risk. *Journal of Cardiovascular Nursing, 23*(2), 90–96.

Frasure-Smith, N., Lesperance, F., et al. (1995). Depression and 18-month prognosis after myocardial infarction. *Circulation, 91*(4), 999–1005.

Frasure-Smith, N., Lesperance, F., et al. (1999). Gender, depression, and one-year prognosis after myocardial infarction. *Psychosomatic Medicine, 61*(1), 26–37.

Gerber, Y., Myers, V., et al. (2011). Neighborhood socioeconomic status and leisure-time physical activity after myocardial infarction: A longitudinal study. *American Journal of Preventive Medicine, 41*(3), 266–273.

Goldman, L., Hashimoto, B., et al. (1981). Comparative reproducibility and validity of systems for assessing cardiovascular functional class: Advantages of a new specific activity scale. *Circulation, 64*(6), 1227–1234.

Gonzalez, P., Cuccurullo, S., et al. (2004). *Cardiac rehabilitation. Physical medicine and rehabilitation board review.* S. Cuccurullo. New York: Demos Medical Publishing.

Hambridge, J. A., Turner, A., et al. (2009). BraveHeart begins: Pilot results of group cognitive behaviour therapy for depression and anxiety in cardiac patients. *The Australian and*

New Zealand Journal of Psychiatry, 43(12), 1171–1177.

Harrison, R. (2005). Psychological assessment during cardiac rehabilitation. *Nursing Standard, 19*(27), 33–36.

Heran, B. S., Chen, J. M., et al. (2011). Exercise-based cardiac rehabilitation for coronary heart disease. *Cochrane Database of Systematic Reviews, 7*, CD001800.

Houle, J., Doyon, O., et al. (2011). Innovative program to increase physical activity following an acute coronary syndrome: Randomized controlled trial. *Patient Education and Counseling, 85*(3), e237–e244.

Jaffe, A. S., Krumholz, H. M., et al. (2006). Prediction of medical morbidity and mortality after acute myocardial infarction in patients at increased psychosocial risk in the Enhancing Recovery in Coronary Heart Disease Patients (ENRICHD) study. *American Heart Journal, 152*(1), 126–135.

Kotseva, K., Wood, D., et al. (2009). EUROASPIRE III: A survey on the lifestyle, risk factors and use of cardioprotective drug therapies in coronary patients from 22 European countries. *European Journal of Cardiovascular Prevention & Rehabilitation, 16*(2), 121–137.

Kuhl, E. A., Fauerbach, J. A., et al. (2009). Relation of anxiety and adherence to risk-reducing recommendations following myocardial infarction. *American Journal of Cardiology, 103*(12), 1629–1634.

Lane, D., Carroll, D., et al. (2002a). The prevalence and persistence of depression and anxiety following myocardial infarction. *British Journal of Health Psychology, 7*(Pt 1), 11–21.

Lane, D., Carroll, D., et al. (2002b). In-hospital symptoms of depression do not predict mortality 3 years after myocardial infarction. *International Journal of Epidemiology, 31*(6), 1179–1182.

Lauzon, C., Beck, C. A., et al. (2003). Depression and prognosis following hospital admission because of acute myocardial infarction. *CMAJ, 168*(5), 547–552.

Lavie, C. J., Thomas, R. J., et al. (2009). Exercise training and cardiac rehabilitation in primary and secondary prevention of coronary heart disease. *Mayo Clinic Proceedings, 84*(4), 373–383.

Lawler, P. R., Filion, K. B., et al. (2011). Efficacy of exercise-based cardiac rehabilitation post-myocardial infarction: A systematic review and meta-analysis of randomized controlled trials. *American Heart Journal, 162*(4), 571–584.

Lesperance, F., Frasure-Smith, N., et al. (2002). Five-year risk of cardiac mortality in relation to initial severity and one-year changes in depression symptoms after myocardial infarction. *Circulation, 105*(9), 1049–1053.

Lett, H. S., Blumenthal, J. A., et al. (2007). Social support and prognosis in patients at increased psychosocial risk recovering from myocardial infarction. *Health Psychology, 26*(4), 418–427.

Leung, Y. W., Ceccato, N., et al. (2007). A prospective examination of patterns and correlates of exercise maintenance in coronary artery disease patients. *Journal of Behavioral Medicine, 30*(5), 411–421.

Lichtman, J. H., Bigger, J. T., Jr., et al. (2008). Depression and coronary heart disease: Recommendations for screening, referral, and treatment: A science advisory from the American Heart Association Prevention Committee of the Council on Cardiovascular Nursing, Council on Clinical Cardiology, Council on Epidemiology and Prevention, and Interdisciplinary Council on Quality of Care and Outcomes Research: Endorsed by the American Psychiatric Association. *Circulation, 118*(17), 1768–1775.

Moholdt, T., Wisloff, U., et al. (2008). Physical activity and mortality in men and women with coronary heart disease: A prospective population-based cohort study in Norway (the HUNT study). *Europe Journal Cardiovascular Prevention and Rehabilitation, 15*(6), 639–645.

Myers, V., Gerber, Y., et al. (2011a). Post-MI depression: Increased hospital admissions and reduced adoption of secondary prevention measures – A longitudinal study. *Journal of Psychosomatic Research, 72*(1), 5–10.

Myers, V. J., Drory, Y., et al. (2011b). Sense of coherence predicts post-myocardial infarction trajectory of leisure time physical activity: A prospective cohort study. *BMC Public Health, 11*, 708.

NACR. (2013). The National Audit of Cardiac Rehabilitation: Annual statistical report 2013. British Heart Foundation http://www.cardiacrehabilitation.org.uk/nacr/docs/2013.pdf

Nielsen, T. J., & Vestergaard, M., et al. (2013). Mental health status and risk of new cardiovascular events or death in patients with myocardial infarction: A population-based cohort study. *BMJ Open, 3*(8).

Oldridge, N. (2012). Exercise-based cardiac rehabilitation in patients with coronary heart disease: Meta-analysis outcomes revisited. *Future Cardiology, 8*(5), 729–751.

Pate, R. R., Pratt, M., et al. (1995). Physical activity and public health. A recommendation from the Centers for Disease Control and Prevention and the American College of Sports Medicine. *JAMA, 273*(5), 402–407.

Petter, M., Blanchard, C., et al. (2009). Correlates of exercise among coronary heart disease patients: Review, implications and future directions. *European Journal of Cardiovascular Prevention & Rehabilitation, 16*(5), 515–526.

Rieckmann, N., Gerin, W., et al. (2006). Course of depressive symptoms and medication adherence after acute coronary syndromes: An electronic medication monitoring study. *Journal of the American College of Cardiology, 48*(11), 2218–2222.

Rognmo, O., Moholdt, T., et al. (2012). Cardiovascular risk of high- versus moderate-intensity aerobic exercise in coronary heart disease patients. *Circulation, 126*(12), 1436–1440.

Rohrbaugh, M. J., Shoham, V., et al. (2006). Effect of marital quality on eight-year survival of patients with heart failure. *American Journal of Cardiology, 98*(8), 1069–1072.

Schleifer, S. J., Macari-Hinson, M. M., et al. (1989). The nature and course of depression following myocardial infarction. *Archives of Internal Medicine, 149*(8), 1785–1789.

Sofi, F., Capalbo, A., et al. (2008). Physical activity during leisure time and primary prevention of coronary heart disease: An updated meta-analysis of cohort studies. *Europe Journal Cardiovascular Prevention and Rehabilitation, 15*(3), 247–257.

Stewart, R., Held, C., et al. (2013). Physical activity in patients with stable coronary heart disease: An international perspective. *European Heart Journal, 34*(42), 3286–3293.

Strik, J. J., Lousberg, R., et al. (2004). One year cumulative incidence of depression following myocardial infarction and impact on cardiac outcome. *Journal of Psychosomatic Research, 56*(1), 59–66.

Thomas, S. G., Goodman, J. M., et al. (2011). Evidence-based risk assessment and recommendations for physical activity clearance: Established cardiovascular disease. *Applied Physiology, Nutrition, and Metabolism, 36*(Suppl 1), S190–S213.

Thombs, B. D., Bass, E. B., et al. (2006). Prevalence of depression in survivors of acute myocardial infarction. *Journal of General Internal Medicine, 21*(1), 30–38.

van Melle, J. P., de Jonge, P., et al. (2004). Prognostic association of depression following myocardial infarction with mortality and cardiovascular events: A meta-analysis. *Psychosomatic Medicine, 66*(6), 814–822.

Wainwright, N. W., Surtees, P. G., et al. (2007). Healthy lifestyle choices: Could sense of coherence aid health promotion? *Journal of Epidemiology and Community Health, 61*(10), 871–876.

Welin, C., Lappas, G., et al. (2000). Independent importance of psychosocial factors for prognosis after myocardial infarction. *Journal of Internal Medicine, 247*(6), 629–639.

West, R., & Jones, D. (2013). Cardiac rehabilitation and mortality reduction after myocardial infarction: The emperor's new clothes? Evidence against cardiac rehabilitation. *Heart, 99*(13), 911–913.

WHO. (2009). *The European Health Report: Health and health systems.* Copenhagen: World Health Organization.

Yen, I. H., & Kaplan, G. A. (1998). Poverty area residence and changes in physical activity level: Evidence from the Alameda County Study. *American Journal of Public Health, 88*,

1709–1712.

Ziegelstein, R. C., Fauerbach, J. A., et al. (2000). Patients with depression are less likely to follow recommendations to reduce cardiac risk during recovery from a myocardial infarction. *Archives of Internal Medicine, 160*(12), 1818–1823.

第 3 章　肥胖：与心血管疾病的关系和管理

Elizabeth Rieger

目录

摘要

　　普遍和不断增加的肥胖问题引起的严重的全球性挑战众所周知。尽管将肥胖与心血管疾病联系起来的复杂生物心理社会途径尚未得到充分阐述，但肥胖给受影响的个体，包括心血管疾病，带来沉重的健康负担。已研究了 3 种主要方法作为肥胖症的治疗，即行为（生活方式）减重计划、药物疗法和减重手术。行为减重计划（和药物疗法）可得到适中的体重减轻和心血管危险因素的减少（例如 2 型糖尿病发生率显著降低）。然而，这些计划对心血管疾病发病率和死亡率的影响尚未得到充分研究，少数研究结果不一致。任何行为性减重计划减少心血管疾病终点的能力都可能受到治疗引起的体重减轻的短暂时效、及体重恢复对这些计划的标准化反应的限制。减重手术已被发现产生大量且持续的体重减轻，重要的是改善了心血管预后，但受到费用限制以及与手术并发症风险相关的事实（包括需要在相当数量的手术患者中进行再次干预）。虽然肥胖治疗结果研究引起一些研究人员和肥胖患者的悲观反应，创新方法（例如最大限度为肥胖个体提供持续减重支持）和综合反应（意味着对个体、人际和社会层面促进健康饮食行为和体力活动负有共同责任）可能是满足肥胖挑战所必需的。

关键词

肥胖（Obesity）·体重指数（Body mass index）·腰围（Waist circumference）·行为减重计划（Behavioral weight-loss program）·生活方式干预（Lifestyle intervention）·减重（Weight loss）·减重维持（Weight-loss maintenance）

引言

　　众所周知，肥胖是流行病的问题，对受影响的个体和更广泛的社区带来深刻的健康、社会心理和经济负担（Wang et al. 2011）。2008 年，全世界 35% 的成年人超重或肥胖，与自 1980 年以来相比肥胖率翻倍（WHO2011）。虽然 WHO 美洲区域（其中 62% 的成年人超重或肥胖）的超重和肥胖患病率最高，东南亚区域最低［其中 14% 的成年人超重或肥胖（WHO 2011）］，"全球性"一词反映肥胖是许多发达国家的一个主要问题，是其他发达国家和发展中国家（肥胖与营养不良并存）的新问题这样一个事实（WHO 2010）。鉴于肥胖会增加发展为多种疾病的风险，2010 年估计有 340 万人因体重过高而死亡（Lim et al. 2012）。事实上，就其对全球疾病负担（包括心血管疾病）的影响而言，高体重在 67 个危险因素中排名第六（从 1990 年的第 10 位提升），在许多地区排第一位（如澳大利亚）或第二位（例如高收入北美国家）（Lim et al. 2012）。因此，肥胖是当今世界面临的最令人关注的公共卫生问题之一。

　　心血管疾病是与肥胖相关的严重疾病之一。本章将首先简要概述超重和肥胖与心血管疾病相关的证据，以及提出这种关联的生物心理社会机制。其次本章将重点介绍肥胖主要治疗方式的描述和评估，重点是行为方法，但也包括药物和手术干预。不仅评估这些方法对体重的影响，还要评估心血管结局。

肥胖与心血管疾病的关系

　　世界卫生组织（2000）将肥胖定义为对健康构成威胁的异常或过度脂肪堆积。体质指数［body mass index，BMI= 体重（kg）/ 身高（m）^{2}］提供了一个简单的指数（虽然不完美的指标，体重测量不区分脂肪和肌肉质量）以分类肥胖状态，超重定义为 BMI≥25 和肥胖被定义为 BMI≥30［进一步分类为肥胖 I 类（30~34.9），肥胖 II 类（35~39.9）和肥胖Ⅲ类（≥40）］（WHO 2000）。除体脂肪量外，脂肪分布情况对健康也有重要影响。对于具有给定 BMI 的个体（即使是范围为 18.5~24.9 的正常 BMI 个体），如果腹部脂肪储存（即腹型、中央型或内脏型肥胖），则增加发展为特定疾病（包括心血管疾病，如冠状动脉疾病和卒中）的风险，可通过，如腰围来测量（Kuk et al. 2006，Rexrode et al. 1998，Snijder et al. 2006）。男性腰围 >94cm 及女性腰围 >80cm，健康风险增加，而男性腰围 >102cm 及女性 >88cm，风险明显增加。BMI 和腰围的切点存在种族差异（WHO 2008）。

在超重／肥胖与心血管疾病之间的关系方面，一项荟萃分析发现，超重和肥胖（通过 BMI 和腰围指数）均与心血管疾病（包括卒中、冠状动脉疾病，单独肥胖与充血性心力衰竭）有关，另外 2 型糖尿病（本身是冠心病和卒中的主要病因）、多数恶性肿瘤、哮喘、胆囊疾病、骨关节炎和慢性背痛的发病率增加（Guh et al. 2009）。另一项荟萃分析发现超重和肥胖与心血管疾病死亡率之间存在密切关系（Prospective Studies Collaboration 2009）。这项研究发现，BMI 在30 到 35 之间者中位总生存期减少 2~4 年，BMI 在 40 到 45 之间者（与吸烟的影响类似）中位总生存期减少 8 到 10 年，过高的死亡率主要由于血管死亡率。

关于肥胖和体力活动在心血管疾病预测中的相对贡献存在一些争论，但有证据表明两者都是强有力且独立的预测因素。例如，在参加护士健康研究中年女性的 20 年随访中，在控制其他危险因素后，超重和肥胖与主要冠心病事件发生率增加有关（Li et al. 2006）。与拥有健康 BMI 并且体力活动活跃的女性相比，肥胖和久坐不动的女性主要冠心病事件的相对风险为 3.44，肥胖但体力活动活跃的女性为 2.48，健康体重但久坐女性为 1.48。根据与超重／肥胖和心血管疾病相关的研究结果，腰围和 BMI 被列为可改变的危险因素（包括吸烟状况、血压、血脂、营养、体力活动和饮酒）用于评估绝对心血管疾病风险（National Vascular Disease Prevention Alliance 2012）。

前面的研究涉及成人，而儿童期超重／肥胖同样也是死亡率增加的预测因素，主要由于其与心血管风险增加有关。例如，Franks 等（2010）发现儿童 24 年内内源性病因死亡率在 BMI 最高四分位数是 BMI 最低四分位数的两倍多。另一项研究报告称，与瘦的对照者相比，在 55 年的随访期间，被列为超重的男性青少年在冠心病死亡率的相对风险为 2.3（Must et al. 1992）。强调儿童肥胖干预的重要性，肥胖儿童成年后不肥胖的心血管危险因素的发生率可能与从未肥胖的个体相当（Juonala et al. 2011）。

过量的体脂存在多种复杂的途径影响心血管健康（概述参见例如 Eckel et al. 2005，Gustafson 2010，Lau et al. 2005，Van Gaalet al. 2006）。研究表明，肥胖既独立于，又通过其他心血管疾病危险因素的发展而导致心血管疾病风险升高（Catersonet al. 2004）。关于后者，超重和肥胖会导致不良代谢效应，致高血压、血脂异常［即甘油三酯水平、低密度脂蛋白（low-density lipoprotein，LDL）、小颗粒和极低密度脂蛋白（very low-density lipoprotein，VLDL）胆固醇水平升高以及高密度脂蛋白（high-density lipoprotein，HDL）胆固醇水平降低］和胰岛素抵抗，所有这些都是冠心病和卒中的危险因素（WHO 2011）。虽然脂肪组织传统上被概念化为甘油三酯的被动存放处，存储过量的游离脂肪酸根据需要释放，但现在已知它是活跃的内分泌器官（Lau et al. 2005）。肥胖者（特别是腹部肥胖）的脂肪组织质量增加，分泌大量生物活性分子［如白细胞介素 -6（interleukin-6，IL-6）和肿瘤坏死因子 -α（tumor necrosis factor-α，TNF-α）］，并可阻碍其他的分泌（例如脂联素），从而通过改变的脂质水平、胰岛素抵抗、血管张力、凝血，纤维蛋白溶解、炎症和动脉粥样硬化对心血管健康产生负面影响（Van Gaal et al. 2006）。为阐明超重和肥胖导致心血管疾病的复杂生物学途径，大量研究仍在继续进行。

　　相对于支持肥胖 - 心血管疾病联系的生物学机制的大量研究，调查介导这种关系的潜在心理社会机制被忽略。然而，已提出肥胖个体经历的耻辱感构成的慢性应激源可能导致不良的心血管健康预后（Gearhardtet al. 2012；Puhl，Latner 2007）。当然，超重和肥胖儿童、青少年和成年人肥胖耻辱的普遍经历在媒体和人际关系、教育、就业和医疗保健环境已被广泛记录。虽然研究强调肥胖耻辱在身体不满、自尊心低、抑郁、自杀意念和行为方面的负面影响，但初步研究表明，基于体重的耻辱感可能会延伸到较差的健康结果。例如，一项研究发现，报告在他们的体重或身体外观相关方面受到不公平待遇的青少年，与并不认可体重或身体外观是他们受虐待的主要原因的青少年相比，即使在控制潜在的混杂变量（例如 BMI 和静息血压水平）后，前者也会出现动态血压升高（Matthews et al. 2005）。实际上，没有其他虐待的基础（例如种族或性别）表现出与血压的显著联系。鉴于此类初步调查结果，有必要进一步研究基于体重的耻辱感在肥胖与心血管健康关系中的介导作用。

超重和肥胖的管理：行为干预

　　不论是通过单独的生活方式干预（对于低危心血管疾病风险者），或与血压和降脂药物治疗相结合（具有中危或高危心血管疾病风险者），国家指南推荐减重作为管理超重或肥胖的个体心血管疾病风险（National Vascular Disease Prevention Alliance 2012）。有人声称，"通过生活方式干预实现健康体重普遍认可，是改善心血管健康的第一步"（Lau et al. 2005，第 H2031 页）。本节将严格评估该建议的准确性，包括行为体重管理计划在实现减轻体重方面及改善超重和肥胖个体的心血管结果的有效性。

　　行为计划在减轻体重方面的有效性。行为（或生活方式）干预旨在帮助超重或肥胖个体改变其体重控制行为（如饮食行为和体力活动），最有效的计划包括教育的组合（如推荐的热量摄入、营养成分及体力活动程度）及改变饮食行为和体力活动的认知和行为策略的指导（（Greaves et al. 2011，Kirket al. 2012，Shawet al. 2005）。这些认知行为技能包括自我监控、膳食计划、管理渴望的策略（如刺激控制、"冲动冲浪"和分散注意力）、管理触发暴饮暴食的社交情境的策略（如自信训练）、管理过度饮食情绪诱因的策略（如愉快的活动安排、放松训练和认知重组）、增强体重控制动机的策略、解决问题的技能，识别和挑战引发暴饮暴食的功能失调思维、分级体力活动和特定的减重维持节能（如确定体重维持的范围，参与每周结构化的自我评估会议以进行体重跟踪和以帮助达到一个人体重目标的识别策略，以及制订详细的体重维持计划）。

行为减重计划的内容、持续时间、强度、健康专业人员类型及形式（个人与群体）存在相当大的差异，因此难以对其有效性作总体陈述。例如，在 Shaw 等（2005）所述的饮食 / 体育活动教育与行为治疗相结合的研究中，课程为 1~26 周，持续时间 40~180 分钟，每隔 1 天至每月 1 次进行一次。Fabricatore 和 Wadden（2006）专注于需要 4~6 个月治疗的行为计划，报告在治疗后体重减轻了初始体重的 7%~10%。除产生体重减轻外，还发现行为减重计划在治疗患有暴食症的肥胖个体方面有效，从而导致暴食率与治疗这种障碍的最佳方案相当（Grilo et al. 2011）。

遗憾的是，行为计划在超重和肥胖成人中产生体重减轻的成功并没有扩展到长期维持这些体重减轻。一般而言，在生活方式干预后 1 年中，个体重新获得约 30%~50% 减轻的体重，并且许多人将在随后的 5 年内恢复所有减轻的体重（Fabricatore，Wadden 2006）。因此，减重维持是超重和肥胖成人生活方式治疗的关键挑战。

对这一挑战有许多回应，需对标准行为计划进行各种修改，以加强减重维持。这些包括，例如复发预防训练（Perri et al. 1984），通过与管理体重的同伴组成自助小组增加对体重控制的社会支持（Perri et al. 1987），提供经济奖励或预先包装的膳食（Jeffery，Wing 1995）及强调体力体活动（Wing 1999）等。然而，长期结果数据（来自少数几项在治疗接触停止后至少 12 个月评估减重维持的研究）令人失望，治疗停止后不可避免的体重恢复。例如，在 12~18 个月的随访评估中，发现复发预防训练导致恢复 65% 减轻的体重（Perri e al. 1984），使用同伴自助小组获得社会支持恢复 50% 减轻的体重（Perri et al. 1987），使用预先包装的膳食导致恢复 62% 减轻的体重（Jeffery，Wing 1995），使用经济激励措施导致恢复 71% 减轻的体重（Jeffery，Wing 1995），且仅少部分研究表明体力活动和饮食在减重维持相对于仅关注饮食的干预措施可显著改善（Wing 1999）。

在为数不多的减重维持干预措施之一，Cooper 等（2010）基于对支持体重恢复机制的理论理解，理论上认为，对于从事艰苦的体重控制行为（例如未能在外观上实现显著变化）的结果越来越令人失望，最终导致放弃这些行为从而使体重恢复。基于这种概念化，他们的 CBT 减重计划包括患者被辅助评估更适度的体重减轻，并且使用认知行为技术来实现期望的结果（例如改善的身体形象）而不管体重变化。治疗需要在 44 周内进行 24 次治疗。虽然治疗导致平均体重减轻 9% 的初始体重，但随后在随访期间体重恢复。具体来说，在 12 个月的随访患者已恢复 59% 减轻的体重，并且通过 36 个月的随访恢复 94% 减轻的体重，新型疗法和标准行为计划之间体重减轻维持没有差异。

　　因此，大量研究证明，通过行为减重计划治疗后的肥胖成人体重减轻维持不佳。Brownell（2010）总结了这一研究领域如下：

　　肥胖使一个又一个研究小组变得谦卑。一些该领域最闪耀的科学家试图通过治疗来征服肥胖，但现在，经过数十年努力，治疗收获很小，维持不佳，该领域产生的效果远远低于患者想要或期望的效果。

　　基于该领域的总结，如何最好进行已产生一些争议，其中有 4 个（不一定是相互排斥的）可辨别的观点。第一种是将肥胖视为一种慢性疾病，需长期、甚至终生的治疗（Latner et al. 2000，Mauro et al. 2008）。肯定有证据支持在参与扩展行为计划的肥胖成年人中体重减轻的维持。遗憾的是，延长治疗时间超过通常的 6~12 个月干预通常只会延迟（直到治疗结束后）而不是阻止体重恢复（Perri，Corsica 2002），并且可能会受到与患者出勤率下降相关的限制（例如一项研究报告称，在减重治疗的前 6 个月，平均出勤率为 72%，而在随后的 12 个月维持治疗中仅为 49%）（West et al. 2011）。有证据表明，高强度和长期干预能够维持体重减轻。在这方面，一项独特的研究发现，为期 6 周的患者计划，每周 1 次课程，随访 4 年（根据计划可允许患者重新进入，63% 的患者至少有 1 次以上再进入），可导致减轻的体重在随后的 10~12 年期间保持不变（Björvell，Rössner 1985，1992）。然而，长期强化干预措施受到医疗保健服务的实质性要求（实际上，从肥胖的患病率来讲要求不切实际）的限制。

　　第二种观点得出行为方法对肥胖治疗无效的结论，并建议放弃这一系列心理学研究而转向注重预防（Cooper et al. 2010）。预防性工作突出环境因素（即能量密集型食品的高可用性和可获得性结合鼓励久坐行为的条件）奠定了肥胖流行的基础，因此提出针对学校食品和体力活动政策及食品营销的策略等来防止体重增加（Brownell 2010；Gearhardt et al. 2012）。然而，鉴于超重 / 肥胖的高患病率，以及医疗干预措施在治疗肥胖方面存在局限性并且还需改变行为这一事实，在预防方向研究的同时，仍迫切需开发有效的行为干预措施。

　　因此，第三种观点是鼓励创新方法，发展支持长期体重控制的行为减重计划，以及可转换至目前的医疗系统中具有成本效益的解决方案。作为这种观点的倡导者,Jeffery 和 Levy(2010)指出,"专门针对减重维持问题的行为研究还很年轻,而我们的观点仅仅触及可能研究问题的表面"(第 715 页)。为了以经济有效的方式改善体重减轻的维持,一些创新研究项目正在进行,培训来自肥胖者社交网络的个人提供有效体重管理支持,以便给治疗停止后的肥胖者持续提供支持(Rieger et al. 2014),使用技术方法(如短信、基于互联网的治疗方案、电子邮件联系和预先录制的网络研讨会)可增加干预强度和持续时间,而无需卫生专业人员的密集参与(Neve et al. 2010;Svetkey et al. 2008),并且鉴于发现体重控制的内在动机可预测减重维持(Williams et al. 1996),因此使用了动机访谈(Hardcastle et al. 2013)。

对行为计划停止后体重恢复数据的第四个也是最后一个回应是提出这些结果具有一些优点。具体而言,在参与行为减重计划后最终恢复到基线体重的个体可能仍然比没有治疗时的体重更轻,因为许多成年人随时间推移容易体重增加。例如,一项研究发现澳大利亚成年人在 5 年期间平均增加 1.4kg,25~34 岁年龄组的参与者在此期间平均增加 3.5kg(Barr et al. 2006)。正如 Jeffery 和 Levy(2010)所言,"我们发现一个很有吸引力的想法,在一个社会中,每年体重增加 0.5kg 的成年人在其生命的大部分时间内都是规范的,几年来体重稳定是一个很好的临床结果"(第 715 页)。然而,应指出,体重循环(即体重减轻后体重恢复)本身是否会对健康构成风险仍有待确定,但一项研究发现,刻意减重情况下经历数次体重循环的女性患高血压的风险并未增加(Field et al. 1999)。

与肥胖成人的数据相比,有更强证据表明行为干预在肥胖儿童中产生减重长期维持的有效性。具体而言,基于家庭的行为计划——其中儿童和父母的饮食和体力活动模式均作为目标,父母被教导支持孩子行为改变的技术——从长远来看一直被发现是有效的(Epstein et al. 2007)。最近一项研究还报告在肥胖青少年中进行为期 16 周的认知行为计划 2 年后维持体重减轻的有希望的发现(Lloyd-Richardson et al. 2012)。肥胖儿童行为计划取得成功的原因可能是由于为儿童动员家庭支持更容易,不健康的饮食和体力活动模式在儿童中不牢固,青少年通常比成年人更具体力活动,以及体重稳定(而不是体重减轻)可能是一个充分的治疗目标,因为整个儿童期的身高增加(Katzmarzyk et al. 2014)。

行为计划在改善心血管结果方面的有效性。虽然肥胖个体和研究人员都表达对通过行为计划获得的体重结果的不满,但有证据表明这些计划可在医学指标中产生重要改善,包括心血管疾病危险因素(Douketis et al. 2005;Galani,Schneider 2007;Shaw et al. 2005))。例如,糖尿病预防计划表明,参与行为减重干预后,高危人群中 2 型糖尿病的发病显著降低,即相对于对照组,4

年后预防 58% 的新病例（Diabetes Prevention Program Research Group 2002）和 10 年后 30% 的新病例（Diabetes Prevention Program Research Group 2009）。10 年后也可见收缩压和舒张压、LDL 胆固醇和甘油三酯显著降低及 HDL 胆固醇显著增加，心血管疾病危险因素的这些积极变化在行为、药物和对照组中具有可比性，但行为干预中的那些人使用的降血压和降脂药物显著更少（Diabetes Prevention Program Outcomes Study Research Group 2013）。行为减重计划对体重和心血管疾病危险因素有益影响也发现于已确诊的 2 型糖尿病的超重和肥胖患者中，无论是干预 1 年还是 4 年后（Look AHEAD Research Group 2007, 2010）。

然而，在中位随访 10 年后，与对照组相比，行为干预所致危险因素的这些显著降低并未导致心血管疾病发病率和死亡率降低（Look AHEAD Research Group 2013）。这一意外发现的一个可能解释是，10 年随访的行为和对照干预之间的体重减轻差异不足以（平均体重分别减轻 6% 和 3.5% 的初始体重）产生心血管事件的差异率。此外，在干预后期，对照组中使用他汀类药物和医疗管理的显著增加可能减少了行为组和对照组之间心血管疾病终点的差异。

有一些研究表明行为减重计划导致发病率和死亡率降低。例如在一项关于老年超重和肥胖的研究中，参加 18 个月的减重计划与降低总体死亡率的风险相关（Shea et al. 2010），提出一些老年人研究中体重减轻相关的死亡率增加可能是由于体重减轻是无意识（例如疾病引起的）（Stevenset al. 2015）。此外，一项综述报告显示，生活方式干预后 2 型糖尿病或高血压患者的致死性和非致死性心血管事件明显减少（Ebrahimet al. 2011）。然而，由于回顾的研究包括针对多种风险因素（如减重、饮食、体力活动、吸烟、饮酒、压力管理和 / 或药物依从性）的干预措施，减重在实现心血管疾病发病率和死亡率这些减少中的确切作用仍然未知。显然，需进行研究以确定肥胖个体的行为减重计划是否有效减少心血管疾病，而独立对体重和心血管疾病危险因素的影响。

超重和肥胖的管理：药物和手术干预

对于单独行为计划无效的肥胖个体（或体重指数 > 27 的超重个体合并医学合并症），可考虑增加减重药物和 / 或减重手术 [国家健康与医疗研究理事会（National Health and Medical Research Council, NHMRC）2013]。

药物干预。肥胖症药物的作用机制或抑制食欲（例如芬特明）或摄入脂肪的吸收减少（例如奥利司他）。在 Yanovski 和 Yanovski（2013）的系统评价中报道，与生活方式干预相结合，药物治疗相对于安慰剂在 1 年后引起额外体重减轻 3%~9% 的初始体重。此时，与接受安慰剂的患者相比，约 35%~70% 的药物治疗患者经历临床上有意义的体重减轻（即初始体重的至少 5% ），以及心血管危险因素显著降低。在青少年中，一项荟萃分析发现，与安慰剂相比，药物在至少 6 个月后产生额外减轻 2%~13% 的初始体重（Czernichowet al. 2010）。

　　然而，到目前为止，尚无减重药可显著降低心血管疾病的发病率和死亡率（Yanovski，Yanovski 2013）。此外，药物的副作用，加上它们对减重的适度影响，可能导致其停止使用。例如，虽然奥利司他是少数批准长期使用的肥胖药物之一（Anthes 2014，NHMRC 2013），但很少有患者会持续使用。具体而言，只有不到 10% 的患者服用奥利司他 1 年以上，这种药物可能产生相当大的胃肠道副作用（Yanovski，Yanovski 2013）。

　　手术干预。当所有其他措施都严重失败时，可考虑对肥胖者进行减重手术（NHMRC 2013）。各种改变胃肠系统的外科手术已采用，旨在通过限制食物摄入来减轻并维持体重（例如可调节的胃束带，可能需要在胃的上部放置收缩环），但可能伴随食物的吸收不良（例如伴随食物摄入受限，胃旁路导致胃下部、十二指肠和空肠的第一部分被绕过）。每种情况都需要术后改变饮食行为，但这些改变对纯粹限制饮食而言，比那些具有吸收不良成分的方法变化更大。因此，用于帮助肥胖患者改变其进食行为的行为技术在外科手术中也必不可少。这种帮助对于暴食和其他形式饮食障碍的患者尤为重要，术后饮食紊乱是体重减轻更少的强烈预测因子（Colles et al. 2008；Niego et al. 2007）。减重手术一直被发现比非手术干预（Colquitt et al. 2009）导致更大的体重减轻，在肥胖成人中产生显著体重减轻。一项研究报告说，手术后 1~2 年，减少 20%~32% 的初始体重（取决于手术类型），重要的是，即便存在减重维持的挑战，10 年仍较基线体重减少 14%~25%（Sjöströmet al. 2007）。除减重手术后肥胖成人可获得的巨大且持续的体重减轻之外，心血管疾病危险因素也有所改善，包括高血压的显著减少和脂质的改善，其中一些在 10 年后仍保持不变（Sjöströmet al. 2007）。与肥胖者行为减重计划和药物治疗的研究一样，评估手术对心血管事件影响的研究缺乏，但初步结果很有希望（系统评价和荟萃分析见 Kwoket al. 2014）。例如一项研究发现，在中位随访 15 年后，与非手术肥胖患者相比，手术者心血管死亡率降低 50% 以上（Sjöström 2012）。外科手术者首次心血管事件（心肌梗死或卒中）也明显减少。

　　然而，尽管在外科手术者中持续的体重减轻，随后是改善心血管疾病危险因素、发病率和死亡率，减重手术也有几个值得注意的局限性。减重手术是一项重大的外科手术干预，具有早期和晚期发病风险（手术可能需修复或复原）和围术期死亡率。在一项研究中，13% 的患者出现围术期并发症（如出血、血栓栓塞和腹腔感染），2.2% 的患者需再次手术（Sjöström et al. 2007）。手术后 90天内还有 5 例死亡（0.25%）。在随后 10 年期间，17%~31% 的患者（取决于外科手术的类型）需再次手术或复原。此外，优秀的外科中心报告的不良事件发生率可能低估普通医学界的不良事件发生率(NHMRC 2013)。文献中还提出减重手术与完成自杀率升高有关(Peterhänselet al. 2013)。最后，就所提出的大规模肥胖流行状况而言，手术费用过高。

结论

　　尽管进行了大量研究，肥胖仍是相当大的挑战。对于大多数肥胖个体，行为减重计划和药物治疗可造成短期、适度的体重减轻，有一些证据表明心血管疾病危险因素有所改善，但迄今为止降低心血管疾病发病率和死亡率的证据非常少。对于接受过减重手术的肥胖患者，持续的体重减轻和改善的心血管结果已得到更明确的记录，尽管这种方式很昂贵且与某些风险相关。肥胖的广泛存在及其难以解决的状况表明旨在预防和治疗肥胖的创新和综合努力的重要性，并肩负着改善个人、人际网络、政府机构、工业、媒体、卫生、教育和职业环境的健康饮食行为和体力活动的共同责任(WHO 2000)。

（胡哲 译，陈歆、王新安 校）

参考文献

Anthes, E. (2014). Treatment: Marginal gains. *Nature, 508*, S54–S56. doi:10.1038/508S54a.

Barr, E., Magliano, D., Zimmet, P., Polkinghorne, K., Atkins, R., Dunstan, D., … & Shaw, J. (2006). *AusDiab 2005: The Australian diabetes, obesity and lifestyle study.* Melbourne: The International Diabetes Institute.

Björvell, H., & Rössner, S. (1985). Long term treatment of severe obesity: Four year follow up of results of combined behavioural modification programme. *British Medical Journal, 291*(6492), 379–382.

Björvell, H., & Rössner, S. (1992). A ten-year follow-up of weight change in severely obese subjects treated in a combined behavioural modification programme. *International Journal of Obesity, 16*(Suppl 2), 623–625.

Brownell, K. D. (2010). The humbling experience of treating obesity: Should we persist or desist? *Behaviour Research and Therapy, 48*, 717–719. doi:10.1016/j.brat.2010.05.018.

Caterson, I. D., Hubbard, V., Bray, G. A., Grunstein, R., Hansen, B. C., Hong, Y., … & Smith, S. C. (2004). Obesity, a worldwide epidemic related to heart disease and stroke. *Circulation, 110*, e476–e483. doi:10.1161/01.CIR.0000140114.83145.59.

Colles, S. L., Dixon, J. B., & O'Brien, P. E. (2008). Grazing and loss of control related to eating: Two high-risk factors following bariatric surgery. *Obesity (Silver Spring), 16*, 615–622. doi:10.1038/oby.2007.101.

Colquitt, J. L., Picot, J., Loveman, E., & Clegg, A. J. (2009). Surgery for obesity. *Cochrane Database of Systematic Reviews,* (2). doi:10.1002/14651858.CD003641.pub3.

Cooper, Z., Doll, H. A., Kawker, D. M., Byrne, S., Bonner, G., Eeley, E., O'Connor, M. E., & Fairburn, C. G. (2010). Testing a new cognitive behavioural treatment for obesity: A randomized controlled trial with three-year follow-up. *Behaviour Research and Therapy, 48*, 706–713. doi:10.1016/j.brat.2010.03.008.

Czernichow, S., Lee, C. M. Y., Barzi, F., Greenfield, J. R., Baur, L. A., Chalmers, J., … & Huxley,

R. R. (2010). Efficacy of weight loss drugs on obesity and cardiovascular risk factors in obese adolescents: A meta-analysis of randomized controlled trials. *Obesity Reviews, 11*, 150–158. doi:10.1111/j.1467-789X.2009.00620.x.

Diabetes Prevention Program Outcomes Study Research Group. (2013). Long-term effects of the Diabetes Prevention Program interventions on cardiovascular risk factors: A report from the DPP Outcomes Study. *Diabetic Medicine, 30*, 46–55. doi:10.1111/j.1464-5491.2012.03750.x.

Diabetes Prevention Program Research Group. (2002). Reduction in the incidence of type 2 diabetes with lifestyle intervention or metformin. *New England Journal of Medicine, 346*(6), 393–403.

Diabetes Prevention Program Research Group. (2009). 10-year follow-up of diabetes incidence and weight loss in the Diabetes Prevention Program Outcomes Study. *Lancet, 374*, 1677–1686. doi:10.1016/S0140-6736(09)61457-4.

Douketis, J. D., Macie, C., Thabane, L., & Williamson, D. F. (2005). Systematic review of long-term weight loss studies in obese adults: Clinical significance and applicability to clinical practice. *International Journal of Obesity, 29*, 1153–1167. doi:10.1038/sj.ijo.0802982.

Ebrahim, S., Taylor, F., Ward, K., Beswick, A., Burke, M., & Davey Smith, G. (2011). Multiple risk factor interventions for primary prevention of coronary heart disease. *Cochrane Database of Systematic Reviews*, (1). doi:10.1002/14651858.CD001561.pub3.

Eckel, R. H., Grundy, S. M., & Zimmet, P. Z. (2005). The metabolic syndrome. *Lancet, 365*(9468), 1415–1428.

Epstein, L. H., Paluch, R. A., Roemmich, J. N., & Beecher, M. (2007). Family-based treatment, then and now: Twenty-five years of pediatric obesity treatment. *Health Psychology, 26*(4), 381–391.

Fabricatore, A. N., & Wadden, T. A. (2006). Obesity. *Annual Review of Clinical Psychology, 2*, 357–377. doi:10.1146/annurev.clinpsy.2.022305.095249.

Field, A. E., Byers, T., Hunter, D. J., Laird, N. M., Manson, J. E., Williamson, D. F., . . . & Colditz, G. A. (1999). Weight cycling, weight gain, and risk of hypertension in women. *American Journal of Epidemiology, 150*(6), 573–579.

Franks, P. W., Hanson, R. L., Knowler, W. C., Sievers, M. L., Bennett, P. H., & Looker, H. C. (2010). Childhood obesity, other cardiovascular risk factors, and premature death. *New England Journal of Medicine, 362*, 485–493. doi:10.1056/NEHMoa0904130.

Galani, C., & Schneider, H. (2007). Prevention and treatment of obesity with lifestyle interventions: Review and meta-analysis. *International Journal of Public Health, 52*, 348–359. doi:10.1007/s00038-007-7015-8.

Gearhardt, A. N., Bragg, M. A., Pearl, R. L., Schvey, N. A., Roberto, C. A., & Brownell, K. D. (2012). Obesity and public policy. *Annual Review of Clinical Psychology, 8*, 405–430. doi:10.1146/annurev-clinpsy-032511-143129.

Greaves, C. J., Sheppard, K. E., Abraham, C., Hardeman, W., Roden, M., Evans, P. H., . . . & The IMAGE Study Group. (2011). Systematic review of reviews of intervention components associated with increased effectiveness in dietary and physical activity interventions. *BMC Public Health, 11*. Retrieved from http://www.biomedcentral.com/1471-2458/11/119

Grilo, C. M., Masheb, R. M., Wilson, G. T., Gueorguieva, R., & White, M. A. (2011). Cognitive-behavioral therapy, behavioral weight loss, and sequential treatment for obese patients with binge-eating disorder: A randomized controlled trial. *Journal of Consulting and Clinical Psychology, 79*, 675–685. doi:10.1037/a0025049.

Guh, D. P., Zhang, W., Bansback, N., Amarsi, Z., Birmingham, C. L., & Anis, A. H. (2009). The incidence of co-morbidities related to obesity and overweight: A systematic review and meat-analysis. *BMC Public Health, 9*, 88. doi:10.1186/1471-2458-9-88.

Gustafson, B. (2010). Adipose tissue, inflammation and atherosclerosis. *Journal of Atherosclerosis and Thrombosis, 17*(4), 332–341.

Hardcastle, S. J., Taylor, A. H., Bailey, M. P., Harley, R. A., & Hagger, M. S. (2013). Effectiveness of a motivational interviewing intervention on weight loss, physical activity and cardiovascular disease risk factors: A randomized controlled trial with a 12-month post-intervention follow-up. *International Journal of Behavioral Nutrition and Physical Activity, 10.* Retrieved from http://www.ijbnpa.org/content/10/1/40

Jeffery, R. W., & Levy, R. L. (2010). Overgeneralization from limited data: A commentary on Cooper et al., 2010. *Behaviour Research and Therapy, 48*, 714–716. doi:10.1016/j.brat.2010.05.016.

Jeffery, R. W., & Wing, R. R. (1995). Long-term effects of interventions for weight loss using food provision and monetary incentives. *Journal of Consulting and Clinical Psychology, 63*(5), 793–796.

Juonala, M., Magnussen, C. G., Berenson, G. S., Venn, A., Burns, T. L., Sabin, M. A., ... & Raitakari, O. T. (2011). Childhood adiposity, adult adiposity, and cardiovascular risk factors. *New England Journal of Medicine, 365*, 1876–1885. doi:10.1056/NEJMoa1010112.

Katzmarzyk, P. T., Barlow, S., Bouchard, C., Catalano, P. M., Hsia, D. S., Inge, T. H., ... & Yanovski, J. A. (2014). An evolving scientific basis for the prevention and treatment of pediatric obesity. *International Journal of Obesity, 38*, 887–905. doi:10.1038/ijo.2014.49.

Kirk, S. F. L., Penney, T. L., McHugh, T. L. F., & Sharma, A. M. (2012). Effective weight management practice: A review of the lifestyle intervention evidence. *International Journal of Obesity, 36*, 178–185. doi:10.1038/ijo.2011.80.

Kuk, J. L., Katzmarzyk, P. T., Nichaman, M. Z., Church, T. S., Blair, S. N., & Ross, R. (2006). Visceral fat is an independent predictor of all-cause mortality in men. *Obesity (Silver Spring), 14*(2), 336–341.

Kwok, C. S., Pradhan, A., Khan, M. A., Anderson, S. G., Keavney, B. D., Myint, P. K., ... & Loke, Y. K. (2014). Bariatric surgery and its impact on cardiovascular disease and mortality: A systematic review and meta-analysis. *International Journal of Cardiology, 173*, 20–28. doi:10.1016/j.ijcard.2014.02.026.

Latner, J., Stunkard, A. J., Wilson, G. T., Jackson, M. L., Zelitch, D. S., & Labouvie, E. (2000). Effective long-term treatment of obesity: A continuing care model. *International Journal of Obesity, 24*(7), 893–898.

Lau, D. C. W., Dhillon, B., Yan, H., Szmitko, P. E., & Verma, S. (2005). Adipokines: Molecular links between obesity and atherosclerosis. *American Journal of Physiology - Heart and Circulatory Physiology, 288*, H2031–H2041. doi:10.1152/ajpheart.01058.2004.

Li, T. Y., Rana, J. S, Manson, J. E., Willett, W. C., Stamfer, M. J., Graham, A., ... & Hu, F. B. (2006). Obesity as compared with physical activity in predicting risk of coronary heart disease in women. *Circulation, 113*, 499–506. doi:10.1161/CIRCULATIONAHA.105.574087.

Lim, S. S., Vos, T., Flaxman, A. D., Danei, G., Shibuya, K., Adair-Rohani, H., ... & Ezzati, M. (2012). A comparative risk assessment of burden of disease and injury attributable to 67 risk factors and risk factor clusters in 21 regions, 1990–2010: A systematic analysis for the Global Burden of Disease Study 2010. *Lancet, 380*, 2224–2260. doi:10.1016/50140-6736 (12)61766-8.

Lloyd-Richardson, E. E., Jelalian, E., Sato, A. F., Hart, C. N., Mehlenbeck, R., & Wing, R. R. (2012). Two-year follow-up of an adolescent behavioral weight control intervention. *Pediatrics, 130*, 281–288. doi:10.1542/peds.2011-3283.

Look AHEAD Research Group. (2007). Reduction in weight and cardiovascular disease risk factors in individuals with type 2 diabetes. *Diabetes Care, 30*, 1374–1383. doi:10.2337/dc07-0048.

Look AHEAD Research Group. (2010). Long-term effects of a lifestyle intervention on weight and cardiovascular risk factors in individuals with type 2 diabetes mellitus: Four-year results of the Look AHEAD trial. *Archives of Internal Medicine, 170*(17), 1566–1575.

Look AHEAD Research Group. (2013). Cardiovascular effects of intensive lifestyle intervention in type 2 diabetes. *New England Journal of Medicine, 369*, 145–154. doi:10.1056/NEJMoa1212914.

Matthews, K. A., Salomon, K., Kenyon, K., & Zhou, F. (2005). Unfair treatment, discrimination, and ambulatory blood pressure in black and white adolescents. *Health Psychology, 24*,

258–265. doi:10.1037/0278-6133.24.3.258.

Mauro, M., Taylor, V., Wharton, S., & Sharma, A. M. (2008). Barriers to obesity treatment. *European Journal of Internal Medicine, 19*, 173–180. doi:10.1016/j.ejim.2007.09.011.

Must, A., Jacques, P. F., Dallal, G. E., Bajema, C. J., & Dietz, W. H. (1992). Long-term morbidity and mortality of overweight adolescents: A follow-up of the Harvard Growth Study of 1922 to 1935. *New England Journal of Medicine, 327*(19), 1350–1355.

National Health and Medical Research Council. (2013). *Clinical practice guidelines for the management of overweight and obesity in adults, adolescents and children in Australia.* Melbourne: Author.

National Vascular Disease Prevention Alliance. (2012). *Guidelines for the management of absolute cardiovascular disease risk.* Retrieved from https://strokefoundation.com.au/health-profes sionals/clinical-guidelines/guidelines-for-the-assessment-and-management-of-absolute-cvd-risk/

Neve, M., Morgan, P. J., Jones, P. R., & Collins, C. E. (2010). Effectiveness of web-based interventions in achieving weight loss and weight loss maintenance in overweight and obese adults: A systematic review and meat-analysis. *Obesity Reviews, 11*, 306–321. doi:10.1111/j.1467-789X.2009.00646.x.

Niego, S. H., Kofman, M. D., Weiss, J. J., & Geliebter, A. (2007). Binge eating in the bariatric surgery population: A review of the literature. *International Journal of Eating Disorders, 40*(4), 349–359.

Perri, M. G., & Corsica, J. A. (2002). Improving the maintenance of weight loss in behavioral treatment of obesity. In T. A. Wadden & A. J. Stunkard (Eds.), *Handbook of obesity treatment* (3rd ed., pp. 357–379). New York: Guilford.

Perri, M. G., Shapiro, R. M., Ludwig, W. W., Twentyman, C. T., & McAdoo, W. G. (1984). Maintenance strategies for the treatment of obesity: An evaluation of relapse prevention training and posttreatment contact by mail and telephone. *Journal of Consulting and Clinical Psychology, 52*(3), 404–413.

Perri, M. G., McAdoo, W. G., McAllister, D. A., Lauer, J. B., Jordan, R. C., Yancey, D. Z., & Nezu, A. M. (1987). Effects of peer support and therapist contact on long-term weight loss. *Journal of Consulting and Clinical Psychology, 55*(4), 615–617.

Peterhänsel, C., Petroff, D., Klinitzke, G., Kersting, A., & Wagner, B. (2013). Risk of completed suicide after bariatric surgery: A systematic review. *Obesity Reviews, 14*, 369–382. doi:10.1111/obr.12014.

Prospective Studies Collaboration. (2009). Body-mass index and cause-specific mortality in 900 000 adults: Collaborative analyses of 57 prospective studies. *Lancet, 373*, 1083–1096. doi:10.1016/SO140-6736(09)60318-4.

Puhl, R. M., & Latner, J. D. (2007). Stigma, obesity, and the health of the nation's children. *Psychological Bulletin, 133*, 557–580. doi:10.1037/0033-2909.133.4.557.

Rexrode, K. M., Carey, V. J., Hennekens, C. H., Walters, E. E., Colditz, G. A., Stampfer, M. J., . . . & Manson, J. E. (1998). Abdominal adiposity and coronary heart disease in women. *Journal of the American Medical Association, 280*(21), 1843–1848.

Rieger, E., Treasure, J., Swinbourne, J., Adam, B., Manns, C., & Caterson, I. (2014). The effectiveness of including support people in a cognitive-behavioural weight loss maintenance program for obese adults: Study rationale and design. *Clinical Obesity, 4*, 77–90. doi:10.1111/cob.12042.

Shaw, K., O'Rourke, P., Del Mar, C., & Kenardy, J. (2005). Psychological interventions for overweight and obesity. *Cochrane Database of Systematic Reviews,* (2). doi:10.1002/14651858.CD003818.pub2.

Shea, M. K., Houston, D. K., Nicklas, B. J., Messier, S. P., Davis, C. C., Miller, M. E., . . .& Kritchevsky, S. B. (2010). The effect of randomization to weight loss on total mortality in older overweight and obese adults: The APAPT study. *Journals of Gerontology Series A: Biological Sciences and medical Sciences, 65*, 519–525. doi:10.1093/Gerona/glp217.

Sjöström, L., Narbro, K., Sjöström, C. D., Karason, K., Larsson, B., Wedel, H., . . . & Carlsson,

L. M. (2007). Effects of bariatric surgery on mortality in Swedish obese subjects. *New England Journal of Medicine, 357*(8), 741–752.

Sjöström, L., Peltonen, M., Jacobson, P., Sjöström, C. D., Karason, K., Wedel, H., . . . & Carlsson, L. M. (2012). Bariatric surgery and long-term cardiovascular events. *Journal of the American Medical Association, 307*, 56–65. doi:10.1001/jama.2011.1914.

Snijder, M. B., van Dam, R. M., Visser, M., & Seidell, J. C. (2006). What aspects of body fat are particularly hazardous and how do we measure them? *International Journal of Epidemiology, 35*, 83–92. doi:10.1093/ije/dyi253.

Stevens, J., Bradshaw, P. T., Truesdale, K. P., & Jensen, M. D. (2015). Obesity paradox should not interfere with public health efforts. *International Journal of Obesity, 39*, 80–81. doi:10.1038/ijo.2014.60.

Svetkey, L. P., Stevens, V. J., Brantley, P. J., Appel, L. J., Hollis, J. F., Loria, C. M., . . . & Aicher, K. (2008). Comparison of strategies for sustaining weight loss: The weight loss maintenance randomized controlled trial. *Journal of the American Medical Association, 299*, 1139–1148. doi:10.1001/jama.299.10.1139.

Van Gaal, L. F., Mertens, I. L., & De Block, C. E. (2006). Mechanisms linking obesity with cardiovascular disease. *Nature, 44*, 875–880. doi:10.1038/nature5487.

Wang, Y. C., McPherson, K., Marsh, T., Gortmaker, S. L., & Brown, M. (2011). Health and economic burden of the projected obesity trends in the USA and the UK. *Lancet, 378*, 815–825. doi:10.1016/S0140-6736(11)60814-3.

West, D. S., Gorin, A. A., Subak, L. L., Foster, G., Bragg, C., Hecht, C., . . . & Wing, R. R. (2011). A motivation-focused weight loss maintenance program is an effective alternative to a skills-based approach. *International Journal of Obesity, 35*, 259–269. doi:10.1038/ijo.2010.138.

Williams, G. C., Grow, V. M., Freedman, Z. R., Ryan, R. M., & Deci, E. L. (1996). Motivational predictors of weight loss and weight-loss maintenance. *Journal of Personality and Social Psychology, 70*(1), 115–126.

Wing, R. R. (1999). Physical activity in the treatment of adulthood overweight and obesity: Current evidence and research issues. *Medicine and Science in Sports and Exercise, 31*(11, Suppl 1), S547–S552.

World Health Organization. (2000). *Obesity: Preventing and managing the global epidemic* (WHO Technical Report Series 894). Geneva: Author.

World Health Organization. (2008). *Waist circumference and waist-hip ratio: Report of a WHO expert consultation*. Geneva: Author.

World Health Organization. (2011). *Global status report on noncommunicable diseases 2010*. Retrieved from http://www.who.int/chp/ncd_global_status_report/en/

Yanovski, S. Z., & Yanovski, J. A. (2013). Long-term drug treatment for obesity: A systematic and clinical review. *Journal of the American Medical Association, 311*, 74–86. doi:10.1001/jama.2013.281361.

第七篇

总结：从证据到实践

第 1 章　现代心理心脏病学和有望带领我们走向未来的证据:总结

Marlies E. Alvarenga,Don Byrne

目录

关键词

　　心血管疾病(Cardiovascular disease)·心理心脏病学(Psychocardiology)·心脏心理学(Cardiac Psychology)·压力,精神病理学和心血管疾病(Stress,Psychopathology and Cardiovascular Disease)·焦虑(Anxiety)·个性(Personality)·心理生物学机制(Psychobiological mechanisms)·患者心理管理(Psychological management of patients)·心脏病患者的生活方式(Life style of cardiac patients)·抑郁(Depression)

现有证据:《心理心脏病学手册》中的介绍

　　心脏与精神之间的联系现已得到很好建立,以至于它不再被视为一种牵强附会的猜测;相反,现在有一大堆可靠的经验和临床证据,强烈维护这种关系一致和互补的本质。现在很清楚,无论是在急性或慢性压力、还是在精神疾病中,强烈的情绪困扰通常与增高的心血管疾病(cardiovascular disease,CVD)危险因素,与增加的心脏病发病率,甚至心脏病死亡率相关。《心理心脏病学手册》是一本全面研究心脏、心理关联的书籍。本书展示了行为医学和心理学、神经科学、心脏病学和精神病学领域的科学家和临床医生之间的独特合作。通过汇集这样一个看似多样化和兼收并蓄的科学家和执业医师的组合,能充分突出这种关系的共性和互补。

在阅读本书内容时,读者会注意到本书主要分为 6 篇。第一篇着眼于心理心脏病学基础。"第 1 章心理起源与心脏疾病现状:会思考的心脏在起作用"和"第 2 章心理心脏病学:古代和现代史"精彩概述了本书的需求和动机,从过去的诗歌观察转向 Esler 和 Schwarz 的现代心脏心理学图片之旅。这确实是一次旅程,带领我们从轶事到实证研究,再到 CVD 研究中行为医学的起源。本书通过详细介绍解剖学和力学,为我们提供探索中心主要器官,即心脏的概述,全面涵盖心脏病学的当前趋势,以及心血管疾病的临床相关讨论。

Framingham 研究的开创性工作使行为方式(如久坐的生活方式和吸烟)和生物标记物(如高胆固醇血症、高血压和糖尿病)等危险因素得以识别,并提高了心血管病综合防治危险因素的意识。全球烟草控制框架公约和其他公共卫生措施,如与食品行业的合作,提出(Reid,"第 4 章心血管疾病的流行病学")减少日常"坐着时间"和"屏幕时间"的个体化的解决方案(Vaddadi,"第 5 章心血管系统的危险因素:生活方式的作用")。有证据表明,超过 80% 的心血管危险因素具有行为成分(Oldenburg 等,"第六篇第 1 章改变生活方式行为以改善心血管疾病的预防和管理")。因此,通过观察青春期吸烟的起源,对长期吸食和维持烟草消费的动机进行仔细的研究("第 5 章心血管系统的危险因素:生活方式的作用""第 6 章吸烟与心血管疾病:压力在吸烟中的作用"和"第 7 章吸烟与心血管疾病:个性在青少年吸烟中的作用")。有大量工作强调青春期后期和成年早期是人生中罹患精神疾病最关键时期(AIHW 2003;Rotter,Smith 1995),很可能就是在此时,其他行为的出现使个体的心脏风险增加。降低心血管疾病风险的干预措施,如戒烟、运动和饮食改变,对降低任何年龄的心血管疾病风险都很有价值,然而,正如 Reid("第 4 章心血管的疾病流行病学")所指出,从童年开始,或甚至从妊娠开始,建立"正确"的生活方式,可能对减轻这种疾病的长期负担产生极大影响。在青春期,另一个众所周知的问题涉及酒精的使用和滥用。Lubman 及其同事("第 8 章饮酒与心血管病")强调人们普遍认为酒精具有心脏保护作用的观点,而他们的研究指出这种点目前尚无定论,即使使用低水平的酒精也可能导致老年人心脏病风险。烟草和酒精的使用和滥用似乎与压力增加有关。通过这种方式,我们介绍本书的第二篇,关于压力、精神病理学与心血管疾病的研究。

Moksnes 和 Espnes("第 1 章压力:概念、模型和测量")详细概述"压力"的概念和压力的解释模型,其中压力被视为心理过程与动脉粥样硬化性心血管疾病,特别是冠心病(coronary heart disease,CHD)之间联系的中介因素。实际上,压力的概念在整本书中被许多作者反复审视。压力被视为一种触发因素,一种中介因素,同时也是精神疾病和心血管疾病的先导和后果。压力 - 健康关系是心身研究中最活跃的领域之一，并且一直致力于研究心理应激反应中的心血管反应性，其中过高的心脏反应性与高血压、动脉粥样硬化和心血管疾病的发展有关，同时束缚或减低的反应性与抑郁和肥胖有关。Phillips（"第2章应激与心血管反应性"）通过强调前沿研究来证明这种动态，确定应激反应对心脏病发展途径的影响。

本书接着关注与心脏疾病相关的精神疾病的研究，即临床抑郁的精神病理学。据估计，到2020年，抑郁将成为全球继心血管疾病（cardiovascular disease，CVD）之后发病和致残的主要原因（Murray，Lopez 1996）。抑郁症在心血管疾病患者中很常见，同样心血管疾病患有抑郁症的患者也很常见（Lichtmanet al 2008），因此了解这两种高流行性疾病之间的关联，对于确保两种疾病对全球健康潜在影响最小化至关重要。

Dhar 等（"第3章抑郁与心血管疾病：心身机制"）提供的章节观点明确，雄辩捍卫抑郁作为心脏病的独立危险因素的作用。值得注意的是，流行病学证据表明抑郁与冠心病患者死亡率增加有关。然后，作者着手描述这种关系的不同解释模型，包括行为和生活方式因素、交感神经系统、血小板功能以及自身免疫和炎症系统。Byrne 等（"第4章儿童期压力、抑郁与心血管疾病"）在儿童时期追溯压力 - 抑郁 -CVD 的起源。LOOK（Lifestyle of Our Kids）研究通过追踪胰岛素抵抗和适应性缺陷对幼儿早期压力和抑郁的影响，预测与晚年 CVD 发展相关的危险因素。Olive 等（"第5章童年时期压力、情感痛苦与青少年时期心血管功能"）将焦点从儿童期转移到青春期，通过检查社会心理压力和抑郁对内皮功能的影响和动脉硬度的测量，这两者都是未来心脏病的预测标志物。这两个章节均强调在儿童和青少年阶段对一级健康预防战略的需求，其中的信息主要在于，目前照顾儿童和青少年的心理健康可确保未来成年人患 CVD 的风险较低。

在生命周期的另一端，与失落感相关的压力也显著影响心脏健康。随着老年人比例增加，研究丧亲之痛及其对心脏的影响显得更加重要。Bartrop 等（"第6章居丧与心血管疾病"）强调失去亲人对幸存的配偶产生的影响，再次让人们了解与生命中最重要的压力因素相关的神经生物学过程和机制，这种压力通常发生在生命的后期。这一章非常贴切地强调在心脏实践中识别甚或文化上预期的，甚至普遍的心理痛苦的重要性。

"第7章焦虑与心血管疾病：流行病学和提出的机制"研究与心脏病发病率和死亡率相关的其他主要精神疾病，即焦虑。心血管疾病患者往往表现出强烈的焦虑，特别是在从急性心脏事件中恢复后。然而，焦虑在心脏病中的作用在文献中没有像抑郁那样受到关注。流行病学研究表明，经历惊恐焦虑的患者，猝死和心肌梗死的风险增加，并且焦虑的病理生理学相关性似乎在逻辑和因果上致心脏病风险增加,导致焦虑障碍事实上可能构成生命危险。心脏风险的解释机制再一次指出焦虑和心脏病之间建立的联系是由压力介导,并让位于心脏敏感性和反应性增加。Vaccarino 和 Bremmer("第 8 章创伤后应激障碍与心血管疾病")通过特别关注创伤后应激障碍作为急性、威胁生命的心血管事件的原因和后果来阐述焦虑 - 心脏病关系。他们强调有证据表明创伤患者倾向于从事不良生活方式行为,例如吸烟,这会使现有心脏病恶化或使个体易患心脏疾病。焦虑 / 心脏病关系的病理生理学详细阐述并遵循早先在"第 7 章焦虑与心血管疾病:流行病学和提出的机制"概述中提出的解释模型。为 CVD 发展过程中涉及的心理生物学机制的理解提供了平台,以了解在经历一种或多种自然灾害期间和之后所见到的心源性猝死。Mulder 和 Zarifeh("第 9 章自然灾害与心血管疾病")讨论应对自然灾害经历的急性精神压力,此情况下作为增加交感神经输出和产生高凝状态,使冠状动脉斑块易于破裂、血栓形成,随后发生心肌梗死或死亡的触发因素。

　　然而,不仅是急性压力导致个体处于心脏病发病率和死亡率的风险中。Bosanac 和 Castle 的概述("第 10 章精神疾病与心血管疾病:心脏与心理的关系")涵盖了精神障碍的 CVD 患者过度表现,如精神分裂症,以慢性应激敏感为特征。与抑郁和焦虑一样,该患者群体的不良生活方式行为也很明显,再次强调压力 / 心脏疾病的关系。然而,对于精神病患者,治疗和控制其状况的精神药物也增加心脏健康风险,这可能(尤其)显著影响他们的体重。抑郁、焦虑和精神疾病中出现的其他危险因素是睡眠障碍(Noughton,"第 12 章睡眠障碍与心血管疾病"),对呼吸系统的相关影响以及对心脏的影响。通过识别和解决压力患者的睡眠问题,我们可期待改善心理和心脏健康的临床预后。

　　压力的重要来源来自我们的工作场所。在工业化国家,工作的作用于过去一个世纪相比,在人们的生活中变得越来越重要。工作场所已成为生活成功概念转变的环境。男性和女性在童年、青春期和成年早期的大部分时间都会接受培训,以获得一份注重声望和物质奖励的工作。在那里,许多人面临竞争、欺凌和歧视,以及在所选领域取得更大成功的压力。不出所料,现在有新的研究指出职业压力是 CVD 的重要来源("第 11 章职业压力与心血管疾病")。

　　工作的需求在高血压的表现上体现明显。Esler("第 13 章心因性高血压")引用 Geisbock(1905)写道:人们发现,在那些作为大企业负有大量责任和高要求工作的董事中,以及长期的精神过度劳累而变得神经质的人,高血压的发生频率是不寻常的(Esler,第 2 页,"第 13 章心因性高血压")。然而,尽管流行病学和临床研究越来越强烈支持行为和心理因素在人类高血压的发病机制中具有重要性的观点,但目前的标准医疗实践仍未将高血压视为心身疾病。Wittstein("第 14 章应激性心肌病")通过提出应激性心肌病(stress cardiomyopathy，SCM）概述，将急性心理应激对心脏收缩功能的影响联系起来。正如高血压一样，SCM似乎是由交感神经系统水平过度刺激所介导。这种刺激与抑郁和焦虑有关。

但不仅是精神疾病会影响心血管疾病发展。在诸如先天性心脏病（congenital heart disease，CHD）的情况下，现在认为诊断后心理投入的需要是必要的。Chessa等（"第15章先天性心脏病"）和Callus和Quadri（"第16章先天性心脏病成人患者的社会心理学"）解释说，这种情况表现出患者的行为和精神异常，故这些作者建议心理干预应早期开始，理想情况下，从儿童时期开始（"第15章先天性心脏病"），并且应在整个生命过程中继续（"第16章先天性心脏病成人患者的社会心理学"），以确保患者在心理上能很好适应他们的病情。在心脏瓣膜病（Gooley等，"第17章心理健康与心脏瓣膜病的相互作用：发病机制、临床过程和治疗"）中，患者通常年龄较大，身体和情绪都很脆弱，如果适当应用心理支持和心理治疗干预措施，可确保为该队列提供更好护理质量。同样，这些建议对于改善目前心脏护理的临床实践也很重要。

另一个备受关注的情况是心因性晕厥。Vaddadi和Alvarenga（"第18章晕厥的心理社会影响"）回顾这种情况的心理社会影响，并指出心脏病专科医生需注意这些患者的精神状态是其管理的关键组成部分。实际上，在经历不良心脏事件后恢复（弹性）的能力至关重要。Turner and O'Neil（"第19章急性冠状动脉综合征的心理反应"）研究急性冠状动脉综合征存活的后果，并概述态度反应作为恢复或临床恶化的明确指标的作用。Murphy等（"第20章急性心脏事件后的焦虑、抑郁和心理调节"）继续概述心脏病患者筛查抑郁和焦虑的重要考虑。在此，我们意识到心理输入在心脏临床实践中的重要性，其中阐明患者的信念和对疾病的理解有助于改变任何可能成为治疗障碍的适应不良信念。当然，了解心理方面不仅是达到临床终点的问题，而且还有助于确保心脏病患者更高的、与健康相关的生活质量。Lazarewicz等（"第21章心肌梗死存活者的生活质量"）提出这个观点，并强调心理社会特征（如自尊、自我效能、乐观倾向、心理一致感和社会支持）能可靠预测心肌梗死存活者的生活质量改善的证据。心脏病患者生活质量问题的重要性在植入式心律转复除颤器（Sears等，"第22章植入型心律转复除颤器患者的心理咨询：心脏病、技术和患者体验的综合挑战"）以及心脏手术和心脏移植术后（Ackerman，Shapiro，"第23章创伤性心脏手术和心脏移植的心理效应"）的患者中也得到强调。事实上，至关重要的是要确保接受这些侵入性手术的患者在心理上适应他们的治疗，并更好专注于他们的康复，特别是因为术后精神病理学与认知功能受损显著相关（Bruce等，"第24章心脏手术后的认知障碍：混杂因素及改进实践的建议"），并且还导致显著的干预后发病率和死亡率。

我们的第三篇个性、社会环境和心血管疾病从 Bishop（"第 1 章个性与心血管疾病：综述)开始,概述心理/心脏联系中最具争议的问题之一,即个性在CVD 发展和进展中的角色的问题。由于 Friedman 和 Rosenman 的 A 型行为模式(type A behavior pattern,TABP)作为冠状动脉风险的开创性提议,个人的生活态度和由此产生的 CVD 之间的因果关系得到更好理解。Espnes 和 Byrne（"第 2 章 A 型行为与心血管疾病"）提供了对 TABP 的及时回顾,指出这种结构在今天仍像 50 年前首次提出时一样有效。愤怒和敌意的概念也被综述（Fernandez,Smith,"第 3 章人际关系背景下的愤怒、敌意与心血管疾病"）,并提出新的治疗方案,更好处理这些传统上与 CVD 的发展密切相关情绪。

Espnes 等（"第 4 章心理危险因素在心脏疾病发展中的性别差异"）强调一个直到最近才得到应有重视的领域,即性别对心脏病的影响。这确实是临床医学和研究医学都忽视的女性健康问题。尽管有明确证据表明心脏病是澳大利亚（NHF 2015）和世界范围内（WHO 2013）女性的首要死亡原因,但大多数女性仍认为她们死于癌症的可能性高于心脏病（Tibblin,Orth-Gomer1998）。OrthGomer（"第 5 章心血管疾病的压力与社会支持"）在研究 CVD 心理生物致病途径中做出了重要贡献,进一步强调性别的作用,以及社会隔离对 CVD发展的影响。除抑郁,社会隔离是 CVD 发展的另一个普遍公认的心理危险因素。

感到社会隔离、实际上被边缘化和与社会脱节,是难民的共同经历。Minas（"第 6 章难民心理健康与心血管疾病"）对经历迫害、冲突、普遍暴力或侵犯人权而被迫流离失所的人们心脏健康的不利影响进行适时的、当代的综述。虽然预计该组患者的精神障碍患病率较高,但与文化背景相匹配的非流离失所者相比,身体健康状况较差、全因死亡率较高及心血管死亡率较高。再一次,压力似乎构成了这种关系的核心要素。本章强调卫生专业人员和卫生机构以及政府需更全面,不仅从人道主义的立场,也从公共卫生视角,了解难民和社会弱势群体的健康问题（Krokstad 等,"第 7 章社会弱势与心血管疾病"）。

根据本书前三篇提供的证据,CVD 明确心理因素的理由确实很充分。本书的第四篇,心理学和心血管生物学:联系机制,随后提供了一系列章节,现在进入对心脏/精神关系的特定的解释性心理生物学机制。

毫无疑问,心血管系统受自主神经系统的直接影响。在压力时,例如在战斗/逃跑反应期间,交感神经系统（sympathetic nervous system,SNS）的急性激活通常在外部应激物通过后恢复到体内平衡。然而,慢性 SNS 激活与疾病过程的启动,如高血压、动脉粥样硬化、胰岛素抵抗和心脏功能障碍,例如可见于左心室肥大和舒张功能障碍相关。Lambert 和 Esler（"第 1 章交感神经系统在心血管疾病中的作用"）呈现 SNS 产生心脏代谢疾病关键作用的证据。研究下丘脑和杏仁核投射如何诱导交感神经激活，显然，持续的 SNS 会影响下丘脑信号传导，这不仅会增加葡萄糖产生，还会增加胰岛素抵抗，从而导致脂肪量和脂肪分解的增加（"第 1 章交感神经系统在心血管疾病中的作用"），反过来增加致命性和非致死性心血管疾病的风险（Levitan et al. 2004）。

Keegan 和 Naumovski（"第 7 章胰岛素抵抗、血糖调节、肥胖和心境"）进一步研究这种关系，与抑郁及其交感神经对 2 型糖尿病发展的影响的效果相似，2 型糖尿病本身就是强有力的 CVD 危险标记。Adriaanse 和 Pouwer（"第 6章糖尿病、抑郁与心血管疾病"）也强调抑郁可导致糖尿病患者心血管并发症的证据，无论是通过行为途径还是通过影响 SNS 作用的生物机制。这些章节同意，在存在肥胖情况下，胰岛素抵抗似乎会加剧，反过来影响下丘脑信号传导，例如在急性应激中可见，造成胰岛素抵抗、高血糖，最终导致 CVD。显然，心理社会压力及即刻的心理生物学后遗症似乎是介导心脏 / 精神联系的一个基本方面。然而，需做更多工作来扩展我们目前对情绪、2 型糖尿病的发展和最终 CVD 之间联系的认识。

Lambert 和 Esler（"第 1 章交感神经系统在心血管疾病中的作用"）和 Sverrisdottir（"第 2 章交感神经活性、应激与心血管疾病"）侧重于 SNS 过度活动的作用及其对心脏病理学，尤其是心肌病发展的影响。免疫失调，特别是炎症，是另一焦点，可解释精神疾病可能对心血管病理学的影响（"第 3 章免疫学、炎症、精神障碍与心血管疾病"）。Baune（"第 3 章免疫学、炎症、精神障碍与心血管疾病"）研究临床抑郁症的免疫失调，因为抑郁与增高的炎症标志物强烈相关，炎症标志物本身与心脏病风险有关。炎症也与肥胖和心脏病理学，例如动脉粥样硬化和血栓形成相关。显然，在存在持续压力的情况下，SNS 在炎症过程和免疫失调中的作用也是构成大脑机制与 CVD 之间关系的机制中的关键角色，并且开启了在精神疾病和 CVD 中将抗炎治疗干预作为补救措施的可能性。

当然，对调节人类心脏 / 精神关系的心理生物学机制进行研究具有挑战性，因为在严格实验范式中，控制和规范人们独特经历和背景存在局限性。控制社会环境的动物研究可部分克服这些限制。Nalivaiko 等（"第 8 章心源性心血管疾病的动物模型"）研究啮齿动物心理社会因素与心血管功能障碍之间关系的实验证据，重点研究应激诱发的心源性猝死、心律失常、应激心肌病和心因性高血压的模型。动物模型允许研究急性和慢性压力以及这些参数对心脏的不同影响。他们的综述表明急性压力显示神经介导的 SNS 活动增加导致恶性室性心律失常，这种现象与人类数据明显一致（"第 1 章交感神经系统在心血管疾病中的作用"，"第 2 章交感神经活性、应激与心血管疾病"和"第 3

免疫学、炎症、精神障碍与心血管疾病"）。然而，处理复杂如心脏的器官可能意味着心脏研究的结果需要考虑脉冲和压力输出参数的不规则变化。Gregson（"第 9 章心血管生理学和流行病学数据的非线性分析"）创造性提出通过使用非线性动力学的数学框架检查心脏活动对环境压力的反应，扩展心脏数据的统计分析范围，来更好理解心脏 / 精神联系的复杂动态的情况。

　　一些关于压力 -CVD 联系的最新研究重点研究心脏交感神经生物学与惊恐障碍（panic disorder, PD）中大脑单胺类传递之间的关联。这是因为 PD 已被确定为检验这种关系的理想临床模型（Esler et al. 2004）。在未经治疗的 PD 患者中，有证据表明去甲肾上腺素的神经元再摄取受损，如 PD 患者的血浆中去甲肾上腺素和肾上腺素的总体清除率和经心脏提取率低于正常者所示，表明心脏去甲肾上腺素转运蛋白（norepinephrine transporter, NET）功能障碍（Esler et al. 2004，Marlies E. Alvarenga et al. 2006）。几种调节决定因素协调去甲肾上腺素转运蛋白基因表达的作用，最近的表观遗传学证据表明调节 NET 表达的染色质修饰酶可能与神经心理学有关（Bayles 和 El-Osta，"第 4 章心脏心理学的遗传学和表观遗传学"）。

　　Cohen-Woods 和 Harkess（"第 5 章基因 - 环境相互作用、压力和抑郁"）通过强调环境因素，如毒性压力，影响那些精神障碍，例如抑郁患者的基因功能的作用，扩展了可能构成疾病决定因素的一般因素，特别是 CVD。因此，在研究可能导致心脏病发展的心脏机制时，考虑到可能对大脑和心脏两个层面基因表达产生影响的环境因素，确保更全面理解大脑 / 心脏的关系，并为开发精神疾病和心血管疾病的新型治疗方法提供帮助。

　　本书第五篇重点介绍心血管疾病患者的心理管理。在本节中，这些章节既关注心血管疾病的情绪体验管理，特别是焦虑和抑郁的管理、适应问题以及治疗对心血管疾病进展和康复的影响。Jackson 等（"第 1 章心血管疾病患者的心理社会干预"）的概述开始，强调心脏事件后心理社会干预的重要性。虽然焦虑和抑郁在心脏事件幸存后会被认为非常普遍，但这些作者认为，忽视解决心脏康复中的抑郁情绪和社会隔离有可能会损害心脏康复的获益。

　　澳大利亚的心脏康复计划持续 6~10 周，然而，澳大利亚国家心脏基金会估计参与率低至 10%~30%（NHF 2014）。当我们考虑到心脏病发作的三分之一是重复事件时，这是一个惊人的数字，估计国民经济损失约 80 亿美元（Deloitte 2011）。当考虑进行心脏康复治疗可降低重复心脏事件的可能性时（NHSI 2013），似乎患者和医疗保健提供者需更好了解参与心脏康复计划的重要性。澳大利亚的另一个意见是，心脏计划对他们只有一个小的"咨询"部分，这可能不足以解决严重抑郁或创伤后应激障碍等重大精神病理学的出现。Clarke 等（"第 3 章心理和行为对心脏康复的贡献"）强调这些问题并提出"整体心脏康复方法"——考虑到患者的思想、感受和行为以提高动力,和通过学习适应他们的心脏事件,并采取终身改变来提高他们的生活质量,给予整体心理和心脏健康的承诺。这种"整个人模型"将认知行为治疗的原则整合到慢性疾病管理的框架中。Worcester("第5章急性心脏事件心理反应的住院管理")也回顾了心理学和精神病学对急性心脏事件后住院患者的作用。她指出,焦虑和抑郁在心脏病房中的高患病率,既是心脏干预的结果,也是既往疾病。强调早期发现抑郁作用的必要性。再次承认健康专业人员需意识到严重抑郁和焦虑对患者康复的不利影响,鼓励患者参加心脏康复计划。

Sood 等("第2章心血管疾病中焦虑的治疗")概述焦虑的心脏病患者可使用不同的社会心理治疗干预措施。Rosman 等也在植入型心脏转复除颤器(implantable cardioverter defibrillators,ICD)患者中讨论这些干预措施("第4章植入型心脏转复除颤器患者高科技护理联合心理干预")。事实上,继发于疾病管理的焦虑和对 ICD 电击的恐惧是导致这些心脏病患者及其家属心理困扰发展和维持的最常见问题。该章末尾还提供了 ICD 患者和精神卫生专业人员的资源清单。对心脏病患者焦虑和抑郁最成功的心理行为干预是使用正念。Meadows("第6章基于正念和冥想的卫生保健方法在心脏病学预防、检测和治疗的影响")对心脏病患者这种干预的复杂性给出了一个有吸引力的说法。事实上,读者可能会发现自己在心脏病患者的临床管理中应用正念和冥想方法的例子。这些社会心理策略的目的都是通过认知和行为手段帮助心脏病患者持续不断降低其增高的战斗 / 逃跑反应。

然而,精神药物也经常用于此目的。Beach 等("第7章精神药理学在心血管疾病患者治疗中的应用")概述精神药理学在心血管疾病中的作用,既可用于治疗因心血管疾病引起的反应性精神疾病,也可作为许多患有精神疾病的心脏病患者预先存在的情况。本章详细介绍了精神药物对心脏病过程的影响,并就所使用的精神药物及其在心脏病患者中的安全性给出了建议。然而,就像精神药物可影响心脏功能一样,心脏药物也被证明会影响情绪。"第8章心脏药物对情绪的影响"讨论了 β 受体阻滞剂、强心苷和抗心律失常药物对中枢神经系统和情绪表达的影响。Head("第8章心脏药物对情绪的影响")通过回顾文献证据来解决这个非常需要的主题,概述心脏药物导致心脏病患者抑郁发展的可能作用机制。他还讨论了心脏药物可改善恐惧状态的作用,如焦虑、攻击和创伤后应激障碍。这种横向思维方式为心血管疾病风险人群新的精神障碍治疗方法提供了令人兴奋的潜力。因此,在这一领域进一步开展工作的必要性显而易见。

本书第六篇介绍心血管疾病的生活方式管理,重点是一级预防和二级预防。将心理社会策略纳入心血管疾病的一个关键目标是既提高心脏病患者的生活质量,又防止未来心脏疾病和事件再次发生。Oldenburg 等("第 1 章改变生活方式以改善心血管疾病的预防和管理")强调一般人群中高达 80% 的心血管危险因素可归因于生活方式因素。因此,从逻辑上讲,一级(防止 CVD 发生)和二级(减少现有 CVD 的影响并改善其管理)预防干预将是解决我们社区中 CVD 挑战的最有效方法。然而,开始和维持新的生活方式变化具有挑战性。作者确定了可能影响心血管疾病的病程和严重程度的最重要变化,如营养和不健康的饮食行为、缺乏体力活动和吸烟。缺乏体力活动是导致 CVD 发展、使现有 CVD 的预后恶化以及抑制心脏事件后的成功恢复的最严重行为之一。Myers 和 Gerber("第 2 章体力活动与心血管疾病的康复:心理学视角")概述了 CVD 恢复中不活动的挑战,并指出这确实是使 CVD 成为现代世界疾病的原因。营养不良(涉及营养不足、营养差、超重和肥胖)是全人类因其对健康和生活质量的影响而必须解决的另一项重大挑战。虽然世界的重点是消除仍占人口五分之一的饥饿人口,主要是发展中国家,但较富裕的国家也必须改善营养,以解决营养差导致超重和肥胖的极端负担。在富裕国家,肥胖已达到流行病的程度。肥胖和超重的患病率在世界范围内稳步快速增长,特别是在过去 30 年。在澳大利亚,约 63% 的成年人口和 25% 的儿童被归类为超重或肥胖(AIHW 2015)。2015 年,10% 的成年人比 10 年前更肥胖(ABS 2013)。2003 年,超重和肥胖占澳大利亚疾病负担的 7.5%(仅比烟草低 0.3%)、糖尿病和相关负担的 55% 以及心血管疾病的 20%(Beggset al. 2007)。Rieger("第 3 章肥胖:与心血管疾病的关系和管理")通过关注肥胖治疗的三种主要方法,即行为(生活方式)减重计划、药物治疗和减重手术来研究肥胖与 CVD 的关系。该章概述,迄今为止,肥胖治疗结果研究引起了那些寻求 CVD 和其他疾病明确解决方案的人的悲观反应,其中,体重过重是一个危险因素。然而,人们对于继续开发体重管理的创新方法持乐观态度,增加多学科方法似乎是解决这一问题的最佳途径。

未来研究和实践的路标

在本书第七篇进行总结时,我们脑海中立即出现的短语是"多样性中的统一"。它可能是一个陈词滥调的短语,但我们认为这是一个特别适合的短语——广泛多样化的学科和研究方法汇总,集中解释和治疗(或预防)CVD 的统一目标。毫无疑问——在整本书的许多章节中都证实了这一点——目标是重要的。世界范围内可见的心血管疾病负担确实很大,不仅体现在发病率和死亡率的原始数据上,而且体现在个人痛苦的经历、长期残废、严重疾病对个人和家庭的影响、经济困难和人口生产力下降,当然还有对国家卫生服务预算的要求。因此，对心脏和精神之间新兴联系的共同关注——对长期存在的心血管疾病问题的一种新的和不断发展的方法——为心脏病学及心理学和精神病学两个兄弟学科的成长提供了令人兴奋的潜力。

　　本书展现包括前沿证据，其中大部分都是期刊中的新证据，及临床实践和患者管理的创新方法的丰富的资源。但随着个别章节向我们揭示他们独特的知识区域，反复出现的主题提出了重叠的证据领域，这些结果彼此一致，为未来的研究和实践提供了明亮标志，以及如此明显的学科边界孔隙，充分强调心理心脏病学本质上的统一。因此，重要性不分主次，而是更多反映本书组织的顺序，这里简述了我们从作者的学术贡献中提炼出来的内容。

　　流行病学证据——现在相当多——在几个方面都很清楚。全世界 CVD 的疾病负担仍高得惊人，其人口代表性广泛且普遍。历史上重要的危险因素的作用仍没有减弱，但仔细研究这些危险因素的本质表明，它们往往与人们的行为方式有关，因为它们与严格的生物学水平相关。例如，肥胖，长久以来被认为是心血管疾病的危险因素，它既是饮食行为模式的反应，也是消化过程和肝脏在生理学上处理食物功能的反馈。吸烟和酗酒是已经确定的心血管疾病的危险因素，但产生一些有害的生物学后果，但它们纯粹是随意的人类行为。因此，在进一步解释各种人群中心血管疾病发病率的流行病学研究中，健康风险行为一词正在获得新的认可也就不足为奇了。协调和持续的研究工作不仅涉及健康风险行为及其对心血管疾病的影响，而且非常重要的是，这些行为的改变在预防心血管疾病方面的作用似乎是不言而喻的优先事项。

　　精神疾病本身已经负担过重，现在已构成 CVD 一个既定的、明确的、被广泛接受的危险因素。对于焦虑的某些临床表现，特别是创伤后应激障碍，临床上显著的焦虑会增加心血管疾病的风险的证据是明确的。临床抑郁的证据可能更为明显，这种形式的精神疾病现在被广泛接受为与吸烟相似的 CVD 危险因素。并且有新出现的证据，虽然其性质可能稍微复杂一些，但精神病也构成 CVD 危险因素。显然，精神疾病和心血管疾病风险领域是需进一步密集研究类型的领域。但这里还有另一问题。临床心理学家和精神病学家，传统上在诊断和治疗精神疾病方面处于前沿，挑战是要充分意识到他们的患者可能也有 CVD 的危险，——如果有任何迹象表明这种情况存在，就应考虑转诊给心脏病学科医生。

　　心理社会环境的作用——通常是压力——在提高心血管疾病风险方面的作用一直存在一些争议，不是因为两者联系的证据不存在，而是由于压力及其心理社会经历的测量困难。随着如今更精细调整的心理测量仪器的开发以及诸如压力访谈技术等更新颖的技术的使用，争议中的一些已得到解决。来自实地和实验室的技术复杂研究的证据越来越多，以各种方式定义的压力（暴露于社会压力源、困难的认知挑战等）可导致心血管活动的显著变化，这可能是心功能障碍的前驱。我们将进一步指出，现在正以越来越复杂的方式广泛地研究精神与心脏之间的心理生物学联系——但这是现在看来非常清楚的一部分，即继续研究心理社会环境作用，阐明精神与心脏之间的生物学联系，无疑有非常正当的理由。

在心理社会环境问题上，越来越多证据表明心理社会压力源的特定领域构成 CVD 的特殊风险。这里一个明显的例子是职业环境中固有的独特压力因素，另一方面，决定社会心理压力源的不同性质和影响的性别作用被忽视更广泛。因此，正如我们在此评估证据时所关注的，对心理社会压力和心血管疾病（在任何临床表现中）进行的权威性前瞻性流行病学研究——样本量足以赋予强大统计效力的研究，使用所有层面最高水准的措施以及足够长的随访，以便产生明确的结果差异，但尚未完成。这将是一项既昂贵又耗时的庞大事业，但它会以某种方式解决，无论如何，这是心理心脏病学中最长期的争议之一。

但是，无论在统计学上多么令人信服，在缺乏明确、可复制和理想的因果证据的情况下，建立从精神到心脏间的心理生物学机制的联系都无法持续存在。本书呈现的证据表明，不仅有一个而是有三个非常合理且科学上有说服力的途径，通过这些途径，进一步积累研究的益处，这种联系可得到确凿的证明。当面临急性和慢性压力，或存在精神病理学的情况下，自主神经系统的核心作用在其中可能是首先的。另一个是免疫学和炎症的作用，再次根据心理社会压力或精神疾病的存在，奠定了未来临床 CVD 的病理生理基础。第三种，可能还处于起步阶段但又快速发展，解决了广泛观察的心理环境与个体基因构成之间的相互作用，从而提高心血管疾病的风险。该领域的许多人认为这种因果机制的表现是当代心理心脏病学研究的关键。如果没有这一点，心理环境和临床事件之间的关联，无论在统计水平上有多么诱人，都不能被用于更高的因果假设平面。我们同意并展望了心理心脏病学的未来，其基础是继续研究，以阐明和确认将精神与心脏联系起来的假设因果机制。

当然，大多数医学或心理科学领域的真正价值在于能够从严格进行的研究中获取良好的证据，并将其引导到最终有益于个人的应用。心理心脏病学丰富多样的内容使其尤其适合这方面。考虑到这一点，我们进入现在称为转化医学的领域。因此，在本章的最后，我们简要概述本书所综述的证据，推荐的转化研究的方法——我们建议说"简要"，因为大量的转化研究仍有待完成。

最近一段时间，心血管疾病领域普遍认识到将证据转化为最佳实践干预的价值，及其必要性。在全面介绍 CVD 中转化研究所面临的需求和机遇时，Sipido 等（2009）建议将基础研究策略作为递归研究，从临床观察开始，制定循序渐进的基础研究策略，遵循概念证明，然后再反馈到临床应用，并进一步观察。Lauer 和 Skarlatos(2010)对 CVD 的转化研究领域进行了一次学术评论……从实验台到床边,从床边到社区(第 929 页)。后一点——从床边到社区——是我们认为值得强调的一点,因为心理心脏病学的证据不仅可为已确诊的 CVD 患者,者 CVD 易感人群提供更好管理,还对尚未识别的未来的 CVD 患者提供预防服务。

回顾本书的介绍,许多问题值得我们认真关注。首先,CVD 的起源——虽然不一定是可测量的心血管病理学本身的存在——早在童年和青春期就能发现。既然如此,预防的基础应集中在这些年龄组,并应用于学校环境和社区。肥胖和不良饮食、酒精和烟草使用以及不充分的体育锻炼模式(公认的健康风险行为)领域值得关注——这些领域得到的经常是敷衍方式的支持和资助。即使可忽略这一重点,证据也明确指出解决年轻人健康风险行为的重要性。没有做到这一点的默认理由经常是,年轻人在没有 CVD 早期征兆的早期阶段看不到改变 CVD 风险的显著性——但社会心理学的证据非常清楚告诉我们,如果我们聪明地应用那些证据,这些障碍可被克服。健康风险行为改变的范围及其在心血管疾病预防中的潜力太过引人注目,不能任其随波逐流。

然后,现在有一些无可辩驳的证据表明,精神疾病——特别是抑郁——会导致心血管疾病风险升高。该证据不仅适用于 CVD 的初发临床事件(通常但不总是心肌梗死),而且也适用于急性期已发生并过去的临床过程的情况。然而,作为临床医生,我们认为,在 CVD 风险升高或已经历 CVD 临床事件的患者中,研究精神疾病的管理并未给予足够重视。这是一个研究领域,因此显然需要更多—— 并且资金更充足——的研究关注。

最后,正如我们早些时候所确定的那样,将精神与心脏联系起来的心理生物学机制问题对干预和患者管理至关重要。这些机制更明确的规范——这是我们在不久将来可期待的,如果得到高层次研究的适当关注——具有不可避免为增高的心血管疾病风险和已经明显的临床 CVD 两者的管理提供直接和有针对性的指导的潜力。基于对精神与心脏相关的心理生物学机制研究的证据进行的系统性临床试验对我们来说似乎并不很遥远——或至少它们不应该遥远。

当然,这些并非我们能够从本书提供的贡献中看出的唯一可能转化为实践的领域。毫无疑问,我们的读者会看到更多——我们只是简单确定了一些元主题,我们希望您,本书的读者,将在研究和实践之间建立自己的联系。我们热切希望,我们至少能够为您提供组织框架、材料来源、丰富的证据及各个章节的贡献者所提供的批判性和学术性的报告,让您得出自己的结论,并将这些结论——如果适合的话——作为科学家和临床医生纳入您自己的工作。

(陈歆 译,胡哲、张悠扬 校)

参考文献

ABS. (2013). Obesity and overweight. http://www.abs.gov.au/ausstats/abs@.nsf/Lookup/by%20Subject/4338.0~2011-13~Main%20Features~Overweight%20and%20obesity~10007. Accessed 7 Aug 2015.

AIHW. (2015). Overweight and obesity. http://www.aihw.gov.au/overweight-and-obesity/. Accessed 3 Aug 2015.

Alvarenga, M. E., Richards, J. C., Lambert, G., & Esler, M. (2006). Psychophysiological mechanisms in panic disorder: A correlative analysis of noradrenaline spillover, neuronal noradrenaline reuptake, power spectral analysis of heart rate variability and psychological variables. *Psychosomatic Medicine, 68*, 8–16.

Australian Institute of Health and Welfare (AIHW). (2003). *Australia's young people: Their health and wellbeing*. Canberra: AIHW.

Begg, S., Vos, T., Barker, B., Stevenson, C., Stanley, L., & Lopez, A. (2007). *The burden of disease and injury in Australia 2003*. Canberra: Australian Institute of Health and Welfare. PHE 82.

Deloitte Access Economics. (2011). *ACS in perspective: The importance of secondary prevention*. Canberra: Deloitte Access Economics Pty Ltd.

Esler, M., Alvarenga, M., Lambert, G., Kaye, D., Hastings, J., Jennings, G., Morris, M., Schwartz, R., & Richards, J. (2004). Cardiac sympathetic nerve biology and brain monoamine turnover in panic disorder. *Annals of the New York Academy of Sciences, 1018*, 505–514.

Geisbock, F. Cited in Julius, S., & Esler, M., (Eds.). (1905). *The nervous system in arterial hypertension* (p. xii). Springfield: Charles C Thomas.

Lauer, M. S., & Skarlatos, S. (2010). Translational research for cardiovascular diseases at the National Heart, Lung and Blood Institute: Moving from bench to bedside and from bedside to community. *Circulation, 121*, 929–933.

Levitan, E. B., Song, Y., Ford, E. S., & Liu, S. (2004). Is nondiabetic hyperglycemia a risk factor for cardiovascular disease? A meta-analysis of prospective studies. *Archives of Internal Medicine, 164*, 2147–2215.

Lichtman, J. H., Bigger, J. T., Blumenthal, J. A., Frasure Smith, N., Kauffman, P. G., Lesperance, F., Mark, D. B., Sheps, D. S., Barr Taylor, C., & Froelicher, E. S. (2008). Depression and coronary heart disease: Recommendations for screening, referral, and treatment: A science advisory from the American Heart Association Prevention Committee of the Council on Cardiovascular Nursing, Council on Clinical Cardiology, Council on Epidemiology and Prevention, and Interdisciplinary Council on Quality of Care and Outcomes Research. *Circulation, 118*, 1768–1775.

Murray, C. J. L., & Lopez, A. D. (1996). *The global burden of disease: A comprehensive assessment of mortality and disability from diseases, injuries and risk factors in 1990 and projected to 2020*. Geneva: WHO.

NHF (2014). Improving the delivery of cardiac rehabilitation in Australia: The Heart Foundation's Cardiac Rehabilitation Advocacy Strategy. Melbourne: National Heart Foundation of Australia.

NHF. (2015). Women and heart disease. http://www.heartfoundation.org.au/your-heart/women-heart-disease/Pages/default.aspx. Accessed July 2015.

NHSI. (2013). *Making the case for cardiac rehabilitation: Modelling the potential impact on readmissions*. Leicester: National Health Service Improvement – Heart.

Rutter, M., & Smith, D. J. (1995). *Psychosocial disorders in young people, time trends and their causes*. Chichester: Wiley.

Sipido, K. R., Tedgui, A., Kristensen, S. D., Pasterkamp, G., Schunkert, H., Wehling, M., Steg,

P. G., Eisert, W., et al. (2009). Identifying needs and opportunities for advancing translational research in cardiovascular disease. *Cardiovascular Research, 83*, 425–435.

Tibblin, G., & Orth-Gomer, K. (1998). Women, stress and heart disease: Concluding remarks, Chapter 16. In K. Orth-Gomer, M. A. Chesney, & N. K. Wenger (Eds.), *Women, stress and heart disease*. Mahwah: Lawrence Erlbaum.

WHO. (2013). Women's health: Fact sheet no. 334. http://www.who.int/mediacentre/factsheets/fs334/en/. Accessed Aug 2015.

索引

E

F

G

H

J

K

L

M

N

P

Z

45枚